McDonald and Avery's Dentistry for the Child and Adolescent

麦克唐纳-埃弗里儿童青少年口腔医学

(第11版)

McDonald and Avery's Dentistry for the Child and Adolescent

麦克唐纳-埃弗里儿童青少年口腔医学

(第11版)

原著主编　Jeffrey A. Dean

原著副主编　James E. Jones
　　　　　　Brian J. Sanders
　　　　　　LaQuia A. Walker Vinson
　　　　　　Juan Fernando Yepes

主　　译　秦　满　夏　斌

顾　　问　葛立宏

副 主 译（按姓氏笔画排序）
　　　　　吴礼安　邹　静　汪　俊　赵玉鸣

北京大学医学出版社

MAIKETANGNA-AIFULI ERTONG QINGSHAONIAN KOUQIANG YIXUE（DI 11 BAN）

图书在版编目（CIP）数据

麦克唐纳-埃弗里儿童青少年口腔医学 ： 第 11 版 ／（美）杰弗里·A. 迪安（Jeffrey A. Dean）原著 ； 秦满，夏斌主译． -- 北京 ： 北京大学医学出版社，2025. 2.
ISBN 978-7-5659-3191-8

Ⅰ. R788

中国国家版本馆 CIP 数据核字第 2024M3A308 号

北京市版权局著作权合同登记号：图字：01-2024-3369

Elsevier (Singapore) Pte Ltd.
3 Killiney Road, #08-01 Winsland House I, Singapore 239519
Tel: (65) 6349-0200; Fax: (65) 6733-1817

McDonald and Avery's Dentistry for the Child and Adolescent, 11/E

Copyright © 2022 by Elsevier, Inc. All rights are reserved, including those for text and data mining, AI training, and similar technologies.

Publisher's note: Elsevier takes a neutral position with respect to territorial disputes or jurisdictional claims in its published content, including in maps and institutional affiliations.
Previous editions copyrighted 2016, 2011, 2004, 1998, 1994, 1987, 1983, 1978, 1974, and 1969.
ISBN: 9780323698207

This Translation of McDonald and Avery's Dentistry for the Child and Adolescent, 11/E by Jeffrey A. Dean was undertaken by Peking University Medical Press and is published by arrangement with Elsevier (Singapore) Pte Ltd.

McDonald and Avery's Dentistry for the Child and Adolescent, 11/E by Jeffrey A. Dean 由北京大学医学出版社进行翻译，并根据北京大学医学出版社与爱思唯尔（新加坡）私人有限公司的协议约定出版。

《麦克唐纳-埃弗里儿童青少年口腔医学》（第 11 版）（秦满　夏斌　主译）
ISBN: 978-7-5659-3191-8

Copyright © 2025 by Elsevier (Singapore) Pte Ltd. and Peking University Medical Press.

All rights reserved. No part of this publication may be reproduced or transmitted in any form or by any means, electronic or mechanical, including photocopying, recording, or any information storage and retrieval system, without permission in writing from Elsevier (Singapore) Pte Ltd. and Peking University Medical Press.

注　意

本译本由北京大学医学出版社独立完成。相关从业及研究人员必须凭借其自身经验和知识对文中描述的信息数据、方法策略、搭配组合、实验操作进行评估和使用。由于医学科学发展迅速，临床诊断和给药剂量尤其需要经过独立验证。在法律允许的最大范围内，爱思唯尔、译文的原文作者、原文编辑及原文内容提供者均不对译文或因产品责任、疏忽或其他操作造成的人身及（或）财产伤害及（或）损失承担责任，亦不对由于使用文中提到的方法、产品、说明或思想而导致的人身及（或）财产伤害及（或）损失承担责任。

Printed in China by Peking University Medical Press under special arrangement with Elsevier (Singapore) Pte Ltd. This edition is authorized for sale in the People's Republic of China only, excluding Hong Kong SAR, Macau SAR and Taiwan. Unauthorized export of this edition is a violation of the contract.

麦克唐纳-埃弗里儿童青少年口腔医学（第 11 版）

主　　译：秦　满　夏　斌
出版发行：北京大学医学出版社
地　　址：（100191）北京市海淀区学院路 38 号　北京大学医学部院内
电　　话：发行部 010-82802230；图书邮购 010-82802495
网　　址：http://www.pumpress.com.cn
E - m a i l：booksale@bjmu.edu.cn
印　　刷：北京金康利印刷有限公司
经　　销：新华书店
责任编辑：董采萱　　责任校对：靳新强　　责任印制：李　啸
开　　本：889 mm×1194 mm　1/16　印张：48.5　字数：1434 千字
版　　次：2025 年 2 月第 1 版　2025 年 2 月第 1 次印刷
书　　号：ISBN 978-7-5659-3191-8
定　　价：550.00 元

版权所有，违者必究
（凡属质量问题请与本社发行部联系退换）

译者名单

主　译

秦　满　夏　斌

副主译（按姓氏笔画排序）

吴礼安　邹　静　汪　俊　赵玉鸣

译　者（按姓氏笔画排序）

丁　宁　上海交通大学医学院附属第九人民医院（上海交通大学口腔医学院）	陈　旭　中国医科大学口腔医学院
马文利　北京大学口腔医学院（北京大学口腔医院）	陈延迪　四川大学华西口腔医学院（四川大学华西口腔医院）
王　欣　北京大学口腔医学院（北京大学口腔医院）	林家成　中山大学光华口腔医学院·附属口腔医院
王　珏　南京医科大学口腔医学院（南京医科大学附属口腔医院）	尚佳健　首都医科大学附属北京口腔医院
王　艳　四川大学华西口腔医学院（四川大学华西口腔医院）	周　琼　北京大学口腔医学院（北京大学口腔医院）
王媛媛　北京大学口腔医学院（北京大学口腔医院）	赵　玮　中山大学光华口腔医学院·附属口腔医院
吕学超　哈尔滨医科大学附属口腔医院	赵玉鸣　北京大学口腔医学院（北京大学口腔医院）
朱俊霞　北京大学口腔医学院（北京大学口腔医院）	赵玉梅　上海市同济口腔医院（同济大学附属口腔医院）
刘　尧　中国医科大学口腔医学院	秦　满　北京大学口腔医学院（北京大学口腔医院）
阮文华　浙江大学医学院附属儿童医院	夏　斌　北京大学口腔医学院（北京大学口腔医院）
孙书恺　空军军医大学（第四军医大学）口腔医学院	徐　赫　北京大学口腔医学院（北京大学口腔医院）
轩　昆　空军军医大学（第四军医大学）口腔医学院	黄　华　广西医科大学口腔医学院附属口腔医院
吴礼安　空军军医大学（第四军医大学）口腔医学院	盛　恺　上海交通大学医学院附属第九人民医院（上海交通大学口腔医学院）
何　淼　武汉大学口腔医学院（武汉大学口腔医院）	常　蓓　吉林大学白求恩口腔医学院（吉林大学口腔医院）
邹　静　四川大学华西口腔医学院（四川大学华西口腔医院）	章晶晶　北京大学口腔医学院（北京大学口腔医院）
汪　俊　上海交通大学医学院附属第九人民医院（上海交通大学口腔医学院）	蒋备战　上海市同济口腔医院（同济大学附属口腔医院）
汪璐璐　空军军医大学（第四军医大学）口腔医学院	蒙明梅　四川大学华西口腔医学院（四川大学华西口腔医院）
宋光泰　武汉大学口腔医学院（武汉大学口腔医院）	
张　琼　四川大学华西口腔医学院（四川大学华西口腔医院）	

本版编写团队成员 Jim Jones、Brian Sanders、LaQuia Vinson、Juan Yepes 以及我本人，愿将我们对这一版的热爱与心血，深情地奉献给我们的爱人和孩子们，以及我们曾经和现在的同事与学生。对于我们的家人，我们深知，为了这本著作而与你们分离的时光无法复得，但对于你们在这段时间里所表现出的耐心、爱与支持，我们每个人都深感珍贵。

"愿友谊的纽带永不生锈，愿爱情的羽翼永不折损。"

——Edward B. Ramsay，约 1857 年

Jeffrey A. Dean

原著作者名单

Jeffrey D. Bennett, DMD
Oral and Maxillofacial Surgery
Indiana University School of Dentistry
Roudebush VA Medical Center
Indianapolis, Indiana

Mathew David Bojrab, DDS, MS, FACS
Indiana Oral and Maxillofacial Surgery Associates
Fishers, Indiana
Oral and Maxillofacial Surgery
Assistant Clinical Professor
Oral and Maxillofacial Surgery
Indiana University School of Dentistry
Indianapolis, Indiana
Chairman
Oral and Maxillofacial Surgery and Hospital Dentistry
Indiana University Health-Methodist Hospital
Indianapolis, Indiana
Chairman
Oral and Maxillofacial Surgery and Hospital Dentistry
Community Hospitals Indianapolis
Indianapolis, Indiana

Judith Chin, DDS, MS
Professor, Pediatric Dental Resident Program Director
Department of Pediatric Dentistry
Nova Southeastern University College of Dental Medicine
Fort Lauderdale, Florida

Lilly Cortes-Pona
Owner, CDMP
LCP Dental Team Coaching
AAPD Speaker's Bureau Member
John Maxwell Leadership Coach
Castle Rock, Colorado

Jeffrey A. Dean, DDS, MSD, FFD(Hon)RCSI
Ralph E McDonald Professor of Pediatric Dentistry
Professor of Orthodontics and Dentofacial Orthopedics
Indiana University School of Dentistry
Riley Hospital for Children at IU Health
Indianapolis, Indiana

Kevin Donly, BS, DDS, MS
Professor and Chair
Department of Developmental Dentistry
University of Texas Health Science Center at San Antonio
San Antonio, Texas
Professor
Department of Pediatrics
University of Texas Health Science Center at San Antonio
San Antonio, Texas

Burton L. Edelstein, DDS, MPH
Professor of Dental Medicine and Health Policy & Management
Section of Growth and Development, Division of Pediatric Dentistry
Columbia University Medical Center
New York, New York
Senior Policy Fellow and President Emeritus
Children's Dental Health Project
Washington, District of Columbia

John D. Emhardt, BSE, MD
Associate Professor
Anesthesia
Indiana University School of Medicine
Indianapolis, Indiana
Medical Director
Riley Outpatient Surgery Center
Indianapolis, Indiana

Sabrina Feitosa, DDS, MSc, PhD
Clinical Assistant Professor
Biomedical Sciences and Comprehensive Care
Indiana University School of Dentistry
Indianapolis, Indiana

Donald J. Ferguson, DMD, MSD
Professor of Orthodontics & Dean
Orthodontics
European University College
Dubai
United Arab Emirates

Elie M. Ferneini, DMD, MD, MHS, MBA, FACS
Medical Director
Beau Visage Med Spa
Private Practice, Greater Waterbury OMS
Cheshire, Connecticut
Associate Clinical Professor
Division of Oral and Maxillofacial Surgery
University of Connecticut
Farmington, Connecticut
Associate Clinical Professor
Department of Surgery
Frank H Netter MD School of Medicine Quinnipiac University
Hamden, Connecticut

Roberto Flores, MD
Joseph G. McCarthy Associate Professor of Reconstructive Plastic Surgery
Hansjorg Wyss Department of Plastic Surgery
NYU Langone Health
New York, New York

Tasha Hall, DMD, MSD
Director of Craniofacial Orthodontics
Department of Orthodontics
Indiana University
Indianapolis, Indiana

James Kennedy Hartsfield Jr., DMD, MS, MMSc, PhD
Professor and E. Preston Hicks Endowed Chair in
 Orthodontics and Oral Health Research
Oral Health Science
University of Kentucky College of Dentistry
Lexington, Kentucky
Adjunct Professor
Medical and Molecular Genetics
Indiana University School of Medicine
Indianapolis, Indiana
Adjunct Professor
Orthodontics and Oral Facial Genetics
Indiana University School of Dentistry
Indianapolis, Indiana
Adjunct Clinical Professor
Orthodontics
University of Illinois at Chicago College of Dentistry
Chicago, Illinois

Kerry Hege, MD, MSc
Assistant Professor
Pediatric Hematology/Oncology
Riley Hospital at IU Health
Indiana University School of Medicine
Indianapolis, Indiana

Christopher V. Hughes, DMD, PhD
Professor and Chair
Pediatric Dentistry
School of Dentistry, University of Mississippi Medical
 Center
Jackson, Mississippi

Vanchit John, DDS, MSD
Chairperson and Tenured Professor
Department of Periodontology
Indiana University School of Dentistry
Indianapolis, Indiana

James Earl Jones, DMD, MSD, EdD, PhD
Starkey Research Professor
Department of Pediatric Dentistry
Indiana University School of Dentistry
Indianapolis, Indiana
Clinical Professor
Department of Pediatrics
Indiana University School of Medicine
Indianapolis, Indiana

Mathew Thomas Kattadiyil, BDS, MDS, MS
Professor and Director
Advanced Specialty Education Program in
 Prosthodontics
Loma Linda University School of Dentistry
Loma Linda, California

Carrie Klene, DDS
Oral and Maxillofacial Surgeon
Klene Center Oral & Facial Surgery
Indiana University Health
Carmel, Indiana

Joan Elizabeth Kowolik, BDS, LDS, RCS Edin, Dip. Clin. Hyp.
Director, Associate Professor
Pediatric Dentistry
Indiana University School of Dentistry
Indianapolis, Indiana

George Krull, DDS
Private Practice, Pediatric Dentistry (Retired)
Clarkston, Michigan

John T. Krull, DDS
Department of Pediatric Dentistry
Indiana University School of Dentistry
Indianapolis, Indiana

John J. Manaloor, MD
Assistant Professor of Clinical Pediatrics
Ryan White Center for Pediatric Infectious Diseases
Riley Hospital for Children, Indiana University School of
 Medicine
Indianapolis, Indiana

E. Angeles Martinez Mier, DDS, MSD, PHD
Professor and Chair
Cariology, Operative Dentistry and Dental Public Health
Indiana University School of Dentistry
Indianapolis, Indiana

Hannah L. Maxey, PhD, MPH
Associate Professor
Family Medicine
Indiana University School of Medicine
Indianapolis, Indiana
Director
Bowen Center for Health Workforce Research and Policy
 at Indiana University School of Medicine
Indianapolis, Indiana

Lorri Ann Morford, PhD
Assistant Professor
Oral Health Science
University of Kentucky
Lexington, Kentucky

Charles Nakar, MD
Pediatric Hematologist
Department of Pediatric
Indiana Hemophilia and Thrombosis Center
Indianapolis, Indiana

Jeffrey A. Platt, DDS, MS
Professor and Chair
Biomedical Sciences and Comprehensive Care
Indiana University
Indianapolis, Indiana

Laura Marie Romito, DDS, MS, MBA
Professor
Biomedical Sciences and Comprehensive Care
Indiana University School of Dentistry
Indianapolis, Indiana
Assistant Dean
IU Interprofessional Practice and Education Center
Indiana University
Indianapolis, Indiana

Brian Sanders, DDS, MS
Sarah Jane McDonald Professor and Chair
Department of Pediatric Dentistry
Indiana University School of Dentistry
Riley Hospital for Children at IU Health
Indianapolis, Indiana

Mark Saxen, DDS, PhD
Adjunct Clinical Associate Professor
Oral Pathology, Medicine and Radiology
Indiana University School of Dentistry
Indianapolis, Indiana
Dentist Anesthesiologist
Indiana Office-Based Anesthesia
Indianapolis, Indiana

Allison Scully, DDS, MS
Clinical Assistant Professor
Department of Pediatric Dentistry
Indiana University School of Dentistry Indianapolis
Indianapolis, Indiana
United States

Amy D. Shapiro, MD
Medical Director
Pediatric Hematology
Indiana Hemophilia & Thrombosis Center
Indianapolis, Indiana
Adjunct Senior Investigator
Blood Research Institute
Blood Center of Wisconsin
Milwaukee, Wisconsin

Daniel Shin, DDS, MSD
Clinical Assistant Professor, Director Predoctoral
    Periodontology
Department of Periodontology
Indiana University School of Dentistry
Indianapolis, Indiana

Pooya Soltanzadeh, DDS, MS
Assistant Professor
Advanced Prosthodontics
Loma Linda University School of Dentistry
Loma Linda, California

Kenneth J. Spolnik, DDS, MSD
Chair and Program Director
Enododontics
Indiana University School of Dentistry
Indianapolis, Indiana

Jenny Stigers, DMD
Associate Professor
University of Kentucky College of Dentistry
Lexington, Kentucky

Dan Stoeckel, DDS, MS
Program Director
Graduate Pediatric Dentistry
Saint Louis University
Oral Pathologist
Department of Pathology
Saint Louis University
St. Louis, Missouri
Pediatric Dentist
St. Louis Children's Hospital
St. Louis, Missouri

Shannon Thompson, MD
Assistant Professor of Clinical Medicine
IU Child Protection Programs
Indiana University School of Medicine
Indianapolis, Indiana

Erwin G. Turner, DMD
Associate Professor and Residency Director
Pediatric Dentistry
University of Kentucky College of Dentistry
Lexington, Kentucky

Jose Luis Ureña-Cirett, CD, MS
Pediatric Dentistry
Universidad Tecnológica de México, Mexico City
CDMX
Mexico

LaQuia Walker Vinson, DDS, MPH
Associate Professor, Pediatric Dentistry
Graduate Program Director, Pediatric Dentistry Indiana
University School of Dentistry Indianapolis
Indianapolis, Indiana

John Walsh, BDentSc, MSD (Ped), IUSD, MSD(Orth) UW, FFDRCSI
Course Lead,
Faculty of Dentistry
Royal College of Surgeons
Dublin
Ireland

Julie Weir, BS
Founder
Consultant
Julie Weir & Associates
Middleburg, Virginia

Ghaeth Yassen, BDS, MSD, PhD
Endodontist
Department of Endodontics
Case Western Reserve University
Cleveland, Ohio

Juan Fernando Yepes, DDS, MD, MPH, MS, DrPH
Professor
Pediatric Dentistry
Indiana University School of Dentistry Indianapolis
Indianapolis, Indiana
Clinical Associate Professor
Pediatric and Community Dentistry
University at Buffalo School of Dental Medicine
Buffalo, New York
Visiting Professor
Pediatric Dentistry
CES University
Medellin, Antioquia
Colombia

原著审评人名单

Dorothy Lynne Cataldo, DMD
Private Practice, Pediatric Dentist
Pediatric Dentistry Faculty
NYU Langone Advanced Education
Tampa, Florida

Brenda Bohaty, DDS, MSD, PhD
Professor and Chair, Pediatric Dentistry - UMKC School of
  Dentistry
Director, Residency Program in Pediatric Dentistry -
  Children's Mercy Hospital
Kansas City, Missouri

Farhad Yeroshalmi, DMD
Professor of Dentistry
Albert Einstein College of Medicine
Chief & Residency Program Director
Department of Pediatric Dentistry
NYC Health + Hospitals/Jacobi
Bronx, New York

Cody Hughes, DMD, MSD
Valley Pediatric Dental
Mesquite/Logandale, Nevada
Sunrise Children's Dentistry
Las Vegas, Nevada

Yuming Zhao, DDS, PhD
Professor in the Department of Pediatric Dentistry
Peking University School and Hospital of Stomatology
Beijing, China

Man Qin, BDS, PhD
Professor of Department of Pediatric Dentistry
Peking University School and Hospital of Stomatology
President of Chinese Society of Pediatric Dentistry
Beijing, China

译者前言

作为国际儿童口腔医学的经典教科书，*McDonald and Avery's Dentistry for the Child and Adolescent* 与我国儿童口腔医学界的渊源可追溯到20世纪80年代初。当时，我国儿童口腔医学创始人北京医学院附属口腔医院（北京大学口腔医院前身）李宏毅教授将本书推荐给北京图书馆（现国家图书馆的前身），促成该书与中国学者见面。此后，该书的更新版不断进入我国各高校和图书馆，不仅是学习儿童口腔医学系统理论和专业技术的工具书，也成为我国学者体察国际儿童口腔医学先进教育理念的窗口，对我国各类儿童口腔医学教科书和教学参考书的编写起到了重要参考和借鉴作用。

自2018年9月北京大学医学出版社在国家出版基金的支持下出版了《麦克唐纳-埃弗里儿童青少年口腔医学（第10版）》以来，我们看到更多的口腔医学生、医生和教师可以流畅地完整阅读这本国际经典教材。这对提高我国儿童口腔健康工作者的素质，提高儿童口腔专业临床规范化诊疗水平，促进儿童口腔医学教育进步，起到积极的示范作用。

McDonald and Avery's Dentistry for the Child and Adolescent 平均每6年左右更新一版。2020年7月该书主编Jeffrey A. Dean博士邀请我和我的同事赵玉鸣教授做第11版新书的审评人（reviewer），那是我首次获悉关于第11版的确切信息。随后，Dean博士邀请我参加2021年9月10日在美国印第安纳州举行的新书发布活动，但由于当时新冠肺炎疫情的原因，遗憾没有成行。自从获悉 *McDonald and Avery's Dentistry for the Child and Adolescent* 第11版面世后，我们第10版中文翻译团队的专家们怀着期盼的心情，盼望着《麦克唐纳-埃弗里儿童青少年口腔医学（第11版）》能与我国口腔医学界同仁们再次见面。当2022年3月北京大学医学出版社的董采萱编辑联系我，告知出版社已经安排了新书翻译出版计划，征询我是否愿意再次担任主译负责此项工作时，我心里的石头落地了。

正如英文版主编Jeffrey A. Dean博士在新版前言中介绍的那样，第11版较前更新和添加了一些新内容，特别是氟化氨银的应用、儿童错𬌗畸形的早期矫治、儿童睡眠呼吸暂停、儿童牙齿漂白以及儿童的牙周疾病分类等。这些内容也是我国儿童口腔医学领域临床实践和研究的热点，相信会引起我国口腔医务工作者，特别是儿童口腔医务工作者的共鸣和讨论，促进学科理念更新，激发我们科学创新的火花，推动临床技术进步。本书的翻译引进出版将有助于提高我国儿童口腔医学水平，更好地服务于我国儿童口腔健康福祉。

此次，非常高兴夏斌教授和我一起担任主译工作，还有多名新成员加入翻译专家团队中，使得翻译工作更加有序、高效地推进，并最终高质量地完成了翻译工作。在此，衷心感谢各位专家的辛苦付出！同时，我们也深深地感受到儿童口腔医学知识不断更新。限于学科之快速发展和我们自身的翻译水平，本书难免有差错和不完善之处，希望读者发现后不吝赐教。

秦 满
2024年5月15日

原著序言：历史回顾

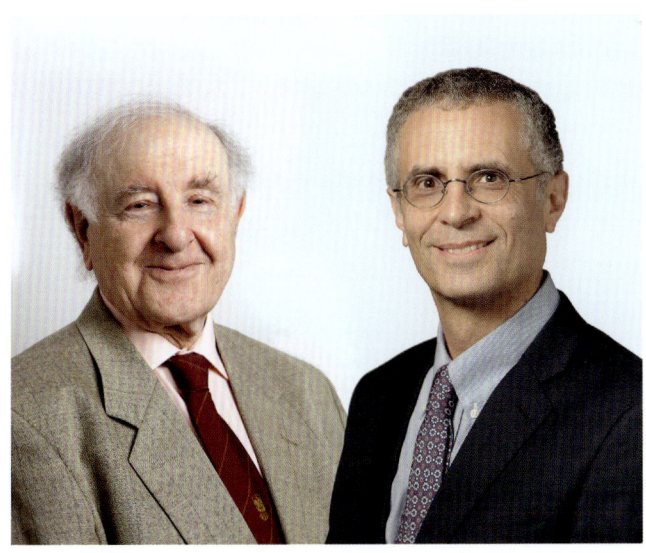

Ari Kupietzky, DMD, MSc
Private practice, Jerusalem, Israel
Department of Pediatric Dentistry, Rutgers School of Dental Medicine, Rutgers University, Newark, NJ
Department of Pediatric Dentistry, Hebrew University–Hadassah School of Dental Medicine, Jerusalem, Israel

Stanley Gelbier, Hon FFPH, MA, PhD, FDSDDPH, DHMSA
Honorary Professor in History of Dentistry, King's College London, London, UK
Emeritus-Professor in Dental Public Health, University of London, London, UK
Past President and National Secretary, British Paedodontic Society, London, UK

引言

1963 年，当 Ralph McDonald 撰写《儿童牙医学》一书时，儿童牙科仍处于起步阶段。McBride 在 1952 年写道，儿童的特征有时被描述为"脾气暴躁、歇斯底里、自以为是、屡教不改"，"许多医生把他们看作是小大人，很少提供治疗"。不过，在很长一段时间里，还是有一些热心的牙医。Sam Harris 就是其中之一，他于 1924 年从安娜堡牙科学校毕业。几乎与此同时，他进入了波士顿的福赛斯儿童牙科医院。他和他的同学们在那里学到了很多儿童牙科护理知识，而当时许多美国牙医诊所都贴着告示：不接受 12 岁以下儿童就诊。Harris 在底特律开设了一家专门从事儿童牙科治疗的诊所，并决心建立一个正式组织来传递优质的医疗服务。1927 年，他和其他人创办了美国儿童牙科促进会，1940 年该学会更名为美国儿童牙科协会（American Society of Dentistry for Children，ASDC）。1947 年，他号召成立了美国儿童牙医学会（American Academy of Pedodontics），该学会于 1984 年被更名为美国儿童牙科学会（American Academy of Pediatric Dentistry，AAPD）。1943 年，Harris 成为《儿童牙科学评论》的创刊编辑，该杂志是《儿童牙科学杂志》的前身。20 世纪 30 年代，Harris 开始计划成立一个国际性组织，将世界各地的儿童牙医聚集在一起。直到 1969 年，他的梦想才得以实现，即国际儿童牙医协会（International Association of Dentistry for Children）成立，并于 1991 年更名为国际儿童牙科协会（International Association of Paediatric Dentistry）。这一切使儿童口腔医学在全科医生和专科医生层面都有了更加坚实的基础。

Walter E. McBride 是 ASDC 的首任主席。他和 Harris 为建立该组织投入了大量时间。同时，他还是美国儿童牙科学会、美国牙科编辑协会和底特律地区牙科协会的主席。McBride 是底特律大学的儿童牙科教授，所以人们信服他。1933 年，他在美国牙科协会的会议上说，当一名全科牙医拒绝治疗儿童时，他就忽视了诊所建设中的一个重要因素。他举了一个毕业生的例子。一位刚毕业的学生在一个拥有 2000 名居民的小镇上开设了一家诊所，那里有两位牙医已行医多年。他们不喜欢这个胆大的新来者，因为这位毕业生添置了漂亮的新设备，还雇用了一名助理，这有可能会影响他们的收入。由于这位毕业生特别喜欢孩子，他建议他们把不愿意接诊的孩子介绍给他，他们同意了。孩子们前来就诊，喜欢上了新牙医，并向他们的父母推荐，这样他们的家长也前来治疗：这就是诊所建设的实践过程。

McBride 于 1932 年出版了《青少年牙科学》一书。在 McDonald 进入该领域之前，这本书可能一直是最流行的教材，尽管还有其他一些教材。McBride在谈到自己的著作时说："这本书既不是科学著作，也不是理论著作，而纯粹是一个私人诊所十年来为儿童牙科采用的实际操作技术的总结。"McBride的书在当时广受欢迎并不令人意外，但到了20世纪50年代末，人们需要一些基于科学方法论的新书籍。

我们必须记住，在McDonald的职业生涯早期，也就是20世纪40年代，儿童患龋率极高，患病率是现在的5倍（Bernabé和Sheiham，2014）。因此，预防龋齿是有必要的。在H. Trendley Dean的极力推进下，1945年，大急流城成为世界上第一个对饮用水进行氟化处理的城市。在15年的时间里，Dean对3万名学童的患龋情况进行了研究，发现在饮用水氟化后出生的儿童，他们的患龋率降低了60%以上。这一发现彻底改变了现代牙科保健。龋齿首次成为一种可预防的疾病！而含氟牙膏的推广使用是在McDonald的第一本书发布之后。

Ralph E. McDonald（1920—2015年）于1944年从印第安纳大学牙科学院获得牙科学博士学位，他的职业生涯由此开启。在担任海军牙科军官期间，他观察到年轻新兵中存在着众多口腔疾病，并意识到儿童时期就需要接受良好的牙科治疗。McDonald阅读了所有儿童牙科相关的教科书和期刊。回国后，他继续深耕这一领域。由于当时尚未设立儿童口腔医学学位，他获得了微生物学硕士学位。1946年，McDonald成为印第安纳大学儿童牙科诊所的讲师，并在那里开创了儿童牙科专业（图1）。虽然他当时没有意识到，但在撰写研究生授课讲义时，他的系列讲义就是一本等待出版的教科书。1952年，McDonald成为儿童牙科系主任。在此时期，大部分儿童牙科治疗都是由口腔全科医师进行的，但也有一些牙医接受过专业儿童牙科医师培训（本书首版时称为《儿童牙科医师》）。毫无疑问，这两类人都需要好的教科书。

1963年，McDonald出版了他的著作《儿童牙医学》，共479页，汇编了McDonald的讲义（图2）。该书共11章，作为研究生的教科书获得了高度赞誉。值得注意的是第2章"牙科诊室中的行为诱导"所使用的术语。美国儿童牙科学会最近才将其政策和指导方针从行为管理改为行为诱导，而这是McDonald在50多年前提出的。1969年，《儿童牙医学》升级为《儿童青少年口腔医学》，保留了1963年的11个章节，并增加了由14位撰稿人撰写的17个章节。从一开始，McDonald主编的《儿童青少年口腔医学》的编者和撰稿人就一直是该专业的先驱和顶级学者、临床医生和科学家。早期的撰稿人包括Maynard Hine、William Shafer、Ralph Phillips、Roland Dykema、James Roche和Paul

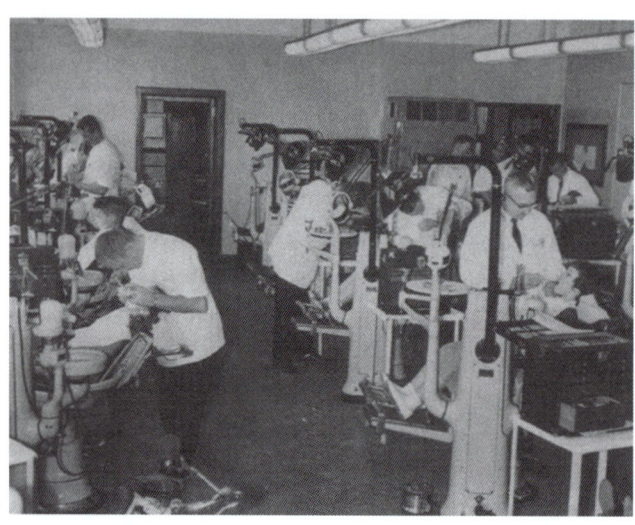

图1 McDonald医生（右前）与患者和学生在学校的儿童牙科诊室，摄于1952年

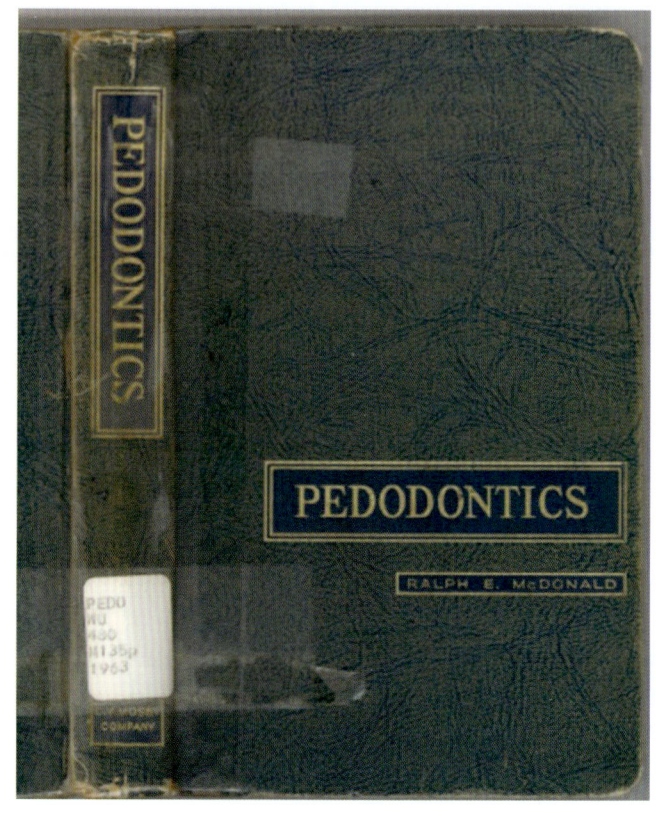

图2 1963年出版的《儿童牙医学》封面

Starkey。他们中的许多人都将自己的名字印在了教科书的封面上。撰稿人的名单一直以来都很长，其中包括 Gerald Wright、Howard Needleman 和 George Stookey 等德高望重的同行。同一时代的儿童牙医作者包括 Johon Aps、Ron Bell、Angus Cameron、Judith Chin、Kevin Donly、Burton Edelstein、Hala Henderson、Donald Huebener、Christopher Hughes、James Jones、Joan Kowolik、George Krull、Jasper Lewis、Brian Sanders、Jenny Stigers、Erwin Turner、John Walsh、James Weddell、LaQuia Vinson 和 Juan Yepes。

几乎直到生命尽头，McDonald 都是该书的主编。然而，1969 年，McDonald 成为印第安纳大学牙科学院院长。这让他肩上的担子更重了。因此，在 1974 年完成第 2 版后，McDonald 认为需要一位合作者。他说："我离牙科临床越来越远。在出版了两版之后，我意识到有些领域我一个人已经无法胜任了。我请来了 Dave，因为他在牙科材料学方面拥有深厚的临床专业知识和丰富的研究经验。"在 1978 年的第 3 版中，McDonald 全程指导 David R. Avery 的工作，并给予他充分的肯定。1983 年的第 4 版"在很大程度上是共同完成的"，Avery 说。而在第 6 版中，又增加了一位新作者 Jeffery A. Dean，但直到第 8 版，他才加入 McDonald 和 Avery 的主编团队。2016 年出版了该经典教科书 50 周年纪念版——第 10 版。当他们将编写工作移交给 Dean 博士时，McDonald 说道："当我们将这本教科书的后续版本托付给他人时，我们回想了参与前几版编写工作所获得的诸多回报。不管是学生还是从事儿童牙科教学和（或）实践的同事，都从中受益，但最重要的是他们的患儿都获益匪浅。"他继续说道："我们祝愿 Dean 博士……以及所有其他未来的撰稿人在继续这项充满爱的工作时一切顺利。我们对他们的工作能力充满信心。"

《儿童青少年口腔医学》在国际上广为流传，被视为全球口腔医学研究生课程的经典教材。该书已从英文翻译成多种语言，包括中文、波斯文、日文、意大利文、葡萄牙文、西班牙文和俄文。该教科书目前是世界上发行时间最长的儿童口腔医学教科书（图 3）。

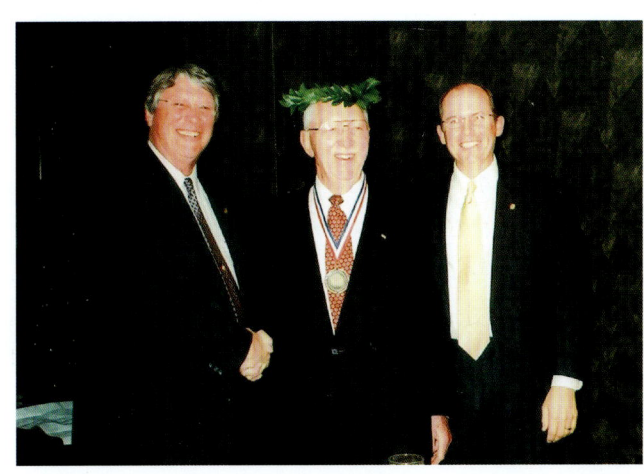

图 3 已故的 Ralph E. McDonald 博士（中间）与 David R. Avery 博士（左）和 Jeffrey A. Dean 博士（右）在 2000 年庆祝该书第 7 版发布。第 7 版的发布使这本教科书的版次超过了 Hogeboom 编写的教科书（共 6 版），成为再版次数最多的儿童口腔医学教材。Avery 和 Dean 博士用金牌和橄榄枝编的花环向 McDonald 博士创造的这一新的世界纪录致敬

在过去的一个世纪中，儿童青少年口腔医学越来越受欢迎。在 2020—2021 学年，美国提供的相关岗位和实习职位数量超过了其他专科和口腔全科医学高级教育项目。《麦克唐纳-埃弗里儿童青少年口腔医学》与时俱进，为毕业生和专科医生提供 McDonald 多年前所设想的知识、科学和技术。

参考文献

Bernabé E, Sheiham A: Period and cohort trends in caries of permanent teeth in four developed countries, *Am J Public Health* 104:e115–e121, 2014. https://doi.org/10.2105/AJPH.2014.301869

McBride, WC: Juvenile dentistry. 1952 (ed. 5), Lea & Febiger, Philadelphia.

McBride, Walter C: The business phase of Children's Dentistry Journal of the American Dental Association, 20(6):1003-1010, 1933.

The health policy institute of the American Dental Association, https://www.ada.org/en/science-research/health-policy-institute/data-center/dental-education

原著前言与致谢

我深感荣幸地向您介绍这本长久以来广受欢迎的儿童口腔医学教科书的最新版本。本书深入探讨了儿童口腔医学的本质、基础与创新。在广泛征求并收到了众多杰出学者和临床医生的宝贵反馈、赞誉和建议后,我们又新增了两位在各自专业领域具有深厚专长的副主编。经过深入分析、精心规划,我们致力于将这一版打造成为延续本书近六十年辉煌历史的经典之作。

在我撰写这篇前言之际,全球正共同面对新冠肺炎(COVID-19)疫情的严峻挑战,并逐步适应这一"新常态"。尽管疫情给我们的医疗实践带来了影响,但口腔科领域,尤其是儿童口腔科,依然是一个充满活力和创新的时代。新理念、新研究、新技术和新哲学不断涌现,为我们的儿童和青少年患者带来了更加积极的健康成果。我们更加注重以患者为中心的护理,重视父母和儿童的同意与认可,持续改善公共卫生和私人执业的条件,采用更为简约的修复护理方法,并且在牙科材料、牙髓再生与再血管化等科学领域取得了新进展。这些都极大地提升了我们为患者提供医疗护理的能力,并且这些进步已经在本书的相关章节中得到了体现。

在此,我特别高兴地向您介绍几个新增内容和

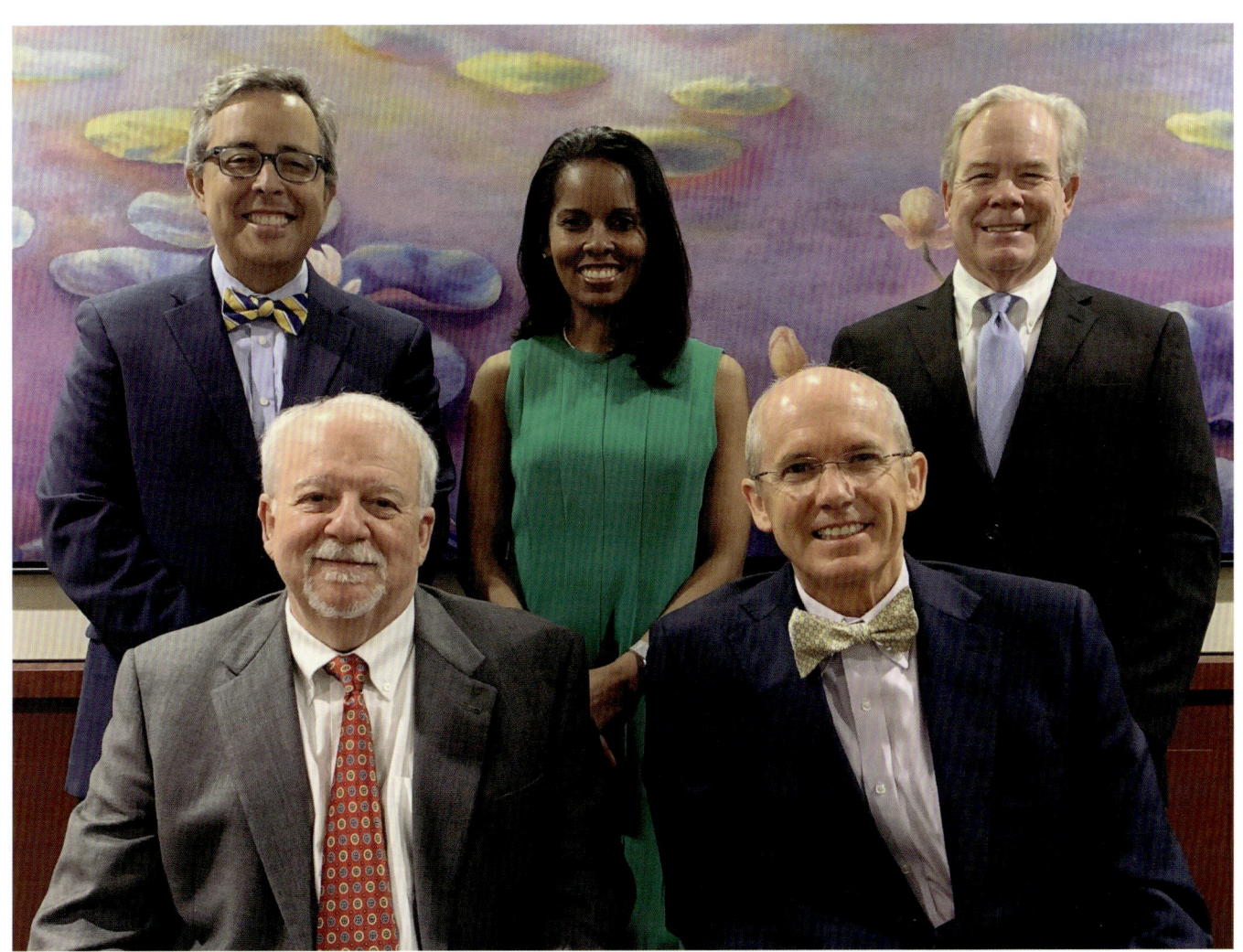

前排,从左至右:Jones, Dean
后排,从左至右:Yepes, Vinson, Sanders

重要更新：
- 我们邀请了 13 位新作者加入我们的团队。
- 我们重写了社区牙科学章节，涵盖了三个关键部分：牙科人力资源、牙科服务提供点与组织以及支付来源。
- 我们更新了关于预防性、干预性以及早期正畸治疗的内容，包括有关儿童睡眠呼吸暂停的信息。
- 我们特别强调了使用氟化氨银的新方法。
- 一位新作者为我们的口腔病理学章节带来了全新的视角。
- 我们新增了有关电子烟使用及其对口腔健康影响的章节。
- 我们更新了疼痛管理部分，特别关注了阿片类药物的使用和滥用问题。
- 我们新增了关于儿童牙齿美白的内容。
- 我们提供了有关儿童中的冠状病毒和 COVID-19 的信息。
- 我们更新了儿童牙周病分类的相关内容。

所有这些改进都离不开众多人士的协助和奉献。在此，我要特别感谢印第安纳大学牙科学院的杰出支持团队，特别是 Terry Wilson Jr. 和 Caleb Clements 在所有新视频的制作和编辑方面的卓越工作[①]，Amy Edmunds、Joyce Marlatt 和 Jasmine Pence 在行政支持方面的贡献，以及 Abby Morgan 和 Nicole Alderson 在牙科插画方面的杰出工作，还有 Sean Stone 在引文参考管理系统方面的指导。

我为我们的副主编以及作者团队的奉献精神和辛勤工作感到自豪，他们再次帮助我们维护了由我们的导师和前辈——McDonald 博士和 Avery 博士所建立的卓越传统。我们期待您的反馈，并希望您能享受这个新版本。我们始终致力于不断改进，追求最高质量。在此，向我们的同事、朋友和学生们致以最诚挚的祝愿。

Jeffrey A. Dean

[①] 中文版不包含视频内容。

目 录

第一部分　诊断

1. 口腔及其他相关组织检查 …………………… 3
2. 放射投照技术 …………………………………… 19
3. 牙齿及相关口腔结构获得性和发育性异常 …… 39
4. 乳牙的发育和形态 ……………………………… 92
5. 儿童和青少年口腔病理学 ……………………… 99
6. 口腔临床遗传学 ………………………………… 129
7. 儿童遭受的虐待和忽视 ………………………… 155

第二部分　龋病和牙周疾病

8. 机械法和化学法家庭口腔卫生 ………………… 167
9. 儿童口腔科患者的营养问题 …………………… 184
10. 儿童和青少年龋病 ……………………………… 203
11. 窝沟封闭及预防性树脂充填 …………………… 223
12. 牙体修复学 ……………………………………… 232
13. 牙科材料 ………………………………………… 255
14. 深龋、活髓牙露髓及死髓牙的治疗 …………… 272
15. 牙龈炎及牙周疾病 ……………………………… 293

第三部分　疼痛控制和行为引导

16. 儿童和青少年局部麻醉与疼痛管理 …………… 333
17. 儿童的非药物性行为管理 ……………………… 346
18. 患者行为的药物管理 …………………………… 363
19. 住院儿童牙科治疗和全身麻醉的使用 ………… 388

第四部分　生长发育

20. 牙齿萌出：影响该过程的局部、全身及先天因素 ……………………………………… 411
21. 面部和牙弓的生长 ……………………………… 436
22. 头影测量学及颜面部美学：完善治疗设计的关键 ……………………………………… 451
23. 咬合发育管理 …………………………………… 477
24. 唇腭裂序列治疗 ………………………………… 541
25. 青少年的牙科修复治疗 ………………………… 562

第五部分　特殊医疗问题管理和诊所管理

26. 有特殊保健需要儿童的牙科问题 ……………… 581
27. 全身疾病患者的口腔管理：出血性疾病、癌症、肝炎和获得性免疫缺陷综合征 ………… 607
28. 牙齿及其支持组织外伤的治疗 ………………… 637
29. 儿童口腔外科治疗 ……………………………… 676
30. 儿童口腔健康和口腔医疗：从人口学到倡议运动 ………………………………………… 690
31. 诊所管理 ………………………………………… 701

中文名词索引及部分英文对照 ……………………… 737
英文名词索引及部分中文对照 ……………………… 747

第一部分

诊 断

1 口腔及其他相关组织检查

Juan F. Yepes 和 Jeffrey A. Dean
刘尧 译

本章提要

引言
父母初次联系口腔诊所
诊断方法
全身情况、口腔病史、家族史和社会能力
临床检查
颞下颌关节评估
统一的口腔科记录
影像学检查
早期检查

婴儿口腔护理
药物滥用的检测
　药物滥用的病因学因素
　特殊药物及其使用频率
　电子烟的使用
儿童青少年中的自杀倾向
牙科诊所的感染控制
　生物膜
口腔急症治疗

引言

牙医通常会对患儿进行全面口腔检查，并根据检查结果制订治疗计划。之后，牙医向患儿或家长介绍病情，并解释其推荐的治疗方案，确定患儿综合口腔健康维护和防治计划，并建立"家庭牙科保健"。

该防治计划应包括纠正现有口腔问题（或阻断疾病发展）和阻止预期问题发生的治疗建议。在对儿童口腔科患儿进行综合口腔健康护理之前，获得患儿和家人的相关信息及征得父母的同意是必不可少的。先期指导是指与患儿和（或）家长讨论并实施防治计划。美国儿童牙科学会已经发布包括定期检查、预防性牙科治疗和儿童口腔治疗的指南[1]，概括说明见表1.1。

每个患儿都应有机会获得全面的口腔护理。口腔科医生不应该试图决定哪些患儿、家长或第三方可以接受或能够负担费用。如果父母拒绝部分或所有治疗建议，牙医至少应该履行教育义务，让孩子和父母认识到所建议的治疗的重要性。如果牙医能够解释清楚孩子未来的口腔健康甚至全身健康都与目前口腔问题的纠正相关，那么中等收入家庭的父母通常会意识到实施口腔健康护理的重要意义。

父母初次联系口腔诊所

父母初次联系口腔诊所多是通过电话或网络联系方式（Instagram、Facebook等）。父母和诊所接待员的初次交流是至关重要的。这为接待员提供了第一次与父母接触的机会，可以通过亲切简明的应答以及预约服务来吸引父母的关注。接待员必须声音温暖、友好，并且交流清晰。接待员的回答应使父母确信孩子的健康是他们目前应当关注的首要问题。

接待员同父母电话交流的内容记录即为患儿的首次牙科记录。完善患者信息表是收集必要的原始信息的简便方法。当然，很多牙科诊所开始应用互联网，甚至在父母来电预约或网上预约之前，即在线上完善了患者信息。牙科医生需适应通过信息系统来管理患者信息这一富有成效的改变。

诊断方法

在制订出诊断和治疗计划之前，牙医必须收集

表 1.1 关于儿童口腔健康评估、预防服务和先期指导/咨询的建议

由于每个孩子的状况不同,这些建议仅适用于没有特殊健康状况并且发育正常的儿童。对于有特殊健康保健需求的儿童或者儿童由于疾病或者创伤而明显不同于正常状况,这些建议都需要做出调整。美国儿童牙科学会强调了早期专业干预和基于儿童个性化需求的保健具有连续性的重要性。本表以文中的一些指南作为支持信息和参考。本表也参考了定期检查、口腔预防服务、先期指导和婴幼儿及青少年口腔治疗方面的指南(www.aapd.org/media/Policies_Guidelines/G_Periodicity.pdf)。

美国儿童牙科学会	6～12月龄	12～24月龄	2～6岁	6～12岁	12岁及以上
临床口腔检查[1]	●	●	●	●	●
口腔生长发育评估[2]	●	●	●	●	●
龋病风险评估[3]	●	●	●	●	●
影像学评估[4]	●	●	●	●	●
预防及局部涂氟[3,4]			●	●	●
补充氟[5]	●	●	●	●	●
先期指导/咨询[6]	●	●	●	●	●
口腔卫生咨询[7]	父母	父母	患儿/父母	患儿/父母	患儿
饮食咨询[8]	●	●	●	●	●
外伤预防咨询[9]	●	●	●	●	●
关于不良习惯的咨询[10]		●	●	●	●
关于语言表达能力形成的咨询	●	●	●		
评估和治疗发育中的错𬌗畸形			●	●	●
评估窝沟点隙处的封闭剂[11]			●	●	
关于药物滥用的咨询				●	●
关于口内/口周组织打孔的咨询				●	●
评估或者拔除第三磨牙					●
转为成人口腔治疗					●

[1] 第一次口腔检查应该在儿童第一颗牙齿萌出时且不晚于12月龄进行。每6个月复诊或者根据儿童龋病风险状况/易感性而定。包括对病理和损伤的评估。
[2] 通过临床检查进行。
[3] 必须多次定期地评估以达到最佳效果。
[4] 放射线拍摄的时间、频率以及拍摄何种放射线片都应根据儿童的病史、临床发现和儿童对口腔疾病的易感性而定。
[5] 系统性氟制剂使用未达到最佳效果。可以延长应用至16岁以及年龄更大的龋病高风险患者。
[6] 适当的讨论和咨询应作为每次就诊的一部分。
[7] 最初是父母的责任;随着儿童长大,儿童应与父母一起参与咨询;之后,当儿童可以理解咨询内容时,儿童应独立参与口腔健康咨询。
[8] 每次就诊时,首先应讨论适当的饮食习惯,并且患儿及家长应知道精细的碳水化合物和吃零食的频率对于儿童龋病发展和儿童期肥胖的作用。
[9] 防止婴幼儿受伤,最需关注孩子的玩具、安慰奶嘴和汽车座椅等;从孩子学走路开始,直至后来进行体育运动和常规运动,都要注意损伤的防护,其中包括了解运动性护齿的重要性。
[10] 首先讨论孩子对额外吮吸的需求,包括吮吸手指和安慰奶嘴;然后在错𬌗畸形和骨骼发育畸形发生前戒除不良口腔习惯。对于学龄儿童和青少年患者,咨询任何存在的不良习惯,例如咬手指甲、紧咬牙和夜磨牙。
[11] 适用于易患龋的乳磨牙、恒磨牙、前磨牙和有深窝沟点隙的前牙;在牙齿萌出后,窝沟封闭应尽早完成。

和评估同患儿或家长主诉相关的信息,以及其他未明确的问题。某些特异性体征可以即刻得出诊断。例如,明显的牙龈肿胀和溢脓可能与单颗、严重龋坏的乳磨牙有关。尽管可以迅速收集并评估相关方面的信息,但仅能对单一问题做出诊断。另一方面,通常要待紧急问题解决之后,才能对患者所有或潜在的问题做出综合诊断。例如,坏死性溃疡性龈炎或新鲜冠折需即刻处理,但这类处理可能仅为姑息治疗,患者还需接受进一步诊断和处置。

全面收集患者资料并评估患者病情非常重要。

儿童牙科患者的全面检查包括以下方面：
- 全身发育和健康状况
- 饮食习惯
- 主诉，如疼痛
- 口腔外软组织和颞下颌关节
- 口腔内软组织
- 口腔卫生和牙周健康状况
- 口腔内硬组织
- 发育中咬合状况
- 龋病危险因素
- 行为表现

辅助检查通常也是需要的，包括影像学检查、研究模型、照片、牙髓活力检测及相对不太常用的实验室检查。在一些罕见病例中，做出综合性诊断之前，要求进行所有的辅助检查。只有在进行了全身和口腔科病史采集、视诊、触诊、探诊（如果牙齿还存在）以及影像学检查（如拍摄X线片）之后，才能做出全面的口腔诊断。对牙科患者进行更为深入的评估，可参考 Glick 等在 Burket's Oral Medicine[2] 中撰写的相关章节。

全身情况、口腔病史、家族史和社会能力

对于牙医来说，熟悉患儿全身情况、口腔病史、家族史和社会能力是至关重要的。家族史也可能与患者的口腔状况相关，可以为某些遗传病提供重要的诊断信息。在进行体格检查前，牙医可以从父母或孩子的内科医生处获取足够信息，以了解孩子的全身情况。牙医助理以及洁牙师可首先向父母收集信息或做预筛查。牙医将根据这些初步信息，加以拓展或更细致地发掘问题，以帮助制订后续的治疗计划。图1.1展示的表格可以由父母完成。然而，由牙医来询问这些问题有助于获得更多关键细节，从而更好地了解患儿。表格中也包括既往口腔专科治疗经历。

儿童社会和心理发育相关信息同样非常重要。有时难以获得反映儿童学习、行为或交流问题的准确信息，特别是当父母意识到孩子存在发育缺陷却不愿意谈及此事时。口腔诊所内的行为问题通常与患儿无法与医生交流，同时无法听从医生的指令有关。这种不配合可能归因于学习障碍。牙医在询问学习相关问题的过程中，能够发现学习障碍的迹象。例如，询问一个年幼的学龄儿童在学校里做什么是一个很好的引导性问题。所提问题应符合儿童的年龄特点。

如果患儿曾住院接受过全身麻醉①下外科治疗，需引起临床医生的注意。住院和全麻下治疗会对学龄前儿童造成心理创伤，使他们对将要进行的牙科治疗过于敏感[3]。如果牙医知道孩子曾有住院病史或害怕穿医生制服的陌生人，则可以安排必要的时间通过一定方法帮助患儿克服恐惧心理，从而顺利接受口腔治疗。

有些情况下，当父母需要交代患儿的全身疾病时，牙医最好能与家长进行私下会谈，这样他们可能会更愿意讨论孩子的问题，牙医误解孩子疾病情况的可能性也会降低。另外，牙医早期参与可以增强父母的信心。当有急、慢性系统性疾病或发育异常时，牙医应咨询患儿的内科医生以了解病情、长期预后及目前正在服用的药物。

在了解患儿医疗和口腔科病史后，需格外关注当前所患疾病及相关病史。除了咨询患儿的内科医生，牙医还应收集与患儿目前身体状况有关的其他资料，比如血压、体温、心音、身高、体重、脉搏以及呼吸。在开始治疗之前，可能需要进行某些实验室检查，并有一些特殊注意事项。必要时可采取入院全麻治疗。

口腔医生和相关工作人员必须认识到在治疗过程中有可能出现交叉感染，会威胁患者或其他人员的健康。目前推荐的儿童期免疫接种计划是有益的。如果患者有急性感染性疾病的体征或症状，最好延缓非紧急牙科治疗直到患者康复。对于有特殊全身性疾病、有生理或行为问题患者的处理，本书将在第三和第四部分进一步进行讨论。

口腔检查记录中应加入既往史相关内容，以便于口腔医生参考（图1.2）。对重要医学信息的简明总结便于提醒口腔医生及相关工作人员，他们将会在每次治疗时查阅这些表格。

患者口腔专科病史也应在检查表里给予总结。这包含在牙科诊所的既往检查治疗记录以及患儿和

---

① 简称全麻。——译者注

6　第一部分　诊　断

University Pediatric Dentistry Associates
Riley Hospital for Children IU Health | ROC | Pediatric Dentistry
705 Riley Hospital Drive, Room #4205
Indianapolis, IN 46202-5109
317.944.3865 office | 317.944.9653 fax
www.pediatricdentistryassociates.org

DOB:　　　　　　　　　　　EDR:
NA:
LC:　　　　　　　　　　　　DATE:

医疗和口腔病史

患者姓名：_____　　出生日期：_____　　性别：□女　□男
出生地址：_____　　民族：_____　　身高：_____　体重：_____
内科医生：_____　　先前的口腔医生：_____
内科医生地址：_____　　口腔医生电话：_____
内科医生电话：_____　　最近一次医疗检查的时间：_____
最近一次口腔就诊时间：_____　　最近一次口腔X线片拍摄时间：_____

口腔病史
今日就诊的主诉是什么？_____
是否疼痛？　　□是　□否　解释：_____
患者口腔、牙齿及颌骨是否受过伤？　　□是　□否　解释：_____
患者饮用水来源：　□私人水井　□城市用水，城市名称：_____　□其他：_____
患者是　　□母乳喂养　□奶瓶喂养　喂养所至年龄？母乳喂养：_____　奶瓶喂养：_____
患者刷牙次数：_____　　□有帮助　□没有帮助　　用牙线剔牙次数：_____
患者是否有以下情况：

是/否　　　　　　　　　　　　　是/否　　　　　　　　　　　　　是/否
□　□吮吸拇指/手指　　　　　　□　□咬手指甲　　　　　　　　□　□紧咬牙/磨牙
□　□使用安抚奶嘴　　　　　　□　□有说话问题　　　　　　　□　□口呼吸

病史
患者近期医疗史如何？　　□是　□否　　解释：_____
患者过敏史如何？　　　　□是　□否　　解释：_____
患者用药史如何？　　　　□是　□否　　请列出所有药物和治疗方法。补充项目可列在表格背后。
药名：　　　　　　　　　剂量　　　　　　　　　　　用药频次：
_____　　_____　　_____
_____　　_____　　_____
_____　　_____　　_____
_____　　_____　　_____

患者是否有外科手术史或住院史？　□是　□否
医疗机构：　　　　　　　　时间：　　　　　　　　　原因：
_____　　_____　　_____
_____　　_____　　_____
_____　　_____　　_____

患者是否有以下情况：

是/否　　　　　　　　　　　　　　　是/否　　　　　　　　　　　　　　是/否
□　□先天性心脏缺陷/先天性心脏病　□　□视力/听力损伤　　　　　　□　□发育停滞
□　□心脏手术　　　　　　　　　　□　□异常出血问题　　　　　　　□　□饮食失调
□　□心脏杂音　　　　　　　　　　□　□镰状细胞贫血　　　　　　　□　□早产
□　□高血压　　　　　　　　　　　□　□血友病　　　　　　　　　　□　□免疫接种
□　□风湿热　　　　　　　　　　　□　□贫血　　　　　　　　　　　□　□甲、乙、丙型肝炎
□　□哮喘/呼吸疾病　　　　　　　 □　□肾病　　　　　　　　　　　□　□输血/输血液制品
□　□大脑性麻痹　　　　　　　　　□　□肝病　　　　　　　　　　　□　□艾滋病病毒感染/艾滋病
□　□癫痫/惊厥/癫痫症　　　　　　□　□糖尿病　　　　　　　　　　□　□水痘疫苗/水痘
□　□学习障碍/交流障碍　　　　　 □　□肌肉/关节/骨骼问题　　　　□　□肺结核
□　□自闭症　　　　　　　　　　　□　□甲状腺/腺体疾病　　　　　　□　□耐甲氧西林金黄色葡萄球菌感染
□　□注意缺陷障碍/伴多动症　　　 □　□皮肤病/荨麻疹/唇疱疹　　　□　□行动受限

本人确认以上所提供信息真实可靠。以上信息将被保密，若以上的患者信息有更改，本人将告知医疗机构。如果有治疗需要，本人同意将以上信息提供给其他的医疗卫生保健机构。

监护人签字：_____　　　与患者关系：_____

Form #UPDDR217　Rev. 12/2013

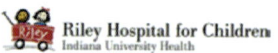
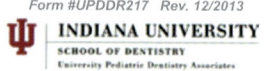

图1.1　医疗和口腔病史调查表（Printed with permission from Indiana University-University Pediatric Dentistry Associates.）

1　口腔及其他相关组织检查

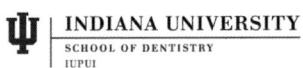
UNIVERSITY PEDIATRIC DENTISTRY ASSOCIATES
Riley Hospital for Children ▪ Outpatient Center ▪ Dental MSA
702 Barnhill Drive, Room #4205
Indianapolis, IN 46202-5200
(317) 274-3865 ▪ (317) 274-9653 Fax

Place Patient Label Here
Patient Name: _____
　　　　　　　　Last　　　First　　MI
DOB_____　　Record #: _____

口腔检查记录

地址：　旧□　新□ _____　　电话：　旧□　新□ _____
****新的住址或者电话号码需要在此处标明并且在应用系统中更新

医疗史总结
最近一次医疗史：_____　　更新日期：_____　　体重：_____
目前的药物治疗状况和药物用法：

口腔病史总结
上一次检查日期：_____　上一次影像学照片：B.W.:____ A.O.:____ P.A.:____ F.M.:____
牙科装置：_____　最近一次充填治疗：_____　最近一次更替：_____
目前问题的描述：
既往治疗总结：

口外检查
头部：　　　　　　　　　颈部：
面部：　　　　　　　　　唇部：　　　　　　　　　　手：

口内检查
腭部及口咽部：　　　　　　　　　　　　　　　　　呼吸道：　Ⅰ　Ⅱ　Ⅲ　Ⅳ
舌及口底：　　　　　　　　　　　　　　　　　　　颊黏膜：
系带：　　　　　　　　　　　　　　　　　　　　　牙龈及牙周组织：

咬合检查
面部轮廓：_____
磨牙关系：
乳牙（末端平面）：　R　L　　　恒牙：　R　L
　垂直型　　　　　□　□　　磨牙末端　□　□
　近中阶梯　　　　□　□
　远中阶梯　　　　□　□　　尖牙关系 ____ ____
　灵长间隙　　　　□　□
　尖牙关系 ____ ____　　　　不足 ____ ____

切牙关系：
深覆盖　　_____mm
深覆𬌗　　_____%
开𬌗　　　_____mm

牙弓长度：（整体印象）
　　上颌　　　　下颌
足　　□　　　足　　□
不足　□　　　不足　□

中线：　对齐□　偏斜□
　上颌 _____mm 偏右□ 偏左□
　下颌 _____mm 偏右□ 偏左□
　移位　右□　左□　前□ _____mm

萌出顺序和萌出时间：
正常　□　异常　□
_____

颞下颌关节及其功能：
　开口道：　　正常　□　偏离　□
　闭口道：　　正常　□　偏离　□
　开口度：___mm 正常　□　受限　□
肌肉压痛：

舌体功能：

反𬌗：

口腔习惯：

建议分析：　　是□　否□

关节弹响：　无　左　右
开　　　　　□　□　□
闭　　　　　□　□　□
骨擦音　　　□　□　□

多生牙/先天性缺牙：

异位萌出：

其他异常：

图 1.2　儿童口腔科患儿口腔症状和口腔治疗记录单（Printed with permission from Indiana University-University Pediatric Dentistry Associates.）

8　第一部分　诊　断

University Pediatric Dentistry Associates 702 Barnhill Drive RM #4205 • Indianapolis IN 46202-5200 • (317) 274-3865 • (317) 274-9653 Fax

口腔检查记录

患者姓名：_____
出生日期：_____　病历号：_____

硬组织检查

		临床检查	影像学照片			临床检查	影像学照片
A	1			J	16		
	2				15		
	3				14		
B	4			I	13		
	5			H	12		
C	6			G	11		
D	7				10		
E	8			F	9		
P	25			O	24		
Q	26			N	23		
R	27			M	22		
S	28			L	21		
T	29				20		
	30			K	19		
	31				18		
	32				17		

软垢指数：　　A　B　C　D　F
最初指数：
氟应用状况：

习惯：
牙周状况：
牙周检查和记录：　____|____|____
　　　　　　　　　　____|____|____

诊断总结
行为：
萌出顺序：
咬合：
龋坏：
龋病风险评估：　☐低　☐中　☐高

右上　　　　　　　　　　治疗建议　　　　　　　　　　左上

右下　　　　　　　　　　　　　　　　　　　　　　　　左下

治疗顺序，其他：
1.
2.
3.
4.
5.
指导：

_____　　　_____　　　_____
　　　助手　　　　　　　　　　患者　　　　　　　　　　指导人员

图 1.2　（续）

家长之前的治疗经历，如果曾在其他诊所治疗，也应记录。患者目前的口腔卫生习惯、过去及目前的氟暴露情况等信息有助于牙医制订有效的口腔疾病预防计划。例如，如果一个家庭喝井水，那么井水样品将可能会送到水成分分析实验室来确定氟浓度。

临床检查

年轻患者的综合性口腔诊断需结合全面的临床和影像学检查来完成。除了检查口腔情况，牙医也需要注意患者的体重、身高、步态或无意识的动作。营养不良的首要线索可能来源于患者异常的身高和体重。相似地，儿童患病的严重程度，即使疾病源自口腔，也可以通过观察其进入诊室时虚弱、不稳定的步态和萎靡不振的精神状态来识别。所有相关信息都需记录于口腔检查表格（图1.2），这将成为患者病历中永久保存的资料。

无论是初诊还是常规复诊，都应包含所有的临床检查。当接诊新患者时，牙医可以收集有用的信息。当患儿坐上牙椅后，牙医首次检查的内容通常包括其头发、头、面容、脖子和手。

患儿手掌可能会为综合诊断提供相关信息。牙医可以通过握手首先察觉到体温升高的症状。冰冷潮湿的双手或者咬过的指甲能最早暴露出患儿的焦虑。粗大或异常干净的手表明其有长时间吮指习惯。杵状指和青紫色指甲提示其患有先天性心脏病，在进行口腔治疗时需格外注意。

对患者头颈部进行视诊和触诊也非常必要。应注意观察头发和皮肤的异常特征。在检查过程中，牙医可能会发现一些征象，如头虱（图1.3）、皮癣（图1.4）、脓疱（图1.5A，B）、口唇疱疹或结膜炎。及时转诊很重要，因为这些情况具有传染性。只有在孩子的内科医生处理并控制病情后，才可以预约口腔科治疗。如果传染症状比较明确，但孩子急需口腔科治疗，牙医和工作人员必须警惕，在减轻急性症状的同时防止将疾病传染给他人。直至传染症状控制后，方可进行下一步治疗。

还要记录患儿头颈部大小、形状、对称性和功能变化。这些结构异常可能预示着某种综合征或口腔异常情况的发生。

颞下颌关节评估

da Silva等[4]发表的一篇系统综述和meta分析评估了儿童和青少年颞下颌关节（temporomandibular joint，TMJ）紊乱临床表现的流行病学情况。1/6的儿童和青少年都有该病临床体征。Okeson[5]曾发表过一篇专门针对儿童颞下颌关节功能紊乱的报道。他表示，尽管有几篇研究涵盖了5～7岁的儿童，但是大多数研究针对青少年。研究结果按症状或体征分类，有些是患儿或父母的主诉，有些是牙

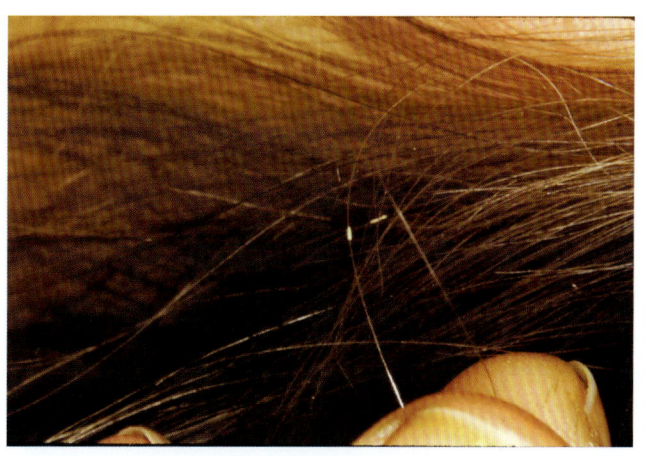

图1.3 头虱感染证据。通常看不到成虫，但是它们的卵或幼虫附着在头发丝上直到孵化完成（Courtesy Dr. Hala Henderson.）

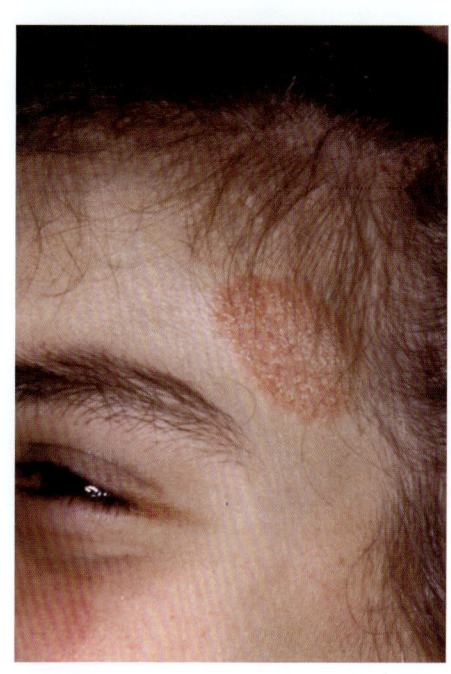

图1.4 前额左侧眉毛上部皮癣。多种真菌感染会导致身体不同部位受损。牙医在进行常规临床检查时可以发现患者的头部、面部或颈部病损（Courtesy Dr. Hala Henderson.）

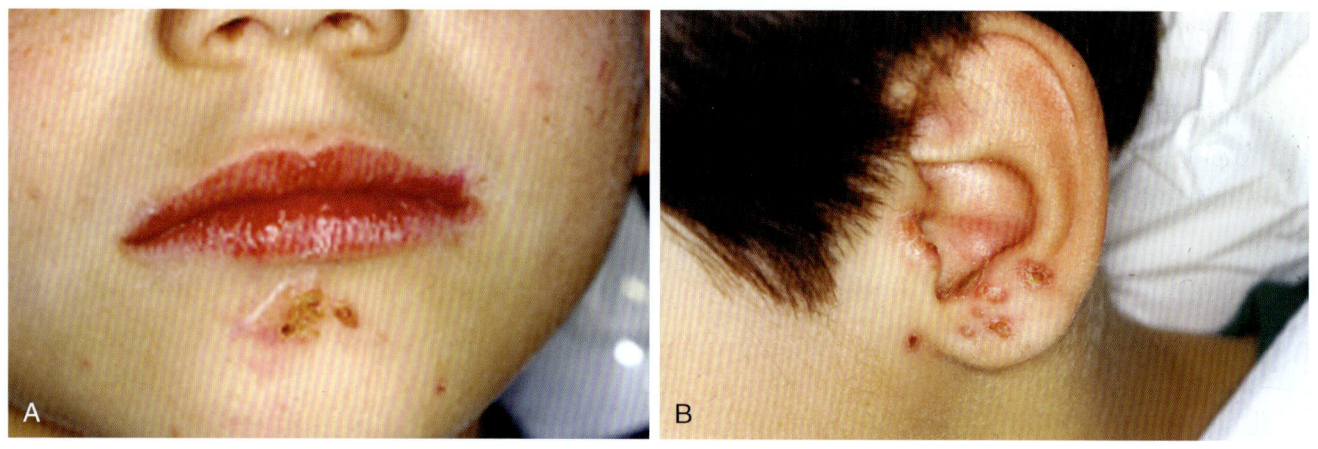

图1.5 面下部（A）和左耳（B）的特征性脓疱。病损发生在多处皮肤表面，但牙医大多是在身体上半部分发现。感染来源是细菌（通常是链球菌），一般需要抗生素治疗来控制病情。孩子经常抓伤受损部位导致感染扩散（Courtesy Dr. Hala Henderson.）

医在检查中发现的。出现症状和体征的概率随年龄增长而增加，30%的患者可出现相关症状或体征。

可以通过以下方法评估TMJ功能：触诊双侧下颌骨髁突部，在闭口位（牙齿咬紧）、开口位及不同开口状态下观察（图1.6 A至D）。当髁突或下颌的运动轨迹不流畅或脱离标准位置时，需特别注意。相似地，需要注意可能听到的或触诊感觉到的任何捻发音和其他异常声音。咀嚼肌痛也可能提示TMJ功能紊乱。这种TMJ功能异常可能需要进一步的评估和治疗。儿童时期的TMJ功能紊乱可通过保守和可逆性方法加以纠正，这一观点目前已达成共识；具体措施包括患者教育、温和的理疗、行为治疗、药物和𬌗垫治疗[6]。有关复杂TMJ功能紊乱的诊断和治疗，作者推荐Okeson编写的

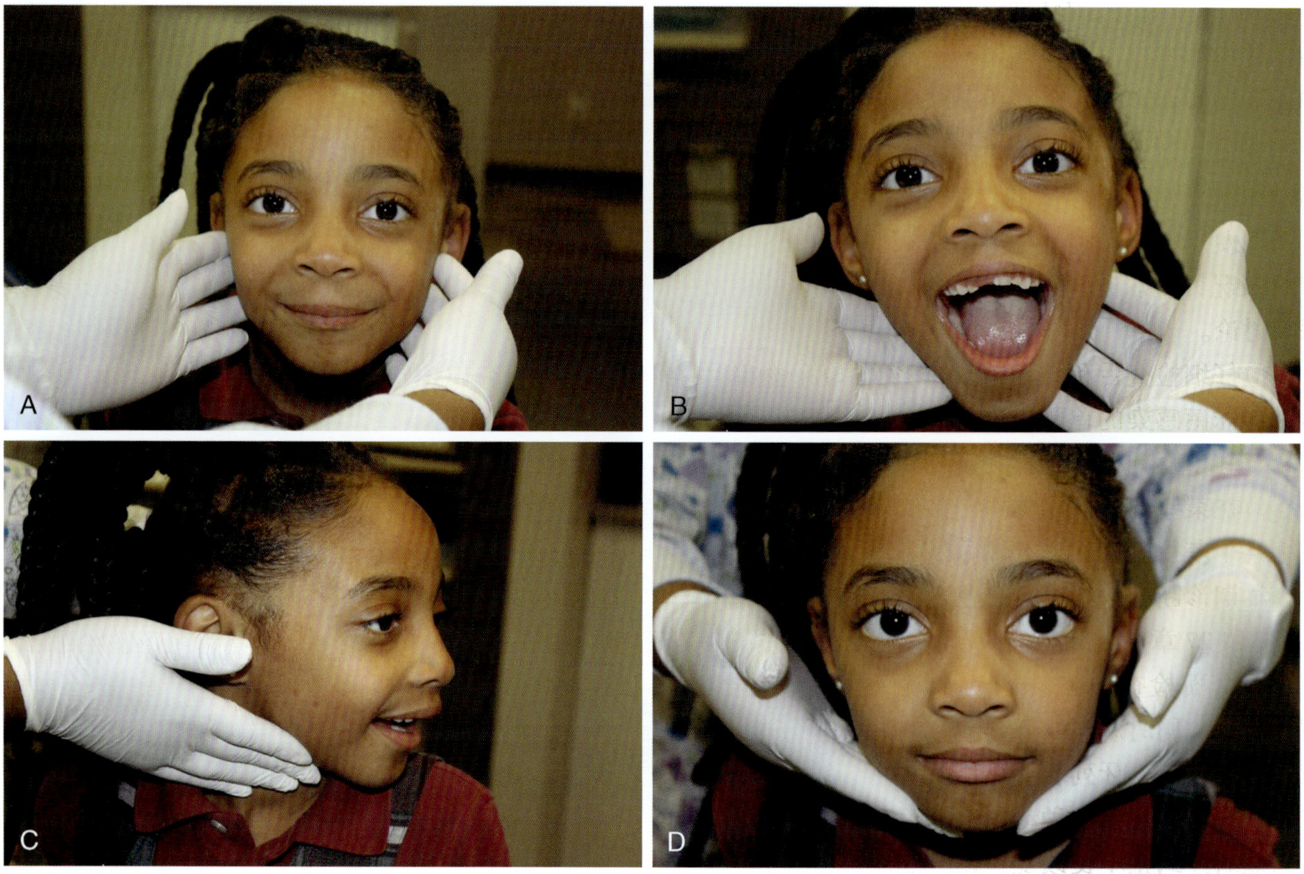

图1.6 A和B. 颞下颌关节功能检查的视诊和触诊。C和D. 颈部和下颌下区域触诊

Management of Temporomandibular Disorders and Occlusion（2020）一书[7]。

口外检查包括触诊患儿颈部及下颌下区域（图 1.6 C 和 D）。需再次强调，当检查结果异常时应引起注意，如异常压痛或肥大，需行进一步检查或建议转诊。

如果儿童已会说话，还需评估其语言功能。观察发音、吞咽及休息时舌、唇和口周肌肉的位置，这些检查可提供有用的诊断信息。

儿童患者的口内检查应该全面。牙医常常会首先关注明显的龋洞。尽管控制龋病很重要，但牙医首先应该评估口腔软组织的状况以及咬合发育阶段。如果未能在早期检查时注意到软组织和咬合状况，牙医可能会因过分关注检查龋洞和制订治疗计划而忽视了口腔内的其他异常状况。此外，还应关注患儿是否有口腔异味和过量流涎的情况。

对颊、唇、口底、上腭和牙龈也应进行仔细的视诊和触诊（图 1.7 A 至 C）。当接诊儿童时，应用牙周筛查和记录（periodontal screening and recording, PSR）流程很有帮助。PSR 的设计便于通过简单的探诊技术和最少的文字记录来早期发现牙周疾病。Clerehugh 和 Tugnait[8]建议在儿童恒切牙和第一恒磨牙萌出后进行牙周检查。他们建议，在孩子第一次就诊时进行常规检查并且定期复诊，这样可以及时发现并处理牙周问题。免疫缺陷患儿更易发生早期牙周支持组织丧失。

即便是年幼儿童，也应不定期进行更为仔细的牙周状况评估。儿童牙周疾病将在本书第 15 章中深入讨论。

应仔细检查舌和口咽部。扁桃体肥大伴脓液渗出是链球菌感染的首要症状，可能导致风湿热。当怀疑链球菌性咽喉感染时，需立即联系孩子的内科医生。在某些情况下，当孩子在口腔诊室时，牙科医生便于获得其咽喉样本，有助于内科医生对感染进行早期诊断。软组织问题的诊断和治疗在本书第 5、26 和 27 章中介绍。

在全面检查口腔软组织后，口腔医生应注意检查咬合，同时观察牙齿和骨骼存在的异常。在儿童和青春早期，牙列和咬合会发生重大变化。三个空间平面都会发生这种动态变化，牙医的定期评估可以阻断并纠正不良改变。临床检查中应常规监测患者的面部侧貌和对称性，磨牙、尖牙和前牙的关

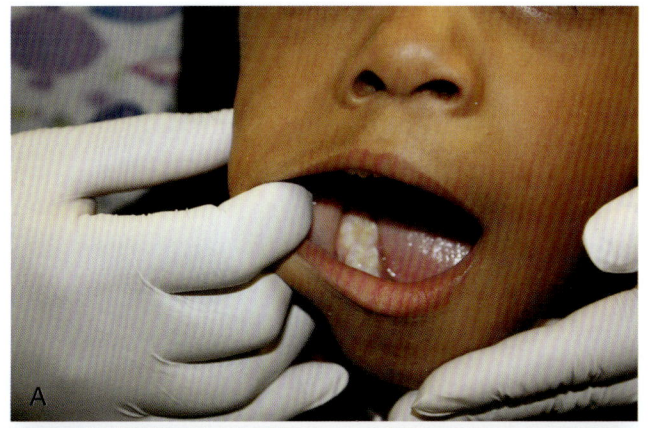
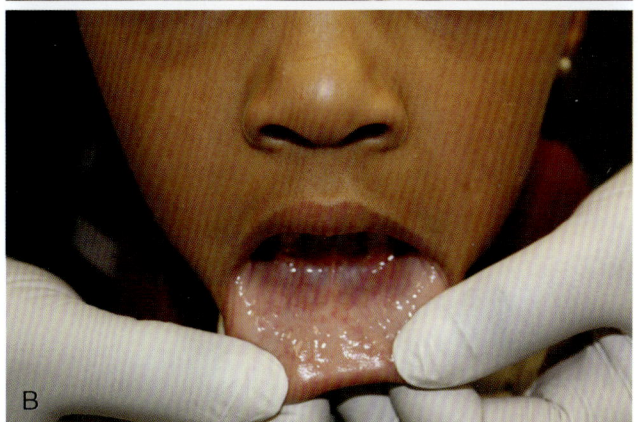
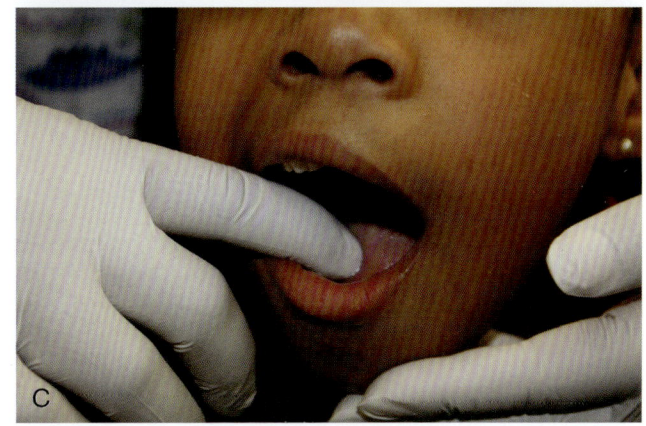

图 1.7 颊部（A）、唇（B）和口底（C）的视诊和触诊

系，牙齿中线，牙弓长度和牙量的关系。如果在生长发育的关键时期发现异常，就需要做更详细的检查和分析。在混合牙列早期，有时在乳牙列期，需要取诊断模型和进行头影测量分析。在本书第 21、22 和 23 章中将会对发育中的咬合以及阻断处理方法进行详细讨论。

最后，仔细检查龋损和遗传性或获得性发育异常。计数牙齿数目，辨别每一颗牙齿以发现多生牙或牙齿缺失。龋病的鉴别对各年龄段的患者都很重要，对年幼患者尤其关键，因为如果不加以控制，低龄时龋病进展迅速。消除龋活跃性因素、预防龋

病进展以及修复龋损可防止疼痛和感染传播，有利于发育中咬合的稳定。

鉴于口腔医生在接诊新患儿时更倾向于在进行影像学检查和预防措施前先开展临床检查，因此有必要将影像学检查或初始可疑发现与第二次简要的口腔检查结合在一起。当新患儿口腔卫生状况不良时，这种做法尤其正确。只有去除口腔软垢之后，才能充分检查牙齿和软组织的细节。

在龋损检查中，每颗牙齿都应保持干燥，且在明亮光线下进行检查。应该建立明确的临床路径。例如，一名牙医可能总是从右上象限开始，检查整个上颌，再移至左下象限，结束于右下象限。牙齿清洁干燥后，磨牙釉质点隙窝沟处的形态缺陷和不完全融合可以通过视诊和探诊检查出来。选择做窝沟封闭还是龋齿修复治疗取决于患儿的龋病病史、父母或患儿对综合性口腔预防项目的接受程度（包括饮食和口腔卫生控制），以及患者复诊的依从性。

对于严重龋病患者，龋活跃性检测和饮食分析有助于寻找病因并帮助确定诊断。这个过程有助于患儿和（或）家长理解龋病的发展过程，并督促患儿和（或）家长改变行为习惯来控制疾病发展。应提供相关知识，包括菌斑控制指导和适宜的用氟建议。龋易感性、龋病过程、龋活跃性检测、饮食分析和龋病控制在第10章讨论。菌斑控制过程和方法将在本书第8章中详细说明。

口腔医生的综合性诊断取决于许多要素，但要建立在深入、系统、严格的临床检查之上。任何软硬组织大小、形状、颜色和连续性的改变都需要详尽描述。在制订全面口腔健康计划前，必须向患儿或其家长明确说明相关问题的严重性及其病因。

在初诊和后期复诊中，牙医及其助手需警惕患儿受虐待和忽视的症状及体征。这些问题的发生率越来越高，牙医在这些迹象的发现中起着重要作用；第7章中会详细介绍。

统一的口腔科记录

目前应用多种不同的牙齿检查系统，包括图1.2展示的硬组织检查部分。这个系统用1—32标记恒牙，从右上第三磨牙开始（No.1）围绕牙弓到达左上第三磨牙（No.16），向下到达左下第三磨牙（No.17），然后围绕牙弓到达右下第三磨牙（No.32）。乳牙由字母表前20个字母表示，从A到T。如果有多生牙，在恒牙列中，将数字50添加到最接近多生牙的牙齿编号；在乳牙列中，将字母"S"添加到最接近多生牙的牙齿编号[9]。

国际牙科联盟关于统一牙齿记录的专业委员会规定了对牙齿检查表的基本要求：
1. 易于理解和教学
2. 易于语言表达和叙述
3. 易于以书面和电子形式交流
4. 易于计算机输入
5. 易于转换成全科诊所使用的标准表格

该委员会发现，似乎只有一种两位制系统可以满足上述要求。在这个系统里，第一个数字表示象限，第二个数字表示牙位。象限的数字1—4代表恒牙，5—8代表乳牙，从右上象限开始，按照顺时针方向排列；同一象限的牙齿由数字1—8（乳牙由1—5）表示，从中线向两侧计数。数字需要分开读，因此恒尖牙记为13、23、33、43。

在口腔检查记录的"治疗计划"部分（图1.2），列出每颗牙齿需要进行的治疗，包括修复治疗、牙髓治疗或拔除。牙龈需要随访治疗的也需要标明。当治疗完成时，在列出的每颗牙齿和处置旁边进行标记。完成的治疗过程和日期需记录到附加页上。

影像学检查

儿童的影像学检查必须在制订综合口腔健康计划之前完成（但应在口腔临床检查之后）。定期进行影像学检查能够及时发现早期龋坏和其他发育异常。

在就诊时，只有当牙医确定影像学检查对辅助患儿诊断确有必要时，方可进行。

年幼患者（甚至婴儿）有时因为外伤、牙痛、可疑发育异常或邻面龋坏需拍摄局部咬合片、根尖片或𬌗翼片。需谨记X线片中的龋坏病损小于实际大小。

早在1967年，Blayney和Hill[10]就认识到恰当应用影像学检查有助于早期邻面龋的早期诊断。在有力监管下，鼓励患儿保持良好的口腔卫生，很多早期龋坏可以静止。牙医必须了解可用于检测邻面龋的其他非电离辐射技术。每种技术（如透照）都有明确的适应证。对非电离辐射技术检测结果的解读需由牙医来完成。

第2章将详细介绍儿童患者的影像学检查技术。

早期检查

历史上，儿童口腔保健起初是为了预防口腔疼痛和感染、龋齿的发生和发展、乳牙早失、牙弓长度丧失以及牙科治疗恐惧症等相关问题的发生。牙医负责引导孩子和父母，解决口腔问题以防影响健康和牙列排齐，并预防口腔疾病。因此，儿童口腔保健的目的主要是预防。为实现和保持这一目标，在幼儿阶段，儿童口腔科医生实施初次口腔检查并在这一过程中给予父母口腔护理咨询是一个关键要素。

某些牙医，特别是儿童牙医，愿意在孩子出生前给准父母提出建议。他们认为，应与准妈妈探讨孕期良好营养的重要性和影响孩子全身及口腔健康的行为。

询问准妈妈孕期服用的药物也很重要。例如，摄入过量四环素可能导致未来牙齿颜色异常、色素沉着，甚至乳牙发育不良。

建议孕妇到牙医处检查并修复龋齿。活动性龋和高水平的变异链球菌可能会通过母婴途径进行传播，导致幼儿早期即发生龋齿。

这并不意味着儿童口腔科医生替代了内科医生在孕妇饮食指导方面所担负的责任；相反，牙医应该强化内科医生关于合理营养的建议。

婴儿口腔护理

婴儿口腔健康检查是终生性预防教育和口腔护理的基础，有助于保证儿童时期的最佳口腔健康。口腔检查、先期指导（包括预防教育）以及对婴儿进行恰当的干预治疗可以促进对口腔可预防性疾病的抗病能力。2018 年美国儿童牙科学会关于婴儿口腔健康的护理指南包括以下几项：

1. 提供母婴保健的所有初级卫生保健人员应该教育父母/监护人有关低龄儿童龋（early childhood caries，ECC）的病因及预防措施。

2. 医生、护士和相关保健人员的培训课程中应包含 ECC 致病菌的感染性和传播性、口腔健康风险评估方法（例如龋病风险评估工具）、先期指导和早期干预。

3. 每个婴儿都应该在 6 月龄时由初级保健人员或者有资质的健康服务人员提供口腔健康风险评估。

4. 在婴儿 12 月龄以前，父母或监护人应为婴儿建立"家庭牙科保健"。

5. 12 月龄时，所有健康服务人员和相关人员应该支持"家庭牙科保健"的建立。

这样的话，口腔医生将能够为任何年龄段的婴儿做口腔检查，即使是刚出生的婴儿。另外，当父母或内科医生打电话询问婴儿的口腔问题时，可以建议进行口腔检查。即使没有明确的问题，儿童的首次牙科就诊和口腔检查也应该在 1 岁前进行。早期看牙医，使牙医和父母能够在孩子出现严重口腔问题之前讨论保持口腔健康的方法。对婴儿而言，尽管完善的口腔检查通常十分简单，但这可能是迈向完美口腔健康的第一步。

一些牙医喜欢在初次与儿童和家长接触的过程中占主导地位。另一些牙医则希望在助手先进行健康宣教后，再对患者进行口腔检查并解答未解决的问题。这两种方法通常都需要牙科助理吸引孩子的注意力，这样父母就可以关注于医生所提供的重要信息了。

对婴儿进行口腔检查时，并非一定要在牙科椅上进行，但一定要保证视诊时的光线明亮。牙医可能会发现，初诊时在私密的洽谈室中进行检查比较便利。检查包括直接的视诊和手指触诊。然而，如果乳磨牙已经萌出或当使用手用器械时，检查就应该在便于牙科助理和医生之间顺利传递器械的区域进行。

检查前要告知父母，需要轻轻地束缚孩子，并且孩子在检查过程中哭泣是正常现象。婴儿坐在家长（通常是母亲）的膝盖上。父母的直接参与能给予孩子情绪支持，并且父母可以帮助束缚孩子。检查中父母双方或至少一个家长必须在场。

牙医应该尝试增加与患儿的熟悉程度，并表达出温暖和关怀。然而，很多婴儿和幼童对与陌生人建立新的友情不感兴趣，如果患儿抵抗这种友好的方式，牙医也不应该为此气馁。即使孩子选择抵抗（这很普遍，也很正常），在口腔检查时也不要过于勉强。牙医不应因为孩子哭闹和抵抗就慌乱，应该从容地进行有效的检查。检查过程中，牙医的声音应该是自然愉悦的。医生的行为应使孩子放心，并减轻父母对于首次口腔检查的焦虑。

在相对私密的洽谈室进行口腔检查的方法如图 1.8 A 所示。牙医和父母面对面坐着，膝盖并拢，大腿形成孩子的"检查桌"。孩子的双腿跨坐在父

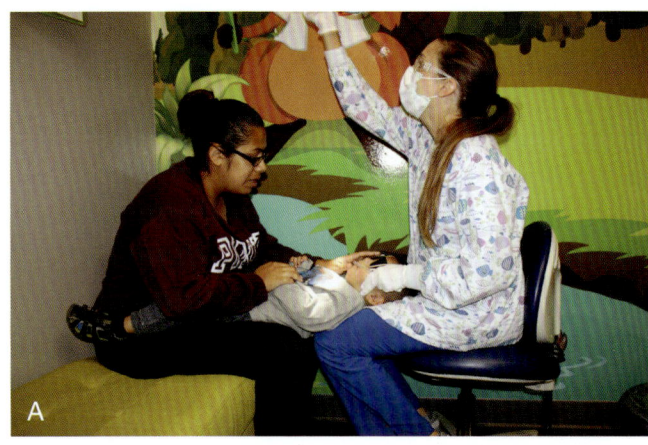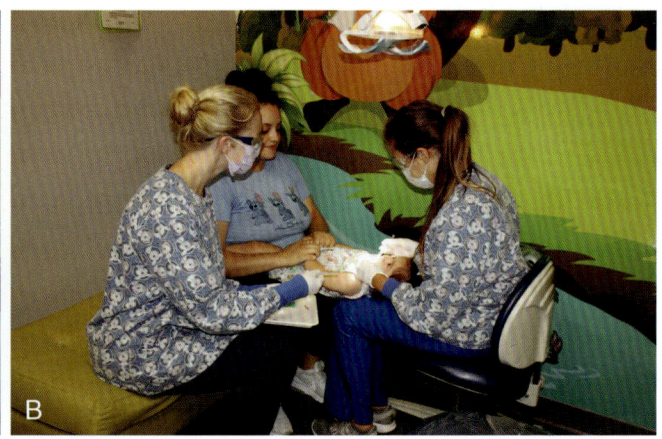

图 1.8 A. 在小的私密洽谈室对孩子进行口腔检查的体位，牙科助理在旁边记录结果。B. 如果空间足够坐下 3 个人，这种体位便于牙科助理听清楚医生的检查结果，另外还可以帮助控制孩子的腿

母身上，使父母能够控制住孩子的腿和手。牙科助理记录医生的检查结果，同时帮助控制孩子。如果洽谈室空间充足，可以按照图 1.8 B 的方式进行检查。牙科助理坐在桌子旁或站在孩子脚附近进行记录。牙科助理和父母朝向同一方向，一侧一个成直角面对牙医。在这个位置，即使孩子大声哭闹，牙科助理也能够听到并记录医生检查的结果。这个位置也便于向父母示范口腔保健流程（图 1.8 A 和 B）。

在牙椅上进行口腔检查时，牙科医生、父母、儿童和牙科助理的位置如图 1.9 所示。牙科助理应站立一旁以获得良好的视野，且便于了解医生的需求，也便于听取和记录医生的发现。父母和牙科助理控制孩子的胳膊和腿。孩子的头放在父母的臂弯里。牙科医生坐于椅旁，这样他们的手和腹部在需要时都可以支撑患儿的头部。

婴儿口腔检查一般通过仔细的直接视诊和手指触诊来完成。牙医仅仅需要良好的光线来视诊，用纱布来干燥或清除碎屑。有时候，压舌板和软毛牙刷也很有用。有时如前所述，牙医希望能够进行完善的口腔检查。首先用手指轻柔、系统地检查软组织，此过程不使用任何器械。孩子可能认为这种轻柔的触诊让人安心，特别是按摩牙齿萌出区域的牙槽嵴时。手指检查可以使孩子放松并减少抵抗。如果需要使用手用器械，在器械进入儿童口腔之前，医生必须确保操作支点稳固。

尽管牙医和患儿之间几乎不存在有效的交流，但检查结束时儿童会意识到无任何不好的事情发生，并且父母会一直在场协助检查。孩子不会长时间地怨恨任何人，这种经历不会对孩子未来的牙科行为产生影响。相反，经验表明，早期检查、定期复诊有利于孩子成长为表现优秀的口腔科患者，在很小的时候就不怕看牙。这些孩子终生保持口腔健康的机会将大大增加。

药物滥用的检测

在儿童口腔医学范畴内，要考虑到年龄较大的儿童可能存在一些威胁生命的习惯和疾病，如酗酒和药物依赖。

Gigena 等[11] 以及 Marshall 和 Werb[12] 曾报道，青少年或青年药物滥用的情况与成人一样普遍。药物滥用问题和患者的口腔健康状况是直接相关的。滥用药物的青少年的口腔健康状况相较于无滥用药物的青少年更糟糕，其差异具有统计学意义。病史采集非常重要。如本章所展示的诊所健康调查问卷，其中必须包含一些措辞使患者或父母能暴露出

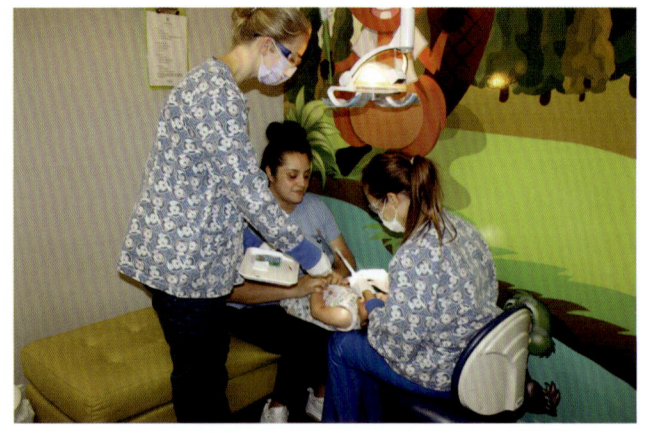

图 1.9 在牙椅上为孩子进行口腔检查

药物滥用的迹象。非专业观察很难发现患者是否存在药物滥用。因此，记录患者给出的关于药物滥用的提示是非常必要的。在随访中，牙科医生也必须考虑到全身健康状况的变化及对某些特定问题的回答。

同样，了解患者在牙科就诊时是否正在服用相关药物也非常重要，因为药物之间可能存在相互作用，例如牙科诊室里的笑气。如果患者正处在滥用药物的影响之下，那么其诊疗计划应推迟，直至患者处于非"兴奋"状态。

药物滥用的症状可能包括以下几种：萎靡不振、自卑、沮丧、无助、不成熟、自我疏离、较差的人际关系以及对自我结构和功能的认识缺陷。严重的药物滥用者自控能力较差，并且常常忽略个人卫生，尤其是口腔卫生。此外，由于药物滥用者的思维会受到药物的影响，因此牙齿疾病所引起的疼痛常被掩盖。以上因素综合在一起会导致患者忽视牙齿保健，口腔疾病的发生率增加。

即使是有经验的医生，确认药物滥用也是极其困难的，但有一些特殊的线索可以提供相关帮助。常见有突然的行为改变，如精神萎靡和情绪化。对异性的兴趣常减少。即使没有明显的饮酒，药瘾者也能表现得像喝醉一样兴奋不已。对金钱有着迫切的需要，同时体重降低、胃口不好。沿静脉走向的针眼也可提示有毒品注射。无论天气如何，吸毒成瘾者都更愿意穿着长袖衬衫以遮掩标志性的针眼。

Fletcherd 等[13]认为，在发达国家，如美国、英国，非法药品和挥发性物质的使用在年轻人中较常见。药物滥用除了会造成直接的健康风险，还与意外事故、自残、自杀和一些其他的"问题"行为（例如酗酒、无保护性行为和反社会行为）息息相关。小时候的药物滥用与将来使用有害性毒品（例如海洛因和可卡因）有关。反过来，药物依赖和高致病率、高致死率、社会劣势和犯罪等有关。恰恰是因为这些健康和社会问题，减少青少年吸毒成为首要议题。

他们的文献综述认为，积极的道德观念、较强的校园人际关系以及积极参与学校活动与低吸毒率有关；就个人而言，在学校里的消极行为和态度与吸毒高度相关。

MacDonald[14]认为，尝试未知事物是一种正常的青少年学习方法，然而当它与青少年的好奇心和无所畏惧的态度结合在一起时，尝试就可能变得危险。吸烟就是一个典型的青少年尝试的例子。国家药物使用和健康调查的结果显示，12～17岁青少年中有12%的人在调查前1个月中吸烟一次或多次，其中从未吸过烟的青少年中有超过22%的人有开始吸烟的倾向[15]。

药物滥用的病因学因素

年轻人中药物滥用的原因很多，其中最重要的是对父母和社会的叛逆。其他因素可能包括忘记日常生活压力的一种需要、对快乐的渴求以及由于希望加入某个群体而与其保持一致的需求[16]。通过吸毒，孩子们获得一种短暂的独立而强大的感觉，因为他们违背了家长和社会的规则。而这种通过违背父母的意愿所获得的满足感又成为青少年继续吸毒的强化动机。

越来越多富裕家庭的孩子成为尝试吸毒的高风险群体，这是由于他们自恋、自控能力差、不能承受失败、沮丧并且处理问题的能力差。因此，很多孩子通过用药物来消除挫败感、无聊、焦虑和沮丧就不足为奇了。

总的来说，与那些不滥用药物的年轻人相比，药瘾者对正规教育少有兴趣，更少参加体育运动类有组织的活动，也更少有明确的目标。药物滥用的青少年相较于其他孩子存在更多的心理问题。在不滥用药物的孩子中，孩子和父母关系亲密的比例明显更高。在药物滥用的儿童中，失去一方父母或者父母离异的比例更高。

特殊药物及其使用频率

从1975年起，在国家药物滥用研究所的资助下，密歇根大学社会研究机构收集了十二年级的学生在过去1个月、1年以及终身使用药物的数据。1991年，研究扩大到了八年级和十年级的学生。最新报道提示，在21世纪初期，美国年轻人使用非法药物已经达到一个极高的水平（详见http://www.monitoringthefuture.org//pubs/monographs/mtf-overview2018.pdf）。1975年，大部分年轻人（55%）在离开学校时使用过非法药品。1981年这个比例增加到了66%，但是到1992年降到了41%的历史最低点。1992年以后，药物滥用情况经历了报道中所谓的"复发阶段"，青少年使用非法药物的比例在1999年明显增长，达到55%，在2009年逐渐降至47%，随后至2013年又略微增长到50%，并在2018年保持相似比例。

电子烟的使用

Vaping，或称为JUULing，指的是使用电子香烟或其他吸食工具。电子烟是新近的一种流行事物，在过去十年，青少年吸食人数急剧增长。大多数电子烟中包含液态尼古丁，该物质具有高度成瘾性。电子烟油有多种风味，如薄荷味、水果味、泡泡糖味，很受青少年欢迎。尼古丁的使用与青少年学习和注意力集中困难有关，并可能导致成瘾。此外，一些甜甜的风味可能会增加患龋风险。在一项研究中，Kim等[17]评估了风味中的含糖凝胶状气溶胶与牙釉质的相互作用过程，发现其可改变牙釉质的表面特征，增加了脱矿及后续患龋的风险。

假设口腔医生确定某一患者需要帮助，那么能够做些什么呢？除非牙科医生具备处理药物成瘾问题的特殊资质，否则只能直接或间接地把药瘾者转给戒毒中心。如果患者本人表达出需要帮助的意愿，那么医生就可以直接告知患者或其父母能够提供帮助的区域机构。然而，如果使用过于直接的方法，药瘾者就可能表现出抵触，甚至带有敌意。由于药瘾与全身和口腔的很多健康问题有关，防范措施必须从小做起。因此，在孩子年幼时，就应该帮助其建立积极向上的自我形象，形成自我价值感和独立人格。

儿童青少年中的自杀倾向

在患儿检查中，儿童口腔医生应注意观察与自杀倾向有关的一些症状和体征。在儿童和青少年中，自杀有多普遍呢？根据美国儿童和青少年精神病学会的报道（http://www.aacap.org），每年有数以千计的青少年自杀。自杀是5~14岁年龄段人群的第六大死因，也是15~24岁年龄段的第三大死因。自杀倾向有一定的模式和背景，能够被敏锐的医生和父母发现。以下这段内容摘录自美国儿童和青少年精神病学会[18]的报道：

> 青少年在成长的过程中会经历压力、困惑、自我怀疑、迫切希望成功、财务不确定性以及其他困扰。对一些青少年来说，父母离异、和继父母及继兄弟姐妹重组家庭或者搬到一个新的环境，都会令他们感到不安和加剧他们的自我怀疑。对一些青少年来说，自杀可能看起来是解决这些问题和消除压力的方法。

抑郁和自杀情绪是可以治疗的精神障碍。对于这些儿童和青少年，应得到鉴别并确诊，同时制订适当的治疗计划。当家长怀疑孩子有严重问题时，精神病学检查可以提供帮助。自杀情绪的许多症状和体征与抑郁症相似。

父母应该意识到下列青少年试图自杀的迹象：
- 饮食和睡眠习惯改变
- 疏远朋友、家庭和逃避正常活动
- 有暴力举动、反叛行为或离家出走
- 药物和酒精滥用
- 异乎寻常地忽视个人形象
- 明显的性格改变
- 持续的无聊状态，注意力难以集中，学业成绩下降
- 频繁抱怨身体上的症状，这种症状常常和情绪相关，例如胃痛、头痛和疲劳
- 对娱乐活动失去兴趣
- 不能容忍表扬或奖励

计划自杀的青少年还可能会表现出以下迹象：
- 抱怨自己是个差劲的人或内心痛苦
- 给出一些语言上的暗示，例如"我再也不会是你的问题了""无所谓""没用的""我再也不会见到你了"
- 把他（她）的私事安顿好，例如把心爱的东西送人、整理好他们的房间或者扔掉重要的物品
- 在一段时间的沮丧后突然变得开心
- 有精神错乱的迹象（幻觉或奇怪的想法）

不要忽视那些说想要自杀的孩子，对他们表达进一步的关心并同他们进行探讨非常重要。此外，应该积极寻求心理健康专家的帮助。通过适当的咨询和家人的支持，可以成功干预儿童的自杀行为。

我们应该意识到，儿童口腔医生和正畸医生对于发现青少年自杀的早期迹象具有独特的作用。Loochtan和Cole[19]调查了1000名开业正畸医生和54名博士后项目的部门主任。调查显示，50%的医生曾有过至少1名患者试图自杀，25%的医生

曾有过至少 1 名年轻患者真的自杀了。

牙科诊所的感染控制

牙科医护人员暴露在患者唾液和血液的各种微生物中。这些微生物可能包括乙型或丙型肝炎病毒、疱疹病毒、巨细胞病毒、麻疹病毒、腮腺炎病毒、水痘病毒、人类免疫缺陷病毒、结核分枝杆菌、链球菌、葡萄球菌和其他一些疫苗不能预防感染的微生物。因为不可能识别出所有携带危险微生物的患者，所以必须要常规应用标准防范措施和诊所感染控制程序以避免疾病的传播。Miller 和 Palenik[20]以及 Miller[21] 提出的下列感染控制程序是以美国疾病预防控制中心（Centers for Disease Control and Prevention，CDC）对牙科感染控制的建议为基础的，该中心隶属于美国卫生部[22]的公共卫生署。

- 获得（并更新）患者的全面病史（如本章节前面所述），其中包括用药情况、目前所患疾病、是否患有肝炎、有无非故意体重减轻、有无淋巴结病、有无口腔软组织病损或者其他感染。
- 在超声清洗器或者洗涤器、消毒器中清洗干净所有重复使用的器械，并且最大限度减少手动刷洗。穿戴厚的橡胶手套、面罩、防护衣和眼罩以防器械刺伤和液体飞溅。
- 所有刺入或接触口腔软组织，或被唾液和血液污染的可重复使用的器械应进行消毒。金属或者热稳定器械应该在蒸气灭菌器、干热烤箱或不饱和化学蒸气消毒器中进行消毒。热敏感器械需要浸泡在消毒剂、灭菌剂（美国食品药品监督管理局推荐使用的液体化学制剂）中至少 10 小时以达到灭菌的效果，然后再用灭菌水冲洗。高效杀菌消毒需要根据产品标签推荐的时间将器械浸泡在消毒剂、灭菌剂中，然后再用无菌水冲洗器械。
- 消毒过程的监测应结合一些过程参数，包括机械的、化学的和生物学参数。这些参数不仅可以评价消毒情况，还可以评价消毒程序的有效性。每周必须做生物学监测。
- 牙科器械在消毒前必须包装好。没有包装的器械没有保存期限，所以在消毒后必须立即使用。
- 在治疗患者时，医生应该穿戴好个人防护装备（手套、口罩、护目镜、工作服）。
- 临床器械的接触面由于治疗过程中的直接喷雾及液体飞溅或手套接触而被患者污染。器械和设备表面的保护屏障能够防止临床接触面的污染，特别是对难以清洗的器械尤为有效。保护屏障包括干净的塑料薄膜、袋子、铺巾、套管和胶背纸巾或者其他防潮材料。如果不用屏障，那么在两个患者之间应该对接触面进行清洁和消毒，应使用美国环保署注册的达到杀灭结核分枝杆菌要求的医院消毒剂（也就是中等水平消毒剂）。
- 手卫生（例如洗手、手消毒或者外科手消毒）能够大量减少手上的潜在病原体。证据显示，正规手卫生是降低微生物传播风险的最关键措施。对于常规口腔检查和非手术治疗，抗菌皂和清水洗手就能够实现手消毒。如果手上没有明显的污染，含乙醇的手消毒剂就足够了。
- 医疗废物仅仅是垃圾的一小部分，占医院垃圾总量的 9%～15%，占牙科诊室垃圾总量的 1%～2%。医疗废物需要特殊的储存、处理、中和和清除，需遵守联邦、州和当地的规章制度。在牙科治疗中，受管制废物包括吸入或浸入血液或唾液的固体废物（例如手术后沾满血的纱布），拔出的牙齿，手术去除的软、硬组织，以及污染的锐利器械（例如针头、手术刀片和钢丝）。
- 牙科修复体、矫治器和制作过程中使用的物品（例如印模、基托、咬合记录）是交叉感染的潜在来源，处理时需避免操作者和患者暴露的风险。

生物膜

口腔医学中感染控制的目标是减少或消除患者或口腔医护人员的微生物暴露。潜在病原体常常来自于患者或操作者。然而，另一种来源可能是环境，例如空气或水。

口腔综合治疗台的供水线路中含水较少，其中大部分水和管道内表面持续接触。随着静止时间的延长，水不会一直处于流动状态。水的运动是变化的，在管道中部水流最大。口腔综合治疗台的供水线路成为各种微生物的定植之处，这些微生物包括细菌、病毒和原生动物。进入治疗台的水中往往只含有少量微生物，然而从治疗台流出的水常常是高度污染的。口腔综合治疗台供水路线的内表面附着有生物膜，其中有大量微生物繁殖。

目前关于适当处理口腔综合治疗台供水路线的指南[22]包括如下几点：

1. 牙椅的供水管道中所含菌落应少于每毫升500个菌落形成单位（< 500 CFU/ml）。

2. 对于外科手术，应使用非循环无菌水或生理盐水。

3. 每日开始工作前，应该用清水冲洗清理所有的供水管道。

4. 每个患者治疗后应空踩20～30秒，净化高速手机里的空气和水。

5. 考虑采用单独的储水装置、化学处理方案和无菌水传输系统。

6. 在口腔综合治疗台安装防回流阀门和终端冲洗设备。

7. 每日工作结束后，排干供水线路。

8. 每4个月将口腔综合治疗台连接到医院的总供水系统，用500 ppm氯化水消毒。

口腔急症治疗

患者第一次牙科就诊常由紧急情况所致。在口腔急诊中，必要的诊断方法已在本章前面提到，但是急诊往往是集中处理一个问题或者相关联的一系列问题，而不是为患者提供综合的口腔诊断和治疗计划。一旦紧急问题解决，口腔医生就应该为患者或其父母提供全面服务。

本书的其他章节将为口腔医生和医学生提供相关信息，帮助他们提高在急诊或预约就诊中，为儿童和青少年提供口腔保健服务的诊断和管理能力。

参考文献

1. Guideline on periodicity of examination, preventive dental services, anticipatory guidance/counseling, and oral treatment for infants, children, and adolescents. In *Reference manual*, Chicago, IL, 2018, American Academy of Pediatric Dentistry, pp 194–203.
2. Glick M: *Burket's oral medicine, ed 12*, xv. Shelton, Connecticut, 2015, People's Medical Publishing House USA, p 716.
3. Fuhrer III CT, Weddell JA, Sanders BJ, Jones JE, Dean JA, Tomlin A: Effect on behavior of dental treatment rendered under conscious sedation and general anesthesia in pediatric patients, *Pediatr Dent* 31(7):492–497, 2009.
4. da Silva CG, Pachêco-Pereira C, Porporatti AL, et al.: Prevalence of clinical signs of intra-articular temporomandibular disorders in children and adolescents: a systematic review and meta-analysis, *J Am Dent Assoc* 147(1):10–18.e8, 2016.
5. Okeson JP: Temporomandibular disorders in children, *Pediatr Dent* 11(4):325–329, 1989.
6. Guideline on acquired temporomandibular disorders in infants, children, and adolescents. In *Reference manual*, Chicago, IL, 2018, American Academy of Pediatric Dentistry, pp 366–372.
7. Okeson JP: *Management of temporomandibular disorders and occlusion*, ed 8, St. Louis, 2020, Elsevier.
8. Clerehugh V, Tugnait A: Periodontal diseases in children and adolescents: I. Aetiology and diagnosis, *Dent Update* 28(5):222–230, 2001, 232.
9. American Dental Association: *CDT 2020: dental procedures codes*, Chicago, IL, 2019, American Dental Association.
10. Blayney JR, Hill IN: Fluorine and dental caries, *J Am Dent Assoc* 74(2):225–302, 1967.
11. Gigena PC, Cornejo LS, Lescano-de-Ferrer A: Oral health in drug addict adolescents and non psychoactive substance users, *Acta Odontol Latinoam* 28(1):48–57, 2015.
12. Marshall BD, Werb D: Health outcomes associated with methamphetamine use among young people: a systematic review, *Addiction* 105(6):991–1002, 2010.
13. Fletcher A, Bonell C, Hargreaves J: School effects on young people's drug use: a systematic review of intervention and observational studies, *J Adolesc Health* 42(3):209–220, 2008.
14. Macdonald DI: Drugs, drinking, and adolescence, *Am J Dis Child* 138(2):117–125, 1984.
15. Gfroerer J, Caraballo R: Report on racial and ethnic differences among youths in cigarette smoking and susceptibility to start smoking—United States, 2002-2004, *MMWR* 55:1275–1277, 2006.
16. Gopiram P, Kishore MT: Psychosocial attributes of substance abuse among adolescents and young adults: a comparative study of users and non-users, *Indian J Psychol Med* 36(1):58–61, 2014.
17. Kim SA, Smith S, Beauchamp C, et al.: Cariogenic potential of sweet flavors in electronic-cigarette liquids, *PLoS One* 13(9):e0203717, 2018.
18. American Academy of Child and Adolescent Psychiatry: AACAP official action. Summary of the practice parameters for the assessment and treatment of children and adolescents with schizophrenia. American Academy of Child and Adolescent Psychiatry, *J Am Acad Child Adolesc Psychiatry* 39(12):1580–1582, 2019. Available at: https://www.ncbi.nlm.nih.gov/pubmed/11128338.
19. Loochtan RM, Cole RM: Adolescent suicide in orthodontics: results of a survey, *Am J Orthod Dentofacial Orthop* 100(2):180–187, 1991.
20. Miller CH, Palenik CJ: *Infection control and management of hazardous materials for the dental team*, ed 3, xi. St. Louis, MO, 2005, Elsevier Mosby, p 515.
21. Miller CH: *Infection control and management of hazardous materials for the dental team*, ed 6, xiii. St. Louis, Missouri, 2018, Elsevier, p 320.
22. Centers for Disease Control and Prevention: *Summary of infection prevention practices in dental settings: basic expectations for safe care*, Atlanta, GA, October 2016, Centers for Disease Control and Prevention, US Dept of Health and Human Services. Available at: https://www.cdc.gov/oralhealth/infectioncontrol/pdf/safe-care2.pdf.

2 放射投照技术

Juan F. Yepes

陈旭 译

本章提要

放射安全与防护
 放射防护的基础
 对口腔医务人员的保护
 对患者的保护
X 线影像接收器
 模拟胶片
 数字胶片
 影像观察条件
放射投照技术

口内放射投照技术
口外放射投照技术
选择标准和放射学检查
 儿童暴露在电离辐射中的标准
 放射投照在牙槽创伤中的应用
 放射投照在有特殊需要患者中的应用
影像分析

1895 年 11 月 8 日 Wilhelm Conrad Roentgen 发现了 X 线，Otto Walkhoff 于 1896 年 1 月拍摄了第一张口腔 X 线片。从此以后，一个新的时代到来了，口腔 X 线片在牙科和颌面部的诊断中被证明是重要的。在相当长一段时间里，二维的口内 X 线片和口外 X 线片曾是仅有的 X 线摄影手段；20 多年前，牙科三维影像检查方法锥形束 CT（cone beam computed tomography，CBCT）出现并且随后应用越来越广泛。此外，其他先进的影像检查方法，例如多层螺旋 CT（multi-slice computed tomography，MSCT）、磁共振成像（magnetic resonance imaging，MRI）以及超声成像等也更普及。

本章概述了目前在儿童口腔科和颌面部应用的放射技术，并将讲述图像接收器、专业技术，以及儿童患者接受电离辐射或其他影像检查方法的指征和理由。

放射安全与防护

放射防护的基础

以下是三条放射防护的基本原则。

正当性原则

该原则意味着患者只有在没有其他方法来获得诊断信息，或者放射检查对诊断、治疗和患者的健康有积极作用时，才能够拍摄 X 线片。正当性仅适用于详细的口腔检查之后，并要求获取患者以前拍摄的 X 线片，因为那些 X 线片包含着重要信息，也许不需要拍摄新的 X 线片。有特殊需要的患者和儿童或许无法很好地配合拍摄 X 线片的整个流程。如果考虑到患者不能配合拍摄一张高质量的照片，则不应使患者暴露于电离辐射中，可考虑采用其他非电离成像技术，比如透照法、激光荧光法，以及光热辐射测量联合调制发光法。

限制性原则

该原则意味着应使辐射剂量尽可能低（as low as reasonably achievable，ALARA）。目前的遴选标准可以帮助临床医生遵循剂量限制原则。[1]

最优化原则

最优化意味着应在考虑上述两项原则的同时，尽可能获取质量最佳的影像。然而，如果使用某技术会将患者暴露于高辐射剂量下，但只有这样才对患者及其个人健康最有益，这是符合正当性原则的。

X线穿过某一物体时会散发能量，如果该物体是活体组织，则会导致一些生物性损伤，所以要遵守上述三条原则。尽管人们已经了解了不少高能量辐射及其后续伤害的相关信息（例如，癌症放射治疗和核事故），但对于低能量电离辐射（在放射诊断学中的使用，尤其是在牙科学领域的应用）对生物系统的影响却知之甚少。然而，动物研究表明，急性或慢性的低剂量电离辐射暴露可能是有害的。它会引起基因突变，并可能引发一系列生理紊乱，包括免疫系统改变、大脑发育异常、胚胎发育异常、雌性动物提前绝经、癌变以及预期寿命缩短[2]。我们对于不同损伤程度的假设来自于从高到低不同辐射水平的数据推断。因此，人们提出了两种模型来解释这些影响：无阈值（随机）效应以及阈值效应。无阈值效应认为任何剂量的X线都能够造成生物损伤，然而阈值效应认为剂量低于某一特定的水平或"阈值"时电离辐射是无害的。2018年Mallya和White[3]指出，在证明低能量电离辐射无害之前，口腔保健专业人员应该为患者提供相应的防护。

口腔保健专业人员必须考虑到患者在治疗过程中可能遇到的各种风险，其中集中于低能量辐射的三个主要生物效应是：①致癌效应；②致畸效应（发育畸形）；③致突变效应。致癌和发育畸形是机体组织的反应，在多数情况下，被认为有一定的反应阈值（确定性效应）；也就是说，达到一定辐射量之后这些效应才能体现出来。突变是遗传组织（性腺）对电离辐射的反应，其发生被认为是没有阈值的（随机效应）。通常，更年轻患者的组织和器官对电离辐射更加敏感，敏感性会随着从出生前期到成熟时期的发育而逐渐降低。此外，相比于整个身体，局部区域更能接受远高于正常水平的辐射。不同地理位置的天然辐射有相当大的差异；全球平均水平为每年2.4 mSv，全球的辐射水平范围是每年1～13 mSv[3]。其中，平均约15%～20%来自于医疗和牙科诊断成像。在本章后面，我们将从年均本底辐射的角度来讨论辐射剂量。在讨论患儿及其父母暴露于X线下的潜在影响时，这些信息是非常重要的。

为了便于计算某一诊断性检查的实际放射量，国际放射防护委员会提供了人体不同组织的组织权重系数[4]（表2.1）。某些组织对电离辐射的反应更加脆弱和敏感。表2.2显示了诊断性辐射暴露导致致命性癌症的风险评估。显然，某些影像检查方法的使用更加合理。表2.3显示了每个年龄范围的倍增因子，强调了儿童对于X线具有更高的敏感性。

对口腔医务人员的保护

保护口腔医务人员免于电离辐射暴露的最好方法是使用屏蔽措施。固体墙（带有含铅玻璃窗的更优）是最好的防护方法。但一些诊室缺少这样的墙，那么放射技师必须与X线源保持安全距离（图2.1）。一旦X线机启动，患者要被视为是辐射源。放射技师应该站在放射源的垂直位置或者放射源的后面，且距离放射源至少6英尺（2 m）远的地方才是安全的。切忌站在主射线经过的地方，也不要持握影像接收器或壁挂式X线机。无论如何，如果不能保持足够的距离，应身穿带有甲状腺屏蔽功能的含铅或无铅围裙，并站在相对于辐射源来说的合适位置。6英尺原则也同样适用于拍摄曲面体层片和头影测量片。

表2.1 国际放射防护委员会（ICRP, 2007）建议的组织权重系数（WT）（组织权重系数越大意味着放射敏感性越强）

组织	组织权重系数（2007）
骨髓	0.12
乳房	0.12
结肠	0.12
肺	0.12
胃	0.12
膀胱	0.04
食管	0.04
性腺	0.08
肝	0.04
甲状腺	0.04
骨骼表面	0.01
大脑	0.01
肾	0.01
唾液腺	0.01
皮肤	0.01
其余组织	0.10

表 2.2　几种影像检查技术引发致命性癌症的风险评估（Data from Ludlow et al., 2008, JADA）

X 线诊断调查研究	致命性癌症的风险评估（成人, /1 000 000）
使用荧光板或 F 速模拟胶片和矩形遮线筒的全口 X 线片	2
使用荧光板或 F 速模拟胶片和圆形遮线筒的全口 X 线片	9
使用 D 速模拟胶片和圆形遮线筒的全口 X 线片	21
使用荧光板或 F 速模拟胶片和矩形遮线筒的殆翼片	0.3
口腔曲面体层片（晶体传感器）	0.8～1.3
头颅正位片（荧光板）	0.3
头颅侧位片（荧光板）	0.3

表 2.3　不同年龄范围由影像诊断引发致命性癌症的风险评估的倍增因子 *

年龄范围	倍增因子
10 岁以下	×3
10～20 岁	×2
20～30 岁	×1.5
30～50 岁	×0.5
50～80 岁	×0.3
80 岁以上	×0

* Whaites E: Essentials of dental radiography and radiology, Edinburgh, Churchill Livingstone, 2007.

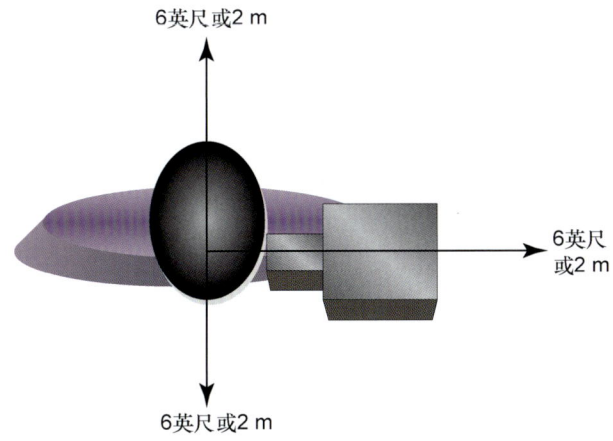

图 2.1　拍摄口内 X 线片时放射技师的安全位置。为患者拍摄殆翼片时采用俯视方式。箭头指示为放射技师站立的最安全位置：距离患者至少 6 英尺或 2 m

在使用手持式 X 线设备时，操作人员应身穿带有甲状腺围脖的含铅或无铅围裙[5]。

对于 CBCT 成像，操作者应该站在放射防护屏障的后面。

对患者的保护

除了上述三条放射防护的基本原则（正当性、限制性和最优化），还可以应用以下技术来减少辐射对患者的损伤：

- X 线束的矩形遮线筒
- 校正焦点-皮肤间距离
- 身穿带有甲状腺围脖的含铅或无铅围裙
- 更加敏感的影像接收器

矩形遮线筒的使用使受照射面积大小与接收器大小一致，同直径为 2.75 英寸（6 cm）的圆形遮线筒相比，减少了大约 50% 的辐射量（图 2.2）。根据美国辐射防护委员会（the National Commission of Radiation Protection，NCRP）的规定，矩形遮线筒必须常规用于口内 X 线片拍摄[6]。矩形遮线筒可以从不同的供应商那里购买到。矩形遮线筒可以连接在球管上，也可以包含在影像接收器的保持器上。矩形遮线筒在减少患者组织中的散射线剂量的同时，有助于得到更加优质的影像[7-9]。

焦点-皮肤间距离是指 X 线机阳极（X 线发出的位置）到患者脸颊或嘴唇的距离。理想情况下，这个距离应不小于 8 英寸（20 cm），以减少到达患者的低能量 X 线剂量。许多生产商将 X 线球管隐藏在装置内部来增加焦点-皮肤间距离，而不是增加球管的整体长度。

相对于甲状腺围脖，对含铅或无铅围裙（图 2.3）的使用存在争议。NCRP 指南认为，在使用矩形遮线筒、很短的曝光时间、足够的 X 线能量以及快速影像接收器的条件下，含铅或无铅围裙的使用不是必需的。一些研究表明，矩形遮线筒能够使患者免受散射线照射，效果类似于使用含铅或无铅围裙[9]。虽然存在这些证据认为不需要使用围裙，但围裙的使用还是值得推荐的，尤其是对于年轻患者。

快速影像接收器所需的曝光时间相对更短，能够使患者吸收的辐射量尽可能少，因此被推荐使用。如果使用直接曝光胶片，E 速或 F 速胶片都是强烈推荐的。D 速胶片需要的曝光剂量至少是 E 速胶片的 2 倍，与 F 速胶片相比则多出大约 70%。数字影

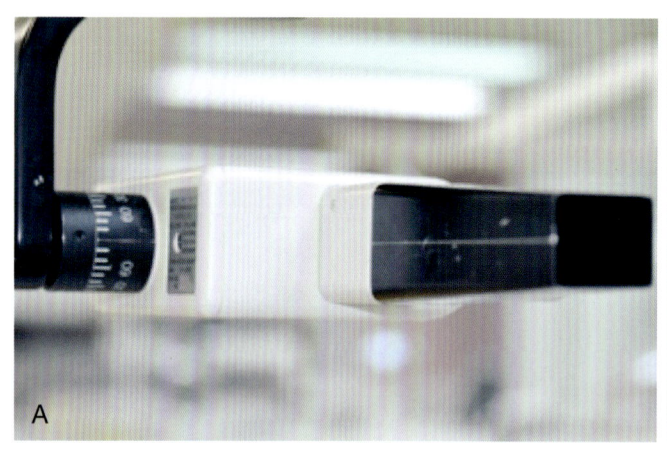
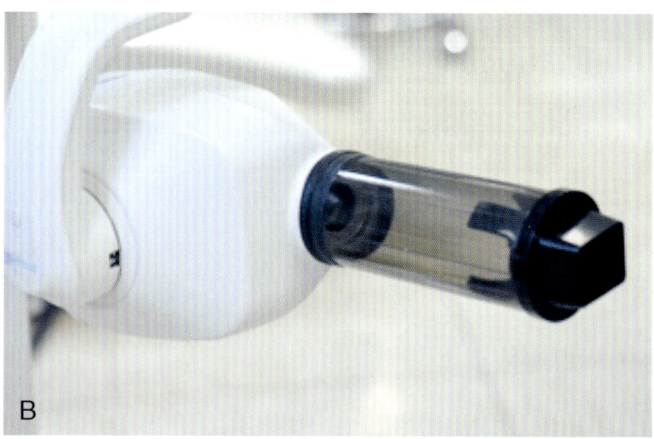

图2.2 矩形遮线筒示例。同直径2.75英寸（6 cm）的圆形遮线筒相比，线束指示器的矩形末端能够使受照表面减少50%以上的辐射量。**A.** 安装在口内X线机上的固定矩形遮线筒。**B.** 安装在开放式末端的圆形线束指示器上的可移动矩形遮线筒（DENTSPLY® Universal Collimator）

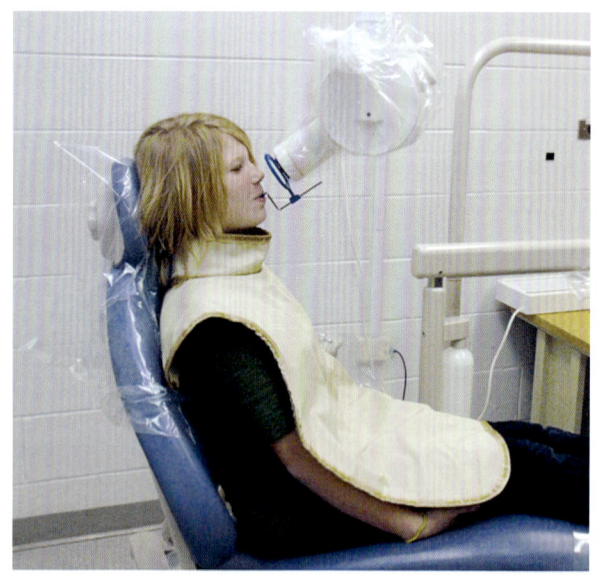

图2.3 牙科使用的围裙，内含铅或一种等价于铅的材料

像接收器，无论是光激发荧光板（photostimulable phosphor plates，PSPPs）还是固态传感器，都仅需要远少于D速胶片的曝光剂量。所以，数字影像接收器以及E速或F速胶片被认为能够使患者接受更低的辐射量。

当拍摄曲面体层片的患者使用围裙时，放置围裙应保持前方高、颈后低、肩膀处低。当姿势正确时，围裙是不会被拍摄到曲面体层片影像中的。

患者、影像接收器、球管这三者的正确位置，以及合适的曝光参数，能够减少重拍的可能性，有助于使患者接受的辐射量尽可能低。如果使用胶片拍摄X线片，须保证暗室质量。应持续监测安全灯光的充足性、化学物质处理过程以及设备的维护和清洁，以保证胶片影像的质量和寿命。

因此，操作者可采取多种措施以减少吸收的辐射量并获得最佳图像质量。Image Gently（www.imagegently.org）是一个很好的网络资源，可从中获取更多有关保护患者减少辐射的信息，进而帮助父母和健康专家增强青少年患者的辐射安全防护意识。

X线影像接收器

模拟胶片

目前为止，美国有大量临床医生仍使用模拟胶片。一些牙科专家还没有切换到数字化影像技术或仅部分转换到数字化技术（例如，口内X线摄影和数字化曲面体层片摄影）。

直接胶片

直接模拟胶片是口内X线摄影可选择的胶片。之所以被称为"直接"，是因为它对X线的高敏感性。只使用E速或F速胶片，是因为它们仅需更短的曝光时间，从而使患者受到的辐射损害更低。E速或F速胶片所需的曝光时间与数字影像接收器相似。直接模拟胶片有不同的尺寸（表2.4），可针对不同的患者或任务选取适合的尺寸。最小的尺寸为22 mm×35 mm［国际标准化组织（International Organization for Standardization，ISO）规格0号］，可供拍摄乳牙列的𬌗翼片以及患者上下颌切牙根尖片使用。这种胶片通常被称为"儿科尺寸"或"儿童尺

表 2.4 口内模拟胶片和荧光储存板的国际标准化组织（ISO）规格及尺寸

ISO 规格	尺寸（mm）
0	22×35
1	24×40
2	31×41
3	27×54
4	57×76

寸"胶片。ISO 规格 1 号的尺寸为 24 mm×40 mm，可用于与 0 号尺寸同样的用途。ISO 规格 2 号的尺寸为 31 mm×41 mm，是使用最普遍的一种尺寸。该规格用于拍摄替牙期儿童、青少年和成人的𬌗翼片与根尖片，以及乳牙列的𬌗片。ISO 规格 3 号的尺寸为 27 mm×54 mm，仅用于拍摄混合牙列或恒牙列的𬌗翼片。最大的尺寸为 57 mm×76 mm（ISO 规格 4 号），主要用于混合牙列或恒牙列时期上下颌的𬌗片拍摄。胶片包装里有单个或一对胶片。因为模拟胶片是一次性使用的，必要时可以弯曲，但应该少采用这一方法以减少影像失真。模拟胶片的缺点包括双重曝光、难以与同事和保险公司共享，以及需要充足的室内空间来存储化学药品、处理器和 X 线片。

间接胶片

同 X 线相比，间接模拟胶片对可见光更加敏感，只能在带有增感屏的暗盒中使用（图 2.4）。间接模拟胶片通常为 15 cm×30 cm 或 18 cm×24 cm，根据其用途进行确定。增感屏将 X 线的能量转化为可见光，后者使胶片感光，并形成潜在的图像。在牙科学中，这种胶片用于曲面体层片和头影测量片的拍摄。暗盒中使用增感屏可使曝光时间尽可能短，但是影像没有直接模拟胶片的影像清晰。对暗盒的光密性应进行定期检查，以确保不会由于漏光造成影像模糊。增感屏应保持清洁，因为灰尘或其他微粒会造成影像的阻射伪影。只能使用生产商推荐的清洁剂来清洁增感屏。

数字胶片

光激发荧光板

PSPP（图 2.5）与模拟胶片十分相似。这项技术也涉及间接数字影像技术，因为影像是通过模拟方式拍摄的，并在扫描时被转换成数字化影像，而

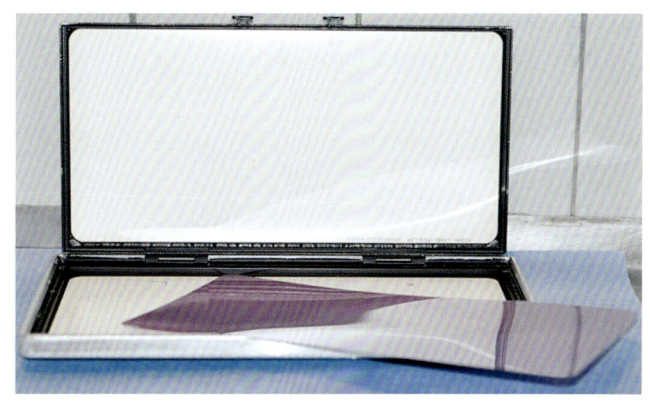

图 2.4 一个带有双侧增感屏（白色表面）以及模拟胶片（蓝紫色）的打开的曲面体层片暗盒（15 cm×30 cm）。没有增感屏的类似暗盒可用于放置荧光存储板

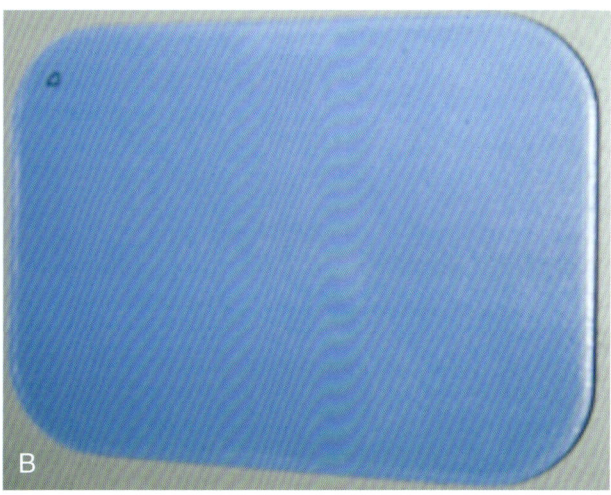

图 2.5 荧光存储板（A）表面看起来与模拟胶片（B）非常相似。展示的是 ISO 规格 2 号

不是在 X 线摄影时立即显示出来的。荧光层由铕激活的氟卤化钡组成，被 X 线照射后，将得到一个潜影。当它被 PSPP 扫描仪内部的红色氦激光照射时，荧光板将发射出蓝色荧光。由光电倍增管获取的蓝色射线随后被转换成可见的影像。一旦影像产生，扫描仪将 PSPP 暴露于白光下从而消除潜影。因为 PSPP 对白光敏感，扫描仪不能被放置在明亮区域，因为当荧光板脱离遮光环境时，影像质量会下降。PSPP 有多种不同的尺寸，在口内或口外拍摄时均可使用。用于口内拍摄时，PSPP 应包裹在一个一次性塑料遮光套中以避免交叉感染和荧光层的毒性。口外照射时，PSPP 放在暗盒里，无需包裹在塑料套中。但是，暗盒应是遮光的，并且不能有增感屏，如同间接模拟胶片的情况。由于 PSPPs 具有多种尺寸和灵活性，对于儿童患者以及有特殊需要的患者来说，口内 X 线片拍摄是可以接受的。

PSPPs 的最大缺点是其对于划痕、咬痕和折痕很敏感，这些都可能导致荧光层的损坏（图 2.6）。这种损害是不可逆的并且能在图像中看到阻射影。就像模拟胶片一样，双重曝光在这项技术中也可能发生。

固态传感器

固态传感器（图 2.7）也被称为直接数字接收器，其在曝光后的瞬间即显示 X 线影像。有两种不同种类的固态传感器：电荷耦合器件（charged coupled devices, CCDs）和互补金属氧化物半导体（complementary metal oxide semiconductors, CMOSs）。这两个传感器捕获图像的方式是不同的，但在外观和影像输出上非常相似。CCD 和 CMOS 传感器都使用了闪烁屏（通常为硫氧化钆或碘化铯）将 X 线能量转变为可见的绿光，随后被转换为可见的影像。直接数字传感器的尺寸为 0、1 和 2。这类传感

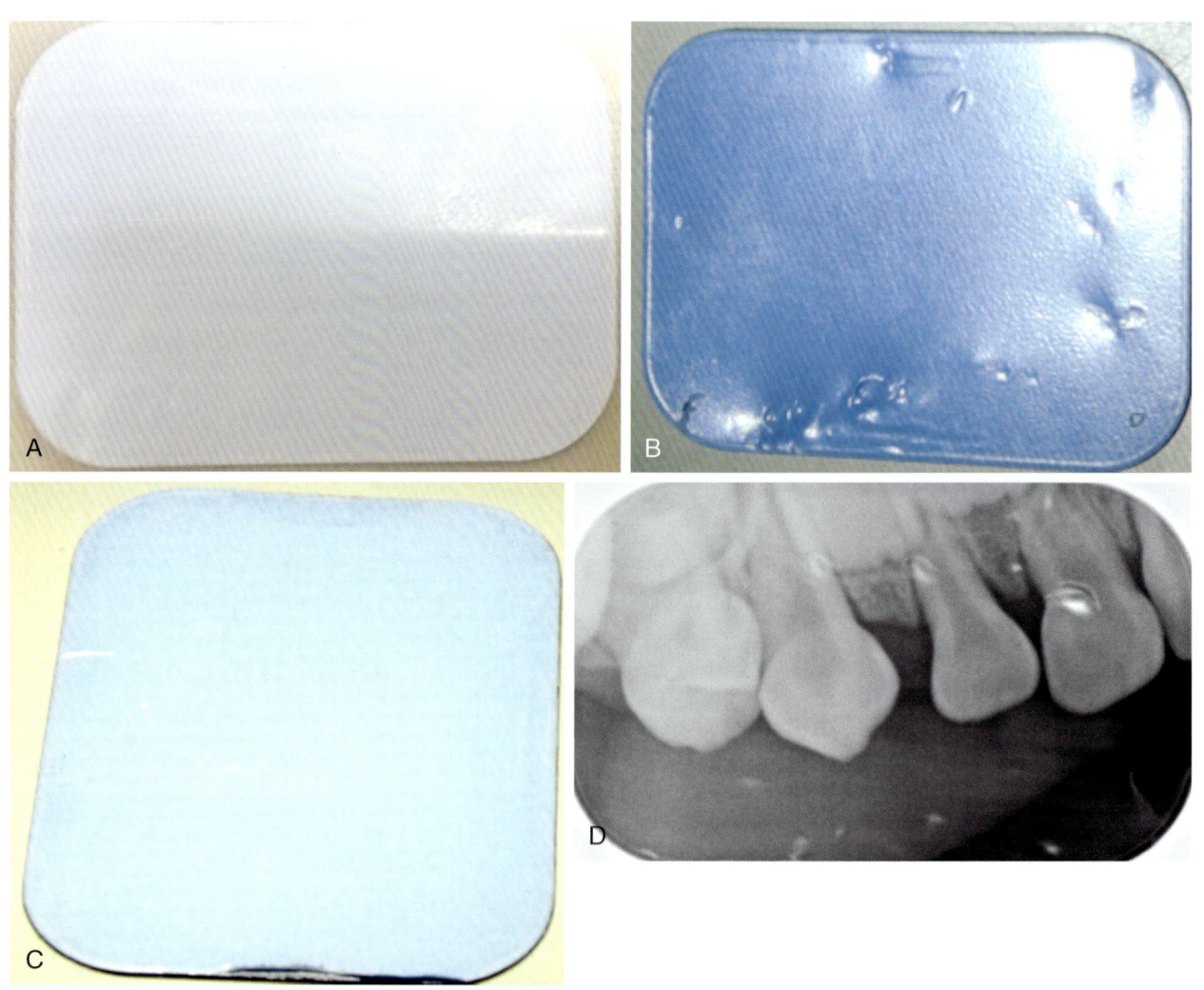

图 2.6 A.荧光板被弯折。B.荧光板被咬。C.荧光板短边的荧光层卷曲。D.0 号荧光板的影像上可见几处咬痕和划痕，并且出现在用这张荧光板照相的所有图像上

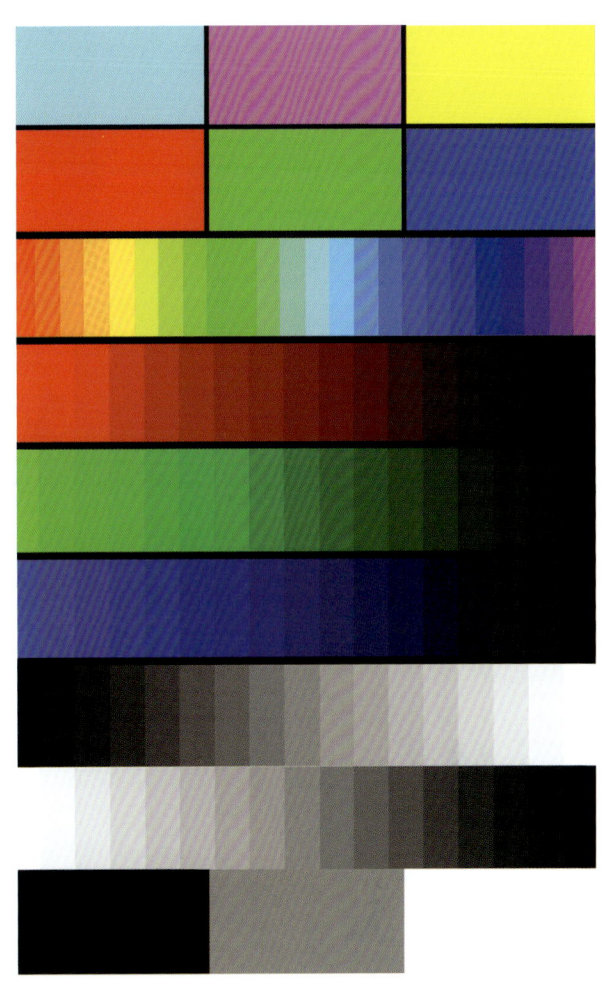

图 2.7 固态传感器，规格分别为 0、1 和 2（Courtesy SIRONA DENTAL SYSTEMS，INC.）

图 2.8 显示器校准屏幕的图例

器最主要的缺点是其体积相对较大，所以有时会很难放入患者的口中。大多数的直接数字传感器都通过一根被屏蔽了的电线连接到电脑上，可能会在反复咬合后损坏。固态传感器也被组合运用到口外放射投照装置中，例如曲面体层机和头影测量机。这些传感器被排成垂直阵列，并在曲面体层机或头影测量机扫描时采集 X 线。影像由垂直阵列或像素列形成。有些生产商在固态传感器前面使用镜头，这样头影测量机在一次曝光后就能得到影像，而不是通过由前向后的移动式扫描成像。这样会节省时间、降低辐射量并有助于减少运动伪影。

影像观察条件

模拟胶片应在干净、明亮的观片灯箱上观看，观片灯箱应具备干净的观测表面和合适的功能性光源。最佳观察条件应该将光线准直，使光照区域与胶片的大小一致。应遮挡周围光进入观察者的眼睛，以改善细节感知能力。此外，室内的周围光应该较暗以便于观察放射图像的更多细节。在牙科诊室中该设置并不总是可行的，但应尽量将观片灯箱置于室内昏暗的区域。

数字化影像能在电脑显示器或荧光屏上观看。理想情况下，环境光应是柔和的，显示器应是校准过的。有些视图软件程序能校准电脑显示器。如果没有这些软件，那么可以从网上轻松下载"显示器校准屏幕"（monitor calibration screen）（图 2.8）。应对显示器的性能进行定期评估。显示器应该放置在光线柔和处，远离窗户和强光。不能使用触屏显示器，因为指纹会使图像质量下降。根据文献报道，多数电脑显示器能提供足够的分辨率和对比度，可以满足绝大多数牙科诊断的需要。

多种多样的影像接收器被用于儿童牙科和特殊需要牙科。这取决于牙科专业人员如何选择最适合其实际工作的系统，因为技术发展快速，影像接收器也会改变。或许在不久的将来，技术发展能让临床医生和患者觉得图像采集更容易。数字化影像接收器为采集到优化的图像提供了可能。常见的优化包括密度、对比度、放大率和边缘锐化这几个方面。图 2.9 显示的是密度和对比度优化的效果。

放射投照技术

必须使用多种放射投照技术来管理广泛的儿童患者和有特殊需要的牙科患者。选择放射投照技术时必须考虑患者的大小和配合程度。

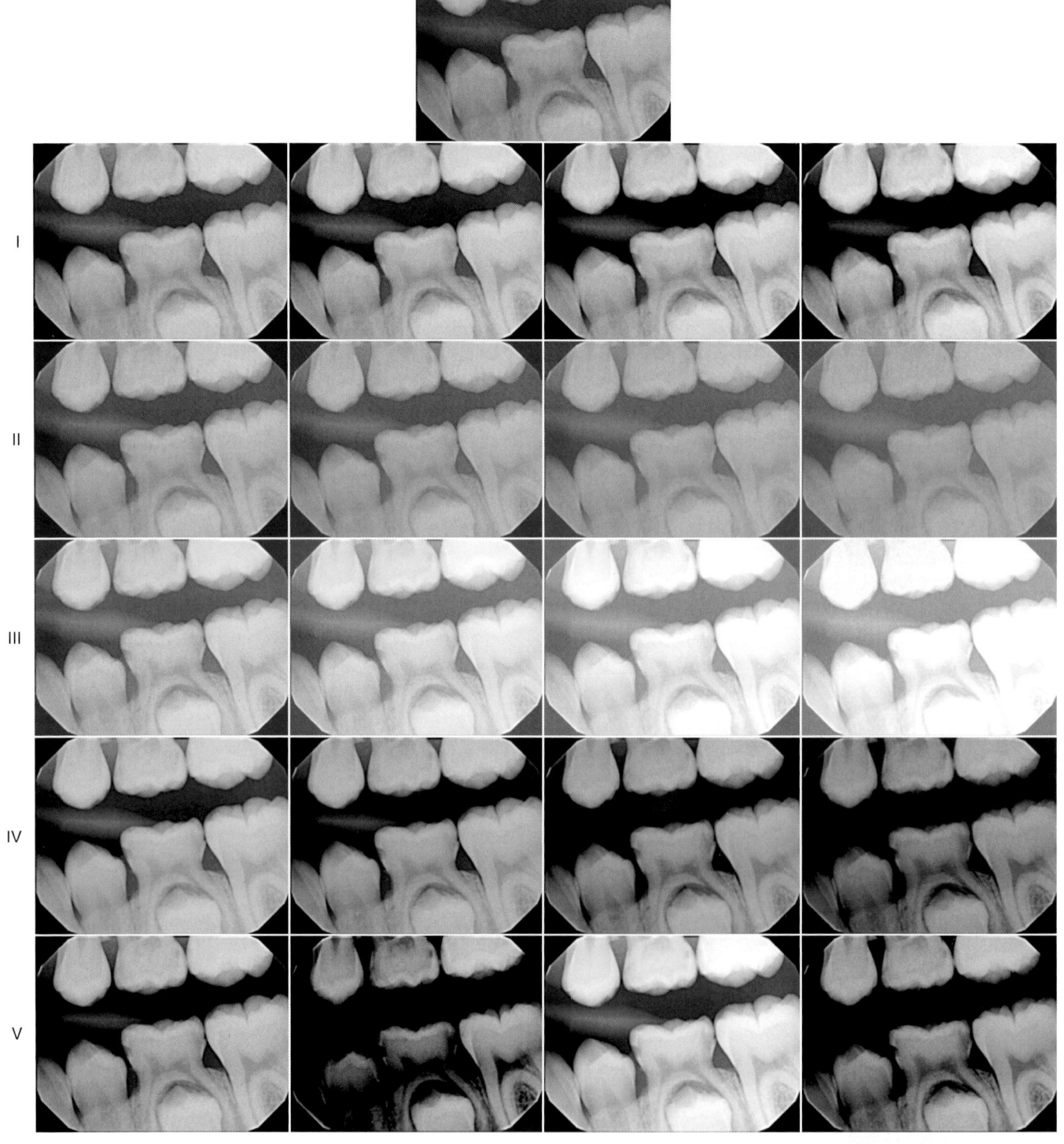

图 2.9 这组图表示调整对比度和密度能改变从屏幕上看到的图像信息。最上面的是软件中的原始图像。第一排是增加对比度,第二排是降低对比度,第三排是降低密度,第四排是增加密度,最下面的一排是调整了对比度和密度

口内放射投照技术

口内球管和便携式手持设备应该在 60 ~ 70 kVp 电压下产生 X 线以形成合适的诊断图像。计时器必须精确以确保较短的曝光时间。任何时候都应该使用射线敏感(反应快)的影像接收器。

建议使用矩形放射线束遮线筒以减少辐照面积并适应影像接收器的尺寸。强烈建议使用胶片定位

装置或影像接收器支架。以下是几种口内放射投照技术，每种都有特定的适应证和禁忌证。

根尖片

根尖片应该显示牙冠和距根尖至少 3 mm 的范围。为了达到这个范围，可以应用平行投照技术和分角线投照技术。由于准确性高，所以平行投照技术更佳。

平行投照技术 这是口内 X 线片拍摄最精确的投照技术。影像接收器应与牙长轴平行，与此同时，X 线束与影像接收器相垂直。理想情况下，应该使用影像接收器定位架，以便轻松、准确地对准目标（图 2.10）。这意味着瞄准装置必须牢固地固定影像接收器，并且需要口外装置能让 X 线束在水平和垂直方向上处于正确的位置。图 2.11 显示的这些定位架没有口外装置。如果垂直角度不正确，就会使图像伸长或缩短；如果水平角度不正确，就会使邻接面重叠。存在这两种角度错误时都需重新拍摄。

分角线投照技术 应用分角线投照技术时，影像接收器应尽可能接近牙齿，X 线垂直于牙长轴和影像接收器所形成角的角平分线（图 2.12）。这种技术显然更容易产生几何学误差，不能作为首选方法。不精确的瞄准常常会使图像伸长或缩短（垂直角度误差）或者邻接面重叠（水平角度误差）。

𬌗翼片

𬌗翼片主要用于评估邻面龋和邻面骨高度。𬌗翼片使用平行投照技术。影像接收器应与牙长轴平行，X 线与影像接收器相垂直。合适的影像接收器定位架能帮助 X 线束通过邻接触，使邻接面影像重

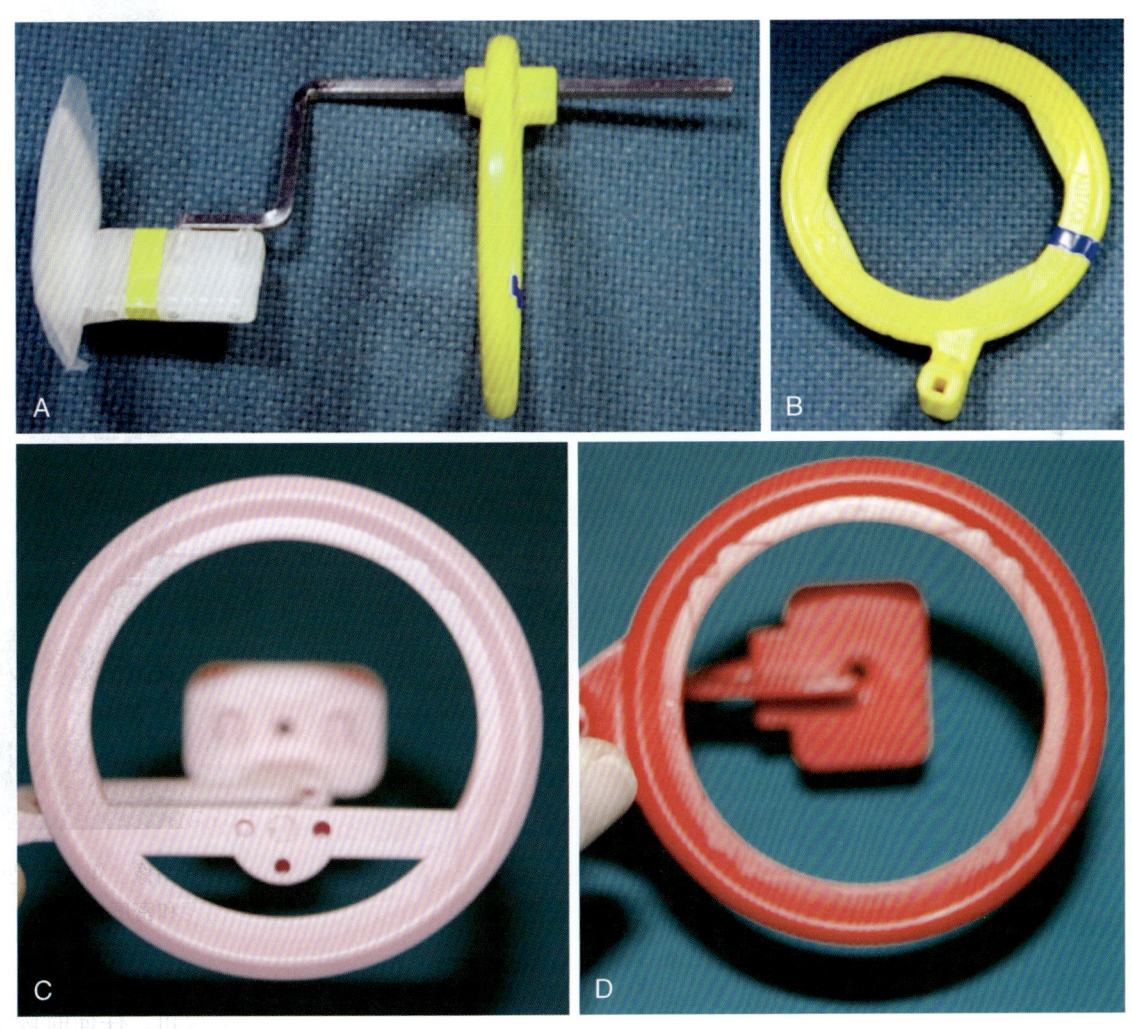

图 2.10 Rinn 公司平行投照技术线束瞄准装置和影像接收器定位架的示意图。**A.** 𬌗垫定位架支撑影像接收器，使其位于患者口内合适的位置。𬌗垫同样连接一个金属杆，这有助于使 X 线在水平向和垂直向处于正确方向。**B.** 塑料环（黄色）呈矩形图样，使安装在上面的矩形遮线筒或线束瞄准装置垂直于影像接收器。**C** 和 **D.** 另外两种影像接收器定位架/瞄准装置

28　第一部分　诊　断

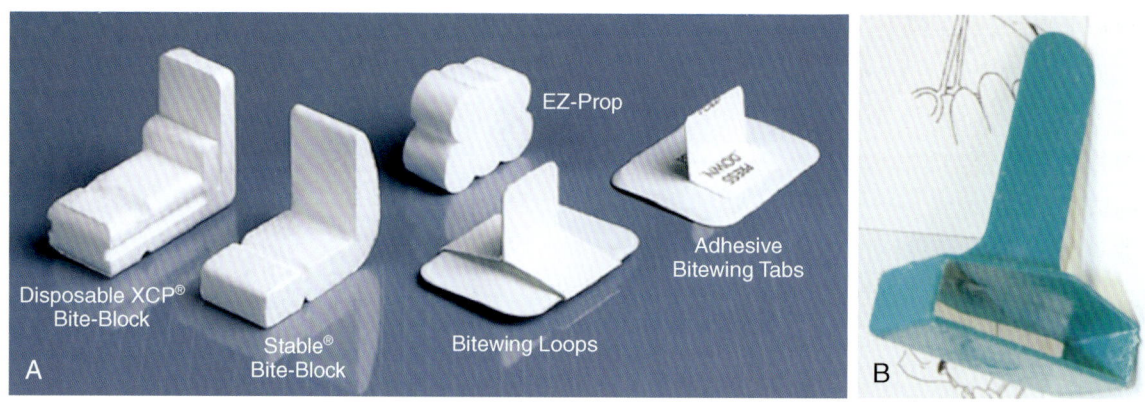

图 2.11 （A）和（B）无口外装置的接收器定位架图像。很明显其均不理想，因为不能使射线完全垂直瞄准于影像接收器

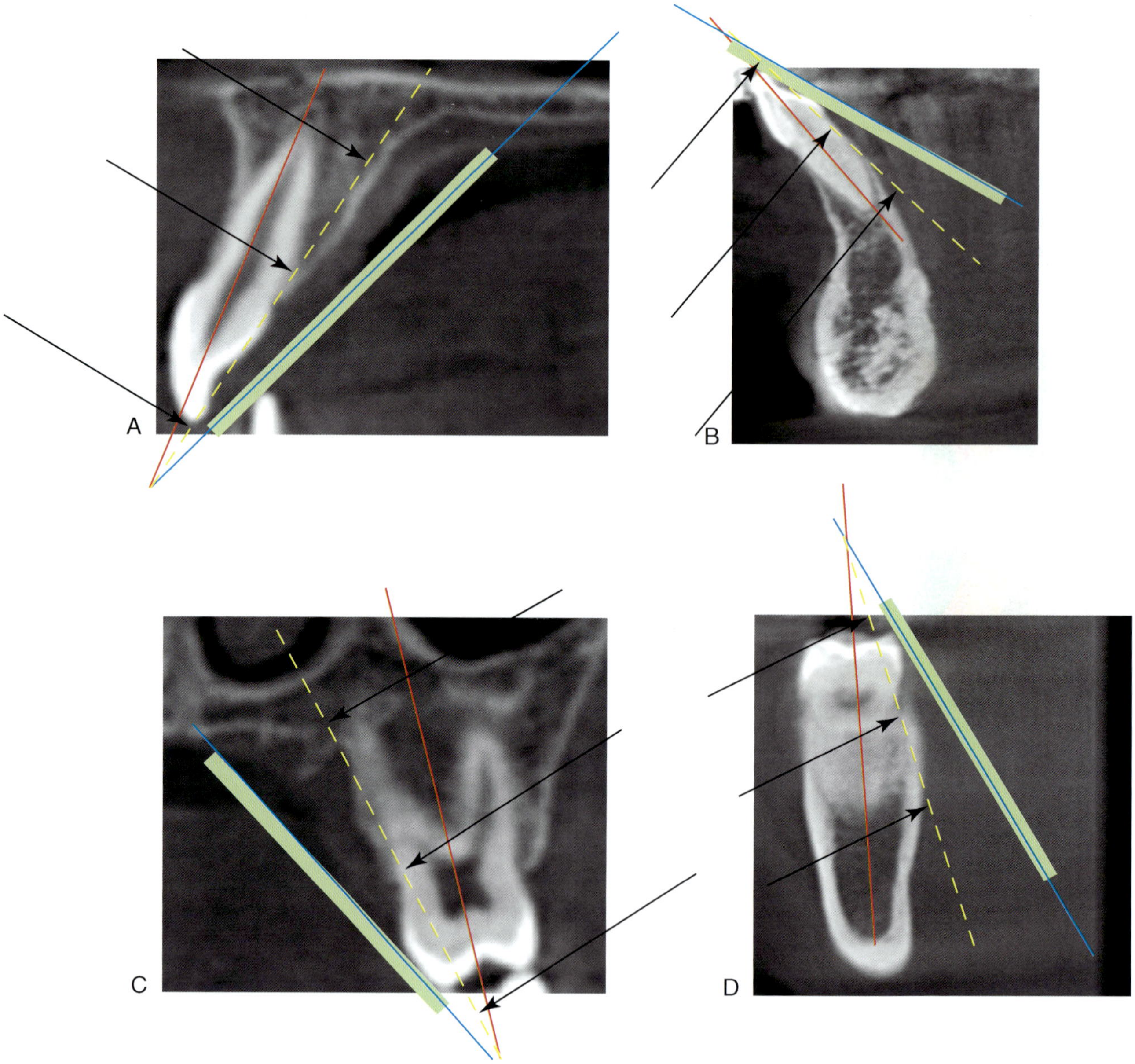

图 2.12 上下颌切牙（A 和 B）以及上下颌磨牙（C 和 D）的分角线投照技术。X 线（黑色箭头）必须垂直于牙长轴（红线）和影像接收器（蓝线）所形成角的角平分线（黄虚线）

叠最小。然而，图像的精确性不是由接收器定位架所决定的，而是有赖于由临床医生确定的接收器位置（图2.13）。纸签、泡沫签或是像Ezee Grip之类的口内影像接收器定位架不能提供使X线中心线穿过邻接触的口外引导作用。

上颌前部殆片 拍摄上颌前部殆片时，患者的殆平面与地面平行，矢状面与地面垂直（图2.14）。2号影像接收器放置在患者嘴里，胶片的长轴从左到右而非前后向，正中矢状面平分胶片。患者轻咬以固定接收器，压舌板可以连接到PSPP或者接收器上（图2.15）。当患者咬住接收器时，固定接收器应用纱布包裹以保护传感器。接收器的前缘应超出中切牙切缘约2 mm。X线的中心应位于中切牙根尖、鼻尖上1 cm（0.5英寸）并过中线。垂直角度为＋60°。这种接收器通常用于拍摄上颌切牙根尖片。

上颌后部殆片 拍摄上颌后部殆片时，患者的殆平面与地面平行，矢状面与地面垂直。2号影像接收器放置在患者嘴里，使胶片的长轴与地面平行。接收器的前缘恰好达到尖牙的近中。接收器出乳磨牙牙冠约2 mm。指导患者轻咬以固定接收器。X线中心线对准乳磨牙的根尖和邻面。垂直角度为＋50°。这种接收器常用于拍摄上颌前磨牙根尖片。

下颌前部殆片 拍摄下颌前部殆片时，除了接收器的球管面朝向X线源外，胶片的位置与上颌前部殆片相同（图2.16）。此外，当患者咬着接收器时，接收器的前缘要超出下颌切牙切缘2 mm。患者头部后仰，使殆平面成45°角。球管垂直角度为－15°，X线中心线通过骨联合投照。

定位技术

一种用于定位埋伏牙或未萌牙的方法运用了颊侧物体规律［也指视差技术或者"同舌反颊"（"same lingual opposite buccal"），即SLOB规律］，即位于参照物颊侧的物体，其影像与X线源的移动方向相反。反之，位于舌侧的物体，其影像移动方向与X线源移动方向相同（图2.17）。

采用该原理进行定位时，操作者需照两张未萌

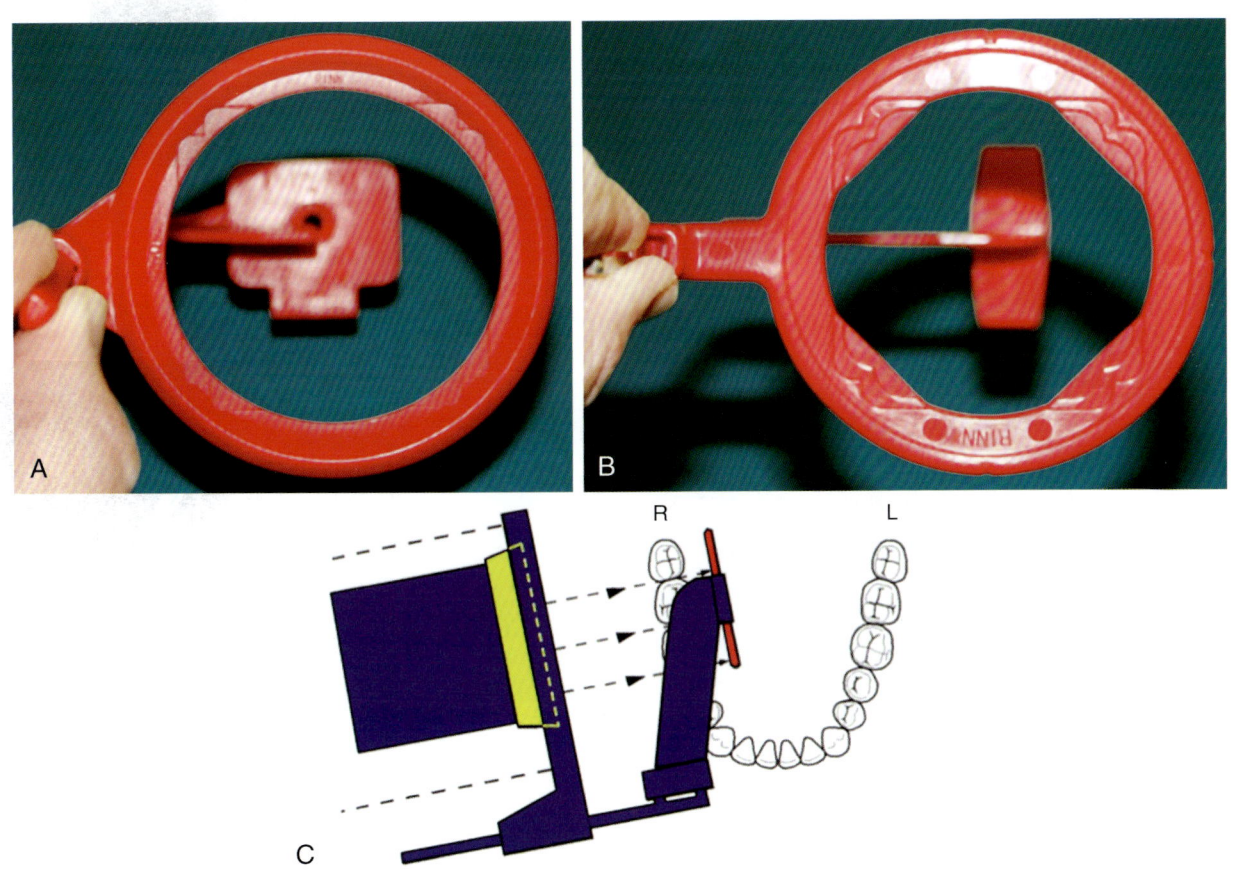

图2.13 A和B. 配有口外辅助装置的咬合垫，它可对影像接收器和牙齿进行正确的垂直向定位。C. 拍摄殆翼片以及使用影像接收器定位架／瞄准装置（例如Rinn®）的示意图

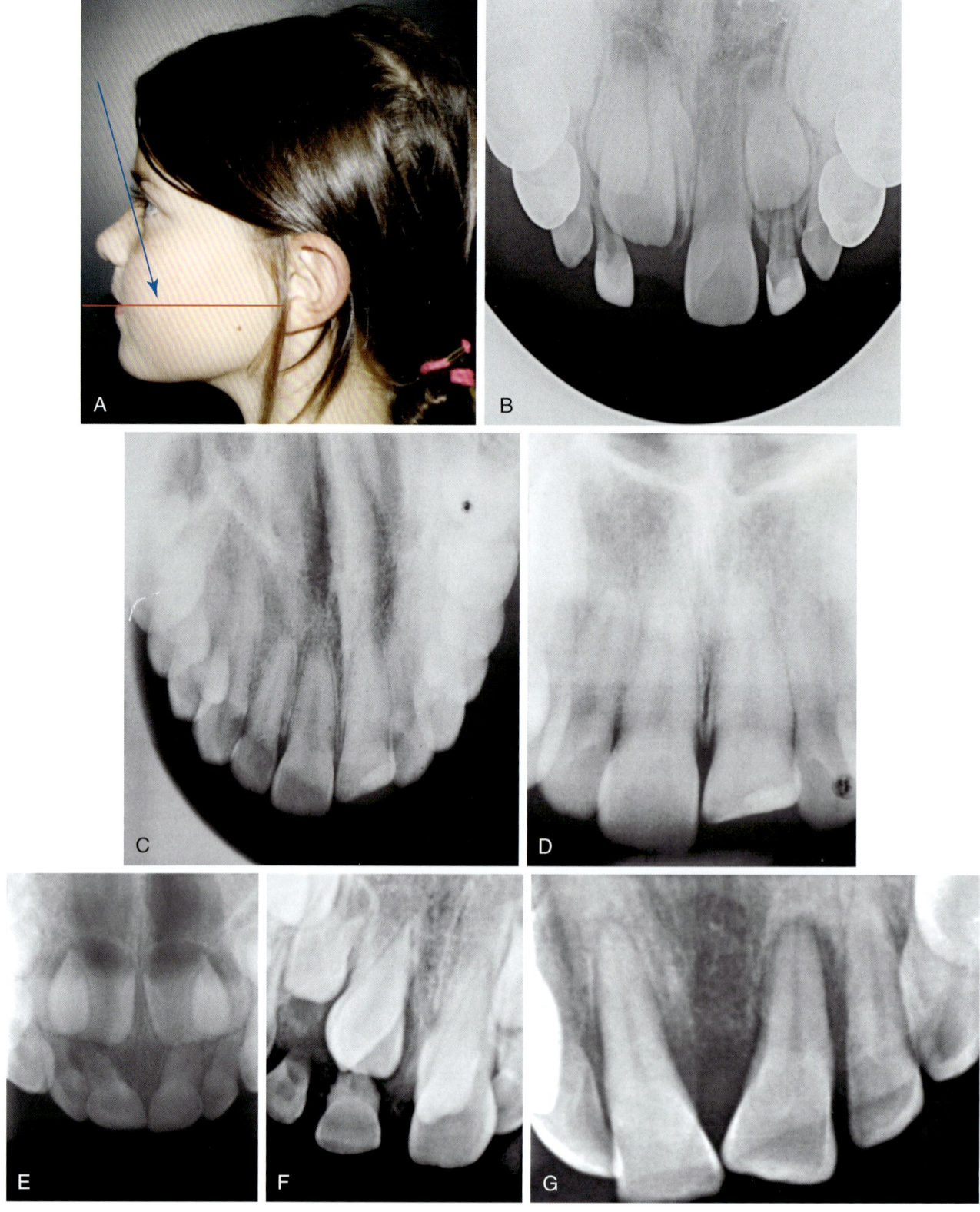

图 2.14　A. 患者在椅子上呈直立时投照上颌殆片。殆平面（红线）平行于地面，X 线束（蓝色箭头）成 60° 至 65° 角，通过鼻梁。B. 通过这种技术得到的图像。C 和 D. 表示没必要使用 4 号胶片或荧光板，2 号就足够了（两张图像为同一患者，不同时间拍摄）。E、F 和 G. 表示这一技术可应用于儿童乳牙列或混合牙列。G. 拍摄自具有牙和牙槽骨创伤的特殊需要患者

2 放射投照技术　31

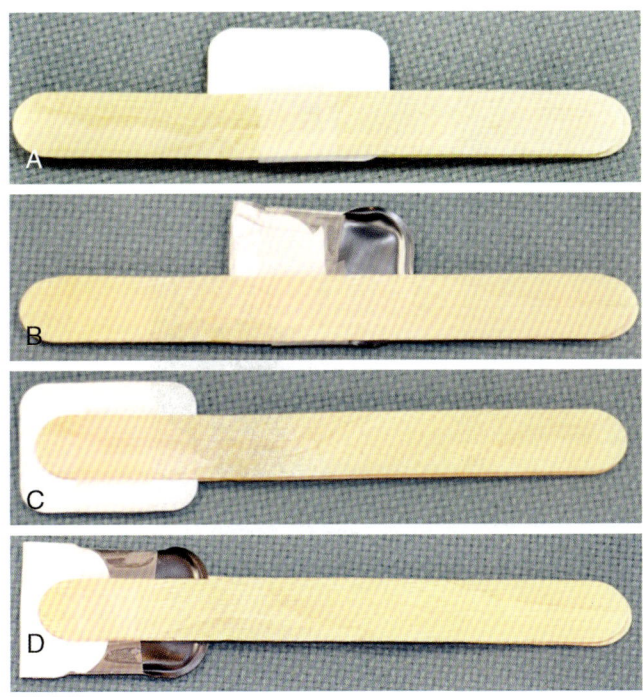

图 2.15　在放置或投照时使用木质压舌板保护胶片或荧光板避免被咬的图例。**A** 和 **B** 适用于前牙，**C** 和 **D** 适用于后牙。影像接收器放置在两个压舌板之间。患者能咬在上面以避免对荧光板造成永久性损伤。压舌板能为投射技师确定殆平面水平提供参考，也可以为协助拍摄的监护人提供帮助

牙的 X 线片。通过改变患者的头部位置，使其矢状面与地面垂直，鼻翼耳屏线与地面平行。口内根尖片放置在口中，然后采用平行投照技术拍摄第一张 X 线片。然后，第二张胶片放置在与第一张胶片相同的位置，患者头部位置不变，根据位置不同使水平角度转向前或后。相对于与 X 线机同方向移动的参照体来说，向 X 线机反方向移动的目标体更靠近颊侧。

口外放射投照技术

曲面体层片

采用 X 线体层摄影技术获取曲面体层片，这意味着只有位于目标层面的结构才能被采集，目标层面以外的物体或结构则需要小心分析。由于投影的几何原理，曲面体层片是放大的（系数约为 1.3），因此取自曲面体层片的测量结果也会被放大。

目前多数曲面体层机能拍出与殆翼片类似的图像（图 2.18）。因为一个标准的殆翼投照技术需要影像接收器与牙齿平行，X 线要与接收器垂直，而曲面体层殆翼片是由曲面体层片重新创建的，所以应该仔细分析这些图像。当患者不能耐受口内影像接收器时，这是一种有效的方法，但是不应被用做标准的殆翼片投照。曲面体层机带有固态传感器或暗盒系统。以胶片为基础的曲面体层暗盒带有增感屏，能使 X 线转换成可见光。荧光板曲面体层暗盒不含增感屏。

头影测量片

这项技术常被用于正畸和正颌手术。有些机型采用单次曝光，这样可减少移动误差。在机器扫描中，会延长曝光时间，因此有因移动产生伪影的风险。患者的体位在头影测量中是非常重要的，要记住数字化图像不能纠正或弥补患者摆位不当所带来的误差。

锥形束 CT

自 2002 年以来，这一技术已经相当普及，进入了很多私人诊所。这种技术可以为包括骨和牙在内的硬组织提供理想的图像。CBCT 比传统放射投照技术带来的辐射更多[10-11]。然而，在某些特定的情况下，它能提供详细且关键的信息。拍摄 CBCT 的适应证包括阻生尖牙与第三磨牙的定位、颌面部病变可视化以评估病变范围或确定手术方案、髁突和关节窝可视化、上颌窦可视化等。相对于传统的放射投照技术，在决定使用 CBCT 对年轻患者进行检查时必须有充分的理由（图 2.19 A 至 C）。要避免射线硬化造成的伪影和运动伪影（图 2.20）。CBCT 的辐射量高于根尖片。因为辐射量取决于曝光设置（kVp、mA、曝光时间）、视野（由锥形 X 线束的大小决定的容积大小）和图像的分辨率（细节），所以很难估计辐射量[12-13]。再次声明，对儿科患者应谨慎使用 CBCT[14]。对比 CBCT，诊断性放射技术的有效剂量如表 2.5 所示。

医用 CT

医用 CT 是患者在影像诊断时所使用的检查方法中辐射量最高的。扇形束围绕患者的身体（部分）做螺旋形运动。两个线束旋转面之间的空间（螺距）决定了图像的分辨率以及辐射量。医用 CT，也被称作 MSCT，用于软、硬组织成像，能够帮助临床医生分辨图像上微小的密度差异（对比分

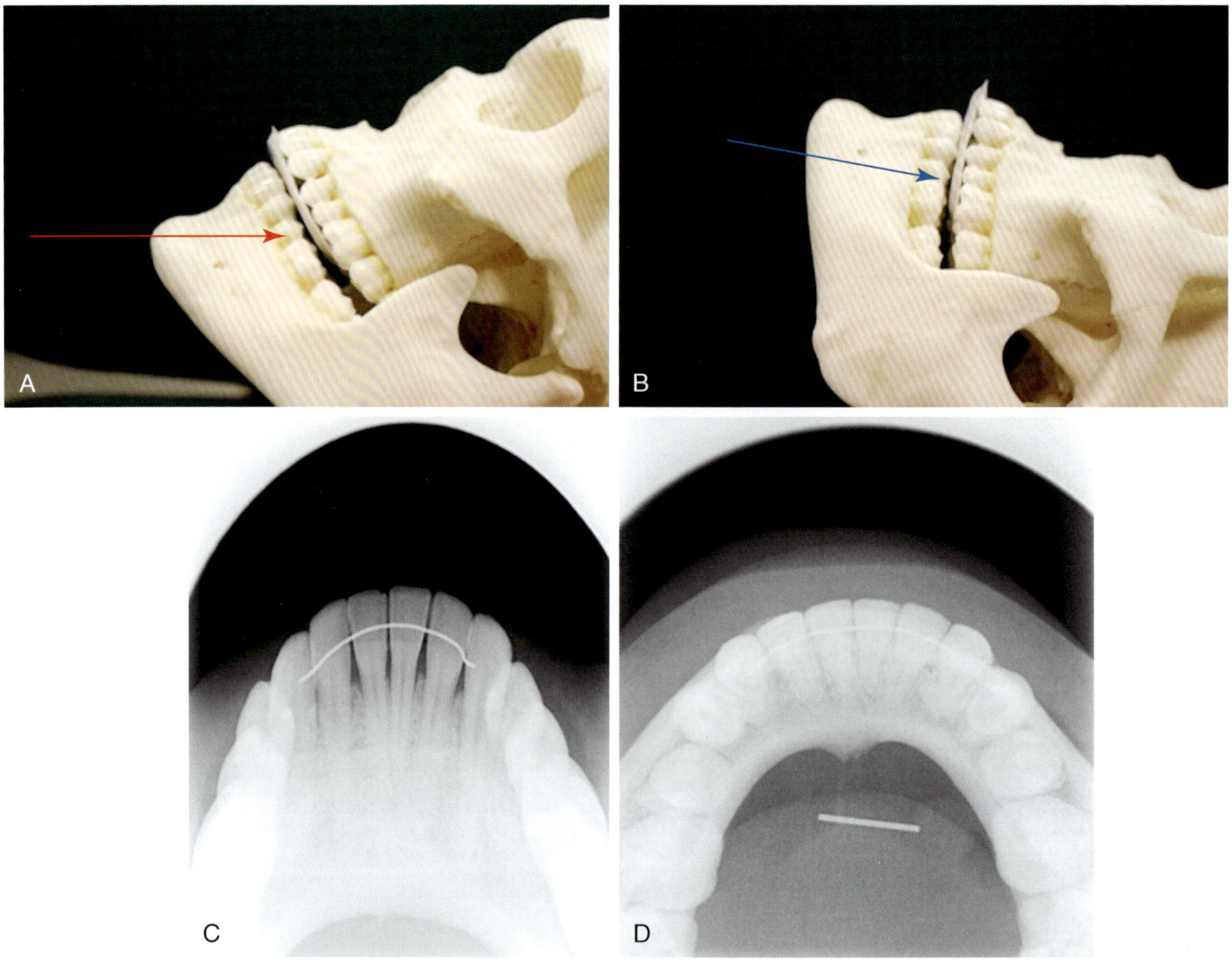

图2.16 A 图示X线（红色箭头）与下颌𬌗平面成45°角。C 图示这种体位投照的图像。B 图示X线（蓝色箭头）与上颌𬌗平面成90°角。D 图示这种体位投照的图像（患者口底有一小金属棒）

图2.17 用颊侧物体规律或平行投照技术确定阻生上颌尖牙的位置。A 显示尖牙的牙尖与左侧中切牙的近中髓室壁相连，然而 B 显示其与远中髓室壁相连。从后者可以得出结论，尖牙是舌侧阻生，因为它与X线源的移动方向相同

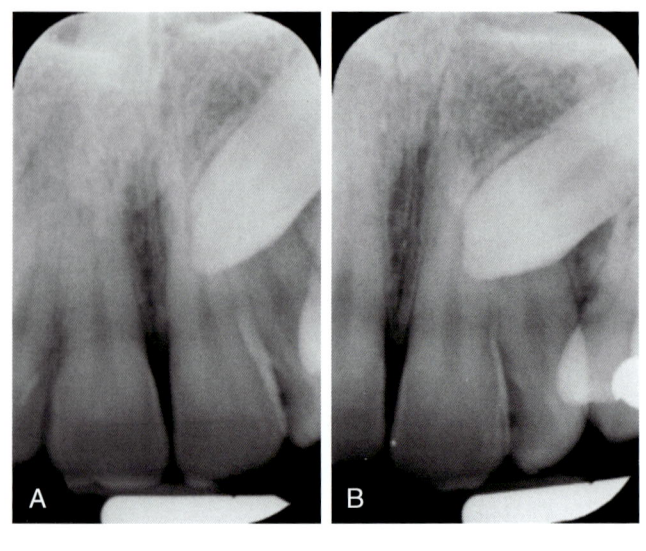

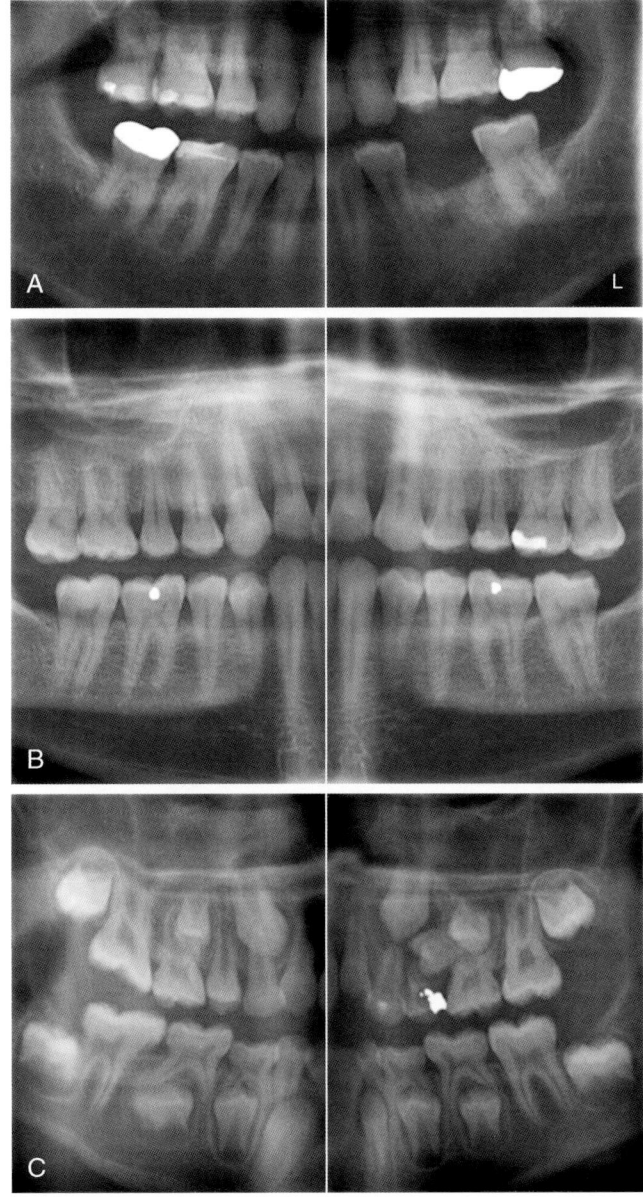

图 2.18 用曲面体层片投照设备获取𬌗翼片的例子。A. Planmeca ProOne；B. Planmeca S2 Pan；C. Planmeca S3 Promax

辨率）。在使用或不使用造影剂的情况下，医用 CT 常被用于鉴别恶性肿瘤、肿块和其他病理症状。

超声成像

多数人会将超声和妊娠联系在一起，但这项技术在探查软组织上有很大的优势，例如检查口底、唾液腺和头颈区域的淋巴结。因为这项技术无电离辐射，所以能在必要时重复多次应用，对患者没有任何风险。图 2.21 展示了一个口底的超声图像，为该区域软组织肿胀或异物的检查结果。此外，这项技术也适用于细针穿刺。

磁共振成像

磁共振成像（MRI）评估组织的氢含量，同时利用磁场区别不同的组织类型。由于软组织中氢原子的含量比密质骨高，所以这项技术特别适用于软组织。MRI 的禁忌证包括幽闭恐惧症患者和金属支架或者金属异物携带者。口腔科最常用的是颞下颌关节的软组织 MRI 成像（图 2.22）。

选择标准和放射学检查

儿童暴露在电离辐射中的标准

对于所有的放射学检查，都有相同的基本原则：对每个患者做合理和专业的评估。没有针对每个年龄段、性别或牙列发育阶段的指南。美国牙科学会[15]、美国儿童牙科学会[15]、欧洲儿童牙科学会[16]以及其他组织已发布标准，指导牙科医生选择合适的放射学检查（表 2.6）。指南清楚地阐述了当患者无法配合一种检查时，医生该如何去选择其他检查方法来处理这种情况。所有指南都提出，在某些情况下，不能做放射学检查；在这些情况发生时，医生要认真权衡利弊，有时最好把拍摄 X 线片推迟到患者年龄更大些或者配合度更好些的时候。指南也明确阐述，在没有临床病理症状的情况下，是否有必要进行放射学检查取决于医生根据每个患者的具体情况做出的专业判断。由于放射学检查对患者来说有潜在的健康风险，所以不能为了获取经济效益进行放射学检查或是将其用于筛查。

下面这些例子有助于解释和完善指南中关于这方面的内容。牙列完好且有开放性邻面接触的 3 岁儿童不需要放射学检查；相反，如果 3 岁儿童口内只见到 10 颗牙且没有牙科治疗史，牙科医生就需要为其做放射学检查。如果 4 岁儿童患有猖獗龋（猛性龋），放射学检查则是合理且必要的。正常混合牙列且没有龋病史的 7 岁儿童，12 个月之前拍过𬌗翼片的，就没必要拍曲面体层片；同样是 7 岁的儿童，如果乳牙列完整且乳牙无松动，可能需要拍曲面体层片评估。表 2.6 没有说明 CBCT 和 MSCT 的使用情况，但是对于儿科患者和有特殊需要的患者，开具或者实施 CBCT 和 MSCT 检查应合情合理。

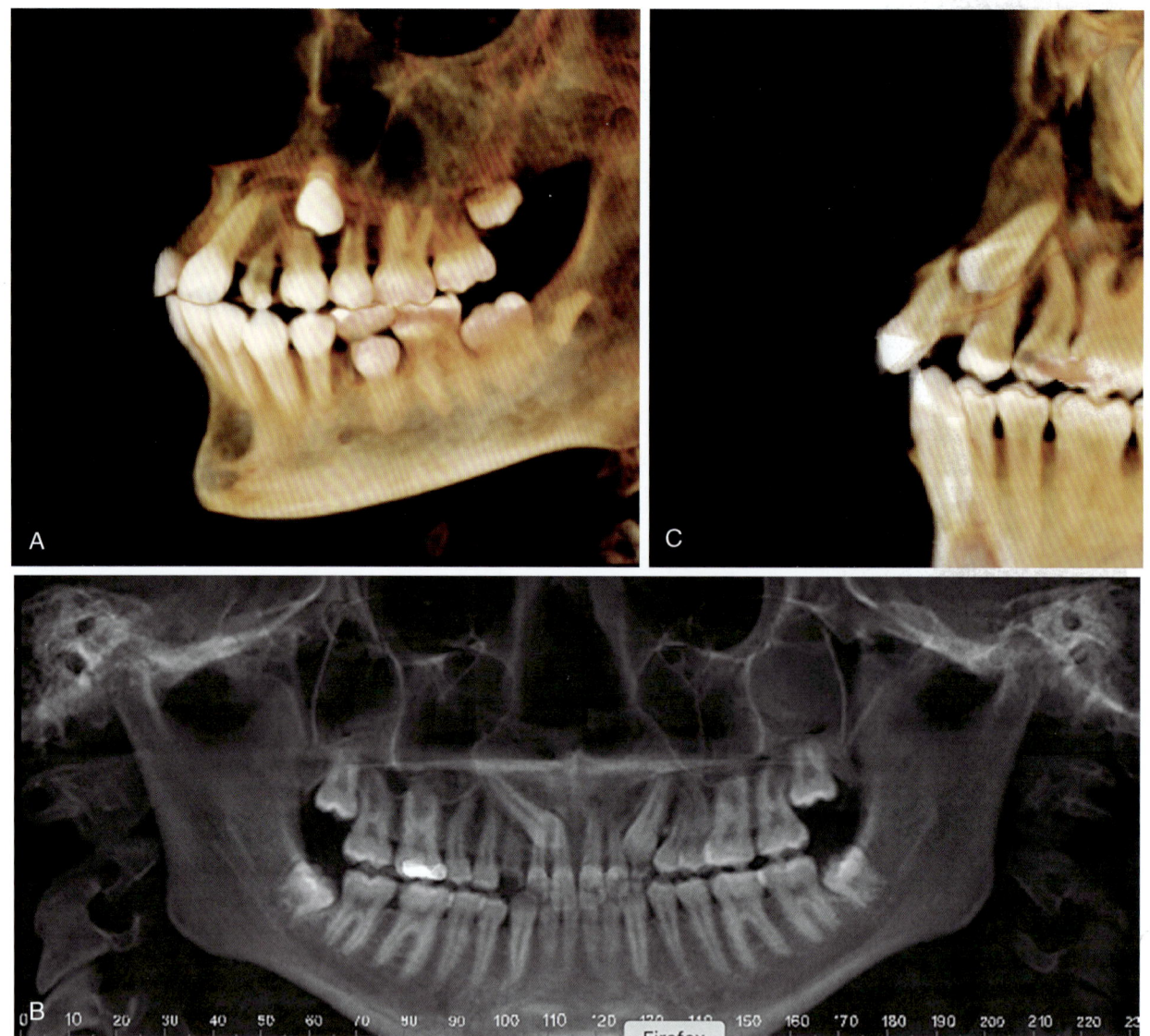

图 2.19　A. CBCT 三维重建图像，可见阻生的尖牙导致侧切牙根尖 1/3 吸收。B. CBCT 重建得到的全景片，可见双侧恒尖牙均异位阻生。C. CBCT 三维重建图像（与图 2.20 B 为同一患者），可见阻生尖牙导致侧切牙根尖 1/3 吸收

放射投照在牙槽创伤中的应用

牙及牙槽骨创伤可发生在乳牙列、混合牙列和恒牙列。临床评估和放射学检查是必需的。众多创伤，如牙齿挫伤、冠折、根折以及全脱出，都需要进行放射学评估。然而，文献中没有很明确地说明放射投照的数量和频率。由于多数意外累及上颌切牙，根尖片和𬌗片很可能是放射学评估的一部分，这意味着会投照到甲状腺。因为甲状腺是对放射线敏感的器官，所以应尽量避免 X 线照到甲状腺[17]。由于两个不同角度拍摄的根尖片足以提供适当的诊断信息，通常不需要拍摄 CBCT[18]。但是，如果怀疑有根折，那么有足够分辨率（200 μm）的锥形束图像就能发挥作用了。当选择放射线投照方式时，必须考虑儿科患者的 CBCT 图像很可能有运动伪影。当怀疑有下颌骨骨折时，可选择曲面体层片，也可考虑 CBCT。

放射投照在有特殊需要患者中的应用

有特殊需要的患者不应被排除在放射学检查对象之外，而应采用相同的选择标准，但在进行任何放射学检查前，临床医生需评估患者的配合程度。在这类患者中，侧斜位或斜侧位片和（斜位）𬌗片被证明是非常有用的。当患者无法耐受或无法配合来获得高质量的影像时，临床医生就需要制定另一个治疗方案，或者将放射学检查推迟到合适的时候再进行（如全身麻醉下进行医疗操作时）。

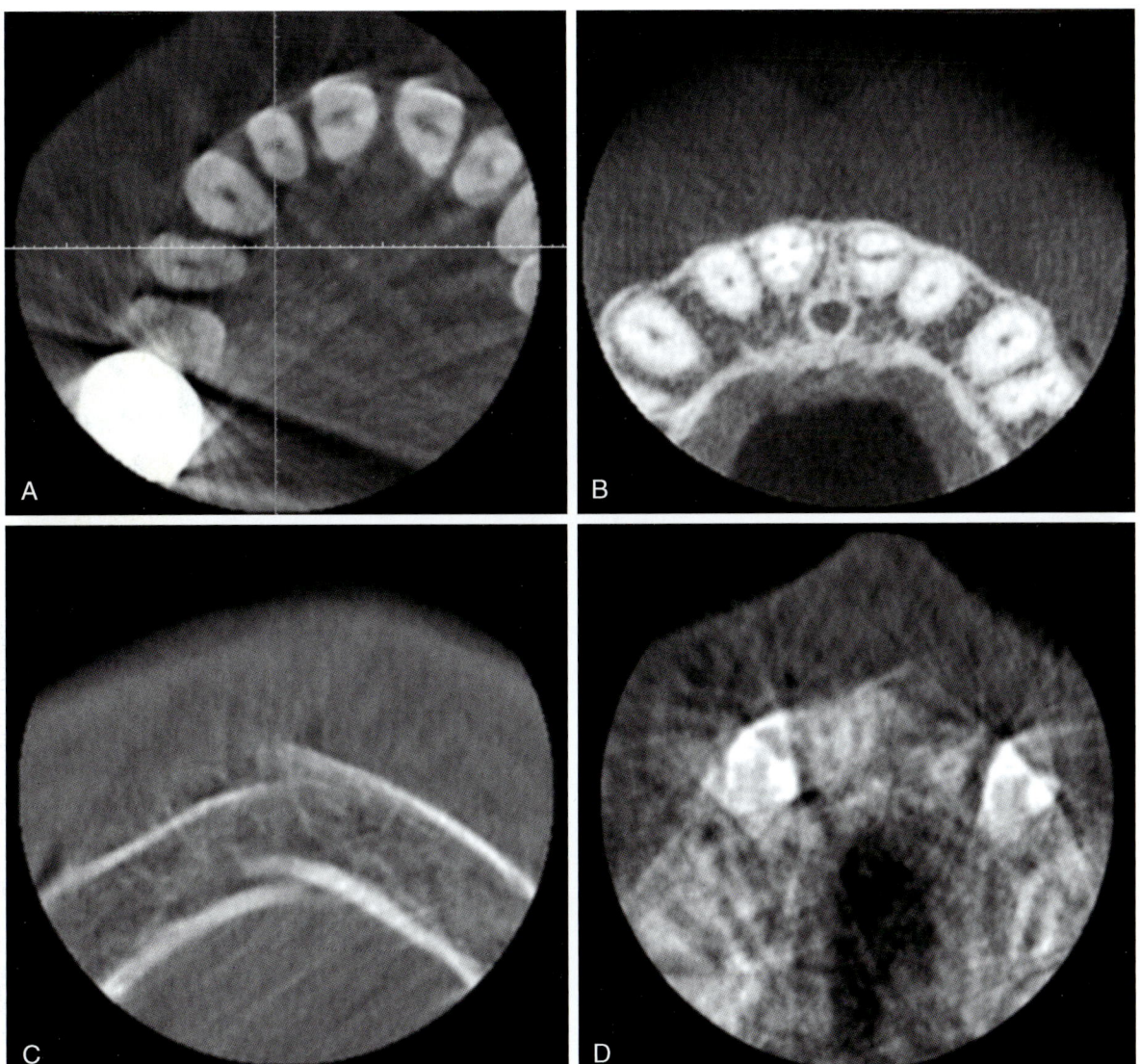

图 2.20 CBCT 图片。**A** 和 **B** 显示射线硬化伪影。注意穿过图像的黑线和阻射材料附近的白色条纹。**C** 和 **D** 显示患者移动的图像。**C** 显示明显断裂的骨组织。**D** 显示由患者腿移动导致的无诊断价值的图像

表 2.5 诊断性影像检查的有效剂量以及与之等效的天然本底辐射天数

影像检查	有效剂量（mSv）	等效的天然本底辐射天数
口内		
后部 BW（F 速）（矩形遮线筒）	0.005	0.6
FMX（矩形遮线筒）	0.035	4
FMX（圆形遮线筒）	0.171	21
口外		
全景片	0.006～0.026	1～3
头影测量片	0.002～0.066	0.5～1
CBCT I-CAT®（放大视野：16 cm×13 cm）10 y.o.	0.134	13
CBCT Accuitomo®170（小视野：＜40 cm²）10 y.o.	0.028	2.8
CBCT Kodak 9000 3D（小视野：＜40 cm²）10 y.o.	0.016	1.6
CBCT I-CAT®Next generation（中等视野）10 y.o.	0.063	6.3
头部 CT	2	243

mSv，毫西弗；BW，𬌗翼片；FMX，全口影像学检查；CBCT，锥形束计算机体层摄影；CT，计算机体层摄影。
天然本底辐射：每年 3.1 mSv。
Mallya and S.C. White，Oral radiology：principles and interpretation. 8 ed. 2018，St. Louis：Mosby. xiv，735 p.

表 2.6 牙科放射学诊断指南 [a]

患者年龄与牙齿发育阶段					
面对类型	乳牙列儿童（在第一颗恒牙萌出之前）	混合牙列儿童（在第一颗恒牙萌出之后）	恒牙列青少年（在第三磨牙萌出之前）	有牙或部分缺牙的成人	无牙颌成人
首诊患者 *，判断其牙齿疾病及牙齿发育情况	个性化的放射学检查包括牙邻面看不到或用探针探不到时使用合适的根尖片、殆片，后部殆翼片。若患者牙没有病理表现且邻接面开放，则无需要进行放射学检查	个性化的放射学检查包括用曲面体层机拍摄后部殆翼片，或者拍摄后部殆翼片、殆片，或者拍摄后部殆翼片和合适的根尖片	个性化的放射学检查包括后部殆翼片、口牙齿疾病的临床症状或彻底的牙科治疗史时，首选根尖片	个性化的放射学检查包括用曲面体层机拍摄后部提取部殆翼片，或者拍摄后部殆翼片和合适的根尖片。当患者有全口牙齿疾病的临床症状或彻底的牙科治疗史时，首选全口根尖片	个性化放射学检查应根据临床体征和症状进行选择
复诊患者 *，患龋齿或者龋齿有增加的风险 **	如果邻接面不能被看到或用探针探查到，应每 6～12 个月进行后部殆翼片检查	如果邻接面不能被看到或探查到，应每 6～18 个月进行后部殆翼片检查	每 6～18 个月进行后部殆翼片检查	每 6～18 个月进行后部殆翼片的检查	不需要
复诊患者 *，未患龋齿而且龋齿也没有增加的风险 **	如果邻接面不能被看到或探查到，应每 12～24 个月进行后部殆翼片检查	每 18～36 个月进行后部殆翼片检查	每 24～36 个月进行后部殆翼片的检查	不需要
复诊患者 *，患有牙周疾病	关于临床诊断牙周疾病是否需要放射学检查以及选择哪种放射学检查以选择哪种影像检查包括但不限于选择性的殆翼片和（或）患有牙周疾病的牙齿的根尖片	关于评价和监测牙齿与面部生长发育是否需要放射学检查以及选择哪种放射学检查，需要进行临床判断。曲面体层片或者根尖片用于检查第三磨牙发育情况	影像检查包括但不限于选择性的殆翼片和（或）患有牙周疾病的牙齿的根尖片（非特异性牙龈炎除外）	不需
为了记录生长发育情况的患者	关于评价和监测牙齿与面部生长发育情况是否需要放射学检查以及选择哪种放射学检查，需要进行临床判断	关于评价和监测牙齿与面部生长发育是否需要放射学检查以及选择哪种放射学检查，需要进行临床判断。曲面体层片或者根尖片用于检查第三磨牙发育情况	通常不需要		
具有其他情况的患者，包括但不限于建议种植或已种植的患者，涉及病理检查的患者，有修复或治疗体牙髓治疗需要的患者，已治疗牙周疾病的患者，以及龋齿再矿化的患者	诊断和监测这些情况是否需要放射学检查以及选择哪种放射学检查				

[a] Data from: American Academy of Pediatric Dentistry: Guideline on prescribing dental radiographs for infants, children, adolescents, and persons with special health care needs. Pediatr Dent. 2012; 34 (5): 189-191. Ad Hoc Committee on Pedodontic Radiology. American Academy of Pediatric Dentistry, reference manual, 2012.The selection of patients for dental radiograph examination, American Dental Association and US Food and Drug Administration, JADA. 2006; 137 (9): 1304-1312.

* 需要进行放射学检查的临床表现包括但不限于：

A. 阳性病史表现
1. 牙周病或牙髓病的治疗史
2. 疼痛或外伤史
3. 错𬌗畸形的家族史
4. 手术后的预后评估
5. 再矿化的病史评估
6. 存在种植体或者种植位置评估

B. 阳性临床体征或症状
1. 牙周病的临床指征
2. 大或者深的修复体
3. 深的龋洞
4. 异位牙和阻生牙
5. 肿胀
6. 口腔颌面部外伤的指征
7. 牙齿松动
8. 瘘道（"瘘管"）
9. 临床怀疑的鼻腔病理改变
10. 发育畸形
11. 涉及口腔的已知或怀疑的系统疾病
12. 头颈部的阳性神经性疾病表现
13. 异物指征
14. 颞下颌关节疼痛和（或）功能紊乱
15. 面部不对称
16. 固定或可摘局部义齿所用的基牙
17. 不明原因的出血
18. 不明原因的牙齿敏感
19. 牙齿的异常萌出、间隔或移动
20. 异常的牙齿形态、钙化或颜色
21. 不明原因的牙齿缺失
22. 临床溃疡

** 导致患龋病风险增加的因素包括但不限于：
1. 高发的患龋病史或脱矿
2. 龋病复发史
3. 高浓度的致龋细菌
4. 存在不良修复体
5. 口腔卫生差
6. 不恰当的氟暴露
7. 过长的喂养（奶瓶或哺乳）
8. 高糖饮食
9. 缺乏家庭口腔保健
10. 先天或后天的釉质缺陷
11. 先天或后天残疾
12. 口腔干燥
13. 牙齿遗传性畸形
14. 许多累及多个牙面的修复体
15. 化疗或放疗
16. 饮食紊乱
17. 滥用药物致龋齿
18. 不规范的牙科护理

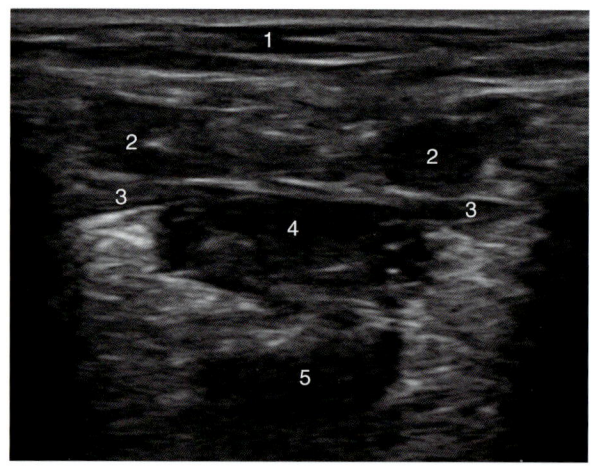

图 2.21 口底超声图像。最上面的是口底皮肤,最下面的是舌。1. 皮肤和颈阔肌;2. 双侧二腹肌的前腹;3. 下颌舌骨肌;4. 颏舌肌和颏舌骨肌;5. 舌

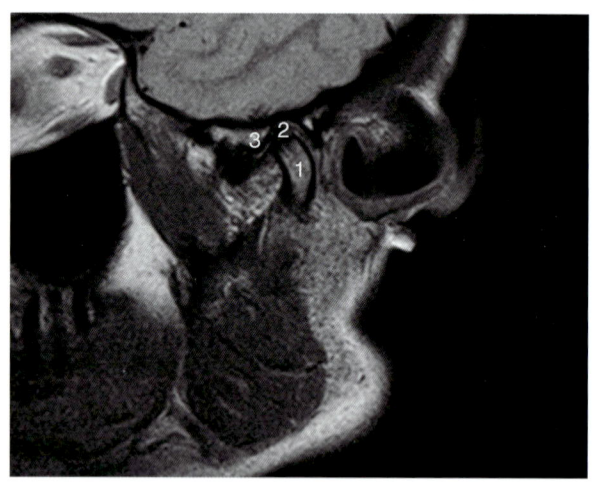

图 2.22 颞下颌关节的磁共振成像:1. 髁突的松质骨(围绕的黑线为骨皮质影像);2. 关节盘;3. 关节结节,周围的黑线为骨皮质影像,关节结节之前的白线为关节盘前的纤维组织影像

影像分析

X 线片读片应在理想的条件下进行。观片灯或显示器应该干净,且应该放在光线稍弱于周围环境的地方。调整密度和对比度是数字化影像评估的必要工具。这些优化工具应易于获取,以便临床医生用来优化图像不同的区域。临床医生可以动态地、对比着调节图像,这相比于胶片是一个明显的优势。软件过滤器有助于获得更好的图像,但也不能忽视过滤器会丢失图像信息。最重要的是应把图像上的所有信息视为一个资料库,而不仅仅是显示器上的一张图像。

正如之前所提到的,在光线明亮的牙科诊室读片会增加丢失对诊断有用的图像信息的潜在风险。虽然家长和患者更愿意在诊室中观看图像,但初步诊断不应在椅旁显示器上进行,而应在诊室里某个光线较暗的区域进行。

如果牙科医师不能诊断某张 X 线片,可听取口腔颌面放射学专家的意见。这些专家都接受过很好的培训,并花了很多时间来研究 X 线图像。放射科医生的报告会被临床医生和病理科医生采纳,并且能在后续治疗或患者的随访中提供帮助。口腔颌面放射学专家可以在考虑加拍 X 线片和选择投照技术时给出建议。

参考文献

1. Dental Radiographic Examination: Recommendations for Patient Selection and Limiting Radiation Exposure. ADA Council of Scientific Affairs and US Department of Health and Human Services, Public Health Service, Food and Drug Administration. Revised 2012.
2. Tang FR, Loke WK, Khoo BC: Low-dose or low-dose-rate ionizing radiation-induced bioeffects in animal models, *J Radiat Res* 58(2):165–182, 2017.
3. Mallya S, Lam E: Oral radiology: principles and interpretation, ed 8, xiv. St. Louis, 2019, Mosby, p 27.
4. Ludlow JB, Davies-Ludlow LE, White SC: Patient risk related to common dental radiographic examinations: the impact of 2007 international commission on radiological protection recommendations regarding dose calculation, *J Am Dent Assoc* 139(9):1237–1243, 2008.
5. Danforth RA, Herschaft EE, Leonowich JA: Operator exposure to scatter radiation from a portable hand-held dental radiation emitting device (Aribex NOMAD) while making 915 intraoral dental radiographs, *J Forensic Sci* 54(2):415–421, 2009.
6. National Council on Radiation Protection and Measurements: *radiation protection in dentistry: recommendations of the national council on radiation protection and measurements. NCRP report*, Bethesda, MD, 2003, National Council on Radiation Protection and Measurements, p 191, ix.
7. Yepes JF: Radiation safety and protection in pediatric dentistry: rectangular collimation, *J Indiana Dent Assoc* 95(2):24–27, 2016.
8. Parrott LA, Ng SY: A comparison between bitewing radiographs taken with rectangular and circular collimators in UK military dental practices: a retrospective study, *Dentomaxillofac Radiol* 40(2):102–109, 2011.
9. Zhang W, Abramovitch K, Thames W, et al.: Comparison of the efficacy and technical accuracy of different rectangular collimators for intraoral radiography, *Oral Surg Oral Med Oral Pathol Oral Radiol Endod* 108(1):e22–e28, 2009.
10. Aps JK: Three-dimensional imaging in paediatric dentistry: a must-have or you're not up-to-date? *Eur Arch Paediatr Dent* 14(3):129–130, 2013.
11. Aps JK: Cone beam computed tomography in paediatric dentistry: overview of recent literature, *Eur Arch Paediatr Dent* 14(3):131–140, 2013.
12. Yepes JF, Booe MR, Sanders BJ, et al.: Pediatric phantom dosimetry of Kodak 9000 cone-beam computed tomography, *Pediatr Dent* 39(3):229–232, 2017.
13. Ludlow JB: Regarding "Influence of CBCT exposure conditions on radiation dose", *Oral Surg Oral Med Oral Pathol Oral Radiol Endod* 106(5):627–628, 2008; author reply 628–629.
14. American Dental Association Council on Scientific Affairs: The use of cone-beam computed tomography in dentistry: an advisory statement from the American Dental Association Council on Scientific Affairs, *J Am Dent Assoc* 143(8):899–902, 2012.
15. American Academy of Pediatric Dentistry: Ad hoc committee on pedodontic radiology. Guideline on prescribing dental radiographs for infants, children, adolescents, and persons with special health care needs, *Pediatr Dent* 34(5):189–191, 2012.
16. Espelid I, Mejàre I, Weerheijm K: EAPD guidelines for use of radiographs in children, *Eur J Paediatr Dent* 4(1):40–48, 2003.
17. Memon A, Godward S, Williams D, et al.: Dental x-rays and the risk of thyroid cancer: a case-control study, *Acta Oncol* 49(4):447–453, 2010.
18. Kullman L, Sane MA: Guidelines for dental radiography immediately after a dento-alveolar trauma, a systematic literature review, *Dent Traumatol* 28(3):193–199, 2012.

3 牙齿及相关口腔结构获得性和发育性异常

James K. Hartsfield Jr. 和 Lorri Ann Morford

王媛媛　赵玉鸣　译

本章提要

儿童口腔常见发育异常
牙槽脓肿
蜂窝织炎
牙齿发育异常
　融合牙
　结合牙
　并生牙和双生牙
　牙内陷（牙中牙）
　畸形中央尖和畸形舌尖
　球形牙
牙齿早失（early exfoliation）
　低磷酸酯酶症
　巨颌症（家族性骨纤维异常增殖）
　颌骨发育不良综合征
　肢端疼痛症
　低磷血症（家族性或 X 连锁低磷酸血症性佝偻病或抗维生素 D 佝偻病）
　周期性中性粒细胞减少症（周期性造血）
　其他疾病
釉质发育不全
　营养不良导致的釉质发育不全
　与脑损伤和神经功能缺陷相关的釉质发育不全
　与肾病综合征相关的发育不全
　与变态反应相关的发育不全
　与铅中毒相关的发育不全
　局部感染和创伤导致的发育不全
　与唇腭裂相关的发育不全
　电离辐射（ionizing radiation）和化学治疗导致的发育不全
　风疹胚胎畸形导致的发育不全
　磨牙-切牙矿化不全
　釉质发育不全的治疗
　氟化物导致的发育不全（氟牙症）
　釉质微打磨去除釉质表面着色
萌出前"龋"（pre-eruptive "caries"，萌出前牙冠吸收或萌出前牙冠内透射影）
牛牙症
遗传性牙本质缺陷
　牙本质发育不全（遗传性乳光牙本质，hereditary opalescent dentin）
　牙本质发育不良
遗传性釉质发育不全
釉质和牙本质发育不全
多生牙（多牙症）
牙齿发育不全（agenesis of teeth）
　无牙症
　个别牙先天缺失（少牙症）
　尖牙腭侧异位
　先天缺牙与肿瘤
　外胚叶发育不全
　外胚叶发育不全的口腔治疗方法
内源性牙齿变色（牙齿着色，pigmentation of teeth）
　高胆红素血症导致的牙齿变色
　卟啉病导致的牙齿变色
　囊性纤维化导致的牙齿变色
　四环素治疗导致的牙齿变色
　牙齿内源性着色的漂白
小颌畸形

舌发育异常（tongue anomalies）
  巨舌症
  舌系带过短
  沟纹舌和地图舌（良性游走性舌炎，benign migratory glossitis）
  舌苔
  白色草莓舌（white strawberry tongue）
  黑毛舌
  舌缘齿痕（indentation of the tongue margin；圆锯齿状舌缘，crenation）
  正中菱形舌炎（正中舌乳头萎缩，central papillary atrophy of the tongue）
  舌、牙齿等口腔组织损伤，特别是舌钉

唇系带异常（abnormal labial frenum）
  唇系带切除术

儿童口腔常见发育异常

近半个世纪以来，儿童口腔保健越来越普及。防龋措施更加有效，世界范围内儿童乳牙和恒牙的龋齿发病率和患病率稳定下降（详见第 10 章）。然而，美国卫生局局长在 2000 年 5 月公布的第一份全美口腔健康报告显示，龋病仍然是最常见的儿童慢性疾病[1]。此外，国家健康与营养调查（2011—2012）收集的后续数据表明，10 年后的美国在龋病预防与治疗方面的种族差异仍然继续存在[2]。牙周疾病也十分常见，然而，大多数儿童通常仅限于轻度牙龈炎。儿童很少发生有牙槽骨丧失的严重牙周疾病，这仅见于免疫功能异常的孩子。龋病和牙周疾病在很大程度上都是牙齿和颌骨的后天获得性的和可预防的疾病。本书的其他章节将更深入地讨论龋病（详见第 8、10、11、12、14 章）以及牙周疾病（详见第 15 章）的病因、预防和治疗。另一大类获得性发育异常是牙齿及其支持组织的损伤（详见第 28 章）。

许多儿童患有正畸疾病，需要相应正确的正畸治疗，其中一些儿童严重到可以归类为畸形甚至残疾。在美国，大约每 1000 名新生儿中就有 1 名儿童患有先天唇裂或腭裂。这些情况主要属于发育障碍，将会在第 6 章和第 24 章中进一步讨论。

牙槽脓肿

牙槽脓肿（alveolar abscess）可分为急性或慢性，并常伴感染导致的牙髓坏死。恒牙的牙槽脓肿常表现为局限的根尖周病变，由牙周膜来源的成纤维细胞形成的纤维囊壁包绕。乳牙牙槽脓肿通常表现为更为弥漫性的感染，周围组织不易将病变局限。微生物的毒力和宿主对感染的抵抗力似乎决定了感染是急性还是慢性。

在感染的早期阶段，急性牙槽脓肿可以根据牙周膜或根尖周间隙加宽的放射学征象进行诊断。患牙可能对叩诊、扪诊及温度敏感，患者可伴有发热、偏头痛和（或）全身不适。伴发症状还可能包括局部牙龈组织、淋巴结和（或）受累牙槽骨的肿胀。使用抗生素可以缓解急性牙槽脓肿的症状，但治疗的主要原则是去除造成感染的原因，即坏死的牙髓组织。通过牙齿的髓腔（特别是在患牙为恒牙的情况下）、借助相关牙龈和（或）拔除患牙建立引流，可以更有效地缓解症状（图 3.1 A 和 B）。如果在急诊的情况下选择拔牙作为最佳治疗方案，且患者没有全身病史，一般不需要使用抗生素。但是在急性感染阶段，待拔除的牙齿常常麻醉效果不好，或无法进行有效麻醉。通常不推荐在炎症或感染的组织中行局部注射麻醉，一些严重的病例可能需要行全身麻醉。大量脓液积聚，尤其是波及口底的感染，或向后扩散波及眶部和海绵窦时，应被视为可能危及生命的急症，需要行手术处理。

如果脓液扩散至骨膜下，则几乎无法通过乳牙髓腔进行引流；恒牙可以实现髓腔引流，因此需要建立一个相对正常且完善的、在常规情况下能够到达髓腔的引流通路，疏通根管使得脓液流出。根管预备时器械不应超出根尖孔。在初步清创和冲洗之后，应将开放的髓室封闭，除非渗出液持续流出。如果患者在去除牙体组织以建立引流通路的过程中感到疼痛，医生可用手指固定患牙帮助患者减轻疼

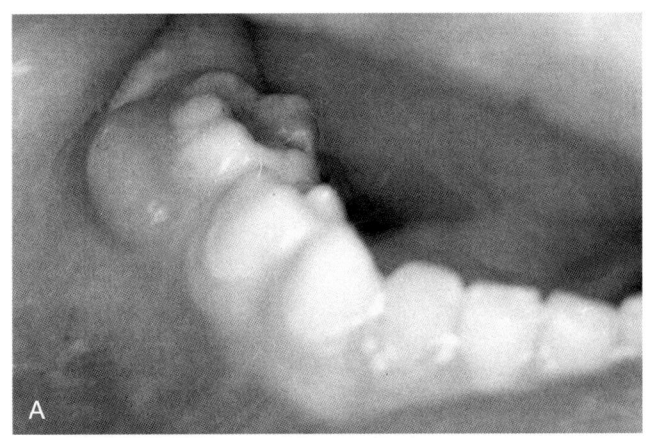

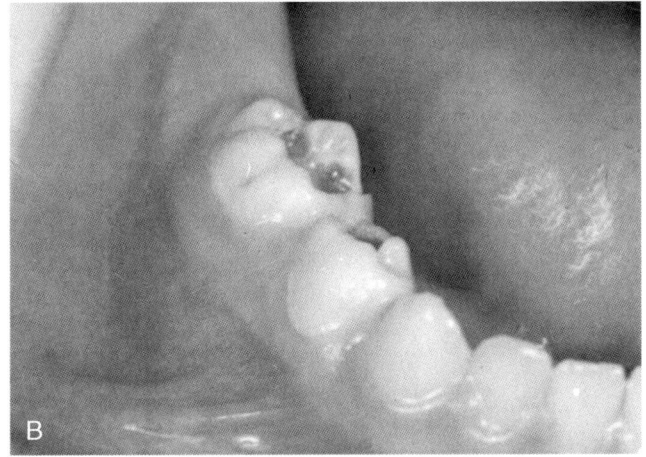

图 3.1 A. 无牙髓的第二乳磨牙急性牙槽脓肿。B. 揭开髓室顶引流，疼痛立即缓解。在肿胀消除之后再决定是治疗还是拔除患牙

痛（图 3.1）。

慢性牙槽脓肿疼痛较轻，但影像学表现更加典型。伴有全身症状的患者通常有淋巴结肿大。慢性牙槽脓肿常伴有瘘管。除非患者有严重的全身疾病（比如器官移植或免疫缺陷），一般不需要使用抗生素。同样，需要通过根管治疗或拔除患牙以引流并去除感染源。如果病变刚过急性期，患牙可能伴有软组织脓肿。此时除开放髓腔外还要切开引流，尤其是对于准备进行牙髓治疗的患牙。如果病变进入慢性期且持续时间较长，可能已通过瘘管形成自然引流通路（图 3.2）。

蜂窝织炎

蜂窝织炎（cellulitis）是幼儿常见的软组织弥漫性感染，多由乳牙或恒牙牙髓坏死引起。蜂窝织炎的主要特点是组织水肿加上弥散的筋膜间隙感染引起面颈部明显肿胀，局部组织色暗且质韧。

蜂窝织炎通常较为严重，甚至可危及生命。通常是由于严重的未治疗的龋齿造成的，患者常常不进行定期口腔检查，只是在有症状时或出现牙科急症时才进行牙科治疗。这类儿童通常在急诊科就医，呈急性病症并伴高热（体温可超40℃/104℉）、乏力、嗜睡。如果是上颌牙齿感染，红肿会波及眶周（图 3.3 A），如治疗不及时，可向后扩散至颅内，造成脑脓肿或海绵窦血栓。由下颌牙齿感染引起的蜂窝织炎会沿筋膜扩散到口底。涉及下颌下、舌下及颏下间隙的快速进行性蜂窝织炎称为路德维希咽峡炎（Ludwig's angina，图 3.4）。路德维希咽峡炎是一种

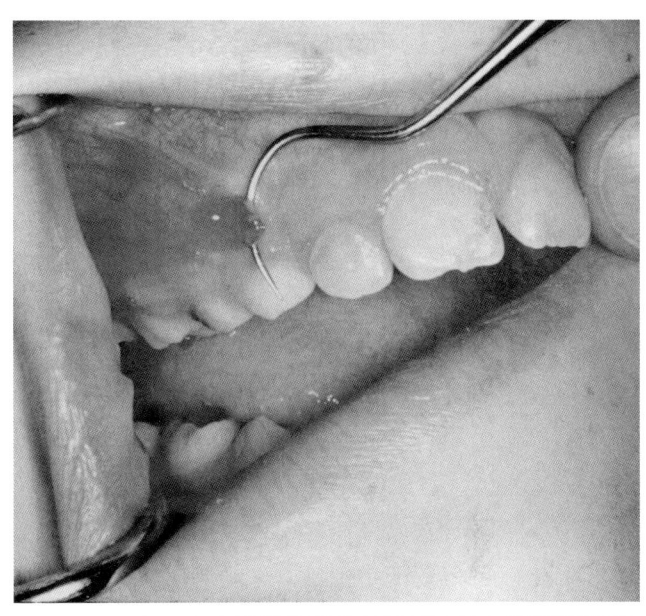

图 3.2 尖牙区可见带蒂肉芽肿样病损，与右上第一乳磨牙牙槽脓肿慢性排脓引流有关

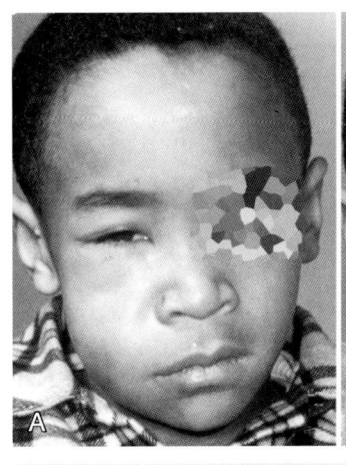 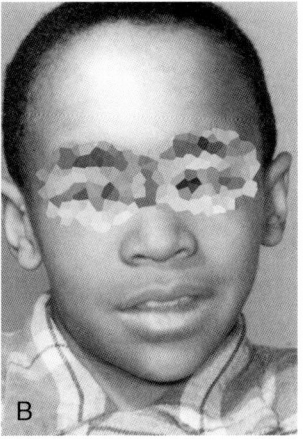

图 3.3 A. 患者因恒磨牙感染引起蜂窝织炎，表现为急性病容。B. 应用广谱抗生素后患者的急性症状减轻，同时避免了口外引流

图 3.4 路德维希咽峡炎对儿童口腔的影响。**A**. 下颌舌骨肌上方舌下间隙和下颌舌骨肌下方下颌下间隙的解剖定位示意图。**B**. 向上方和向后方的扩散抬高了口底和舌。由于肌样骨限制了感染向下方扩散,感染向前方扩散从而出现"公牛颈"外观[Illustration by Steve Oh(Copyright 1999)]

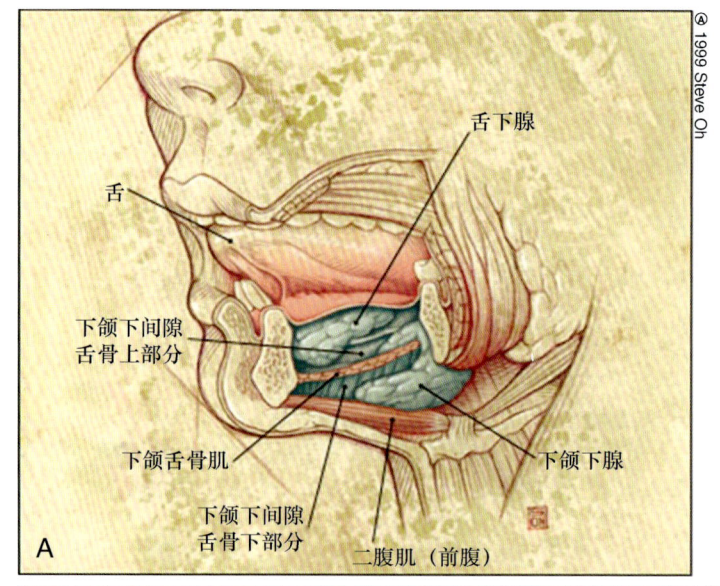

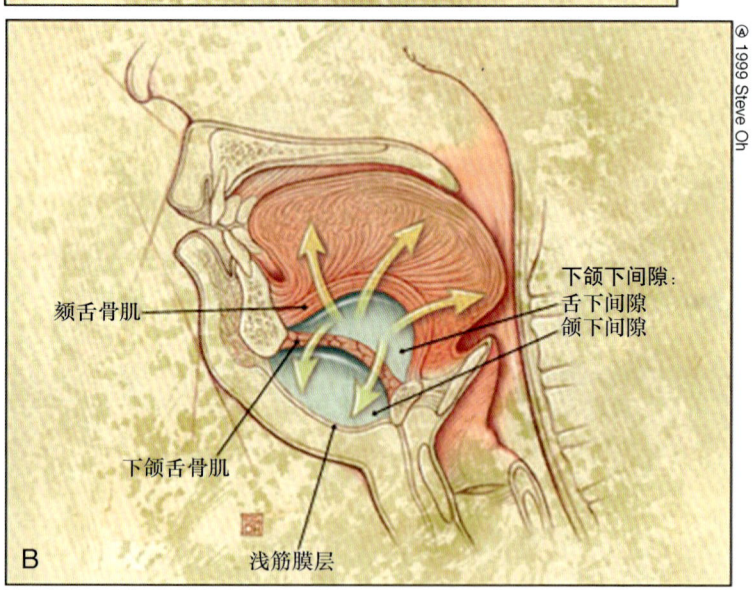

严重的情况。由于舌和口底被挤压抬高,导致患者出现气道阻塞、吞咽困难,因此需要早期进行气道管理。患者气道受累的迹象包括流口水、声音低沉或沙哑,以及(或)气流中断导致的高喘息音(喘鸣)。这种情况可能是致命的,在进行抗生素治疗后仍有 8%～17% 的病例死亡[3-6];通常原因是脓胸、纵隔炎、肺炎、气道阻塞和(或)脓毒症所致多器官衰竭所造成的突然窒息[3, 5]。下颌第二磨牙或第三磨牙的牙体疾病是引起路德维希咽峡炎的常见原因[3-4],其他诱因包括口底受伤或撕裂、下颌骨骨折、舌损伤、口腔穿刺、骨髓炎、创伤性插管、扁桃体周围脓肿、下颌下腺炎和感染的甲状舌管囊肿[7]。易感因素包括糖尿病、口腔恶性肿瘤、龋齿、酒精中毒、营养不良和免疫功能低下[7](例如器官移植患者或被诊断为 HIV 感染的患者)。

蜂窝织炎的病例通常需要拔除感染乳牙,或在条件允许的情况下打开恒牙髓腔建立引流通路。但患儿可能会由于组织肿胀和不适而张口困难,进而影响操作。在蜂窝织炎早期,通常不需要切开软组织以建立引流,因为感染具有弥散性、不局限的特点。因此,在这些情况下,应给予抗生素治疗。

从患牙感染组织中分离出的培养物通常为混合菌群,主要是革兰氏阳性兼性厌氧微生物(链球菌、葡萄球菌和放线菌)、各种革兰氏阴性厌氧微生物(梭杆菌属和拟杆菌属)和革兰氏阴性杆菌/迷你杆菌[铜绿假单胞菌、流感嗜血杆菌和卡他莫拉菌(以前称为卡他布兰汉菌)][3, 8-9]。其中一些微生物,如某些链球菌和葡萄球菌,能够产生透明质酸酶(hyaluronidase)和(或)纤维蛋白溶解酶(fibrinolysins),分解细胞黏合物质(透明质酸)

和纤维蛋白，从而使感染迅速扩散[10-11]。应尽早使用广谱抗生素，以减少感染在面部外侧局部排脓的可能性（图 3.3 B）。青霉素仍然是非过敏患者的首选药物。应向患者和（或）家长强调，使用抗生素无法从根本上治愈疾病，后续应行牙科治疗。

对于严重感染，必须取脓液或渗出液进行培养。需要注意的是，许多厌氧菌在一般培养条件下无法鉴定，只能进行特殊检测。在路德维希咽峡炎患者中较少观察到脓肿形成和淋巴结肿大，因此收集样本进行细菌培养可能存在一定困难。尽管如此，如果最初的抗生素治疗无效，应该在鉴定出致病菌后，采用更有针对性的抗生素。Molinari 强调抗生素耐药菌株的持续出现会使许多常见的抗生素无效[12]。

严重蜂窝织炎并伴有全身症状的患儿需要住院治疗，因为他们的临床体征或症状需要进行密切监测；同时，那些患者本人或患儿家长可能不能按医嘱进行治疗的也需住院治疗。在任何涉及口底播散性感染的情况下（例如路德维希咽峡炎），因为需要医护人员帮助维持气道通畅，所以住院治疗也是必不可少的。对于这些严重病例，建议非肠道给予抗生素。

牙齿发育异常

融合牙

融合牙（fusion of teeth）是两个（或多个）独立发育的乳牙或恒牙牙胚发生的融合。融合导致单个巨大牙齿的形成，引起受累牙弓中牙齿总数减少一个（或多个）。融合牙的影像学检查可见融合长度从牙冠（釉质/牙本质）直至牙根（牙骨质）。融合牙有各自独立的髓室和根管（图 3.5）。当融合范围仅影响相邻牙齿的牙根（牙骨质）时称为结合牙（见下文）。融合可发生于乳牙列及恒牙列。乳牙列的患病率因种族而异，欧洲人的平均患病率为 0.53%，西印度人为 1.5%，亚洲人为 3.53%[13]。融合牙通常位于口腔前部，上颌中切牙和侧切牙最为常见。融合牙可能发生在一些家族中，提示发病有遗传因素存在。在罕见的情况下，也可见乳牙的双

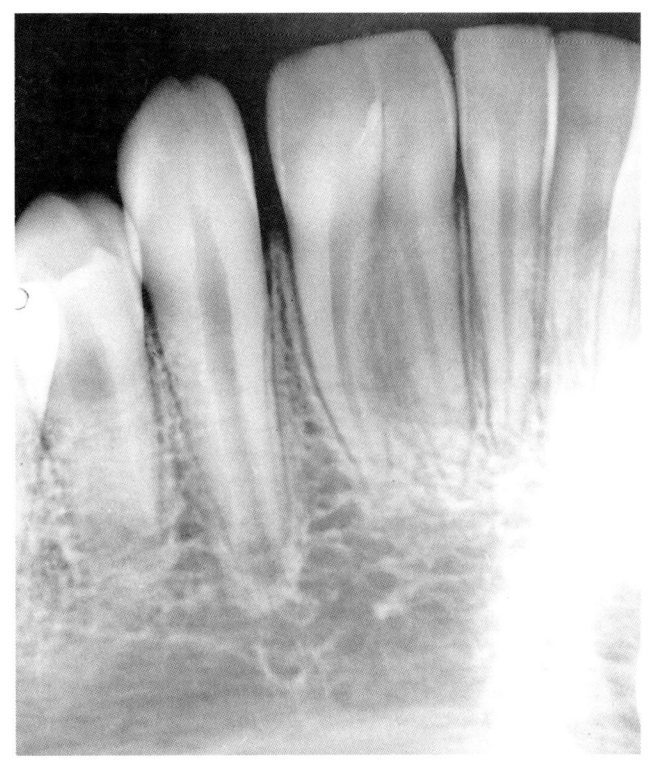

图 3.5 恒中切牙和侧切牙融合

侧融合和三颗牙融合[14-18]。

融合牙的冠部融合线处易患龋，使用修复体的替代治疗成为必要措施。而且，乳牙的融合牙常并发其中一颗继承恒牙先天缺失。因此，这类患儿常需儿童口腔科、牙体牙髓科、颌面外科、口腔修复科及正畸科等多学科综合治疗。可以用外科方法将融合牙进行切割和分离，尽管牙本质暴露，但这样的牙齿很容易在正畸治疗中移动，没有固连的风险。由于邻近结构或其他牙齿影像重叠的影响，采用传统影像学检查方法诊断融合牙较为困难，但锥形束计算机断层扫描（CBCT）有助于明确诊断并且确定融合的范围和确切位置。

结合牙

就像"融合牙"一样，结合牙也是从各自独立的牙胚发育时期开始生长在一起的。然而，与"融合牙"不同的是，结合牙仅在牙根处（仅涉及牙骨质）结合（图 3.6①）。结合牙通常涉及两颗牙齿，保存了两颗牙的临床牙冠以及各自的髓室。因此，牙弓中可见正常数量的牙冠。最常受累的是上颌磨

---

① 因版权限制，未展示。——译者注

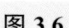

图 3.6

牙,如第二和第三磨牙结合,或第三磨牙与多生牙结合,尽管这种情况在下颌牙齿中也有报道[19-21]。尽管结合牙通常只影响两颗牙齿的发育,但偶有三颗牙齿受累的病例[17-18,22]。

这种情况的确切病因尚不清楚。据推测,局部创伤、咬合力过大、牙囊发育过程中生长空间受限以及(或)发育过程中和(或)发育后局部感染可能起一定作用[20]。提示可能存在结合牙的表现有:牙齿不完全萌出(或萌出困难),与咬颊或在颊侧对应区域形成创伤性溃疡相关的咬合问题,局部牙周炎症,以及上颌结节和(或)上颌窦底的骨折[20]。结合牙的存在可能会影响外科手术以及牙周、牙髓诊断和治疗。为了降低与结合牙相关的并发症风险,应根据情况改变治疗方案。

并生牙和双生牙

并生牙(gemination)应与融合牙或结合牙相区别。并生牙[或"牙齿分裂"("schizodontism")]是在牙胚发育期间成釉器内陷,使单个牙胚不完全分开而形成的畸形牙。并生牙在临床上表现为在单根之上分裂的牙冠(有两叶或两部分),其中包含一个扩大的或部分分开的髓室(图3.7)。牙冠通常比正常牙要宽,有一浅沟从切缘延伸到颈部。双生牙的患病率是可变的,通常情况下为0.1%~1%[23-25]。这种牙齿异常通常单侧发生,好发于口腔前部,并且在乳、恒牙中均可观察到,但是在乳牙列中更常见[24]。双侧并生牙非常罕见,据报道,乳牙和恒牙的患病率分别为0.01%~0.04%和0.02%~0.05%[23,25-28]。与融合牙相似(详见前文),并生牙的出现有家族倾向性,但也可能受到环境因素的影响[24,29-30]。与并生

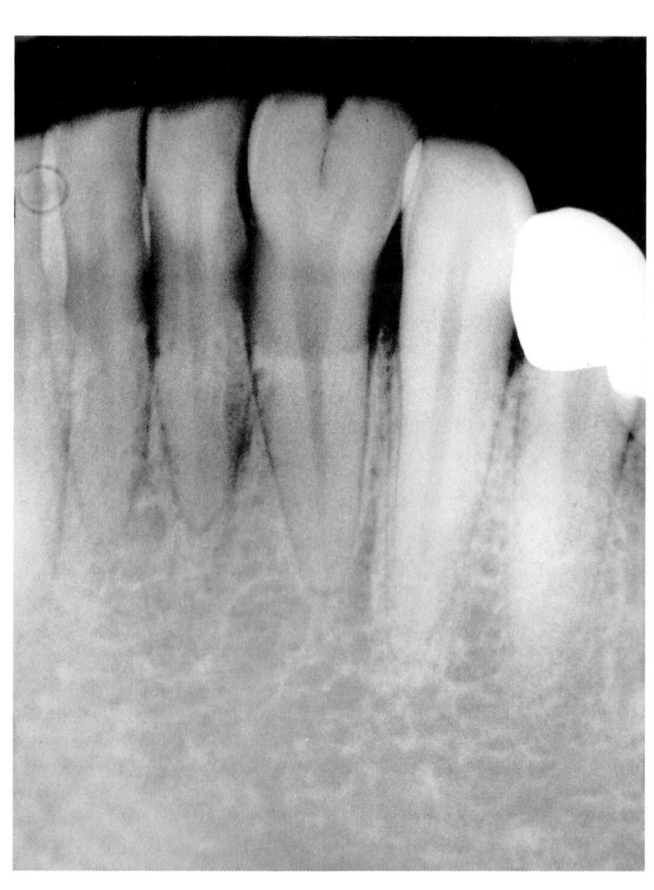

图 3.7 下颌侧切牙并生牙。牙冠有唇侧沟,较正常牙冠宽

牙不同,双生牙(twinning)的产生是单个牙胚在发育阶段完全分裂,导致单个牙蕾发育出两颗独立的牙齿,从而在受累牙弓内产生一颗额外的牙齿。

并生牙带来的临床挑战包括不美观、牙齿拥挤、龋齿风险增加和牙周问题。恒前牙并生牙的治疗包括减小其近远中径,促进正常咬合关系的建立。如果牙冠不是特别大,建议定期行邻面"片切";如果牙本质暴露,则最终需要牙体修复治疗。

但如果牙冠过大而无法修饰其外形，则需拔除患牙，进行正畸和修复联合治疗。

牙内陷（牙中牙）

牙内陷是一种发育异常现象，即在牙齿矿化之前，成釉器内陷到牙乳头中。部分牙釉质和牙本质层包裹到牙齿结构中，在影像学上表现为"牙中牙"（Dens in Dente）。内陷部位衬有牙釉质和盲孔，使得内陷窝和髓腔之间可能存在连通或相邻近（图 3.8）。这种发育异常在乳、恒牙列中均可发生，患病率约为 0.17% ~ 10%[31-32]。据报道，乳牙列发病以男性更为常见[31]，恒牙列发病则以女性更为常见[33]，或没有性别差异[34]。

80% ~ 90% 的牙内陷发生在上颌恒侧切牙，其次是上颌尖牙或其他上颌后牙，很少在下颌牙齿中观察到[31-32, 35]。当出现深的舌侧窝时应怀疑有牙内陷发生，这可能是牙内陷最轻的表现。例如，在一项针对 58 个家庭的研究中，患有牙内陷儿童的父母中超过 1/3 有牙内陷或深的舌侧窝[36]，这说明牙内陷为常染色体显性遗传，并有变异性和不完全外显率（定义详见第 6 章）。尽管牙内陷通常是一种非综合征的表现，但有病例报道[37]牙内陷与 Williams 综合征相关（尽管一项包含 45 个病例的研究发现有各种口腔表现[38]，但其中未提及牙内陷），"疑似"发生在 Nance-Horan 综合征中（一名受累女性的上颌切牙发生了两个非龋源性自发性脓肿）[39]并在一名男性病例中得到证实[40]，以及"疑似"与 Ekman-Westborg-Julin 综合征（乳牙/恒牙列巨大牙、牙列拥挤、畸形中央尖、牙齿阻生和其他异常等各种表现）相关[41]。最近，在患有 X 连

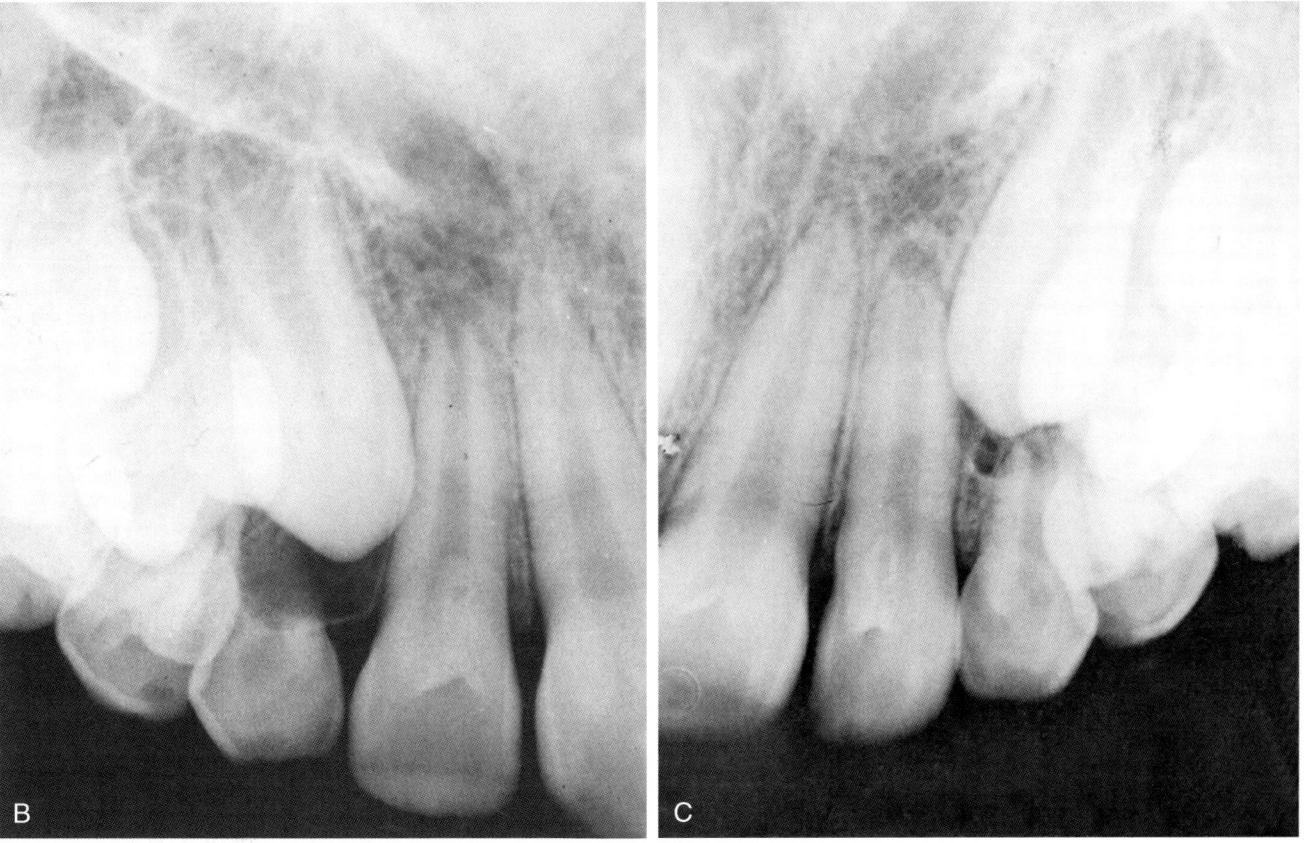

图 3.8 A 中上颌侧切牙舌面上小的、"不卡探针的"点隙是 B 和 C 中 X 线片显示的牙内陷的唯一提示

锁牛牙症、过小牙和牙内陷的患者中发现了 Kinesin 家族成员 4A（KIF4A）基因中的错义突变[42]。据报道，在下颌乳尖牙、上颌乳中切牙和下颌第二乳磨牙中也有罕见的牙内陷发生。发生牙内陷的前牙常表现为正常形状和大小，但其他位置的牙齿可能有形态异常。Oehlers 分类法常用于描述牙内陷形态的变化[43]。

建议在牙内陷开口处应用封闭剂或充填体预防牙髓受累。如果在牙齿完全萌出前发现牙内陷，可以去除部分牙龈组织以便进行窝洞预备和充填。牙内陷常引起牙髓坏死，儿童可能会发生急性脓肿。这类牙齿的预后取决于髓腔形态和牙冠的可修复性（图 3.9）。

畸形中央尖和畸形舌尖

畸形中央尖是在后牙的咬合面上形成一个副牙尖的牙齿发育异常（图 3.10）[44]。在前牙上形成的畸形中央尖被称为畸形舌尖，其典型形状类似于鹰的爪（图 3.11）[44]。高达 15% 的阿拉斯加爱斯基摩原住民和北美印第安人存在畸形中央尖[45-46]。亚裔（包括中国人、马来人、泰国人、日本人、菲律宾人和印度人）也有较高的畸形中央尖/畸形舌尖的发生率（0.5%～4.3%）[44, 47]。畸形中央尖和畸形舌尖在乳、恒牙中均可发生。畸形舌尖在上颌前牙舌侧（或颊侧）的发生率高于下颌，一般在釉质牙骨质界附近形成，包含釉质、牙本质和牙髓（图 3.12）[48]。

对于不太常见的下颌畸形舌尖，男性的发生率比女性高[47]。大多数下颌畸形舌尖（超过 90%）发生在恒牙[47]。在恒牙中，舌侧牙面上形成畸形牙尖（约 68%）比颊侧更常见（30%）。虽然罕见，但仍有记录显示了单颗牙齿的舌侧和颊侧均发生畸形牙尖的情况[47]。当单侧畸形舌尖在下颌的发生频率最高时，约 1/5 的病例是双侧发生的[47]。"双牙畸形"约有一半与下颌畸形舌尖同时发生[47]。

畸形中央尖导致不美观并且干扰咬合，这可能导致错𬌗、咬合面的非典型磨损和（或）畸形中央尖的折断。如未萌出，会出现类似于复合牙瘤或多生牙的表现，导致不必要的手术。如果畸形舌尖和牙齿之间的沟很深，应进行封闭并监测龋齿的发展。额外的牙尖应定期调磨，并在局部使用氟化物，必要时应当进行牙髓治疗[49]。当额外的牙尖使牙齿移位或以其他方式导致对颌牙排列不齐或咬合不良时，可以考虑进行正畸治疗[47]。然而，额外牙尖的存在会使理想的正畸治疗变得困难，除非调磨额外的牙尖或对颌牙的牙面，以允许在后牙实现最大的牙尖之间的咬合，或者在前牙实现理想的覆𬌗、覆盖。

球形牙

球形牙是一种影响磨牙和尖牙区域的表征。受影响的后牙变大，呈球状外观，缺乏明显的牙尖或主要的咬合面窝沟形态。受影响的尖牙也可能有釉质发育不全的表现。切牙似乎不受这种情况的影响。这种表征在乳、恒牙列均可发生，但在乳牙列中往往更严重。此外，球形牙与牙龈炎症或增生以及牙齿萌出延迟有关（图 3.13）。

球形牙是耳牙综合征（也称为耳牙发育不良，OMIM#166750；www.omim.org）的标志性特征。耳牙综合征是一种罕见的常染色体显性遗传病，表现为后牙列的牙齿形状和大小不规则（球状、南瓜状牙齿），以及高频感音神经性听力损失。

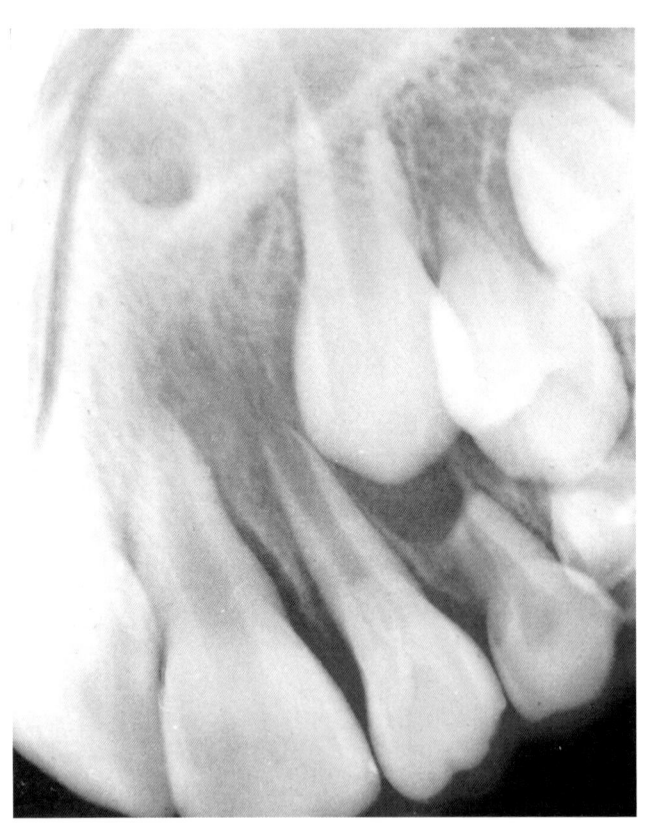

图 3.9 上颌侧切牙牙内陷。内陷处与髓室相通，导致牙髓坏死

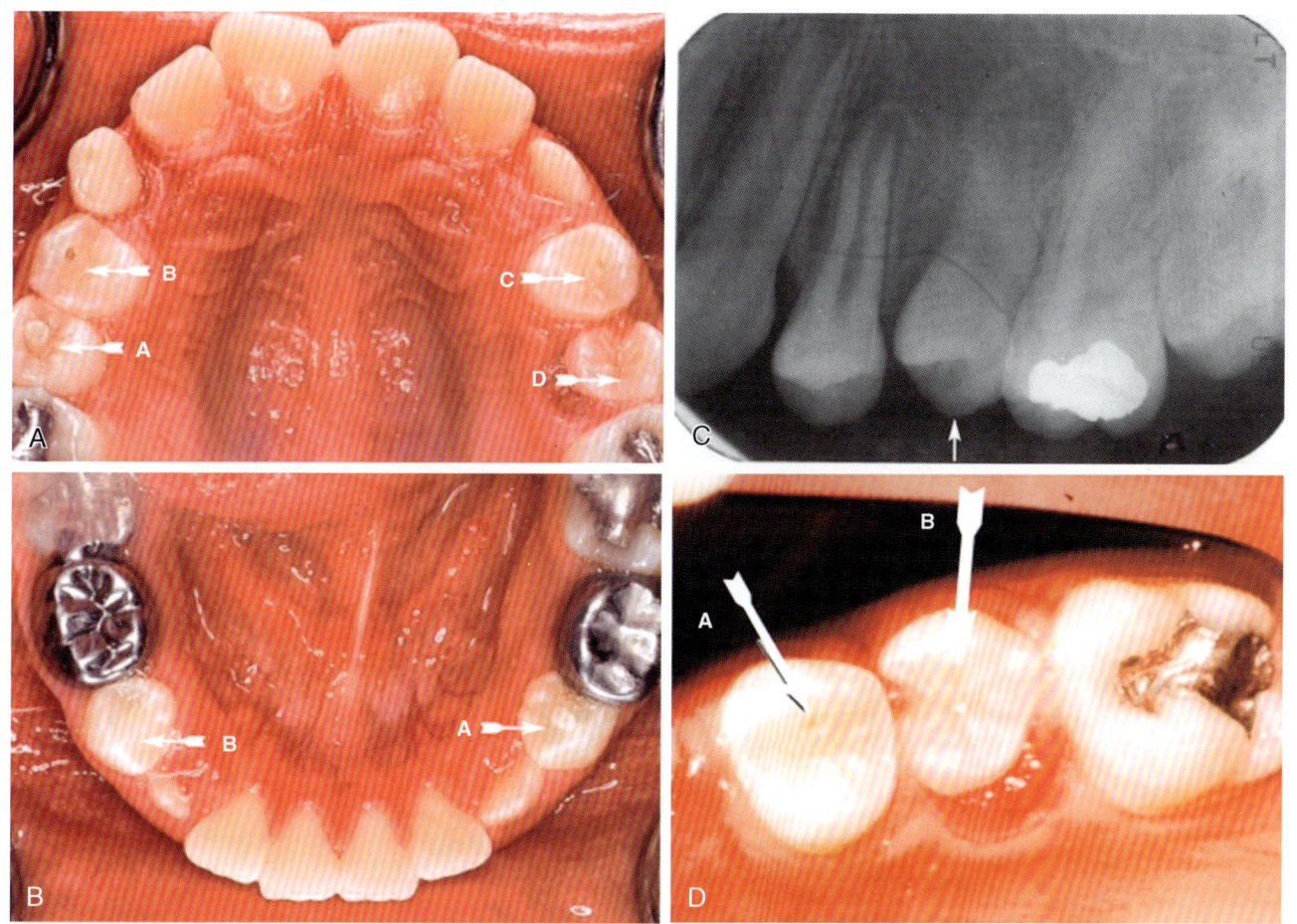

图3.10 在一名西班牙裔女性患者（9岁4个月）牙列中观察到畸形中央尖。A. 4号牙齿上的畸形中央尖（A箭头所指部位），5号和12号牙齿在畸形中央尖折断部位出现龋齿（B和C箭头所指部位），13号牙齿上出现白色晕圈（D箭头所指部位）。B. 畸形中央尖表现为21号牙齿上的横向隆起（A箭头所指部位）和28号牙齿上的横向轻微隆起（B箭头所指部位）。C. 13号牙齿（箭头）的根尖片显示了牙根发育异常和近中牙周骨质缺损。D. 12号牙齿上的畸形中央尖折断后的咬合面龋（A箭头所指部位）和13号牙齿上代表畸形中央尖折断的白色晕环（B箭头所指部位）（Reproduced from The Journal of the American Dental Association, Vol 133（Issue 2）, Shelly Stecker and Anthony J. DiAngelis, Dens evaginatus: A diagnostic and treatment challenge, pages 190-193, Copyright（February 2002）with permission from Elsevier）

牙齿早失（early exfoliation）

儿科患者常见乳牙萌出或脱落时间的变化。与乳牙正常脱落时间相差18个月左右都可能被认为是正常的，但这种差异应与牙齿发育的其他方面相一致。5岁以下且无外伤史的儿童出现牙齿脱落应当引起特别注意，这可能与局部或系统性疾病有关[50]。

由牙周炎造成的乳牙早失并不常见，需要进行更多有关研究（详见第5章和第15章）。与低磷酸酯酶症一样，牙周炎似乎是乳牙早失的最主要原因。根据2017年世界牙周和种植体周围组织疾病状态分类研讨会的共识，大多数以前被定义为"局限性侵袭性牙周炎"（也称为"早发性""青春期前"和"青少年"牙周炎）[51]的病例现在被分类为Ⅲ期C级牙周炎（图3.14至图3.16）[52-53]。尽管这一新的Ⅲ.C命名描述了一种疾病快速进展的严重状态，但是相同的命名也适用于各种高风险牙周病患者，如糖尿病患者和（或）重度吸烟者。因此，临床上记录疾病快速进展的情况、早发情况和磨牙/切牙模式等患者特异性的诊断信息十分重要，以便于通过正确的诊断制订治疗计划和干预措施。撒哈拉以南非洲裔和非裔美国人中的发病率较高，且呈现家族聚集性。遗传因素也可发挥作用并具有异质性[54-57]。关于侵袭性牙周炎、遗传学和表观遗传学的更多信息详见第6章。

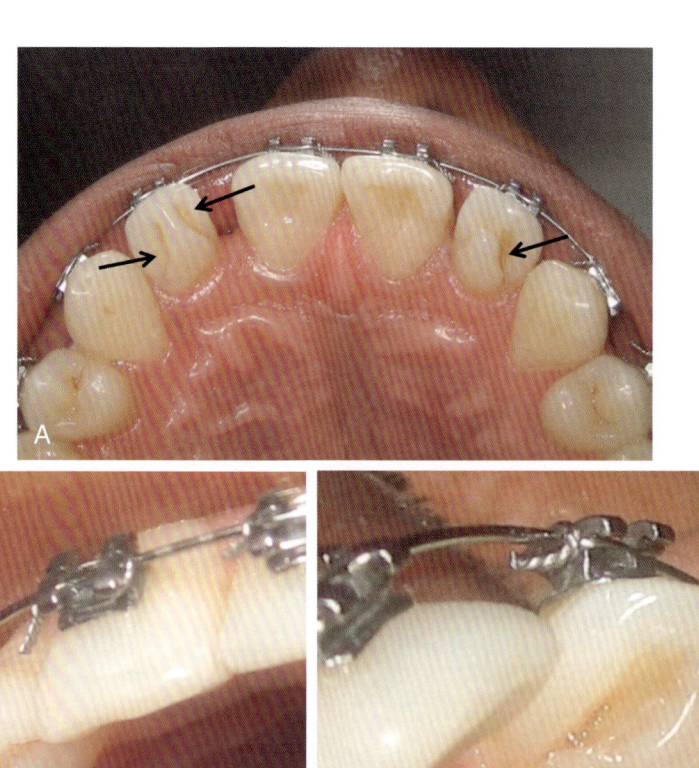
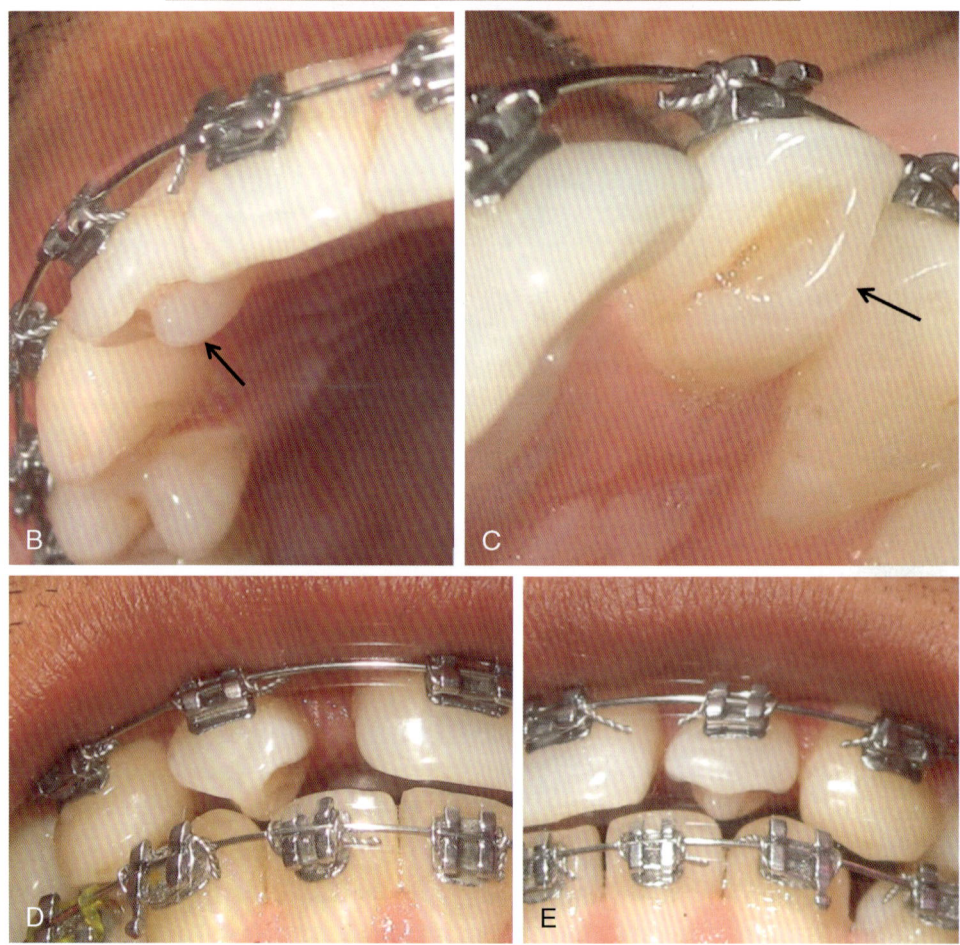

图 3.11 "畸形舌尖"是畸形中央尖的一个亚型,因其形状与鹰爪相似而得名。A 至 C. 完整的畸形舌尖(黑色箭头)。D 和 E. 畸形舌尖与下前牙相接触的切端视图〔Reproduced from Case Reports in Dentistry, Volume 2016, Article ID 5843231, Ankit Arora, Padmaja Sharma, and Surendra Lodha, Case Report-Comprehensive and Conservative Management of Talon Cusp: A New Technique., https://doi.org/10.1155/2016/5843231,(Copyright 2016), with permission Ankit Arora et al.〕

低磷酸酯酶症

低磷酸酯酶症(hypophosphatasia)是一种代谢紊乱性疾病,其特征是血清、肝、骨骼、肾中缺乏足够的功能性组织非特异性碱性磷酸酶(ALPL)而导致骨质矿化不全。ALPL 基因中具有病理意义的种系 DNA 突变是导致这种酶缺乏的原因。因此,ALPL 在健康个体的组织矿化中起着至关重要的作用,但被诊断为低磷酸酯酶症的患者会在其血液和尿液中产生磷酸乙醇胺、5'-磷酸吡哆醛(维生素 B_6)和无机焦磷酸盐(PPi)水平的积累。这种细胞外 PPi 的积累最终导致婴儿和儿童骨骼不完全钙

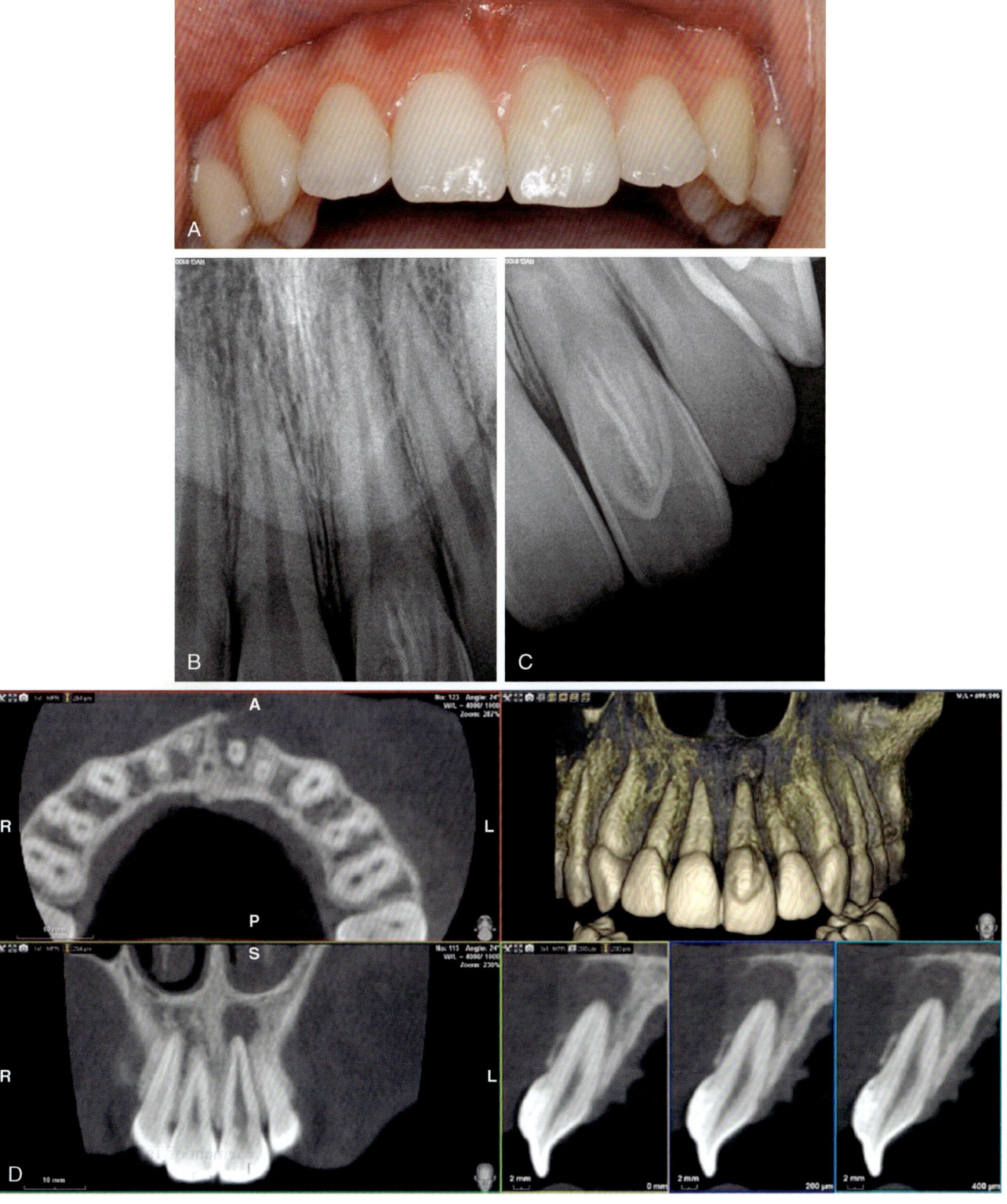

图 3.12 一名 16 岁白人女性中切牙颊面的畸形中央尖（畸形舌尖）。**A**. 口内检查。**B** 和 **C**. 切牙畸形牙尖的口内根尖 X 线片。**D**. 锥形束计算机断层扫描（CBCT）矢状面显示根尖周病变和畸形牙尖的存在。A，颊侧；I，切端；P，腭侧；S，根尖方 [Reproduced from Journal of Esthetic and Restorative Dentistry, Vol. 29, Mena-Alvarez J, Rico-Romano C, Lobo-Galindo AB, Zubizarreta-Macho A., Endodontic treatment of dens evaginatus by performing a splint guided access cavity., pages 396-402, (Copyright 2017), https://doi.org/10.1111/jerd.12314; with permission from John Wiley and Sons Publisher.]

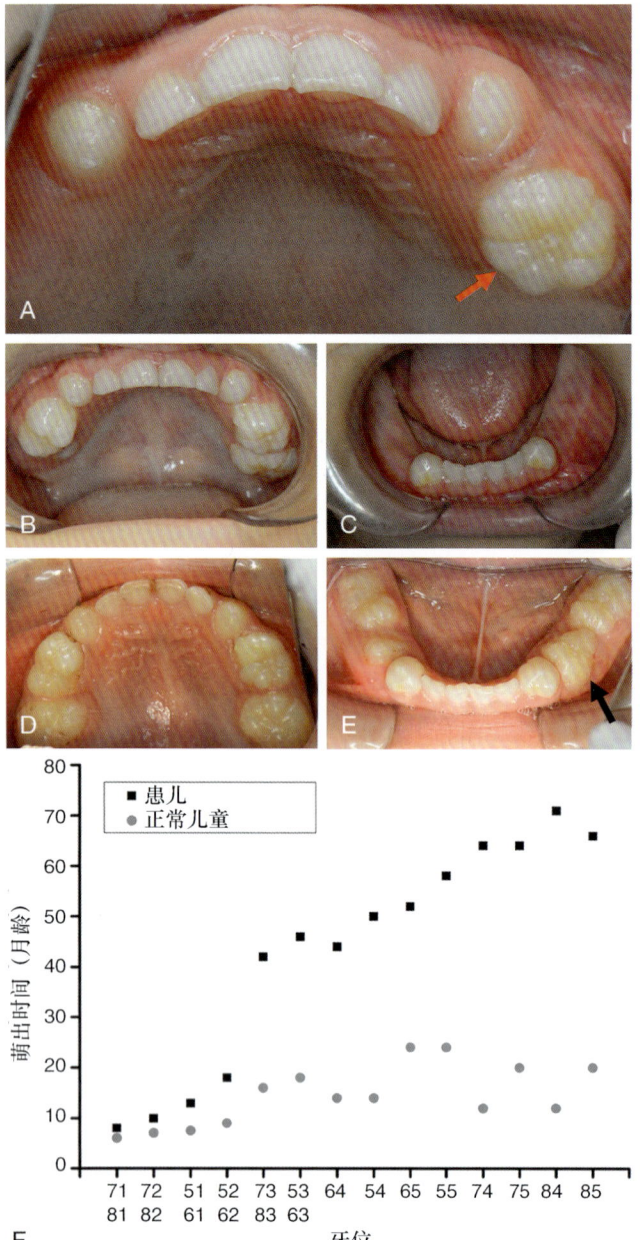

图 3.13 球形牙（伴有耳牙综合征）：口腔检查可见 4 岁（**A**）、5 岁（**B** 和 **C**）及 6 岁（**D** 和 **E**）时尖牙和磨牙发育异常。左上第一磨牙增大，状如南瓜（红色箭头）。左下第一乳磨牙（#74）有轻微移动，颊舌侧龈缘有牙菌斑堆积，牙龈发炎肿胀（黑色箭头）。**F**. 耳牙综合征患者的乳牙萌出时间及其与正常儿童的对照。在这些患者中，我们可以观察到乳尖牙和乳磨牙的萌出延迟［Reproduced from the original as a two-panel image with permission from BMC Oral Health Volume 19，164，by Su，J.，Zeng，S.，Ye，X. et al.，"Three years of follow-up of otodental syndrome in 3-year-old Chinese boy：a rare case report，"（Copyright 2019），https://doi.org/10.1186/s12903-019-0860-z，（http://creativecommons.org/licenses/by/4.0/）］

化（佝偻病）以及成人骨软化。被诊断为低磷酸酯酶症儿童的主要口腔表现是乳前牙由于牙骨质缺陷而过早脱落。幼儿牙齿丧失可能是自发脱落，也可能是在没有牙龈炎症的情况下由微小外伤导致。牙槽骨吸收可能局限于前牙区。

低磷酸酯酶症的分类包括常染色体隐性遗传致死性幼儿型（OMIM#241500，www.omim.org）、常染色体隐性遗传轻症青少年型（OMIM#241510，www.omim.org）以及常染色体显性或常染色体隐性遗传成人型（OMIM#146300，www.omim.org）。这些都是病理性 ALPL 基因杂合或纯合突变导致的。Hu 等指出，一般来说，这种疾病症状出现越早，其情况越严重[58]。乳牙早失常发生于青少年型，尽管成人型也可有恒牙早失、髓室扩大和严重龋病的病史[58]。此外，成人型也可能没有相关表现。牙齿型低磷酸酯酶症也与 ALPL 基因中具有病理意义的突变相关，尽管表型涉及牙齿而不是骨骼[59]。牙齿型低磷酸酯酶症和低磷酸酯酶症可能发生在同一家族中[60]。诊断性检查应包括检测患儿及其有血缘关系的亲属的血清碱性磷酸酶水平。值得一提的是，必须根据患者年龄和性别调整血液中血清碱性磷酸酶的正常值范围。3 岁女孩的正常值与 7 岁男孩的正常值是不同的。

假性低磷酸酯酶症由 Scriver 和 Cameron 首先提出[61]，该疾病较为罕见，患儿表现为青少年型低磷酸酯酶症和尿液中磷酸乙醇胺水平升高，但碱性磷酸酶活性正常。然而，临床表现与青少年型低磷酸酯酶症相似。假性低磷酸酯酶症主要是由于碱性磷酸酶对人工底物有活性，而对内源性底物作用活性不足，导致临床表现与低磷酸酯酶症相似。

巨颌症（家族性骨纤维异常增殖）

巨颌症（cherubism；OMIM #118400，www.omim.org）是一种罕见的影响儿童下颌发育的疾病。患儿面型丰满，眼球抬高，因此而得名。巨颌症通常为常染色体显性遗传，女性患病相对较少。该病表型具有多样性，父母在临床上虽然表现正常，但可能有面部肿胀史或影像学检查显示下颌骨骨骼结构异常（图 3.17）。虽然疾病会在青春期后稳定甚至消退，但有报道提示一些侵袭性强的病例可能会发生非常严重的后果[62]。据报道，至少有 4 例非家族性巨颌症，提示偶尔会发生由自发性突

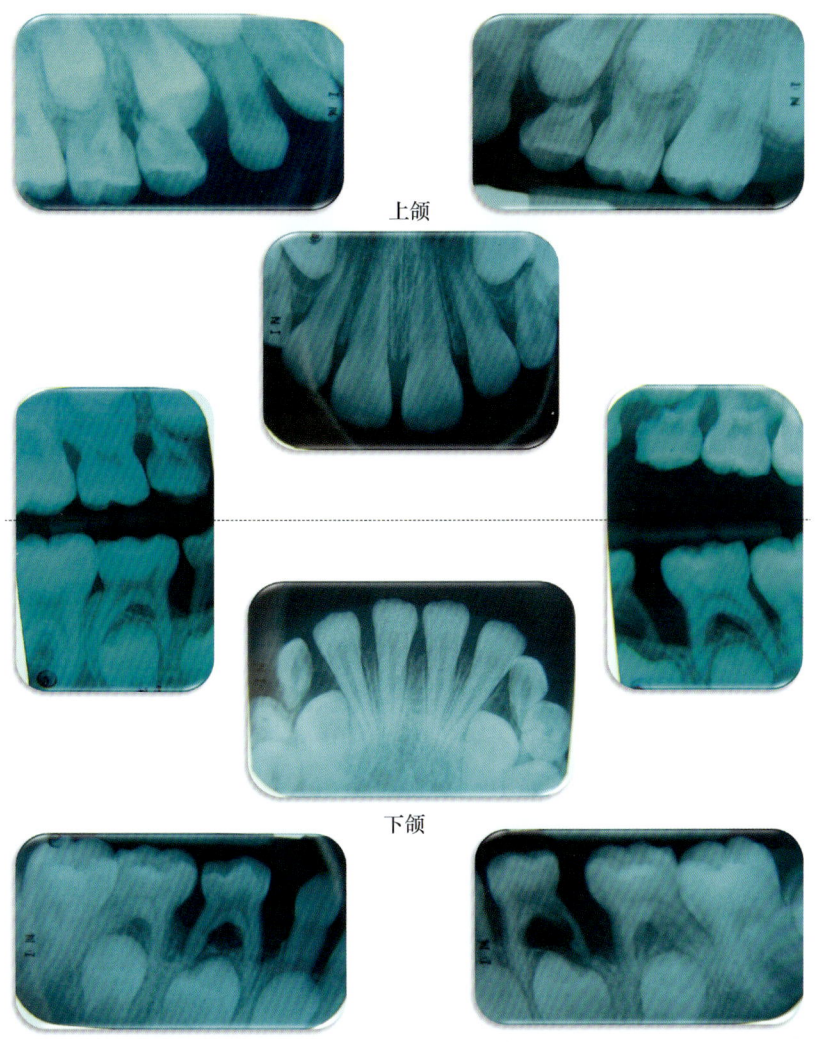

图 3.14 一名 9 岁非洲裔美国女性的 X 线检查图像。图中显示其乳磨牙周围有严重骨质丧失，该女性被诊断为乳牙列Ⅲ期 C 级磨牙/切牙型牙周炎（以前称为局限性侵袭性牙周炎或青春前期牙周炎）（Courtesy Dr. Luciana Shaddox）

变引起的散发病例。巨颌症有时也可能与较为罕见的常染色体隐性遗传疾病 Ramon 综合征（巨颌症、眼部异常、癫痫、心智缺陷、多毛症、生长不足、青少年类风湿关节炎以及牙龈纤维瘤病；OMIM #266270，www.omim.org）相关[63]。

巨颌症患者 SH3 结构域结合蛋白 2（SH3BP2）基因突变可能导致功能增强或显性负效应，通过活化 T 细胞核因子 1（NFATc1）增强肿瘤坏死因子-α（TNF-α）诱导的破骨细胞生成和 TNF-α 介导的炎性骨丧失[64-66]。颌骨对称性肿大为巨颌症早期特征性临床表现。影像学检查可见该病症呈现多部位的骨破坏区域（空泡样变）和骨皮质变薄（图 3.18）。病变区域的牙齿可能由于支持骨丧失或牙根吸收而过早脱落，恒牙也可由于牙根发育障碍而早失。牙齿可能自发脱落，或孩子把牙齿从软组织中拽下来。由于病损组织的生长，发育中的恒牙常异位萌出。

McDonald 和 Shafer 曾报道一名 5 岁女性患儿上、下颌骨对称性肿大的病例[67]。影像学检查发现上、下颌骨有多房性的囊腔。全身骨骼检查在其他骨骼未发现类似病变。显微镜观察骨磨片发现基质中大量多核巨细胞弥漫性分布。巨细胞大而不规则，有 30～40 个细胞核。在为期 10 年的观察中，骨骼病变并无明显进展。

图 3.18 中的患者随访至其成年期，患者口腔恢复令人满意。图 3.18 A 至 I 中的正面照显示，随着面部高度的增加，由下颌骨双侧肿胀引起的"胖乎乎"的外观已不太明显。上、下牙弓的 7 颗恒牙得到保留并准备佩戴 Baker 附着体。全口义齿修复恢复了功能并改善了外观。

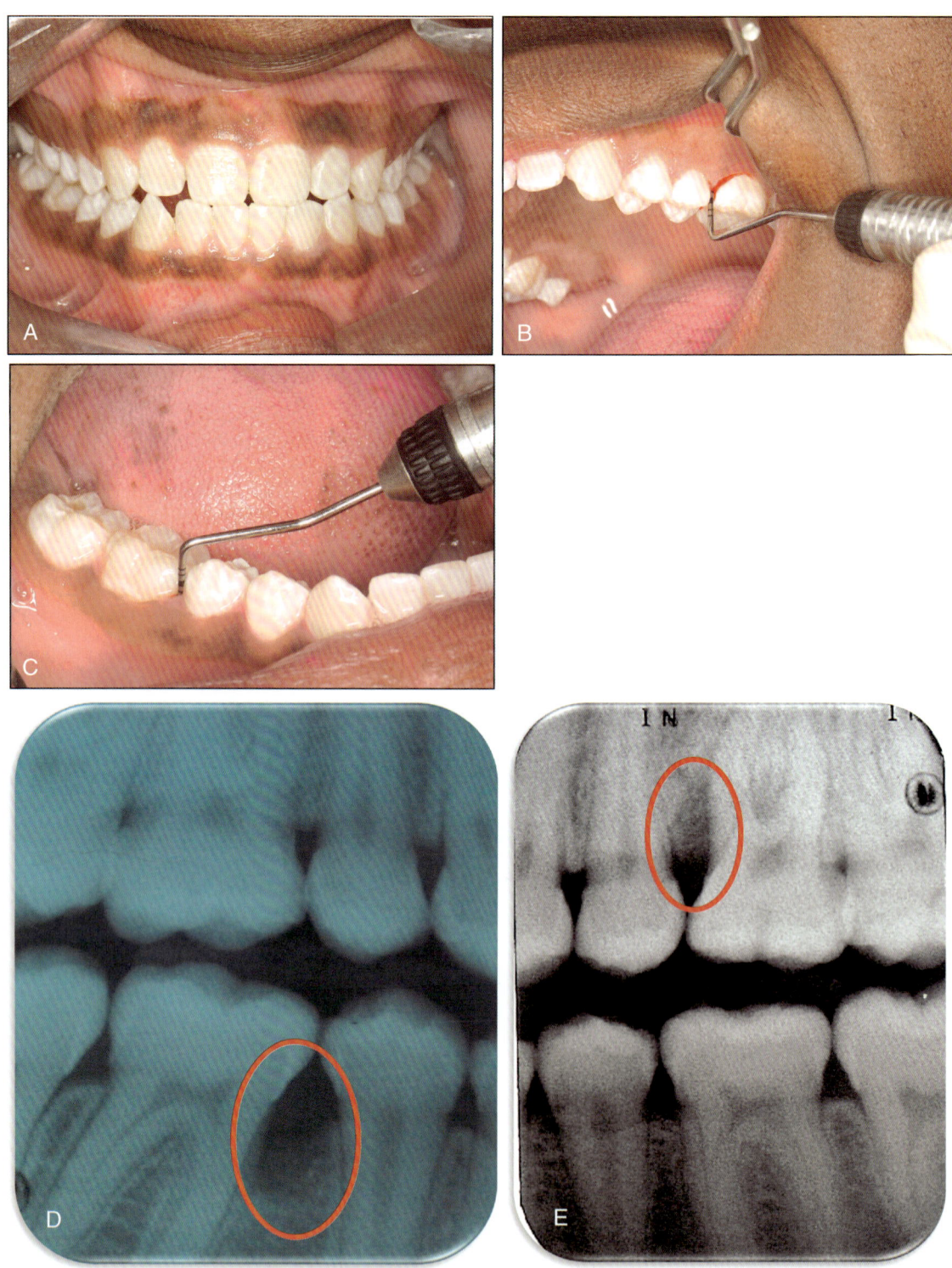

图 3.15 一名 15 岁非洲裔美国男性被诊断为恒牙列Ⅲ期 C 级磨牙 / 切牙型牙周炎（以前称为局限性侵袭性牙周炎或青少年牙周炎）的图像。**A**. 患者的微笑像及其看起来健康的牙龈组织。**B**. 探诊左上第一磨牙近中，显示牙周袋深 8 mm，伴有严重的附着丧失和出血。**C**. 探诊右下第一磨牙近中，显示牙周袋深 8 mm，伴有严重的附着丧失和出血。**D**. 影像学检查结果显示，右下第一磨牙近中可见 U 形骨丧失（圆圈所示）。**E**. 影像学检查结果显示，左上第一磨牙近中可见垂直骨丧失（圆圈所示）（Courtesy Dr. Luciana Shaddox）

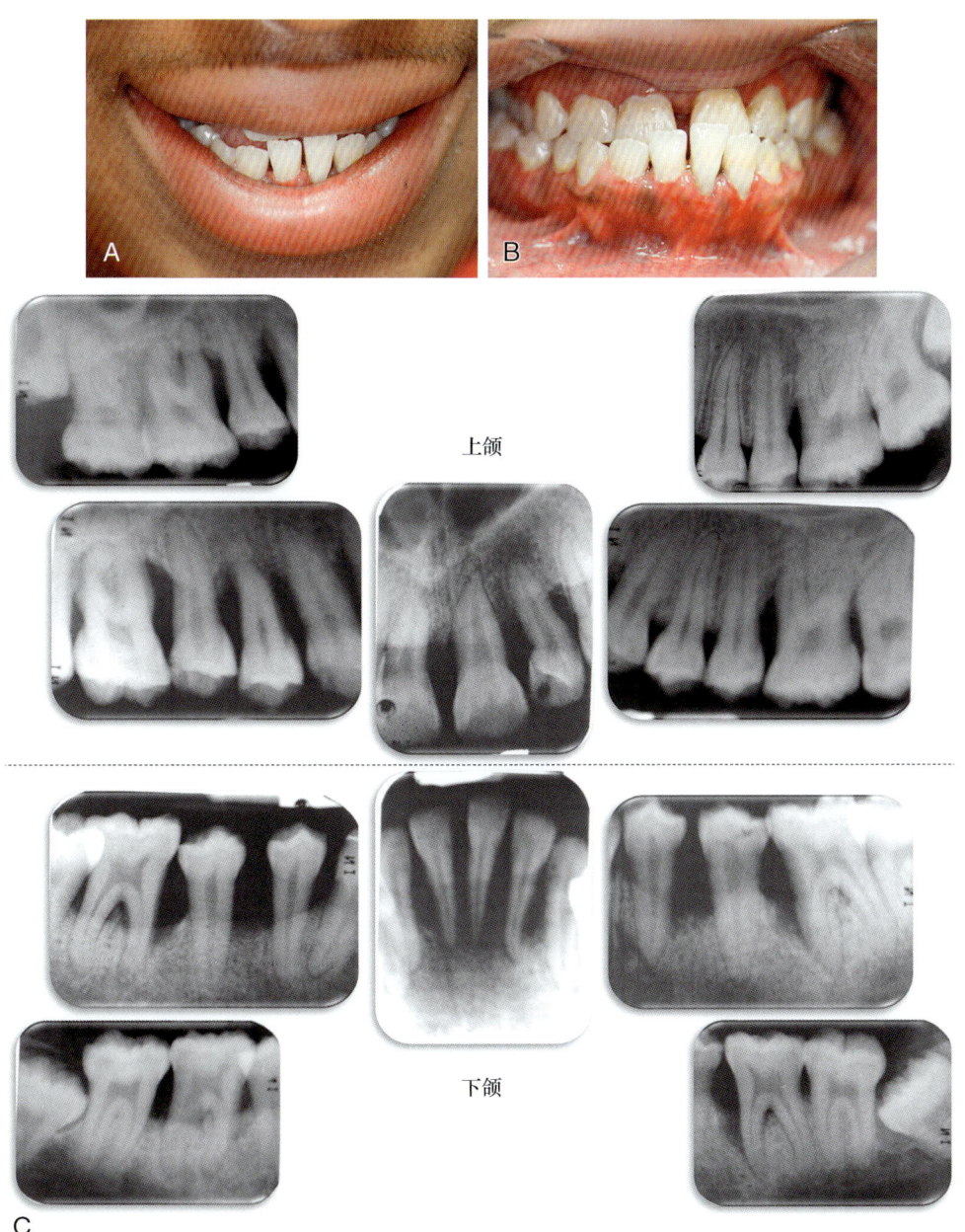

图 3.16 一名 19 岁非洲裔美国男性被诊断为恒牙列 Ⅳ 期 C 级广泛性牙周炎（以前称为广泛性侵袭性牙周炎或早发性牙周炎）的图像。**A.** 患者微笑像。**B.** 患者咬合像，前视图。**C.** 全口根尖片示多数牙严重骨丧失（Courtesy of Dr. Luciana Shaddox）

  Pierce 等报道了对患有遗传性颅面骨纤维异常增殖症的母亲及其两个女儿进行的长达 15 年的牙科治疗[68]。女儿们的临床和影像学表现与刚刚描述的患者相似，但作者认为骨纤维异常增殖症和巨颌症是独立存在的。尽管对女儿们的治疗更为激进，却几乎保存了完整的牙列。治疗包括通过外科手段进行的几颗牙齿的自体移植和骨成形术。还对其中一个孩子进行了正畸治疗。对另一个孩子也建议进行正畸治疗，但被拒绝了，术后 3 年随访这个孩子，其牙齿排列情况是可以接受的。von Wowern 发表了一篇详尽的文献综述并对巨颌症家族进行了为期 36 年的随访[69]。

颌骨发育不良综合征

  牙骨质-骨增生性病变和颌骨骨髓炎导致的面部畸形也与颌骨发育不良综合征（gnathodiaphyseal dysplasia）有关。颌骨发育不良综合征是一种罕见的常染色体显性遗传的成骨不全症，发病时间为

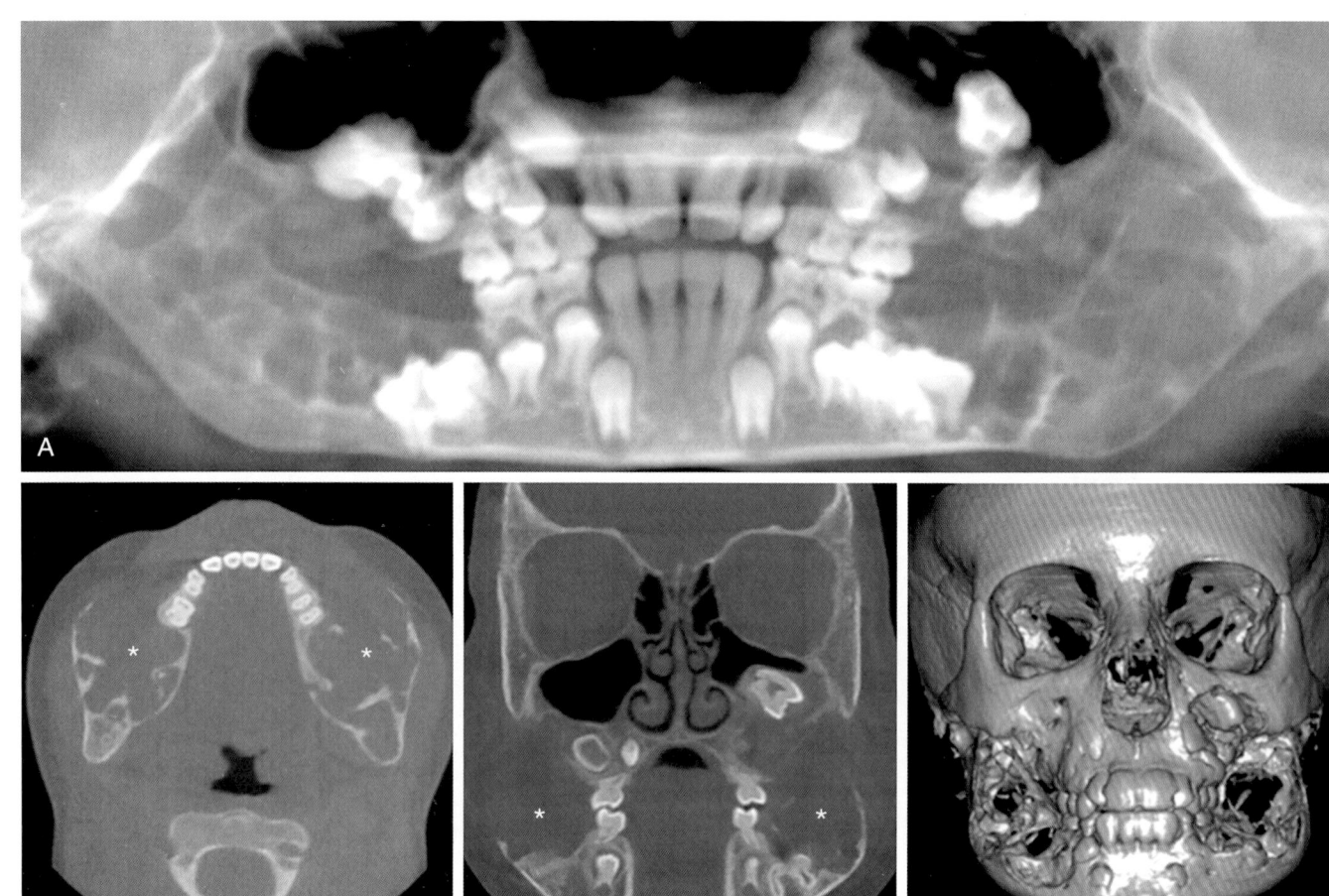

图 3.17　一名 8 岁男孩，双侧面部进行性无痛性对称增大。A. 锥形束计算机断层扫描（CBCT）重建清晰显示了面部双侧的低密度多囊结构，上下颌骨发生变形及对称性增大，同时出现牙列异常（恒牙移位和第一磨牙不萌）。B 和 C. 轴位和冠状位 CBCT 图像显示多房假性囊性溶骨性病变，伴少数不规则骨间隔（星号所示），无骨膜反应、牙齿移位和下颌管侵犯。D. 如三维 CBCT 重建所示，患者呈现上下颌面部肥大性溶骨性损伤的典型巨颌症表现［Reproduced from the original with permission from Insights Imaging, Volume 9, pages 571-589, by Salvatore Stefanelli, Pravin Mundada, et al., "Masses of developmental and genetic origin affecting the paediatric craniofacial skeleton,"（Copyright 2018），Springer Nature Publisher，（http://creativecommons.org/licenses/by/4.0/）］

0～20 岁。该病的发生与 anoctamin 5（ANO5）基因中具有病理意义的遗传突变有关[70]。

肢端疼痛症

肢端疼痛症（acrodynia）或红皮病是由儿童少量汞暴露引起的，软膏或药剂是汞的主要来源。Weinstein 和 Bernstein 报道了一例 20 个月大的双胞胎女婴因典型肢端疼痛症表现而就诊的病例[71]。进一步调查发现，这对双胞胎姐妹在过去的 4 个月里曾每周 1～2 次接触含汞的牙粉。在有些国家依然可以买到这样的产品。Horowitz 等报道了两个年轻的兄弟，他们在反复玩耍破碎的血压计后被诊断出肢端疼痛症[72]。牙科所使用的银汞合金充填体不会导致肢端疼痛症。

该病的临床表现包括发热、厌食、手掌和足底脱屑（使之变成粉红色）、多汗、心动过速、胃肠功能紊乱，以及肌张力减退。口腔表现包括黏膜炎症和溃疡、唾液分泌过多、牙槽骨吸收及牙齿早失（premature exfoliation）。

低磷血症（家族性或 X 连锁低磷酸血症性佝偻病或抗维生素 D 佝偻病）

低磷血症（hypophosphatemia；低磷酸血症性佝偻病，hypophosphatemic rickets）是由维生素 D 代谢或作用紊乱引起的。低磷血症有常染色体隐性、X 连锁显性和 X 连锁隐性等多种遗传方式，具

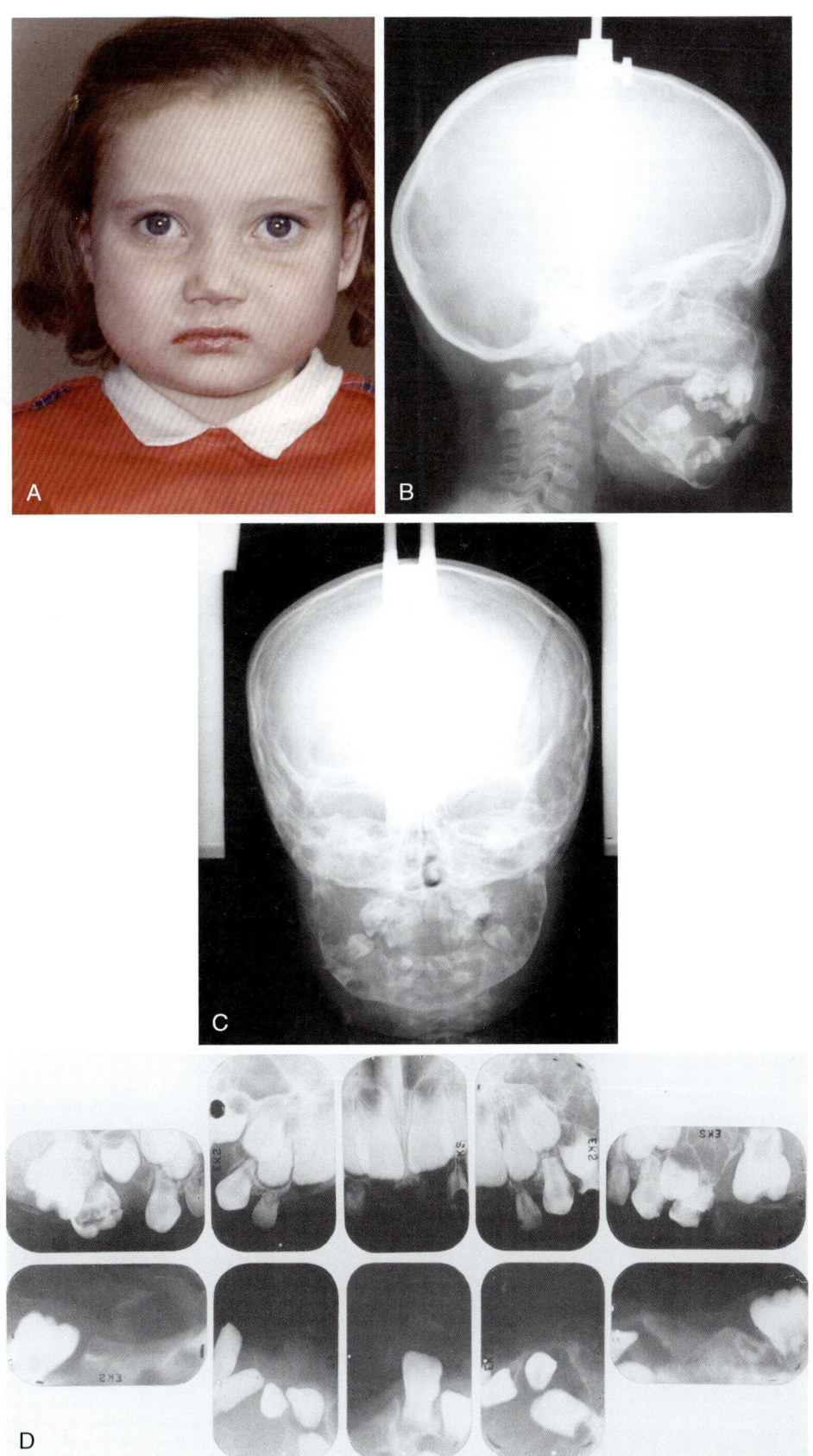

图 3.18 **A**. 双侧下颌骨肿大导致的面颊肿胀。**B** 和 **C**. 头颅侧位和前后位头影测量片显示在骨质大面积破坏区，可见下前牙移位，上下颌骨有多房性囊腔，并且有牙齿缺失。**D**. 全口牙齿根尖片显示大面积骨破坏及多颗牙齿缺失。**E** 至 **H**. 患者 18 岁时，有良好骨支持的恒牙作为 Baker 附着体的基牙，完成了全口义齿修复。**I**. 修复后的口腔和改善的面容

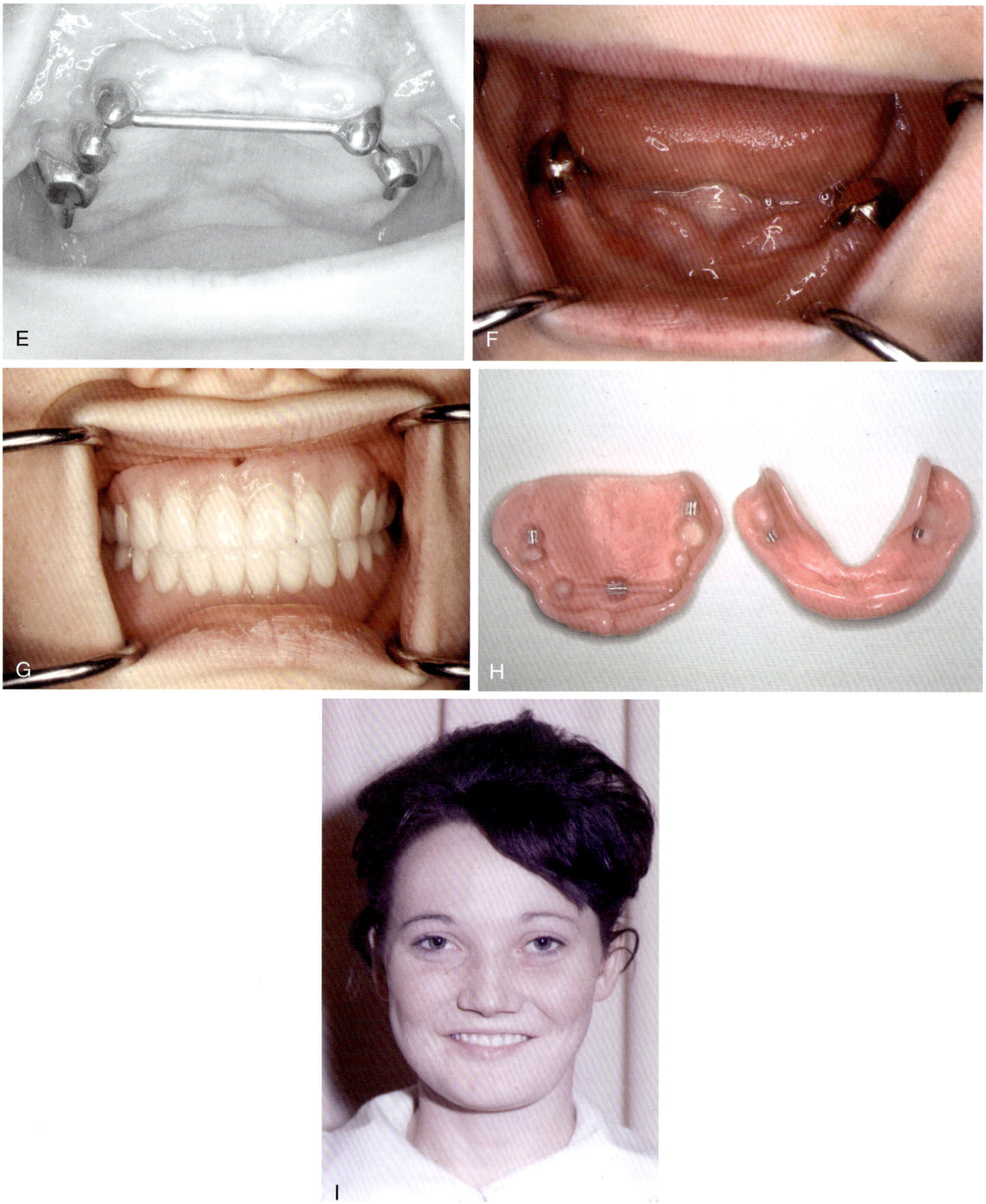

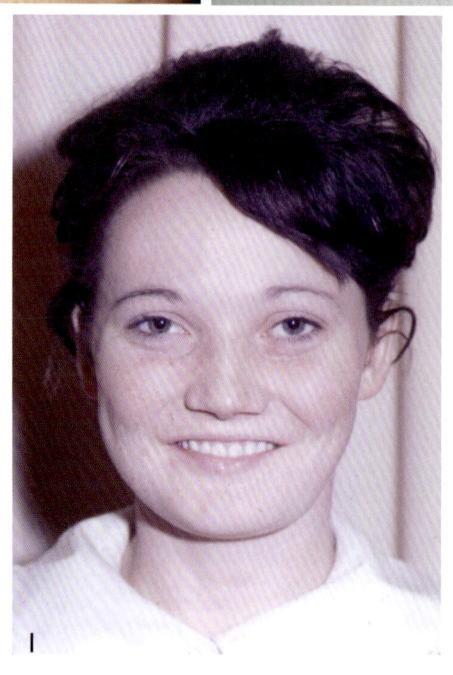

图 3.18（续）

有遗传异质性。在 2 岁时临床特征开始显现，包括患病男孩身材矮小和下肢弯曲。牙齿过早脱落有时也是其临床特征[50]。与口腔表现相关的类型为涉及 FGF23 基因的常染色体显性遗传（OMIM #193100，www.omim.org）[73]，或为涉及 X 染色体上磷酸调节内肽酶同源物 X 连锁（PHEX）基因的 X 染色体显性遗传。在 X 连锁显性遗传的患者中，女性的发病率是男性的两倍。

其他口腔表现包括乳、恒牙根尖周低密度影，脓肿，乳、恒牙露髓后形成瘘管。牙髓坏死是由于薄而矿化不全的釉质磨损，导致延伸至釉质牙本质界甚至牙齿表面的髓角暴露而引起的。牙科影像学检查可见脆弱的骨小梁和硬骨板缺失或异常。

McWhorter 和 Seale 发现，25% 的抗维生素 D 佝偻病（vitamin D-resistant rickets，VDRR）患者都曾有过乳牙脓肿病史[75]。研究结果表明，一个脓肿的存在可能预示了同一患者未来脓肿的发生。作者认为，采用牙髓切断术和不锈钢预成冠对乳后牙进行早期预防性治疗，可能是对于有自发性脓肿的 VDRR 患者最保守的治疗措施。然而，Shroff 等的回顾性研究发现，对这类患者采用预防性牙髓切断术的成功率只有 44%[76]。他们根据现有数据得出结论，不推荐 VDRR 患者采用预防性牙髓切断术。他们提出了更为激进的治疗方法，与 Rakocz 等的观点一致，即建议对该类患者进行预防性牙髓摘除术，同时鼓励对此进行更为深入的研究[77]。

周期性中性粒细胞减少症（周期性造血）

周期性中性粒细胞减少症（cyclic neutropenia）为常染色体显性遗传病，在 21 天周期中出现中性粒细胞减少，受影响的个体发生机会感染的风险增加，同时伴随着骨髓血细胞生成波动。单核细胞、血小板、淋巴细胞和网织红细胞的水平也以同样的频率循环波动。虽然通常认为循环周期是 21 天，但一项对 5 个家庭 20 例病例的研究报告显示，这一周期为 15～35 天[78]。因此，中性粒细胞减少以及伴发口腔溃疡的周期性比两次症状之间相隔的实际时长更具有诊断意义。Horwitz 等在患病个体中发现编码中性粒细胞弹性蛋白酶（也称为白细胞弹性蛋白酶、弹性蛋白酶 2 和髓质素）的 ELA2 基因可出现多种单碱基置换，并提出中性粒细胞弹性蛋白酶与丝氨酸蛋白酶抑制物或其他底物之间的相互作用可调控造血时间的机制[79]。

该病可发生于任何年龄，在儿童中已有多例报道。中性粒细胞减少症患者还伴有发热、乏力、咽痛、口腔炎、局部淋巴结肿大，以及头痛、皮肤感染、结膜炎等症状。患儿还表现出严重的牙龈炎和溃疡。

当中性粒细胞计数恢复到正常水平时，牙龈会恢复至接近正常的临床表现。病情反复的儿童会出现严重的牙周支持骨丧失。Fonseca 和 Fontes 的病例报告描述了一例口腔健康状况始终很差的年轻女性，在她快 21 岁时，其口腔内所有余留恒牙都被拔除[80]。牙齿拔除后不久，其血细胞计数升高至前所未有的水平。部分患儿在青春期时症状逐渐消失。

其他疾病

由牙周疾病引起的牙齿早失可以归因于中性粒细胞质或量的异常，包括过氧化氢酶缺乏症（acatalasia）、Chédiak-Higashi 综合征（Chediak-Higashi syndrome）或白细胞黏附异常（leukocyte adhesion defect，LAD）。乳牙早失也可见于其他系统性疾病，如 Coffin-Lowry 综合征（Coffin-Lowry syndrome）、唐氏综合征、Ehlers-Danlos 综合征Ⅳ/Ⅷ型、Hajdu-Cheney 综合征（Hajdu-Cheney syndrome）、垂体功能亢进、甲状腺功能亢进（hyperthyroidism）、青少年型糖尿病（juvenile diabetes）、Papillon-Lefèvre 综合征、儿童早老症、Singleton-Merten 综合征（Singleton-Merten syndrome）、朗格汉斯细胞组织细胞增生症（见第 26 章）和白血病（见第 27 章）。

釉质发育不全

釉质形成分为三个阶段：第一阶段，成釉细胞分泌釉基质；第二阶段，釉基质矿化；第三阶段，釉质成熟，伴有晶体生长及釉质中水和蛋白质含量减少，这一过程将持续到牙齿萌出。在正常基质形成过程中，受到局部或全身因素的影响会导致牙齿数量的紊乱，伴有牙釉质表面缺陷或不规则，称为釉质发育不全（enamel hypoplasia）。某些因素会影响釉质的钙化和成熟，这些釉质发育质量上的疾病被称为釉质矿化不全（hypocalcification）。

釉质发育不全有时症状较轻，仅表现为牙冠釉质表面斑点或冠部牙釉质上的水平横纹。如果成釉细胞活性长时间被干扰，则表现为大面积釉质缺损或不规则。全口釉质发育不全常见于综合征患者。关于各种类型釉质发育不全的综述详见第6章。

后天乳牙列釉质发育不全可能与恒牙列同样常见，但前者通常临床表现较轻。出生前即发生的乳牙釉质发育不全并不常见，且通常是由早产引起的并发症（图3.19）。最轻型的出生前釉质发育受到干扰表现为乳牙的新生线明显。严重的新生期釉质形成障碍，釉质形成在出生时或新生儿阶段即停止（图3.20）。出生后形成的釉质局限在冠部，位于出生时已形成的釉质的颈方（图3.21）。

Seow等发现，乳牙釉质发育不全在早产儿、极低出生体重儿中较为常见，发病机制目前尚不明确，可能与新生儿低钙血症或缺氧有关[81]。一个重要的局部因素是喉镜检查和气管内插管的创伤，常导致仅累及左上前牙的局部釉质发育不全。Slayton等检查了698名营养良好且健康的4~5岁

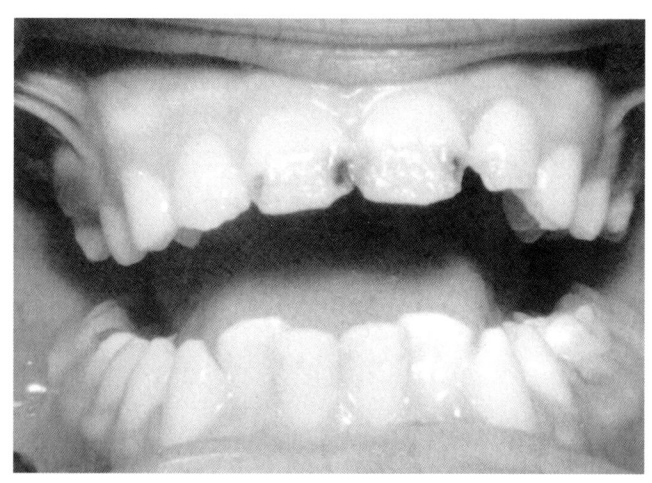

图3.21 婴儿期釉质发育不全。上、下颌恒切牙和第一恒磨牙可见釉质有带状凹痕。该患儿在6个月时患有严重的肺炎（Courtesy Dr. Stanley C. Herman）

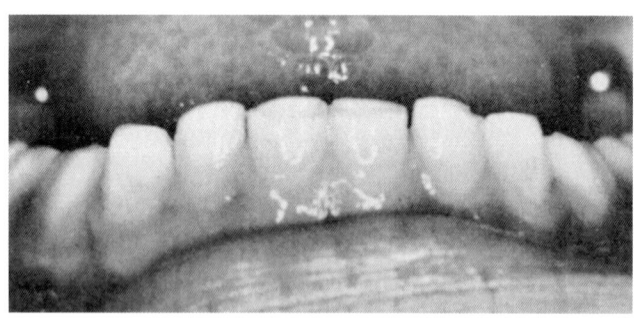

图3.19 出生前釉质发育不全。病史显示，患儿因早产患有脑性瘫痪［妊娠6个月，出生时体重2 lb, 5 oz（译者注：约1049 g）］（Courtesy Dr. Stanley C. Herman）

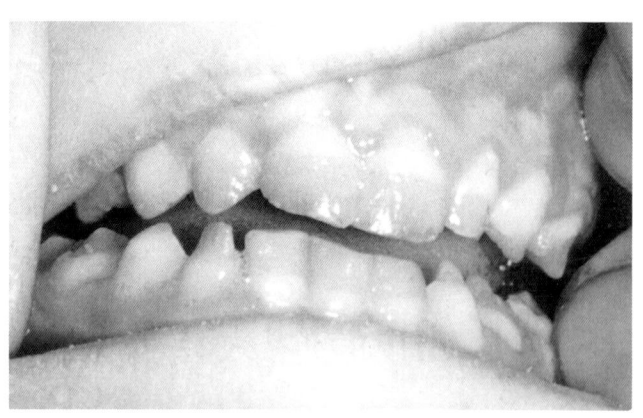

图3.20 新生儿釉质发育不全。只有最靠近牙颈部的内源性着色区域釉质发育不全。该患儿在出生后第一个月有严重的营养不良（Courtesy Dr. Stanley C. Herman）

儿童，发现其中6%的儿童至少有一颗釉质发育不全的乳牙[82]。

营养不良导致的釉质发育不全

目前关于釉质发育不全和全身系统性疾病相关性的临床研究较多。猩红热对釉质发育影响不大，但在营养不良（nutritional deficiencies）的状态下，特别是维生素A、C、D以及钙、磷的缺乏，与釉质发育不全有关。

Sarnat和Schour在一项纳入了60名病史详尽的婴儿的研究中发现，2/3釉质发育不全发生在婴儿期（从出生到1周岁末）[83]（图3.22）。大约1/3的釉质发育不全发生于儿童早期（13~34月龄）形成的牙齿部分（图3.23）。不到2%的釉质发育缺陷发生在儿童后期（35~80月龄）。

Sheldon等为了确定釉质发育缺陷是否与全身系统性疾病相关[84]，研究了34个有详细病史患者的95颗牙齿磨片，发现超过70%的釉质缺陷的形成时间与全身系统性疾病的发病时间相关。然而，有23%的釉质发育缺陷患者病史中没有可能引起釉质形成障碍的全身性疾病。同时，6%患有可能导致釉质缺陷的全身性疾病的患者并没有出现釉质异常。维生素A、C、D以及钙、磷缺乏是釉质缺陷形成的最常见原因。

Purvis等在一项对112例新生儿手足搐搦患儿的研究中发现，63名（56%）患儿后期表现出严重的乳牙牙釉质发育不全[85]。组织学检查显示，出

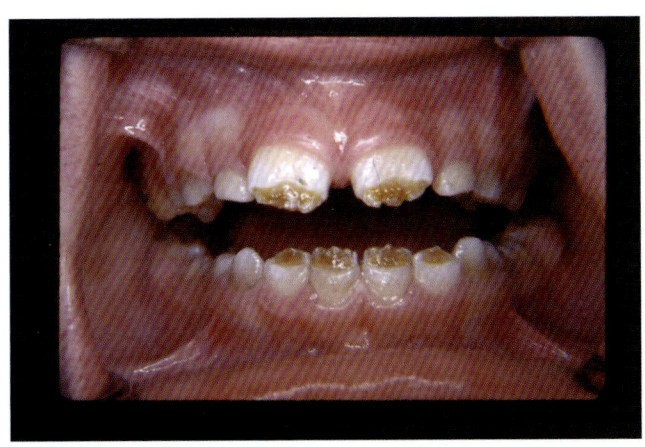

图3.22 婴儿期营养不良导致的釉质发育不全。第一恒磨牙、上颌中切牙和下颌切牙表现出牙釉质和牙本质发育不全

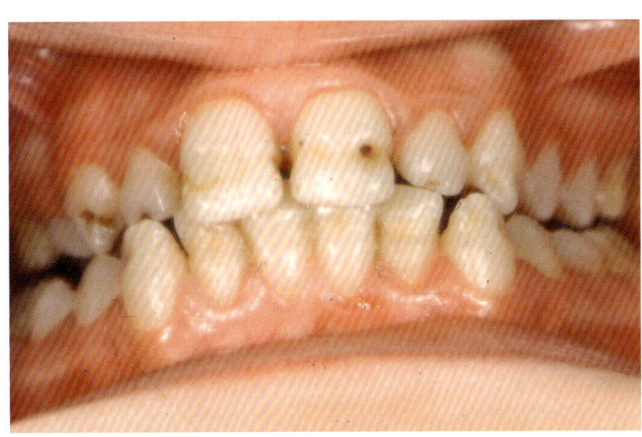

图3.23 儿童早期发生的釉质发育不全。下颌切牙和上颌中切牙的切1/3釉质形成正常

生前3个月釉质形成出现长期紊乱。每月平均日照时间与3个月后新生儿手足搐搦的发病率之间呈负相关关系。这项观察表明，釉质发育不全和新生儿手足搐搦可能是妊娠期维生素D缺乏的临床表现，并且最有可能是母亲继发性甲状旁腺功能亢进的结果。同时也观察到，手足搐搦组患儿的母亲平均年龄较高，但社会阶层较低。

有些患儿营养不良或全身系统性疾病较轻，无临床症状，但成釉细胞活性有可能受到显著影响，并在发育中的釉质上形成永久性缺陷。

与脑损伤和神经功能缺陷相关的釉质发育不全

Herman 和 McDonald 研究了120名年龄为2.5～10.5岁的脑瘫患儿（可获得完整的医疗记录）以确定牙齿发育不良的患病率，并将117名年龄匹配的健康儿童作为对照[86]。结果显示36%的脑瘫儿童伴有釉质发育不全，而在健康儿童中这一数据为6%。70%的脑瘫患儿受累牙釉质缺陷发生的时间（基于其在牙冠釉质上的位置）与可能导致脑损伤（brain injury）因素出现的时间有明确的相关性（见图3.19）。釉质发育不全的临床表现可帮助临床医生及研究者确定病因未明患者脑损伤的发生时间。

Cohen 和 Diner 观察到，低智商和神经功能缺陷（neurologic defects）高发儿童的釉质缺陷发生率最高[87]。他们发现，釉质缺陷的时间性在神经病学诊断中很有帮助，因为在脑损伤的儿童中常伴发有釉质发育不全。此外，釉质缺陷还提示了发育中的胎儿或婴儿受到损伤的时间，即使这段时间并没有相关记录。Martinez 等检查了170名4～17岁（平均年龄12.03岁）神经发育迟缓且无牙外伤病史的儿童[88]，发现这些患儿中釉质缺陷的发生率为37%。

与肾病综合征相关的发育不全

Oliver 等观察到，在患有肾病综合征（nephritic syndrome）的儿童中，恒牙釉质发育不全具有较高的发生率，且严重肾脏疾病的发生时间与估算的缺陷釉质形成时间具有相关性[89]。与之类似，Koch 等发现，乳牙釉质发育不全在早期诊断为慢性肾衰竭的婴儿中发病率较高[90]。

与变态反应相关的发育不全

Rattner 和 Myers 发现乳牙列釉质缺陷与严重变态反应（allergies）之间具有相关性[91]。45例先天性过敏的儿童中有26例存在釉质缺陷，釉质缺损局限在乳尖牙和第一乳磨牙近咬合面1/3处。

与铅中毒相关的发育不全

Lawson 和 Stout 发现，在有许多古老建筑的南卡罗来纳州查尔斯顿地区，点状釉质发育不全的发生率比公布的标准或对照组儿童的发病率大约高1倍[92]。他们提出，牙医在治疗不明原因点状釉质发育不全儿童时，作为健康评估的一部分，应考虑患儿是否有铅接触史，特别是当患儿来自低收入阶层的家庭时。

Pearl 和 Roland 指出，铅中毒（lead poisoning, plumbism）母亲所孕育的胎儿会受到影响，因为铅在妊娠期间可穿过胎盘屏障[93]。他们观察到这类母亲的孩子乳牙发育和萌出时间明显延迟。他们还发现，异食癖（食用不寻常的物品以满足不正常的需求）是1～6岁儿童以及他们母亲铅中毒的常见表现。一位铅中毒患儿母亲承认她在妊娠期间的数月时间里会吃公寓墙上的石膏。

有研究人员通过对543名被纳入儿童汞合金试验的6～10岁儿童的基线数据进行横断面分析，来评估血铅水平与龋齿之间的相关性。试验中约一半的儿童来自城市（美国马萨诸塞州波士顿/剑桥），约一半来自农村（美国缅因州法明顿）。在城市亚组中，平均血铅水平和平均龋坏牙面数量明显更高。这种关联性在乳牙列中比在恒牙列中更强，在咬合面、舌面和颊面比在近远中面更强。有趣的是，农村亚组的血铅水平与龋齿无关。这一差异可能反映了城市环境中混杂因素的存在，也反映了农村环境中重要龋齿风险因素（例如，氟化物暴露）存在较大可变性或有较大的分类错误可能。这些发现补充了支持儿童铅暴露与龋齿患病率之间弱相关的证据[94]。

局部感染和创伤导致的发育不全

由营养不良或全身系统性疾病导致的釉质发育不全表现为，受外部环境影响期间处于基质形成和钙化阶段的所有患牙均有发育不良表现，规律性较强。感染（infection）或创伤（trauma）会导致个别恒牙牙冠出现釉质发育不全或钙化不良区域（图3.24和图3.25）。

Turner首先描述了这种局限性釉质发育不全[95]。他发现，两个前磨牙的釉质缺陷可追溯到上方乳磨牙的根尖周感染。这种局部感染导致的釉质发育不全称为特纳牙（Turner tooth）。

Bauer通过尸检发现[96]，在恒牙萌出前期，乳牙根尖周炎症会扩散并波及相应继承恒牙胚，并在其萌出的功能前阶段产生影响。感染不能刺激纤维性囊壁的形成，无法使病变局限。取而代之的是感染沿着继承恒牙胚周围的骨壁广泛地扩散，进而影响到年轻釉质的重要保护层——结合釉上皮。Bauer发现在一些情况下结合釉上皮被破坏，釉质

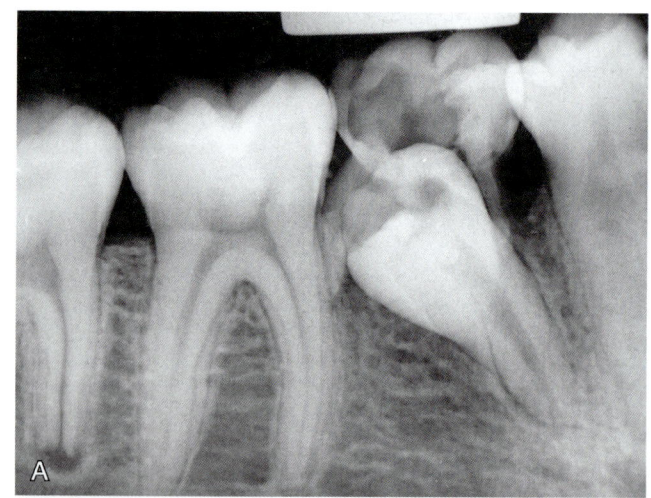

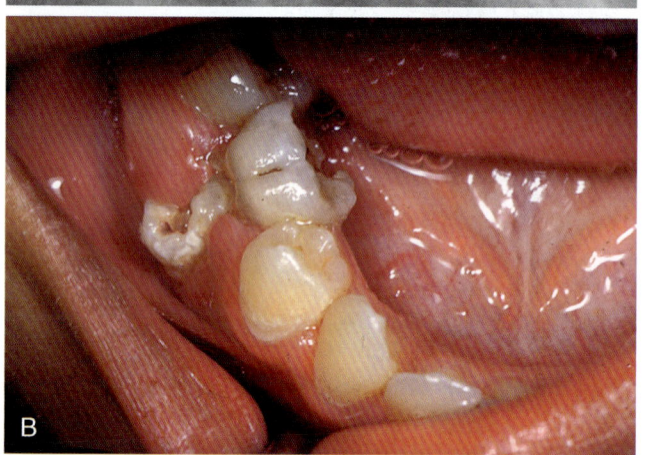

图3.24　A. 感染的下颌第二乳磨牙导致下颌第二前磨牙发育不全和迟萌。B. 第二前磨牙殆1/3发育不全

暴露于炎性水肿和肉芽组织中，而后肉芽组织侵蚀牙釉质，并在深的凹陷表面沉积钙化良好、化生的类牙骨质样物质。

乳前牙创伤所致的乳牙根尖移位会影响下方恒牙胚釉基质形成及钙化。创伤及随后的乳牙根尖周感染常引起恒切牙唇面缺损（图3.26）。因此，即使其没有临床症状，保留感染的乳牙也是不合理的。这可能会导致恒牙发育不全，偏离正常的萌出路径，甚至导致发育中的牙齿死亡。

与唇腭裂相关的发育不全

Mink研究了98例进行双侧或单侧完全唇腭裂（cleft lip and palate）修复的患者，观察上颌前牙釉质发育不全的发生率，患儿年龄范围为1.5～18岁[97]。其中，66%的患者有一颗或多颗上颌乳前牙釉质发育不全，已萌出的上颌恒前牙中有一颗或多颗恒前

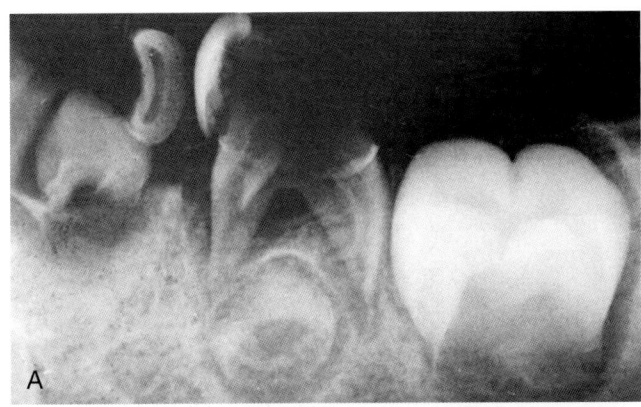
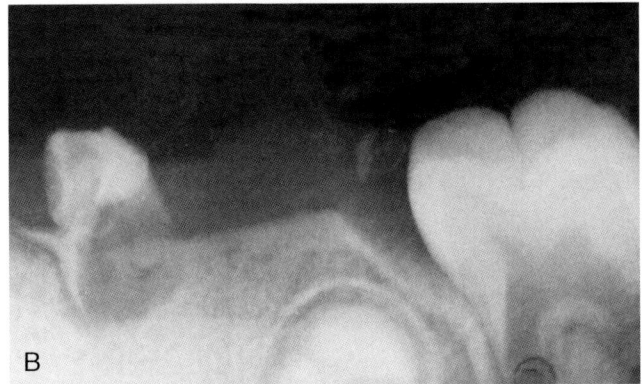
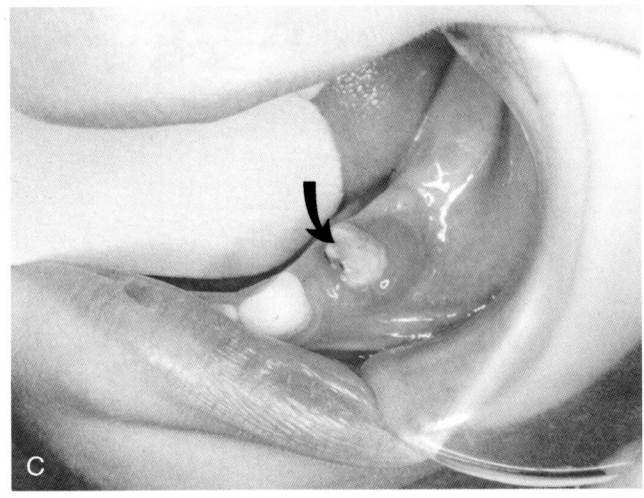

图 3.25　A. 仅存的残根提示第一乳磨牙为死髓。B. 第二乳磨牙早失，第一前磨牙因局部感染而发生畸形。C. 畸形钙化团块（箭头所示）被炎症组织包绕

牙出现釉质发育不全的发生率为 92%。Mink 认为，进行唇腭裂手术时恒牙处于发育早期，更容易受到损伤。然而，Vichi 和 Franchi 认为牙齿发育异常包括发育不全，可能是由多种原因引起的[98]。他们强调在牙齿发育异常的发生过程中，明确遗传因素、产后环境、营养和外科手术的作用具有相当大的难度。

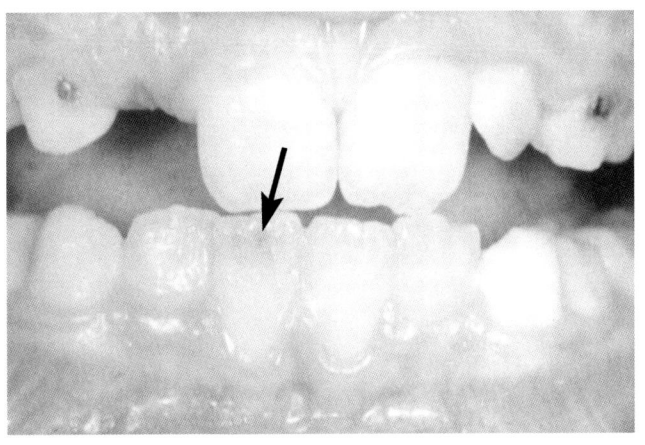

图 3.26　下颌恒中切牙唇面发育不全（箭头所示）。乳牙有外伤史

电离辐射（ionizing radiation）和化学治疗导致的发育不全

在牙齿形成时期接受大剂量放射治疗和化学治疗（chemotherapy，简称化疗）的儿童常会出现各种牙齿发育异常。Kaste 等研究了 423 例急性淋巴细胞白血病（acute lymphoblastic leukemia，ALL）存活患者的临床和放射治疗记录[99]。在这些患者中，牙根发育障碍占 24.4%，过小牙占 18.9%，发育不全占 8.5%，牛牙症占 5.9%，乳牙滞留占 4%。小于 8 岁的患者或接受头部照射（除化疗外）的患者比大于 8 岁的患者或未接受头部照射的患者更易发生牙齿异常。此外，牙齿发育缺陷会影响患者的生存质量。鞘内化疗的出现几乎消除了 ALL 患儿颅骨疾病的复发，并减少了对头部照射的需要。

Maguire 和 Welbury 指出，随着癌症儿童生存率的提高，治疗重点已从不惜一切代价挽救生命转移到在以最小代价挽救生命的同时减小其他损伤，并以此为目标不断评估治疗方案[100]。

接受大剂量放射治疗的恶性肿瘤儿童在照射区域可能发生猖獗龋，主要是由于大唾液腺功能降低或受损。

成釉细胞对 X 线辐射有一定抵抗力，但依然可见线状釉质发育不全，该处釉质形成时间与接受放射治疗时间一致（图 3.27）。放射治疗对牙本质发育的影响更加严重，还可见牙根形成障碍，有时甚至导致恒牙发育停止（图 3.28）。

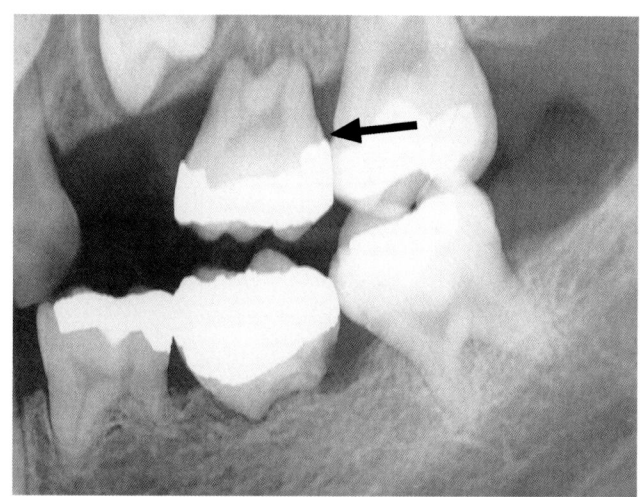

图 3.27　X 线照射导致第一前磨牙（箭头所示）发育不全和牙根发育障碍

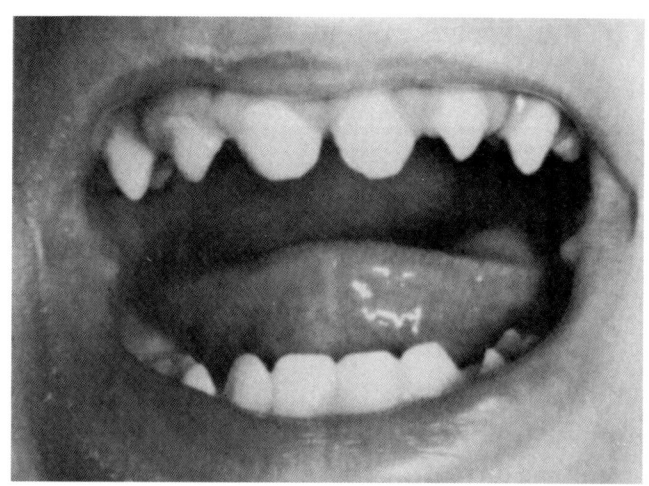

图 3.29　该患儿母亲在妊娠第 8 周感染风疹病毒。患儿乳牙呈锥形，表面粗糙且发育不全。该患儿还患有动脉导管未闭、肺动脉瓣狭窄以及认知障碍，且在 2 个月大时有喂养困难史和脱水史（Courtesy Dr. Robert Musselman）

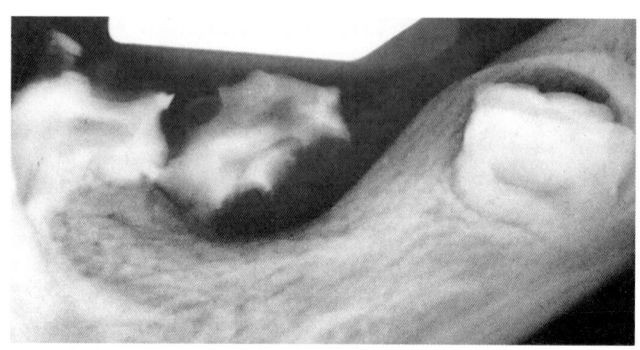

图 3.28　过量 X 线照射导致发育中的前磨牙缺失、第二恒磨牙发育畸形

风疹胚胎畸形导致的发育不全

Musselman 检查了 50 例由于宫内风疹病毒感染导致先天性异常的儿童（平均年龄 2.5 岁）[101]。风疹病毒感染的儿童中 90% 发生了釉质发育不全，而未感染的儿童仅 13% 有釉质发育不全，78% 有风疹病毒感染史的患儿有锥形牙（图 3.29）。9 名风疹病毒感染患儿均可见锯齿状牙，而未感染儿童中无此临床表现。

磨牙-切牙矿化不全

在出生或第一恒磨牙和恒切牙釉质形成阶段发生的异常干扰可能会影响 1～4 颗第一恒磨牙的矿化，波及或不波及上、下颌恒切牙，这类疾病称为磨牙-切牙矿化不全（molar-incisor hypomineralization，MIH）。尽管机制未明，但据报道，可能原因包括儿童期哮喘、肺炎、上呼吸道感染、中耳炎、抗生素使用、母乳中含二噁英、扁桃体炎和扁桃体切除术以及急性发热[102]。

釉质发育不全的治疗

尚无证据表明釉质发育不全患牙比正常牙齿更易患龋，但在釉质缺陷区域和临床冠牙本质暴露区域确实可形成龋损。小的龋损或早期龋可以用复合树脂或玻璃离子修复，修复仅局限在病损区域。第一恒磨牙殆 1/3 常出现大面积釉质发育不良区域，需在牙齿完全萌出之前进行治疗。对于儿童来说，最成功的修复方式是覆盖整个牙冠的修复体，即不锈钢全冠。

有大面积釉质缺损和牙本质暴露的乳牙和恒牙在萌出过程中即可出现敏感症状。此时并不适合进行完善的修复。局部使用氟化物可以减轻敏感的症状。需根据需要经常重复使用氟化物以减轻牙齿对冷热刺激和酸性食物的敏感不适反应。

氟化物导致的发育不全（氟牙症）

在牙齿发育期间，过量摄入的氟化物（fluoride）可在牙齿发育的基质沉积、钙化、成熟阶段影响成釉细胞，导致一种被称为氟牙症或斑釉的临床疾病。釉质形成期间受到过量氟的损伤表现有多种。虽然严重的氟牙症与摄入高浓度氟化物有关，但个体差异还是很明显的。受损釉质通常局限于表层 100～200 μm 深度，外观表现可从白色小斑点到

棕色不透明斑块和（或）凹陷。

氟牙症多见于恒牙，也可发生在乳牙。Levy 等观察了 504 名儿童，其中 12.1% 的儿童乳牙有氟牙症[103]，以第二乳磨牙最常见。根据对这些儿童在出生前和出生后第一年摄入的氟化物的估计，他们认为出生后第一年中期是乳牙列氟牙症发生最重要的时期。而对于恒切牙氟牙症来说，18 月龄至 3 岁是釉质成熟期，此时过量氟化物暴露影响最大。应当注意，釉质中不透明的区域是矿化不全和多孔隙的区域。新萌出釉质表面易磨损形成凹陷和着色，称为萌出后崩解。

有研究支持遗传因素影响氟牙症的发生。有学者发现在相同条件下接受相同剂量氟化物时，近交系小鼠比其他小鼠更易发生氟牙症。对这些不同品系小鼠的研究可以帮助鉴别出参与人类牙齿和骨骼氟中毒的候选基因[104]。

釉质微打磨去除釉质表面着色

近年来，一些临床牙医提倡将盐酸应用于釉斑脱色。McCloskey 描述了在受累釉质表面使用 18% 盐酸的技术[105]，这项技术最初是由 Kane 倡导的。Croll 提出了一种改良方法，称为釉质微打磨（enamel microabrasion）。该技术使用 10∶1 减速机头上的合成橡胶头将专门制备的磨料化合物（Prema；Premier Dental Products，King of Prussia，Pennsylvania），类似于抛光糊剂，涂布到着色的釉质区域[106]。需要经常用水冲洗并重新评价以进行颜色校正。持续打磨直至去除着色的釉质或者从切端观察已去除了一定量的釉质。最后，用细的含氟抛光糊剂抛光打磨牙齿，并给予 4 分钟的氟化物处理（图 3.30）。

Croll 和 Helpin 推出了一种用于微研磨过程的输送系统[107]。使用注射器可以将含有盐酸和碳化硅微粒（Opalustre；Ultradent Products，South Jordan，Utah）的黏性水溶性打磨膏很容易地涂布于牙齿表面。活髓牙漂白术可以与釉质微打磨结合使用，以消除严重的内源性着色（关于漂白，将会在本章后文中讨论）。

还可通过应用多孔碳化钨车针适当抛光牙齿表面，实现微打磨的目的。

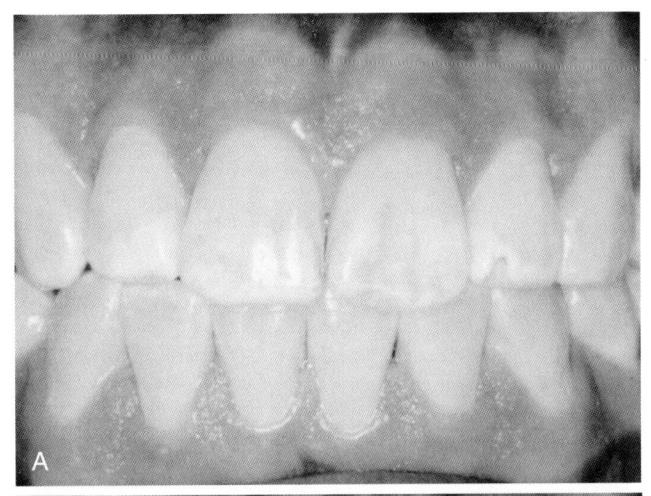
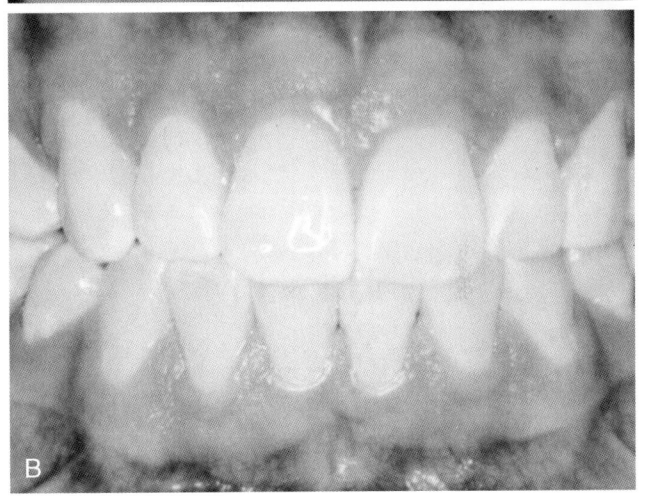

图 3.30 A. 斑釉。为去除棕色着色和白色斑点，对该牙进行釉质微打磨。B. 通过釉质微打磨去除了大部分着色

萌出前"龋"（pre-eruptive "caries"，萌出前牙冠吸收或萌出前牙冠内透射影）

有时候，即使在乳牙或周围组织没有明显感染的情况下，发育中的恒牙在影像学检查中也偶尔可见较为明显的牙冠缺损（图 3.31）。Muhler 将这种现象称为萌出前"龋"[108]。这种病变在临床检查时类似于龋齿，如果不及时修复，则病损会继续发展。一旦发现病损，即应拔除上方乳牙或用手术方法暴露患牙。之后去除类龋损样牙本质，再用耐用的临时材料或永久修复材料进行修复。在一些病变范围较大的患牙，需行间接牙髓治疗（图 3.32）。

Mueller 等报道了一名 12 岁患者双侧下颌第二恒磨牙龋损样冠内透射影病例[109]。通过采用类似

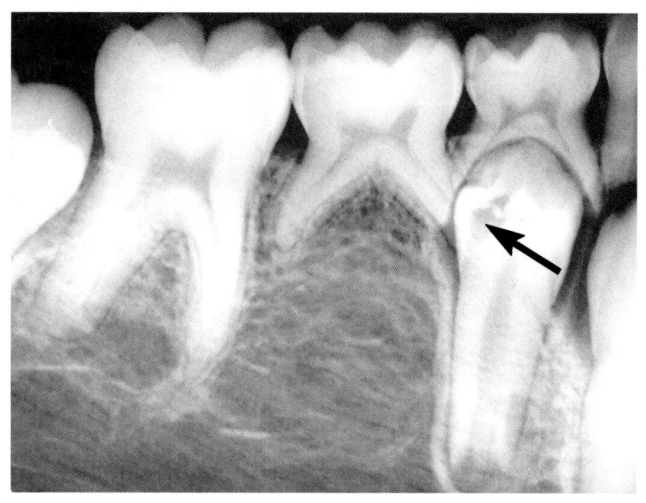

图 3.31 未萌出第一前磨牙牙冠的萌出前"龋"(箭头所示)

图 3.32 所示的治疗方式对双侧病损进行了成功治疗。Holan 等报道了 3 例萌出前牙齿病损的病例,采用类似方法治疗成功[110]。综合上述学者的临床经验并回顾其他病例报道,可发现阻生或迟萌牙齿出现该类病变的风险更高。

Seow 等通过拍摄殆翼片发现,萌出前牙本质透射影的发生率是 2%(在研究人群中为 6%),通过曲面体层片检查其发生率为 0.5%(在研究人群中为 3%)[111-112]。作者强调了仔细检查未萌出牙齿影像学图像的重要性,以期开展早期检测和治疗。

牛牙症

Lysell 认为 Keith 是首先为牛牙症(taurodontism)命名的学者[113]。这种牙齿畸形的特征是牙体向根方延伸,而牙根变短;髓腔细长,髓室底向根方移位(图 3.33)。与牛等反刍类动物磨牙形态相似。

15% 的法国正畸患者中可见牛牙症表现[114]。Jaspers 和 Witkop 指出,在约 2.5% 的白种成年人中发现了牛牙症,这可以作为一种独立的临床表征或存在于患有毛发-牙-骨综合征(OMIM 190320;www.omim.org)、耳-牙发育不良(OMIM 166750;www.omim.org)、X 染色体非整倍体等综合征的个体中[115]。Mena 观察了 1 个母亲和她的 7 个孩子,其中 4 个孩子的乳牙或恒牙或两者都有牛牙症[6]。这可能是第一份关于非洲儿童乳牙列牛牙症有明确家族特征的报告。Gedik 和 Cimen 报道了一名没有综合征或全身性疾病的 7 岁男孩有 6 颗乳磨牙为牛牙症[117]。其他家系符合常染色体显性遗传或常染色体隐性遗传特征。这种遗传也可能是多基因的。当需要进行活髓治疗或根管治疗时,该疾病具有临床意义。

遗传性牙本质缺陷

遗传性牙本质缺陷(inherited defects of dentin)有两类,即牙本质发育不全(dentiogenesis imperfecta)和牙本质发育不良(dentin dysplasia)。它们之间可相互鉴别,各自有不同亚型。

牙本质发育不全(遗传性乳光牙本质,hereditary opalescent dentin)

牙本质发育不全是一种独立的常染色体显性遗传病("独立"的意思是不伴发其他异常)。Bixler 等对一个家族的 6 代 34 名成员进行了研究,发现了这种遗传模式[118]。在血亲中有 100% 的外显率和一致的基因表达(gene expression)。在对 96 000 名密歇根州儿童的调查中,Witkop 报告其患病率为 1/8000[119]。该疾病可伴发成骨不全(图 3.34)。10 年后,Witkop 建议将其区分为两种不同的疾病[120],并把伴发成骨不全的命名为牙本质发育不全,而不伴其他异常的命名为遗传性乳光牙本质。Shields 等提出了一种新的分类:分别是(Shields)Ⅰ 型牙本质发育不全和(Shields)Ⅱ 型牙本质发育不全[121]。此外,在马里兰州南部与世隔绝的布兰迪种族中发现的牙本质缺陷被称为(Shields)Ⅲ 型牙本质发育不全。它的表现包括(Shields)Ⅰ 型(不伴有成骨不全)及(Shields)Ⅱ 型牙本质发育不全的特点,并有壳状牙及多发的牙髓暴露(图 3.35)。此类病例患牙所形成的正常牙本质局限于釉质和牙骨质内侧薄层,其余部分为含有少量牙本质小管的不规则牙本质。壳状牙牙根短小,且乳牙易早失。

Xiao 等[122]和 Zhang 等[123]发现(Shields)Ⅱ 型牙本质发育不全患者 DSPP 基因出现突变。该基因编码两种主要的非胶原牙本质基质蛋白,即牙本质涎蛋白(dentin sialoprotein,DSP)和牙本质磷蛋白(也称为磷蛋白)。Sreenath 等观察到 DSPP 基因敲除小鼠前期牙本质层增宽,并形成牙本质矿化缺陷,其表型与人类(Shields)Ⅲ 型牙本质发育不全类似。这一发现提示,DSPP 基因可能也与

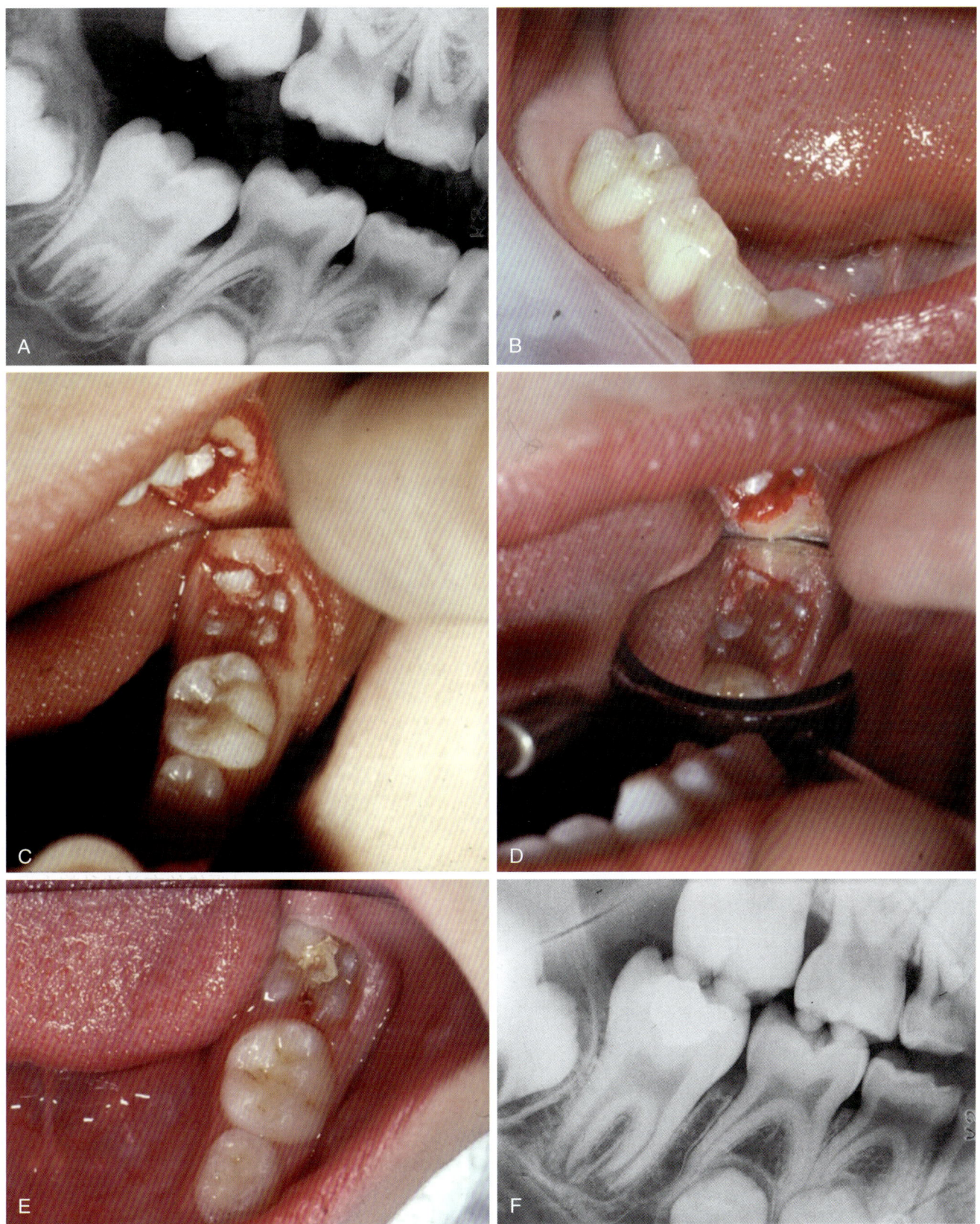

图 3.32 A 和 B. 未萌出的右下第一前磨牙的萌出前"龋"。C. 未萌牙齿𬌗面病损的镜像。D. 去除大块龋损后的窝洞镜像。E. 术后临时修复 1 周镜像（近中边缘嵴处的黑点是伪影）。F. 术后 9 个月，牙根正常发育，牙齿萌出。临时修复体保持了 3 个月，之后牙齿再次打开并用银汞合金重新修复（Courtesy Drs. George E. Krull and James R. Roche）

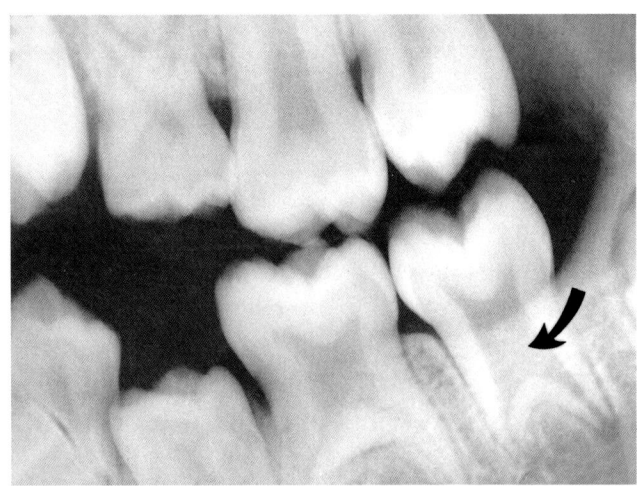

图 3.33 牛牙症。注意伸长的髓腔和短的根管（箭头所示）

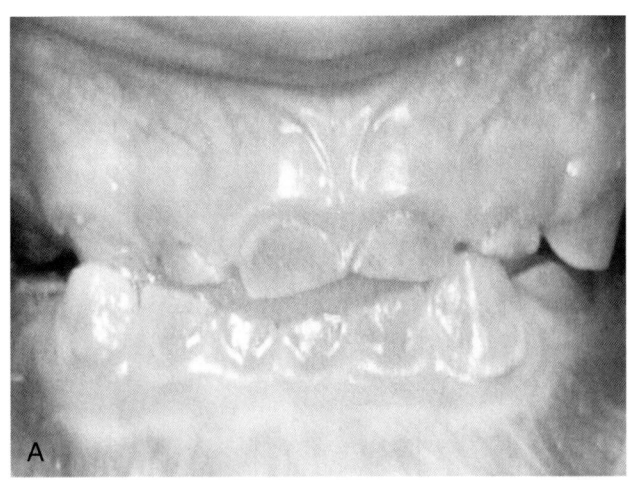

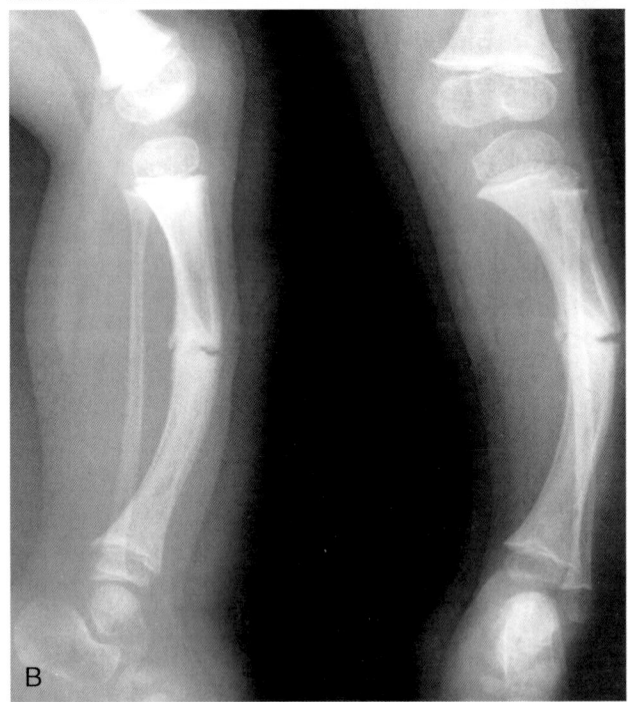

图 3.34 A. 5 岁女孩牙本质发育不全伴成骨不全。B. X 线片示胫骨骨折

（Shields）Ⅲ型牙本质发育不全有关[124]。

牙本质发育不全的临床表现是乳牙和恒牙呈红棕色、灰蓝色或乳白色。乳牙列萌出后不久，牙釉质磨损，前牙切缘和后牙殆面釉质剥脱。暴露的软化牙本质迅速磨损，偶尔可见光滑的牙本质表面与牙龈组织平齐（图 3.36）。X 线片示病变牙冠呈球形，牙根较细；髓室早期宽大，之后闭锁（图 3.37）。影像学检查偶尔可见乳牙列的根尖区骨质疏松，对此并没有令人满意的解释，因为这种状况显然与牙髓暴露和牙髓坏死无关。常见多发性根折，尤其是年龄较大的患者。恒牙牙冠情况相对较好，破坏较少，偶尔临床表现正常（图 3.38）。有一些证据表明了基因型-表型的相关性，例如 Malmgren 等发现 DSPP 基因的一个错义突变与某家系较为严重的表型相关，而另一家系中一个不同

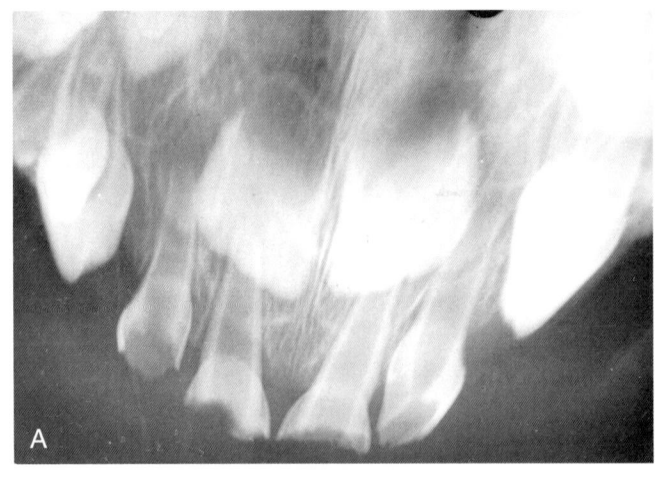

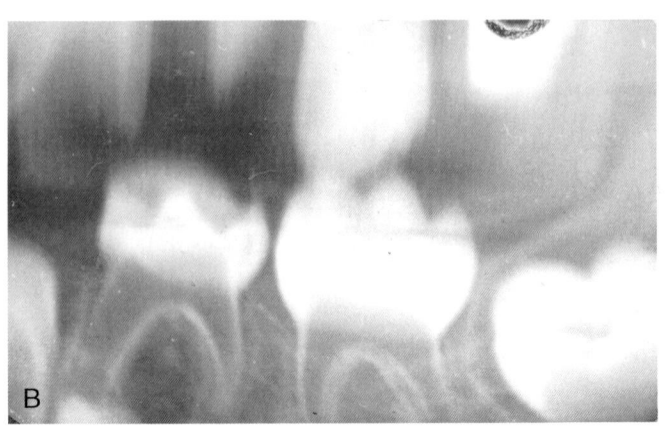

图 3.35 壳状牙。宽大的髓腔提示不存在继发性牙本质

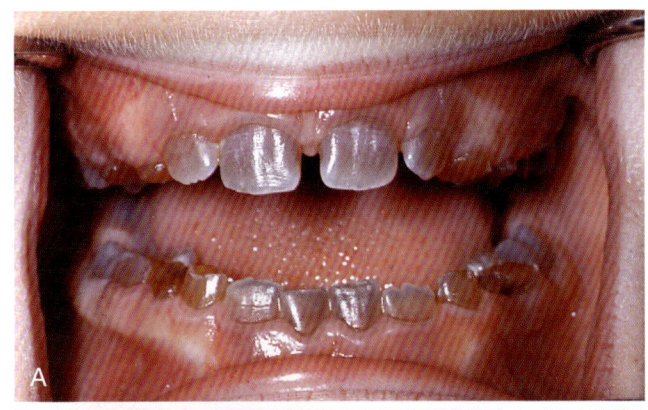

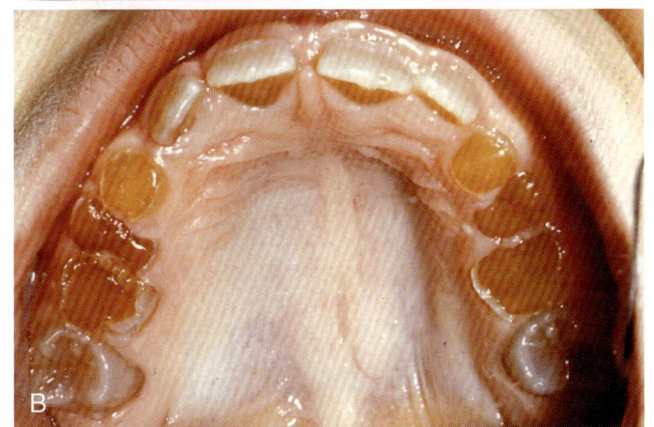

图 3.36 牙本质发育不全。乳牙严重磨损，下颌恒中切牙釉质从切缘剥脱

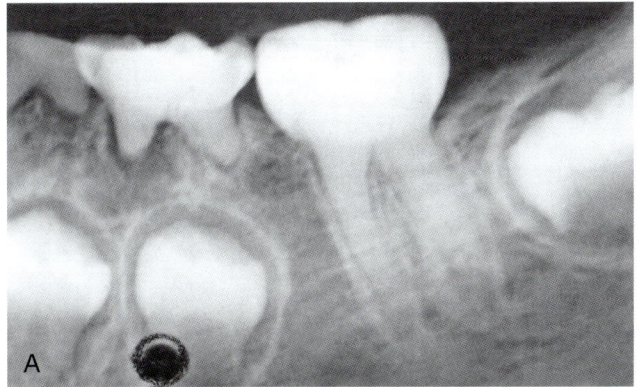

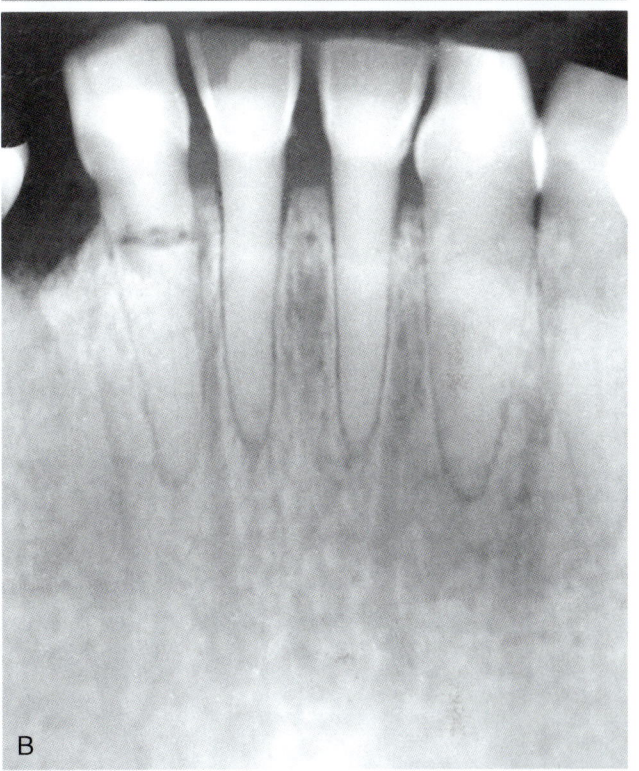

图 3.37 A.牙本质发育不全特征性的细牙根和带状根管以及球状牙冠。乳磨牙根尖周骨质疏松。B.年长患者常见根折

的 DSPP 错义突变导致的表型则较轻[125]。

乳牙和恒牙牙本质发育不全的治疗都较为困难。在乳后牙上放置不锈钢牙冠被认为是一种可以防止牙齿结构严重磨损的有效手段。如果在青春期晚期或成年早期恒牙冠需要保护，可使用全覆盖的修复体。当不需要使用全覆盖修复体时，前牙贴面也可有效地恢复牙本质发育不全患者的美观。但这类牙齿的远期预后通常不好，即使尽力治疗，牙齿也常会在成年早期丧失。需要为患者，尤其是伴发成骨不全的患者，制订行之有效的治疗计划。

根尖周骨质疏松和根折的牙齿应拔除。但由于牙本质脆弱，拔除这类牙齿通常也较为困难。

牙本质发育不良

牙本质发育不良是牙本质形成障碍中较为罕见的一型，Shields 等将其分为两类：根部牙本质发育不良（Ⅰ型）和冠部牙本质发育不良（Ⅱ型）[121]。Ⅰ型牙本质发育不良在乳牙和恒牙都可发生，是一种常染色体显性遗传病。影像学检查发现，相较于正常牙，这类患牙的牙根短小、锐利，通常没有髓室和根管，或仅在冠方见一 V 形髓腔。牙冠的颜色及形态通常正常，偶呈乳白色以及蓝色或棕色。病变牙根尖区域呈低密度影像。对Ⅰ型牙本质发育不良伴过小牙和牙冠形态异常的患者进行研究，发现 SMOC2 基因剪接位点的纯合突变。由于基因突变杂合子的父母及兄弟姐妹没有受累，因此 SMOC2 基因可能不参与不伴有过小牙及牙冠形态异常的Ⅰ型牙本质发育不良的发生[126]。但它可能参与到发育途径中，再加上一些其他改变，可能导致Ⅰ型牙本质发育不良的产生。

Ⅱ型牙本质发育不良是一种常染色体显性遗传

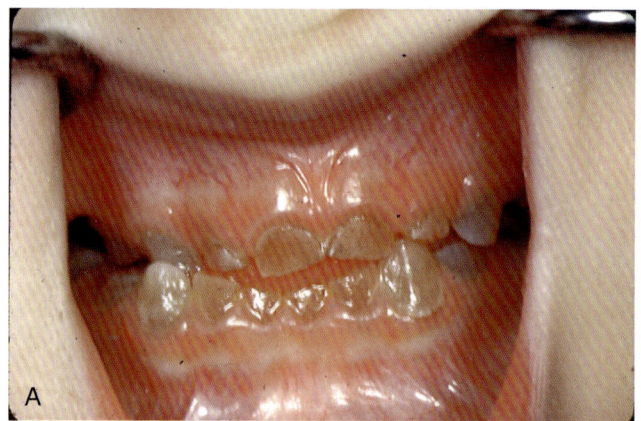
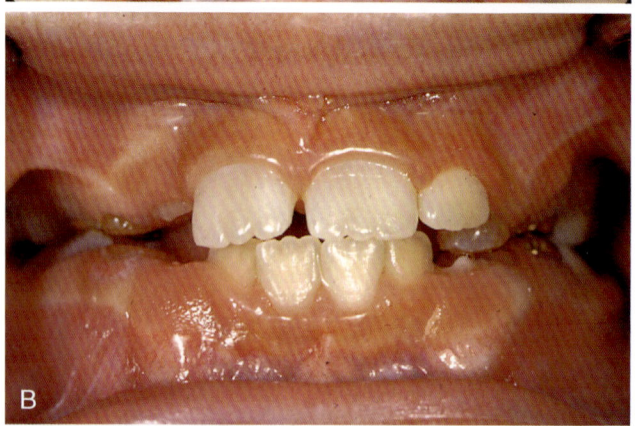
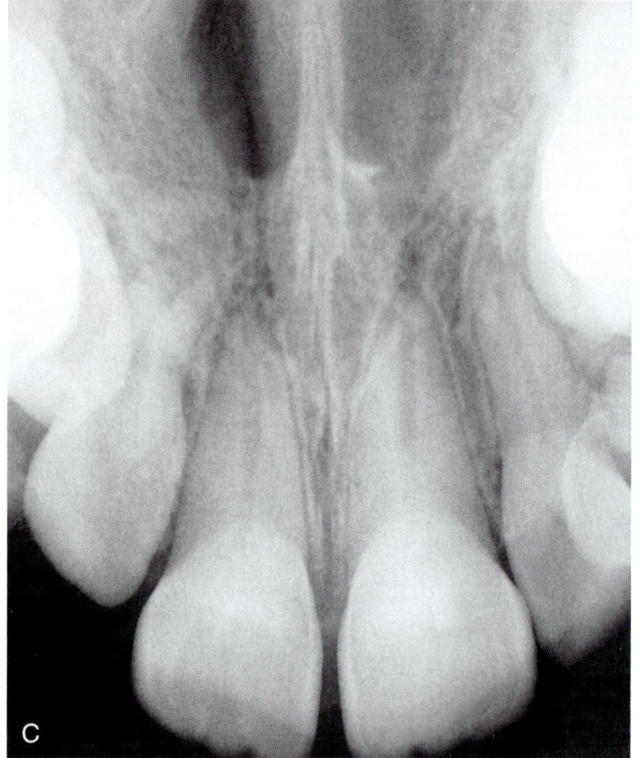

图 3.38　A. 牙本质发育不全的 4 岁儿童。B. 与乳牙相比，恒牙颜色正常。C. X 线片显示典型的牙本质发育不全

病，表现为乳牙呈乳白色；X 线片可见髓腔闭锁，与牙本质发育不全表现类似。不同的是，Ⅱ型牙本质发育不良恒牙列颜色正常，X 线片见蓟管状髓腔，髓腔内可见髓石。

Dean 等注意到，Shields Ⅱ型牙本质发育不全与Ⅱ型牙本质发育不良在乳牙列表型相似，推测这些病症可能是由于相同基因的不同等位基因异常所引起[127]。对一个三代 24 名家族成员中的 10 名患者进行的研究表明，Ⅱ型牙本质发育不良的候选基因位置与 Shields Ⅱ型牙本质发育不全基因位置可能有重叠。他们提出，Shields Ⅱ型和（或）Shields Ⅲ型牙本质发育不全的候选基因可能也是Ⅱ型牙本质发育不良的候选基因。随后，Rajpar 等发现 DSPP 错义突变存在于Ⅱ型牙本质发育不良的家族中，从而证实了 Dean 等提出的假设[128]。在 Shields Ⅱ型牙本质发育不全或Ⅱ型牙本质发育不良患者中进一步分析 DSPP 基因，结果表明这些显性表型是由于蛋白质加工受到干扰，导致信号肽加工和（或）相关生化行为的破坏[129]。这与过去的推论一致，即 Shields Ⅱ型牙本质发育不全和Ⅱ型牙本质发育不良为同一种发育性疾病的两种不同表型（温和型和严重型）[130]。

遗传性釉质发育不全

本书将在第 6 章中提及，遗传性釉质发育不全（amelogenesis imperfecta，AI）是一种多病因发育缺陷，乳牙和恒牙的牙釉质均可受累。这种异常发生在普通人群，它的发病率为 1 :（14 000 ~ 16 000）。遗传性釉质发育不全临床表现多样，临床上将其分为三类：釉质钙化不全、釉质成熟不全和釉质形成不全。虽然遗传性釉质发育不全可作为数种综合征的表型之一发生，但 Cartwright 等证实，该疾病本身也可伴发前牙骨性开𬌗[131]，而遗传性釉质发育不全和前牙骨性开𬌗之间的病理生理学关系目前并不清楚[132]。

釉质发育不全可表现出各种临床特征，近来研究人员在揭示其背后的分子基础方面取得了一些进展。Aldred 和 Crawford 讨论了现有分类系统的局限性，并提出了基于分子缺陷、生化结果、遗传模式和表型的替代分类方法[133]。他们提出了两种独立的表型，即釉质发育不全（即釉质均匀变薄，与

邻牙有间隙，或表面有不规则点隙或凹坑）和釉质矿化不良（即釉质较软、形成不良，颜色及透明度改变）。Hart 等推荐一种标准化命名法，从基因、互补 DNA 和蛋白质水平的改变来描述遗传性釉质发育不全[134-135]。常染色体显性遗传性釉质发育不全分为两种临床表型——平滑型和局部型，它们与定位于染色体 4q21 上的釉蛋白（ENAM）基因突变有关。另外，常染色体显性遗传性釉质发育不全还可能与激肽释放酶 4（KLK4）基因突变相关，常染色体隐性遗传的伴釉质着色的釉质成熟不全与釉质溶解素（又称基质金属肽酶-20，MMP-20）基因突变有关，由此可见疾病的异质性。X 连锁型（AIH1）与定位在 Xp21 染色体上的 X 连锁成釉蛋白（AMELX）基因上多达 14 个位点的突变有关[136]。然而，至少有一个家系的性状与染色体 Xq22-q28 上的另一个位置有关[137]。

牙齿缺陷局限于釉质。影像学检查可见牙髓轮廓和牙根形态正常。釉质的形态和质量差异归因于缺陷发生时釉质的发育状态。对于发育不全型，釉基质形成不完全，尽管随后基质钙化且釉质变硬，但是其数量仍有缺陷并且表面粗糙呈凹坑状（图 3.39）。对于钙化不全型，基质形成具有正常的厚度，但是钙化不足并且釉质较软（图 3.40）。在这两种较为常见的类型中，釉质表面由于粗糙度和渗透性增加而出现着色。

在另一型釉质发育不全中，牙齿表面覆盖薄层黄褐色光滑釉质。这类釉质似乎不易受到磨损或患龋的影响（图 3.41 和图 3.42）。

Congleton 和 Burkes 报道了 3 例遗传性釉质发育

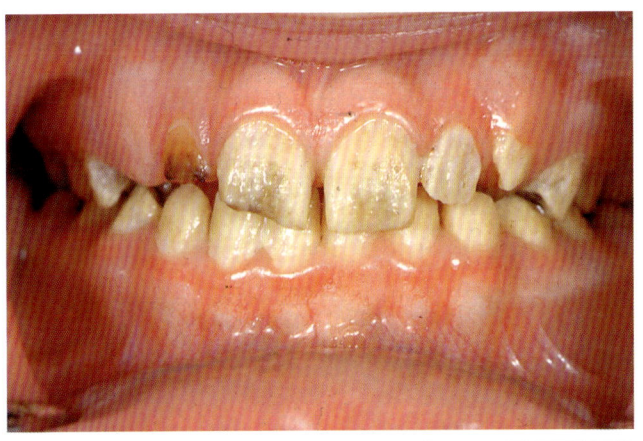

图 3.40 钙化不全型釉质形成缺陷。乳牙同样受累，釉质表面较软

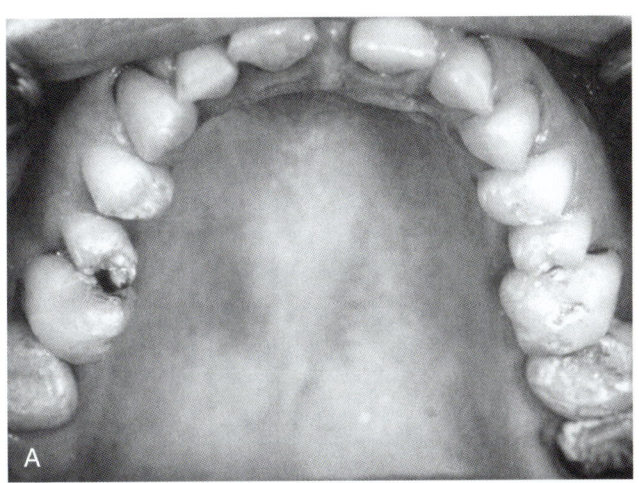

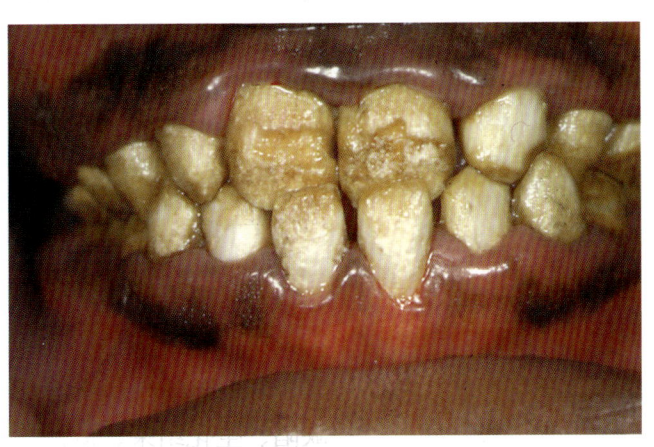

图 3.39 乳、恒牙均为遗传性釉质发育不全，釉质表面有凹陷但质地坚硬

图 3.41 A.诊断为釉质发育不全的病例。恒牙表面覆盖一薄层着色釉质。B.影像学检查显示牙根正常，牙冠表面覆盖一薄层釉质

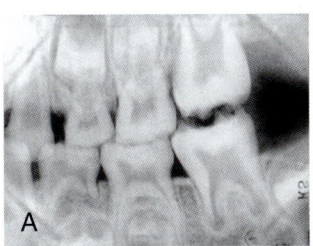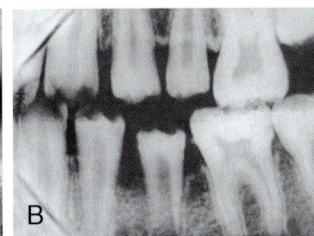

图 3.42 A 和 B.釉质发育不全患者的左侧殆翼片。B 图为拍摄 A 图 6 年后的影像学检查结果，显示虽然釉质极薄但无龋

不全伴牛牙症的病例[138]。其他人发现釉质发育不全伴牛牙症的患者有明显的头发卷曲和骨密度增加（尤其是颅骨），称之为毛发-牙-骨综合征（trichodento-osseous syndrome，TDO 综合征）。Seow 提出，一些遗传性釉质发育不全伴牛牙症的病例实际上是 TDO 综合征[139]。Price 等发现，这种常染色体显性遗传病是由远端同源盒基因 DLX3 的突变引起的[140]。在一个家族中存在相同的基因缺失，虽然患病个体完全表达了釉质发育不全和牛牙症的性状，但骨和毛发的性状表达常有差异——提示其他基因和（或）环境因素可能影响疾病的表型。然而，Price 等的进一步研究表明，TDO 综合征和成熟不全-形成不全型釉质发育不全伴牛牙症是两种不同的遗传病[141]。Dong 等发现，DLX3 基因同源结构域中的突变与釉质发育不全（形成不全-成熟不全型）伴牛牙症（AIHHT）有关。因为同源异型域外的 DLX3 突变与 TDO 综合征相关，所以他们认为 TDO 和某些形式的 AIHHT 是等位基因引起的[142]。

遗传性釉质发育不全也可伴发肾钙盐沉着综合征，称为釉质-肾综合征或 Lubinsky 综合征，为常染色体隐性遗传。除了釉质发育不全之外，由于缩余釉上皮的消失，牙齿常常不能萌出并且被吸收。牙龈组织的病理学观察可见牙龈增大及牙源性钙化岛[143-144]。肾钙盐沉着症可能是肾损伤的原因，但很少发生终末期肾衰竭，除非有复杂肾结石和复发性感染[145]。由于肾钙盐沉着症通常是无症状的，并且可能与肾功能受损有关，儿童口腔科医生看到具有广泛的、薄的形成不全型釉质发育不全的患儿，应考虑进行肾超声扫描并转诊至肾科医生。反之，患有肾钙盐沉着症的儿童，也应注意观察其口腔问题[144]。

对釉质发育不全患牙的治疗取决于病症的严重性和对美学改善的需求。若符合适应证，可采用全冠修复。对于形成不全型，贴面修复是一种改善前牙美观的较为保守的措施。Patel 等报告了用瓷贴面成功治疗的病例[146]。

釉质和牙本质发育不全

据报道，有些牙齿具有釉质和牙本质发育不全（enamel and dentin aplasia）的双重特性。Chaudhry 及其同事报道了这样的病例，并将这种情况称为牙齿发育不全[147]。Schimmelpfennig 和 McDonald[148] 将类似的牙列情况称为釉质和牙本质发育不全。乳牙基本没有釉质，仅有光滑、严重磨损的红褐色牙本质。影像学检查显示牙根周围的牙槽骨正常。两颗牙齿有牙髓暴露和牙髓变性（图 3.43）。两颗乳牙根尖区低密度影，伴有牙髓暴露和变性。髓腔和根管极度扩大，且没有闭锁的迹象。乳牙磨片观察发现，牙本质小管没有正常生长的迹象，少而不规则，且有分叉的趋势。牙骨质正常，且为无细胞牙骨质。没有继发性牙本质形成。附着在牙本质上的

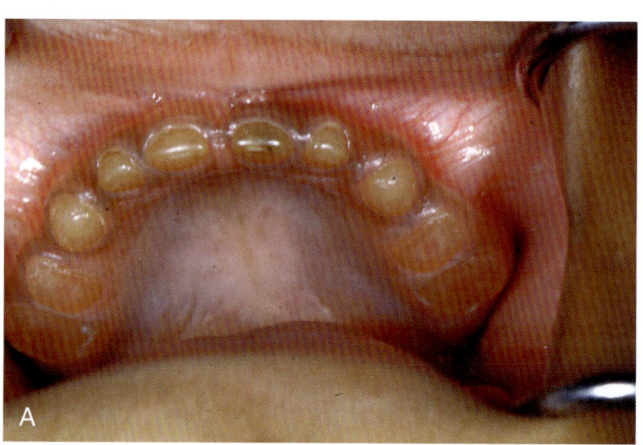

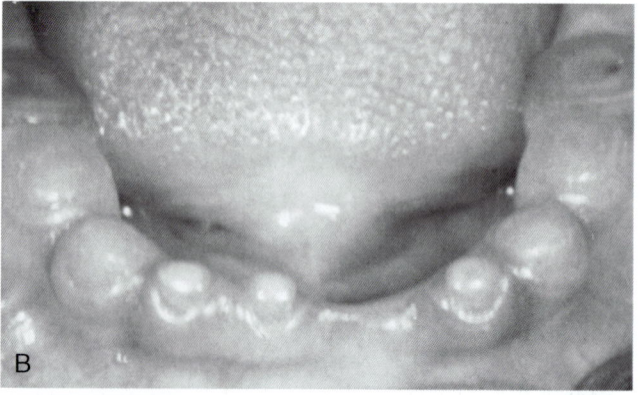

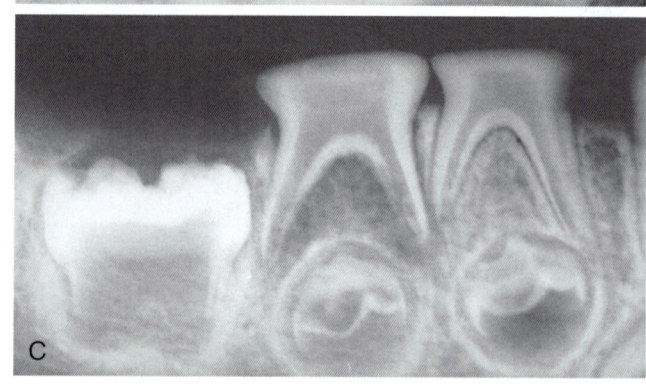

图 3.43 A 和 B. 牙齿磨损严重，几乎没有釉质。薄层牙本质内可见宽大的髓腔轮廓。下颌第二乳磨牙牙髓暴露。C. 影像学检查显示髓腔和根管粗大。第二乳磨牙根尖区骨质疏松，牙髓暴露

少量牙釉质碎片比正常情况下更薄,并且几乎没有正常形态学结构。釉质牙骨质界处呈现非典型形态,缺乏特征性扇形结构。

恒牙萌出后,牙冠部分覆盖灰色薄层结构不良釉质。在中切牙唇侧和第一恒磨牙窝沟基底处可见棕色牙本质。可在牙齿完全萌出前就制作不锈钢全冠以保护患牙免于进一步磨损。

多生牙(多牙症)

多生牙,也称为多牙症,是指发生在乳牙列或恒牙列的牙齿数目多于正常数目的情况。由于对非综合征型多颗多生牙(nonsyndromic multiple supernumerary teeth,NSMST)的定义不同(2颗或者更多,或者更普遍的5颗或者更多颗多生牙,或在超过一个牙列或象限内发生的多生牙,同时也要结合不同的人群),研究报道的多生牙在口腔中的发病率也存在差异,范围从1%至11%,但大多数研究表明多生牙发病率处在更低的百分比范围[149]。此外,多生牙所处的发育阶段(乳牙列或恒牙列)、受影响的牙齿类型、在牙弓中的位置、多生牙的序列和形态都存在很大的差异[149-150]。

NSMST的诊断多发生在青少年时期[149]。许多NSMST患者被诊断为发生在双颌骨的多生牙[149]。在这些患者中,发生在尖牙区和前磨牙区的多生牙总体多于在切牙区和磨牙区;前磨牙区多生牙常发生在下颌,切牙区/磨牙区多生牙常出现在上颌[149]。大多数NSMST患者诊断为尖牙-前磨牙区多生牙,有双侧对称出现的趋势[149]。尽管男性NSMST患病比例高于女性(2:1),但多生牙数目或者多生牙形成的区域并不存在性别差异[149]。

尽管存在相关病例报道,但在非综合征或者疾病相关的个体中罕见有多颗多生牙发生的报道[151]。可能导致多生牙发生的基因突变疾病包括:Gardner综合征/家族性腺瘤性息肉病/腺瘤性结肠息肉病(OMIM 175100;www.omim.org)、颅骨锁骨发育不全(不良)(OMIM 119600;www.omim.org)、白内障-牙综合征(Nance-Horan综合征,OMIM 302350;www.omim.org)[152]、毛发-鼻-趾综合征I型和III型(分别是OMIM 190350和190351;www.omim.org)(图3.44)[153]、Opitz BBB/G综合征(OMIM 300000;www.omim.org)、鲁宾斯坦-泰比[阔拇指

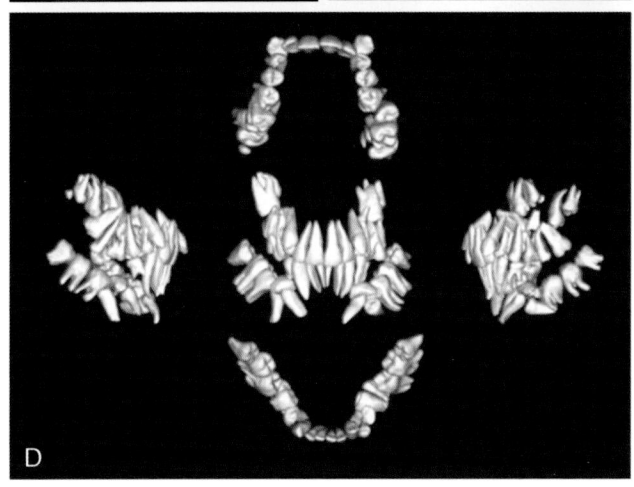

图3.44 一名17岁白人男性被诊断为毛发-鼻-趾综合征I型。**A.** 曲面体层片可见在上下颌有多颗牙根发育完成的阻生多生牙和埋伏牙。**B**和**C.** 头颅侧位和正位片显示颏部突出,轻度II类关系,上颌和下颌切牙舌倾,下颌下缘陡峭,下颌角钝,面后部高度缩短伴下颌升支短。**D.** 虚拟模型显示牙根发育情况和多颗埋伏牙 [Reprinted from Journal of Orthodontics, Volume 40, Issue 1, pages 47-52, by Ahmed Ghoneima, Kanwar Sachdeva, James Hartsfield, David Weaver & Katherine Kula, The use of cone beam computed tomography for the assessment of trichorhinophalangeal syndrome, type I—a case report (Copyright 2013) with permission from Sage Publisher]

(趾)]综合征I型和II型(分别是OMIM 180849和613684;www.omim.org)、眼面心牙综合征(OMIM 300166;www.omim.org)以及胎儿面容综合征I型(OIMIM 180700;www.omim.org)[154-155]。

多生牙的诊断可作为尚未确诊患者的重要参考指征,特别是Gardner综合征/家族性腺瘤性息肉病的患者,因为多生牙的发生在肠癌发生之前[156]。

更重要的是，Gardner综合征相关骨瘤最常发生在颅骨、下颌骨、面部骨和鼻旁窦[157-158]。由于伴发多生牙，骨瘤的早期检测至关重要，因为骨瘤总是先于肠息肉出现，肠息肉可能会转化为结直肠癌[159-160]。多颗多生牙的出现是进一步诊断评估的重要提示，特别是对同时伴有其他异常情况的患者。

牙齿发育不全（agenesis of teeth）

无牙症

无牙症（anodontia，即完全没有牙齿发育）较为罕见。尽管乳牙和（或）恒牙的缺失称为先天缺牙，但是除了诞生牙以外，出生时牙齿在口腔内是看不到的。虽然牙齿"先天缺失"这个名词并不准确，但还是在广泛应用。Gorlin等指出，当恒牙列先天缺牙孤立发生（非综合征）时，乳牙列是不受影响的，这种情况为常染色体隐性遗传[161]。尽管牙齿缺失在许多类型的外胚叶发育不全中都可以看到，包括个别牙缺失、多数牙缺失[162]，但无牙症很罕见。然而，无牙症和多数牙缺失可以视作是牙-指甲-皮肤发育不全综合征（OMIM 257980；www.omim.org）的一部分，这是一种累及皮肤、毛发、指甲的外胚叶发育不良，可能是由WNT10A纯合或复合杂合突变引起的[163-164]。WNT10A基因的突变也是引起孤立的（非综合征）个别牙缺失的原因[165]。同样，其他因素和（或）基因特异性突变也可导致综合征型或非综合征型部分或全部牙齿先天缺失。

Swallow报告了一例具有完整乳牙列但无恒牙列的11岁男性患儿病例[166]。Schneider也报告了一例有乳牙、没有恒牙的7岁白人女孩[167]。正如假定的常染色体隐性遗传的情况一样，遗传背景包括家族中没有近亲结婚以及在母系或父系中没有无牙症或外胚叶发育不全史。虽然近亲结婚增加了表达隐性特征或症状的可能性，但是大多数受累的个体没有近亲结婚的家族史。对这类患者采用覆盖义齿修复通常是首选的治疗方法。类似情况如图3.45所示。Laird报道了一名类似的患者，他的乳牙列完整，但恒牙只有上颌第一恒磨牙[168]。Witkop研究了两个家庭，其中父母为锥形侧切牙或上颌侧切牙缺失，这是常染色体显性遗传性状且具有不完全外显率和表达差异性，并得出结论，恒牙先天缺失

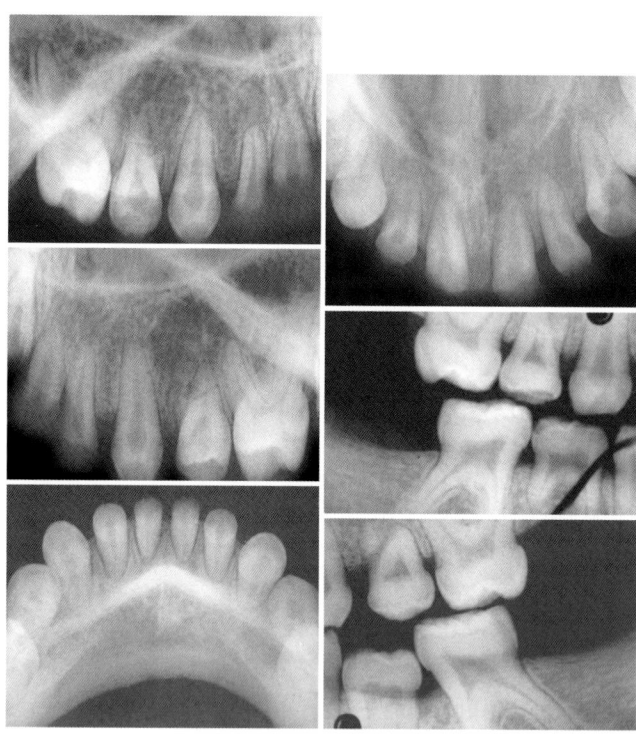

图3.45 14岁女孩乳牙列完整，没有恒牙列的迹象

可能是基因的纯合子表达状态[169]。Hoo的研究也支持这一推断[170]。

个别牙先天缺失（少牙症）

不包括第三磨牙在内、少于6颗牙齿的缺失称为个别牙先天缺失（hypodontia）。而"少牙症"（oligodontia）则用于描述6颗以上恒牙未发育的情况。这些情况下都不应使用"部分无牙症"（partial anodontia）这一名称。牙齿缺失通常是家族性的。尽管个别牙缺失通常单独发生（没有牙齿缺失家族史），但也可作为综合征的一部分，尤其是外胚叶发育不全。注意这里所说的单独发生指的是不以综合征形式出现，但可能仍然是家族性遗传病。

32颗恒牙中的任何一颗都有可能发生缺失。但存在每类牙齿的最后一颗易缺失的倾向，即第三磨牙、下颌第二前磨牙、上颌侧切牙、上颌第二前磨牙。下颌中切牙相对侧切牙是个例外，其先天缺失多于下颌侧切牙。Glenn[171]和Grahnen[172]的研究证实了这一发病顺序。牙齿缺失可以是单侧的，也可以是双侧的。Glenn在对1702名儿童的检查中发现，5%的儿童有除第三磨牙之外的牙齿缺失[171]。97%的儿童在5.5岁时通过影像学检查可以观察到第二前磨牙的发育，在3.5岁时可以观察到侧切牙

的发育。最不易缺失的牙齿是上颌中切牙（除本章前文所介绍的孤立性上颌中切牙综合征以外）、第一磨牙和尖牙。

欲了解人类牙齿发育不全的遗传病因，请参阅Williams和Letra的开放获取论文[173]。先天缺牙可能还伴有其他牙齿异常，包括牙冠和牙根短小、锥形牙冠、釉质发育不全、牛牙症、牙齿迟萌、乳牙滞留、乳牙下沉、异位萌出、错位、牙槽骨缺失、垂直高度降低、覆𬌗加深和牙齿阻生（特别是尖牙腭侧异位）[78, 174]。例如，潜在转化生长因子β结合蛋白3（LTBP3）的常染色体隐性突变与牙齿异常病理表现相关，包括严重到无牙症的先天缺牙和身材矮小（DASS，OMIM 601216，www.omim.org；曾被命名为STHAG6）[175]。

尖牙腭侧异位

阻生牙是指正常发育后无法萌出的牙齿[176]。各国人群中上颌尖牙阻生的患病率不同，从日本的0.27%[177]、意大利的2.4%[178]到土耳其的高达3.6%。由于临床评估和转诊的原因，在正畸和其他专科诊所就诊的患者中患病率更高。有趣的是，可能部分是由于女性的牙齿发育通常比男性早，女性的患病率是男性的2.3～3倍[178-180]。

在上颌恒尖牙未按照正常发育顺序萌出的病例中有85%为阻生或腭侧异位，另外15%为唇侧异位萌出。虽然尖牙腭侧异位（palatally displaced canines，PDCs）并不常伴牙列拥挤，但经常伴有其他恒牙列发育异常，包括锥形小牙、上颌侧切牙缺失、其他牙齿缺失、牙间隙或牙发育迟缓，提示可能受相同的基因影响[181]。腭侧异位的尖牙有很大概率与缺失或过小的上颌侧切牙位于同侧，提示有局部环境因素的影响[182]。

也有尖牙腭侧异位不伴上颌侧切牙异常，或侧切牙缺失不伴尖牙腭侧异位的情况。尖牙唇侧[183]和腭侧异位病例临床表现的差异增加了该病的复杂性[182]。虽然尖牙是由侧切牙牙根引导萌出的理论不能解释所有尖牙异位病例，但在一些病例中是适用的[184]。

15%上颌尖牙未正常萌出的病例中，尖牙唇颊向异位常伴有牙列拥挤，而腭侧异位常伴上颌牙齿过小[185]。由于发育异常受到不同程度的遗传因素影响，因此有人认为腭侧异位的尖牙也受到某种程度的遗传因素影响。在这些病例中，很明显遗传和环境因素起着不同的作用，它的病因可能是多方面的[186]。尖牙腭侧异位在一些家系中比在普通人群中发生率高的现象支持了这一观点。

通常来讲，表型是基因与环境因素交互作用（直接或间接地作为发育"序列"中的一部分，比如通过对牙列中其他部分或全部牙齿发育的原发作用）并进而影响发育的结果[187]。有些病例极好地诠释了原发性遗传因素（仍然与其他基因和环境因素有相互作用）对表型的影响途径，即在不同局部环境下表达有差异，例如侧切牙结构与发育中的尖牙物理作用的关系。

先天缺牙与肿瘤

肿瘤抑制基因APC及其蛋白产物与AXIN1、AXIN2和糖原合成酶激酶3（GSK3αβ）基因的蛋白产物一起，在WNT/β-连环蛋白细胞内信号转导中发挥重要作用。正如小鼠模型中的基因过表达和突变研究所证明的那样，WNT/β-连环蛋白信号转导对于牙齿的正常发育至关重要。这在人类牙齿发育不全/少牙症研究中得到了支持，这些研究对WNT10A、AXIN1和AXIN2等基因突变进行了探索[188-190]。如前所述，APC基因突变可导致形成多生牙[191-193]。尽管结直肠癌和其他类型癌症中常有APC基因突变，但值得注意的是，在一些有少牙症临床表现的结直肠癌亚型病例中有报道存在AXIN2基因突变。

一个显著的例子是关于一个芬兰家庭的报道。在该家庭中，少牙症和结肠癌以常染色体显性模式遗传[191]。少牙症与癌症易感性是由AXIN2基因的一种病理意义上的无义突变引起的，AXIN2是Wnt信号通路的负调控因子。家族中的结直肠癌或癌前病变仅与少牙症和AXIN2基因外显子7的突变（1966C＞T，R656X）相关，并影响最年长一代人中所有带有该病理意义突变的个体。

在同一份报告中，在AXIN2基因外显子7中发现了另一个具有病理意义的新突变（1994-1995insG移码突变并在p.706处终止）。该突变发生在一名年龄很小，尚未表现出癌症的无血缘关系的少牙症年轻患者身上。这两种具有病理意义的突变都会使AXIN2蛋白功能失活，导致Wnt信号增加，进而导致癌症的发生以及牙齿发育缺失[191]。

另一项研究在一个三代家系中发现了 AXIN2 外显子 7 的一个具有病理意义的杂合无义突变（c.1989G＞A，p.Trp663stop），其中常染色体显性遗传的先天缺牙与结肠或胃息肉、早发性结直肠癌和（或）乳腺癌，以及表现为毛发和眉毛稀疏的轻度外胚层发育不良有关[192]。这两项研究都描述了 AXIN2 外显子 7 具有病理意义的基因突变与少牙症和早发性癌症在常染色体显性遗传模式中的共分离现象，说明基因的蛋白质产物在不同时间对身体的不同部位是如何产生多效性影响的。在胃肠道癌症中，存在高浓度已知 AXIN2 外显子的 7 具有病理学意义的移码突变[193]。

Kentucky 大学的报告进一步支持了先天缺牙可能与癌症相关。患上皮性卵巢癌（epithelial ovarian cancer，EOC）的女性其先天缺牙的发生风险可能是没有罹患 EOC 女性的 8.1 倍[194]。与 AXIN2 基因特异性突变导致的多数牙缺失不同，在 Kentucky 研究中，两组（受影响和不受影响）之间先天缺牙的严重程度相似，即有一颗或两颗牙齿缺失。上颌侧切牙最易受累，其次是第二前磨牙[194]。此外，一项针对斯洛文尼亚 120 名妇女开展的类似研究发现，在患有 EOC 的妇女中先天缺牙的发病率是 19.2%，在对照组中为 6.7%（$P = 0.004$）[195]。

EOC 女性最常缺失的牙齿是上颌第二前磨牙，其后依次是上颌侧切牙、下颌第二前磨牙和下颌中切牙。相反，对照组个体中最常缺失的牙齿是上颌侧切牙，其次是下颌第二前磨牙[195]。在有牙缺失的女性中，EOC 的双侧发生比单侧发生更为常见［$P = 0.021$；比值比（OR）$= 2.9$，可信区间（CI）为 $1.15 \sim 7.36$］。EOC 组和对照组在其他恶性肿瘤发生方面也存在统计学显著差异（$P < 0.001$）。

一项研究采集了巴西有先天缺牙并自述有肿瘤家族史的患者，分析了患者 AXIN2、FGF3、FGF10 和 FGFR2 基因中的 14 个 DNA 标志物，结果显示基因与先天缺牙有统计学相关性。该研究进一步支持了先天缺牙相关基因也与肿瘤的家族易感性相关这一观点，先天缺牙的个体有更高的肿瘤家族史风险（$P = 0.00006$；OR $= 2.7$，95% CI 为 $1.6 \sim 4.4$）[196]。应当指出的是，尽管自我报告的肿瘤家族史是有意义的，但对于先天缺牙的先证者来说，只有一些类型（器官或身体部位）的肿瘤如脑和神经系统、乳腺、前列腺肿瘤是有意义的[196]。

未来对先天缺牙个体的家族史和基因型的研究将有助于阐明与普通人群相比，先天缺牙个体或家庭成员患癌症的潜在相对风险。目前，关于先天缺牙和癌症之间的潜在联系，还有很多需要研究之处。因此，当向年轻患者提及这些发现时，应格外谨慎。建议在收集了广泛的家族病史以确定是否存在足够的证据支持家族中两种表型之间的遗传学联系后，才与患者（及其家人）讨论先天缺牙和癌症之间的这类遗传学联系。如果存在联系，可能需要进行基因检测和咨询。

外胚叶发育不全

乳牙先天缺失相对罕见。如果有部分乳牙缺失，则通常提示有其他的外胚层发育缺陷。有超过 170 种的外胚叶发育不全（ectodermal dysplasia）伴有各种外胚层来源的器官异常，包括乳牙和恒牙、毛发、指甲以及皮肤异常。乳牙及恒牙缺失患儿常伴有部分或全部外胚叶发育不全表征，需行进一步检查[162]。

本章已经提到了一种更常见的外胚叶发育不全类型——X 连锁隐性少汗型外胚叶发育不全（XLHED）。这种情况也被称为无汗型外胚叶发育不全（因为通常至少有很弱的出汗能力，所以不建议使用"无汗"一词）和 Christ-Siemens-Touraine 综合征。XLHED 的特征是牙齿发育不良和牙齿发育不全，以及多毛症、少汗症和脱屑症。次要特征包括唾液分泌不足、嘴唇隆起和鞍状鼻外观。皮肤通常干燥，有鳞，口腔周围有裂缝。有病理学意义的外胚层发育不良 A（EDA）基因突变继发的 X 连锁少汗型外胚叶发育不全动物模型（包括犬模型）表明，出生后静脉注射可溶性重组 EDA 可显著纠正成年牙齿的发育，并对疾病的其他情况产生积极影响[197]。

随后，在妊娠 26 周和 31 周将包含 EDA 受体结合结构域和人 IgG1 Fc 结构域的重组融合蛋白 Fc-EDA 置入到一对男性双胞胎胎儿的单绒毛膜羊膜囊中。这对双胞胎缺乏牙胚，并且有一个患病的哥哥，是 EDA 基因错义突变（Y304C）的杂合子，所以他们被诊断为 XLHED。在妊娠第 26 周，重组蛋白还被注射到另一个受累胎儿的羊膜中。所有 3 名儿童在 $14 \sim 22$ 月龄时都有出汗，并有发育初期牙胚的证据[198]。对这几个孩子还要进行进一步随访，以了解这种纠正的表型是否持续存在以及纠正的程度。这项研究显示了重组蛋白治疗某些牙齿发育异常遗传病的潜能。

常染色体隐性遗传[例如ECTD11B（OMIM 614941）和ECTD10B（OMIM 224900）；www.omim.org]和常染色体显性遗传（ECTD10A，OMIM 129490，www.omim.org）的有汗型外胚叶发育不全比较罕见，临床表现可能与XLHED相似或不易区分。由于这些类型不是由EDA基因缺陷所致，如果未来要采用重组EDA治疗，则需要进行准确的基因诊断以区分X连锁型、显性或隐性类型。

外胚叶发育不全的口腔治疗方法

由于儿童牙齿缺失影响了牙槽骨发育，所以义齿、局部义齿或覆盖义齿修复的结构都比较复杂。然而和预期一样，多数类型的外胚叶发育不全患者的颅骨结构是正常的。儿童期到青少年期连续侧位头影测量结果显示，在少汗型外胚层发育不良中，患者下颌的垂直向发育基本正常。汗腺缺乏使机体体温容易升高，少汗或无汗型儿童在炎热天气里极易感到不适。许多患者只能生活在寒冷的气候中。外胚叶发育不全儿童通常具有正常的智力和正常的预期寿命。近亲结婚增加了隐性遗传性状表达和疾病发生的可能（图3.46）。

已萌乳牙和恒牙可能是正常的，也可能为过小牙。前牙常呈锥形，这是多种类型外胚叶发育不全伴多数牙缺失的特征。无继承恒牙的乳磨牙有固连和下沉倾向。

Giansanti等报告，多型具有不同遗传模式的外胚叶发育不全可称为"牙齿-指甲"型常染色体显性遗传外胚叶发育不全（ECTD3，OMIM 189500；www.omim.org），也称Witkop综合征（Witkop syndrome）[199]。这型外胚叶发育不全以指甲发育不全和牙齿数目不全为特征。无论是不伴综合征的先天缺牙还是伴有综合征的先天缺牙，均发生了类似于EDA基因中具有病理意义的突变。与之类似，Jumlongras等报道了一个有牙齿和指甲综合征的家族中发生MSX1基因突变，这与只有先天缺牙的突变不同[200]。与许多非综合征型先天缺牙中最常缺失前磨牙和上颌侧切牙（除第三磨牙外）不同，此型最常缺失下颌切牙、第二磨牙和上颌尖牙。总的来说，此型牙齿受累通常不及XLHED严重，并且几乎不影响毛发和汗腺[201]。

大部分乳牙缺失患儿可早期行局部义齿修复，2～3岁儿童基本可以顺利摘戴局部义齿。随着咀嚼功能的提高，孩子的营养状况也有所改善。部分义齿可定期调整或重做，以利于恒牙的萌出。早期行义齿修复也可减少儿童"异样"的心理感受（图3.47）。

如果恒牙萌出位置正常、牙间关系良好，局部义齿可保留至患儿能够接受种植或固定义齿修复时（在第25章中有相关阐述）。在修复治疗之前，如有必要，可行正畸或外科手术治疗。

粘接技术提高了临床医生为伴或不伴个别牙或多数牙先天缺失的锥形牙患者提供美观且功能更为强大的临时修复体的能力。2003年，Nunn等发表了5篇系列文章，描述了对先天缺牙患者的多学科综合治疗情况，并阐明了治疗的优势[202-206]。治疗团队中包括多名牙科专家。理想情况下，对患者的最初监护和协调护理应始于婴儿期，由儿童口腔医师负责执行。随着患者成长进入青春期，监护和协调的责任可由全科家庭医生承担。

当上颌侧切牙缺失时，临床医生应仔细分析牙列与咬合情况，以判断牙弓内是否有足够空间保持间隙并容纳固定桥。如果空间不足以容纳正常大小的侧切牙，临床医生有时会考虑前移尖牙并改形，使其外观类似恒侧切牙。

内源性牙齿变色（牙齿着色，pigmentation of teeth）

乳牙偶见不寻常的色素沉着。牙髓的某些状态可以导致整个牙齿颜色改变，包括血源性染色、牙髓内血液分解及根管治疗过程中的药物作用（外伤导致的牙齿变色在第28章讨论）。

高胆红素血症导致的牙齿变色

在一些情况下，过量胆红素会进入血液循环[207]。如果牙齿在患高胆红素血症（hyperbilirubinemia）期间发育，则会发生内源性着色。导致这种内源性着色的两种最常见的疾病是胎儿成红细胞增多症和胆道闭锁。其他一些并不常见的原因包括早产、ABO血型不相容、新生儿呼吸窘迫、严重内出血、先天性甲状腺功能减退症、胆道发育不良、酪氨酸血症、α1型抗胰蛋白酶缺乏症以及新生儿肝炎。

胎儿红细胞增多症是由于经胎盘的母体抗体与婴儿红细胞抗原发生反应，导致红细胞破坏率增加[208]。

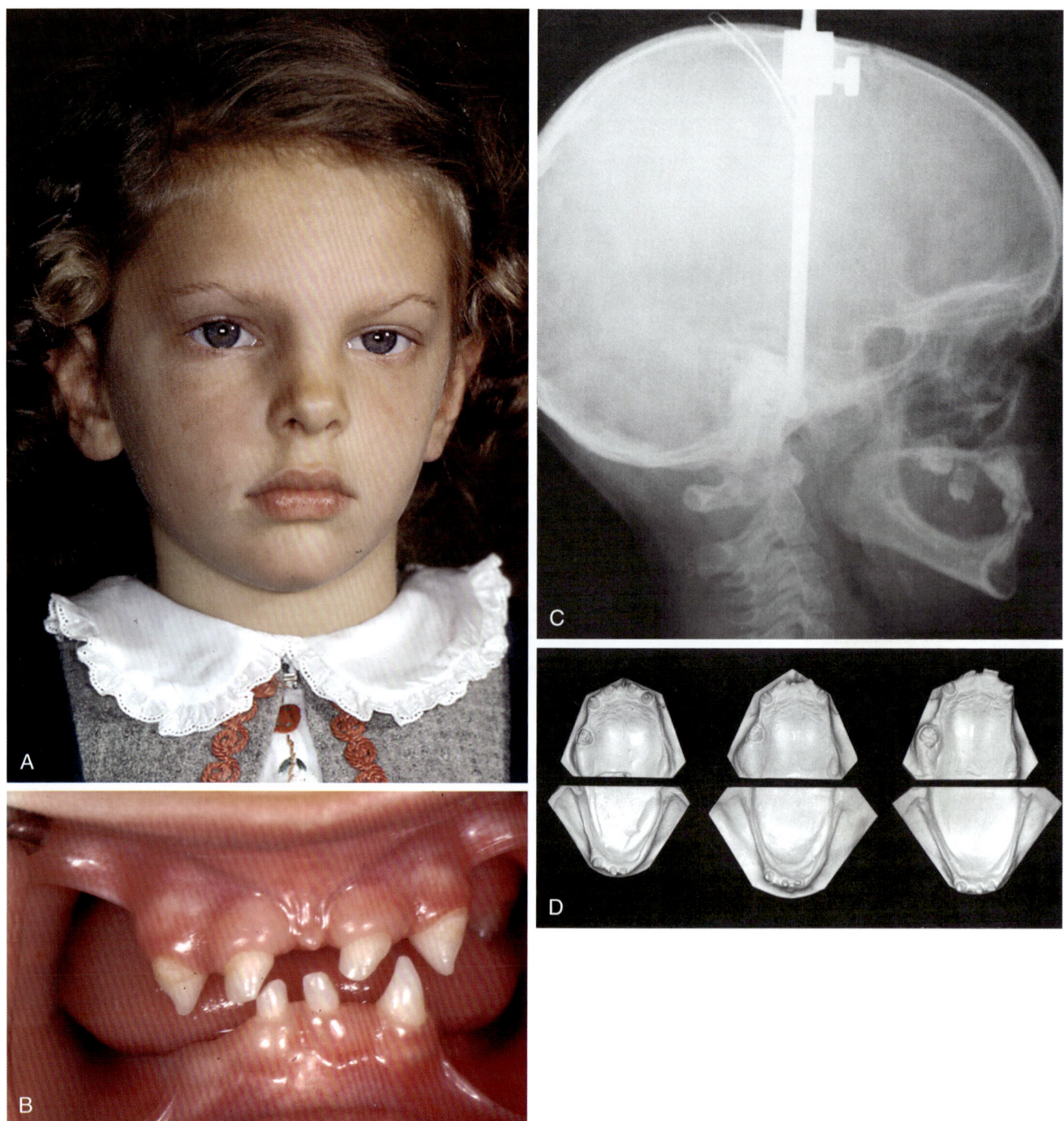

图3.46 A. 4岁女孩有多种外胚叶发育不全特征,有家族史。B. 前牙小且呈锥形,牙槽骨发育不足。C. 尽管许多乳牙和恒牙缺失,但面型较好。D. 随着牙齿萌出,制作、调改、重做部分义齿。模型显示了上、下颌骨的发育过程

Cullen报道了由Kell免疫导致的胎儿成红细胞增多症[209]。在子宫内,母体抗体包裹胎儿红细胞并引起溶血。胎儿发生贫血,并使羊水中胆红素含量增加。新生儿面色苍白且贫血。出生后不久,高胆红素水平会引起黄疸。尽管已有方法可预防由Rh抗原引起的母体同种免疫,这种情况仍然是新生儿贫血和黄疸的重要原因。然而,Rh阴性母亲的第一胎婴儿很少出现这类疾病。

如果婴儿在新生儿期黄疸严重而持续,乳牙可能呈特征性蓝绿色,也有部分呈棕色(图3.48)。牙齿着色会逐渐消退,前牙褪色更加明显。

卟啉病导致的牙齿变色

卟啉病(porphyria)[通常为常染色显性遗

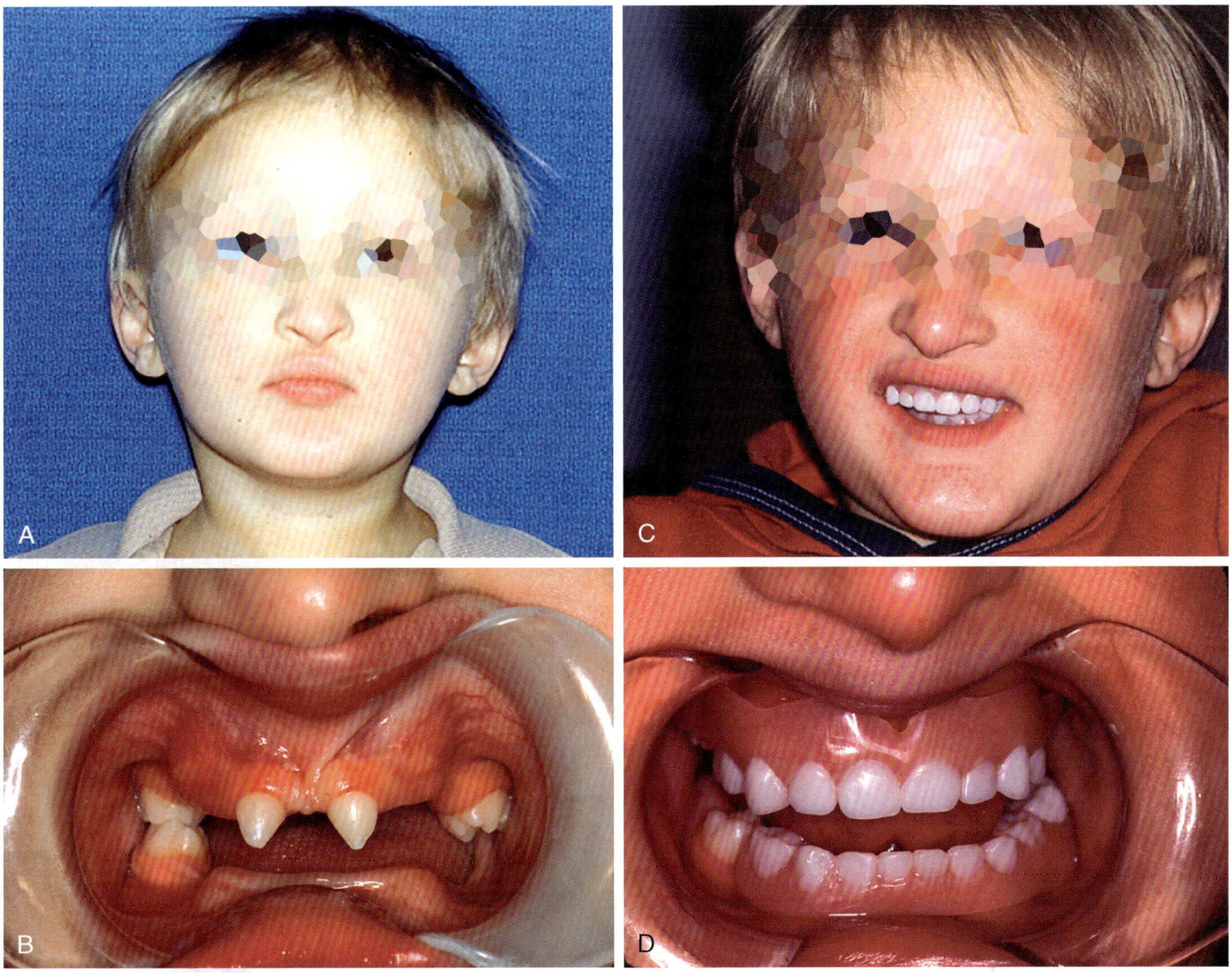

图 3.47　A. 4 岁男孩有外胚叶发育不全特征。许多乳牙及恒牙先天缺失。皮肤干燥，毛发稀疏。B. 乳前牙明显呈锥形。C 和 D. 上颌全覆盖义齿和下颌部分义齿

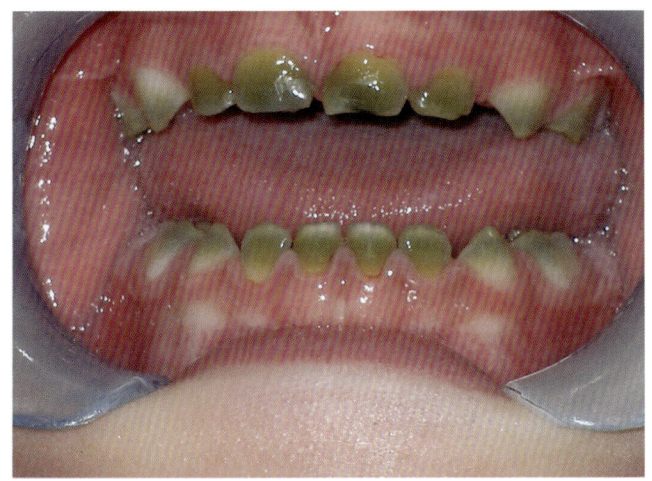

图 3.48　新生儿期持续性黄疸的婴儿，乳牙呈特征性蓝绿色

传，但先天性红细胞生成性卟啉病（congenital erythropoietic porphyria，CEP；OMIM 263700；www.omim.org）是常染色体隐性遗传］是由亚铁血红素生物酶合成通路全部或部分缺陷导致的遗传性或获得性疾病[210]。此病导致卟啉和（或）其前体的水平异常升高，在组织中积累并分泌。

CEP 患儿的尿液呈红色，对光敏感，皮肤暴露在阳光下会产生表皮下疱。发育过程中卟啉的沉积导致乳牙呈紫褐色（红齿病）。恒牙也有内源性着色表现，但程度较轻。

囊性纤维化导致的牙齿变色

囊性纤维化（cystic fibrosis；OMIM 219700，www.omim.org）是一种慢性遗传性疾病，多系统发病可对患儿生命造成影响，其中以消化不良和呼吸

道感染为临床特征性表现。为常染色体隐性遗传，由囊性纤维化跨膜转导调节因子（cystic fibrosis transmembrane regulator，CFTR）基因突变造成。Zegarelli等提出，囊性纤维化患者的牙齿变色可由疾病本身造成，也可由治疗药物，特别是四环素的使用造成，或两种因素均有[211]。Wright等在敲除CFTR基因的纯合小鼠的切牙中发现釉质异常，这至少部分证明了继发于该疾病的釉质先天发育异常[212]。Arquitt等的进一步研究也有力地表明CFTR基因在釉质形成过程中发挥了重要作用[213]。

许多生活在20世纪后半叶的囊性纤维化患者，由于在牙冠形成期间接受四环素治疗，导致牙齿出现显著变色。当代医生则很少（如果曾经有的话）在牙冠形成期间给患者开出四环素处方。在儿童普遍应用四环素治疗的年代，Primosch报道了86例囊性纤维化年轻患者的四环素牙、釉质缺损及龋齿[214]。将这些患者的龋齿发病率与性别、种族、氟暴露水平、生理年龄和牙龄均匹配的对照组进行比较，发现服用四环素的囊性纤维化患者牙齿变色及釉质缺损发生率高，但患龋率低。

四环素治疗导致的牙齿变色

口腔和内科医生发现，在牙齿钙化期间接受过四环素治疗（tetracycline therapy）的儿童，其乳牙和恒牙的临床牙冠均会出现不同程度着色。van der Bijl和Pitigoi-Aron指出，由于四环素可以与钙盐螯合，药物可以在钙化期间渗入骨骼和牙齿[215]。受影响的牙齿牙冠变成棕黄色或灰黑色（图3.49）。

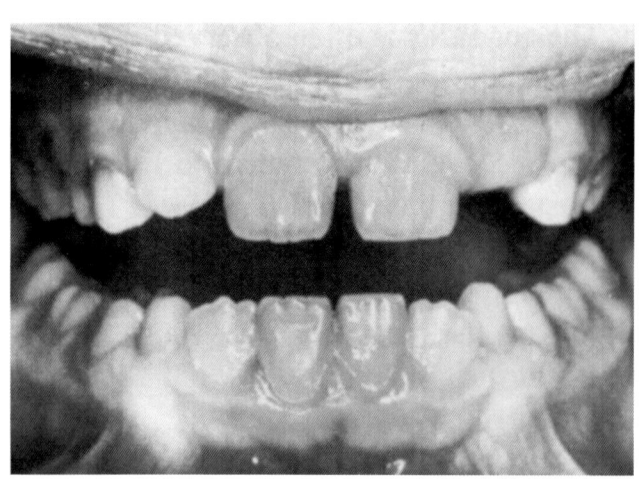

图3.49 四环素治疗导致牙齿着色。萌出的恒切牙呈现出棕黄色

目前，大多数的儿童感染可以用不导致牙齿变色的抗生素进行有效治疗。因此，这类曾经常见的疾病目前已较为少见。

四环素服用后主要沉积在牙本质，少数沉积在用药期间发生钙化的釉质中。变色的部位取决于用药时牙齿发育的阶段。四环素在紫外线照射下发出荧光，呈黄色。当荧光基团被破坏，荧光减少时，沉积在牙齿结构中的四环素从黄色变为暗棕色。

暴露在光线下的牙齿会发生缓慢氧化，使着色由黄变棕。药物相对于体重的剂量越大，着色越深。相对于体重的药物总剂量比服药时长对牙齿的影响更大。

由于四环素可通过胎盘屏障，所以孕妇若在妊娠期服用四环素，婴儿乳牙可见明显变色。Moffitt[216]等观察到，乳牙列中四环素牙发生的关键时期在上、下颌切牙是妊娠4个月至产后3个月，上、下颌尖牙是妊娠5个月至产后9个月。

四环素引起上、下颌恒切牙及尖牙发生永久变色的敏感时期约为3个月至7岁，但上颌侧切牙除外，因为它们在出生后10～12个月开始钙化。

除了氟化物和四环素（包括米诺环素），环丙沙星（ciprofloxacin）也与牙齿内源性着色有关。有报道称导致牙齿外源性着色的药物包括氯己定、口服铁盐、复合阿莫西林克拉维酸和精油[217]。

牙齿内源性着色的漂白

对内源性变色牙行活髓牙漂白术是20世纪后期常见的牙齿美容方法（图3.50），方法多样且都较为安全。目前公认的做法是将过氧化物置于牙面上，把着色部分漂白至颜色明亮。通过在过氧化物上加热、光照或给予激光辐射等形式可增强漂白效果，加快漂白进程。

尽管稀释的牙齿漂白产品已经商品化，但最有效的方法还是由牙医亲自操作。为保证安全，漂白时必须要仔细地操作和监管。尽管漂白术常用于恒牙，但Brantley等[218]报道了一例对4岁女孩乳牙成功进行漂白的病例。

有关漂白技术的更多信息，请参阅当前有关牙髓病学或牙齿美学的教科书。《美国牙科协会杂志》（Journal of the American Dental Association）1997年4月的特别增刊（第128卷）可提供相当详细的资料[219-232]。该增刊收录了众多知名漂白专家在变

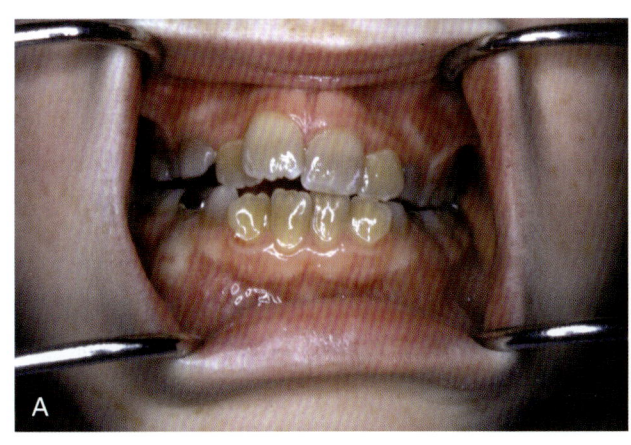 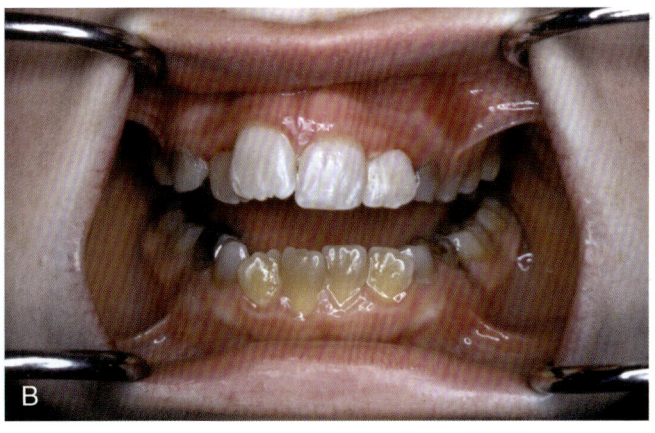

图 3.50　A. 四环素牙。B. 上颌切牙已漂白，下颌切牙未治疗

色牙齿非修复治疗专题国际研讨会上的报告。

如果变色严重，漂白不能有效改善的话，还可以考虑采用贴面粘接修复来遮盖变色，该方法类似于本书第 12 章中所采用的方法。对于某些类型的变色，漂白还可与釉质微打磨联合使用，该方法同样可作为贴面修复的辅助步骤。

小颌畸形

小颌畸形（micrognathia；下颌小，尤其是在矢状面）通常在出生时即有（先天性），但也可后天获得（图 3.51）。先天性小颌畸形病因多样，可能包括母亲营养缺乏或由压力或外伤导致的子宫内损伤。另外，小颌畸形也可以是 Pierre Robin 序列征或 Robin 序列征（OMIM 261800，www.omim.org）的一种表现，该病的表现还包括腭裂（特别是在后部伴有圆钝的远端边缘）及舌后坠。Robin 序列征的发生率估计为 1/（8500～14 000）[233]。虽然这种发育序列征可能是散发的，但经常（约 45% 的病例）[234] 是 Stickler 综合征 [OMIM 108300（Ⅰ型）或 OMIM 604841（Ⅱ型），www.omim.org] 或腭心面综合征（OMIM 192430，www.omim.org）等疾病致病基因的多效性表达，并需要进行临床遗传评估 [156, 235]。可参见 Tan 等 [233] 发表的 Robin 序列征相关综合征和染色体异常表格。

下颌小颌畸形婴儿常出现呼吸困难、发绀，应尽量维持腹侧卧位。下颌前部的位置导致舌体只能获得很小的支撑，容易后坠而导致呼吸道阻塞。

基于纵向的生长发育研究，Pruzansky 和 Richmond 报道在多数情况下，在婴儿期和幼儿期的全面部生长阶段，先天性小颌畸形患儿下颌生长的增量足以克服在出生时下颌的极度后缩 [236]。这一现象常称为"追赶性生长"。Daskalogiannakis 等在 3 个不同年龄段对 96 名 Robin 序列征患者进行了 29 项头影测量，并与 50 名单纯腭裂的患者（对照组）进行比较 [237]。他们发现从大约 5.5 岁到 17 岁，Robin 序列征患者的下颌骨明显小于对照组。这一发现表明，Robin 序列征患者的下颌骨并没有比其他未受该疾病影响的患者的下颌骨按比例增长更多。虽然下颌骨生长的大小和位置可能取决于病因或相关综合征 [238]，但需要手术进行气道管理的综合征和非综合征的 Robin 序列征患者之间，下颌骨生长似乎没有统计学差异 [234]。

对于先天性小颌畸形患儿，可用奶瓶喂养进行治疗，促进下颌骨功能。为了让婴儿向前去够奶瓶的奶嘴，不能将奶瓶靠在下颌骨上。在用奶瓶喂食时，父母应让婴儿直立坐在腿上，并且用拇指和手指轻轻向前推压下颌升支。这样婴儿必须前伸下颌进食。在有些情况下建议使用矫形力向前推下颌，或通过外科手术进行下颌重建。

Hotz 和 Gnoinski [239] 描述了一种使用特殊腭闭合装置来帮助 Robin 序列征婴儿的方法。该矫治器可以覆盖并封闭腭裂，其后部延伸可以模仿缺失的软腭结构及悬雍垂。该装置可以使婴儿的舌保持在正常位置。舌位置上移可显著减少婴儿发生威胁生命的窒息。Dean [240] 等也报道了使用类似装置成功治疗了 Robin 序列征的婴儿，其中包括 22 个有严重气道阻塞的婴儿。研究结果肯定了该装置的效果，但作者也指出相关研究还需进一步深入。

后天性小颌畸形发展呈渐进性，在 4～6 岁之

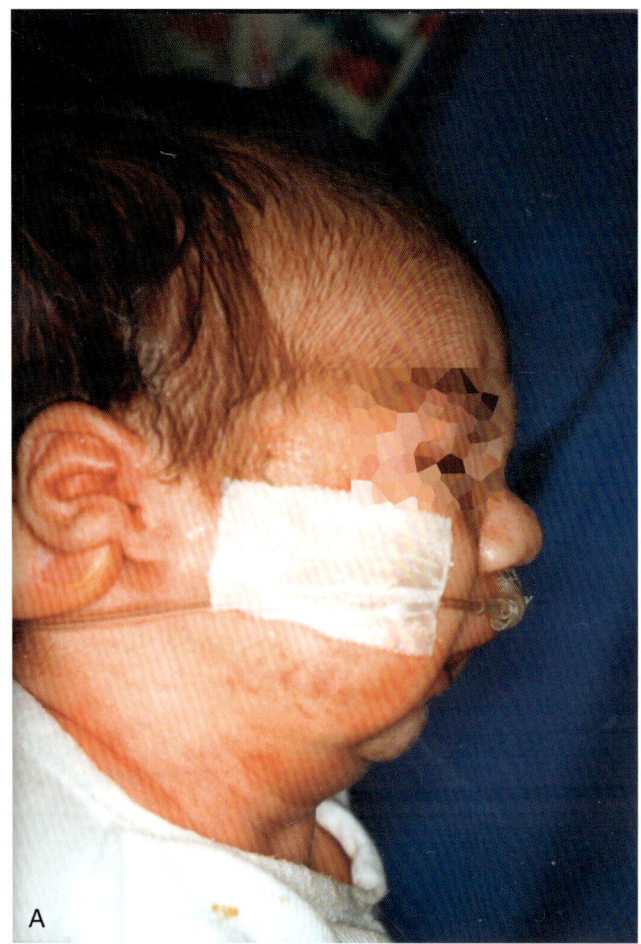

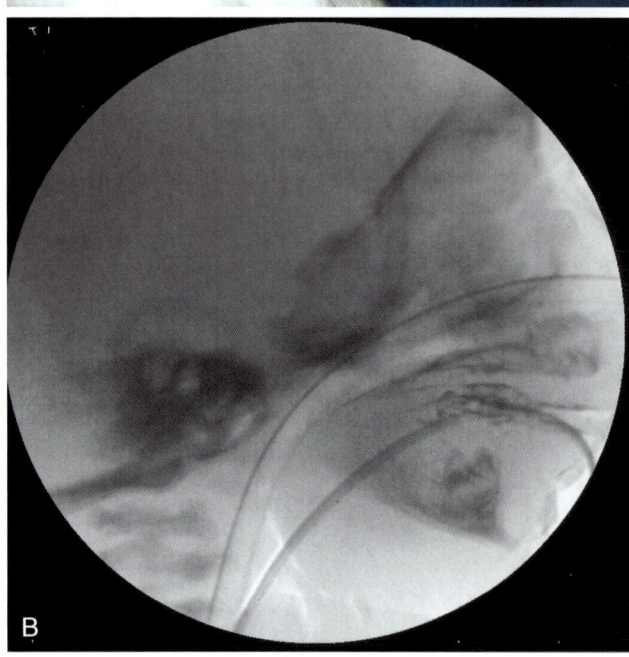

图3.51 A.1月龄女孩的小颌畸形，颏部明显后缩。B.影像学检查显示出生时牙列发育程度。患者1岁时，小颌畸形不再明显

前不易发现。这种发育异常通常与创伤无关。但是产伤或后期的创伤造成的颞下颌关节强直可能会导致后天性小颌畸形。颞下颌关节区感染也会导致髁头生长停止，造成后天性小颌畸形的发生。对于真性关节强直的病例，建议行关节成形术。

舌发育异常（tongue anomalies）

无特殊病史的儿科患者很少主诉有舌部病损，但在口腔检查时仍需仔细检查舌体。有时会发现一些良性病变并应提醒父母注意。

有4种主要的舌乳头类型。10～15个大的轮廓乳头常分布在舌背后缘，这些舌乳头具有血运且含有味蕾。菌状乳头分布于整个舌背，但在舌尖和舌侧缘较多。舌背的炎症和萎缩涉及有血运的菌状乳头。丝状乳头数目最多，细小如毛发样，遍布于舌背。丝状乳头没有血运，而且生长缓慢。第四种是叶状乳头，位于舌侧缘排列成褶皱状，与味觉有关。

巨舌症

巨舌症（macroglossia）是指舌体积大于正常的疾病，可以是先天性，也可为后天获得性。先天性巨舌症是由舌肌或血管组织过度发育造成的，随儿童生长越发明显。

舌体过大是甲状腺功能减退的特征，这种情况下舌面常可见裂纹，静止状态下舌体可能位于口腔外部。巨舌症也常发生于糖原贮积症Ⅱ型（也称为Pompe病；OMIM 232300，www.omim.org）、1型神经纤维瘤病（OMIM 162200，www.omim.org）以及贝-维综合征（OMIM 130650，www.omim.org）的患者。根据Reynoso等的研究，该病可以散发，也可以是家族性的（常染色体显性遗传）[241]。巨舌症也是唐氏综合征（OMIM 190685，www.omim.org）的特征，虽然部分是由于口腔的相对大小[242]以及肌强直[243]导致某些唐氏综合征患者的舌体从口腔中"垂下"。这些因素也加剧了唐氏综合征患者的睡眠呼吸暂停[243]。有时变态反应会导致短暂的舌体积变大（血管神经性水肿）。变态反应和创伤都会导致舌体变大，需要进行气管切开维持呼吸。

舌异常增大会导致下颌发育异常和错𬌗畸形。下颌前牙前倾、前牙或后牙开𬌗可能是由于真性或

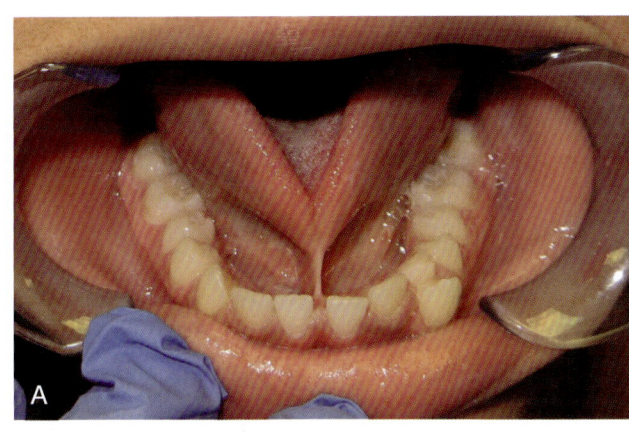 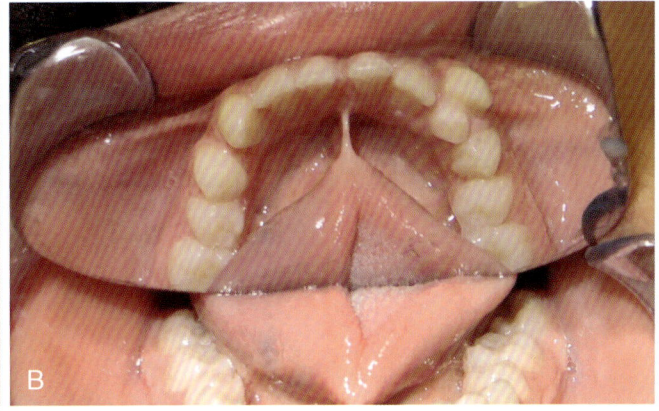

图 3.52 A.舌系带过短。短而厚的舌系带从舌尖延伸到口底和舌侧组织。B.异常舌系带的口镜像

相对巨舌症导致的（舌体积与空间关系）。对巨舌症的治疗取决于它造成的结果和严重性。有时需外科手术切除部分舌体组织。

舌系带过短

过短的舌系带从舌尖延伸至口底和舌侧牙龈，限制了舌的运动，并导致发音障碍（图 3.52）。据报道，新生儿发病率为 4%[244]。舌系带过短（ankyloglossia, tongue-tie）不治疗的话有时可导致舌组织撕裂。若舌系带过短影响婴儿喂养，则需要采用外科手术矫正异常的舌系带（舌系带切除术、舌系带切开术、舌系带成形术）。对于年龄稍大的儿童，只有出现局部病变或发音障碍时才行舌系带切除术。对非综合征性舌系带过短的研究提示其为常染色体显性遗传（可能与下颌切牙先天缺失有关，罕见多生牙；OMIM 106280，www.omim.org）和 X 连锁遗传，但其中一项研究显示 47% 的患者没有舌系带过短的家族史。伴或不伴舌系带过短的家族性腭裂（OMIM 303400，www.omim.org）是由 TBX22 基因具有病理意义的突变引起[245]。

Ayers 和 Hilton 报告了一例舌系带过短的 7 岁男性患儿，他在学龄期被评估有发音障碍[246]。这位患者曾接受过常规口腔检查，但医生没有建议任何治疗。在行外科手术松解舌系带后，舌的运动及发音功能都得到了改善。患者及其父母未诉术后不适。该患者病史和治疗结果与图 3.53 展示的舌系带过短的 6 岁女孩情况相似。

Messner 和 Lalakea 研究了 30 例 1 ~ 12 岁舌系带过短的儿童，认为舌系带成形术可有效改善舌体运动及发音功能[247]。

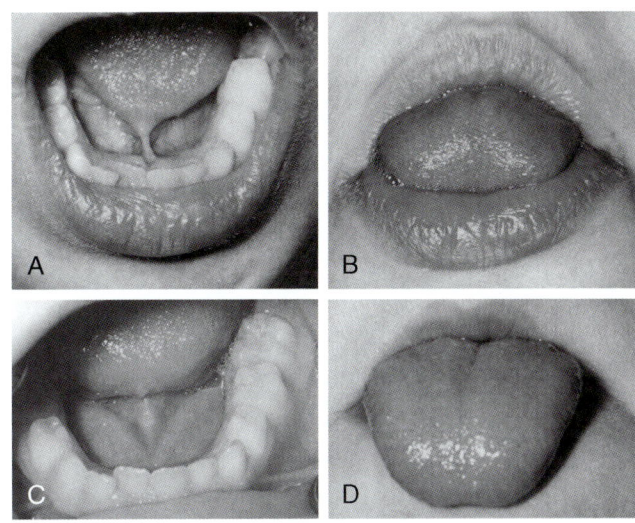

图 3.53 A.6 岁女孩，舌系带过短。B.患者舌运动受限，发音障碍。C.外科松解术后 2 周。D.舌运动及发音功能自行改善

沟纹舌和地图舌（良性游走性舌炎，benign migratory glossitis）

沟纹舌（fissured tongue）在少数儿童中可见，无显著临床意义，但有时会伴随甲状腺功能减退或唐氏综合征。舌背的沟纹通常对称，纵向分布或与舌缘垂直。可能与 B 族维生素缺乏有关。沟纹舌通常不需要治疗，除非食物残渣在沟内积聚而继发感染。刷舌背并且注意口腔卫生可减少炎症和不适。

地图舌（geographic tongue）是一种游走性舌异常，在舌体异常类疾病中最为常见，发病率的报道从 1% 直至高达 14%。Kullaa-Mikkonen[248] 研究了 31 个患遗传性沟纹舌的家庭，发现舌乳头光滑的沟纹舌是常染色体显性遗传，有不完全外显率，

且常伴地图舌（OMIM 137400，www.omim.org）。沟纹舌的严重程度随年龄增长而增加。丝状乳头正常的沟纹舌一般无家族史，且不伴地图舌。

地图舌常在儿童常规口腔检查时发现，患儿无自觉症状。舌背有红色、光滑的丝状乳头萎缩区域。病损边缘增厚，微隆起。随着乳头在病损的一侧边缘剥脱并在另一侧再生，病损区域扩大并游走（图3.54）。每日病损形态都会发生变化。该病具有自限性，一般无需治疗。

Bánóczy 等提出，伴有贫血的胃肠紊乱可能与游走性舌炎有关[249]。另外，心身障碍可能是病因之一。组织病理过程较为表浅，表现为乳头角化层脱落，真皮层炎症反应。

舌苔

舌苔（coated tongue）通常与局部因素有关。舌苔的量随一天中的不同时间、口腔卫生状况以及饮食的变化而变化。舌苔由食物残渣、微生物及丝状乳头的角化上皮构成（图3.55）。

具有先天或后天性唾液分泌障碍的儿童可能会有舌苔，偶尔达到舌背干燥的程度。可以用人造唾液频繁冲洗来缓解这种状况。系统性疾病伴发热和脱水也可导致舌苔。舌苔通常是白色的，但可能被食物及药物染色。多进流食可缓解这种状况。用牙刷和牙膏刷舌头可减少舌苔。

白色草莓舌（white strawberry tongue）

菌状乳头增大超过了白色脱屑丝状乳头平面，使舌外观呈未成熟的草莓样。这种情况可见于猩红热和川崎病（OMIM 611775，www.omim.org）的幼儿。在患猩红热及有其他急性发热时，舌背的舌苔消失，增大的红色乳头在光滑、剥脱的表面延伸呈草莓或树莓样。当全身疾病治愈后，舌的表现也恢复正常（图3.56）。

黑毛舌

黑毛舌（black hairy tongue）很少见于儿童，但可发生于青少年，与口腔或全身使用抗生素、吸烟以及摄入过多含黑色素的饮料如咖啡和茶有关（图3.57）。在舌的中1/3，丝状乳头角化层堆积，形成细长的毛发状突起，有时长达2.5 cm（1英寸）。Neville 等发现该病病因不明，但明显可见角蛋白生

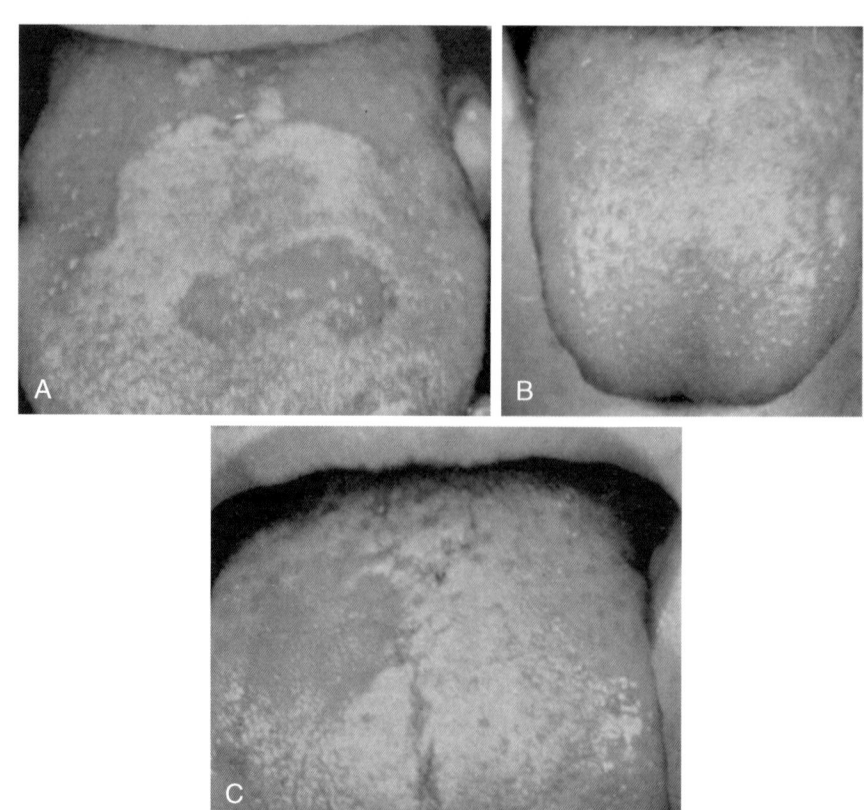

图3.54 A. 地图舌，光滑区域没有丝状乳头。B. 4周后观察到的病变与初次就诊时相似。C. 1年后舌背形成新的病损

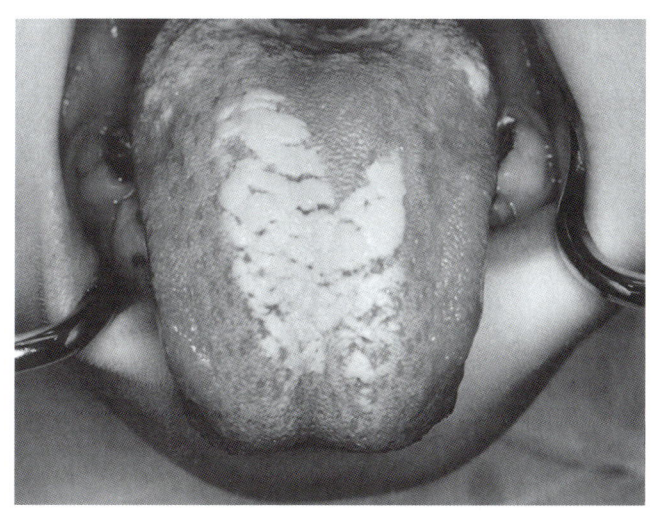

图 3.55 白色舌苔通常与局部因素有关

成增加或正常角质层脱落减少[207]。这是一种良性病变，没有严重的后遗症。严格的口腔卫生措施比如刷舌或刮舌可以控制其发展。若在抗生素治疗期间出现这种情况，停药后通常无需特殊治疗，症状会自然消失。

舌缘齿痕（indentation of the tongue margin；圆锯齿状舌缘，crenation）

在儿童口腔检查时，医生可能会注意到有些舌缘呈扇贝状或圆锯齿状。仔细检查会发现这些压痕是由舌在下牙舌面的位置造成的。尽管这些压痕无显著临床意义，但它与不良习惯、巨舌症、B 族维生素缺乏以及导致肌张力下降的全身性疾病有关。

正中菱形舌炎（正中舌乳头萎缩，central papillary atrophy of the tongue）

正中菱形舌炎（median rhomboid glossitis）是发生于舌背轮廓乳头前方的椭圆形、菱形或钻石形微红色病损。由于没有丝状乳头，所以病损十分明显、平坦、轻微隆起或呈结节状。萎缩区域通常无症状。在过去很长一段时间内，学者们认为该病是一种发育异常，但现在与 Cooke 的观点一致，普遍认为这是一种慢性、局限性的轻度念珠菌感染性疾病[250]。

尽管正中菱形舌炎在成人中更为常见，但也可见于青少年，甚至偶发于幼儿。Barasch 等发现它在人类免疫缺陷病毒（HIV）阳性儿童中的发生率更高[251]。局部抗真菌治疗通常有效。

舌、牙齿等口腔组织损伤，特别是舌钉

儿童可能会在受到创伤或摔倒时咬到舌头。医生在手术过程中使用锐器也可能意外造成舌损伤（tongue trauma）。深的舌撕裂伤需要缝合以减小瘢痕并及时止血。有严重外伤时，应对舌部进行仔细

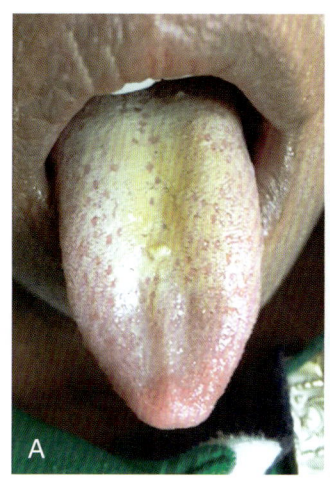 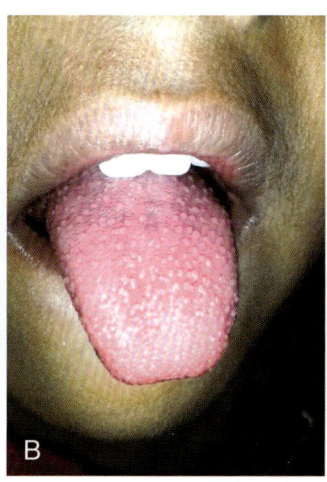 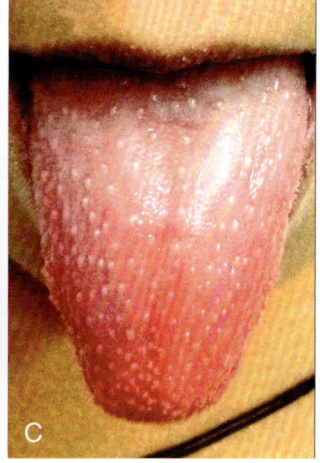

图 3.56[①]（A）White strawberry tongue（initial appearance with scarlet fever）.（B）Red strawberry tongue in late scarlet fever stage.（C）Strawberry tongue in Kawasaki disease.［Reproduced as a composite 3-part image from Indian J Dermatol Venereol Leprol, Volume 84, Pages 500-505, by Adya KA, Inamadar AC, Palit A., The strawberry tongue：What, how and where?（Copyright 2018），http://www.ijdvl.com/text.asp?2018/84/4/500/229194, with permission from Wolters Kluwer Medknow Publications］

① 因版权限制，采用英文原版展示。——译者注

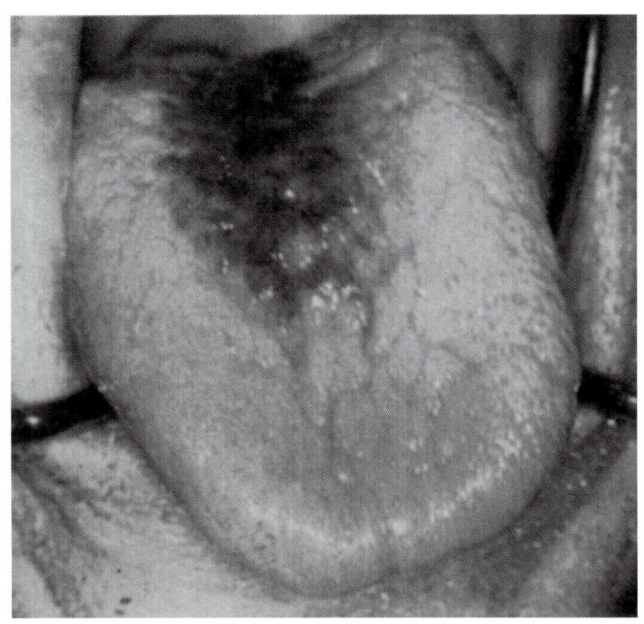

图 3.57 黑毛舌。这种情况通常没有明显的临床意义

检查，防止增大的舌体妨碍气道通气。

舌钉（tongue piercing）是一种人为创伤，是世界各地青少年和青年中一种较为流行的身体穿孔行为（图 3.58）。舌钉在牙科需特别注意，因为极易造成口内后遗症，并产生明显的全身影响。随着记录案例数量的大幅增长，大量科学文献报道了舌钉的后遗症。牙齿折断、牙齿磨耗及牙龈退缩是最常见的后遗症。其他潜在威胁生命的并发症还有脑脓肿[252]、头部破伤风[253]、心内膜炎[254]、路德维希咽峡炎[255]以及上呼吸道阻塞[256]。牙科医生应在适当时候告知患者及社区其他人这种行为艺术的严重危害。如果患者坚持要佩戴舌部装饰物或其他身体穿刺饰物，至少应建议他们在进行体育活动时取下，因为此时发生外伤的风险最高。

唇系带异常（abnormal labial frenum）

在学龄前期和混合牙列期儿童中，经常可见上颌中线存在牙齿间隙。判断该间隙是某一时期的正常生理现象，还是由于上颌异常的唇系带所致十分重要。

许多儿童在上颌恒中切牙萌出时会出现生理性正中间隙。当切牙首先萌出时，由于牙根受到挤压，牙冠会向远中倾斜。当侧切牙和尖牙萌出后，正中间隙会逐渐缩窄，多数可恢复到中切牙正常接触。

上颌前牙区牙量不足、锥形侧切牙或侧切牙先天缺失都会导致牙间隙。其他因素或异常包括正中多生牙、口腔不良习惯、巨舌症、下颌前牙过大牙（加上异常的唇系带）都可导致上颌正中牙间隙。

唇系带由包绕疏松结缔组织的两层上皮构成，如果存在肌纤维，则肌纤维起始于口轮匝肌。

上颌唇系带起于唇内表面中线处。起始处较宽，随后变窄，插入到骨膜外层及上颌中缝的结缔组织和牙槽突。确切的附着位点是可变的。可位于牙槽嵴顶上方几毫米处或直接位于牙槽嵴顶，或纤维穿过中切牙附着于腭乳头。

多数牙科医生会等到包括尖牙在内的所有上颌前牙萌出后，才考虑唇系带异常是造成牙间隙的原因。这种做法基本正确，但要考虑其他诊断要点。

在混合牙列中后期可以对异常唇系带做简单的诊断性测试，即在唇系带上施加间歇性压力，观察牙龈在牙槽骨附着位置的变化。如果宽而呈扇贝状的组织附着于腭乳头上，则施加压力会使腭乳头发白，此时可预测唇系带会影响前牙咬合（图 3.59）。

异常唇系带除了造成上中切牙间牙间隙外，还存在其他不良临床影响。粗大的系带附着位置过低，刷牙时会妨碍牙刷在前庭区的放置位置，导致不能采用常规方法刷牙。如果系带附着于游离龈组织，咀嚼或说话时唇的牵拉可能会导致牙龈组织从牙颈部剥脱。这种附着还会导致食物残渣堆积，形成牙周袋。异常唇系带还会限制上唇运动，影响发

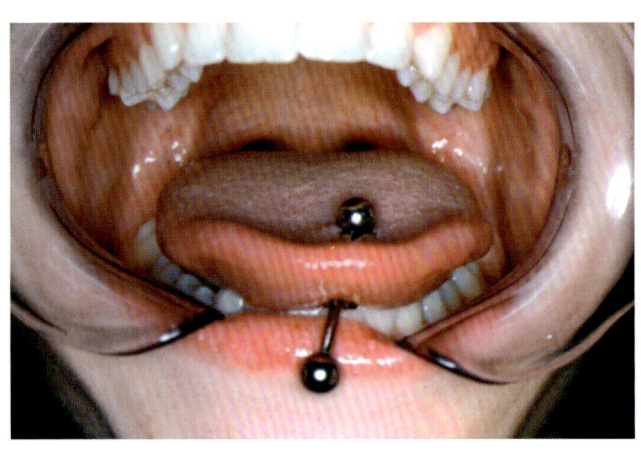

图 3.58 舌部装饰在青少年及青年中很流行

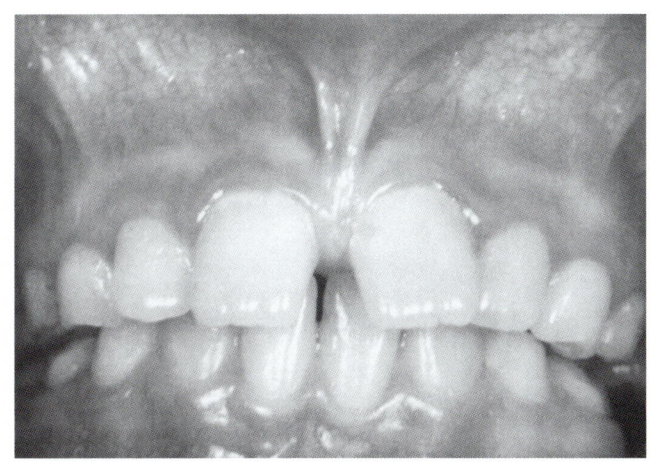

图 3.59 唇系带异常。上颌中切牙间的游离龈组织及腭乳头发白。需行唇系带切除术

音及产生不良的面容外观（图 3.60）。

唇系带切除术

行唇系带切除术前应仔细评估如果不做处理是否会带来不良后果。

术中要切除一楔形组织，包括中切牙间及向腭侧延伸至腭乳头的部分（图 3.60 和图 3.61）。在系带的两侧做切口到达骨面，不要破坏中切牙近中的游离龈组织。用组织镊夹住楔形部分，并在靠近系带起始处用组织剪将其剪下，以达到良好的美学效果。在唇内侧缝合至接近游离龈部位。切牙之间的组织通常无需缝合或加压。

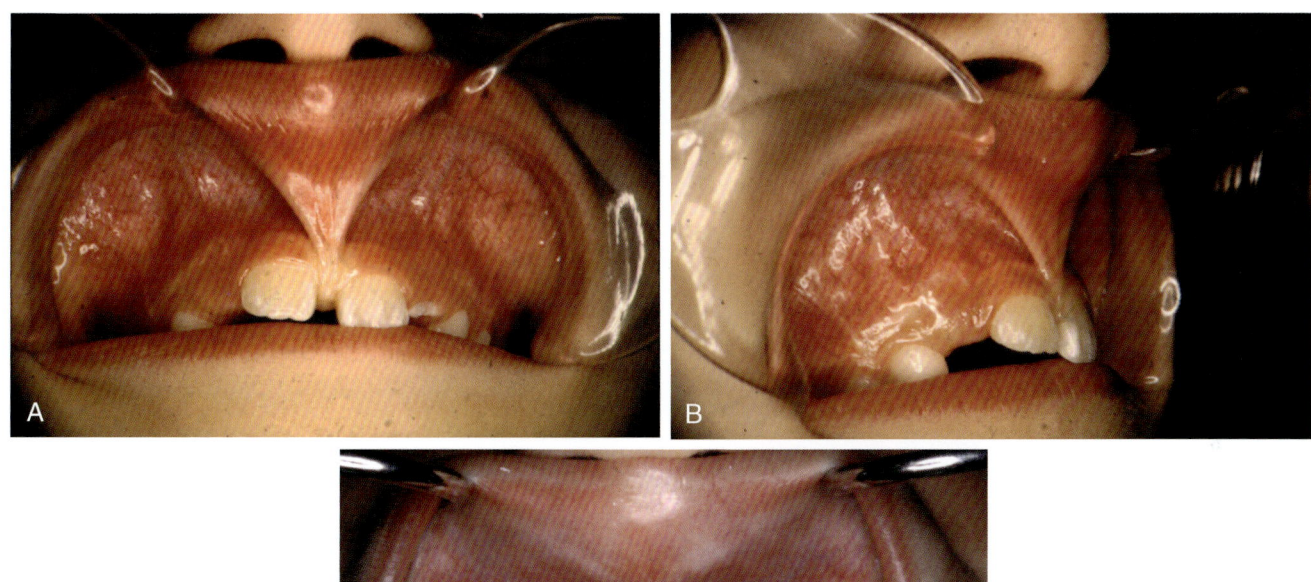

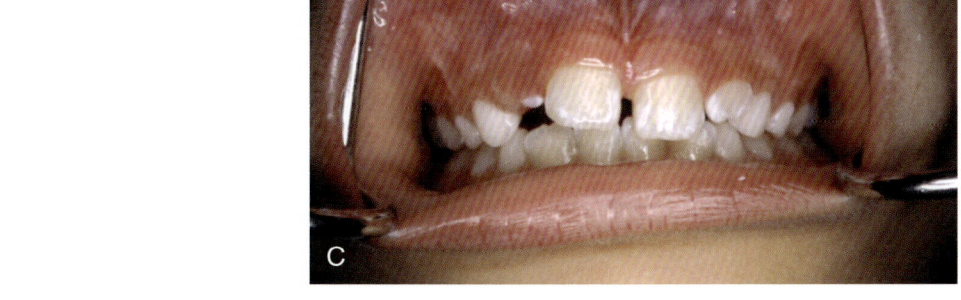

图 3.60 A. 8 岁儿童唇系带异常，厚而呈扇形的组织影响了发音和面容。B. 异常唇系带侧面观。C. 唇系带切除术后 6 个月，外观明显改善

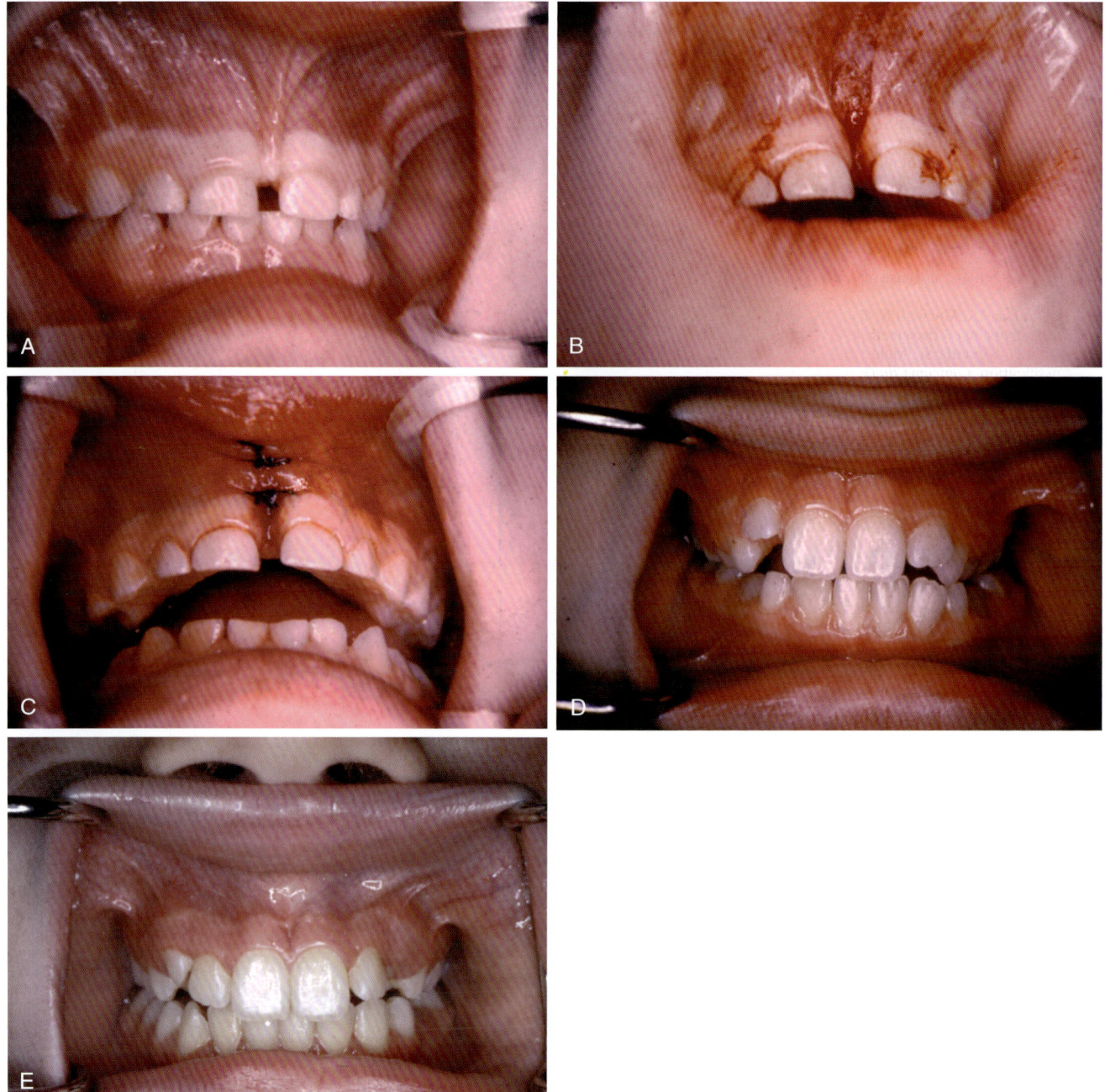

图 3.61 A. 学龄前儿童唇系带异常导致乳中切牙间牙间隙，并妨碍上唇正常活动。B. 切除包括唇系带在内的楔形组织。C. 在组织边缘缝合两针。D. 恒切牙萌出，唇系带未发生再附着。E. 术后 5 年，唇系带切除术效果理想

参考文献

1. United States Department of Health and Human Service: *Oral Health in America: a report of the surgeon general*, Rockville, MD, 2000, US Department of Health and Human Services, National Institute of Dental and Craniofacial Research, National Institutes of Health.
2. Dye B, Thornton-Evans G, Li X, et al.: Dental caries and sealant prevalence in children and adolescents in the United States, 2011–2012, *NCHS Data Brief* (191)1–8, 2015.
3. Britt JC, Josephson GD, Gross CW: Ludwig's angina in the pediatric population: report of a case and review of the literature, *Int J Pediatr Otorhinolaryngol* 52(1):79–87, 2000.
4. Sethi DS, Stanley RE: Deep neck abscesses – changing trends, *J Laryngol Otol* 108(2):138–143, 1994.
5. Moreland LW, Corey J, McKenzie R: Ludwig's Angina: report of a case and review of the literature, *Arch Intern Med* 148(2):461–466, 1988.
6. Botha A, Jacobs F, Postma C: Retrospective analysis of etiology and comorbid diseases associated with Ludwig's angina, *Ann Maxillofac Surg* 5(2):168–173, 2015.
7. An J, Madeo J, Singhal M: In *StatPearls [Internet]*, Treasure Island, FL, 2019, StatPearls Publishing. Available at: https://www.ncbi.nlm.nih.gov/books/NBK482354/.
8. Bansal A, Miskoff J, Lis RJ: Otolaryngologic critical care, *Crit Care Clin* 19(1):55–72, 2003.
9. Brook I: Microbiology and principles of antimicrobial therapy for head and neck infections, *Infect Dis Clin North Am* 21(2):355–391, 2007.
10. Meyer K, Chaffee E, Hobby GL, Dawson MH: Hyaluronidases of bac-

terial and animal origin, *J Exp Med* 73(3):309–326, 1941.
11. Hynes WL, Walton SL: Hyaluronidases of Gram-positive bacteria, *FEMS Microbiol Lett* 183(2):201–207, 2000.
12. Molinari JA: Microbial disease trends and acquired antibiotic resistance: part 1, *Compend Contin Educ Dent* 18(2):106–108, 1997.
13. Tasa GL, Lukas JR: The prevalence and expression of primary double teeth in Western India, *ASDC J Dent Child* 68(3):196–200, 2001.
14. Tomizawa M, Shimizu A, Hayashi S, et al.: Bilateral maxillary fused primary incisors accompanied by succedaneous supernumerary teeth: report of a case, *Int J Paediatr Dent* 12(3):223–227, 2002.
15. Shanthraj SL, Mallikarjun SB, Kiran S, et al.: 'Triplication' defect in deciduous teeth: an unusual odontogenic anomaly, *BMJ Case Rep* 2015:bcr2014205185, 2015.
16. Mohapatra A, Prabhakar AR, Raju OS: An unusual triplication of primary teeth—a rare case report, *Quintessence Int* 41(10):815–820, 2010.
17. Prabhakar AR, Marwah N, Raju OS: Triple teeth: case report of an unusual fusion of three teeth, *J Dent Child* 71(3):206–208, 2004.
18. Shilpa G, Nuvvula S: Triple tooth in primary dentition: a proposed classification, *Contemp Clin Dent* 4(2):263–267, 2013.
19. Gunduz K, Sumer M, Sumer A, Gunhan O: Concrescence of a mandibular third molar and a supernumerary fourth molar: report of a rare case, *Br Dent J* 200(3):141, 2006.
20. Manoj S, Sanoj N: Concrescence of a maxillary third molar and second molar: report of a rare case, *IOSR J Dent Med Sci* 16(5):103–105, 2017.
21. Shrestha A, Marla V, Shrestha S, et al.: Developmental anomalies affecting the morphology of teeth–a review, *Rev Sul-Bras Odontol* 12(1):68–78, 2015.
22. Sharma U: Palatal ulceration: a local anesthetic complication, *Contemp Clin Dent* 4(1):94–96, 2013.
23. Duncan WK, Helpin ML: Bilateral fusion and gemination: a literature analysis and case report, *Oral Surg Oral Med Oral Pathol* 64(1):82–87, 1987.
24. Grover P, Lorton L: Gemination and twinning in the permanent dentition, *Oral Surg Oral Med Oral Pathol* 59(3):313–318, 1985.
25. Aguilo L, Gandia J, Cibrian R, et al.: Primary double teeth. A retrospective clinical study of their morphological characteristics and associated anomalies, *Int J Paediatr Dent* 9(3):175–183, 1999.
26. Rao P, Veena K, Chatra L, et al.: Twin tooth on either side: a case report of bilateral gemination, *Ann Med Health Sci Res* 3(2):271–273, 2013.
27. Shokri A, Baharvand M, Mortazavi H: The largest bilateral gemination of permanent maxillary central incisors: report of a case, *J Clin Exp Dent* 5(5):e295–e297, 2013.
28. Türkaslan S, Gökçe HS, Dalkız M: Esthetic rehabilitation of bilateral geminated teeth: a case report, *Eur J Dent* 1(3):188, 2007.
29. Tarım Ertaş E, Yırcalı Atıcı M, Arslan H, et al.: Endodontic treatment and esthetic management of a geminated central incisor bearing a talon cusp, *Case Rep Dent* 2014:123681, 2014.
30. Gupta S, Tandon A, Chandra A, et al.: Syndontia with talon cusp, *J Oral Maxillofac Path* 16(2):266, 2012.
31. Alani A, Bishop K: Dens invaginatus. Part 1: classification, prevalence and aetiology, *Int Endod J* 41(12):1123–1136, 2008.
32. Colak H, Tan E, Aylıkçı BU, et al.: Radiographic study of the prevalence of dens invaginatus in a sample set of Turkish dental patients, *J Clin Imaging Sci* 2:34, 2012.
33. Thongudomporn U, Freer TJ: Prevalence of dental anomalies in orthodontic patients, *Aust Dent J* 43(6):395–398, 1998.
34. Hamasha A, Alomari Q: Prevalence of dens invaginatus in Jordanian adults, *Int Endod J* 37(5):307–310, 2004.
35. Mupparapu M, Singer S: A rare presentation of dens invaginatus in a mandibular lateral incisor occurring concurrently with bilateral maxillary dens invaginatus: case report and review of literature, *Aust Dent J* 49(2):90–93, 2004.
36. Grahnen H, Lindahl B, Omnell KA: Dens invaginatus. I. A clinical, roentgenological and genetical study of permanent upper lateral incisors, *Odont Rev* 10:115, 1959.
37. Oncag A, Gunbay S, Parlar A: Williams syndrome, *J Clin Pediatr Dent* 19(4):301–304, 1995.
38. Hertzberg J, Nakisbendi L, Needleman H, et al.: Williams syndrome-oral presentation of 45 cases, *Pediatr Dent* 16:262–267, 1994.
39. Hibbert S: A previously unreported association between Nance-Horan syndrome and spontaneous dental abscesses, *Oral Surg Oral Med Oral Pathol Oral Radiol Endod* 99(2):207–211, 2005.
40. Walia PS, Kamal M, Kumar A: Nance-Horan syndrome--review and a case report, *Indian J Dent Sci* 8(1):102–105, 2016.
41. Ritzau M, Carlsen O, Kreiborg S, et al.: The Ekman-Westborg-Julin syndrome: report of a case, *Oral Surg Oral Med Oral Pathol Oral Radiol Endod* 84(3):293–296, 1997.
42. Gowans LJJ, Cameron-Christie S, Slayton RL, et al.: Missense pathogenic variants in KIF4A affect dental morphogenesis resulting in X-linked taurodontism, microdontia and dens-invaginatus, *Front Genet* 10800, 2019.
43. Oehlers FAC: Dens invaginatus (dilated composite odontome): I. Variations of the invagination process and associated anterior crown forms, *Oral Surg Oral Med Oral Pathol* 10(11):1204–1218, 1957.
44. Levitan ME, Himel VT: Dens evaginatus: literature review, pathophysiology, and comprehensive treatment regimen, *J Endod* 32(1):1–9, 2006.
45. Merrill RG: Occlusal anomalous tubercles on premolars of Alaskan Eskimos and Indians, *Oral Surg Oral Med Oral Pathol* 17(4):484–496, 1964.
46. Curzon ME, Curzon JA, Poyton HG: Evaginated odontomes in the Keewatin Eskimo, *Br Dent J* 129(7):324–328, 1970.
47. Mallineni SK, Panampally GK, Chen Y, et al.: Mandibular talon cusps: a systematic review and data analysis, *J Clin Exp Dent* 6(4):e408–e413, 2014.
48. Mupparapu M, Singer S, Goodchild J: Dens evaginatus and dens invaginatus in a maxillary lateral incisor: report of a rare occurrence and review of literature, *Aust Dent J* 49(4):201–203, 2004.
49. Tulunoglu O, Cankala D, Ozdemir R: Talon's cusp: report of four unusual cases, *J Indian Soc Pedod Prev Dent* 25(1):52, 2007.
50. Hartsfield Jr JK: Premature exfoliation of teeth in childhood and adolescence, *Adv Pediatr* 41:453–470, 1994.
51. Armitage GC: Development of a classification system for periodontal diseases and conditions, *Ann Periodontol* 4(1):1–6, 1999.
52. Papapanou PN, Sanz M, Budunelli N, et al.: Periodontitis: consensus report of workgroup 2 of the 2017 world workshop on the classification of periodontal and peri-implant diseases and conditions, *J Periodontol* 89(Suppl 1):S173–S182, 2018.
53. Papapanou PN, Sanz M, Budunelli N, et al.: Periodontitis: consensus report of workgroup 2 of the 2017 world workshop on the classification of periodontal and peri-implant diseases and conditions, *J Clin Periodontol* 45(Suppl 20):S162–S170, 2018.
54. Vieira AR, Albandar JM: Role of genetic factors in the pathogenesis of aggressive periodontitis, *Periodontol 2000* 65(1):92–106, 2014.
55. e Silva M, Moreira PR, da Costa GC, et al.: Association of CD28 and CTLA-4 gene polymorphisms with aggressive periodontitis in Brazilians, *Oral Dis* 19(6):568–576, 2013.
56. Zhu XL, Meng HX, Zhang L, et al.: Association analysis between the −2518MCP-1(A/G) polymorphism and generalized aggressive periodontitis in a Chinese population, *J Periodontal Res* 47(3):286–292, 2012.
57. Albandar JM: Aggressive and acute periodontal diseases, *Periodontol 2000* 65(1):7–12, 2014.
58. Hu CC, King DL, Thomas HF, et al.: A clinical and research protocol for characterizing patients with hypophosphatasia, *Pediatr Dent* 18(1):17–23, 1996.
59. Herasse M, Spentchian M, Taillandier A, et al.: Molecular study of three cases of odontohypophosphatasia resulting from heterozygosity for mutations in the tissue non-specific alkaline phosphatase gene, *J Med Genet* 40(8):605–609, 2003.
60. Lia-Baldini A, Muller F, Taillandier A, et al.: A molecular approach to dominance in hypophosphatasia, *Hum Genet* 109(1):99–108, 2001.
61. Scriver CR, Cameron D: Pseudohypophosphatasia, *N Engl J Med* 281(11):604–606, 1969.
62. Kalantar Motamedi MH: Treatment of cherubism with locally aggressive behavior presenting in adulthood: report of four cases and a proposed new grading system, *J Oral Maxillofac Surg* 56(11):1336–1342, 1998.
63. Parkin B, Law C: Axenfeld anomaly and retinal changes in Ramon syndrome: follow-up of two sibs, *Am J Med Genet* 104(2):131–134, 2001.
64. Ueki Y, Tiziani V, Santanna C, et al.: Mutations in the gene encoding c-Abl-binding protein SH3BP2 cause cherubism, *Nat Genet* 28(2):125–126, 2001.
65. Reichenberger EJ, Levine MA, Olsen BR, et al.: The role of SH3BP2 in the pathophysiology of cherubism, *Orphanet J Rare Dis* 7(1):S5, 2012.
66. Mukai T, Ishida S, Ishikawa R, et al.: SH3BP2 cherubism mutation potentiates TNF–α–induced osteoclastogenesis via NFATc1 and TNF–α–mediated inflammatory bone loss, *J Bone Miner Res* 29(12):2618–2635, 2014.
67. McDonald RE, Shafer WG: Disseminated juvenile fibrous dysplasia of the jaws, *AMA Am J Dis Child* 89(3):354–358, 1955.
68. Pierce AM, Sampson WJ, Wilson DF, et al.: Fifteen-year follow-up of a family with inherited craniofacial fibrous dysplasia, *J Oral Maxillofac Surg* 54(6):780–788, 1996.
69. von Wowern N: Cherubism: a 36-year long-term follow-up of 2 generations in different families and review of the literature, *Oral Surg Oral Med Oral Pathol Oral Radiol Endod* 90(6):765–772, 2000.
70. Marconi C, Brunamonti Binello P, Badiali G, et al.: A novel missense

mutation in ANO5/TMEM16E is causative for gnathodiaphyseal dyplasia in a large Italian pedigree, *Eur J Hum Genet* 21:613, 2012.
71. Weinstein M, Bernstein S: Pink ladies: mercury poisoning in twin girls, *Can Med Assoc J* 168(2):201, 2003.
72. Horowitz Y, Greenberg D, Ling G, et al.: Acrodynia: a case report of two siblings, *Arch Dis Child* 86(6):453, 2002.
73. White KE, Carn G, Lorenz-Depiereux B, et al.: Autosomal-dominant hypophosphatemic rickets (ADHR) mutations stabilize FGF-23, *Kidney Int* 60(6):2079–2086, 2001.
74. Francis F, Hennig S, Korn B, et al.: A gene (PEX) with homologies to endopeptidases is mutated in patients with X–linked hypophosphatemic rickets, *Nat Genet* 11(2):130–136, 1995, https://doi.org/10.1038/ng1095-130.
75. McWhorter AG, Seale NS: Prevalence of dental abscess in a population of children with vitamin D-resistant rickets, *Pediatr Dent* 13(2):91–96, 1991.
76. Shroff DV, McWhorter AG, Seale NS: Evaluation of aggressive pulp therapy in a population of vitamin D-resistant rickets patients: a follow-up of 4 cases, *Pediatr Dent* 24(4):347–349, 2002.
77. Rakocz M, Keating III J, Johnson R: Management of the primary dentition in vitamin D-resistant rickets, *Oral Surg Oral Med Oral Pathol* 54(2):166–171, 1982.
78. Morley AA, Carew JP, Baikie AG: Familial cyclical neutropenia, *Br J Haematol* 13(5):719–738, 1967.
79. Horwitz M, Benson KF, Person RE, et al.: Mutations in ELA2, encoding neutrophil elastase, define a 21-day biological clock in cyclic haematopoiesis, *Nat Genet* 23(4):433–436, 1999.
80. da Fonseca MA, Fontes F: Early tooth loss due to cyclic neutropenia: long-term follow-up of one patient, *Spec Care Dentist* 20(5):187–190, 2000.
81. Seow WK, Masel JP, Weir C, et al.: Mineral deficiency in the pathogenesis of enamel hypoplasia in prematurely born, very low birthweight children, *Pediatr Dent* 11(4):297–302, 1989.
82. Slayton RL, Warren JJ, Kanellis MJ, et al.: Prevalence of enamel hypoplasia and isolated opacities in the primary dentition, *Pediatr Dent* 23(1):32–36, 2001.
83. Sarnat BG, Schour I: Enamel hypoplasia (Chronologic Enamel Aplasia) in relation to systemic disease: a chronologic, morphologic and etiologic classification, *J Am Dent Assoc* 29(1):67–75, 1942.
84. Sheldon M, Bibby BG, Bales MS: The relationship between microscopic enamel defects and infantile debilities, *J Dent Res* 24(2):109–116, 1945.
85. Purvis RJ, Barrie WJ, MacKay GS, et al.: Enamel hypoplasia of the teeth associated with neonatal tetany: a manifestation of maternal vitamin-D deficiency, *Lancet* 2(7833):811–814, 1973.
86. Herman SC, McDonald RE: Enamel hypoplasia in cerebral palsied children, *J Dent Child* 3046–3049, 1963.
87. Cohen HJ, Diner H: The significance of developmental dental enamel defects in neurological diagnosis, *Pediatrics* 46(5):737–747, 1970.
88. Martinez A, Cubillos P, Jiménez M, et al.: Prevalence of developmental enamel defects in mentally retarded children, *ASDC J Dent Child* 69(2):124, 151–155, 2002.
89. Oliver WJ, Owings CL, Brown WE, et al.: Hypoplastic enamel associated with the nephrotic syndrome, *Pediatrics* 32:399–406, 1963.
90. Koch MJ, Buhrer R, Pioch T, et al.: Enamel hypoplasia of primary teeth in chronic renal failure, *Pediatr Nephrol* 13(1):68–72, 1999.
91. Rattner LJ, Myers HM: Occurrence of enamel hypoplasia in children with congenital allergies, *J Dent Res* 41:646–649, 1962.
92. Lawson BF, Stout FW, Ahern DE, et al.: The incidence of enamel hypoplasia associated with chronic pediatric lead poisoning, *S C Dent J* 29(11):5–10, 1971.
93. Pearl M, Roland NM: Delayed primary dentition in a case of congenital lead poisoning, *ASDC J Dent Child* 47(4):269–271, 1980.
94. Gemmel A, Tavares M, Alperin S, et al.: Blood lead level and dental caries in school-age children, *Environ Health Perspect* 110(10):A625–A630, 2002.
95. Turner JG: Two cases of hypoplasia of enamel, *Proc R Soc Med* 5(Odontol Sect):73–76, 1912.
96. Bauer WH: Effect of periapical processes of deciduous teeth on the buds of permanent teeth; pathological-clinical study, *Am J Orthod Oral Surg* 32:232–241, 1946.
97. Mink JR: *Relationship of enamel hypoplasia and trauma in repaired cleft lip and palate.* Masters of Science in Dentistry thesis, Indiana University-Purdue University Indianapolis (IUPUI), Indianapolis, 1961.
98. Vichi M, Franchi L: Abnormalities of the maxillary incisors in children with cleft lip and palate, *ASDC J Dent Child* 62(6):412–417, 1995.
99. Kaste SC, Hopkins KP, Jones D, et al.: Dental abnormalities in children treated for acute lymphoblastic leukemia, *Leukemia* 11(6):792–796, 1997.
100. Maguire A, Welbury RR: Long-term effects of antineoplastic chemotherapy and radiotherapy on dental development, *Dent Update* 23(5):188–194, 1996.
101. Musselman RJ: *Dental defects and rubella embryopathy: a clinical study of fifty children.* Masters of Science in Dentistry thesis, Indiana University-Purdue University Indianapolis (IUPUI), Indianapolis, 1968.
102. Willmott NS, Bryan RA, Duggal MS: Molar-incisor-hypomineralisation: a literature review, *Eur Arch Paediatr Dent* 9(4):172–179, 2008.
103. Levy SM, Hills SL, Warren JJ, et al.: Primary tooth fluorosis and fluoride intake during the first year of life, *Community Dent Oral Epidemiol* 30(4):286–295, 2002.
104. Everett ET, McHenry MA, Reynolds N, et al.: Dental fluorosis: variability among different inbred mouse strains, *J Dent Res* 81(11):794–798, 2002.
105. McCloskey RJ: A technique for removal of fluorosis stains, *J Am Dent Assoc* 109(1):63–64, 1984.
106. Croll TP: Enamel microabrasion: observations after 10 years, *J Am Dent Assoc* 128:45S–50S, 1997.
107. Croll TP, Helpin ML: Enamel microabrasion: a new approach, *J Esthet Dent* 12(2):64–71, 2000.
108. Muhler JC: The effect of apical inflammation of the primary teeth on dental caries in the permanent teeth, *J Dent Child* 24:209–210, 1957.
109. Mueller BH, Lichty GC, II, Tallerico ME, et al.: "Caries-like" resorption of unerupted permanent teeth, *J Pedod* 4(2):166–172, 1980.
110. Holan G, Eidelman E, Mass E: Pre-eruptive coronal resorption of permanent teeth: report of three cases and their treatments, *Pediatr Dent* 16(5):373–377, 1994.
111. Seow WK, Lu PC, McAllan LH: Prevalence of pre-eruptive intra-coronal dentin defects from panoramic radiographs, *Pediatr Dent* 21(6):332–339, 1999.
112. Seow WK, Wan A, McAllan LH: The prevalence of pre-eruptive dentin radiolucencies in the permanent dentition, *Pediatr Dent* 21(1):26–33, 1999.
113. Lysell L: Taurodontism: a case report and a survey of the literature, *Odontol Rev* 13(2):158–174, 1962.
114. Baron C, Houchmand-Cuny M, Enkel B, et al.: Prevalence of dental anomalies in French orthodontic patients: a retrospective study, *Arch Pediatr* 25(7):426–430, 2018.
115. Jaspers MT, Witkop Jr CJ: Taurodontism, an isolated trait associated with syndromes and X-chromosomal aneuploidy, *Am J Hum Genet* 32(3):396–413, 1980.
116. Mena CA: Taurodontism, *Oral Surg Oral Med Oral Pathol* 32(5):812–823, 1971.
117. Gedik R, Cimen M: Multiple taurodontism: report of case, *ASDC J Dent Child* 67(3):216–217, 2000.
118. Bixler D, Conneally PM, Christen AG: Dentinogenesis imperfecta: genetic variations in a six-generation family, *J Dent Res* 48(6):1196–1199, 1969.
119. Witkop Jr CJ: *Genetics and dental health*, McGraw-Hill, New York City, 1961.
120. Witkop Jr CJ: Manifestations of genetic diseases in the human pulp, *Oral Surg Oral Med Oral Pathol* 32(2):278–316, 1971.
121. Shields ED, Bixler D, el-Kafrawy AM: A proposed classification for heritable human dentine defects with a description of a new entity, *Arch Oral Biol* 18(4):543–553, 1973.
122. Xiao S, Yu C, Chou X, et al.: Dentinogenesis imperfecta 1 with or without progressive hearing loss is associated with distinct mutations in DSPP, *Nat Genet* 27(2):201–204, 2001, https://doi.org/10.1038/84848.
123. Zhang X, Zhao J, Li C, et al.: DSPP mutation in dentinogenesis imperfecta Shields type II, *Nat Genet* 27(2):151–152, 2001, https://doi.org/10.1038/84765.
124. Sreenath T, Thyagarajan T, Hall B, et al.: Dentin sialophosphoprotein knockout mouse teeth display widened predentin zone and develop defective dentin mineralization similar to human dentinogenesis imperfecta type III, *J Biol Chem* 278(27):24874–24880, 2003, https://doi.org/10.1074/jbc.M303908200.
125. Malmgren B, Lindskog S, Elgadi A, et al.: Clinical, histopathologic, and genetic investigation in two large families with dentinogenesis imperfecta type II, *Hum Genet* 114(5):491–498, 2004.
126. Bloch-Zupan A, Jamet X, Etard C, et al.: Homozygosity mapping and candidate prioritization identify mutations, missed by whole-exome sequencing, in SMOC2, causing major dental developmental defects, *Am J Hum Genet* 89(6):773–781, 2011.
127. Dean JA, Hartsfield Jr JK, Wright JT, et al.: Dentin dysplasia, type II linkage to chromosome 4q, *J Craniofac Genet Dev Biol* 17(4):172–177, 1997.
128. Rajpar MH, Koch MJ, Davies RM, et al.: Mutation of the signal peptide region of the bicistronic gene DSPP affects translocation to the endoplasmic reticulum and results in defective dentine biomineralization, *Hum Mol Genet* 11(21):2559–2565, 2002.
129. McKnight DA, Suzanne Hart P, Hart TC, et al.: A comprehensive

analysis of normal variation and disease-causing mutations in the human DSPP gene, *Hum Mutat* 29(12):1392–1404, 2008.
130. Beattie ML, Kim JW, Gong SG, et al.: Phenotypic variation in dentinogenesis imperfecta/dentin dysplasia linked to 4q21, *J Dent Res* 85(4):329–333, 2006.
131. Cartwright AR, Kula K, Wright TJ: Craniofacial features associated with amelogenesis imperfecta, *J Craniofac Genet Dev Biol* 19(3):148–156, 1999.
132. Ravassipour DB, Powell CM, Phillips CL, et al.: Variation in dental and skeletal open bite malocclusion in humans with amelogenesis imperfecta, *Arch Oral Biol* 50(7):611–623, 2005.
133. Aldred MJ, Crawford PJ: Amelogenesis imperfecta—towards a new classification, *Oral Dis* 1(1):2–5, 1995.
134. Hart PS, Hart TC, Simmer JP, et al.: A nomenclature for X-linked amelogenesis imperfecta, *Arch Oral Biol* 47(4):255–260, 2002.
135. Hart PS, Michalec MD, Seow WK, et al.: Identification of the enamelin (g.8344delG) mutation in a new kindred and presentation of a standardized ENAM nomenclature, *Arch Oral Biol* 48(8):589–596, 2003.
136. Stephanopoulos G, Garefalaki ME, Lyroudia K: Genes and related proteins involved in amelogenesis imperfecta, *J Dent Res* 84(12):1117–1126, 2005.
137. Aldred MJ, Crawford PJ, Roberts E, et al.: Genetic heterogeneity in X-linked amelogenesis imperfecta, *Genomics* 14(3):567–573, 1992.
138. Congleton J, Burkes Jr EJ: Amelogenesis imperfecta with taurodontism, *Oral Surg Oral Med Oral Pathol* 48(6):540–544, 1979.
139. Seow WK: Taurodontism of the mandibular first permanent molar distinguishes between the tricho-dento-osseous (TDO) syndrome and amelogenesis imperfecta, *Clin Genet* 43(5):240–246, 1993.
140. Price JA, Wright JT, Kula K, et al.: A common DLX3 gene mutation is responsible for tricho-dento-osseous syndrome in Virginia and North Carolina families, *J Med Genet* 35(10):825–828, 1998.
141. Price JA, Wright JT, Walker SJ, et al.: Tricho-dento-osseous syndrome and amelogenesis imperfecta with taurodontism are genetically distinct conditions, *Clin Genet* 56(1):35–40, 1999.
142. Dong J, Amor D, Aldred MJ, et al.: DLX3 mutation associated with autosomal dominant amelogenesis imperfecta with taurodontism, *Am J Med Genet A* 133A(2):138–141, 2005.
143. Hall RK, Phakey P, Palamara J, et al.: Amelogenesis imperfecta and nephrocalcinosis syndrome. Case studies of clinical features and ultrastructure of tooth enamel in two siblings, *Oral Surg Oral Med Oral Pathol Oral Radiol Endod* 79(5):583–592, 1995.
144. Martelli-Júnior H, dos Santos Neto PE, de Aquino SN, et al.: Amelogenesis imperfecta and nephrocalcinosis syndrome: a case report and review of the literature, *Nephron Physiol* 118(3):p62–65, 2011.
145. Vervaet BA, Verhulst A, D'Haese PC, et al.: Nephrocalcinosis: new insights into mechanisms and consequences, *Nephrol Dial Transplant* 24(7):2030–2035, 2009, https://doi.org/10.1093/ndt/gfp115.
146. Patel RR, Hovijitra S, Kafrawy AH, et al. X-linked (recessive) hypomaturation amelogenesis imperfecta: a prosthodontic, genetic, and histopathologic report. *J Prosthet Dent*. 19991;66(3):398-402.
147. Chaudhry AP, Wittich HC, Stickel FR, et al.: Odontogenesis imperfecta. Report of a case, *Oral Surg Oral Med Oral Pathol* 14:1099–1103, 1961.
148. Schimmelpfennig CB, McDonald RE: Enamel and dentine aplasia; report of a case, *Oral Surg Oral Med Oral Pathol* 6(12):1444–1449, 1953.
149. Alvira-González J, Gay-Escoda C: Non-syndromic multiple supernumerary teeth: meta-analysis, *J Oral Pathol Med* 41(5):361–366, 2012.
150. Lubinsky M, Kantaputra PN: Syndromes with supernumerary teeth, *Am J Med Genet A* 170(10):2611–2616, 2016, https://doi.org/10.1002/ajmg.a.37763.
151. Fleming P, Xavier G, DiBiase A, et al.: Revisiting the supernumerary: the epidemiological and molecular basis of extra teeth, *Br Dent J* 208(1):25, 2010.
152. Bixler D, Higgins M, Hartsfield Jr J: The Nance-Horan syndrome: a rare X-linked ocular-dental trait with expression in heterozygous females, *Clin Genet* 26(1):30–35, 1984.
153. Ghoneima A, Sachdeva K, Hartsfield J, et al.: The use of cone beam computed tomography for the assessment of trichorhinophalangeal syndrome, type I–a case report, *J Orthod* 40(1):47–52, 2013.
154. Subasioglu A, Savas S, Kucukyilmaz E, et al.: Genetic background of supernumerary teeth, *Eur J Dent* 9(1):153–158, 2015.
155. Cammarata-Scalisi F, Avendaño A, Callea M: Main genetic entities associated with supernumerary teeth, *Arch Argent Pediatr* 116(6):437–444, 2018.
156. Hartsfield Jr JK: The benefits of obtaining the opinion of a clinical geneticist regarding orthodontic patients. In Krishnan V, Davidovitch Z, editors: *Integrated clinical orthodontics*, West Sussex, UK, 2012, John Wiley & Sons, Ltd., pp 109–131.
157. Ishikawa T, Yashima S, Hasan H, et al.: Osteoma of the lateral pterygoid plate of the sphenoid bone, *Int J Oral Maxillofac Surg* 15(6):786–789, 1986.
158. Lew D, DeWitt A, Hicks RJ, et al.: Osteomas of the condyle associated with Gardner's syndrome causing limited mandibular movement, *J Oral Maxillofac Surg* 57(8):1004–1009, 1999.
159. Katou F, Motegi K, Baba S: Mandibular lesions in patients with adenomatosis coli, *J Cranio Maxill Surg* 17(8):354–358, 1989.
160. Nandakumar G, Morgan JA, Silverberg D, et al.: Familial polyposis coli: clinical manifestations, evaluation, management and treatment, *Mt Sinai J Med* 71(6):384–391, 2004.
161. Gorlin RJ, Herman NG, Moss SJ: Complete absence of the permanent dentition: an autosomal recessive disorder, *Am J Med Genet* 5(2):207–209, 1980.
162. Salinas CF, Jorgenson RJ, Wright JT, et al.: 2008 International conference on ectodermal dysplasias classification: conference report, *Am J Med Genet A* 149A(9):1958–1969, 2009.
163. Adaimy L, Chouery E, Megarbane H, et al.: Mutation in WNT10A is associated with an autosomal recessive ectodermal dysplasia: the odonto-onycho-dermal dysplasia, *Am J Hum Genet* 81(4):821–828, 2007.
164. Bohring A, Stamm T, Spaich C, et al.: WNT10A mutations are a frequent cause of a broad spectrum of ectodermal dysplasias with sex-biased manifestation pattern in heterozygotes, *Am J Hum Genet* 85(1):97–105, 2009.
165. van den Boogaard MJ, Créton M, Bronkhorst Y, et al.: Mutations in WNT10A are present in more than half of isolated hypodontia cases, *J Med Genet* 49(5):327–331, 2012.
166. Swallow J: Complete anodontia of the permanent dentition, *Br Dent J* 107:143–145, 1959.
167. Schneider PE: Complete anodontia of the permanent dentition: case report, *Pediatr Dent* 12(2):112–114, 1990.
168. Laird GS: Congenital anodontia, *J Am Dent Assoc* 51(6):722, 1955.
169. Witkop Jr CJ: Agenesis of succedaneous teeth: an expression of the homozygous state of the gene for the pegged or missing maxillary lateral incisor trait, *Am J Med Genet* 26(2):431–436, 1987.
170. Hoo JJ: Anodontia of permanent teeth (OMIM # 206780) and pegged/missing maxillary lateral incisors (OMIM # 150400) in the same family, *Am J Med Genet* 90(4):326–327, 2000.
171. Glenn FB: A consecutive six-year study of the prevalence of congenitally missing teeth in private pedodontic practice of two geographically separated areas, *J Dent Child* 31:264–270, 1964.
172. Grahnen H: Hypodontia in the permanent dentition, *Dent Abstr* 3:308–309, 1957.
173. Williams MA, Letra A: The changing landscape in the genetic etiology of human tooth agenesis, *Genes* 9(5):255, 2018.
174. Cobourne MT: Familial human hypodontia—is it all in the genes? *Br Dent J* 203(4):203–208, 2007.
175. Noor A, Windpassinger C, Vitcu I, et al.: Oligodontia is caused by mutation in LTBP3, the gene encoding latent TGF-beta binding protein 3, *Am J Hum Genet* 84(4):519–523, 2009.
176. Hamada Y, Timothius CJC, Shin D, et al.: Canine impaction–a review of the prevalence, etiology, diagnosis and treatment, *Semin Orthod* 25(2):117–123, 2019.
177. Takahama Y, Aiyama Y: Maxillary canine impaction as a possible microform of cleft lip and palate, *Eur J Orthod* 4(4):275–277, 1982.
178. Sacerdoti R, Baccetti T: Dentoskeletal features associated with unilateral or bilateral palatal displacement of maxillary canines, *Angle Orthod* 74(6):725–732, 2004.
179. Becker A, Smith P, Behar R: The incidence of anomalous maxillary lateral incisors in relation to palatally-displaced cuspids, *Angle Orthod* 51(1):24–29, 1981.
180. Johnston WD: Treatment of palatally impacted canine teeth, *Am J Orthod* 56(6):589–596, 1969.
181. Becker A, Sharabi S, Chaushu S: Maxillary tooth size variation in dentitions with palatal canine displacement, *Eur J Orthod* 24(3):313–318, 2002.
182. Becker A, Gillis I, Shpack N: The etiology of palatal displacement of maxillary canines, *Clin Orthod Res* 2(2):62–66, 1999.
183. Chaushu S, Sharabi S, Becker A: Tooth size in dentitions with buccal canine ectopia, *Eur J Orthod* 25(5):485–491, 2003.
184. Becker A: In defense of the guidance theory of palatal canine displacement, *Angle Orthod* 65(2):95–98, 1995.
185. Paschos E, Huth KC, Fassler H, et al.: Investigation of maxillary tooth sizes in patients with palatal canine displacement, *J Orofac Orthop* 66(4):288–298, 2005.
186. Peck S, Peck L, Kataja M: The palatally displaced canine as a dental anomaly of genetic origin, *Angle Orthod* 64(4):249–256, 1994.
187. Rutledge MS, Hartsfield Jr JK. In *Seminars in orthodontics*. 16(3):165–171 (Elsevier), September 2010.
188. Tamura M, Nemoto E: Role of the Wnt signaling molecules in the

tooth, *Jpn Dent Sci Rev* 52(4):75–83, 2016.
189. Xiong Y, Fang Y, Qian Y, et al.: Wnt production in dental epithelium is crucial for tooth differentiation, *J Dent Res* 98(5):580–588, 2019.
190. Järvinen E, Shimomura-Kuroki J, Balic A, et al.: Mesenchymal Wnt/β-catenin signaling limits tooth number, *Development* 145(4):dev158048, 2018.
191. Lammi L, Arte S, Somer M, et al.: Mutations in AXIN2 cause familial tooth agenesis and predispose to colorectal cancer, *Am J Hum Genet* 74(5):1043–1050, 2004.
192. Marvin ML, Mazzoni SM, Herron CM, et al.: AXIN2-associated autosomal dominant ectodermal dysplasia and neoplastic syndrome, *Am J Med Genet A* 155A(4):898–902, 2011.
193. Mazzoni SM, Fearon ER: AXIN1 and AXIN2 variants in gastrointestinal cancers, *Cancer Lett* 355(1):1–8, 2014.
194. Chalothorn LA, Beeman CS, Ebersole JL, et al.: Hypodontia as a risk marker for epithelial ovarian cancer: a case-controlled study, *J Am Dent Assoc* 139(2):163–169, 2008.
195. Fekonja A, Cretnik A, Takac I: Hypodontia prevalence and pattern in women with epithelial ovarian cancer, *Angle Orthod* 84(5):810–814, 2014.
196. Kuchler EC, Lips A, Tannure PN, et al.: Tooth agenesis association with self-reported family history of cancer, *J Dent Res* 92(2):149–155, 2013.
197. Casal ML, Lewis JR, Mauldin EA, et al.: Significant correction of disease after postnatal administration of recombinant ectodysplasin A in canine X-linked ectodermal dysplasia, *Am J Hum Genet* 81(5):1050–1056, 2007.
198. Schneider H, Faschingbauer F, Schuepbach-Mallepell S, et al.: Prenatal correction of X-linked hypohidrotic ectodermal dysplasia, *N Engl J Med* 378(17):1604–1610, 2018.
199. Giansanti JS, Long SM, Rankin JL: The "tooth and nail" type of autosomal dominant ectodermal dysplasia, *Oral Surg Oral Med Oral Pathol* 37(4):576–582, 1974.
200. Jumlongras D, Bei M, Stimson JM, et al.: A nonsense mutation in MSX1 causes Witkop syndrome, *Am J Hum Genet* 69(1):67–74, 2001.
201. Hudson CD, Witkop CJ: Autosomal dominant hypodontia with nail dysgenesis. Report of twenty-nine cases in six families, *Oral Surg Oral Med Oral Pathol* 39(3):409–423, 1975.
202. Nunn JH, Carter NE, Gillgrass TJ, et al.: The interdisciplinary management of hypodontia: background and role of paediatric dentistry, *Br Dent J* 194(5):245–251, 2003.
203. Carter NE, Gillgrass TJ, Hobson RS, et al.: The interdisciplinary management of hypodontia: orthodontics, *Br Dent J* 194(7):361–366, 2003.
204. Hobson RS, Carter NE, Gillgrass TJ, et al.: The interdisciplinary management of hypodontia: the relationship between an interdisciplinary team and the general dental practitioner, *Br Dent J* 194(9):479–482, 2003.
205. Jepson NJ, Nohl FS, Carter NE, et al.: The interdisciplinary management of hypodontia: restorative dentistry, *Br Dent J* 194(6):299–304, 2003.
206. Meechan JG, Carter NE, Gillgrass TJ, et al.: Interdisciplinary management of hypodontia: oral surgery, *Br Dent J* 194(8):423–427, 2003.
207. Neville BW, Damm Carl Allen DD, Bouquot J, et al.: In Neville BW, Damm DD, Allen CM, Bouquot JE, editors: *Oral and maxillofacial pathology*, ed 2, Philadelphia, 2002, WB Saunders.
208. Stoll BJ, Kliegman RM: Hemolytic disease of the newborn (erythroblastosis fetalis). In Behrman RE, Kliegman RM, Jenson HB, editors: *Nelson textbook of pediatrics*, Philadelphia, 2004, WB Saunders.
209. Cullen CL: Erythroblastosis fetalis produced by Kell immunization: dental findings, *Pediatr Dent* 12(6):393–396, 1990.
210. Sassa S: The porphyrias. In Behrman RE, Kliegman RM, Jenson HB, editors: *Nelson textbook of pediatrics*, Philadelphia, 2004, WB Saunders.
211. Zegarelli EV, Kutscher AH, Denning CR, et al.: Discoloration of the teeth in a 24-year-old patient with cystic fibrosis of the pancreas not primarily associated with tetracycline therapy. Report of a case, *Oral Surg Oral Med Oral Pathol* 24(1):62–64, 1967.
212. Wright JT, Hall KI, Grubb BR: Enamel mineral composition of normal and cystic fibrosis transgenic mice, *Adv Dent Res* 10(2):270–274, 1996; discussion 275.
213. Arquitt CK, Boyd C, Wright JT: Cystic fibrosis transmembrane regulator gene (CFTR) is associated with abnormal enamel formation, *J Dent Res* 81(7):492–496, 2002.
214. Primosch RE: Tetracycline discoloration, enamel defects, and dental caries in patients with cystic fibrosis, *Oral Surg Oral Med Oral Pathol* 50(4):301–308, 1980.
215. van der Bijl P, Pitigoi-Aron G: Tetracyclines and calcified tissues, *Ann Dent* 54(1-2):69–72, 1995.
216. Moffitt JM, Cooley RO, Olsen NH, et al.: Prediction of tetracycline-induced tooth discoloration, *J Am Dent Assoc* 88(3):547–552, 1974.
217. Tredwin CJ, Scully C, Bagan-Sebastian JV: Drug-induced disorders of teeth, *J Dent Res* 84(7):596–602, 2005.
218. Brantley DH, Barnes KP, Haywood VB: Bleaching primary teeth with 10% carbamide peroxide, *Pediatr Dent* 23(6):514–516, 2001.
219. Burrell KH: ADA supports vital tooth bleaching—but look for the seal, *J Am Dent Assoc* 128:3S–5S, 1997.
220. Christensen GJ: Bleaching teeth: practitioner trends, *J Am Dent Assoc* 128:16S–18S, 1997.
221. Croll TP: Enamel microabrasion: observations after 10 years, *J Am Dent Assoc* 128:45S–50S, 1997.
222. Floyd RA: The effect of peroxides and free radicals on body tissues, *J Am Dent Assoc* 128:37S–40S, 1997.
223. Friedman S: Internal bleaching: long-term outcomes and complications, *J Am Dent Assoc* 128:51S–55S, 1997.
224. Garber DA: Dentist-monitored bleaching: a discussion of combination and laser bleaching, *J Am Dent Assoc* 128:26S–30S, 1997.
225. Goldstein RE: In-office bleaching: where we came from, where we are today, *J Am Dent Assoc* 128:11S–15S, 1997.
226. Haywood VB: Nightguard vital bleaching: current concepts and research, *J Am Dent Assoc* 128:19S–25S, 1997.
227. Heymann HO: Introduction: nonrestorative treatment of discolored teeth: reports from an international symposium, *J Am Dent Assoc* 128:i–ii, 1997.
228. Li Y: Toxicological considerations of tooth bleaching using peroxide-containing agents, *J Am Dent Assoc* 128:31S–36S, 1997.
229. Nathanson DAN: Vital tooth bleaching: sensitivity and pulpal considerations, *J Am Dent Assoc* 128:41S–44S, 1997.
230. Nathoo SA: The chemistry and mechanisms of extrinsic and intrinsic discoloration, *J Am Dent Assoc* 128:6S–10S, 1997.
231. Swift EJJ: Restorative considerations with vitae tooth bleaching, *J Am Dent Assoc* 128:60S–64S, 1997.
232. Trope M: Cervical root resorption, *J Am Dent Assoc* 128:56S–59S, 1997.
233. Tan, TY, Kilpatrick, N, Farlie, PG. Developmental and genetic perspectives on Pierre Robin sequence. *Am J Med Genet Part C Semin Med Genet* 163C:295–305, 2013.
234. Evans AK, Rahbar R, Rogers GF, et al.: Robin sequence: a retrospective review of 115 patients, *Int J Pediatr Otorhinolaryngol* 70(6):973–980, 2006.
235. Gorlin RJ, Cohen MM, Hennekam RCM: *Syndromes of the head and neck*, ed 4, Oxford University Press, Oxford, England, 2001, p 1344.
236. Pruzansky S, Richmond JB: Growth of mandible in infants with micrognathia; clinical implications, *AMA Am J Dis Child* 88(1):29–42, 1954.
237. Daskalogiannakis J, Ross RB, Tompson BD: The mandibular catch-up growth controversy in Pierre Robin sequence, *Am J Orthod Dentofacial Orthop* 120(3):280–285, 2001.
238. Rogers G, Lim AA, Mulliken JB, et al.: Effect of a syndromic diagnosis on mandibular size and sagittal position in Robin sequence, *J Oral Maxillofac Surg* 67(11):2323–2331, 2009.
239. Hotz M, Gnoinski W: Clefts of the secondary palate associated with the "Pierre Robin syndrome." Management by early maxillary orthopaedics, *Swed Dent J* 15:89–98, 1982.
240. Dean JA: Prevention of airway obstruction in Pierre Robin sequence via obturator use, *Pediatr Dent* 24:173–174, 2002.
241. Reynoso MC, Hernández A, Lizcano-Gil LA, et al.: Autosomal dominant congenital macroglossia: further delineation of the syndrome, *Genet Couns* 5(2):151–154, 1994.
242. Guimaraes CV, Donnelly LF, Shott SR, et al.: Relative rather than absolute macroglossia in patients with Down syndrome: implications for treatment of obstructive sleep apnea, *Pediatr Radiol* 38(10):1062, 2008.
243. Chin CJ, Khami MM, Husein M: A general review of the otolaryngologic manifestations of Down Syndrome, *Int J Pediatr Otorhinolaryngol* 78(6):899–904, 2014.
244. Klockars T, Pitkäranta A: Inheritance of ankyloglossia (tongue-tie), *Clin Genet* 75(1):98–99, 2009.
245. Braybrook C, Doudney K, Marçano AC, et al.: The T-box transcription factor gene TBX22 is mutated in X-linked cleft palate and ankyloglossia, *Nat Genet* 29(2):179–183, 2001, https://doi.org/10.1038/ng730.
246. Ayers FJ, Hilton LM: Treatment of ankyloglossia: report of case, *ASDC J Dent Child* 44(3):237–239, 1977.
247. Messner AH, Lalakea ML: The effect of ankyloglossia on speech in children, *Otolaryngol Head Neck Surg* 127(6):539–545, 2002.
248. Kullaa-Mikkonen A: Familial study of fissured tongue, *Scand J Dent Res* 96(4):366–375, 1988.
249. Bánóczy J, Szabó L, Csiba A: Migratory glossitis. A clinical-histologic review of seventy cases, *Oral Surg Oral Med Oral Pathol* 39(1):113–

121, 1975.
250. Cooke BE: Median rhomboid glossitis. Candidiasis and not a developmental anomaly, *Br J Dermatol* 93(4):399–405, 1975, https://doi.org/10.1111/j.1365-2133.1975.tb06513.x.
251. Barasch A, Safford MM, Catalanotto FA, et al.: Oral soft tissue manifestations in HIV-positive vs. HIV-negative children from an inner city population: a two-year observational study, *Pediatr Dent* 22(3):215–220, 2000.
252. Martinello RA, Cooney EL: Cerebellar brain abscess associated with tongue piercing, *Clin Infect Dis* 36(2):e32–e34, 2003, https://doi.org/10.1086/345755.
253. Dyce O, Bruno JR, Hong D, et al.: Tongue piercing. The new "rusty nail"? *Head & Neck* 22(7):728–732, 2000.
254. Akhondi H, Rahimi AR: Haemophilus aphrophilus endocarditis after tongue piercing, *Emerg Infect Dis* 8(8):850–851, 2002.
255. Perkins CS, Meisner J, Harrison JM: A complication of tongue piercing, *Br Dent J* 182(4):147–148, 1997.
256. Keogh IJ, O'Leary G: Serious complication of tongue piercing, *J Laryngol Otol* 115(3):233–234, 2001.

4 乳牙的发育和形态

Erwin G. Turner 和 Jeffrey A. Dean
林家成 译

本章提要

牙齿的发育周期
　起始期（initiation；蕾状期，bud stage）
　增殖期（proliferation；帽状期，cap stage）
　组织分化和形态分化期（钟状期）
　基质沉积期
　钙化期
乳前牙的早期发育和钙化
乳后牙和第一恒磨牙的早期发育和钙化
乳牙的形态

上颌乳中切牙
上颌乳侧切牙
上颌乳尖牙
下颌乳中切牙
下颌乳侧切牙
下颌乳尖牙
上颌第一乳磨牙
上颌第二乳磨牙
下颌第一乳磨牙
下颌第二乳磨牙
乳牙与恒牙的形态差异
乳牙髓腔及根管的大小和形态

　　本章简要回顾了牙齿的发育过程。对口腔医生而言，乳牙钙化的准确时间表具有重要的临床意义。通常有必要向患儿家长解释孕期和婴儿期牙齿钙化的时间顺序。了解钙化的时间顺序，有助于解释常见的四环素色素沉着、发育性釉质缺损和一般性的遗传异常。此外，在儿童进行修复治疗之前对乳牙形态进行简要的讨论也比较适宜。

　　在本章末尾列出的关于口腔组织学、牙齿解剖学和发育解剖学的参考文献提供了完整的综述。此外，科学家们正迅速在分子水平上获得更多关于牙齿发育的知识。我们建议对牙齿发育分子水平的研究特别感兴趣的读者可以研读 Smith[1]、Miletich 和 Sharpe[2] 发表的文章。

牙齿的发育周期

起始期（initiation；蕾状期，bud stage）

　　人类牙齿发育的证据早在胚胎形成后的第6周就可以观察到。口腔上皮基底层细胞以比相邻细胞更快的速率增殖，其结果是未来牙弓区域的上皮增厚并沿着颌骨整个边缘自由延伸。这种增厚的上皮称为牙齿外胚层部分的始基（primordium），并形成后来的牙板。与此同时，10个圆形或卵圆形的细胞膨大出现在上、下颌骨内乳牙生长部位。

　　基底层细胞开始以较相邻细胞更快的速率增殖（图 4.1 A）。这些增殖细胞具备牙齿全部的生长潜能。恒磨牙和乳牙一样来自牙板。恒切牙、恒尖牙和恒前磨牙发育自相应乳牙的牙蕾。牙齿先天缺失源于细胞增殖的启动缺乏或停滞，而多生牙则是成釉器继续出芽的结果。

增殖期（proliferation；帽状期，cap stage）

　　细胞在帽状期继续增殖。牙蕾不同部分之间不均衡生长形成了帽状期成釉器（图 4.1 B）。牙蕾深层表面出现一个浅凹陷。帽状期成釉器外围细胞随后形成外釉上皮层和内釉上皮层。

　　初期细胞增殖的缺陷会导致牙胚发育失败和牙

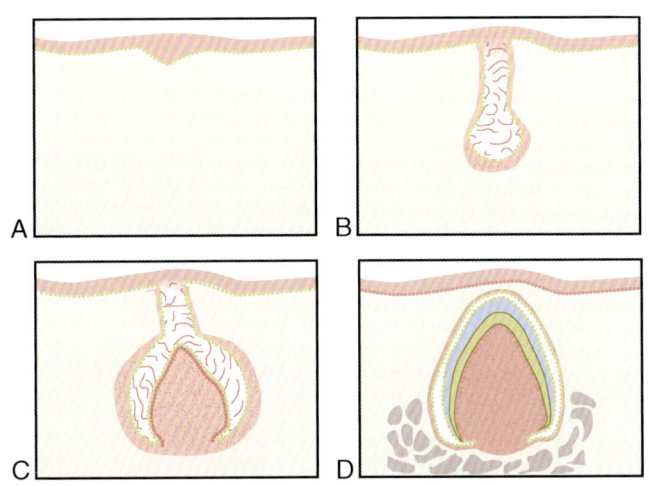

图 4.1 牙齿的发育周期。A. 起始期（蕾状期）。B. 增殖期（帽状期）。C. 组织分化和形态分化期（钟状期）。D. 基质沉积和钙化期（Adapted from Bath-Balogh M, Fehrenbach MJ: Illustrated dental embryology, histology, and anatomy, ed 2, Philadelphia, 2006, Saunders）

齿数目减少。细胞过度增殖可能造成上皮剩余，这些剩余细胞可能保持静止状态或在某些条件下被激活。如果这些细胞部分分化或在部分分化时期与成釉器分离，它们将具备上皮所具有的分泌功能并进一步发育为囊肿。如果这些细胞过度分化或与成釉器分离，它们仍将生成釉质和牙本质，形成牙瘤或多生牙。细胞的分化程度决定了是产生囊肿、牙瘤还是多生牙（图 23.53①）。

组织分化和形态分化期（钟状期）

上皮继续内陷和深入直至成釉器形成钟状（图 4.1 C）。在这个阶段牙乳头细胞分化为成牙本质细胞，内釉上皮分化为成釉细胞。

组织分化标志着增殖阶段的结束，同时细胞失去增殖能力。这一阶段是基质沉积活动的先导。牙胚形成细胞的分化若受到干扰，会导致牙本质或釉质结构的发育异常。成釉细胞分化异常则表现为釉质发育不全（图 3.42 和图 3.43①）。成牙本质细胞分化异常导致牙本质结构异常，临床表现为牙本质发育不全（图 3.41①）。

在形态分化期，牙胚细胞按牙齿的形态和大小排列。此过程发生在基质沉积之前。内釉上皮排列的同时确立了牙齿的形态类型，内釉上皮与成牙本质细胞间的分界也将形成未来的釉质牙本质界。形态分化过程若受到干扰和发生变异，将导致牙齿形态和大小异常，造成锥形牙、过小牙和过大牙。

基质沉积期

基质沉积生长是非活性的细胞外分泌物以组织基质形式层状沉积的结果。在形态分化期沿未来釉质牙本质界和牙本质牙骨质界排列的牙胚细胞、成釉细胞和成牙本质细胞沉积形成了这些基质。这些细胞以一定的形式和速率沉积牙釉质和牙本质基质。作为基础的釉质牙本质界一旦形成，牙胚细胞就在被称为生长中心的特定部位开始行使功能（图 4.1 D）。

釉质生成期间任何损伤成釉细胞的全身性疾病或者局部损伤都能造成基质沉积的中断或抑制，引起釉质发育不全（图 3.14①）。牙本质发育不全相对少见，只发生在有严重的全身系统性疾病时。

钙化期

钙化（矿化）发生在基质沉积之后，是指无机钙盐在沉积的基质中沉淀。钙化过程开始于小的钙化核心的沉积，然后围绕这个核心进一步沉淀。钙质呈同心圆状分层沉积，核心的体积增加。最终钙球相互接近并融合成为组织基质的均匀矿化层。如果钙化过程受到干扰，钙球融合将受到影响。这些缺陷在釉质中不易辨认，但在牙本质中可以在显微镜下观察到，称为球间牙本质。

乳前牙的早期发育和钙化

Kraus 和 Jordan[3] 发现牙齿形态发育的第一个肉眼可见的标志出现在胚胎第 11 周前后。上、下颌乳中切牙牙冠呈现同样微小的、半球形的山丘样早期结构。

乳侧切牙在胚胎第 13～14 周时开始形态发育。胚胎第 14～16 周时乳尖牙明显发育。乳中切牙钙化大致开始于胚胎第 14 周，上颌乳中切牙稍微早于下颌乳中切牙。侧切牙开始钙化发生在胚胎第 16 周，尖牙开始钙化发生在胚胎第 17 周。

牙胚发育时间比 Logan 和 Kronfeld[4] 制定的人类牙列发育时间表早了 3～4 周。这一发现已被 Lunt 和 Law[5] 证实。

---
① 原文如此。——译者注

乳后牙和第一恒磨牙的早期发育和钙化

上颌第一乳磨牙自胚胎第 12.5 周开始肉眼可见。Kraus 和 Jordan[3] 发现早在胚胎第 15.5 周，近中颊尖的顶端可能就开始钙化了。大约第 34 周，整个殆面被钙化组织覆盖。胎儿出生时，约 3/4 殆龈高度的牙冠钙化。

上颌第二乳磨牙也在胚胎第 12.5 周前后开始肉眼可见。有证据表明，近中颊尖的顶端早在第 19 周就出现钙化。胎儿出生时，钙化在殆龈向延伸至牙冠高度 1/4 左右。

下颌第一乳磨牙在胚胎第 12 周前后开始肉眼可见。早在第 15.5 周就可观察到近中颊尖顶端钙化。胎儿出生时，完整的帽状钙化区域覆盖殆面。

下颌第二乳磨牙也在胚胎第 12.5 周前后开始肉眼可见，钙化开始于第 18 周[3]。胎儿出生时，5 个中心已经联合，只在殆面中央仍保留小面积未钙化区域。锋利的锥形牙尖、三角嵴和光滑的殆面都表明这些区域的钙化在出生时并未完成。因此，中切牙、第一磨牙、侧切牙、尖牙和第二磨牙钙化都遵循一定的次序。

Kraus 和 Jordan[3] 的研究表明，相邻的第二乳磨牙和第一恒磨牙在不同时期经历相同模式的形态分化，第一恒磨牙稍晚开始发育。第一恒磨牙在第 28 周前没有钙化，钙化可以在之后的任何时间开始。胎儿出生时总会出现某种程度的钙化。另外，Marita 等[6] 报道了第一恒磨牙和第二乳磨牙牙尖形状各异，并且时间因素导致其大小的差异，而形状差异则更多受位置因素影响。

乳牙的形态

上颌乳中切牙

上颌乳中切牙（maxillary central incisor）牙冠的近远中宽度大于颈缘到切端的长度。冠部发育线通常不明显，因此唇面很平滑。切端在明显磨耗之前就已经接近为直线。舌侧有发育良好的边缘嵴和明显的发育隆突（图 4.2 和图 4.3），牙根呈锥形。

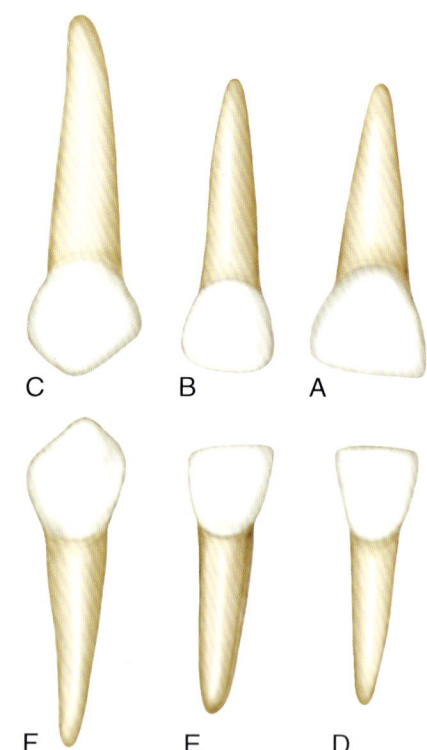

图 4.2 右侧乳前牙，唇面。A. 上颌乳中切牙。B. 上颌乳侧切牙。C. 上颌乳尖牙。D. 下颌乳中切牙。E. 下颌乳侧切牙。F. 下颌乳尖牙（From Nelson SJ: Wheeler's dental anatomy, physiology, and occlusion, ed 9, Philadelphia, 2010, WB Saunders）

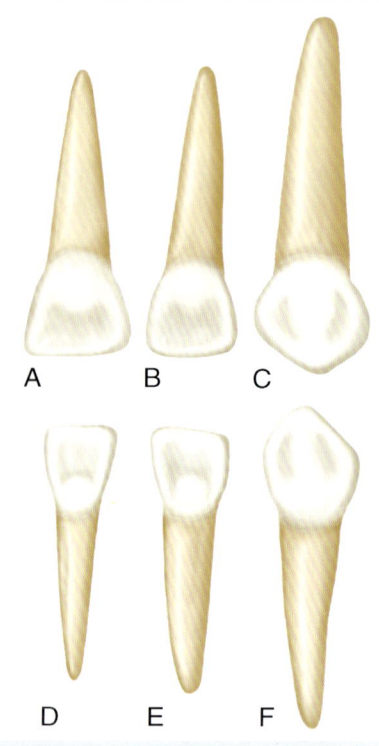

图 4.3 右侧乳前牙，舌面。A. 上颌乳中切牙。B. 上颌乳侧切牙。C. 上颌乳尖牙。D. 下颌乳中切牙。E. 下颌乳侧切牙。F. 下颌乳尖牙（From Nelson SJ: Wheeler's dental anatomy, physiology, and occlusion, ed 9, Philadelphia, 2010, WB Saunders）

上颌乳侧切牙

上颌乳侧切牙（maxillary lateral incisor）的外形与乳中切牙相似，但牙冠三维更小。牙冠从颈缘到切端的长度大于近远中宽度。牙根外形与乳中切牙牙根相似，但与牙冠的相对长度更长。

上颌乳尖牙

上颌乳尖牙（maxillary canine）牙冠在颈部的缩窄比切牙更加明显，切端和远中面更加凸出。发育良好的牙尖相当锋利，不具有相对水平的切缘。尖牙细长的锥形牙根长度超过牙冠的 2 倍。牙根通常自根尖至根中 1/3 向远中倾斜。

下颌乳中切牙

下颌乳中切牙（mandibular central incisor）比上颌乳中切牙小，但唇舌径通常只比后者少 1 mm。唇面平坦，没有发育沟。舌面有边缘嵴和舌隆突。与边缘嵴相似，舌面的中 1/3 和切 1/3 表面平坦或仅有轻微凹陷。下颌乳中切牙切端平直且唇舌向平分牙冠。牙根长度约是牙冠的 2 倍。

下颌乳侧切牙

下颌乳侧切牙（mandibular lateral incisor）外形与下颌乳中切牙相似，但除唇舌径外，其余各直径均略大于中切牙。舌面边缘嵴之间凹陷更为明显，切端向远中面倾斜。

下颌乳尖牙

下颌乳尖牙（mandibular canine）形状与上颌乳尖牙相似，仅有少数例外。下颌乳尖牙牙冠稍短，牙根比上颌乳尖牙短约 2 mm，唇舌径更小。

上颌第一乳磨牙

上颌第一乳磨牙（maxillary first molar）牙冠的最大径在近远中接触区，牙冠由此向颈部汇聚（图 4.4 至图 4.6）。

近中舌尖最大且最锋利。远中舌尖小而圆，难以辨认。颊面平滑，有明显的小发育沟。三个牙根细长并向外发散。

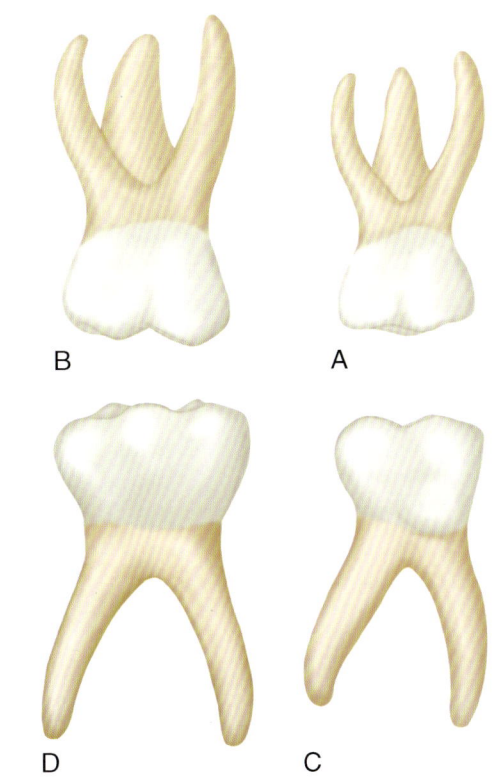

图 4.4 右侧乳磨牙，颊面。**A.** 上颌第一乳磨牙。**B.** 上颌第二乳磨牙。**C.** 下颌第一乳磨牙。**D.** 下颌第二乳磨牙（From Nelson SJ: Wheeler's dental anatomy, physiology, and occlusion, ed 9, Philadelphia, 2010, WB Saunders）

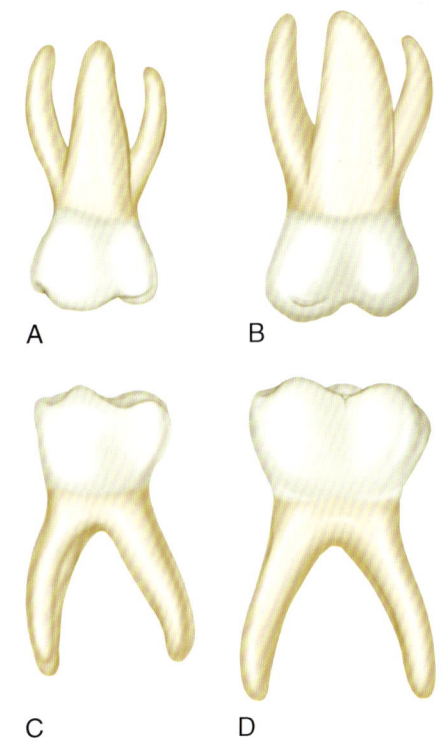

图 4.5 右侧乳磨牙，舌面。**A.** 上颌第一乳磨牙。**B.** 上颌第二乳磨牙。**C.** 下颌第一乳磨牙。**D.** 下颌第二乳磨牙（From Nelson SJ: Wheeler's dental anatomy, physiology, and occlusion, ed 9, Philadelphia, 2010, WB Saunders）

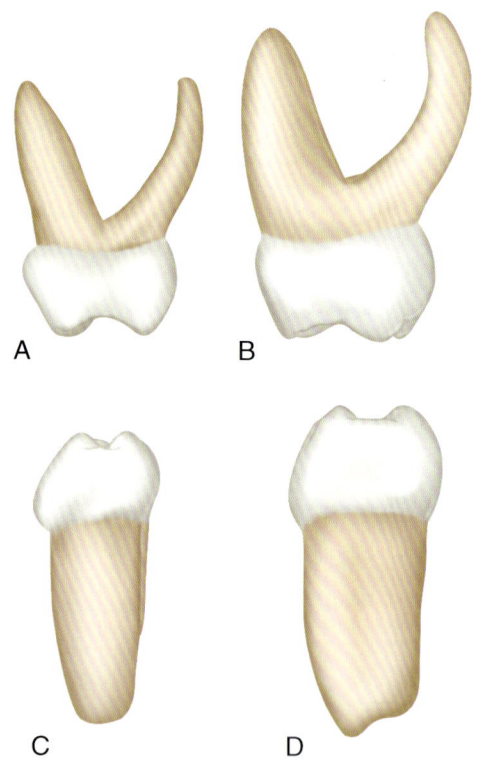

图 4.6 右侧乳磨牙，近中面。**A**. 上颌第一乳磨牙。**B**. 上颌第二乳磨牙。**C**. 下颌第一乳磨牙。**D**. 下颌第二乳磨牙（From Nelson SJ: Wheeler's dental anatomy, physiology, and occlusion, ed 9, Philadelphia, 2010, WB Saunders）

上颌第二乳磨牙

上颌第二乳磨牙（maxillary second molar）与上颌第一恒磨牙非常相像。有两个容易辨认的颊尖，其间有一个发育沟，牙冠比第一乳磨牙大很多。

颊侧根分叉和颈部很接近。牙根比第一乳磨牙更长、更粗，舌侧根比其他牙根大且厚（图 4.4 和图 4.5）。

舌侧三个牙尖：一个大且发育良好的近中舌尖、一个远中舌尖和一个更小的副尖（卡氏尖）。清晰的发育沟将近中舌尖和远中舌尖分开。 面有显著的斜嵴连接近中舌尖和远中颊尖（图 4.7）。

下颌第一乳磨牙

与其他乳牙不同的是，下颌第一乳磨牙（mandibular first molar）与任何恒牙都不相似。从颊面观，近中面从接触区到颈部的外形几乎垂直，远中面比近中面短。

两个显著的颊尖之间没有明显的发育沟，近中颊尖更大。

牙冠近中面明显向舌侧聚拢，远中面呈菱形。近中舌尖顶端长而尖，远中舌尖圆钝且发育良好，

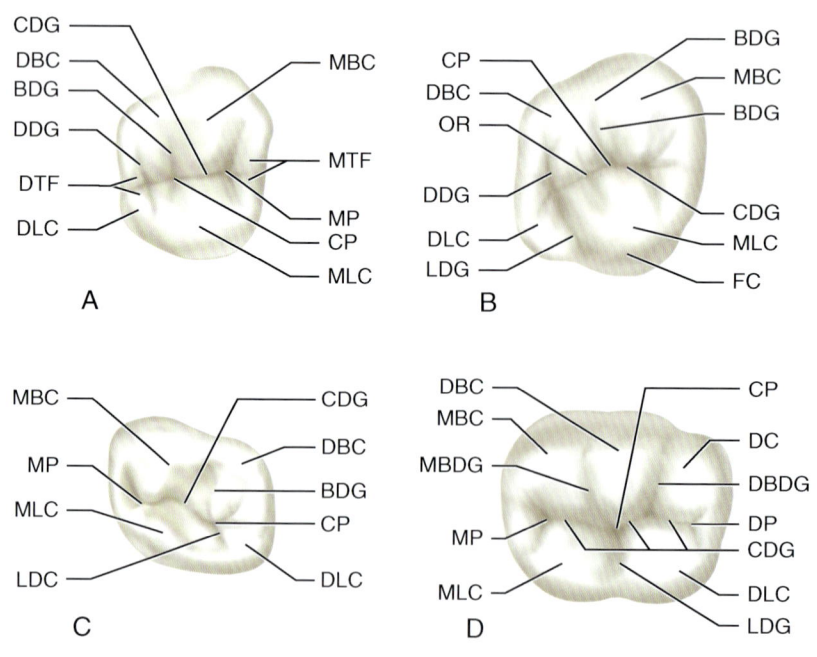

图 4.7 右侧乳磨牙， 面。**A**. 上颌第一乳磨牙。**B**. 上颌第二乳磨牙。**C**. 下颌第一乳磨牙。**D**. 下颌第二乳磨牙。BDG，颊侧发育沟；CDG，中央发育沟；CP，中央窝；DBC，远中颊尖；DBDG，远中颊侧发育沟；DC，远中尖；DDG，远中发育沟；DLC，远中舌尖；DP，远中窝；DTF，远中三角窝；FC，第五牙尖；LDG，舌侧发育沟；MBC，近中颊尖；MBDG，近中颊侧发育沟；MLC，近中舌尖；MP，近中窝；MTF，近中三角窝；OR，斜嵴（From Nelson SJ: Wheeler's dental anatomy, physiology, and occlusion, ed 9, Philadelphia, 2010, WB Saunders）

一条发育沟将二者分开。近中边缘嵴发育良好，从某种程度上来看像是另一个小的舌侧尖。从近中面看，牙冠颈 1/3 处有明显的颊向弯曲。牙冠的近中颊径比近中舌径大，因此颈缘线从颊面斜向舌面。

细长的牙根在根尖 1/3 显著外展，超过牙冠的外形。从近中面观察，近中根与其他乳牙牙根都不相似。颊舌外形线从牙冠到牙根几乎呈直线，有一半以上的长度基本上是平行的。牙根的末端平坦呈方形。

下颌第二乳磨牙

下颌第二乳磨牙（mandibular second molar）与下颌第一恒磨牙相似，但整体更小。颊面由近中颊侧和远中颊侧发育沟分成三个牙尖。这些牙尖大小几乎一致。舌面两个明显的牙尖几乎大小一致，由一条短的舌侧沟分开。

从𬌗面看，第二乳磨牙牙冠呈远中轻微缩窄的矩形。近中边缘嵴发育得比远中边缘嵴更大。

第二乳磨牙与第一恒磨牙牙冠间的区别是远中颊尖，恒磨牙的远中尖小于另外两个颊尖。

第二乳磨牙的牙根细长，根中 1/3 和根尖 1/3 呈特征性的近远中向外展。

乳牙与恒牙的形态差异

Cleghorn 等[7]指出，乳牙列形态在很多方面与恒牙列不同，不只是牙冠和牙根的大小。他们概述了这些形态差异（框 4.1）。

乳牙髓腔及根管的大小和形态

乳牙髓腔和根管的大小存在很大的个体差异。牙齿刚萌出时，髓腔很大且和牙冠外形轮廓一致。随着年龄的增长，在牙齿𬌗面及切缘咬合功能和磨损的共同影响下，髓腔逐渐减小。

本章将不赘述各个牙齿的髓腔形态细节，但建议口腔医生在开始治疗前仔细检查患儿的𬌗翼片。正如每颗牙齿的钙化和萌出时间有差异一样，牙冠的形态和髓腔的大小也各有不同。然而，通过影像学检查无法完全掌握髓角深入牙尖的具体高度。Ahmed 等发表的一篇有趣的文章①提出了一种用于对乳牙的牙根和根管形态进行分类的系统，因为"……形态不规则且多变的根管还会伴随出现生理性吸收，这对牙科医生来说是一个独特的挑战"。该系统提供了有关牙齿标记、牙根数量和根管结构

框 4.1　乳牙列牙齿特征

牙冠
乳牙列牙冠长度相对于牙根更小（即更小的冠根比）。
乳磨牙𬌗面的颊舌径和近远中径比恒磨牙窄。
釉质和牙本质比恒牙薄。
釉质和牙本质的厚度大概是恒牙的一半。
与恒牙相比，颈部的釉柱方向更偏向根尖方向。
乳牙牙冠的特征是在近远中向和颊舌向，颈部都有明显凹陷。
乳磨牙颊面有一个显著的颈部突起。
乳磨牙接触区平坦且与恒牙对比颊舌向非常宽。
乳牙牙冠颜色更白、色调较浅。

牙根
乳磨牙牙根外展幅度更大，以适应正在发育中的继承恒前磨牙牙冠。

乳前牙牙根近远中宽度与牙冠长度的比值远小于恒前牙。
乳磨牙牙根更长、更细，即下颌乳磨牙根近远中径更窄，上颌近中颊根和远中颊根近远中径更窄，上颌牙腭根颊舌径更窄。

牙髓根管系统
乳牙牙髓的体积在牙冠的占比较恒牙更大。
髓角占比更大，并且更接近釉质牙本质界和牙冠外表面。
近中髓角比远中髓角高。
从𬌗面看，髓腔形态与牙冠轮廓形态一致。
髓角位于乳磨牙牙尖下方。
下颌乳磨牙髓腔通常比上颌乳磨牙髓腔更大。
发育完成的乳磨牙根管系统弯曲、复杂。

Used with permission from Cleghorn BM, Boorberg NB, Christie WH. Primary human teeth and their root canal systems, Endodontic Topics 23：6-33, 2010.

---

① Ahmed HM, Musale PK, El Shahawy OI, et al. Application of a new system for classifying tooth, root and canal morphology in the primary dentition. Int Endod J. 2019；1（53）：27-35. Retrieved from https://onlinelibrary.wiley.com/doi/pdf/10.1111/iej.13199. https://doi.org/10.1111/iej.13199

以及副根管和牙齿异常的详细信息（图 4.8）。

此外，乳牙的釉质牙骨质界呈现三种有趣的形态关系，即牙骨质覆盖牙釉质、牙骨质与牙釉质对接、牙骨质与牙釉质之间有牙本质暴露。釉质牙骨质界的这种多样性提示进行修复治疗和其他治疗时应小心以避免造成损伤[8]。最后，Makiguchi 等报告了关于乳牙大小变化趋势的简要研究①。他们比较了 1968—1974 年出生和 2007—2009 年出生的日本儿童乳牙近远中宽度和颌骨大小。尽管在跨度为 40 年的两个时间段内，乳牙近远中宽度变化没有统计学意义，但牙齿大小和牙弓长度的差距有所减少，尤其是在男孩中。

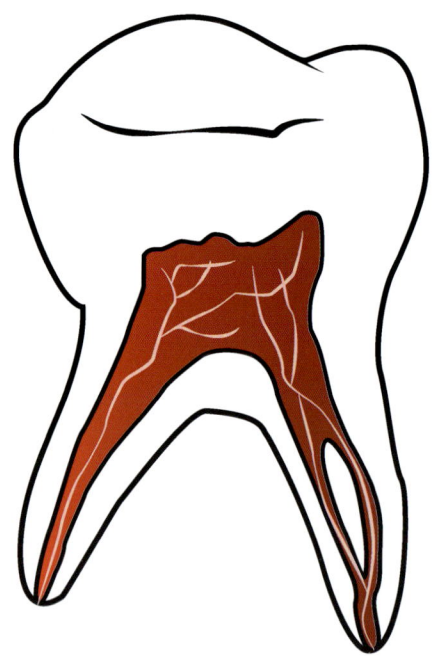

图 4.8 下颌第一乳磨牙的根管结构，标记为 "²74 M¹⁻²⁻¹D¹"。这意味着左下颌第一乳磨牙（FDI 牙位编码 74）有两个牙根，标记为 "²74"。近中根从牙髓室开始为 1 个根管，随后分成 2 个根管，然后在根尖开口重新连接成 1 个根管，标记为 "M¹⁻²⁻¹"；远中根有 1 个根管，标记为 D¹[Adapted from: Ahmed, H. M. A., Musale, P., Alshahawy, O. I., & Dummer, P. M. H.（2019）. Application of a new system for classifying tooth, root and canal morphology in the primary dentition. Int Endod J.]

参考文献

1. Smith CE: Cellular and chemical events during enamel maturation, *Crit Rev Oral Biol Med* 9(2):128–161, 1998.
2. Miletich I, Sharpe PT: Normal and abnormal dental development, *Hum Mol Genet* 12:R69–R73, 2003.
3. Kraus BS, Jordan RE: *The human dentition before birth*, Philadelphia, Lea & Febiger, 1965.
4. Logan WH, Kronfeld R: Development of the human jaws and surrounding structures from birth to the age of fifteen years, *J Am Dent Assoc* 20(3):379–428, 1933.
5. Lunt RC, Law DB: A review of the chronology of calcification of deciduous teeth, *J Am Dent Assoc* 89(3):599–606, 1974.
6. Morita W, Yano W, Nagaoka T, et al.: Size and shape variability in human molars during odontogenesis, *J Dent Res* 93(3):275–280, 2014.
7. Cleghorn BM, Boorberg NB, Christie WH: Primary human teeth and their root canal systems, *Endodontic Topics* 23(1):6–33, 2012.
8. Francischone LA, Consolaro A: Morphology of the cementoenamel junction of primary teeth, *J Dent Child* 75(3):252–259, 2008.

推荐阅读

Chiego D: *Essentials of oral histology and embryology*, ed 5. St Louis, 2018, Elsevier.
Nanci A: *Ten Cate's oral histology*, ed 9. St Louis, 2017, Elsevier.
Nelson SJ: *Wheeler's dental anatomy, physiology, and occlusion*, ed 11. St Louis, 2020, Elsevier.
Schour I, Massler M: Studies in tooth development: the growth pattern of human teeth, *J Am Dent Assoc* 27:1778–1793, 1940.

---

① Makiguchi T，Imai H，Arakawa A，et al. Development of jaw and deciduous teeth in Japanese children-comparing size of crown and alveolar area between today and 40 years ago. Bull Tokyo Dent Coll. 2018；59（3）：171-181. Retrieved from https://www.jstage.jst.go.jp/article/tdcpublication/59/3/59_2017-0033/_pdf. https://doi.org/10.2209/tdcpublication.2017-0033

5 儿童和青少年口腔病理学

Juan F. Yepes 和 Dan Stoeckel
吕学超 译

本章提要

引言
上皮性病变
纤维瘤
局限性牙龈肿胀
　化脓性肉芽肿
　外周型巨细胞肉芽肿
　外周型骨化性纤维瘤
先天性牙龈瘤
青少年局限型海绵状牙龈增生
新生儿龈腭囊肿
黏液囊肿
脉管畸形
淋巴管瘤
良性肿瘤
　神经纤维瘤
　多形性腺瘤

骨良性病变
骨良性非牙源性病变
颌骨良性骨纤维病变
青少年骨化性纤维瘤
中心性巨细胞肉芽肿
家族性巨颌症
婴儿黑色素神经外胚瘤
牙源性囊肿
牙源性肿瘤
恶性肿瘤
婴幼儿成纤维细胞瘤和纤维肉瘤
横纹肌肉瘤
骨肉瘤
尤因肉瘤
朗格汉斯细胞组织细胞增生症
（组织细胞增生症 X）

引言

口腔病理学是一个经常被忽视的牙科领域，在儿童身上尤其如此。对成人开展的全面软组织检查，即口腔癌筛查，在繁忙的儿童口腔科通常很难进行，尤其是孩子不配合时。儿童口腔软组织病变多为良性病变。恶性病变虽然罕见，但确实也会发生。儿童口腔科医生通常是唯一提供口腔检查保健的人。因此，口腔医生定期对每个患者进行口腔软组织检查是很重要的。口腔医生必须熟悉常见的口腔病理改变，并能区分哪些是良性病变，哪些是潜在的恶性病变。

根据 2017 年发表的一篇综述，在活检中发现儿童最常见的软组织病变包括黏液囊肿、纤维瘤和化脓性肉芽肿。黏膜疾病如阿弗他溃疡以及创伤相关病变更常见，但在本书其他章节介绍。恶性病变虽然罕见，但在文献中也有提到。儿童口腔软组织恶性肿瘤中最常见的是横纹肌肉瘤。造血功能障碍疾病，例如白血病，在儿童中也需要被重视，相关内容在本书的其他章节中也有涉及[1]。

在临床上区分良性病变和恶性病变是口腔医生非常重要的技能（见框 5.1）。良性软组织病变往往对称且边界良好。边界清楚的病变可以很容易地与周围的正常组织区分开来。良性病变在几个月到几年的时间内缓慢生长，然后才引起医疗保健提供者的注意。从深部软组织发展而来的良性病变表面光滑、无溃疡。从上皮发展而来的良性病变表面通常过度角化，呈鹅卵石状。角化过度的病变临床表现为白色[2]。

口腔软组织的恶性病变通常比良性病变生长速

> **框 5.1　良恶性病变的典型鉴别特征**
>
> **良性病变**
> - 趋向于对称并有良好的边界
> - 边界清晰，易于与周围正常组织区分
> - 在几个月到几年的时间里缓慢生长
> - 由深部软组织发展而成的病变表面光滑、无溃疡
> - 由上皮发展而来的病变表面经常是过度角化的，可能有鹅卵石样表面
> - 角化过度的病变在临床上呈白色
>
> **恶性病变**
> - 通常在几周到大约两个月的时间里生长得更快
> - 边界不清，混入周围组织，很难区分病变与正常组织的分界
> - 软组织病变的病损表面常发生溃疡

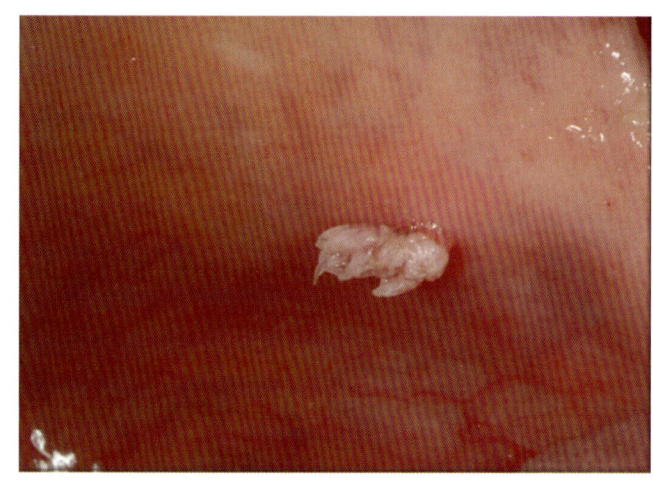

图 5.1　一名 4 岁儿童的鳞状乳头状瘤

度更快。在引起医疗保健提供者的注意之前，它们往往会在几周到大约两个月的时间内生长。这被描述为中度快速生长模式。这将潜在的恶性病变与反应性病变（如脓肿）区分开来，后者会在数小时到数日内增大。恶性病变通常边界不清，与周围组织融为一体，难以区分病变与正常周围组织的界线。恶性软组织病变表面通常会出现溃疡[2]。应该强调的是，这些特征表明病变可能是恶性的。它可以作为牙医向患者和父母提供建议并推荐适当措施的指征。恶性病变只能通过病理科医生进行组织学检查来明确诊断。

本章讲述了儿科患者可能出现的口腔软组织病变和骨病变。并不是所有的疾病都包括在内，但希望能给口腔全科医生或儿童口腔科医生评估有潜在病理学改变的患者提供线索。

上皮性病变

上皮来源的病变通常具有鹅卵石样的表面，与周围的口腔黏膜相比颜色更白。在儿童中，大部分上皮病变与人乳头瘤病毒（human papilloma virus，HPV）有关。这些病变包括鳞状乳头状瘤、寻常疣、尖锐湿疣和多灶上皮增生。这些病变都表现为外生型，起源于口腔软组织的表面并向外生长。鳞状乳头状瘤（squamous papilloma，图 5.1）在口腔中比寻常疣更常见（寻常疣通常发生在皮肤上）。它与低风险 HPV 亚型 HPV-6 和 HPV-11 有关。鳞状乳头状瘤通常单发，表面粗糙，有蒂或者无蒂。它可以呈鹅卵石样的粉色外观或者是带有叶状突起的白色病变[3-4]。

寻常疣（verruca vulgaris）在口腔不常见，但是一种常见的皮肤病变，特别是在青少年和青年人中，发病高峰为 12～16 岁。当儿童咬疣或吸吮手指或拇指时，这种病毒会感染口腔上皮，这一过程称为自体接种。疣与 HPV-2 和 HPV-4 有关。寻常疣最常表现为一种单发的无蒂病变，最常见于腭部和唇黏膜。无蒂是指病灶有一个宽阔的基底而没有蒂。病灶直径通常小于 1.0 cm，表面粗糙，呈粉红色或白色[5-6]。

尖锐湿疣（condyloma acuminatum）最常见的表现为肛门生殖器疣，是一种常见的性传播疾病。它在口腔不常见，并且口腔内存在病变并不一定表明有性接触。它也可能有其他传播方式，如通过污染物传播[7]。与鳞状乳头状瘤一样，尖锐湿疣也与 HPV-6 和 HPV-11 有关。由于临床表现相似，且与相同的 HPV 亚型有关，一些学者认为鳞状乳头状瘤和尖锐湿疣应视为同一病变。尖锐湿疣可表现为一个孤立的病灶（图 5.2），但更多表现为多个病灶，可能合并形成一个更大的病灶。病变表面呈粉红色或者白色，通常无蒂，但也可能有蒂。在口腔中，尖锐湿疣最常见于舌和唇黏膜[6, 8]。

多灶上皮增生（multifocal epithelial hyperplasia），也称为赫克病，最常见于儿童，也是由 HPV 引起的。这种疾病最初被认为主要影响美洲原住民，但后来被发现是一种世界性的疾病。多灶上皮增生在临床上不同于其他 HPV 相关病变，它表现为覆盖部分口腔黏膜的全身性多发性病变（图 5.3）。它

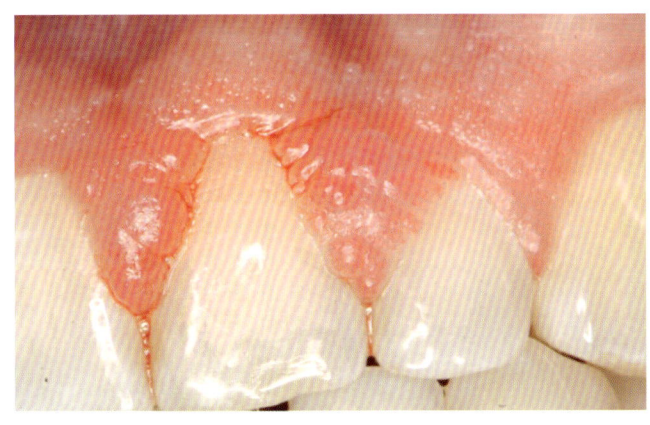

图 5.2 一名 17 岁的青少年在 8—9 号和 10 号牙齿之间发生尖锐湿疣，延伸到腭部

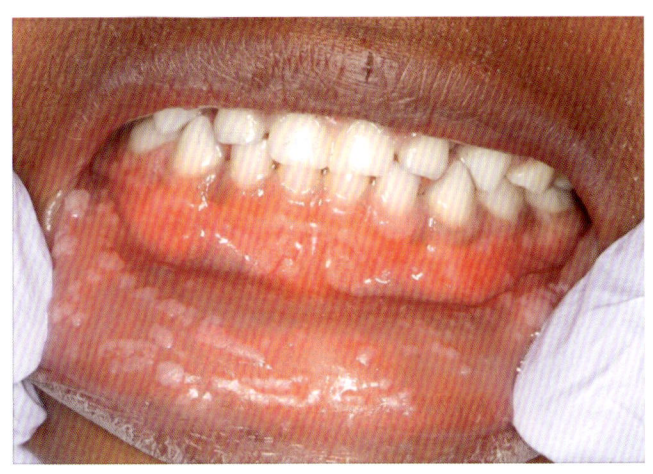

图 5.3 5 岁儿童，最近移民到美国。妹妹也表现出类似病变

有两种临床表现。丘疹结节型变体较为常见，最常发生在颊和唇黏膜；病变呈扁平状，黏膜着色。乳头状瘤变体少见，多发生于牙龈和舌；病变呈白色，表面呈鹅卵石样。两种变体的单个病灶直径为 1～10 mm[6,9]。

鳞状乳头状瘤、寻常疣、尖锐湿疣和多灶上皮增生都是良性病变，它们在口腔内的存在并不意味着患者患 HPV 相关恶性肿瘤的风险更高。虽然成人口咽癌与 HPV 相关，但 HPV 亚型的蛋白质是不同的，HPV 亚型可以作为恶性肿瘤高风险或低风险的表征。导致儿童 HPV 相关病变的病毒亚型通常是低风险型；这些病变既没有发展成恶性病变的潜力，也不意味着儿童感染了高风险的变体，使他们在未来面临患口咽癌的风险[6]。

儿童口腔 HPV 相关病变的治疗方法一般是手术切除。目的是切除口腔内可以看见的不美观的病变组织，以及减少自体接种和感染传播的机会。较新的 HPV 疫苗，包括 4 价（4vHPV）和 9 价（9vHPV）疫苗，除了预防高危变体之外，还可以预防 HPV-6 和 HPV-11。未来这些疫苗的广泛使用可能会降低这些病变的发生率[6]。

纤维瘤

纤维瘤（fibroma）是口腔中最常见的良性软组织病变（图 5.4）。与上皮病变不同，纤维瘤发生在黏膜下层，即上皮层下的结缔组织。由于纤维瘤发生在黏膜下层，它特征性地表现为无蒂和表面光滑的圆顶形病变，通常与周围黏膜颜色一致。其质地坚硬但也可松软，常由刺激或创伤发生在组织松软的部位所致，如颊黏膜、唇、舌、牙龈及硬腭。可发生于任何年龄，但多发生于成年人。发生在口腔的纤维瘤通常被称为局灶性纤维增生、刺激性纤维瘤或创伤性纤维瘤，它不是真正的肿瘤，而是对慢性刺激的反应性病变。牙龈上的纤维瘤可能是化脓性肉芽肿硬化后的表现[8,10]。

纤维瘤的治疗方法是单纯手术切除。因为其他软组织病变可能在临床上与纤维瘤相似，所以切除的纤维瘤应提交镜检。纤维瘤切除后复发的可能性不大。

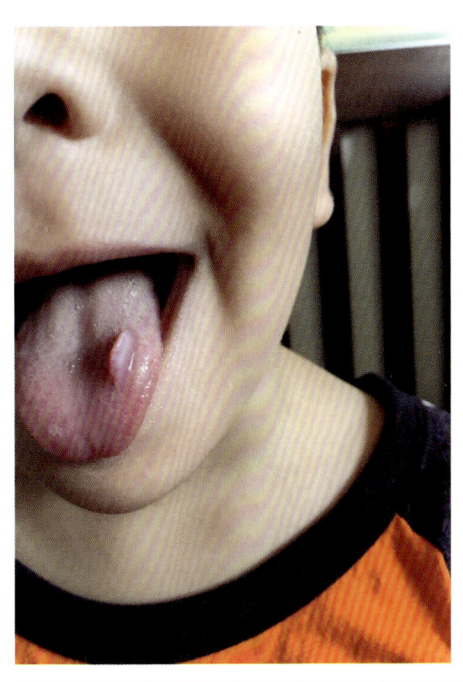

图 5.4 9 岁儿童与创伤有关的纤维瘤

局限性牙龈肿胀

有几种病变是以牙龈的局部肿大为特征的。其他类型的软组织肿瘤也可以出现这种表现，但是以下这三种病变尤为典型。这三种病变可作为局限性牙龈肿胀（localized gingival swelling）的鉴别诊断，特别是在青少年和青年人中。这些病变通常被描述为"3P"：化脓性肉芽肿、外周型巨细胞肉芽肿和外周型骨化性纤维瘤。

化脓性肉芽肿

化脓性肉芽肿（pyogenic granuloma）是一种相对常见的软组织肿物，起源于皮肤或黏膜的纤维结缔组织（图5.5）。化脓性肉芽肿是一种炎性反应过程，一般发生于低强度慢性刺激下，主要表现为结缔组织纤维血管增生旺盛。牙龈上的化脓性肉芽肿刺激来源可能是牙菌斑和牙石。虽然这种病变可以发生在任何年龄以及皮肤或黏膜的任何位置，但主要发生在青少年和孕妇的牙龈上。当发生在妊娠期妇女中时，被称为妊娠瘤。一项关于口腔化脓性肉芽肿的回顾性研究显示，65%～70%的病变发生在牙龈，最常见的是上颌前牙区唇侧牙龈，其次是唇、舌、颊黏膜、上腭、唇颊黏膜皱襞和无牙的牙槽黏膜。在此项研究的46例患者中，27%的患者年龄小于20岁。另一项回顾性研究报道了38例患者，年龄范围为5～75岁（平均年龄为33岁），最常见的发病部位也是牙龈（74%）[12]。

在临床上，化脓性肉芽肿无论有蒂还是无蒂，均是一种凸起性病变。其表面呈光滑、分叶状或特征性溃疡状。病灶的其余部分通常是明亮的红斑。化脓性肉芽肿生长速度快，可在几周至几个月的时间内增大。病变质地随持续时间长短而软硬程度不同，可以表现为溃疡型纤维瘤。因为病变有明显的血管增生，触诊时经常容易出血。虽然化脓性肉芽肿是一个反应性过程，但其临床表现为一种快速生长的溃疡性病变，与恶性软组织肿瘤相似。因此，治疗包括手术切除和镜检，以排除其他更严重的病变。一些学者建议拔除刮净病变区的牙齿，以消除刺激源。约16%的化脓性肉芽肿切除后复发。妊娠期妇女复发率较高[13]。

外周型巨细胞肉芽肿

外周型巨细胞肉芽肿（peripheral giant cell granuloma，图5.6）是一种反应性病变，其临床表现与化脓性肉芽肿相似。与化脓性肉芽肿不同，外周型巨细胞肉芽肿仅见于牙龈。其主要表现为牙龈肿大，有蒂或者无蒂，直径通常小于2cm；表面光滑，可能有溃疡。外周型巨细胞肉芽肿与化脓性肉芽肿相似，都为血管性增生反应；但是不像化脓性肉芽肿那样呈鲜红色，而是多呈蓝色或紫色。也就是说，它与化脓性肉芽肿和外周型骨化性纤维瘤的真正鉴别仅基于其独特的组织学形态，而这在本质上是与中央型巨细胞肉芽肿（在本章后面讨论）相同的。对720例病例的回顾性研究表明，33%的患者年龄小于20岁；另有研究发现，97例患者中有33例患者（34%）的发病年龄为5～15岁。女性

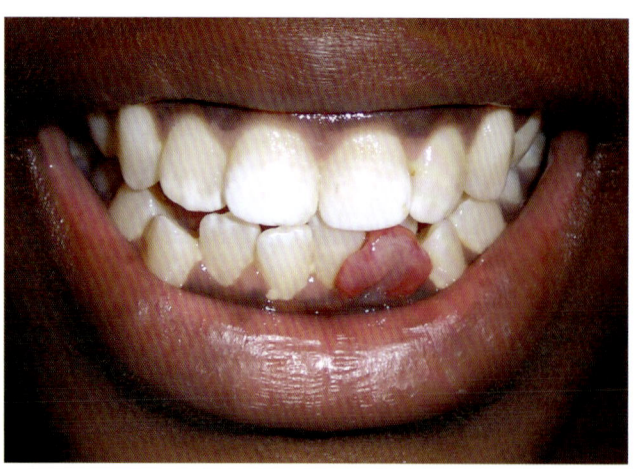

图5.5 下颌切牙牙间乳头来源的化脓性肉芽肿，表面呈分叶状。患者口腔卫生很差，牙菌斑大量堆积在牙齿舌面

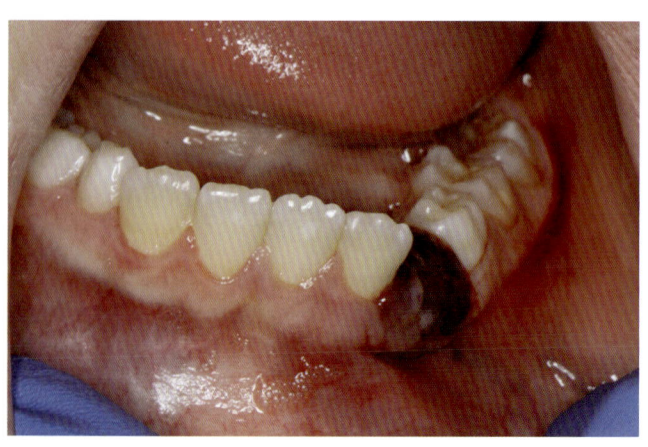

图5.6 8岁女孩的外周型巨细胞肉芽肿，左下乳尖牙（#M）自发脱落

患者与男性患者的比例按近 2∶1，女性更易患病，下颌骨受累多于上颌骨。尽管病变发生在软组织，但其下方的牙槽骨可出现吸收。同时，罕见的牙根吸收也可能出现在外周型巨细胞肉芽肿病变中。

外周型巨细胞肉芽肿最好的治疗方法是完全手术切除，并且必须将其基底部彻底切除。其复发率与化脓性肉芽肿相似。建议对周围型巨细胞肉芽肿的邻牙进行刮治，以降低复发风险。

外周型骨化性纤维瘤

牙龈 "3P" 的第三种病变是外周型骨化性纤维瘤（peripheral ossifying fibroma）。外周型骨化性纤维瘤是一种良性反应性病变，起源于牙周膜；与外周型巨细胞肉芽肿一样，只发生在牙龈。尽管名称相似，但外周型骨化性纤维瘤并不是中央型骨化性纤维瘤的软组织，中央型骨化性纤维瘤是一种真正的骨良性肿瘤。临床上，外周型骨化性纤维瘤与化脓性肉芽肿或外周型巨细胞肉芽肿的外观相似，但与后两种明显的血管增生性病变相比，其颜色呈粉红色，质地更加坚韧[14]。在最大的病例系列研究中，50%的病变发生在 5～25 岁，发病高峰为 13 岁。上、下颌骨病变发生率几乎相同，且超过 80% 均发生在前磨牙区。

单纯手术切除是治疗的首选方法。与化脓性肉芽肿和外周型巨细胞肉芽肿一样，复发并不少见，有两项研究分别报道复发率为 16% 和 20%[15]。复发率与其他两种病变相近。

先天性牙龈瘤

我们应注意出现在儿童牙龈上的其他几种病变。首先是新生儿先天性牙龈瘤（congenital epulis）。新生儿先天性牙龈瘤是一种罕见的病变，病因不明，只发生在新生儿的牙龈上。多见于上颌前牙槽嵴，下颌前牙牙槽嵴少见。通常单发，也可多发。尽管有在上颌牙槽嵴和舌部同时发生的罕见报道，但最常影响的部位是上、下颌的牙槽嵴。在临床上，出生时病变表现为粉红色光滑的分叶状带蒂肿物，直径可以是几毫米，也可以达 7 cm 以上，大小不等。90% 以上的病变都发生于女婴（图 5.7）[16-17]。

在显微镜下，先天性牙龈瘤与老年人的颗粒细胞瘤（granular cell tumor）相似。尽管这种病变的

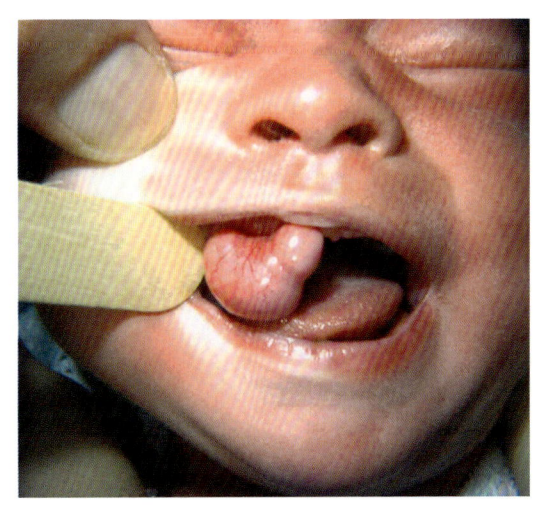

图 5.7　新生儿先天性牙龈瘤

组织学来源还不确定，但特异性染色提示先天性牙龈瘤与颗粒细胞瘤无关，其可能来自于未分化的神经细胞[18]。

虽然先天性牙龈瘤的出现可能会使家长感到恐慌，但是其在出生后就停止生长，是一种良性病变，一些病例还可出现自行消退。通常的治疗方法是单纯外科手术切除，治疗过程中要注意不要影响牙列的生长。因为有自发消退的病例报道，所以小于 2 cm 的病灶，在不影响呼吸和喂养的情况下，为了避免新生儿全身麻醉，应考虑采用保守治疗。病变切除后没有复发倾向，即使是不完全切除[16]。

青少年局限型海绵状牙龈增生

青少年局限型海绵状牙龈增生（localized juvenile spongiotic gingival hyperplasia，LJSGH）是近期被发现的一种病变，特征性地发生在儿童和青少年的前牙区牙龈。LJSGH 在 2007 年被首次提出，是一种特殊的炎性增生病变。LJSGH 主要发生于上前牙牙龈，单发，表现为无症状的鲜红色隆起，表面呈乳头状。病变表面有时被描述为呈天鹅绒状。它最常出现在牙根区的牙龈上，有些也可累及牙间乳头。也曾报道过多发以及发生在下前牙牙龈的病例。病变多见于女性，患者平均年龄为 12 岁。常常在探查以及进行口腔卫生维护时出血，操作结束后仍然出血。临床上，病变类似于小型化脓性肉芽肿或炎性的鳞状乳头状瘤（图 5.8）。"海绵状"一词描述的是显微镜下上皮层的水肿，是该病变的特征[19-20]。

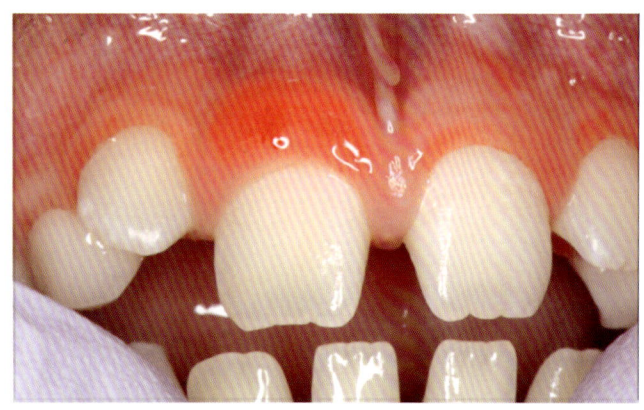

图 5.8 9 岁女孩的青少年局限型海绵状牙龈增生，患者口腔卫生良好

多数学者推荐手术切除。虽然在老年人中有病例报告，但病变主要见于儿童和青少年，并且随着时间的推移，病变可能会自动消退。对于不能确诊的病变、有不典型的表现或有美观问题的病变，应该手术切除并活检[19-21]。手术切除后复发率约为10%。

新生儿龈腭囊肿

新生儿牙龈囊肿（gingival cysts of the newborn）是发生在儿童牙龈上的另一种病变。它与先前讨论的牙龈病变的临床表现不同。一般认为囊肿来自残留的牙板上皮细胞。病变为牙龈上的白色小突起，通常出生时就存在。病变常表现为多发性囊肿，上颌骨比下颌骨更常见。小型发育性囊肿可自发消退，在 3 个月后很少见到。

发生于硬腭的类似病变称为新生儿腭囊肿（palatal cysts of the newborn）。其中一些囊肿可能发生在子宫内腭突融合期间，为上皮细胞残留所致。其他囊肿被认为是由小唾液腺的发育引起的。位于腭中线的囊肿传统上被称为 Epstein 珠，而散布在腭上的囊肿被称为 Bohn 结节。与新生儿牙龈囊肿一样，这些囊肿可自行消退[22]。Bohn 结节和 Epstein 珠之间的区别是学术性的，没有临床意义。

黏液囊肿

黏液囊肿（mucocele）是包括儿童在内的所有年龄组最常见的唾液腺病变。几项研究表明，1/2～2/3 的黏液囊肿发生在 17 岁以下的患者[23]。黏液囊肿是唾液腺的反应性病变，是唾液从腺体或导管"外渗"到周围结缔组织的结果。黏液外渗到纤维结缔组织形成囊腔。与真正的囊肿不同，黏液囊肿的壁并非上皮衬里，而是肉芽组织衬里。由于外渗的唾液聚集在上皮层下的结缔组织中，所以就像发生在黏膜下层的其他病变一样，其表面是光滑的。

黏液囊肿最常发生于下唇部，其次为口底和颊黏膜。在上唇、磨牙后区和腭部很少看见黏液囊肿。它可发生于任何年龄，包括出生时，但常常在出生后的第 2 个和第 3 个 10 年发生，没有明显的性别差异。

黏液囊肿可位置表浅，表现为充满液体的小疱，通常呈蓝色（图 5.9）；也可位置较深，位于结缔组织内，为具有波动感的结节，表面黏膜与周围黏膜颜色一致。真正的肿瘤会增大或保持稳定的大小，而与之不同的是黏液囊肿往往出现病变的增大和减小。位置表浅的黏液囊肿可以自行破溃，引流出黏稠黏液，囊肿暂时缩小。随着分泌的黏液从导管破裂部位继续进入结缔组织，囊肿再次出现。

黏液囊肿有时破裂后会自行愈合。病程较短的病变尤其如此。对于在几周或几个月内不能自行消退的病变，可以通过手术切除来治疗。在切除病灶时，建议切除附近的小唾液腺，以防止复发。

舌下囊肿（ranula）是指唾液从舌下腺渗出，在口底形成的黏液囊肿。舌下囊肿通常缓慢变大，常在口底中线的一侧生长，具有波动感；因其底部肿胀，与青蛙的肚皮类似，因此得名"蛤蟆肿"（图 5.10）。潜突型舌下囊肿是外渗的黏液通过下颌

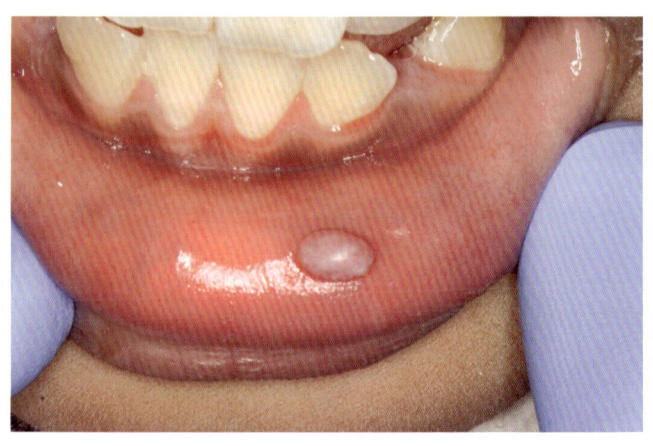

图 5.9 下唇黏液囊肿

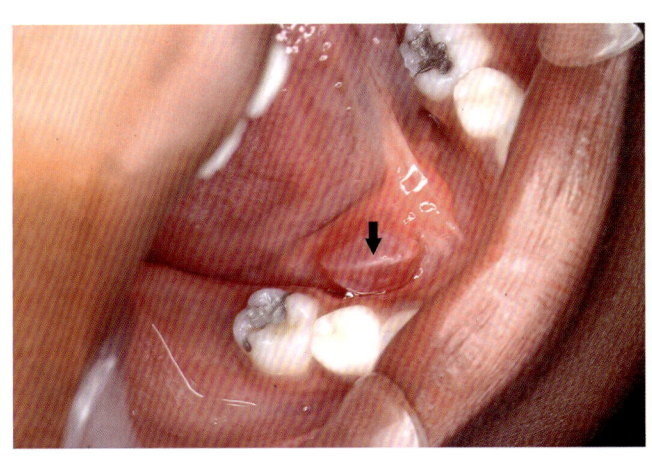

图 5.10 口底部的舌下囊肿（箭头所示）

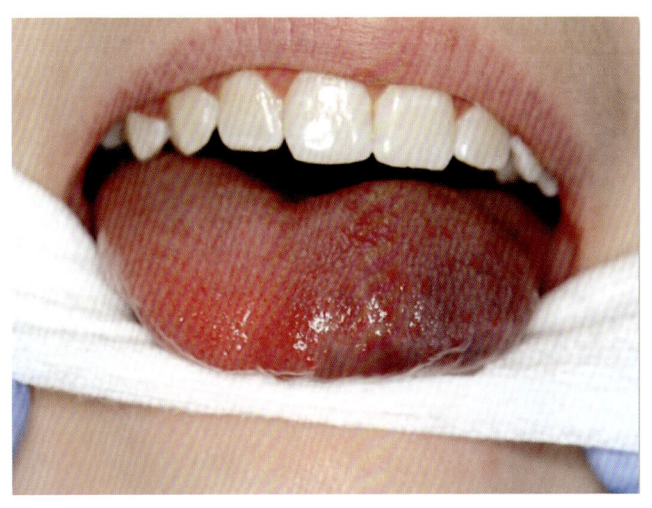

图 5.11 舌左侧血管瘤，发生在出生后前 4 周内

舌骨肌，沿颈部筋膜走行，在下颌下区形成的明显肿胀。

对于较小的舌下囊肿，可以通过袋形缝合术进行治疗。袋形缝合术是指切除口腔内表面的病变。袋形缝合术创伤比较小，但是容易复发。囊肿较大或复发者需要切除病变的舌下腺[23]。

脉管畸形

脉管系统发育异常会导致一些儿童软组织病变。脉管性疾病包括血管瘤和脉管畸形（静脉、毛细血管、动静脉和淋巴管）[24]。

脉管性疾病是儿童常见的病变，可分为血管瘤（hemangiomas）和脉管畸形（vascular malformations）[25]。血管瘤不同于脉管畸形。血管瘤是良性肿瘤，表现为血管内皮细胞的增殖活性，而脉管畸形是内皮细胞正常更新，但血管的结构异常。血管瘤是一种常见的、由血管形成的、经常发生在儿童头部和颈部的良性肿瘤。婴儿血管瘤一般不在出生时出现，而是在出生后最初几周出现。病变位于真皮浅层时呈鲜红色，表面光滑或隆起，隆起的表面覆盖着许多宽褶皱或结节。皮肤深部的病变呈蓝色，表面光滑[26]。

发生在口腔软组织的血管瘤最常见于舌部（图 5.11）、唇部以及颊黏膜。临床上，它们可能呈扁平状或者高出皮肤表面，颜色也有所不同，可以是深红色，也可以是蓝色。组织学分类是根据所含血管的大小而区分的。毛细血管瘤是最常见的类型，由许多微小的毛细血管组成，其内皮细胞增殖明显。细胞或少年型毛细血管瘤主要由少量可辨的毛细血管内皮细胞增殖形成。海绵状血管瘤的特点是有许多大的充满血的窦腔，其中排列着内皮细胞，并且有一些纤维间质做支撑。血管瘤也可能发生于上、下颌骨内。

脉管畸形在出生时就存在，并持续终生[24]。它们可分为高流速病变和低流速病变。动静脉畸形是高流速病变（图 5.12 A 和 B）。病变是由动脉和静脉直接连接引起的。病损通常导致其表面覆盖的软组织呈现暗红色外观，并可能伴有疼痛、出血或皮肤黏膜表面溃疡。尽管在出生时就存在，但随着孩子的成长它们逐渐变大后才会引起注意[27]。在检查高流速病变时，临床医生可通过扪诊检测到快速流过病变的血液，有震颤或振动的感觉，听诊时可听到杂音或血液流过病变的声音。低流速病变包括毛细血管、淋巴管和静脉畸形。这些病变表现为小的红色、蓝色或紫色的可压缩病变，无高流速病变的震颤和杂音。当轻轻按压时，病变颜色退去或者变白，这是血液被推出病损的结果。尽管这个标志在出现的时候很有价值，但并不是所有的脉管畸形都会在压力下变白，没有变白不能排除脉管畸形。

脉管畸形也可能发生在骨内，下颌骨比上颌骨更常见。高流速病变具有潜在的危险性，活检或拔牙等简单的操作可能导致大出血，并可能导致死亡[28]。患者多数情况下没有症状，只是偶尔在拍摄 X 线片的过程中被发现，但也可能出现疼痛和局部肿胀等症状。病变边界清晰，呈透射影像，与牙源性或其他骨病变难以区分。偶尔可发现牙齿松动或移位。

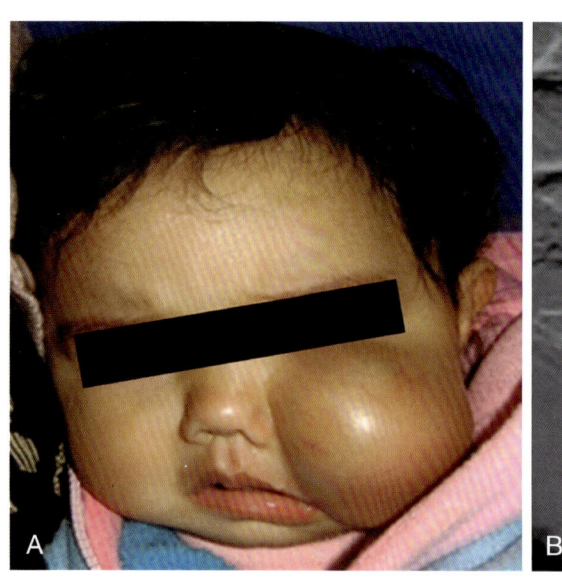
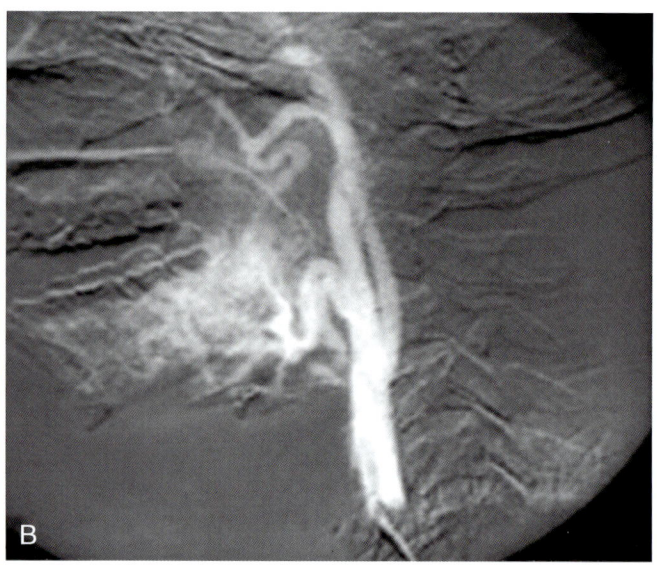

图 5.12　A. 4 岁女童的血管畸形（动静脉）。B. 同一患者病变的动脉造影

因此，在对这种患者进行手术或拔牙操作前，建议行穿刺检查，以避免在手术过程中大量失血或者出现无法控制的大出血。

脉管异常的治疗方法因其类型、位置及病变大小而不同。许多病变随着年龄的增长自行消失，特别是那些在出生后不久就被发现并且病变在 1 岁之前就不再生长的患者。而其他类型如果没有特殊症状，病变范围小，也不需要特殊治疗。

淋巴管瘤

淋巴管瘤（lymphangioma）是一种相对罕见的脉管畸形，因其独特的临床表现而值得单独考虑。尽管导致其发生的胚胎学原因还不是很清楚，但认为它是游离性淋巴管的良性错构瘤样增生。头颈部是最常见的发生区域，高达 2/3 的病例在出生时即发现，并且有 90% 的病例可以持续到出生后的第二年。少数淋巴管瘤可能在儿童长大后才表现出来[29]。

口腔软组织淋巴管瘤可能发生在唇颊黏膜，但最常见的部位是舌，可引起巨舌症。浅表病灶呈结节状，高出皮肤表面，类似蛙卵。它可与周围的黏膜颜色相同，但由于淋巴管出血，病变的某些区域也可能呈红色或紫色。深部病变往往导致组织增大而表面无结节。小的口腔淋巴管瘤一般不采取治疗措施，偶尔可以见到部分或完全自愈[29]。

囊性水瘤是含有大囊样（巨囊）间隙的淋巴管瘤。囊性水瘤可以在口腔中如舌等部位发生，但最常见的还是发生在颈部，有时甚至可以延伸至纵隔。囊性水瘤常常表现为生长缓慢的无症状软组织肿块，但是出现炎症、创伤、内出血或者呼吸道感染之后会迅速增大。大的囊性水瘤会压迫气管和食管，导致吞咽困难，严重者还可导致气道阻塞[30]。

淋巴管病变的治疗取决于其位置和大小。不影响功能和美观的病变可暂不处理。反复复发的病变，特别是囊性水瘤，可以考虑手术切除。硬化治疗也是一种治疗方法，对大囊性病变治疗效果很好，对包含较小淋巴管的病变也可能有效[29-30]。

良性肿瘤

良性口腔软组织肿瘤和唾液腺肿瘤虽然在儿科患者中很少见，但有时也会发生。正如本章开头所述，这些病变通常具有相似的临床表现。其主要表现为数月到数年内增大的肿块，这些肿块表面光滑，无溃烂，颜色与周围黏膜相同。通常需要活检才能做出明确诊断。下面将讨论儿童的两种软组织病变。

神经纤维瘤

神经纤维瘤（neurofibroma）是一种来自施万细胞的良性神经肿瘤，有以下几种临床分型。单发性神经纤维瘤可发生于皮肤或口腔黏膜，表现为无蒂或者带蒂的软组织肿瘤。在口内，神经纤维瘤可能以几种方式出现。它可表现为无蒂或有蒂的结节性病变，黏膜通常呈现正常的粉红色（图 5.13）；

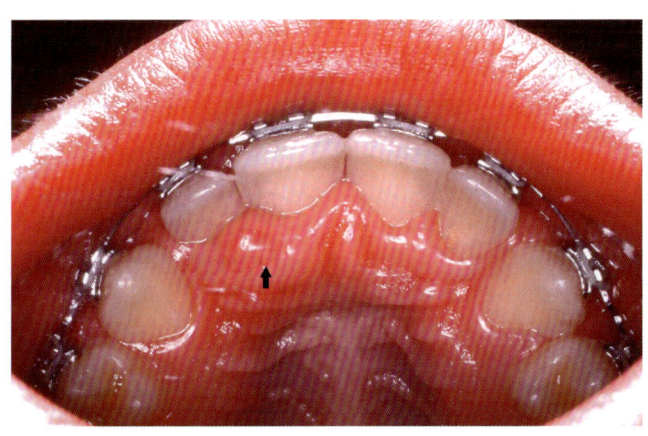

图 5.13 14岁接受正畸治疗的男孩被诊断为牙龈增生，上颌切牙及侧切牙腭侧肿胀，活检后诊断为神经纤维瘤（箭头所指）

可以是弥漫性、边界不清的肿胀，硬度呈面团样，也可以是弥漫性、不可压缩的肿块。它们最常发生于舌和颊黏膜，偶尔发生于骨内，最常见于下颌骨后份。神经纤维瘤是神经纤维瘤病的一种表现，但单发或弥漫性神经纤维瘤本身并不能作为神经纤维瘤病的诊断标准[31]。

神经纤维瘤病有三种分型，包括Ⅰ型神经纤维瘤病（NF1）、Ⅱ型神经纤维瘤病（NF2）和神经鞘瘤病——三种分型最突出的共性是均为施万细胞来源的周围神经系统肿瘤。对于口腔医生来说，由于NF1相对于其他分型发生在口腔黏膜和皮肤的频率较高，所以本章只讨论NF1。NF1又称为von Recklinghausen病，是比较常见的疾病，为常染色体显性遗传病，完全外显并且具有临床表现多样性和基因多效性，临床表现与年龄相关。大约每3000名新生儿中就会发生1例，无性别差异。NF1基因位于17号染色体上，具有肿瘤抑制功能；由于基因突变，神经纤维蛋白（NF1基因产物）的肿瘤抑制功能受损或丢失。据报道，NF1是最常见的影响人类神经系统的单基因疾病。诊断标准是存在两个或两个以上的如下特征：6个或6个以上的牛奶咖啡斑（青春期后最大直径1.5 cm及以上，青春期最大直径0.5 cm以上）；两个或两个以上任意类型的神经纤维瘤，或者一个或多个丛状神经纤维瘤；腋窝或腹股沟斑点；视神经胶质瘤；两个或两个以上虹膜色素错构瘤；蝶骨发育不良和伴发或不伴发假关节的长骨皮质发育不良或变薄；一级亲属中有确诊为NF1的患者[32]。

多形性腺瘤

唾液腺最常见的良性肿瘤是多形性腺瘤（pleomorphic adenoma），约占儿童唾液腺肿瘤的90%。多形性腺瘤最常表现为腮腺无症状性肿大。当发生在小唾液腺时，其表现与其他良性软组织肿瘤相似。多形性腺瘤生长缓慢、边界清楚，表面黏膜无异常。可发生在任何位置的小唾液腺中，但最常发生于硬腭后部和软腭的小唾液腺，也可影响口底部的下颌下腺和舌下腺。多形性腺瘤的治疗方法为手术切除[23]。

骨良性病变

发生在上、下颌骨的病变可以分为牙源性和非牙源性。牙源性病变源自形成牙齿的上皮和结缔组织，非牙源性病变源于骨、软骨或软组织。骨良性病变与前面讨论的软组织良性病变具有相同的特征。在几个月到几年时间里肿瘤缓慢生长，边界清楚，易与周围正常骨组织区分。此外，骨良性病变会使牙齿移位和骨质膨隆，而不会穿破骨皮质。骨恶性病变生长迅速，导致牙齿移位，呈"浮牙"征象，边界不清，可穿破骨皮质。

骨良性非牙源性病变

特发性骨硬化（骨硬化）

特发性骨硬化（骨硬化）[idiopathic bone sclerosis（osteosclerosis）]或内生骨疣不是肿瘤，而是不明原因的硬化骨区（图5.14和图5.15）。这些病变在青少年和年轻人中很常见，好发于下颌骨的第一磨牙区。特发性骨硬化表现为骨内边界清楚的阻射区，不与根尖相连。病变无症状，不会引起下颌骨

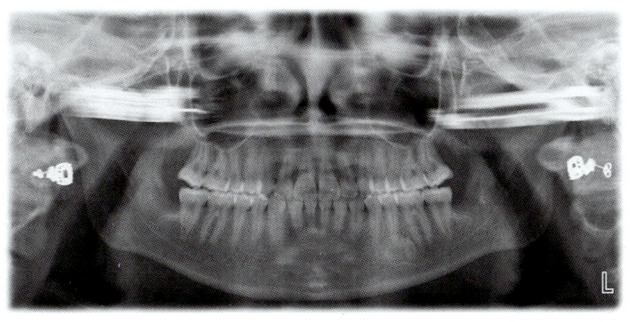

图 5.14 16岁接受正畸治疗的男孩。全景片可见左下第二前磨牙根尖区的阻射影，诊断为特发性骨硬化

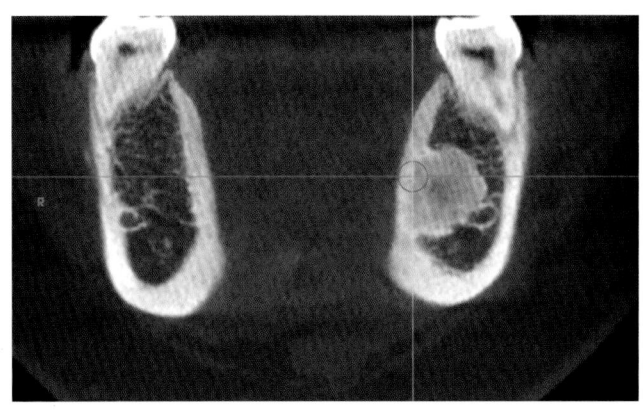

图 5.15　CBCT 冠状位视图（图 5.14 患者），无骨质膨隆

肿大。当发生在儿童和青少年中时，病变可能会缓慢增大，但随着患者生长发育成熟，病变大小也趋于稳定。大多数患者只有一个硬化区，但有些人可能有多个病变。如果硬化区与龋齿的根尖有关，常表明患牙为不可逆性牙髓炎或坏死牙髓，此时诊断为致密性骨炎更为恰当。特发性骨硬化不需要治疗，但建议随访，直至病变在成年期停止生长。

特发性骨腔

顾名思义，特发性骨腔（idiopathic bone cavity，图 5.16）是指来源不明的骨腔。它通常也被称为单纯性骨囊肿或损伤性骨囊肿，尽管这两者也不太恰当。特发性骨腔不是囊肿，因为其腔内没有上皮衬里，也与急性损伤无明确相关性，尽管过去曾提出创伤可能是病因。特发性骨腔最常发生在儿童和青少年，发病高峰在 20 岁。发生在老年人的病变最

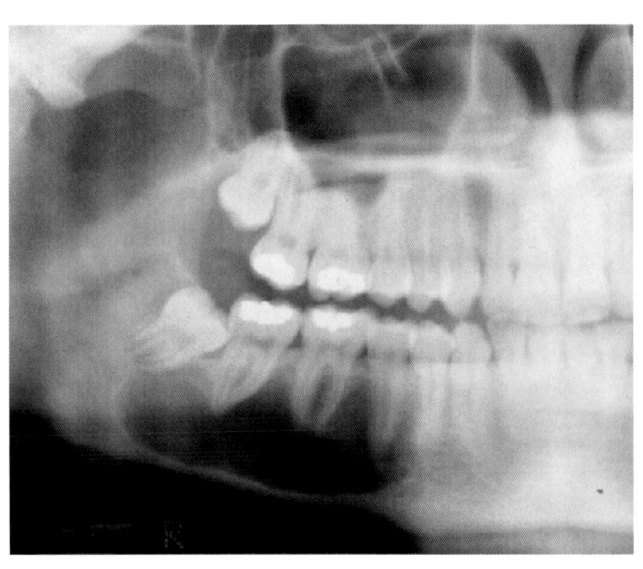

图 5.16　17 岁无症状患者中偶然发现的特发性骨腔

常与骨质结构不良有关。颌骨病变在男性和女性中的发病率相同，多数病例发生在下颌骨。特发性骨腔通常表现为一个边界清楚的单房透射影像，最大尺寸可在 1 cm 至 10 cm 之间。最近的一项研究显示，平均尺寸为 2.3 cm[33]。特发性骨腔在牙根之间呈扇形，尤其是在较大的病变中。当这一特征出现时，虽然不能做出诊断，但高度提示是特发性骨腔。病变通常无症状，少数病例会出现骨质膨隆，但有些病变可能会导致皮质板变薄。由于是一个骨腔，不会像其他良性囊肿或肿瘤那样使牙齿移位。但可能会导致牙根吸收，要特别注意该区域的牙齿。

长骨中的特发性骨腔经常被积极治疗，颌骨中的病变可以通过手术刮治来处理。术后 12～18 个月影像学表现可恢复正常。一些研究表明，术后病变可能会持续存在。尽管如此，特发性骨腔预后良好，确诊后建议观察[33]。

颌骨良性骨纤维病变

颌骨良性骨纤维病变（benign fibro-osseous lesions of the jaws）包含多种病变组织，这些具有相似显微外观的纤维结缔组织含有不同数量的矿化物质，包括编织骨、板层骨、曲线形骨小梁或球状钙化。这些矿化物质在组织学上类似骨和（或）牙骨质。由于这些病变的组织学形态类似，最好是结合临床及影像学表现加以区分。许多情况下，在诊断中考虑术中所见和大体组织评估也是很重要的。这组病变包括骨纤维性结构不良（被认为与发育相关）、牙骨质发育不良（反应性或发育异常）以及牙骨质骨化性纤维瘤（一种良性肿瘤）[34]。由于牙骨质发育不良在儿童中非常罕见，我们在本章只讨论骨纤维性结构不良和牙骨质骨化性纤维瘤这两种病变。

骨纤维性结构不良

骨纤维性结构不良（fibrous dysplasia，图 5.17）是一种可能累及颌骨的骨病变。通常被认为是一种非肿瘤性发育性病变，表现为正常骨被排列不良的骨组织和纤维组织所取代。其中，颌骨良性骨纤维病变具有独特的临床和影像学特征。骨纤维性结构不良是由 G 蛋白受体的 α 亚基（Gs-alpha）突变引起的，最终导致成骨细胞异常分化，形成异常骨组织[35-36]。

骨纤维性结构不良可累及单一骨或多个骨，分

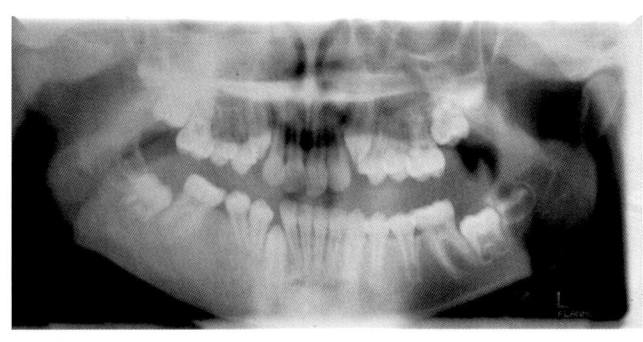

图 5.17 14 岁无症状患者中偶然发现的骨纤维性结构不良。可见牙齿移位和"橘皮样外观"

别表现为单骨性病变和多骨性病变。其中一种多发性骨纤维性结构不良称为纤维性骨营养不良综合征（McCune-Albright syndrome），表现为皮肤咖啡牛奶斑以及各种内分泌失调，最常见为性早熟，也可为库欣综合征、甲状腺功能亢进症、生长激素过多等。

单骨性骨纤维性结构不良往往发生在生命早期，常见于出生后第一个 10 年或第二个 10 年的早期。男性和女性发病率大致相等，上颌骨比下颌骨更常见。上颌骨病损可以非常严重，经常累及相邻骨骼，包括上颌窦、眶底、蝶骨、颅底和枕骨。这种表型称为颅面骨纤维性结构不良，其本质已不是真正的单骨性病变。

最常见的临床表现是颌骨的无痛性肿胀，受累牙槽嵴有光滑、均匀的膨隆，龈颊沟或唇颊沟消失，被覆黏膜外观正常。当上颌骨受累时，可见眼球上移。

影像学上，骨纤维性结构不良表现为一种边界不清的硬化性骨病变，病损的透射程度与病变成熟度相关。上颌骨病变的 X 线表现常见为磨砂玻璃样或橘皮样。边界通常不清，但上颌前部病变可能边界清楚。明显的牙齿移位和牙根吸收并不常见，但可能出现牙根分散。儿童患者可见发育中的恒牙牙齿移位和（或）不能萌出（图 5.17）。由于骨形态异常以及牙周膜间隙变窄，其他 X 线表现包括下颌管向上移位、上颌窦的皮质骨移位以及硬骨板改变等。

单骨性颌骨骨纤维性结构不良通常表现为进行性无痛性缓慢生长，常至骨骼发育成熟而生长停止。由于为良性病变且手术边界不明确，可采取保守治疗。手术治疗的目的主要是修整成形，只有出现明显功能障碍或面部畸形时才考虑实施手术，而且手术时病变应已经达到稳定状态。因为是良性病变，禁忌行放射治疗，放射治疗可能导致肉瘤变。

对于有症状的患者，疼痛控制和稳定病情是必要的，可应用双膦酸盐类药物缓解疼痛，在部分患者中还可稳定病情。然而对于儿童长期使用双膦酸盐类药物是否影响骨骼发育仍知之甚少，建议仅限于由经验丰富的儿科团队应用[34]。

牙骨质骨化性纤维瘤

牙骨质骨化性纤维瘤（cemento-ossifying fibroma），通常简称为骨化性纤维瘤，是一种骨良性肿瘤（图 5.18 和图 5.19）。虽然该疾病被认为是牙周膜起源的影响颌骨发育的牙源性肿瘤，但与发生在颞骨、额骨、筛骨、蝶骨等组织病理学相同的肿瘤相比，这个概念还是有争议的。它虽然好发于三四十岁的

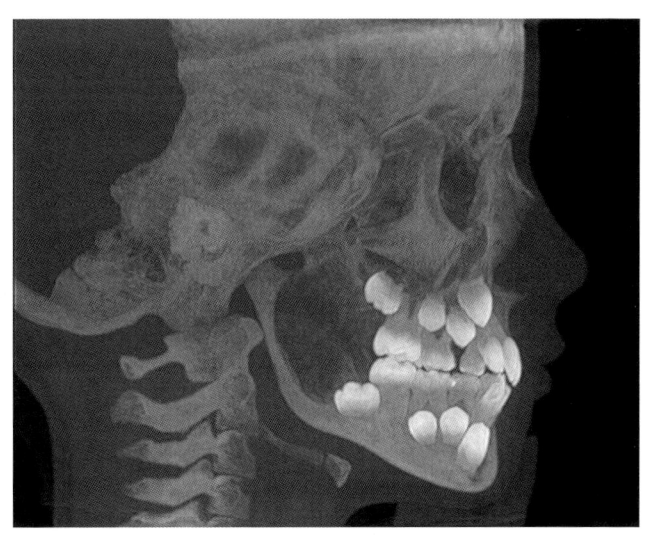

图 5.18 9 岁男孩 CBCT 三维重建，矢状位视图

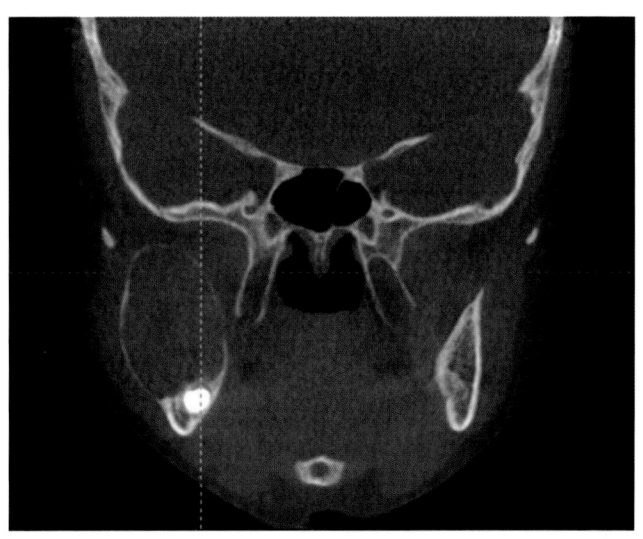

图 5.19 9 岁男孩 CBCT，冠状位图。可见病变的颊侧扩张

成年患者，但也有一定概率发生在年龄小于20岁的患者中。病变累及下颌骨比上颌骨常见，下颌骨最常见的发病部位是磨牙区和前磨牙区。

牙骨质骨化性纤维瘤可完全无症状，在常规X线检查中发现，可表现为无痛性骨膨隆。影像学上，这是一个非常局限的病变，常有一个边界清楚的硬化边缘。除此之外，影像学特征是可以经常变化的。它最常见的表现是单房性透射病灶，伴有或无不透射病灶，可与牙齿叠加，也可发生在相邻的牙齿之间或无牙区。也可见膨隆性病变，伴有或无不透射影，也可表现为多房性膨胀性病变。可以出现牙齿移位或者根分叉和（或）牙根吸收，发生率有所不同。大量病例报道了出现骨皮质变薄和骨膨隆伴临床畸形。首选治疗是手术切除或尽可能刮除，很少见复发[34, 37]。

青少年骨化性纤维瘤

青少年骨化性纤维瘤（juvenile ossifying fibroma，JOF）也被称作青少年活跃性骨化性纤维瘤和青少年侵袭性骨化性纤维瘤，常累及颅面骨，可分为两类：骨小梁 JOF（trabecular JOF，TrJOF）和砂粒体 JOF（psammomatoid JOF，PsJOF）。

TrJOF 主要发生在儿童和青少年，上、下颌骨都可发生，但上颌骨多见。发生在颌骨以外的病变极为罕见。据报道，平均发病年龄为8.5～12岁（年龄范围为2～12岁）。TrJOF 生长具有无痛、渐进的特点，有时在病变区域快速进展。影像学上，可显示为混合阻射区且呈扩大趋势，边界清晰，可出现骨皮质变薄、穿孔。

PsJOF 主要发生于儿童鼻窦、眼眶，平均发病年龄为16～33岁（年龄范围为3月龄至72岁）。临床上表现为眼眶或鼻、鼻窦膨胀。影像学上，常表现为圆形病灶，边界清楚，有时可见骨皮质的溶骨性囊性变。

这两种类型都可能表现为浸润性生长，术后复发率高达30%～56%。这可能是由于未完全切除肿瘤浸润性边界。尽管 PsJOF 和 TrJOF 的生物学行为相似，但其组织学和临床表现以及发生部位不同，仍然可以分成两个不同的临床病理类型[38]。

中心性巨细胞肉芽肿

中心性巨细胞肉芽肿（central giant cell granuloma，CGCG）在1953年第一次被描述为巨细胞修复性肉芽肿，是一种较少见的骨良性病变。30岁以下最常发生，60%以上的病例出现在20岁以下，且近50%发生在16岁以下的年轻患者。与男性相比，中心性巨细胞肉芽肿更常发生于女性。上、下颌骨均可发生，下颌骨的发病率通常是上颌骨的2倍。虽然传统上认为主要发病部位在第一磨牙之前，但对80例中心性巨细胞肉芽肿的研究显示，近50%的病例发生在磨牙区、下颌升支以及上颌结节区域[39]。

中心性巨细胞肉芽肿常无临床症状，多在体检时由影像学检查首次发现，抑或表现为颌骨的无痛性膨胀。最初认为，中心性巨细胞肉芽肿的病程发展缓慢，易于治疗，治疗方法首选外科刮治术。随后有报道称，中心性巨细胞肉芽肿有一系列的生物学表现，从静止期到侵袭性、扩张性骨破坏病变。根据临床表现，中心性巨细胞肉芽肿的病变可分为非侵袭性和侵袭性。非侵袭性病变病程缓慢，无临床症状，不伴随骨皮质穿孔。影像学方面，非侵袭性病变表现为单房性透射影像。侵袭性病变的特征可能包括生长快、疼痛、扩张性或骨皮质穿孔，伴随软组织肿胀。侵袭性病变的影像学表现为多房性扩张性骨破坏，伴随牙齿移位和阻生、牙根吸收以及骨皮质穿孔。有研究表明，发病年龄小的病例可能有更多的侵袭性表现（图5.20）[40]。

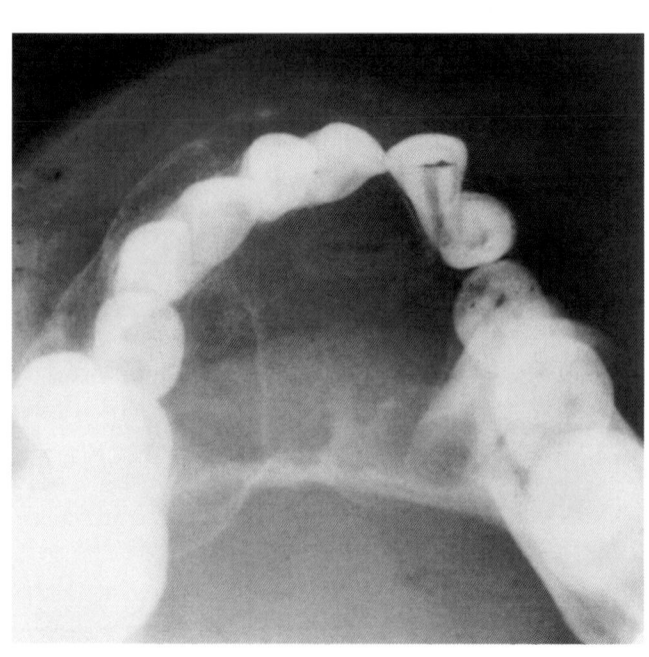

图 5.20 中心性巨细胞肉芽肿呈多房性，累及下颌前部，扩张的皮质骨板变薄，出现透射病变。病灶内可见微小骨小梁结构

颌骨中心性巨细胞肉芽肿的发病机制尚未明确，整体表现出反应性和肿瘤性疾病的特征。文献中也有很多关于中心性巨细胞肉芽肿与骨巨细胞瘤关系的讨论。一些学者认为中心性巨细胞肉芽肿和其他骨巨细胞瘤代表一系列单一疾病的病程，其临床表现不同部分是由于年龄分布差异及发生部位不同[41]。

外科刮治术是中心性巨细胞肉芽肿最常用的治疗方法，但对于侵袭性病变可考虑手术切除。尽管报道有可替代外科刮治术的治疗方法，包括注射皮质类固醇、降钙素、α干扰素等，但Cochrane随机对照试验没有明确证据支持其治疗效果。中心性巨细胞肉芽肿的显微外观与其他几种实体病变相同，包括巨颌症和甲状旁腺功能亢进性棕色瘤。虽然甲状旁腺功能亢进症多发生在老年人，但所有诊断为中心性巨细胞肉芽肿的患者都应转诊至专科医生处，以排除甲状旁腺功能亢进症。

家族性巨颌症

本章提到的巨颌症（cherubism）是一种罕见的骨骼生长发育障碍，与中心性巨细胞肉芽肿（CGCG）镜下表现相似，仅见于儿童。尽管有新生突变的情况，但目前认为巨颌症是一种常染色体显性遗传病。新突变是指"新的"或首次发生在患者身上的突变。这些患者没有该疾病的家族史。

巨颌症发生在儿童中，一般在小于6岁时发病，表现为颌骨多象限的无痛性肿大。轻症病例可能要到儿童10～12岁才能被发现。病变主要侵犯下颌骨，上颌骨也可受累。在一些患者中，颌骨四个象限都可受累。当上颌骨受累时，颌骨肿胀形成了特征性的"眼睛转向天堂"的外观，这让人想起文艺复兴时期绘画中的小天使，故给这种疾病命名。在口内，该病表现为颌骨肿胀和颊沟消失；还可见牙齿移位，牙列早失，恒牙牙根吸收。病变可导致颈部淋巴结肿大。在影像学上，巨颌症的病灶表现为多房性透射影像，呈肥皂泡状[42]。

颌骨肿大通常在儿童晚期停止，随着儿童进入青春期，病变可能开始消退。病变通常在40岁时完全重塑。不幸的是，有些病变可持续到成年。考虑到病变会随时间自行消退，通常采用保守治疗的方法，仅在病变消退后对余留的美容缺陷进行外科整形。如果存在功能或心理上的问题，可以考虑手术[43]。

婴儿黑色素神经外胚瘤

婴儿黑色素神经外胚瘤（melanotic neuroectodermal tumor of infancy，MNTI）是一种罕见的肿瘤，几乎均见于1岁以下婴儿的口腔内（图5.21至图5.23）。在90%的病例中，肿瘤发生在头颈部，男性略多见。MNTI被认为是神经嵴起源的良性病变。虽然是良性的，但病灶可能有侵袭性。最近发表的文献报道，90%的病例发生于上颌骨[44]。MNTI也可发生在下颌骨，但发生率不到10%。此外，极少数病例发生在颅骨、大脑和睾丸。

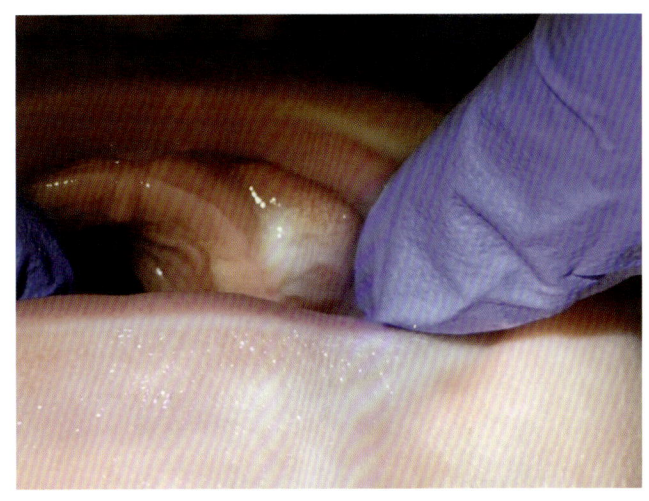

图5.21　2月龄婴儿黑色素神经外胚瘤

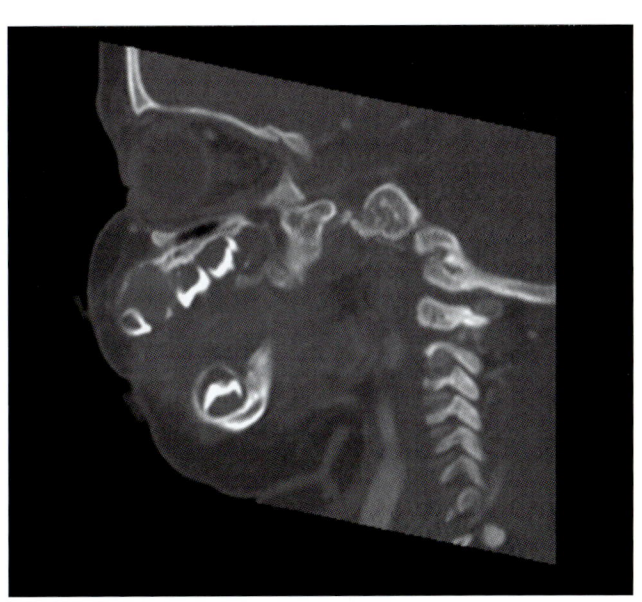

图5.22　2月龄婴儿黑色素神经外胚瘤（图5.21患者）。CT矢状位可见上颌骨前部的病变

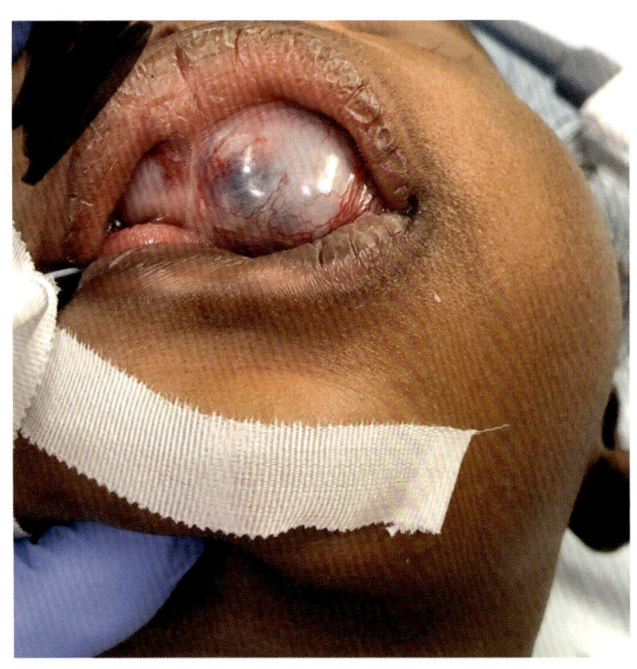

图 5.23　4 月龄婴儿黑色素神经外胚瘤（Photo courtesy of Dr Tyler Mesa）

MNTI 通常表现为无痛性、快速增大的上颌骨前部透射影像，可导致乳牙移位。MNTI 患者的平均年龄小于 6 个月。高达 10% 的患者在出生时就有这种病变。大多数病例报告为单房性病变，但也可为多房性病变。多数病变可穿透骨皮质板，形成软组织成分，在腭前部或上颌牙槽嵴上呈快速增大的蓝黑色肿块。

MNTI 的治疗手段主要是外科手术。单独刮除病灶的复发率较高，一般选择手术摘除或切除。复发率约为 20%[44-45]。

牙源性囊肿

牙源性囊肿（odontogenic cyst）因其来源于牙齿发育时牙板的上皮而得名。按病变来源可分为发育性牙源性囊肿及炎性牙源性囊肿。目前，发育性牙源性囊肿的发病机制尚不明确；而炎性囊肿，如根尖周囊肿（根尖囊肿、根端囊肿），是由于病源牙牙髓坏死继发炎症，进而导致 Malassez 上皮剩余的异常增殖引起的[46-48]。

鉴于发育性牙源性囊肿在儿童中发生的比例相对较高，本章将讨论以下四种发育性牙源性囊肿——始基囊肿、含牙囊肿、萌出囊肿和牙源性角化囊肿［odontogenic keratocyst，OKC；又名牙源性角化囊性瘤（keratocystic odontogenic tumor，KOT）］。牙源性角化囊肿（OKC/KOT）与痣样基底细胞癌综合征（Gorlin 综合征）有关，也在本章讨论。

始基囊肿

始基囊肿（primordial cyst）通常被认为是牙源性囊肿中较少见的一种类型，是在牙釉质或牙本质形成前，由于成釉器（始基细胞）的囊性变而产生的。始基囊肿常无明显症状，多在体检时由影像学检查发现。尽管始基囊肿在牙釉质或牙本质形成之前、成釉器发育时就开始形成，但常因不引起临床症状而很难被发现。

影像学方面，在发育异常的恒牙未被拔除的部位，始基囊肿通常表现为边界清楚、单房或多房的透射性病变。始基囊肿可发生于有恒牙形成的任何部位，以第三磨牙区最为常见。

始基囊肿虽然通常被覆非角化复层鳞状上皮，多为纤维结缔组织上皮衬里，但也可表现为组织学特点明确的牙源性囊肿——牙源性角化囊肿。有大样本回顾性研究发现，135 例患者中有 60 例（44.4%）在组织学上表现为牙源性角化囊肿[49]。一些学者认为始基囊肿就是牙源性角化囊肿，将两种病变视为同义词。然而，如果按照上述文献的报道，在临床表现及影像学表现均符合始基囊肿诊断标准的病例中，有 55% 以上的病例与牙源性角化囊肿的组织学特点不相符。认为始基囊肿与牙源性角化囊肿同义是忽略了二者的组织学差异。

始基囊肿的常规治疗方法是手术切除。对于存在大范围骨质破坏的病例，可先行囊肿开窗术，留置引流管，待病变范围缩小至安全手术范围时再行囊肿刮治术。术后病理回报为牙源性角化囊肿的病例，复发概率较高（见本章后文）。

根尖周囊肿

根尖周囊肿（radicular cyst，RC）是最常见的炎性囊肿，源于牙髓慢性炎症过程中的牙周膜上皮残留。大多数 RC 位于死髓牙的根尖部。在某些情况下，由于副管的存在，位置在根侧面。RC 通常无症状，除非出现急性炎症。大多数 RC 病变发展缓慢。RC 在数年内可能会消退、保持不变或增大。在所提交的口腔病理学活检组织标本中，RC 约占 17%。RC 是最常见的牙源性囊肿。在影像学上，

RC 表现为边界清晰的透射影像，且包裹良好（图 5.24）。在某些情况下，RC 会导致牙齿移位和牙根吸收。治疗方法的选择取决于不同的因素，如病变的扩展、与解剖结构的关系、病变的临床特征、患者的年龄和全身代偿情况。保守治疗是一种选择，其中包括根管治疗。对于较大的病变，根管治疗无效，可以选择外科减压术和袋形缝合术[2]。

颊分叉囊肿

颊分叉囊肿（buccal bifurcation cyst，BBC）是一种少见的炎性牙源性囊肿，通常发生在下颌第一或第二乳磨牙的颊部。病变又被描述为青少年牙旁囊肿。根据世界卫生组织分类，BBC 被列在"牙旁囊肿"类别下，命名为"下颌感染性颊囊肿"。

BBC 发生在 5～13 岁的儿童中。这种病变需要与嗜酸性肉芽肿、根侧牙周囊肿、单纯性骨囊肿和骨化性骨膜炎相鉴别。通常，临床和影像学特征可将 BBC 与其他疾病区分开来。病变常累及第二乳磨牙。临床可见受累区牙齿迟萌和局部肿胀。在某些情况下，牙齿部分萌出，可见牙冠颊倾和深牙周袋。影像学上，BBC 表现为边界清晰的透射影，在受累牙齿的根部周围包裹良好（图 5.25）。一般硬骨板不受影响。治疗方法是手术切除病灶[50]。

含牙囊肿

含牙囊肿（dentigerous cyst）（图 5.26 至图 5.28）是最常见的一种牙源性囊肿，多发生于阻生牙、埋伏牙或其他未萌出牙的牙冠。据报道，未萌出牙齿中含牙囊肿的发病率达 1.44%[51-52]。尽管含牙囊肿被认为是一种发育性牙源性囊肿，但部分病例也可能与牙髓坏死的乳牙引起的根尖周炎症有关[53]。一般情况下，含牙囊肿无明显临床症状，体检时由影像学检查发现，表现为一种明确的单房或多房低

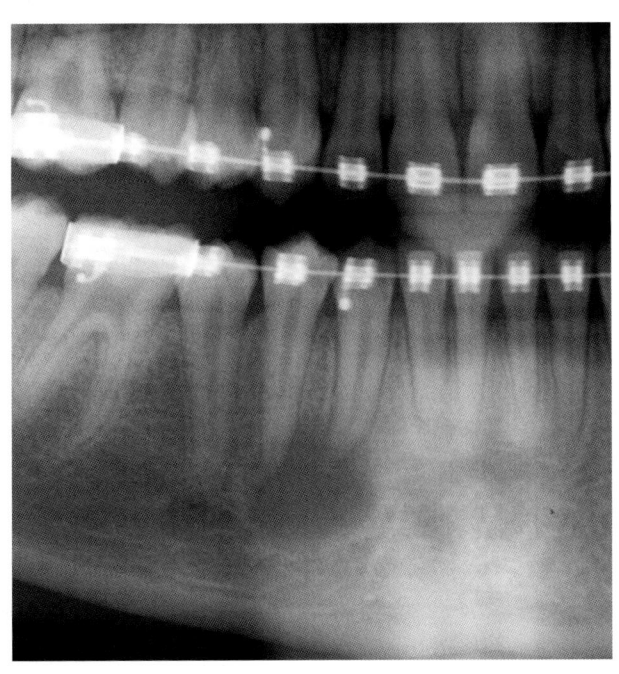

图 5.24 18 岁男孩的根尖周囊肿，右下第一前磨牙牙髓无活力

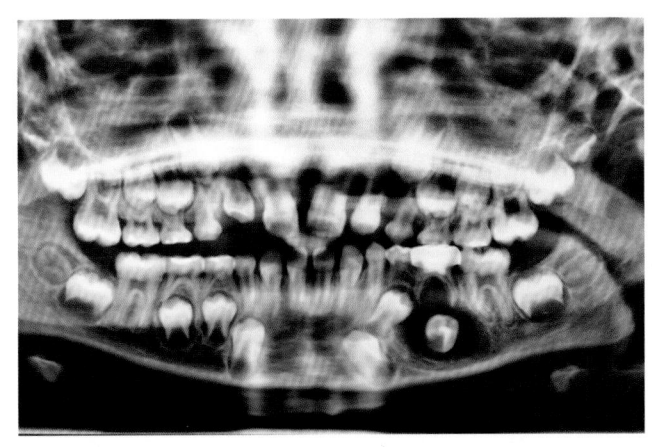

图 5.25 颊分叉囊肿。可见左下第二前磨牙周围透射影和第一前磨牙的移位

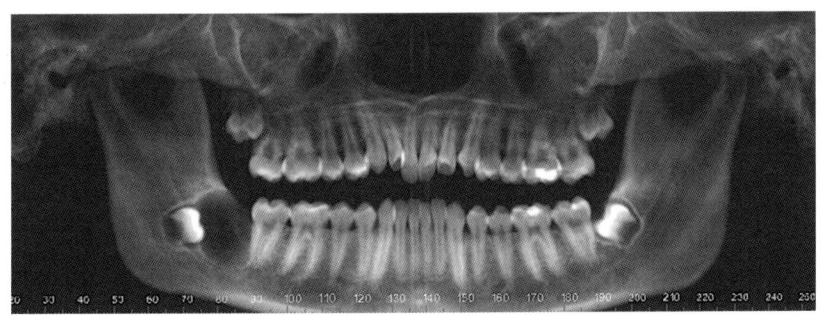

图 5.26 全景 CBCT。含牙囊肿与右下颌未萌出的第三恒磨牙

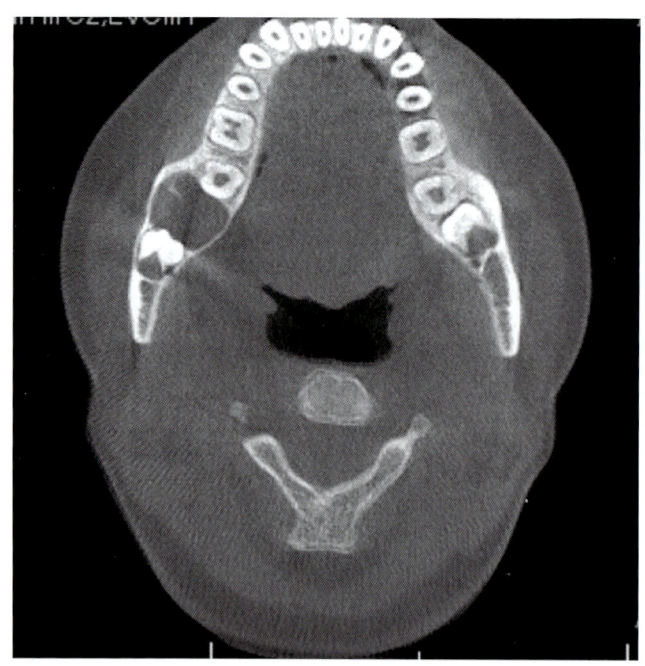

图 5.27 CBCT 横断面（图 5.26 患者）。可见病变颊舌向扩展

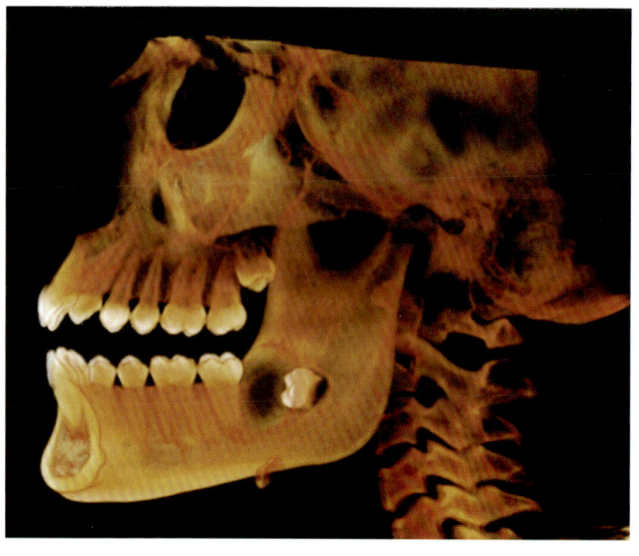

图 5.28 CBCT 三维重建，舌侧面视图（图 5.26 患者）

密度影。病变范围大小不等，小者如被扩大的牙囊（冠周低密度影≥2.5 mm 被认为是含牙囊肿与牙囊区别的特点）[48]，大者骨破坏引起乳牙根吸收，导致根分叉处病变或造成恒牙移位，最终可能导致上、下颌骨骨质大范围破坏。

由于其具备骨破坏的潜质以及牙板来源的上皮有多重潜能，某些实体肿瘤可能由含牙囊肿的囊壁分化而来。例如，8.5% 的颌骨囊肿临床表现为含牙囊肿，而在组织学上表现为牙源性角化囊肿[49]。

虽然在儿童和青少年中相对少见，但通常认为这个年龄段中的大部分成釉细胞瘤与含牙囊肿相关，50%～80% 的囊性成釉细胞瘤在影像学上表现为含牙囊肿[54-56]。因此，基于其组织病理学特征，成釉细胞瘤可发生在既有的囊肿中，而非实性肿瘤囊性变而来[55]。另外，黏液分泌细胞和黏液表皮样癌也可能由含牙囊肿的囊壁分化而来。

含牙囊肿的治疗方法以手术切除为主。对于大面积骨破坏的病例，宜先行囊肿开窗并于术区留置引流管，有利于病变范围缩小，易于手术切除。由于含牙囊肿有向牙源性角化囊肿、成釉细胞瘤甚至黏液表皮样癌发展变化的可能，所以术后应对病变组织进行病理学检查。

萌出囊肿或萌出血肿

萌出囊肿（eruption cyst）或萌出血肿（eruption hematoma）是一种与正在萌出的乳牙或恒牙相关的含牙囊肿。其往往发生在牙胚突破骨组织后进入软组织的阶段。病变常表现为正在萌出牙齿表面半透明、光滑且无痛的软组织肿胀。若囊腔内出血，可见囊肿表面蓝色或蓝黑色改变，称为萌出血肿。大多数情况下，因为牙齿通常能够按时、正常萌出而无需治疗。

牙源性角化囊肿（牙源性角化囊性瘤）

牙源性角化囊肿（odontogenic keratocyst，OKC）是一种具有明确组织学表现的临床病变。其临床特点是术后复发率高，并有可能发展为具有侵袭性和骨破坏性的病变。对 312 例病例的回顾性研究表明，本病多发于 20～30 岁患者，20 岁以下患者占 17%[49]。下颌骨的发病率是上颌骨的 2 倍，最常见的发病部位是下颌第三磨牙区和下颌升支区，其后依次是上颌第三磨牙区、下颌第一和第二磨牙区、上颌尖牙区以及下颌前磨牙区。半数患者存在临床症状，肿胀和渗出是最常见的症状。

在影像学表现上，牙源性角化囊肿通常表现为单房或多房病变，大多数病变周围有明确的硬化边界（图 5.29 至图 5.31）。X 线片也能观察到牙齿尤其是未萌牙齿移位，牙根吸收，根分叉部病变，以及已萌牙伸长的情况。影像学检查通常包括曲面体层片，但对于大面积病灶，特别是上颌骨的病灶，应当在术前进行 CT 检查，以精确测量病变范围以

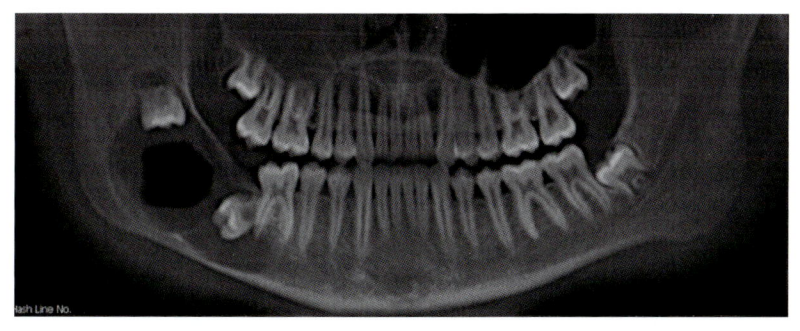

图 5.29　全景 CBCT。牙源性角化囊肿与未萌出的右下第二和第三恒磨牙

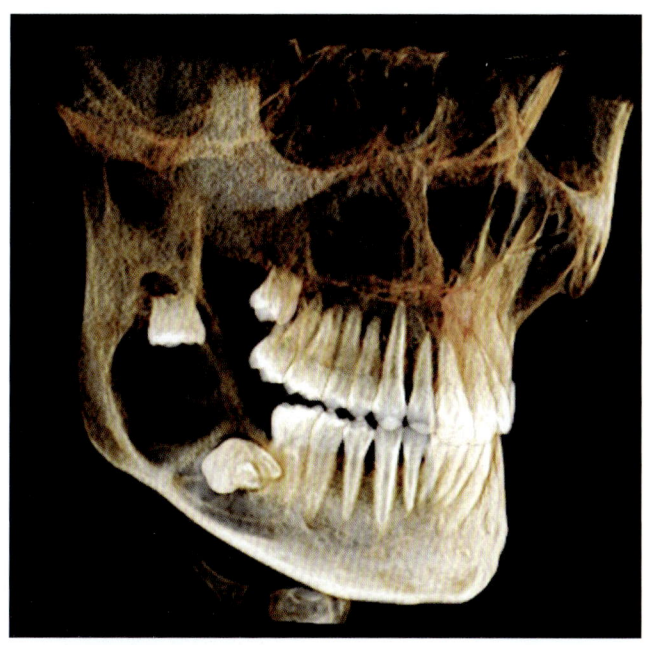

图 5.30　CBCT 三维重建（图 5.29 患者）

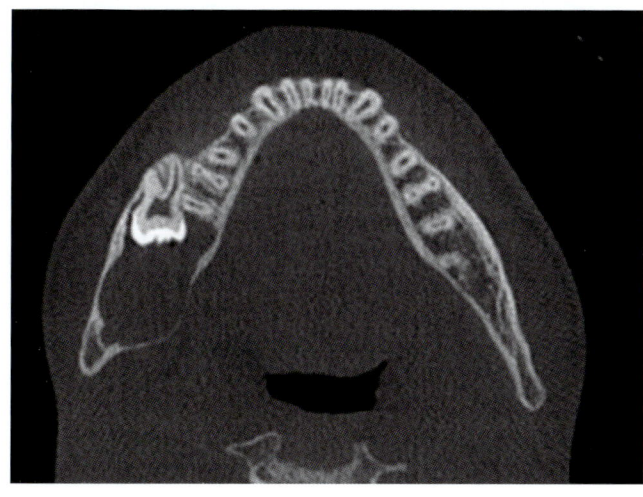

图 5.31　CBCT 横断面（图 5.29 患者）。右下颌第二恒磨牙移位

及明确软组织受累的情况。

组织学呈特征性表现。病变周围有一薄层均匀分布的上皮衬里，通常 6～10 层细胞厚，基底层细胞呈栅栏状排列且细胞深染，呈现波纹状的上皮层。通常可见角化不全的鳞状上皮脱落进入囊肿。

有时，囊肿衬里由下方颗粒细胞层的正角化蛋白构成，这些囊肿通常被称为正角化牙源性颌骨囊肿。由于正角化牙源性颌骨囊肿临床侵袭性弱且很少复发，所以可与牙源性角化囊肿相区别[57]。

关于牙源性角化囊肿的最佳治疗方案仍无定论。治疗方案包括伴或不伴辅助治疗（应用 Carnoy 溶液）的囊肿刮治术、袋形缝合术或减压术、方块截骨术或区段截骨术。这一方面是因为牙源性角化囊肿有多变的临床表现，例如牙源性角化囊肿的病变范围不同且具有多囊性质，另一方面是因为牙源性角化囊肿是复发率较高的良性肿瘤。回顾 22 份报告中的共 1592 例牙源性角化囊肿病例，结果显示复发率为 3%～62%，平均复发率达 30.8%[58]。70% 的复发病例在治疗后 5 年内复发[46-47]。尽管这些病变应该采取手术治疗，但因为囊肿衬里通常极薄且易破，彻底刮除囊肿存在困难。同时，囊肿上皮衬里的破坏可能是导致复发的主要原因[59]。有文献报道，完整摘除的牙源性角化囊肿的复发率明显低于囊壁破坏的牙源性角化囊肿[60]。囊肿刮治术后辅助应用 Carnoy 溶液以及局部减压后再手术进行囊肿摘除的复发率较低，引起的并发症也少于区段截骨[61]。从图 5.32 A 和 B 可见，对于较大的牙源性角化囊肿，可在减压术后留置引流管，待病变缩小后再进行手术。

因此，正如近期发表的一篇关于牙源性角化囊肿复发率的综述中所报道的，其复发率与治疗方案相关，但当前并没有明确的证据能够评估复发率与

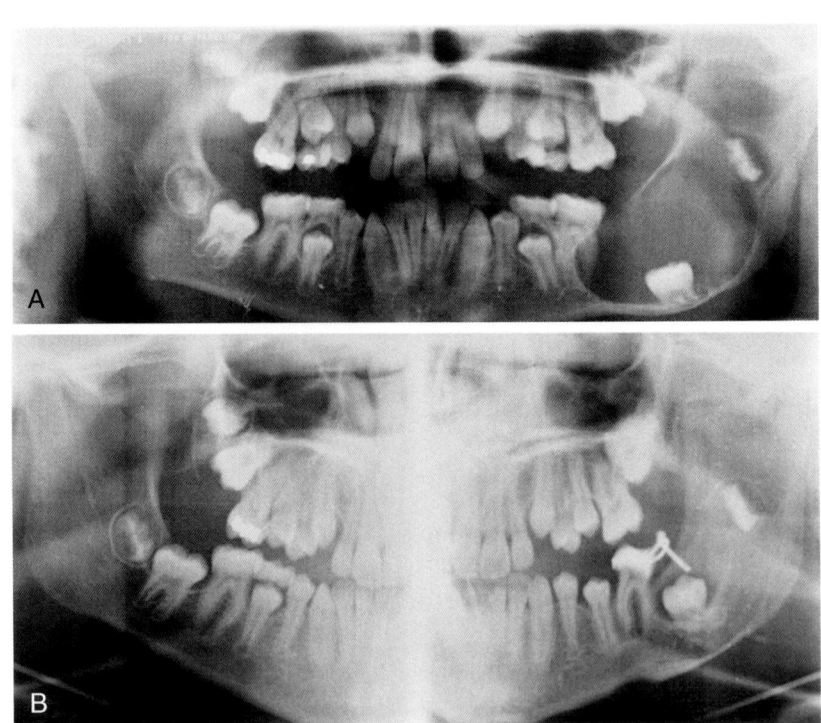

图 5.32 A. 9岁女孩,左侧下颌角和升支有牙源性角化囊肿,引起发育中的第二、第三磨牙移位(Courtesy Dr. Steven Reubel)。B. 同一患者,行袋形缝合术,放置引流管后9个月,发现囊肿缩小,同时病变区有新骨形成,且下牙槽神经向下移位(Courtesy Dr. Steven Reubel)

治疗方式之间的关系。因此,学者们仍没有提出最合理、有效的治疗方法[62]。

已确诊或疑似痣样基底细胞癌综合征的患者与未患综合征的患者相比,治疗后复发率更高[63]。

痣样基底细胞癌综合征(Gorlin 综合征)

痣样基底细胞癌综合征(nevoid basal carcinoma syndrome)是一种完全外显并有显著变异表现的常染色体显性遗传病[64]。它是由 patched(PTCH1)基因突变引起的,该基因与胚胎发育和肿瘤抑制密切相关。痣样基底细胞癌综合征包括皮肤多发性基底细胞癌、牙源性角化囊肿(图 5.33)和肋骨畸形(分叉、融合或外展),还可能伴有一系列其他方面的异常。患者典型面容包括颅骨增生、额骨及顶骨膨隆、眉弓过度发育、眶距过宽、鼻背塌陷及轻微的下颌前突。大多数成年患者的影像学检查可发现大脑镰钙化(图 5.34)。患者除了罹患基底细胞癌,手掌和足跖皮肤角化不良,皮肤表皮样囊肿也较常见,也可能表现为先天性畸形如唇裂、腭裂和多指(趾)畸形或并指(趾)畸形。患者可能存在颈椎或胸椎隐裂,或出现马方综合征。同时,也可

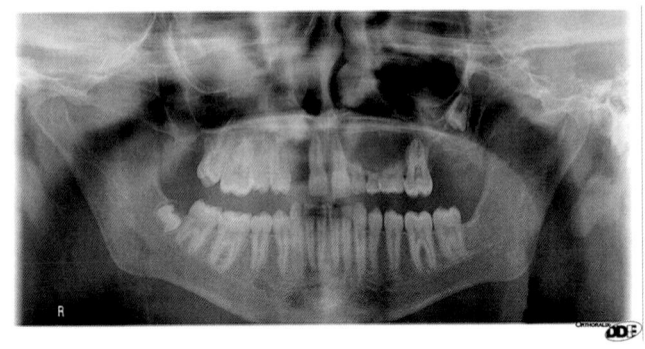

图 5.33 16岁男孩的多发性牙源性角化囊肿

能伴发良、恶性肿瘤,包括髓母细胞瘤、脑膜瘤、卵巢纤维瘤和胎儿横纹肌瘤[65]。患者还会出现包括认知障碍在内的神经系统功能异常以及对甲状旁腺激素的低应答。鉴于牙源性角化囊肿与基底细胞痣综合征的相关性,建议对于所有单发或多发牙源性角化囊肿的患者,按上述内容进行综合评估。由于综合征患者的发病年龄要早于非综合征患者,因此对于诊断为牙源性角化囊肿的年轻患者应更加注意[64]。如前所述,综合征患者牙源性角化囊肿的复发概率明显增加。

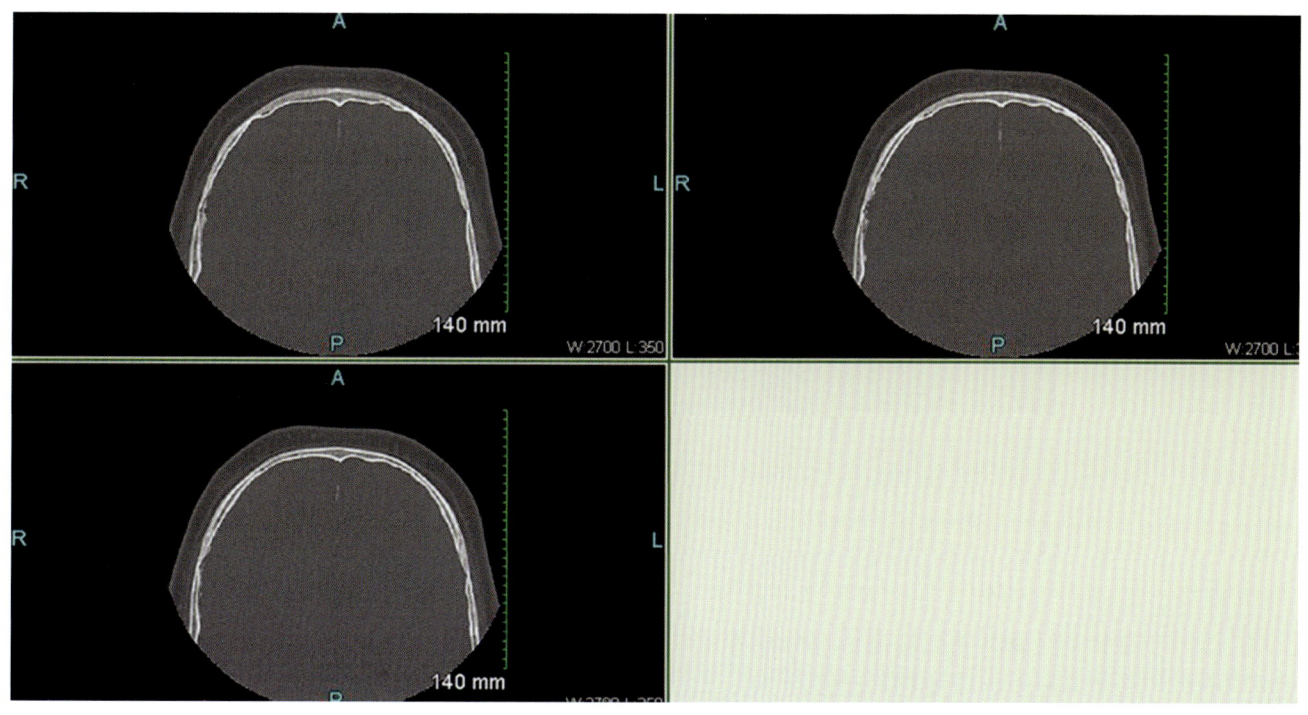

图 5.34　CBCT 横断面（图 5.33 患者），可见大脑镰钙化

牙源性肿瘤

牙源性肿瘤（odontogenic tumor）因其来源于成牙组织，即牙板分化的牙源性上皮和（或）间充质细胞分化的间叶组织而得名。"肿瘤"在此泛指肿瘤及错构瘤。

成釉细胞瘤

成釉细胞瘤（ameloblastoma）是最常见的牙源性肿瘤，是起源于外胚层且伴有侵袭性的良性牙源性肿瘤。最初的临床表现多为无痛性的面部膨隆，也可能会伴有疼痛以及唇、面部麻木。成釉细胞瘤可通过体检时的影像学检查发现，也可有骨质膨隆、牙齿松动、牙齿移位等特征性表现。成釉细胞瘤的平均发病年龄是 36 岁，80% 以上的病变发生在下颌骨，70% 以上发生在磨牙区及下颌升支。

成釉细胞瘤发生的平均年龄为出生后的第四个 10 年，乍看这与儿童口腔学的范畴并不相关。然而，1977 年，有报道称单囊型成釉细胞瘤与其他类型预后截然不同[65]。该研究涉及的 20 位患者平均年龄 21 岁，其中半数患者年龄小于 20 岁。临床表现及影像学表现均为非肿瘤性囊肿特点，与含牙囊肿相似。另一篇对 193 例单囊型成釉细胞瘤的回顾性研究发现，单囊型成釉细胞瘤的发病年龄与有无阻生齿密切相关。将病变累及阻生齿者定义为含牙型，而未累及者为非含牙型。两种类型患者的平均发病年龄分别为 16.5 岁和 35.2 岁[66]。自 1970 年成釉细胞瘤有明确的组织学诊断标准后[67]，截至 2001 年，西方国家报道的儿童成釉细胞瘤的平均发病年龄为 14.3 岁[68]。病变部位多位于下颌骨，常累及下颌磨牙-升支区域[68-70]。非洲成釉细胞瘤患者的平均发病年龄与西方国家相近（14.7 岁），但单囊型成釉细胞瘤仅占 19.5%，且病变累及下颌骨正中联合的比例较高（44.2%）。同样，来自中国的研究报道了相似的儿童和青少年平均发病年龄（14.8 岁），病变多累及下颌骨（96.6%），实性型发病率（63%）高于单囊型（37%）[71]。

在影像学方面，成釉细胞瘤可表现为单囊或多囊的低密度影像，伴有或不伴有骨质膨隆（图 5.35）。多囊结构可能被骨板分开。单囊型几乎都发生在下颌骨，且主要在下颌骨后部。单囊型成釉细胞瘤虽然被认为与阻生牙牙冠关系密切，但也可见于根间、根尖周或无牙区。

在组织学表现上，成釉细胞瘤与成釉器相似。不论患者发病年龄、病变位置如何，单囊还是多囊，成釉细胞瘤均呈现多种组织学表现。它常常表

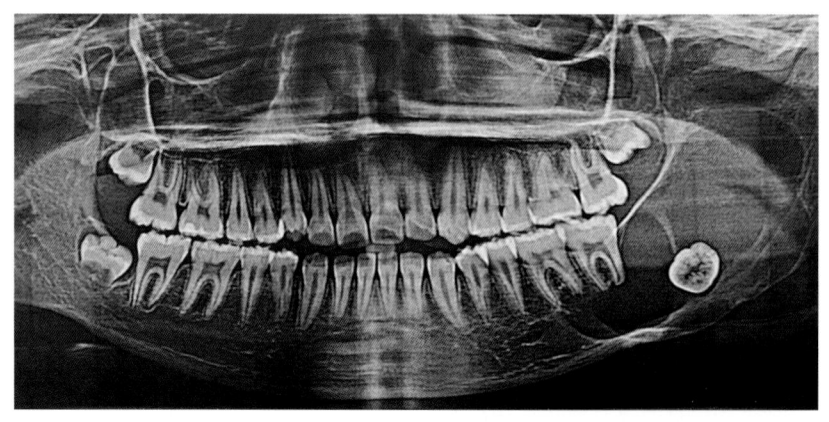

图 5.35 16 岁女孩的左侧下颌骨成釉细胞瘤。左侧下颌有轻微疼痛和肿胀,可见左下第三恒磨牙严重移位

现为柱状或立方上皮细胞呈栅栏状排列的孤立的牙源性上皮岛,这些上皮细胞的细胞核远离基底膜。牙源性上皮岛的中央由星网状层构成。部分病变的中心区域也可表现为棘皮瘤状或颗粒状的外观。儿童成釉细胞瘤患者以丛状型最为常见,肿瘤细胞呈网丛状紧密排列。除了在囊肿衬里观察到成釉细胞样改变外,单囊型成釉细胞瘤的一个重要组织学表现是成釉细胞性牙源性上皮增殖进入囊腔内和(或)纤维囊壁,进而表现为显著的囊腔或囊壁特征性结构。囊壁的侵袭性预示着病变复发的风险很高。

治疗方案为手术切除,具体方案依据病变位置及病变的临床和影像学范围而定。尽管对成釉细胞瘤进行刮治后存在 55%~90% 的复发率,但儿童常见的囊型成釉细胞瘤复发率较低[56, 69]。最近的研究表明,虽然对成釉细胞瘤行保守治疗存在很大的复发风险,但与曾经推荐的采取积极手术切除的治疗方案相比,两者的临床治疗效果相当[72]。

牙源性腺瘤样瘤

牙源性腺瘤样瘤(adenomatoid odontogenic tumor,AOT)是一种良性的、可能错构的上皮性肿瘤,分为骨内型(又分为滤泡型和滤泡外型)和外周型。它也被称为腺性成釉细胞瘤,但这种说法存在误导,其与成釉细胞瘤的临床表现截然不同。

目前,关于牙源性腺瘤样瘤的大型临床报道和流行病学调查较多[73-75]。基于临床和影像学表现,牙源性腺瘤样瘤可以分为三类。其中两类为中央型或骨内型:第一类是滤泡(含牙)型,与阻生牙牙冠关系密切,需要与含牙囊肿相鉴别;第二类是较为罕见的滤泡外型,与阻生牙牙冠无关,根据病变位置不同需要与残余囊肿、根尖囊肿、球状上颌囊肿和根侧牙周囊肿相鉴别。第三类是外周型或骨外型,其临床表现和纤维瘤相似。大约 98% 的牙源性腺瘤样瘤为中央型或骨内型,其中滤泡型占 71%。多数患者无症状,病变常表现为缓慢生长的无痛性肿物。

牙源性腺瘤样瘤的常见发病年龄是 10~20 岁。大约 70% 的患者年龄在 20 岁以下,50% 以上的病例发生在青少年。女性发病率为男性的 2 倍,骨内型病变发生在上颌者多于下颌(约 2∶1),尤以前牙区为著。较为罕见的外周型病例大多发生于上颌前牙区。虽然其表现为外周型病变,但其被认为是萌出型的牙源性腺瘤样瘤,当病变所累及的牙萌出至牙龈时,也就引发了软组织相关的临床表现[76-77]。

最常见的影像学改变是单房低密度影。如前所述,由于病变部位不同,影像学表现与含牙囊肿(图 5.36)、残余囊肿、根尖囊肿、球状上颌囊肿或根侧牙周囊肿相似,往往存在不同大小和密度的 X 线阻射影。由于是占位性病变,牙源性腺瘤样瘤会引起牙根吸收和牙齿移位。

组织学上,牙源性腺瘤样瘤由具有独特组织学特点的牙源性上皮组成:纺锤形或多边形上皮细胞螺旋链状排列,其内为由立方或柱状上皮细胞组成的管状或玫瑰花状结构,这些结构可能是空的或包含数量不等的部分矿化的嗜酸性物质。

鉴于几乎所有病例均为包膜完整的良性生物学性状表现,因此,治疗方案以囊肿摘除和刮治的保守手术方案为宜。此病变无复发的倾向。

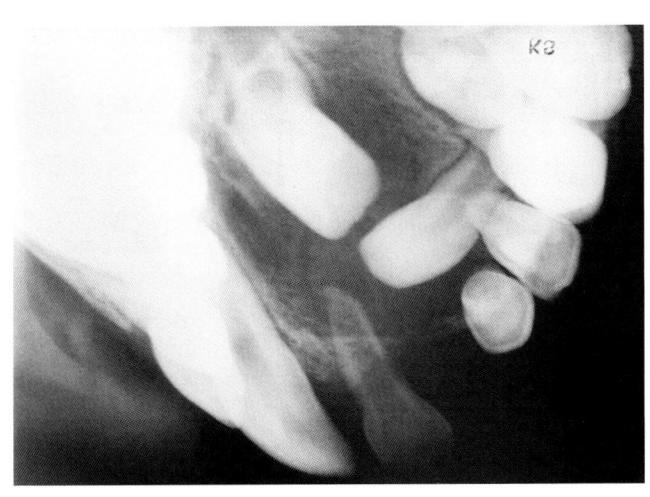

图 5.36 12岁女孩的牙源性腺瘤样瘤，表现为右上颌侧切牙部位膨胀性囊状阴影。病灶刮除后，侧切牙能够萌出，通过正畸治疗移动到正确位置（Courtesy Dr. Dan J. Crocker）

牙源性黏液瘤

牙源性黏液瘤（odontogenic myxoma）是一种少见的颌骨良性中胚层肿瘤，其起源于牙源性外胚间充质或牙周膜中的未分化间充质细胞。有大样本的回顾性研究指出[78]，2/3的病例累及下颌骨，1/3的病例累及上颌骨，磨牙和前磨牙区是最常发生的部位。虽然牙源性黏液瘤通常发生于出生后的第二个至第四个10年，但是有33%的病例发生于20岁甚至更年轻的人群中（有7%的病例发生于10岁以下，26%的病例发生于10～20岁）。

临床上，牙源性黏液瘤一般无痛，生长缓慢，早期无明显症状，直到肿瘤逐渐增大，出现肿胀、牙齿松动或移位等症状。有报告指出，牙源性黏液瘤可发生于阻生牙或缺失牙的区域，同时也有一些病例的牙源性黏液瘤发生于非含牙区，如下颌升支和髁突。

影像学检查显示，牙源性黏液瘤可呈单房或多房性病变，可能导致颌骨膨隆、骨质变薄、骨皮质破坏和牙齿移位。多房性病变常有边缘欠光滑、皂泡状或蜂窝状表现。关于单房性病变与多房性病变的发生比例尚无定论。一项对10例罹患牙源性黏液瘤儿童患者开展的研究发现，最常见的X线表现为单房性病变，伴随骨皮质膨隆和牙齿移位[78]。对所有年龄段的病例进行回顾性分析发现，有55%的病例表现为多房性，同时发现病变的大小与房室数量有显著的相关性[78]。儿童患者单房性病变的发生率较高，可能是由于儿童时期病变范围较小，而较大范围的病变多为多房性[78]。由于牙源性黏液瘤影像学表现的多样性，其鉴别诊断应包括牙源性病变如含牙囊肿、牙源性角化囊肿和成釉细胞瘤，以及非牙源性病变如巨细胞肉芽肿、中央型血管瘤、外伤性骨囊肿和动脉瘤样骨囊肿。

组织学上，牙源性黏液瘤由星形或梭形的瘤细胞构成，同时有细小的纤维穿行其中，从而表现出胶冻状外观。有时可以在纤维黏液基质中发现不活跃的牙源性上皮巢存在。

诊断的难点在于牙乳头与牙源性黏液瘤的组织学形态几乎相同，两者很容易被混淆，从而造成误诊。如果在组织切片上观察，牙乳头的成牙本质细胞外周层是一个区分点。

对于牙源性黏液瘤的治疗方案一直存在争议。牙源性黏液瘤的治疗方案取决于它的大小和位置。首选的治疗方法是完整手术切除，但由于肿瘤无包膜，呈局部浸润性生长，所以很难实现。特别是对于儿童来说，良性病变的扩大切除术是很难被接受的。定期复查对于明确有无复发至关重要。在之前提及的10例儿童牙源性黏液瘤的研究中，就有2例患者在术后1年复发[79]。

成釉细胞纤维瘤

成釉细胞纤维瘤（ameloblastic fibroma）是一种真性混合性牙源性瘤，其主要特征是牙源性上皮和间叶组织一并增殖，且无牙釉质和牙本质形成。一般认为成釉细胞纤维瘤比成釉细胞瘤的侵袭性小。一篇大样本的研究调查显示，该疾病的平均发病年龄为15.9岁，男女比例为1.26∶1[80-81]。

约75%的成釉细胞纤维瘤发生于下颌骨，以下颌第二乳磨牙或第二前磨牙至第一磨牙区域好发。其最初的临床表现通常是肿胀，多不伴有其他症状，因此常在影像学检查中发现。影像学表现为单房或多房性病变，通常病变边缘清晰，多被高密度骨白线包绕，病变可能累及未萌或异位的牙齿（图5.37）。

成釉细胞纤维瘤具有特征性的组织学表现。可见立方和柱状上皮细胞条索状排列，周边为排列疏松的柱状上皮细胞，类似于星网状层细胞。间叶成分由与牙乳头相似的结缔组织组成。

外周型成釉细胞纤维瘤较为罕见[82]。同时，

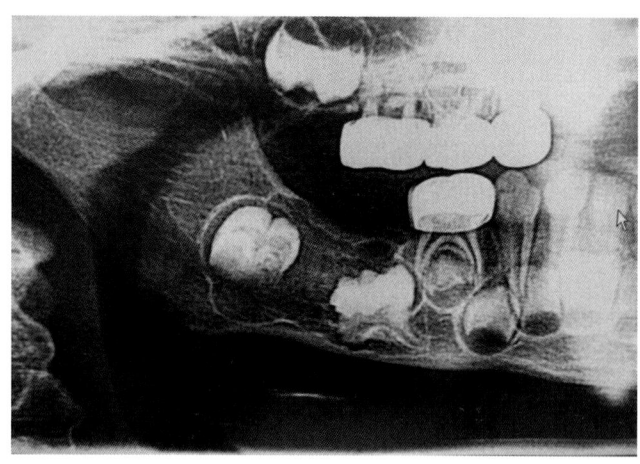

图 5.37 5 岁男童的成釉细胞纤维瘤。可见右下颌第一恒磨牙和第二乳磨牙移位

也有关于成釉细胞纤维瘤恶变为成釉细胞纤维肉瘤的报道[83]。

治疗方案的选择方面,一般与成釉细胞瘤的手术方案相比更为保守。鉴于其复发率较低,曾经以单纯的手术切除为主。然而,最近的研究表明,其复发率比想象的要高。最新的一篇综述报道,大量回顾性研究的数据表明该病的复发率为 33.3%[83]。因此,目前推荐更积极的手术治疗,同时进行长期的临床随访。

成釉细胞纤维牙瘤

成釉细胞纤维牙瘤(ameloblastic fibro-odontoma,AFO)为一种类似成釉细胞纤维瘤的病变,但是也表现出了一种诱导性的变化,导致既有牙本质形成又有牙釉质形成[84]。然而,应该强调的是,它们是单独的肿瘤,成釉细胞纤维瘤不会发展为成釉细胞纤维牙瘤,并且后者也不会出现在前者中[85]。据报道,该病的平均发病年龄是 9.4 岁,大部分病例发生在下颌骨(59.5%)[86]。尽管该病通常表现为缓慢增长的无痛性膨隆病变,但也有时生长迅速[86]。影像学检查通常表现为边界清楚、单房、混合密度的透射或不透射病损,伴有错位或未萌的牙齿。通过这些临床表现通常可以诊断[84,86]。病变大小不一,小至需要显微镜鉴别,大至直径 6 cm 以上。

组织学上,上皮和间充质成分与成釉细胞纤维瘤一样,伴随有骨样牙本质及牙本质样物质和釉基质的形成。

虽然普遍认为成釉细胞纤维牙瘤是一种错构瘤病变,是混合性牙瘤发展的一个阶段性过程[84,86-87],但有学者认为,从临床角度看,成釉细胞纤维牙瘤应该被分类为真性肿瘤。因为它可继续生长甚至快速生长,从而导致局部破坏,同时还有成釉细胞纤维牙瘤恶变为成釉细胞纤维牙肉瘤的报道[86]。尽管成釉细胞纤维牙瘤的生物学行为较好,但大样本的回顾性研究表明,该疾病的复发率为 7.4%,归因于初次手术切除不彻底[86]。因此,建议进行保守手术切除并拔除病变累及的患牙。

牙瘤

牙瘤(odontoma)是混合性的牙源性肿瘤,上皮和间充质都发生功能分化,进而形成了牙釉质和牙本质。作为最常见的牙源性肿瘤,牙瘤被认为是错构瘤而不是肿瘤。世界卫生组织根据形态分化程度把牙瘤分为两种。组合性牙瘤(compound odontoma,图 5.38)是病变中可见所有的牙体组织有序排列,与正常牙齿结构有一定的相似性。混合性牙瘤(complex odontoma,图 5.39)中尽管所有的牙体组织都存在,但以一种初始状态存在,与正常牙几乎没有相似性。

对 149 例病例的回顾性研究发现,组合性牙瘤多发于切牙和尖牙区域,上颌多于下颌,而混合性牙瘤好发于前磨牙和磨牙区[88]。据报道,组合性

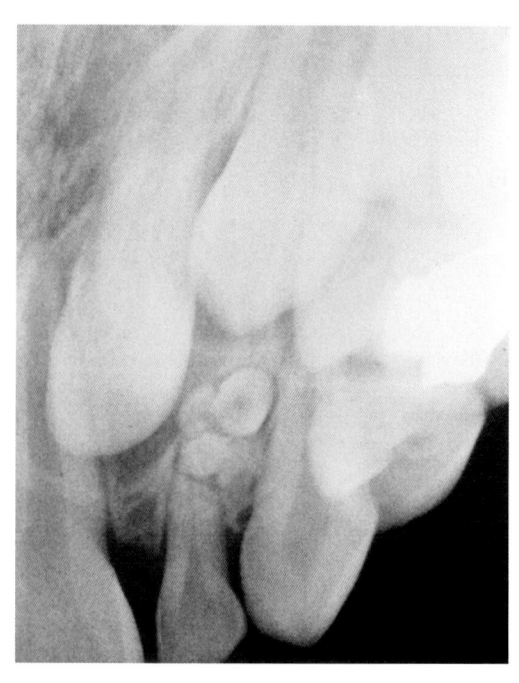

图 5.38 组合性牙瘤

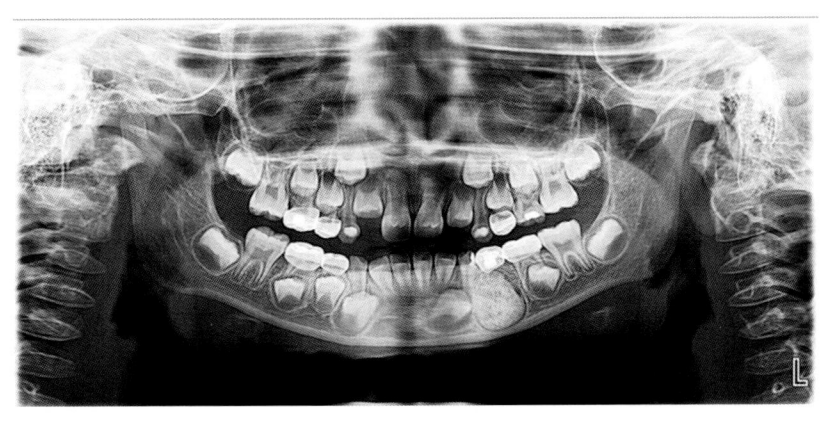

图 5.39　混合性牙瘤

牙瘤平均发病年龄为 14.8 岁，而混合性牙瘤为 20.3 岁，可能由于牙源性组织在下颌前部（组合性牙瘤好发的位置）比在下颌后部更早完成分化[87]。

由于组合性牙瘤和混合性牙瘤在影像学和组织学上的差别很小，并且没有明显的临床差异，因此无法给出针对它们的鉴别诊断标准[89]。也有学者持反对态度，他们认为两者的发病机制不同[84]。组合性牙瘤是错构瘤的终末阶段（称为发育性组合性牙瘤），错构瘤包括成釉细胞纤维牙本质瘤、成釉细胞纤维牙瘤和成釉细胞纤维瘤的错构型。他们认为在 20 岁之后发生的成釉细胞纤维瘤为良性肿瘤，而在童年时期（牙齿发育阶段）发生的有可能是错构病变。混合性牙瘤是一类组织学高分化的畸形，与多生牙、多发性分裂牙的发生过程以及牙板在局部条件性刺激下的过度活跃相似。

尽管牙瘤经常是没有症状的，但是它们可能引起牙齿不萌或者阻生及乳牙滞留。有研究指出，48% 的牙瘤病例伴随牙齿不萌，28% 与含牙囊肿有关[89]。

牙瘤经常在常规的 X 线检查中发现，表现为大小不规则的阻射影、类牙样结构，最常见的伴随症状为恒牙未萌或者骨性膨隆或局部肿胀。牙瘤的推荐治疗为保守性手术切除，小心去除周围软组织。尚未报道有复发倾向。

最后，应该注意罕见的成釉细胞牙瘤。据报道其发病的年龄范围和牙瘤很相似，但其发病位置、侵袭性生长、复发率与传统的成釉细胞瘤相似[89]。

恶性肿瘤

婴幼儿成纤维细胞瘤和纤维肉瘤

韧带样纤维瘤病

韧带样纤维瘤病（desmoid-type fibromatosis，DF）也称为侵袭性纤维瘤病或硬纤维瘤，是一种成纤维-成肌纤维细胞肿瘤，预后中等，具有复发趋势和局部侵袭性。尽管不发生转移，但可累及周围组织并侵犯重要结构。有报道称病变常累及头部和颈部。这个部位发生的韧带样纤维瘤病被称为纤维瘤病、腹外侧纤维瘤病或腹外侧硬纤维瘤。常常表现为面颊部、舌部、下颌下区无痛的团块，在与软组织相邻的颌骨上经常出现骨侵蚀[91]。有大样本研究发现，发生在口内和口外的韧带样纤维瘤病有 74% 的病例发生在 10 岁之前[86, 90]。

韧带样纤维瘤病的组织学特点是均匀的纺锤形或椭圆形细胞增殖，这些细胞及不同数量的胶原呈流束状排列。基本上不存在细胞多形性、核深染及有丝分裂。免疫组化染色证实其有成纤维-成肌纤维细胞的特性。

韧带样纤维瘤病发生在骨组织时，也称为结缔组织增生性纤维瘤或侵袭性纤维瘤病，病变最常累及下颌骨[91]。显微镜下，发生在骨组织的结缔组织增生性纤维瘤和发生在软组织的韧带样纤维瘤病没有分别。该疾病影像学表现不一，从单囊到多囊均可出现，边界清晰或不清。磁共振成像可有助于手术设计，CT 扫描能够发现骨皮质的破坏[91]。由于韧带样纤维瘤病的局部侵袭性，治疗首选在正常组织内进行完整切除。术后复发取决于初次手术治疗。

对于发生在软组织的韧带样纤维瘤病,既往以积极手术治疗为主,患者出现很大程度的功能丧失及并发症[92],而疾病并没有治愈。这使最新的治疗方案出现,包括各种系统性治疗,甚至可以在临床和影像学检查后采用"等待并观察"这一策略[92]。

纤维肉瘤

纤维肉瘤(fibrosarcoma)是由成纤维细胞和成肌纤维细胞分化而来的一种恶性肿瘤。先天性及婴儿纤维肉瘤(infantile fibrosarcoma, IFS)是一种相对少见的肿瘤,通常发生于出生后的第一年,尤其是前3个月,几乎都发生在4岁前[93]。与韧带样纤维瘤病相比,它通常表现为有更多的细胞,有丝分裂增加。在影像学方面,可能出现破坏性膨胀[93]。同韧带样纤维瘤病一样,婴儿纤维肉瘤被认为是中等恶性程度的软组织肿瘤[92],很少转移,预后较好。虽然手术治疗仍然是治疗婴儿纤维肉瘤的传统方法,但是目前可在首次活检后进行辅助化疗,然后再进行保守切除。如果化疗能完全缓解病情,则无需进行手术[94]。由于是年轻的患者,不建议放疗[92]。

横纹肌肉瘤

横纹肌肉瘤(rhabdomyosarcoma, RMS)是一种来源于原始间充质组织,进而形成横纹肌的恶性肿瘤[95-96]。它是儿童中最常见的软组织肉瘤,一半以上发生在儿童时期。在儿童期表现为小的圆形蓝细胞肿瘤,包括神经母细胞瘤、尤因肉瘤和淋巴瘤[95]。有两个关键年龄段横纹肌肉瘤的发生率最高——2~6岁和青春期早期。在第一个高峰主要发生于头颈部以及泌尿生殖系统,在青春期早期主要发生于睾丸及邻近结构[97]。

横纹肌肉瘤有3个组织学亚型:胚胎型及其葡萄簇状变异型、腺泡型和多形型。横纹肌肉瘤在婴儿和儿童中大多数是胚胎型[95]。最常见的临床表现是发生在头部和颈部,有大量的横纹肌或其间叶细胞。儿童头颈部横纹肌肉瘤好发于3个主要部位:眼睑与眼眶、脑膜旁区及包括口腔在内的其余头颈部位[98]。脑膜旁区包括翼腭窝、颞下窝、鼻腔、鼻咽、鼻旁窦、中耳及乳突。虽然对口腔的好发部位还未形成共识,但常见软腭、扁桃体区域、舌和颊部受累,牙龈和口底部位比较少见[99-100]。通常横纹肌肉瘤是一个快速增长、非溃疡性的软组织团块,可血行转移到肺、骨骼和大脑,也可以通过淋巴管或直接扩散转移(图5.40至图5.42)。

头颈部横纹肌肉瘤患者的生存率变化较大,取决于病变部位。发生于眼眶者生存率最高,脑膜肿瘤预后差[101]。眼眶病变患者的生存率高可能是因为此处病变被发现时处于相对更早期,而脑膜区病变不易发现,发现时常已经是肿瘤晚期[101]。尽管年龄、发病部位和手术切除率与生存无明显相关,但疾病的进展程度,包括肿瘤大小、侵袭性、淋巴结转移和远处转移与死亡率显著相关[101]。小于11岁且肿瘤≤5 cm的患儿生存率最高,而年龄超过11岁且肿瘤＞5 cm的患儿生存率最低[102]。治疗

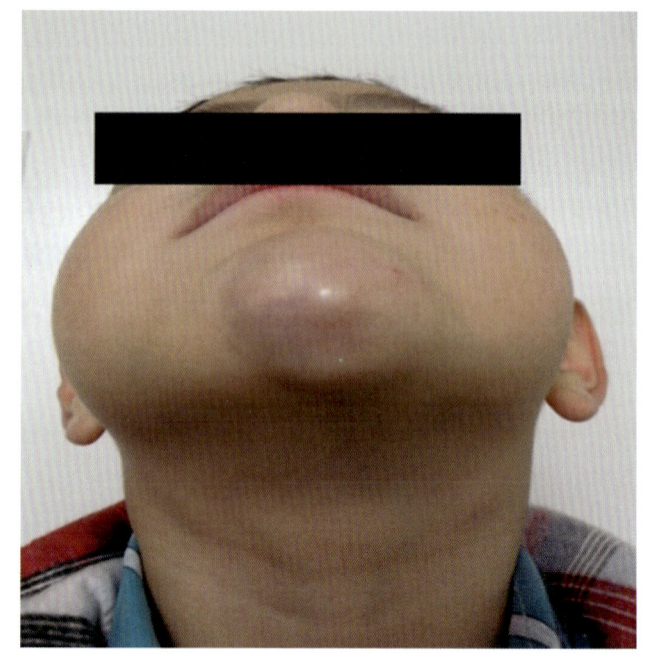

图5.40　5岁男童,下颌骨前部轻度疼痛和肿胀

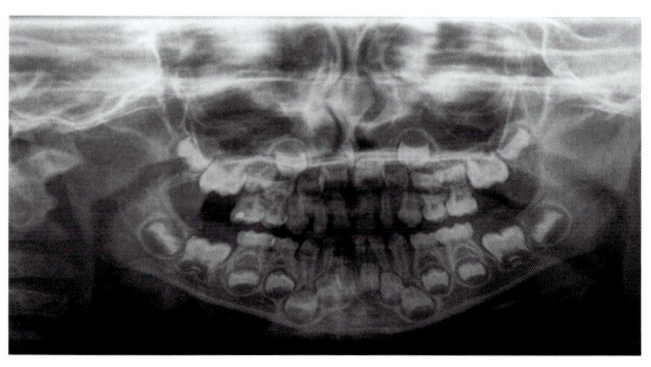

图5.41　图5.40患者的全景片,可见下颌骨前部的病变

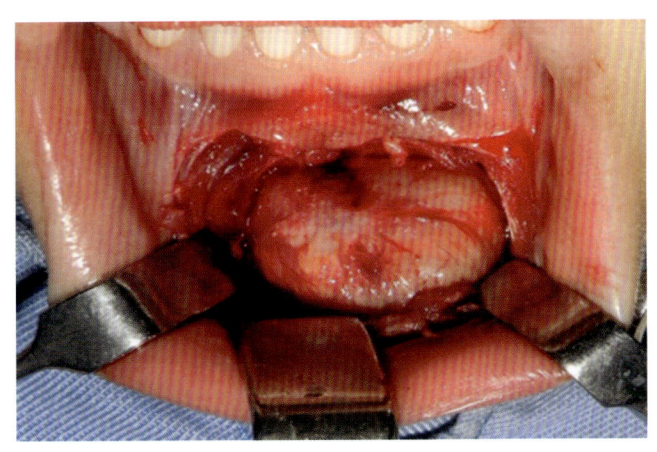

图 5.42 图 5.40 患者，外科手术摘除横纹肌肉瘤

计划应综合考虑各种治疗方法的风险、可行性及其长期和短期的并发症。一般来说，所有患者都可能会接受化疗结合局部手术或放疗，或者两者兼而有之[95, 102]。

骨肉瘤

骨肉瘤（osteogenic sarcoma，OS）是一种少见的高度恶性肿瘤，组织形态学特点与相应的软组织肿瘤类似。发病高峰年龄是10～20岁，其中女孩平均年龄是16岁，男孩为18岁[103]。最常累及的部位是股骨远端，其次是胫骨近端和肱骨近端。

颌骨骨肉瘤（osteogenic sarcoma of the jaws，OSJ）大约占所有骨肉瘤病例的6.5%，平均发病年龄比长骨骨肉瘤晚10～20年[104]。下颌骨比上颌骨发病率高[104-105]。最常见的早期症状是伴有或不伴有疼痛的肿胀，也可出现感觉异常、麻木及牙齿松动。对22例儿童头颈部骨肉瘤患者的临床病理研究发现，患儿年龄为1～18岁（平均年龄12.2岁），主要症状是无痛性肿胀，偶尔伴有疼痛或压痛。有些病例出现咬合关系紊乱，牙齿松动或脱落[106]。发生症状的平均时间是5.9个月。其中19例（86%）发生在下颌骨，2例在蝶窦，1例在上颌骨。

影像学检查可见边界不清和骨破坏等恶性肿瘤的典型表现，病变可表现为成骨或溶骨，或混合性影像学表现。有研究发现，大部分上颌骨骨肉瘤为成骨表现，而大多数下颌骨骨肉瘤为溶骨表现[107]。影像学特点为"日光放射状"的表现，毛发状骨质增生从病变表面向周围发散。文献报道有10%～55%的病例有此表现[108-109]。影像学表现还可见，早期骨肉瘤的病变区域出现围绕一个或多个牙齿的对称的牙周膜间隙增宽。

组织学检查可见，骨肉瘤的特点是形成类骨质样恶性间质的肿瘤，其中常出现成纤维细胞。组织学上通常划分为成骨细胞、成软骨细胞或成纤维细胞的亚型。然而，对于组织学亚型是否对患者的预后有重要影响，目前尚未达成一致意见。

颌骨骨肉瘤最主要的治疗方法是手术切除，治疗的关键在于根除肿瘤组织直到切至正常组织[104]。总的来说，化疗对颌骨骨肉瘤无明显治疗效果。主要有两个原因：首先，尽管几乎所有发生在长骨的骨肉瘤在诊断时都至少存在微小转移灶，但所有年龄组颌骨骨肉瘤的远处转移发生率不高于18%[97]；其次，相比于长骨骨肉瘤，颌骨骨肉瘤分化程度较高，往往比长骨骨肉瘤有更好的预后[107, 110]。即便如此，仍建议对于原发性颌骨骨肉瘤患者，在行根治性手术切除后，还应给予综合化疗，因为肿瘤彻底切除非常关键[111]。

尤因肉瘤

尤因肉瘤（Ewing's sarcoma，ES）家族[以及外周原始神经外胚叶肿瘤（peripheral primitive neuroectodermal tumor，pPNET）]是继骨肉瘤之后，儿童和青少年中第二常见的骨组织的原发性恶性肿瘤。发生在骨和软组织的尤因肉瘤以及pPNET是小圆细胞肿瘤，其基因特征为11号和22号染色体t(11;22)(q24;q12)易位[112-113]。大多数情况下，MIC2基因表面标志物过表达[99]，这是与多数其他小圆细胞肿瘤的不同之处。

尤因肉瘤和pPNET的组织学和电子显微镜表现特点，以及MIC2基因抗原的表达，为其神经外胚层来源提供了依据[114]。

大约4%发生在骨组织的尤因肉瘤的原发病例发病部位为头颈部骨，其中颅骨最为常见，而下颌骨是最易受累的颌骨[115]。105例病例的回顾分析显示，疾病确诊的平均年龄为15.9岁，年龄范围为2～44岁[116]。该病好发于男性，男女比例为1.5:1。下颌骨发病率为上颌骨的2倍，发生于下颌骨后部的概率大约为其他部位的4倍。

已经证实存在组织病理学同源的骨外型尤因肉瘤[117]。文献报道，在130例儿童期软组织尤因肉瘤患者中，18%的病例累及头颈部。将软组织或骨外型尤因肉瘤患者与 pPNET 患者进行比较，发现尤因肉瘤患者与软组织 pPNET 患者在年龄、性别、发病部位或肿瘤分期上没有明显差异[118]。

尤因肉瘤患者虽然可能出现感觉异常和牙齿移动，但局部肿胀和疼痛是最常见的表现。覆盖病变的软组织可能出现红斑，并且触诊温热，因此有可能提示为炎症而非肿瘤（图 5.43）。此外，患者可能有发热、红细胞沉降率升高、血清乳酸脱氢酶水平升高、贫血和白细胞增多等临床表现。

影像学特点为弥漫性骨破坏病变，出现不规则、稍显斑驳的放射线透射性病变，这可与骨髓炎表现类似（图 5.44）。尽管层状骨膜增生一直被认为是长骨尤因肉瘤常见的 X 线特点，但已证明在颌骨中不是该病的共同特点；然而，也可见骨膜日光放射状表现，如同之前介绍的骨肉瘤[116]。CT 和磁共振成像，尤其是磁共振成像，对于 X 线片中无法明确的疾病范围可进一步确定[119-120]。

尤因肉瘤的组织学表现为数层小细胞，细胞核着色深，细胞质轮廓不清。有丝分裂象多见，常出现坏死。细胞层可被血管和结缔组织分隔。胞质内糖原的存在和周期性希氏高碘酸染色阳性是重要的发现，除非电镜检查显示含有糖原成分。MIC2 抗原检测结合使用分子生物学技术检测 t（11；22）（q24；q12）易位，可普遍提高临床医生诊断这种

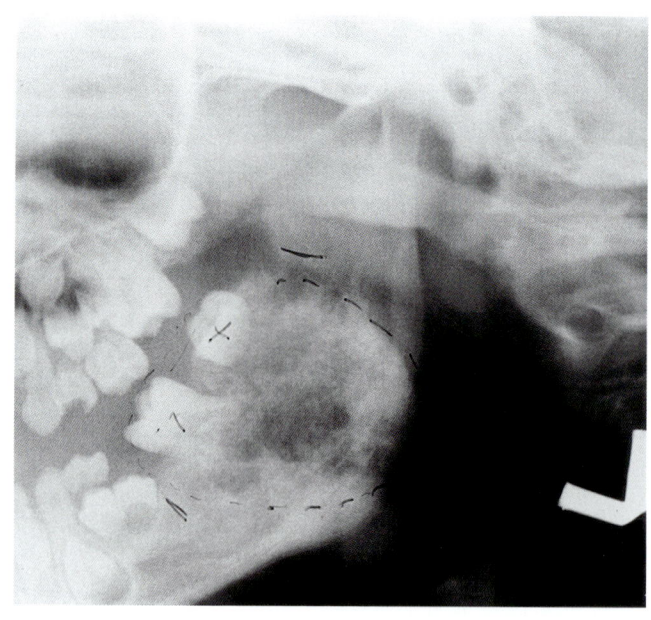

图 5.44　图 5.43 患者的 X 线片，尤因肉瘤累及左侧下颌角。可见斑驳的放射线透射表现（Courtesy Drs. Richard L. Miller and William Epstein）

肿瘤的能力。

过去，尤因肉瘤总体预后都较差，几乎所有患者在诊断时都有不同程度的微小转移。然而，经证实，头颈部尤因肉瘤的预后总体上要明显优于其他部位的尤因肉瘤[115]。一项对尤因肉瘤患者超过 3 年的临床随访研究显示，80% 的患者生存良好，没有明显进展、复发或远处转移。其中 10 例患者存活 5 年或更长时间；5 例患者死亡，未见病变累及颌骨。

化学药物治疗是尤因肉瘤的基本治疗方法，通常应用新辅助治疗[119]。治疗包括系统性多药物化疗和局部病灶控制，包括手术、放射治疗，或两者相结合，这取决于患者的年龄、原发肿瘤的部位和治疗方法的功能保存情况。手术应将肿瘤完整切除，避免切缘阳性[119]。因为放疗后可能发生肉瘤，尤其是放疗区域出现骨肉瘤，现在更加强调手术治疗以及采用放射治疗进行局部安全控制。诊断时伴有远处转移以及术后复发的患者一般预后很差。

朗格汉斯细胞组织细胞增生症（组织细胞增生症 X）

朗格汉斯细胞组织细胞增生症（Langerhans cell histiocytosis，LCH）最近取代了"组织细胞增生症 X"这一名称。组织细胞增生症 X 由 Lichtenstein 于 1953 年提出，作为一些疾病的统称，这些疾病

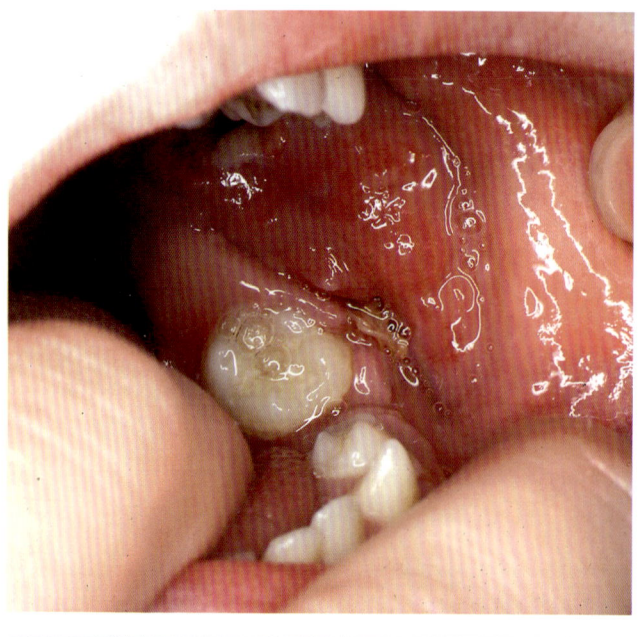

图 5.43　6 岁尤因肉瘤患儿的照片，左面部肿胀 1 个月。临床检查发现，在第一磨牙区龈颊沟出现溃疡伴肿胀（Courtesy Drs. Richard L. Miller and William Epstein）

包括莱特勒-西韦病、汉-许-克病、嗜酸性肉芽肿（发生在骨的LCH）[121]。在此之前，这三个组成该病种疾病学分类的临床名词已经被沿用了近50年[122]。组织细胞增生症X于1987年更名为LCH[123]。然而其病因和发病机制仍未明确，共同特征是具有骨髓来源的树突状抗原呈递细胞——朗格汉斯细胞。朗格汉斯细胞存在于皮肤、胸腺和黏膜上皮，包括口咽、鼻咽、食管、支气管和子宫颈，并且据报道朗格汉斯细胞是人体内最强的抗原呈递细胞[124-126]。

LCH的组织学特点是均匀一致的、大而圆的朗格汉斯组织细胞，这些细胞为不成熟的树突状细胞而不是组织细胞，经苏木精和伊红染色表现为有均匀的粉红色细胞质。这些朗格汉斯细胞组织细胞间可见数量不等的嗜酸性粒细胞、淋巴细胞、浆细胞和多核巨细胞，尤其是在骨组织的病变中。朗格汉斯细胞超微结构的特点为可见朗格汉斯或Birbeck颗粒，以及杆状细胞器，在电子显微镜下显示为网球拍样的囊状结构。LCH现在可以根据细胞表面标志物如CD-ia的特征性免疫反应进行鉴别，特别是CD-207（Langerin），它可以将其与其他树突状细胞疾病相鉴别[127-128]。

LCH的临床表现多样，如前所述，该病之前被划分为各种不同的疾病。莱特勒-西韦病（现称为急性播散性组织细胞增生症）是一种急性暴发性增殖性疾病，这种疾病含有朗格汉斯组织细胞，主要影响3岁以下的婴儿和儿童。发病初期常表现为皮肤鳞状红色斑疹，最初在躯干较为明显，然后发展到头皮和四肢（图5.45）。该病可同时伴发持续低热、贫血、血小板减少、肝脾大和淋巴结肿大。

慢性播散性组织细胞增生症（汉-许-克病）和骨嗜酸性肉芽肿均可出现骨组织受累，这些病变并无明显区别（图5.46）。早期的口腔病变可表现为肿胀、疼痛、溃疡、牙龈炎症和坏死，以及由于牙齿过早脱落而造成的牙槽骨破坏。尽管化学药物治疗能使某些患者的疾病有所消退，但是总体预后相对较差。

汉-许-克病（现称为慢性播散性组织细胞增生症）是LCH的慢性播散性表现，其特点是骨多灶性嗜酸性肉芽肿、淋巴结肿大和脏器受累，特别是肝脾大（图5.47）。该疾病的典型临床三联征是颅骨穿凿样改变和缺损、突眼症以及尿崩症。慢性中

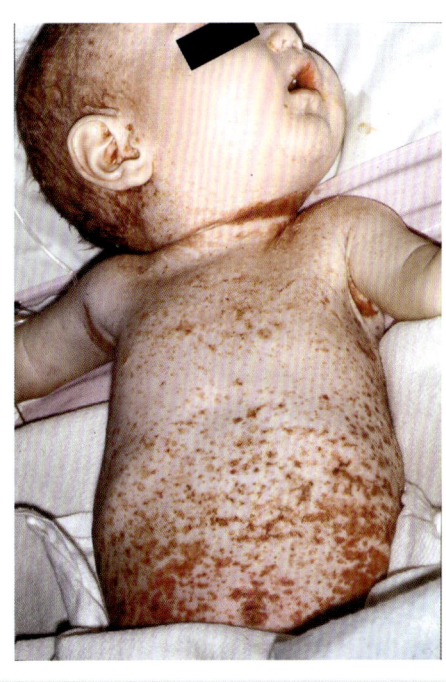

图5.45　5个半月的莱特勒-西韦病婴儿，有典型的皮肤鳞状红色斑疹

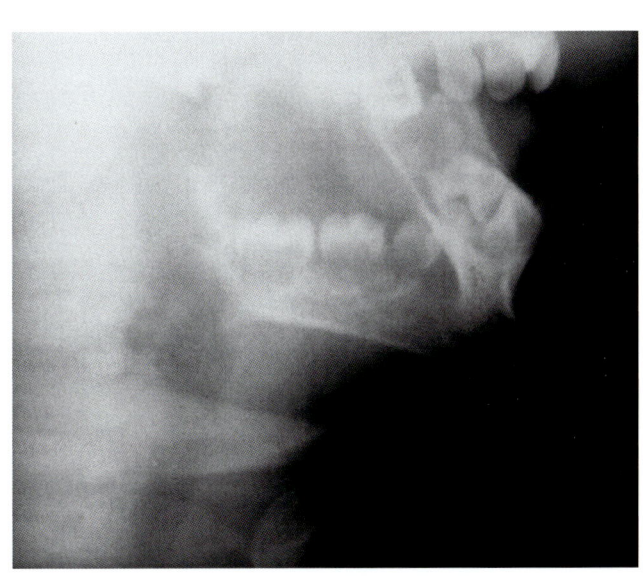

图5.46　图5.47中的患者，发育中的乳牙周围上、下颌牙槽骨有弥漫性破坏。左侧下颌角及下颌升支也可见骨破坏

耳炎也经常会发生。尽管该病通常发生于10岁之前，但据报道慢性播散性组织细胞增生症可发生于60岁的患者[129]。我们应当根据疾病的进展程度采用不同的治疗手段，手术刮除术或放射治疗可用于治疗局部病变。多药物化疗对播散性疾病的长期控制相对有效。

嗜酸性肉芽肿（发生在骨的LCH）是LCH最常见也是症状最轻的表现。其特点通常是单个或多

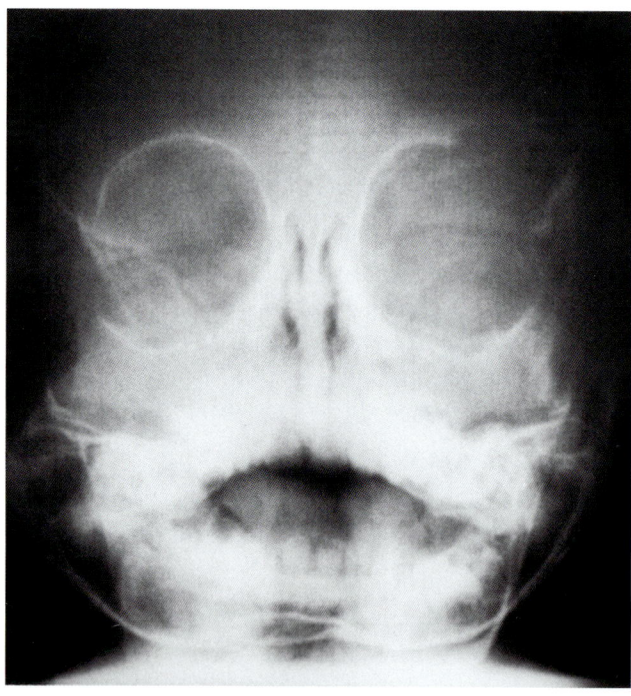

图 5.47 12月龄的汉-许-克病女孩，右侧下颌骨体部可见膨胀、放射线透射区，同时伴有左侧蝶骨大翼和眶上缘骨破坏

个边界清楚的放射线透射骨病变，大多数常伴有疼痛和肿胀。大龄儿童和青年最常表现为这种类型。除了下颌骨和颅骨，股骨、肱骨、肋骨和骨盆也经常受累。上颌骨发病率普遍低于下颌骨，下颌骨病变最常发生于正中联合部。没有在急性和慢性播散性疾病中的皮肤和内脏受累表现。嗜酸性肉芽肿患者可选择多种治疗方法。活检确诊后，可对病变进行观察，可采用手术刮除或切除，也可在病灶内注射糖皮质激素，还可应用低剂量放射治疗。在25位患者的41处病变中，治疗方法包括切除活检、刮除术和骨切除术，术后进行低剂量放射治疗。其中有3位患者（12%）的3处病变（7.3%）出现了术后复发[130]。

参考文献

1. Hong CHL, Dean DR, Hull K, et al.: World workshop on oral medicine VII: relative frequency of oral mucosal lesions in children, a scoping review, *Oral Dis* 25(Suppl 1):193–203, 2019.
2. Wood NK, Goaz PW, Wood NK: *Differential diagnosis of oral and maxillofacial lesions*, ed 5, St. Louis, 1997, Mosby, p 656, xii.
3. Orenuga OO, Oluwakuyide RT, Olawuyi AB, et al.: Recurrent oral squamous papilloma in a pediatric patient: case report and review of the literature, *Niger J Clin Pract* 21(12):1674–1677, 2018.
4. Abbey LM, Page DG, Sawyer DR: The clinical and histopathologic features of a series of 464 oral squamous cell papillomas, *Oral Surg Oral Med Oral Pathol* 49(5):419–428, 1980.
5. Rautava J, Syrjanen S: Human papillomavirus infections in the oral mucosa, *J Am Dent Assoc* 142(8):905–914, 2011.
6. Betz SJ: HPV-related papillary lesions of the oral mucosa: a review, *Head Neck Pathol* 13(1):80–90, 2019.
7. Syrjanen S: Current concepts on human papillomavirus infections in children, *APMIS* 118(6-7):494–509, 2010.
8. Neville BW, Damm DD, White DK: *Color Atlas of Clinical oral pathology*, ed 2, Baltimore, 1999, Williams & Wilkins, p 488, xi.
9. Damm DD: Oral pathology, *Oral Surg Oral Med Oral Pathol* 77(1):4–5, 1994.
10. Mays JW, Carey BP, Posey R, et al.: World workshop of oral medicine VII: a systematic review of immunobiologic therapy for oral manifestations of pemphigoid and pemphigus, *Oral Dis* 25(Suppl 1):111–121, 2019.
11. Angelopoulos AP: Pyogenic granuloma of the oral cavity: statistical analysis of its clinical features, *J Oral Surg* 29(12):840–847, 1971.
12. Lawoyin JO, Arotiba JT, Dosumu OO: Oral pyogenic granuloma: a review of 38 cases from Ibadan, Nigeria, *Br J Oral Maxillofac Surg* 35(3):185–189, 1997.
13. Thompson LD: Lobular capillary hemangioma (pyogenic granuloma) of the oral cavity, *Ear Nose Throat J* 96(7):240, 2017.
14. Cuisia ZE, Brannon RB: Peripheral ossifying fibroma—a clinical evaluation of 134 pediatric cases, *Pediatr Dent* 23(3):245–248, 2001.
15. Eversole LR, Rovin S: Reactive lesions of the gingiva, *J Oral Pathol* 1(1):30–38, 1972.
16. Ritwik P, Brannon RB, Musselman RJ: Spontaneous regression of congenital epulis: a case report and review of the literature, *J Med Case Rep* 4:331, 2010.
17. Wong DK, Ramli R, Muhaizan WM, et al.: Congenital epulis: a rare benign tumour, *Med J Malaysia* 71(5):300–301, 2016.
18. Kaiserling E, Ruck P, Xiao JC: Congenital epulis and granular cell tumor: a histologic and immunohistochemical study, *Oral Surg Oral Med Oral Pathol Oral Radiol Endod* 80(6):687–697, 1995.
19. Solomon LW, Trahan WR, Snow JE: Localized juvenile spongiotic gingival hyperplasia: a report of 3 cases, *Pediatr Dent* 35(4):360–363, 2013.
20. Chang JY, Kessler HP, Wright JM: Localized juvenile spongiotic gingival hyperplasia, *Oral Surg Oral Med Oral Pathol Oral Radiol Endod* 106(3):411–418, 2008.
21. Vargo RJ, Bilodeau EA: Reappraising localized juvenile spongiotic gingival hyperplasia, *J Am Dent Assoc* 150(2):147–153, e2, 2019.
22. Neville BW: Update on current trends in oral and maxillofacial pathology, *Head Neck Pathol* 1(1):75–80, 2007.
23. Carlson ER, Ord RA: Benign pediatric salivary gland lesions, *Oral Maxillofac Surg Clin North Am* 28(1):67–81, 2016.
24. Wassef M, Blei F, Adams D, et al.: Vascular anomalies classification: recommendations from the international society for the study of vascular anomalies, *Pediatrics* 136(1):e203–e214, 2015.
25. Robertson RL, Robson CD, Barnes PD, et al.: Head and neck vascular anomalies of childhood, *Neuroimaging Clin N Am* 9(1):115–132, 1999.
26. Neville B, Damm DD, Allen C, Bouquot J: *Oral and maxillofacial pathology*, ed 3, China, 2009, Elsevier, p 920.
27. Arneja JS, Gosain AK: Vascular malformations, *Plast Reconstr Surg* 121(4):195e–206e, 2008.
28. Lamberg MA, Tasanen A, Jaaskelainen J: Fatality from central hemangioma of the mandible, *J Oral Surg* 37(8):578–584, 1979.
29. Bhayya H, Pavani D, Avinash Tejasvi ML, et al.: Oral lymphangioma: a rare case report, *Contemp Clin Dent* 6(4):584–587, 2015.
30. Damaskos C, Garmpis N, Manousi M, et al.: Cystic hygroma of the neck: single center experience and literature review, *Eur Rev Med Pharmacol Sci* 21(21):4918–4923, 2017.
31. Javed F, Ramalingam S, Ahmed HB, et al.: Oral manifestations in patients with neurofibromatosis type-1: a comprehensive literature review, *Crit Rev Oncol Hematol* 91(2):123–129, 2014.
32. McClatchey AI: Neurofibromatosis, *Annu Rev Pathol* 2:191–216, 2007.
33. Resnick CM, Dentino KM, Garza R, et al.: A management strategy for idiopathic bone cavities of the jaws, *J Oral Maxillofac Surg* 74(6):1153–1158, 2016.
34. Eversole R, Su L, El Mofty S: Benign fibro-osseous lesions of the craniofacial complex. A review, *Head Neck Pathol* 2(3):177–202, 2008.
35. Nelson BL, Thompson LD: Fibrous dysplasia of bone, *Ear Nose Throat J* 82(4):259, 2003.
36. Nelson JF, Berringer RD, Theisen FC: Fibrous dysplasia of the mandible and sphenoid bones: report of case, *J Oral Surg* 35(11):924–928, 1977.
37. Nelson BL, Folk GS: Ameloblastic fibroma, *Head Neck Pathol* 3(1):51–53, 2009.

38. El-Mofty S: Psammomatoid and trabecular juvenile ossifying fibroma of the craniofacial skeleton: two distinct clinicopathologic entities, *Oral Surg Oral Med Oral Pathol Oral Radiol Endod* 93(3):296–304, 2002.
39. Kaffe I, Ardekian L, Taicher S, et al.: Radiologic features of central giant cell granuloma of the jaws, *Oral Surg Oral Med Oral Pathol Oral Radiol Endod* 81(6):720–726, 1996.
40. Whitaker SB, Waldron CA: Central giant cell lesions of the jaws. a clinical, radiologic, and histopathologic study, *Oral Surg Oral Med Oral Pathol* 75(2):199–208, 1993.
41. Triantafillidou K, Grigoris V, George K, et al.: Central giant cell granuloma of the jaws: a clinical study of 17 cases and a review of the literature, *Ann Otol Rhinol Laryngol* 120(3):167–174, 2011.
42. Komerik N, Tas B, Onal L: Cherubism, *Head Neck Pathol* 8(2):164–167, 2014.
43. Tsodoulos S, Ilia A, Antoniades K, et al.: Cherubism: a case report of a three-generation inheritance and literature review, *J Oral Maxillofac Surg* 72(2):405.e1–e9, 2014.
44. Chrcanovic BR, Gomez RS: Melanotic neuroectodermal tumour of infancy of the jaws: an analysis of diagnostic features and treatment, *Int J Oral Maxillofac Surg* 48(1):1–8, 2019.
45. Moreau A, Galmiche L, Minard-Colin V, et al.: Melanotic neuroectodermal tumor of infancy (MNTI) of the head and neck: A French multicenter study, *J Craniomaxillofac Surg* 46(2):201–206, 2018.
46. Woolgar JA, Rippin JW, Browne RM: The odontogenic keratocyst and its occurrence in the nevoid basal cell carcinoma syndrome, *Oral Surg Oral Med Oral Pathol* 64(6):727–730, 1987.
47. Woolgar JA, Rippin JW, Browne RM: A comparative study of the clinical and histological features of recurrent and non-recurrent odontogenic keratocysts, *J Oral Pathol* 16(3):124–128, 1987.
48. Browne RM: The pathogenesis of odontogenic cysts: a review, *J Oral Pathol* 4(1):31–46, 1975.
49. Brannon RB: The odontogenic keratocyst. A clinicopathologic study of 312 cases. Part I. Clinical features, *Oral Surg Oral Med Oral Pathol* 42(1):54–72, 1976.
50. Kim HR, Nam SH, Kim HJ, et al.: Buccal bifurcation cyst: two case reports and a literature review, *J Clin Pediatr Dent* 42(3):221–224, 2018.
51. Mourshed F: A Roentgenographic study of dentigerous cysts. 3. Analysis of 180 cases, *Oral Surg Oral Med Oral Pathol* 18:466–473, 1964.
52. Mourshed F: A roentgenographic study of dentigerous cysts. II. Role of roentgenograms in detecting dentigerous cyst in the early stages, *Oral Surg Oral Med Oral Pathol* 18:54–61, 1964.
53. Benn A, Altini M: Dentigerous cysts of inflammatory origin. a clinicopathologic study, *Oral Surg Oral Med Oral Pathol Oral Radiol Endod* 81(2):203–209, 1996.
54. McMillan MD, Smillie AC: Ameloblastomas associated with dentigerous cysts, *Oral Surg Oral Med Oral Pathol* 51(5):489–496, 1981.
55. Leider AS, Eversole LR, Barkin ME: Cystic ameloblastoma. A clinicopathologic analysis, *Oral Surg Oral Med Oral Pathol* 60(6):624–630, 1985.
56. Gardner DG, Corio RL: Plexiform unicystic ameloblastoma. A variant of ameloblastoma with a low-recurrence rate after enucleation, *Cancer* 53(8):1730–1735, 1984.
57. Wright JM: The odontogenic keratocyst: orthokeratinized variant, *Oral Surg Oral Med Oral Pathol* 51(6):609–618, 1981.
58. Eyre J, Zakrzewska JM: The conservative management of large odontogenic keratocysts, *Br J Oral Maxillofac Surg* 23(3):195–203, 1985.
59. Anand VK, Arrowood Jr JP, Krolls SO: Malignant potential of the odontogenic keratocyst, *Otolaryngol Head Neck Surg* 111(1):124–129, 1994.
60. Forssell K, Forssell H, Kahnberg KE: Recurrence of keratocysts. A long-term follow-up study, *Int J Oral Maxillofac Surg* 17(1):25–28, 1988.
61. Blanas N, Freund B, Schwartz M, et al.: Systematic review of the treatment and prognosis of the odontogenic keratocyst, *Oral Surg Oral Med Oral Pathol Oral Radiol Endod* 90(5):553–558, 2000.
62. Kaczmarzyk T, Mojsa I, Stypulkowska J: A systematic review of the recurrence rate for keratocystic odontogenic tumour in relation to treatment modalities, *Int J Oral Maxillofac Surg* 41(6):756–767, 2012.
63. Meara JG, Shah S, Li KK, et al.: The odontogenic keratocyst: a 20-year clinicopathologic review, *Laryngoscope* 108(2):280–283, 1998.
64. Hasan A, Akintola D: An update of Gorlin-Goltz syndrome, *Prim Dent J* 7(3):38–41, 2018.
65. Sanghera R, Grewal P: Gorlin syndrome presentation and the importance of differential diagnosis of skin cancer: A case report, *J Pharm Pharm Sci* 21(1s):222s–224s, 2018.
66. Philipsen HP, Reichart PA: Unicystic ameloblastoma. A review of 193 cases from the literature, *Oral Oncol* 34(5):317–325, 1998.
67. Vickers RA, Gorlin RJ: Ameloblastoma: delineation of early histopathologic features of neoplasia, *Cancer* 26(3):699–710, 1970.
68. Ord RA, Blanchaert Jr RH, Nikitakis NG, et al.: Ameloblastoma in children, *J Oral Maxillofac Surg* 60(7):762–770, 2002; discussion, 770-771.
69. Kahn MA: Ameloblastoma in young persons: a clinicopathologic analysis and etiologic investigation, *Oral Surg Oral Med Oral Pathol* 67(6):706–715, 1989.
70. Rosenstein T, Pogrel MA, Smith RA, et al.: Cystic ameloblastoma—behavior and treatment of 21 cases, *J Oral Maxillofac Surg* 59(11):1311–1316, 2001; discussion 1316-1318.
71. Zhang J, Gu Z, Jiang L, et al.: Ameloblastoma in children and adolescents, *Br J Oral Maxillofac Surg* 48(7):549–554, 2010.
72. Ghandhi D, Ayoub AF, Pogrel MA, et al.: Ameloblastoma: a surgeon's dilemma, *J Oral Maxillofac Surg* 64(7):1010–1014, 2006.
73. Philipsen HP, Reichart PA: Classification of odontogenic tumours. A historical review, *J Oral Pathol Med* 35(9):525–529, 2006.
74. Philipsen HP, Reichart PA: Adenomatoid odontogenic tumour: facts and figures, *Oral Oncol* 35(2):125–131, 1999.
75. Philipsen HP, Reichart PA: The adenomatoid odontogenic tumour: ultrastructure of tumour cells and non-calcified amorphous masses, *J Oral Pathol Med* 25(9):491–496, 1996.
76. Abrams AM, Melrose RJ, Howell FV: Adenoameloblastoma. A clinical pathologic study of ten new cases, *Cancer* 22(1):175–185, 1968.
77. Courtney RM, Kerr DA: The odontogenic adenomatoid tumor. A comprehensive study of twenty new cases, *Oral Surg Oral Med Oral Pathol* 39(3):424–435, 1975.
78. Chrcanovic BR, Gomez RS: Odontogenic myxoma: an updated analysis of 1,692 cases reported in the literature, *Oral Dis* 25(3):676–683, 2019.
79. Oliveira SV, Rocha AC, Ceccheti MM, et al.: Odontogenic myxoma in a child treated with enucleation and curettage, *Autops Case Rep* 8(3):e2018042, 2018.
80. Huang P, Bell C, Wallace V, et al.: Mixed odontogenic tumors in four young dogs: ameloblastic fibroma and ameloblastic fibro-odontoma, *J Vet Diagn Invest* 31(1):98–102, 2019.
81. Corte AF, Moura CP, I, Filipe JP, et al.: Ameloblastic fibroma with an unusual location, *Otol Neurotol* 39(10):e1176–e1178, 2018.
82. Ide F, Mishima K, Kikuchi K, et al.: Development and growth of adenomatoid odontogenic tumor related to formation and eruption of teeth, *Head Neck Pathol* 5(2):123–132, 2011.
83. Chen Y, Wang JM, Li TJ: Ameloblastic fibroma: a review of published studies with special reference to its nature and biological behavior, *Oral Oncol* 43(10):960–969, 2007.
84. Philipsen HP, Reichart PA, Praetorius F: Mixed odontogenic tumours and odontomas. Considerations on interrelationship. Review of the literature and presentation of 134 new cases of odontomas, *Oral Oncol* 33(2):86–99, 1997.
85. Tomich CE: Benign mixed odontogenic tumors, *Semin Diagn Pathol* 16(4):308–316, 1999.
86. Boxberger NR, Brannon RB, Fowler CB: Ameloblastic fibro-odontoma: a clinicopathologic study of 12 cases, *J Clin Pediatr Dent* 35(4):397–403, 2011.
87. Slootweg PJ: An analysis of the interrelationship of the mixed odontogenic tumors--ameloblastic fibroma, ameloblastic fibro-odontoma, and the odontomas, *Oral Surg Oral Med Oral Pathol* 51(3):266–276, 1981.
88. Budnick SD: Compound and complex odontomas, *Oral Surg Oral Med Oral Pathol* 42(4):501–506, 1976.
89. Kaugars GE, Miller ME, Abbey LM: Odontomas, *Oral Surg Oral Med Oral Pathol* 67(2):172–176, 1989.
90. Fowler CB, Hartman KS, Brannon RB: Fibromatosis of the oral and paraoral region, *Oral Surg Oral Med Oral Pathol* 77(4):373–386, 1994.
91. Said-Al-Naief N, Fernandes R, Louis P, et al.: Desmoplastic fibroma of the jaw: a case report and review of literature, *Oral Surg Oral Med Oral Pathol Oral Radiol Endod* 101(1):82–94, 2006.
92. Ferrari A, Alaggio R, Meazza C, et al.: Fibroblastic tumors of intermediate malignancy in childhood, *Expert Rev Anticancer Ther* 13(2):225–236, 2013.
93. Fisher C: Fibromatosis and fibrosarcoma in infancy and childhood, *Eur J Cancer* 32A(12):2094–2100, 1996.
94. Orbach D, Rey A, Cecchetto G, et al.: Infantile fibrosarcoma: management based on the European experience, *J Clin Oncol* 28(2):318–323, 2010.
95. Paulino AC, Okcu MF: Rhabdomyosarcoma, *Curr Probl Cancer* 32(1):7–34, 2008.
96. Hicks J, Flaitz C: Rhabdomyosarcoma of the head and neck in children, *Oral Oncol* 38(5):450–459, 2002.
97. Miller RW, Dalager NA: Fatal rhabdomyosarcoma among children

in the United States, 1960-69, *Cancer* 34(6):1897–1900, 1974.
98. Takeda Y: Ameloblastic fibroma and related lesions: current pathologic concept, *Oral Oncol* 35(6):535–540, 1999.
99. Bras J, Batsakis JG, Luna MA: Rhabdomyosarcoma of the oral soft tissues, *Oral Surg Oral Med Oral Pathol* 64(5):585–596, 1987.
100. Peters E, Cohen M, Altini M, et al.: Rhabdomyosarcoma of the oral and paraoral region, *Cancer* 63(5):963–966, 1989.
101. Kraus DH, Saenz NC, Gollamudi S, et al.: Pediatric rhabdomyosarcoma of the head and neck, *Am J Surg* 174(5):556–560, 1997.
102. Simon JH, Paulino AC, Smith RB, et al.: Prognostic factors in head and neck rhabdomyosarcoma, *Head Neck* 24(5):468–473, 2002.
103. Meyers PA, Gorlick R: Osteosarcoma, *Pediatr Clin North Am* 44(4):973–989, 1997.
104. Mendenhall WM, Fernandes R, Werning JW, et al.: Head and neck osteosarcoma, *Am J Otolaryngol* 32(6):597–600, 2011.
105. Garrington GE, Scofield HH, Cornyn J, et al.: Osteosarcoma of the jaws. analysis of 56 cases, *Cancer* 20(3):377–391, 1967.
106. Gadwal SR, Gannon FH, Fanburg-Smith JC, et al.: Primary osteosarcoma of the head and neck in pediatric patients: a clinicopathologic study of 22 cases with a review of the literature, *Cancer* 91(3):598–605, 2001.
107. Clark JL, Unni KK, Dahlin DC, et al.: Osteosarcoma of the jaw, *Cancer* 51(12):2311–2316, 1983.
108. Fernandes GL, Natal MRC, da Cruz CLP, et al.: Primary osteosarcoma of the cranial vault, *Radiol Bras* 50(4):263–265, 2017.
109. August M, Magennis P, Dewitt D: Osteogenic sarcoma of the jaws: factors influencing prognosis, *Int J Oral Maxillofac Surg* 26(3):198–204, 1997.
110. Mardinger O, Givol N, Talmi YP, et al.: Osteosarcoma of the jaw. the Chaim Sheba Medical Center experience, *Oral Surg Oral Med Oral Pathol Oral Radiol Endod* 91(4):445–451, 2001.
111. Thiele OC, Freier K, Bacon C, et al.: Interdisciplinary combined treatment of craniofacial osteosarcoma with neoadjuvant and adjuvant chemotherapy and excision of the tumour: a retrospective study, *Br J Oral Maxillofac Surg* 46(7):533–536, 2008.
112. Whang-Peng J, Triche TJ, Knutsen T, et al.: Chromosome translocation in peripheral neuroepithelioma, *N Engl J Med* 311(9):584–585, 1984.
113. Turc-Carel C, Philip I, Berger MP, et al.: [Chromosomal translocation (11; 22) in cell lines of Ewing's sarcoma], *C R Seances Acad Sci III* 296(23):1101–1103, 1983.
114. Ambros IM, Ambros PF, Strehl S, et al.: MIC2 is a specific marker for Ewing's sarcoma and peripheral primitive neuroectodermal tumors. evidence for a common histogenesis of ewing's sarcoma and peripheral primitive neuroectodermal tumors from MIC2 expression and specific chromosome aberration, *Cancer* 67(7):1886–1893, 1991.
115. Siegal GP, Oliver WR, Reinus WR, et al.: Primary Ewing's sarcoma involving the bones of the head and neck, *Cancer* 60(11):2829–2840, 1987.
116. Wood RE, Yacobi R, Pharoah M, et al.: Ewing's tumor of the jaw, *Oral Surg Oral Med Oral Pathol* 69(1):120–127, 1990.
117. Raney RB, Anderson JR, Barr FG, et al.: Ewing's sarcoma of soft tissues in childhood: a report from the Intergroup Rhabdomyosarcoma Study, 1972 to 1991, *J Clin Oncol* 15(2):574–582, 1997.
118. Siebenrock KA, Nascimento AG, Rock MG: Comparison of soft tissue Ewing's sarcoma and peripheral neuroectodermal tumor, *Clin Orthop Relat Res* 329:288–299, 1996.
119. Bielack SS, Carrle D: State-of-the-art approach in selective curable tumors: bone sarcoma, *Ann Oncol* 19(Suppl 7):vii155–v160, 2008.
120. Eggli KD, Quiogue T, Moser Jr RP: Ewing's sarcoma, *Radiol Clin North Am* 31(2):325–337, 1993.
121. Lichtenstein L: Histiocytosis X; integration of eosinophilic granuloma of bone, Letterer-Siwe disease, and Schuller-Christian disease as related manifestations of a single nosologic entity, *AMA Arch Pathol* 56(1):84–102, 1953.
122. Badalian-Very G, Vergilio JA, Fleming M, et al.: Pathogenesis of Langerhans cell histiocytosis, *Annu Rev Pathol* 8:1–20, 2013.
123. Jezierska M, Stefanowicz J, Romanowicz G, et al.: Langerhans cell histiocytosis in children - a disease with many faces. Recent advances in pathogenesis, diagnostic examinations and treatment, *Postepy Dermatol Alergol* 35(1):6–17, 2018.
124. Halperson E, Weintraub M: Oral Langerhans cell histiocytosis in an infant, *J Dent Child (Chic)* 85(2):75–78, 2018.
125. Kobayashi M, Tojo A: Langerhans cell histiocytosis in adults: advances in pathophysiology and treatment, *Cancer Sci* 109(12):3707–3713, 2018.
126. Krooks J, Minkov M, Weatherall AG: Langerhans cell histiocytosis in children: diagnosis, differential diagnosis, treatment, sequelae, and standardized follow-up, *J Am Acad Dermatol* 78(6):1047–1056, 2018.
127. Hicks J, Flaitz CM: Langerhans cell histiocytosis: current insights in a molecular age with emphasis on clinical oral and maxillofacial pathology practice, *Oral Surg Oral Med Oral Pathol Oral Radiol Endod* 100(Suppl 2):S42–S66, 2005.
128. Valladeau J, Ravel Odile, Moore Kevin, et al.: Langerin, a novel C-type lectin specific to Langerhans cells, is an endocytic receptor that induces the formation of Birbeck granules, *Immunity* 12(1):71–81, 2000.
129. McDonald JS, Miller RL, Bernstein ML, et al.: Histiocytosis X: a clinical presentation, *J Oral Pathol* 9(6):342–349, 1980.
130. Ardekian L, Peled M, Rosen D, et al.: Clinical and radiographic features of eosinophilic granuloma in the jaws: review of 41 lesions treated by surgery and low-dose radiotherapy, *Oral Surg Oral Med Oral Pathol Oral Radiol Endod* 87(2):238–242, 1999.

6 口腔临床遗传学

James K. Hartsfield Jr. 和 Lorri Ann Morford

朱俊霞 译

本章提要

- 遗传学原理回顾
- 细胞分化及发育生物学
- 染色体异常
- 家族遗传特征
- 釉质的发育生物学
- 常染色体显性遗传
- 常染色体隐性遗传
- 性连锁遗传的 X 连锁遗传
  - X 连锁显性遗传
  - X 连锁隐性遗传
- 基因表达的差异
  - 外显率
- 表现度
- 表观遗传学
- 多因素遗传
- 遗传因素对颅面部、口腔以及牙齿的影响
- 遗传学和龋病
- 遗传学与牙周病
  - 侵袭性牙周炎（Ⅲ期 C 级，进展迅速）
- 错𬌗畸形的遗传学
- 根尖外吸收的遗传学
- 唇腭裂的遗传学

遗传学原理回顾

基因组是指细胞或者生物体所包含的一整套染色体遗传信息的总和（即 DNA 编码）。人类基因信息整合在 46 条染色体上，包括 22 对常染色体和两条性染色体（XX 或 XY）。基因组中，基因是最小的生理及功能遗传单元。每个基因占据一个特定位置，称为基因座（locus；也就是说，基因座代表一个单独的位置，而其复数 loci 则代表多个位置；图 6.1）。一个基因通常包含调节信息（如启动子）、外显子 [包含生成功能性 RNA 和（或）蛋白质产物的编码信息] 及内含子（分隔外显子的 DNA 片段）。基因型通常指个体遗传到的一套基因，特别是个体遗传到的特定位点的等位基因对（即包含不同 DNA 序列的一个基因的不同形式）。相反，表型是指个体可分辨的或可观察到的性状和生理特征，是个体基因型和其生活环境共同作用下所表现出的单一性状或性状的集合[1-2]。

人类基因组计划（Human Genome Project，HGP）是一项特别重要的科学成就，它提供了整个人类基因组密码的宝贵资料，是今后个性化及精准医疗进程中很重要的一步[3-5]。根据人类基因组计划的发现，估计人类只有 20 000～25 000 个基因，远远少于许多科学家之前的估计。这一发现支持这样一种观点：遗传编码和环境 / 表观遗传调节因子之间的相互作用对于我们在不同个体和群体中观察到的巨大表型多样性的产生至关重要[6-7]。

我们通常认为基因是合成功能性多肽分子 [通过信使 RNA（messenger RNA，mRNA）介导产生蛋白质] 或 RNA 分子 [转移 RNA（transfer RNA，tRNA）和核糖体 RNA（ribosomal RNA，rRNA）] 所必需的完整 DNA 序列。然而，我们的 DNA 中只有约 1% 是由蛋白质编码基因组成的，许多基因并不编码蛋白质。既往研究认为 DNA 的某些区域并不编码蛋白质，最初被标记为"垃圾 DNA"，但现在发现 DNA 的这些区域也发挥着非常重要的作用，尤其是在基因表达的调控中。这些非蛋白质编码区中包含用于调节转录的增强子和沉默子元件，

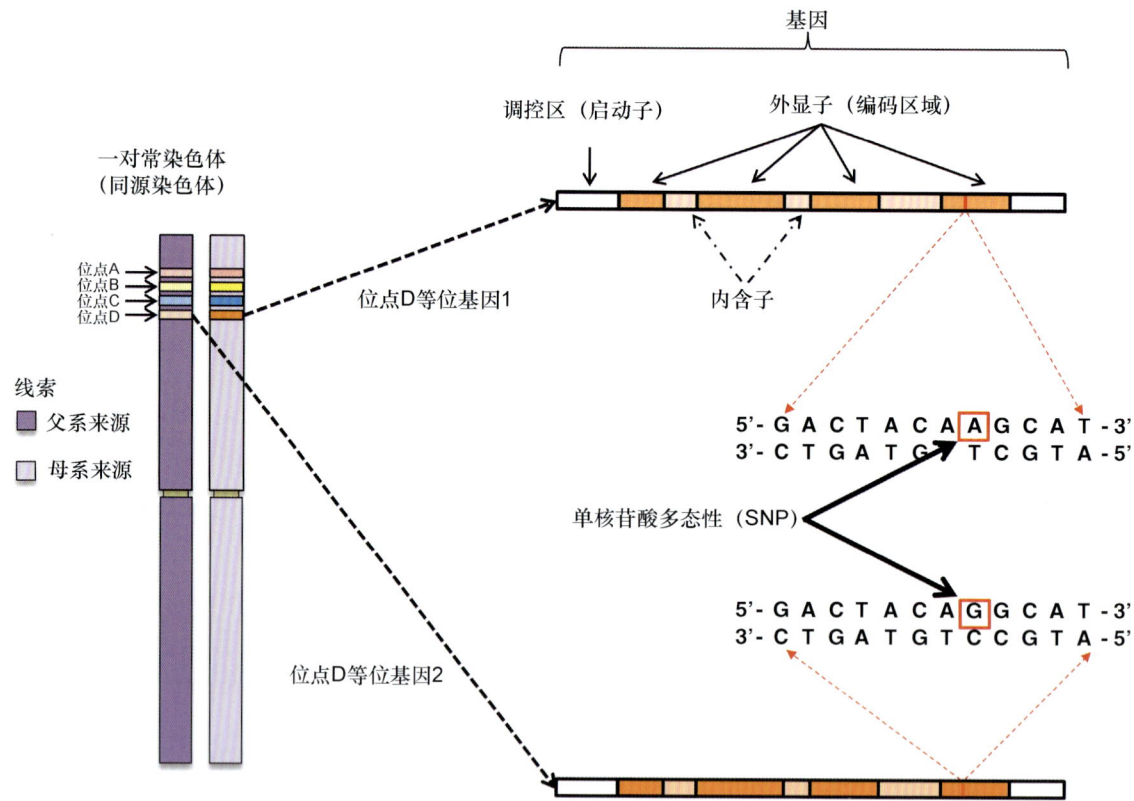

图 6.1 图中为一对自体染色体，也可称为同源染色体。四个不同基因位点（A、B、C 和 D 位点）的位置均在这对同源染色体上。基因座 D 在图中右侧放大，以突出该基因的等位基因 1 和等位基因 2 的特定元素，包括基因调控区（或启动子）、内含子、外显子，以及每个同源染色体拷贝的基因编码区内单核苷酸多态性的位置

也包含形成除 mRNA、tRNA 和 rRNA 以外的其他调节性 RNA 的结构。调节性 RNA 包括但不限于微小 RNA（microRNAs，miRNAs）和长链非编码 RNA（long noncoding RNAs，lncRNAs），其通常通过影响或干扰蛋白质的产生来辅助控制基因活性[7]。

用于研究细胞分子生物学及 DNA 编码的生化技术取得了显著进步，这使研究人员对诸多关键细胞功能调控的认识达到了新的水平。不久前，DNA 分析只能在微量 DNA（皮克）水平上进行，因为样本中只有少量的 DNA 可用于研究。当研究人员发现一种 DNA 聚合酶（称为 Taq 聚合酶）可通过聚合酶链式反应（polymerase enzyme reaction，PCR）来复制 DNA 时，DNA 的量可以扩增到"克"的水平，"最小样本量"的问题就解决了[8]。这一进展有助于完成人类基因组计划，该计划不仅确定了由来自几个人的重叠部分组成的单一人类基因组序列，还包括了人类基因组序列中超过 1 000 000 个变异位点的扩展目录[3,9]。这些变异（或多态性）可用作人类遗传分析（包括遗传-环境相互作用分析）的

标记[10]。基因组在个体之间存在差异，最常见的是 DNA 的单个碱基变化，称为单核苷酸多态性（single nucleotide polymorphisms，SNPs；发音为"snips"）。人类 SNP 图谱的主要用途是确定基因在具有复杂的、多因素背景的疾病（或非疾病表型）中的作用（图 6.2）[11-12]。

由于二代测序技术或者"深度"测序技术的进展，关于基因对临床疾病影响方面的信息呈指数增长[13]。与近 20 年前人类基因组计划采用的研究方法相比，现代测序方法较之前快 50 000 倍，相对来讲也更加便宜（图 6.3）。尽管测序费用随着时间和技术的进步而急剧降低，但是进行高质量的覆盖整个基因组的测序，即全基因组测序（whole genome sequencing，WGS），仍然相当昂贵，特别是用于研究时更是如此。因此，研究人员建立了一种 WGS 的替代方法，即运用杂交捕获技术（也称为"全外显子"捕获）来富集 DNA 样本，并只获取基因组中包含的外显子序列（即仅占人类基因组 1% 的部分），从而使专业人员以更经济的方式进行全外显

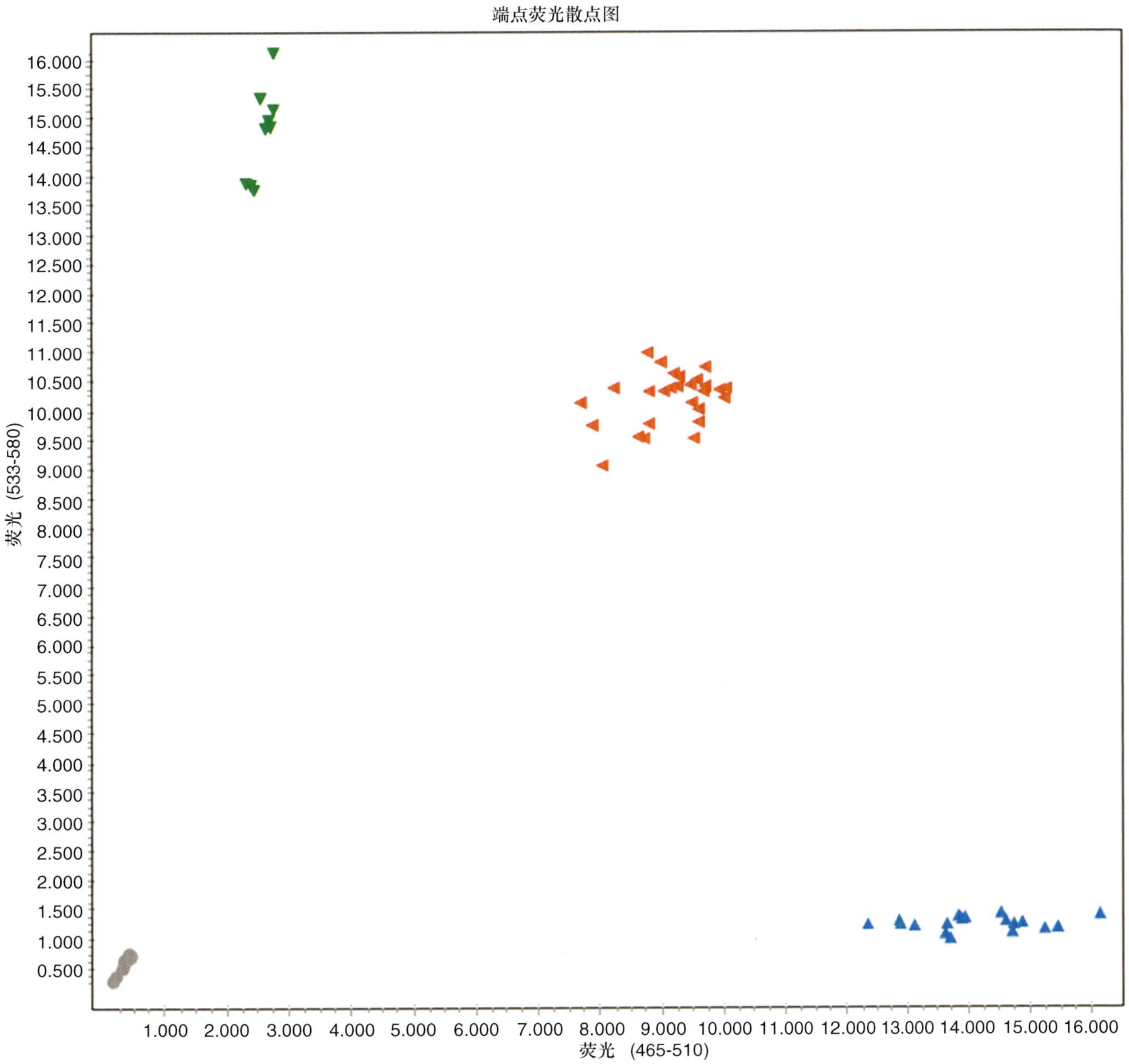

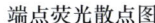

图 6.2 单核苷酸多态性（SNP）基因分型，如端点荧光散点图所示。在终点基因分型实验中，不同个体的 DNA 在不同的孔中扩增，使用聚合酶链式反应方法产生数百万份含有感兴趣 SNP 的 DNA 部分。在这个扩增过程中，根据被研究个体是否遗传了两个相同的 SNP 等位基因（纯合子，只有一种颜色在孔中累积）或两个不同的 SNP 等位基因（杂合子，两种颜色在孔中累积），每个孔中会累积一种或两种颜色的荧光信号。图上的每个三角形代表一个被测试的个体，该个体的基因型是根据散点图上该个体的符号位置确定的。例如，图示为儿茶酚-O-甲基转移酶基因 SNP rs6269，它在疼痛感知中很重要。绿色三角形所示个体的基因型为 GG，红色三角形所示基因型为 AG，蓝色三角形所示基因型为 AA。图左下角的灰色样本为对照样本，是不含 DNA 的基因型试剂，以检查化验组分有无污染 [From Hartsfield JK Jr et al: Pain perception following orthodontic separator placement and COMT haplotype. J Dent Res 93（Spec Iss B）: abstract number 1674, 2014（www.dentalresearch.org）]

子组测序（whole exome sequencing, WES）[14]。对仍然未知的孟德尔遗传（"单基因"遗传）及复合遗传疾病/性状决定基因的探索为该技术提供了直接的机会，以摆脱采用仅基于部分信息的方法[遗传连锁和（或）全基因组关联分析（genome wide association study，GWAS），即带有 SNP 或微卫星阵列的 GWAS] 来完成基因组变异和表型之间关系的分析 [15-16]。

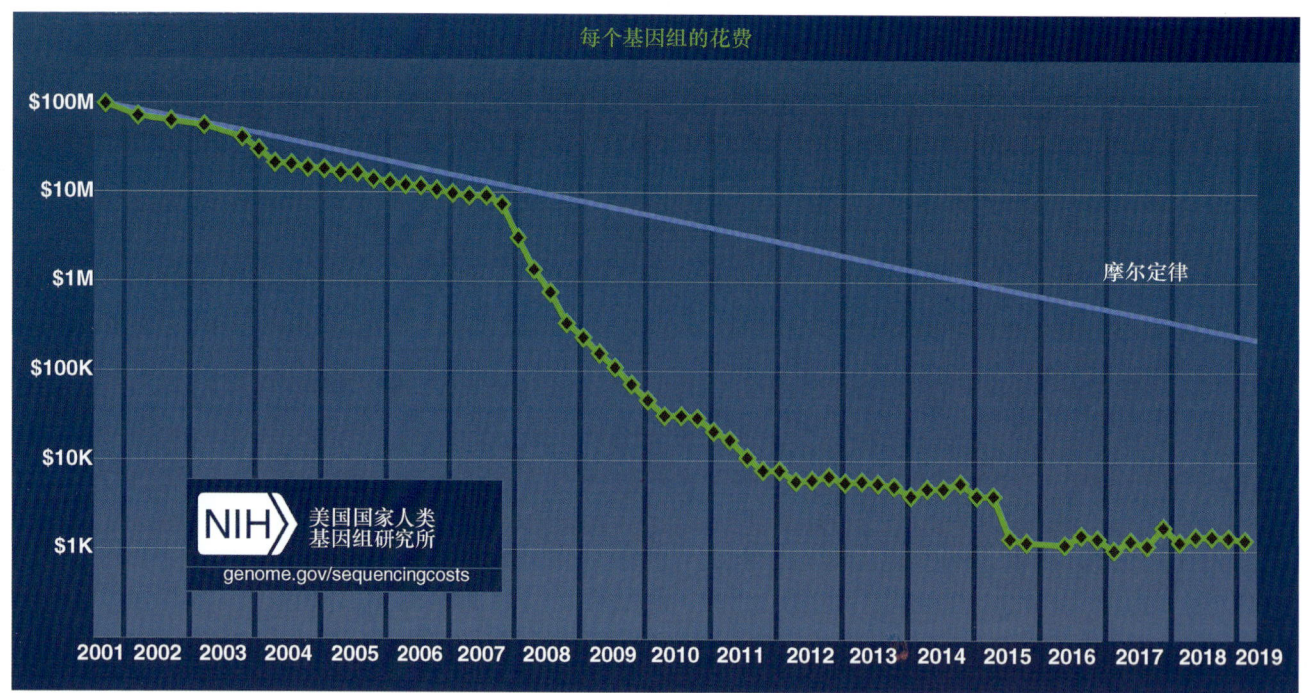

图 6.3 美国国家人类基因组研究所估计的基因测序费用（单位：美元）。摩尔定律描述了计算机硬件行业的一个长期趋势，即"计算机能力"每两年翻一番。与反映摩尔定律的假设数据相比，基因测序费用的下降程度更为惊人（Graph provided courtesy of The National Human Genome Research Institute；https://www.genome.gov/about-genomics/fact-sheets/DNA-Sequencing-Costs-Data；Accessed 9-23-2019）

细胞分化及发育生物学

令人惊讶的是单个受精卵就可以包含复杂的人类组织发育的全部潜能。细胞分化是这一发育过程的关键组成部分，除了几种特殊的情况外（主要在免疫细胞内，T 细胞受体和抗体多样性的产生过程中会消除部分 DNA 编码），典型的细胞分化完全在没有基因重排或突变的情况下发生。简单地说，人体内几乎每个细胞都包含基因组的完整拷贝，每个细胞内存在 20 000～25 000 个基因，体内不同的细胞类型和组织（例如骨、心脏、肺、肝）中特定基因的表达使其呈现特定的特征。细胞中某些类型的多肽可在谱系决定和特化细胞功能建立的过程中合成，包括：催化细胞代谢和保持稳态的各种活动的酶；形成细胞内和细胞外支架或细胞基质的结构蛋白；以及调节蛋白，它们将信号从细胞外传递到细胞核并调节或控制特定基因的表达。在发育的胚胎中，细胞位于三维环境，可以对自身的信号（自分泌）、周围来源的信号（旁分泌）和远距离来源的信号（内分泌）产生应答。这些信号中有许多是由可溶性分子（肽或非肽来源）介导的，这些分子与存在于细胞表面或内部的特异性受体（蛋白质）结合。除了来自可溶性因子的信号外，细胞还可以对细胞间或细胞外基质信号做出应答[17]。

特定基因的"激活"或者"沉默"是基因表达调控的过程，这是一个精细安排和严格调控的过程，是决定细胞特异性和组织多样性的关键因素。除了基因位点的表观遗传调控（通过 DNA 甲基化状态和组蛋白修饰的变化）外，特异性转录因子蛋白可以与基因位点上游的调控 DNA 元件结合，以促进或抑制基因转录的起始。因此，基因的上游区域代表基因表达的常见控制位点。在颅面复合体的发育过程中，越来越多的证据显示了编码转录因子的同源异形框基因家族的作用。一些基因在发育早期就表达以确定结构方向（前-后轴/背-腹轴）和细胞成熟，上述同源异形域对于控制这些基因间复杂的相互作用至关重要[18]。

总结：

1. 遗传信息是指 DNA 本身的编码信息，通过 DNA 分子的复制，遗传信息从一代细胞传递到下一代细胞。

2. 特定细胞的类型和（或）功能由 DNA 母本

来源的特定 RNA 分子（如 mRNA、tRNA、rRNA、miRNA 和 lncRNA）决定。这些 RNA 分子指导细胞中蛋白质的合成。

3. 转录因子通过合成 RNA 及相应的蛋白质决定哪些基因可以表达。

4. 环境因素可以通过表观遗传机制影响基因表达。所谓表观遗传机制是指在基因的调控区添加或去除化学分子（例如 DNA 的甲基化或去甲基化）和（或）修饰 DNA 组装结构（即组蛋白乙酰化或去乙酰化）。当这些表观遗传标记存在于种系 DNA 中时，它们可以与 DNA 序列一起遗传，并可能对基因表达产生短期或长期的影响。

5. 发育还可发生于特定转录因子和其他蛋白质调节因子（如 miRNA）作用于特定基因和（或）其在特定时空表达的基因产物时。

染色体异常

如前所述，DNA 分组形成的聚合体被称为染色体。人类有 46 条染色体，据估计包含 20 000～25 000 个基因，其中包括大量重复基因。在 46 条染色体中，性染色体是 X 和 Y 染色体，其余 44 条染色体被称为常染色体。1959 年，Lejeune 等[19]证明了唐氏综合征的根本病因是患者的细胞中多了一条 21 号染色体。当出现一整条额外的染色体时，称为该异常染色体的三倍体，例如唐氏综合征的 21 三倍体。图 6.4 列举了一名男性 21 三体综合征患者的染色体核型，可以看到明显多出来的 21 号染色体。

自 1959 年的这份报告发表以来，许多疾病状态已被证明与染色体组异常及其导致的基因数异常有关。最初在核型分析中采用分析染色体结构的显微研究，现在使用染色体微阵列和低通量基因组测序，可以通过更高的分辨率检测染色体精细结构及染色体总数的改变[20]。过去认为常染色体单倍体（即缺少一个常染色体）个体是不能存活的，但现在有染色体单倍体新生儿存活的报道。性染色体单倍体个体可以存活，但通常会影响个体内、外生殖器官的发育。这方面最著名的例子是特纳综合征，大约每 5000 名活产女婴中就有 1 例发生。这些患者通常表型为女性，但缺失一条 X 染色体，染色体编号为 45,X。除了完全缺失外，X 染色体的其他畸变也可能导致特纳综合征。受累个体通常身材矮小，缺乏第二性征且不育。表 6.1 列出了导致临床疾病的常见染色体畸变，包括易位（一条染色体的断裂片段连接到另一条染色体上，但不是同源染色体）和缺失（染色体的片段缺失）。

染色体异常是导致自然流产的重要原因。在所

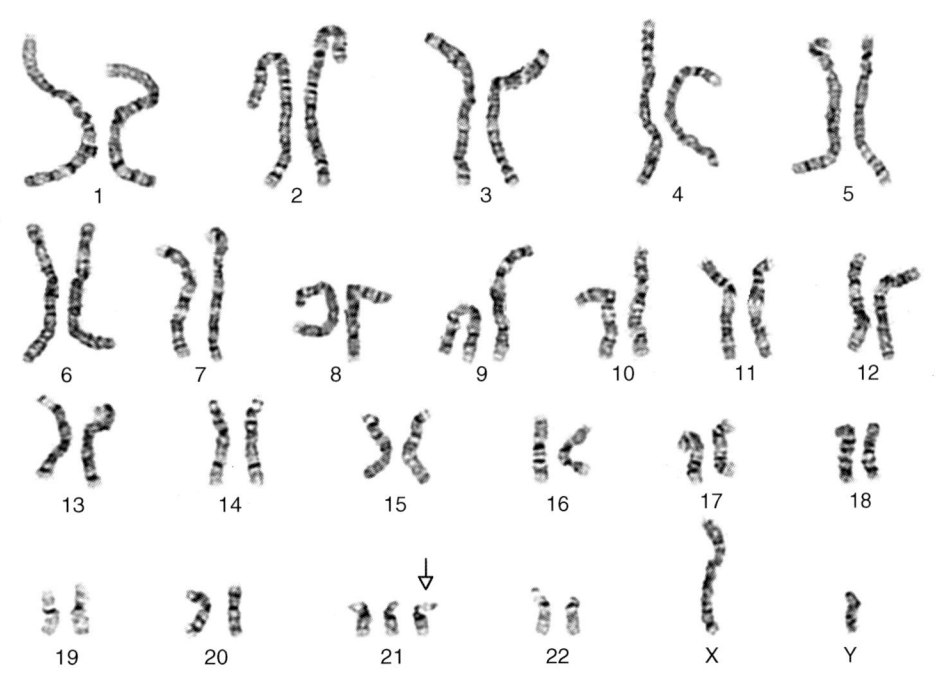

图 6.4 一名 21 三体综合征（唐氏综合征）男性患者的带状染色体核型（Courtesy Cytogenetic Laboratories, Indiana University School of Medicine, Indianapolis）

表 6.1 常见的染色体异常

类型	特殊变化	临床结果
非整倍性	21 三体	唐氏综合征
	18 三体	爱德华综合征
	13 三体	帕陶综合征
	额外 X 染色体	女性：XXX，XXXX，XXXXX 综合征
		男性：克兰费尔特综合征——XXY，XXXY 和 XXXXY
	常染色体单倍体	通常无法存活
	X 染色体单倍体	女性：特纳综合征，45,X
		男性：无法存活，45,Y
易位	14/21，21/21 或 21/22	易位携带者（表型正常）或唐氏综合征
缺失	环状染色体	变化较大
	短臂 5 号染色体	猫叫综合征
	费城染色体（22 号）	慢性粒细胞性白血病

有确认的妊娠中，约有 15% 以自然流产告终，其中由染色体异常导致流产的比例大于 50%。在所有存活婴儿中，仅有 0.3%～0.5% 可通过显微镜核型分析检测到染色体异常。常规的核型分析常常无法检测到 DNA 微缺失或者 DNA 微复制，但这是人类畸形和智力障碍的主要原因。采用比较基因组杂交（comparative genomic hybridization，CGH）和染色体微阵列（chromosomal microarray，CMA）进行互补分析可以提高对这些小的染色体异常的诊断率[21-22]。目前，CMA 是美国医学遗传学和基因组学学院（American College of Medical Genetics and Genomics）推荐的针对多种先天性异常、发育迟缓/智力障碍和孤独症谱系障碍患者的首选诊断测试方法[23]。尽管已证明 CMA 能比显微镜细胞遗传学检测方法提供更高的诊断率，但最初一些健康保险公司拒绝为该测试提供保险，声称它是实验性的，不会影响患者的临床治疗。而与之相反，现在有很多数据证明了 CMA 的临床实用性[24]。

家族遗传特征

遗传率是指群体中遗传变异成分占表型变异的比例。遗传率为 1 的性状是指表达时不受任何环境因素的影响，而遗传率为 0.5 的性状是指个体差异（样本中个体之间的差异）一半受环境因素影响，一半受遗传因素影响。如果用于估算遗传率的方法基于错误的简化假设，则得出的数值有可能大于 1[25]。但是，应注意不要过度解读任何性状的遗传率估计值的含义。例如，对于个体的某二元性状（即个体具有或不具有某疾病或性状）而言，遗传率并不意味着可归因于遗传因素或由遗传因素引起的疾病或性状的比例。对于数量性状来说，遗传率并不是针对个体的归因于遗传因素的比例测量。

人们普遍认为，了解某一性状的遗传率可能会在一定程度上影响对患者的治疗决策（如错殆畸形），并可以明确牙齿移动或颌骨发育的限度。这种观念是不对的。患者对环境变化（包括治疗）的反应能力决定了这些限度，而与遗传率无关。这并不意味着遗传因素不起作用，只不过是基于遗传"预决定"的假说，遗传率估算并不能预测性状的大小或治疗的限度[25]。即便如此，在判断一个群体在特定时间点内，遗传因素在某一性状上的相对重要性时，遗传率预测还是能为其提供参考的。确定基因对一个性状有一定程度的影响可能表明值得进行进一步的遗传研究，以明确与性状相关的基因组区域[26]。

应考虑三类遗传影响性状：①单基因（孟德尔）；②多基因；③多因素。目前，多基因及多因素性状常被总称为复杂性状[27]。单基因性状是由单基因位点导致或调控的，通常在普通人群中相对罕见（发生率少于 1/1000）。然而，如果受累者的特征很明显，是可以即刻识别的，如白化病、软骨发育不全或神经纤维瘤病的患者。单基因病通常有家族史，表现出孟德尔（显性或隐性）遗传的传递特征。

多基因性状也是遗传的，主要包括诸如身高、肤色和智力等常见性状。有许多基因位点共同调节某一遗传性状。尽管每个基因自身产生的效果很小，但所有参与基因的效果是可以累加的。相关表型很少是离散的（即存在或不存在），通常是连续的或定量的。由于这些性状在人群中呈定量分布，因此并不遵从孟德尔遗传方式。值得注意的是，基因的这种作用性质（多基因，每个基因都有相对较小的累加效应）决定了其很容易受到环境因素的影响。例如，人们很容易想到影响身高和智力的环境因素。相反，单基因性状不会因大幅度的环境改变而发生变化，尽管可能存在一些变异，也是继发于其他基因和环境/表观遗传因素。

最后，多因素性状或疾病受到多个基因的影响，但与多基因性状的显著不同之处在于：多因素性状是多个基因和环境因素共同作用的结果，当效应超出阈值时性状就会表现出来。虽然通常情况下影响多因素性状的相关基因数目较多，但有时只有几个基因，甚至是2～3个基因就会对性状产生最大的影响。因此，这些基因对表型的影响可能是净效应，而不单是累加效应。另外，表型表达接近于孟德尔离散性状，所以不能轻易归为数量性状（定量性状）。而且，基因影响表型的效果可能不如单基因性状那么明显，但该基因影响是最主要的因素。众所周知的多因素遗传性状包括许多严重的非综合征型的先天异常，例如唇腭裂（cleft lip and palate，CLP）、诸如脊柱裂和无脑畸形等神经管畸形、髋关节脱位。

对人类遗传性状的研究通常包括对家族成员特殊表征的观察及对整个家系（称为系谱）的研究。家系中，第一个引起遗传学者关注的患者被称为先证者。这一个体被称为指示病例。先证者的兄弟姐妹被称为同胞。"同胞关系"包括核心家系（父母和后代）中所有的兄弟姐妹。

在前面的章节中提到完整的人类染色体组有22对同源常染色体和1对性染色体。由于是同源配对（除了雄性的X和Y染色体），每个基因至少有两个拷贝，定位在每个同源基因对染色体的相同位点上（基因座，图6.1）。在一对同源染色体同一位点上的基因称为等位基因。当一对等位基因的两个基因相同时，该个体在该基因座是纯合的。当特定基因座上的两个等位基因不同时，该个体在该基因座是杂合的。

单倍剂量时（杂合状态）就可在表型中得到表现的等位基因称为显性基因。双倍剂量时（纯合状态）才能在表型中得到表现的基因称为隐性基因。然而，显性和隐性是针对表型而言的，并不是针对基因本身。术语"显性基因"和"隐性基因"常用来描述家系中这些类型的遗传性状。

构建系谱是将家系数据进行分类的简单方法，便于总结数据以进行遗传性状的研究。构建系谱时所用的符号详见图6.5。家系中单基因性状所遵循

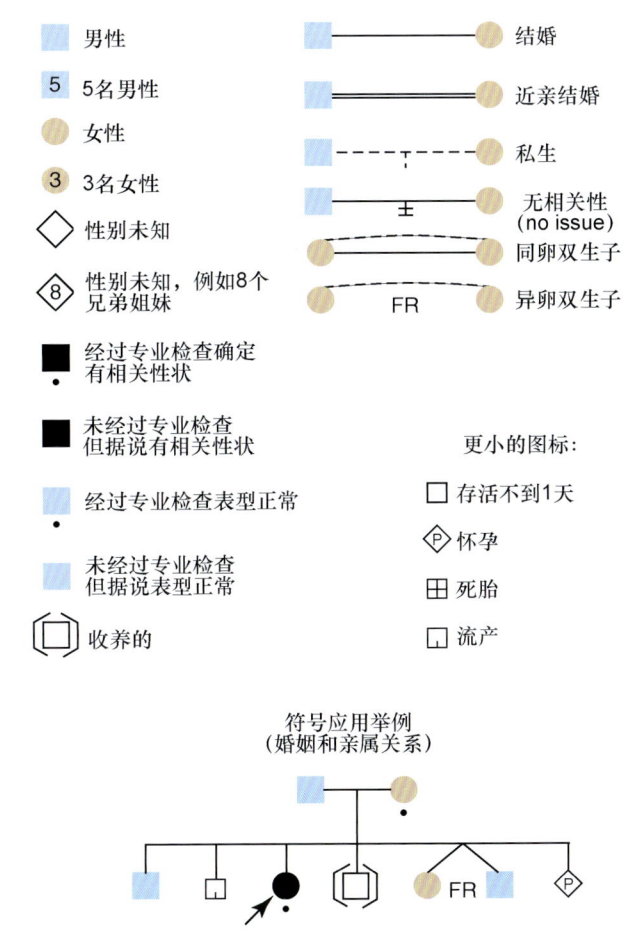

图6.5　家系研究中用到的系谱符号

的可观察到的遗传模式取决于：①该性状是显性的还是隐性的；②该基因是常染色体的（在其中一个常染色体上）还是X连锁的（在X染色体上）；③父母双亲通过其生殖细胞（精子和卵子）将这些基因传递给后代的概率。临床医生关注的是遗传性状的诊断和咨询，对他们来说系谱是非常有用的工具。每一位口腔医生都应该会绘制并解释系谱，因为会有患者是因为遗传性口腔疾病而来就诊的，在治疗前必须进行正确的诊断。理想的系谱应该能追溯三代人，包括先证者的一级、二级和三级亲属。这可以在一张白纸上完成，也可以在有三条水平线（引导画出三代人之间的垂直间距）的纸上完成，或者使用在线软件［例如费城儿童医院（Children's Hospital of Philadelphia）为iOS设备开发的"Proband-Pedigrees Made Simple"应用程序］。

家族中简单的单基因遗传模式将在随后的章节中讨论。因为所有的孟德尔遗传模式均可在遗传性釉质发育不全（amelogenesis imperfecta，AI）这类

疾病中体现，所以在下面的章节中使用了不同类型 AI 的例子来说明基本的遗传学原理。

釉质的发育生物学

Tucker 和 Sharpe[28] 曾就分子生物学家如何研究牙齿发育相关的遗传因素进行了综述。内釉上皮（釉质）和神经嵴（牙本质）是两层发育来源不同的细胞，参与牙体组织的形成，由细胞外基质分隔开来[29]。特定的牙齿发育过程依赖于发育来源不同的这两层细胞间的相互信号传递[30]。以下将举例讨论遗传性釉质异常相关的遗传学原理。（牙本质和釉质遗传性疾病的分子基础在第 3 章中有更深入的讨论。）

根据临床表现、X 线表现和显微镜下表现，口腔病理学家将遗传性 AI 釉质异常分为三类：发育不全、钙化不全及成熟不全[31]。

这几个术语也对疾病的表型进行了整体描述。例如：1 型，釉质发育不全表型，釉质坚硬，矿化好，但数量少，所以牙齿看起来较小。有两种釉质发育不全类型：广泛型（所有釉质受累）及局限型（特定区域的窝沟点隙受累）。2 型，钙化不全表型，釉基质改变明显，不能正常矿化，导致釉质很软，容易磨损。3 型，成熟不全表型，累及釉质晶体的成熟过程。晶体成熟发生在正常釉基质形成后，釉质的厚度正常（没有发育不全），硬度相对正常（轻微矿化不全），但牙齿有变色，X 线片显示密度减低。遗传性牙齿异常的一个特征是两个牙列（乳牙列和恒牙列）均受累。有时，发育异常在两个牙列中的表现不同，如Ⅱ型牙本质发育不全[32]。然而，更常见的是在两个牙列中看到相似的临床和影像学表现。在 AI 疾病中，两个牙列通常都受到一定程度的影响。

在"在线人类孟德尔遗传"网站（www.omim.org）上搜索"amelogenesis imperfecta"，选择 AI 类型之一，然后点击"Phenotypic Series"，可以找到基于表型、遗传模式和所涉及基因的不同类型 AI 的更多分类。从这些釉质疾病中我们选取了四种 AI 来阐述四种孟德尔遗传模式：常染色体显性（autosomal dominant，AD）遗传、常染色体隐性（autosomal recessive，AR）遗传、X 连锁显性（X-linked dominant，XLD）遗传和 X 连锁隐性（X-linked recessive，XLR）遗传。

常染色体显性遗传

从图 6.6 的系谱中我们可以看到，常染色体显性遗传有以下评判指标：

1. 表型在连续世代中出现，以垂直遗传的方式遗传给子代。
2. 平均而言，患病父母的子女平均有 50% 受累。
3. 正常父母的子代正常。对于这一点也有一些例外：

- 性状不外显（稍后定义）。
- 精子或卵子突变。
- 生殖腺（性腺）嵌合体。

   在这种情况下，亲本中的一些配子携带具有病理意义的 DNA 变异，而其余的配子则没有。机会决定了哪个配子细胞系将被选中。然而，随着遗传性状的分子基础逐渐明确，突变分析有可能得出以下结论：未受累的父母之一可能也具有受累孩子中发现的具有病理意义的常染色体基因突变。

- 非亲子。尽管严格来讲这不是一个遗传学的问题，但美国有非常高的非婚生育率，因此在一对健康夫妇有完全外显的显性性状的孩子时，我们不得不考虑到这个可能性。

4. 男性和女性患病率相当。

钙化不全型 AI 是一个很好的常染色体显性遗传的例子。诊断时有几个诊断标准。第一，釉基质容易磨耗。从临床照片可以很清楚地看出：牙面上堆积了大量菌斑，并且由于牙本质暴露，牙很敏感。第二，X 线片显示釉质厚度不一，但由于矿物

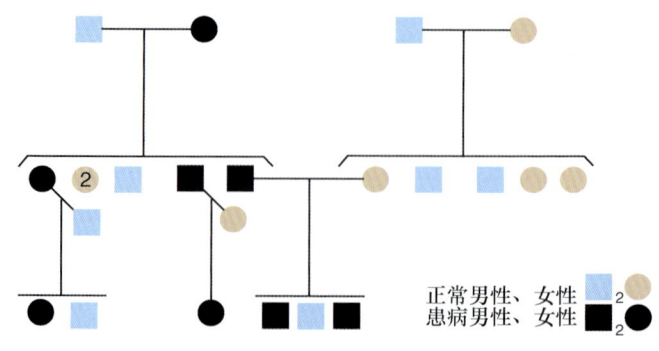

图 6.6 钙化不全型釉质发育不全的常染色体显性遗传

质的缺失，有"瑞士奶酪"样改变。因此，这种软的釉质常有严重的磨耗。此外，在60%的病例中可能发生前牙开𬌗。安氏Ⅲ类错𬌗畸形也可能与之相关。

常染色体隐性遗传

隐性遗传性状需要同源染色体的特定基因座上的两个等位基因都含有产生缺陷蛋白的密码。所以，釉质异常相关基因位点的两个等位基因都必须有具有病理意义的突变，才能表现出这一隐性性状。可以有以下三种表示方法：BB，正常个体；Bb，杂合子，表型不受影响；bb，纯合子，受累表型。最常见的情况是未受累的父母双方在此基因位点均为杂合子，孩子为受累表型（图6.7）。

隐性遗传有以下要点：

1. 这里需要提到基因携带者的概念。携带者是隐性性状的杂合子，因为他们只遗传了编码该性状的基因的一个拷贝，并且这个基因本身只有细微的表达。受累孩子父母的基因通常是杂合的（携带者），其表型正常。有时能检测到携带者状态，如苯丙酮尿症或Tay-Sachs病。在这些情况下，需要做携带者鉴定试验，以明确是否存在有病理意义的单基因突变。这将大大提高遗传咨询的精确性。

2. 正常父母生下受累的孩子，相关隐性基因越罕见，则父母有血缘关系的可能性越大，很可能是近亲结婚。假设隐性遗传疾病患儿的父母都是杂合子（Bb*Bb），那么父母基因的四种可能组合（BB，Bb，bB，bb）中只有一种纯合子受累基因型。因此，

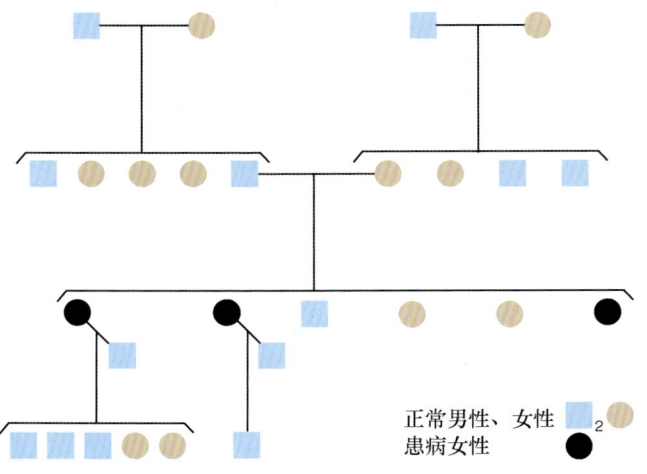

正常男性、女性
患病女性

图 6.7 色素沉着型釉质发育不全的常染色体隐性遗传

这种情况下，子代为纯合子患病基因型的可能性为1/4。所以，杂合子父母生下受累患儿的可能性是25%。应注意系谱中表型的传递是水平传递（常常只出现在同胞中），而不是显性性状那样的垂直传递。

在几种常染色体隐性遗传AI中，我们要讨论的是色素沉着型成熟不全。这些病例中，缺陷基因编码的蛋白质是牙齿发育晚期形成成熟、坚硬及致密釉质所必需的。病变釉质较正常釉质软，但又不像矿化不良的釉质那么软且易于磨耗。其标志性的表现是最后形成的外层釉质上有棕色的色素，而且是深棕色。不美观的外形往往需要进行必要的修复治疗。图6.7展示的是这种成熟不全AI的常染色体隐性遗传模式系谱。

性连锁遗传的X连锁遗传

性染色体上的基因在男性和女性中并不是平均分布的。这主要是因为：①男性有一条X染色体和一条Y染色体；②Y染色体上有活性的基因主要负责男性生殖系统的发育。所以，对于X连锁基因来说，男性是半合子，也就是说他们仅仅有一半（即一个拷贝）的X连锁基因。由于女性有两条X染色体，她们的X连锁基因可能是纯合状态，也可能是杂合状态，与常染色体基因类似。

由于男性是半合子状态，就会有有趣的基因组合。男性仅仅有一个位点的X染色体连锁基因，所有单剂量的隐性基因均可表达相应表型，类似显性基因。相反，女性中的X连锁隐性基因必须双倍剂量出现（纯合状态）才能完全表达。所以，罕见的X连锁隐性遗传病的完全表达在男性中多见，而在女性中很少见。

我们已经讨论了三种主要釉质异常中的两种。第三型AI，釉质形成不全型，既有常染色体的遗传模式，也有X连锁的遗传模式，但在此我们仅描述X连锁的类型。

X连锁显性遗传

图6.8展示的是X连锁显性遗传模式的AI系谱[33]。该病有特征性的临床表现，在一些女性中非常典型。乳、恒牙列受累程度相似。牙齿表面缺损呈结节状、分叶状甚或是凹坑状。可以想到，这

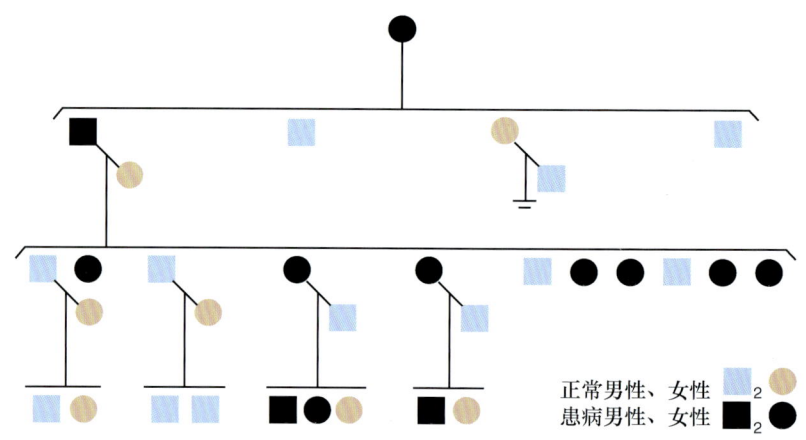

图 6.8　形成不全型釉质发育不全的 X 连锁显性遗传

些不同的表现类型均是单个基因（或至少是其等位基因）作用的结果。釉质硬度尚可，但由于釉质太薄而容易断裂或异常磨耗。通常这种性状与钙化不全很类似。影像学检查很容易解决这一诊断问题，X 线片显示釉质密度尚可，但厚度明显减少。前牙开𬌗也可能是其常见的特征，和一些其他类型的 AI 类似。

X 连锁隐性遗传

图 6.9 是一个 X 连锁隐性遗传釉质成熟不全的系谱。X 连锁隐性遗传的遗传学诊断标准如下：

1. 因为致病基因不能由父亲向儿子传递，所以男性患者不会有患病的儿子。但是如果母亲是 X 连锁隐性遗传病致病基因的携带者，其儿子可能是患者。

2. 患病男性的女儿一定会遗传到他的 X 连锁基因。所以，如果男性患者的外孙患病，则致病基因是通过其携带者女儿传递给患病外孙的。

3. 男性患病率高于女性。此特点在血友病这种 X 连锁隐性遗传病中表现得十分典型。

X 连锁隐性遗传成熟不全型 AI 的临床表现非常明显。牙釉质的硬度减低，但是并不软。牙冠就像是积雪覆盖的大山，因此又被称为"雪顶牙"。从 X 线片上看，釉质发育欠成熟，釉质和牙本质之间缺乏对比度，但釉质的厚度可以是正常的[34]。

值得注意的是，虽然只有一条 X 染色体上的基因有致病性突变，杂合子女性的临床表现有时候也很明显。这种看似与隐性遗传相矛盾的表现，其原因是 X 染色体的选择性失活，又称为莱昂作用，由遗传学家 Mary Francis Lyon 博士提出。这种现象仅发生在女性。所有正常的雌性细胞都含有两条 X 染色体，但是其中一条染色体上的大多数基因在胚胎发育的早期就发生了失活。该现象的意义在于使有活性的 X 连锁基因数目在男女中保持一致。如果女性某 X 连锁基因是杂合子，则其体内细胞分为两群。一群细胞的一条 X 染色体上的基因有活性，而另一群细胞的另一条 X 染色体上的基因有活性。当大多数细胞中 X 染色体上的致病基因为活性状态时，该女性携带者可能就有一定的疾病临床表型。虽然出现这种现象的概率并不大，但是根据莱昂假说，所有女性在 X 连锁性状方面都是嵌合体，因此可能会出现基因杂合子的表型。

之前提到的 X 连锁隐性基因在两性中的分布规律同样适用于 X 连锁显性基因。最大的不同就是，如果基因是显性的话，女性患者会更多见（见图 6.8 的系谱）。因为在男性中，X 连锁隐性基因发挥

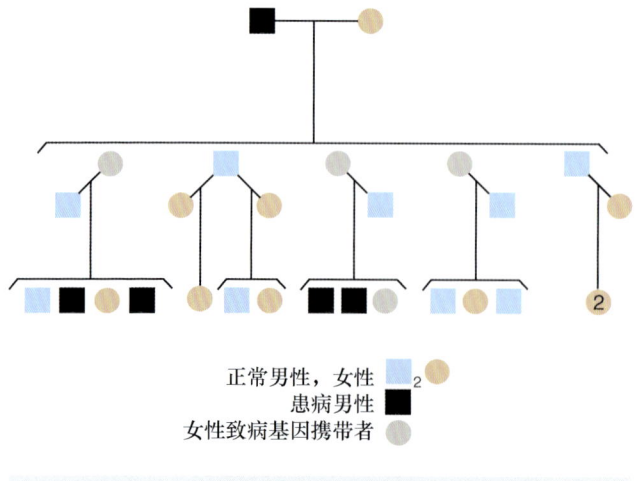

图 6.9　釉质成熟不全的 X 连锁隐性遗传

着类似显性基因的作用,其在男性中的遗传方式没有新的标准。下面是家族中X连锁显性遗传病的诊断标准:

1.男性患者一定会将其遗传性状传递给所有的女儿(与XLR性状相同)。因为男性将其X染色体传递给女儿,Y染色体传递给儿子,所以男性患者的女儿肯定是患病的。

2.同理,男性患者不能将其性状传递给儿子(与XLR性状相同)。

3.杂合子女性,其后代无论男女,都有50%的可能性获得该遗传性状。但纯合子女性患者,其后代无论男女,都会是患者。后者这种情况对于显性遗传病来说很罕见。因此,除非证实是纯合子,所有X显性遗传病的女性患者都被认为是杂合子。

有两点需要注意。第一,X连锁显性致病基因在女性中的传递方式与常染色体显性致病基因的传递方式一样。因此,只有从男性患者的后代中才可以区分这两种遗传方式。第二,X连锁隐性遗传病男性发病率高于女性,相反,X连锁显性遗传病的患者女性多于男性。因为女性的X染色体数目是男性的2倍,所以X连锁显性遗传病的女性患者大约是男性患者的2倍。

釉质发育不全和肾钙盐沉着综合征

虽然AI常作为一种孤立的特征而不是作为综合征的一部分出现,但许多综合征也会将AI作为其异常表现的一部分[35]。其中一种非常罕见但是临床意义重大的疾病就是伴有肾钙盐沉着症的AI,又称为釉质-肾综合征(OMIM 204690,www.omim.org)。在OMIM分类中,常染色体隐性遗传的1 G型AI(AI1G)显示了高尔基体相关分泌途径假激酶(golgi associated secretory pathway pseudokinase,FAM20A)基因中具有病理学意义变体的多效性。该变体不仅与形成不全变色牙釉质和牙龈纤维瘤病有关,也与肾病有关[36]。

除了釉质形成不全的临床表现之外,该疾病在口腔还可以表现为髓石、恒牙列迟萌或不萌,以及牙龈过度增生。肾钙盐沉着症通常是无症状的,但常伴有肾功能损伤。所以口腔医生看到患有广泛性和薄型形成不全AI的儿童时,应考虑转诊给肾病专家做肾超声检查。同样,肾钙盐沉着症的患者也应到口腔科就诊[37]。即使患者的血液生化和肾超声影像显示为正常,也应注意随诊,因为肾钙盐沉着症可能到晚年才能在肾超声检查中有所表现[38]。

另一种具有医学意义的伴有AI的多效性综合征是常染色体隐性遗传的伴AI的视锥-视杆细胞营养不良(Jalili综合征;OMIM 217080,www.omim.org)[39]。Jalili提出了两种表型:具有进行性黄斑病变的婴儿发病型和具有正常眼底的儿童早期发病型[40]。口腔医生应考虑将患有AI的儿童转诊给儿童眼科医生,如果他们有视物困难,更应如此。

基因表达的差异

在一个家族中,由单个基因座上的基因决定的几个性状的遗传模式通常很容易识别。然而,许多因素可能会改变家族内表型的表达,从而辨别不出典型的单基因遗传方式。尽管这被称为基因表达的变化,但它可以导致蛋白质产生的量、位置或时间的变化。接下来要介绍两个与基因表达修饰有关的概念:外显率和表现度。

外显率

当含有某个基因型的个体不能表现出和这个基因型相一致的特征时,该基因被称为非外显。一组个体具有相应基因型但未表现出表型,被称为外显率降低。这种情况在显性遗传性状中最多见,但也可能是常染色体隐性遗传性状[41]。牙本质发育不全(OMIM 125490,www.omim.org),一种由于牙本质涎磷蛋白(dentin sialophosphoprotein,DSPP)基因的病理性变异而导致的AD性状[42],几乎100%外显,因为所有携带致病基因的个体都有相应的临床表型。van der Woude综合征是最常见的口裂综合征,具有AD遗传性,并与干扰素调节因子6(interferon regulatory factor 6,IRF6;OMIM 119300,www.omim.org)基因和粒头样转录因子3(grainyhead like transcription factor 3,GRHL3;OMIM 606713,www.omim.org)基因相关。尽管表型(下唇旁正中窦及唇腭裂)的严重程度不一致,但据报道,这种情况的外显率为96.7%[43]。这表明,van der Woude综合征相关病理性遗传变异的患者中约有3%没有表现出临床症状,但他们有50%的机会将突变传递给他们的每个孩子。常染色体显性遗传的性状或综合征似乎会"隔代遗传",外显率降低为此提供了解释。

表现度

如果家系中某一基因突变的受累个体能够产生不同程度的表型特征，则为表现度的差异。除了上述 van der Woude 综合征中表现度有差异的例子外，成骨不全同样也有基因表现度不同的特点。该疾病最主要的临床表现是：①多发性骨折；②蓝巩膜；③牙本质发育不全；④耳硬化症，可能会导致听力缺陷。不同家系中，甚至在一个家系中，每个受影响的个体可能不会表现出所有这些特征，这说明了基因表达的显著差异[44]。其中，最轻的表型是蓝巩膜，该表型很容易被医生忽略。对于这种疾病，差异最大的基因表现度可能是不外显。

颅缝早闭综合征是一种单基因突变引起的常染色体显性遗传病[45]。它同样也是表型差异显著的疾病，说明即使在单个基因的强烈影响下，表型也会发生显著变化。人们曾经认为某一基因的特定突变会导致一种特定的综合征。然而研究发现，成纤维细胞生长因子受体2（fibroblast growth factor receptor 2，FGFR2）基因上的同一突变会导致3种不同的颅缝早闭综合征，分别是 Crouzon 综合征、Pfeiffer 综合征和 Jackson-Weiss 综合征[46-47]。

另一个例子也可以很好地说明单基因突变引起的常染色体显性遗传特性表现度的差异。同一个家系中有两个患者表现为 Pfeiffer 和 Apert 综合征的典型症状。除此之外，家系中有其他7个家庭成员有类似 Crouzon 综合征患者的异常头型和面型[48]。家系成员的表现度差异如此之大，以至于临床表现正常者的子辈后代中有3个孩子、孙辈后代中有2个孩子患有 Crouzon 综合征，即其自身带有导致 Crouzon 综合征的相关突变基因，但临床表现却是正常的。只是通过影像学测量分析发现该个体有轻微的 Crouzon 综合征的影像学特征[49]。

表观遗传学

一个或多个修饰基因通过其蛋白质产物对减弱或增强其他基因的效果，这称为上位效应（epistasis）。表观遗传学是指不是由基因序列的改变引起的基因表达的变化。表观遗传学的实例包括：通过 DNA 甲基化和（或）组蛋白乙酰化改变基因表达，以及通过干扰 RNA 或 miRNA 结合来抑制 mRNA 的翻译而改变基因表达[50]。虽然单卵双胞胎（完全一样）幼年阶段的表观遗传相似，但是年纪较大的单卵双胞胎可能在 5-甲基胞嘧啶 DNA 和组蛋白乙酰化的总含量以及基因组分布方面表现出显著的差异，从而导致单卵双胞胎之间基因表达的差异[51]。这些表观遗传学的因素有助于理解个体的遗传背景、环境、饮食、运动、衰老和疾病之间的关系。表观遗传之所以可以这样，是因为表观遗传状态在不同的组织、不同的年龄阶段都是不同的，并且如果其存在于精子或卵子中，则可能是遗传的，但其基因的序列基本上保持不变。随着细胞不断适应内、外环境的改变，表观遗传机制可以"记住"这些基因表达编程和重新编程的变化[52]。这使我们对基因和环境之间的相互作用产生了新的思考，并对发育生物学、癌症以及其他一些疾病的研究产生了重大影响。

多因素遗传

多因素遗传和单基因遗传不一样，有如下特征：①不同基因位点上的多个基因（多基因）共同控制某一性状；②某一表型的产生是多个基因和环境因素共同作用的结果。其表现型通常是该性状的连续变化谱（如身高）而不是一种离散的表现型（性状有或者无）。正如已经提到的，如果表现为离散性状，如明显的唇裂，则复杂性状无法表现出来，除非病因学因素结合起来超过阈值，该性状才会表现出来（尽管在未受累的亲属中可能存在潜在的易感性）。

很多常见病，例如龋病，具有连续的变异谱，在正常个体（平均）和异常个体（极端）之间没有很明显的区别。然而，可能会有一个特殊的测量点，超过该点，医生们就认为是异常的。

多因素遗传很难用遗传学的方法去分析。事实上，对一个遗传性疾病，遗传学家们通常是在排除了单基因遗传的可能性之后才会考虑到多因素遗传的可能。一些研究复杂性状的技术已经发展起来。其中，最简单的方法是研究亲属间相似性，即两个个体之间亲缘关系越接近，则他们之间某一特定的问题性状就越相似。但应该强调的是，表型是连续分布的变量，这也是多基因遗传的一个特点。

之所以强调表型是连续的变体这个问题，是因为口腔医生治疗的大多数常见病都是多因素性状，如牙周病、龋病和错𬌗畸形。只有一些极端变化对于口腔医生来说是显而易见的，例如患猖獗龋的儿童或无龋的成人。就后面这种情况来说，如果医生们不了解复杂性状的概念，则有可能认为这些个体代表了按孟德尔遗传方式受单基因影响的离散型表型。然而，事实并非如此。

多因素遗传病的一个很重要的特点就是容易受环境因素的影响。由100个基因协同作用产生的性状和由1个或几个基因强烈影响的性状相比，前者更容易被现存的外界环境所修饰或改变。即使如此，这并不意味着由1个或几个基因控制的性状就不会受到环境/表观遗传因素的影响。表型的变化取决于个体对环境因素的反应，该能力可能受控于该表型的相关基因，也可能由其他基因所调控。

环境因素在多因素遗传中起重要作用的一个例子就是龋病。龋病是由致龋饮食、致龋微生物菌落和易感牙齿三者相互作用导致的。这三个因素包括一些很复杂的生物成分，如唾液、牙菌斑、免疫反应、牙齿基质形成和结晶化。很显然，这些复杂成分受多种基因的调控。环境的改变，如适时的全身补充氟化物，可以在不改变个体基因组的情况下产生相当大的表型改变。读者可能会想到其他一些由于环境因素变化改变个体的患龋经历，而不改变其基因的例子。有些复杂/多因素遗传病倾向于发生在某些特定的家庭中，可能很大程度上受1个或多个易患病基因的影响，同时受其他基因和环境因素的协同作用。

与所谓的简单单基因性状（其特征已在前文中进行了总结）相比，复杂/多因素性状/疾病表现出以下特征：

1. 每个人都有特定的性状、畸形或疾病的易感性，这种易感性代表了遗传易感性和环境易感性的总和。

2. 多因素阈值模型是表达这些倾向的一种数学方法。对于多基因性状，模型用高斯曲线表示。对于多因素性状，必须增加一个阈值，以允许连续多基因模型用于描述非连续或离散性状。对于许多先天畸形，具有阈值的多因素模型适用于描述离散性状，如唇腭裂。这样的阈值意味着所有具有足够基因剂量和环境作用因素的人都将高于表达阈值并表现出唇裂，而具有较少基因剂量和环境作用等因素的人则不会表现出唇裂。这个想法的图形表示如图6.10所示。

3. 由于在表现出特定表型（如CLP）的群体中多基因的剂量不同，该性状的总体发生率在患者的近亲中会有所不同。例如，显性遗传性状的基因剂量为二分之一（50%）。假设几个多基因可能参与CLP，则这一数字至少下降10倍至约1%~5%。随机人群中的发病率甚至更低——约为1/1000。因此，家族中多因素复杂性状的基因剂量增加与受累个体的近亲中该性状的发病率增加有关。这种阈值系统的特点是允许大量处于显示该表型（CLP）风险中的人存在唇腭裂的倾向，但无临床表现。

19世纪末，Galton提出双生子研究可用于解决当时对先天与后天的激烈争论（遗传-环境/教养）。在20世纪，研究人类遗传和环境因素相对重要性的双生子法成为主流。其中很重要的一个原因是人类的很多性状都很复杂，而且环境因素对其还有修饰作用，用传统方法很难研究。双生子分为两类，一类是单卵双生（由一个卵子和一个精子结合），一类是异卵双生（两个卵子分别和两个精子结合）。很显然，单卵双胞胎其遗传背景几乎是一样的，而异卵双胞胎彼此之间的关系并不比任何两个非双胞胎兄弟姐妹之间的关系更密切[53]。因此，单卵双胞胎之间的差异主要是环境/表观遗传差异造成的，而异卵双胞胎之间的差异源于遗传和环境/表观遗传差异。

在进行双生子研究之前，必须区分两种类型的合子。如果双胞胎在所讨论的性状上是相同的（不考虑他们的合子是哪类），则记为一致。如果他们的特质不一样，则记为不一致。对于一组被评估的双胞胎，这种对内差异通常用百分数表示。例如，

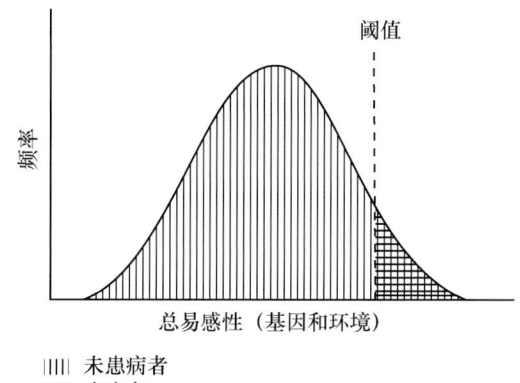

图 6.10 唇腭裂遗传的多因素模型

就唇腭裂来说，单卵双生子之间有33%的一致性，而异卵双生子之间的一致性只有5%。估计遗传率的概念来自于对双胞胎性状一致性的研究。

另外一种估计性状遗传率和评估表型与DNA多态性连锁关系的方法是同胞对分析。遗传率的计算是控制混杂因素后，用广义线性模型确定同胞内和同胞之间的差异。可利用DNA多态性标记来测试影响特定表型的基因连锁关系（接近性），这主要是通过观察两个兄弟姐妹之间表型的差异是否与他们从同一祖先继承的等位基因有关（血缘同源）来实现的。如果同胞对的两个成员从同一父母继承的等位基因标志物完全一样，则这个等位基因可以认为是血缘同源标志物。如果标志物与所讨论的对表型有贡献的基因连锁，则同胞的表型相似（数量性状）或相同（离散性状），他们就会享有更多血缘同源的等位基因。相反，同胞之间某性状的表型差别越大，则在控制该表型的基因附近，血缘同源的等位基因数目就越少[54]。此外，另外一种寻找DNA标志物的方法是连锁不平衡或关联分析。简单来讲，它指的是两个或多个基因位点上等位基因的非随机关联（即它们在基因组中一起传递）。研究发现DNA上有部分区域不会随着世代而发生变化，称为单倍型域。当控制某一疾病或者性状的基因位点位于单倍型域或者在该区域附近时，可以通过测试该区域内的单核苷酸多态性位点（single nucleotide polymorphism，SNP）来寻找和某疾病或性状相关的基因[55]。因为人群中的每个个体都含有单倍型域，所以这种方法和连锁分析不一样，可以在不相关的个体（患者和对照）中开展研究，而不是在相关个体中进行连锁分析。

然而，如果对照组的个体和患病个体的遗传背景不一样，结果就存在一定的偏倚。解决该问题的一种方法是使用定量传递不平衡检验（transmission disequilibrium test，TDT）。这种分析方法可以计算子代数量性状与所有受试家庭中所有子代该数量性状的平均值之间的差异，同时也考虑了等位基因从亲代向子代的传递[56]。因此，同胞对连锁分析需要两个或更多同胞兄弟姐妹，但定量TDT具备父母和一个（或更多）同胞兄弟姐妹即可。

如前所述，现在的趋势是通过全基因组测序或仅对受累和未受累的家族成员中编码蛋白质和调节RNA的基因组进行测序（全外显子组测序）来研究家族性性状[14]。随着基于生物数据库和临床洞察力的日益复杂的统计分析方法和生物信息学的发展，甚至可以在对个体的研究中就有重要的发现，而不需要在家庭背景下开展研究[57]。全外显子测序和大数据分析的应用将推动个性化（精准）医疗保健领域的发展[58]。

遗传因素对颅面部、口腔以及牙齿的影响

遗传学和龋病

很多研究表明，在饮食条件一致的情况下，龋病的易感性也存在差异[59]。这提示我们由于遗传背景不同，某些个体对特定致龋环境的敏感性高于其他人。这并不是说龋病是一个遗传疾病，而是说遗传因素可能会影响这一疾病在个体中的表现。

50多年前，龋齿作为一种非常普遍的疾病被介绍给牙科学生，人群中超过99%的人都患有龋病。虽然它仍然被认为是一种常见疾病，但随着全身及局部氟化物的使用，以及牙医组织坚持对饮食习惯和口腔卫生措施进行改善，龋病的流行程度在人群中尤其在儿童中有所降低。现在，口腔中没有龋齿的青春期前儿童并不少见。然而，口腔卫生习惯和氟化物的应用并不能完全解释个体之间患龋状态的差异。

最常用于讨论龋病病因学的龋病模型由三个基本的相互作用要素组成：微生物、饮食（可发酵的碳水化合物）和宿主因素（如牙齿解剖结构、唾液成分和免疫反应）。其中，正是最后一个因素——宿主因素——使得遗传对龋齿的发生有重大作用。

有些学者通过双生子研究和家系及群体研究探讨了遗传对龋病的影响。由于龋病是一个与年龄相关的疾病，而现有报道中不同研究人群的年龄差异较大，因此数据之间没有可比性。尽管如此，Klein和Palmer[60]以及Klein[61]进行的家庭观察研究是值得注意的。他们的研究结果表明，当双亲有相同的龋易感性时（无论其高低），孩子的患龋经历会与其双亲显著相似。然而，当父母双方的龋易感性并不相似时，孩子的易感性更倾向于类似母亲而非父亲。这一发现在女儿身上尤为明显。

由于龋病是一种可传播的感染性疾病，致龋

菌会传播给特定年龄的孩子，所以龋病的家族聚集性可能在一定程度上反映了家族环境接触情况。Li和Caufield[62]发现母亲是婴幼儿变形链球菌的主要来源，并且对女婴的传染率要大于男婴。另外，自怀孕起至产后24个月内，源自母亲的唾液微生物（变形链球菌和乳酸杆菌）侵袭不仅与孩子的口腔感染相关，更与其36月龄时的龋病发病率（一个或多个龋坏或因龋充填牙齿）有关[63]。一种遗传性状越常见，就越难阐释其遗传特征。已有多位学者尝试通过研究双胞胎来阐明龋齿形成机制。Book[64]通过选择无龋齿的20岁男性并比较其家庭成员的患龋经历来最大化家庭内患龋经历的差异。结果显示，无龋先证者的父母及兄弟姐妹的龋失补牙齿的比率显著低于对照组家庭。作者得出的结论是：所观察到的差异是遗传性的，并且可能是多基因遗传。

由Dahlberg和Dahlberg[65]、Mansbridge[66]、Horowitz等[67]、Caldwell和Finn[68]以及Bretz等[69]进行的双生子研究表明，遗传因素对龋易感性的个体差异起显著作用。尽管如此，大多数学者认为在多数个体中，龋病的遗传因素会被环境因素的作用所掩盖。尽管看起来遗传因素对特定口腔微生物的定植[70]，特别是变形链球菌的水平有显著作用[70]，但从临床上对双生子及家系的相关研究得出的结果以及遗传学研究来看，遗传对龋病的影响程度可能受到诸如口腔卫生习惯、饮食以及前文提到的致龋菌在家庭内的传播等各种混杂因素的影响。

对个体龋易感性差异的探索是以动物研究为基础的。Hunt等[71]采用近亲繁殖技术成功建立了抗龋与易患龋大鼠品系。尽管抗龋品系在口内接种致龋菌后受到挑战，但抗龋表型仍得以维持。这一研究首次证实了遗传对龋齿易感性的重要影响。

关于龋易感性遗传风险的综述发现，在特定人群中釉质发育异常与患龋风险增加之间存在关联，宿主免疫复合物基因与不同的致龋菌水平和釉质缺陷之间也存在关联[72]。关于釉丛蛋白（tuftelin，TUFT1）SNP基因型与变形链球菌水平之间的显著相互作用[73]，以及釉原蛋白（amelogenin，AMELX）基因变异与龋易感性显著相关的研究[74]进一步证实了上述结论。因此，个体的基因型可能影响致龋菌在口内的定植，而这进一步说明了龋病发展的复杂性。对有明确患龋经历的典型人群进行遗传学研究将有助于确定对龋病发病率影响最大的宿主因素[64]。

例如，针对3～12岁儿童乳牙列龋病的全基因组关联分析（genome wide association study，GWAS）提示有几个新基因与龋病相关：辅肌动蛋白α2（actinin alpha 2，ACTN2）、EDAR相关死亡结构域（EDAR-associated death domain，EDARADD）、EPH受体A7（EPH receptor A7，EPHA7）、乳过氧化物酶（lactoperoxidase，LPO）、含金属磷酸酯酶结构域2（metallophosphoesterase domain containing 2，MPPED2）、5-甲基四氢叶酸-同型半胱氨酸甲基转移酶（5-methyltetrahydro-folate-homocysteine methyltransferase，MTR）和锌金属肽酶STE24（zinc metallopeptidase STE24，ZMPSTE24）。后续研究证实了MPPED2和ACTN2基因对患龋风险的影响。尽管MPPED2在龋病中的作用至今尚不明确，但ACTN2在釉质形成过程中对组织成釉细胞的作用支持了其与患龋风险相关的假说[76]。釉蛋白（enamelin，ENAM）基因也被认为是龋齿易感性的一个相关因子[77]。通过GWAS发现不同基因可能影响恒牙列表面的龋病活性，提示BCL6辅阻遏物（BCL6 corepressor，BCOR）和抑制素亚单位βA（inhibin subunit beta A，INHBA）是窝沟龋相关的致病因子，而BCL6辅阻遏物样1（BCL6 corepressor like 1，BCORL1）、C-X-C基序趋化因子受体1（C-X-C motif chemokine receptor 1，CXCR1）和C-X-C基序趋化因子受体2（C-X-C motif chemokine receptor 2，CXCR2）是光滑面龋的相关因子[78]。目前正在开展进一步的研究以确定所涉及的基因，这些基因可能与唾液流量、菌斑形成和饮食偏好等有关。Bretz等[79]发现，遗传因素对龋齿和蔗糖甜味偏好的影响是独立的，尽管对甜食的偏好可能会影响患龋率。

有关遗传对龋齿影响的复杂性的更多例子，可以在龋齿和牙周病发病机制中宿主遗传因素的系统综述[80]，以及龋齿与牙周炎的全基因组分析中找到，后者结合了临床和自我报告的数据，确定了47个新的和条件独立的龋齿风险位点。有趣的是，后来进行的一项研究发现，有证据表明，导致龋齿的过程可能会对健康产生不良的下游影响[81]。

总而言之，在大部分个体中，遗传因素对人类龋齿易感性有显著影响，但程度不尽相同[82]。这种遗传因素的控制无疑十分复杂，并且包含相当多的环境因素影响。然而，一些个体的遗传易感性明显高于大多数人群。推测在这一性状极端变异的特殊类型中，其龋齿易感性可能最终能被确定是单基因或主基因性状，但目前的证据尚不足以说明这种遗传方式。

遗传学与牙周病

牙周疾病常被描述为伴潜在全身因素的局部炎症性疾病。从局部牙龈炎到伴有严重骨和牙齿缺失的广泛型牙周炎，可以看到疾病表现的连续性。这种复杂的疾病表现出炎症性和退行性病理特征。以前被认为是"慢性"或"侵袭性"的疾病形式，现在被称为具有分期和分级系统的牙周炎。分期（Ⅰ至Ⅳ期）在很大程度上取决于疾病的严重程度以及疾病管理的复杂性。分级提供了关于疾病生物学特征的补充信息，包括基于病史的疾病进展速度分析（A为缓慢，B为中等，C为快速），以及糖尿病和吸烟等调节因素的存在[83]。

Ciancio等在1969年对患有牙周病的双胞胎进行了一项精心设计的研究[84]。研究者使用评估牙龈炎症的Ramfjord指数，检查口腔四个象限中牙石形成、牙齿松动和牙齿缺失情况；共检查了7对单卵双胞胎和12对异卵双胞胎。他们的结论是，在这些双胞胎中，没有证据表明这些牙齿参数中的任何一个具有显著的遗传性。

相反，Michalowicz等[85]发表了的一项关于成年双胞胎（平均年龄40岁）的大型研究（63对单卵双胞胎，33对异卵双胞胎），使用Ramfjord指数作为诊断标准，对疾病遗传度指标进行了估算。作者认为在这些双胞胎中发现的牙周疾病有38%～82%可归因于遗传因素。

Kornman等[86]开展的调查研究了炎症介导基因的不同多态性与成年非吸烟者牙周病的相关性。结果表明，白细胞介素1α和1β（interleukin 1α and 1β，IL-1α和IL-1β）的基因型可能是危险因素之一。IL-1β的多态性为IL-1β+3953，原为IL-1β+3954（SNP标识符rs1143634）；IL-1α的多态性为IL-1α-889。40～60岁非吸烟者，如果其两个基因座上均携带"2"型等位基因（不论纯合还是杂合），则患重度牙周炎的风险为其中一个或两个基因座上携带"1"型等位基因纯合子的人的近19倍。而且在其他人群中[87]，虽然并非全部人群[87-90]，也能发现这种关联。然而，Greenstein和Hart[91]指出特定IL-1基因型与龈沟液中IL-1β水平之间的关系并不明确；并且根据Kornman等[86]的研究发现，通过重度慢性牙周炎的遗传易感性测试来预测哪些患者会在探诊时出血增加、发生牙周炎、有牙齿丧失或是否需要种植牙是不明确的。后来，IL-1基因型检查、是否存在糖尿病和有无吸烟史被提议作为预测牙齿缺失风险的因素，以指导预防性护理的时间安排[92]。然而，随后的研究对用这种方法预测患者临床治疗的有效性提出了质疑[93-94]。这一现象说明了遗传关联研究的复杂性，并对仅基于部分表型变异标志物开展遗传咨询的有效性提出了质疑[95-96]。

一项针对慢性牙周炎患者的全基因组检测提示有6个基因与牙周炎相关，包括与重度慢性牙周炎相关的Ninein（NIN）、神经肽Y（NPY）和Wnt家族成员5A（Wnt5a），以及与中度慢性牙周炎相关的天然细胞毒性触发受体2（NCR2）、黏附G蛋白偶联受体E1（最初命名为EMR1，后更名为ADGRE1）和染色体位置10p15。将吸烟数据与遗传分析相结合，使重度慢性牙周炎的遗传变异由18%增加至52%，证实了除遗传易感基因外，吸烟也是一个可能起作用的环境致病因素[97]。

在研究可诱发牙周病或以牙周病为其表现之一的罕见遗传病或综合征方面已经取得了进展。例如，白细胞黏附缺陷（leukocyte adhesion deficiency，LAD）Ⅰ型和Ⅱ型是白细胞黏附级联反应异常的AR疾病[98]。Ⅰ型LAD具有白细胞整合素受体的异常，这是由β2整合素链（β2 integrin chain，ITGβ2）基因突变引起的，导致黏附性和趋化性受损，从而导致严重感染和早发性牙周炎的易感性增加[99-100]。Ⅱ型LAD也是一种继发于溶质载体家族35成员C1（solute carrier family 35 member C1，SLC35C1）基因突变的AR疾病，该基因编码位于高尔基体中的GDP-岩藻糖跨膜转运蛋白（GDP-fucose transmembrane transporter，FUCT1）。感染发作和严重程度比在Ⅰ型LAD中观察到的要轻得多，唯一持续的临床症状是慢性重度牙周炎。该系统中的确切缺陷是缺乏唾液酸Lewis X（sialyl

Lewis x，SLeX）结构抗原，它是白细胞上选择素的重要配体。该缺陷导致白细胞滚动（黏附级联的第一步）的严重缺陷，从而使细胞趋化性显著降低，并伴有明显的中性粒细胞增多。除了白细胞缺陷外，这些患者还患有严重的生长和认知发育延迟，并表现出罕见的孟买血型[98]。

Ehlers-Danlos 综合征（Ehlers-Danlos syndrome，EDS）是一组结缔组织疾病，根据临床症状和遗传方式分为10种类型。除了持续的早发性牙周病外，EDS Ⅷ型患者还具有不同程度的皮肤过度伸展、胫骨前瘀斑、轻微瘀伤、轻度至中度的手指关节过度活动和"香烟纸"瘢痕。遗传方式是 AD 遗传。早发性牙周病也可在 EDS Ⅳ型（血管型）患者中发现。这些个体通常以Ⅲ型胶原异常为特征，伴有皮肤的过度伸展、淤血性胫骨前病变、易挫伤、香烟纸瘢痕、手指关节过度活动、扁平足，以及最值得关注的动脉和肠壁破裂。Ⅳ型个体与Ⅷ型个体一样，也具有 AD 遗传[101]。尽管这两种类型（Ⅳ型血管型和Ⅷ型牙周型）的表型有相当大的重叠[102]，但在血管型中发现了Ⅲ型胶原 α1 链（collagen type Ⅲ alpha 1 chain，COL3A1）基因的突变，这与Ⅲ型胶原异常的生化发现一致，而编码补体亚成分 C1R 和 C1S 的补体 C1r（C1R）和补体 C1s（C1S）基因中的突变已分别在牙周1型和牙周2型中发现[104]。

Chédiak-Higashi 综合征常与重度牙周炎有关[100]。这种罕见的 AR 遗传病的特征是眼皮肤色素减退、严重的免疫缺陷伴中性粒细胞减少和自然杀伤细胞缺乏、出血倾向以及神经系统异常。它由溶酶体运输调节因子（lysosomal trafficking regulator，CHS1/LYST）基因突变引起[105]。

Papillon-Lefèvre 综合征和 Haim-Munk 综合征是几种不同类型的掌跖角化病中的两种，与其他掌跖角化病的不同之处在于具有严重的早发性牙周炎，并伴有乳牙和恒牙过早脱落。此外，Haim-Munk 综合征的特征是蛛网状指、肢端骨质溶解和甲弯曲[106]。Hart 等[107] 已经证明，这两种 AR 综合征都是由于组织蛋白酶 C（cathepsin C，CTSC）基因的不同突变所致。此外，侵袭性牙周炎 -1 是由 CTSC 的纯合突变引起的[108-109]。

侵袭性牙周炎（Ⅲ期 C 级，进展迅速）

侵袭性牙周炎可能发生在乳牙列，在青春期发展，影响恒牙列（被称为青春期前牙周炎），其特征是牙槽骨的快速丧失。侵袭性牙周炎与低磷酸酯酶症一样，似乎是乳牙过早脱落的最常见原因，也可能导致恒牙脱落（图6.11）[101]。

侵袭性牙周炎有以下特点：

1. 早期发生牙槽骨破坏。骨丧失有两种类型：磨牙或切牙区牙槽骨受累最为严重的局限型牙周炎，以及可影响任意牙位的广泛型牙周炎。

2. 骨破坏迅速且为垂直型，并存在与牙周炎病损相关的特定微生物。

3. 有家族聚集性，特别是在磨牙和切牙型中。广泛型和局限型似乎体现了同一疾病的两个不同方面。局部侵袭性牙周炎表现为特征性的磨牙/切牙模式。

4. 非洲裔美国人的发病率增加。

因为在同一家族中可以发现几种被称为早发性牙周炎（侵袭性牙周炎）的形式，潜在的遗传病因的表达似乎有可能受到其他遗传和（或）环境因素的影响[110]。

为了评估由 Kornman 等[86] 发现的 IL-1α 和 IL-1β 多态性，Diehl 等[111] 在两个或两个以上成员患有早发性牙周炎的非洲裔美国人和高加索人家庭中进行了该多态性与成年非吸烟者牙周炎相关性的研究[86]。有趣的是，他们发现 IL-1 等位基因与早发性牙周炎的高风险相关，而这些等位基因先前被认为与成人严重牙周炎的低风险相关。由此得出结论："早发性牙周炎"是一种复杂的寡基因疾病（即涉及少数基因），IL-1 遗传变异对疾病风险具有重要但不唯一的影响。如前所述，侵袭性牙周炎 -1（OMIM 170650，www.omin.org）是由 Papillon-lefèvre 综合征和 Haim-Munk 综合征相关致病基因 CTSC 基因（染色体 11q14.2）突变引起的。而侵袭性牙周炎 -2（OMIM 608526，www.omim.org）的致病基因已被

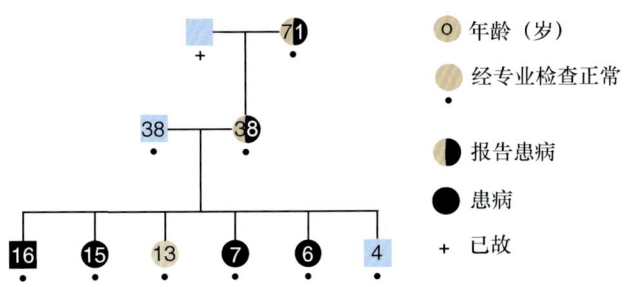

图 6.11 局部侵袭性牙周炎家系图

定位于不同的染色体位置（1q25）[107, 112-113]。GWAS发现位于染色体19q13.41的唾液酸结合Ig样凝集素5（sialic acid binding Ig like lectin 5，*SIGLEC5*）基因中的rs4284742 SNP与侵袭性牙周炎相关，并且可变拷贝数基因座防御素α1和α3（defensin alpha 1 and alpha 3，*DEFA1A3*）和*SIGLEC5*基因在合并的侵袭性牙周炎和慢性牙周炎数据中在全基因组水平上显著相关。这表明，尽管存在异质性，这两个临床名称之间可能有一些共同的遗传因素[114]。目前的研究并不支持将侵袭性牙周炎和慢性牙周炎作为两个独立的疾病来考量。然而，无论年龄如何，它们的临床表现在范围和严重程度方面的广泛差异表明，由于暴露和（或）易感性的差异，存在具有不同疾病轨迹的群体[83]。有趣的是，SIGLEC5可能对识别唾液酸形式的"自身"组织和抑制天然免疫系统的激活很重要[115]。有大数据集的报告支持*SIGLEC5*基因（rs12461706）与牙周炎/牙齿松动表型的关联[81]。

错𬌗畸形的遗传学

咬合研究涉及同一牙弓中牙齿之间的关系，以及牙齿咬合接触时上下牙弓间的关系。在正常𬌗的定义中包含了许多因素。一些最重要的口面部参数包括气道功能、软组织解剖和功能、上颌骨大小、下颌骨大小（下颌升支及体部）、牙弓形态、牙齿解剖形态（包括畸形）、牙齿发育不全以及牙齿扭转。这些重要元素必须全部包含在𬌗的定义中。

错𬌗畸形的定义可稍简单些。可以简单地说错𬌗畸形就是与正常𬌗明显偏离。然而，只有理解了定义中隐含的多个方面，这种描述才是有用的。正常𬌗与错𬌗是包含了许多因素间相互关系的动态概念，而其中相当多的因素都受遗传因素的影响。遗传对各种咬合性状的影响很少源于单个基因（即该基因对骨骼和牙齿的离散特征的简单遗传来说是必要条件）。错𬌗畸形通常是受潜在环境因素影响的多基因问题，也因此是复杂性状。虽然我们将着重讨论遗传因素，但应牢记环境因素可对错𬌗畸形，尤其是咬合的变化产生很大的甚至是主要的影响。有人指出，伴随工业化而来的饮食改变导致澳大利亚原住民错𬌗畸形快速增加，以此强调环境因素对咬合变化的影响，以及在其研究的环境和人群中表观遗传因素影响的变化[116-118]。同样，Kawala等[119]研究了双胞胎错𬌗畸形的一致性，结果显示双胞胎对内错𬌗畸形的分布取决于个体的性别，支持了环境因素的影响。

理论上，遗传因素成为错𬌗畸形的发病诱因或始动因素通常有两种方式[120]。其中一种方式是牙齿与颌骨大小比例失调的遗传，导致牙列拥挤或牙齿间隙问题。后牙和（或）前牙的Bolton差异定义为两个牙弓间单个牙齿大小的不协调。为了建立良好的覆𬌗、覆盖关系，上下颌牙齿的近远中径必须协调。如果某些牙齿的大小不成比例，则即使牙弓关系良好，也有可能出现拥挤、间隙问题和（或）对覆𬌗和（或）覆盖的影响。当然，先天缺牙以及常常伴发的过小牙也会造成错𬌗畸形。这在先天缺牙甚至多数牙齿先天缺失的患者中尤为明显，这种现象可能单独出现或作为综合征的一部分，如由*EDA*基因突变导致的少汗型外胚叶发育不全综合征。同一基因的其他突变可能导致非综合征型牙齿发育不全，在一例中国香港人的Ⅰ类错𬌗中，*EDA*基因及其受体基因*XEDAR*的突变与其超过5 mm的牙列拥挤相关[121]。除*EDA*与*XEDAR*外，其他还有多个与综合征型或非综合征型先天缺牙/多数牙先天缺失相关的基因，包括MSH同源框1（msh homeobox 1，*MSX1*）、配对框9（paired box 9，*PAX9*）、*AXIN2*、Wnt家族成员10A（Wnt family member 10A，*WNT10A*）和潜在转化生长因子β结合蛋白3（latent transforming growth factor beta binding protein 3，*LTBP3*）（见第3章），这些基因也可能与一般或特定牙齿的大小差异相关。

遗传因素成为错𬌗畸形的发病诱因或始动因素的另一种常见方式是上下颌骨位置、大小或形状的比例失调。要注意对骨形态的影响可能是继发于遗传效应的，包括对软骨、胶原、肌纤维、其他结缔组织成分以及生长因子的影响。例如，Yamaguchi等[122]进行了一项关于生长激素受体（growth hormone receptor，*GHR*）基因Pro561Thr（P56IT）突变对头颅侧位片头影测量结果影响的研究，结果发现在男女各50名的正常日本人中，相比于携带*GHR* P561T等位基因的个体，未携带*GHR* P56IT等位基因的个体下颌升支高度（髁突外点-下颌角点）显著增加。携带*GHR* P561T等位基因的个体的平均升支高度比未携带该等位基因者短4.65 mm。

这种 *GHR* P561T 等位基因与较短的下颌升支高度之间的显著相关性在另外 80 名女性中得到了验证。

安氏Ⅲ类错𬌗畸形的形态是异质性的，在不同的种族中有不同程度的发病率，并且不同面型可能作为一种复合因素导致这类错𬌗[123-124]。Ⅲ类错𬌗畸形总体来说受遗传因素的影响较大。据报道，其遗传模式可以是多基因的[125]，在利比亚样本中其遗传模式为常染色体显性遗传[126]，在巴西样本中为多因素不完全外显的常染色体显性遗传[127]。不同种族间发病率的差异，以及归类为Ⅲ类错𬌗畸形范畴的形态差异，可能反映了"不同"Ⅲ类错𬌗畸形所涉及的基因差异。遗传异质性影响了Ⅲ类错𬌗畸形亚型的分类，此观点得到了遗传连锁与关联研究的支持。研究者发现，在不同族群中，几个不同的基因或遗传标志物对Ⅲ类错𬌗畸形有重要意义，其中有些基因和遗传标志物在种族群体中似乎是不同的，而其他Ⅲ类错𬌗畸形的基因或遗传标志物在群体中可能是普遍存在的。直到最近，绝大多数Ⅲ类错𬌗畸形的遗传学研究都是在亚洲人群中进行的，涉及包括 1p35、1p36、4p16.1、6q25、12q13、14q24.3 和 19p13.2 在内的多个染色体区域[128-133]。哥伦比亚的一项Ⅲ类错𬌗畸形研究显示，在主要为上颌发育不足的Ⅲ类错𬌗畸形患者中，错𬌗与 1p22.1、3q26.2、11q22、12q13.13 和 12q23 有明显的基因关联[134]。另一项对哥伦比亚和巴西Ⅲ类错𬌗畸形家庭的研究发现，在主要为下颌前突，伴或不伴上颌发育不足的患者中，错𬌗与 7 号染色体相关联[135]。另一项遗传关联研究纳入美国的Ⅲ类错𬌗畸形患者，研究对象主要是高加索人种，与Ⅰ类/正𬌗对照个体进行了种族、年龄和性别的匹配，使用各种基因标志物以筛选候选基因。Ⅲ类错𬌗畸形与位于 12q24.11 的肌球蛋白 1H（myosin 1H，*MYO1H*）基因上游的标志物 rs10850110 有显著相关性（$P = 0.02$）[136]。

关于肌球蛋白基因表达、肌纤维类型差异及骨性错𬌗畸形的进一步研究支持了肌肉对骨形态的影响。对正颌手术后的骨性错𬌗畸形患者进行了咬肌基因表达评价，发现与安氏Ⅱ类错𬌗畸形患者相比，Ⅲ类错𬌗畸形患者中 *MYO1H* 和肌球蛋白 1C（myosin 1C，*MYO1C*）有表达增加的趋势。在正常𬌗与深覆𬌗个体中，*MYO1C* 表达与咬肌纤维类型百分比有显著相关性（$P < 0.05$）。*MYO1C* 与肌球蛋白重链（myosin heavy chain，*MHC*）基因表达也显著相关。然而，*MYO1H* 和 *MYO1C* 基因及其编码的蛋白质对Ⅲ类错𬌗畸形的影响机制还是未知的。髁突软骨发育过程中葡萄糖转运的改变可能是促进下颌前突的细胞学机制之一，并可能通过咬肌纤维类型百分比差异引起开𬌗与深覆𬌗等骨性错𬌗畸形的发生[137]。最近对一个爱沙尼亚家庭进行 DNA 序列分析，结果发现双重特异性磷酸酶 6（dual-specificity phosphatase 6，*DUSP6*）基因的一个罕见的杂合错义突变（c.545C > T；p.Ser182Phe；rs139318648）与骨性Ⅲ类错𬌗畸形相关。这个家庭中的患者以上颌发育不足的直面型为主要特征。这一罕见的基因突变与疾病是共分离的，是不完全外显的常染色体显性遗传。*DUSP6* 基因编码一种胞质内双重特异性磷酸酶，为 MAP 激酶 ERk1/2 的负调节分子。该蛋白参与骨骼发育早期发生的一些基本信号转导过程，并且可以通过成纤维细胞生长因子（fibroblast growth factor，FGF）/FGF 受体信号转导途径转录上调[138]。对错𬌗畸形中骨骼变异的进一步的遗传学研究正在产生关于错𬌗畸形矢状和垂直方向异常与强调面部生长复杂性的遗传标记的关联数据[139-140]。有许多有趣的发现，其中之一是 *FGFR2* 基因中的 SNPs 与Ⅱ类和Ⅲ类骨性错𬌗畸形的风险增加相关[139]，表明了这些 SNPs 通常可能会影响出现上下颌不协调的风险。Ⅲ类错𬌗畸形相关基因的列表进一步增多：成纤维细胞生长因子 23（fibroblast growth factor 23，*FGF23*）[141]、具有血小板应答蛋白 1 型基序 1 的 ADAM 金属肽酶（ADAM metallopeptidase with thrombospondin type 1 motif 1，*ADAMTS1*）[142]、ADAMTS 样 1（ADAMTS like 1，*ADAMTSL1*）[143]、Rho GTP 酶激活蛋白 21（Rho GTPase activating protein 21，*ARH-GAP21*）[144] 和斑萎蛋白 3（bestrophin 3，*BEST3*）[145]，后续还会有所增加。如果要开发这种发育变异相关的"基因芯片"以研究基因型-表型相关性和治疗效果，则有必要对与Ⅲ类错𬌗相关的遗传因素进行持续研究[146]。有关儿童和青少年Ⅲ类错𬌗治疗的综述以及Ⅲ类错𬌗的遗传学综述，请参见"骨性Ⅲ类患者个性化治疗的探索与现实"[146]。

除了按基因型分析头影测量数据，三维面部扫描的使用使得采用 GWAS 研究面部形态成为可能，从而发现一些有趣的基因与面部变异的关联，这些关联可能有助于未来对错𬌗畸形、面裂、不对称和其他发育障碍的临床和基础研究[147]。

前面提到的研究涉及颌骨/面部形态的差异。青春期生长速度的差异又是什么呢？当然，在使用不同的治疗方式（包括正畸、矫形生长矫正和手术）之前，提高评估青春期面部生长的方法的准确性将是非常有益的。青春期生长突增反应是由性激素，生长激素，胰岛素样生长因子（insulin-like growth factor，IGF-I），以及其他内分泌、旁分泌和自分泌因素联合介导的。小鼠的睾酮和雌二醇对男性和女性来源的软骨祖细胞增殖具有直接的、性别特异性的刺激活性。睾酮可以刺激小鼠器官培养的下颌髁突的发育及其软骨细胞层局部产生 IGF-I 和 IGF-I-R[148]。给予青春期延迟的男孩低剂量睾酮，不仅可以加快他们的身高生长率，还可以加快他们的颅面生长率[149]。雌激素是一组参与生长和发育的激素[150]。

芳香化酶［也称为雌激素合成酶，由细胞色素 P450 家族 19 亚家族 A 成员 1 基因（cytochrome P450 family 19 subfamily A member 1 gene，CYP19A1）编码］是生物合成雌激素中一种关键的细胞色素 P450 酶[151]。这种类固醇生成酶通过将睾酮与雄烯二酮分别转化为雌二醇与雌酮来催化雌激素生物合成的终末步骤[152]。由于芳香化酶在雄激素向雌激素转换中十分重要，所以 CYP19A1 基因的转录调节对体内睾酮与雌激素之比（T/E）很关键。一些研究表明，T/E 比率在与性别相关的面部特征的发育中扮演着重要的角色，比如颧骨、下颌骨、颏部的发育，眉峰的突出以及面下部的增长[153-154]。两组带有 CYP19A1 不同等位基因的高加索男性患者在接受治疗的过程中，颌骨矢状向生长的差异最大，上颌骨为每年 1.5 mm，下颌骨为每年 2.5 mm，女性中无显著性差异。有趣的是，在治疗初始，不同 CYP19A1 基因型的男性患者其表现没有显著性差异，这种差异仅表现在治疗过程中颈椎快速生长的阶段[155]。有趣的是在一项中国男性和女性的研究中也得出了同样的结果，强烈提示 CYP19A1 基因变异可能是面部矢状向生长的一个多种族标志物[156]。虽然，不同 CYP19A1 基因型个体的下颌骨与上颌骨的年平均矢状向生长量不同，但是作为众多复杂因素中的一个，其作用仅占一部分，因此其对生长发育的预测能力很有限[157]。King 等[158]认为评估

颅面结构遗传作用的研究都存在一种偏倚，因为研究多数涉及的是未经正畸治疗的个体，而诊断为严重错𬌗畸形的个体并没有纳入进来。他们发现，在咬合正常的人群中，头影测量变量的遗传度相对较高，而咬合变量的遗传度较低；与此相反，在错𬌗畸形人群中，颅面骨骼测量变量的遗传度较低，咬合变量的遗传度较高。这些发现表明，每个个体对特定环境因素的反应并不相同，虽然亲属之间更可能出现相似的反应。引用 King 等所说的话[158]就是：

> 我们认为，同胞间咬合性状的实际测量值相似反映了他们对环境因素相似的反应性。也就是说，如果面型和生长发育模式受遗传因素的影响，那么兄弟姐妹之间对环境因素（例如咬肌力减弱、慢性口呼吸）的反应也受到相似的影响。错𬌗可能是后天获得性的，然而对颅面型的基础遗传控制使得同胞间常常出现类似的生理反应，从而发育为相似的错𬌗畸形。

尽管我们对特定性状（例如缺失牙、咬合方式、牙齿形态，甚至是下颌前突畸形）的遗传影响因素已经有所了解，但也有例外情况；仅仅通过研究父母或兄弟姐妹中错𬌗畸形的发生频率，我们并不能获得足够的信息以精确预测个体的咬合发育情况。不可否认，这种家族表型的相似性常常是很明显的，但是由于遗传与环境因素的多样性及其之间的相互作用有很多都是未知且难以评估的，所以对生长发育的预测必须谨慎。

目前关于遗传和环境因素影响错𬌗畸形发展的研究结果只代表所研究的样本，而不一定代表任何个体。此外，对于特定的性状，遗传因素对有效外界干预（治疗）的影响非常小。即便如此，影响性状的遗传因素仍然可以通过影响机体对外界干预的反应来改变性状，或者其他基因可能也参与了这种反应。因此，即使是在遗传作用很强的错𬌗畸形个体，通过改变环境因素以获得正常咬合的可能性在理论上也是存在的。然而，遗传因素与环境因素如何相互作用还需考虑临床实际情况，这就解释了为什么环境因素（治疗）干预对有些依从性高的个体有效，而对有些个体无效[159]。

个体对治疗的反应受多种因素的影响。有些患者表现出与基因多态性相关的异常生长方式、治疗结果或药物反应。对总体治疗反应的分析需要整合

所有相关信息进行信息学的系统分析。需定量研究遗传因素对治疗效果的影响，从而有效地应用于每个患者。回顾性研究的结论必须由前瞻性试验加以验证，以评估其临床实际应用价值。遗传学研究为临床实践提供进一步的理论基础。只有这样，我们才能真正理解先天（遗传因素）和后天（环境因素，包括治疗）因素是如何共同影响患者的治疗的[2]。

根尖外吸收的遗传学

对牙根吸收的基本描述是基于吸收发生的解剖部位的，根据不同的发生部位分为牙根内吸收和牙根外吸收［颈部根吸收和根尖外吸收（external apical root resorption，EARR）］。根尖区牙根外吸收是一种常见的与正畸治疗相关的医源性并发症，但在未接受正畸治疗的患者中也会发生[160-161]。尽管大部分正畸患者都会发生上颌中切牙根尖区牙根外吸收，而且超过1/3的人发生 > 3 mm 的吸收，但严重的根尖外吸收（> 5 mm）的发生率仅为 2%～5%[162-163]。

目前尚无可靠的指标可以预测患者是否会发生根尖外吸收，以及正畸牙齿移动后根尖外吸收发生的程度[164]，但牙根的形态似与根尖外吸收有一定的相关性，且根尖外吸收的最佳检查方法是根尖片而非曲面体层片[165]。虽然治疗持续的时间是一个因素，但即使与其他一些重要的颌面结构测量（如覆盖）结合在一起，也不足以充分揭示观察到的变异性，不能成为 EARR 的预测指标[163]。

尽管正畸牙齿移动或生物力学因素在致 EARR 的总变异中约占 1/10～1/3[166-168]，但 Owman-Moll 等[169]的研究显示，在定义与正畸力相关的组织学牙根吸收的易感性时，个体差异大过了力的大小和类型的影响。个体间组织学牙根吸收的范围和深度存在相当大的个体差异，这些差异与牙齿移动的幅度无关[170]。

正畸治疗所致根尖外吸收的程度和严重性与多种因素相关，包括宿主遗传因素和环境因素[171]，遗传因素所致变异至少占50%，而且约2/3的变异见于上颌中切牙 EARR[172-173]。此外，对不同近交系小鼠的基因研究表明，有多个基因均与组织学牙根吸收相关[174-175]。

在敲除 IL-1β 细胞因子[176-177]和敲除 P2rx7 受体基因（P2rx7 受体缺失会造成 IL-1β 的缺失）的小鼠模型[178-179]中，正畸引起的组织学牙根吸收的发生率增加，说明 IL-1β 在牙根吸收方面发挥作用。在这些小鼠模型中，野生型（正常）和基因敲除小鼠的组织学牙根吸收基线水平无差异。由于正畸加力，野生型（正常）小鼠组织学上的牙根吸收显著增加。但是，加同样的正畸力后，与正常小鼠相比，两组基因敲除小鼠的组织学牙根吸收显著增加（$P < 0.02$）。因此，基因型与环境因素（正畸力）之间在组织学牙根吸收方面有显著的交互作用。

至少有7项临床研究分析了 IL-1β 基因中＋3953/4（G/A）SNP rs1143634 DNA 标志物的变异是否与正畸治疗中的 EARR 相关。3项来自美国（高加索人）[180]、巴西[181]和西班牙[182]的队列研究表明两者显著相关，而其他4项来自日本[183]、德国[184]、葡萄牙[185]及捷克共和国[186]的队列研究显示两者并无显著性关联。此外，一份 meta 分析提到 IL-1β ＋3953/4 基因多态性与正畸治疗相关的 EARR 并没有发表偏倚或相关关系。还有人对其他基因的 DNA 标志物也进行了研究，有些找到了两者的相关性，有些则没有[1]。大多数研究只涉及1个或可能是2个基因标志物，有时临床因素（例如治疗疗程长短、前磨牙的拔除）也纳入到分析当中。因为在研究一开始我们就知道正畸治疗过程中根尖外吸收的发生是一个复杂的情况，所以未来我们倾向于研究更多患者的尽可能多的基因和治疗因素，从而对该现象有更深刻的理解。

唇腭裂的遗传学

双生子唇腭裂基因型的相关研究显示，单卵双生子有35%的基因一致性，而异卵双生子的基因一致性低于5%[188]。根据从家系和双生子两种渠道收集到的信息，确立了唇腭裂的遗传基础。虽然有许多深入的调查研究，但目前仍未发现唇腭裂的单一遗传方式。因此，形成了一系列有关唇腭裂遗传方式的假说，包括显性、隐性和性连锁遗传，并最终形成了可能存在不同于此的遗传模式的假说，如不完全外显和不同基因的表达[189]。唇腭裂遗传基础的问题一直未得以解决主要有三个原因：①一些唇腭裂并非来自遗传，不应纳入到遗传分析中

（这些病例不易识别且很难证实）；②有较高遗传易感性并生出唇腭裂孩子的个体常被遗漏，这是因为他们本身不是唇腭裂患者，所以不能确诊（后者可能是因为调控唇腭裂的基因有不完全外显）[190]；③唇腭裂虽然有时以一种相对简单的形式出现，但无疑这是一类有许多混杂病因的复杂疾病，是一组相似的临床疾病（都表现为裂）。

根据病因学的不同，唇腭裂分为两种：唇裂伴或不伴腭裂[cleft lip either with or without cleft palate，CL（P）]和单纯腭裂（cleft palate only，CPO）。这两种类型既可发生在家族中的单一个体，也可在家族中多个个体中表现。前者称为散发型，后者称为家族型或多发型。一些学者认为家族型即使没有具体的综合征表现，也常有除口裂外其他的伴随症状。应该明确，不伴有唇裂的CPO与作为CL（P）部分症状之一的腭裂是不同的。两者的胚胎学基础和发育时间不同，与CL（P）相比，CPO更常为某种综合征的一部分。CPO较少见，在高加索人（白人）新生儿中患病率约为1/（1500～2000），而CL（P）更多见，患病率为（1～2）/1000。CPO的患病率在不同种族间无明显不同；然而CL（P）在不同种族间有相当大的差异，亚洲人与印第安人患病率最高，非洲人群的患病率最低。两者同样有性别差异，CL（P）多见于男性，CPO多见于女性。除了少数综合征如van der Woude综合征外，在个别家族成员患一种类型唇腭裂的家族中，另一种类型唇腭裂的发生率低于普通人群。

进行唇腭裂研究时，至少要将人群分为6组：3个CL（P）亚组，3个CPO亚组。每种类型的3个组分别为散发型、家族型和综合征型。约30%的CL（P）患者和50%的CPO患者罹患400多种综合征中的一种[191]。

如前所述，很微小的面部改变更有可能是精确定位唇腭裂基因型所需的最佳相关表型。这一观点的部分是由于某些面型比其他面型更易发生唇腭裂[192-193]，上唇肌肉组织上皮下缺损是口腔唇腭裂表型谱的一部分，代表了一种隐匿、异常的亚临床表现[194]。虽然这种方法看似能准确地找出导致唇腭裂的基因型，但头面部解剖结构生长发育的相关研究仍然需要进行。

已发表的非综合征型唇腭裂的数据来自于世界各地（日本、中国、夏威夷、丹麦、瑞典、英国、北美）。这些研究说明CL（P）与CPO都为异质性疾病；也就是说，CL（P）与CPO是由多种因素引起的单一表型。下面总结一下被普遍接受的CL（P）与CPO的遗传基础：单一且非综合征型CL（P）和CPO或散发型唇腭裂是多基因遗传和环境因素之间复杂的相互作用的结果。因此，它们的病因实际来讲是多因素的，并且这些因素相互作用，从而使亲属中产生唇腭裂表型的机会非常小，可能少于1%。

另一种非综合征型唇腭裂在同一个家族中有多例患者。这些病例称为家族型（或多发型），且研究者认为他们是"真正的"遗传病例。家族型CL（P）和CPO似乎最有可能是由单个主基因引起的，但不能排除多种复杂因素的影响。因此，结论是多种环境因素与单个主基因在分散型和家族型CL（P）及CPO中都发挥着重要作用。（关于口面裂疾病的遗传和其他因素的概述，读者可参阅Leslie和Marazita的研究论文[195]。）

可以减少神经管发育缺陷（如脊柱裂）和口面裂发生的一种相关环境因素（饮食因素）是母体摄入叶酸（目前为产前补充维生素的常见成分）。维生素和其他膳食补充剂必须至少在围孕期就要摄入，这样才能达到效果，原因是神经管闭合与唇、腭的形成均发生在胚胎发育早期。由于公共卫生的重要性以及在女性意识到自己怀孕前的关键时期的需要，美国自1998年1月1日起强制要求在谷物中添加叶酸以减少神经管缺陷的发生，事实证明是有效的。这也在一定程度上减少了口面裂的发生。然而有意思的是，叶酸并不能降低吸烟孕妇胎儿口面裂的发生率[196]。

虽然已知CL（P）的一些遗传和环境危险因素，然而许多非综合征型唇腭裂与这些因素并无关联。此外，缺乏对CL（P）与CPO患儿的长期随访信息。为解决这些问题，美国疾病预防控制中心（Centers for Disease Control and Prevention）下属的国家出生缺陷与发育残疾中心（National Center on Birth Defects and Developmental Disabilities）召开了题为"口面裂优先研究议程"的研讨会。来自流行病学、公共卫生学、遗传学、心理学、语音病理学、口腔医学、卫生经济学等领域的专家出席了研讨会，共同回顾了口面裂的知识体系，确定了需要公共卫生领域进一步研究的知识空白，并以这些空白为基础制定了公共卫生优先研究议程。会议报告对于读者来说是一份很好的关于口面裂研究现状及未来研究重点的总结[197]。

参考文献

1. Hartsfield Jr JK, Morford LA: In Graber LW, Vanarsdall Robert LL. Katherine W, editors: *Orthodontics : Current Principles and Techniques*, Elsevier Mosby, 2016. (Vig) Ch. 2.
2. Hartsfield J, James K: In *Sem Orthod*, 14. Elsevier), 2008, pp 166–171.
3. Venter JC, Adams MD, Myers EW, et al.: The sequence of the human genome, *Science* 291(5507):1304–1351, 2001.
4. Lander ES, Linton LM, Birren B, et al.: Initial sequencing and analysis of the human genome, *Nature* 409(6822):860–921, 2001.
5. Collins FS, Morgan M, Patrinos A: The human genome project: lessons from large-scale biology, *Science* 300(5617):286–290, 2003.
6. Baltimore D: Our genome unveiled, *Nature* 409(6822):814–816, 2001.
7. NIH: *Department of Health & Human Services, Lister Hill National Center for Biomedical Communications*, U.S. National Library of Medicine, National Institutes of Health, 2019. https://ghr.nlm.nih.gov.
8. Mullis K, et al.: In *Cold Spring Harb Symp Quant Biol*, 51. Cold Spring Harbor Laboratory Press, 1986, pp 263–273.
9. Genome International Sequencing Consortium: Initial sequencing and analysis of the human genome, *Nature* 409(6822):860–921, 2001.
10. Pemberton TJ, Gee J, Patel PI: Gene discovery for dental anomalies, *J Am Dent Assoc* 137(6):743–752, 2006.
11. Chakravarti A: Single nucleotide polymorphisms:... to a future of genetic medicine, *Nature* 409(6822):822–823, 2001.
12. Shastry BS: SNPs: impact on gene function and phenotype, *Methods Mol Biol* 578:3–22, 2009.
13. Morozova O, Marra MA: Applications of next-generation sequencing technologies in functional genomics, *Genomics* 92(5):255–264, 2008.
14. Bamshad MJ, Ng SB, Bigham AW, et al.: Exome sequencing as a tool for mendelian disease gene discovery, *Nat Rev Genet* 12(11):745–755, 2011.
15. Kilpinen H, Barrett JC: How next-generation sequencing is transforming complex disease genetics, *Trends Genet* 29(1):23–30, 2013.
16. Adams DR, Eng CM: Next-generation sequencing to diagnose suspected genetic disorders, *New Eng J Med* 379(14):1353–1362, 2018.
17. Everett E, Hartsfield Jr J: In Davidovitch Z, Mah J, editors: *Biological Mechanisms of Tooth Movement and Craniofacial Adaptation*, Harvard Society for the Advancement of Orthodontics, 2000, pp 287–298.
18. Cobourne MT: Construction for the modern head: current concepts in craniofacial development, *J Orthod* 27(4):307–314, 2000.
19. Lejeune JT, Turpin R, Gautier M: Le mongolisme, premier exemple d'aberration autosomique humaine, *Ann Genet* 1(4):1–49, 1959.
20. Wang H, Dong Z, Zhang R, et al.: Low-pass genome sequencing versus chromosomal microarray analysis: implementation in prenatal diagnosis, *Genet Med* 22(3):500–510, 2020.
21. Slavotinek AM: Novel microdeletion syndromes detected by chromosome microarrays, *Hum Genet* 124(1):1–17, 2008.
22. Vissers LE, de Vries BB, Osoegawa K, et al.: Array-based comparative genomic hybridization for the genomewide detection of submicroscopic chromosomal abnormalities, *Am J Hum Genet* 73(6):1261–1270, 2003.
23. Manning M, Hudgins L: Array-based technology and recommendations for utilization in medical genetics practice for detection of chromosomal abnormalities, *Genet Med* 12(11):742–745, 2010.
24. Henderson LB, Applegate CD, Wohler E, et al.: The impact of chromosomal microarray on clinical management: a retrospective analysis, *Genet Med* 16(9):657–664, 2014.
25. Harris EF: In *Sem Orthod*, 14. Elsevier), 2008, pp 125–134.
26. LaBuda MC, Gottesman II, Pauls DL: Usefulness of twin studies for exploring the etiology of childhood and adolescent psychiatric disorders, *Am J Med Genet* 48(1):47–59, 1993, https://doi.org/10.1002/ajmg.1320480111.
27. Abass SK, Hartsfield Jr JK: Investigation of genetic factors affecting complex traits using external apical root resorption as a model, *Sem Orthod* 14(2):115–124, 2008.
28. Tucker A, Sharpe P: The cutting-edge of mammalian development: how the embryo makes teeth, *Nat Rev Genet* 5(7):499–508, 2004.
29. Croissant R, Guenther H, Slavkin H: In *Extracellular Matrix Influences on Gene Expression*, Elsevier, 1975, pp 515–521.
30. Sharpe PT: Neural crest and tooth morphogenesis, *Adv Dent Res* 15(1):4–7, 2001.
31. Witkop C, Sauk J: In Stewart RE, Prescott GH, editors: *Oral Facial Genetics*, Mosby, 1976, pp 151–226.
32. Dean JA, Hartsfield Jr JK, Wright JT, et al.: Dentin dysplasia, type II linkage to chromosome 4q, *J Craniofac Genet Develop Biol* 17(4):172–177, 1997.
33. Schultze C, Lenz FR: Ueber Zahnschmelzhypoplasi von unvollstandig dominatem geschlechtsgebunden Egrgang, *Z Mensch Vererb Kons* 31:104–114, 1952.
34. Escobar VH, Goldblatt LI, Bixler D: A clinical, genetic, and ultrastructural study of snow-capped teeth: amelogenesis imperfecta, hypomaturation type, *Oral Surg Oral Med Oral Path* 52(6):607–614, 1981.
35. Hartsfield JK: In *Integrated Clinical Orthodontics*, 2012, pp 109–131.
36. Jaureguiberry G, De la Dure-Molla M, Parry D, et al.: Nephrocalcinosis (enamel renal syndrome) caused by autosomal recessive FAM20A mutations, *Nephron Physiol* 122(1–2):1–6, 2012, https://doi.org/10.1159/000349989.
37. Martelli-Júnior H, Neto PE, Aquino SN, et al.: Amelogenesis imperfecta and nephrocalcinosis syndrome: a case report and review of the literature, *Nephron Physiol* 118(3):p62–p65, 2011.
38. Wang SK, Aref P, Hu Y, et al.: FAM20A mutations can cause enamel-renal syndrome (ERS), *PLoS Genet* 9(2), 2013. e1003302.
39. Hirji N, Bradley PD, Li S, et al.: Jalili syndrome: cross-sectional and longitudinal features of seven patients with cone-rod dystrophy and amelogenesis imperfecta, *Am J Ophthalmol* 188:123–130, 2018.
40. Jalili IK: Cone-rod dystrophy and amelogenesis imperfecta (Jalili syndrome): phenotypes and environs, *Eye* 24(11):1659–1668, 2010.
41. Cooper DN, Krawczak M, Polychronakos C, et al.: Where genotype is not predictive of phenotype: towards an understanding of the molecular basis of reduced penetrance in human inherited disease, *Hum Genet* 132(10):1077–1130, 2013.
42. Zhang X, Zhao J, Li C, et al.: DSPP mutation in dentinogenesis imperfecta Shields type II, *Nat Genet* 27(2):151–152, 2001.
43. Janku P, Robinow M, Kelly T, et al.: The van der Woude syndrome in a large kindred: variability, penetrance, genetic risks, *Am J Med Genet* 5(2):117–123, 1980.
44. Shapiro JR: In Shapiro Jay R, Byers Peter H, Glorieux Francis H, Sponseller Paul D, editors: *Osteogenesis Imperfecta: a Translational Approach to Brittle Bone Disease*, Academic Press, is an imprint of Elsevier, 2014, pp 15–22.
45. Johnson D, Wilkie AO: Craniosynostosis, *Eur J Hum Genet* 19(4):369–376, 2011.
46. Mulvihill JJ: Craniofacial syndromes: no such thing as a single gene disease, *Nat Genet* 9(2):101, 1995.
47. Park WJ, Bellus GA, Jabs EW: Mutations in fibroblast growth factor receptors: phenotypic consequences during eukaryotic development, *Am J Hum Genet* 57(4):748, 1995.
48. Escobar V, Bixler D: On the classification of the acrocephalosyndactyly syndromes, *Clin Genet* 12(3):169–178, 1977.
49. Everett ET, Britto DA, Ward RE, et al.: A novel FGFR2 gene mutation in Crouzon syndrome associated with apparent nonpenetrance, *Cleft Palate-Cran J* 36(6):533–541, 1999.
50. Rosenberg RN, Stüve O, Eagar T: 200 years after Darwin, *Arch Neurol* 66(2):153–155, 2009, 200.
51. Fraga MF, Ballestar E, Paz MF, et al.: Epigenetic differences arise during the lifetime of monozygotic twins, *P Natl Acad Sci* 102(30):10604–11060, 2005.
52. Feinberg AP: Epigenetics at the epicenter of modern medicine, *J Am Med Assoc* 299(11):1345–1350, 2008.
53. Smith SM, Penrose LS: Monozygotic and dizygotic twin diagnosis, *Ann Hum Genet* 19(4):273–289, 1955.
54. Kruglyak L, Lander ES: Complete multipoint sib-pair analysis of qualitative and quantitative traits, *Am J Hum Genet* 57(2):439, 1995.
55. Slatkin M: Linkage disequilibrium—understanding the evolutionary past and mapping the medical future, *Nat Rev Genet* 9(6):477–485, 2008.
56. Abecasis GR, Cardon LR, Cookson WO: A general test of association for quantitative traits in nuclear families, *Am J Hum Genet* 66(1):279–292, 2000.
57. Bruel AL, Nambot S, Quéré V, et al.: Increased diagnostic and new genes identification outcome using research reanalysis of singleton exome sequencing, *Eur J Hum Genet* 27(10):1519–1531, 2019.
58. Suwinski P, Ong C, Ling MH, et al.: Advancing personalized medicine through the application of whole exome sequencing and big data analytics, *Front Genet* 10:49, 2019.
59. Gustafsson BE, Quensel CE, Lanke LS, et al.: The effect of different levels of carbohydrate intake on caries activity in 436 individuals observed for five years, *Acta Odontol Scand* 11(3–4):232–364, 1953.
60. Klein H, Palmer CE, Knutson JW: Studies on dental caries: v. Familial resemblance in the caries experience of siblings, *Public Health Rep* 1353–1364, 1938.
61. Klein H: The family and dental disease. IV: Dental disease (DMF)

experience in parents and offspring, *J Am Dent Assoc* 33(11):735–743, 1946.
62. Li Y, Caufield P: The fidelity of initial acquisition of mutans streptococci by infants from their mothers, *J Dent Res* 74(2):681–685, 1995.
63. Chaffee BW, Gansky SA, Weintraub JA, et al.: Maternal oral bacterial levels predict early childhood caries development, *J Dent Res* 93(3):238–244, 2014.
64. Book JA: Clinical and genetical studies of dental caries. II. Parents and sibs of adult highly resistant (caries-free) propositi, *Odontol Rev* 4:1–53, 1953.
65. Dahlberg G, Dahlberg B: Uber karies und andere zahnveranderungen bei zwillingen, *Uppsala LakforForh* 47:395–416, 1942.
66. Mansbridge JN: Heredity and dental caries, *J Dent Res* 38(2):337–347, 1959.
67. Horowitz SL, Osborne RH, DeGeorge FV: Caries experience in twins, *Science* 128:300–301, 1958.
68. Caldwell RC, Finn SB: Comparisons of the caries experience between identical and fraternal twins and unrelated children, *J Dent Res* 39:693–694, 1960.
69. Bretz WA, Corby PM, Hart TC, et al.: Dental caries and microbial acid production in twins, *Caries Res* 39(3):168–172, 2005.
70. Corby PM, Bretz WA, Hart TC, et al.: Heritability of oral microbial species in caries-active and caries-free twins, *Twin Res Hum Genet* 10(6):821–828, 2007.
71. Hunt HR, Hoppert CA, Rosen S: In Sognnaes Reidar F, editor: *Advances in experimental caries research*, American Association for the Advancement of Science, 1955.
72. Shuler CF: Inherited risks for susceptibility to dental caries, *J Dent Educ* 65(10):1038–1045, 2001.
73. Slayton RL, Cooper ME, Marazita ML: Tuftelin, mutans streptococci, and dental caries susceptibility, *J Dent Res* 84(8):711–714, 2005.
74. Deeley K, Letra A, Rose EK, et al.: Possible association of amelogenin to high caries experience in a Guatemalan-Mayan population, *Caries Res* 42(1):8–13, 2008.
75. Shaffer JR, Wang X, Feingold E, et al.: Genome-wide association scan for childhood caries implicates novel genes, *J Dent Res* 90(12):1457–1462, 2011.
76. Stanley BO, Feingold E, Cooper M, et al.: Genetic association of MPPED2 and ACTN2 with dental caries, *J Dent Res* 93(7):626–632, 2014.
77. Chaussain C, Bouazza N, Gasse B, et al.: Dental caries and enamelin haplotype, *J Dent Res* 93(4):360–365, 2014.
78. Zeng Z, Shaffer JR, Wang X, et al.: Genome-wide association studies of pit-and-fissure-and smooth-surface caries in permanent dentition, *J Dent Res* 92(5):432–437, 2013.
79. Bretz WA, Corby PM, Melo MR, et al.: Heritability estimates for dental caries and sucrose sweetness preference, *Arch Oral Biol* 51(12):1156–1160, 2006.
80. Nibali L, Di Iorio A, Tu YK, et al.: Host genetics role in the pathogenesis of periodontal disease and caries, *J Clin Periodontol* 44:S52–S78, 2017.
81. Shungin D, Haworth S, Divaris K, et al.: Genome-wide analysis of dental caries and periodontitis combining clinical and self-reported data, *Nat Commun* 10(1):1–13, 2019.
82. Dawson DV: Genetic factors appear to contribute substantially to dental caries susceptibility, and may also independently mediate sucrose sweetness preference, *J Evid Based Dent Pract* 8(1):37–39, 2008.
83. Papapanou PN, Sanz M, Buduneli N, et al.: Periodontitis: Consensus report of workgroup 2 of the 2017 World Workshop on the Classification of Periodontal and Peri-Implant Diseases and Conditions, *J Periodontol* 89:S173–S182, 2018.
84. Ciancio SG, Hazen SP, Cunat JJ: Periodontal observations in twins, *J Periodontal Res* 4(1):42–45, 1969.
85. Michalowicz BS, Aeppli D, Virag JG, et al.: Periodontal findings in adult twins, *J Periodontol* 62(5):293–299, 1991.
86. Kornman KS, Crane A, Wang HY, et al.: The interleukin–1 genotype as a severity factor in adult periodontal disease, *J Clin Periodontol* 24(1):72–77, 1997.
87. Wagner J, Kaminski WE, Aslanidis C, et al.: Prevalence of OPG and IL–1 gene polymorphisms in chronic periodontitis, *J Clin Periodontol* 34(10):823–827, 2007.
88. Fiebig A, Jepsen S, Loos BG, et al.: Polymorphisms in the interleukin-1 (IL1) gene cluster are not associated with aggressive periodontitis in a large Caucasian population, *Genomics* 92(5):309–315, 2008.
89. Nikolopoulos GK, Dimou NL, Hamodrakas SJ, et al.: Cytokine gene polymorphisms in periodontal disease: a meta-analysis of 53 studies including 4178 cases and 4590 controls, *J Clin Periodontol* 35(9):754–767, 2008.
90. Sakellari D, Katsares V, Georgiadou M, et al.: No correlation of five gene polymorphisms with periodontal conditions in a Greek population, *J Clin Periodontol* 33(11):765–770, 2006.
91. Greenstein G, Hart TC: Clinical utility of a genetic susceptibility test for severe chronic periodontitis: a critical evaluation, *J Am Dent Assoc* 133(4):452–459, 2002.
92. Giannobile WV, Braun TM, Caplis AK, et al.: Patient stratification for preventive care in dentistry, *J Dent Res* 92(8):694–701, 2013.
93. Diehl SR, Kuo F, Hart TC: Interleukin 1 genetic tests provide no support for reduction of preventive dental care, *J Am Dent Assoc* 146(3):164–173, 2015.
94. Ioannidis JP: Preventing tooth loss with biannual dental visits and genetic testing: does it work? *J Am Dent Assoc* 146(3):141–143, 2015.
95. Kinane D, Hart T: Genes and gene polymorphisms associated with periodontal disease, *Crit Rev Oral Biol Med* 14(6):430–449, 2003.
96. Kinane DF, Shiba H, Hart TC: The genetic basis of periodontitis, *Periodontol* 39(1):91–117, 2005. 2000.
97. Divaris K, Monda KL, North KE, et al.: Exploring the genetic basis of chronic periodontitis: a genome-wide association study, *Hum Mol Genet* 22(11):2312–2324, 2013.
98. Etzioni A, Tonetti M: Leukocyte adhesion deficiency II–from A to almost Z, *Immunol Rev* 178(1):138–147, 2000.
99. Arnaout MA, Dana N, Gupta SK, et al.: Point mutations impairing cell surface expression of the common beta subunit (CD18) in a patient with leukocyte adhesion molecule (Leu-CAM) deficiency, *J Clin Inv* 85(3):977–981, 1990.
100. Meyle J, Gonzales JR: Influences of systemic diseases on periodontitis in children and adolescents, *Periodontol* 26(1):92–112, 2001. 2000.
101. Hartsfield Jr JK: Premature exfoliation of teeth in childhood and adolescence, *Adv Pediatr* 41:453, 1994.
102. Hartsfield Jr JK, Kousseff BG: Phenotypic overlap of Ehlers-Danlos syndrome types IV and VIII, *Am J Med Genet* 37(4):465–470, 1990.
103. Superti-Furga A, Gugler E, Gitzelmann R, et al.: Ehlers-Danlos syndrome type IV: a multi-exon deletion in one of the two COL3A1 alleles affecting structure, stability, and processing of type III procollagen, *J Biol Chem* 263(13):6226–6232, 1988.
104. Kapferer-Seebacher I, Pepin M, Werner R, et al.: Periodontal Ehlers-Danlos syndrome is caused by mutations in C1R and C1S, which encode subcomponents C1r and C1s of complement, *Am J Hum Genet* 99(5):1005–1014, 2016.
105. Nagle DL, Karim MA, Woolf EA, et al.: Identification and mutation analysis of the complete gene for Chediak–Higashi syndrome, *Nat Genet* 14(3):307–311, 1996.
106. Hart TC, Stabholz A, Meyle J, et al.: Genetic studies of syndromes with severe periodontitis and palmoplantar hyperkeratosis, *J Periodontal Res* 32(1):81–89, 1997.
107. Hart TC, Hart PS, Michalec MD, et al.: Haim-Munk syndrome and Papillon-Lefevre syndrome are allelic mutations in cathepsin C, *J Med Genet* 37(2):88–94, 2000.
108. Noack B, Görgens H, Lorenz K, et al.: Cathepsin C gene variants in aggressive periodontitis, *J Dent Res* 87(10):958–963, 2008.
109. Hart TC, Hart PS, Michalec MD, et al.: Localisation of a gene for prepubertal periodontitis to chromosome 11q14 and identification of a cathepsin C gene mutation, *J Med Genet* 37(2):95–101, 2000.
110. Schenkein H: Inheritance as a determinant of susceptibility for periodontitis, *J Dent Educ* 62(10):840–851, 1998.
111. Diehl SR, Wang Y, Brooks CN, et al.: Linkage disequilibrium of interleukin–1 genetic polymorphisms with early-onset periodontitis, *J Periodontol* 70(4):418–430, 1999.
112. Hewitt C, McCormick D, Linden G, et al.: The role of cathepsin C in Papillon–Lefèvre syndrome, prepubertal periodontitis, and aggressive periodontitis, *Hum Mutat* 23(3):222–228, 2004.
113. Li Y, Xu L, Hasturk H, et al.: Localized aggressive periodontitis is linked to human chromosome 1q25, *Hum Genet* 114(3):291–297, 2004.
114. Munz M, Willenborg C, Richter GM, et al.: A genome-wide association study identifies nucleotide variants at SIGLEC5 and DEFA1A3 as risk loci for periodontitis, *Hum Mol Genet* 26(13):2577–2588, 2017.
115. Chow DA: In Bertók Lóránd, Chow Donna A, editors: *NeuroImmune Biol*, vol. 5. Elsevier, 2005, pp 123–150.
116. Corruccini RS: An epidemiologic transition in dental occlusion in world populations, *Am J Orthod* 86(5):419–426, 1984.
117. Corruccini RS: Australian aboriginal tooth succession, interproximal attrition, and Begg's theory, *Am J Orthod Dentofacial Orthop* 97(4):349–357, 1990.
118. Corruccini RS, Townsend GC, Richards LC, et al.: Genetic and environmental determinants of dental occlusal variation in twins of different nationalities, *Hum Biol* 62(3):353–367, 1990.
119. Kawala B, Antoszewska J, Nęcka A: Genetics or environment? A twin-method study of malocclusions, *World J Orthod* 8(4), 2007.

120. Proffit WR: *Contemporary Orthodontics*, 4th ed, Mosby Inc., 2007, pp 6–14.
121. Ting TY, Wong RW, Rabie AB: Analysis of genetic polymorphisms in skeletal Class I crowding, *Am J Orthod Dentofacial Orthop* 140(1):e9–e15, 2011.
122. Yamaguchi T, Maki K, Shibasaki Y: Growth hormone receptor gene variant and mandibular height in the normal Japanese population, *Am J Orthod Dentofacial Orthop* 119(6):650–653, 2001.
123. Bui C, King T, Proffit W, et al.: Phenotypic characterization of Class III patients, *Angle Orthod* 76(4):564–569, 2006, https://doi.org/10.1043/0003-3219(2006)076[0564:PCOCIP]2.0.CO;2.
124. Singh GD: Morphologic determinants in the etiology of class III malocclusions: a review, *Clin Anat* 12(5):382–405, 1999, https://doi.org/10.1002/(SICI)1098-2353(1999)12:5<382::AID-CA9>3.0.CO;2-0.
125. Litton SF, Ackermann LV, Isaacson RJ, et al.: A genetic study of Class 3 malocclusion, *Am J Orthod* 58(6):565–577, 1970.
126. El-Gheriani AA, Maher BS, El-Gheriani AS, et al.: Segregation analysis of mandibular prognathism in Libya, *J Dent Res* 82(7):523–527, 2003.
127. Cruz RM, Krieger H, Ferreira R, et al.: Major gene and multifactorial inheritance of mandibular prognathism, *Am J Med Genet A* 146A(1):71–77, 2008, https://doi.org/10.1002/ajmg.a.32062.
128. Yamaguchi T, Park SB, Narita A, et al.: Genome-wide linkage analysis of mandibular prognathism in Korean and Japanese patients, *J Dent Res* 84(3):255–259, 2005.
129. Jang J, Park EK, Ryoo HM, et al.: Polymorphisms in the Matrilin-1 gene and risk of mandibular prognathism in Koreans, *J Dent Res* 89(11):1203–1207, 2010.
130. Xue F, Wong RW, Rabie AB: Genes, genetics, and Class III malocclusion, *Orthod Craniofac Res* 13(2):69–74, 2010.
131. Li Q, Li X, Zhang F, et al.: The identification of a novel locus for mandibular prognathism in the Han Chinese population, *J Dent Res* 90(1):53–57, 2011.
132. Li Q, Zhang F, Li X, et al.: Genome scan for locus involved in mandibular prognathism in pedigrees from China, *PLoS One* 5(9), 2010. e12678.
133. Xue F, Rabie AB, Luo G: Analysis of the association of COL 2 A 1 and IGF–1 with mandibular prognathism in a Chinese population, *Orthod Craniofac Res* 17(3):144–149, 2014.
134. Frazier-Bowers S, Rincon-Rodriguez R, Zhou J, et al.: Evidence of linkage in a Hispanic cohort with a Class III dentofacial phenotype, *J Dent Res* 88(1):56–60, 2009.
135. Falcão-Alencar G, Otero L, Cruz RM, et al.: Evidence for genetic linkage of the class III craniofacial phenotype with human chromosome 7 in 36 South American families, *Am J Hum Genet* 3:2010, 2010.
136. Tassopoulou-Fishell M, Deeley K, Harvey EM, et al.: Genetic variation in myosin 1H contributes to mandibular prognathism, *Am J Orthod Dentofacial Orthop* 141(1):51–59, 2012.
137. Raoul G, Desh H, Gray SL, et al.: Expression of unconventional type-1 myosins (1H/1C) in masseter muscle influence the development of skeletal malocclusion in orthognathic surgery subjects, *Int J Oral Maxillofac Surg* 42(10):1335, 2013.
138. Nikopensius T, Saag M, Jagomägi T, et al.: A missense mutation in DUSP6 is associated with Class III malocclusion, *J Dent Res* 92(10):893–898, 2013.
139. da Fontoura CG, Miller SF, Wehby GL, et al.: Candidate gene analyses of skeletal variation in malocclusion, *J Dent Res* 94(7):913–920, 2015.
140. Cruz CV, Mattos CT, Maia JC, et al.: Genetic polymorphisms underlying the skeletal Class III phenotype, *Am J Orthod Dentofacial Orthop* 151(4):700–707, 2017.
141. Chen F, Li Q, Gu M, et al.: Identification of a mutation in FGF23 involved in mandibular prognathism, *Sci Rep* 5:11250, 2015.
142. Guan X, Song Y, Ott J, et al.: The ADAMTS1 gene is associated with familial mandibular prognathism, *J Dent Res* 94(9):1196–1201, 2015.
143. Kantaputra PN, Pruksametanan A, Phondee N, et al.: ADAMTSL1 and mandibular prognathism, *Clin Genet* 95(4):507–515, 2019.
144. Perillo L, Monsurrò A, Bonci E, et al.: Genetic association of ARHGAP21 gene variant with mandibular prognathism, *J Dent Res* 94(4):569–576, 2015.
145. Kajii TS, Oka A, Saito F, et al.: Whole-exome sequencing in a Japanese pedigree implicates a rare non-synonymous single-nucleotide variant in BEST3 as a candidate for mandibular prognathism, *Bone* 122:193–198, 2019.
146. Kluemper GT, LA Morford LA, Hartsfield J, James Kennedy: In Kim-Berman Hera, Franchi Lorenzo, Ruellas Antonio, editors: *Effective, Efficient and Personalized Orthodontics: Patient-Centered Approaches And Innovations*, vol. 55. The University of Michigan Craniofacial Growth Series, 2019, pp 127–149.
147. Claes P, Roosenboom J, White JD, et al.: Genome-wide mapping of global-to-local genetic effects on human facial shape, *Nat Genet* 50(3):414, 2018.
148. Maor G, Segev Y, Phillip M: Testosterone stimulates insulin-like growth factor-I and insulin-like growth factor-I-receptor gene expression in the mandibular condyle—a model of endochondral ossification, *Endocrinology* 140(4):1901–1910, 1999.
149. Verdonck A, Gaethofs M, Carels C, et al.: Effect of low-dose testosterone treatment on craniofacial growth in boys with delayed puberty, *Eur J Orthod* 21(2):137–143, 1999.
150. Honjo H, Tamura T, Matsumoto Y, et al.: Estrogen as a growth factor to central nervous cells: Estrogen treatment promotes development of acetylcholinesterase-positive basal forebrain neurons transplanted in the anterior eye chamber, *J Steroid Biochem Mol Biol* 41(3–8):633–635, 1992.
151. Bulun SE, Sebastian S, Takayama K, et al.: The human CYP19 (aromatase P450) gene: update on physiologic roles and genomic organization of promoters, *J Steroid Biochem Mol Biol* 86(3–5):219–224, 2003.
152. Guo Y, Xiong DH, Yang TL, et al.: Polymorphisms of estrogen-biosynthesis genes CYP17 and CYP19 may influence age at menarche: a genetic association study in Caucasian females, *Hum Mol Genet* 15(16):2401–2408, 2006.
153. Schaefer K, Fink B, Grammer K, et al.: Female appearance: facial and bodily attractiveness as shape, *Psychol Sci* 48(2):187–204, 2006.
154. Schaefer K, Fink B, Mitteroecker P, et al.: Visualizing facial shape regression upon 2nd to 4th digit ratio and testosterone, *Coll Antropol* 29(2):415–419, 2005.
155. Hartsfield Jr JK, Zhou J, Chen S: The importance of analyzing specific genetic factors in facial growth for diagnosis and treatment planning. *Surgical Enhancement of Orthodontic Treatment*, Ann Arbor, 2010, University of Michigan, pp 267–281.
156. He S, Hartsfield Jr JK, Guo Y, et al.: Association between CYP19A1 genotype and pubertal sagittal jaw growth, *Am J Orthod Dentofacial Orthop* 142(5):662–670, 2012.
157. Hartsfield Jr JK, Morford LA, Otero LM: In Tech Rijeka, editor: Genetic factors affecting facial growth. *Orthodontics—Basic Aspects and Clinical Considerations*, 2012.
158. King L, Harris EF, Tolley EA: Heritability of cephalometric and occlusal variables as assessed from siblings with overt malocclusions, *Am J Orthod Dentofacial Orthop* 104(2):121–131, 1993.
159. Harris JE: Genetic factors in the growth of the head. Inheritance of the craniofacial complex and malocclusion, *Dent Clin North Am* 19(1):151–160, 1975.
160. Harris EF, Butler ML: Patterns of incisor root resorption before and after orthodontic correction in cases with anterior open bites, *Am J Orthod Dentofacial Orthop* 101(2):112–119, 1992.
161. Harris EF, Robinson QC, Woods MA: An analysis of causes of apical root resorption in patients not treated orthodontically, *Quintessence Int* 24(6), 1993.
162. Killiany DM: In *Sem Orthod*, 5. Elsevier), 1999, pp 128–133.
163. Taithongchai R, Sookkorn K, Killiany DM: Facial and dentoalveolar structure and the prediction of apical root shortening, *Am J Orthod Dentofacial Orthop* 110(3):296–302, 1996.
164. Iglesias-Linares A, Hartsfield J: Cellular and molecular pathways leading to external root resorption, *J Dent Res* 96(2):145–152, 2017.
165. Sameshima GT, Sinclair PM: Predicting and preventing root resorption: Part I. Diagnostic factors, *Am J Orthod Dentofacial Orthop* 119(5):505–510, 2001.
166. Baumrind S, Korn EL, Boyd RL: Apical root resorption in orthodontically treated adults, *Am J Orthod Dentofacial Orthop* 110(3):311–320, 1996.
167. Horiuchi A, Hotokezaka H, Kobayashi K: Correlation between cortical plate proximity and apical root resorption, *Am J Orthod Dentofacial Orthop* 114(3):311–318, 1998.
168. Linge L, Linge BO: Patient characteristics and treatment variables associated with apical root resorption during orthodontic treatment, *Am J Orthod Dentofacial Orthop* 99(1):35–43, 1991.
169. Owman-Moll P, Kurol J, Lundgren D: Continuous versus interrupted continuous orthodontic force related to early tooth movement and root resorption, *Angle Orthod* 65(6):395–401, 1995.
170. Kurol J, Owman-Moll P, Lundgren D: Time-related root resorption after application of a controlled continuous orthodontic force, *Am J Orthod Dentofacial Orthop* 110(3):303–310, 1996.
171. Ngan DC: The Genetic Contribution to Orthodontic Root Resorption: a Retrospective Twin Study, University of Sydney, 2003.
172. Harris EF, Kineret SE, Tolley EA: A heritable component for external apical root resorption in patients treated orthodontically, *Am J Orthod Dentofacial Orthop* 111(3):301–309, 1997.
173. Hartsfield Jr JK, Everett ET, Al-Qawasmi RA: Genetic factors in external apical root resorption and orthodontic treatment, *Crit Rev Oral*

Biol Med 15(2):115–122, 2004.
174. Abass SK, Hartsfield Jr JK, Al-Qawasmi RA, et al.: Inheritance of susceptibility to root resorption associated with orthodontic force in mice, *Am J Orthod Dentofacial Orthop* 134(6):742–750, 2008.
175. Al-Qawasmi RA, Hartsfield Jr JK, Everett ET, et al.: Root resorption associated with orthodontic force in inbred mice: genetic contributions, *Eur J Orthod* 28(1):13–19, 2006.
176. Al-Qawasmi RA, Hartsfield JK, Everett ET, et al.: Root resorption associated with orthodontic force in IL-1B knockout mouse, *J Musculoskelet Neuronal Interact* 4(4):383, 2004.
177. Hartsfield Jr J: Pathways in external apical root resorption associated with orthodontia, *Orthod Craniofac Res* 12(3):236–242, 2009.
178. Viecilli RF, Katona TR, Chen J, et al.: Three-dimensional mechanical environment of orthodontic tooth movement and root resorption, *Am J Orthod Dentofacial Orthop* 133(6), 2008. 791–e11.
179. Viecilli RF, Katona TR, Chen J, et al.: Orthodontic mechanotransduction and the role of the P2X7 receptor, *Am J Orthod Dentofacial Orthop* 135(6), 2009. 694–e1.
180. Al-Qawasmi RA, Hartsfield Jr JK, Everett ET, et al.: Genetic predisposition to external apical root resorption, *Am J Orthod Dentofacial Orthop* 123(3):242–252, 2003.
181. Lages EM, Drummond AF, Pretti H, et al.: Association of functional gene polymorphism IL-1beta in patients with external apical root resorption, *Am J Orthod Dentofacial Orthop* 136(4):542–546, 2009.
182. Iglesias-Linares A, Yañez-Vico R, Ballesta-Mudarra S, et al.: Post-orthodontic external root resorption is associated with IL1 receptor antagonist gene variations, *Oral Dis* 18(2):198–205, 2012.
183. Tomoyasu Y, Yamaguchi T, Tajima A, et al.: External apical root resorption and the interleukin-1B gene polymorphism in the Japanese population, *Orthod Waves* 68(4):152–157, 2009.
184. Gülden N, Eggermann T, Zerres K, et al.: Interleukin-1 polymorphisms in relation to external apical root resorption (EARR), *J Orofac Orthop* 70(1):20–38, 2009.
185. Pereira S, Lavado N, Nogueira L, et al.: Polymorphisms of genes encoding P2X7R, IL-1 B, OPG and RANK in orthodontic-induced apical root resorption, *Oral Dis* 20(7):659–667, 2014.
186. Linhartova P, Cernochova P, Izakovicova Holla L: IL1 gene polymorphisms in relation to external apical root resorption concurrent with orthodontia, *Oral Dis* 19(3):262–270, 2013.
187. Wu FL, Wang LY, Huang YQ, et al.: Interleukin-1β+ 3954 polymorphisms and risk of external apical root resorption in orthodontic treatment: A meta-analysis, *Genet Mol Res* 12(4):4678–4686, 2012.
188. Shields ED, Bixler D, Fogh-Andersen P: Facial clefts in Danish twins, *Cleft Palate J* 16(1):1–6, 1979.
189. Fogh-Andersen P, Aagesen E: Inheritance of harelip and cleft palate; contribution to the elucidation of the etiology of the congenital clefts of the face, 1942. Copenhagen..
190. Metrakos J, Metrakos K, Baxter H: Clefts of the lip and palate in twins; including a discordant pair whose monozygosity was confirmed by skin transplants, *Plast Reconstr Surg* 22(2):109–122, 1958.
191. Lidral AC, Moreno LM, Bullard SA: In *Sem Orthod*, 14. Elsevier), 2008, pp 103–114.
192. Ward R, Moore E, Hartsfield Jr J: In Wyszynski Diego F, editor: *Cleft lip and palate: from origin to treatment*, Oxford University Press, 2002.
193. Weinberg SM, Neiswanger K, Richtsmeier JT, et al.: Three-dimensional morphometric analysis of craniofacial shape in the unaffected relatives of individuals with nonsyndromic orofacial clefts: a possible marker for genetic susceptibility, *Am J Med Genet A* 146(4):409–420, 2008.
194. Weinberg SM, Brandon CA, McHenry TH, et al.: Rethinking isolated cleft palate: evidence of occult lip defects in a subset of cases, *Am J Med Genet A* 146(13):1670–1675, 2008.
195. Leslie EJ, Marazita ML: In *Am J Med Genet C*, 163. Wiley Online Library), 2013, pp 246–258.
196. Yazdy MM, Honein MA, Xing J: Reduction in orofacial clefts following folic acid fortification of the US grain supply, *Birth Defects Res A Clin Mol Teratol* 79(1):16–23, 2007.
197. Yazdy MM, Honein MA, Rasmussen SA, et al.: Priorities for future public health research in orofacial clefts, *Cleft Palate-Cran J* 44(4):351–357, 2007.

7 儿童遭受的虐待和忽视

Shannon L. Thompson 和 Brian J. Sanders
徐赫　郝新青　译

本章提要	虐待儿童的定义	病史采集
	身体虐待	与患者沟通
	性虐待	体格检查
	忽视	对疑似儿童虐待病例的处理
	情感或精神虐待	治疗
	医疗虐待	文书记录
	贩卖儿童人口	上报
	虐待的受害者	关于儿童的父母
	儿童虐待的可能指征	相关法规
	身体指征	口腔医生的义务
	行为指征	结论
	评估可疑的儿童虐待案例	

　　在美国，每年有数百万儿童遭受虐待和忽视，所有种族、文化和社会经济群体中均有发生。这些虐待会对儿童的成长造成有害的长期影响，通常会涉及身体、认知和情感障碍，并且与这些障碍在成年期的发病率明显相关。在所有已报告的身体虐待案例中，约50%～75%存在口面部创伤[1]。口腔健康问题在人口贩卖的受害者中也很常见[2]。因此，儿童受虐待时许多常见的伤害都属于口腔专业医治的范畴，口腔专业人员很容易观察到[1]。这使得口腔专业人员在识别受虐待儿童方面处于独特的地位。因此，口腔医生需要知道他们有责任来识别、记录、恰当治疗和上报可疑的儿童虐待案件。为了确保能适当地干预，口腔专业人员在面对患者的非常规外伤时，必须能够考虑到其受到虐待或忽视的可能性[3]。"熟悉虐待和忽视迹象并知晓适当干预渠道的牙医，才能为公众和专业人士提供最佳的服务……"（美国牙科学会在道德、规章制度和司法事务上的声明，2000年4月）。本章节的内容包括常见的儿童虐待种类、儿童遭受虐待的表现和行为，以及对这些案件的记录和上报。

虐待儿童的定义

　　儿童虐待和忽视包括多种对儿童构成威胁或伤害的经历，这通常是监护人错误作为或不作为的结果。儿童虐待有多种形式，可分为身体虐待、性虐待、情感或心理虐待以及忽视（表7.1）[4]。虽然虐待和损害不全是故意为之，但这依然会对儿童造成严重的伤害，在许多情况下甚至会导致儿童的死亡。来自多学科背景、相互协同的专业人员最有可能识别虐待，并对该弱势群体进行治疗和干预。口腔医护人员可以通过识别多种形式的儿童虐待，从而在帮助这些受害者方面发挥积极作用。

身体虐待

　　身体虐待可以被定义为由于父母、看护人或其他对儿童负有监护责任的人伤害儿童而造成的非意外身体伤害（从轻微擦伤到严重骨折或死亡）[5]。

表 7.1 虐待儿童的类型

虐待类型	描述
身体虐待	父母或监护人对儿童身体造成的任何非意外伤害或创伤
性虐待	与未成年人发生的任何性行为或活动,或为了他人获得性快感而对未成年人进行的剥削
忽视	成年人明知儿童在承受疼痛或痛苦而默许其发生,或未能满足儿童正常生长发育的基本需求。分为身体忽视、医疗忽视、教育忽视和情感忽视
情感虐待	一种行为模式,即不断地批评或贬低,或者未能提供爱和(或)适当的指导,导致阻碍儿童的发展和自尊心形成的行为

这通常是最容易识别的儿童虐待形式。受虐儿童综合征最初由 Kempe 等在 1962 年提出,并由 Kempe 和 Helfer 在 1972 年进一步阐述。他们展示了身体创伤的临床照片,(由父母或监护人)所解释的造成该创伤的原因与实际观察到的创伤的严重程度和类型不一致[6-7]。身体虐待通常由于受外伤的方式和(或)其与病史内容不一致而被发现。常见的身体虐待包括瘀伤、擦伤、骨折、烧伤和撕裂伤。研究表明超过一半的儿童虐待伤害发生在头部、面部和颈部这些口腔医生容易识别的部位[8],并且 25% 的身体虐待发生在口腔内或口唇周围。

性虐待

《联邦儿童虐待预防和处理法案》将性虐待定义为"雇用、利用、说服、引诱、诱惑或胁迫儿童参与或协助任何人参与任何直接的性行为,或为了营造视觉效果的模拟性行为;或强奸,以及以看护人或亲属关系而发生的强奸、猥亵、卖淫或对儿童的其他形式的性剥削利用,或与儿童乱伦"[5]。性虐待本质上包括任何与儿童的年龄、认知发展水平或家庭角色不相称的性刺激行为。性虐待行为包括露阴癖、接吻、爱抚、性交、拍摄儿童淫秽作品、儿童卖淫和强奸等。保持高度警觉的口腔医生可以不费力地识别由性接触导致的口腔创伤或由性传播疾病导致的口腔病损。一些州在定义某些形式的性虐待的法规中存在年龄标准或年龄差异。从业者应知晓州与州之间定义的区别。

忽视

忽视是指父母、监护人或其他照顾者未能满足孩子的基本需求。它可以进一步分为身体忽视(如未能提供必要的食物或住所,缺乏适当的看护)、医疗忽视(如未能提供必要的医疗或心理治疗)、教育忽视(如未能教育儿童或满足特殊教育需求)或情感忽视(如未能关注儿童的情感需求,未能提供心理关注,或者允许儿童服用酒精或其他药物)[5]。身体虐待往往是偶发性的,而忽视往往是长时间的,更为隐蔽,并且可能表现为没有带孩子进行适当的口腔保健,而这可能只是忽视的其中一个表现[9]。美国儿童牙科学会将口腔忽视定义为"父母或监护人主观上不寻求或不坚持进行必要的治疗以确保口腔健康并达到足够的功能水平,并且免于疼痛和感染"[10],这也是口腔医生最常遇到的虐待类型。未能寻求足够的口腔保健的原因包括家庭孤立、经济拮据、父母的知识匮乏或缺乏对口腔健康的认识[8]。口腔医生应知晓这些因素,并尽可能帮助家庭克服这些障碍。需根据文化和宗教差异、贫困情况、社区要求和标准来综合考虑医疗和口腔保健水平,以及是否有充足的营养、食物和穿着,同时还要关注这种忽视对儿童身心健康的影响。

情感或精神虐待

情感虐待可以定义为一种损害儿童情感发展或自我价值感的行为模式,包括持续的批评、威胁或否认,以及拒绝给予爱、支持或指导[5]。这是一个多年来一直备受关注的问题,但一直很难建立确证这种虐待行为的标准。很难直接阐明情感、言语虐待与儿童伤害之间的直接关系或因果联系。儿童受到的伤害通常在一段时间内以各种方式表现出来,如异常行为、高风险行为或多因素引起的心理健康问题。给儿童带来严重伤害的行为包括持续的孤立、拒绝、侮辱、恐吓、污名化、剥削和拒绝给予关爱。

医疗虐待

也许最难识别和处理的儿童虐待形式是虚构出来的疾病。这最初被称为代理性孟乔森综合征,后来被称为儿童病情伪造,是一种在医疗情境下的儿童虐待。犯罪者(通常是母亲)捏造或夸大疾病的症状和（或）体征，或者诱导出儿童患病或出现疾病的症状或体征，从而导致对儿童进行不必要的、有害的或潜在有害的检查、测试和治疗。这种形式的虐待不同于所有其他形式的儿童虐待，因为医务人员无意中成为了虐待的一部分。由于医务人员首先需要在父母提供的儿童病史信息的基础上进行诊疗工作，所以医生通常在一段时间后才认识到这些信息与实际情况不一致，从而发现患者主诉中可能被捏造或夸大的病情。这些儿童经常出现无法解释的持续性和复发性疾病，并且与临床症状和体征无逻辑关系。实施这种形式虐待的犯罪者的动机可能是多方面的（例如父母患有精神疾病从而获得医护的关注，或者为了获得服务或金钱利益），但这些动机在诊断儿童医疗虐待时不予考虑。许多这类案件的离奇性质使它们甚至对所涉及的专业人员来说都难以置信；不幸的是，这可能会间接导致未能妥善地保护该儿童。

贩卖儿童人口

根据美国国务院的定义，人口贩卖是"通过使用武力、欺诈或胁迫，招募、窝藏、运输、提供或得到某人以获得其劳动或服务，目的是使其遭受非自愿奴役、劳役、债役或奴役"[12]。这是一个严重的儿童健康问题，在美国才刚刚开始着手解决。医务人员，包括口腔医生，需要知晓这种虐待形式的风险因素，并熟悉可用于帮助这一弱势群体的资源，因为他们经常出现口腔创伤或由营养不良引起的牙齿问题，这可能导致牙齿形态异常、龋齿、感染和牙齿脱落[2]。

虐待的受害者

来自各种背景的儿童都可能成为儿童虐待或忽视的受害者——任何年龄、种族、性别或社会经济水平的儿童都不能幸免。每年向儿童保护机构或执法部门报告为疑似虐待受害者的儿童有数百万之多[2]。根据美国国家儿童虐待和忽视数据系统（NCANDS）的统计，儿童保护服务机构在 2017 联邦财年收到了约 410 万份转介，涉及约 750 万名儿童[13]。关于儿童虐待的统计数据只反映了那些已知或疑似的案例，而所有研究都无法确知未知的部分。NCANDS 的《2017 年儿童虐待报告》指出，在被报告的受害者中，74.9% 遭受了忽视，18.3% 遭受了身体虐待，8.6% 遭受了性虐待[13]。通常情况下，儿童可能是不止一种虐待行为的受害者。这些统计数据反映了遭受每种类型虐待的儿童人次数。

受虐待儿童的社会人口特征因虐待或忽视的类型而有所不同。根据《2017 年儿童虐待报告》，受害者在出生后第一年的受虐待率最高，美国每 1000 名同龄儿童中有 25.3 人遭受虐待[13]。其中，男孩占 48.6%，女孩占 51%，大多数受害者来自三个种族或族裔——白人（44.6%）、西班牙裔（22.3%）和非洲裔美国人（20.7%）。死亡显然是儿童遭受虐待后导致的最悲惨的后果。根据 2017 年 NCANDS 的数据，美国估计有 1720 名儿童死于虐待和忽视，比 2013 年的 1550 名儿童增加了 11%。同样，年龄最小的儿童在死亡人数中的占比最大，有 71.8% 的死亡儿童小于 3 岁，将近一半的死亡儿童小于 1 岁。上述三种族裔占了 88%——白人（41.9%）、非洲裔美国人（31.5%）和西班牙裔（15.1%）。

大多数虐待和忽视儿童的事件发生在家庭中，是这个家庭功能失调的表现[4]。受虐待儿童的家庭常出现的特征包括：家中有多个孩子，家庭社会经济地位较低，伴侣间存在暴力，存在药物滥用，以及有疾病和经济压力等。因此，这些特征被认为是发生虐待和忽视儿童案件的危险因素。越来越多生活在暴力家庭中的儿童被发现受到了虐待。婴幼儿更有可能受到虐待，因为他们没有自卫能力，身体脆弱，无法逃离愤怒的父母或监护人，而青少年经常因为挑战父母的权威从而引发了后者的暴力反应[14]。危险因素在其中也发挥了一定的作用，但最终每个儿童都是潜在的受害者。

儿童虐待的可能指征

如前所述，首先需要考虑到儿童遭受虐待和忽视的可能性，才能够识别儿童虐待和忽视。口腔专业人员必须将儿童虐待纳入到考虑因素中。接受过如何识别儿童虐待迹象教育的口腔医生报告发生虐待事件的概率是没有接受过该教育医生的 5 倍[15]。虐待和忽视儿童的指征是指能够引起人们怀疑发生了虐待儿童事件的迹象或症状。出现这些指征并不能直接认定虐待，但是会引导口腔医生在面对有关伤害/疾病时更加深思熟虑。许多症状和体征是非特异性的，可能由多种原因引起。儿童虐待应包括在鉴别诊断中。虐待和忽视的迹象通常因儿童的年龄和发育水平而异，并可能随着儿童的个体经历和适应能力而变化。

身体指征

有许多常见的体征可以提醒人们注意身体虐待和（或）忽视的可能性。身体虐待的迹象包括不明原因的瘀伤、骨折、烧伤、撕裂伤和擦伤。尽管许多伤害是意外损伤，但口腔专业人员应始终对任何形式的外伤均保持高度警惕，尤其是那些没有给出解释或者解释与伤害的表现不一致或不合理的伤害。

在儿童日常嬉戏中不易伤到的部位发生不明原因的瘀伤、红肿、擦伤或撕裂伤，都有可能是虐待性的伤害。例如，在健康好动的正常儿童中，胫骨、前额或骨突上的瘀伤是正常的，而在颈部、上臂或腹部观察到的瘀伤则不正常。任何还未学会行走的婴儿身上出现瘀伤都是可疑的。面部，尤其是两颊部不明原因的损伤；成串的青肿或擦伤，轮廓看起来像某些物品的形状；以及分布在身体不同部位的明显瘀伤都很可疑。Pierce 等[15]研究了遭受虐待与意外伤害的瘀伤特点，表明以下情况应被视为危险信号，并作为可能发生了身体虐待的指征：未开始行走的婴儿身上有无明确病史可以佐证的瘀伤，以及4岁以下儿童躯干-耳-颈-系带、颌角、脸颊、眼睑的瘀伤和结膜下出血（TEN-4 FACES 临床决策指南）。当牙齿、口腔、唇、舌或脸颊的外伤与意外不符时，口腔专业人员应该能容易地识别出这种迹象[1]。任何原因不明的骨折（尤其是小于2岁的儿童）、处于不同愈合阶段的多发性骨折或骨骼生长中心的损伤都应重点关注。虽然所有此类伤害都可能是意外，但必须寻求明确且合理的解释。例如，一个简单的线性颅骨骨折可能是由较低处的坠落［低于3～4英尺（0.9～1.2 m）］造成的。然而，如果其伴随的损伤包括严重颅内出血带来的脑损伤和严重的多层视网膜出血，则与病史不符，应高度怀疑为虐待性头部外伤。烧伤是另一种可识别的虐待儿童的形式。有意使用香烟烫伤（图7.1）和浸泡烧伤很容易与意外飞溅导致的烧伤区分开来，因为它们通常具有均匀的深度、清晰的分界

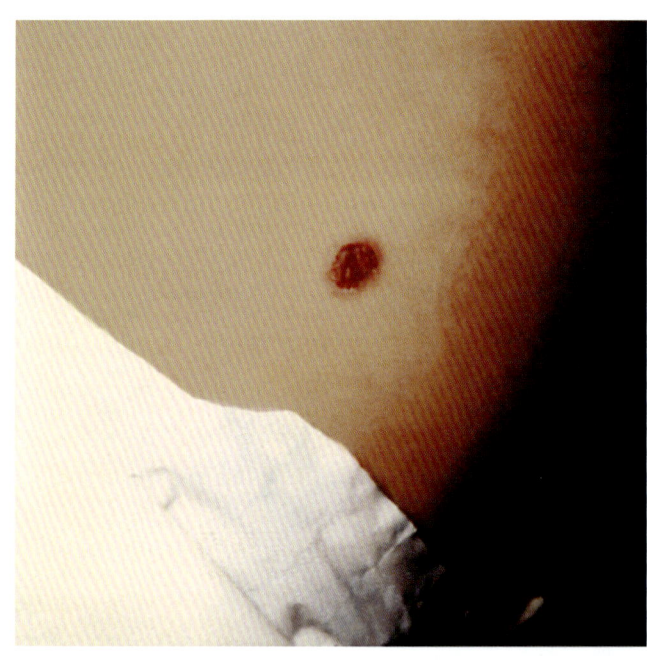

图7.1 蓄意的烟头烫伤（From Zitelli BJ, Davis HW: Atlas of pediatric physical diagnosis, ed 5, Philadelphia, 2008, Mosby）

线，并且通常是对称的。对于可疑的烧伤类型需要仔细询问病史和调查现场，以查证病史报告是否合理。身体虐待的另一个表现为对损伤延误治疗或不恰当地治疗。儿童遭受到忽视的身体表现包括被遗弃，对儿童长时间缺乏适当的监护，不满足儿童就医和口腔就诊的需求，儿童外表瘦弱、个人卫生差或对所参加场合有不合适的着装。口腔忽视的表现包括未经治疗的多发龋齿（口腔专业之外的人员也很容易发现），口面部区域未经治疗的疼痛、感染、出血或创伤，或者在存在已知口腔疾病的情况下对患儿缺乏持续的护理[4]。

行为指征

与各种形式儿童虐待相关的明显的行为变化包括孤僻、抑郁、学习成绩差、发育适应行为退化、行为失控、过分依赖他人和主诉一些躯体症状。年幼的受虐儿童可能会对他人表现出不适当的感情，或可能在社交中表现得非常谨慎和疏远。许多受虐待的孩子仍会表现出喜爱作为施虐人的父母，这不是可以证明没有发生虐待案件的证据。而有些孩子表现出害怕回家、害怕他们的父母、很少发自内心地微笑或拒绝与父母目光接触，这些都可能是其遭受了虐待的行为指征。应该认真严肃地对待任何被

监护人伤害的儿童。虽然有大量的迹象可以反映遭受虐待后的行为表现，但是在诊断时应结合儿童的所有临床病史和表现来综合考虑，而不只考虑到以上描述的这些因素。当找不到对某种行为的其他合理解释时，可以考虑发生虐待的可能性。

在儿童监护人的身上也可能会有一些发生了身体虐待的行为表现，包括对儿童受伤的严重程度缺乏关注或过度关注，在被询问时表现出防御性或敌意，以及拒绝对儿童进行进一步的评估和护理。其他行为表现包括：其解释的儿童受伤的原因与实际的伤害或儿童现阶段的能力不匹配；或者当其意识到所描述的外伤原因不可信时，改变原有的解释。儿童监护人可能实施了虐待行为的其他线索包括判断力差、嫉妒或过度保护、过度警觉或警惕、遗弃儿童、暴力行为和古怪行为（提示可能有药物滥用或精神疾病）。可能发生了儿童医疗虐待的迹象包括多次就医、使用大量药物或对一个看上去很健康的儿童进行过度医疗护理。若发现儿童反复摄入有害物质，或因相同或相似的症状多次住院而诊断性检测多为阴性，也需要引起警惕。

与儿科医生相似，口腔医生与儿童患者及其家庭往往会建立持久的医患关系，因为患者通常需要在1个月内多次复诊[9]。这为口腔专业人员提供了充分的机会来识别有关身体虐待和忽视的身体及行为指征，并在必要时进行干预以保护潜在的虐待受害者。

评估可疑的儿童虐待案例

口腔颌面部创伤是儿童虐待的常见表现，在所有报告的儿童身体虐待案例中，多达50%～75%存在这种情况。因为虐待儿童的父母在看口腔医生时往往不如在看儿科医生时警觉，所以口腔医生也许会成为第一个发现该儿童遭受了虐待的人。因此，口腔医生须将筛查虐待事件作为对儿童进行常规临床检查的一部分[16]，完成全面的病史采集、口腔检查和体格检查。口腔医生必须学会识别受虐待的儿童，并及时向有关部门反映情况[17]。

病史采集

病史信息的整合会得出或影响对可疑儿童虐待事件的判断。病史信息需包括口腔和全身病史。有关外伤的病史细节需询问完全，并且从多种途径（如父母和孩子）单独获取；如有可能，应由另一名工作人员在场作为证人[16]。推荐使用开放式问题，应避免使用是非问句。通常情况下，最好的问题是"发生了什么"。牙医只需要询问能够提示发生了疑似儿童虐待或忽视事件的信息。这些细节可能包括谁目睹了伤害以及在伤害发生时谁和孩子在一起，受伤时儿童和其监护人在哪里，以及事件发生的具体经过、方式和时间等详细信息。儿童的生长发育情况以及既往和现阶段的外伤史也很重要。最容易引起怀疑的是受伤的情形与所提供的解释不相符的情况。病史应与损伤相一致，因为病史与伤害转归的机制和时间以及儿童的发育水平有关。例如，一名6个月大的婴儿不会因为吮吸奶嘴而造成系带撕裂，而脸颊上手印形状的瘀伤不可能是在公园摔倒造成的（图7.2）。来自两个或多个人（如父母双方或其中一人与孩子）相互矛盾的或者后续又进行更改的病史陈述应引起关注。此外，任何被陈述为"未亲眼所见"的重大伤害都是可疑的。

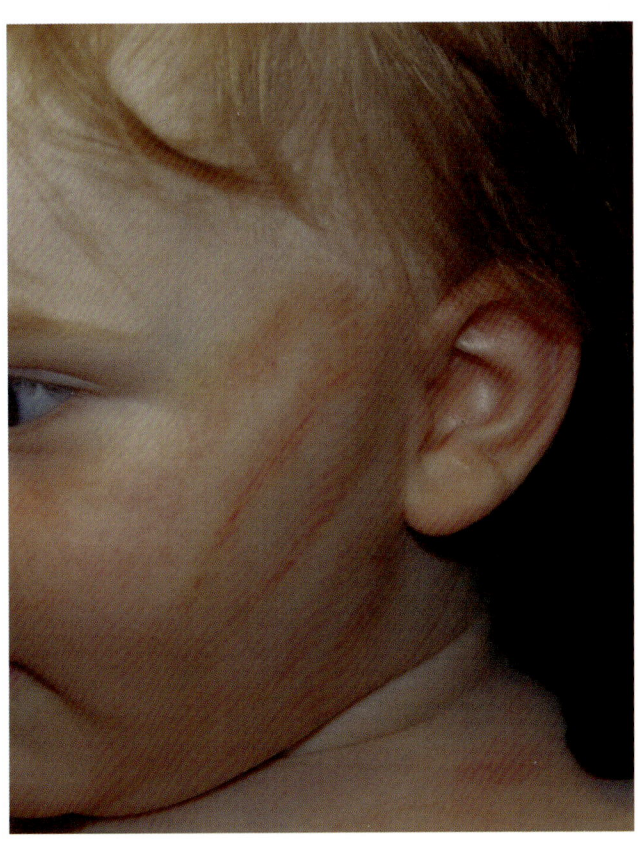

图7.2 脸颊上有指印形状的瘀青

与患者沟通

在大多数情况下，识别和报告可疑儿童虐待的专业人员必须与该儿童交谈，以澄清可能的怀疑，但是不应对儿童进行调查性询问来了解事件的细节或辨别评论的真实性。询问的目的应限于获取为了能够适当照顾儿童所需的信息，以及为帮助可疑受虐待儿童提供意见。口腔医生可以根据这些信息，并结合个人的知识和经验做出判断。如果有理由认为儿童可能受到虐待或忽视，应向适当的儿童保护机构报告，而该机构的工作则是调查此类问题。合适的做法是倾听孩子的倾诉并为其提供保护。

体格检查

口腔医生对患者的检查应包括全面、仔细的口内和口周检查，此外还应检查无需脱衣服就可以看得到的身体部位。检查应在所有治疗开始之前完成。对所观察到的结果应根据儿童的年龄、发育水平和既往已知病史，以及患者的姿势、步态和衣着进行评估。口腔诊所中的其他工作人员也应接受培训来识别虐待和忽视，以便在发现问题时可以提醒牙医。儿童与其监护人之间不适当的互动也提示可能存在问题。例如，父母在候诊室粗暴地对待孩子可能表明存在身体虐待史。

身体检查应从头部开始，首先是仔细地视诊和触诊，包括头发、头皮、颌面骨骼和口腔，并按顺序逐步向下。值得关注的发现包括脱发，如果没有可能的潜在病因，脱发可能是营养不良或牵扯头发引起的。帽状腱膜下血肿可能是头部受到直接创伤或暴力拉扯头发所致。眶周瘀斑、结膜下出血、上睑下垂和瞳孔偏斜或不对称则提示面部可能曾有严重的外伤史。鼻骨骨折、鼻中隔偏曲和鼻部血凝块表明鼻部可能曾受外伤。耳内和耳后的瘀伤则是耳部受伤的表现。口面部其他常见的损伤包括嘴唇或嘴角的撕裂、烧伤、擦伤或瘀伤，上唇系带或舌系带撕裂，牙龈、舌体、上腭或口底的烧伤或撕裂伤，陈旧或新发的颌面骨、髁突、下颌升支或下颌骨联合部骨折，这些骨折可能会导致咬合紊乱[4]。烧伤可能是因为被迫接触了过热的或有腐蚀性的物质。上颌系带的撕裂可能提示口腔受到钝性创伤（如掌掴、拳击或强迫喂食），尤其是在不能运动的婴儿身上。类似地，舌系带撕裂可能是性虐待或强迫喂食的结果（图7.3和图7.4）。下颌要检查开口度、活动度、有无牙关紧闭以及是否存在咬合紊乱，上颌则应检查是否有颌面骨骨折的活动表现。舌下出血可能提示下颌骨体骨折。对牙齿及牙周结构的检查也可能会发现儿童遭受虐待的线索，可能表现为牙齿缺失或陈旧性损伤（半脱位、脱出、嵌入、硬组织折断等）。在被忽视的儿童中，牙齿检查时可能会发现未经治疗的多发龋齿、感染或牙痛。

任何物体（如皮带、环形绳索、手铐或衣架）形状的瘀伤都提示医生患儿可能被施以暴力。瘀伤不能通过外观来判断，因为其消退过程中可能会遗留多种颜色。应检查颈部是否有勒痕或瘀伤（图

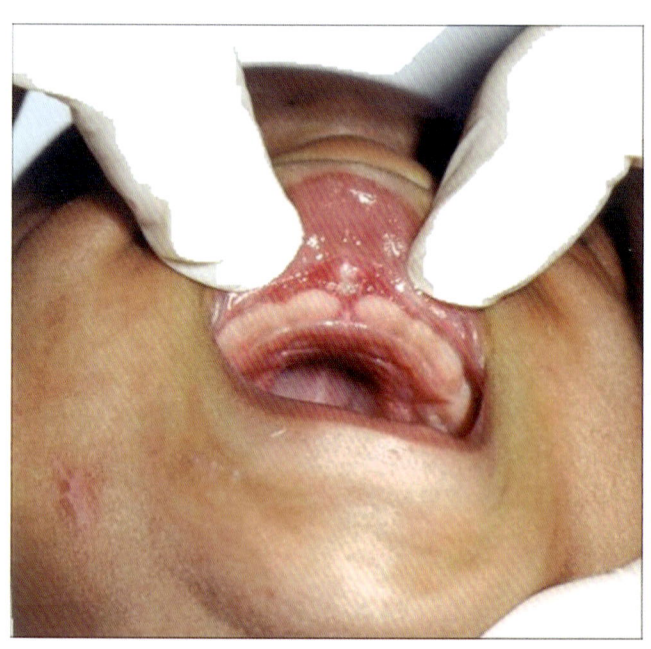

图7.3 钝器外伤导致唇系带撕裂。经进一步检查，该患儿有17处骨折

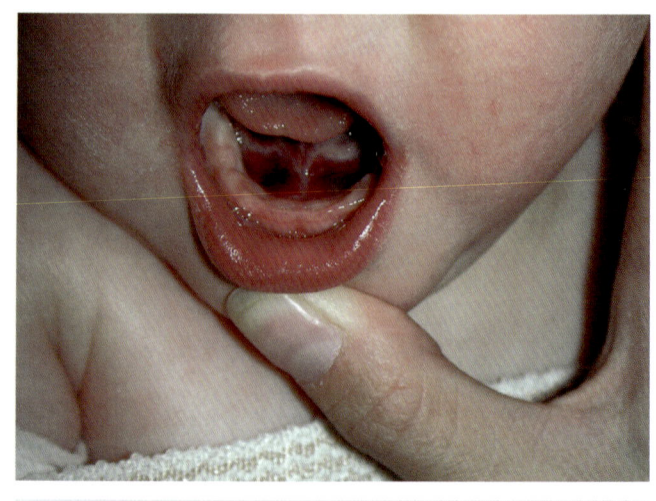

图7.4 婴儿舌下出血，伴生殖器和腹部创伤

7.5）以及相关的面部瘀斑，这可能表明有人试图勒死患儿。如果使用提拉动作将患儿移到牙椅头部，其胸部或肋骨的创伤可能会引起患儿的疼痛反应，对此可能需要进一步检查。

当发现椭圆形或卵形的瘀伤、擦伤或撕裂伤时，应怀疑有咬痕[8]。咬痕可能出现在任何地方，但最常见的是面颊部、背部、躯干两侧、手臂、臀部和生殖器[4]。人的咬伤往往是压迫肌肉，而动物的咬伤通常会导致肌肉撕裂和撕脱[8]。成人咬痕（图 7.6）通常与身体虐待或性虐待有关[4]。一般来说，尖牙间的距离（尖牙尖端中心点之间的直线距离）超过 3.0 cm 就很可能是成年人咬伤[8]。通过咬痕分析识别潜在的犯罪者是一项复杂而不精确的科学，应该谨慎使用，还需要更多高质量的研究来证实[18]。美国法医牙科学委员会（ABFO）目前正在继续研究这一课题，以提高咬痕分析的质量和可靠性[18]。如果高度怀疑是成人咬伤，应谨慎对待，必要时可咨询法医牙科学家或病理学家。应该清楚地将咬痕记录下来，包括其图案、大小、轮廓和颜色的详细信息。如果可能的话，一旦观察到咬痕就应拍照，因为它们往往会迅速消退。照片应包括患者身份标签和刻度标记，拍摄时相机镜头应在咬合处的正上方，并垂直于咬伤面，以避免失真[8]。ABFO 为此开发了一种特殊的摄影标尺，也可用于记录其他伤害（ABFO 2 号参考标尺，美国俄勒冈州塞勒姆市 Lightning Powder 公司）[8]。在儿童虐待案件中，大多数执法机构都会派遣一名摄影师。

口腔医生不像其他卫生专业人员那样参与性虐待的诊断，但应该对一些症状和体征保持警惕[4]。软硬腭交界处的瘀伤、红斑或瘀点可能表明有物体强行穿透到口腔（图 7.7）。遭受性虐待的儿童可能会具有性传播疾病的口腔表现。淋病可表现为唇、舌、腭和（或）咽部的病变，从红斑到溃疡、从水

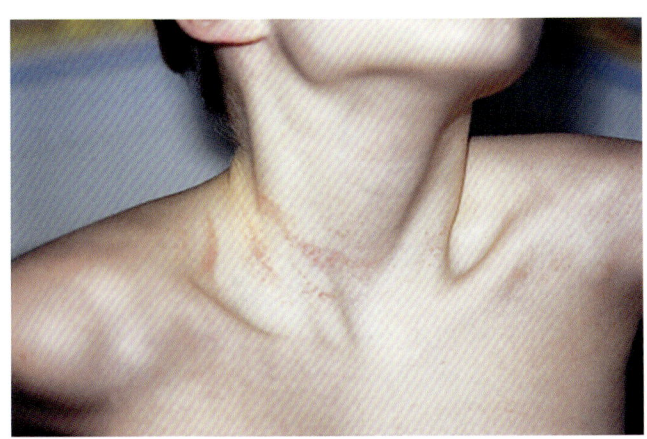

图 7.5 青少年脖子上的勒痕（From Hobbs CJ, Wynne JM: Physical signs of child abuse: a colour atlas, ed 2, London, 2001, WB Saunders/Harcourt Publishers）

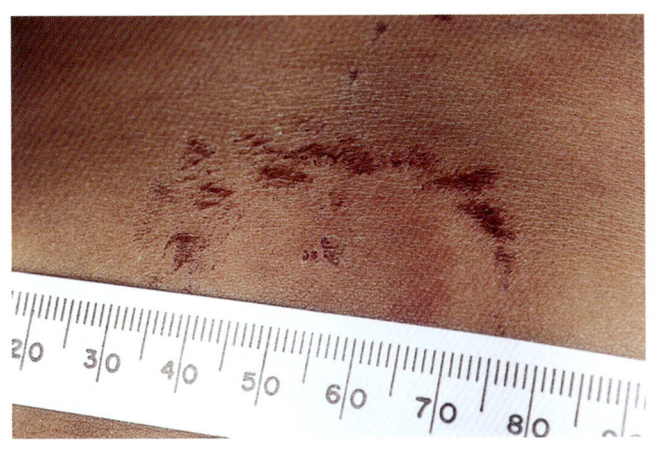

图 7.6 成人咬痕可能是身体虐待或性虐待或者忽视的迹象（From Shah BR, Laude TA: Atlas of pediatric clinical diagnosis, Philadelphia, 2000, WB Saunders）

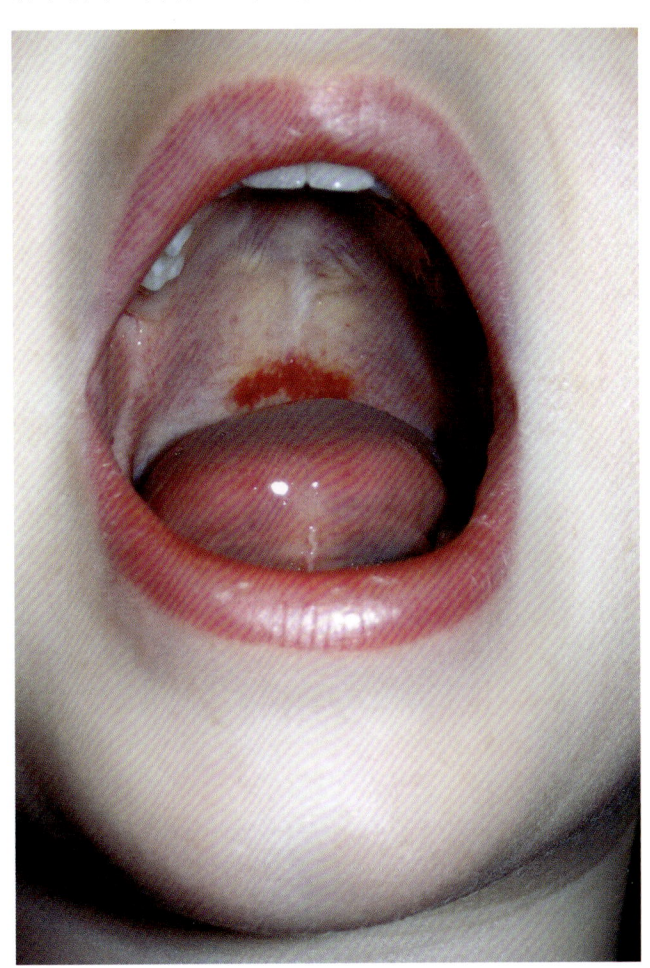

图 7.7 口腔-生殖器接触导致腭部出血

疱-脓疱到伪膜性病变均有可能[4]。梅毒可表现为接触部位的嘴唇或皮肤上出现丘疹，随后溃烂形成典型的原发性梅毒硬下疳，二期梅毒则表现为全身性的斑丘疹[4]。尖锐湿疣［人乳头瘤病毒（human papilloma virus，HPV）］可在口腔、生殖器和肛门表现为单个或多个隆起的菜花样病变[4]。单纯疱疹病毒（herpes simplex virus，HSV）感染表现为口腔或口周疼痛性红斑，伴葡萄状水疱簇，破裂后结痂。值得注意的是，HPV 和 HSV 感染不一定意味着性虐待，因为它们既可垂直传播（子宫内或出生时的母婴传播），也可水平传播（通过直接接触、空气或环境接触的人际传播或自我传播）。根据具体情况，在发现这些症状时应警惕伴随性虐待。但是，淋病或梅毒的确诊都可作为性虐待的依据。未满法定年龄（因州而异，通常为 12～13 岁）的儿童怀孕也可诊断为性虐待，应予以上报。在鉴别诊断时，完整的病史和体格检查是诊断儿童性虐待的依据。检查的主要目的是防止儿童受到更严重的伤害。

对疑似儿童虐待病例的处理

疑似儿童虐待和忽视的临床及法医学管理涉及几个基本步骤：适当的临床和口腔治疗、完整客观的记录（包括照片）以及书面报告。在口腔医学文献中，有很多报告显示，由口腔医生最初发现并怀疑虐待导致的口面部损伤，其中许多是严重的虐待儿童事件，导致儿童住院或死亡[19]。作为卫生保健专业人员，口腔医生应对保护儿童免受虐待和忽视的需要特别敏感，当怀疑存在儿童虐待和忽视时应采用规范的措施处理这些病例。

治疗

根据患儿病情所需，应提供相关的临床或口腔治疗。牙医应确保患儿得到及时、必要的治疗。在儿童虐待或忽视的情况下，如果口腔医生可以胜任，且受伤处局限于口腔，则应开始相应的牙科／临床治疗。更大范围的创伤（如骨折、撕裂伤、头部严重创伤）则应转诊给专科医生和牙科专家[4]。例如，颌面外科医生可能最适合为颌骨、牙槽骨或口腔软组织的严重创伤提供治疗[19]。整形外科医生则可能最有资格处理需要大量缝合的面部撕裂伤[19]。在怀疑头部受伤的情况下，应尽快将患儿转交给熟悉儿童虐待的儿科医生或神经外科医生。当创伤涉及躯干、头部或四肢时，则可能需要转诊到当地急诊室（emergency room，ER）。此外，有些病例可能需要转诊给儿童的初级保健医生或熟悉儿童虐待的儿科医生，他们可以帮助考虑完整的鉴别诊断，识别可能与儿童虐待相类似或相混淆的医学状况，并进行必要的医学评估[20]。口腔医生应牢记将该案例涉嫌虐待告知接诊专家或医院／急诊室，以便他们在评估儿童虐待的可能性时也能保持警惕[4, 19]。如果怀疑有虐待行为，在转诊之外，口腔医生仍负有向政府报告的义务。如果患儿所需的治疗在口腔医生的诊疗范畴内，应先给予患儿相应的治疗，然后告知其监护人患儿的治疗内容、预后以及任何必要的后续护理，之后再讨论虐待儿童的嫌疑[19]。

文书记录

病史收集和体格检查必须完整、客观，应包括相关的阳性和阴性结果。调查结果应详细描述受伤情况和原因，尽可能记录调查时的谈话原文。客观记录相关的行为，避免主观判断。如果可能，应拍摄显示损伤的照片，其中应标注患儿的姓名和拍摄日期。大多数执法人员在接到可疑儿童虐待的举报时都会拍照，同时记录怀疑有虐待行为的原因。当举报可疑的儿童虐待时，报告的时间、日期和方法（电话或书面报告）也应记录在医疗和口腔科病历中。

上报

正如美国牙科协会提出的，牙医必须了解他们在儿童虐待事件中的责任。法律规定，牙医有义务向儿童保护服务机构和（或）执法官员报告可疑的儿童虐待行为。根据《健康保险可转移性和责任法案》的规定，允许在没有父母同意的情况下，向负责调查指控的地方当局报告涉嫌儿童虐待的情况。漏报是所有医务人员都关心的问题，并非口腔医生独有[21]。医务人员较少上报涉嫌虐待的案件，可能是因为他们自己的价值观和对虐待的态度[21]，也可能是因为担心做出虚假指控[1]，或者缺乏足够的培训来识别儿童虐待行为[19]。随着公众意识的提高和在口腔专业课程中加入有关儿童虐待的课程，口腔医生均应知晓相关的法律。未能合理报告涉嫌虐待事件的卫生专业人员可能会受到民事或刑事处罚，而勇于举报的则可以得到保护。

根据口腔医生所在地的法规，只需给相关的儿童保护机构或执法机构打电话就可以开始上报，在调查和识别儿童虐待方面受过训练的专业人员会对电话呼叫做出回应。怀疑的原因以及证明文件应以口头和书面形式传达。口腔医生只需要对"合理怀疑"进行报告，而不负责任何进一步的调查。如果怀疑点是口腔忽视，则口腔医生必须与政府合作，就口腔医疗的就诊需求和护理需求对家长进行教育，然后制订治疗计划并遵照实施。虽然在大多数州可以匿名举报可疑的儿童虐待事件，但最好提供联系信息，以帮助该机构了解具体问题。口腔医生不应因为担心需要花费大量时间而不报告可疑的虐待儿童行为。在大多数情况下，一旦提交了初步报告，口腔医生就不用再进一步参与了，而且极少有案件需要出庭。口腔科病历中的详细内容可以减少需口腔医生亲自出庭的可能性。

关于儿童的父母

在大多数情况下，应该告知患儿的父母其可能存在儿童虐待或忽视问题，以及医生应法律要求需要向当地政府上报，这有助于维持与患儿及其家人的关系。询问父母是否担心有人可能伤害了他们孩子也可以帮助医生及时发现问题。医务人员应注意不要对可能造成侵害的人进行任何指责，可以考虑使用以下简单而直接的说法："由于这个年龄的孩子受到了这样的伤害，我们必须考虑所有可能的原因。每当我们遇到这种情况时，法律就会要求我们向儿童保护机构报告。"当口腔医生的行为是出于对儿童的关注，并以合作的态度努力确认所发生的事情时，许多家长最终会表示感谢，并将继续寻求专业人员的支持。

如果怀疑儿童在家中受到严重伤害，父母可能存在暴力行为，或者孩子可能会因为虐待事件被披露而受到报复，那么在通知父母涉嫌虐待之前，应先与当地政府联系，让他们到场保护孩子，这可能是更谨慎的做法。与当地政府讨论问题的严重性将有助于确定儿童的安置计划（例如你是应该让孩子离开诊所还是等待当地政府职员到来）。口腔医生没有法律义务告知家长他/她对于儿童遭受虐待或忽视的怀疑，以及将上报此事件。这个决策应根据实际情况来决定。患儿的利益应该是所有决策中首要考虑的问题，任何担心失去患者的想法都是次要的。

相关法规

所有50个州都有规定，要求牙科专业人员向州政府报告可疑的儿童虐待和忽视[21]。这些法规中对儿童虐待和忽视的定义可能因州而异，但是都认定所有医务人员均为法定报告人。需要强调的是，医务人员只需要报告可能涉嫌虐待儿童的行为，而不必证实虐待指控。一旦报告了可疑情况，社会和法律部门就有责任确定儿童和家庭的需求，明确是否发生了虐待，以及法律上允许或必须提供怎样的干预或服务。

口腔医生的义务

根据州法律，口腔从业人员是法定报告人，如果发现可疑病例而没有上报，可能会面临刑事惩罚。他们也有报告的道德义务，如果他们没有及时通知州儿童保护机构，可能会受到民事诉讼[21]。一些州的法规要求，法定报告者需要对因未能上报而造成的直接损失承担责任。监护人或患儿与医生之间的私下沟通不能作为司法程序中排除证据的理由，无论这些证据来自于报告还是来自于未按法律要求提交的报告。记录应始终严格保密。报告和通过报告获得的任何其他资料都是保密的，只有经青少年法律授权的人员才能查阅。

再次重申，在上报涉嫌虐待的案件时，不需要有绝对的证据。儿童保护服务机构和执法官员有责任开展调查，并确定是否进行干预。医务人员可以通过沟通和协调提供尽可能多的信息，从而提供宝贵的帮助。如果医务人员不提供关于可疑虐待的信息，调查专业人员就无法开展工作。对系统干预结果（例如什么都没做）不满意的医务人员通常是那些不愿意或没有提供可用信息的人，这些信息本可以帮助政府做出最合适的决定。如果医务人员认为做出了错误决定，应致电给案件负责人或其主管，以澄清关切和干预措施是否合适。对于怎样的干预是合法的存在许多误解，清晰的沟通和协调可以提高每个人对儿童需求以及如何满足这些需求的认识和理解。

在发现口腔忽视的情况下，口腔医生应先确

定这种口腔护理的缺乏是故意为之，还是由缺乏认知、资金或健康意识所致，然后再向有关部门上报。详细了解患儿的医疗和口腔病史，并尝试为儿童提供适当的治疗可以帮助解决这些问题。口腔医生必须意识到这些问题，并努力帮助家庭克服相关的障碍，同时就有关疾病及其影响进行解释。如果反复尝试消除造成口腔忽视的原因都没有成功，则应向儿童保护服务机构报告，因为如果不治疗，口腔忽视（例如龋齿、牙周病）会导致明显的疼痛、感染和口腔功能丧失。这会对学习、社交、营养以及其他正常生长发育所必需的活动产生不利影响[8]。

结论

儿童遭受到虐待的后果可能是毁灭性的，通常表现为短期和长期的情绪及身体问题、认知障碍以及心理障碍[4]。社会也会受到虐待儿童的不利影响，因为调查和起诉会产生大量的费用，并且会由此产生医疗保健费用[4]。在没有干预的情况下，被虐待的儿童会被送回同样的环境，众所周知，他们可能会再次受到严重伤害甚至被杀害。在相同的环境中，所有儿童都存在同样的风险[22]。因此，卫生从业人员必须正确识别和上报疑似的儿童虐待事件，以防受害儿童及其兄弟姐妹受到进一步伤害甚至死亡。口腔专业人员和诊所也可以在虐待的预防工作中发挥作用，并且通过在候诊室提供相关资料，加入与结束暴力有关的组织，确保所有工作人员熟悉儿童虐待的迹象并鼓励他们继续接受这方面的教育，从而提高社区对虐待儿童问题的认识[16]。

参考文献

1. Santos JF, Cavalcanti AL, Nunes KS, et al.: Primary identification of an abused child in dental office: a case report, *J Indian Soc Pedodont Prev Dent* 25(4):191–193, 2007.
2. Fisher-Owens SA, Lukefahr JL, Tate AR, et al.: Oral and dental aspects of child abuse and neglect, *Pediatrics* 140(2):e20171487, 2017.
3. Jones R, Flaherty EG, Binns HJ, et al.: Clinicians' description of factors influencing their reporting of suspected child abuse: report of the child abuse reporting experience study research group, *Pediatrics* 112(2):259–266, 2008.
4. Jessee S, Deinard S. Child abuse and neglect: implications for the dental professional, Crest Oral-B at dentalcare.com, Continuing Education Course, Revised March 31st 2015.
5. Child Information Gateway Factsheet: *What is child abuse and neglect? Recognizing the signs and symptoms*, www.childwelfare.gov. Accessed October 4, 2019.
6. Kempe CH, Silverman FN, Steele BF, et al.: The battered-child syndrome, *J Am Med Assoc* 181(1):17–24, 1962.
7. Kempe C, Helfer R. *Helping the battered child and his family*, JB Lippincott: Philadelphia.
8. American Academy of Pediatric Dentistry: *Guideline on oral and dental aspects of child abuse and neglect*, AAP Committee on Child Abuse and Neglect and AAPD, Adopted, 1999, Council on Clinical Affairs. Revised 2005, Reaffirmed 2010.
9. Kiran K, Kamala BK: Child abuse and the role of a dental professional – the Indian scenario, *Child Abuse Negl* 35(3):157–158, 2011.
10. American Academy of Pediatric Dentistry: Definition of dental neglect, *Pediatr Dent Reference Manual* 40(6):13, 2018-2019.
11. Kilpatrick NM, Scott J, Robinson S, et al.: Child protection: a survey of experience and knowledge within the dental profession of New South Wales, Australia, *Int J Ped Dent* 9(3):153–159, 1999.
12. US Department of State: *Trafficking in persons report*, 2007. Available at www.state.gov/j/tip/rls/tiprpt/2007/
13. U.S. Department of Health and Human Services. Administration for Children and Families, Administration on Children, Youth and Families, Children's Bureau. Child maltreatment (2017). available from, http://www.acf.hhs.gov/programs/cb/research-data-technology/statistics-research/child-maltreatment. Accessed October 4, 2019.
14. da Fonseca MA, Feigal RJ, Ten Bensel RW, et al.: Dental aspects of 1248 cases of child maltreatment on file at a major county hospital, *Pediatr Dent* 14(3):152–157, 1992.
15. Pierce MC, Kaczor K, Aldridge S, et al.: Bruising characteristics discriminating physical child abuse from accidental trauma, *Pediatrics* 125(1):67–74, 2010.
16. Tsang A, Sweet D: Detecting child abuse and neglect—are dentists doing enough? *J Can Dent Assoc* 65:387–391, 1999.
17. Harris JC, Sidebotham PD, Welbury RR: Safeguarding children in dental practice, *Primary Care Dent* 34(8):508–517, 2007.
18. Hinchliffe J: Forensic odontology, part 4. Human bite marks, *BDJ* 210:363–368, 2011
19. Needleman HL: Orofacial trauma in child abuse: types, prevalence, management and the dental profession's involvement, *Pediatr Dent* 8(1):71–80, 1986.
20. Kellogg N: Oral and dental aspects of child abuse and neglect, *Pediatrics* 116(6):1565–1568, 2005.
21. Katner DR, Brown C: Mandatory reporting of oral injuries indicating possible child abuse, *J Am Dent Assoc* 143(10):1087–1091, 2012.
22. Lindberg DM, Shapiro RA, Laskey AL, et al.: Prevalence of abusive injuries in siblings and household contacts of physically abused children, *Pediatrics* 130(2):193–201, 2012.

第二部分

龋病和牙周疾病

8 机械法和化学法家庭口腔卫生

Christopher V. Hughes 和 Jeffrey A. Dean
盛恺　陈晖　译

本章提要	口腔卫生和菌斑形成的微生物学	化学方法控制菌斑
	菌斑控制的机械方法	杀菌剂
	手动牙刷	特定年龄家庭口腔卫生指导
	牙线	产前咨询
	动力机械去除菌斑	婴儿（出生至1岁）
	牙膏	学步期儿童（1～3岁）
	菌斑染色剂	学龄前儿童（3～6岁）
	控制菌斑的其他辅助用具	学龄期儿童（6～12岁）
	方法	青少年（12～19岁）
	视觉-运动技能的掌握	诊所内的口腔卫生维护
	时间因素	

随着医疗保健技术水平的提高，患者的基础保健不容忽视。在口腔科，这意味着让患者养成并保持有效的预防习惯。无论我们的口腔医疗技术和治疗手段有多发达，预防性口腔保健都是所有口腔卫生保健的基础。1960年McDonald[1]探讨了前30年间（自1930年开始）儿科学是如何从90%治疗与10%预防转变为90%预防与10%治疗的。他认为，与儿科学曾经发生的情况相似，预防措施在口腔医学中是可行的，但仍有待应用。基于这样的预防理念，口腔医学，尤其是儿童口腔医学，要达到90%预防与10%治疗还有很长一段路要走。

口腔基础预防的核心是家庭口腔卫生和菌斑控制。近年来口腔保健有了长足的发展，从一个少有关注的学科转变为有着惊人发展和深入研究的领域。现代生物学为菌斑控制领域开辟了新的道路，并将继续影响我们对口腔卫生和菌斑的认知。最近，人们对于牙菌斑是一种生物膜和口腔疾病是一种生物膜介导的疾病有了更深入的了解[2]。口腔

保健的重点一直都是预防口腔发病率最高的两大疾病——龋病和牙周病，并且这一重点仍将持续。尽管菌斑控制对口腔卫生至关重要，但不同于与牙周病的关系，菌斑控制与龋病预防之间并没有明确关联。如第10章探讨的，龋病病因复杂，主要包括牙齿的易感性、菌斑、碳水化合物、宿主遗传易感性和时间等多种因素，许多其他变量如口腔糖类清除速度、唾液流量、pH、免疫因素等亦增加了龋坏进展的复杂性。这些可以帮助解释为什么很难证明口腔卫生与龋病预防之间的直接关系。

尽管存在某些不确定性，菌斑控制仍然是维护口腔健康的基本要素。Marsh[2]证实天然的口腔微生物群落会给宿主带来诸多益处，但如果缺乏口腔卫生维护，牙菌斑聚积，可导致微生物群落的构成向非健康状态转变[3]。因此，口腔保健应注重菌斑控制，而不是单纯清除菌斑。

不仅是生物学进展，通过家庭保健品广告宣传，公众对家庭口腔卫生的认知也达到了新的高

度。据估算，到 2025 年，全球口腔护理市场规模预计将达到 409 亿美元[4]。患者对健康和美容的需求可能达到有史以来的最高水平，患者愿意为最好的保健产品买单。

本章将广泛阐述儿童和青少年家庭口腔卫生，从菌斑形成生物学到菌斑去除技术和患者积极性。口腔卫生保健专业人员需要将家庭口腔卫生作为基础预防的核心。

口腔卫生和菌斑形成的微生物学

尽管 Miller[5] 在 19 世纪晚期就提出了口腔疾病与微生物有关，但是直到 20 世纪 60 年代，Keyes[6] 和 Löe 等[7] 的工作才证实了龋病和牙周病的微生物病原学。在这些开创性的研究后，牙科研究开始聚焦于确定牙菌斑中介导龋病和牙周病的特定微生物。在过去十年中，人们已经认识到与龋齿相关的微生物群的异质性，并且对龋齿的感染性和传播性产生了质疑[8]。不管与龋齿有关的特定微生物是什么，我们预防口腔疾病的基本方式仍然是机械去除菌斑和促进牙齿表面再矿化。因此，下面简要介绍菌斑形成的时间、机制和生物学基础，为临床口腔卫生和预防提供科学依据。

随着厌氧培养技术及近来基因检测技术（可检测无法培养的细菌）的发展，口腔内现已发现 700 多种细菌，以及大量不同的细菌生态位点。值得关注的是，在牙菌斑中只有少数几种细菌数量较多[9-11]，而这些细菌唯一的生态位点就是牙菌斑。牙菌斑在牙齿表面形成的特征在于从数量有限的先锋菌（主要是链球菌和其他一些革兰氏阳性菌）逐步发展为成熟菌斑的复杂微生物群。菌斑成熟过程包括了细菌与唾液薄膜的早期黏附及复杂的多种类细菌生物膜的形成。大多数口腔细菌已经进化出特定的黏附机制，使它们能定植在牙齿表面。此外，细菌开始形成生物膜后还会发生一些表型变化。研究者们对这一过程的分子机制已进行了深入研究[9-11]。尽管这些机制的提出为采用新方法控制菌斑提供了可能性，但是使用化学制剂辅助机械去除菌斑依然是菌斑控制最可行的方法。

不仅在牙菌斑成熟过程中菌斑微生物会发生变化，与口腔疾病或健康相关的成熟牙菌斑之间微生物也不相同。许多研究表明，龋病发生时，菌斑致病性与致龋菌数目相关，通常但不总是变异链球菌[12-13]。变异链球菌的首要地位近来受到了质疑[2]。相反，与牙龈炎症有关的菌斑则以革兰氏阴性细菌为主，而在健康的口腔环境中革兰氏阳性细菌更占优势。细菌种类的转变与龈缘的炎性变化一致。在不依赖培养法的细菌学研究中，运用遗传学技术，研究者发现了更多与龋病或牙周病相关的细菌[6]。尽管如此，菌斑控制应针对以下两个目标：①通过机械去除龈上菌斑和控制饮食中糖的摄入，限制菌斑中致龋菌的数量，包括变异链球菌，以预防龋齿；②通过定期机械去除龈下菌斑，保持与牙龈健康相关的革兰氏阳性菌的数量优势。使用化学制剂，尤其是氯己定，也可维护牙龈健康。然而，牙医面临的最大挑战是如何将这些方法纳入患者及其家长的日常口腔护理中。

菌斑控制的机械方法

机械法是菌斑去除方法中接受度最高的方法。刷牙和使用牙线是机械法中最基本的方法，辅助手段包括使用菌斑染色剂、冲牙器和刮舌板。

手动牙刷

刷牙是清除牙面菌斑最常用的方法。牙刷的设计和制造需考虑多种因素，包括刷毛材料，刷毛纤维的长度、直径、数目，刷头长度，刷头设计，刷毛的簇数和排列，刷头与手柄间的角度和手柄的设计。此外，还可设计亮色刷毛以及为人熟知的卡通图案等来吸引人们购买（图 8.1）。

如今，大多数市售牙刷是由合成（尼龙）刷毛制造的。Park 等[14] 认为刷毛和刷头是牙刷最重要的部分，并发现大多数刷毛的长度是 11 mm。根据

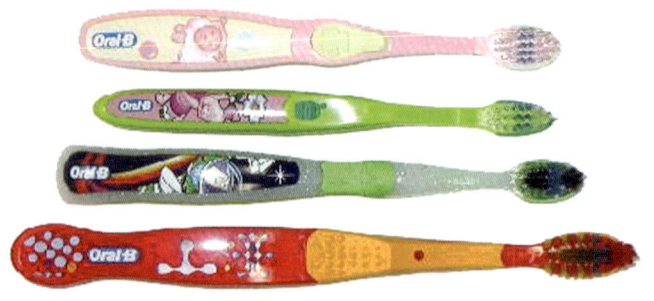

图 8.1 设计亮色刷毛或为人熟知的卡通图案来吸引人们购买

刷毛直径，牙刷可分为软毛刷、中等硬度毛刷和硬毛刷。软毛刷的刷毛直径为 0.16～0.22 mm，中等硬度刷毛为 0.23～0.29 mm，硬毛刷刷毛直径 ≥ 0.30 mm。除了刷毛直径，学者们对刷毛末端类型也进行了研究，以确定哪种类型的末端最有利于菌斑清除。在粗绞状、放大球形和圆形三种刷毛末端中（图 8.2 A 至 C），通常会选择圆形末端，因为它对牙龈的刺激更小。然而，即使是粗绞状的刷毛末端，也会在正常使用中被磨圆（图 8.2 D）。

儿童适宜用软毛牙刷，因为它降低了牙龈创伤的可能性，并增加了邻间隙的清洁能力。在对儿童牙刷刷头和手柄进行评估后，Updyke[15] 推荐儿童最好使用比成人牙刷刷头更小和手柄更粗的牙刷，这样更方便进入口腔，也更方便儿童握持。目前还没有研究证实哪一种牙刷设计能更好地去除菌斑[16-18]，即使已有证据表明刷毛簇呈角度排列能更有效地去除

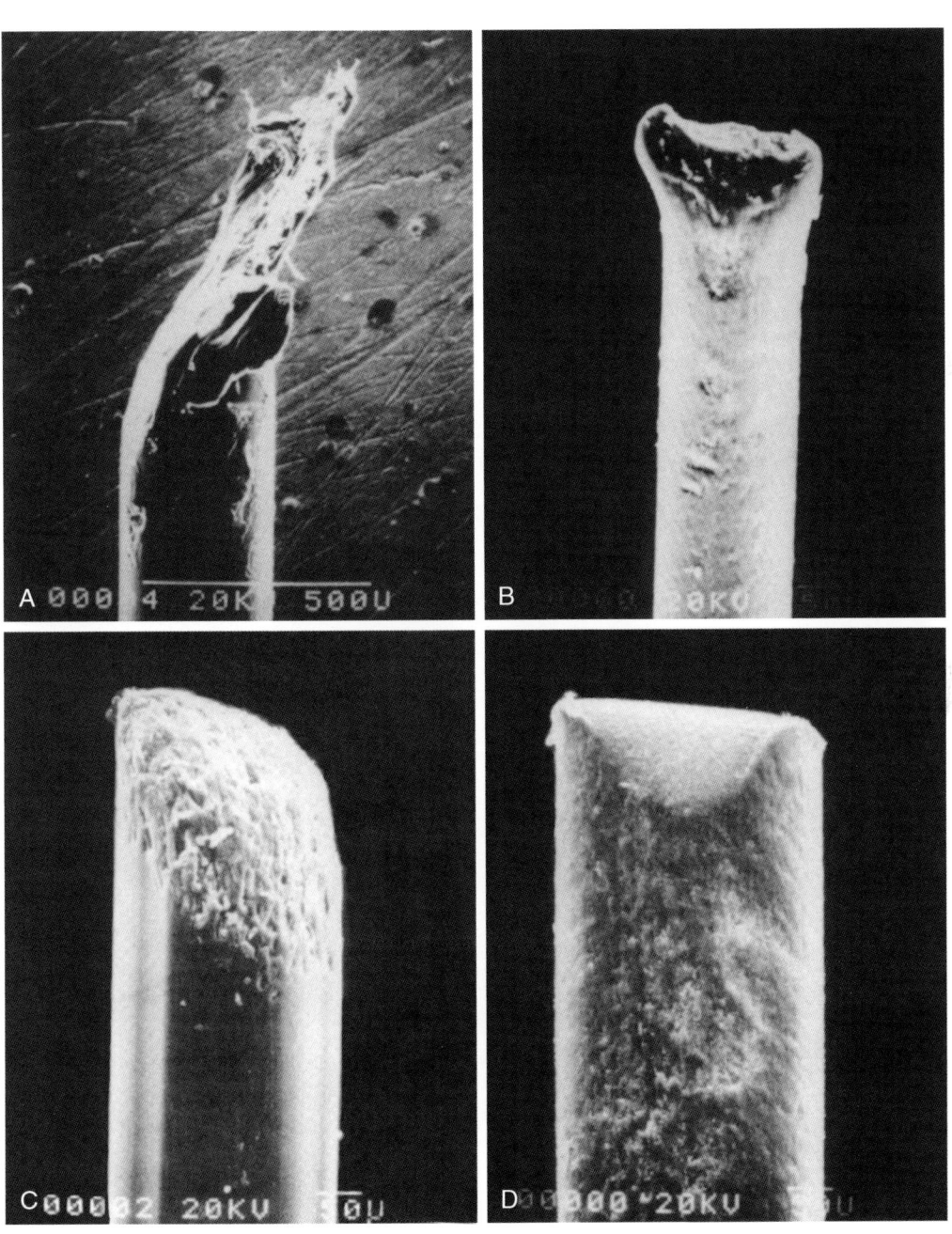

图 8.2 不同工艺制造的牙刷刷毛的扫描电镜照片。**A.** 粗绞状刷毛末端，可能是不完全单刃切割所致。**B.** 轻微放大，球形尼龙刷毛末端，通常是双刃切割或剪刀切割所致。**C.** 锥形或圆形尼龙刷毛末端，由热或机械抛光加工后形成。**D.** 牙刷磨损机对末端粗绞状刷毛进行不断机械摩擦后，刷毛末端被磨圆（From Park KK, Matis BA, Christen AG: Choosing an effective toothbrush, Clin Prev Dent 7：5-10，1985.）

菌斑[19-20]。很多因素影响了牙刷去除菌斑的能力，因此专业人员应在评估患者的个人需求后再向患者进行推荐。

另外，牙刷刷毛的磨耗率以及磨耗后牙刷的菌斑清除能力是值得关注的问题。大量研究显示，即使刷毛磨耗到患者都能察觉的程度，牙刷依然能保持有效的菌斑清除能力[21]。当然，随着时间的推移，其菌斑清除效率会不可避免地下降。研究发现，牙刷在连续使用4个月后清除效率会降低，特别是在邻面清洁时[21]。牙刷在显著磨耗前都能保持清洁能力，这意味着相较于继续使用一把不能有效清洁牙齿的牙刷，患者更可能在它真正失效前就已经将它弃之不用了。针对这一问题，有制造商声称他们的牙刷（Oral-B Indicator；Oral-B Laboratories, Inc., Belmont, California, United States）使用食品着色剂给中心刷毛簇染色，能显示何时需要更换牙刷。当刷毛上的蓝色褪到一半时，就应更换牙刷（图8.3）。该公司称平均使用3个月后会出现这种情况，但这也取决于个人的刷牙习惯。

家长经常询问更换孩子牙刷的频率。我们建议最好是在刷毛严重磨耗后更换牙刷。但这可能会给家长带来一些困扰，因为有些孩子，特别是幼儿，喜欢在刷牙时咬牙刷，那会使牙刷很快呈现出严重磨耗的样子。

牙线

尽管刷牙是应用最为广泛的机械性控制菌斑的方法，但是仅仅刷牙并不足以清除所有牙面上的菌斑，尤其是邻面菌斑，这就需要使用刷牙以外的其他方法进行邻面清洁。许多研究比较了刷牙的同时使用牙线与单独刷牙的短期效果，令人惊讶的是，这些研究发现两组间牙龈炎症水平和新发龋方面仅有微弱差异[22-23]。这可能是由于大多数研究周期过短，限制了检出差异的能力。然而，Corby等[24]证明使用牙线后牙菌斑中微生物的组成不同，他们对12～21岁高匹配度的双胞胎进行了为期2周的研究，结果发现刷牙、舌部清洁及使用牙线能显著降低牙周病、龋病相关微生物种类的丰度[24]。许多器械可以用于清除牙邻面菌斑，如牙间隙刷、牙线棒和牙线、单束刷（图8.4）。Richards[25]最近的一项系统综述表明，这些器械的效果差别并不大。在特定情况下常推荐使用其他器械，如推荐正

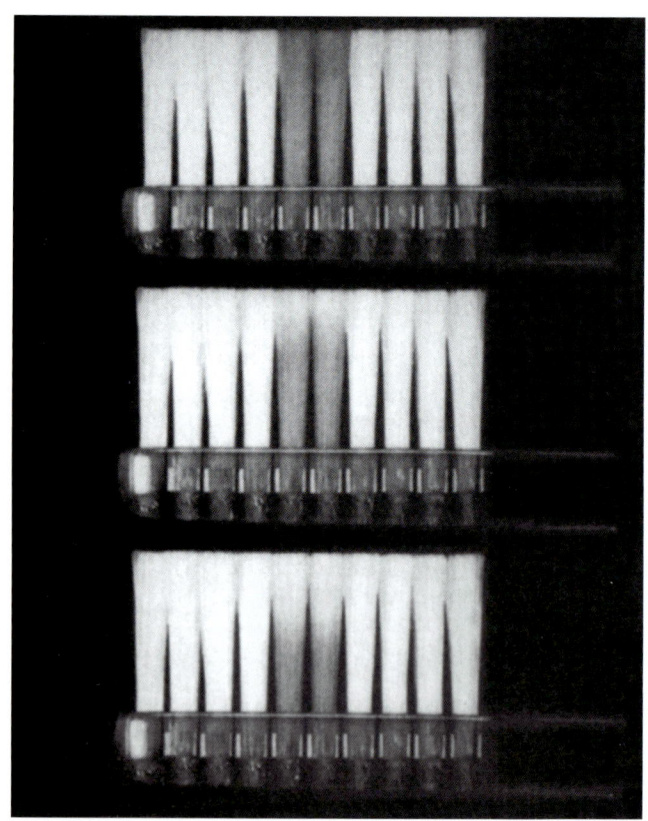

图8.3 牙刷刷毛的中间一簇被染成蓝色，在使用过程中可见从刷毛末端开始逐渐褪色。制造商建议，当褪色至刷毛长度的一半时应更换牙刷

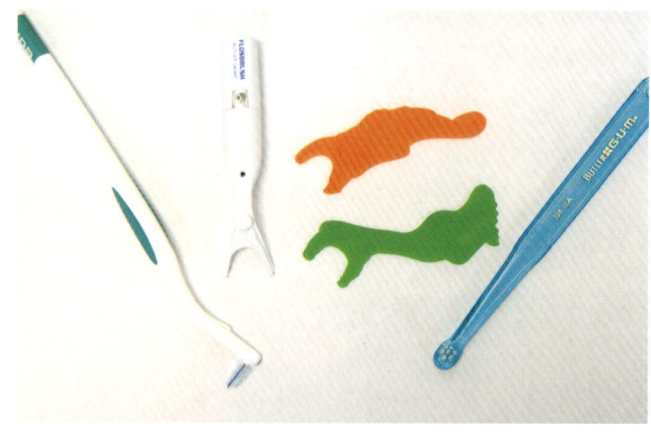

图8.4 不同的邻面清洁工具。从左至右为：牙间隙刷、Y形牙线棒、一次性牙线棒、单束刷

畸患者使用牙间隙刷。遗憾的是，大多数人未将定期使用牙线纳入日常护理。Chen和Rubinson[26]证实家庭中只有20%的母亲、12%的父亲及6%的孩子会每日使用牙线。此外，28%的母亲、45%的父亲和48%的孩子从来不使用牙线。牙线难以使用可能是导致儿童依从性低的原因[27]。

牙线分为不同的类型：有香型和无香型，含蜡

型和无蜡型，线状型、带状型和网状型（Super Floss；Oral-B Laboratories, Inc., Belmont, California, United States）（图 8.5）。几乎所有市面上销售的牙线都是尼龙材质的，尽管也能找到以特氟龙（聚四氟乙烯）为材质的牙线（Glide；W.L. Gore and Associates, Inc., Flagstaff, Arizona, United States）。制造商声称特氟龙牙线比尼龙牙线的摩擦系数低，更不容易被撕裂，在紧密接触的牙面之间易滑动，使其断裂的可能性降到最低。通常认为无蜡型尼龙牙线是首选牙线，因为它能在紧密接触的牙面间轻松通过，并且不会有蜡残留，在洁净的牙面上移动时会发出摩擦音。此外，这种纤维会膨胀，能更好地与牙面接触，清除更多的牙菌斑。

然而，更多近期研究明确指出，在推荐选择何种牙线时，应该考虑患者个人的需求和喜好。临床研究显示，现有的牙线类型之间在清洁效率、舒适度、使用方便程度等方面几乎没有差异[28-29]。

专业人员掌握这些信息将有助于他们在向家长推荐儿童牙线时，同时考虑家长和孩子的喜好及个人需求。对于患者来说，最易接受的可能是有香型含蜡牙线。此外，许多家长抱怨他们的手指相对孩子的口腔来说太大。当出现这类情况时，或者家长或孩子的手指灵活性不足而难以手持牙线时，牙线棒（图 8.4）是一个很好的选择。对正畸患者来说，使用特殊牙线或牙线穿线器（图 8.6）可帮助牙线穿过弓丝来清洁牙齿的邻面。尽管正畸患者觉得使用牙线是一个枯燥的过程，但它对维持口腔卫生至关重要。

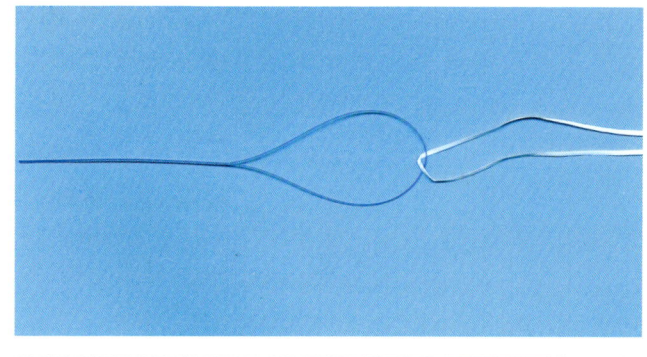

图 8.6 牙线穿线器与一段线状型牙线相连

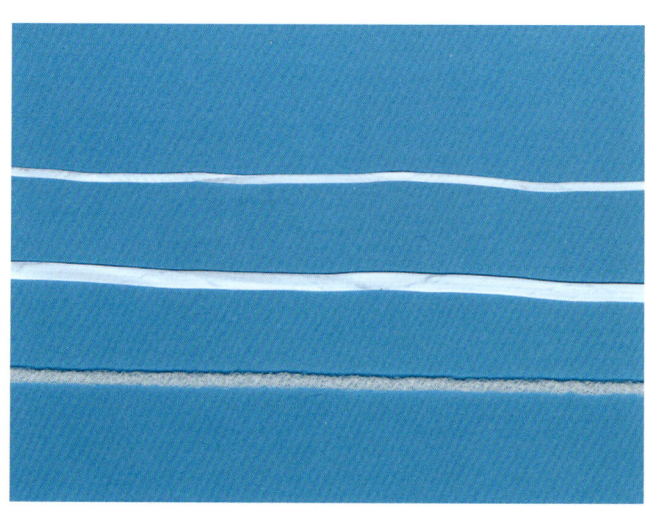

图 8.5 牙线。线状型（最上方）、带状型（中间）和网状型（最下方）

动力机械去除菌斑

自 20 世纪 60 年代起，动力或电动牙刷就受到了广泛的关注。使用电动牙刷的原因是，许多患者因手部缺乏灵活性，难以操控牙刷，使得菌斑清除不力。电动牙刷刷头可自动运动，降低了对手部灵活性的要求。许多关于电动牙刷去除菌斑有效性的研究都未能证实电动牙刷的效率比手动牙刷高。尽管电动牙刷在刚开始使用时清洁水平更高，但是随着时间的推移，电动牙刷的清洁水平下降到了和手动牙刷一样的程度[30]。Kerlinger[31]认为这是霍桑效应（Hawthorne effect）的结果：几乎所有的改变或实验性操作都会因为新奇性而引起受试者行为的改进。这样看来，使用者刚使用电动牙刷时会增加刷牙时间，因此能更好地控制菌斑。但是随着时间的推移，其清洁效果就会与使用手动牙刷一样。

使用最新款电动牙刷，例如 Sonicare（Philips Oral Healthcare, Inc., Snoqualmie, Washington, United States）或博朗欧乐-B 儿童电动牙刷（D10）（Oral-B Laboratories, Inc., Belmont, California, United States），可能比其他牙刷更有效。

Sonicare 牙刷运用声波技术产生的声能来提高传统刷毛簇的菌斑去除能力。这种牙刷运用电磁装置来驱动刷毛，以 261 Hz 或每分钟 31 320 次震动的频率运动。Ho 和 Niederman[32]发现，Sonicare 牙刷在降低菌斑指数、牙龈指数、探诊时出血位点百分数、牙周袋深度、龈下菌斑样本革兰氏阴性细菌总数等方面明显优于手动牙刷。Nowak 等[33]证实，在使用欧乐-B 儿童电动牙刷的 4～9 岁儿童中，简化口腔卫生指数中的软垢指数下降了 40%。Grossman 和 Proskin[34] 及 Jongenelis 和 Wiedemann[35]也比较了儿童专用电动牙刷与儿童专用手动牙刷清洁效率的差异。两项研究均得出结论，对于儿童而言，儿童电动牙刷比儿童手动牙刷能去除更多菌斑。最后，Heanue 等[36] 的 meta 分析显示，无论短期研究还是长期研究，均证实有旋转和振动功能的电动牙刷比手动牙刷能去除更多菌斑，且能更有效地减少牙龈炎的发生。除了旋转和振动功能的设计外，其他电动牙刷设计并不一定比手动牙刷效果好。随后的 meta 分析同样证明了有旋转及振动设计的电动牙刷的优越性，但是它的临床意义还不明确[37-39]。

美国牙科协会（American Dental Association，ADA）委员会科学事务部的《牙刷许可指南》中，列举了数项对手动牙刷和电动牙刷的要求[40]。在各项要求中，两者最大的不同可能在于：由于使用电源，电动牙刷必须接受检查，且必须符合特定技术安全实验室如美国保险商实验室的标准。

牙膏

牙膏包含多种成分，在维护口腔卫生时发挥各种功能。牙膏所含的摩擦剂和表面活性剂能去除菌斑和软垢。怡人的香味和颜色使牙膏更易被接受。牙膏中添加的焦磷酸盐有助于减少牙石。此外，牙膏通过添加氟化物和其他成分来达到防龋和抗过敏的功效。近年来，许多含再矿化剂如酪蛋白磷酸多肽-无定形磷酸钙的牙膏已经上市。越来越多的证据支持使用含再矿化剂的牙膏，特别是龋高危人群[41-42]。儿童牙膏应含氟化物和低含量摩擦剂，并需获得 ADA 的认证。在 2020 年，有 49 种不同的含氟牙膏被 ADA 委员会科学事务部认证为牙科治疗产品。在这 49 种牙膏中，有多种牙膏是专门设计和调味的，以吸引儿童。

如果刷牙器具是儿童喜欢的，他们会更愿意进行口腔卫生清洁，因此牙膏中的这些成分是有意义的。尽管已证实儿童含氟牙膏有防龋功能，但我们必须考虑含氟牙膏对儿童氟总摄入量的影响。Adair 等[43] 确认，与使用成人牙膏相比，儿童使用牙膏时刷牙时间更长、使用牙膏的量更大、漱口及吐的次数更少。Levy 和 Zarei-M[44] 研究了 0～6 岁儿童的刷牙习惯和牙膏使用量（图 8.7）。这项研究没有确定牙膏使用量，所以也无法得知在使用特定量牙膏时氟的摄入量。但是研究者认为，处在患氟斑牙危险年龄的儿童，刷牙时摄入的氟可能是全身氟摄入的重要来源。值得注意的是，许多牙膏广告中儿童拿的牙刷上涂有大量牙膏。显然，口腔医生不希望给公众儿童这样使用含氟牙膏的认识。

Simard 等[45] 对 12～24 月龄的儿童进行了研究，发现 20% 的孩子每天通过刷牙摄入了超过 0.25 mg 的氟。为了降低儿童从牙膏中摄入氟导致氟斑牙的风险，他们建议制造商为婴儿制造一种含氟量低的牙膏或减小牙膏管口的直径。最近，美国儿童牙科学会（American Academy of Pediatric Dentistry，AAPD）的建议已经修改，鼓励所有儿

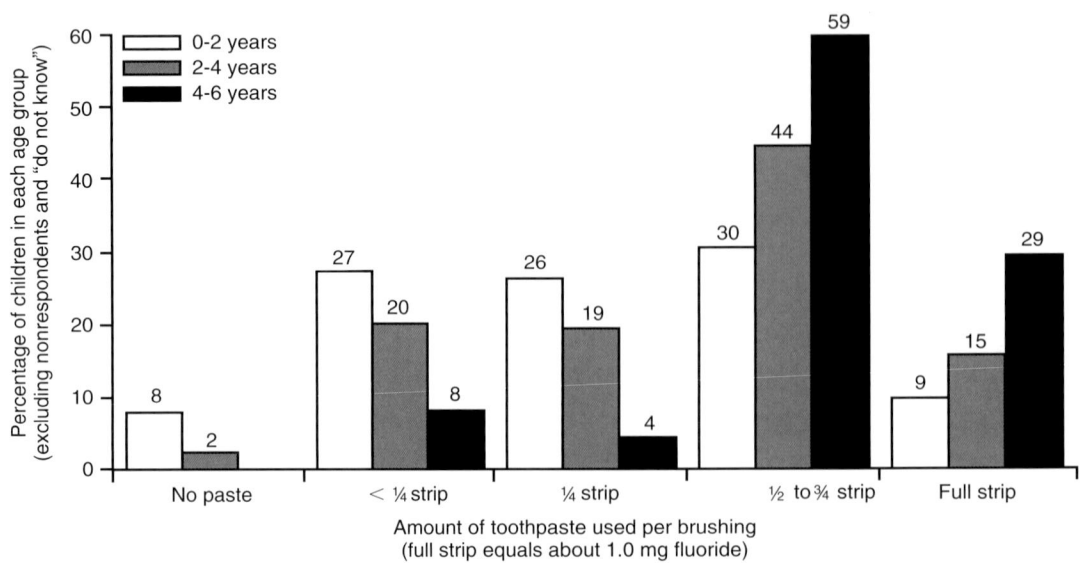

图 8.7① Quantity of toothpaste used by children from birth to 6 years of age.（From Levy SM，Zarei-M Z：Evaluation of fluoride exposures in children，J Dent Child 58：467-473，1991.）

---

① 因版权限制，采用英文原版展示。——译者注

童使用含氟牙膏[46]。对于2岁以下儿童,应指导父母在刷牙前为儿童涂抹牙膏。2~4岁的儿童可以使用豌豆大小的牙膏。这些建议可能有助于限制氟的摄入,同时也能为儿童提供氟化物所带来的益处。儿科医生在开补充剂处方前应该考虑氟化物摄入的所有来源。然而,近期文献综述发现,从含氟牙膏中摄入的氟与氟斑牙之间的相关性被高估[47]。考虑到氟化物的优点,即使是低龄儿童,也应该鼓励其适当使用含氟牙膏[47-49]。

菌斑染色剂

为了提高患者去除菌斑的能力,研究者研发了一些制剂来显示菌斑,包括碘、甲紫、赤藓红、碱性品红、固绿、食品染色剂、荧光剂以及一种双色菌斑染色剂。使用这些菌斑染色剂尤其有助于指导学龄儿童如何刷牙,并教授他们口腔卫生保健的基本原理。FD&C 28号红是常用菌斑染色剂,它可以是液态的,使用时用棉签蘸取后涂在牙面上,也可以是咀嚼片剂(图8.8)。不过,这种染色剂在菌斑染色的同时,也容易使口腔软组织着色,而且这种恼人的粉色会持续数小时。许多低龄儿童似乎并不介意这种染色,但是随着孩子年龄增长临近青春期,这可能会成为一个问题。因为荧光在自然光下是不可见的,为了解决该问题,研究者们研发了荧光菌斑染色剂。然而,使用荧光菌斑染色剂时需要特殊设备。

Lim等[50]比较了四种临床菌斑检测技术在不同饮食方式患者中检测菌斑能力的差异。该研究受试者年龄为18~27岁,在受试者彻底清洁牙齿后3、6、18小时,用龋病探针、菌斑检测探针、赤藓红、双色菌斑染色剂评估他们的菌斑水平。随后,在研究的第一部分,38位受试者采用限制蔗糖(SR)的饮食方式,而在研究的第二部分,32位受试者采用补充蔗糖(SS)的饮食方式。3小时后,SR饮食的受试者口腔内超过12%的位点发现菌斑,而SS饮食的受试者口腔内超过23%的位点发现菌斑。18小时后,被菌斑覆盖的牙面比例分别增加到52%(SR饮食)和73%(SS饮食)。对极小量的菌斑,菌斑染色剂是最敏感的评估手段。然而,对中等量和大量的菌斑沉积,探针是更敏感的方法。以上结果的临床意义在于提示我们在检测患

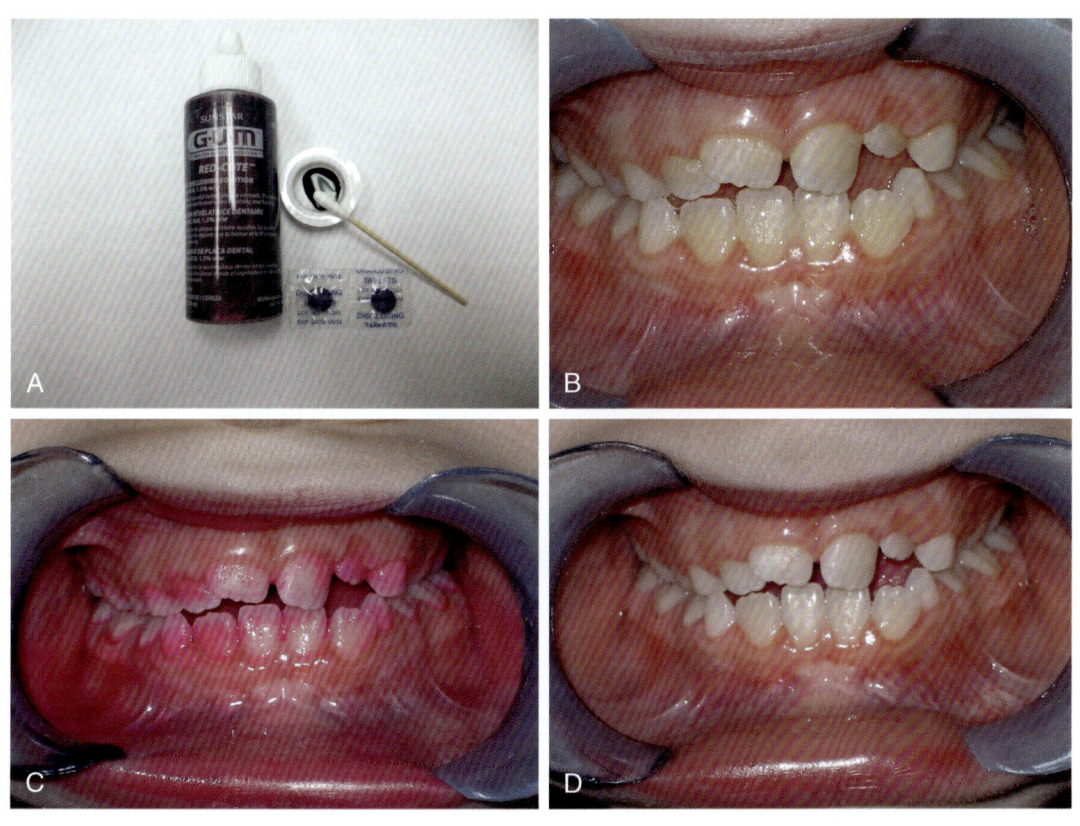

图8.8 菌斑染色过程。**A**. 两种常见的FD&C 28号红菌斑染色剂形式:可用棉棒蘸取后涂在牙面上的液态染色剂和咀嚼片剂。**B**. 进行口腔卫生清洁和使用菌斑染色剂前的混合牙列。**C**. 进行口腔卫生清洁前使用菌斑染色剂的患者。**D**. 口腔卫生清洁后使用菌斑染色剂的患者

者的口腔卫生清洁能力时，应在患者刷牙后立即对其口腔内菌斑沉积情况进行评估，否则，患者的饮食和时间因素都会影响评估结果。如果在患者刷牙后数小时再进行菌斑评估，则无论其口腔清洁能力如何，得到的菌斑控制结果可能都不会令人满意。菌斑染色剂无论在临床使用还是家用，都是非常有价值的辅助用品。

控制菌斑的其他辅助用具

建议用冲牙器和刮舌板等其他用具来进行日常口腔清洁。冲牙器是通过脉冲水流或化学制剂来去除牙齿上的菌斑。而刮舌板是一块扁平的有弹性的塑料板，可用来去除积聚在舌背粗糙表面的细菌和食物残渣。此外，还可用纱布或专用口腔清洁布按摩婴儿牙龈，去除新萌出牙齿上附着的菌斑。尽管可以增加这些辅助用具作为我们的基本口腔清洁用具，但刷牙和使用牙线仍然是最有效的机械去除菌斑的方法。专家建议这些辅助用具只作为基本用具的补充，而不能替代基本用具，在使用时还需要考虑家长和护理者的个人需求、能力和偏好[51]。

方法

同牙刷设计种类众多一样，历年来学者们提出了多种儿童刷牙方法，最众所周知的方法包括圆弧形刷牙法、Charters 法、水平颤动法和改良 Stillman 法[46]。在一项关于 11～14 岁儿童使用这四种刷牙方法的有效性研究中，Anaise[52] 描述如下。

圆弧形刷牙法

将牙刷放置在口腔前庭，刷毛末端朝向根方，刷毛边缘接触牙龈组织。患者对刷毛施加侧向力，刷头向咬合面移动。牙刷随后再次放置在口腔前庭的上部，重复旋转的动作。舌面也用相同的方式刷，每次同时覆盖两颗牙。

Charters 法

刷毛末端同时接触牙釉质与牙龈，刷毛与咬合面成 45°角。对牙刷施加侧向及向下的力，轻轻来回摆动牙刷（大约 1 mm）。

水平颤动法

将牙刷水平放置在牙齿的颊面和舌面，用颤动方式来回移动牙刷。

改良 Stillman 法

改良 Stillman 法结合了刷毛的颤动和沿着牙长轴的刷拂。将牙刷放置于膜龈线上，刷毛远离牙冠，末端朝向根方，在运动时沿着牙龈和牙面刷拂。牙刷在移动时刷柄朝向冠方旋转并振动。

Anaise[52] 得出结论，与圆弧形刷牙法、Charters 法和改良 Stillman 法比较，水平颤动法去除菌斑的效果更好，该结论与 McClure[53] 和 Sangnes 等[54] 的研究结果一致。

不论儿童的年龄多大，也不论是儿童自己刷牙还是家长帮助刷牙，水平颤动法清除菌斑的效果与其他刷牙方法相同或比它们更好。此外，在这几种刷牙方法中，水平颤动法也是儿童最自然采用的方法[55]。遵照图 8.9 所示的系统刷牙方法，儿童或家长都能确保口腔当中的所有区域都被清洁到。此

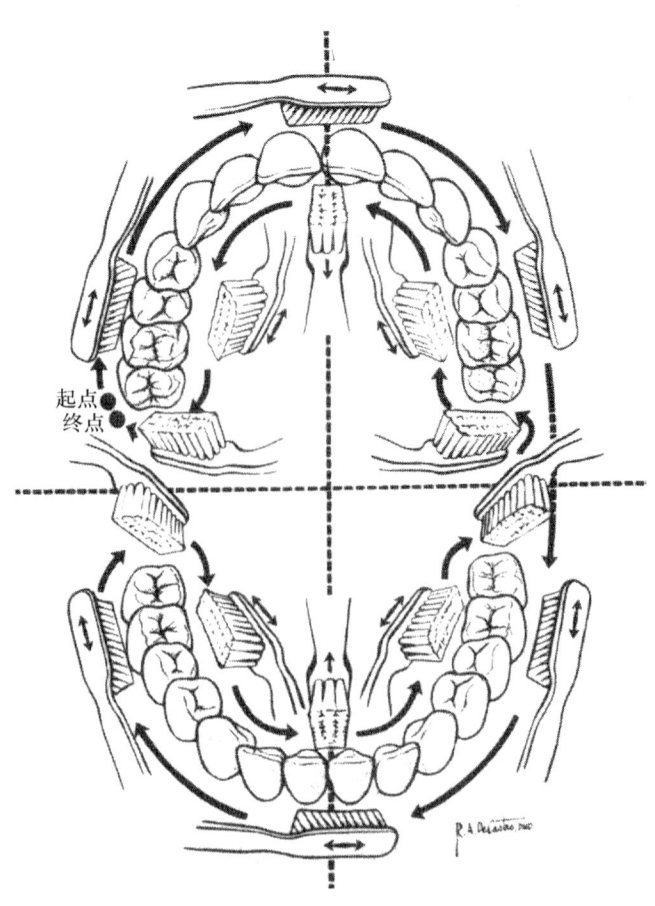

图 8.9 系统刷牙方法从右上象限牙齿的颊面开始，并顺着箭头方向移动。刷毛与牙齿长轴成 45°角并朝向龈缘。短距离前后颤动，使刷毛停留在相同的地方。使牙刷柄与咬合面平行，而在刷前牙的舌侧或每一象限最后一颗牙的后面时，需将刷柄竖起（Courtesy of Dr. Paul Starkey.）

外，要注意图中刷头在前牙舌面和每一象限大多数后牙的远中面放置的位置。

推荐按下述方法使用牙线（图 8.10）：

1. 准备一段 46～61 cm（18～24 英寸）长的牙线，末端缠绕在患者或家长的中指上。牙线需要足够长，当双手平摊时，拇指能相互接触。

2. 用拇指和示指引导牙线，使它轻轻地嵌入需要被清洁的两牙之间。需要注意不要突然用力使牙线向下穿过邻间接触，以免引起牙龈损伤。

3. 随后将牙线弯成 C 形环绕牙齿，并沿着牙颈部至咬合面来回移动直到菌斑被去除。清洁好每两个相邻牙面后，牙线在手指上重新缠绕，这样在清洁每个新的位点时都可使用洁净、未被污染的牙线。

学习如何使用牙线有一定的难度，需要孩子和家长反复练习。有些孩子和家长更喜欢制作一个牙线圈，即将牙线两端绑在一起，而不是缠绕在手指上，以此帮助他们手持和控制牙线。然而，Rodrigues 等[56]证明，即使运用牙线圈技术，要想明显降低邻面菌斑指数，6.5～7.5 岁的儿童仍然需要培训。

视觉-运动技能的掌握

对于儿童何时能开始独自进行有效的口腔清洁，研究者们已多次尝试制定具体的建议。Terhune[57]认为年龄、性别和手眼协调能力等变量不能精确预测某个儿童何时具备学习有效使用牙线的能力。但在其研究中，所有 8～11 岁儿童都在 10 天内学会了如何有效使用牙线。Mescher 等[58]发现，儿童刷牙时其手功能与年龄相关，但手功能测试评分并不能准确预测个体刷牙的能力。

然而，Preisch[59]通过视觉-运动一体化发育测试确实发现了发育年龄和口腔卫生分值显著相关。儿童复制几何模型的能力与其学业成绩、运动技能水平间高度相关。高层次的思维和行为需要感觉传入与动作的整合。即使是视觉和运动技能已发育良好的儿童，也有可能无法使两者协调。虽然生理

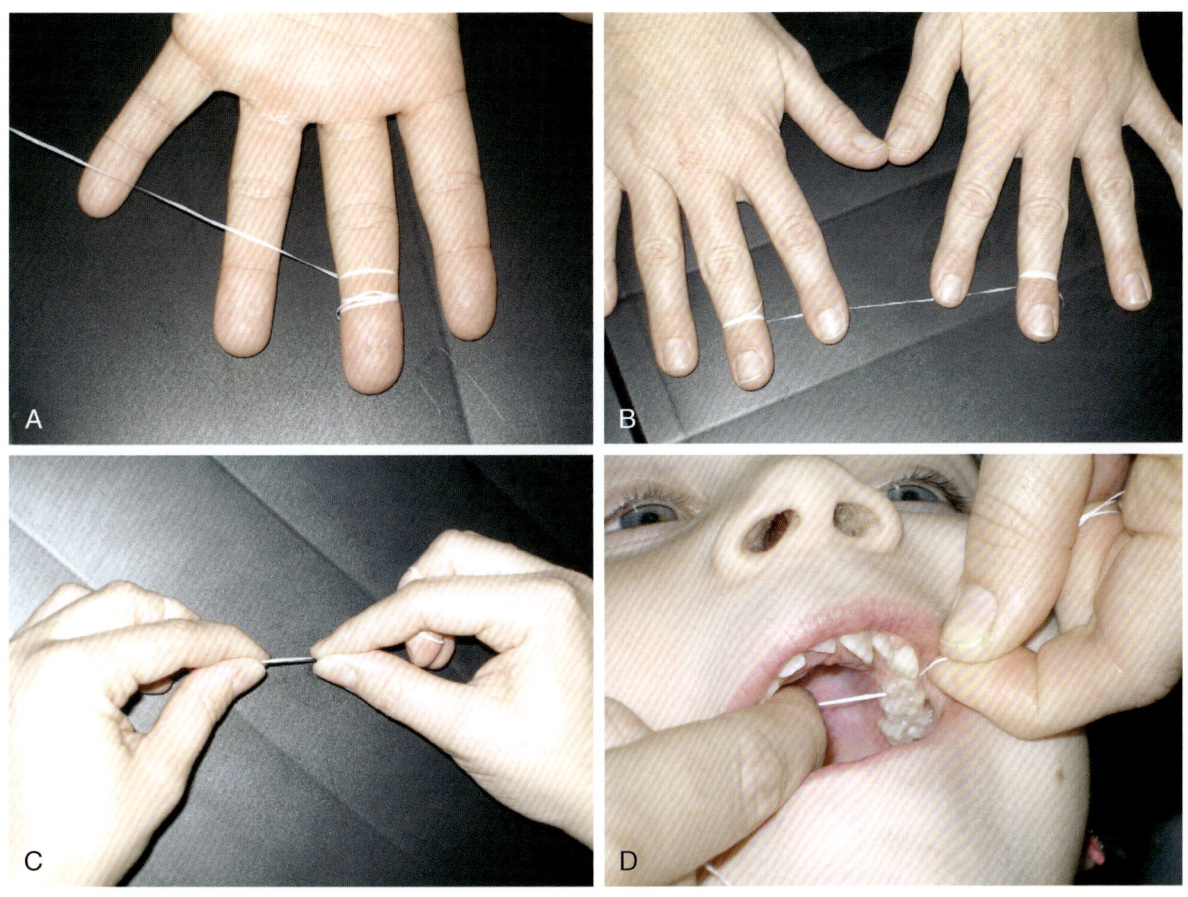

图 8.10 牙线的使用方法。A. 将一段牙线缠绕在双手的中指上。B. 需要在中指间留出足够长的牙线，使双手平摊时拇指能互相接触。C. 用示指和拇指来操作牙线。D. 小心地将牙线在邻面间弯成 C 形，并轻轻地上下移动直到每颗牙齿的表面清洁干净

年龄和发育年龄都可以作为去除菌斑能力的预测指标，但只有发育年龄显示出有统计学意义的预测能力。然而，由于这项测试的复杂性，我们并没有一个切实可行的方法来告诉父母孩子何时才能开始自主刷牙而无需监督。就像 Preisch[59] 所感叹的，很多牙医使用风趣的例子告诉父母，在孩子可以在线条内涂颜色、自己系鞋带或者能够切断一块有韧性的肉前，都需要监督孩子刷牙。但迄今为止，这可能仍是最好、最实用的建议。

时间因素

在决定口腔卫生操作的有效性方面，可能比技术更重要的是每天刷牙的频率和时长。患者刷牙和使用牙线的频率是多少？每次持续多长时间？在讨论口腔清洁频率时，Löe[60] 提议将口腔清洁定义为一种状态，即所有牙齿的所有表面都没有菌斑。他认为下述情况并不足为奇：与每天两次或三次不充分地刷牙相比，每日一次或两日一次甚至三日一次彻底清除牙菌斑，在预防牙科疾病方面更有意义。事实上，Lang 等[61] 观察发现，每隔 48 小时完成一次有效的口腔清洁即可保证牙龈健康。然而，有关口腔清洁频率和儿童患龋间关系的研究结果尚无定论[62]。

除了最佳刷牙频率外，学者们还对最有效的刷牙时长进行了研究。Hodges 等[63] 比较了 84 名 5～15 岁的儿童使用含氟牙膏刷牙 30、60、120、180 秒对菌斑清除效果的影响。统计结果显示，在所有测试时间段中，刷牙 1 分钟的菌斑清除效果最好。实际上，Honkala 等[64] 的研究表明刷牙时长比刷牙频率更重要。

以下建议是基于前面的信息。儿童应在家长监督下，每天进行至少一次、最好两次彻底的口腔清洁。使用含氟牙膏刷牙，刷牙时长至少为 1 分钟；使用牙线和采取其他清除菌斑措施的时间另计。如果每天只进行一次口腔清洁，那应该在儿童晚上临睡前最后进行。由于睡眠时唾液流速及缓冲能力下降，所以在睡前去除牙菌斑是有益的。为了使氟化物的益处最大化，不建议在睡前刷牙后漱口。此外，在一天中的特定时间培养孩子的习惯性行为，日复一日，将会使其在整个童年和成年期受益。

化学方法控制菌斑

尽管使用机械方法控制菌斑可以达到很好的效果，还是有许多患者不能、不愿或未经训练而无法完成日常有效的机械性口腔清洁。此外，某些患有牙科疾病（如牙周炎）或内科疾病（如免疫功能不全）的患者，除了机械清洁外，还需要其他辅助方法来保持良好的口腔健康状态。因此，化学制剂已成为菌斑控制的辅助手段。

Van der Ouderaa[65] 指出，理想的化学菌斑控制剂应具有以下特征：
- 仅针对致病菌的特异性
- 亲和力——具有附着和保留于口腔表面的能力，之后随时间推移而释放且不丧失效力
- 存储时具有化学稳定性
- 没有不良反应，如染色或与黏膜相互作用
- 安全无毒
- 生态安全，以免对微生物菌群造成不利影响
- 易于使用

目前尚没有具备以上所有特征的化学菌斑控制剂。

家用菌斑控制剂应用途径主要包括：漱口水、牙膏、凝胶、冲牙器、牙线、口香糖和含片。除了冲牙器外，其他所有这些物品都为局部、龈上使用设计。冲牙器可提供龈上和龈下的清洁。

Van der Ouderaa[65]、Mandel[66] 和 Gunsolley[67] 都发表了关于各种化学制剂及其用途的高质量综述。框 8.1 就摘自这些综述。由于篇幅的限制，这里不能对框 8.1 中的所有制剂进行详细讨论，仅就一些相关内容进行阐述。最近有系统性综述就化学制剂的有效性、作用机制及临床适用性提供了更多的观点[68-69]。

杀菌剂

已有研究证实，用于化学菌斑控制的杀菌剂，在其应用浓度下只有少许或没有口腔/全身毒性。它们几乎不产生耐药性，而且大多数情况下这些杀菌剂具有广泛的抗菌谱。氯己定是一种带正电荷的有机杀菌剂，因其能降低菌斑和牙龈炎评分而受到广泛关注和研究。它有很强的亲和力，能很好地黏附到口腔各部位，并保持持续的抗菌作用。它可与颊侧、腭侧、唇侧黏膜及牙面薄膜上的阴离子型糖

框 8.1　化学菌斑控制剂

杀菌剂
　　正电荷有机分子：季铵化合物——氯化十六烷基吡啶
　　嘧啶——海克西定
　　双胍——氯己定、阿来西定
　　不带电的酚类试剂：李施德林（麝香草酚、桉树脑、薄荷醇和水杨酸甲酯）、三氯生、苯酚和麝香草酚
　　氧化剂：过氧化物和过硼酸盐
　　双吡啶：奥替尼啶
　　卤素：碘、碘伏和氟化物
　　重金属盐：银、汞、锌、铜和锡
抗生素
　　尼达霉素、硫酸卡那霉素、盐酸四环素和盐酸万古霉素
酶
　　黏多糖酶、胰酶、真菌酶和蛋白酶
菌斑控制剂
　　过氧化脲
糖替代物
　　木糖醇、甘露醇
菌斑附着干扰剂
　　聚乙烯基膦酸钠，全氟烷基

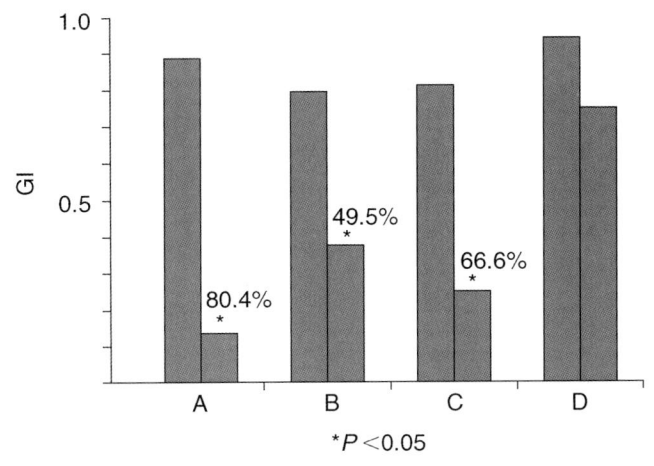

图 8.11　四组学龄儿童在监督下用葡萄糖酸氯己定（CHX）或安慰剂溶液漱口 6 个月的平均牙龈指数（GI）。左侧条柱为治疗前，右侧条柱为治疗后。A 组，0.2% CHX，每周 6 次；B 组，0.2% CHX，每周 2 次；C 组，0.1% CHX，每周 6 次；D 组，安慰剂，每周 6 次（From Lang NP et al: Effects of supervised chlorhexidine mouthrinses in children, J Periodontal Res 17: 101-111, 1982.）

蛋白和磷蛋白结合。氯己定通过与细菌细胞膜的良好结合来增加细胞膜的渗透性、引发渗漏及沉淀细胞内成分，从而发挥其抗菌作用。

　　大量临床试验证实，使用氯己定与常规口腔清洁措施结合可有效降低菌斑和牙龈炎评分。Van Strydonck 等[70]最近回顾了 30 个临床试验，这些临床试验比较了使用氯己定漱口水、安慰剂/对照漱口水或进行口腔清洁 4 周以上对受试者的影响。在对这些研究的偏倚进行评估后，作者对低偏倚风险的研究进行了 meta 分析，结果显示：与对照组相比，使用氯己定漱口水组菌斑减少了 33%，牙龈炎减少了 26%。但氯己定漱口组染色程度确实更高[70]。以儿童为目标人群的临床试验也显示氯己定可显著降低菌斑和牙龈炎评分[71-72]。使用氯己定漱口水和防龋涂料预防龋病的效果尚未明确，特别是对定期使用氟化物的儿童而言[73-74]。最近的系统综述并不支持氯己定漱口水对预防儿童龋齿有任何益处[75-76]，尽管低氟暴露的儿童使用氯己定涂料可能受益（图 8.11）[71]。

　　氯己定喷雾因其有效性及易于使用，已引发人们将其应用于残疾人群的兴趣。Burtner 等[77]研究了 16 个社会福利机构收容的、有严重及完全认知/智力障碍的成年男性，结果发现，与使用安慰剂相比，使用氯己定喷雾可使菌斑水平下降 35%。Chikte 等[78]对 52 名社会福利机构收容的 10～26 岁智障人士进行了一项为期 9 周的双盲、随机、交叉临床试验。试验结束时，使用氟化亚锡喷雾组菌斑和牙龈指数分别降低了 48% 和 52%，使用氯己定喷雾组菌斑和牙龈指数分别降低了 75% 和 78%[78]。

　　除了社会福利机构收容的智力/认知障碍患者，研究者也对氯己定应用于免疫功能低下的患者进行了研究。但不同临床研究中其预防或改善口腔黏膜炎的效果并不一致[79-80]。最近的循证分析也不能明确免疫功能低下的儿童使用氯己定能预防黏膜炎，因此不能推荐其应用于免疫功能低下的患者[81-82]。使用带正电荷的抗菌斑制剂会产生牙齿着色、味觉受损及龈上结石增多等副作用，这些限制了其应用。为了减少这些副作用，学者们进行了不同的尝试，例如改变饮食习惯，增加机械去除牙菌斑的力度，以及联合使用过氧化氢溶液与抗菌剂。但要想找到减少这些副作用的方法，仍需进一步研究。

　　最广为人知的不带电的酚类抗菌剂是李施德林（Pfizer Warner Lambert Division, Morris Plains, New Jersey, United States）。它是 1890 年 W. D. Miller 最初研究的几种抗菌剂之一，长期以来被确认有明显的功效[5]。此外，由于它有助于控制菌斑和牙龈炎，李施德林是第一个被 ADA 牙科治疗委

员会认可的非处方漱口水[36]。尽管李施德林使用时间长久，但许多研究显示氯己定降低菌斑和牙龈炎指标的效果比李施德林更好[67-69]，而且李施德林味苦且有烧灼感。Lang 和 Brecx[83] 的实验总结了使用四种熟知的化学菌斑控制剂后菌斑指数、牙龈指数和染色指数的变化（图 8.12）。每天分别用 10 ml 0.12% 葡萄糖酸氯己定、季铵化合物西吡氯铵、酚类化合物李施德林、植物生物碱血根碱及安慰剂漱口两次。参与者被分成 5 组，每组 8 人，在 21 天的实验期间除了漱口外，受试者不进行其他口腔清洁，且由注册的牙科保健师对漱口过程进行全程监督。研究结果显示，尽管血根碱、李施德林和西吡氯铵可在一定程度上抑制菌斑形成，但它们预防牙龈炎的效果并未显著超过安慰剂；而使用氯己定组

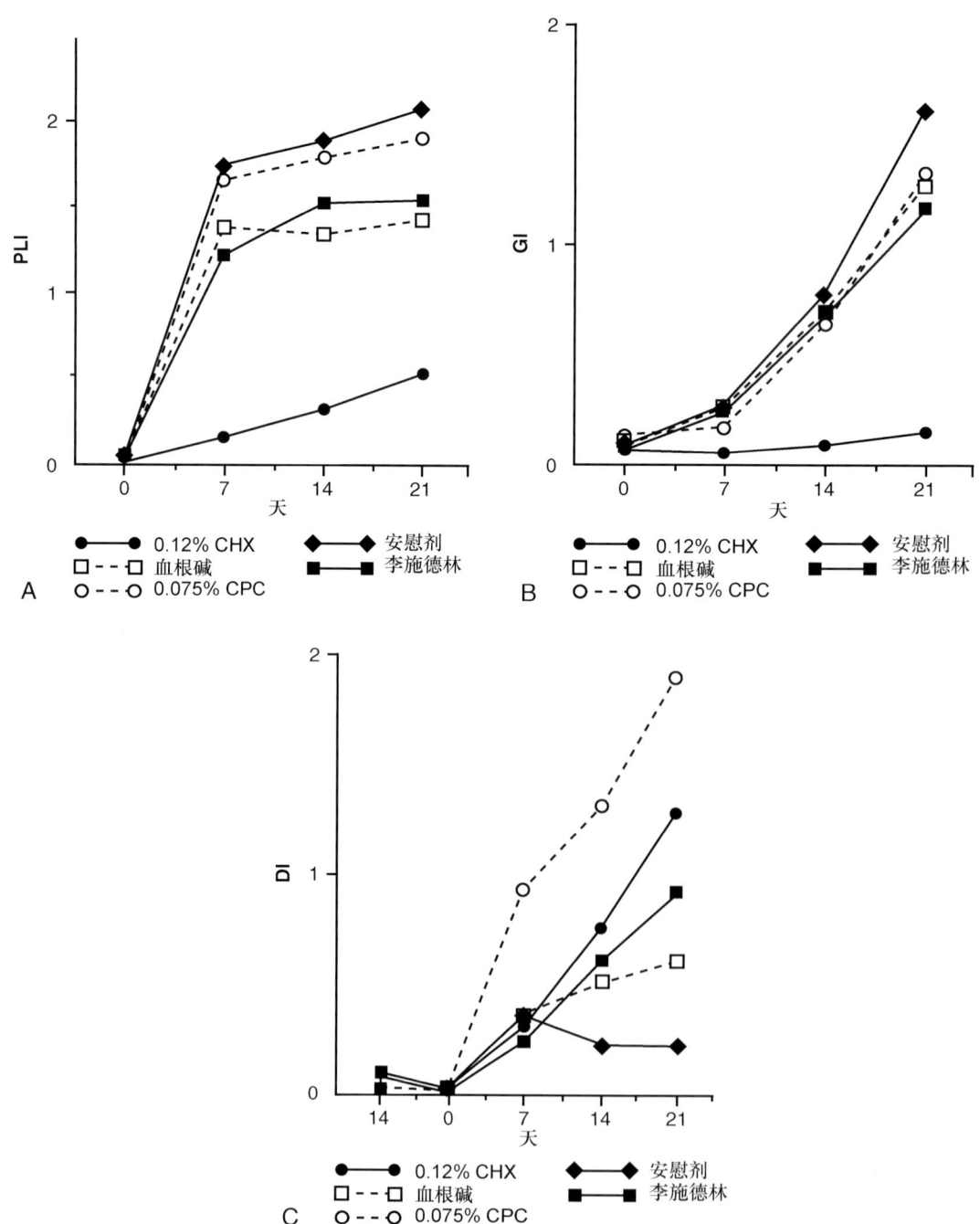

图 8.12　五组的平均指标值，每组 8 名受试者，21 天内不进行除漱口外的口腔清洁，分别用 0.12% 葡萄糖酸氯己定（CHX）、0.075% 西吡氯铵（CPC）、李施德林、血根碱及安慰剂漱口。**A**. 平均菌斑指数（PLI）；**B**. 平均牙龈指数（GI）；**C**. 平均染色指数（DI）[From Lang NP, Brecx MC: Chlorhexidine digluconate: an agent for chemical plaque control and prevention of gingival inflammation, J Periodontal Res 16（Suppl 21）: 74-89, 1986.]

在整个21天实验期间都保持了试验前的牙龈指数。遗憾的是，所有抗菌剂的染色指数均较安慰剂高。从图8.12 C可以看出，氯己定的染色值在四种制剂中高居第二位。研究表明，与单独使用牙膏相比，抗菌漱口水与牙膏联合使用有助于菌斑清除和牙龈炎的改善，这点并不奇怪[84-87]。

李施德林是所有漱口水中乙醇含量最高的一种，约为25%。一些漱口水中的乙醇含量已引起人们的担忧。尽管人们研究了长期使用漱口水与发生口咽部癌症的关系，但漱口水乙醇中毒的问题可能与儿童牙科更相关。由于漱口水易于获取，所以儿童和青少年因漱口水而发生乙醇中毒是一个令人担忧的问题，但大多数家长并没有意识到这些漱口水潜在的危害。Selbst等[88]曾报告一名4岁男孩在服用约12盎司①含10%乙醇的漱口水后死亡。他们主张制定更严格的法规，限制儿童可获取产品中的乙醇含量，并不断教育专业人员及家长了解大多数漱口水有潜在的致死性，以防止儿童意外摄入。某消费者维权组织表示，含12%乙醇的止咳药和感冒药产品使用了儿童安全瓶盖，而与其不一致的是，某些乙醇含量更高的漱口水却使用了"精心设计的"小酒杯瓶盖。ADA牙科治疗委员会要求，所有带有ADA认证印章、乙醇含量超过5%的漱口水均须使用有儿童安全瓶盖的瓶子盛装。自1995年以来，美国法律规定这类产品均须使用儿童安全防护包装，并且有记录表明此类事件有所减少[89]。

氟化物在牙科中的应用已在其他章节讨论过，这里只简单地介绍一下氟化物作为卤素杀菌剂对菌斑的控制作用。氟离子可通过阻断参与糖酵解途径的酶来抑制口腔微生物利用碳水化合物，但在预防应用水平上，氟离子可能不会改变菌斑生态系统。如前所述，氟化亚锡可以使菌斑和牙龈炎的评分降低到接近氯己定的水平，但是这种效果是由锡含量而不是氟化物含量决定的。

特定年龄家庭口腔卫生指导

在整个儿童时期，家庭口腔卫生措施的适宜性和有效性会有所变化。下面将介绍特定年龄相关的家庭口腔卫生指导。在每个年龄段的口腔卫生清洁中，有必要让父母不同程度地参与进来。

---

① 1盎司约为29.3 ml。——译者注

产前咨询

实际上，开始为家长提供专业咨询、为孩子确定牙科预防计划的最佳时机是在孩子出生前，这会让多方受益。对于准父母夫妇，尤其当他们有第一个孩子时，此刻是他们人生中最容易接受预防保健建议的时候。这些准父母们将敏锐地意识到他们孩子的所有养育和卫生保健需求均须依赖于他们来满足，而父母更是有强烈的本能为孩子提供他们所能提供的最好条件。辅导家长建立自身的卫生习惯，并且让家长意识到他们作为榜样会对子女产生影响，这些都将有助于改善父母和孩子的口腔健康。与准妈妈讨论妊娠期龈炎和消除一些关于分娩与牙齿健康的讹传可能是有益的。此外，对于准父母来说，回顾一下婴儿牙科护理方法也是有益处的。

婴儿（出生至1岁）

孩子出生的第一年就应开始进行一些基本的家庭口腔清洁，这点很重要。一般认为，当第一颗乳牙萌出时，就应开始进行菌斑清除。这种早期清洁应完全由父母来完成。通常可在手指上缠绕湿润的方形纱布或毛巾，轻轻按摩牙齿和牙龈组织。在此过程中，孩子可被放置为多种姿势，但是用一只手抱住孩子、另一只手按摩牙齿可能是最简单的体位和方法，且这种方法还能为婴儿提供强烈的安全感（图8.13）。应当每天为孩子进行口腔清洁，一般无须采用其他菌斑去除技术。在这个年龄段，只有当父母感觉使用牙刷很自在时，才建议给孩子使用湿

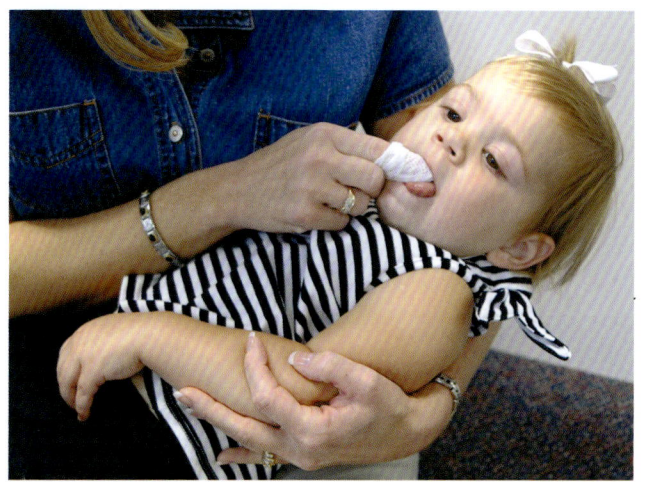

图8.13 为儿童有效清洁口腔的姿势——怀抱位。该图显示了使用方形纱布擦拭儿童的牙列和牙龈组织

润的儿童或婴幼儿软毛牙刷。由于牙膏的发泡作用常使婴儿反感，所以没必要也不建议在此年龄段使用牙膏。如果使用牙膏，应尽量减少孩子摄入氟化物。

孩子应该在这段时间第一次看牙医。美国儿童牙科学会建议父母或监护人为12月龄的婴儿建立一个牙科之家[90]。这样，当孩子有特殊牙科需求时，如医疗问题或外伤，便可更快就诊。而就诊可以达到多个目的，当然，有必要指导父母应用本文提及的口腔卫生护理措施。此外，还应进行婴儿口腔检查，评估氟化物应用水平，探讨与奶瓶龋有关的饮食问题以及其他健康问题，提供先期指导，并进行龋病风险评估。这些内容在书中其他部分有更详细的讨论。第一次牙科就诊也是孩子熟悉牙科就诊环境、牙科工作人员和牙医的时候，这可减少以后牙科治疗引发的焦虑。

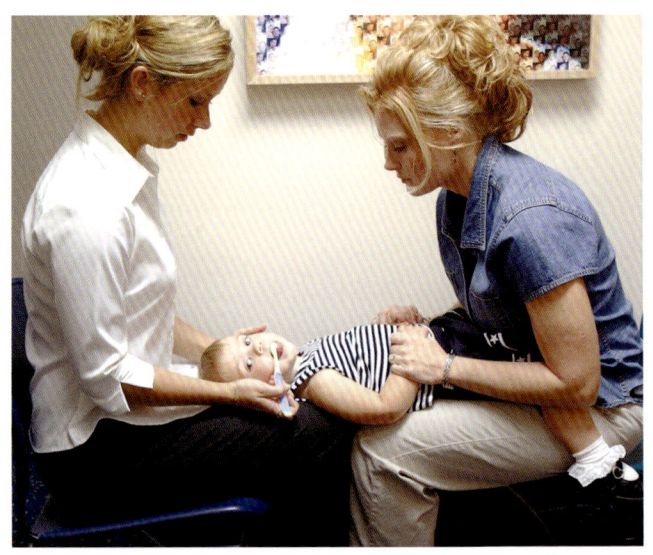

图 8.14　儿童的膝-膝体位。两成年人膝碰膝而坐，将他们的膝盖作为台子让孩子躺在上面。右边的成年人握住孩子的腿和手臂，左边的成年人进行口腔卫生清洁

学步期儿童（1～3岁）

在幼儿"蹒跚学步"的阶段，如果以前没有使用牙刷清除菌斑，则应将牙刷应用到菌斑清除中。由于不会吐及有误吞氟化物的可能，2～3岁的儿童使用含氟牙膏时须谨慎，每次只能使用极少量（在牙刷上"涂一薄层"）。大多数孩子喜欢模仿他们的父母练习刷牙，但孩子独自刷牙常常不能有效地去除菌斑。因此，在此阶段鼓励孩子自己刷牙的同时，应主要由父母帮助孩子进行口腔清洁。通常无须使用额外的工具来控制菌斑，但如果乳牙邻间接触已经关闭，则可能需要使用牙线，也可能需要使用牙线辅助器。

在父母帮助孩子刷牙时，孩子和父母间的位置关系很重要。尽管大部分孩子自己刷牙时乐在其中，但有许多孩子拒绝别人来替他们刷牙。有几种姿势可供家长选择，其中膝对膝姿势（图 8.14）是让一个家长控制孩子身体以避免其乱动，同时另一个家长为其刷牙。留意观察负责控制儿童身体的家长如何用手和肘控制住儿童的胳膊和腿。应鼓励家长为孩子刷牙留出专门的时间，并尽可能多地表扬孩子。对于单亲家庭，通常需要单人体位。这种情况下，家长坐在地板上，双腿前伸，将孩子置于双腿之间。孩子的头放在父母的大腿之间，家长用腿小心地控制住孩子的胳膊和腿。这个姿势稍显笨拙，但确能让家长为一个抵触口腔清洁的幼童完成口腔卫生工作。

学龄前儿童（3～6岁）

虽然学龄前儿童使用牙刷的能力开始显著提高，但父母仍是维护孩子口腔卫生的最主要责任人。这些孩子们的父母常常会觉得孩子已经完全掌握了清洁牙齿所需的必要技能，为此有必要向父母强调他们必须继续给孩子刷牙。尽管在这个年龄段仍须关注氟摄入的问题，但在此阶段，大多数孩子已具备将牙膏完全吐出的能力。在孩子尚未掌握此技能之前，很重要的一点是，父母只能在孩子的牙刷上涂豌豆大小的牙膏量（图 8.15）。此外，学龄前正是最可能开始使用牙线的年龄段。如前面提到的，如果牙邻面接触闭合，家长必须开始帮助孩子使用牙线。在乳牙列中，后牙接触区可能是唯一需要使用牙线的地方。乳磨牙之间的间隙一般在学龄前的初期开始关闭。如果牙齿邻面相接触，就必须每日使用牙线清洁邻面。

为这个年龄段的孩子进行口腔清洁时，仍然需要适当的体位。学者们提倡的一种方法是，父母站在孩子身后，和孩子面向相同的方向，孩子头靠父母的非优势臂。家长可以用这只手臂的手揽住孩子的脸颊，用另一只手为孩子刷牙。这个体位也适用于使用牙线时。很多家长站在孩子前面给孩子刷牙，这样显得笨拙且难以控制孩子头部，应劝家长不要使用这种体位。

同样，在此年龄段可开始使用家用的氟化物凝

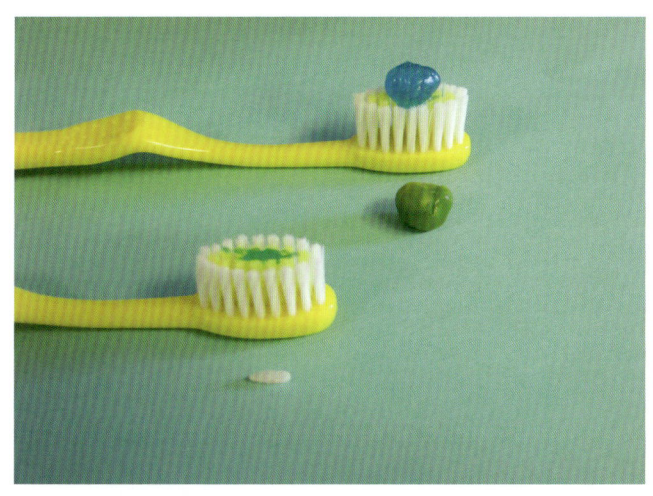

图 8.15　3 岁以下儿童仅能使用一薄层含氟牙膏（米粒大小，左侧），3～6 岁儿童使用含氟牙膏量不超过豌豆大小（右侧）

胶和漱口水。由于有误吞的风险，这些制剂的使用量要小，并应仅限于那些有高患龋风险的患儿。一般不推荐使用其他化学性菌斑控制剂。

学龄期儿童（6～12 岁）

6～12 岁的年龄段标志着孩子会承担越来越多的责任。在此阶段，孩子需要承担家庭作业和家务劳动的责任。此外，孩子可以开始承担更多的口腔卫生责任，但父母仍然需要参与。此时，父母的参与可以改为主动监督，而不是进行具体的口腔卫生清洁。到这个年龄段的后半段，大多数儿童可以进行基本的口腔卫生清洁（刷牙和使用牙线）。父母可能会发现，他们仅需要在孩子口腔中某些难以够到的区域或有依从性问题的时候，才需要帮孩子刷牙或使用牙线。父母确实需要定期检查孩子牙齿的清洁度，定期使用菌斑显示剂是一个有效的辅助手段。在孩子刷牙、使用牙线后，在其牙齿上涂显示剂，父母可以很容易地观察到残留的菌斑，并帮助孩子清除。

到了这个年龄段，因为儿童能够很好地完成吐的动作，所以误吞牙膏、凝胶或漱口水等含氟材料已不是主要问题。当然，有必要使用含氟牙膏，而氟化物凝胶和漱口水可以只给那些有高患龋风险的儿童使用。此外，可以向有患牙周病和龋病风险的人推荐氯已定或李施德林漱口水，尽管有些受益于这些化学制剂的儿童可能会很反感使用它们。

随着错𬌗畸形早期治疗的增加，这个年龄段的孩子会更有可能使用正畸矫治器。因此，需要特别关注这些孩子的口腔卫生保健。对他们而言，必须要增加刷牙的频率、有足够的刷牙时间及使用牙线。尽管含氟牙膏是经济、有效的用氟方法，我们仍强烈提倡使用氟化物凝胶或含氟漱口水。此外，对于其他有患龋齿和牙周病风险的孩子，建议他们使用一些化学治疗剂和辅助器械，如冲牙器。Feil 等[91]报道了一个有趣的研究，他们试图利用霍桑效应来提高正畸患者口腔保健的依从性。40 名正在进行矫治的、口腔卫生情况不佳的青少年被随机分配到两个组。实验组被鼓励积极参与实验，而对照组并不了解实验内容。虽然实验组和对照组的基线情况没有显著的统计学差异，但实验组在 3 个月和 6 个月时的菌斑指数显著降低。实验组患者的口腔卫生情况有明显改善，这表明霍桑效应（参加"实验研究"）使得青少年患者更加注意口腔卫生，因此能够更好地维护口腔健康。

青少年（12～19 岁）

当青少年能熟练掌握口腔卫生清洁技能时，依从性成为这个年龄段的一个主要问题。Griffen 和 Goepferd[92]指出，由于孩子存在逆反心理以及他们不能意识到口腔卫生不佳带来的长期后果，所以如何鼓励他们承担个人口腔卫生责任可能变得复杂。Macgregor 和 Balding[93]对 4075 名 14 岁儿童的调查表明，自尊心与刷牙行为及口腔护理动机间存在正相关关系。孩子的自尊心在 11～14 岁呈下降趋势，而后再逐渐增强直到成年，这就不难理解为什么这些孩子的菌斑控制水平随着年龄的增长而下降。此外，不良饮食习惯和青春期激素改变会增加青少年患龋病和牙龈炎症的风险。

因此，对于口腔从业人员和家长来说，继续帮助和指导青少年度过这段困难时期是非常重要的。家长应避免独裁专制，要强调孩子们应该像青年人那样有更强的责任心，这将有助于他们接受新的社会角色。另外，家长还要接纳孩子个性的转变，同时要继续加强对孩子口腔卫生保健的指导。增加青少年关于菌斑控制和口腔疾病的知识，并要求他们积极参与口腔保健，将有助于激发青少年养成良好的口腔卫生习惯。

诊所内的口腔卫生维护

口腔预防医学是建立在口腔卫生保健基础上的。在为患者建立这个基础时，口腔从业人员必须首先审视自己和自己的工作环境。诊所的每个人必须树立预防医学的理念，并将其贯穿于患者的诊疗过程中。这意味着牙医、诊所员工及诊所的制度和设计必须反映这一理念。所有员工必须理解和认识到该基本理念的重要性，且必须将其体现在自己个人卫生的维护和日常与患者接触的行为中。

完成自我审视与调整后，口腔从业人员才可以直面患者。Ong[94]讨论了适合在牙科诊所进行菌斑控制的几个基本概念。向孩子和父母采集信息的必要性在于使医生了解患者的问题，并让患者知道医生了解了他们的问题。通过讨论患者和父母的需求，倾听他们的诉求并观察他们的反应，医生可以判断他们是否准备好开始进行菌斑控制。接下来应针对患者的个人情况完成对父母和孩子的口腔教育，恰当地解释维护口腔卫生对患者本人的重要性，这有助于激发患者清洁口腔的积极性。这些信息应该深入浅出，并以饱满的热情和信念，通过适当的语言传递给孩子。

在对适龄儿童进行具体的口腔卫生指导时，重要的是肯定和安抚，而不是一味地指责和挑剔。使用诸如"让我告诉你如何改善"的语句，而不是说"你做的一切都错了"。语气应该温柔但坚定，并征询父母和患者对治疗计划的意见。为父母和孩子设定目标，并称赞他们取得的成果，这将有助于保持他们积极向上的态度。对父母和患者所反馈的他们的优点和进步表示欢迎是非常有益的。相对于许多长期承诺来说，我们可以期望并在一定程度上接受患者周期性地参与口腔保健项目。然而，父母和患者都必须清楚忽视口腔卫生所带来的后果。最终还是必须建立一套定期进行口腔健康维护的计划。就像其他预防措施一样，反复引导和激励患者是菌斑控制成功的要素。应根据每个患者的需要制订个性化的随访时间，并应考虑以下因素：患龋病和牙周病的风险，充填、正畸、修复的问题，患者和父母的口腔维护知识及技术水平。每个牙医都有责任将口腔保健和预防工作作为执业的核心工作，通过倾听、教育、理解和激励患者及其父母，可以使诊所内的口腔预防工作成功并且令人愉快。

参考文献

1. McDonald RE: Pediatrics allied with pedodontics, *Pediatr Herald* 1(5):1, 1960.
2. Twetman S: Prevention of dental caries as a non-communicable disease, *Eur J Oral Sci* 126:19–25, 2018.
3. Marsh PD: Contemporary perspective on plaque control, *Br Dent J* 212(12):601–606, 2012.
4. https://www.grandviewresearch.com/press-release/global-oral-care-market. From Grand View Research, Inc. (accessed January 14, 2021).
5. Miller WD: *Microorganisms of the human mouth*, Philadelphia, 1890, SS White Dental Manufacturing.
6. Keyes PH: The infectious and transmissible nature of experimental dental caries, *Arch Oral Biol* 1(4):304–320, 1960.
7. Löe H, Theilade E, Jensen SB: Experimental gingivitis in man, *J Periodontol* 36(3):177–187, 1965.
8. Wade WG: The oral microbiome in health and disease, *Pharmacolog Res* 69(1):137–143, 2012.
9. Kuramitsu HK, He X, Lux R, et al.: Interspecies interactions with oral microbial communities, *Microbiol Mol Biol Rev* 71(4):653–670, 2007.
10. Jakubovics NS, Kolenbrander PE: The road to ruin: the formation of disease-associated oral biofilms, *Oral Dis* 16(8):729–739, 2010.
11. Jakubovics NS: Intermicrobial interactions as a driver for community composition and stratification of oral biofilms, *J Mol Biol* 427(23):3662–3675, 2015.
12. Balakrishnan M, Simmonds RS, Tagg JR: Dental caries is a preventable infectious disease, *Aust Dent J* 45(4):235–245, 2000.
13. Bradshaw DJ, Lynch RJ: Diet and the microbial aetiology of dental caries: new paradigms, *Int Dent J* 63(Suppl 2):64–72, 2013.
14. Park KK, Matis BA, Christen AG: Choosing an effective toothbrush, *Clin Prev Dent* 7(4):5–10, 1985.
15. Updyke JR: A new handle for a child's toothbrush, *J Dent Child* 46(2):123–125, 1979.
16. Voelker MA, Bayne SC, Liu Y, et al.: Catalogue of tooth brush head designs, *J Dent Hyg* 87(3):118–133, 2013.
17. Sharma NC, Qaqish JG, Galustians HJ, et al.: Plaque removal efficacy and safety of the next generation of manual toothbrush with angled bristle technology: results from three comparative clinical studies, *Am J Dent* 18(1):3–7, 2005.
18. Kalf-Scholte SM, Van der Weijden GA, Bakker EW, et al.: Plaque removal with triple-headed vs single-headed manual toothbrushes-a systematic review, *Int J Dent Hyg* 16(1):13–23, 2017.
19. Slot DE, Wiggelinkhuizen L, Rosema NA, et al.: The efficacy of manual toothbrushes following a brushing exercise: a systematic review, *Int J Dent Hyg* 10(3):187–197, 2012.
20. Tan E, Daly C: Comparison of new and 3-month-old toothbrushes in plaque removal, *J Clin Periodontol* 29(7):645–650, 2002.
21. Conforti NJ, Cordero RE, Liebman J, et al.: An investigation into the effect of three months' clinical wear on toothbrush efficacy: results from two independent studies, *J Clin Dent* 14(2):29–33, 2003.
22. Drisko CL: Periodontal self-care: evidence-based support, *Periodontol* 62(1):243–255, 2013.
23. Sambunjak D, Nickerson JW, Poklepovic T, et al.: Flossing for the management of periodontal diseases and dental caries in adults, *Cochrane Database Syst Rev* (12):CD008829, 2011.
24. Corby PM, Biesbrock A, Bartizek R, et al.: Treatment outcomes of dental flossing in twins: molecular analysis of the interproximal microflora, *J Periodontol* 79(8):1426–1433, 2008.
25. Richards D: The effectiveness of interproximal oral hygiene aids, *Evid Based Dent* 19(4):187–188, 2018.
26. Chen MS, Rubinson L: Preventive dental behavior in families: a national survey, *J Am Dent Assoc* 105(1):43–46, 1982.
27. Ashkenazi M, Bidoosi M, Levin L: Factors associated with reduced compliance of children to dental preventive measures, *Odontology* 100(2):241–248, 2012.
28. Carr MP, Rice GL, Horton JE: Evaluation of floss types for interproximal plaque removal, *Am J Dent* 13(4):212–214, 2000.
29. Terézhalmy GT, Bartizek RD, Biesbrock AR: Plaque-removal efficacy of four types of dental floss, *J Periodontol* 79(2):245–251, 2008.
30. Goh EX, Lim LP: Fact or fiction? Powered toothbrushing is more effecting than manual toothbrushing, *Oral Health Prev Dent* 15(1):52–61, 2017.
31. Kerlinger FN: *Foundations of behavioral research, educational and psychological injury*, Holt, Rinehart and Winston: New York.
32. Ho HP, Niederman R: Effectiveness of the Sonicare toothbrush on reduction of plaque, gingivitis, probing pocket depth and subgingival bacteria in adolescent orthodontic patients, *J Clin Dent* 8(1):15–19, 1997.
33. Nowak AJ, Skotowski MC, Cugini M, et al.: A practice-based study of a children's power toothbrush: efficiency and acceptance, *Compendium* 23(Suppl 2):25–32, 2002.
34. Grossman E, Proskin H: A comparison of the efficacy and safety of an electric and a manual children's toothbrush, *J Am Dent Assoc* 128(4):469–474, 1997.
35. Jongenelis AP, Wiedemann W: A comparison of plaque removal effec-

tiveness of an electric versus a manual toothbrush in children, *J Dent Child* 64(3):176–182, 1997.
36. Heanue M, Deacon SA, Deery C, et al.: Manual versus powered toothbrushing for oral health, *Cochrane Database Syst Rev* (1):CD002281, 2003.
37. Robinson P, Deacon SA, Deery C, et al.: Manual versus powered toothbrushing for oral health [review], *Cochrane Database Syst Rev* (2):CD002281, 2005.
38. Deacon SA, Glenny AM, Deery C, et al.: Different powered toothbrushes for plaque control and gingival health [review], *Cochrane Database Syst Rev* (12):CD004971, 2010.
39. Yaacob M, Worthington HV, Deacon SA, et al.: Powered versus manual toothbrushing for oral health, *Cochrane Database Syst Rev* 6:CD002281, 2014.
40. American Dental Association: *Council on scientific affairs: acceptance program guidelines—toothbrushes*, American Dental Association: Chicago.
41. Cochrane NJ, Cai F, Huq NL, et al.: New approaches to enhanced remineralization of tooth enamel, *J Dent Res* 89(11):1187–1197, 2010.
42. Cochrane NJ, Reynolds EC: Calcium phosphopeptides—mechanisms of action and evidence for clinical efficacy, *Adv Dent Res* 24(2):41–47, 2012.
43. Adair SM, Picitelli WP, McKnight-Hanes C: Comparison of the use of a child and an adult dentifrice by a sample of preschool children, *Pediatr Dent* 19:99–103, 1997.
44. Levy SM, Zarei-M Z: Evaluation of fluoride exposures in children, *J Dent Child* 58(6):467–473, 1991.
45. Simard PL, Naccache H, Lachapelle D, et al.: Ingestion of fluoride from dentifrices by children aged 12 to 24 months, *Clin Pediatr* 30(11):614–617, 1991.
46. American Academy of Pediatric Dentistry: *Guidelines on fluoride*, Reference Manual. Chicago, 2019–2020.
47. Cury JA, Tenuta LM: Evidence-based recommendation on toothpaste use, *Braz Oral Res* 28(SPE):1–7, 2014.
48. Wong MC, Clarkson J, Glenny AM, et al. Cochrane Reviews on the benefits/risks of fluoride toothpastes. *J Dent Res.* 20011;90(5):573–579.
49. Wright JT, Hanson N, Ristic H, et al.: Fluoride toothpaste efficacy and safety in children younger than 6 years: a systematic review, *J Am Dent Assoc* 145(2):182–189, 2014.
50. Lim LP, Tay FB, Waite IM, et al.: A comparison of four techniques for clinical detection of early plaque formed during different dietary regimes, *J Clin Periodontol* 13(7):658–665, 1986.
51. Harris NO, Garcia-Godoy F, Nathe CN: *Primary preventive dentistry*, ed 8, Saddle River, NJ: Pearson Education.
52. Anaise JZ: The toothbrush in plaque removal, *J Dent Child* 42(3):186–189, 1975.
53. McClure DB: A comparison of toothbrushing technics for the preschool child, *J Dent Child* 33:205–210, 1966.
54. Sangnes G, Zachrisson B, Gjermo P: Effectiveness of vertical and horizontal brushing techniques in plaque removal, *J Dent Child* 39(2):94–97, 1972.
55. Starkey P: Instructions to parents for brushing the child's teeth, *J Dent Child* 28:42–47, 1961.
56. Rodrigues CR, Ando T, Singer JD, et al.: The effect of training on the ability of children to use dental floss, *J Dent Child* 63(1):39–41, 1996.
57. Terhune JA: Predicting the readiness of elementary school children to learn an effective dental flossing technique, *J Am Dent Assoc* 86(6):1332–1336, 1973.
58. Mescher KD, Brine P, Biller I: Ability of elementary school children to perform sulcular toothbrushing as related to their hand function ability, *Pediatr Dent* 2(1):31–36, 1980.
59. Preisch JW: *The relationship between visual motor integration and oral hygiene in children [Master's thesis]*, Indiana University: Bloomington, Indiana.
60. Löe H: How frequently must patients carry out effective oral hygiene procedures in order to maintain gingival health? *J Periodontol* 42:312–313, 1971.
61. Lang NP, Cumming BR, Löe H: Toothbrushing frequency as it relates to plaque development and gingival health, *J Periodontol* 44:396–405, 1973.
62. Kumar S, Tadakamadla J, Johnson NW: Effect of toothbrushing frequency on incidence and increment of dental caries: A systematic review and meta-analysis, *J Dent Res* 95(11):1230–1236, 2016.
63. Hodges CA, Bianco JG, Cancro LP: The removal of dental plaque under timed intervals of toothbrushing, *J Dent Res* 60:425, 1981 [abstract 460].
64. Honkala E, Nyyssönen V, Knuuttila M, et al.: Effectiveness of children's habitual toothbrushing, *J Clin Periodontol* 13(1):81–85, 1986.
65. Van der Ouderaa FJ: Anti-plaque agents: rationale and prospects for prevention of gingivitis and periodontal disease, *J Clin Periodontol* 18(6):447–454, 1991.
66. Mandel ID: Chemotherapeutic agents for controlling plaque and gingivitis, *J Clin Periodontol* 15(8):488–498, 1988.
67. Gunsolley JC: Clinical efficacy of antimicrobial mouthrinses, *J Dent* 38:S6–S10, 2010.
68. Stoeken JE, Paraskevas S, Van der Weijden GA: The long-term effect of a mouthrinse containing essential oils on dental plaque and gingivitis: a systematic review, *J Periodontol* 78(7):1218–1228, 2007.
69. Gunsolley JC: A meta-analysis of six-month studies of antiplaque and antigingivitis agents, *J Am Dent Assoc* 137(12):1649–1657, 2006.
70. Van Strydonck DA, Slot DE, Van der Velden U, et al.: Effect of a chlorhexidine mouthrinse on plaque, gingival inflammation and staining in gingivitis patients: a systematic review, *J Clin Periodontol* 39(11):1042–1055, 2012.
71. Lang NP, Hotz P, Graf H, et al.: Effects of supervised chlorhexidine mouthrinses in children, *J Periodontal Res* 17(1):101–111, 1982.
72. De la Rosa M, Sturzenberger OP, Moore DJ: The use of chlorhexidine in the management of gingivitis in children, *J Periodontol* 59(6):387–389, 1988.
73. Twetman S: Antimicrobials in future caries control? A review with special reference to chlorhexidine treatment, *Caries Res* 38(3):223–229, 2004.
74. James P, Parnell C, Whelton H: The caries-preventive effect of chlorhexidine varnish in children and adolescents: a systematic review, *Caries Res* 44:333–340, 2010.
75. Walsh T, Oliveira-Neto JM, Moore D: Chlorhexidine treatment for the prevention of dental caries in children and adolescents, *Cochrane Database Syst Rev* 4:CD008457, 2015.
76. Richards D: Caries prevention-little evidence for use of chlorhexidine varnishes and gels, *Evid Based Dent* 16(2):43–44, 2015.
77. Burtner AP, Low DW, McNeal DR, et al.: Effects of chlorhexidine spray on plaque and gingival health in institutionalized persons with mental retardation, *Spec Care Dentist* 11(3):97–100, 1991.
78. Chikte UM, Pochee E, Rudolph MJ, et al.: Evaluation of stannous fluoride and chlorhexidine sprays on plaque and gingivitis in handicapped children, *J Clin Periodontol* 18(5):281–286, 1991.
79. Ferretti GA, Ash RC, Brown AT, et al.: Control of oral mucositis and candidiasis in marrow transplantation: a prospective, double-blind trial of chlorhexidine gluconate oral rinse, *Bone Marrow Transplant* 3(5):483–493, 1988.
80. Raether D, Walker PO, Bostrum B, et al.: Effectiveness of oral chlorhexidine for reducing stomatitis in a pediatric bone marrow transplant population, *Pediatr Dent* 11(1):37–42, 1989.
81. Qutob AF, Gue S, Revesz T, et al.: Prevention of oral mucositis in children receiving cancer therapy: a systematic review and evidence-based analysis, *Oral Oncol* 49(2):102–107, 2013.
82. Cardona A, Balouch A, Abdul MM, et al.: Efficacy of chlorhexidine for the prevention and treatment of oral mucositis in cancer patients: a systematic review with meta-analyses, *J Oral Pathol Med* 46(9):680–688, 2017, https://doi.org/10.1111/jop.12549. Epub 2017 Feb 8. Review.
83. Lang NP, Brecx MC: Chlorhexidine digluconate: an agent for chemical plaque control and prevention of gingival inflammation, *J Periodontal Res* 16(Suppl 21):74–89, 1986.
84. Sharma N, Charles CH, Lynch MC, et al.: Adjunctive benefit of an essential oil-containing mouthrinse in reducing plaque and gingivitis in patients who brush and floss regularly: a six-month study, *J Am Dent Assoc* 135(4):496–504, 2004.
85. White DJ, Barker ML, Klukowska M: In vivo antiplaque efficacy of combined antimicrobial dentifrice and rinse hygiene regimens, *Am J Dent* 21(3):189–196, 2008.
86. Gunsolley JC: A meta-analysis of six-month studies of antiplaque and antigingivitis agents, *J Am Dent Assoc* 137(12):1649–1657, 2006.
87. Gunsolley JC: Clinical efficacy of antimicrobial mouthrinses, *J Dent* 38(Suppl 1):S6–10, 2010, https://doi.org/10.1016/S0300-5712(10)70004-X.
88. Selbst AM, DeMaio JG, Boenning D: Mouthwash poisoning, *Clin Pediatr* 24(3):162–163, 1985.
89. Mrvos R, Krenzelok EP: Child-resistant closures for mouthwash. Do they make a difference? *Pediatr Emerg Care* 23(10):713–715, 2007.
90. Manual of Pediatric Dentistry: Perinatal and Infant Oral Health. American Academy of Pediatric Dentistry, Chicago, Illinois, 2020–2021, pp. 252–256
91. Feil PH, Grauer JS, Gadbury-Amyot CC, et al.: Intentional use of the Hawthorne effect to improve oral hygiene compliance in orthodontic patients, *J Dent Educ* 66(10):1129–1135, 2002.
92. Griffen AL, Goepferd SJ: Preventive oral health care for the infant, child, and adolescent, *Pediatr Clin North Am* 38(5):1209–1226, 1991.
93. Macgregor ID, Balding JW: Self-esteem as a predictor of toothbrushing behavior in young adolescents, *J Clin Periodontol* 18(5):312–316, 1991.
94. Ong G: Practical strategies for a plaque-control program, *Clin Prev Dent* 13(3):8–11, 1991.

9 儿童口腔科患者的营养问题

Laura M. Romito

丁宁　赵世明　译

本章提要	"我的餐盘"饮食指南	维生素 D
	饮食摄入模式	维生素 B_{12}
	在外就餐	儿童营养过剩
	食物份量	高盐摄入对健康的影响
	膳食模式与进食频率	进食障碍与饮食失调
	营养不良和粮食不安全	神经性厌食症
	儿童营养不足	贪食症
	铁	暴食障碍
	锌	胃食管反流
	钙	有关儿童营养问题的问答

本章聚焦于儿童口腔医学教科书框架内牙科患者的饮食健康和营养实践。显而易见，营养的饮食不仅可促进牙齿和牙龈的健康，也可增进身体健康。当今的研究仍然表明，营养均衡的饮食对促进健康、增强活力以及延长寿命至关重要。

在美国，心脏病和癌症是导致死亡的首要原因，慢性阻塞性肺疾病和卒中分列第三位和第四位[1]。导致这些疾病发生的根本原因主要源于三种生活方式，包括使用烟草制品、久坐不动及糟糕的饮食。显然，我们吃什么和不吃什么是影响寿命和生活质量的主要因素。我们的饮食习惯在生命早期就已经建立，食物选择和饮食结构将在生命周期的各个阶段影响我们的健康和福祉。营养学家可通过多种方式促进患者健康，其中一条就是指导患者及其看护人建立正确的饮食行为。

研究表明，生活在地中海沿岸国家的人比居住在其他国家的人寿命更长，患病风险更低。这通常归因于他们的饮食中摄入水果、蔬菜、坚果、全谷物、豆类和橄榄油较多，而红肉、糖及饱和脂肪较少。这种饮食方式对健康有诸多益处，尤其是同时进行有规律的身体锻炼时。虽然因果关系尚未得到最终证实，但地中海式饮食与良好的健康状况间的确存在关联[2]。地中海式饮食可以更好地控制体重和血压，帮助更有效地调节血糖和胆固醇水平。此外，地中海式饮食模式还可预防心血管疾病、帕金森病、阿尔茨海默病、2型糖尿病和某些类型的癌症。通过比较美国和几个地中海附近国家的人群预期寿命数据就会对我们有所启发（表9.1）[3]。

即使有很多因素都会导致预期寿命的差异，美国民众的预期寿命比这四个地中海国家的民众也都要低。美国男性平均预期寿命比意大利男性短3.3年，美国女性则比意大利女性短约3.6年。目前的科学证据支持地中海式饮食作为促进健康和长寿的一个重要因素具有其潜在的价值。

在美国，《健康公民2020》制定了基于证据的目标和10年规划，以指导国民健康促进和疾病预防工作，旨在改善所有美国人的健康。该文件以"健康公民"前30年成果为基础，由美国卫生与公众服务部发布[4]（2020年发布了《健康公民2030》，该文件可在以下网址获取：https://health.gov/our-work/healthy-people-2030）[5]。其中，在主题"营养和体重状况"（Nutrition and Weight Status,

表 9.1 预期寿命的对比

国家	按出生时的性别划分的平均预期寿命（年）	
	男性	女性
意大利	79.2	84.5
法国	78.2	84.8
西班牙	78.2	84.4
希腊	77.4	82.7
美国	75.9	80.9

NWS）下所列出的目标均支持采用健康的饮食、维持健康的体重，同时认识到采用健康生活方式的关键因素除了个人建议外，同样包括支持此类行为的政策和大环境。表 9.2 总结了与儿童营养相关的关键目标。

美国农业部（U.S. Department of Agriculture，USDA）颁布的《2015—2020 年美国居民膳食指南》[6] 与"健康公民"的目标一致，并强调美国公民的主要目标为：

- **在一生中遵循健康的饮食模式**：包括摄入适当热量水平的水果、蔬菜、蛋白质、乳制品、谷物和油脂，同时限制饱和脂肪和反式脂肪、添加糖和钠的摄入。
- **关注多样性、营养密度和数量。**
- **限制从添加糖和饱和脂肪中摄入热量，减少钠的摄入。**
- **转向选择更健康的食品和饮料。**
- **支持所有人健康的饮食模式。**

"我的餐盘"饮食指南

"我的餐盘"饮食指南是美国农业部每日食物推荐的图示。在"我的餐盘"图中，五类食物（水果、蔬菜、蛋白质、乳制品和谷物）被可视化地呈现在一张餐盘图中，并根据目前建议的每日摄入量成比例地描绘。此外，网站 ChooseMyPlate.gov 为消费者、教育工作者和制定健康饮食的卫生专业人员提供了大量教育资源、真实案例视频以及实践指南。例如人们可以使用在线工具，根据年龄、性别和身体运动能力等个人因素，制订个性化的营养计划，如"我的餐盘计划"（http://choosemyplate.gov）[7]。该网站提供了几种基于年龄和热量水平的饮食计划。该网站还提供学龄前儿童、儿童和青少年的健康和营养信息，包括互动游戏、视频、彩页和营养贴士，同时为父母和教育工作者提供有关儿童营养和膳食计划的指南（图 9.1）。

饮食摄入模式

美国人饮食摄入模式的趋势在以下几个方面呈现出变化，包括低营养、高热量（无营养热量）食物和饮料的摄入，以及餐食的平均份量、零食习惯和外出就餐[8]。一项评估全美儿童和青少年营养状况及饮食模式的调查显示：自 20 世纪 70 年代到 90 年代，美国儿童的总热量摄入持续增加。这些结果反映出儿童对软饮、谷物制品、炸土豆、非柑橘果汁、奶酪、糖果和水果饮料的摄入增加[9-10]。与

表 9.2 《健康公民 2020》节选的营养目标

目标	基线	目标
NWS-1 提供学龄前儿童食品和饮料营养标准的州的数量增加	24	34
NWS-2 不向学生销售或提供高热量、含糖饮料的学校的比例增加	9.3%	21.3%
NWS-2.2 规定学校在提供或出售其他食物的同时，提供水果或蔬菜的学区的占比提高	6.6%	18.6%
NWS-3 有州一级鼓励政策的州的数量增加，这些政策鼓励食品零售店提供《美国居民膳食指南》所推荐的食品	8	18
NWS-10.4 2～19 岁儿童和青少年肥胖的比例减少	16.1%	14.5%
NWS-12 处于极低食品安全状态的儿童的比例减少［家庭占比（%）］	1.3%	0.2%
NWS-14 2 岁及以上人群中水果在饮食中的比例增加，* 指每摄入 1000 卡热量时水果的杯当量	0.5*	0.9*
NWS-15.1 2 岁及以上人群中蔬菜总量在饮食中的比例增加，* 指每摄入 1000 卡热量时蔬菜的杯当量	0.8*	1.1*
NWS-20 2 岁及以上人群的钙摄入量增加	1119 mg	1300 mg

186　第二部分　龋病和牙周疾病

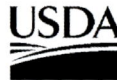
United States Department of Agriculture

10条小贴士
营养教育系列

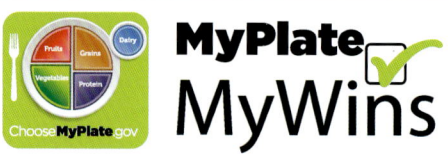

基于《美国居民膳食指南》

请减少孩子的甜食

通过限制孩子所食用的添加糖，让您的孩子走上终身健康饮食的道路。甜的零食和含糖饮料含有大量的热量却没有营养。添加糖多来自汽水、运动饮料、能量饮料或果汁饮料，以及蛋糕、饼干、冰淇淋、糖果和其他甜点。

1 提供小份零食
告诉孩子小份的零食有很大的帮助。将这些食物分成一口量的大小，用小的碗和盘子盛放。

2 聪明地补水
汽车和含糖饮料添加大量的糖，卡路里很高。渴的时候给孩子喝水即可。

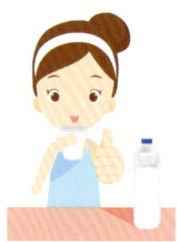

3 走不陈列糖果的收银通道
许多店铺都有不陈列糖果的收银通道以避免诱惑。走一般的收银通道时，糖果出现在孩子眼前会产生诱惑。

4 不要用糖果作为奖励
将食物作为对良好行为的奖励，孩子们就会认为某些食物比其他食物更好。可以用温柔的话语、安慰的拥抱或者非食物的物件（比如贴纸）奖励孩子，让他们觉得特别。

5 将水果作为首选
用不同的方式提供各种水果。可以将哈密瓜、香蕉、草莓穿成串，或提供整个的水果，如梨、柑橘或苹果。

6 把食物做得有趣
向儿童销售的含糖食品会被宣传为"有趣的食物"。在孩子的帮助下，一起发挥创意，让营养丰富的食物变得有趣。可以用香蕉片和葡萄干制作一个笑脸，或者用饼干模具将水果切成有趣而简单的形状。

7 鼓励孩子发明新的零食
通过混合全麦谷物、水果干以及不加盐的坚果和瓜子制作自己的零食。让学龄儿童自己选择食材创造零食。

8 在商店里玩侦探游戏
教孩子在谷物、酸奶和其他产品的营养成分标签上找到糖的总含量。挑战孩子们去比较他们最喜欢的食物中的含糖量，并选择含糖量最少的那一种。

9 让零食"零星食用"，不要成为日常饮食
偶尔吃一些零食是没有问题的，只是不要让吃零食成为日常。把进食甜食限制在特殊的场合。

10 如果孩子挑食，他们不需要甜蜜的"替代"
请记住，糖果或饼干绝不能替代孩子在吃饭时不吃的食物。

Center for Nutrition Policy and Promotion
USDA is an equal opportunity provider, employer, and lender.

Go to ChooseMyPlate.gov
for more information.

DG TipSheet No. 13
June 2011
Revised October 2016

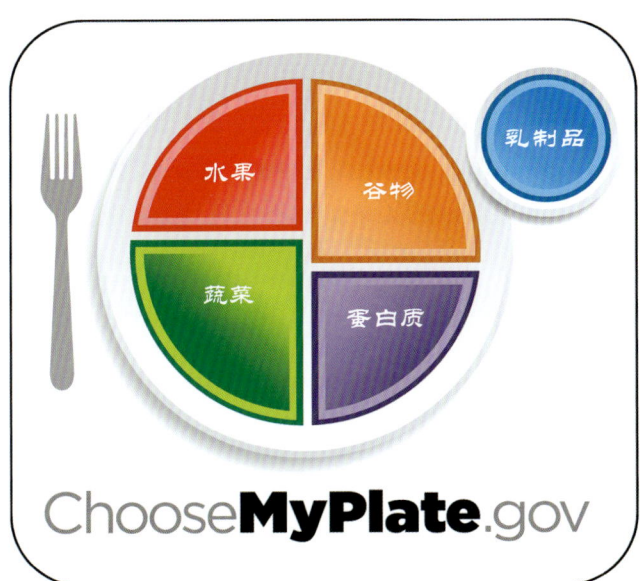

图 9.1 定制我的餐盘 (Courtesy of USDA's Center for Nutrition and Policy Promotion.)

之相反，在这段时间内，儿童对普通牛奶、全脂牛奶、蔬菜及豆类、牛肉、猪肉和鸡蛋的摄入减少。不到 50% 的儿童摄入符合特定推荐量的食物组，而他们"超额脂肪"（discretionary fat）[1]和添加糖的摄入量远远高于推荐量。

研究人员利用全美国健康和营养调查（National Health and Nutrition Examination Survey，NHANES）的数据，持续监测了美国儿童和青少年的饮食趋势。例如，在评估出生至 5 岁儿童的饮料摄入时，Fulgoni 和 Quann[11] 发现，尽管牛奶仍然是主要的饮料，但牛奶的摄入量有所下降。从 20 世纪 70 年代到 90 年代，约 85% 的学龄前儿童饮用某种类型的牛奶，但到了 2000—2006 年，这个比例已经下降到 77%[11]。与之相反，在同一时间段，儿童饮用果汁的比例急剧增加。尽管果汁可作为维生素 C、钾和镁的重要来源，但它可能会同时替代其他营养食物，包括含钙食物。从 1976 年到 2006 年，学龄前儿童中饮用果汁含量不足 10% 却添加了大量糖分的水果饮料的比例占 35%～37%[11]。一项 2011—2014 年间基于 NHANES 的针对从婴儿到学龄前儿童的饮料摄入分析发现，加糖饮料的消费量随着儿童年龄的增长而增加，到 5 岁时，超过一半的儿童每天饮用加糖饮料。非西班牙裔黑人儿童最有可能喝含

糖饮料[14]。Han 和 Powell 报道[13]，在美国，碳酸饮料是年轻人，特别是青少年和低社会经济地位的群体消费的主要含糖饮料。尽管近年来碳酸饮料的摄入有所下降，但运动 / 能量饮料的摄入却增加了 2 倍。这一点令人担忧。有证据表明，除了众所周知的龋患风险，高含糖饮料的摄入量与热量摄入增加、体重增加和肥胖相关[14-15]。此外，3～11 岁儿童含糖饮料饮用量的增加与高密度脂蛋白胆固醇水平的降低、腰围增加和 C 反应蛋白（一种已知的炎症和心脏代谢疾病的标志物）的增加有关[16]。

自 1989 年到 2004 年，美国儿童和青少年每日摄入的热量显著上升[17]。有一项研究发现，2～18 岁个体每日摄入的"无营养热量"占每日总摄入热量的近 40%[19]。这些年间热量摄入的增加可归因于以下食物摄入量的增加：加糖饮料、比萨、全脂牛奶、谷物制成的甜点、面包、意大利面和可口的零食。然而，2003—2010 年，随着进食水果的增加，美国儿童摄入的总热量减少，上述食物的摄入量也有所下降。但是，类似的趋势并没有发生在学龄前儿童和社会经济地位低的儿童身上。2009—2010 年，这类人群的热量总摄入量仍然明显高于 1989—1991 年[17]。截至 2016 年，针对婴幼儿进行的额外的饮食调查表明，这一群体总能量摄入量一直保持稳定[21]。从 1989 年到 2008 年，在学龄前儿童中，添加大量糖和脂肪的食物有所增加，例如可口的零食、比萨、巧克力蛋糕、墨西哥菜、甜食 / 糖果和果汁等[20]。

虽然目前的趋势表明人们的饮食方式可能正在改善，但摄入过多热量以及过多添加了脂肪和糖的食物会降低儿童饮食的总体质量。在国民成长与健康研究中，Moore 等[21] 发现，过量食用上述食物导致 90% 以上的青少年女性必需维生素和矿物质的摄入不足，乳制品、水果和蔬菜的摄入量也低于推荐水平。与之类似，通过对全美国 6～10 年级学生具有代表性样本的调查，Ionotti 与 Wang 等[22]证实，仅有 25% 的儿童日常饮食组合中蔬菜和水果占比最高，同时高能量、低营养食物占比最低。

在 2016 年，近 1500 万儿童参加了学校早餐计划（School Breakfast Program，SBP）[27]，超过 3000 万儿童参加了美国学校午餐计划（National School Lunch Program，NSLP）[27]。这些美国联邦

---
[1]指食物中额外添加的脂肪。——译者注

政府资助的项目旨在帮助低收入家庭中的儿童，使得收入处于或低于贫困线水平的家庭的儿童有资格获得免费餐，而高于贫困线家庭的儿童可以有资格享受低价餐[24]。由于学校膳食项目对儿童的健康有显著影响，它能否符合营养质量标准至关重要。一项针对美国参与 NSLP 的 1～12 年级学生的代表性样本分析发现，与在家吃饭相比，学校午餐热量更低、质量更高。此外，在学校内，NSLP 参与者从含糖饮料中摄取的热量比非参与者少，但到了中学阶段，他们从低营养、高能量的固体食品（如薯条和高脂肪的烘焙食品）中摄取更多的热量。总体而言，与非参与者相比，NSLP 参与者在学校餐中摄入的热量更低[25]。

然而，Clark 和 Fox[26] 报告，虽然大多数美国公立学校的学生从学校餐食中获取了足够的营养，但其中 80% 摄入了过量的饱和脂肪，92% 摄入了过量的钠。高钠摄入会增加含糖饮料的摄入[27]。一项对全美小学校长代表性样本的调查发现：参加联邦学校营养计划"新鲜水果和蔬菜项目"的学校，增加了午餐时新鲜水果的供应[28]。同样，Evans 等[29] 完成的系统综述和 meta 分析也发现，从 1989 年到 2009 年，以学校为单位开展的营养项目使儿童的水果摄入量有一定的改善，但对蔬菜摄入量没有产生影响。而最近的研究表明，通过参与学校的膳食计划，儿童的饮食摄入质量有了相当大的提高[36-37]。

在外就餐

儿童和青少年总是会选择在外就餐，通常是去快餐店。从 20 世纪 70 年代末到 21 世纪头 10 年的中期，2～18 岁美国儿童青少年每日在快餐店中摄入的热量比例从 2% 增加到 13%，而普通餐馆（full-service restaurant）对其每日热量摄入的贡献从 1% 增加到 5%[32-33]。从 2000 年到 2008 年，美国儿童和青少年在快餐厅和普通餐厅的消费与热量以及碳酸饮料和含糖饮料的摄入量增加有关，尤其是青少年和低社会经济地位的人群。食用快餐同时增加了这两类人群总脂肪、饱和脂肪及糖的摄入；而对于青少年人群，钠和蛋白质的摄入也增加了[34]。然而餐厅类型有可能只是一个中介变量。Larson 等[35] 发现，与"汉堡包和薯条"为主的餐厅相比，那些主要提供三明治/潜艇三明治的餐厅提供的食物质量更高，并且对体重没有影响。同样，最近的系统综述研究了在外就餐、饮食摄入和体重间的关系，结果也发现在外就餐是摄入高脂肪、高热量食物的一个危险因素，且会导致微量营养素的摄入减少[36]，但是其与体重增加的关系仍然不太确定，特别是在年轻人群中[37]。

食物份量

随着离家在外就餐的增加，商家提供的餐食份量也有加大的趋势。市面上大多数食物的份量超过标准份量至少 2 倍（例如百吉饼和碳酸饮料），有的甚至超过 8 倍（例如饼干）[37]。快餐连锁店提供比过往份量更大的汉堡包、汽水和炸薯条，而目前市售食品的份量通常比初上市时大 2～5 倍。这些饮食模式的变化与美国肥胖人数的递增一致。基于这些信息可以认为，在外就餐会降低摄入营养的质量，并有可能增加患慢性病的风险。一项对 2003—2006 年间美国儿童和青少年饮食模式的分析发现：与年幼的儿童相比，青少年更容易受到食品份量过大的影响，而高热量、低营养的食物，如含糖饮料、薯条和比萨，受到所有年龄组青少年的欢迎，占他们饮食的很大一部分[38]。

膳食模式与进食频率

尽管从 2000 年到 2011 年，美国儿童和青少年对高热量、低营养的零食摄入量增加，但吃零食的行为与肥胖之间的关联仍然不清楚[40]。更多最近的研究发现，与正常体重青少年摄入的零食相比，超重和肥胖青少年摄入的零食含有更多的添加糖、饱和脂肪和钠，但每份零食的平均能量密度更低[49]。Larson 和他的同事们进行的横断面研究发现，零食是不良饮食的一个危险因素，但除非是高能量的食物，否则零食并不一定会导致美国青少年超重[50]。此外，Koletzko 和 Toschke[43] 发现，增加儿童进餐频率与降低肥胖风险相关，因此作者建议儿童每天应该进食 5 顿营养的餐食。

在家中进食晚餐、帮助家人准备膳食与儿童体重指数（body mass index，BMI）的下降相关[44]。此外，Berge 等[45] 发现，青少年在进餐时与家人愉快地交谈与 BMI 的下降、蔬菜摄入量增加间存在关联。而一项 1999—2010 年间在明尼苏达州进行的研究指出，在社会经济地位不同的家庭之间，家庭膳食的差异在不断扩大。这段时期内，社会经济地位最低的年轻人每周在家中用餐的次数从 4 次减少到 3.6 次，而社会经济地位较高的家庭聚餐次数却有所增加[46]。这一趋势对面临更大健康风险的低收入青年来说不是一个好兆头。

营养不良和粮食不安全

营养不良包括营养不足（营养摄入量不足，可能导致营养缺乏性疾病）和营养过剩（能量、脂肪或胆固醇摄入过量，增加患慢性疾病的风险）。虽然后一种营养过度摄入的模式相比于营养缺乏，在数量上可能与当今美国社会的总体死亡率和发病率更相关，但饮食不足造成的营养不良尚未完全消除。

以低体重（相较于各年龄组标准体重）和低生长速率来衡量的慢性营养不良已经减少，部分得益于营养状况的改善。而今，母亲接受早期产前护理的比例创历史新高。美国卫生与公众服务部 2018 年发布的数据显示，截至 2017 年，婴儿在 1 周岁前死亡的总比例为每 10 万名活产婴儿中死亡 579.3 人[58]。然而，特定种族/族裔群体，例如非洲裔美国人和美洲原住民的婴儿死亡率却不成比例地高得多。此外，美国婴儿死亡率仍然是工业化国家中最高的。在美国，超过 1600 万儿童生活在贫困之中，并且据估计，大约在 10% 的家庭中儿童正在遭受饥饿或面临饥饿的风险。

Knol 等[48]评估了 2~3 岁和 4~8 岁的低收入家庭儿童的饮食模式，发现两组儿童的主要饮食模式都未达到国家所提倡的均衡饮食的要求。相反，他们的饮食与成人膳食相似，大量的添加糖及超额脂肪作为每日热量的一部分被摄入。因此，低社会经济地位的儿童面临着长期营养不良的风险。

根据美国农业部（USDA）的说法，粮食安全通常被定义为"所有人在任何时候都能获得足够的食物，从而积极、健康地生活"。相反，粮食不安全被描述为"家庭经济和社会地位低，仅能获得有限的食物或无法确定能否获得充足食物"。饥饿是一种个体的生理状态，可能由粮食不安全引起，指的是"粮食不安全的一种潜在后果，由于长期、非自愿的缺乏食物，导致个体不适、患病、虚弱或疼痛，并超出了通常不安的感觉"[49-50]。因此，粮食不安全被认为是营养不良的一个危险因素。

USDA 通过由联邦政府资助的全国性调查，获取了有关美国家庭粮食安全的数据。每个家庭的粮食安全状况被分为如下几类：

- 高粮食安全：家庭对持续获得足够的食物没有任何问题或焦虑情绪。
- 临界粮食安全：家庭有时对获得充足的食物有问题或有焦虑情绪，但他们摄入食物的质量、品种和数量没有大幅度减少。
- 低粮食安全：家庭降低了他们饮食的质量、多样性和合意性，但食物摄入量和正常的饮食模式没有受到实质性的干扰。
- 极低粮食安全：因为家庭缺乏财物和其他获得食物的资源，在一年中会多次出现一个或多个家庭成员的饮食模式中断，食物摄入量减少。

USDA 的报告称，2017 年，84.3% 的有孩子的美国家庭是粮食安全的，但有 7.7% 的美国家庭（290 万家庭）报告粮食不安全，其中 4.5% 为极低粮食安全[62]。有孩子的家庭中单亲家庭以及有 6 岁以下儿童的家庭，粮食不安全的发生率更高。其他粮食不安全状况低于全国平均水平的群体包括非洲裔美国人和西班牙裔家庭、贫困家庭、生活在都市圈和南部的家庭[67]。

由于粮食不安全的家庭有资格获得美国联邦政府资助项目的援助，如补充营养援助计划，针对这些项目对粮食不安全和营养状况的影响的研究在持续进行。此外，有研究正在探讨粮食不安全与营养状况、健康风险和生活质量降低之间的关系，特别是在儿童群体中。Ryu 和 Bartfield[52]分析了美国儿童有代表性样本的家庭粮食安全数据，这些数据的采集始于 1998 年孩子们上幼儿园的时候，到 2007 年他们上 8 年级时截止。结果显示：在这 9 年间，有 1/5 以上的儿童身处粮食不安全的家庭中，其中大多数仅短期处于这种状态。尽管如此，研究结果表明，长期处在粮食不安全家庭中的儿童健康状况较差。此外，粮食不安全也与青少年精神障碍和药物滥用的增加有关[53]。

一篇早期的综述表明，越来越多的证据支持青少年肥胖与粮食不安全存在关联，但在儿童中两者的关系仍然不清楚[54]。例如，有学者进行了一项关于粮食不安全和肥胖关系的纵向研究，调查了近 30 000 名参与"马萨诸塞州妇女、婴儿和儿童特殊营养补充计划"的非白人、低收入家庭的儿童，结果发现：与粮食安全家庭的儿童相比，长期经历家庭粮食不安全的儿童其肥胖的概率增加了22%[55]。但孕妇孕前的体重状况会削弱粮食不安全对儿童肥胖的影响，低体重和极度肥胖妇女的孩子中肥胖更为多见。2019年的一项研究发现，家庭中的粮食不安全，特别是发生在青春期前以及青少年时期，与一些营养相关行为和较高的肥胖率有关[67]。其他研究表明，幼儿的蔬菜摄入量不足、高膳食添加糖与粮食不安全之间存在剂量-反应关系。然而，研究结果也表明，青少年时期可能是一生中粮食不安全对健康饮食危害最大的时期[68]。

儿童营养不足

营养不足是指必需营养素的摄入不足，进而引发健康问题。在婴儿和儿童中，有时可观察到发育停滞的现象。发育停滞是指个体当前的体重或体重增长率显著低于性别相同、年龄相仿的其他孩子。这些孩子相比同龄人矮小许多，且可能表现出智力低下、社交能力弱及缺乏机体运动能力，如翻滚、端坐、站立和走路等。虽然有许多潜在的环境和医学因素会导致发育停滞，但是不良的饮食习惯，如无规律的进餐时间、长期边看电视边吃饭等，可能在其中产生了影响。

通常，发生轻度、慢性营养不足时，可观察到儿童体重减轻，但身高和头围正常。如果这种情况继续下去，生长将减慢，头围和身高也将低于相应年龄和性别下的标准。热量摄入严重不足会导致消耗状态即消瘦的出现。热量摄入充足而蛋白质摄入不足可引起夸希奥科病（kwashiorkor，蛋白质缺乏型营养不良）的发生，是一种以对感染和水肿的易感性增加为特征的疾病。然而，后两种情况主要见于遭受饥荒的地区，在美国很少见到。

"第三次学校营养膳食评估研究"[58]评估了"美国学校午餐计划"（NSLP）和"学校早餐计划"（SBP）的质量及其对美国儿童营养健康的影响。两者都是政府长期项目，旨在给美国儿童提供有营养的食物。结果表明，虽然许多美国学生纤维摄入不足、饱和脂肪和钠摄入过多，但大多数学生的饮食营养充足。然而，15%的儿童对维生素A、维生素C、维生素E、磷和镁的摄入依旧不足，且青少年时期的女孩对这些营养素的摄入不足最为明显。此外，小学生摄入的热量过多，但在高中生中没有观察到这一现象。由于对部分儿童来说，这三种维生素和两种矿物质的摄入是个紧要的问题，以下对它们进行简短的介绍。

维生素A以两种基本形式存在于食品中：动物性食物中的类视黄醇以及植物性食物中的类胡萝卜素。由于植物性和动物性食物均是维生素A的优质来源，在西方社会，一般不会发生因饮食缺乏导致其不足的情况。相较而言，伤口愈合和血管健康所必需的维生素C仅存在于水果和蔬菜中，如果不经常食用这类食物，可能出现维生素C缺乏。维生素E代表一类化学结构相似的维生素，可对抗体内氧化应激反应。其最丰富的膳食来源是坚果、种子、水果、鱼和植物油。尽管这种维生素的补充片剂很受欢迎，但通过食物补充可能是一种更安全和更有效的选择。

磷是强健的骨骼和牙齿所必需的矿物质。它几乎存在于人类每种食物中。因此，其摄入不足非常罕见。镁是另一种在人体新陈代谢中具有重要作用的矿物质，在动物性和植物性食物中广泛存在。其最丰富的来源是绿叶蔬菜、坚果和种子、鱼、豆类和全谷物。

营养不足可能有多种原因，膳食摄入不足仅是其中之一。有些营养不足可能是源于社会经济地位低、受教育程度低、接触过敏/食物不耐受以及儿童被忽视或虐待。长久以来，很多青少年对铁、钙和锌三种矿物质的摄入量仅达到临界水平。另外，儿童和青少年摄入维生素D和维生素B_{12}的量也很难达到推荐水平[59-60]。

铁

铁作为血液中血红蛋白和肌肉肌红蛋白的基本组分，通过向细胞持续供应氧，在体内发挥其主要作用。它还作为辅助因子参与体内许多酶反应，并且在维持免疫系统正常功能中发挥重要作用。虽然近年来铁缺乏症的患病率已经下降，但它仍然是重大的全球性问题及儿童公共卫生问题，即使在美国也是如此。铁缺乏症最严重的形式是缺铁性贫血，许多铁缺乏症的不良后果都与之相关。而无贫血症状的铁缺乏症与儿童和青少年的认知能力弱和学业成绩较差有关[61]。缺铁性贫血的临床症状可包括虚弱、疲劳、皮肤苍白、四肢麻木和刺痛。其常见的口腔表现是舌炎和口角裂缝（口角炎）。舌乳头可能会萎缩，表现出光滑的、有光泽的红色外观。此外，还可能发现口腔黏膜或嘴唇发白。受累个体发生真菌感染如念珠菌病的风险也可能增加。

在生长阶段，人体对铁的需求量更高。而最易患铁缺乏症的人群包括早产和低出生体重的婴儿、大一些的婴儿和学步儿童、青春期女性以及育龄妇女。早期铁缺乏似乎与婴儿的行为障碍相关，这些婴儿在各种测量智力和运动功能的测试中得分明显更低。一项对1976—2002年间美国1～3岁儿童铁缺乏患病率的评估显示：在此期间，总体铁缺乏症患病率没有显著变化，维持在8%～10%。低收入家庭中，幼儿的铁缺乏症患病率从22%下降到9%；但贫困线以上的家庭中，幼儿铁缺乏症患病率仍然保持在7%。在这26年间，非洲裔美国家庭幼儿的铁缺乏症患病率从16%下降到6%，但在西班牙裔和白人家庭中，幼儿铁缺乏症患病率保持不变，分别为13%和6%。奶瓶喂养延长至48个月与铁缺乏症患病率的增加呈正相关，这可能是西班牙裔幼儿铁缺乏症患病率高的原因。

有些令人惊讶的是，超重幼儿的铁缺乏症患病率显著高于正常体重或低体重的同龄人。在年龄更大的儿童和青少年中也观察到这种现象。其原因可能是多方面的：超重儿童大量摄入高热量但低铁的食物，铁吸收或代谢发生变化，以及超重儿童机体运动水平降低。此外，超重女孩可能比正常体重的同龄人成长更快、成熟更早，使得满足她们对铁的需求更难。为了防止缺铁，应鼓励易感人群食用富含铁的食物、母乳喂养或让婴儿使用铁强化的配方奶粉。铁主要存在于肉类、家禽和鱼肉中，其他食物如豆类、扁豆、强化过的谷物产品和某些蔬菜，也有助于饮食中铁的摄入。

锌

微量元素锌在生长和发育、性成熟、免疫功能以及伤口愈合中具有重要作用，它还对味觉和嗅觉的灵敏度有影响。近年来，它已成为治疗普通感冒的流行药物（框9.1）。

儿童严重锌缺乏症在发展中国家很常见，但在美国要少很多。长期低锌饮食可能引起锌缺乏，而低生物利用度和（或）与其他营养物质之间不良的

> **框9.1　关于锌的研究[62-63]**
>
> 两项针对学龄儿童的研究表明：服用含锌含片可以缓解普通感冒的症状并缩短其病程。
> 测试剂量为每天10～15 mg硫酸锌。

相互作用也可能导致其发生。铁和锌有许多共同的食物来源，因此有铁缺乏风险的个体也可能面临缺锌的风险。锌存在于高蛋白质的食物中，例如牛肉、鸡蛋、家禽和豆类，以及全谷物、经过强化的即食谷物、深绿色和黄色蔬菜。然而，与铁的情况相同，植物性食物中的锌不如动物性食物中的锌易于吸收。Briefel等[64]利用NHANES Ⅲ的数据评估了1988—1994年间美国人口从食物和补充剂中摄入锌元素的量。结果表明：10岁以下的儿童，男孩和女孩锌摄入量相似，但在10岁以上儿童中，男孩的摄入量超过了女孩。此外，81%的1～3岁儿童和48%的4～6岁儿童锌摄入不足，而锌摄入不足的定义是摄入量低于1989年推荐膳食供给量的77%。此外，大约61%的青春期女性锌摄入量不足，而在青春期男性中，这个比例为38%[64]。

儿童严重缺锌最早出现的临床症状之一是生长发育迟缓。其他体征和症状包括免疫反应异常、生殖系统发育缓慢和生殖系统功能降低以及骨骼异常。口腔表现包括伤口愈合功能下降、口腔上皮细胞改变、口干、味觉或嗅觉减退或改变以及食欲降低等。在牙齿形成期间，缺锌儿童的龋患风险可能会增加。此外，由于其对免疫功能的影响，锌缺乏症可能会增加口腔感染的风险，如牙周病、念珠菌病等。

钙

钙和维生素D共同作用，可以最大限度地促进骨骼和牙齿的矿化。此外，正常的神经和肌肉活动、凝血及跨细胞膜的离子转运等也需要钙。存在钙摄入不足风险的人群包括不喜欢牛奶和其他含钙食物的人，以及牛奶过敏、乳糖不耐受和有吸收障碍的人。长期钙摄入不足可增加骨质脱钙和骨质疏松的风险。

骨质疏松症是老年人的一种骨骼疾病，常见于绝经后的妇女。其特征是骨骼组织数量减少，因此通常被认为是老年疾病。但其预防教育却属于儿科医师、儿童口腔科医师的职责范畴。儿童和青少年

时期是骨骼系统发育的关键时期，钙的饮食需求量在青少年阶段达到峰值。医学研究所食品与营养委员会建议：在青春期，每天钙的摄入量应为1300 mg。这相当于大约4.25杯牛奶中的钙含量，所以这并不是一个容易实现的建议。

达到高的峰值骨量是预防骨质疏松症的第一道防线。低钙摄入，尤其结合低水平的体力活动时，可能会影响达到最佳的峰值骨量。青春期女性对此应特别注意，因为几乎一半的成年期骨骼量是在生命的第二个十年形成的，而钙的累积通常在青春期生长激增期间增加3倍。然而，这个年龄恰恰是女孩低钙摄入风险最高的阶段。仅30%的青春期女性每日钙的摄入量可达到建议量的75%，而6～11岁女孩的钙摄入量似乎呈下降趋势。指导青少年选择更多富含钙的食物（例如奶酪、酸奶、强化的早餐谷物、强化的橙汁浓缩物）或考虑使用钙补充剂，可能会使该问题得以缓解。碳酸钙具有良好的吸收率，是一种相对便宜的补充剂。研究证实，牙槽骨高度降低与骨质疏松症相关；因此，降低骨质疏松症患病风险的方法也可能有助于延缓牙槽骨丧失。牙科专业人员可以通过指导患儿摄入推荐量的钙来帮助他们长期改善口腔和全身健康[65]。

维生素 D

维生素 D 是一种脂溶性维生素，能促进胃肠道食物中钙的吸收，从而使骨骼和牙齿正常矿化。因此，体内有足够维生素 D 的储备对于骨骼和牙齿的正常发育至关重要。维生素 D 还与甲状旁腺激素协同作用，严格控制血钙水平。血钙浓度略微降低可刺激甲状旁腺激素分泌，后者可使骨骼中的钙和磷析出，以重建血液中的钙平衡。维生素 D 似乎也在免疫功能中发挥作用；此外，维生素 D 缺乏可能导致某些疾病的发生，包括高血压、多发性硬化和某些癌症。最近有人认为它是大脑中血清素合成的一个因素，并可能在孤独症中发挥作用[66]。

越来越多的人认识到维生素 D 缺乏症是一种流行病。原因有三个方面：

1. 阳光照射是维生素 D 的重要来源，人们对此普遍缺乏认识。

2. 仅少量的天然食物含有维生素 D。

3. 通常无法摄入足量的添加了维生素 D 的食物，难以满足推荐量的要求。

Weng 等[67]以美国东北部6～21岁青少年为对象进行了大样本的调查，结果发现：一半以上的个体血清中维生素 D 浓度较低；随着年龄的增长和冬季的到来，维生素 D 缺乏率增加，尤其是在非洲裔美国儿童中。另一项对近400名健康婴儿和幼儿进行的研究发现，12%的儿童血清中维生素 D 水平不理想，其中1/3有骨脱矿的影像学表现。可预测维生素 D 缺乏的因素包括：婴儿时期仅靠母乳喂养而未添加辅食，幼儿时期牛奶摄入量低。Cushman 等[68]评估了亚临床维生素 D 缺乏对健康青春期男孩和女孩骨密度（bone mineral density，BMD）及骨转换的影响。虽然在男孩中没有观察到BMD与维生素 D 状态存在相关性，但与那些维生素 D 水平较低的女孩相比，体内维生素 D 水平较高的12～15岁女性BMD明显更高，血清中甲状旁腺激素水平更低，骨转化标志物水平更低。

对大多数人来说，接受日晒是维生素 D 的主要来源。来自太阳的紫外线能引发皮肤内维生素 D 化学前体 7-脱氢胆固醇合成维生素 D。维生素 D 的天然来源是高脂鱼（如鲑鱼、鲭鱼和鲱鱼）以及鱼油（包括鱼肝油）。在美国，虽然一些果汁、面包、酸奶和奶酪都富含维生素 D，但添加维生素 D 的牛奶被认为是其主要的膳食来源。

由于维生素 D 是骨骼正常发育的必需营养素，摄入维生素 D 太少的儿童可能发生佝偻病。佝偻病是一种骨骼疾病，其特征为骨骼畸形、肌肉发育不良、脊柱弯曲异常和弓形腿。弓形腿的出现是因为骨骼不能支持儿童的体重。此外，佝偻病儿童还可能出现关节肥大和颅骨闭合延迟。在牙齿发育过程中，儿童罹患佝偻病可能会导致其牙釉质和牙本质发育不全、牙齿发育不全或牙齿延迟萌出。

在20世纪上半叶，美国报道了数千起营养性佝偻病病例，尤其是在北部地区，因为冬季的气候日照非常少。自从牛奶中开始添加维生素 D，这种疾病就几乎被根除了。然而近年来，佝偻病又卷土重来，特别是在母乳喂养的非洲裔美国婴儿中。这可能源于以下两个主要原因。首先是母乳喂养的增加。母乳喂养是婴儿喂养的首选方法，但其本身不能提供足量的维生素 D。其次，通过有效日晒产生的内源性维生素 D 减少。内源性维生素 D 的产生可随日晒时间、皮肤暴露量、空气污染程度、云量、白天时长、纬度、季节、防晒霜的使用和皮肤色素沉着而变化，在室内看电视或玩电子游戏无法使机体获得阳光照射。

肤色深的人通过日晒合成维生素 D 的效率比肤色浅的人低。此外，一些非洲裔美国人不能有效地消化牛奶中的乳糖，导致牛奶摄入量显著减少，从而引起维生素 D 水平显著降低。营养性佝偻病报道例数的增加促使美国儿科学会在 2003 年发布新的指南，建议所有母乳喂养婴儿补充维生素 D。然而，这一建议并未被儿科医生普遍采纳，这让人担忧美国儿童患维生素 D 依赖性佝偻病的风险持续存在[69]。

维生素 B_{12}

维生素 B_{12} 是 B 族复合维生素之一，其分子内含有钴，是唯一含有矿物元素的维生素。维生素 B_{12} 对骨髓产生红细胞以及神经系统合成髓磷脂是必不可少的。现在认为维生素 B_{12} 仅存在于动物类食物中（肉、鱼、鸡蛋和乳制品），因此严格的素食者存在维生素 B_{12} 缺乏的风险。那些患有神经性厌食症和贪食症的人也是该维生素缺乏的易感人群。

已有两例由素食的母亲母乳喂养的儿童因维生素 B_{12} 缺乏引起神经损伤的报道。其中一例患儿在 15 月龄时明确诊断，并开始接受维生素 B_{12} 治疗。在 28 月龄时患儿展现出的运动发育水平中，其精细运动相当于 9 月龄水平，大肌肉群运动相当于 18 月龄水平，语言表达相当于 10 月龄水平[70]。儿童保健医生应警惕这种情况下维生素 B_{12} 缺乏的可能性。特定的谷物、素肉、大豆或米制品饮料以及营养酵母，可以成为维生素 B_{12} 可靠和稳定的来源。

慢性维生素 B_{12} 缺乏的发生可能是由于饮食中缺乏维生素，也可能是因为身体免疫反应导致内因子——一种吸收维生素 B_{12} 所需的胃蛋白无法生成。内因子的缺乏可导致维生素 B_{12} 贫血，也被称为恶性贫血，其特征为巨幼红细胞增加。维生素 B_{12} 缺乏的其他症状和体征包括面色苍白、头晕、疲劳、体重减轻、意识错乱、低血压和周围神经退化。其口腔表现包括软组织疼痛和萎缩性舌炎[71]。

儿童营养过剩

对于当今美国大多数儿童和青少年而言，摄入过多食物、钠和热量所致的营养不良对健康的负面影响要高于摄入食物和营养不足所带来的营养缺乏症。换言之，儿童罹患与肥胖相关的 2 型糖尿病的风险远远大于因维生素 C 摄入不足引起坏血病的风险。

在美国，超重和肥胖的患病率在 20 世纪后 30 年间快速上升，其越来越高的患病率可能是目前美国公共卫生面临的最大威胁。超重和肥胖使人们需要终身与控制体重做斗争，随之而来的是增加患心脏病、癌症和卒中的风险。直到最近，超重和肥胖的流行趋势似乎并没有减弱[72]。

简单地说，肥胖是由能量摄入和能量消耗之间的不平衡造成的，其中能量摄入超过了能量消耗。然而，其发病率的增加与一系列复杂的遗传、环境、社会心理、生物和经济因素有关。肥胖传统上被定义为脂肪在体内的过度累积，而超重的意思是超过正常的体重。这些术语通常是根据 BMI 来定义的。BMI 是将个人的体重（kg）除以身高（m）的平方计算得来的。在按年龄或按性别划分的 BMI 生长曲线图上，BMI 位于第 85～95 百分位区间的个体被定义为超重。显然，该数学计算是相当复杂的，最好通过在线 BMI 计算器来确定（https://www.cdc.gov/healthyweight/assessing/bmi/childrens_bmi/about_childrens_bmi.html#percentile）[73]。儿童的 BMI 值标准详见表 9.3。

在美国《健康公民 2020》健康促进和疾病预防计划中，一个主要关注的重点是减少超重或肥胖儿童和青少年的比例。遗憾的是，目前美国成年人的肥胖率约为 36%，而儿童和青少年肥胖率是 17%[74]。后者所对应的是大约 1250 万年轻人。在过去 20 年中，6～11 岁儿童超重患病率增加了 1 倍以上，而青少年则增加了 2 倍以上。

但最近的几份报告，包括发表在《美国医学协会杂志》的一篇论著[75]，报告了在过去 10 年中，2～5 岁儿童的肥胖率显著降低。在该研究中，儿童肥胖被定义为：在美国疾病预防控制中心（Centers for Disease Control and Prevention，CDC）

表 9.3 儿童的 BMI 值标准

值	标准
<第 5 百分位数	体重过低
第 5～85 百分位数区间	健康体重
第 85～95 百分位数区间	体重超标
>第 95 百分位数	肥胖

发布的按性别划分的BMI随年龄变化的生长曲线图上，BMI值＞第95百分位数。在成年人中，肥胖被定义为BMI≥30 kg/m²。2～5岁儿童的肥胖率下降了43%，是一个令人意外的发现。

目前用于解释这种现象的理论有以下几种：

1. 相比10年前，儿童从含糖饮料中摄入的热量减少了。

2. 更多的妇女选择母乳喂养，这与降低肥胖风险有关。

3. 在过去10年中，人均摄入的热量总体略有下降。

4. 州、地方和联邦政府为减少肥胖症而开展的项目开始取得成果。

基于最后一种理论，美国前第一夫人米歇尔·奥巴马引领人们致力于改变年轻人的饮食和锻炼行为，使之朝着更健康的方向转变。美国各地的许多托育中心都参与其中，许多城市也通过减少含糖饮料摄入、在餐馆减少使用反式脂肪酸等方式来尽力对抗肥胖症。儿童在较大年龄时改变不健康的饮食习惯是比较困难的，而令人鼓舞的是，在2～5岁儿童中，对抗肥胖症已取得进展。但需要注意的是，低龄儿童仅占美国人口的一小部分，其他年龄组的肥胖率并没有相应下降。例如，60岁以上的女性在过去10年中肥胖率反而是增长的。尽管如此，如果在美国低龄儿童中肥胖率下降的趋势得以持续并保持至他们成年，我们可以乐观地认为肥胖症的流行终将被逆转。

肥胖会导致许多不良后果，既有短期的，也有长期的。据估计，61%的超重青少年至少会增加一项心脏病的危险因素，如高胆固醇或高血压。超重儿童发生骨骼和关节问题以及阻塞性睡眠呼吸暂停的风险更大，多达1/6的肥胖儿童存在这些问题。阻塞性睡眠呼吸暂停可导致患儿白天嗜睡、神经认知功能异常和学习障碍。由于肥胖儿童更倾向于成为肥胖的成年人，所以儿童肥胖对医疗保健系统的潜在影响是巨大的。有观点认为，与肥胖相关的医疗护理成本的增加可能要大于与吸烟和饮酒相关的医疗费用[76]。

随着超重儿童年龄增长，他们患心脏病、2型糖尿病、卒中、多种癌症和骨关节炎的风险也会增加。目前2型糖尿病在儿童和青少年中的流行与肥胖和持续升高的BMI有关。据报道，大约每4名肥胖儿童中（4～10岁）就有一名有葡萄糖不耐受[77]。葡萄糖不耐受是一个专业术语，是指会导致血糖高于正常水平（高血糖症）的代谢病症，它是糖尿病的先兆表现。久坐不动的生活方式和肥胖症与葡萄糖不耐受存在关联。

长期以来，人们一直认为严重肥胖会降低预期寿命。最近的一份报告称，BMI超过45 kg/m²（极度肥胖）的20岁白人，估计会因为肥胖而减少13年的寿命[78]。尽管几十年来，公共卫生部门一直致力于教育大众关注肥胖的危险性，但大众体重逐渐增加的趋势并没有减弱。

儿童和青少年肥胖，除了有明显的健康风险外，还会给患儿带来严重的心理和生活质量问题，这些也需要慎重考虑。Ackard等[79]发现，青少年失控的过量饮食（objective overeating）与较低的身体满意度、自尊评分以及较高的抑郁情绪评分相关。过量饮食也与自杀风险升高相关。因此，青少年过量饮食与多种不良行为和消极心理体验有关。过量饮食是心理痛苦的早期预警信号，还是心理健康受损的潜在后果，这一问题仍有待确认。

Schwimmer等[80]比较了肥胖、健康（非肥胖）及患有癌症的儿童和青少年与健康相关的生活质量。严重肥胖的儿童和青少年的生活质量评级与同龄癌症患者相似，低于健康同龄人。在这一人群中，自我形象受损同时感受到低的生活质量并不令人惊讶，因为肥胖是儿童时期最受污名化和最不被社会接受的状况之一。上述研究结果及其他类似发现都强调，对于卫生专业人员、教师和家长来说，特别重要的是不仅要意识到儿童肥胖的医学风险，还要意识到这种疾病的潜在心理风险。

当今美国的饮食环境往往更促进人们大量摄入方便、价低而可口的食物[81]。如前所述，这种从儿童持续到成人的饮食模式会引起肥胖、糖尿病、高血压、冠心病和某些癌症。学者们认为导致未来肥胖的因素始于婴儿时期和童年早期[82]。这些疾病起源于儿童时期和青春期，但在成年时期才显现出来，这就为卫生保健人员提供了可能的预防途径。对这些人群的早期干预可促进他们形成更健康的饮食模式。动脉粥样硬化性心脏病就是这样的情况。在儿童时期发现并消除与该疾病相关的可转变的危险因素，目的是预防或改善晚年的心脏病。因此，就如前文提到的对其他疾病的预防一样，预防冠心病是一个属于儿科的健康议题。

流行病学研究已经明确了一系列可能引起美国儿童和青少年肥胖流行的因素。这些因素分布于各个层面，如个人、家庭、社区和社会等。主要包括膳食环境改变，看电视和打视频游戏时间增加，食物易于获取，父母闲暇时间减少，郊区环境改变妨碍了身体锻炼，对社区安全的关注增加，高脂肪、高热量快餐广告增加且易于获取，父母工作模式变化，儿童护理需求增加，以及省力设备（例如汽车、计算机、智能手机等）的使用增加等。由于肥胖是多因素导致的，所以其解决方案也应该针对多个因素。Wofford[83]对文献进行广泛回顾后明确指出：学龄前期是预防肥胖症的关键时期。父母的参与、保健人员的强力建议对成功干预至关重要。此外，预防策略应侧重于使儿童建立积极、健康的行为方式，而不是采取措施限制其行为，因为前者可获得更满意的长期效果[83]。

一项经典研究表明，每天看电视时间<1小时的儿童肥胖患病率最低，而每天看电视≥4小时的儿童肥胖患病率最高[84]。久坐的儿童不仅消耗能量更少，而且会不可避免地增加高脂肪、高糖、高热量零食的摄入[85]。约20年前的研究表明，在黄金时间段的节目中，儿童每半小时摄入或拿起食物（通常是甜食）的次数为3～5次[86]。此外，在儿童节目播出期间，绝大部分商业广告都在推销营养价值低的食物，包括糖果、软饮料、含糖谷物、薯片以及其他高盐和高脂零食[87]。

在努力解决肥胖问题时，不仅需要关注如何更好地选择食物，还应关注如何提高体育锻炼活动水平。因为运动可增加能量的消耗，帮助达到健康的体重。运动既能促进身体健康，也能促进情绪健康。个体运动的强度和频率是影响其患病和死亡的一个主要决定因素。运动已被美国确定为促进人口健康的国家重点领域[88]。但许多儿童和青少年的运动都未达到推荐量。这一现状尤其令人警醒，因为青少年时期被认为是成年人健康相关行为（如饮食和体育活动模式）的形成时期，而儿童时期则可能是促进运动的关键时期。2005年美国CDC报告称，只有27.8%的高中女生和43.8%的高中男生每天参加至少60分钟的体育锻炼。而到了2011年[89]，女生的这一比例下降到18.5%，男生下降到38.3%。2017年，美国CDC报告称，只有26.1%的高中生每天至少进行60分钟的体育锻炼，6～17岁的儿童中只有不到25%的儿童进行60分钟的日常体育锻炼[102]。

将步行作为一种交通方式是一种积极的生活方式，它可降低患慢性疾病的风险，增加幸福感；但美国儿童的步行时间已经减少了。《健康公民2010》的目标之一就是将儿童和青少年步行上学的比例从28.8%提高到31.7%。1969年，大约一半的美国学生步行或骑车往返学校；居住在学校1英里①以内的学生中87%走路或骑自行车上学。到2004年，只有不到15%的儿童使用步行等主动交通方式。2004年美国CDC发布的家长消费方式调查结果显示，步行上学最常见的障碍是学校距离，其次是与交通相关的安全隐患[91]。青春期中后期的总运动量减少似乎更多与青少年选择参加的活动数量减少有关，而不是因为在每项活动上投入的时间减少[92]。这一发现为其他有关青春期运动量下降的证据提供支持。

依据《2015—2020年美国居民膳食指南》，建议儿童和青少年在每周大部分时间里（最好是每天）至少进行60分钟中等强度的运动。对于青少年来说，定期运动对体重、肌肉力量、心肺、骨量、血压、缓解焦虑和提升自尊都有益处。在选定的学校中，越来越多的学校在年轻人中推广步行计划。许多相关项目都使用计步器来记录步数。这些小配件被夹在腰带上，类似于小寻呼机，能相当准确地记录指定时间段内的所有步数。有些项目的目标是每天达到12 000步，但对大多数项目来说，总的目标是鼓励佩戴计步器的人逐步增加步数，并且每天至少达到步数下限。

高盐摄入对健康的影响

当我们考虑营养过剩及其对健康的影响时，钠的摄入量通常是需要考量的重要因素。具体而言，我们要思考儿童和青少年是否从食盐中摄入了过多的钠，并开始养成一种影响终生的有问题的饮食行为。根据最近的一项研究[93]，答案可能是肯定的。这个研究小组监测了760名高中青少年为期一周的饮食行为。他们发现这些青少年摄入的食盐量与成

---

①约1.6 km。——译者注

年人相同，远远超过了健康指南的推荐量。青少年平均每天摄入近乎 3300 mg 的钠，是目前美国心脏协会推荐的 1500 mg 的 2 倍多[94]。

该研究还发现，高盐摄入与超重及肥胖风险的增加存在直接联系。以前的研究表明[95-96]，盐的摄入会促使人们渴望饮用更多的含糖碳酸饮料并摄入更多的热量，这是一种导致体重增加的潜在机制。

钠摄入增加常常被认为与血压升高、高血压发病率增加、心脏病和早亡风险相关[97]。专家建议，通过大幅降低每日平均钠摄入量，改善大众的健康状况。

从牙齿健康的角度来考虑，高盐饮食会引起含糖饮料摄入增加，这可能会导致龋病的发生或带来其他危害。为了减少高盐饮食对口腔产生的负面影响，可采用以下几种方法：仔细阅读食品标签，不选择高钠食物；不使用盐瓶给食物加盐；尽可能选择食用新鲜水果和蔬菜。

进食障碍与饮食失调

对于大多数青少年来说，外貌是最重要的，而某些青春期女孩则有可能痴迷于"足够瘦"。据估计，约 2000 万女性和 1000 万男性在其人生的某个阶段，都遭受过临床意义上的饮食失调，如神经性厌食症、神经性贪食症或暴食症[98]。由于成年人往往对他们的饮食失调有所隐瞒，现有的流行病学研究可能低估了饮食失调真正的流行程度。某些人格特质，例如完美主义、对体重痴迷和对身体不满等，可能集中出现在患有饮食失调的女性家庭中。完美主义可能是一种环境因素或遗传因素[101-102]。

饮食失调是一个术语，包括各种不健康的饮食行为，从不适当的节食到临床诊断的饮食失调[102]。大众媒体经常呈现遥不可及的身体形象和强调"完美的瘦"，许多人视之为导致年轻人饮食失调的主要影响因素[103]。

一项长达 12 年的研究分析了模特公司网站和成人杂志上 500 名模特的人体测量数据，结果显示，几乎所有插页中的模特以及 75% 网站上的模特，其 BMI 都接近美国心理学协会神经性厌食症的标准[104]。虽然传媒中肌肉发达的男性形象对男孩的影响可能越来越大，但大多数研究更关注传媒对女孩饮食和饮食习惯的影响。当青春期女孩身处令人纠结的环境中时最容易发生饮食失调，外界环境在试图卖给她们垃圾食品的同时告诉她们应该要瘦，而自己的身体正在逐步发育。Field 等[105]研究发现，超过 10% 的青春期女孩和 3% 的男孩每周至少有一次暴食或清除行为。这些饮食失调行为的危险因素包括频繁节食、对体重感到忧虑以及 14 岁以下母亲有进食障碍史的女孩等。

研究表明，儿童时期超重是饮食失调的一个危险因素，而两者均是进食障碍综合征的危险因素。超重的儿童和青少年，尤其是白人女孩，对体型和体重的关注度似乎有所增加。高达 79% 的超重青少年有过不健康的体重控制行为，高达 17% 的人报告有过极端控制体重的行为，如催吐或者滥用泻药或利尿剂[106]。

Rohde 等[107]进行的研究发现，对身材不满、负面情绪、想变瘦的压力、主观上对完美瘦的追求和节食是进食障碍发展的重要预测因素。该研究结果表明，虽然饮食失调通常在青春期后期才显现，但大多数危险因素在更早期就存在了；而且"对身材不满"似乎要早于在追求"完美瘦"时感知到压力[107]。与其他研究结果不同[108]，该研究认为 BMI 不是 21 岁以下人群发生进食障碍的预测因素。作者据此认为，患者对身材的主观不满意可能是其出现进食障碍的重要原因，而不是源于实际的肥胖程度[107]。同样，在美国青少年健康纵向研究中，对超过 14 000 人次的大样本抽样数据进行分析发现，早期节食、抑郁和体像障碍与青年人的进食障碍有关。样本中男性和女性进食障碍的患病率为 2% ～ 6%，其中最常见的是暴食。据报道，27% 的女性和 11% 的男性有节食行为[109]。

考虑到美国青少年体重相关问题和对身材不满的高发生率，应谨慎地对所有青少年采取适当的干预措施。

神经性厌食症

在青春期对外貌和体重的过分关注可能会导致神经性厌食症（anorexia nervosa）——一种自我诱导的饥饿状态。厌食症可以是限制型，即严格限制食物摄取；或者是暴食/清除型，即个体自我催吐或者滥用泻药、利尿剂或灌肠剂。这种疾病在男性中少见，也较神经性贪食症少见，其特征是自我强制减轻体重、闭经以及对进食和体重的态度扭曲。在某些情况下，这种行为可作为建立认同感和控制感的一种手段。神经性厌食症因为受到强大的心理、环境、遗传和生理因素之间的交叉影响，已经引起精神分析师、行为治疗师、家庭治疗师、营养学家和内分泌学家的兴趣。神经性厌食症很少在青春期前开始，并可能显示出不同的严重程度。受影响的人通常意识不到他们瘦弱的身体已经太单薄了。尽管他们已经处于高度消瘦状态，但仍可能坚信自己超重。根据《精神障碍诊断与统计手册（第5版）》（DSM-5），神经性厌食症的三个诊断标准如下[110-111]：

- 能量摄入持续受限导致体重显著降低（参考年龄、性别、发育轨迹和身体健康的最低预期）。
- 对增加体重或变胖有强烈的恐惧，或有阻止体重增加的持续性的行为（即使体重明显偏低）。
- 对个人的体重或者体型有错误的认知，并受到自我评价的身材和体重的过度影响，或对当前低体重的严重性长期缺乏认知。

神经性厌食症可能产生各种各样的并发症，包括饥饿引起的不良后果。脂肪消耗是最明显的身体表现。饮食质量缺陷可能导致贫血、低蛋白血症，有时还会引起维生素缺乏。当进行催吐或滥用泻药/利尿剂时，可能发生严重的电解质不平衡，特别是低钾血症。厌食症可伴发腮腺增大、腿部水肿、面部毛发增多以及血压降低和脉率减少。营养不良可能导致舌炎、龈炎、唾液量减少和pH降低，以及龋病易感性增加。在饮用运动饮料、咖啡因/碳酸饮料、葡萄酒、醋和柠檬汁来平息饥饿感后，前牙和后牙的腭舌面可能出现明显的侵蚀（牙冠硬组织破坏）。有催吐行为的厌食症患者可能在上颌前牙的腭侧出现上皮糜烂、牙龈炎和酸蚀症[110]。

长期研究证实该疾病可有多种预后，从完全康复到转为慢性和死亡。多数患者应优先选择门诊治疗。治疗通常涉及多个学科，包括医学、营养学、社会学和心理学[112]。如果患者病情严重，家庭和环境对其危害巨大，或者门诊治疗后反应不佳，则需要住院治疗。盐酸氟西汀似乎有助于控制由神经性厌食或贪食症引起的强迫行为。这种药物可提高脑内5-羟色胺的水平，从而减轻患者暴食的冲动和对食物的关注度。

贪食症

神经性贪食症（bulimia nervosa）是另一种进食障碍，特征是暴食并不断地自我催吐。同样多见于年轻女性，比神经性厌食症更常见。它通常出现在青春期后期或成年早期。因为罕有报道，它在男性中的发病率可能被大大低估了。美国精神病协会对神经性贪食症的诊断标准如下[111]：

- 在不连续的时间段内（例如在任意2小时内）食用大量食物，远超过大多数人在类似的情况下和类似时间段内摄入的食物量。
- 在发作期间暴饮暴食且有失去控制的感觉（如不能停止进食，或者无法控制自己吃什么或吃多少）。
- 经常发生不适当的补偿行为以防止体重增加，如自我催吐，滥用泻药、利尿剂或其他药物，禁食或过度运动等。
- 暴食以及补偿行为在3个月内平均每周至少发生1次。
- 自我评价受身材和体重的过度影响。
- 这些行为紊乱不仅仅发生在神经性厌食症发作期间。

虽然神经性贪食症在医学上较神经性厌食症危害性低，但是它仍然有可能引起严重的健康问题。大约一半神经性贪食症患者存在体液和电解质异常，有一部分患者会发生低钾血症。患者也可能发生腮腺增大、食管炎和胃坏死。由于牙齿表面暴露于高浓度的酸性胃反流内容物中，神经性贪食症的患者常出现牙釉质侵蚀，而且釉质损伤的程度可能很广泛。尽管还没有一致观点，但是学者认为呕吐后刷牙会促进釉质缺失，相反，应该指导患者用碱性溶液如碳酸氢钠水溶液漱口。其他建议还包括使用无糖抗酸液体、水或牛奶。应考虑使用氟化物处理釉质表面，因为它具有使牙列中的脱矿区域再矿化的能力。可推荐每日用0.5%氟化钠溶液漱口，并在定制托盘中使用1.1%中性氟化物凝胶。

大多数神经性贪食症患者可在门诊得到有效治疗。虽然对于部分病例，抗抑郁药物能起一定作用，但治疗通常需要多学科介入[112]。有证据表明，在愉快的家庭气氛中就餐的人，特别是女孩，患贪食症的风险较低。就像论坛可以用来解决各种问题一样，家庭聚餐或许可发挥防护作用，以对抗饮食失调及其他问题[114]。

暴食障碍

在 2013 年发布的《精神障碍诊断与统计手册（第 5 版）》（DSM-5）中，暴食障碍（binge eating disorder）获得正式诊断认可。暴食障碍的基本特征是暴食反复发作，3 个月内平均每周至少发作 1 次。它被定义为摄入过量的食物，并伴随无法控制的感觉。以下是该病症的 DSM-5 诊断标准[111]：

- 暴食反复发作。其反复发作的特征有以下两点：
  - 在不连续的时间段内（例如在任意 2 小时内）食用大量食物，远超过大多数人在类似的情况下和类似时间段内摄入的食物量。
  - 在发作期间暴饮暴食，且有失去控制的感觉（如不能停止进食，或者无法控制自己吃什么或吃多少）。
- 在暴食障碍发作期间至少出现以下情况中的 3 项：
  - 吃得比正常状态下快得多。
  - 吃得过饱，直至感觉不舒服。
  - 在不感到饥饿的时候吃大量的食物。
  - 因为吃得太多而感觉尴尬，选择独自进食。
  - 进食后对自己感到厌恶、抑郁或非常有罪恶感。
- 因为有暴饮暴食而感到非常痛苦。
- 3 个月内平均每周至少出现 1 次暴食。
- 暴食并不像神经性贪食症那样会反复采用不适当的代偿行为，也不只发生在神经性贪食症或神经性厌食症的病程中。

暴食障碍的患者可以在门诊接受多学科治疗。对于超重的暴食障碍患者，其治疗目标为：能够持续地减轻体重并戒除暴食。临床上已开始使用抗抑郁药和选择性 5-羟色胺再摄取抑制剂进行药物疗法；其他类型的药物，如抗肥胖药和抗惊厥药，也已对其进行研究并取得部分成功。而心理治疗中的认知行为疗法已得到广泛应用；此外，学者们还尝试了将其他方法，例如锻炼、自我救助和虚拟现实治疗等，作为暴食障碍的辅助疗法。一些研究表明，联合行为疗法和药物疗法可能有益于暴食障碍的治疗，但需要更多的研究来更好地评价这些治疗的远期效果。随着卫生保健专业人员治疗患者的进食障碍，他们认识到初级预防结合早期发现、早期治疗确实有助于降低受累青少年的发病率和死亡率[112]。

胃食管反流

胃食管反流（gastroesophageal reflux，GER），也被称为胃酸反流，指胃内容物回流进入食管产生烧心样症状，可发生在儿童和青少年。需要注意的是，GER 可以产生类似于贪食症的口腔表现，包括牙釉质的侵蚀。如果 GER 症状转为慢性，应评估儿童是否患有胃食管反流病。根据影响因素，治疗可能包括食疗、改变生活方式、药物或手术治疗[113]。

有关儿童营养问题的问答

为什么营养早餐对于一天的开始很重要？

从营养密度（每单位热量所提供的营养物质）的角度来看，早餐通常是一天中最重要的一餐；然而全美 40% 的儿童和青少年不吃早餐。那些不吃早餐的人相当于无意识地经历了一场 36 小时的禁食，直到午饭时间。与吃营养早餐的人相比，不吃早餐的人遭受更多的身体、智力及行为疾患。吃健康早餐可改善认知功能和记忆，延缓衰老，改善情绪等。

素食有利于儿童健康吗？

由于植物性食物通常营养丰富，如果计划得当，素食食谱可有益于健康。一个重要的问题是用什么食品来替代肉类。如果饮食主要是豆科植物、豆类、坚果和大豆产品，应该不存在蛋白质摄入不足的问题。如果饮食主要是奶酪和全脂牛奶，则可能要担心过量的热量和饱和脂肪的摄入。全素饮食计划需要仔细考虑如何摄入充足的蛋白质、铁和维生素 B_{12}。

食品和营养标签的做法是否会有变化？

自从 20 年前强制性使用食品和营养标签后，美国食品药品监督管理局首次对食品和营养标签做重大修改。这些改变将使消费者更容易做出更明智的食品选择。热量以更大、更明显的字体呈现。添加的糖被列出，并且每份食物的量也会上调，从而更准确地反映美国人实际摄入的量。尽管大型食品制造商被要求在 2020 年之前使用这个新标签，但它其实在此之前已经在许多食品上开始使用了。

为什么健康饮食对儿童和青少年时期如此重要？

在生命早期摄入有营养的食物并开始正确的饮食行为，能在今后的生活中防止肥胖、糖尿病和龋齿的发生。在一生中坚持遵循这些饮食模式能降低患心脏病、癌症、骨质疏松症、高血压、卒中和早死的风险。同时，也能在情绪和心理上受益。

在儿童时期不健康饮食的主要问题是什么？

儿童时期摄入的营养和热量太少最终会对生长、学业表现、认知发展和整体健康产生负面影响。相反，快餐、精加工的零食和加糖饮料的过度消费将不可避免地导致体重增加、超重、肥胖和患糖尿病的风险增加，并可能增加患龋风险。

儿童的理想膳食是什么？

理想情况下，儿童餐盘内一半食物是水果和蔬菜。蛋白质主要由瘦肉、坚果和鸡蛋提供；用高纤维全麦面包和谷物代替精制谷物，限制油炸食品摄入量，提供牛奶和水以替代含糖水果饮料或碳酸饮料。当然，许多孩子不会自愿选择这样的膳食。这时父母或监护人必须以合乎逻辑和充满爱的方式指导孩子进行食物选择。

什么是有害的膳食脂肪？

研究人员一致认为，主要有两种类型的脂肪对健康有害：饱和脂肪和含有反式脂肪酸的脂肪。饱和脂肪主要来自动物性食物，如畜肉类、家禽和某些乳制品。这种脂肪的高摄入会增加低密度脂蛋白（low density lipoprotein，LDL）的水平，增加患心血管疾病的风险。我们饮食中的大多数反式脂肪酸来自于食品加工过程中的氢化反应，在该反应中不饱和脂肪被部分氢化以增强消费者的购买欲。这种脂肪酸也会增加血液LDL的水平，增加患心血管疾病的风险。美国食品药品监督管理局最近提出了一项监管改革，即在美国食品中全面禁止使用人工反式脂肪酸，不再认可它们"被普遍认为是安全的"。

什么是健康的膳食脂肪？

单不饱和脂肪存在于植物油、水果、坚果、豆类植物和鱼类中。据报道它能降低血液胆固醇水平，并有助于降低心脏病的发病风险。这种类型的脂肪也可以帮助调节血液中胰岛素和葡萄糖水平，并对2型糖尿病患者有益。多不饱和脂肪主要存在于植物性食物如植物油中。这些油被认为能改善血液胆固醇水平，从而降低心脏病的发病风险。Ω-3脂肪酸似乎在预防心脏病方面特别有益。这些健康的脂肪酸主要存在于高脂肪冷水鱼和鱼油中。它们也存在于植物油中，但不太确定该来源是否如同鱼油一样能有效促进心脏健康。Ω-3脂肪酸补充剂被认为不如天然食物来源的脂肪酸有益处。

健康的孩子需要补充维生素吗？

我们摄入的食物中含有必需的维生素、矿物质、蛋白质、纤维、植物化学物质，以及其他在人类营养学中作用尚未完全确定的有益化学物质。营养补充剂不含天然食物所含的一系列必需营养素。维生素和其他补充剂不能用作食物替代品。应鼓励和帮助儿童从食物而不是从营养补充剂中获得营养。

有什么食物能对抗流感和普通感冒吗？

没有特定的食物或营养素可以预防或治愈普通感冒或流感。但是有证据表明，有一些方法可以帮助加强免疫系统并有助于抵抗这些疾病，例如充足的睡眠、定期参加运动、保持充足的水分摄入，并尽量减少压力。某些食物可通过提供保护性营养素来强化免疫系统。这些食物包括绿叶蔬菜、深色的蔬菜和水果、柑橘类水果、植物油、坚果、全谷物和海鲜。多样化的食物组合能提供高水平的营养素，如β-胡萝卜素、维生素A、维生素C、维生素E、其他各种抗氧化剂，以及矿物质锌和硒，所有这些营养素都可以强化免疫系统。

水果饮料和果汁有益于儿童健康吗？

大多数孩子都喜欢果汁的味道，但有可能因为饮用过多果汁而拒绝摄入其他更有营养的食物。许多水果饮料添加大量的糖并且热量很高，而且即使是100%的水果和蔬菜汁，通常也是高酸性的。结果就是孩子有可能因摄入过多的糖和热量而出现诸多问题，如饮食总体营养质量低、肥胖以及釉质酸蚀和龋齿等。比起果汁饮料和果汁，更能接受的饮食选择是纯水果、低脂乳制品或水。

对于儿童和青少年来说，代餐奶昔和冰沙是一种好的零食吗？

近年来，带有水果、蔬菜或蛋白质的冰沙和奶昔的消费变得流行。这些产品通常是高酸性的，并且富含糖和可发酵的碳水化合物。如果儿童和青少年每天多次食用这种膳食替代饮料作为零食，则口腔暴露于低pH环境的时间就会延长，从而增加了釉质脱矿、釉质酸蚀和患龋风险。更健康的选择包括非致龋性的固体零食，例如坚果、奶酪、爆米花、牛奶、酸奶和生蔬菜。

饮用碳酸饮料和运动／能量饮料对儿童和青少年有害吗？

减肥苏打水在儿童和青少年中很受欢迎，被认为比含糖饮料更健康；另外，担心体重问题的青少年也常饮用苏打饮料。运动和能量饮料被作为普通汽水的"健康"替代品进行销售，且宣传其能使身体表现得更好或保持清醒。美国运动医学学院建议运动者在运动前、运动中和运动后摄入足够的食物和液体，帮助运动者维持运动期间的血糖水平，达到最高运动水准并促进恢复；在持续 1 小时以上高强度运动期间，摄入含有碳水化合物和电解质的运动饮料可能有助于恢复肌肉活力及减少脱水的风险。但如果运动时间较短，建议饮用普通水。所谓的能量饮料通常含有高浓度的咖啡因，有使用后发生不良心血管事件的报告。此外，这些饮料常常是高度酸性的，有可能导致牙釉质脱矿。

虽然减肥苏打水不含糖，但运动和能量饮料常常含糖，且不论它们是否含糖，过度摄入任何一款这些饮料都可能有害于口腔健康。这些饮料含酸性成分，例如磷酸和柠檬酸，可能引起牙釉质酸蚀和龋齿，特别是当消费者整天摄入这些产品时。

食物过敏有多常见？

据估计，3%～4% 的美国人口受食物过敏的影响，通常影响消化系统、呼吸系统或皮肤。真正的食物过敏会在任何食用致敏食物时突然发作。最常见的罪魁祸首是坚果、鱼或贝类、牛奶、鸡蛋、大豆和小麦，症状从轻度到重度不等，最严重的可能危及生命。食物过敏是由免疫系统对食物中致敏成分的过敏反应引起的。因为免疫系统错误地认为该成分对身体构成威胁，从而产生了对抗致敏原的生物反应，最终导致了过敏症状。相比之下，食物不耐受发作较缓慢，症状通常不太严重，并且不会产生致命的结果。这些对食物的敏感通常由胃激惹和食物消化不良引起。乳糖不耐受可能是最常见的食物不耐受。谷蛋白可能引起过敏或敏感反应。对于食物过敏，一旦确定了致敏原，主要的治疗方法是永久地从饮食中去除该食物。食物不耐受相较食物过敏更容易治疗，只要减少致敏食物的食用量以及食用频率，大多数症状就可以得到缓解。

食物中的谷蛋白对儿童和青少年来说是常见问题吗？

谷蛋白是小麦和其他谷物加工食品中所含的一大类蛋白质。大约 1% 的美国人患有乳糜泻。乳糜泻是小肠的自身免疫性疾病，其原因是患者对饮食中的谷蛋白不耐受。受累者通常表现为广泛和严重的肠道症状，其严重程度不一。大约 6% 的人口可能受到谷蛋白不耐受／敏感症的影响，通常为不太严重的胃肠道症状，并不属于常规的自身免疫疾病。通过避免摄入饮食中的谷蛋白，这些疾病往往可以得到缓解。但由于在各种食品中谷蛋白普遍以低浓度形式存在，有时难以完全避免谷蛋白的摄入，所以患者首先要得到医生的准确诊断以确定最佳的治疗方法。

存在会使人"上瘾"的食物吗？

成瘾被简单地定义为一种强大和有害的需求，需要定期接触某物（如毒品）或参与一项活动（如赌博）。当应用于食物成瘾时，这个定义就不那么明确了。一些科学家认为，某些进食行为与药物成瘾相似，食用这些食物后会使大脑释放让人"感觉良好"的化学物质。有些人则不同意以上观点，他们坚持认为暴饮暴食基本上是一种情绪问题，而不是上瘾。一些研究已经确定，巧克力、糖和奶酪可能有使人上瘾的嫌疑。这三种食物已被证明能促进释放阿片类物质，刺激大脑的快感中枢，最终使人经常和情不自禁地增加对这些食物的摄入。

参考文献

1. Xu JQ, Murphy SL, Kochanek KD, et al. Deaths: Final data for 2016. National Vital Statistics Reports; vol 67 no 5. Hyattsville, MD: National Center for Health Statistics. 2018.
2. Samieri C, Sun Q, Townsend MK, et al.: The association between dietary patterns at midlife and health in aging, *Ann Intern Med* 159(9):584–591, 2013.
3. CIA World Fact Book. World Life Expectancies.
4. U.S. Department of Health and Human Services: *Nutrition and weight status*, . http://www.healthypeople.gov/2020/default.aspx, 2014.
5. U.S. Department of Health and Human Services: *Office of Disease Prevention and Health Promotion*, . http://www.health.gov/dietaryguidelines/2010.asp, 2014.
6. U.S. Department of Health and Human Services and U.S. Department of Agriculture: *2015–2020 Dietary Guidelines for Americans*, 8th ed. . December.,Available at. http://health.gov/dietaryguidelines/2015/guidelines/, 2015.
7. United States Department of Agriculture (USDA). http://choosemyplate.gov.
8. Briefel RR, Johnson CL: Secular trends in dietary intake in the United States, *Annu Rev Nutr* 24:401–431, 2004.
9. Nicklas T, Johnson R: Position of the American Dietetic Association: dietary guidance for healthy children ages 2-11 years, *J Am Diet Assoc* 104(4):660–667, 2004.
10. Enns CW, Mickle SJ, Goldman JD: Trends in food and nutrient intakes by children in the United States, *Fam Econ Nutr Rev* 14(2):56–68, 2002.
11. Fulgoni EL, Quann EE: National trends in beverage consumption in children from birth to 5 years: analysis of NHANES across three decades, *Nutr J* 11(1):92, 2012.
12. Demmer E, Cifelli CJ, Houchins JA, Fulgoni 3rd VL: Ethnic disparities of beverage consumption in infants and children 0-5 years of age; National Health and Nutrition Examination Survey 2011 to 2014,

Nutr J 17(1):78, 2018, https://doi.org/10.1186/s12937-018-0388-0.12. Aug 22.
13. Han E, Powell LM: Consumption patterns of sugar-sweetened beverages in the United States, *J Acad Nutr Diet* 113(1):43–53, 2013.
14. Dubois L, Farmer A, Girard M, et al.: Regular sugar-sweetened beverage consumption between meals increases risk of overweight among preschool-aged children, *J Am Diet Assoc* 107(6):924–935, 2007.
15. Hu FB: Resolved: there is sufficient scientific evidence that decreasing sugar-sweetened beverage consumption will reduce the prevalence of obesity and obesity-related diseases, *Obes Rev* 14(8):606–609, 2013.
16. Kosova EC, Auinger P, Bremer AA: The relationships between sugar-sweetened beverage intake and cardiometabolic markers in young children, *J Acad Nutr Diet* 113(2):219–227, 2013.
17. Slining MM, Mathias KC, Popkin BM: Trends in food and beverage sources among US children and adolescents: 1989-2010, *J Acad Nutr Diet* 113(12):1683–1694, 2013.
18. Eldridge AL1, Catellier DJ2, Hampton JC2, Dwyer JT3, Bailey RL4: Trends in Mean Nutrient Intakes of US Infants, Toddlers, and Young Children from 3 Feeding Infants and Toddlers Studies (FITS), *J Nutr* 149(7):1230–1237, 2019, https://doi.org/10.1093/jn/nxz054. Jul 1.
19. Reedy J, Krebs-Smith SM: Dietary sources of energy, solid fats, and added sugars among children and adolescents in the United States, *J Am Diet Assoc* 110(10):1477–1484, 2010.
20. Ford CN, Slining MM, Popkin BM: Trends in dietary intake among US 2- to 6-year-old children, 1989-2008, *J Acad Nutr Diet* 113(1):35–42, 2013.
21. Moore LL, Singer MR, Qureshi MM, et al.: Food group intake and micronutrient adequacy in adolescent girls, *Nutrients* 4(11):1692–1708, 2012.
22. Iannotti RJ, Wang J: Trends in physical activity, sedentary behavior, diet, and BMI among US adolescents, 2001-2009, *Pediatrics* 132(4):606–614, 2013.
23. USDA's Food and Nutrition Service www.fns.usda.gov/ November 2017
24. USDA: *Food and Nutrition Service National Lunch Program (NSLP)*. Accessed September 25, 2020 https://fns-prod.azureedge.net/nslp-fact-sheet, 2019.
25. Briefel RR, Wilson A, Gleason PM: Consumption of low-nutrient, energy-dense foods and beverages at school, home, and other locations among school lunch participants and nonparticipants, *J Am Diet Assoc* 109(2 Suppl):S79–S90, 2009.
26. Clark MA, Fox MK: Nutritional quality of the diets of US public school children and the role of the school meal programs, *J Am Diet Assoc* 109(2 Suppl):S44–S56, 2009.
27. Grimes CA, Wright JD, Liu K, et al.: Dietary sodium intake is associated with total fluid and sugar-sweetened beverage consumption in US children and adolescents aged 2-18 y: NHANES 2005-2008, *Am J Clin Nutr* 98(1):189–196, 2013.
28. Ohri-Vachaspati P, Turner L, Chaloupka FJ: Fresh Fruit and Vegetable Program participation in elementary schools in the United States and availability of fruits and vegetables in school lunch meals, *J Acad Nutr Diet* 112(6):921–926, 2012.
29. Evans CE, Christian MS, Cleghorn CL, et al.: Systematic review and meta-analysis of school-based interventions to improve daily fruit and vegetable intake in children aged 5 to 12 y, *Am J Clin Nutr* 96(4):889–901, 2012.
30. Au LE, Gurzo K, Gosliner W, Webb KL, Crawford PB, Ritchie LD. Eating School Meals Daily Is Associated with Healthier Dietary Intakes: The Healthy Communities Study.*J Acad Nutr Diet*. 2018 Aug;118(8):1474-1481.e1. doi: 10.1016/j.jand.2018.01.010. Epub 2018 Mar 17.
31. Au LE, Rosen NJ, Fenton K, Hecht K, Ritchie LD: Eating School Lunch Is Associated with Higher Diet Quality among Elementary School Students, *J Acad Nutr Diet* 116(11):1817–1824, 2016, https://doi.org/10.1016/j.jand.2016.04.010. Epub 2016 May 21.
32. Guthrie JF, Lin BH, Frazao E: Role of food prepared away from home in the American diet, 1977-78 versus 1994-96: changes and consequences, *J Nutr Educ Behav* 34(3):140–150, 2002.
33. Poti JM, Popkin BM: Trends in energy intake among US children by eating location and food source, 1977-2006, *J Am Diet Assoc* 111(8):1156–1164, 2011.
34. Powell LM, Nguyen BT: Fast-food and full-service restaurant consumption among children and adolescents: effect on energy, beverage, and nutrient intake, *JAMA Pediatr* 167(1):14–20, 2013.
35. Larson N, MacLehose R, Fulkerson JA, et al.: Eating breakfast and dinner together as a family: associations with sociodemographic characteristics and implications for diet quality and weight status, *J Acad Nutr Diet* 113(12):1601–1609, 2013.
36. Lachat C, Nago E, Verstraeten R, et al.: Eating out of home and its association with dietary intake: a systematic review of the evidence, *Obes Rev* 13(4):329–346, 2011.
37. Bezerra IN, Curioni C, Sichieri R: Association between eating out of home and body weight, *Nutr Rev* 70(2):65–79, 2012.
38. Young L, Nestle M: Expanding portion sizes in the U.S. marketplace: implications for nutrition counseling, *J Am Diet Assoc* 103(2):231–234, 2003.
39. Piernas C, Popkin BM: Increased portion sizes from energy-dense foods affect total energy intake at eating occasions in US children and adolescents: patterns and trends by age group and sociodemographic characteristics, 1977-2006, *Am J Clin Nutr* 94(5):1324–1332, 2011.
40. Larson N, Story M: A review of snacking patterns among children and adolescents: what are the implications of snacking for weight status? *Child Obes* 9(2):104–115, 2013.
41. Tripicchio GL, Kachurak A, Davey A, Bailey RL, Dabritz LJ2 Fisher JO. Associations between Snacking and Weight Status among Adolescents 12-19 Years in the United States. Nutrients. 2019 Jun 29;11(7). pii: E1486. doi: 10.3390/nu11071486. Dunford EK, Popkin BM. 37 year snacking trends for US children 1977-2014. Pediatr Obes. 2018 Apr;13(4):247-255. doi: 10.1111/ijpo.12220. Epub 2017 May 15.
42. Larson NI, Miller JM, Watts AW, Story MT: Neumark-Sztainer DR Adolescent Snacking Behaviors Are Associated with Dietary Intake and Weight Status, *J Nutr* 146(7):1348–1355, 2016, https://doi.org/10.3945/jn.116.230334. Epub 2016 Jun 8.
43. Koletzko B, Toschke AM: Meal patterns and frequencies: do they affect body weight in children and adolescents? *Crit Rev Food Sci Nutr* 50(2):100–105, 2010.
44. Wansink B, Van Kleef E: Dinner rituals that correlate with child and adult BMI, *Obesity* 22(5):E91–E95, 2014.
45. Berge JM, Jin SW, Hannan P, et al.: Structural and interpersonal characteristics of family meals: associations with adolescent body mass index and dietary patterns, *J Acad Nutr Diet* 113(6):816–822, 2013.
46. Child Welfare League of America 2013. http://www.cwla.org/programs/health/healthtipsmalnutrition.htm. Accessed March 10, 2013.
47. Murphy SL, Xu JQ, Kochanek KD, Arias E: *Mortality in the United States, 2017. NCHS Data Brief, no 328*, Hyattsville, MD, 2018, National Center for Health Statistics.
48. Knol LL, Haughton B, Fitzhugh EC: Dietary patterns of young, low-income US children, *J Am Diet Assoc* 105(11):1765–1773, 2005.
49. United States Department of Agriculture Economic Research Service (2014). Available athttp://www.ers.usda.gov/topics/food-nutrition-assistance/food-security-in-the-us.aspx#.Ux87hoW-wXwo. Accessed March 8, 2014.
50. Coleman-Jensen A, Nord M, Singh A: *Household Food Security in the United States in 2012. Table 1B*, USDA ERS, 2013. http://feedingamerica.org/hunger-in-america/hunger-facts/child-hunger-facts.aspx#_edn10.
51. USDA Economic Research Service https://www.ers.usda.gov/topics/food-nutrition-assistance/food-security-in-the-us/key-statistics-graphics.aspx.
52. Ryu JH, Bartfeld JS: Household food insecurity during childhood and subsequent health status: the early childhood longitudinal study—kindergarten cohort, *Am J Public Health* 102(11):e50–e55, 2012.
53. McLaughlin KA, Green JG, Alegría M, et al.: Food insecurity and mental disorders in a national sample of U.S. adolescents, *J Am Acad Child Adolesc Psychiatry* 51(12):1293–1303, 2012.
54. Franklin B, Jones A, Love D, et al.: Exploring mediators of food insecurity and obesity: a review of recent literature, *J Community Health* 37(1):253–264, 2012.
55. Metallinos-Katsaras E, Must A, Gorman K: A longitudinal study of food insecurity on obesity in preschool children, *J Acad Nutr Diet* 112(12):1949–1958, 2012.
56. Au LE, Zhu SM, Nhan LA, Plank KR, Frongillo EA, Laraia BA, Gurzo K: Ritchie LD Household Food Insecurity is Associated with Higher Adiposity among US Schoolchildren Ages 10-15 Years: The Healthy Communities Study, *Nutr*nxz108, 2019, https://doi.org/10.1093/jn/nxz108. [Epub ahead of print].
57. Eicher-Miller HA, Zhao Y: Evidence for the age-specific relationship of food insecurity and key dietary outcomes among US children and adolescents, *Nutr Res Rev* 31(1):98–113, 2018, https://doi.org/10.1017/S0954422417000245. Epub 2018 Jan 10.
58. The Third School Nutrition Dietary Assessment Study. Findings and Policy Implications for Improving the Health of U.S. Children, *J Am Diet Assoc* 109(Suppl):S1–S136, 2009.
59. Kids and Vitamin D Deficiency: *American Academy of Pediatrics*, Online publication, 2012.
60. Black M: Effects of vitamin B_{12} and folate deficiency on brain development in children, *Food Nutr Bull* 29(2 Suppl):S126–S131, 2008.

NIH Public Access.
61. Baker R, Greer F: Diagnosis and prevention of iron deficiency and iron-deficiency anemia in infants and children (0-3 years of age), *Pediatrics* 126(5):1040–1050, 2010.
62. Kurugöl Z, Akilli M, Bayram N, et al.: The prophylactic and therapeutic effectiveness of zinc sulphate on common colds in children, *Acta Paediatr* 95(10):1175–1181, 2006.
63. Singh M: Zinc for the common cold, *Cochrane Database Syst Rev* 6:CD001364, 2013.
64. Briefel RR, Bialostosky K, Kennedy-Stephenson J, et al.: Zinc intake of the US population: findings from the third national health and nutrition examination survey, 1988-1994, *J Nutr* 130(Suppl 5):1367S–1373S, 2000.
65. Keye E: Bone health and oral health, *J Sch Health* 77(10):701–705, 2007.
66. Patrick R, Ames B: Vitamin D hormone regulates serotonin synthesis. Part 1: relevance for autism, *FASEB J* 28(6):2398–2413, 2014.
67. Weng FL, Shults J, Leonard MB, et al.: Risk factors for low serum 25-hydroxyvitamin D concentrations in otherwise healthy children and adolescents, *Am J Clin Nutr* 86(1):150–158, 2007.
68. Cashman KD, Hill TR, Cotter AA, et al.: Low vitamin D status adversely affects bone health parameters in adolescents, *Am J Clin Nutr* 87(4):1039–1044, 2008.
69. Vitamin D Supplements for Infants, American Academy of Pediatrics (March, 2010). On-line reference.
70. Neurologic impairment in children associated with maternal dietary deficiency of cobalamin—Georgia, 2001, *MMWR Morb Mortal Wkly Rep* 52(4):61–64, 2003.
71. Palmer C. Vitamins today. In: Diet and nutrition in oral health. Prentice Hall: New Jersey.
72. Centers for Disease Control and Prevention. 1600 Clifton Road Atlanta, GA 30329-34027, USA.
73. Centers for Disease Control and Prevention, National Center for Health Statistics. Centers for Disease Control and Prevention 1600 Clifton Road Atlanta, GA 30329-4027 USA.
74. Centers for Disease Control and Prevention 1600 Clifton Road Atlanta, GA 30329-4027 USA. Available at: http://www.cdc.gov/obesity/childhood/index.html
75. Ogden CL, Carroll MD, Kit BK, et al.: Prevalence of childhood and adult obesity in the United States, 2011-2012, *J Am Med Assoc* 311(8):806–814, 2014.
76. Sturm R: The effects of obesity, smoking, and drinking on medical problems and costs: obesity outranks both smoking and drinking in its deleterious effects on health and health costs, *Health Aff* 21(2):245–253, 2002.
77. Sinha R, Fisch G, Teague B, et al.: Prevalence of impaired glucose tolerance among children and adolescents with marked obesity, *N Engl J Med* 346(11):802–810, 2002.
78. Fontaine KR, Redden DT, Wang C, et al.: Years of life lost due to obesity, *J Am Med Assoc* 289(2):187–193, 2003.
79. Ackard DM, Neumark-Sztainer D, Story M, et al.: Overeating among adolescents: prevalence and associations with weight-related characteristics and psychological health, *Pediatrics* 111(1):67–74, 2003.
80. Schwimmer JB, Burwinkle TM, Varni JW: Health-related quality of life of severely obese children and adolescents, *J Am Med Assoc* 289(14):1813–1819, 2003.
81. Rolls B, Morris E, Roe L: Portion size of food affects energy intake in normal-weight and overweight men and women, *Am J Clin Nutr* 76(6):1207–1213, 2002.
82. Savage JS, Fisher JO, Birch LL, et al.: Parental influence on eating behavior, *J Law Med Ethics* 35(1):22–34, 2007.
83. Wofford L: Systematic review of childhood obesity prevention, *J Ped Nurs* 23(1):5–19, 2008.
84. Crespo CJ, Smit E, Troiano RP, et al.: Television watching, energy intake, and obesity in U.S. children: Results from the third National Health and Nutrition Examination Survey, 1988-1994, *Arch Pediatr Adolesc Med* 155(3):360–365, 2001.
85. Vader AM, Walters ST, Harris TR, et al.: Television viewing and snacking behaviors of fourth- and eighth-grade school children in Texas, *Prev Chronic Dis* 6(3):489, 2009.
86. Story M, Faulkner P: The prime time diet: a content analysis of eating and food messages in television content and commercials, *Am J Public Health* 80(6):738–740, 1990.
87. Taras HL, Gage M: Advertised foods on children's television, *Arch Pediatr Adolesc Med* 149(6):649–652, 1995.
88. CDC: Youth Risk Behavior Surveillance–United States, 2011, MMWR Morb Mortal Wkly Rep 61:2012
89. Pate R, O'Neill J: Physical activity guidelines for young children, *JAMA Pediatr* 166(12):1095–1096, 2012.
90. Division of Population Health, National Center for Chronic Disease Prevention and Health Promotion https://www.cdc.gov/healthyschools/physicalactivity/facts.htm
91. Centers for Disease Control: Barriers to children walking to or from school—United States, 2004, *MMWR Morb Mortal Wkly Rep* 54(38):949–952, 2005.
92. Aaron DJ, Storti KL, Robertson RJ, et al.: Longitudinal study of the number and choice of leisure time physical activities from mid to late adolescence: implications for school curricula and community recreation programs, *Arch Pediatr Adolesc Med* 156(11):1075–1080, 2002.
93. Zhu H, Pollock NK, Kotak I, et al.: Dietary sodium, adiposity and inflammation in healthy adolescents, *Pediatrics* 133(3):e635–e642, 2014.
94. American Heart Association Advisory Recommendation. Consume no more than 1500 mg of sodium a day (Jan 13, 2011).
95. He FJ, Marrero NM, MacGregor GA: Salt intake, hypertension, and obesity in children, *Hypertension* 51(3):629–634, 2008.
96. Grimes CA, Riddell LJ, Campbell KJ, et al.: Dietary salt intake, sugar-sweetened beverage consumption, and obesity risk, *Pediatrics* 131(1):14–21, 2013.
97. Mugavero K, Losby JL, Gunn JP, et al.: Reducing sodium intake at the community level: the Sodium Reduction in Communities program, *Prev Chronic Dis* 9:E168, 2012, https://doi.org/10.5888/pcd9.120081.
98. Wade TD, Keski-Rahkonen A, Hudson J. Epidemiology of eating disorders. In: (editors: Tsuang M.; Tohen M.) Textbook in psychiatric epidemiology. ed. 3. Wiley: New York, pp. 343–360.
99. Faine MP: Recognition and management of eating disorders in the dental office, *Dent Clin North Am* 47(2):395–410, 2003.
100. Woodside DB, Bulik CM, Halmi KA, et al.: Personality, perfectionism, and attitudes toward eating in parents of individuals with eating disorders, *Int J Eat Disord* 31(3):290–299, 2002.
101. Keel PK, Forney KJ: Psychosocial risk factors for eating disorders, *Int J Eat Disord* 46(5):433–439, 2013.
102. Sherman RT, Thompson RA: The female athlete triad, *J Sch Nurs* 20(4):197–202, 2004.
103. Fernandez S, Pritchard M: Relationships between self-esteem, media influence and drive for thinness, *Eat Behav* 13(4):321–325, 2012.
104. Brown JK, Witherspoon EM: The mass media and American adolescents' health, *J Adolesc Health* 31(Suppl 66):153–170, 2002.
105. Field AE, Javaras KM, Aneja P, et al.: Family, peer, and media predictors of becoming eating disordered, *Arch Pediatr Adolesc Med* 162(6):574–579, 2008.
106. Goldschmidt AB, Aspen VP, Sinton MM, et al.: Disordered eating attitudes and behaviors in overweight youth, *Obesity* 16(2):257–264, 2008.
107. Rohde P, Stice E, Marti CN: Development and predictive effects of eating disorder risk factors during adolescence: implications for prevention efforts, *Int J Eat Disord* 48(2):187–198, 2015, https://doi.org/10.1002/eat.22270.
108. Micali N, Ploubidis G, De Stavola B, et al.: Frequency and patterns of eating disorder symptoms in early adolescence, *J Adolesc Health* 54(5):574–581, 2014.
109. Liechty JM, Lee MJ: Longitudinal predictors of dieting and disordered eating among young adults in the U.S., *Int J Eat Disord* 46(8):790–800, 2013.
110. Lo LM, Lo LR, Massaccesi C, et al.: Eating disorders: a threat for women's health. Oral manifestations in a comprehensive review, *Minerva Stomatolog* 56(5):281–292, 2007.
111. Attia E, Becker AE, Bryant-Waugh R, et al.: Feeding and eating disorders in DSM-5, *Am J Psychiatry* 170(11):1237–1239, 2013.
112. Treasure J, Claudino AM, Zucker N: Eating disorders, *Lancet* 375(9714):583–593, 2010.
113. Treatment for GER & GERD in Children & Teens National Institute of Diabetes and Digestive and Kidney Diseases. National Institutes of Health. US Department of Health and Human Services. https://www.niddk.nih.gov/health-information/digestive-diseases/acid-reflux-ger-gerd-children-teens/treatment
114. Neumark-Sztainer DR, Wall MM, Haines JI, et al.: Shared risk and protective factors for overweight and disordered eating in adolescents, *Am J Prev Med* 33(5):359–369, 2007.

10 儿童和青少年龋病

Judith R. Chin，Joan E. Kowolik，E. Angeles Martinez-Mier 和 José Luis Ureña Cirett

王艳　邹静　译

本章提要	
牙医在龋风险评估和龋病管理中的作用	活跃性龋损的管理
龋病病因学	减少可发酵碳水化合物的随意摄入
低龄儿童龋、重度低龄儿童龋和奶瓶龋	通过良好的口腔卫生措施减少牙菌斑及微生物
影响龋病的其他因素	氟化物用于龋病的预防和管理
唾液	其他预防措施
社会经济地位	氯己定和麝香草酚
牙齿的解剖学特征	木糖醇
牙齿在牙弓中的排列	其他再矿化或抗菌产品
佩戴矫治器和口内修复体	防龋疫苗
遗传因素	龋活跃性检测
龋病早期检测	诊断工具
预测患者未来患病的风险（龋病风险评估）	红外线激光荧光龋检测仪
	光导纤维透照数字影像技术
	定量光导荧光技术
龋病管理	结论

牙医在龋风险评估和龋病管理中的作用

口腔健康是全身健康不可分割的一部分。实现良好口腔健康的策略之一是建立牙科之家（Dental Home），即牙医及其团队与患者建立起一种持续性的关系，从而使患者能持续接受以家庭为中心的、全面协调的口腔健康护理。应在婴儿12月龄及以前建立牙科之家，包括酌情转诊至专业的儿童口腔医生[1-2]。婴儿应在6～12月龄或第一颗牙齿萌出时进行第一次口腔检查。

口腔健康不仅意味着拥有一口健康的牙齿，其对全身健康也起着重要的作用。许多儿童由于口内有活跃的且未控制的龋坏而影响全身健康状况。

2019年Pitts等报告称，全球有6亿多儿童患有龋病，而且大量儿童未得到治疗。龋病的危险因素常与心血管疾病、糖尿病和肥胖相关[3]。尽管已经在减少口腔疾病方面取得了进步，但龋病在全世界儿童中仍然很常见，尤其是在医疗资源匮乏的人群中。在过去80年，口腔健康的意义发生了巨大变化。以前我们局限地认为口腔健康就是牙齿和牙龈的健康，现在我们意识到口腔在重要组织与功能中居于核心地位，它对全身健康和生活质量起着举足轻重的作用。龋病会对个人的全身健康和生活质量产生负面影响。虽然龋病几乎不会直接导致死亡，但龋病的存在确实会导致功能受限[4]。龋病的发病率为哮喘的5倍。这些统计数据还在继续，美国卫生局在2010年的报告中再次重申了这些数据[2]。

Edelstein 和 Douglass 指出，龋病不像感冒一样具有自限性，也不像耳部感染一样用一个疗程的抗生素即可治愈[3]。口腔保健服务是美国儿童未得到满足的健康需求中最常见的一项[2]。虽然已知预防和管理口腔疾病的有效方法，但未得到满足的治疗需求似乎并未减少，特别是在儿童中[5]。

龋病病因学

龋病是一种多因素疾病。它具有位点特异性，也取决于每个部位生物膜的组成及代谢[6]。龋病受多种生物因素的影响，包括唾液、饮食、解剖结构以及遗传因素。在个人和群体层面上，文化背景、行为特点和社会经济因素均会影响龋病的发展[7]。Pitts 和同事将龋病描述为由生物膜介导和糖驱动的、最终导致牙面脱矿的多因素过程[3]。龋损是持续动态发展的过程，包括微生物产生有机酸引起的牙齿脱矿过程和唾液中某些成分［和（或）龋病治疗药物］使牙齿再矿化的过程，两者反复交替进行，但失衡的口腔微环境使总体趋势偏向于脱矿。

多年以来，当仅通过培养技术研究微生物时，认为龋病发生和发展的微生物风险指标是变异链球菌及乳杆菌的存在和传播。自从分子微生物学技术（聚合酶链式反应技术及 16s rRNA 基因测序）应用以来，这种观念发生了改变。随着这些新技术的应用，人们能够了解人类微生物组的复杂性[8]。微生物组和宿主之间的共生平衡关系对维持全身和口腔健康至关重要。微生物和宿主之间失衡被称为微生态失衡，龋病就是一种微生态失衡。最常见的改变口腔环境的单一因素是频繁摄入碳水化合物，最终导致酸的产生。酸的过度产生导致产酸微生物成为优势菌，反过来，这些微生物又具有耐酸性（可以在酸性条件下产酸）。了解与微生态失衡相关的微生物组的结构和功能对于扭转这种失衡并重新获得平衡状态至关重要[9]。

牙体硬组织的存在、碳水化合物的消耗和耐酸细菌的存在是龋病发展的三要素[7, 10]。唾液和细菌形成附着在牙齿表面的生物膜。随着时间的推移，细菌以碳水化合物为营养底物，产酸并引起牙齿脱矿。唾液的流速、黏稠度、缓冲能力和再矿化能力是影响龋病的重要因素，在某种程度上调节着龋病的进展和转归。如果口腔环境处于平衡且有利的状态，唾液中的成分有助于形成牢固的磷灰石结构，从而使牙齿变得坚固；如果口腔环境处于不利的状态（频繁产生大量的酸），充足的唾液能够稀释和缓冲细菌产生的酸，可减慢牙齿损伤的速度甚至修复牙体组织。使牙釉质溶解的临界 pH 约为 5.5，而唾液的 pH 通常约为 7.2。一旦龋坏到达牙本质层，牙本质在相对较高的 pH 环境下也可以发生溶解。

龋病是一种可预防的疾病，其始于牙釉质或牙骨质，并通过周期性脱矿和再矿化缓慢发展。一旦脱矿和再矿化的平衡被打破，发生更多的脱矿，就会形成最初的龋损。龋洞形成是龋病进展至较晚期时的表现，在此之前，若能营造出有利的口腔环境，龋损可能会被再矿化。即使已经形成龋洞，若牙髓未受到感染，并且龋洞呈敞开状态而具有自洁能力并使唾液进入其中，龋病过程也可能会终止，龋损可能会变成静止状态。停滞的病变通常表现为牙冠破坏，但剩余暴露的牙本质很硬，通常颜色很深，没有牙髓损伤的迹象，患者也没有疼痛。我们还必须强调，通过提供修复来治疗受龋病影响的牙齿并不能治愈疾病。如果导致龋损的不利口腔环境持续存在，疾病也会持续存在，进而需要更多的修复治疗。Featherstone 等指出："人们认识到，为了减少龋齿发生及维护口腔健康，不能仅依赖于开发针对生物膜和（或）牙齿的具有成本-效果的产品或设备，还需要一系列有效的行为改变和有针对性的方法——包括努力减少糖的摄入——来最终取得成功，而这些做法都基于改变个人或人群的患龋风险。"[11]

许多微生物都能大量产酸从而使牙齿脱矿。与龋齿发生、发展相关的微生物具有产酸性和耐酸性。应用新的分子微生物学技术对龋病进行的研究表明，龋病是与多种而不是单一微生物相关的疾病。事实上，变异链球菌也常在无龋受试者口腔中检测到，并且变异链球菌在龋损部位总菌群中占比不到 1%[12]。每个人的口腔微生物组都是独特而多样的，约可检出 200 种不同的细菌。而人类共可检出超过 700 种细菌。目前，与龋病相关的微生物研究同时基于培养和分子微生物学技术。培养细菌需要特定的培养基、适宜的温度、有氧气存在等，而且一些菌种很难被培养。分子生物学研究比较复杂，因为某些细菌细胞难以被破坏并释放 DNA，以用来测序和分类。即使有了更新的技术，对基因表达的理解也是有限的[13]。目前，还没有可用的工具来描述牙齿表面生物膜的代谢活性及其与牙釉质的相互作用。常驻口腔的微生物群一旦建立，就会相当稳定，可以抵抗各种环境干扰。可能改变这种稳定性并导致微生态失衡的主要压力因素是糖的摄入。其他生物学因素、社会因素和行为因素，如年龄、饮食、社会经济状况、生活方式和遗传，也起到一定的作用。世界牙科联盟（FDI）指出，龋齿可被视为一种非传染性疾病（NCD），与许多其他非传染性疾病具有相同的危险因素，特别是超重和糖尿病。非传染性疾病需要患者和家庭的参与才能得到有效控制[14]。

分子微生物学技术的应用也使我们能更好地了解口腔微生物的多样性。现在我们知道微生物的组成在口腔中的不同位点存在差异，在唾液中发现的物种数量最多。最近通过 RNA 技术得到的数据指出，在活跃龋损中存在 40～160 种龋病相关微生物。这些细菌不是唾液中的常驻菌。韦荣球菌、梭形杆菌和卟啉单胞菌似乎是活跃性龋损中最常见的菌属，最近研究报道白念珠菌作为次要因素在龋病中发挥作用，尤其是在维持牙本质龋的进展方面[15]。另一方面，在唾液中发现了链球菌属、奈瑟菌属和普雷沃菌属。此外，菌斑生物膜中存在的菌属与活跃性龋损中的菌属具有相似性[16]。

最初引起牙釉质脱矿的酸产生于牢固附着在牙体组织表面的菌斑生物膜中，其 pH 为 5.2～5.5 甚至更低。这些生物膜主要存在于牙齿易积聚生物膜的部位（即𬌗面及唇颊面）。生物膜的厚度、位点特异性和微生物组成，及其与口腔疾病的关系是目前研究的重点。与龋病发生有关的酸是微生物正常的代谢副产物，基于碳水化合物代谢产生。因为牙釉质表层抵抗由酸引起的脱矿的能力比牙釉质深层要强得多，所以脱矿主要发生于釉质表层下 10～15 μm 的区域（图 10.1）。牙釉质持续脱矿后在其表层下方形成早期龋损，临床称之为白垩斑。除非脱矿进程被终止或逆转（即再矿化），否则，表层下龋损将持续扩大，最终由于表面薄层牙釉质塌陷形成龋洞[17]。

只要表层釉质保持完整，早期表层下龋损就可以发生再矿化。唾液中含有过饱和的钙和磷并具有缓冲酸的能力，它能中和菌斑生物膜中细菌产生的酸并修复受损牙釉质。脱矿时羟基磷灰石大量丧失，再矿化重新形成羟基磷灰石的时间取决于菌斑

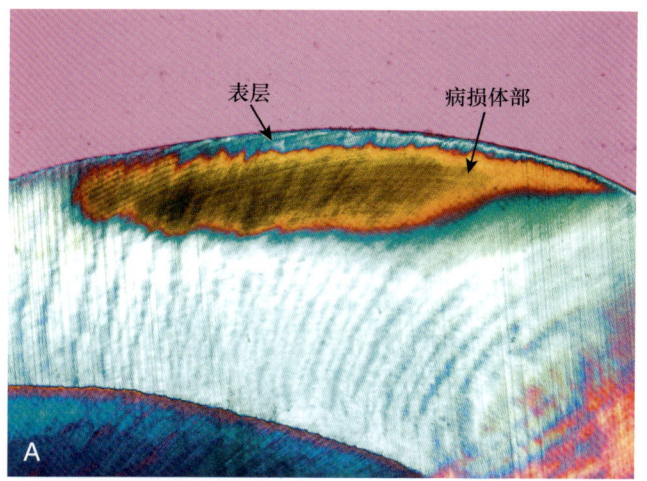

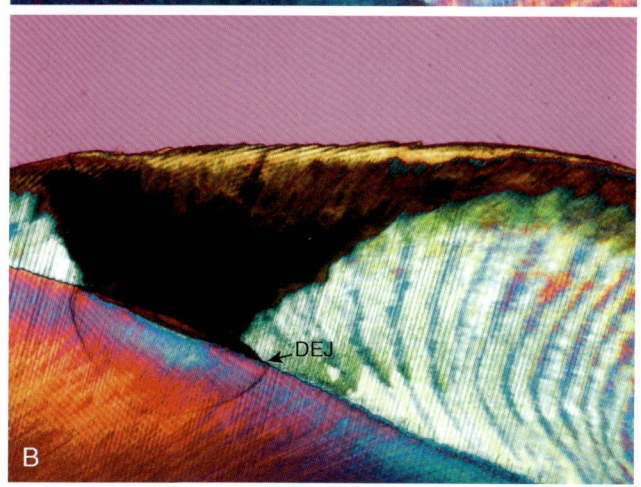

图 10.1 天然釉质表层下龋损的偏振光成像。A. 蓝/绿色区域表示釉质表层；黄/棕色区域表示主要脱矿区，即病损体部。B. 龋损进一步发展侵犯釉质牙本质界（dentino-enamel junction，DEJ），临床表现为白垩斑（Courtesy Dr. James Wefel）

生物膜的成熟程度、所摄入碳水化合物的种类以及是否有氟化物存在。研究表明，若菌斑生物膜形成时间不超过 12 小时，则对于由单纯暴露于蔗糖造成的牙釉质脱矿，唾液再矿化只需 10 分钟；若菌斑生物膜形成时间达到或超过 48 小时，则唾液下的牙面再矿化过程至少需要 4 小时。氟化物对再矿化进程产生较大影响，主要体现在以下三方面：能显著提高唾液再矿化牙釉质的速率；能形成氟化羟基磷灰石，从而增强再矿化牙釉质的抗酸性；高浓度的氟兼具抗菌效应[17]。

低龄儿童龋、重度低龄儿童龋和奶瓶龋

低龄儿童龋（early childhood caries，ECC）是指

6岁以下儿童在任何一颗乳牙上出现一个或一个以上的龋（无论是否成为龋洞）、失（因龋所致）、补牙面[3]。美国儿童牙科学会（American Academy of Pediatric Dentistry，AAPD）进一步提出，3岁以下儿童，在任何光滑牙面出现龋坏，即为重度低龄儿童龋（severe early childhood caries，S-ECC）[18]。

研究表明，母乳喂养益处颇多，并且在排除了其他因素如口腔卫生不良、碳水化合物作用等外，尚无流行病学证据表明母乳喂养与龋病相关。体外研究发现，母乳喂养与其他碳水化合物相结合具有高度致龋性[19]。夜间频繁用奶瓶喂养可能导致S-ECC的发生，但研究结果也不尽相同。1周岁以后的幼儿若母乳喂养每天超过7次，会增加患ECC的风险[20-21]。夜间用奶瓶喂养果汁、重复使用吸管杯或学饮杯以及在正餐间频繁摄入含糖零食或饮料（如果汁、奶粉、碳酸饮料等）均会增加患龋风险[22-23]。2岁、3岁和4岁S-ECC儿童牙齿的临床特征遵循一定的典型模式[24-25]。S-ECC通常累及上颌乳前牙、上颌第一乳磨牙和下颌第一乳磨牙，有时也见于下颌乳尖牙（图10.2和图10.3）。

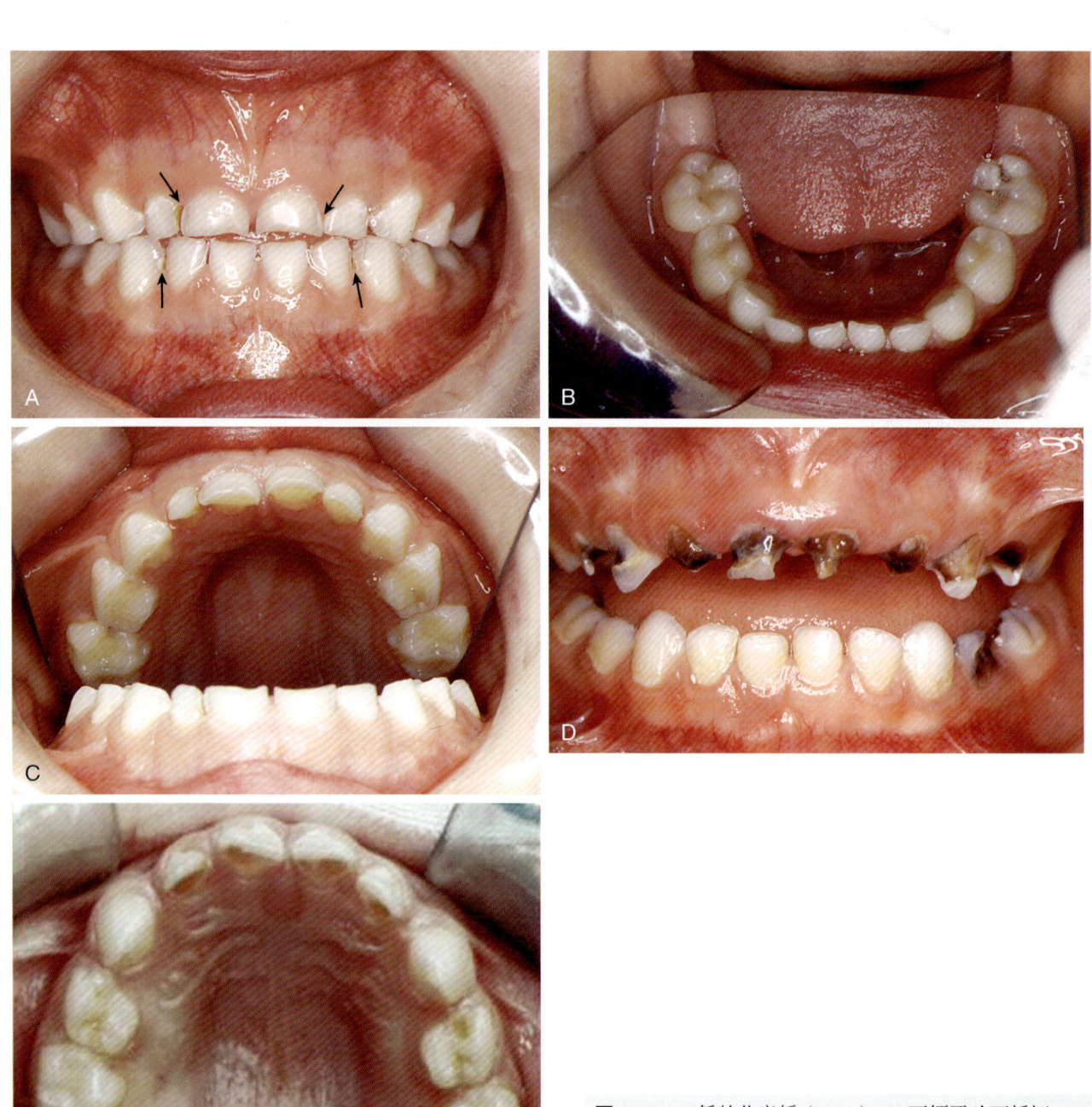

图10.2　A. 低龄儿童龋（ECC）。B. 下颌牙𬌗面龋坏。C. 上颌牙𬌗面和邻面龋坏（镜像）。D. 学龄前儿童因口腔忽视而发生的猖獗龋。E. 上颌切牙腭面龋坏

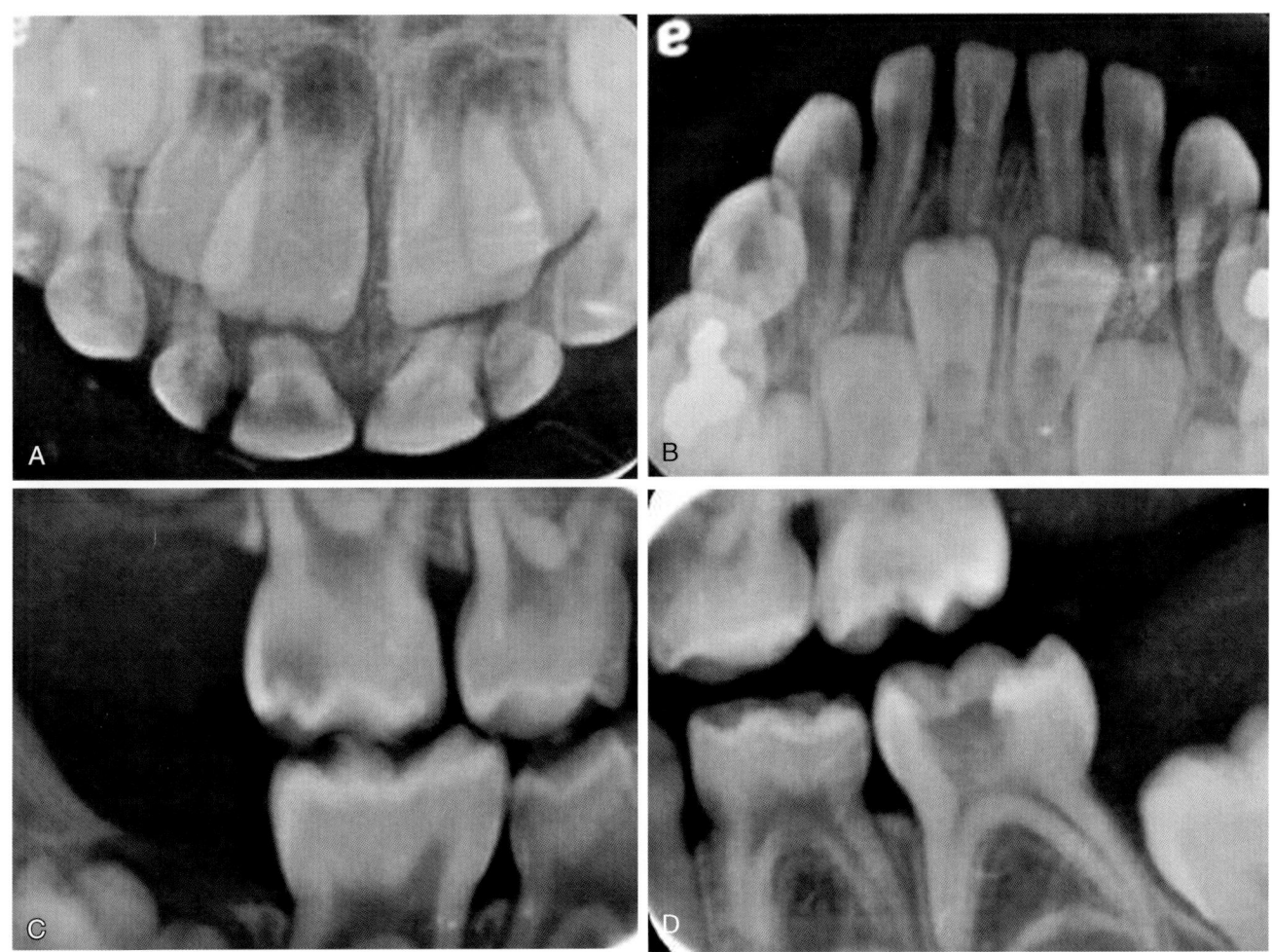

图10.3 低龄儿童龋的影像学表现。**A**. 上颌乳切牙（邻面）。**B**. 下颌乳切牙。**C**. 下颌乳磨牙深龋。**D**. 上颌乳磨牙远中及下颌第一乳磨牙

通常情况下，下颌乳切牙不发生龋坏。通过与父母的交流，我们常得知其存在不当的喂养习惯：儿童午睡时和（或）夜间含着装有牛奶或含糖饮料的奶瓶入睡。儿童睡着后，含糖液体浸润牙齿（下颌乳前牙往往有舌头保护），而这些含有碳水化合物的液体为产酸细菌提供了绝佳的培养基。另外，睡眠时唾液流速降低，对细菌的清除率也随之降低。此外，母乳更容易导致龋齿，因为母乳中的乳糖含量（7.5 g/100 ml）比牛奶（5 g/100 ml）高。

AAPD赞同美国儿科学会（American Academy of Pediatrics，AAP）关于母乳喂养的声明[26]。AAP声明"母乳喂养保障婴儿获得最佳健康状态，以及最佳的生长发育和心理社会发展"。然而，这两个学会都不鼓励哺乳时间过长或过于频繁（包括母乳喂养和奶瓶喂养），同时鼓励对婴幼儿采取适当的口腔卫生措施。

体外实验和动物实验所提供的大量科学证据表明，牛奶、奶酪等乳制品和人乳一样不具有致龋性，相反，在某些情况下，它们还能促进牙体组织再矿化而发挥保护作用。类似的实验证实，含精细食品添加剂的婴儿配方奶粉会促进龋病的发生。对于龋病的进展，仍有许多值得我们学习探讨的内容。为婴幼儿的父母进行早期指导至关重要，可指导父母为婴儿采取良好的口腔卫生措施，并避免不恰当的喂养方式，从而减少S-ECC的发生[20]。

美国的研究发现，4岁及以下儿童患龋率为38%～49%[5, 27]。总体而言，关于世界其他地区儿童患龋率的报告显示，患龋率似乎与美国的报告相当。在美国和世界其他地区关于患龋率的另一个现象是，来自社会经济水平较低家庭的儿童龋病患病率始终高于来自社会经济水平较高家庭的儿童。西班牙裔或非洲裔美国儿童患龋率也较高。

在一项对317名儿童龋病模式的纵向评估中，Greenwell及其同事在私人牙科诊所进行了平均7.8

年的随访，有几个值得引起注意的发现[28]。他们发现：84%的乳牙列无龋儿童在混合牙列期仍然无龋；乳牙列窝沟龋儿童比无龋儿童更易发生乳牙平滑面龋；乳牙列期患乳磨牙邻面龋的儿童中有57%在混合牙列中出现新发乳磨牙邻面龋；低龄儿童龋患儿出现新发龋的风险最高。这些研究者还揭示了儿童的龋病易感性水平，以无龋、窝沟龋和磨牙邻面龋模式为特点。

Vargas及其同事的报告提供了一些学龄儿童的代表性数据[29]。报告显示，61%的6～12岁儿童至少有一颗龋坏或因龋充填的乳牙。此外，在4116名6～14岁的儿童中，40%的儿童至少有一颗龋齿或充填过的恒牙。在1383名15～18岁的儿童中，89.8%的儿童至少有一颗龋齿或充填过的恒牙。这一研究及其他很多研究均表明，尽管各种龋病预防计划取得了进展，但儿童龋病管理仍是一项艰巨的任务。

影响龋病的其他因素

唾液

在前文病因学部分已经提到，唾液作为宿主因素的组成部分是影响龋病发展的重要因素。总的来说，唾液的作用是独一无二的。进一步探讨唾液对龋病过程诸多方面的影响，可有助于营造有利的口腔环境来抵抗龋病进展。任何原因引起的唾液分泌不足都会使患者处于高龋患风险。

除其他功能外，唾液可以终生保护牙釉质。如果没有唾液及其保护作用，严重的龋损会累及通常不易患龋的牙面。唾液中的不同成分具有防龋作用。目前已有研究探索了唾液的各种参数与龋病的关联，如微生态失衡、pH、缓冲能力、黏度和流速[30]。唾液预防龋病的效果在菌斑生物膜形成的不同阶段和脱矿-再矿化过程中有所不同。获得性膜的形成包括釉质和唾液蛋白之间的相互静电作用，富含脯氨酸的蛋白质（PRPs）、组氨素和富酪蛋白黏附到牙釉质表面，然后是复杂的蛋白质-蛋白质相互作用。获得性膜虽薄，但在龋损早期形成中起重要作用。它是特异性细菌黏附或排斥的基础。它还可以作为饮食中酸的扩散屏障，并可通过维持牙釉质表面钙和磷酸盐离子的一定浓度来防止脱矿[31]。

PRPs促进了细菌的选择性吸附，并且在高加索人和非洲裔美国人之间存在差异。获得性膜中蛋白质的遗传差异可能与细菌定植有关，可能有助于解释不同种族间患龋指数的差异[32-33]。不同的唾液蛋白质与龋病促进作用或防龋作用有关，但研究中样本量较小，难以确定其确切的关联[34-35]。最近一项关于龋病患者唾液IgA水平病例对照研究的meta分析发现，龋病患者唾液中的IgA水平较高[36]。关于唾液抗菌肽和其他蛋白质如凝集素、淀粉酶、乳铁蛋白和溶菌酶的研究结果相互矛盾。蛋白质组学（对蛋白质的研究）将使我们对整个唾液蛋白质组有进一步的了解，并将使我们对早期龋损的病因学有更深入的认识。对唾液蛋白质的研究可能可以作为诊断早期龋活跃性、评估和管理龋病风险等的潜在指标。

唾液主要由三对大唾液腺分泌，即下颌下腺、舌下腺和腮腺。此外，口腔黏膜还分布着大量小唾液腺。所有唾液腺都有其各自的导管。唾液腺受自主神经系统控制，接受来自交感神经和副交感神经的纤维。刺激副交感神经（鼓索）纤维或者控制下颌下腺或舌下腺的交感神经纤维都可引起唾液分泌，大多数动物副交感神经受刺激时分泌的唾液量多而稀薄，而交感神经受刺激时分泌的唾液量少而黏稠。刺激腮腺副交感神经纤维可使其分泌大量稀薄唾液，而刺激其交感神经纤维则无唾液分泌[17]。

唾液量不足

唾液量减少可能是暂时性的，也可能是永久性改变。当唾液量仅轻微减少时，口腔健康状况可能不会发生改变。然而，当唾液量明显减少或消失时，口腔环境变为酸性而出现龋病（图10.4）。此外，还有可能伴随嘴唇干裂，口角裂纹，黏膜表面烧灼，舌、上腭表面结痂等症状，有时还出现舌、黏膜表面感觉异常。

引起唾液量减少的原因有很多。获得性唾液功能障碍可能是许多不同的生物和心理因素所致的结果，可能是暂时的，也可能是永久的。在急性期，流行性腮腺炎可能会导致唾液流量暂时减少。免疫疾病，如干燥综合征，以及遗传疾病，如少汗性外胚层发育不良，通常表现为慢性口干症（口干）。许多肿瘤患者接受头颈部或全身照射，也会导致唾

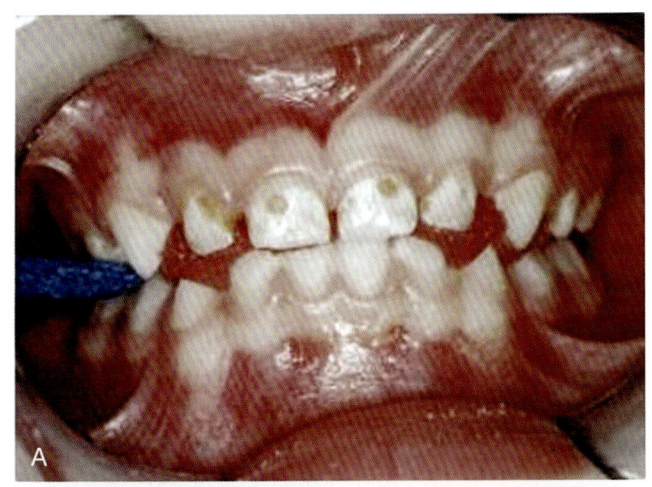
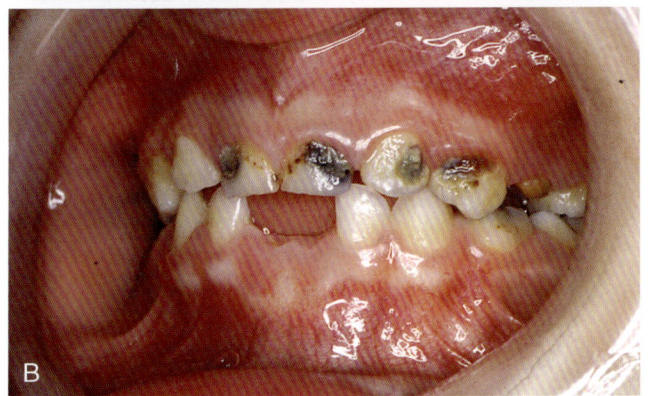
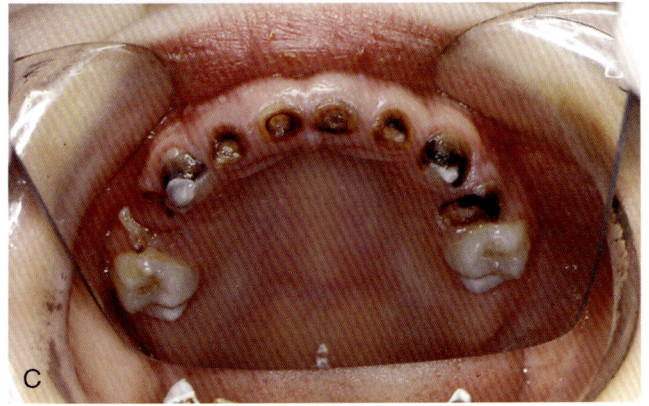

图 10.4 3 个不同儿童的低龄儿童龋进展图示。**A**. 可用树脂修复。**B**. 可用冠修复（可能）。**C**. 不可修复

液腺功能障碍。唾液流量不足的患者通常有活动性龋齿。相比之下，唾液流量高于平均水平的患者通常相对没有龋齿[37]。

若患者不存在引起唾液分泌量减少的明确病因，并且在进行口腔检查时口底有少量唾液聚积，可认为患者有足够的唾液流量。目前，关于儿童唾液流速的研究较少，但 Crossner 的研究发现，在 5～15 岁的儿童中，混合刺激性全唾液流速随年龄增长逐渐增加，男孩唾液流速明显高于同龄女孩[38]。研究发现，唾液替代物如含氟漱口水或氯己定漱口水，可促进牙齿表面再矿化，并增强牙齿对脱矿的抵抗力，进而有助于预防放射性龋[37]。

社会经济地位

根据美国人口调查局 2016 年的报告，18 岁以下儿童的贫困率为 18%——几乎包含了 1/5 的儿童[39]。生活在贫困中的儿童和青少年患龋率是富裕同龄人的 2 倍，而且他们的疾病更有可能得不到治疗。

根据 2010 年美国卫生局的报告，Edelstein 指出，虽然贫困儿童通过医疗补助计划（Medicaid）和国家儿童健康保险计划获得了最高的儿童牙科保险覆盖率[40]，然而，获得医疗补助资格的贫困儿童患龋率为来自高收入家庭儿童的 2 倍，以缓解疼痛为目的的就诊次数同样是其 2 倍，但总的牙科就诊次数却低于高收入家庭儿童。这样的差异持续到青少年和青年阶段，随着年龄增长差异度逐渐降低。由于执业医师有机会评估贫困儿童单个个体的口腔健康状况，他们会将一些患者评估为低患龋风险，但现有的数据表明，从人口统计学角度来说，低收入家庭儿童患龋风险处于高位水平。

牙齿的解剖学特征

许多患者的某些牙，尤其是恒牙，在萌出时易发生龋。某些龋活跃的患者，其恒牙在萌出的过程中就发生了龋坏。牙釉质在被酸侵蚀后会经历氟的积累，从而增强对龋的抵抗力。牙齿萌出时釉质尚未钙化完全，萌出后牙面与唾液接触约 2 年时间，完成钙化进程。这导致牙齿在萌出后的前两年内易发生龋坏。恒磨牙经常存在未完全融合的窝沟点隙，伴或不伴有发育不全，牙菌斑易在此处堆积并直接与暴露的牙本质相连。当清除食物残屑和菌斑、干燥牙面后，很容易看到这些缺陷或解剖特点。此外，除𬌗面外，上颌恒磨牙舌沟、下颌恒磨牙颊沟、上颌恒侧切牙舌窝等均为龋易感部位，龋坏进展速度较快[41]。磨牙-切牙矿化不全（molar-incisor hypomineralization，MIH）是一种常见的釉质发育缺陷，其特征是第一恒磨牙和切牙出现不对称分布、矿化不足、边界不清的斑块。现在普遍接受的观点是，它是一种多因素遗传疾病，是个体对不同环境损伤的反应。矿化不全是牙釉质质量的一

种缺陷。严重矿化不全的牙釉质不能承受咀嚼力，并且在萌出时容易崩裂，利于侵袭性龋坏的发展。一些报道表明无论社会经济地位如何，重度MIH的恒磨牙发生快速进展龋损的可能性更高。然而，这些研究的结果也可能与参与者个体的龋病风险有关[42-45]。

牙齿在牙弓中的排列

在咀嚼过程中，拥挤或排列紊乱的牙齿得不到良好清洁。在牙列拥挤时，患者很难用牙刷和牙线彻底清洁口腔。这均可导致龋病发生[46]。

佩戴矫治器和口内修复体

间隙保持器及正畸矫治器的使用促进了食物残屑和菌斑的堆积，从而导致口腔微生物数量增加[43,45]。很少有患者能保持口腔的彻底清洁，即使是努力清洁口腔的患者，也可能会因为矫治器上滞留的菌斑生物膜而影响口腔的卫生状况。Rosenbloom和Tinanoff检测了正畸治疗前、中、后患者的变异链球菌水平[47]，发现在正畸治疗期间，微生物水平明显升高，但在正畸保持阶段第6～15周，口内样本的变异链球菌水平显著降低，几乎等同于未治疗儿童。

多年来，牙科医生知道，修复体边缘易发生继发龋。临床研究表明，医生和患者均不应期望通过成功的修复治疗来降低患龋风险，从而减少将来新龋的发生。

遗传因素

虽然患有活动性龋齿的儿童的父母通常认为遗传因素或倾向是龋齿发展的主要因素，且部分科学证据（参见第6章）亦支持这一结论，但大多数循证研究表明，与环境因素相比，遗传因素对龋病影响较小。事实上，儿童从父母那里获得了他们的饮食习惯、口腔卫生习惯和口腔菌群，这些因素使龋病成为一个受环境因素影响的疾病而非遗传病。虽然有几种遗传因素（参见第6章）可能对促进或预防龋病有一定影响，但相对于遗传因素，有效的预防及治疗措施、合理的饮食习惯、菌斑生物膜的控制更能阻止龋病的发生。

龋病早期检测

根据目前的标准，龋病的检测须通过视诊和（或）放射检查完成，将探诊限制在特定的病例中。这些过程包括脱矿部位（特别是白垩斑）、可疑窝沟点隙的视诊，以及采用沿翼片检测邻面龋坏。在过去的80年里，这些诊断程序几乎在美国每一个牙科诊所得到广泛应用。龋病逆转取决于病变表层的完整性，但该表层可能会因施加压力而被破坏，因此不再推荐常规使用探针探查釉质表面。主要原因如下：①使用探针探查可疑龋时，会不可避免地破坏覆盖早期龋损的表层釉质，从而终止了脱矿区域再矿化的可能；②探查龋损或者可疑龋损将引起致龋微生物从一个区域传播至另一区域；③需要充填治疗的龋坏可通过视诊得到明确诊断而不需要探诊。国际龋齿分类和管理系统（International Caries Classification and Management System，ICCMS）是世界范围内普遍使用的标准，已有临床研究人员对其进行了描述[48-53]。

主要通过视诊观察病变所在部位（脱矿一般只发生在菌斑聚积处）、釉质透明度、釉质颜色改变来诊断龋病。用压缩空气轻吹清洁牙面约5秒，使牙面干燥来确定龋活跃状态。而龋病的活跃性则通过釉质外观透明度、病变部位的颜色（即早期龋损"白垩斑"的存在）、釉质表面的粗糙程度（通过探针划过表面来评估）来决定。牙科探针的唯一用途是从牙齿表面去除菌斑生物膜和食物残屑[48]。

虽然视诊保证了脱矿部位釉质表层的完整性和脱矿区域发生再矿化的可能，但在实际应用上仍然存在局限性。检查过程要求对早期龋坏的脱矿区域或白垩斑进行视诊。首先，脱矿区域相对较小，在视诊时必须吹干牙面。当可观察到这些区域时，脱矿已经至少进展到了釉质的外1/3[54]。对于这种程度的龋损，需要较长时间和较多治疗手段才能实现病损区完全再矿化。

当影像学检查可检测到龋坏时，龋坏通常已累及牙本质的1/3。牙医和患者都希望采用有效的措施控制甚至逆转龋坏，采用保守的治疗手段修复龋损，这促使了对龋损早期检测技术的开发。目前已有学者研究用于检测早期龋坏的其他方式，相应的仪器和设备也在开发和评估过程中[49-52]。

预测患者未来患病的风险（龋病风险评估）

在当代医疗保健中，龋病风险评估及管理是婴儿、儿童、青少年口腔保健的重要组成部分。AAPD认为，应在婴儿第一颗牙齿萌出6个月内且不超过1岁时进行适当的口腔健康评估，这些评估应由给儿童提供家庭口腔护理的牙医和牙科团队持续进行。婴儿时期的龋病风险评估指标更侧重于父母和看护者的口腔卫生习惯，看护者的习惯影响着婴儿的口腔健康。监护人需回答有助于发现婴儿口腔健康教育问题的提问，包括以下内容[1]：

1. 上次进行口腔检查和治疗是什么时候？
2. 他们食用含糖饮料和零食的饮食习惯是什么？
3. 进食含糖饮料和食品的时间有多久？患者进食需要多长时间？
4. 刷牙次数和使用牙线的频率如何？

为实现最佳口腔健康目标，需向监护人传达口腔健康教育基本知识并给予相关培训。只有当儿童长大并能够胜任正确清洁口腔卫生时，才对他/她的饮食和刷牙习惯进行更多的指导。

2003年，Petersson强调了龋病病因的复杂性及预测龋病的困难性[50-55]。在过去这些年来，这些困难并没有减少，但是人们对此问题的理解和认识加深了。目前，主要有几种龋病风险评估工具用于预测龋病的发展。Tellez在2012年对龋病风险评估工具进行了系统评价并总结道："目前迫切需要开发有效的、可靠的龋病风险评估工具，这些工具的研发应该基于龋病预测和龋病流行病学研究而非专家意见。"Tellez评估了应用最广泛的四种龋病风险评估工具［Cariogram、基于风险评估的龋病管理（Caries Management by Risk Assessment，CAMBRA）、ADA提出的龋病风险评估工具、AAPD提出的龋病风险评估工具］，他发现这些龋病风险评估工具有同等的价值[51]。Cariogram预测恒牙龋比预测学龄前儿童龋更加有效。Cariogram是一种计算机龋病风险评估软件，其记录了受试者的危险因素，包括患龋经历、饮食、口腔卫生习惯、氟化物使用情况、唾液分析结果。尽管这项研究中的学生并不支持将该工具用于学术环境中，但这个软件使用图画演示关于个体的计划，这可能有助于患儿及其父母理解。目前，Cariogram的有效性已经在数个临床研究中得到了肯定，并证明其能够成功预测患龋风险。尽管龋病风险评估正在受益于新兴研究和技术，但AAPD认为，应根据临床检查、环境、全身健康情况等因素，分别针对婴儿、儿童和青少年建立龋病风险评估系统。已有研究显示，适用于成人的龋病风险评估工具并不适用于儿童[51-53]。AAPD已经发布了龋病风险评估和管理指南，以及龋病风险评估工具（caries risk assessment tool，CAT）（表10.1和表10.2）。

当然，对患者进行准确的龋病风险评估可指导临床医生及医疗保健机构对高危患者提出有针对性的治疗计划及防治措施。随着龋病风险评估识别龋病高危人群的准确性及效率提高，以及父母、患儿和医疗保险机构对龋病风险评估接受度的提高，新的治疗计划将根据患儿的自身情况制订，而不再是标准的6个月定期复查。低风险且无其他需定期观察的口腔疾病的儿童相较于高风险患儿来说，无需频繁复诊，而依从性较高的高风险患儿除改变口腔卫生及饮食习惯外，还需要较频繁地定期复查并接受多种形式的龋病控制措施。

龋病管理

目前，很多龋病管理措施可用于牙科诊所。龋病风险评估和管理方案也称为护理路径，可帮助从业人员根据儿童的年龄、龋病风险和依从性做出治疗决策。口腔临床医生尝试后均获得不同程度的成功。然而，没有哪一种措施是完美的。为了能够控制和预防龋病，我们应考虑所有可能的预防措施和方法。如果没有患者和监护人的充分配合和定期回访，以及对家庭护理的关注，任何一种龋病控制措施都不可能取得成功。

活跃性龋损的管理

在治疗猖獗龋患儿时，首先应对症处理以终止或延缓疾病进程，同时应寻找导致疾病的主要病因。接下来或同时，牙医与患儿和（或）家长共同来改变口腔健康行为以阻止疾病复发。解决这个问题需要用系统的措施，但总是会涉及口腔卫生习惯及饮食习惯的改变。纠正患儿生活习惯通常是医生面临的最大挑战。

表 10.1 6 岁及以上儿童的龋病风险评估量表
（供牙医使用）

因素	高风险	中风险	低风险
生物学因素			
看护者社会经济地位低	是		
两餐间进食含糖零食或饮料多于 3 次 / 日	是		
有特殊健康护理的需求		是	
近期迁入本地		是	
保护性因素			
饮用水含氟（最佳浓度）			是
每天使用含氟牙膏			是
接受健康专业人士的局部涂氟			是
额外采用家庭口腔护理措施（如木糖醇、护牙素、抗菌漱口水）			是
有牙科之家，定期进行口腔保健			是
临床检查			
邻面龋数目＞1	是		
有活跃白垩斑或釉质缺损	是		
唾液流速低	是		
口内存在有缺陷的充填体		是	
佩戴矫治器		是	

对每位患者分别进行龋病风险评估，使医生及父母充分了解其致龋因素或保护性因素。总体的低、中、高龋病风险结果根据每位患者的优势因素得出。临床检查结果不能决定总体龋病风险评估结果，只能决定量表中的某些因素（如邻面龋数目＞1、唾液流速较低）。
总体龋病风险评估结果：高☐　中☐　低☐
From Council on Clinical Affairs: Guideline on Caries-risk Assessment and Management for Infants, Children, and Adolescents, American Academy of Pediatric Dentistry, Reference Manual 36（6），127-134，2014.

减少可发酵碳水化合物的随意摄入

许多高质量研究已经揭示饮食与龋病之间的关系，因而在龋病防控中应给予高度关注。也有很多证据证实，两餐之间的零食和吃喝的频率与龋病发病率有关。如前所述，通过奶瓶提供给幼儿甜味液体可能具有巨大的致龋潜力。同样，碳酸软饮料、果汁、甜味饮料和能量饮料在年龄较大的儿童和青少年中很受欢迎，并且很容易买到。这些饮料是另一种形式的零食，经常摄入会促进和加速龋病的发展[54-57]。

通常唾液的 pH 约为 7.2，有助于缓冲个体对酸的反应。Schachtele 与 Jensen[56] 以及 Park 等[57] 的研究都表明，因不易暴露于唾液，牙齿邻面菌斑在摄入碳水化合物 2 小时后 pH 仍可能低于临界值。因为研究把固态糖分和溶解于食物中的糖分都纳入了分析，所以认为要在菌斑内积聚足够浓度的酸至少需要 20 分钟。如果最初的修复性治疗是在一次全身麻醉，或者一到两次镇静情况下进行的，那么此时对现有病变的控制将是决定性的。如果要在门诊多次就诊进行修复，其他选择如氟化氨银（SDF）或粗略去龋法（gross caries excavation）也是控制活跃性龋损的有效方法。

通过良好的口腔卫生措施减少牙菌斑及微生物

本书第 8 章更为详细地讨论了保持良好口腔卫生的重要性，但因为其在任何龋病控制措施中都是非常关键的一环，在这里仍要再次重复[58]。研究人员得出结论，持续强化对于维持学龄前儿童有效的菌斑生物膜控制是必要的[59]。

Wright 等进行了一项临床研究以评估经常使用

表 10.2　6 岁及以上儿童龋病管理方案范例

龋病风险分类	监测内容	干预措施			修复措施
		氟化物	饮食干预	窝沟封闭	
低风险	• 每 6～12 个月定期复查 • 每 12～24 个月拍摄牙片	• 每天用含氟牙膏刷牙 2 次 μ	无	是	• 定期监测 χ
中风险 （患者/父母关注度高）	• 每 6 个月定期复查 • 每 6～12 个月拍摄牙片	• 每天用含氟牙膏刷牙 2 次 μ • 补充其他含氟物质 δ • 每 6 个月接受专业局部涂氟	• 专业咨询	是	• 积极监测早期龋损 ε • 修复形成龋洞的龋损或扩大的龋损
中风险 （患者/父母关注度低）	• 每 6 个月定期复查 • 每 6～12 个月拍摄牙片	• 每天用含氟牙膏刷牙 2 次 μ • 每 6 个月接受专业局部涂氟	• 专业咨询 （期望有限）	是	• 积极监测早期龋损 ε • 修复形成龋洞的龋损或扩大的龋损
高风险 （患者/父母关注度高）	• 每 3 个月定期复查 • 每 6 个月拍摄牙片	• 使用氟浓度为 0.5% 的含氟牙膏刷牙 • 补充其他含氟物质 δ • 每 3 个月接受专业局部涂氟 • 每 6 个月接受专业局部涂氟	• 专业咨询 • 使用木糖醇	是	• 积极监测早期龋损 ε • 修复形成龋洞的龋损或扩大的龋损
高风险 （患者/父母关注度低）	• 每 3 个月定期复查 • 每 6 个月拍摄牙片	• 使用氟浓度为 0.5% 的含氟牙膏刷牙 • 每 3 个月接受专业局部涂氟	• 专业咨询 （期望有限） • 使用木糖醇	是	• 修复早期龋损、形成龋洞的龋损或扩大的龋损

χ，定期监测龋病进展情况；δ，需要关注饮用水中氟化物含量；ε，密切关注龋病进展及预防措施；μ，较少关注使用牙膏的量。
From Council on Clinical Affairs：Guideline on Caries-risk Assessment and Management for Infants, Children, and Adolescents, American Academy of Pediatric Dentistry, Reference Manual 36（6），127-134，2014.

牙线对邻面龋发病的影响[60]。来自某低氟地区的在校儿童接受了临床和影像学检查，结果显示：在 20 个月内经常使用牙线者乳牙邻面龋发生率降低了 50%；使用牙线时间越长，效果也就越明显；而停止使用牙线后，先前所取得的龋病控制成效几乎完全消失。

氟化物用于龋病的预防和管理

毫无疑问，无论是对于成人还是儿童，长期应用氟化物对龋病防控至关重要。大量的临床对照研究不断证实了各种形式氟化物的抗龋性。作为一种局部用药，氟化物可有效预防新发龋，延缓或停止活跃性龋洞进展，并促进初期活跃性龋再矿化。同时，局部用氟也有一定抑菌效果[61]。

已有证据提示，氟化物的抗龋特性与多种机制有关，但主要为局部作用。唾液中的氟化物也可以结合在刚萌出牙齿的釉质中，由此促进釉质矿化（这一过程常被称为釉质成熟），降低龋易感性。除了使用含氟牙膏外，专业的涂氟操作如使用氟保护漆、凝胶、泡沫、溶液等使牙暴露于氟化物中，可基本囊括之前提到的所有釉质摄氟机制（牙齿萌出前的摄氟机制除外）。许多研究显示，氟化物的存在很大程度上提高了脱矿釉质、牙本质的再矿化速率。此外，氟化物所促进的再矿化牙体结构中含有更高浓度的氟磷灰石，使其抗酸能力更强。考虑到氟化物的多种作用机制，采用不同方法使用氟化物会显现出叠加效果也就不足为奇了。这也证明经常应用氟化物可使龋病防控效果达到最佳。

氟化公共饮用水

一直以来，研究结果都认为氟化公共饮用水是针对总人口进行防龋的最有效方法[62]。目前氟化饮用水被广泛接受，覆盖 27 个国家超过 3.7 亿人，并且被认为是安全有效的，但氟斑牙可能是一种副作用。拉丁美洲和欧洲普遍使用氟化食盐。历史临床试验证明，氟化食盐可有效预防龋齿[63-65]。

Murray 回顾了来自 23 个国家的 113 项研究，以期阐明氟化公共饮用水对乳牙的益处[66]。全面的数据分析显示，氟化饮用水能够为乳牙提供保护，但效果稍逊于恒牙：乳牙的龋病发生率降低了 40%～50%，而这一数值在恒牙则达到了 50%～60%。

Carmichael 的团队[67]和 Rock 的团队[68]通过各自研究公布了居住于英国两个氟化饮用水地区和两个未氟化饮用水地区的儿童龋病发病相关数据，氟化水对减少龋病所起的重要作用在两项研究中都很显著。Carmichael 团队的研究同时发现，生活在较低社会阶层家庭中的孩子会比生活在较高社会阶层家庭中的孩子从氟化水中获得更好的防龋效果。其原因在于该类儿童的患龋率较高。

饮用氟化水提供的保护对儿童和成人都有好处。多项研究指出，在成年阶段持续饮用氟化水也可降低患龋率，效果和儿童相近[62]。

氟化水给初萌牙齿带来的保护同样受到研究者关注。据报道，患龋率最多可因此降低 30%[62]。氟化物益处的"光圈效应"与含氟社区中许多食品和饮料的制备，以及这些产品在非含氟社区的消费有关。有研究试图通过测量那些居住于饮用水未氟化地区儿童的氟总摄入量来评估这种"光圈效应"，结果显示这些儿童的氟摄入量达到了那些生活在饮用水氟浓度最适宜地区儿童的 70%[69-70]。这在一定程度上解释了为何氟化水社区居住儿童和非氟化水社区居住儿童的患龋率仅存在中等程度的差异。某一地区一旦中断氟化水，患龋率随即上升。

Melbye 2013 年的报告称，美国社区氟化饮用水覆盖人口占总人口的 64%，72% 的人口可使用公共供水系统。但全美各地的氟化饮用水覆盖率存在相当大的差异，哥伦比亚特区覆盖 100% 的居民，而夏威夷仅覆盖 10% 的居民。社区饮用水氟化的年平均费用约为每人 0.50 美元[63]。年度成本因社区规模而异，从非常小的社区的每人约 3.70 美元到较大的大都市地区的每人 0.50 美元不等。饮用水氟化仍是目前最为经济的防龋手段[62]。为有效防控龋病，2001 年美国 CDC 社区预防工作组强烈建议实施饮用水氟化，并开展以学校为单位或学校参与合作的窝沟封闭项目[71]。

含氟牙膏

20 世纪 50 年代初学者开展了大量研究，最终第一款可以防龋的含氟牙膏（Crest；Procter & Gamble，Cincinnati，Ohio，USA）应运而生。这种牙膏中含有氟化亚锡（SnF_2），并添加了焦磷酸钙作为清洁抛光剂。1964 年，基于 20 项以上的临床试验，该牙膏被美国牙科协会（American Dental Association，ADA）口腔治疗委员会认定为第一种具有治疗作用的牙膏，这是意义深远的一步。对超过 70 项随机或半随机对照临床试验进行 meta 分析，结果证明了含氟牙膏对降低恒牙患龋率的有效性。如果儿童龋坏较多，可使用更高浓度含氟牙膏并增加刷牙频次，同时保证家长的监督，这样可取得更为明显的效果[72]。

根据儿童的年龄和患龋风险，应给予看护人相应建议[61]。对于 2 岁以下患龋风险较高的儿童，只使用一薄层含氟牙膏能降低其氟中毒的危险。对于 2～5 岁儿童，用量宜为"豌豆"大小（图 10.5）[73-74]。多项系统评价（包括 2010 年的一项 Cochrane 系统综述）指出，含氟牙膏的浓度低于 1000 ppm 时，不能有效预防龋齿。对任何患者的建议都是使用含有至少 1000 ppm 氟化物的牙膏。6 岁以下儿童使用含氟牙膏的任何决定都应考虑到患者的龋齿风险状况与氟斑牙的风险[75-76]。2003 年的另一项 Cochrane 系统综述发现，含氟牙膏的效果随着使用频率的增加而增加。因此，儿童每天应至少刷牙两次[77]。

在 1981 年之前，为寻找比传统含氟牙膏中氟化亚锡成分更为有效的替代成分而做出的种种尝试

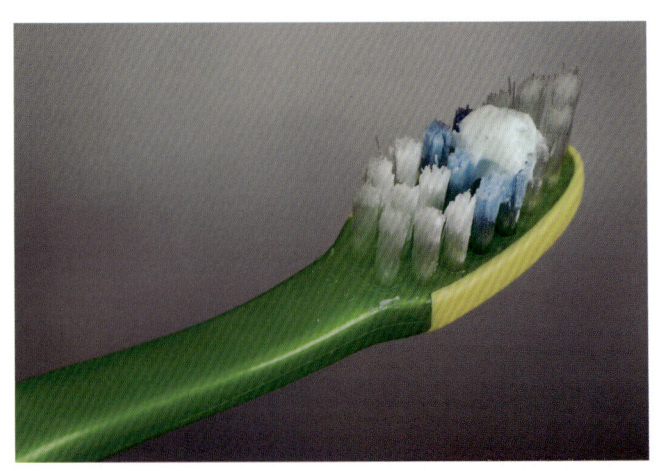

图 10.5 "豌豆"大小的牙膏用量

均以失败而告终。但就在这一年,两项临床研究证明了应用氟化钠的优势[72, 78]。Beiswanger 等[72]进行了一项为期 3 年的临床研究,以探索含氟化钠和二氧化硅磨料的牙膏对龋病的作用。该牙膏含有 0.243% 氟化钠,对照组则使用氟化亚锡牙膏。研究共纳入了 1824 名 6 ~ 14 岁儿童,他们来自饮用水缺氟(氟浓度低于 0.35 ppm)的地区。3 年后,使用含氟化钠牙膏的儿童和使用含氟化亚锡牙膏的儿童相比,新增 DMFT 和 DMFS 都要少得多。两名研究者各自统计了两组降低的数据,DMFT 分别降低 14.8% 和 10.5%,DMFS 分别降低 16.4% 和 13.1%。这与 Zacherl 的报告结果一致,他统计的 DMFS 降低幅度分别为 40.7%(使用氟化钠牙膏)和 23.4%(使用氟化亚锡牙膏)[78]。与之相似,Gerdin[79] 以及 Edlund 和 Koch[80] 的研究证明,儿童使用含有氟化钠的牙膏比使用含单氟磷酸钠成分的牙膏防龋效果更好。

牙科诊所局部用氟

氟保护漆已在欧洲和其他一些国家应用了约 40 年,但美国直到 1994 年才开始正式使用。最早的氟保护漆在 1964 年被引入欧洲,内含 5% 的氟化钠(或 2.26% 的氟化物,相当于 22 600 ppm)。第二种产品于 1975 年引进,含有 0.9% 的氟硅烷(或 0.1% 氟化物)。大多数研究都建立在氟化钠系统之上,同时对它的认可度也最高。

Weyant[81]、Gao[82] 和 Ijaz 等[83] 回顾了氟保护漆的大量临床对照试验并得出结论,这些材料在预防儿童龋病方面与专业的局部氟化物应用同样有效。Gao[82] 对几个临床试验的数据进行了 meta 分析,发现使用氟化钠保护漆可使 64% 的釉质龋再矿化[84]。

定期进行专业涂氟并使用更高浓度的含氟溶液、凝胶、泡沫或涂料,已被反复证明可使成人及儿童患龋率显著下降,并可促使早期病变停止[81]。因此,应建议所有处于中到高度患龋风险的儿童和青少年都接受专业涂氟。即便没有活跃性龋坏,为了提高刚萌出牙釉质内的氟浓度以加强其抗龋能力,也应建议孩子们接受专业涂氟。数以百计的文献都用数据证明了这一观点[81]。

一般而言,每次由专业人员应用含氟溶液、凝胶和泡沫的过程应持续 4 分钟,因为其效果不如氟保护漆[81]。也有一些生产商建议 1 分钟就够了,大多数氟化物都能在涂布后的 1 分钟内进入牙釉质。不过,如果氟化物制剂能保持和牙面接触 4 分钟,效果会得到较大提升。因此在条件允许的情况下,建议操作都能持续 4 分钟。一些研究人员对儿童在局部应用氟化物期间吞食的氟化物泡沫或凝胶的量表示担忧[85-86]。这些报告表明,在不同的应用方式下,治疗期间可能会吞食 15 ~ 31 mg 的氟。故应鼓励患者在治疗后 30 分钟内不进食、饮水或漱口,最大限度地提高牙釉质对氟化物的吸收。如果使用托盘,则应在托盘内装满 1/3 的凝胶或 1/2 的泡沫。患儿应坐直身子,将头略微前倾,以使多余的唾液和制剂流向嘴唇。在患儿口内放置吸唾管能使嘴唇移动,防止唾液流出和氟制剂的误吞。牙医或相关工作人员应在旁监督并在需要时提供帮助。

不同的临床试验反映出一个重要问题,即局部用氟前是否有必要进行口腔清洁[87]。所有治疗组几年后的龋齿增量基本相同,表明在氟化物治疗前清洁牙齿的方式可能不会影响氟化物的抑龋活性[88-89]。这些研究共同指出,对降低龋病发病率而言,用氟前的牙面清洁并非完全必要。

氟化钠保护漆(图 10.6)特别适用于儿童,其操作简单且效果可与酸性氟磷酸盐系统(APF)媲美[90]。这种保护漆使用小毛刷涂布,建议每 3 ~ 6 个月进行一次,具体视龋病风险评估结果而定。研究发现另一种更为集中的治疗方案(每年涂氟 3 次,并在 10 天内完成)所取得的疗效与每 4 个月涂一次氟相同[91-93]。此外,如果每年只进行一次涂氟,则被证明没有临床效果。每次涂氟所使用的含氟涂料不到 1 ml,当涂料从牙面脱落后,最终被摄入的氟化物不足 3 mg。因此,我们并不需要对安全

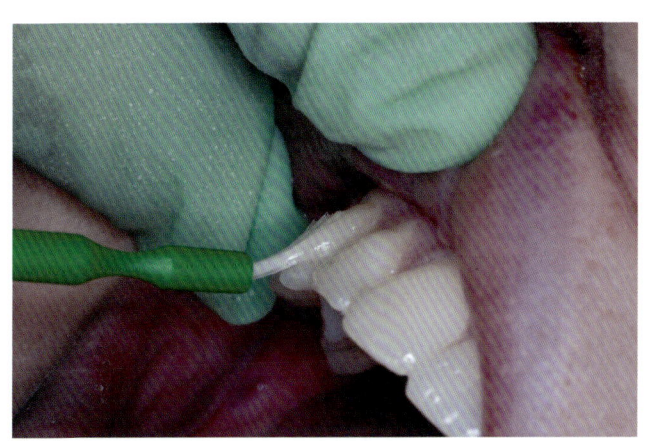

图 10.6 涂布白色氟保护漆

问题过于焦虑。这种方法常被推荐取代传统含氟凝胶，应用于儿童诊疗。

氟化氨银

40多年来，银化合物一直以各种形式用作抗菌剂。临床数据表明，38%的氟化氨银（silver diamine fluoride，SDF）可用于龋齿的非手术治疗[94-95]。它由44 000 ppm的氟化物组成。SDF于2014年在美国被美国食品药品监督管理局（FDA）批准作为脱敏剂使用（Advantage Arrest, Elevate Oral Care，West Palm Beach，FL，United States）。FDA对SDF作为脱敏剂的批准与氟保护漆相同。SDF的pH为10，以有色或无色液体的形式销售。其作用机制尚不完全清楚。目前的研究理论认为，氟离子主要作用于牙齿结构，而银离子具有抗菌作用。此外，认为SDF在碱性pH下与羟基磷灰石反应，形成作为主要反应产物的氟化钙和磷酸银。氟化钙随后形成氟磷灰石，其在酸性环境中的溶解度低于羟基磷灰石[96-97]。

大多数循证研究表明，该化学反应式为
$$Ca_{10}(PO_4)_6(OH)_2 + Ag(NH_3)_2F \rightarrow CaF_2 + Ag_3PO_4 + NH_4OH$$ [94, 98]。

许多临床试验评估了SDF在预防和阻断龋病方面的作用[94-95]。研究得出一致结论，即SDF比氟保护漆更能有效地防龋。根据临床数据，SDF的使用可以在高达80%的时间内阻断龋坏[94-95]。单独使用SDF不会减少修复材料的黏附性，特别是树脂或玻璃离子产品。FDA于2018年批准在美国使用第二种SDF材料，作为含有碘化钾的脱敏剂（Riva Star，SDI Limited，Bayswater，Victoria，Australia）。含有SDF和碘化钾的产品显示出一定的防龋效果但程度各不相同，并且降低了修复材料的粘接能力[99-100]。此外，这些产品不建议给21岁以下的患者使用，并且椅旁操作时间较长。

病例选择很重要。在应用SDF之前没有必要去除龋坏组织。对牙科治疗表现出不合作的患者、由于医疗或经济原因无法选择其他治疗方案的患者，以及获得治疗的机会有限或有特殊医疗保健需求的患者均可能从中受益。患牙不应表现出牙髓炎症或自发痛的迹象，因为治疗不能控制牙髓炎症。治疗可用于各种适应证，包括龋病控制或最终的龋病管理。患有溃疡性牙龈炎、口腔炎或已知对银过敏的患者不应使用SDF。只要可用毛刷涂抹SDF，任何牙面上的龋损都可以治疗。正畸分离器、楔形物和粗牙线可被用于帮助进入邻面病变。对于较大的邻面龋损，作为龋病控制治疗的一部分，在放置保护性修复体之前可能需要用SDF处理病变。乳前牙、乳后牙都可用SDF治疗[94, 101]。

应用SDF进行龋病管理的纳入标准是牙本质龋。临床和（或）放射学检查结果显示龋损未靠近牙髓。患牙无自发痛或诱发痛。龋病控制可能需要2周的时间，因此建议由牙科保健提供者进行积极监测[94]。

应提前告知患者和父母应用SDF后牙齿染色的问题。可以展示操作前后的临床对比照片。软组织、台面、衣服和其他材料也会被染成黑色。软组织染色会随着黏膜或皮肤细胞的更新而消退。

应用SDF前应注意所有台面表面的屏障保护和给患者使用治疗巾以减少染色。在嘴唇和口周涂抹润滑剂如可可脂，减少意外染色。为了降低银的毒性风险，建议儿科患者每次预约治疗不超过5颗牙齿，应用总量不超过一滴。如果其他牙齿也需要SDF治疗，建议间隔2周后治疗，以尽量减少银离子暴露。用棉卷或其他合适的隔离方法隔离患牙。应将最小量的SDF应用于龋洞表面，以避免相邻牙面的污染和材料吞咽。小心使用小毛刷以防止口腔内和口腔外软组织暴露。接触嘴唇或皮肤会导致快速的红棕色变色，染色可能持续几周时间，随着细胞的更新而消失。用压缩空气干燥牙齿，如果可能的话，将SDF溶液直接放置在龋损上2～3分钟。不要光固化SDF。光固化SDF只会使银离子从SDF中快速沉淀，这将降低防龋效果。对于非常幼小和难以管理的患儿，应用时间可能会更短。经简短处理的患牙可能会从未来的其他治疗中受益。在结束时，风干或用棉球吸干以去除任何过量的未反应的SDF[94, 101]。

SDF再次应用的最佳周期尚未被确定，其他治疗的时机或需求应基于疾病的程度、疾病的进展速度以及影响患者复诊计划的其他因素，如患者教育和预防计划的监测。除了治疗仅累及牙本质浅层的龋损，建议在首次应用后4～6周对SDF治疗进行评估，以确定病变是否停止。如果龋损没有静止，可能需要再次应用SDF。如有必要，可根据龋损的颜色和硬度或龋损进展情况，在复诊时再次应用

SDF。龋损可以在 SDF 治疗后进行充填，但建议在确定龋损停止进展后进行治疗。SDF 放置的 CDT 代码是：D1354，临时防龋药物的应用[94, 101]。

去除表面龋坏组织并应用玻璃离子材料或生物活性牙本质替代物（Biodentine；Septodont, Lancaster, PA USA）将至少暂时阻止龋病进展，并防止其快速发展累及牙髓。粗略去龋法通常可以在一次就诊过程中轻松完成。然而，如果多颗牙有大面积龋，可能需要第二次就诊。含有生物活性牙本质替代物的新型牙科材料在阻止龋损进展、增强牙髓耐受性和抑制龋病方面均优于氧化锌丁香酚水门汀（IRM，Intermediate Restorative Material，LD Caulk Co，Milford, DE，USA）[102-104]。这些材料将在第 14 章"深龋、活髓牙露髓和死髓牙的治疗"中进行更深入的讨论。

对于一些配合程度高、年龄较大且能够配合漱口的儿童（依从性高的父母），以及依从性高的青少年，在改变行为生活方式的同时，可开始强化和多次进行局部氟治疗，然后系统地进行修复治疗和其他指定的个体化治疗，如使用氟保护漆、处方强度的含氟牙膏以及更高的复诊频率等。

非处方类含氟漱口水和凝胶

使用低浓度含氟漱口水和凝胶可作为有效的防龋辅助措施。但儿童也许并不能完全控制他们的吞咽反射，并且可能不能熟练地吐出。只有在儿童能够吐出漱口水的情况下，才建议使用氟化物漱口。因此，儿童在家中应谨慎使用这些产品。

针对含氟漱口水的使用，研究者进行了多项研究。大多数研究采取每周使用一次 0.2% 氟化钠漱口水或每天使用一次 0.05% 氟化钠漱口水。这些研究表明，在适当的监督下，定期自行使用氟化物漱口水能预防龋病，对乳牙和恒牙都有好处，而且似乎对氟化地区和非氟化地区都有帮助[87, 105]。但支持使用稀释凝胶的高质量研究非常少。

处方类家用含氟漱口水、牙膏和凝胶

对于高患龋风险儿童，应考虑让其使用较高浓度的家用含氟产品，包括非处方制剂和处方制剂。若患者在使用非处方牙膏后吐出，但没有用水冲洗，那么它可以达到处方强度，因为在美国几乎所有含氟牙膏都含有至少 1000 ppm 的氟化物。一篇有关恒牙的 meta 分析指出，相比安慰剂组、未治疗组、接受口腔卫生指导（oral hygiene instruction，OHI）和清洁口腔组，使用处方类漱口水（0.09% 氟浓度，相当于 900 ppm）的受试者，其患龋率的下降程度有统计学意义。规律使用（如每天或每周使用一次）最终都能产生显著效果，但隔周使用一次则效果不佳[96]。

含氟凝胶和牙膏（0.5% 氟浓度，相当于 5000 ppm）的主要不同在于牙膏内含有少量摩擦剂。两项分别针对乳牙列和恒牙列的 meta 分析显示，使用处方类 0.5% 含氟凝胶或牙膏的受试者，比未治疗、使用安慰剂或使用浓度仅为 0.125%～0.145% 含氟牙膏的受试者患龋率显著降低，差异具有统计学意义[96]。

饮食中的氟化物补充

曾有一篇关于孕期用氟的综述，但并没有得出有力证据证明在怀孕期间使用氟化物的价值，即便在饮用水未氟化地区亦是如此。

另外，在一次有关产前用氟的研讨会上，与会者达成共识，认为氟化物能经胎盘从母体传给胎儿[106]。氟化物对乳牙的作用主要是局部作用，发生在分娩后和牙齿萌出后[107-108]。

由于氟中毒的风险增加，故儿童应谨慎考虑全身补充氟化物。首先，应测定水中的天然含氟量。在评估各种摄入氟来源（牙膏、饮水、婴儿配方奶粉等）之后，只对高患龋风险的儿童使用氟化物补充剂。如果主要的饮用水缺氟而孩子又处于高患龋风险状态，则首先建议局部用氟。只有在局部用氟不可行时，才考虑全身用氟，应谨慎考虑各种氟补充剂（氟滴剂、氟片、氟珠）。如果饮用水含氟量不低于 0.3 ppm，则无须使用氟化物补充剂[109]。当饮用水含氟量低于 0.3 ppm 时，在分析了其他所有氟来源之后，可对处于中、高患龋风险的儿童使用氟补充剂[109]。

一些研究报道，在各种食品和饮料中添加氟化物能预防龋病。美国以外的一些国家已将氟化物作为防龋添加剂加入到食盐、牛奶甚至糖中[110]。多个研究显示，有意食用这些产品能产生良好、可控的效果。这些产品应专门为目标人群设计。

氟化物的联用

已有充分证据提示治疗性氟剂的联用能产生额

外的抗菌作用。并且中、高龋病风险儿童越早接受氟化物治疗，控制龋病也就越有效。需要注意的是，医生在为儿童制订治疗计划时，应避免氟的过量摄入。

氟斑牙

从经济角度考虑，氟化物是目前效果最佳的防龋制剂。除了对氟过敏的患者（极少见），在正确使用下氟化物被认为是完全安全的。氟斑牙与釉质发育过程中不断积累的氟化物有关，其严重程度取决于氟的剂量、持续时间以及全身氟摄入的时机[61]。高浓度的氟摄入会导致恶心、呕吐、氟斑牙（斑点），在极端情况下甚至导致死亡，尤其是儿童。氟的饮食来源可能包括家庭、日托所和学校的饮用水，苏打水、果汁和婴儿配方奶等饮料，预加工食品，以及牙膏。婴儿配方奶，特别是用氟化水冲饮的，与氟中毒的风险升高有关[111]。因此，要非常小心，以防不当使用或疏忽造成过量氟化物摄入。牙科从业人员有必要充分认识相关危害，仔细考虑每个患儿的特殊情况，以使氟化物的使用效果达到最佳。

其他预防措施

氯己定和麝香草酚

作为一种口腔抗菌剂，氯己定已被用于漱口水、牙膏、口香糖、涂膜和凝胶中。在美国，最常用的氯己定处方是漱口水。许多儿童讨厌这些产品的味道，但氯己定已被证实可有效抑制引起龋病及牙周病的微生物。另外，大部分氯己定漱口水含有高浓度的乙醇，一些氯己定涂膜产品还含有麝香草酚。迄今为止，这些产品与众多氟化物防龋措施相比，并未表现出更好的防龋效果，且它们需要通过更高的使用频率来保证有效性。

木糖醇

木糖醇是一种五碳糖醇，自20世纪60年代初就被用作甜味剂。由于木糖醇和其他糖醇不易被口腔细菌代谢，被认为是非致龋性糖替代品[112-113]。许多研究证实了其抗菌能力[114, 129]。木糖醇已被作为多种食品和牙膏的添加剂。然而绝大多数数据来自对木糖醇口香糖的研究[112]。一篇基于循证医学的综述得出以下结论：目前没有足够证据表明采用木糖醇口香糖、氯己定涂膜或凝胶以及补钙可降低龋病发病率。

大多数研究报告大剂量（每天4～15 g）和高频率的摄入，使其应用在临床实践中不切实际。多项临床试验的结果尚无定论。许多研究的设计存在问题，也存在偏倚。关于其降低龋病发病率的短期和长期有效性均无定论[113, 115-118]。

其他再矿化或抗菌产品

最近，顺势疗法（即使用椰子油、葵花籽油、芝麻油或橄榄油）用于控制龋病在社交媒体上越来越受欢迎。这些顺势疗法已经使用了几个世纪。越来越多的人在寻找草药疗法来治疗疾病。几乎所有使用油进行牙科治疗的过程都是在没有牙科保健专业人员监督的情况下进行的，并且在油的使用量、频率和持续时间方面有很大差异。在声誉良好的期刊中，没有任何同行评审的、基于循证医学的出版物支持此类治疗对阻止或减少龋齿的作用。所有已进行的研究均报告无额外益处[119-120]。

实验室和动物研究中的一些数据证实了碘对变异链球菌的抑制作用。虽然已经进行了几项人体研究，但没有足够的证据表明碘的使用降低了龋病的发病率。同时，虽已注意到变异链球菌的短期减少，但尚未报告长期减少[121]。

关于使用无定形磷酸钙（amorphous calcium phosphate，ACP）和酪蛋白磷酸肽（casein phosphopeptide，CPP）-ACP预防龋病，也有相关数据。然而，由美国牙科协会（ADA）召集的专家小组对现有文献进行了审阅，并提出了反对使用10% CPP-ACP预防龋齿的建议[114]。

防龋疫苗

至少从20世纪40年代初开始，口腔研究人员就致力于防龋疫苗的开发。研究工作普遍将变异链球菌作为龋病的主要致病微生物，并且开发能够特异性中和变异链球菌的免疫技术是防龋疫苗研究的基本理念。目前，防龋疫苗的研究方向偏向于更深入了解免疫系统和许多不同龋病诱导因素的多重作用。由于我们对龋病作为一种生态失调有了新的认识，防龋疫苗可能永远不会出现。

龋活跃性检测

半个多世纪以来，科学家一直试图开发一种可方便定量检测患者个体龋活跃性的方法。通过实验室操作以确定口腔细菌的数量或其耐酸能力的技术已得到开发和应用。最近，利用方便的试纸条来检测患者唾液中微生物水平的方法已开始应用[122-123]。然而，真正方便、高效、具有足够精确性、可作为可靠龋活跃性指标的测试方法尚未开发出来。该领域的研究仍在继续。一个能准确、方便、高效地检测早期龋（尤其是低龄儿童龋）活跃性和潜在水平的方法将成为对私人执业医师和公共卫生人员非常有用的诊断工具[124]。

诊断工具

在过去的30年中，已拥有了检测早期龋损和量化评估专业的非侵入性氟化物治疗（如氟保护漆）效果的技术能力。目前市场上有几种不同的早期龋损辅助检测工具，其运用必须结合对每个儿童详细的临床检查和龋病风险评估结果。光导纤维技术和定量光导荧光技术应用于龋病诊断的准确性尚缺乏足够的科学依据。电子技术和激光荧光技术结合视诊、探诊和影像学检查可用于龋病诊断，尤其是恒磨牙和乳磨牙殆面龋的诊断，但依据也有限。尚没有关于这些检测方法成本-效果分析的研究结论。龋病早期诊断将为牙医采用不同治疗措施以逆转和治疗龋病提供依据[125-126]。

红外线激光荧光龋检测仪

红外线激光荧光龋检测仪（DIAGNOdent）可定量检测殆面和光滑面龋（Kaltenbach & Voigt GmbH & Co., Biberach/Riss, Germany）（图10.7）。它运用激光二极管光源和光纤电缆，后者可将光线传递到顶端有光纤眼的手持式探头。该光源被有机和无机材料吸收并引发红外荧光。发出的荧光被探头顶端收集，经上行纤维传导，最后经处理并在显示窗上显示出0～99之间的整数。增加的荧光量表示存在潜在的龋损。产生荧光的确切物质目前仍在研究之中，有可能是细菌代谢物，尤其是卟啉类化合物[126, 128]。对平滑面、邻面或殆面进行的体内和体外研究表明，该技术的诊断灵敏度为0.31～0.98，特异度为0.67～0.96[127-131]。

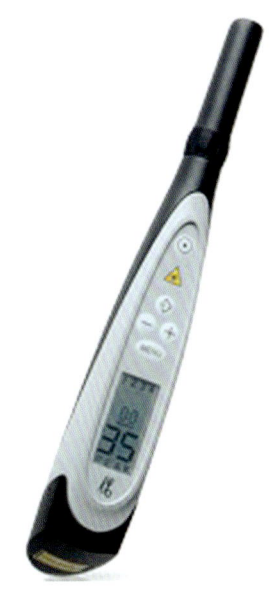

图10.7 红外线激光荧光龋检测仪

光导纤维透照数字影像技术

传统临床龋病检查通常运用透照法来识别牙邻面龋。光导纤维透照（fiberoptic transillumination, FOTI）已投入临床使用至少50年了。它发出的强烈光束通过光纤电缆传导至一种特殊设计的探头，从而可以在后牙的邻面产生透照作用。该仪器经过反复改进后可以用于牙齿殆面和邻面龋的检测，欧洲的开业医生普遍运用该仪器来替代影像学检查。光导纤维透照数字影像技术（digital imaging fiberoptic transillumination, DIFOTI）（Electro-Optical Sciences, Inc., Irvington, New York, USA）为该技术的进一步发展，可直观地看到数字化电荷耦合器（digital charge-coupled device, CCD）相机捕捉到的图像并将其发送至电脑进行分析。对平滑面、邻面或殆面进行的体内和体外研究表明，该技术的诊断灵敏度为0.10～0.83，特异度为0.15～0.90[132-135]。

定量光导荧光技术

定量光导荧光技术（quantitative light fluorescence, QLF）是一种可用于龋病早期检测的技术。体内和体外研究证实荧光量与龋损部位矿物质含量存在相关性，这使开发可真正用于评估龋病进展或发生的系统成为可能。对平滑面、邻面或殆面进行的体内和体外研究表明，该技术的诊断灵敏度为0.64～1.0，特异度为0.57～0.88[136-138]。

结论

龋病的有效控制在很大程度上依赖于父母和监护人的参与及合作。龋病不应该被视作一个没有希望解决的问题。目前有各种诊断性的、治疗性的以及预防性的措施可以控制龋病。在龋病的临床治疗中，牙医的作用包括最大限度地寻找和消除病因，具体包括纠正不良习惯、消除可能的致龋因素、恢复可修补牙齿的功能和外形，最终应用现有的治疗和预防手段持续控制龋病。

成功管理所有龋病所带来的问题还需要仔细的诊断，采集完整的全身及专科病史，启动综合预防计划，制定合理的修复方案，建立定期复查机制来维持和再强化实施的预防措施。复查间隔时间需由牙医根据患者的龋患风险决定[126]。

参考文献

1. American Academy of Pediatric Dentistry: Policy on the dental home, *Pediatric Dent* 42(6):34–35, 2020.
2. Benjamin RM: The Surgeon General's vision for a healthy and fit nation, *Public Health Rep* 125(4):514–515, 2010.
3. Pitts N, Baez R, Diaz-Guallory C, et al.: Early childhood caries: IAPD Bangkok declaration, *Int J Paediatr Dent* 29:384–386, 2019.
4. Kassebaum NJ, Smith AGC, Bernabe E, et al.: Global, regional, and national prevalence, incidence, and disability-adjusted life years for oral conditions for 195 countries, 1990-2015: a systematic analysis for the global burden of diseases, injuries, and risk factors, *J Dent Res* 96(4):380–387, 2017.
5. Pew Charitable Trusts. In search of dental care, *Public Health Rep* 1–15, 2013.
6. Thylstrup A, Bruun C, Holmen L: In vivo caries models-mechanisms for caries initiation and arrestment, *Adv Dent Res* 8(2):144–157, 1994.
7. Fisher-Owens SA, Gansky SA, Platt LJ, et al.: Influences on children's oral health: a conceptual model, *Pediatrics* 120(3):e510–520, 2007.
8. Kilian M, Chapple IL, Hannig M, et al.: The oral microbiome—an update for oral healthcare professionals, *Br Dent J* 221(10):657–666, 2016.
9. Marsh PD: Sickness and in health-what does the oral microbiome mean to us? An ecological perspective, *Adv Dent Res* 29(1):60–65, 2018.
10. Featherstone JD: The continuum of dental caries—evidence for a dynamic disease process, *J Dent Res* 83:C39–42, 2004. Spec No C.
11. Featherstone JD, Fontana M, Wolff M: Novel anticaries and remineralization agents: future research needs, *J Dent Res* 97(2):125–127, 2018.
12. Simon-Soro A, Guillen-Navarro M, Mira A: Metatranscriptomics reveals overall active bacterial composition in caries lesions, *J Oral Microbiol* 6:25443, 2014.
13. Tanner AC, Kressirer CA, Faller LL: Understanding caries from the oral microbiome perspective, *J Calif Dent Assoc* 44(7):437–446, 2016.
14. Twetman S: Prevention of dental caries as a non-communicable disease, *Eur J Oral Sci* 126(Suppl 1):19–25, 2018.
15. Pereira D, Seneviratne CJ, Koga-Ito CY, Samaranayake LP: Is the oral fungal pathogen Candida albicans a cariogen? *Oral Dis* 24(4):518–526, 2018.
16. Simon-Soro A, Mira A: Solving the etiology of dental caries, *Trends Microbiol* 23(2):76–82, 2015.
17. Nyvad B, Fejerskov O: Assessing the stage of caries lesion activity on the basis of clinical and microbiological examination, *Community Dent Oral Epidemiol* 25(1):69–75, 1997.
18. American Academy of Pediatric Dentistry: Policy on early childhood caries (ECC): unique challenges and treatment options, *Pediatric Dent* 42(6):74–75, 2020.
19. Erickson PR, Mazhari E: Investigation of the role of human breast milk in caries development, *Pediatr Dent* 21(2):86–90, 1999.
20. Iida H, Auinger P, Billings RJ, Weitzman M: Association between infant breastfeeding and early childhood caries in the United States, *Pediatrics* 120(4):e944–952, 2007.
21. Mohebbi SZ, Virtanen JI, Vahid-Golpayegani M, Vehkalahti MM: Feeding habits as determinants of early childhood caries in a population where prolonged breastfeeding is the norm, *Community Dent Oral Epidemiol* 36(4):363–369, 2008.
22. Feldens CA, Giugliani ER, Vigo A, Vitolo MR: Early feeding practices and severe early childhood caries in four-year-old children from southern Brazil: a birth cohort study, *Caries Res* 44(5):445–452, 2010.
23. Tinanoff N, Kanellis MJ, Vargas CM: Current understanding of the epidemiology, mechanisms, and prevention of dental caries in preschool children, *Pediatr Dent* 24(6):543–551, 2002.
24. Policy on early childhood caries (ECC): Classifications, consequences, and preventive strategies, *Pediatr Dent* 30(Suppl 7):40–43, 2008.
25. Wojcik KY, Rechtman DJ, Lee ML, Montoya A, Medo ET: Macronutrient analysis of a nationwide sample of donor breast milk, *J Am Diet Assoc* 109(1):137–140, 2009.
26. Policy on dietary recommendations for infants, children, and adolescents, *Pediatr Dent* 30(Suppl 7):47-48, 2008.
27. Dye BA, Hsu KL, Afful J: Prevalence and measurement of dental caries in young children, *Pediatr Dent* 37(3):200–216, 2015.
28. Greenwell AL, Johnsen D, DiSantis TA, Gerstenmaier J, Limbert N: Longitudinal evaluation of caries patterns form the primary to the mixed dentition, *Pediatr Dent* 12(5):278–282, 1990.
29. Vargas CM, Crall JJ, Schneider DA: Sociodemographic distribution of pediatric dental caries: NHANES III, 1988-1994, *J Am Dent Assoc (1939)* 129(9):1229–1238, 1998.
30. Gao X, Jiang S, Koh D, Hsu CY: Salivary biomarkers for dental caries, *Periodontol 2000* 70(1):128–141, 2016.
31. Bruvo M, Moe D, Kirkeby S, Vorum H, Bardow A: Individual variations in protective effects of experimentally formed salivary pellicles, *Caries Res* 43(3):163–170, 2009.
32. Zakhary GM, Clark RM, Bidichandani SI, Owen WL, Slayton RL, Levine M: Acidic proline-rich protein Db and caries in young children, *J Dent Res* 86(12):1176–1180, 2007.
33. Levine M: Susceptibility to dental caries and the salivary proline-rich proteins, *Int J Dent* 2011:953412, 2011.
34. Hemadi AS, Huang R, Zhou Y, Zou J: Salivary proteins and microbiota as biomarkers for early childhood caries risk assessment, *Int J Oral Sci* 9(11):e1, 2017.
35. Slomiany BL, Piotrowski J, Czajkowski A, Slomiany A: Control of mucin molecular forms expression by salivary protease: differences with caries, *Int J Biochem* 25(5):681–687, 1993.
36. Fidalgo TK, Freitas-Fernandes LB, Ammari M, Mattos CT, de Souza IP, Maia LC: The relationship between unspecific s-IgA and dental caries: a systematic review and meta-analysis, *J Dent* 42(11):1372–1381, 2014.
37. Tinanoff NT: The oral cavity. In Kliegman R, Nelson WE, editors: *Nelson textbook of pediatrics*, ed 19, Philadelphia, PA, 2011, Elsevier/Saunders, p 1257.
38. Crossner CG: Salivary flow rate in children and adolescents, *Swed Dent J* 8(6):271–276, 1984.
39. Semega JL, Fontenot KR, Kollar MA: Income and poverty in the United States: 2016, *Curr Popul Rep* P60–259, 2017.
40. Edelstein BL: Disparities in oral health and access to care: findings of national surveys, *Ambul Pediatr* 2(Suppl 2):141–147, 2002.
41. Weerheijm KL: Molar incisor hypomineralisation (MIH), *Eur J Paediatr Dent* 4(3):114–120, 2003.
42. Kuhnisch J, Kabary L, Malyk Y, et al.: Relationship between caries experience and demarcated hypomineralised lesions (including MIH) in the permanent dentition of 15-year-olds, *Clin Oral Invest* 22(5):2013–2019, 2018.
43. Grossi JA, Cabral RN, Leal SC: Caries experience in children with and without molar-incisor hypomineralisation: a case-control study, *Caries Res* 51(4):419–424, 2017.
44. Wuollet E, Laisi S, Alaluusua S, Waltimo-Siren J: The association between molar-incisor hypomineralization and dental caries with socioeconomic status as an explanatory variable in a group of Finnish children, *Int J Environ Res Publ Health* 15(7), 2018.
45. Americano GC, Jacobsen PE, Soviero VM, Haubek D: A systematic review on the association between molar incisor hypomineralization and dental caries, *Int J Paediatr Dent* 27(1):11–21, 2017.
46. Hafez HS, Shaarawy SM, Al-Sakiti AA, Mostafa YA. Dental crowding as a caries risk factor: a systematic review, *Am J Orthod Dentofacial Orthop* 142(4):443-450, 2012.

47. Rosenbloom RG, Tinanoff N. Salivary Streptococcus mutans levels in patients before, during, and after orthodontic treatment, *Am J Orthod Dentofacial Orthop* 100(1):35-37, 1991.
48. Ekstrand KR, Gimenez T, Ferreira FR, Mendes FM, Braga MM: The international caries detection and assessment system - ICDAS: a systematic review, *Caries Res* 52(5):406–419, 2018.
49. Nyvad B, Machiulskiene V, Bælum V: The Nyvad criteria for assessment of caries lesion activity. Paper presented at: Clinical Models Workshop: remin-demin, Precavitation, *Caries*, 2005.
50. Petersson GH: Assessing caries risk—using the Cariogram model, *Swed Dent J Suppl* (158):1–65, 2003.
51. Tellez M, Gomez J, Pretty I, Ellwood R, Ismail AI: Evidence on existing caries risk assessment systems: are they predictive of future caries? *Community Dent Oral Epidemiol* 41(1):67–78, 2013.
52. ADA Council on Scientific Affairs: Fluoride toothpaste use for young children, *J Am Dent Assoc (1939)* 145(2):190–191, 2014.
53. Dean JA, Barton DH, Vahedi I, Hatcher EA: Progression of interproximal caries in the primary dentition, *J Clin Pediatr Dent* 22(1):59–62, 1997.
54. Gustafsson BE, Quensel CE, Lanke LS, et al.: The Vipeholm dental caries study; the effect of different levels of carbohydrate intake on caries activity in 436 individuals observed for five years, *Acta Odontol Scand* 11(3–4):232–264, 1954.
55. Weiss RL, Trithart AH: Between-meal eating habits and dental caries experience in preschool children, *Am J Public Health Nation's Health* 50:1097–1104, 1960.
56. Schachtele CF, Jensen ME: Comparison of methods for monitoring changes in the pH of human dental plaque, *J Am Dent Assoc* 61(10):1117–1125, 1982.
57. Park K, Ashmore R, Stookey G. Prolonged response period for indwelling plaque pH studies. Paper presented at, *J Dent Res* 1986.
58. Berenie J, Ripa LW, Leske G: The relationship of frequency of toothbrushing, oral hygiene, gingival health, and caries-experience in school children, *J Publ Health Dent* 33(3):160–171, 1973.
59. Tsamtsouris A, White GE, Clark ER: The effect of instruction and supervised toothbrushing on the reduction of dental plaque in kindergarten children, *ASDC J Dent Child* 46(3):204–209, 1979.
60. Wright GZ, Banting DW, Feasby WH: The Dorchester dental flossing study: final report, *Clin Prev Dent* 1(3):23–26, 1979.
61. Wright JT, Hanson N, Ristic H, Whall CW, Estrich CG, Zentz RR: Fluoride toothpaste efficacy and safety in children younger than 6 years: a systematic review, *J Am Dent Assoc (1939)* 145(2):182–189, 2014.
62. US Department of Health Human Services Federal Panel on Community Water Fluoridation: US Public Health Service recommendation for fluoride concentration in drinking water for the prevention of dental caries, *Publ Health Rep* 130(4):318–331, 2015.
63. Harding MA, O'Mullane DM: Water fluoridation and oral health, *Acta Med Acad* 42(2):131–139, 2013.
64. Iheozor-Ejiofor Z, Worthington HV, Walsh T, et al.: Water fluoridation for the prevention of dental caries, *Cochrane Database Syst Rev* (6):Cd010856, 2015.
65. Marthaler TM: Salt fluoridation and oral health, *Acta Med Acad* 42(2):140–155, 2013.
66. Murray JJ: Efficacy of preventive agents for dental caries. Systemic fluorides: water fluoridation, *Caries Res* 27(Suppl 1):2–8, 1993.
67. Carmichael CL, Rugg-Gunn AJ, French AD, Cranage JD: The effect of fluoridation upon the relationship between caries experience and social class in 5-year-old children in Newcastle and Northumberland, *Br Dent J* 149(6):163–167, 1980.
68. Rock WP, Gordon PH, Bradnock G: Dental caries experience in Birmingham and Wolverhampton school children following the fluoridation in Birmingham water in 1964. Method and overall caries experience in the two populations, *Br Dent J* 150(3):61–66, 1981.
69. Jackson R, Kelly S, Dunipace A, Brizendine E, Kelly L, Stookey G. Fluoride level of biological samples collected from adolescents. Paper presented at, *J Dent Res* 1998.
70. Jackson RD, Brizendine EJ, Kelly SA, Hinesley R, Stookey GK, Dunipace AJ: The fluoride content of foods and beverages from negligibly and optimally fluoridated communities, *Community Dent Oral Epidemiol* 30(5):382–391, 2002.
71. Centers for Disease Control Prevention: Promoting oral health: interventions for preventing dental caries, oral and pharyngeal cancers, and sports-related craniofacial injuries. A report on recommendations of the task force on community preventive services, *MMWR Recomm Rep* 50(RR-21):1–13, 2001.
72. Beiswanger BB, Gish CW, Mallatt ME: A three-year study of the effect of a sodium fluoride-silica abrasive dentifrice on dental caries, *Pharmacol Ther Dent* 6(1–2):9–16, 1981.
73. Scottish Intercollegiate Guideline Network. Dental interventions to prevent caries in children. In *Healthcare Improvement Scotland*, Edinburgh, 2014.
74. Maternal Child Health Bureau. Topical fluoride recommendations for high-risk children: development of decision support matrix, 2007.
75. Ammari AB, Bloch-Zupan A, Ashley PF: Systematic review of studies comparing the anti-caries efficacy of children's toothpaste containing 600 ppm of fluoride or less with high fluoride toothpastes of 1,000 ppm or above, *Caries Res* 37(2):85–92, 2003.
76. Walsh T, Worthington HV, Glenny AM, Appelbe P, Marinho VC, Shi X: Fluoride toothpastes of different concentrations for preventing dental caries in children and adolescents, *Cochrane Database Syst Rev*(1):Cd007868, 2010.
77. Marinho VC, Higgins JP, Sheiham A, Logan S: Fluoride toothpastes for preventing dental caries in children and adolescents, *Cochrane Database Syst Rev*(1):Cd002278, 2003.
78. Zacherl WA: A three-year clinical caries evaluation of the effect of a sodium fluoride-silica abrasive dentifrice, *Pharmacol Ther Dent* 6(1–2):1–7, 1981.
79. Gerdin PO: Studies in dentifrices. 6. The inhibitory effect of some grinding and non-grinding fluoride dentifrices on dental caries. Including tests of a new, non-grinding manganese-fluoride dentifrice, *Swed Dent J* 65(10):521–532, 1972.
80. Edlund K, Koch G: Effect on caries of daily supervised toothbrushing with sodium monofluorophosphate and sodium fluoride dentifrices after 3 years, *Scand J Dent Res* 85(1):41–45, 1977.
81. Weyant RJ, Tracy SL, Anselmo TT, et al.: Topical fluoride for caries prevention: executive summary of the updated clinical recommendations and supporting systematic review, *J Am Dent Assoc (1939)* 144(11):1279–1291, 2013.
82. Gao SS, Zhang S, Mei ML, Lo EC, Chu CH: Caries remineralisation and arresting effect in children by professionally applied fluoride treatment—A systematic review, *BMC Oral Health* 16:12, 2016.
83. Ijaz S, Croucher R, Onwude O, Rutterford C, Marinho VC: Professionally applied fluoride paint—on solutions for the control of dental caries in children and adolescents, *Cochrane Database Syst Rev* 2018(5), 2018.
84. Helfenstein U, Steiner M: Fluoride varnishes (Duraphat): a meta-analysis, *Community Dent Oral Epidemiol* 22(1):1–5, 1994.
85. Ekstrand J, Koch G, Lindgren LE, Petersson LG: Pharmacokinetics of fluoride gels in children and adults, *Caries Res* 15(3):213–220, 1981.
86. LeCompte EJ, Whitford GM: Pharmacokinetics of fluoride from APF gel and fluoride tablets in children, *J Dent Res* 61(3):469–472, 1982.
87. Ripa LW, Leske GS, Sposato A, Varma A: Effect of prior toothcleaning on bi-annual professional acidulated phosphate fluoride topical fluoride gel-tray treatments. Results after three years, *Caries Res* 18(5):457–464, 1984.
88. Houpt M, Koenigsberg S, Shey Z: The effect of prior toothcleaning on the efficacy of topical fluoride treatment. Two-year results, *Clin Prev Dent* 5(4):8–10, 1983.
89. Bijella MF, Bijella VT, Lopes ES, Bastos JR: Comparison of dental prophylaxis and toothbrushing prior to topical APF applications, *Community Dent Oral Epidemiol* 13(4):208–211, 1985.
90. Stookey GK: Caries prevention, *J Dent Educ* 62(10):803–811, 1998.
91. Petersson LG, Arthursson L, Östberg C, Jönsson G, Gleerup A: Caries-inhibiting effects of different modes of duraphat varnish reapplication: a 3-year radiographic study, *Caries Res* 25(1):70–73, 1991.
92. Petersson LG, Westerberg I: Intensive fluoride varnish program in Swedish adolescents: economic assessment of a 7-year follow-up study on proximal caries incidence, *Caries Res* 28(1):59–63, 1994.
93. Skold L, Sundquist B, Eriksson B, Edeland C: Four-year study of caries inhibition of intensive duraphat application in 11-15-year-old children, *Community Dent Oral Epidemiol* 22(1):8–12, 1994.
94. Crystal YO, Marghalani AA, Ureles SD, et al.: Use of silver diamine fluoride for dental caries management in children and adolescents, including those with special health care needs, *Pediatr Dent* 39(5):135–145, 2017.
95. Gao SS, Zhao IS, Hiraishi N, et al.: Clinical trials of silver diamine fluoride in arresting caries among children: a systematic review, *JDR J Clin Transl Res* 1(3):201–210, 2016.
96. Fung HTM, Wong MCM, Lo ECM, Chu CH. Arresting early childhood caries with silver diamine fluoride-a literature review, *J Oral Hygiene Health*. 2013.
97. Yamaga R, Nishino M, Yoshida S, Yokomizo I: Diamine silver fluoride and its clinical application, *J Osaka Univ Dent Sch* 12:1–20, 1972.
98. Lou YL, Botelho MG, Darvell BW: Reaction of silver diamine [corrected] fluoride with hydroxyapatite and protein, *J Dent* 39(9):612–618, 2011.

99. Knight GM, McIntyre JM, Mulyani: The effect of silver fluoride and potassium iodide on the bond strength of auto cure glass ionomer cement to dentine, *Aust Dent J* 51(1):42–45, 2006.
100. Love RM: *Evaluation of the antimicrobial activity of combined silver diamine fluoride (SDF) and potassium iodide (KI) as an endodontic medicament*, New Zealand, 2010, University of Otago.
101. American Academy of Pediatric Dentistry: Chairside guide: silver diamine fluoride in the management of dental caries lesions, *Pediatr Dent* 39(6):478–479, 2017.
102. Nowicka A, Wilk G, Lipski M, Kolecki J, Buczkowska-Radlinska J: Tomographic evaluation of reparative dentin formation after direct pulp capping with Ca(OH)2, MTA, biodentine, and dentin bonding system in human teeth, *J Endod* 41(8):1234–1240, 2015.
103. Valles M, Roig M, Duran-Sindreu F, Martinez S, Mercade M: Color stability of teeth restored with biodentine: a 6-month in vitro study, *J Endod* 41(7):1157–1160, 2015.
104. Tziafa C, Koliniotou-Koumpia E, Papadimitriou S, Tziafas D: Dentinogenic activity of biodentine in deep cavities of miniature swine teeth, *J Endod* 41(7):1161–1166, 2015.
105. Heitetz SB, Horowitz HS, Meyers RJ, Li SH: Evaluation of the comparative effectiveness of fluoride mouthrinsing, fluoride tablets, and both procedures in combination: interim findings after two years, *Pediatr Dent* 9(2):121–125, 1987.
106. Horowitz H: Perspectives on the use of prenatal fluorides—A symposium, *J Dent Child* 48(2):102–102, 1981.
107. Katz S, Muhler JC: Prenatal and postnatal fluoride and dental caries experience in deciduous teeth, *J Am Dent Assoc* 76(2):305–311, 1968.
108. Hennon DK, Stookey GK, Muhler JC: The clinical anticariogenic effectiveness of supplementary fluoride-vitamin preparations. Results at the end of three years, *J Dent Child* 33(1):3–12, 1966.
109. Rozier RG, Adair S, Graham F, et al.: Evidence-based clinical recommendations on the prescription of dietary fluoride supplements for caries prevention: a report of the American Dental Association Council on Scientific Affairs, *J Am Dent Assoc (1939)* 141(12):1480–1489, 2010.
110. Espelid I: Caries preventive effect of fluoride in milk, salt and tablets: a literature review, *Eur Arch Paediatr Dent* 10(3):149–156, 2009.
111. Hujoel PP, Zina LG, Moimaz SA, Cunha-Cruz J: Infant formula and enamel fluorosis: a systematic review, *J Am Dent Assoc (1939)* 140(7):841–854, 2009.
112. Makinen KK: The rocky road of xylitol to its clinical application, *J Dent Res* 79(6):1352–1355, 2000.
113. American Academy of Pediatric Dentistry: Policy on the use of xylitol, *Pediatr Dent* 40(6):55–57, 2015.
114. Slayton RL, Urquhart O, Araujo MWB, et al.: Evidence-based clinical practice guideline on nonrestorative treatments for carious lesions: a report from the American Dental Association, *J Am Dent Assoc (1939)* 149(10):837–849, 2018. e819.
115. Alamoudi NM, Hanno AG, Sabbagh HJ, Masoud MI, Almushayt AS, El Derwi DA: Impact of maternal xylitol consumption on mutans streptococci, plaque and caries levels in children, *J Clin Pediatr Dent* 37(2):163–166, 2012.
116. Soderling E, Isokangas P, Pienihakkinen K, Tenovuo J, Alanen P: Influence of maternal xylitol consumption on mother-child transmission of mutans streptococci: 6-year follow-up, *Caries Res* 35(3):173–177, 2001.
117. Campus G, Cagetti MG, Sale S, et al.: Six months of high-dose xylitol in high-risk caries subjects—a 2-year randomised, clinical trial, *Clin Oral Invest* 17(3):785–791, 2013.
118. Laitala ML, Alanen P, Isokangas P, Soderling E, Pienihakkinen K: Long-term effects of maternal prevention on children's dental decay and need for restorative treatment, *Community Dent Oral Epidemiol* 41(6):534–540, 2013.
119. Jauhari D, Srivastava N, Rana V, Chandna P: Comparative evaluation of the effects of fluoride mouthrinse, herbal mouthrinse and oil pulling on the caries activity and Streptococcus mutans count using Oratest and Dentocult SM strip mutans Kit, *Int J Clin Pediatr Dent* 8(2):114–118, 2015.
120. An TD, Pothiraj C, Gopinath R, Kayalvizhi BJAJMR: Effect of oil-pulling on dental caries causing bacteria, 2(3):63–66, 2008.
121. Rethman MP, Beltran-Aguilar ED, Billings RJ, et al.: Nonfluoride caries-preventive agents: executive summary of evidence-based clinical recommendations, *J Am Dent Assoc (1939)* 142(9):1065–1071, 2011.
122. Cannon M, Trent B, Vorachek A, Kramer S, Esterly R: Effectiveness of CRT at measuring the salivary level of bacteria in caries prone children with probiotic therapy, *J Clin Pediatr Dent* 38(1):55–60, 2013.
123. Hertel S, Wolf A, Basche S, et al.: Initial microbial colonization of enamel in children with different levels of caries activity: an in situ study, *Am J Dent* 30(3):171–176, 2017.
124. Bader JD, Shugars DA, Bonito AJ: Systematic reviews of selected dental caries diagnostic and management methods, *J Dent Educ* 65(10):960–968, 2001.
125. Pereira AC, Eggertsson H, Martinez-Mier EA, Mialhe FL, Eckert GJ, Zero DT: Validity of caries detection on occlusal surfaces and treatment decisions based on results from multiple caries-detection methods, *Eur J Oral Sci* 117(1):51–57, 2009.
126. Twetman S, Axelsson S, Dahlen G, et al.: Adjunct methods for caries detection: a systematic review of literature, *Acta Odontol Scand* 71(3–4):388–397, 2013.
127. Diniz MB, Campos PH, Sanabe ME, et al.: Effectiveness of fluorescence-based methods in monitoring progression of noncavitated caries-like lesions on smooth surfaces, *Operat Dent* 40(6):E230–241, 2015.
128. Unal M, Kockanat A, Guler S, Gulturk E: Diagnostic performance of different methods in detecting incipient non-cavitated occlusal caries lesions in permanent teeth, *J Clin Pediatr Dent* 43(3):173–179, 2019.
129. Menem R, Barngkegei I, Beiruti N, Al Haffar I, Joury E: The diagnostic accuracy of a laser fluorescence device and digital radiography in detecting approximal caries lesions in posterior permanent teeth: an in vivo study, *Laser Med Sci* 32(3):621–628, 2017.
130. Cortes DF, Ellwood RP, Ekstrand KR: An in vitro comparison of a combined FOTI/visual examination of occlusal caries with other caries diagnostic methods and the effect of stain on their diagnostic performance, *Caries Res* 37(1):8–16, 2003.
131. Ribeiro AA, Purger F, Rodrigues JA, et al.: Influence of contact points on the performance of caries detection methods in approximal surfaces of primary molars: an in vivo study, *Caries Res* 49(2):99–108, 2015.
132. Schneiderman A, Elbaum M, Shultz T, Keem S, Greenebaum M, Driller J: Assessment of dental caries with digital imaging fiber-optic TransIllumination (DIFOTI): in vitro study, *Caries Res* 31(2):103–110, 1997.
133. Ando M: Performance of digital imaging fiber-optic transillumination (DIFOTI) for detection of non-cavitated primary caries. Preliminary report. Paper presented at: 83rd General Session International Association for Dental Research, Baltimore, Maryland, 2005.
134. Astvaldsdottir A, Ahlund K, Holbrook WP, de Verdier B, Tranaeus S: Approximal caries detection by DIFOTI: in vitro comparison of diagnostic accuracy/efficacy with film and digital radiography, *Int J Dent* 2012:326401, 2012.
135. Bin-Shuwaish M, Yaman P, Dennison J, Neiva G: The correlation of DIFOTI to clinical and radiographic images in Class II carious lesions, *J Am Dent Assoc (1939)* 139(10):1374–1381, 2008.
136. Park SW, Kim SK, Lee HS, Lee ES, de Jong EdJ, Kim BI: Comparison of fluorescence parameters between three generations of QLF devices for detecting enamel caries in vitro and on smooth surfaces, *Photodiagnosis Photodyn Ther* 25:142–147, 2019.
137. Jallad M, Zero D, Eckert G, Ferreira Zandona A: In vitro detection of occlusal caries on permanent teeth by a visual, light-induced fluorescence and Photothermal radiometry and modulated Luminescence methods, *Caries Res* 49(5):523–530, 2015.
138. Ko HY, Kang SM, Kim HE, Kwon HK, Kim BI: Validation of quantitative light-induced fluorescence-digital (QLF-D) for the detection of approximal caries in vitro, *J Dent* 43(5):568–575, 2015.

11 窝沟封闭及预防性树脂充填

Brian J. Sanders

蒙明梅 邹静 译

本章提要

- 临床试验
- 窝沟封闭的使用原理
- 选择适合封闭的牙齿
- 窝沟封闭技术
  - 清洁
  - 隔湿
  - 酸蚀
  - 冲洗
  - 涂布窝沟封闭剂
  - 检查殆干扰
  - 再评价
- 预防性树脂充填（封闭的复合树脂修复）

1955年，Buonocore[1]将酸蚀技术描述为一种增加自固化甲基丙烯酸甲酯树脂材料在釉质上的粘接性的简单方法。使用85%的磷酸酸蚀牙釉质30秒。微观层面上可观察到釉质产生了粗糙表面，这使得低粘接性的树脂材料可以与牙面产生机械结合作用。

最早的实验性窝沟封闭剂（sealant）使用的材料以氰基丙烯酸酯为基础，但并没有市场化。1965年，Bowen[2]大力发展了双酚A-甲基丙烯酸缩水甘油酯（bisphenol A-diglycidyl dimethacrylate，bis-GMA）树脂。这种树脂是双酚A和甲基丙烯酸缩水甘油酯的化学反应产物。这是目前大部分商业化的窝沟封闭剂的基质树脂。同时，也可使用甲基丙烯酸脲烷酯和其他甲基丙烯酸酯树脂作为窝沟封闭剂材料。牙科窝沟封闭剂材料不含双酚A，但是含有与唾液接触后可转变成双酚A的复合物。在应用窝沟封闭剂后的短时间内可能有少量双酚A存留，但在血液样本中未检测到双酚A，这提示并不存在全身暴露[3]。

化学固化封闭剂中，一个组分里的叔胺（催化剂）与另一个组分中的过氧苯甲酰混合，反应产生能引发封闭剂材料聚合反应的自由基。

其他类型的窝沟封闭剂材料则由外部能量催化反应。早期的光固化窝沟封闭剂由紫外线（现已不再使用）催化聚合反应。紫外线照射安息香甲醚或甲基数更多的安息香醚来催化过氧化固化系统。可见光固化的窝沟封闭剂含有对波长范围在470 nm（蓝光区域）的可见光敏感的乙二酮和芳香酮。有些窝沟封闭剂中含有填料，通常是二氧化硅微粒或石英。

窝沟封闭剂材料可以是透明或者不透明的。不透明的材料可以是牙齿颜色或者白色。透明的材料可以是全透明、粉红色或者琥珀色。全透明和牙色窝沟封闭剂材料美观，但在后续检查中很难识别。封闭技术的进展包括使用光激发的着色剂使聚合反应中或聚合反应后的窝沟封闭材料变色。这些成分改变不影响窝沟封闭剂的性能，并且使完成封闭的牙面更易识别。

窝沟封闭剂的防龋性能（cariostatic properties）归功于对窝沟点隙的物理阻隔。它既可阻止新的细菌在窝沟点隙内定植，又可防止可发酵的碳水化合物与遗留在窝沟点隙内的细菌接触，因而存留的细菌无法继续产酸达到致龋浓度。

临床试验

很多临床研究报告了窝沟封闭在减少龋病发生方面获得的成功。随着窝沟封闭剂的使用寿命延长，其保留率成为窝沟封闭在预防龋病中能否发挥作用的决定因素。

1983年，美国国家卫生研究院共识小组（National Institutes of Health Consensus Panel）基于窝沟封闭的已有资料得出结论："窝沟封闭是一种非常有效的预防窝沟点隙龋坏发生的方法。……推广窝沟封闭可以在目前使用氟化物及其他预防手段的基础上，大大减少人群中龋病的发生。"[4]

1991年，Simonsen[5]报道了一个跟踪长达15年的窝沟封闭随机试验，结果显示：在窝沟封闭组中，经过单次窝沟封闭治疗15年后，69%的牙面仍然完好，31%的牙面龋坏或经过充填；在按年龄、性别、居住地配对的对照组中，17%的牙面完好，83%的牙面龋坏或经过充填。同时，他估计经过15年，如果没有进行窝沟封闭，第一恒磨牙窝沟点隙龋坏或充填的风险增加7.5倍。

玻璃离子水门汀作为窝沟封闭材料的优势在于持续释放氟化物；另外，玻璃离子水门汀是一种亲水性材料，随着材料可见的脱落，其预防作用可能持续。玻璃离子水门汀可以作为过渡性封闭材料，应用在患龋风险较高的部分萌出的恒磨牙以及由于儿童合作性较差而难以隔湿的乳磨牙深窝沟。Antonson等[6]指出，针对部分萌出的牙齿和潜在的唾液污染，玻璃离子水门汀（glass-ionomer cement）窝沟封闭剂更易获得成功。在这些病例中，玻璃离子水门汀只是作为暂时性的窝沟封闭剂；当可以更好地隔湿时，可以重新评估，或使用树脂基质的窝沟封闭材料替换玻璃离子水门汀。玻璃离子水门汀窝沟封闭剂的长期研究显示其释放氟化物具有防龋性能，但是保留率低[7]。

一篇关于窝沟封闭在龋坏组织中是否能稳定或者降低细菌水平的系统评价发现，窝沟封闭能有效降低总的细菌量，而且随着放置窝沟封闭剂（sealant）时间的延长，细菌总数持续下降。这些研究的结果支持下述观点：保留的窝沟封闭剂能阻止细菌获得营养，因而可以阻止龋病进展[8-10]。

Wendt和Koch[11]跟踪研究了758个进行了𬌗面窝沟封闭的第一恒磨牙，随访时间为1～10年。研究表明，窝沟封闭后10年的所有牙面中，仅6%出现了龋坏或经过充填。Romcke等[12]在10年的时间里，每年监测8340个经过窝沟封闭的高患龋风险的第一恒磨牙。在每年的随访中，一旦发现有必要，就重新进行窝沟封闭。在进行窝沟封闭后第一年，6%的牙面需要重新进行窝沟封闭，此后每年有2%～4%的牙需要重新进行窝沟封闭。在8～10年之后，85%的牙面仍然无龋坏。

一项为期9年的研究对应用氟保护漆和窝沟封闭进行比较，结果发现在预防恒磨牙𬌗面龋方面，窝沟封闭比氟保护漆更便宜且更有效[13]。基于第三方提供的账单数据的回顾性研究表明，即使是在将窝沟封闭作为福利政策的地区，窝沟封闭的使用情况仍不容乐观[14-15]。另外，这些研究显示，窝沟封闭处理后的前3年，其减少充填治疗需求的有效性有所降低。这些数据再次证明了后续随访和跟踪封闭材料保留情况的重要性。

局部用氟后立即进行窝沟封闭是另一个引起关注的问题。临床和体外实验都证明局部应用含氟凝胶不影响窝沟封闭剂和釉质之间的粘接作用[16-17]。但是该结论并不一定适用于氟保护漆。Frazer等[18]在一项体外研究中证实，在使用窝沟封闭剂前应用氟保护漆会降低剪切粘接强度和窝沟封闭剂的保留率。关于应用氟保护漆后立即进行窝沟封闭的效果，在提供具体建议前还需要进一步的长期研究。

窝沟封闭的使用原理

2008年，ADA科学事务委员会发布的《基于循证医学的窝沟封闭临床使用建议》称，窝沟封闭能有效预防龋病发生，并且能阻止尚未成洞的早期龋坏进展[19]。

AAPD的儿童修复牙科共识会议[20]强调了窝沟封闭的使用并发表了以下建议：

1. 由训练有素的牙科工作人员进行的、以树脂为基质的窝沟封闭是安全且有效的，但其尚未被充分应用在预防高危牙面的龋坏方面。好的技术、适当的随访以及必要时重新进行窝沟封闭都能提升窝沟封闭的有效性。

2. 越是高危或者已有早期龋坏病损的牙面，窝沟封闭越有优势。已证实对小的釉质龋进行窝沟封闭可有效阻止龋损进展。和所有的牙科治疗一样，建议进行适当的随访。

3. 龋病风险评估应该由经验丰富的医生综合牙齿形态、临床检查、既往龋坏史、既往用氟史及目前口腔卫生状况来进行。

4. 无论处于哪个年龄阶段，患龋风险以及由此产生的潜在窝沟封闭的益处均可见于任何有窝沟点隙的乳牙及恒牙中。

5. 窝沟封闭操作中，应注意在不伤及釉质的情况下使窝沟点隙得到彻底清洁。在某些情况下可以使用微创的釉质成形术。

6. 使用低黏度的亲水性材料进行窝沟封闭前的处理可提高窝沟封闭材料的保留率和有效性。

7. 玻璃离子水门汀作为窝沟封闭材料的有效性值得商榷，但可作为一种过渡性的窝沟封闭材料使用。

8. 业内人士应对最新的预防窝沟龋的方法保持关注，包括牙科材料或技术的更新。

选择适合封闭的牙齿

为了获得最大益处，临床医生应该判断患龋风险，因而产生了新的概念——基于风险评估的窝沟封闭。在基于风险评估的窝沟封闭中，操作者应考量既往患龋病史、用氟史、口腔卫生状况以及窝沟点隙的解剖形态，从而决定是否应当进行窝沟封闭。

在选择患者及治疗牙位时，应进行良好的专业判断。存在猖獗龋或者邻面龋是窝沟封闭的禁忌证。龋坏已达𬌗面的牙本质层，则需要进行充填修复。

所有对龋敏感的牙面均应谨慎评估，因为窝沟点隙融合较好的牙不易龋坏。在这些情况下，窝沟封闭则是不必要的，或者至少可以说是不合算的。最后，尽管窝沟封闭的操作相对简单，但细致的操作仍需要患者配合。对于不配合的患者，窝沟封闭应当推迟，直到患者能配合完成操作。

尽管恒牙窝沟封闭的有效性已经被证实，但乳牙窝沟封闭的作用尚待深入研究。Chi 等[21] 尝试通过分析进行窝沟封闭及从未进行窝沟封闭的两组乳磨牙的经济效益来研究这一问题，纳入的均是进入医疗补助计划（Medicaid）并享受基本医疗保健的儿童。根据爱荷华州医疗补助计划的数据，他们发现：

1. 乳磨牙窝沟封闭可以预防牙病。

2. 乳磨牙窝沟封闭会产生更高的费用，尽管高患龋风险儿童实施易龋坏牙齿的窝沟封闭实际上是一种降低成本的行为。

3. 与基本医疗保健相比，进行了窝沟封闭的乳牙所增加的支出和后续治疗的支出少于未进行窝沟封闭的乳牙。

在对 297 名 6 岁以下高龋风险儿童的牙科病历进行 3 年回顾性研究后，Hong 等[22] 发现在牙科门诊和手术室进行了窝沟封闭的乳磨牙，其窝沟点隙龋发生的可能性分别是未进行窝沟封闭的乳磨牙的 0.055 倍和 0.013 倍。在发生龋坏的磨牙中，在牙科门诊和手术室进行了窝沟封闭的磨牙龋坏形成时间更长，分别是 2.69 年和 1.97 年。

窝沟封闭技术

在选择了合适的牙以后，应在冲洗、干燥深的窝沟点隙后，对此牙进行重新评估（图 11.1 A）。如果有龋存在，应当进行充填修复或充填与窝沟封闭结合使用（见后文）。

根据咬合纸提供的信息来确定窝沟封闭的范围，以确保多出的窝沟封闭剂不会影响咬合。如果是初萌牙，则没有必要进行这一步；而对于已经建立咬合关系的牙齿，则有必要。

清洁

窝沟封闭剂的充分保留要求窝沟点隙清洁、干燥（图 11.1 B 和 C）。酸蚀可完全去除釉质表面的获得性膜，而预防性口腔清洁（即使是使用探针）对于窝沟封闭剂的保留并无明显作用。从实际角度出发，对于口腔卫生较差的情况，用旋转的干毛刷清洁窝沟点隙也是有用的。

在一项实验室研究中，Pope 等[23] 发现使用 1/4 号球钻可以使窝沟封闭剂最大限度渗入酸蚀后釉质。配合使用氧化铝空气喷砂机比单独使用磨料或小毛刷使封闭剂渗入效果更好。对于是否窝沟封闭剂渗入得越深其保留率越高，以及使用磨料或者氧化铝时，是否因为颗粒会留在窝沟点隙的深凹陷处从而对窝沟封闭产生影响，目前尚无明确定论。

Hatibovic-Kofman 等[24] 研究了三组离体牙窝沟封闭剂微渗漏情况。三组牙齿分别接受了常规酸蚀处理、1/4 号球钻处理和表面喷砂处理。球钻处理的牙齿表现出了最少的微渗漏，另外两组的微渗漏情况较为接近。

常规去除窝沟的处理不太必要。事实上，不恰当或过分的窝沟开放或窝沟成形常常会去除窝沟底部与牙本质之间菲薄的釉质。一旦窝沟封闭剂脱落，此处更易患龋。相比窝沟成形术，恰当的窝沟

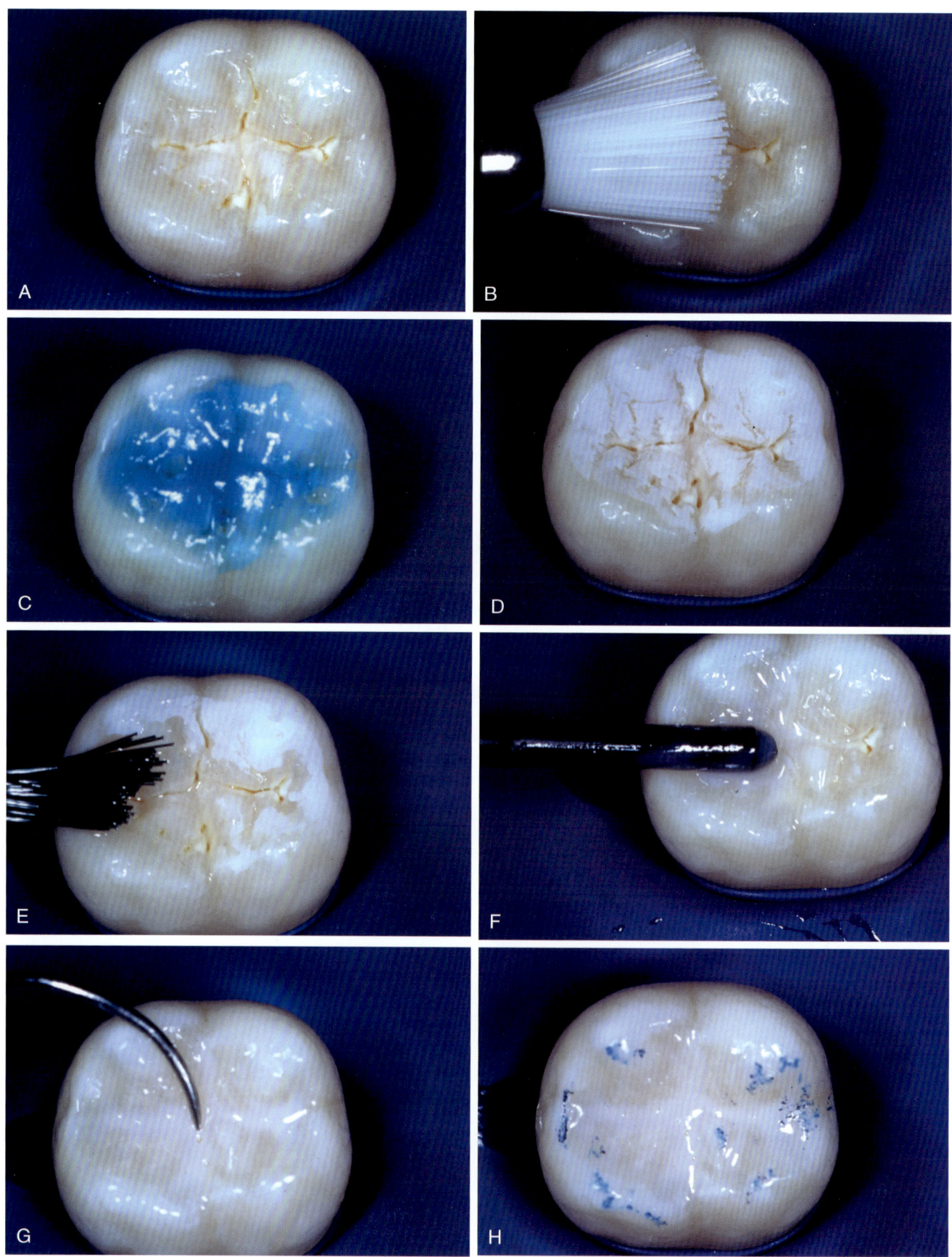

图 11.1　A. 窝沟点隙易患龋的磨牙（殆面观）。B. 旋转毛刷清洁牙齿。C. 牙面酸蚀。D. 酸蚀、冲洗并吹干后，牙面呈云雾状。E. 涂布粘接剂。F. 涂布窝沟封闭剂。G. 检查封闭剂固化后有无空隙或是否过多。H. 调整咬合

封闭方法和适宜剂量的窝沟封闭剂更重要。

隔湿

对于要进行窝沟封闭的某颗（或某一象限的）牙齿，应当先进行隔湿（isolation）。橡皮障是最理想的隔湿方式，但在某些特定情况下难以进行。棉卷、吸水屏障、压缩空气强力吸引隔湿同样有效。Eidelman 等[25]报告称，使用橡皮障或棉卷隔湿，最终窝沟封闭剂的保留率是相似的。

酸蚀

酸蚀（etching）使釉质表面产生微孔（microporosities）结构，促进了低黏度树脂渗入粗糙多孔的釉质，并在固化后形成树脂突，产生机械锁结作用。

有研究者对比了多种磷酸溶液在酸蚀中的作用。Zidan 和 Hill[26]测试了使用不同浓度磷酸（浓度从 0.5% 到 80%）60 秒后釉质的表面丧失量。结果显示，使用 35% 的磷酸使釉质有最大程度的丧失，使用 2%、5% 及 35% 的磷酸酸蚀后，树脂的粘接强度并没有明显不同。通常情况下，推荐使用 30% ～ 50% 的磷酸溶液或凝胶。

应当使用小刷子、小海绵、小棉球或厂家提供的工具将酸蚀剂涂布在釉质上。酸蚀剂应广泛涂布在需要进行窝沟封闭的牙面上，避免树脂涂布和固化在未酸蚀的部位。使用酸蚀剂后，应轻轻搅拌和补充，以免形成气泡或破坏釉柱结构。

有时候，黏稠的凝胶状酸蚀剂可能表现出"跳跃式"的酸蚀效果。这是因为酸蚀剂没有完全且均匀地湿润整个需要进行窝沟封闭区域的釉质。冲洗并吹干后，没有酸蚀到位的区域就非常明显了。如果出现这样的情况，就需要进行重新酸蚀。

通常情况下，我们推荐的酸蚀时间是 20 秒。氟羟磷灰石比较丰富的釉质抗酸蚀能力可能更强，需要更长的酸蚀时间。乳牙有时也可能抗酸蚀，也需要酸蚀更长的时间。Redford 等[27]研究发现，和酸蚀 15、30、60 秒相比，酸蚀 120 秒并不能产生更大的粘接力。体外实验表明，120 秒比 60 秒酸蚀深度更深，但没有粘接力的区别。

有人主张窝沟封闭前用氧化铝空气喷砂机或激光处理釉质。总的来说，窝沟封闭剂的保留率在使用了激光（Waterlase, Biolase Technology, San Clemente, CA）处理后略有提高，但其差异并没有统计学意义[28]。到目前为止，研究表明，即使使用了这些技术，之后仍然需要酸蚀来保证树脂与牙釉质充分粘接。

冲洗

大部分生产厂商的使用说明都建议酸蚀后彻底冲洗（washing）和吹干牙面，但并没有明确操作时间，Norling[29]主张冲洗 20 秒。

酸蚀过的釉质用无油压缩空气吹干。干燥后的釉质应当呈现一种特征性的云雾状外观（图 11.1 D）。

Feigal 等[30]研究表明，即使存在唾液污染，使用牙本质粘接剂仍可以提高窝沟封闭剂的保留率。Choi 等[31]报道，在牛的离体牙实验中，被液体污染的牙釉质有相似的结果。

尽管仍然建议在窝沟封闭过程中的任何时候都要避免液体污染，但在窝沟封闭过程中使用牙本质粘接剂似乎越来越有据可依（图 11.1 E）。在牙不能完全隔湿时推荐使用牙本质粘接剂[32]。磨牙颊面的窝沟封闭剂保留率低于拾面，因而在颊面行窝沟封闭时，使用牙本质粘接剂就显示出优势[33]。使用牙本质粘接剂时，需彻底吹干牙面以免产生较厚的粘接剂残留。

涂布窝沟封闭剂

化学固化窝沟封闭剂

使用窝沟封闭剂应遵循生产厂商的使用说明。精确的混合而非粗暴搅动可防止气泡产生。

在基质中加入催化剂后，材料聚合立即开始。这一点操作者应牢记在心，将窝沟封闭剂涂布到已经酸蚀并吹干的牙面时，不要浪费不必要的时间。化学固化窝沟封闭剂（chemically cured sealant）的工作时间是有限的。

可见光固化窝沟封闭剂

光固化窝沟封闭剂（light-cured sealant）要在固化灯的照射下才能彻底固化，但操作灯光及周围环境光线的长时间照射亦可影响其固化，因此需等到即将涂布至牙面时才取出。光固化材料的工作时间长于化学固化材料。如何涂布窝沟封闭剂取决于厂商提供的器械。操作时应取出适量材料，使用小毛刷或探针轻柔涂至窝沟内（图 11.1 F 和 G）。谨慎细致的操作可避免产生气泡。操作者应注意避免涂布过量的窝沟封闭剂。

如使用光固化材料，需注意光的强度。如果需要固化的材料范围较大，每一个区域都应直接照射达到推荐的照射时间。

因为不需要混合，使用光固化材料可减少气泡产生。在固化之后、去除隔湿前，应冲洗、吹干以去除未固化的材料，避免产生令人不舒服的口感。

检查𬌗干扰

使用咬合纸检查𬌗干扰（occlusal interferences），并在必要时进行调整（图 11.1 H）。所有的咬合点均应落在釉质上。

使用了含有填料的封闭剂之后，在患者离开前需要调整咬合。

多余的窝沟封闭剂可能顺着边缘嵴流动或流向其他牙面，需要去除。如果使用了橡皮障，多余的材料应该在移除橡皮障以前去除干净。使用慢机小球钻可以有效去除多余材料。如果酸蚀部分材料的固位很好，可使用尖锐器械去除未酸蚀釉质上的多余材料，而不会去除酸蚀的窝沟内的封闭剂。

再评价

对于进行过窝沟封闭的牙齿，定期复查非常重要。这样我们才能判断窝沟封闭是否有效。据估计，5%～10% 的窝沟封闭剂需每年进行修补或重新进行窝沟封闭。因此，患者应定期复查，必要时重新进行窝沟封闭。如果窝沟封闭剂部分或全部脱落，脱色或无用的旧窝沟封闭剂应去除，重新评估牙齿状况，然后按前述方法进行重新封闭。

预防性树脂充填（封闭的复合树脂修复）

预防性树脂充填（preventive resin restoration）是对年轻恒牙的一种修复方式，指的是年轻恒牙微创去除腐质后，对相邻易感窝沟点隙进行窝沟封闭。

Simonsen 和 Stallard[34] 发表了一种对小的 I 类洞仅去除龋坏牙体的治疗技术，去腐后进行树脂充填，同时封闭邻近的窝沟点隙。

Henderson 和 Setcos[35] 描述了预防性树脂充填的步骤，尤其适用于有非常小的窝沟点隙龋的新萌牙。

他们指出，和传统的银汞合金修复相比，预防性树脂充填的牙体预备要求有精准的技术并且耗时更多。建议这种修复体位于非应力集中区域，以减轻磨耗。

𬌗面上通常会有小的点隙龋坏。对于非常小的龋坏，修复体不能承受太大的压力，这可能导致树脂材料的磨耗。图 11.2 展示了窝沟封闭联合使用复合树脂的示意图。在这个示意图中，有一深达牙本质的小龋坏。通常情况下，𬌗翼片应该显示没有邻面龋。

图 11.3 展示了这种保守的预备及修复步骤。使

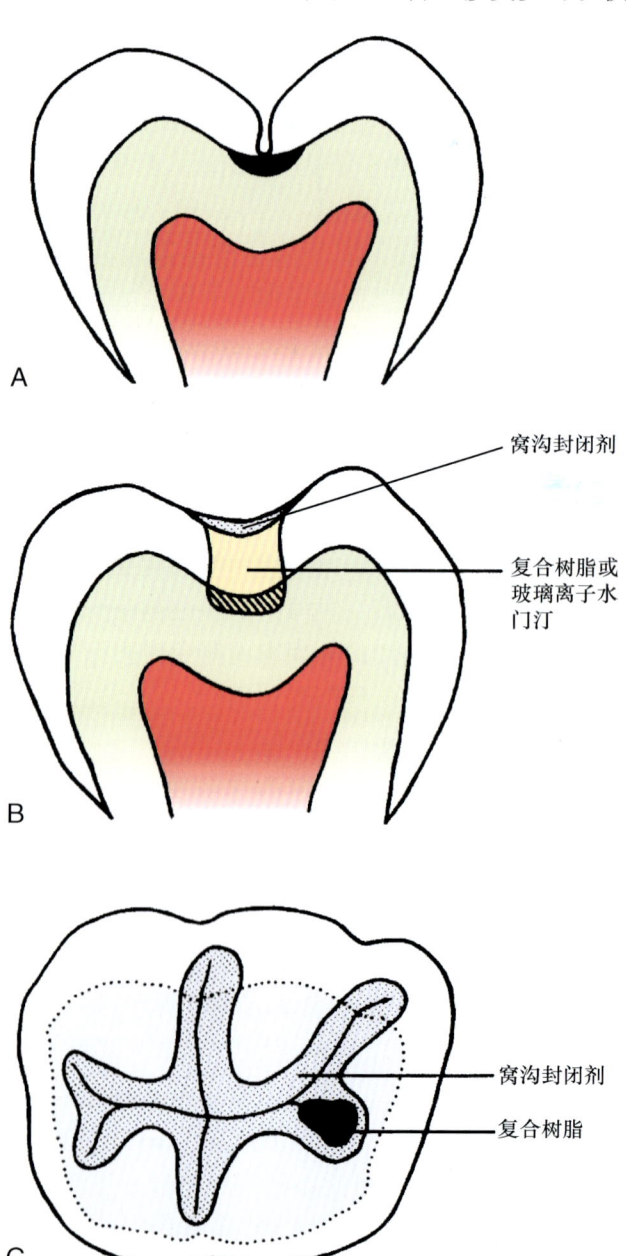

图 11.2 窝沟封闭联合使用复合树脂修复示意图。**A.** 龋坏到达牙本质的剖面图。**B.** 窝沟封闭联合玻璃离子水门汀或复合树脂修复的剖面图。**C.** 小充填体轮廓的𬌗面观示意图，图中窝沟封闭剂覆盖的部分为窝洞制备中预防性扩展所需的范围

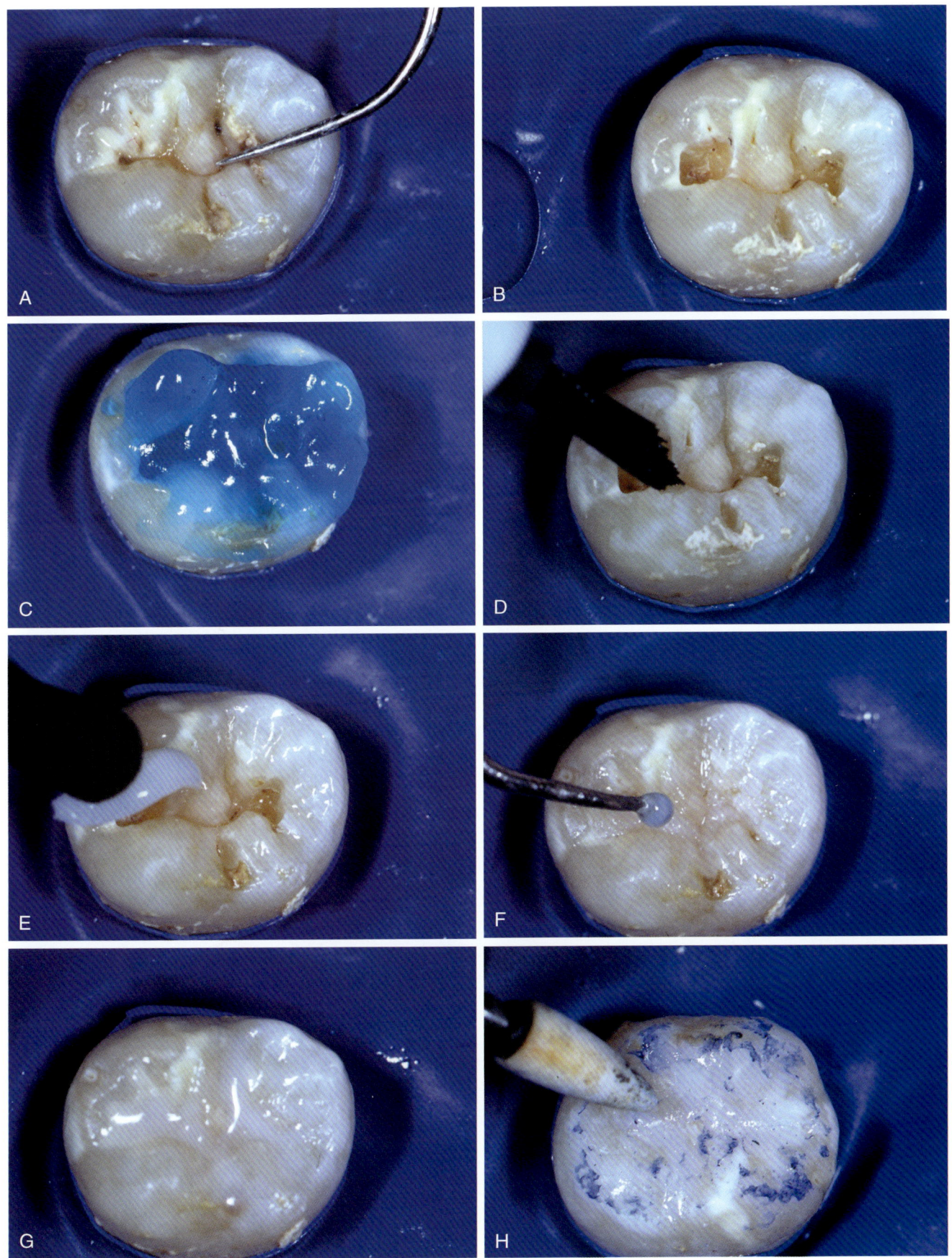

图 11.3　A. 有龋易感窝沟的𬌗面龋。B. 去净龋坏组织。C. 酸蚀。D. 涂布粘接剂。E. 充填复合树脂。F. 在树脂上覆盖窝沟封闭剂。G. 聚合反应后的树脂。H. 咬合调整

用牙科探针、口镜及灯光仔细检查干燥的牙面以确定龋坏（图 11.3 A）。咬合纸可以显示咬合接触点。

如有必要麻醉患牙，隔湿并重新检查以确定龋坏范围。使用329号钻针或用于硬组织的激光打开洞口进入病变深部，以便完全去除龋坏组织（图11.3 B）。牙体预备不应该超过咬合触点的边界，然后冲洗、干燥和检查。

窝洞和邻近龋易感窝沟的釉质应当酸蚀（图11.3 C）。使用37%的磷酸溶液或凝胶，通常酸蚀20秒。采用氧化铝空气喷砂机或用于硬组织的激光预备牙体不可替代酸蚀。即使是使用这些清洁手段，仍要酸蚀以形成适合树脂粘接的釉质表面。上颌磨牙的腭沟和下颌磨牙的颊沟通常也需要酸蚀和封闭。牙齿需要彻底冲洗30～40秒，再彻底吹干。

洞壁应涂上薄薄一层粘接剂（图11.3 D）。使用气流吹薄粘接剂，避免粘接剂在窝洞内堆积。

窝洞使用光固化复合树脂或树脂加强型玻璃离子进行充填，然后进行固化（图11.3 E）。再在剩余的龋易感区域内涂布光固化窝沟封闭剂，并用刷子扫到窝沟点隙内（图11.3 F）。根据厂商的使用说明，使用可见光来固化材料。

移去橡皮障，检查咬合。细砂的金刚石车针或抛光车针可以用于去除多余的材料，保证咬合点在釉质上（图11.3 G和H）。

在选择、牙体预备和修复小窝沟点隙龋坏并进行预防性树脂充填时，注意操作技术的精准性。

现在研究已证实了覆盖窝沟封闭剂的树脂充填修复具有长期有效性。这种修复的成功率与银汞合金相似，甚至更好。需要再次强调的是，成功与否建立在窝沟封闭剂能否保持完整的基础上。

由于流动树脂具有良好的可操作性，其应用日渐普及。研究证实流动树脂充填小面积龋的微渗漏小于普通的膏体树脂，就像含有更多填料的封闭剂材料一样。因此，使用流动树脂和使用含有填料的封闭剂进行封闭，其实际效果应该没有不同。

至今还没有一种完美的保守修复方法。每一个口腔医生都应当根据患者的具体情况决定合适的方法。谨慎选择适应证后，牙体修复的效果会非常好。

Walker等[36]发表了对6～18岁患者进行预防性树脂充填并追踪6.5年的研究结果。在全部5185例充填修复中，83%没有进行进一步的治疗。在需要进行进一步治疗的病例中，有37%仅需要窝沟封闭，21%因邻面龋而需要治疗。Houpt等[37]报告，预防性树脂充填9年后，54%的病例树脂完全保留，25%的病例窝沟封闭剂部分脱落，20%的病例窝沟封闭剂完全脱落。封闭剂脱落的牙齿中，有25%发生了龋坏；龋坏并修复的牙齿中，88%在治疗9年后仍然无龋。因此得出结论，预防性充填具有良好的远期效果。选择在合适的龋坏牙上做保守的窝洞预备并进行预防性窝沟封闭是一种十分有效的治疗方法。

参考文献

1. Buonocore MG: A simple method of increasing the adhesion of acrylic filling materials to enamel surfaces, *J Dent Res* 34(6):849–853, 1955.
2. Bowen RL: Method of preparing a monomer having phenoxy and methacrylate groups linked by hydroxyl glycerol groups, *US Patent No 3 194*:783, 1965.
3. Rathee M, Malik P, Singh J: Bisphenol A in dental sealants and its estrogen like effect, *India J Endocrinol Metab* 16(3):339–342, 2012.
4. Dental sealants in the prevention of tooth decay. Proceedings of the National Institutes of Health Consensus Development Conference, *J Dent Educ* 48:4–131, 1984.
5. Simonsen RJ: Retention and effectiveness of dental sealant after 15 years, *J Am Dent Assoc* 122(10):34–42, 1991.
6. Antonson SA, Antonson DE, Brener S, et al.: Twenty-four month clinical evaluation of fissure sealants on partially erupted permanent first molars, *J Am Dent Assoc* 143(2):115–122, 2012.
7. Baseggio W, Scarparo Naufel F, de Oliveira Davidoff DC, et al.: Caries preventive efficacy and retention of a resin modified glass ionomer cementand a resin based fissure sealant: a 3 year split mouth randomized clinical trial, *Oral Health and Prev Dent* 8(3):261–268, 2010.
8. Griffin SO, Oong E, Kohn W, et al.: The effectiveness of sealants in managing caries lesions, *J Dent Res* 87(2):169–174, 2008.
9. Azarpazhooh A, Main PA: Pit and fissure sealants in the prevention of dental caries in children and adolescents: a systematic review, *J Can Dent Assoc* 74(2):171–177, 2008.
10. Oong EM, Griffin SO, Kohn WG, et al.: The effect of dental sealants on bacteria levels in caries lesions, *J Am Dent Assoc* 139(3):271–278, 2008.
11. Wendt LK, Koch G: Fissure sealant in permanent first molars after 10 years, *Swed Dent J* 12(5):181–185, 1988.
12. Romcke RG, Lewis DW, Maze BD, et al.: Retention and maintenance of fissure sealants over 10 years, *J Can Dent Assoc* 56(3):235–237, 1990.
13. Khouja T, Smith KJ: Cost effectiveness analysis of two caries prevention methods in the first permanent molar in children, *J Public Health Dent* 78(2):118–126, 2017.
14. Dennison JB, Straffon LH, Smmith RC: Effectiveness of sealant treatment over five years in an insured population, *J Am Dent Assoc* 131(5):597–605, 2000.
15. Robison VA, Rozier RG, Weintraub JA: A longitudinal study of school children's experience in the North Carolina dental Medicaid program, 1984 through 1992, *Am J Public Health* 88(11):1669–1673, 1998.
16. Koh SH, Chan JT, You C: Effects of topical fluoride treatment on tensile bond strength of pit and fissure sealants, *Gen Dent* 46(3):278–280, 1998.
17. Warren DP, Infante NB, Rice HC, et al.: Effect of topical fluoride on retention of pit and fissure sealants, *J Dent Hyg* 75(1):21–24, 2001.
18. Frazer RA, Platt JA, Sanders BJ, et al.: The effect of fluoride varnish enamel bond strength of pit and fissure sealants, *Pediatr Dent* 39(2):155–158, 2017.
19. Beauchamp J, Caufield PW, Crall JJ, et al.: Evidence based clinical recommendations for the use of pit and fissure sealants, *J Am Dent Assoc* 139(3):257–268, 2008.
20. Papers from the Pediatric Restorative Dentistry Consensus Conference. San Antonio, Texas. April 15-16, 2002, *Pediatr Dent* 24(5):374–516, 2002.
21. Chi DL, van der Goes DN, Ney JP: Cost-effectiveness of pit-and-fissure sealants on primary molars in Medicaid-enrolled children, *Am J Pub Health* 104(3):555–561, 2014.
22. Hong M, et al.: Sealed primary molars are less likely to develop caries, *J Am Dent Assoc* 150(8):641–648, 2019.

23. Pope JB, Garcia-Godoy F, Summitt JB, et al.: Effectiveness of occlusal fissure cleansing methods and sealant micromorphology, *J Dent Child* 63(3):175–180, 1996.
24. Hatibovic-Kofman S, Wright GZ, Braverman I: Microleakage of sealants after conventional, bur, and air-abrasion preparation of pits and fissures, *Pediatr Dent* 20:173–176, 1998.
25. Eidelman E, Fuks AB, Chosack A: The retention of fissure sealants: rubber dam or cotton rolls in a private practice, *J Dent Child* 50(4):259–261, 1983.
26. Zidan O, Hill G: Phosphoric acid concentration: enamel surface loss and bonding strength, *J Prosthet Dent* 55(3):388–391, 1986.
27. Redford DA, Clarkson BH, Jensen M: The effect of different etching times on the sealant bond strength, etch depth, and pattern in primary teeth, *Pediatr Dent* 8(1):111–115, 1986.
28. Kumar G, Dhillon JK, Rehman F: A comprehensive evaluation of retention of pit and fissure sealants placed with conventional acid etching and Er, Cr:YSGG laser etching: a randomized control study, *Laser Ther* 25(4):291–298, 2016.
29. Norling BK: Bonding. In: Anusavice KJ editor: Phillips' science of dental materials, ed 11, St Louis, Saunders, 2003.
30. Feigal RJ, Hitt J, Splieth C: Retaining sealants on salivary contaminated enamel, *J Am Dent Assoc* 124(3):88–96, 1993.
31. Choi JW, Drummond JL, Dooley R, et al.: The efficacy of primer on sealant shear bond strength, *Pediatr Dent* 19:286–288, 1997.
32. Feigal RJ: Sealants and preventive restorations: review of effectiveness and clinical changes for improvement, *Pediatr Dent* 20:85–92, 1998.
33. Feigal RJ, Musherure P, Gillespie B, et al.: Improved sealant retention with bonding agents: a clinical study of two-bottle and single-bottle systems, *J Dent Res* 79(11):1850–1856, 2000.
34. Simonsen RJ, Stallard RE: Sealant-restorations utilizing a diluted filled composite resin: one year results, *Quintessence Int* 8(6):77–84, 1977.
35. Henderson HZ, Setcos JC: The sealed composite resin restoration, *J Dent Child* 52(4):300–302, 1985.
36. Walker J, Floyd K, Jakobsen J, et al.: The effectiveness of preventive resin restorations in pediatric patients, *J Dent Child* 63(5):338–340, 1996.
37. Houpt M, Fuks A, Eidelman E: The preventive resin (composite resin/sealant) restoration: nine-year results, *Quintessence Int* 25(3):155–159, 1994.

12 牙体修复学

Kevin J. Donly 和 Jeffrey A. Dean

王珏　杨颜菁　译

本章提要	引言	树脂冠
	常用修复材料	年轻恒牙备洞
	维护术区清洁	发育不全或矿化不良恒磨牙的临
	放置橡皮障的物品准备	时性修复
	橡皮障夹的选择	后牙不锈钢预成冠
	隔离系统	牙体预备
	形态学考虑	牙冠型号的选择
	乳牙备洞的基本原则	金属冠外形修整（必要时）
	乳牙备洞	美学氧化锆冠
	低龄儿童的早期Ⅰ类洞	替代性修复治疗
	窝沟点隙Ⅰ类洞	年轻恒前牙的美学修复程序
	位置较深的Ⅰ类洞	粘接复合材料贴面修复（树脂基
	Ⅱ类洞	复合材料粘接）
	Ⅲ类洞	粘接瓷贴面（或瓷面）修复
	改良Ⅲ类洞预备	儿童口腔修复中的争议
	乳前牙邻面龋坏的修复	激光的使用
	美学树脂修复	修复治疗的最简方法
	不锈钢预成冠	漂白和微打磨

引言

口腔预防医学的发展及其理念在私人牙科诊所的应用、公共氟化饮水的广泛认可和口腔健康教育重视程度的提高，都极大地改变了口腔操作的性质。今天，口腔医生花更多的时间用于预防，而花更少的时间来常规修复受龋病影响的牙齿。

然而，修复乳牙和年轻恒牙的龋损仍然是儿童口腔医生和全科医生工作的重要部分之一。患者和同行医生经常根据其预防计划的有效性和进行常规治疗的技能来评价医生。

美国儿童牙科学会（American Academy of Pediatric Dentistry，AAPD）的参考手册包括了《儿童口腔修复指南》（2020年修订），其中部分内容如下[1]。

修复治疗是基于一个适当临床检查的结果，是一个理想的综合治疗计划的一部分。治疗方案应考虑以下几点：

1. 牙列的发育状况。
2. 龋风险评估。
3. 患者的口腔卫生状况。
4. 预估父母依从性和按时回访的可能性。
5. 患者配合治疗的能力。

龋病管理计划的制订必须个性化，应考虑到儿童和父母的偏好（以儿童为中心的护理）、儿童的年龄、医疗和口腔治疗史以及治疗需要的程度等内容。此外，乳、恒牙形态的差异决定了乳牙修复与恒牙修复有显著不同。

2002年，在AAPD的财政支持下，在德克萨斯州的圣安东尼奥举行了一次儿童口腔修复共识会议。在会议上发表了16篇文献综述和立场论文，并制定了许多关于适合儿童的修复材料和修复流程的共识声明。这些论文和共识声明汇编在2002年9月/10月出版的《儿童口腔医学》（Pediatric Dentistry）杂志上。这些共识声明在AAPD儿童口腔修复研讨会上进行了更新，更新内容在2015年3月/4月出版的《儿童口腔医学》杂志上发表。

常用修复材料

用于口腔修复的改良生物材料的发展十分迅速。这为致力于保持在口腔技术前沿的医生带来了巨大挑战。在儿童口腔领域，常用的修复材料是复合材料和其他树脂系统、玻璃离子、银汞合金以及不锈钢合金。瓷、氧化锆和铸造金属合金材料也时常用于儿童口腔修复领域。

树脂基复合材料、玻璃离子或两者的一些复合材料在儿童口腔修复领域中的使用日渐增多，而银汞合金的使用逐渐减少。许多儿童口腔治疗中不再使用银汞合金，取而代之的是使用树脂基复合材料或玻璃离子。这些材料具有粘接性。因为玻璃离子充填体可以随着时间的推移逐渐释放氟化物，也可以被认为是药物治疗的一种方式，并且玻璃离子固化时收缩最小。树脂基复合材料具有持久性和优越的美学效果。如果使用得当，这两种材料都能够在牙齿-材料界面处提供良好的边缘封闭。这些材料的制造商也将它们结合起来，以期发挥各种材料自身的主要优点。Berg[2]建议，将这些材料及其组合作为一个连续体，左边是玻璃离子，右边是树脂基复合材料，中间是两者之间的复合材料，其位置取决于混合物中每种材料的相对数量。连续体中的两个主要类别被描述为"树脂改性玻璃离子"（"混合离子离聚物"或"光固化玻璃离子"）和"聚合体"（"聚酸改性复合树脂"或"玻璃离子改性树脂基复合材料"）。第五种配方已经以"可流动的树脂基复合材料"的形式添加在连续体的右侧。Berg[2]指出，了解连续体中每一种材料的独特优缺点可以让临床医生面对各种不同的修复情况做出最佳选择。使用任何一种树脂类或玻璃离子类修复材料通常比使用相应的传统银汞合金修复需要付出更多的努力和时间。

尽管银汞合金的使用逐渐减少，但其仍然是最耐用和经济的修复材料之一。使用这种充填材料的修复效果取决于是否遵守窝洞制备的原则，而当使用玻璃离子-复合树脂这个连续体时，这个要求不完全适用。"可粘接性银汞合金"的发展重燃了人们对银汞粘接合金的兴趣。可粘接性银汞合金是银汞合金修复体，结合酸蚀处理剂，内衬牙本质粘接剂以及一些玻璃离子-复合树脂连续体。与传统的银汞合金修复相比，可粘接性银汞合金的操作难度和费用会相对高一些。这些修复材料对牙体支持和边缘封闭性的改善已经在许多研究中得到了证明。然而，有长期研究表明，可粘接性银汞合金的优势可能是暂时的，且相对短暂，可能仅维持1年甚至更短的时间[3-4]。一般来说，可粘接性银汞合金的使用似乎不适合乳牙的常规修复，因为传统的银汞合金可以在大多数情况下提供更有效和更经济的治疗结果。

不锈钢合金是另一种常用的儿童修复材料。它被广泛用于乳牙的全冠修复。不锈钢冠使很多其他方法无法修复的乳牙保存了功能。此外，不锈钢预成冠常用于修复有较高患龋风险的、表现为多个牙面龋损的乳磨牙，除此以外的其他乳牙龋损可以考虑用银汞合金或美学材料修复。使用金属冠能更好地避免继发龋的发生。后牙全冠修复已被证明是乳牙列中最持久和最经济的修复方法。前牙和后牙不锈钢冠可有唇面和（或）𬌗面树脂或瓷贴面，以增强美观。

维护术区清洁

在窝洞预备和放置修复材料的过程中，保持术区清洁有助于确保操作效果和形成可用的修复体，有助于恢复牙齿的完整性和建立良好的咬合关系。

橡皮障有助于维护术区清洁。使用橡皮障有以下优点：

1. 节约时间。没有常规使用橡皮障的牙医只需要遵循本章后面介绍的操作，或者逐步尝试使用橡皮障，一定可以感受到操作时间明显减少。只要牙医制定出一个明确的工作常规，并有椅旁助理的帮助，放置橡皮障所花费的时间并不多。Heise[5]报告了302例使用橡皮障的病例，平均耗时1分48秒，隔离2.8颗牙齿。在牙科助理的帮助下使用橡皮障是常规牙科治疗流程。放置橡皮障所使用的最短时间为 15 秒（隔离单颗牙齿），最长时间为 6 分钟。多数花费时间在 25 秒到 50 秒不等。Heise[5] 还观察到大约需要 10 秒拆除橡皮障。放置橡皮障后可以减少儿科患者的冲洗和吐出次数，从而节省更多的时间。

2. 辅助管理。一些童语比如称橡皮障为牙齿的"雨衣"或"万圣节面具"，有助于减轻孩子的焦虑。研究表明，放置橡皮障后，恐惧或不合作的儿童通常更容易接受治疗。橡皮障有效地隔离了患者的舌和嘴唇，牙医有更大的操作空间来完成治疗。

3. 控制唾液。在乳牙备洞时，控制唾液是一个非常重要的因素。当在髓腔大和龋坏范围广的乳牙上备洞时，橡皮障可以明显缩小误差范围。当牙齿被完全隔离时，小的牙髓暴露更容易被发现。直观准确地观察牙髓暴露程度、牙髓组织出血程度和类型对于治疗来说同样重要。因此，橡皮障可以帮助牙医准确评估牙齿，有效进行活髓保存治疗。

4. 提供保护。使用橡皮障可以防止异物接触到口腔。当填充物、碎片或药物进入口腔时，唾液分泌会受到刺激，干扰手术或修复过程。橡皮障还可以防止躺着的儿童吞咽或吸入异物。

5. 帮助牙医教育父母。父母总是对孩子的治疗感兴趣。放置橡皮障后，牙医可以方便地向父母展示治疗完成的情况。橡皮障可以帮助牙医完全控制治疗过程，并尽最大的努力来提供最有效的服务。

放置橡皮障的物品准备

放置橡皮障需要准备的物品包括 5 英寸 ×5 英寸①的中等橡皮障布、橡皮障打孔器、钳子、夹具、橡皮障打孔定位模板、牙线和橡皮障架。设想在橡皮障布的中心有一个边长大约 11/4 英寸的正方形，正方形的每个角代表口腔内四个象限上打孔的位置（图 12.1）。随着应用橡皮障经验的积累，牙医和助理很快就会知道打孔的正确位置。如果打孔的距离太远，橡皮障将不容易安装在邻面接触区域。此外，牙齿之间的大块材料极有可能使橡皮障布阻碍邻面的预备。相反，如果打孔太近，唾液渗漏会污染操作区域。一般情况下，打孔距离应与橡皮障打孔定位模板上的打孔间距相同。

大的孔用于放置橡皮障夹所在的牙齿或者大

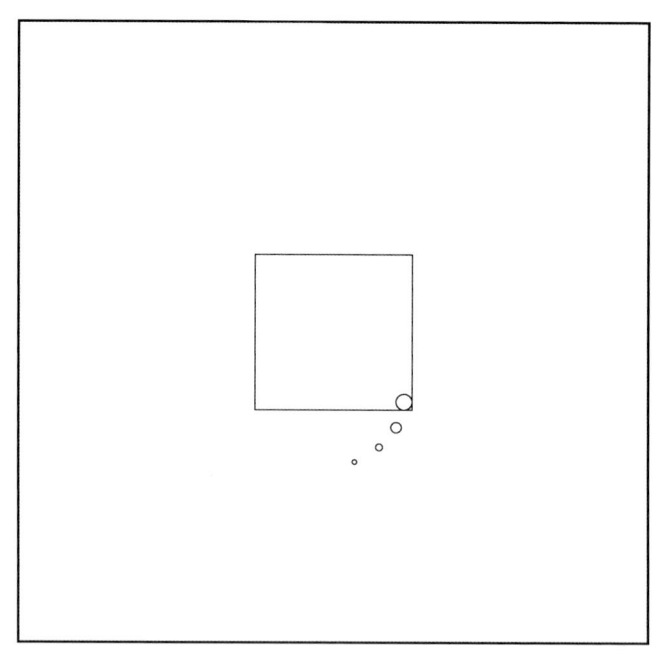

图 12.1 正方形的角代表放置橡皮障夹的牙齿需要打孔的点

多数恒磨牙，中等尺寸的孔一般用于前磨牙和乳磨牙，比中等尺寸的孔再小一些的孔用于上颌恒切牙，最小的孔适用于乳切牙和下颌恒切牙。

橡皮障夹的选择

操作者会存在个人偏好，使用特定的橡皮障夹，以确保橡皮障隔离口腔的不同区域。橡皮障夹需要牢固地固定在牙齿上，否则拉伸橡皮障的张力很容易使橡皮障夹滑落。因此，正确选择合适的橡皮障夹是最重要的。建议在放置橡皮障之前，在牙齿上试戴橡皮障夹，以确定夹子可以牢牢固定，不易被舌、唇或颊肌组织的运动带起。将一根 18 英寸长的牙线折叠后牢固地栓在夹具的弓上。极少数情况下，橡皮障夹会滑落跌入咽腔，牙线有助于及时取回橡皮障夹（图 12.2）。

对于橡皮障的放置，建议采用以下程序（图 12.3）。将先前选择好并扎好牙线的橡皮障夹放置在橡皮障布中。牙医用橡皮障钳夹住橡皮障夹。助手坐在患者的左边（本例中牙医是右利手），用右手抓住橡皮障的上角，用左手拇指和示指抓住左下角。牙医抓紧橡皮障的右下角，将橡皮障向患者的面部移动，用橡皮障夹夹住牙齿。在将橡皮障夹固定在牙齿上后，牙医将橡皮障钳转交给助手，助手

---

① 1 英寸 = 2.54 cm。——译者注

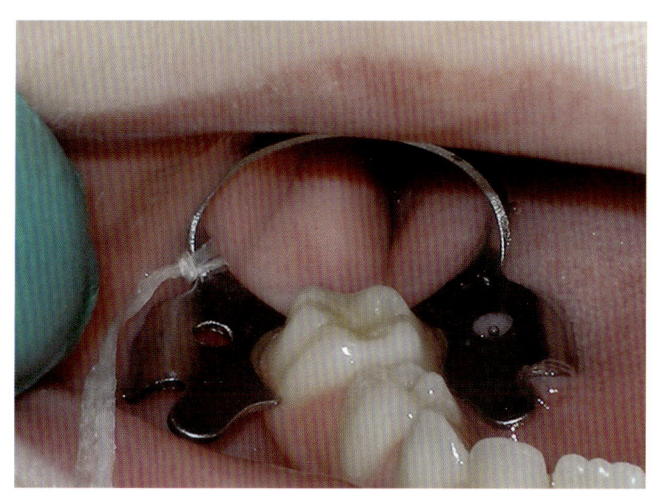

图12.2 Ivory 3号夹已试安装到第二乳磨牙上。夹子将被拆除并放置在橡皮障中

接过，同时继续用右手抓住橡皮障的上角。然后，牙医把橡皮障架放在橡皮障布上。助手和牙医一起把橡皮障布的角固定在橡皮障架上。可使用塑料器械的平刃或直角探针拨开套在橡皮障翼上的橡皮障布，达到边缘密封。如果需要，手指轻压移动，使橡皮障夹固定。如果要隔离额外的牙齿，可将橡皮障布拉伸到牙齿上，在牙线的帮助下，将多余的橡皮障布放置在接触区域之间。必要时，最前面的牙和其他牙也可以结扎，以辅助橡皮障固位和防止颈部渗漏。牙线的游离端可以保留下来，因为可以在接下来的操作过程中用于进一步推开牙龈组织或隔开患者的嘴唇。在操作结束时，牙线也将有助于去除结扎物。

当计划在乳牙列进行一个象限的修复且预估没有需要牙髓治疗的牙齿时，Croll[6]推荐"劈障法"。在橡皮障上开一个长口，隔离整个象限，牙齿之间

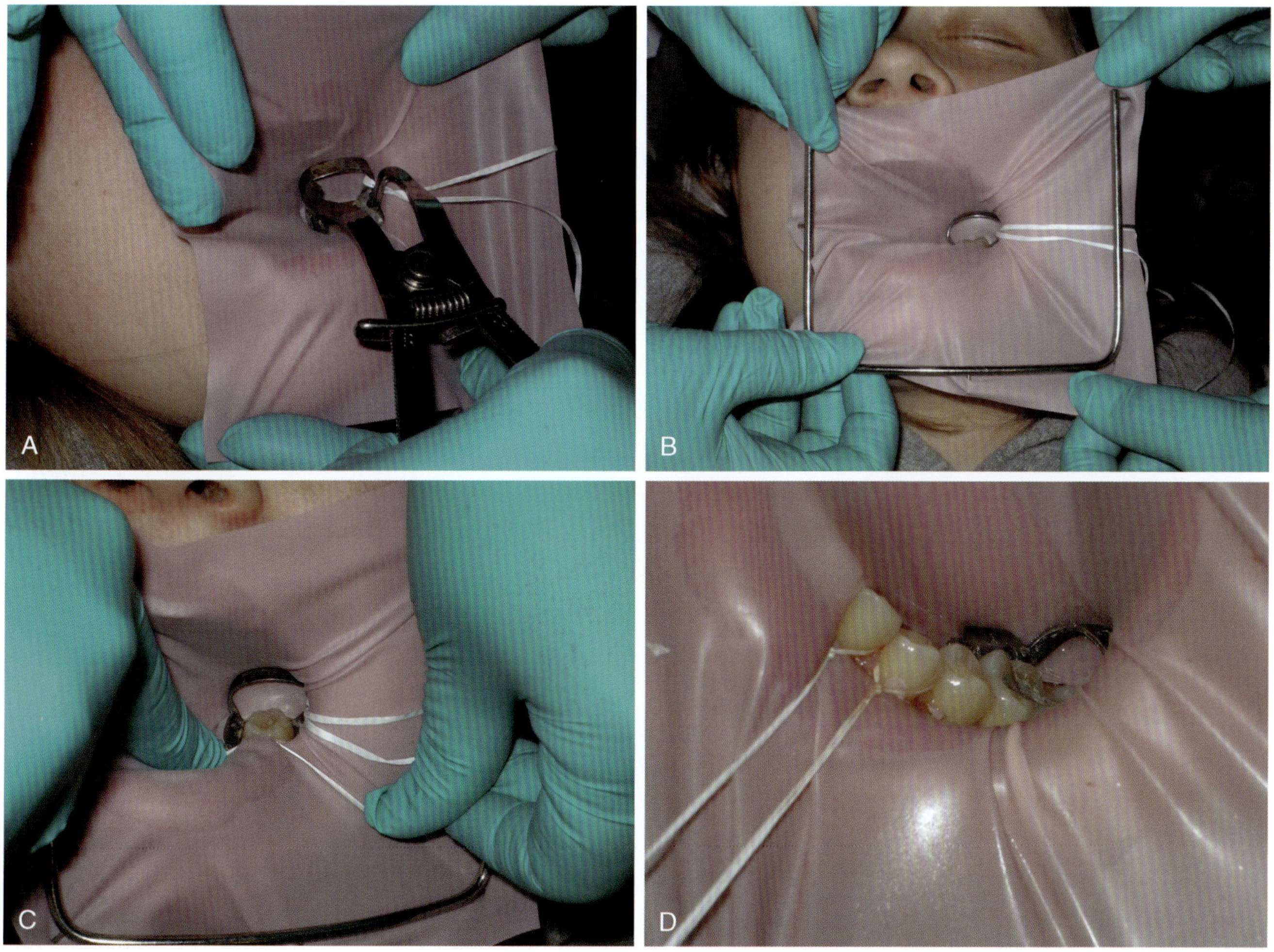

图12.3 A. 牙医助理握住橡皮障的右上角和右下角，而牙医握住左下角并将橡皮障夹戴到牙齿上。B. 助理和牙医将橡皮障的角固定到橡皮障架上。C. 使用牙线在牙齿之间调整橡皮障。D. 牙齿已隔离，准备进行操作（A，B，C，and D Courtesy of Dr. Richard Troyer）

没有橡皮障布隔开。

如果可以充分隔离工作区域的牙齿，就尽量不在橡皮障中纳入更多的牙齿。如果第一或第二恒磨牙是象限中唯一的龋齿，并且只需要殆面预备，通常只需要在橡皮障上打一个孔，并隔离单颗牙齿（图12.4）。这个过程只需要几秒，并可以节省许多治疗操作时间。

如果患者乳胶过敏，可以使用无乳胶橡皮障，并采用与上述描述相同的方式。

隔离系统

隔离系统也被推荐用于实现隔离区域。这种牙科隔离装置设计为真空吸引和提供口内照明。该系统有助于隔离舌部，并集成了一个6英尺①长的真空驱动的硅胶软管，可以很容易地连接到大多数标准的高容量端口（图12.5）[7]。

形态学考虑

乳牙牙冠比相应的恒牙小且圆，磨牙呈钟形，颈部有明显的收缩。舌尖咬合的特点导致形成了一个明显的龈面嵴，在釉质牙骨质界处突然消失。在Ⅱ类洞预备时，因乳磨牙颈部缩窄，需特别注意龈壁的成形。乳磨牙的颊舌面在近殆面时急剧收缩，形成一个

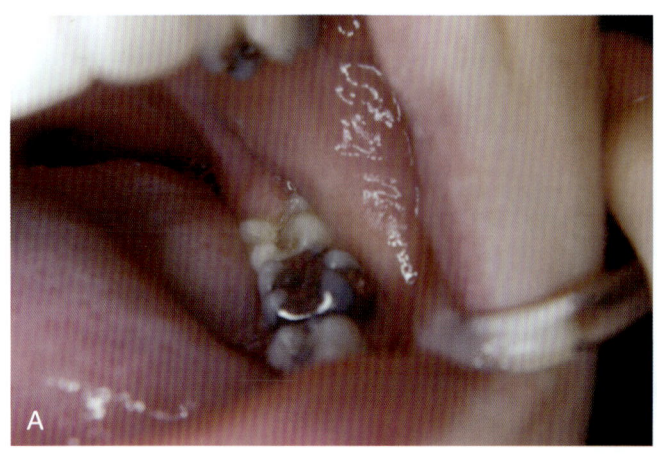
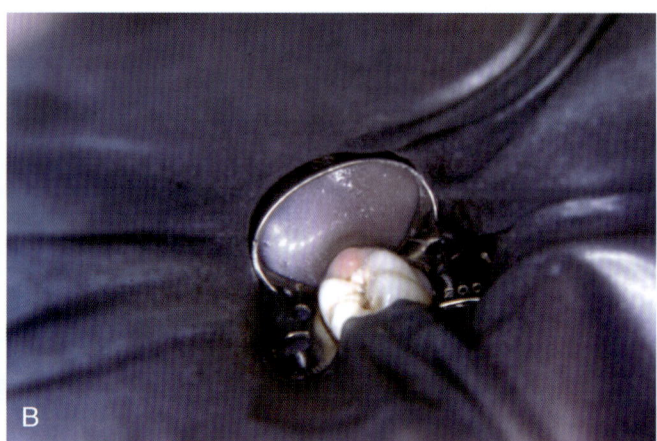

图12.4 A.第二恒磨牙需要进行殆面修复。不需要隔离超过一颗牙齿。B.选择200号橡皮障夹来固定橡皮障。橡皮障已经隔离了延伸到远端边缘嵴上的组织

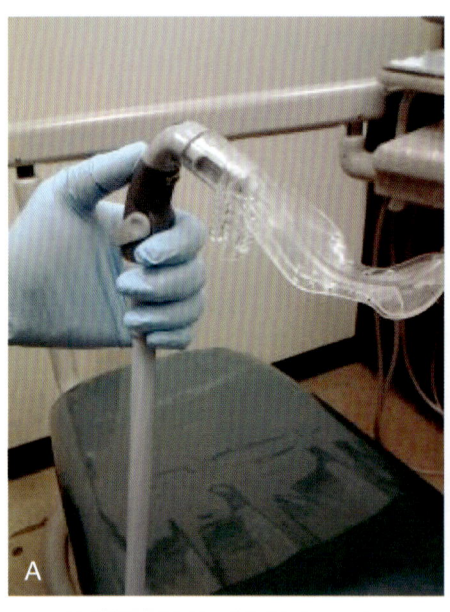
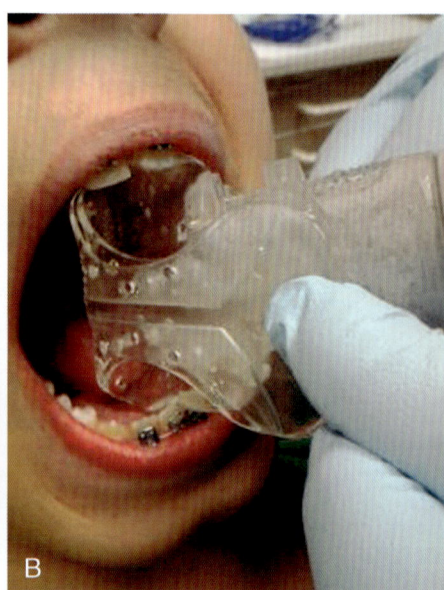
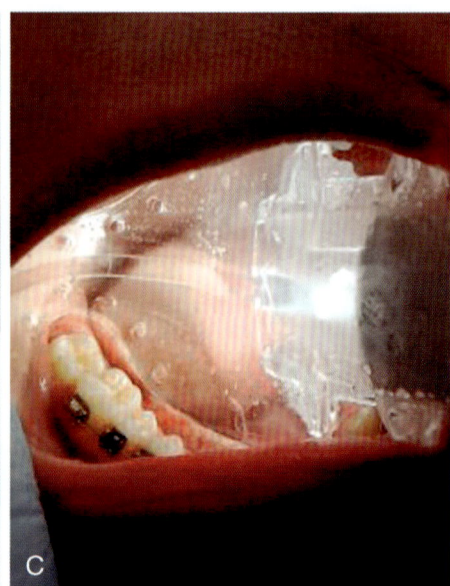

图12.5 A.连接在真空装置上的隔离系统。B.隔离系统折叠以进入口腔。C.口腔内隔离系统的位置

① 1英尺 = 1.8 m。——译者注

狭窄的咬合面或食物存留区；第一乳磨牙尤其如此。

相比于恒牙，乳牙的牙髓与釉质牙本质界更接近，髓角更高。乳牙牙本质的体积或厚度也较小，所以牙髓的比例比恒牙大。乳牙的牙釉质很薄，但厚度均匀。牙釉质表面往往平行于釉质牙本质界。

乳牙备洞的基本原则

传统的Ⅰ类洞和Ⅱ类洞预备包含去除龋损部位、食物残渣和菌斑滞留区，以及潜在龋损部位。通常要求髓壁平坦，并且避免在髓壁和轴壁间形成锐角。在整个制备过程中，边缘圆钝可减少应力集中，并使修复材料更好地适应洞型边缘。

虽然在某些情况下，传统的Ⅰ类洞预备和修复可能是最实用的治疗方法，但这种修复方式目前对大多数Ⅰ类洞的治疗已经过时。传统的治疗方法已经被更保守的龋洞预备、粘接修复和封闭材料的结合修复所取代（见第11章）。

同样，传统的Ⅱ类洞预备和修复虽然尚未被认为过时，但随着治疗方式和具备粘接能力的修复材料的不断发展，目前使用有所减少。在传统的银汞合金Ⅱ类洞预备中，颊部和舌部应延伸到清洁区。洞型设计应在颈部有更大的颊、舌向延伸，以消除与邻牙的接触。这种牙体预备模式是必要的，因为乳磨牙有广泛而平坦的接触区，且牙冠龈方1/3处有明显的颊面隆起。理想情况下，峡部预备的宽度应该大约是牙尖距离的1/3。轴髓线角应呈斜角或沟状，以减少应力集中，并在该区域为易断裂的材料提供空间。许多银汞合金修复体的折断是由尖锐的相对牙尖引起的，所以建议在洞型预备前用咬合纸识别这些可能导致损伤的牙尖。稍稍磨除相对尖锐的牙尖并使之圆钝，将减少这类折断的发生。

乳牙备洞

乳牙的洞型预备步骤并不困难，但它们确实需要操作者精确控制。许多权威机构提倡在高速手机中使用小的圆形碳合金车针来形成洞型并进行大体预备。为了提高效率和方便操作，在大多数情况下，洞型预备所需的高速车针都可以用一根车针完成。因此，牙医应该选择最合适的车针以完成治疗计划所必需的高速切割。图12.6展示了4根高速碳合金车针，能有效切割，又能用于保守的洞型预备，且能形成圆钝的点角和线角。或者，在适应证允许的情况下，可以使用氧化铝空气磨除系统或使用被批准用于硬组织切磨的激光系统进行洞型预备。

低龄儿童的早期Ⅰ类洞

在对2岁以下儿童进行常规检查时，牙医偶尔会在一个或两个第一乳磨牙的中央窝发现一个小而明确的龋洞，其他牙齿都是健康的。因此，修复的需求不高。由于孩子心理上的不成熟，通常难以与孩子建立有效的沟通。父母应该坐在牙椅上，把孩子放在膝盖上。这有助于增加孩子的安全感，并在操作过程中有效控制孩子的动作。小龋洞的预备可以在没有橡皮障或局部麻醉下进行。329号或330号车针用于打开龋洞，并将边缘扩展到龋损范围。如果患儿抗拒（常见），就不适合用气钻磨除或用激光系统完成预备。预备工作可以在几秒内完成。用银汞合金或树脂改性玻璃离子修复牙齿可以防止继发龋，暂时防止牙齿进一步被破坏，而不需要儿童长时间或频繁接受口腔复查。如果孩子是合作的，在使用牙本质粘接剂之前，可以采用预防性的树脂充填。

窝沟点隙Ⅰ类洞

第11章预防性树脂充填部分将讨论窝沟点隙Ⅰ类洞的预备和修复。

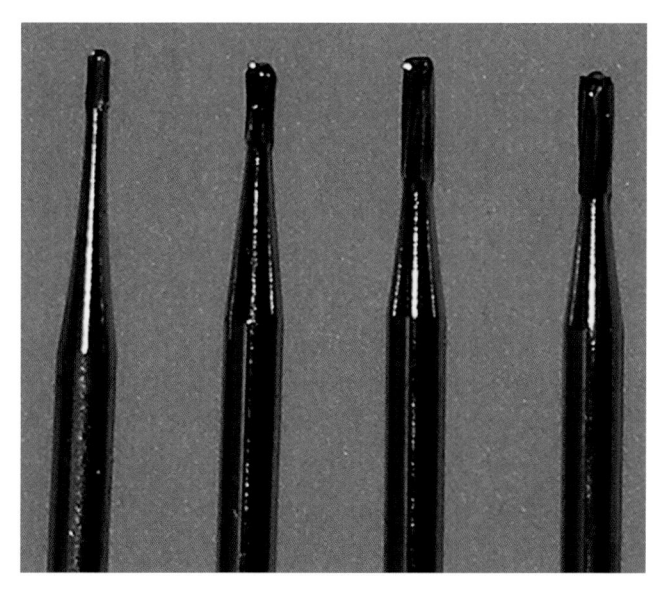

图12.6 圆头高速碳合金车针329号、330号、245号和256号，可用于洞型预备

位置较深的 I 类洞

如果计划进行银汞合金修复，制备大范围 I 类洞的第一步是去除覆盖在龋损表面的牙釉质。然后将洞型预备延伸到剩余窝沟和解剖咬合缺损部位。受龋损影响的牙本质接下来应该用大的圆形车针或挖匙去除。如果不需要去除无基釉来暴露龋洞，就可以直接采用前面描述的方法进行洞型预备。对于较深且可能暴露牙髓的龋损，洞的底部应覆盖生物相容性材料，为牙髓提供足够的温度保护。

如果计划进行树脂基复合材料和（或）玻璃离子修复，作为粘接修复的一部分，任何无龋的点隙沟裂都需要被封闭。该修复材料还为牙髓提供了隔热作用。

II 类洞

学龄前儿童的邻面龋坏表明患龋风险较高，应立即采取预防和修复计划。

小的龋损

非常小的早期邻面龋损可以通过牙医的局部涂氟，以及合理地使用家用局部氟化物产品进行化学修复。如果这种治疗方案能够搭配有效地改善饮食和口腔卫生，一些早期的邻面龋损可能会再矿化或长期静止。应告知父母存在早期龋损，并将重点放在治疗龋损所需的进一步操作上，以及带孩子定期接受口腔检查。如果父母和患儿没有正确地遵医嘱，随后的𬌗翼片会显示病变的进展，牙医应在龋洞变得广泛之前开始修复。

随着粘接修复的改进，特别是那些能够释放氟化物的修复材料出现，目前修复治疗中提倡更保守的洞型预备设计。在其他完好的无易感点隙沟裂的牙齿中，通过牙齿边缘嵴或表面的小开口设计小的 II 类洞正成为一种流行的技术（图 12.7）。开口大小应正好足够去除龋坏组织。通过车针的垂直运动或在开口处横向和髓向倾斜来去除龋坏组织。这项技术特别适用于有一个或两个受影响的乳磨牙，且再发龋风险较低的合作患者。Suwatviroj 等[8]在体外实验中显示，放置在箱状洞型中的各种牙色修复体与放置在鸠尾洞型中的修复体，在抗折性方面没有差异。然而，放置在箱状洞型中的树脂改性玻璃离子修复体比放置在鸠尾洞型中更有可能出现粘接失败。

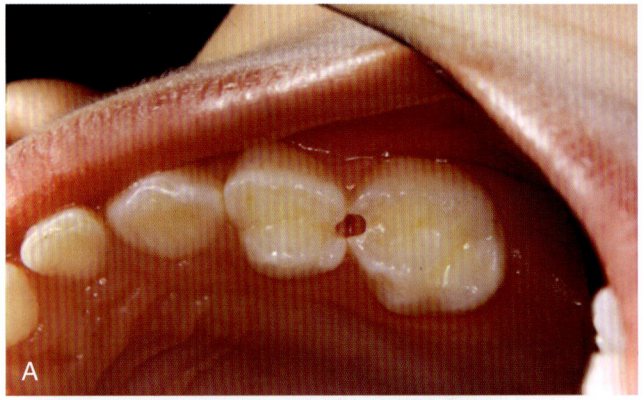

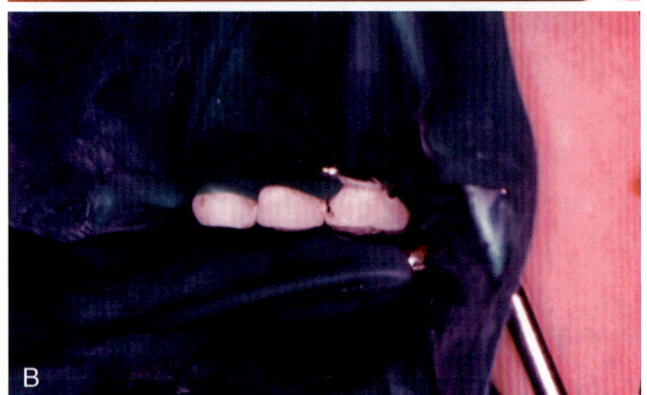

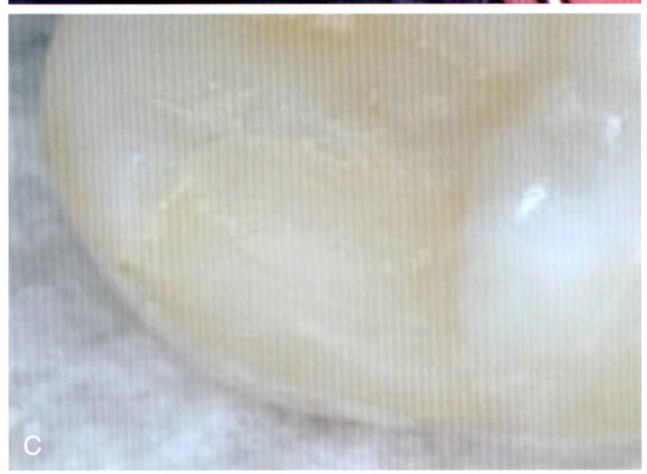

图 12.7 邻面保守预备去除乳磨牙的小 II 类洞龋损。**A**. 边缘嵴通路。**B**. 外侧面入口。**C**. 脱落乳磨牙上的树脂改性玻璃离子 II 类洞修复

Croll[9] 和 Vaikuntam[10] 也提倡用释放氟化物的修复材料进行保守的预备和修复。经验表明，通常不需要进行局部麻醉。当在合作的患者口中进行这种简短的操作时，特别是治疗上颌牙齿时，可选择橡皮障隔离。树脂改性玻璃离子材料的使用可以为这种保守治疗提供良好的修复（图 12.8）。

Marks 等[11] 和 Welbury 等[12]（他们还修复了 I 类洞预备）分别在 36 个月和 42 个月的研究后报道，使用保守的 II 类洞预备和复合体来修复乳磨牙

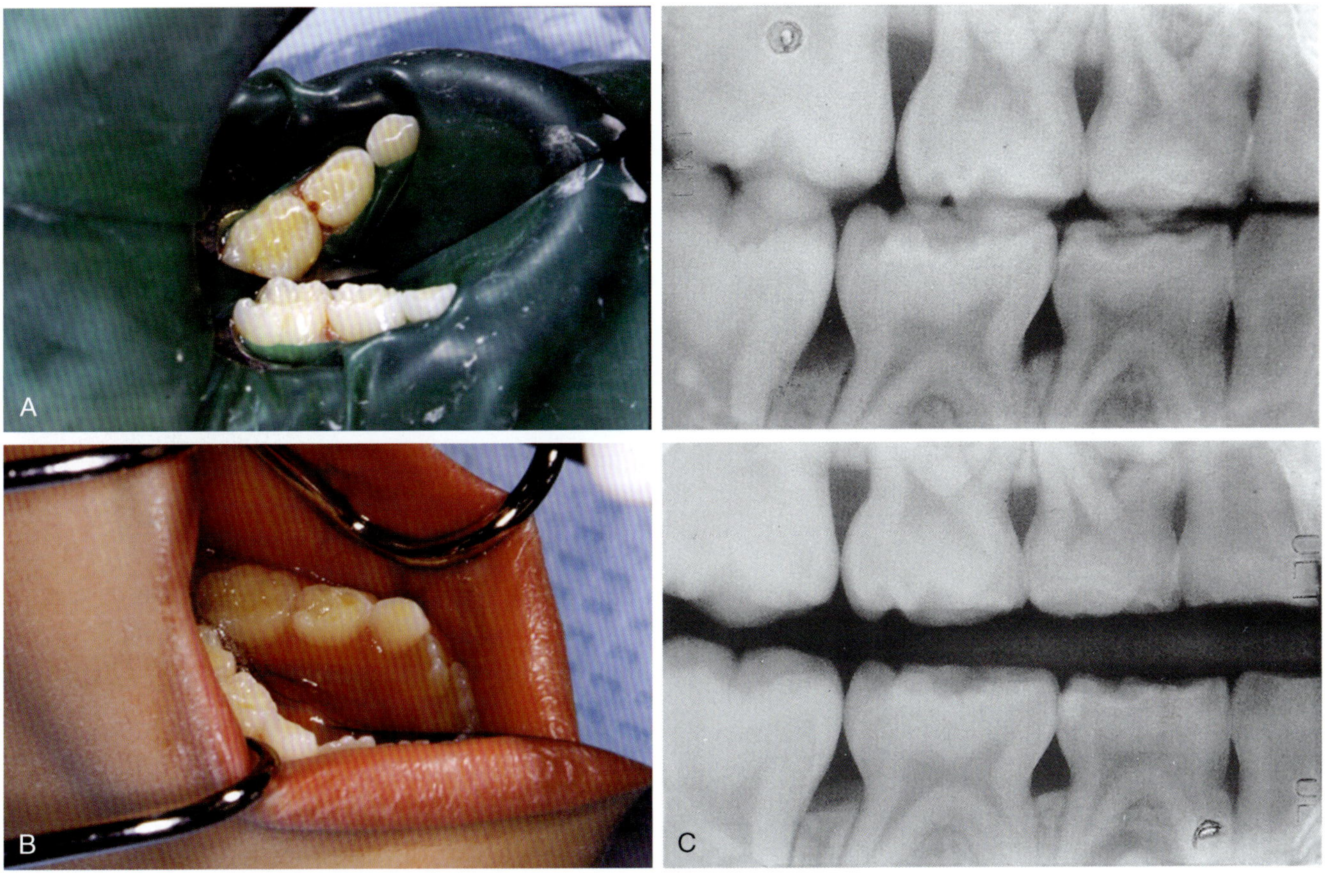

图 12.8　A.保守的Ⅱ类洞预备。B.树脂改性玻璃离子修复。C.术前X线片（上）和术后17个月的X线片

获得了令人满意的结果。在一项为期3年的研究中，Hübel 和 Mejàre[13] 报道了保守的Ⅱ类洞预备和使用树脂改性玻璃离子成功修复乳磨牙的案例。

牙本质受累程度较大的病变

传统的乳磨牙Ⅱ类洞预备中，第一步打开边缘嵴区域，以进行银汞合金修复或美学修复。在突破边缘嵴时，必须格外小心，以防止损伤邻牙的邻面。

银汞合金

龈壁和邻面壁应避免与相邻牙齿接触。轴壁与邻面颊壁和舌壁形成的角度应接近直角。颊壁和舌壁必然向颈部区域展开，并遵循牙齿的一般轮廓（图12.9）。预备时𬌗面扩展应包括易龋坏的点隙和沟裂。如果𬌗面是完整的且不易龋坏，那么仍然需要最小的𬌗面鸠尾来增强固位。如果牙体预备后龋损部分对牙体结构仍然存在影响，应进一步磨除。如果需要，在放入银汞合金之前应放置合适的衬垫或垫底材料。

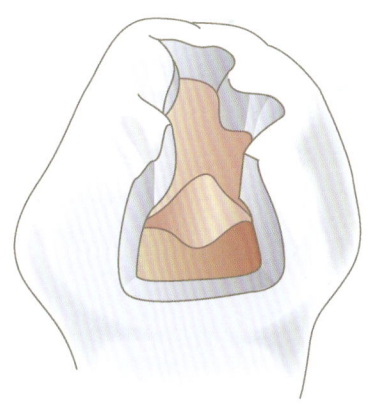

图 12.9　乳磨牙传统的Ⅱ类洞预备。预备包括邻壁向𬌗面聚拢、一个斜面和固位沟的轴髓线角

美学材料

由于树脂基复合材料性能的改善，许多口腔医生常规将树脂基复合材料用于乳磨牙修复。最近，玻璃离子修复材料（或玻璃离子与树脂复合材料）也被提倡使用。当龋损位于𬌗面和邻面时，牙体预备和修复类似于前面描述的银汞合金修复。但是，当𬌗面点隙沟裂易患龋，但牙体尚完整或为早期龋时，少预备或

非𬌗面预备是需要的。邻面修复可以和𬌗面封闭结合使用（可伴或不伴釉质成形）。当使用复合修复材料时，建议预备釉质斜面、使用酸蚀和粘接剂。

Paquette 等[14] 和 Oldenburg 等[15] 报道的乳磨牙修复临床试验表明，仅通过传统釉质斜面制备和树脂基复合材料粘接修复在 12 个月和 24 个月的观察期间取得了非常成功的结果。Tonn 和 Ryge[16] 也报道了传统的釉质斜面和树脂基复合材料粘接修复乳磨牙，在 2 年内获得了较好的结果。

Dilley 等[17] 已经证明，在乳磨牙放置树脂基复合材料和完成修复明显比类似的银汞合金修复更费时。除了增加治疗费用外，治疗增加的操作时间可能会使低龄儿童行为管理更加复杂。

经过 3 年的观察，Donly 等[18] 报道了 Ⅱ 类洞树脂改性玻璃离子修复的成功结果。在 dos Santos 等[19] 开展一项研究中，用树脂改性玻璃离子、聚酸改性复合材料或传统树脂基复合材料对乳磨牙 Ⅰ 类和 Ⅱ 类洞进行修复。24 个月后，这些材料在保存率方面没有统计学上的显著差异，且 Ⅰ 类洞修复比 Ⅱ 类洞修复有更高的保存率。口腔医生良好的专业判断是在不同情况下为患者选择最合适修复体的关键。

渗透树脂

最近引入市场的是一种渗透树脂（Icon-DMG, Hamburg, Germany），主要用来治疗表层下病变，遏制病变进展。Icon 渗透树脂用于治疗早期光滑面釉质病变，病变牙体可能呈白色或黄色病损。使用前需酸蚀釉质表面。树脂可以用于牙颊侧或舌侧的近中病变。制造商专门设计了一种允许树脂向近中流动的充填器。渗透树脂呈牙色，但透射。

在一项为期 1 年、纳入 42 名儿童（平均年龄 7.17 岁）的临床研究中，两组有牙釉质浅层病变的患儿分别使用渗透树脂和 5% 氟化钠涂料进行治疗。1 年后，用渗透树脂治疗的病损继续进展的比例为 31%，而用 5% 氟化钠清漆治疗的病损进展比例为 67%[20]。在另一项纳入 22 名成人的临床试验中，共有 29 对病变，均位于牙釉质的内侧 1/2 到牙本质的外 1/3，要么使用渗透树脂治疗，要么未进行治疗[21]。3 年后，进行渗透树脂治疗的病变有 4% 继续进展，未接受治疗的病变有 42% 继续进展。另一项纳入 39 名成人的临床试验中，将有牙本质外 1/3 病损的患者分成 3 组，分别进行渗透树脂治疗、窝沟封闭治疗及不治疗（对照组）。3 年后，用渗透树脂和封闭剂治疗的病变进展无显著差异，但渗透树脂和封闭剂在抑制病变进展方面均明显优于未治疗的对照组[22]。未来对临床数据的分析将为渗透树脂在儿童口腔临床应用的有效性和适应证提供进一步的信息。

Ⅲ类洞

乳前牙近中邻面的龋病有时发生在有牙齿接触的儿童和有牙弓不足或牙列拥挤的儿童中。然而，当龋齿涉及乳前牙时，有可能是猖獗龋，这需要一个全面的预防计划。

如果龋损没有明显进入牙本质，去除腐质不会涉及或削除切角，可以预备一个小的传统Ⅲ类洞，通过粘接材料修复牙齿（图 12.10）。

下颌乳切牙小的近中龋损可能根本不需要传统的修复治疗。受影响的近中邻面可局部行釉质成形术，打开近中接触，去除腐质，然后用氟化物涂料进行局部治疗，直到牙齿自然脱落。当下颌乳切牙有广泛的龋损时，通常需要拔除患牙。

改良Ⅲ类洞预备

如果乳尖牙与第一乳磨牙近中接触，则高患龋风险患者的乳尖牙远中邻面是龋病的常见发生部位。受牙齿在牙弓的位置、乳尖牙远中和第一乳磨牙近中的广泛接触以及牙龈高度的影响，有时很难预备一个标准的Ⅲ类洞进行完善修复。改良的Ⅲ类洞预备在舌面或偶尔在牙齿的唇面形成鸠尾。上颌乳尖牙多使用舌侧鸠尾，而在下颌乳尖牙预备唇侧鸠尾更方便，因为其美学要求不高（图 12.11 和图 12.12）。预备工作需要额外的固位和形成适当修复材料所需的通道。

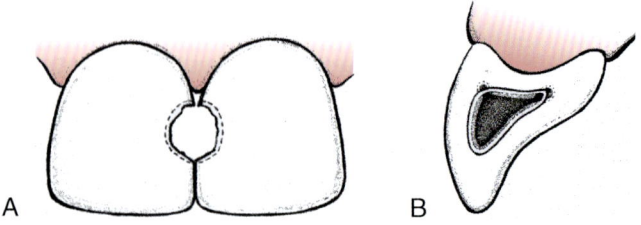

图 12.10 A. 上颌乳中切牙近中的龋病示意图。虚线表示建议的唇侧Ⅲ类洞预备位置。B. 近中图示，Ⅲ类洞预备仅限于乳切牙的颈部 2/3（From Roche JR: Restorative dentistry. In Goldman HM et al, eds. Current Therapy in Dentistry, vol 4, St. Louis: Mosby; 1970.）

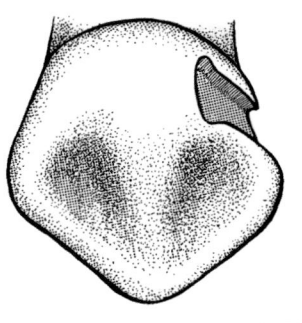
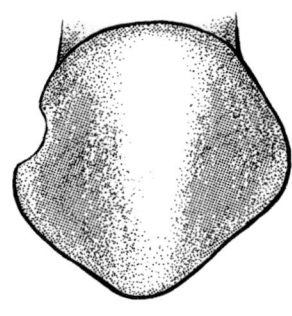

图 12.11 上颌乳尖牙改良Ⅲ类洞预备的舌侧观和唇侧观。鸠尾改进了预备的固位形式，为修复材料的放置提供通道，并确保与相邻牙齿的接触关系

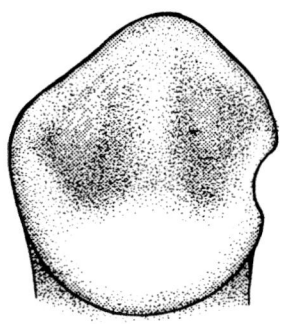
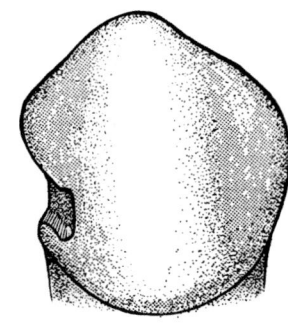

图 12.12 下颌乳尖牙改良Ⅲ类洞预备的唇侧观和舌侧观

在一项对 2 岁 6 个月至 5 岁 3 个月的儿童开展的临床研究中，Trairatvorakul 和 Piwat[23] 比较了 31 对乳前牙分别采用凹槽预备和鸠尾Ⅲ类洞预备的结果。所有牙齿均采用复合材料修复，并在 6 个月、12 个月和 24 个月时评估边缘适应、解剖形态、继发龋和边缘变色情况。在研究的最后，有 22 对修复体可用。凹槽预备组只有 1 个修复体是不可接受的，而鸠尾组有 3 个。两组间差异无统计学意义。这些结果表明，更简单和更保守的凹槽预备往往是首选。

乳前牙邻面龋坏的修复

美学树脂修复

如图 12.13 所示，这种预备方法常用于乳切牙的美学修复，其中龋损接近或累及牙齿的切缘切角。与儿童口腔的其他治疗程序一样，使用橡皮障进行隔湿，同时为临床医生提供更好的视野，并有效保护患者的嘴唇和舌。

牙体预备从近中去除切角和龋损开始，到形成颈部的底座结束。然后在牙颈 1/3 处预备好唇侧和舌侧鸠尾。去除剩余的腐质，酸蚀牙齿，并使用粘接剂。

正确放置成形装置，紧贴颈部底座，帮助操作者在操作过程中放置、成形和固化树脂基复合材料。一个好的成形装置也可以简化治疗过程。

McEvoy[24] 描述了一个类似乳切牙的预备和修复，只是保持固定部分放置在牙齿唇面的龈 1/3 处。鸠尾至少延伸到唇面的 2/3，并可能延伸更远，包括颈部区域的脱钙牙釉质。同时建议在酸蚀前形成牙釉质边缘斜面，以进一步改善修复体的边缘粘接。

修复的初始成形可以通过火焰状车针来完成。去除多余的树脂，并建立修复体的轮廓。牙龈边缘可以用锋利的手术刀片完成操作。最终抛光可通过橡胶杯和精细的湿润磨头或复合抛光系统之一完成（图 12.14）。

不锈钢预成冠

当乳切牙或乳尖牙有广泛的近中病损，累及切缘时，可以使用不锈钢预成冠修复，尽管乳前牙修复已经有更多的美学材料可以取代。

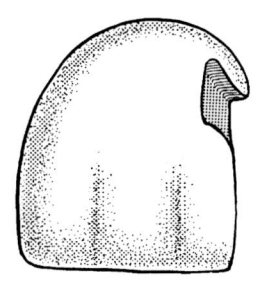
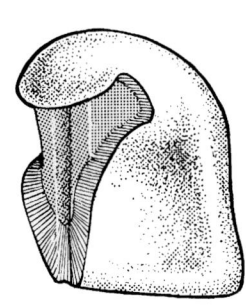
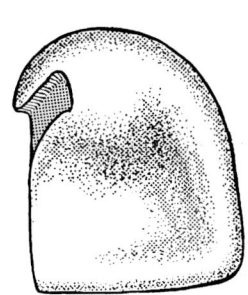

图 12.13 乳切牙美学树脂修复预备的唇侧、近舌侧和舌侧观。预备包括近中预备和形成一个确定的颈部底座，其延伸到颈 1/3 的唇侧和舌侧鸠尾

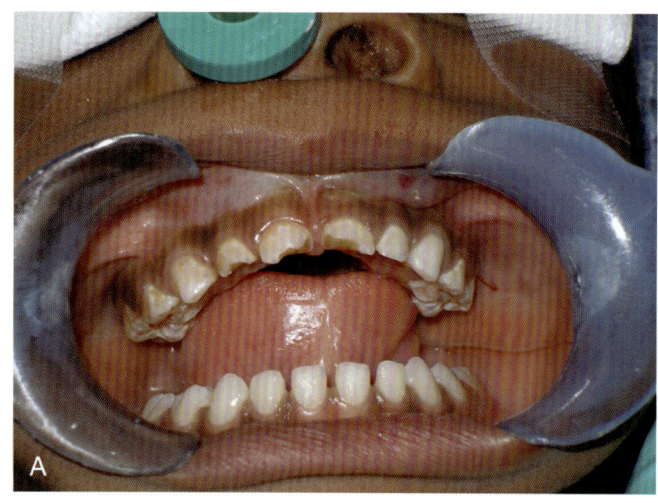 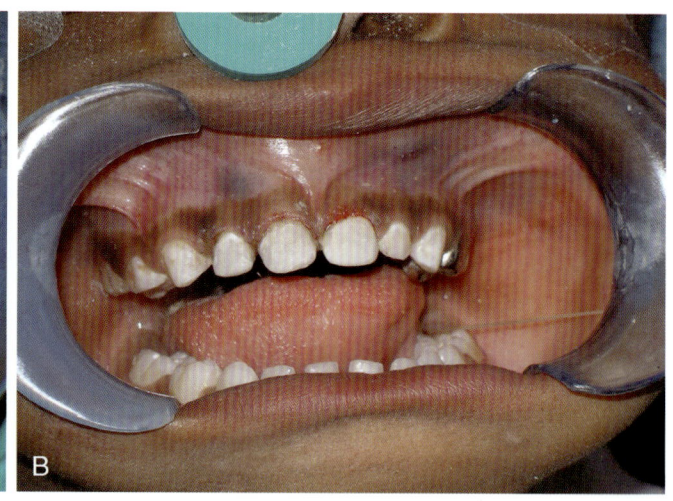

图 12.14　A. 3 岁半患者上颌左右中切牙、侧切牙广泛龋损。B. 牙齿修复后视图。修复固位包括预备唇侧和舌侧固位沟。上颌乳侧切牙预备的设计如图 12.13 所示

选择一个合适尺寸的不锈钢预成冠，在颈边缘成形、抛光并粘合到位（冠技术将在本章后面详细讨论）。即使是在需要去除大量龋损的牙上，牙冠也能很好地保留下来，但这种类型的修复无法满足一些儿童的美学要求。

可以去除大部分唇侧金属，留下一个唇侧"窗口"，然后用树脂基复合材料修复（图 12.15）。这种修复体被称为开放式不锈钢冠。

几种品牌的不锈钢冠也可用于修复乳前牙（图 12.16）。这种不锈钢冠适用于已预备好的牙齿，并取得了成功。一项对 226 个不锈钢预成冠的回顾性研究显示，共 91% 的冠保留了良好到优秀的临床外观[25]。此外，氧化锆制成的乳前牙冠因其耐用性和美观而变得非常流行；然而，它们比透明树脂冠或不锈钢预成冠需要磨除更多的牙体组织[26]。

树脂冠

Webber 等[27] 展示了树脂冠技术，即用树脂复合材料作为基质修复牙齿，用赛璐珞冠形作为基体。他们认为选择合适的赛璐珞冠并放置到位时，几乎不需要对修复体进行修整。

图 12.17 所示的树脂冠技术采用了 Webber 等[27] 所提倡的透明树脂冠和树脂基复合材料，现在通常被称为"透明树脂冠"。Kupietzky 等[28] 进行的一项回顾性研究显示，在 145 例使用透明树脂冠修复大面积龋损或涉及多个牙面龋损的乳切牙病例中，3 年后树脂冠保留率达 80% 以上。

树脂冠也可用于乳磨牙，对于一些乳磨牙的粘接修复很有利。有一个很好的使用案例是利用乳磨牙粘接树脂冠修复暂时恢复了牙弓的完整性和恢复固连乳磨牙的咬合。最后要提到的是，乳切牙冠修复是以患者为中心的照护。这些修复需要相当多的时间和耐心，而大多数学龄前儿童都无法轻松配合。此外，这些牙齿往往在冠修复后几年内脱落。正如 Sharaf（Dr. Aly Sharaf, Alexandria, Egypt；个人交流，2019 年 12 月）所考虑的那样，这些修复选择是出于医疗需要还是个人的较高要求？医生与患儿或其家属可以就这些修复方式的优缺点进行讨论。

年轻恒牙备洞

这本教科书中提出的许多龋齿治疗流程也经常适用于年轻恒牙。但本书重点是修复乳牙缺损。在本章中重复所有这些信息（或其中部分信息）是不切实际和不现实的。有关恒牙如何设计方便放置修复体和成形体系的龋洞预备，详细信息请参照参考文献中列出的牙科治疗教科书，如 Roberson 等编写的著作[29]。

发育不全或矿化不良恒磨牙的临时性修复

儿童口腔医生遇到严重的发育不全或矿化不良的第一恒磨牙萌出时，有时会面临艰难的修复问题，特别是遇到磨牙-切牙矿化不全（molar-incisor hypomineralization，MIH）患者。Tagelsir 等[30] 指出，全球 MIH 患病率高达 14%。MIH 是一种发育

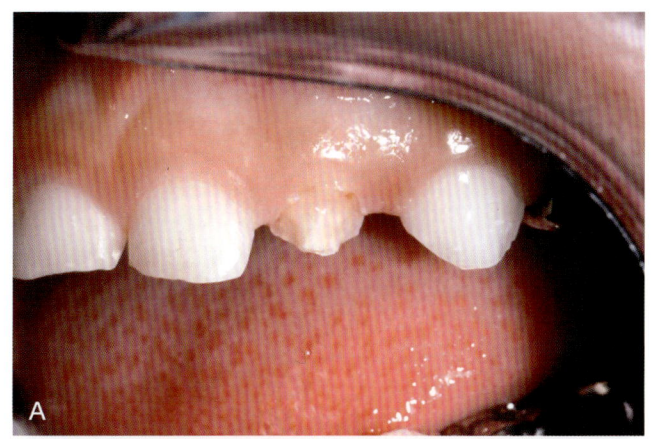
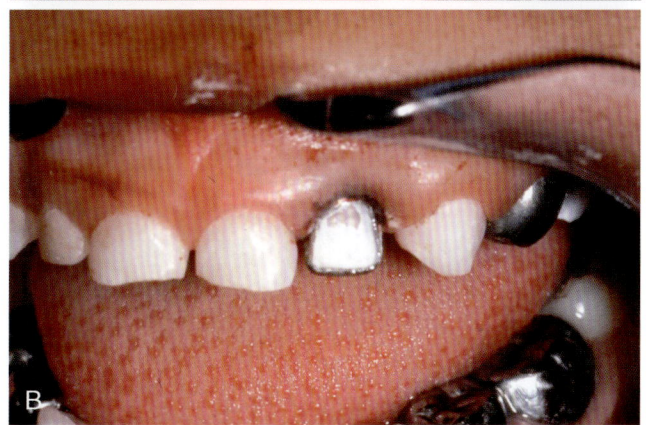
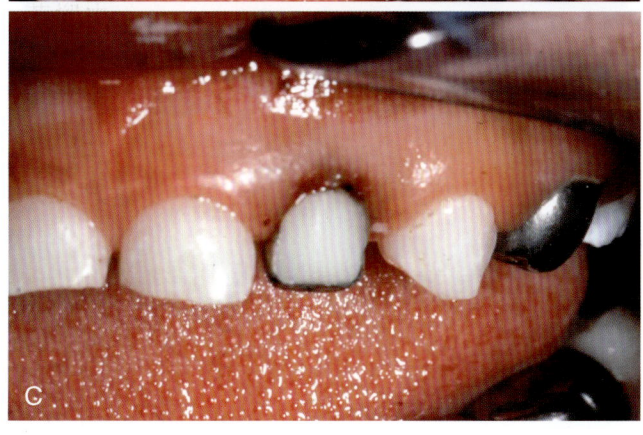

图 12.15　A. 磨除上颌左侧乳侧切牙的龋损并进行牙体预备后，在牙齿上安装不锈钢预成冠。B. 切除不锈钢冠的唇侧。C. 用树脂修复唇侧表面

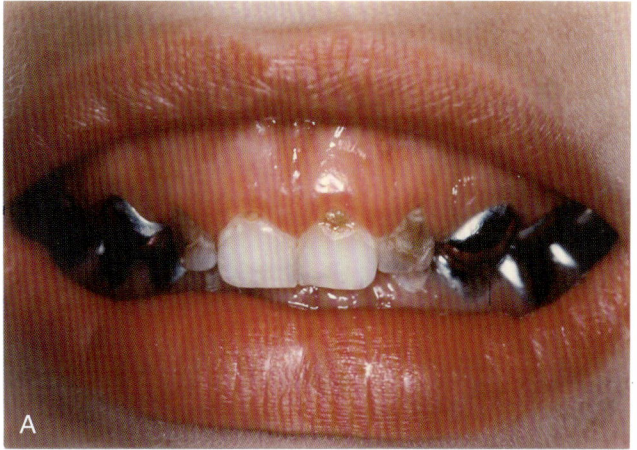
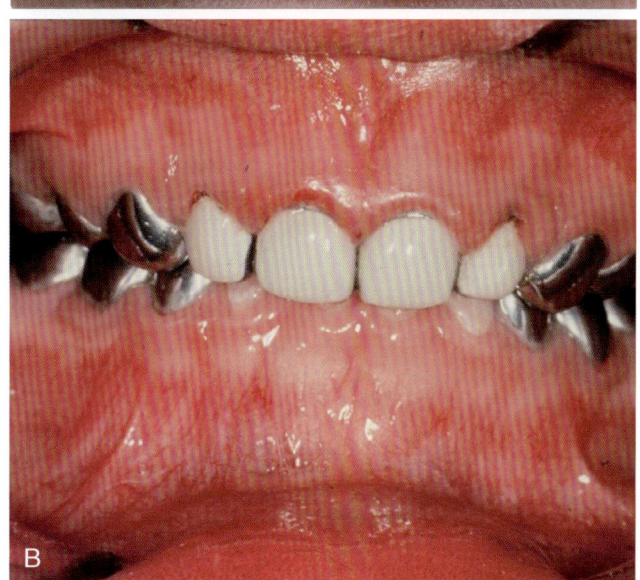

图 12.16　A. 广泛的龋损累及上颌乳切牙。B. 树脂-不锈钢冠与玻璃离子粘接剂粘接后

型低矿化牙釉质缺陷，影响第一恒磨牙，累及或不累及恒切牙。这些缺陷以不对称的方式分布，从界线分明的白色、黄色或棕色混浊到牙萌出后的釉质严重缺陷，损害程度不一。通常当这些牙齿存在严重缺陷时，需要在萌出的早期阶段进行修复。许多牙齿是通过早期用不锈钢冠修复保存下来的。然而，这一过程可能需要去除良好的牙齿表面，为牙冠提供足够的空间。这种全覆盖的修复有时很难实现。

复合材料在过渡性修复治疗（interim therapeutic restoration，ITR）中获得了令人满意的修复效果。这种粘接复合材料的修复允许保留所有完好的牙齿结构，并依赖于牙釉质表面的存在，为修复材料提供粘接固位。任何软质龋损区域都应去除，但很少进行预防性扩展。通常可以保留被破坏的釉质表面来增加修复材料的固位。在某些情况下，需要在萌出的牙齿周围进行牙龈成形术，以便能够充分地进入和隔离缺陷区域。即使这种修复需要偶尔的调整，它也可以提供一个比不锈钢冠更令人满意的临时修复效果。一些新兴的修复材料如玻璃离子-树脂复合材料能够释放氟化物并与发育不全的牙釉质结合，可能会为发育不全的牙齿提供更好的临时修复效果。

当需要使用不锈钢冠来修复年轻恒磨牙时，Radcliffe 和 Cullen[31] 已经注意到保守的牙体预备

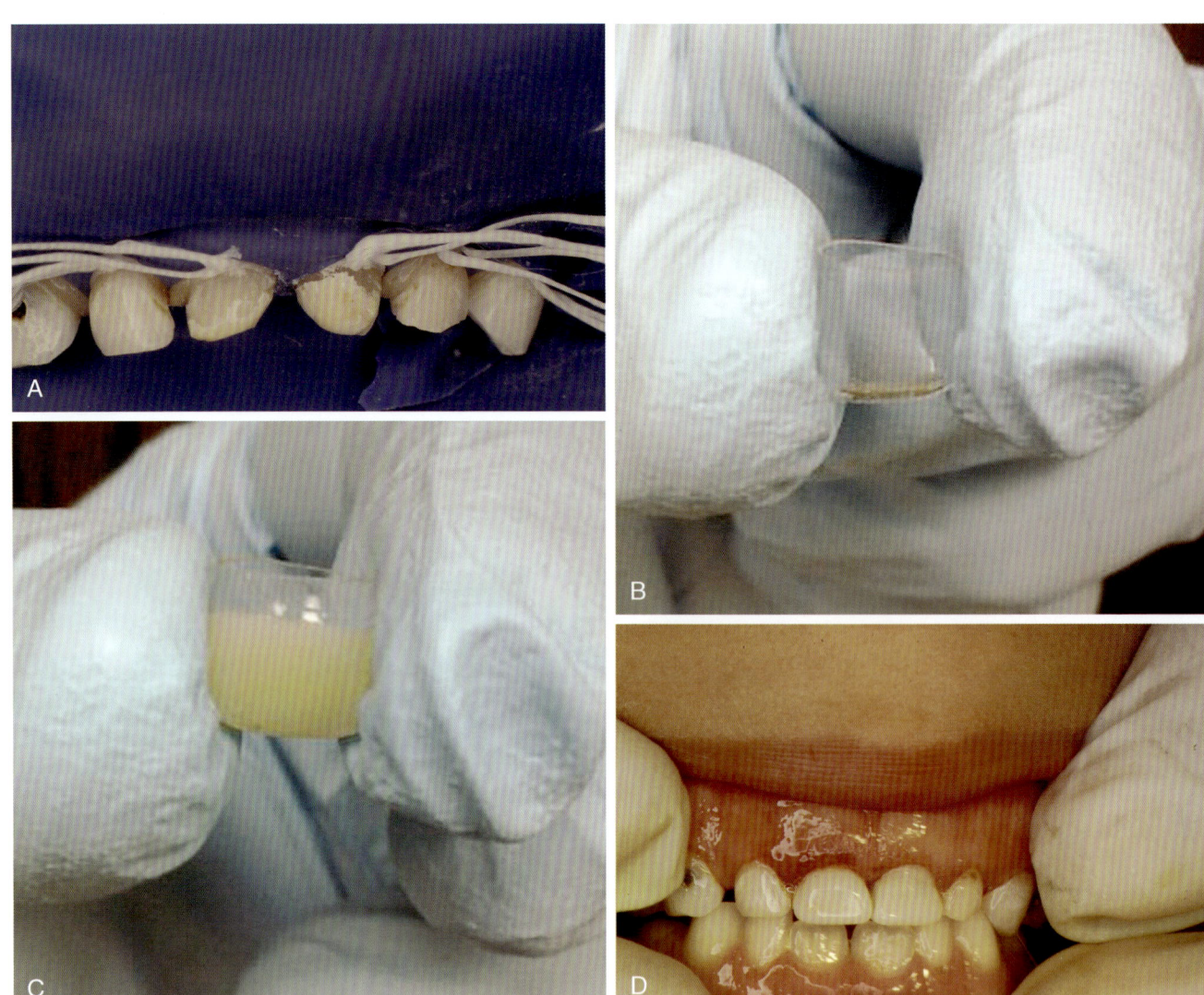

图 12.17 A. 4 岁患者左右乳中切牙、左侧乳侧切牙广泛性龋坏。B. 修剪透明树脂冠，冠边缘需覆盖预备的牙齿的颈缘。C. 冠内 2/3 填充树脂基复合材料，放置在预备好的牙齿上，将多余的树脂从颈缘去除并进行光固化。D. 抛光

的重要性，从而能够为未来同一颗牙齿的修复保留更好的条件。他们提倡采用类似于下一节所述的牙体预备方法。

后牙不锈钢预成冠

1950 年，Humphrey[32]率先开始使用铬钢冠，其已经被证实对儿童和青少年牙体缺损的修复非常有效，目前这种牙冠通常被称为不锈钢预成冠。我们将从以下几个方面来阐述不锈钢预成冠在儿童口腔治疗中的应用。

1. 用于修复乳磨牙和年轻恒磨牙大面积的牙体缺损或累及多个牙面的缺损（图 12.18）。

2. 用于修复乳磨牙或年轻恒磨牙因发育缺陷而无法提供足够粘接力的缺损。

3. 用于修复先天性发育缺陷牙齿，例如牙本质发育不全或牙釉质发育不全。

4. 用于修复牙髓切断术后牙冠折裂风险增加的乳磨牙或年轻恒磨牙。

5. 用于修复折裂的牙齿。

6. 用作乳磨牙间隙保持器的固位体。

7. 用作不良习惯阻断器或正畸治疗附件。

Randall[33]发表了有关使用金属预成冠进行乳磨牙及恒磨牙修复的研究结果。她选取了 5 篇有关比较预成冠和银汞合金修复多个牙面缺损治疗效果的临床研究文章。这五项研究统计了 1210 例金属预成冠修复和 2201 例银汞合金修复在术后 2～10 年的修复效果。研究结果显示，在乳磨牙多个牙面

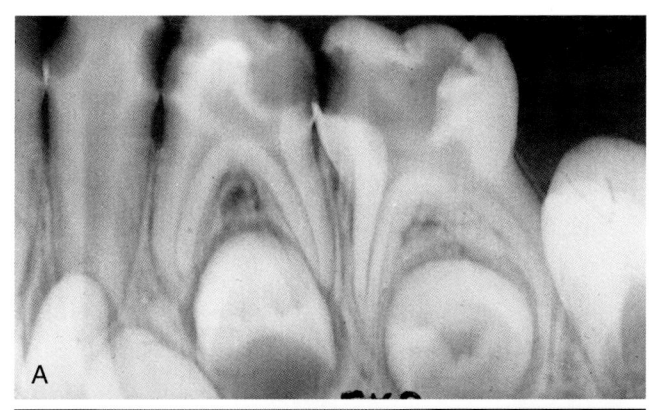
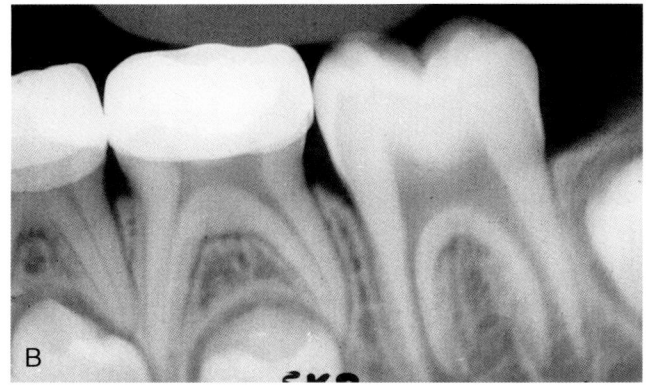

图 12.18　A. 乳磨牙伴有广泛的龋损。B. 有合适轮廓的不锈钢预成冠恢复了牙齿功能和牙弓中乳牙的邻接关系

龋损修复上，金属预成冠的修复效果优于银汞充填术。Seale[34] 在其后发表了一篇文章，进一步肯定了 Randall 的观点，并且提供了更多的科学依据来支持金属预成冠的使用，尤其是针对患龋风险高的儿童。Seale 的论著摘要如下：

> 不锈钢预成冠（stainless steel crown，SSC）是一种非常耐用的修复体。当患儿乳磨牙出现广泛性的釉质剥脱、大面积的龋损或者涉及多个牙面龋损等情况时，应使用 SSC 进行修复。由于 SSC 对牙体的完全包裹可以最大限度保护剩余牙体，防止其折裂，且 SSC 经久耐用，所以强烈推荐全身麻醉治疗的患儿使用。最后，还有一个强烈推荐使用 SSC 的原因是相对于使用的年限，SSC 的花费很便宜。

牙体预备

酌情使用局部麻醉和橡皮障。使用高速涡轮机和 69L 号车针进行牙体邻面的预备（图 12.19）。近中邻面牙体预备时必须小心，防止损伤邻牙的邻接面牙体组织。在需要牙体预备的牙齿及其邻牙邻接面放置木楔贴紧以获得微小的缝隙。车针从冠方向龈方垂直切削牙体，解除邻接关系，获得的空间要能使探针无阻力通过。龈缘的牙体预备应形成连续、光滑的刃状边缘，不能形成明显的肩台。使用高速涡轮机和 69L 号车针进行𬌗面牙尖的预备。通常情况下，𬌗面及牙尖一般降低 1 mm 左右。

69L 号车针也可用于去除过于尖锐的线角和点角。一般不需要对颊舌面的牙体进行预备，这些面适当的倒凹有助于加强金属冠的固位。但是，某些第一乳磨牙的颊面特别突出，可以进行适当的调磨。

对于累及牙本质的龋损需去除，若累及牙髓，需先进行完善的牙髓治疗。

牙冠型号的选择

我们应该选择能够包裹住牙体的最小的金属冠。如何让金属冠更加舒适？Spedding[35] 提倡两个重要的原则：一是术者需要确认正确的冠的𬌗龈高度，二是冠边缘必须光滑且贴合真实牙体的龈缘。冠的高度在必要时要做一些调整，以保证咬合无障碍，并且冠边缘位于游离龈下 0.5～1 mm。戴冠以后，要让患者咬紧压舌板，促使冠达到合适的位置。在龈缘相对应的冠边缘做标记，使用金冠剪或者磨头去除多余冠边缘（图 12.20）。

使用冠边缘钳收紧冠边缘。再次试戴金属冠，同样让患者咬紧压舌板，迫使牙冠完全就位，观察龈缘是否合适。

目前的金属预成冠在粘接前很少需要进行调整。

金属冠外形修整（必要时）

预成冠成形钳是一种喙部一侧突出、一侧凹陷的专用钳，用于调整颊侧和舌侧颈部 1/3 或者中 1/3 处的冠的外形，使冠的外形和边缘更加贴合牙面。钳子的把手朝向冠的中心倾斜，这样当冠从另一侧朝向钳子时，金属被拉伸和卷曲。使用弯嘴钳进一步改善颊侧和舌侧表面的轮廓（图 12.21）。弯嘴钳也可以用于改善冠的近中，并与相邻的牙齿形成理想的接触。许多临床医生喜欢使用缩颈钳完成冠成形（图 12.22）。必要时，可以在冠的邻接面进行焊接，以改善冠的邻面邻接关系。要进行预成冠外形的修整和精细的抛光，保证预成冠的边缘能够舒适地进入游离龈下。

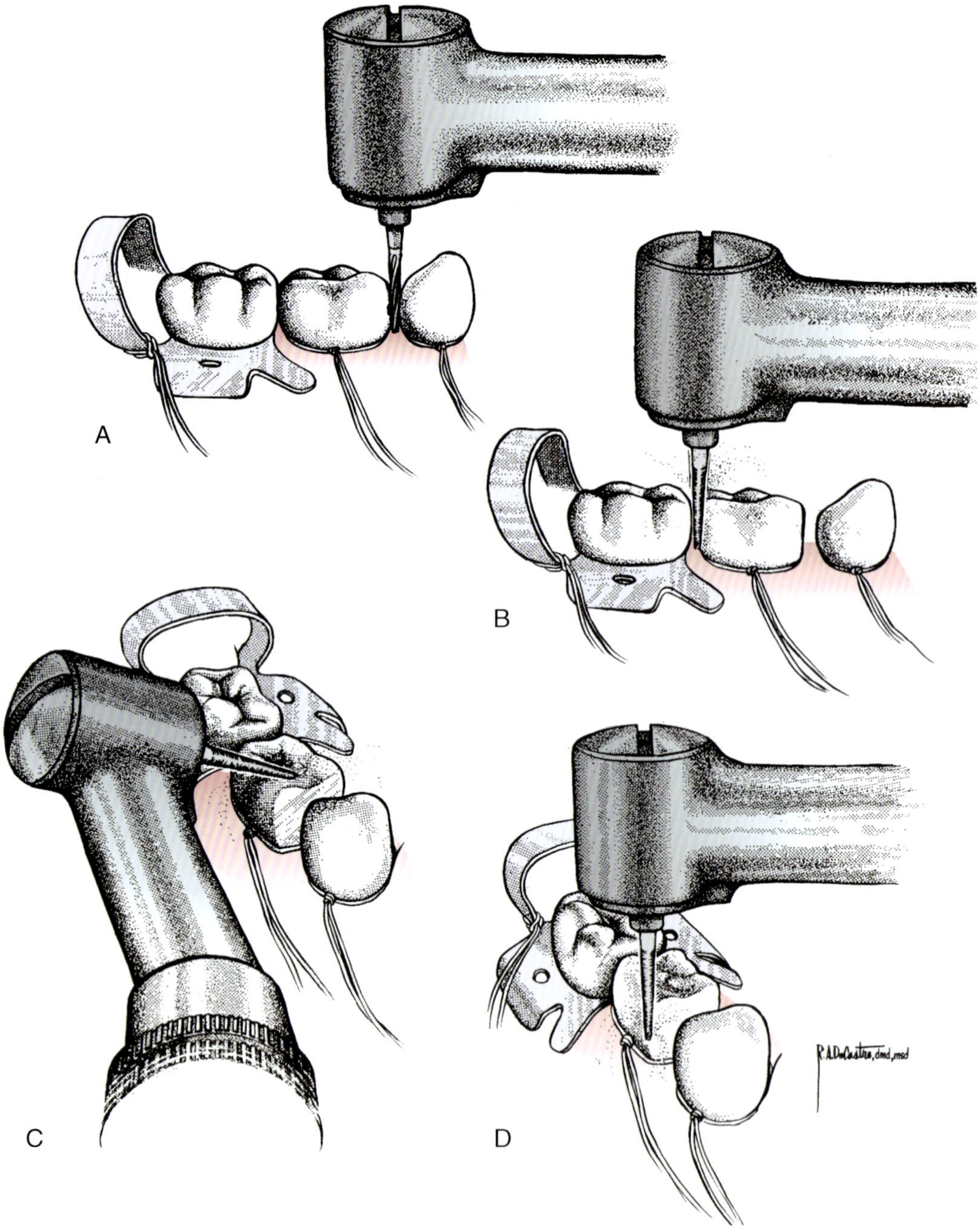

图 12.19 使用高速手机和 69L 号钻的不锈钢冠修复预备步骤。A. 近中面预备。B. 远中面预备。C. 殆面预备。D. 线角预备

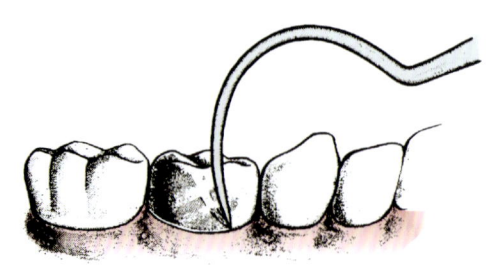

图 12.20 在牙龈组织的游离龈水平上进行探查,以帮助确定去除多余金属的位置

外形修整后的预成冠需要重新试戴,保证能够稳固地咬合到合适位置。在这个阶段,我们要仔细检查咬合关系,防止由预成冠导致开殆或咬合滑动(图 12.23)。

粘接之前,我们要对冠的龈方进行抛光,从而保证冠进入龈下后牙龈组织舒适。橡皮轮可以用来进行冠边缘的抛光。

有些时候,还需要对预成冠进行一些适当的调整才能使冠的颈缘部分达到最佳效果。Mink 和 Hill[36] 归纳了一些调整乳牙及恒牙不锈钢冠的方法。过大

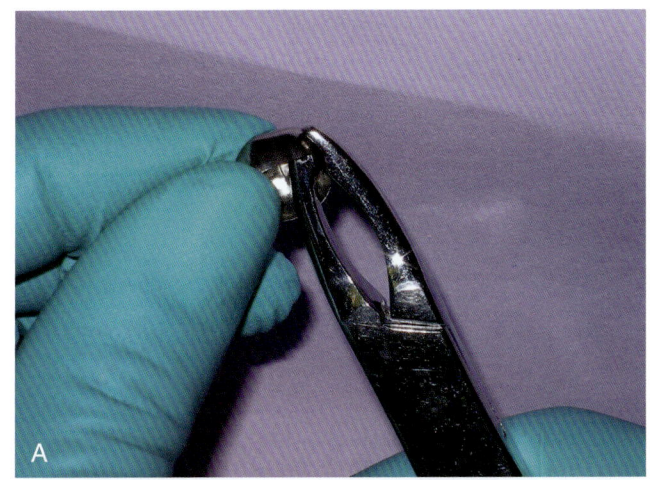
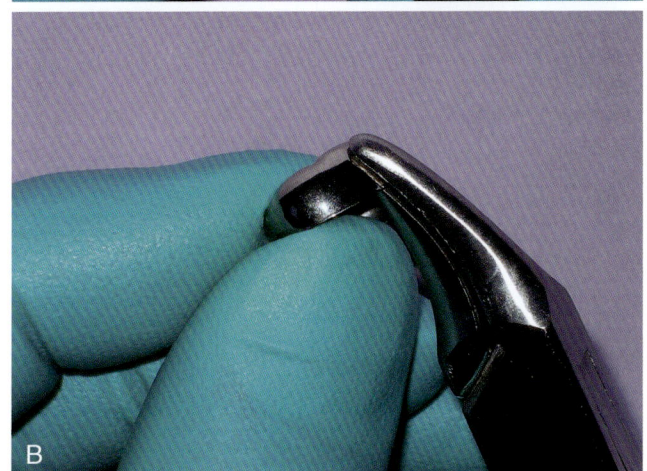
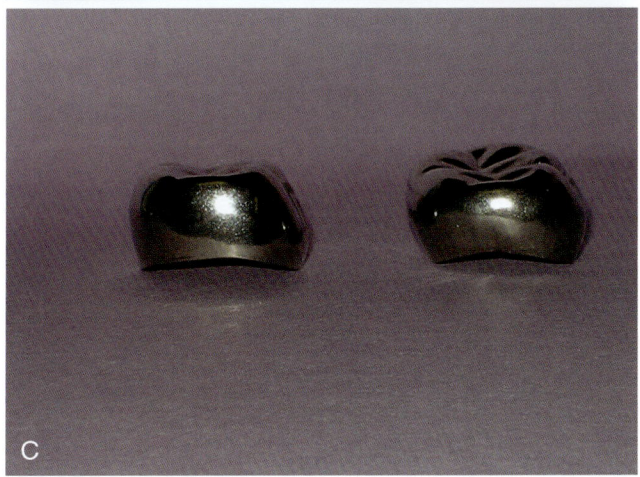

图 12.21　A. 冠成形钳用于调整颊侧和舌侧冠的外形。用钳子牢牢地夹住冠，用手指从冠的另一边施力，使表面向内弯曲。B. 曲嘴钳完全围绕冠的颈边缘走行，以形成向内的光滑、流畅的边缘轮廓。C. 右边的冠与左边的冠在成形前大小和形状相同。这展示了使用上述钳子进行轮廓成形的有效性

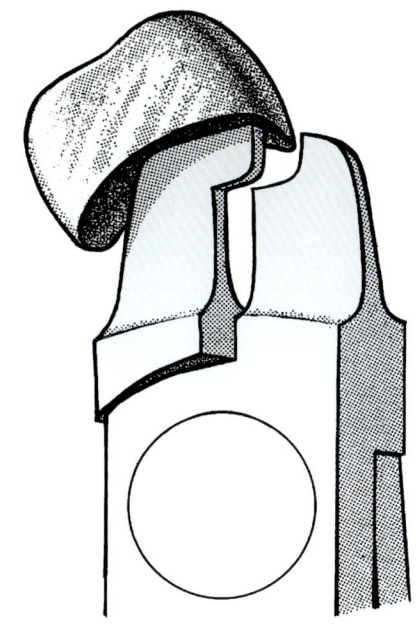

图 12.22　缩颈钳也可用于冠轮廓成形

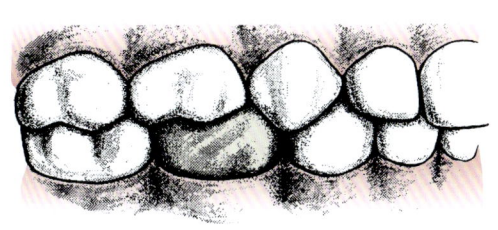

图 12.23　金属冠粘固前必须修整，以获得良好的咬合关系

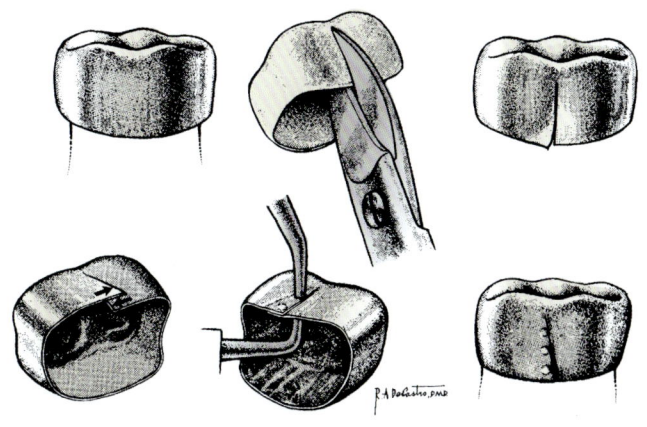

图 12.24　使一个过大的牙冠适合一个已预备好的牙齿的技术

的冠可以如图 12.24 进行切割，切割后将边缘两侧进行重叠。修整后的预成冠需重新试戴，确保龈缘舒适，在重叠的地方做一个标记。把做好标记的冠取下，去除重叠的部分并焊接断端。允许少量的焊接剂流动到冠边缘的外侧。按照先前推荐的方式完善冠的外形并粘接到预备完成的牙齿上。

如果我们遇到一个比最大号预成冠还要大的牙齿，类似的修改冠大小的方式同样适用。我们可以

在颊侧或舌侧剪开预成冠，重新试戴牙冠直到与预备完成的牙体吻合。在剪开的断端焊接一条 0.004 英寸厚的不锈钢条。允许少量的焊接剂溢出到边缘的表面。焊接以后按照常规方式调整冠的形态，打磨抛光，粘接固定。

就像前牙冠一样，乳磨牙贴面不锈钢冠也在不断发展。这种类型的冠需要比常规不锈钢冠进行更多的牙体预备，但是 Yilmaz 和 Kocogullari 报道[37]其治疗成功率高达 80%。

美学氧化锆冠

氧化锆冠在市场上用于乳前牙（图 12.25）和乳磨牙（图 12.26）的美学修复。这些冠既美观又耐用。一项体外研究表明，使用氧化锆冠的牙齿比使用陶瓷冠的牙齿更耐磨[38]。一项临床试验表明，预成乳磨牙氧化锆冠与不锈钢冠一样有效[39]。这些冠的逐步使用和相关临床研究将为未来应用提供更多的指导。

替代性修复治疗

替代或非创伤性修复治疗（alternative or atraumatic

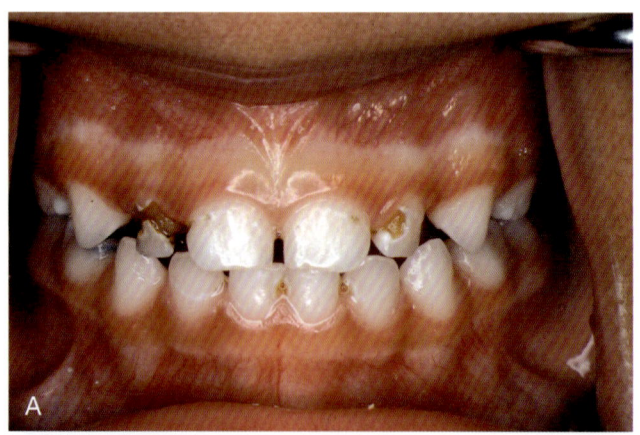

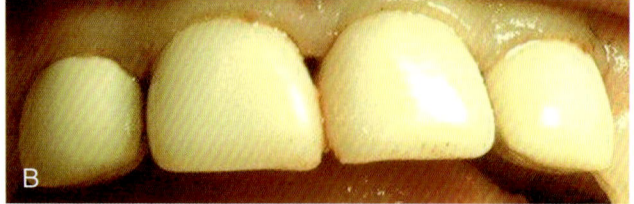

图 12.25　A. 上颌乳侧切牙广泛龋坏，累及乳中切牙舌面。B. 乳侧切牙用树脂贴面冠修复，乳中切牙用氧化锆冠修复

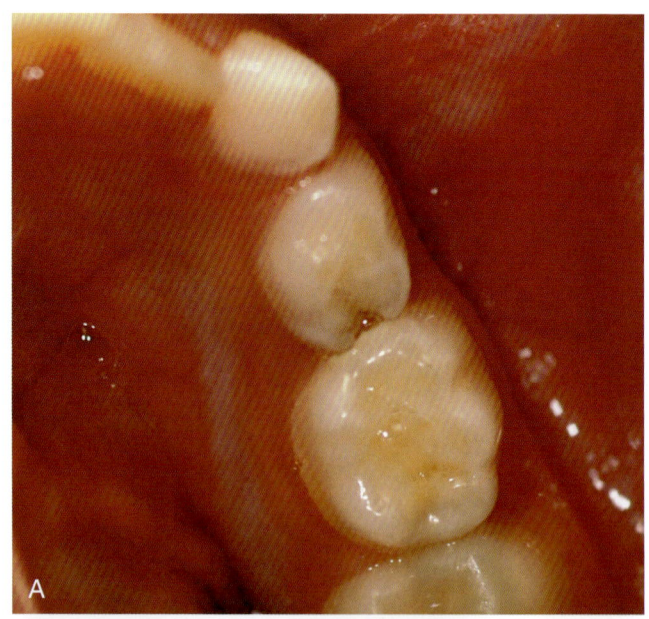

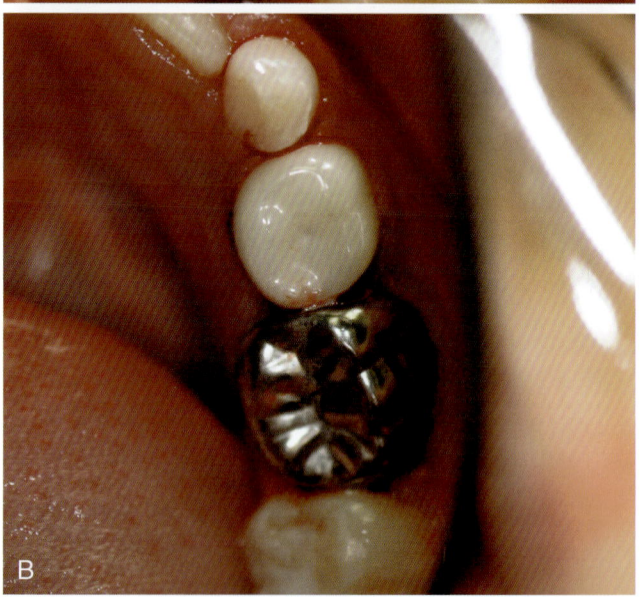

图 12.26　A. 下颌第一乳磨牙远中龋。B. 使用树脂粘接剂粘接的乳磨牙氧化锆冠

restorative treatment，ART）是一个流行概念，是在由于多种原因比如缺乏传统的牙科设施而使传统的修复无法实施时，对较小或较大的龋损进行保守治疗的方法。对于没有获得定期和传统的口腔保健的个体，ART 可以预防疼痛和保存牙齿。在没有其他牙科设备时，只能使用手用器械进行 ART，但它在传统的牙科环境中也可能有用。ART 不需要在放置修复材料之前完全挖除牙本质龋。这在牙科中并不是一个全新的概念，但由于更耐用的释放氟的玻璃离子聚合物和树脂改性玻璃离子聚合物修复材料的发展，它作为一种可行的修复方法得到了新的认可。（验证该技术的原理见第 14 章关于深龋治

疗的内容。）此外，在一种被称为"银改性非创伤性修复技术"（silver modified atraumatic restorative technique，SMART）中，ART 可以在放置玻璃离子复合材料之前于病损区域应用氟化钠，以加强龋病的控制效果。

这项技术得到了世界卫生组织的推广和认可，其目的是保护牙齿结构、减少感染和避免不适。国际牙科研究协会认识到这项技术是恢复牙体缺损和预防龋齿的一种有效手段，因此于 1995 年 6 月举行了一次关于 ART 的专题讨论会。这个治疗过程虽然不需要传统的牙科设备，但还应采取控制细菌感染和预防疾病病原体的措施，以获得治疗后的最佳结果。

理解这种技术和本章前面提到的 ITR 技术之间的区别是很重要的。Saber 等[40]回顾了这两种方法，因为它们很相似，并且使用相同的材料进行操作，但它们的使用目的不同。AAPD 增加了术语 ITR，他们的参考手册将 ART 和 ITR 区分如下[41]：

> 由于情况不允许后续护理，ART 被错误地理解为一种最终的治疗。ITR 使用类似的技术，但有不同的治疗目标。ITR 更为准确地描述了在当代牙科的实践过程。

年轻恒前牙的美学修复程序

儿童口腔医生面临的一个常见问题是对变色、发育不良、畸形或折断的前牙的美学修复。牙医们认识到，牙齿的美学缺陷往往会对成长中的孩子的社会关系和心理发展产生不利影响。当面临这些问题时，通常采用美学修复系统和粘接技术。虽然粘接程序也适用于乳前牙修复（如本章前文所述），但下面讨论的主要用于恒前牙，因为在乳牙牙列中适应证较少。Aron[41]曾经报道了一名低龄患儿成功使用粘接瓷贴面修复乳切牙的病例。

下面的讨论假定读者了解牙科粘接的原理，并对该过程有一定的了解。这些原则和程序对于封闭剂、树脂修复剂和树脂粘接剂（见第 11 章）是相似的。在进行美学粘接程序之前，一些仅限于牙釉质的牙体预备（尽可能多）往往是有必要的。

粘接复合材料贴面修复（树脂基复合材料粘接）

树脂基复合修复体（和粘接剂）经常直接应用于酸蚀的牙釉质。修复树脂只是作为一种贴面来改善牙齿的颜色或轮廓。修复性树脂粘接技术对于修复前牙冠折（见第 28 章）和增加年轻恒前牙的近远中径宽度（图 12.27）尤其有效。粘接复合贴面也有助于修复牙齿表面小的发育不良或变色区域。许多牙医也使用这种类型的修复体，通过给变色的前牙唇面做贴面来掩盖内在的变色（图 12.28 和图 12.29）。这种方法可以为轻度至中度变色的牙齿提供令人满意的美学修复，并且与第 3 章中讨论的漂白或微打磨程序不冲突。

粘接瓷贴面（或瓷面）修复

将薄的、预制的瓷面（瓷贴面）粘接在牙釉质表面已经成为普遍的美学修复趋势。自从瓷贴面修复由 Faunce 和 Faunce[42]推广以来，人们对它的关注逐渐增加。在儿童和年轻人中，对上颌前牙采用

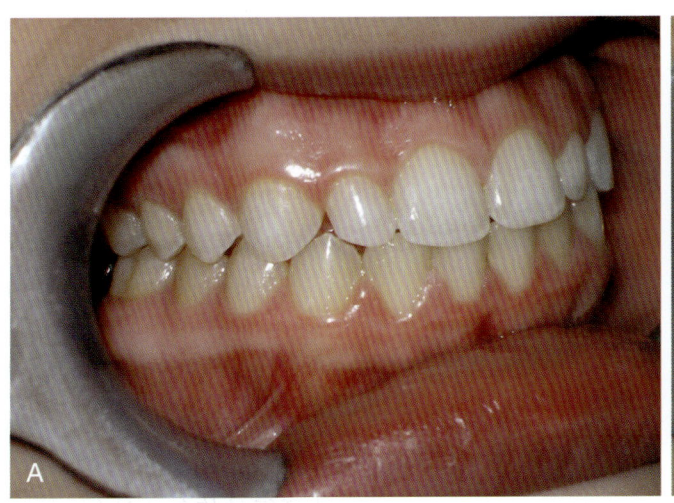 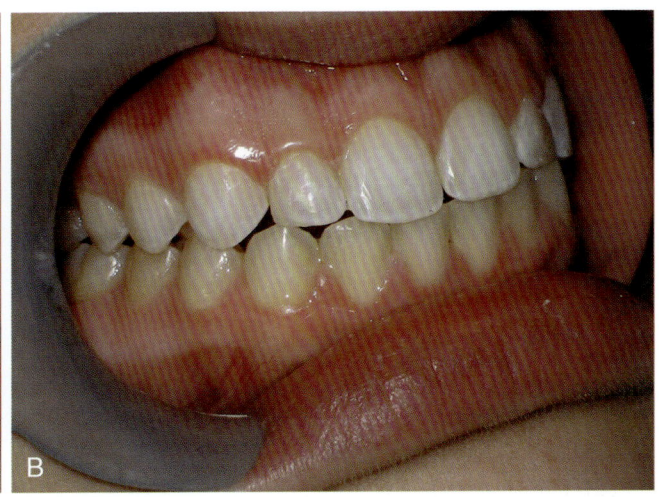

图 12.27 A. 一位年轻患者上颌右侧切牙较小。B. 经瓷贴面修复后改善了牙齿外观

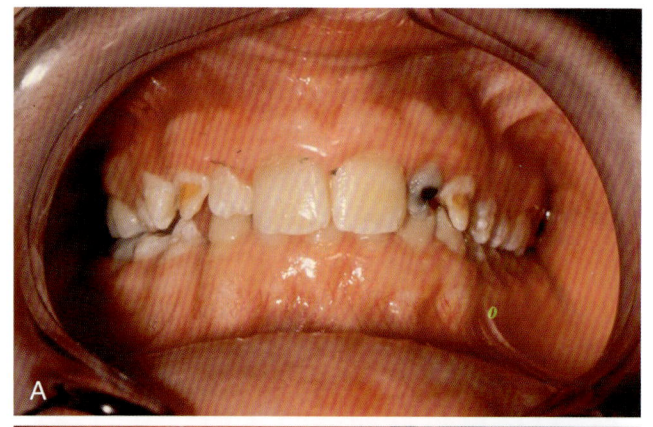
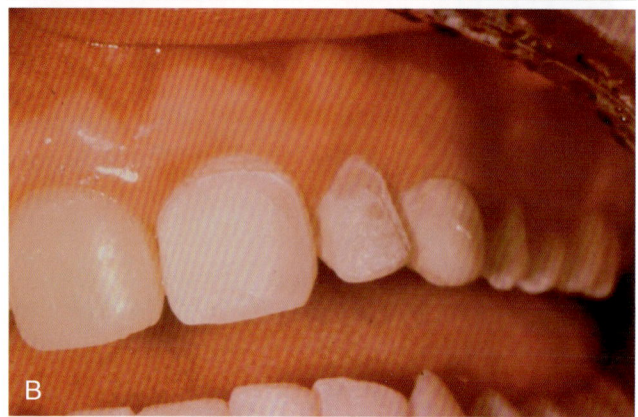
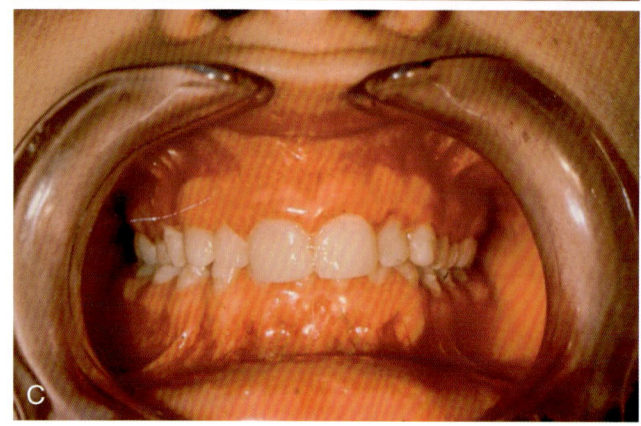

图12.28 树脂基复合材料粘接。A. 一个15岁女孩术前说："我不喜欢我的牙齿。"B. 厚重的树脂基复合修复材料粘接在第9、10、11号牙齿预备完成的斜面上。C. 放置微填料树脂基复合材料后完成修复的术后外观

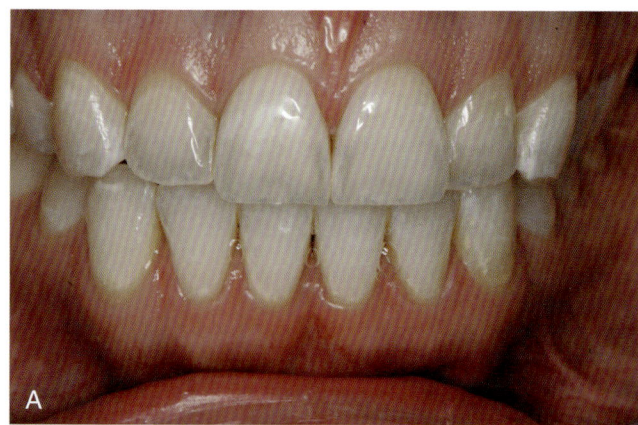
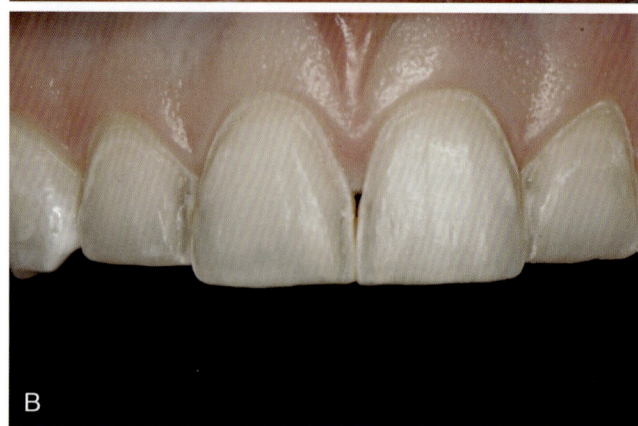
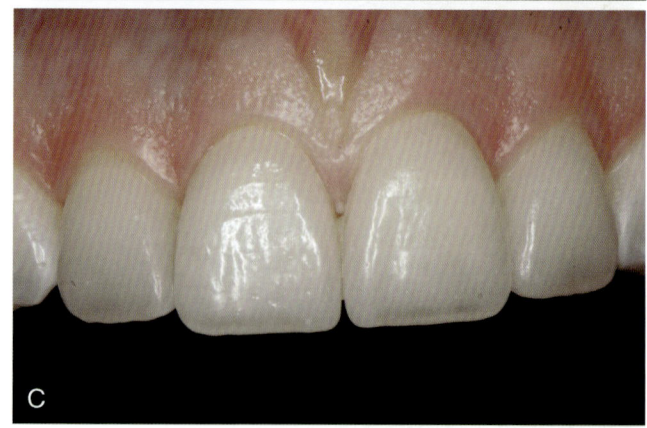

图12.29 A. 青少年患者拆除托槽矫治器后的前牙。尖牙及侧切牙脱矿明显，中切牙也受到轻度影响。B. 同一患者牙釉质预备完成后的图片。C. 粘接树脂贴面修复（Courtesy of Dr. Nasser Barghi）

这种修复方式被认为是保守的、美学效果较佳的。瓷贴面修复体也已成功地应用于下颌前牙。

瓷贴面技术可以改善美观，因为修复的牙齿模拟自然的色调和外观正常的健康牙齿结构。当正确修复时，即使它们的轮廓可能有点过度，但牙龈组织依然可以很好地耐受瓷贴面。完善的口腔卫生是必不可少的，合作的患者可以较好地维护修复体周围的牙龈健康（图12.30）。

封闭材料是用于粘接技术的牙色树脂系统。如果正在治疗的牙齿严重变色，也可能需要着色或不透明剂。瓷贴面的修复过程并不复杂，但需要注意细节。

瓷贴面修复的粘接需要适当的贴面表面预备和适当的牙釉质表面酸蚀。瓷贴面的内表面使用氢氟酸酸蚀，然后涂上硅烷，可形成与树脂结合剂的结合，其类似于釉质的酸蚀效果，并通过硅烷强化了粘接作用。Lee等报道了与瓷表面优异的粘接强度[43]。

牙釉质预备包括去除 0.5 ～ 1 mm 的唇侧牙釉质，在颈部逐渐变薄至约 0.25 ～ 0.5 mm。形成刃状边缘，进入龈下 0.5 mm 以内。切缘预备在切缘附近结束，也可能包括在舌面的切缘，但最好不要在切缘应力集中处结束。瓷粘接技术在牙科美学治疗中具有重要价值（图 12.30）。

更多关于牙科美学治疗各种材料和可用技术的内容请参考 Nixon[44] 的文章。

儿童口腔修复中的争议

激光的使用

2013 年，AAPD 发布了第一份关于对儿童牙科患者使用激光的原则声明。虽然激光被认为是传统预备工具的可行替代品，但它也有自身的优点和局限性。激光的使用最好是作为一种替代和补充的方法。激光的优点包括产热更少，很少需要甚至可以不做局部麻醉，以及可有效保存牙体组织等。缺点包括启动成本高，不同应用需要不同设备，以及需要对从业者进行相关培训。但是，尽管用激光预备需要更长的时间，而且气味也很难闻，但最近的一项研究表明[45]，青少年更喜欢使用激光而不是传统的工具去除腐质，因为他们觉得它更舒适。更全面的回顾请参阅 Olivi 等[46] 编写的用户指南《儿童牙科激光应用》。

修复治疗的最简方法

许多人都熟悉图 12.31 中所示的技术，即通过使用高速手机打开两颗牙齿之间的接触，应用氟化物涂料，并让父母在该区域刷牙来减缓或阻止龋坏进展。这个方法尤其适用于下颌乳前牙近中龋损。然而，Kidd[47] 的一篇文章扩展了这种治疗乳牙龋坏方式的适应证，建议如下：

- 不清除龋损，但打开病变区域以方便进行清洁（如上所述）。

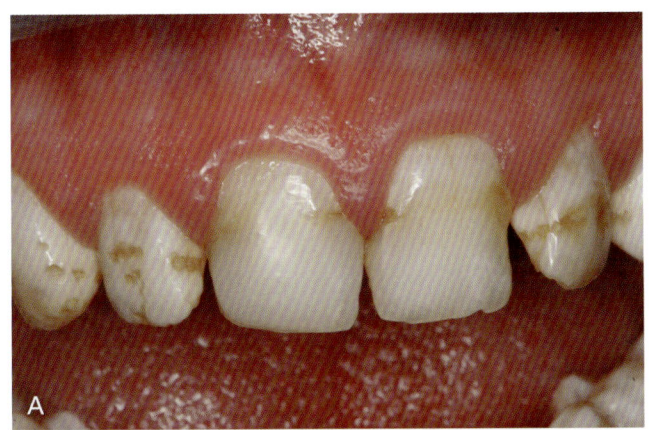
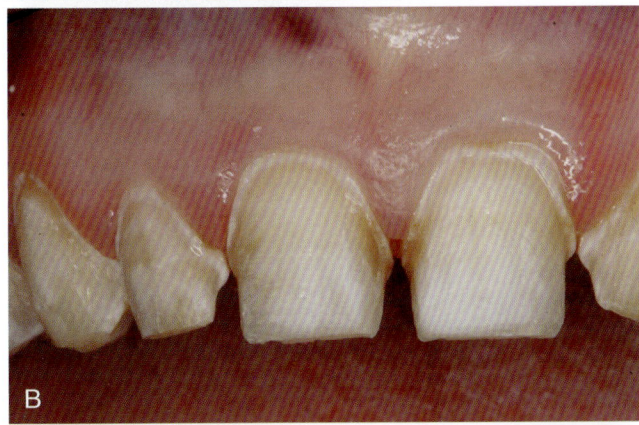
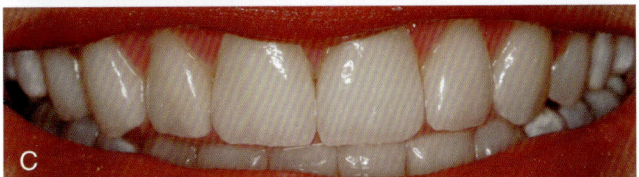

图 12.30　A. 一名青少年严重的牙齿"凹陷"和变色。B. 瓷贴面修复前牙体预备。C. 最终的瓷贴面修复（Courtesy of Dr. Nasser Barghi）

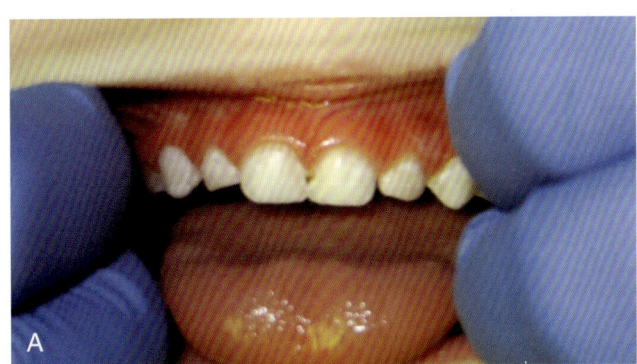
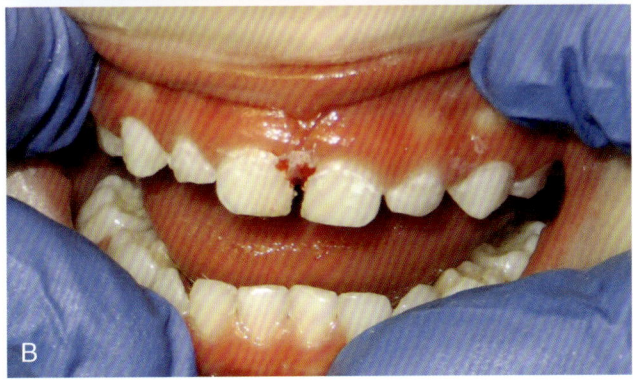

图 12.31　A. 上颌乳中切牙近中邻面龋损。B. 高速手机打开牙齿相邻面，应用氟化物涂料，并且方便刷牙清洁。没有进行修复治疗

- 不清除龋损的封闭技术（Hall 技术）。
- 部分龋清除修复（非创伤性修复技术）。
- 龋完全清除和修复龋齿。
- 不恢复或打开牙齿间隙，而是保持原样。

Hall 技术包括不清除龋损，用玻璃离子粘接不锈钢预成冠，修复未累及牙髓的严重后牙龋损。虽然这项技术仍然存在争议[48]，可能存在影响冠周围牙龈健康和干扰咬合的问题，但许多研究已经证实了这项技术的可行性[49-52]。特别是 Elamin 等[53] 进行了一项设计良好的前瞻性随机对照试验，每组均使用 100 多个不锈钢冠，比较了采用 Hall 技术与传统牙体预备技术的存留率和成本效益，并随访 2 年。结果显示两种修复技术的存留率都很高（超过 90%）且无统计学差异。但应用传统牙体预备技术的儿童焦虑恐惧得分显著高于 Hall 技术组。两组间的牙龈和菌斑指数相似，并且虽然治疗后初始阶段 Hall 技术组的咬合较高，但两组的咬合关系都能逐渐自行适应。Hall 技术的平均治疗时间和成本都减少了大约 1/3。从这项研究和过去 10 年进行的其他研究似乎可以清楚地看出，使用不锈钢冠的 Hall 技术是一种很有前景的方法，在牙科实践中占有一席之地。事实上，极简修复技术的概念在现代口腔医学中正在得到长足的发展。

漂白和微打磨

儿童牙齿美白已成为儿童口腔科治疗的一个组成部分[54]。牙齿美白可以通过专业的牙齿漂白、家庭漂白和漂白结合牙釉质微打磨来实现[55-56]。牙齿美白可能适用于出现轻度或中度氟牙症、发育性牙齿变色和广泛性牙齿变暗的儿童（图 12.32）。大多数专业和家庭漂白产品都是基于不同强度的过氧化氢和过氧化脲的漂白效果[57-58]。

漂白应按照制造商的说明书进行。目前没有乳牙漂白不良事件的病例报告[59]。大多数关于青少年恒前牙的对照研究[60] 已经证明了专业漂白和家庭漂白的效果，出现牙齿或牙龈敏感的病例极少[61-62]。如果恒牙列在完全萌出之前完成漂白，患者及其父母需要了解，当所有恒前牙萌出后，可能需要再次进行漂白。

当漂白不能成功地掩盖牙齿变色时，可以采用微打磨，然后再进行漂白[63]。微打磨会去除牙釉质结构，每 1 分钟微打磨约除去 25 μm，但它也会产生一个钙和磷酸盐的"涂层"[64]。牙釉质表面的涂层可以被漂白，这比单独漂白更能有效地掩盖牙齿下方的变色[65]。

微打磨的临床步骤为[66]：
- 隔离需要微打磨的牙齿（可用橡皮障或棉卷完成）。
- 临床医生可能希望将碳酸氢钠放置在游离龈边缘，以中和任何接近牙龈的酸性物质。
- 使用 Prema 化合物（Premier Dental Products Company，Plymouth Meeting，PA，USA）、Opalustre（Ultradent Products，Inc.，South Jordan，UT，USA）或盐酸和浮石的混合物，微打磨 1 分钟。
- 彻底清洁，重复进行上述 1 分钟的微打磨。通常需要进行 5～10 次。

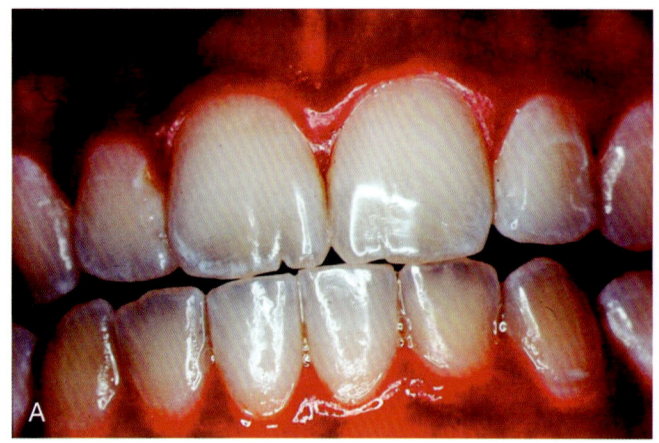 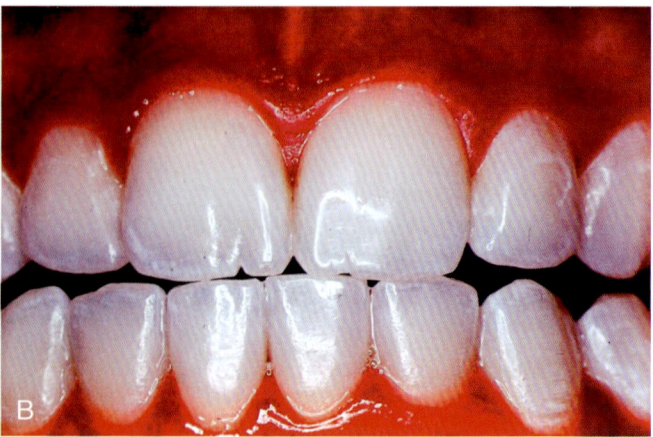

图 12.32 **A**. 一名希望美白牙齿的 11 岁女性的治疗前照片。**B**. 用 10% 过氧化氢聚乙烯系统（Crest Whitestrips Premium，The Procter and Gamble Company，Cincinnati，OH，USA）漂白 4 周后的照片（Courtesy of Dr. Donly）

- 微打磨后，立即使用中性的2%氟化钠凝胶4分钟。
- 随后可完成专业漂白或家庭漂白。

参考文献

1. American Academy of Pediatric Dentistry. Best Practices, Pediatric Restorative Dentistry: *The Reference Manual of Pediatric Dentistry* 42; 340–352, 2020.
2. Berg JH: The continuum of restorative materials in pediatric dentistry: a review for the clinician, *Pediatr Dent* 20:93–100, 1998.
3. Bonilla E, White SN: Fatigue of resin-bonded amalgam restorations, *Oper Dent* 21:122–126, 1996.
4. Mahler DB, Engle JH, Simms LE, et al.: One-year clinical evaluation of bonded amalgam restorations, *J Am Dent Assoc* 127(3):345–349, 1996.
5. Heise AL: Time required in rubber dam placement, *J Dent Child* 38(2):116–117, 1971.
6. Croll TP: Restorative dentistry for preschool children, *Dent Clin North Am* 39(4):737–770, 1995.
7. Collette J, Wilson S, Sullivan D: A study of the Isolite system during sealant placement: efficacy and patient acceptance, *Pediatr Dent* 32(2):146–150, 2010.
8. Suwatviroj P, Messer LB, Palamara JE: The effects of cavity preparation and lamination on bond strength and fracture of tooth-colored restorations in primary molars, *Pediatr Dent* 25(6):534–540, 2003.
9. Croll TP: Lateral-access class II restoration using resin-modified glass-ionomer or silver-cermet cement, *Quintessence Int* 26(2):121–126, 1995.
10. Vaikuntam J: Resin-modified glass ionomer cements (RM GICs): implications for use in pediatric dentistry, *J Dent Child* 64(2):131–134, 1997.
11. Marks LA, Weerheijm KL, Van Amerongen WE, et al.: Dyract versus Tytin class II restorations in primary molars: 36 months evaluation, *Caries Res* 33(5):387–392, 1999.
12. Welbury RR, Shaw AJ, Murray JJ, et al.: Clinical evaluation of paired compomer and glass ionomer restorations in primary molars: final results after 42 months, *Br Dent J* 189(2):93–97, 2000.
13. Hübel S, Mejàre I: Conventional versus resin-modified glass-ionomer cement for class II restorations in primary molars. A 3-year clinical study, *Int J Paediatr Dent* 13(1):2–8, 2003.
14. Paquette DE, Vann WF, Oldenburg TR, et al.: Modified cavity preparations for composite resins in primary molars, *Pediatr Dent* 5(4):246–251, 1983.
15. Oldenburg TR, Vann Jr WF, Dilley DC: Composite restorations for primary molars: two-year results, *Pediatr Dent* 7(2):96–103, 1985.
16. Tonn EM, Ryge G: Two-year clinical evaluation of light-cured composite resin restorations in primary molars, *J Am Dent Assoc* 111(1):44–48, 1985.
17. Dilley DC, Vann JW, Oldenburg TR, et al.: Time required for placement of composite versus amalgam restorations, *J Dent Child* 57(3):177–183, 1990.
18. Donly KJ, Segura A, Kanellis M, et al.: Clinical performance and caries inhibition of resin-modified glass ionomer cement and amalgam restorations, *J Am Dent Assoc* 130(10):1459–1466, 1999.
19. dos Santos MP, Passos M, Luiz RR, et al.: A randomized trial of resin-based restorations in class I and class II beveled preparations in primary molars, *J Am Dent Assoc* 140(2):156–166, 2009.
20. Ekstrand KR, Bakhshandeh A, Martignon S: Treatment of proximal superficial caries lesions on primary molar teeth with resin infiltration and fluoride varnish only: efficacy after 1 year, *Caries Res* 44(1):41–46, 2010.
21. Myer-Lueckel H, Bitter K, Paris S: Randomized controlled clinical trial on proximal caries infiltration: three-year follow-up, *Caries Res* 46(6):544–548, 2012.
22. Martignon S, Ekstrand KR, Gomez J, et al.: Infiltrating/sealing proximal caries lesions: a 3-year randomized clinical trial, *J Dent Res* 91(3):288–292, 2012.
23. Trairatvorakul C, Piwat S: Comparative clinical evaluation of slot versus dovetail class III composite restorations in primary anterior teeth, *J Clin Pediatr Dent* 28(2):125–130, 2004.
24. McEvoy SA: A modified class III cavity preparation and composite resin filling technique for primary incisors, *Dent Clin North Am* 28(1):145–155, 1984.
25. MacLean JK, Champagne CE, Waggoner WF, et al.: Clinical outcomes for primary anterior teeth treated with preveneered stainless steel crowns, *Pediatr Dent* 29(5):377–381, 2007.
26. Waggoner WF: Restoring primary anterior teeth, *Pediatr Dent* 37(2):163–170, 2015.
27. Webber DL, Epstein NB, Wong JW, et al.: A method of restoring primary anterior teeth with the aid of a celluloid crown form and composite resins, *Pediatr Dent* 1(4):244–246, 1979.
28. Kupietzky A, Waggoner WF, Galea J: Long-term photographic and radiographic assessment of bonded resin composite strip crowns for primary incisors: results after 3 years, *Pediatr Dent* 27(3):221–225, 2005.
29. Roberson T, Heymann HO, Swift Jr EJ: *Sturdevant's art & science of operative dentistry*, ed 5, St. Louis, 2006, Mosby.
30. Tagelsir A, Dean JA, Eckert GJ, et al.: U.S. Pediatric dentists' perception of molar incisor hypomineralization, *Pediatr Dent* 40(4):272–278, 2018. Retrieved from http://docserver.ingentaconnect.com/deliver/connect/aapd/01641263/v40n4/s6.pdf?expires=1565096121&id=0000&titleid=75004753&checksum=063709F8CD7ACB2E47957AE420680306. NOW 30.
31. Radcliffe RM, Cullen CL: Preservation of future options: restorative procedures on first permanent molars in children, *J Dent Child* 58(2):104–108, 1991.
32. Humphrey WP: Uses of chrome steel in children's dentistry, *Dent Surv* 26:945–949, 1950.
33. Randall RC: Preformed metal crowns for primary and permanent molar teeth: review of the literature, *Pediatr Dent* 24(5):489–500, 2002.
34. Seale NS: The use of stainless steel crowns, *Pediatr Dent* 24(5):501–505, 2002.
35. Spedding RH: Two principles for improving the adaptation of stainless steel crowns to primary molars, *Dent Clin North Am* 28(1):157–175, 1984.
36. Mink JR, Hill CJ: Modification of the stainless steel crown for primary teeth, *J Dent Child* 38(3):61–69, 1971.
37. Yilmaz Y, Kocogullari ME: Clinical evaluation of two different methods of stainless steel esthetic crowns, *J Dent Child (Chic)*. 71(3):212–214, 2004.
38. Jung YS, Lee JW, Choi YJ, et al.: A study on the in-vitro wear of the natural tooth structure by opposing zirconia or dental porcelain, *J Adv Prosthodont* 2(3):111–115, 2010.
39. Donly KJ, Sasa I, Contreras CI, et al.: Prospective randomized clinical trial of primary molar crowns: 24-month results, *Pediatr Dent* 40(4):253–258, 2018.
40. Saber AM, El-Housseiny AA, Alamoudi NM: Atraumatic restorative treatment and interim therapeutic restoration: a review of the literature, *Dent J (Basel)* 7(1):28, 2019, Retrieved from https://res.mdpi.com/d_attachment/dentistry/dentistry-07-00028/article_deploy/dentistry-07-00028.pdf. https://doi.org/10.3390/dj7010028.
41. Aron VO: Porcelain veneers for primary incisors: a case report, *Quintessence Int* 26(7):455–457, 1995.
42. Faunce FR, Faunce AR: The use of laminate veneers for restoration of fractured or discolored teeth, *Tex Dent J* 93(8):6–7, 1975.
43. Lee JG, Moore BK, Avery DR, et al.: Bonding strengths of etched porcelain discs and three different bonding agents, *J Dent Child* 53(6):409–414, 1986.
44. Nixon RL: Masking severely tetracycline-stained teeth with ceramic laminate veneers, *Pract Periodontics Aesthet Dent* 8(3):227–235, 1996.
45. Hjertton PM, Er Bagesund M: YAG laser or high-speed bur for cavity preparation in adolescents, *Acta Odontol Scand* 71(3-4):610–615, 2013.
46. Olivi G, Margolis FS, Genovese MD: *Pediatric laser dentistry, A user's guide*, Chicago, 2011, Quintessence Publishing Co., Inc.
47. Kidd E: Should deciduous teeth be restored? reflections of a cariologist, *Dent Update* 39(3):159–166, 2012.
48. Dean JA: Response to the Letter to the Editor, *Pediatr Dent* 38(3):190, 2016. Retrieved from http://docserver.ingentaconnect.com/deliver/connect/aapd/01641263/v38n3/s3.pdf?expires=1565096001&id=0000&titleid=75004753&checksum=E86B05BC33B1AE741988CC9ED3041D27.
49. Innes NPT, Evans DJP: Modern approaches to caries management of the primary dentition, *Br Dent J* 214:559–566, 2013.
50. Ludwig KH, Fontana M, Vinson LA, et al: The success of stainless steel crowns placed with the Hall technique: a retrospective study, *J Am Dent Assoc* 145(12):1248–1253, 2014, Retrieved from https://scholarworks.iupui.edu/bitstream/handle/1805/6159/Ludwig_2014_success.pdf?sequence=1. https://doi.org/10.14219/jada.2014.89.
51. Schwendicke F, Krois J, Robertson M, et al.: Cost-effectiveness of the Hall technique in a randomized trial, *J Dent Res* 98(1):61–67, 2019, https://doi.org/10.1177/0022034518799742.
52. Welbury RR: The Hall technique 10 years on: its effect and influence, *Br Dent J* 222(6):421–422, 2017, https://doi.org/10.1038/sj.bdj.2017.262.
53. Elamin F, Abdelazeem N, Salah I, et al.: A randomized clinical trial comparing Hall vs conventional technique in placing preformed metal

crowns from Sudan, *PLoS One* 14(6):e0217740, 2019. Retrieved from https://www.ncbi.nlm.nih.gov/pmc/articles/PMC6546341/pdf/pone.0217740.pdf. https://doi.org/10.1371/journal.pone.0217740.
54. Croll TP: Tooth bleaching for children and teens: a protocol and examples, *Quintessence Int* 25(12):811–817, 1994.
55. Croll TP, Segura A: Tooth color improvement for children and teens: enamel microabrasion and dental bleaching, *J Dent Child* 63(1):17–22, 1996.
56. Croll TP, Helpin ML: Enamel microabrasion: a new approach, *J Esthet Dent* 12(2):64–71, 2000.
57. Haywood VB: Nightguard vital bleaching: current concepts and research, *J Am Dent Assoc* 128:19S–25S, 1997.
58. Gerlach RW, Gibb RD, Sagel PA: A randomized clinical trial comparing a novel 5.3% hydrogen peroxide whitening strip to 10%, 15% and 20% carbamide peroxide tray-based bleaching systems, *Compend Contin Educ Dent* 21:811–817, 1994.
59. Brantley DH, Barnes KP, Haywood VB: Bleaching primary teeth with 10% carbamide peroxide, *Pediatr Dent* 23(6):514–516, 2001.
60. Donly KJ, Gerlach RW: Clinical trials on the use of whitening in children and adolescents, *Gen Dent* 50(3):242–245, 2002.
61. Donly KJ, Segura-Donly A, Baharloo L, et al.: Tooth whitening in children, *Compend Contin Educ Dent* 23(1A):22–28, 2002.
62. Donly KJ, Kennedy P, Segura A, et al.: Effectiveness and safety of tooth bleaching in teenagers, *Pediatr Dent* 27(4):298–302, 2005.
63. Croll TP, Segura A, Donly KJ: Enamel microabrasion: new considerations in 1993, *Practial Periodontics Asethet Dent* 5(8):19–29, 1993.
64. Waggoner WF, Johnston WM, Schumann S, et al.: Microabrasion of human enamel in vitro using hydrochloric acid and pumice, *Pediatr Dent* 11(4):319–323, 1989.
65. Donly KJ, O'Neil M, Croll TP: Enamel microabrasion: a microscopic evaluation of the "abrosion effect," *Quintessence Int* 23(3):175–179, 1992.
66. Donly KJ: The adolescent patient: special whitening challenges, *Compend Contin Educ Dent* 24(4A):390–396, 2003.

13 牙科材料

Sabrina Feitosa-Sochacki 和 Jeffrey A. Platt
赵玮 译

本章提要

监管问题
牙齿-充填材料界面
　概述
窝洞预备
　牙髓保护
　与牙体结构粘接——酸蚀
　与牙体结构粘接——预处理剂
　与牙体结构粘接——粘接剂
暂时及永久充填修复
充填树脂
　复合树脂材料
　微填料复合树脂
　混合填料复合树脂
　大块充填复合树脂
　流动复合树脂
　光固化复合树脂
　后牙复合树脂充填材料
　树脂嵌体

光固化系统
银汞合金
　合金粉的选择
　高铜银合金粉（high-copper alloys）
　汞/合金粉比例
　研磨
　银汞合金调拌器
　加压凝固
　潮湿
　边缘断裂和充填体折断
　粘接性银汞合金
　汞毒性
陶瓷
其他美学替代物/玻璃纤维增强树脂
水门汀
　粘固用水门汀
生物活性牙科材料

监管问题

满足繁复牙科修复需求的材料开发是以一系列标准为导向完成的。这些标准针对各种材料的性能提出门槛要求，这对于实现临床治疗的成功尤为重要。在美国，美国国家标准协会通过美国牙科协会（ADA）管理着这些标准的制定与发展。在国际标准化组织（ISO）的努力下，这些标准已经在全球范围推广，促进了行业标准的全球一致性。美国食品药品监督管理局或其他国家的类似组织常用这些统一的标准来判断某种新材料是否具备市场适用性。

出于对控制感染和方便操作传递的考量，现在很多材料都做成了单位剂量包装，尽量减少批量散装，以减少椅旁消毒的步骤。另一方面则是考虑充填材料对医护人员个人安全的影响。在美国，职业安全与健康管理局专门负责制定和执行工作场所安全标准，其他大多数国家也有类似的监督机构。很多牙科材料含有害成分，可能造成不良的生物学反应。生产商需要提供材料的安全数据表，给予使用者安全警示信息，以减少风险暴露，并且对不合理暴露给予处置指引。ADA 也提供了多个合规指引信息，以协助牙医/雇主满足监管要求。

牙齿-充填材料界面

概述

"理想"的修复材料成功的关键在于控制牙体-充填材料界面的渗漏。大量研究表明，完整的牙体-充填材料界面可防止龋病的进一步发展，但在口腔环境中保持界面的密封具有一定难度。

影响牙齿修复界面稳定性的关键因素包括：
- 温度的改变
- 机械外力
- 致龋生物膜
- 充填时材料适应性差

界面完整性的丧失及随之而来的微渗漏可能成为继发龋、边缘变色、术后敏感和牙髓病变的动因。儿童的患牙需要特别关注微渗漏发生的可能，因为预备后的窝洞底部往往非常接近牙髓。发生微渗漏时，刺激物可渗透至充填体周围，穿过薄层牙本质或微小露髓点，对牙髓产生刺激，从而造成不可逆的损伤。目前尚无有力证据证明实验室测得的微渗漏与材料的临床表现直接相关，但是已有临床证据表明，良好的边缘封闭性可抑制充填体下方龋病的进展。因此，形成良好的牙体-充填材料界面非常重要。

粘接的作用机制包括机械锁扣作用、化学性粘接和混合粘接作用。对于机械粘接机制，为了实现修复树脂与牙釉质的粘合，通常需要进行酸蚀，然后涂布液体粘接剂；粘接剂会流入牙釉质表面的不规则处，然后通过固化实现机械嵌合。粘合需要发生在分子水平，粘接剂分子和牙体表面之间发生化学相互作用，才能实现牢固的粘接。玻璃离子水门汀（glass-ionomer cement，GIC）等牙科材料是目前被证实能够与牙齿结构实现真正牢固粘接的材料，并已在临床上得到成功应用。

尽管各种牙体粘接的研究已经取得很大进展，出现了应用于不同粘接场景的粘接剂，但牙齿作为粘接基底依然存在许多难题。牙体结构有许多不利于粘接的特性，如釉质与牙本质的表面粗糙、组成不均匀、表面覆盖玷污层且常处于潮湿状态。所有这些因素都会影响粘接效果。此外，牙釉质和牙本质的反应性（表面能）很低，不容易吸附其他分子。而当氟化物加入牙齿的矿物结构组成后，其表面能将进一步降低。

另一方面，大多数修复材料，特别是金属修复材料的表面能较正常的完整牙齿结构的表面能高。因此，与修复体所粘接的牙釉质表面相比，在修复体表面积聚的软垢碎屑更多。此外，甲基丙烯酸酯材料上易形成生物膜，这可能是多数充填材料易出现继发龋的原因。菌斑堆积可引起粘接界面的牙体或粘接剂的缺损，从而破坏边缘封闭性，最终引发微渗漏而导致修复失败。

树脂的边缘渗漏问题比任何其他修复材料更为严重。银汞合金充填体可在牙体-充填材料界面形成腐蚀产物来减轻微渗漏现象，同时其他一些修复材料具备抵御微渗漏引起继发龋的机制，如GIC可释放氟化物。然而，对于多数直接充填的树脂，除非加入一些抗菌成分，否则无法抑制边缘微渗漏的发生。这一现状考验着牙医如何在口腔环境下，使树脂修复材料在牙齿表面保持良好适应性。

窝洞预备

牙髓保护

当牙体预备达到髓腔时，通常会使用固化型氢氧化钙制剂进行盖髓治疗，以促进材料和剩余活髓组织之间形成牙本质桥。氢氧化钙直接置于牙髓上可引起表浅牙髓组织的坏死，随后成牙本质细胞活跃并形成继发性牙本质。早期的氢氧化钙垫底材料溶解性高并且机械性能较差。目前新的氢氧化钙制剂已经得到改良，但其仍无法封闭牙本质小管。将GIC或树脂改良型GIC覆盖在氢氧化钙上，可对细菌渗透起到一定的防护作用。搭配复合树脂使用的粘接剂也具有同样的功能，特别是当充填体边缘全部位于釉质层时，临床效果更为可靠。

新型改良盖髓术和牙髓切断术使用了含有硅酸钙和铝酸钙的材料。与氢氧化钙相比，用光固化树脂改性的硅酸钙作为衬底材料，可增强与牙本质的相互作用。三氧化矿物凝聚体（mineral trioxide aggregate，MTA）是硅酸盐水门汀、氧化铋和石膏的混合物。

在乳牙中，MTA适用于采用活髓切断术和直接盖髓术治疗的深龋活髓牙。使用MTA时需斟酌的因素有：①如为一次性使用，需考虑其成本；②剩余牙体有出现灰染变色的可能；③固化时间长。为了解决牙齿变色问题，生产厂商提供了灰色和白色（牙色）两种颜色的 MTA 材料。尽管如此，白色（牙色）的 MTA 中仍存在可使牙体变色的物质。因此，美国儿童牙科学会建议医生应事先警告父母或监护人牙齿染色的风险。MTA 的一个重要特点是其对一些兼性厌氧菌如轻型链球菌（缓症链球菌）、变异链球菌和唾液链球菌具有抗菌能力，但其无法对专性厌氧菌如脆弱拟杆菌、中间普雷沃菌和具核梭形杆菌等起到抗菌作用。

与牙体结构粘接——酸蚀

在最终充填修复材料之前，窝洞预处理时会用到多种材料。在不接近牙髓的窝洞预处理中，处理窝洞表面的方法取决于最终的充填材料。牙体预备后，碎屑、唾液和细菌等会在其表面形成薄层（约 1.0 μm），称为玷污层。对于使用玻璃离子水门汀的充填修复，一般用聚丙烯酸处理剂去除玷污层，然后将玻璃离子水门汀直接涂布于需粘接的牙体表面。对于使用复合树脂的充填修复，需根据所选粘接剂的类型处理牙釉质和牙本质。牙科粘接剂系统有的单独使用酸来预处理牙齿表面（酸蚀-冲洗系统），有的使用酸性的粘接剂（自酸蚀系统）。一些粘接系统有多瓶配液，而有些系统只有单瓶配液。

酸性凝胶如 37% 磷酸（酸蚀-冲洗系统）或可渗透到玷污层深方的粘接系统（自酸蚀系统）有助于去除玷污层，暴露出能够与树脂基材料形成微机械锁结的清洁、粗糙的牙釉质和牙本质表面。而表现出良好粘接强度的牙本质粘接系统涉及牙本质玷污层的去除和完整牙本质表层的酸蚀脱钙。

对于酸蚀-冲洗三步或两步系统，使用磷酸凝胶对牙釉质和牙本质酸蚀 15～20 秒。接下来关键的步骤是用水冲洗，以去除酸蚀剂和备牙时产生的碎屑。如果表面未冲洗干净，树脂将很难润湿酸蚀后的表面。因此，通常建议至少清洗 30 秒。如果涂布了牙釉质粘接剂或窝沟封闭剂，则需要在充填树脂之前，将表面吹干至少 15 秒。与釉质不同，牙本质应轻度干燥，以避免胶原纤维塌陷。

如果酸蚀表面被唾液意外污染，则形成的唾液膜不能简单地通过冲洗来完全去除，而是应当重新酸蚀 10 秒，然后冲洗并干燥。图 13.1 A 展示了酸蚀后的牙釉质表面。除了保证树脂和牙齿间的密合粘接外，酸蚀技术还可实现机械固位。酸可清洁牙釉质以提供更好的树脂润湿性并产生利于树脂渗透的表面孔隙，从而形成大幅增加固位能力的树脂突（图 13.1 B）。如此粘接可降低微渗漏导致的边缘染色的可能。

与牙体结构粘接——预处理剂

对于酸蚀-冲洗三步法的牙本质粘接剂，在酸蚀后，牙本质需涂布薄层的预处理剂。对于酸蚀-冲洗两步法的粘接剂，预处理剂和粘接剂是混合在一瓶溶液中的。需要强调的是，粘接系统分为酸蚀-冲洗与自酸蚀系统，对于酸蚀-冲洗系统（三步和两步系统），医生需要进行三步（酸蚀剂＋预处理剂＋粘接剂）或两步（酸蚀剂＋预处理剂-粘接剂混合液）处理；对于自酸蚀系统，医生需进行一步

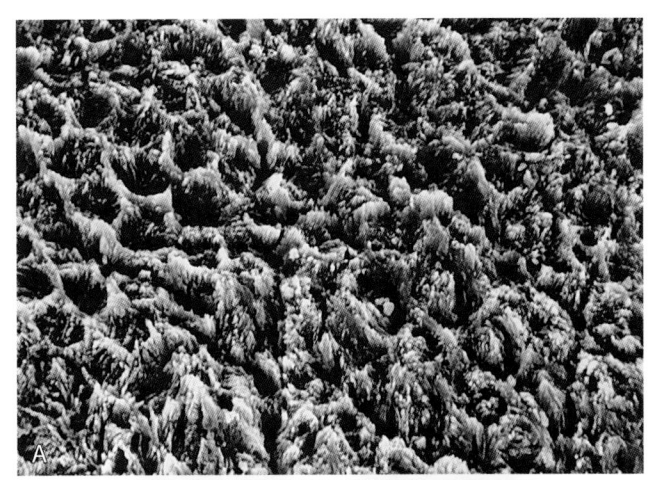

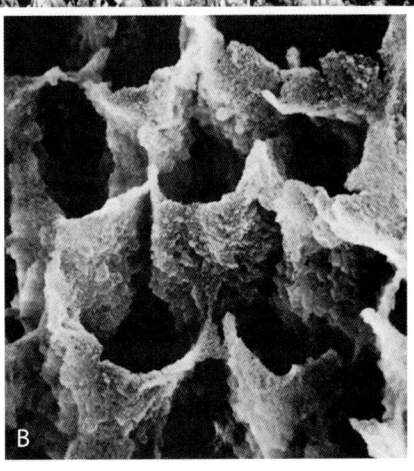

图 13.1 酸蚀对牙釉质的影响。**A**. 磷酸酸蚀后牙釉质表面的扫描电镜图。**B**. 树脂渗透进酸蚀牙釉质表面形成树脂突的扫描电镜图（5000×）(A and B from Anusavice KJ: Phillips' Science of Dental Materials. 11th ed. St. Louis: WB Saunders; 2003, courtesy of K.J. Söderholm)

（一步法自酸蚀粘接剂）或两步（酸-预处理剂混合液+粘接剂）处理。

与牙体结构粘接——粘接剂

作为酸蚀技术的一种辅助手段，与釉质粘接时通常使用牙釉质粘接剂。粘接剂由低黏度甲基丙烯酸酯单体所稀释的双酚A-甲基丙烯酸缩水甘油酯（bis-GMA）树脂基材料组成。粘接剂在酸蚀牙釉质后涂布并固化，然后立即充填复合树脂，树脂则会与粘接剂的中间层（混合层）发生粘接，最终与牙体结构形成完全的机械嵌合。目前一些正畸粘接树脂和窝沟封闭剂可替代这些传统的牙釉质粘接剂。

牙本质的成功粘接经历过多代的发展。早期在酸蚀牙本质后涂布釉质粘接剂的尝试并没有获得成功。这是因为牙本质的结构相比釉质结构复杂得多，并且其羟基磷灰石的含量较低。牙本质有特殊的显微结构组成，使之在酸蚀后的表面形态不同于釉质酸蚀脱矿后的表面。此外，由于牙本质具有较多有机组分以及牙本质小管具有渗透性，活髓牙的牙本质拥有较低的表面能且保持着湿润。这是牙本质粘接所面临的最大的困难。多年来，相关研究一直聚焦在研发出能与牙本质紧密粘接的粘接剂上。由此诞生了化学固化或光固化的牙本质粘接剂。在充填树脂材料之前，需要用它们来处理牙釉质或牙本质。对于两步或三步粘接系统，应涂布一薄层粘接剂，并应根据制造商的使用说明，通过气流吹干来蒸发溶剂，接着进行光固化。这可在完整牙本质与粘接剂之间形成一层混合层，因为预处理剂中的树脂组分会渗透入脱矿后的牙本质，与剩余的牙本质结构发生作用并改变其结构。这些粘接系统在实验环境下通常有很高的粘接强度，其临床表现也被公认为优良。

当前的研究方向集中在开发出可简化使用的粘接系统。自酸蚀的酸性预处理剂已经得到了应用，它可使玷污层和下方的牙本质脱矿并渗透进入其中。其他的粘接系统将预处理剂和树脂粘接剂结合成一瓶装组分，这种简化系统在将预处理剂和树脂粘接剂涂布于牙齿表面之前预先进行混合。尽管这些新兴的粘接系统使用的组分相对较少，应用它们时依然需要非常注意操作细节。目前备受关注的新产品是通用型牙本质粘接剂，其可用于自酸蚀粘接（一步法牙本质粘接）。以上这些材料均可用于酸蚀-冲洗和自酸蚀牙本质粘接中。还有一些粘接剂包含与陶瓷和金属表面相互作用的活性分子，但它们的使用有极高的技术敏感性。这些材料的使用仍然存在争议，特别是它们在口腔环境中的长期稳定性依然存疑。在这些问题得到解决之前，我们应当注意不要违背已被普遍接受的修复步骤。可以预见到的是，即使是新的牙科粘接剂，也不会摒弃提高树脂修复体存留率的惯有技术，例如进行牙本质或牙骨质粘接时的釉质酸蚀和固位洞型预备。

总的来说，不同产品的化学性质是复杂而各不相同的。一些试剂依赖微机械固位，而另外一些试剂则被证实与牙本质的有机或无机成分形成了化学键。然而，即使越来越多的证据表明，目前销售的牙科粘接剂可能与牙本质间形成化学键，但更可能的是以微机械嵌合作为主要的粘接机制。与牙本质的粘接强度通常可以展现产品的粘接性能。拉伸粘接强度相较于剪切粘接强度，其临床关联性更高。通常，在体外测得的结合强度会随着时间、水汽暴露和热交换而显著降低，酸蚀牙本质中由细菌生物膜产生的基质金属蛋白酶和胶原酶也可能会降低粘接效果。

对实验数据的分析表明，一些新型的牙科粘接系统与化学或双重固化的修复树脂或树脂水门汀之间不兼容。许多用于堆塑冠修复树脂核的材料属于这两种固化类型，而使用酸性预处理剂可能会影响这些树脂材料的化学固化效果，除非在预处理剂上另外涂布其他的树脂粘接剂，并在充填树脂或水门汀前进行光固化。简化步骤的粘接系统也有一定亲水性，能起到渗透膜的作用，允许水穿过粘接剂层并影响粘接剂与树脂的结合。如果充填树脂后未及时固化，这种影响将更大。

目前的牙本质粘接剂设计为多用途粘接，既可用于牙本质的粘接，也可用于牙釉质的粘接。研究表明，牙本质粘接剂与酸蚀牙釉质之间的粘接强度通常与已基本不再使用的牙釉质粘接剂的强度相当。无论是否使用树脂粘接剂进行辅助，对牙釉质进行充分的酸蚀都是确保任何修复树脂与牙釉质形成牢固的微机械嵌合的重要步骤。如果使用自酸蚀预处理剂或磷酸以外的其他酸进行酸蚀，粘接后通常难以产生常规磷酸酸蚀所能达到的高釉质结合强度。对此可以采用所谓的选择性酸蚀技术，即使用传统的磷酸酸蚀剂来对窝洞预备的釉质边缘进行充分酸蚀。当使用自酸蚀预处理剂代替磷酸酸蚀应用于正畸矫治器粘接和窝沟封闭时，可能存在粘接强度低与存留率低的问题。

在提到牙科粘接时，不能忽视聚丙烯酸粘接系统。在采用所谓的三明治技术时，推荐使用 GIC 作为牙本质粘接剂。速凝型 GIC 可用作洞衬剂（Ⅲ型 GIC 和光固化 GIC）。牙釉质上不涂布 GIC，而是以常规方法进行酸蚀；接着涂布树脂粘接剂并充填复合树脂。GIC 可以与牙齿紧密粘接，而粘接剂通过机械嵌合作用与 GIC 和釉质粘接。这将成为牙本质粘接技术的一个新方向，尤其是在Ⅱ类洞的充填修复中。

牙科树脂对牙髓有刺激性，许多常用的其他充填修复材料也是如此。当窝洞预备近髓时，树脂粘接中应采取与其他修复材料相同的护髓措施。

暂时及永久充填修复

暂时充填材料应具有良好的生物学性能：有尽可能小的溶解度且坚固耐磨。这些性能的重要性取决于对充填体在口内留存时间的需求。例如，在全口多发龋时，通常应当先去除部分或全部龋坏组织并放置暂时充填体，接着再用永久充填体充填修复。在此情况下，暂时充填体可能需要在口内存留几个月或更长时间，此时材料的强度、耐磨性能和低溶解度等特性变得至关重要。然而在大多数情况下，暂时充填体只需要在口内存留几天时间。对于这种短时间修复，选择材料时应着重于其生物学性能。

过渡性充填通常使用氧化锌丁香酚水门汀，因为它具有优异的组织相容性且可以尽可能减少初始的微渗漏。氧化锌丁香酚水门汀可以通过添加聚合物以及对氧化锌粉末进行表面处理，从而提高强度、硬度和耐磨性。

Ⅱ型 GIC 或新型树脂改良型 GIC 也可用作长期的暂时充填材料。由于 GIC 具备良好的生物学性能和粘接特性，其可用来充填这些缺损而且不需要预备固位洞型。传统 GIC 作为充填材料，在硬固的早期阶段必须彻底隔湿干燥，同时避免长时间脱水，最好是在充填全过程中都保持这种状态。有时树脂改良型 GIC 因具有快速光固化的特性，会被用做充填材料。

含有增强填料的 GIC 可改善材料的机械性能，且黏度更高，可用于非创伤性充填治疗，以及乳牙Ⅰ类洞和Ⅱ类洞的充填。临床试验已经证实这些"增强型" GIC 的机械性能得到了改善，但其他某些机械性能，如断裂韧性能否承受长时间咀嚼应力等尚待研究。

充填树脂

复合树脂材料

"复合材料"是指不同组分间可划分出清晰界限的多相材料。当各组分重组后，复合材料将获得任何单独组分所不具备的全新特性。在牙科树脂复合材料中，将无机填料添加到树脂（有机）基质中可使基质的物理与机械性能得到改善。

填料的特性对最终复合材料的性能有显著影响。填料的形状、尺寸、排列、浓度和分布都是非常重要的。可根据填料尺寸将这些材料进行分类（表 13.1）。

同样，树脂基质的组成对最终复合材料的性能也有显著的影响。目前常见复合材料的树脂基质是基于双酚 A-甲基丙烯酸缩水甘油酯（bis-GMA）、氨基甲酸酯二甲基丙烯酸酯和三甘醇二甲基丙烯酸酯的组合，其中三甘醇二甲基丙烯酸酯是一种用于稀释的低黏度树脂。用作粗填料的材料包括熔融二氧化硅研磨颗粒、结晶石英，以及软质玻璃如钡、锶和锆硅酸盐玻璃，这些填料占了通用型复合树脂材料质量的 70%～80%，可增强材料的物理和机械性能。与无填料的丙烯酸树脂相比，复合树脂表现出更高的刚度和硬度，以及更低的热膨胀系数以及聚合收缩性。

填料和树脂基质通过填料表面的偶联剂形成化学键结合。如果没有实现这种结合，填料颗粒会很容易脱落，填料-基质界面上会出现水吸附，应

表 13.1　直接充填复合树脂的分类

按填料大小和成分	按用途或特性	按活化机制
混合填料	通用型树脂	光固化
超微混合填料	大块充填树脂	化学固化
超微填料	流动树脂	双重固化
纳米填料	桩核	
纳米复合材料	临时材料	

力也可能无法通过基质传递给填料。即使存在这种偶联系统，填料颗粒在切削和抛光过程中，以及在磨耗作用如刷牙或咬合接触下，也会逐渐脱落。这些磨耗作用很容易破坏较软的树脂基质，从而侵蚀和暴露填料颗粒。当填料颗粒进一步暴露时，就会从树脂上剥离脱落。这个过程会导致树脂的表面总是粗糙不平（图 13.2 与图 13.3）。因为复合材料中 70%～80% 是填料，所以临床上很容易观察到这种粗糙表面。

根据临床经验，较小的填料颗粒更受青睐。早期的树脂复合材料填料颗粒直径通常达到 100 μm，而现在最粗的颗粒直径也不会超过 30 μm。传统复合树脂填料的平均颗粒直径为 8～12 μm，而纳米混合填料复合树脂和纳米复合树脂的填料直径可小至 0.002 μm。

微填料复合树脂

对复合树脂表面光滑度和抛光性进行改良的努力促进了微填料复合树脂（microfilled composites）的研发。这些复合材料使用大小仅为 0.02～0.04 μm 的二氧化硅填料颗粒，因此它们被称为微细、超微填料或可抛光树脂。这些颗粒可以直接混合到充填树脂中，但以此方式添加的量非常有限，因为一旦添加的量超过 20%，充填树脂就会太过黏稠而无法使用。

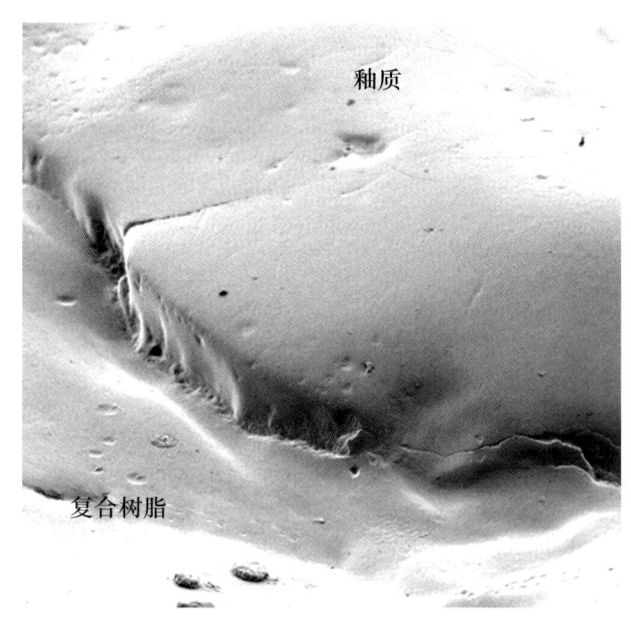

图 13.3　扫描电子显微照片显示可压缩复合树脂材料广泛磨损后，釉质边缘暴露

基质树脂单体内可大量填充超微二氧化硅颗粒并在制造过程中发生聚合。将所得复合物研磨至与传统复合树脂中的无机填料颗粒一般大小，然后将含有胶体状二氧化硅的"有机"填料加入到树脂单体中，从而形成复合树脂糊剂。这种树脂的结构如图 13.4 所示。与传统复合树脂的填料加入量占总质量的 70%～80% 相比，使用这种超微填料会使树脂内加入的填料总量降低至大约总质量的 50%，树

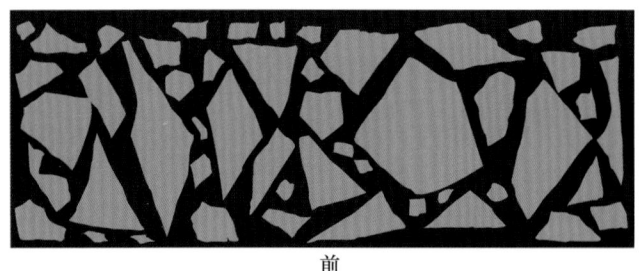
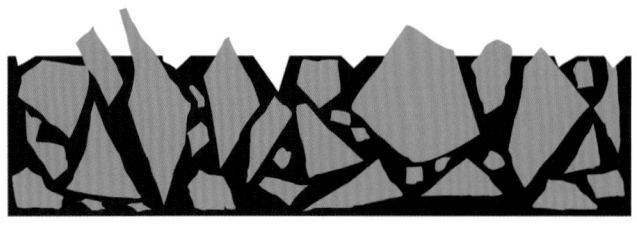

图 13.2　大颗粒填料传统复合树脂（黑色区域）抛光或磨损前后结构示意图（Redrawn from Phillips RW：Science of Dental Materials. 9th ed. Philadelphia：WB Saunders；1991.）

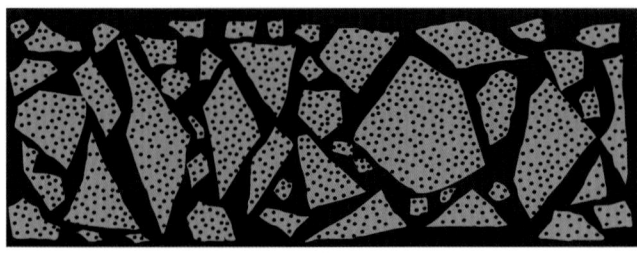
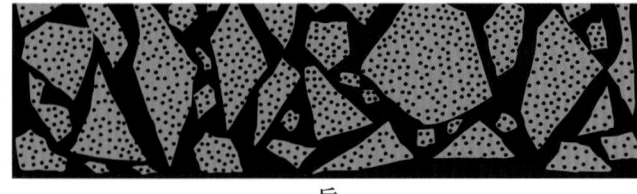

图 13.4　微填料树脂抛光前后结构图，显示了超微填料（图中的点）和预聚合大颗粒填料（Redrawn from Phillips RW：Science of Dental Materials. 9th ed. Philadelphia：WB Saunders；1991.）

脂基质含量更高。因此，微填料复合树脂更软，热膨胀系数、吸水率和聚合收缩率增加，但机械性能稍差。

这些微填料复合树脂的特点是表面可以做得非常光滑，这点是传统复合树脂难以达到的。对微填料复合树脂进行抛光时，填料颗粒与基质以相同的速率被磨切，从而使表面更为光滑，如图13.4所示。即使一些非常小的二氧化硅颗粒脱落了，肉眼也无法观察到表面这些细微的不规则处。微填料复合树脂应当在以美观为主要考虑因素，而不需要承受过多应力的情况下使用，例如Ⅲ类或Ⅴ类洞的充填。当修复体会受到比较大的应力时，例如Ⅳ类洞的切缘，应选用物理性能更好的复合树脂。随着混合填料复合树脂的开发，微填料复合树脂的使用有明显减少。

混合填料复合树脂

传统的大颗粒填料复合树脂已不再被使用。填料颗粒不断减小以期达到微填料复合树脂的表面光滑度，并维持传统复合树脂的填料比例和物理性能。目前销售的大多数复合树脂材料就是朝着更小颗粒尺寸发展的产物。它们包含了超细填料颗粒（0.01～0.1 μm）和细颗粒（0.1～10 μm）。混合填料复合树脂中的总填料含量为总质量的70%～80%，显著高于微填料复合树脂中的填料含量。这类树脂在同一树脂基质中合并了两种类型的填料，因此称为混合填料复合树脂。

虽然混合填料复合树脂的表面不如微填料复合树脂那样光滑，但是如果经过细致抛光，其仍可广泛应用于前牙。此外，研发这些混合填料复合树脂的最初目的之一是找到一种具有近于银汞材料的耐磨性，适用于Ⅰ类和Ⅱ类洞充填的材料。（复合树脂在这方面的应用将在后述"后牙复合树脂充填材料"一节中讨论。）目前最新的趋势是开发前后牙通用的多用途充填材料。

纳米复合树脂和纳米混合填料复合树脂中都含有纳米颗粒。这些颗粒的直径为0.002～0.075 μm，由二氧化硅或氧化锆的溶胶构成。微填料复合树脂中显然也含有这种尺寸的颗粒，这使得命名有些混乱。然而，改进后的填料制造技术能使这些材料的填料含量接近80%，使之具有良好的抛光性和机械性能，从而在临床上得到广泛使用。

大块充填复合树脂

大块充填复合树脂作为一种充填修复材料越来越受到关注。它可以一次填充3～5 mm厚度，而常规复合材料一次最多只能填充2 mm。这种树脂的临床适应证根据生产厂家和所选材料的固化深度不同而有所不同，但通常均可包括Ⅰ、Ⅱ、Ⅲ、Ⅳ和Ⅴ类洞修复。使用大块充填复合树脂修复的优点包括减少椅旁修复时间和减少修复体的孔隙率。其缺点是透过修复体的光量随着树脂厚度的增加而呈指数级减少，并且一些窝洞的充填如果只使用一块树脂将不能充满。目前，与其他复合树脂一样，为了提高大块充填复合树脂修复的成功率，建议操作的医生使用经过校准且维护良好的光固化设备。在光固化的全过程中，保持光固化单元的顶部就位很重要，这能确保整块修复体的彻底聚合固化。这可以通过让牙医和工作人员在光固化时佩戴防护眼镜来实现，从而保证在光固化过程中观察和维持光照的位置，使修复体的所有区域都获得照射（多次曝光）。

流动复合树脂

流动复合树脂材料已成为小范围修复的热门材料，并已上市用于Ⅴ类洞等非承力修复体修复、充填修复体下方的洞衬和窝沟封闭。流动复合树脂含有较少的填料或使用不同的基质单体，以降低其黏度。这通常会牺牲树脂的机械性能。最近，作为一种含有氧化锆和二氧化硅填料的微混合树脂，大块充填可流动复合树脂材料已经得到了使用（3M ESPE）。与传统的大块充填复合树脂材料相似，可流动的大块充填复合树脂亦可以一次填充4 mm厚度。大块充填可流动复合树脂材料的临床用途与非大块充填复合树脂的可流动材料相似。

光固化复合树脂

早期的复合树脂固化方式是化学固化，需要将两种糊剂机械混合以引发化学反应。光固化或光活化的复合树脂已基本取代了化学固化的复合树脂。除了聚合活化机制不同之外，光固化树脂在组成上与化学固化树脂没有显著差异。然而，光固化使操作时间更灵活、操作性能更好，牙医可以自由掌控工作时间，不再受化学固化系统的较短固化时间限制，尤其是进行大面积Ⅳ类洞充填时或治疗儿童患者时更有优势。

常用的光固化树脂含有光敏引发剂樟脑醌，其可吸收波长在450 nm和500 nm之间的可见光（蓝光），并形成自由基来激活胺促进剂。由于樟脑醌是黄色的，一些浅色的复合树脂会采用其他光引发剂，如苯基丙二酮和2,4,6-三甲基苯甲酰基-二苯基氧化膦。

值得注意的是，光固化复合树脂必须经过足够强度、足够时间的光照，才能发生聚合固化。在使用质量合格的树脂与光源进行光固化时，充填体表面因与光源直接接触，会有很好的固化效果；但充填体内部远离光照的部分则不能确定是否完全被固化，且该部分树脂一般也无法用任何器械去探测硬度。如果树脂的底部没有完全固化，物理性能则会降低，久之还可能变色。而且，未聚合的单体可能会刺激牙髓，还可能出现微渗漏。为了确保树脂能完全聚合固化，光源端应该放置在距树脂表面1 mm以内，且每次固化的树脂深度不应超过2.5 mm。此外，还要按照光固化灯的使用说明和所选树脂的颜色来调整固化时间。较大的充填体和较深色的树脂需要分层充填固化。

目前已经出现了同时结合光固化和化学固化的双重固化复合树脂。当光照无法覆盖所有充填区域时，选用双重固化材料更有优势。近来市面上还出现了大块充填复合树脂，通过使用改良结构的填料、加入高光敏引发剂或使用非常浅的颜色，可以达到4～5 mm的固化深度。

光固化技术的核心要点包括：
- 调整患者体位以便更好地操作。
- 在进行光固化操作时保证光导管的位置稳定。
- 确认光导管头清洁和完好。
- 将光导管头放置在距离树脂表面约1 mm处并开始光照。
- 光照1秒后，移动光导管，使其尽可能靠近树脂表面。
- 佩戴护目镜，以便监测整个固化过程。

牙科可见光固化系统刚推出时，厂家声称光固化灯的光能输出不同于先前使用的紫外光系统，可以保持恒定输出。实际上这并不完全准确。许多因素会影响可见光固化系统的光能输出，例如供电线路的差异、滤光器老化、灯管老化、导光管或光纤损坏以及树脂在光源端的堆积。现在许多可见光固化系统带有内置光强度检测仪以检验光强度是否足够；市面上也有平价的光强度检测仪，应该定期检测以确保光固化灯的强度合格。假如手头上没有这种仪器，可以通过一个简单的光固化试验来测试光强度。将一块大约5美分镍币厚度的光固化树脂块放在一片置于白纸上的聚酯薄膜成型片上，上面覆盖另一片聚酯薄膜成型片。将固化光源保持在距离树脂块表面1 mm以内，按常规时间进行固化。随后，去除聚酯薄膜，用探针探查树脂块顶部和底部，其表面的硬度或耐刮擦性应当没有明显差异。深色的复合树脂可能需要根据产品说明书采用更长的固化时间或稍薄的树脂块。假如树脂的顶部和底部均不能完整固化，那么这类树脂与光固化灯的匹配使用将不能满足临床应用的要求。

后牙复合树脂充填材料

复合树脂最初被应用于前牙或承受较小应力的位置，如Ⅲ类、Ⅳ类和Ⅴ类洞，现在则广泛用于Ⅰ类和Ⅱ类洞。早期未能成功应用传统大颗粒填料复合树脂是因为材料在咬合面出现不可接受的磨耗，只有在乳牙保守充填的情况下才能获得成功。复合树脂研究的一个主要目标是改良它的性能以替代银汞合金。

新一代的复合树脂经过对强度、硬度和弹性模量等性能的改良，并凭借低导热性和优异的美观效果，可用于后牙咬合面和邻面的充填（Ⅰ类和Ⅱ类洞形充填修复）。大量的临床试验对这类新型树脂与银汞合金的性能进行了比较。资料显示，复合树脂在修复应用的5年内，每年的磨耗小于20 μm。须告知患者和监护人，当这些修复材料长时间使用时（5～10年或更长时间），应该检测其磨耗程度和咬合关系情况等。

选择复合树脂恢复后牙咬合关系时，还要考虑两个因素。虽然牙釉质酸蚀粘接技术的出现已使前牙复合树脂充填的微渗漏问题显著减少，然而后牙Ⅱ类洞充填体的牙龈边缘直接与牙本质或牙骨质接触。此外，光固化灯的光线难以直接进入Ⅱ类洞的邻面。（如前一节"光固化复合树脂"中所提到的，光固化复合树脂的固化需要足够强度的光照。）对此提出了多种解决方案，例如使用光导的邻面楔子，而最好的办法是分层固化技术，并严格按照光固化标准操作。

另一与后牙充填相关的问题是聚合收缩。大多数复合树脂固化时出现 2% 或以上的线性收缩。光固化复合树脂最先固化的是表面靠近固化灯的部位，因此收缩的方向是从窝洞底部或牙龈边缘朝向粘接良好的釉质-树脂界面，从而使靠近洞底或龈壁的树脂受到最大固化收缩应力，固化程度最差，与牙体组织的粘接效果也最差，最终导致微渗漏的发生。目前，最新研发上市的新型树脂基质系统聚合收缩程度已经非常低。实验数据表明，这些材料大幅降低树脂界面的聚合应力。使用具有低弹性模量的洞衬材料也可以降低这些应力，并有可能增加材料对牙齿的适应性，但还缺乏长期的临床数据来证实这些实验室结果。

复合树脂充填时如受水分污染，其性能会大打折扣。因此，操作过程中术野的有效隔湿很有必要。第 12 章介绍了可降低这一风险的操作技术。

了解复合树脂的安全性非常重要。复合树脂充填材料中使用的树脂单体是 bis-GMA。这种单体是双酚 A 和二甲基丙烯酸缩水甘油酯的反应产物。双酚 A 的化学性质类似于合成雌激素，因可能诱发某些恶性肿瘤而引起关注。在合成 bis-GMA 树脂单体时，双酚 A 不可能完全转化，因而牙科复合树脂中可检测到非常微量的双酚 A。尽管双酚 A 也普遍应用在许多非口腔类的聚合材料商品中，但该成分在食品或饮料容器中使用时被严格限制，尤其是树脂婴儿奶瓶。光固化聚合反应涉及的成分非常活泼，这些成分在树脂固化后仍有残留。另外，细菌生物膜、唾液和口腔组织中的酶可促进牙科树脂降解，从而释放活性物质。重要的是，口腔科消费者（可能是儿童口腔患者的家长）应当对治疗计划中所采用的牙科材料的风险和益处有充分的知情了解。

窝沟封闭剂的临床应用会在单独的章节中讨论。然而，关于这些材料的讨论与光固化树脂复合材料有关。窝沟封闭材料的某些性质与光固化复合树脂也有相似性。临床医生往往认为：由于封闭剂非常薄，如果表面已经硬化，那么材料应该已经完全聚合固化。对离体磨牙截面的观察发现，深度超过 2 mm 的点隙窝沟很常见。深发育沟的底部可能有牙本质直接暴露，因此如果封闭剂的底部没有充分聚合，牙本质就会与树脂的反应性成分相接触。咬合面的几何形状会影响光照强度，窝沟较深会减弱光强度。使用直径较大的固化灯头亦会降低光强度。不透明的封闭剂比较热门，但不透明度也会妨碍光线传导至封闭剂的底部。充分的聚合反应是能量传递到整个充填物的结果。辐射曝光量是光强度和激活时间的累积。不透明的封闭剂要达到良好光固化需要特别注重细节。

树脂嵌体

复合树脂的一些缺点，特别是在充填和光固化（先前讨论过的）中遇到的困难，可以通过采用直接或间接的树脂嵌体修复来弥补。间接嵌体修复需要先备牙、取模、灌模，在技工室制作类似于铸造修复体的牙模。而直接树脂嵌体是在临床上直接制作，先在备好的牙上涂布分离剂，充填树脂并光固化，然后把直接嵌体从口内取出，并进行进一步光照固化，最后将成品嵌体在口内用树脂粘接剂粘固。

这两种技术都能对复合树脂进行非常充分的光固化，而且固化后的树脂还可通过强光、热、压力或以上方法的组合来进一步固化。理论上这样制作完成的复合树脂性能最佳，未反应单体最少，更重要的是聚合收缩发生在口腔外，牙齿-修复体界面所承受的应力要比直接在口内充填时低得多。

光固化系统

早期的可见光固化系统采用了石英-钨-卤素（quartz-tungsten-halogen，QTH）灯作为光源，该光源经过滤后保留波长为 400～500 nm 的光束（蓝光）。使用 QTH 灯的一大好处是成本低廉，但缺点是效率低，并且因输出光照降低而需要频繁更换灯泡。为使更厚的树脂能更快速地聚合固化，制造商开发出如等离子弧灯和激光灯等其他光源。这些光源的价格比 QTH 灯昂贵得多，并且有证据表明它们所引发的快速聚合会增加牙-树脂界面处的聚合收缩应力。最常用的光固化系统采用蓝色发光二极管（light-emitting diodes，LED）作为光源。LED 波长带较窄（通常为 460～480 nm），发光效率接近 100%。二极管通常由铟、镓和氮化物制成，改变二极管内这些组分的含量可以改变光谱输出，并且现在一些 LED 灯还包含多个二极管。这些 LED 灯通常是独立的，可充电，用电池供电，比 QTH 灯产热少。（95% 以上输入给 QTH 灯的电能会转化成热量和波长大于 500 nm 的光。）LED 灯在整个使用期限内都能保持恒定的输出,但其输出依赖于良好充电的电池。高输出功率的 LED 灯有很高的能量,会灼伤组织,因此不应该长时间地对着黏膜照射。

400～500 nm 波段的 LED 灯的总功率要比 QTH 灯低得多。最新的 LED 灯已显著提高了功率输出,甚至有一些 LED 灯的有效光强度已经超过了最强的 QTH 灯。LED 灯的另一个显著优点是方便,因为它们不需要用一条电源线固定到基座上(图 13.5)。LED 灯的缺点是成本高,而且经常需要给电池充电。另外,因为 LED 灯有损伤视网膜的风险,建议操作者使用时佩戴防护眼镜或防护罩,以保护眼睛免受由固化灯产生的强烈蓝色眩光照射。

银汞合金

自 150 余年前银汞合金材料被引入口腔医学领域以来,关于它的安全性一直存在争议,并不时见诸新闻媒体,逐渐成为公众和专业争论的焦点。2012 年联合国环境规划署将银汞合金纳入汞条约,进一步加深了人们对牙科银汞材料的潜在环境危害的认识。因此,来自患者及其监护人的质疑以及用其他材料替换银汞充填体的要求,是使用银汞材料的牙医们所应当预料到的。

银汞合金越来越多地被牙色充填材料所代替,它已经不再是最常用的后牙充填材料。在恒牙列中,其他充填材料作为银汞材料的替代品,随着其逐步展现出长使用寿命和广适用性的优势,将会使银汞合金的应用持续减少。

银汞合金的应用历经 150 年,取得了罕见的临床成就,这与其独特的性质有关。它的临床性能表现优异,即使是在相对恶劣的口腔环境下仍然十分出色,这与银汞修复体的微渗漏倾向随材料老化而减少的特点密切相关。尽管银汞合金不与牙齿结构直接粘接且边缘可能会暴露在口腔环境中,但其边缘会产生相对难溶的腐蚀产物并在充填体-牙体交界处堆积,从而抑制微渗漏的发生。这是银汞合金特有的优势。相反,其他充填材料的微渗漏通常会随着时间的推移而增加。银汞合金是当前所有直接充填材料中技术敏感性最低的。银汞合金作为充填材料的另一个独特之处在于它硬固时不会发生三维尺寸的变化。美国牙科学会规定,对于口腔科使用的银汞合金,所能允许的最大尺寸变化范围为 ±0.2%。这与复合树脂材料通常 2% 或更高的聚合收缩率相比,对微渗漏产生的潜在影响是显而易见的。

然而,银汞合金充填亦可见失败病例,如继发龋形成、充填体折裂(无论是大范围缺损还是边缘折裂)、体积变化、牙髓或牙周膜刺激等。相较于失败的类型,失败的原因更值得深究。导致银汞合金修复失败的两个最主要因素是洞形设计不当和操作失误,即临床的失败通常是临床医生忽视洞形设计基本原则,或是在制备和充填银汞合金时操作不当所致。还有一个相关因素是合金的类型选择不当。

合金粉的选择

选择银合金粉有几个标准,而首要原则是该合金应符合美国牙科学会的 1 号标准或国际标准化组织(ISO)的 24234 号标准。

银汞合金的操作特性极其重要,且存在着主观偏好。不同合金的硬固速度、混合物的平滑度、加压凝固和抛光的难易度有所不同。例如,屑状银汞合金在加压凝固时的阻力与球状银汞合金完全不同。医生应该选择自己感觉舒适、顺手的合金粉进行操作,因为操作变量本身就是影响充填体临床寿命的主要因素。选择合适的合金粉,采用标准化制备和充填技术,同时厂家应设计便利的包装,减少操作者人为因素的影响,这些都有利于提高银汞充填体的质量。

显然,物理性能应当被用来评估一种合金材料较竞品所具备的优良性能。理论上,应开展设计良好的临床对照研究记录材料的各项临床性能。尽管合金的成本是考虑的因素之一,但应权衡合金能达到的最大临床效果,而不能过分强调其成本。当牙

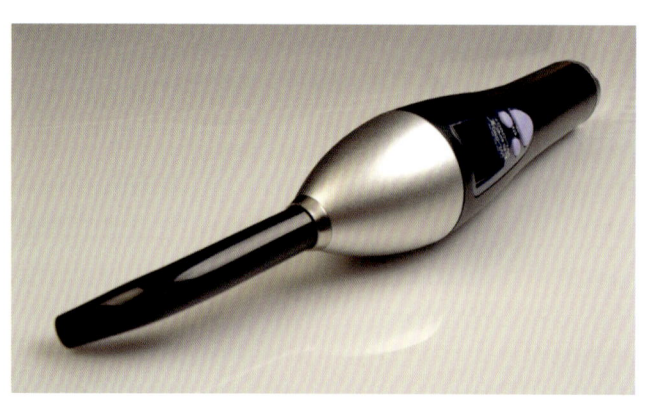

图 13.5 可充电电池供电的 LED 灯

医们比较不同品牌材料的价格时，应考虑材料部分的成本与整体牙科治疗费用的相对比例，尤其是临床性能有迹可查的牙科材料品牌与无证品牌材料之间的比较。

银汞合金粉分为屑状合金粉和球状合金粉。球状银汞合金容易发生汞齐化，因此相对于屑状银汞合金，可以用更少的水银量完成汞齐化，固化也更快。此外，医生在充填时对加压凝固压力和操作的要求也相对没那么严格，这在加压凝固操作受限时更有优势。球状银汞合金在加压凝固操作时的手感不一样，所需要的加压凝固压力也较屑状银汞合金小。牙医及辅助人员在临床充填之前，需熟悉这种新合金的操作特性。

高铜银合金粉（high-copper alloys）

早期的银合金粉成分为银、锡和不超过6%的铜。当铜的含量增加时，合金粉的实验室性能和临床表现会随之提高。这种提高的原因在于汞齐化反应过程中锡汞反应产物与铜锡相的置换。当铜含量高到足以消除锡汞相的形成时（从11%到30%），则被称为高铜银汞合金。作为一种混合型合金，该类型合金粉的首次问世是通过把银铜合金的球形小颗粒加到常规的银锡合金中获得的。高铜银合金粉也可以是单一组成型，此时合金颗粒具有相同的化学成分，通常是银、铜和锡。高铜银合金粉制成的银汞合金蠕变值小。蠕变是指材料在恒定外加应力作用下持续发生变形的趋势，与银汞合金充填体边缘断裂有关。现代高铜银合金粉的蠕变值小于1%，因此银汞合金充填应选择高铜银合金系统。

无论选用哪种合金粉，操作手法对合金的性能和临床表现有至关重要的影响。

汞/合金粉比例

银汞充填体的大部分性能是由充填体中汞的相对量（剩余汞）所决定的。影响充填体最终汞含量的因素是汞齐化过程中汞量的多少。

银汞合金以预填充的一次性混合胶囊的形式出售，内含适量的合金粉和汞。这样的包装有几大优点。首先，合金粉/汞的比例预先准确配好；其次，因为胶囊是一次性的，不需要消毒。最重要的是减少牙科工作人员的职业暴露和环境的汞蒸气污染。这些胶囊通常是不同规格的混合装，有单剂量或双剂量两种规格。

研磨

影响剩余汞含量的另外一个重要因素是研磨。研磨时间长短可显著影响银汞合金的均匀程度和工作时间，进而影响凝固过程中将过量汞带到充填体表面的能力。合适的研磨时间应根据合金粉的组成、汞/合金粉比例、混合物的大小及其他因素而调整。最好的办法是在操作中评估混合物的外观并相应调整研磨的时间。汞齐化过程中最严重的失误往往是研磨不足，此时材料看起来干燥呈沙粒状，无法凝聚成单一团块。这种银汞合金硬固得非常快，导致汞残留量高，合金强度降低，发生折断或边缘破坏的可能性增加。混合适当的银汞合金应为光亮、紧实的团块，可轻松地从胶囊中取出。

银汞合金调拌器

最初设计的银汞合金调拌器是以通常低于3000 cpm的单一速度操作的。预填充的自激活胶囊中高铜银合金的设计调拌模式采用较高的研磨速度和较短的研磨时间。老式的单一速度的银汞合金调拌器常无法充分激活这些胶囊而导致研磨不足。因为银汞合金调拌器同时存在老化的现象，所以应当及时更新仪器。建议选择有多种操作速度的调拌器，因为现在许多其他产品例如牙科水门汀也以胶囊形式销售，需要在牙科调拌器中混合。应将供应商推荐的研磨时间作为参考。即使是同一品牌的银汞合金调拌器，操作速度也可能会有所不同，机器的性能还可能随着电压或其快速连续使用的次数而变化。研磨速度和时间会显著影响银汞合金硬化的速度（图13.6）。

加压凝固

加压凝固的目的是使银汞合金尽可能地贴近制备好的洞壁，以减少内部空隙的形成，同时排出多余的汞。在合理的限度内，加压凝固压力越大，剩余汞的量越低，充填体的强度越大。加压器的选择和银汞合金的塑形技术应当根据操作目标和所选合金粉类型的操作特点来确定，详见牙科操作教材。

潮湿

银汞合金受水汽污染会增加失败的可能。假如

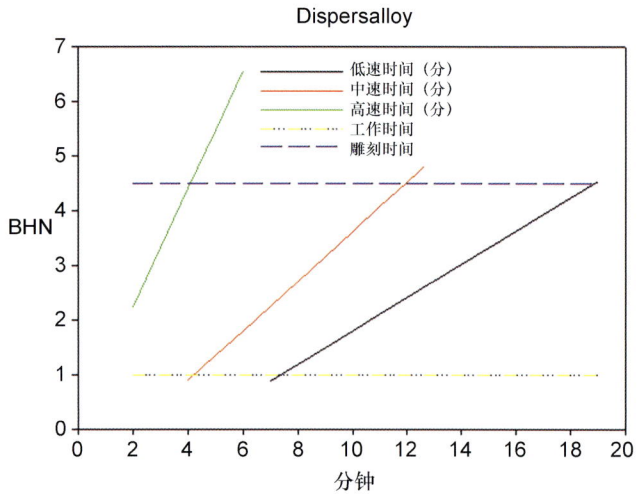

图 13.6 布氏硬度计（BHN）测量的银汞合金调拌器速度（低-中-高）对高铜银汞合金硬化速度的影响。BHN = 1.0 表示工作时间，BHN = 4.5 表示雕刻时间（Redrawn from Brackett W. Master's thesis. Indianapolis：Indiana University School of Dentistry；1986.）

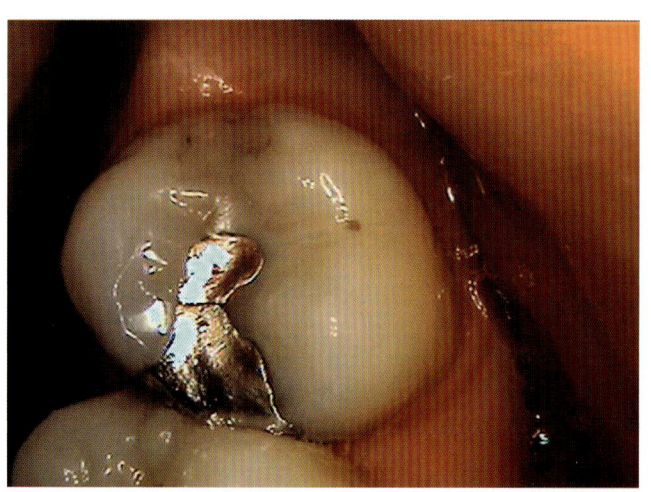

图 13.7 充填体折断，可能由洞形设计不当或过早受力导致

合金中有锌存在，会与水反应形成氢气。当气体在充填体内积聚时，可能发生显著的延迟膨胀，并有可能导致银汞合金从窝洞中突出，增加边缘断裂的风险。

这种水汽污染是充填时没有隔湿干燥所致。银汞合金完全硬固后暴露在唾液中并没有影响，但在制备和充填时则不能受到水汽污染。

现在也出现了无锌银汞合金，其物理性能通常与含锌银汞合金相当。当隔湿条件难以控制时，应使用不含锌的高铜银合金。

边缘断裂和充填体折断

因为银汞合金是脆性材料，常见的银汞合金修复失败情况是修复体边缘出现严重碎裂。银汞合金或邻近的牙体结构断裂的确切机制还不明确，但有可能是操作和抛光不当所致，而不是因为凝固过程中的尺寸变化。

如果充填体抛光不当，就有可能留下一个很薄的边缘，并在边缘处略微延伸覆盖到牙釉质上方。这些菲薄的边缘无法承受咀嚼力，随着时间推移就会发生断裂，从而留下一个开放的缺口。

高铜银汞合金的充填体折断并不常见，发生折断的可能原因有两个。一个原因是洞形设计不当导致峡部的材料体积不足，由此可能使高强度合金也出现修复失败，如图13.7所示。另一个原因是充填体过早受力。与复合树脂不同，银汞合金的抗力强度是在术后24小时内缓慢增加的。过早受力可造成在数周甚至数月内都不明显的微小折裂。由于儿童患者很难遵守医嘱，做到避免用刚修复的银汞充填体去咬硬物，所以治疗过程中应考虑使用1小时快速凝固的合金。

粘接性银汞合金

由于银汞合金对牙齿组织没有粘接力，必须通过窝洞制备和（或）机械装置如固位钉来获得机械固位。银汞充填不能增加剩余牙体组织的强度，反而有可能引起折裂，特别是后牙大面积的近中-𬌗面-远中（MOD）洞形。有人建议使用牙本质粘接系统（详见复合树脂材料相关章节中的介绍）作为银汞合金的内衬材料，从而生产出"粘接性银汞合金"。目前市面上有几种类似产品，它们本质上是化学固化的牙本质粘接系统，并在树脂粘接剂硬固之前，在其上加压充填银汞合金。这使未完全硬固的树脂和仍具塑性的银汞合金在交界面发生混合，两种材料硬固形成机械性结合。重要的是，这一用法与前面章节讨论过的用以封闭牙本质表面、减少早期微渗漏的牙本质粘接剂有所区别，即用于封闭牙本质表面时，粘接剂在银汞合金充填之前就已完成聚合固化。

实验研究显示，银汞合金和牙本质之间的粘接强度低于复合树脂和牙本质之间最大的粘接强度。体外研究还发现，粘接性银汞合金充填的牙齿比没有粘接剂的银汞合金充填牙齿抗折性能更好。但这些都是相对短期的实验研究。尽管存在长期的临床数据，但研究人员对树脂嵌入银汞合金给充填体带来的长期影响知之甚少。因此，目前粘接性银汞合金的使用应当仅作为传统公认的银汞合金充填常规窝洞预备和机械固位的辅助手段。

汞毒性

正是因为汞的独特性质，银汞合金才能成为一种可用的牙科修复材料。将这种液态金属与合金粉混合形成可以充填到牙齿中的弹性团块，快速硬固后能抵抗口腔恶劣环境。随着充填体硬固，汞与银和锡反应形成稳定的金属间化合物。大多数关于银汞合金安全性的争议集中在元素汞及其形成的某些有机化合物的危害上。许多通常被认为相当安全的物质含有极其危险的元素成分。例如，没有人会食用纯钠或氯元素，但是成分为氯化钠的普通食盐却是重要的膳食组成。从最早使用银汞合金开始，就有许多人质疑牙科修复体中的汞是否会对人体有局部或全身的毒性作用，牙科修复材料中的汞毒性每隔一段时间便会被认为是许多病因不明疾病的原因。

大量研究已经证实，微量的汞穿透牙齿或从银汞合金表面溶解而造成患者汞中毒的可能性非常小。患者在整个充填过程中接触汞蒸气的时间很短，并且接触到的汞蒸气总量很小。此外，银汞合金释放出来的汞甚至比人从空气、水和食物中其他来源获得的汞量还少。人类消化道中的金属汞显然不会转化为致命的有机汞化合物，并能被身体排泄。

美国国家卫生研究院和食品药品监督管理局都已经检查过有关牙科修复材料风险的资料。结论是，除了非常少数真正对汞或银汞合金的其他成分过敏的人，银汞充填仍然是一项安全和有效的治疗。没有证据证明银汞合金与诸如关节炎、多发性硬化症或其他汞相关疾病有关。值得注意的是，目前没有任何一种可用的修复材料是完全无风险的，医生应该告知患者所有可能的风险和相应的替代方案。

能否用其他材料替换还在使用的银汞合金仍然需要专业判断。ADA 和美国一些州的牙科执照管理机构均认为，如果一个牙医推荐用其他的材料来替换银汞修复体，声称这个材料会促进患者的健康，这种做法是缺乏职业道德的，有可能会受到许可机构的制裁，并接到民事赔偿诉讼。患者在使用了任何牙科修复材料后如出现身体不适，都应当被转诊给内科医生，以寻求诊断和治疗建议。

牙科诊所的工作人员会受到影响吗？牙医及其他工作人员每天都可能接触到汞，即使是在没有存放银汞合金的工作环境。虽然金属汞可以通过皮肤或消化道吸收，但是对牙科工作者来说，主要风险还是来自呼吸道吸入。尽管实际上几乎没有与不当的汞处理技术有关的不良事件报道，但牙医和牙科工作人员长期吸入汞蒸气仍有潜在危险。在标准的 8 小时工作日内，平均每立方米空气的最大无机汞暴露量（安全水平）为 0.1 mg。水银在室温下的蒸气压几乎是最大安全暴露量的 400 倍。汞蒸气没有颜色、气味或味道，且不能通过简单的方法在最大安全暴露水平下迅速检测出来。因为液态汞的密度几乎是水的 14 倍，所以即使少量泄漏，也可能会很严重。临床通过使用预填充的一次性胶囊避免大量使用汞，可大幅减少汞蒸气的职业暴露。

牙科治疗室应确保通风良好。在充填或去除银汞充填体时，所有汞废料应收集并储存在密封良好的容器中。切割银汞合金时，应大量喷水和使用高速排气。更详细的建议可以参考 ADA 出版的资料。牙科人员在汞环境中职业暴露的风险不应被忽视，不过遵守简明的卫生程序即可确保工作环境安全。

含汞或汞合金废料应按照当地环境保护局的规定进行处置，禁止焚烧或高温灭活。含汞生物污染废物，包括拔出的牙齿，应在丢弃前用化学试剂进行冷灭菌。继续使用银汞合金的最大压力可能来自政府关于环境废物排放的规定。日本已经停止使用银汞合金，因为让使用银汞合金的牙科诊所遵循不将汞排放到下水道的限令是行不通的。目前，包括美国在内的一些国家则要求在牙科临床废水排放管线上加装银汞合金分离器，这也被 ADA 认定为最合适的做法。

陶瓷

随着美学修复的需求增加和恒牙列全瓷修复体优越性能的展现，牙科陶瓷材料得到了显著发展。牙科陶瓷具有高度的生物相容性、耐磨性与长期的颜色稳定性。牙科修复陶瓷可分为传统长石质玻璃材料（长石玻璃）、颗粒填充微晶玻璃（将白榴石等填料添加到玻璃中）和多晶陶瓷（不含玻璃，含有氧化锆）。全瓷修复体中使用的玻璃陶瓷具有很好的美学效果；然而，它们相对较差的机械性能及脆性限制了它在高应力条件下的使用，除非有高强度的基底材料支撑。多晶陶瓷如氧化锆陶瓷，在儿童牙科中用作全瓷预成冠，可作为金属冠的美学替代品。由于材料的脆性，这些牙冠不能折叠变形以适应预备体，固位在很大程度上依靠与预备体的粘接和合适的预备洞形，这相比金属冠需要磨除更多的牙体。据临床研究报道，使用氧化锆牙冠的结果令人满意，包括尚可的牙龈指数、密合的边缘、没有对𬌗牙磨损与继发龋等。采用这种新型材料治疗的临床重要性还需要进一步的证据来支持。

其他美学替代物/玻璃纤维增强树脂

近期，一家公司发布了一种玻璃纤维增强的树脂儿童预成形冠。该牙冠不含金属，颜色为牙色，因此可替代陶瓷预成形冠。尽管非常有前景，但目前该材料的使用尚无长期临床证据支持。

水门汀

粘固用水门汀

水门汀用于粘固和窝洞充填。粘固用水门汀用于充填牙齿结构与口外制作的修复体或装置之间的空间。窝洞充填用水门汀可用作临时和永久性充填材料，以及其他修复材料的垫底材料。此外，至少有一种以上的水门汀可被用作窝沟封闭剂。粘固用水门汀与充填用水门汀的基本化学成分相似，通过调整配方中不同成分的比例可增加粘固用水门汀的黏度和充填用水门汀的强度。儿科常用的水门汀包括氧化锌丁香酚水门汀、聚羧酸盐水门汀、玻璃离子水门汀、树脂增强型玻璃离子水门汀、自粘接树脂水门汀以及树脂水门汀。

不同情况下对水门汀的要求也不同。例如，当粘固间接修复体如不锈钢预成冠时，理想的水门汀应该具有低溶解度，能够粘接到牙体结构上，并有足够的强度以抵抗在使用过程中的移位倾向。当粘固日后需要被去除的正畸带环时，水门汀需要较弱的粘接强度，从而在移除带环时易于断裂，同时水门汀需要易于从牙面上清除。磷酸锌水门汀的使用历史悠久且应用广泛，但现在儿科治疗中已经很少使用。

充填用水门汀相对于其他的直接充填材料强度低，所以只能用于临时充填或是在低应力环境下的永久充填。

氧化锌丁香酚水门汀

氧化锌和丁香酚之间发生酸碱反应，形成氧化锌丁香酚水门汀，可用于粘固和充填。由于它的强度低，口内溶解性高，不推荐用于永久粘固。但是，由于其优异的生物学特点，氧化锌丁香酚水门汀经常用作垫底材料、临时粘固和临时充填。丁香酚是加成聚合树脂的抑制剂，会干扰树脂水门汀、修复材料甚至一些印模材料的后续使用。在上述情况下，可以使用非丁香酚氧化锌水门汀作为代替。

磷酸锌水门汀

以往，磷酸锌水门汀是使用最为广泛的粘固剂。它由磷酸溶液与氧化锌粉末混合而成，具有优异的操作性能，如合适的固化时间、流动性和薄膜厚度。而且，磷酸锌水门汀在永久粘固方面有着悠久的成功应用历史。但是，其不具有抗龋作用，不能与牙体结构粘接，且在口内具有一定程度的溶解性。

由于磷酸液体的刺激性，使用磷酸锌水门汀时应当进行护髓。如果经验提示患者可能出现牙髓敏感和牙髓反应等问题，推荐使用生物相容性更好的水门汀，例如聚羧酸锌水门汀。

聚羧酸锌水门汀

使用聚羧酸锌水门汀时，液体中聚丙烯酸的羧酸基团和牙体结构中的钙之间发生键合。该水门汀的粉剂基本上是氧化锌。由于它与牙髓组织有良好的生物相容性，这种水门汀如今仍在使用。

因为聚羧酸锌水门汀的最终性能受液体中水含量的影响，所以在开始调拌前不要过早取出液体。粉剂/液剂比例增加时，可降低水门汀对牙面的黏附性，而当比例降低时溶解度增加。操作时应将粉末快速加入到液体中，并在30秒内完成调拌。如果水门汀的表面看起来不光滑，则应弃置并重新调拌。调拌好的聚羧酸锌水门汀的光泽是水门汀形成了与牙面粘接所需羧酸基团的标志。

玻璃离子水门汀

玻璃离子水门汀（glass-ionomer cement，GIC）是另一种聚丙烯酸基的水门汀。Ⅰ型GIC用于粘固。由于GIC能释放氟化物并且能和牙齿中的钙结合，GIC配方还被用来制备修复材料（Ⅱ型）和垫底及洞衬材料（Ⅲ型）。

与聚羧酸锌水门汀一样，玻璃离子液剂的主要成分是聚丙烯酸或其他链烯酸，例如衣康酸或马来酸，并加入酒石酸来改善操作性能。该酸能以聚羧酸盐的形式与钙结合，这些化学键提供了水门汀和牙齿之间的固位。

玻璃离子水门汀粉剂的成分是氟铝硅酸盐玻璃，可随时间缓慢释放氟。一项观察GIC充填V类洞超过7年的研究表明，GIC能抑制继发龋。GIC系统的优点是显而易见的：它能与牙体结构粘接并具有防龋潜力。

GIC材料为粉液包装，通常预分装在一次性胶囊中，用调拌机调拌。对于Ⅰ型GIC，可能会将液体酸冷冻干燥后混合在粉末中，在使用时将粉末用水调拌使酸复原，随后发生同样的固化反应。冷冻干燥的产品具有更长的保存期限与较低的黏度，这也是粘固用水门汀的重要特点。

操作时，应在一次性防潮纸垫上或在玻璃板上调拌。为了减少研磨时的金属污染，推荐使用塑料调拌刀而非金属调拌刀。与聚羧酸锌水门汀一样，在开始调拌之前，不要过早取出聚丙烯酸基液剂暴露在空气中。GIC调拌方式类似聚羧酸锌水门汀：将足量的粉末快速掺入液体中，并在40秒内完成调拌。其工作时间很短，通常从调拌开始不超过3分钟。如果混合物失去光泽或在表面上形成了皱褶，则应将其丢弃。

GIC固化后比聚羧酸锌水门汀更脆。它可以和磷酸锌水门汀一样调改和抛光。在患者治疗完成之前，所有可见的边缘应该用制造商提供的保护漆或保护树脂覆盖，以防止其在接下来的几个小时内完成继续固化时脱水或受到口腔唾液的影响。

有研究报道了GIC用作粘固剂时出现术后敏感的情况，特别是在剩余牙本质很少的深窝洞，这可能与水门汀初始pH低和凝固相对缓慢有关。为了防止潜在的刺激，在深窝洞近髓的区域应该使用氢氧化钙等材料进行垫底。操作时可用机械抛光清洁预备后的牙本质表面，但是不要去除玷污层。清洁后冲洗并隔湿吹干，但不要过度干燥，稍微潮湿的表面有助于减轻术后敏感而不会影响固化反应。

玻璃离子粘固水门汀具有较低的口内溶解度，机械性能类似于磷酸锌水门汀。因为其具有释放氟的潜力，能与牙体结构粘接，玻璃离子粘固水门汀已广泛用于金属修复体的粘固。

除了用于金属修复体的粘固外，GIC还可用于后牙正畸带环的粘接和牙釉质表面正畸托槽的粘接。GIC的粘接强度低于树脂正畸粘接剂的粘接强度，但是GIC释放的氟化物可以减轻正畸托槽或带环周围的白垩斑和脱钙。

树脂改良型玻璃离子水门汀

在GIC中加入树脂单体可制成树脂改良型的GIC。这种水门汀通过将树脂单体或丙烯酸和甲基丙烯酸酯的共聚单体（例如甲基丙烯酸羟乙酯）加入到玻璃离子制剂中制成，也被不太恰当地称为复合玻璃离子（hybrid glass ionomers）或光固化玻璃离子。除以粉液方式调配外，这种水门汀还能以两种糊剂混合调配而成。可混合两种相同长度的糊剂或通过混合头注射来调配。常规玻璃离子的已知缺点（操作时间短，最终性能发挥缓慢，在固化过程中对吸水和脱水敏感，相比树脂具有较低的粘接强度）在树脂改良型GIC中已经得到很大程度的改善。其中，树脂成分在光照时立即硬固，形成初始凝固的水门汀。随后，材料中的GIC成分继续进行缓慢的酸碱固化反应，所以工作时间比传统GIC明显延长。树脂改良型GIC光照后可以快速凝固，从而降低对水分的敏感性。Ⅰ型树脂改良型GIC粘接水门汀用于金属修复体的粘接已经获得广泛认可；在这种修复条件下，树脂组分既可化学固化，又可双重固化（化学固化＋光固化）。Ⅱ型树脂改良型GIC修复材料具有传统GIC的优点，由于缩短了治疗时间而广受欢迎。

树脂水门汀

树脂水门汀被看成是少填料复合树脂，衍生自充填复合树脂系统。其所用的树脂基质体系与用于充填的树脂基质体系相同或密切相关。虽然这些材料不是牙科新材料，但应用越来越广泛。树脂水门汀最早主要用于将正畸附件直接粘接到酸蚀后的牙釉质，并很快成为正畸粘接的首选材料。窝沟封闭剂也应用了类似的配方。树脂粘接桥，例如"马里兰"桥，是树脂水门汀进入前沿领域的另一个应用。树脂和陶瓷贴面在不断增长的需求下得到广泛使用，树脂水门汀是粘接此类修复体首选的水门汀。此外，全瓷冠和嵌体制造技术的革新大大推动了这类修复体的发展和应用。由于树脂水门汀具有高强度、低薄膜厚度和极低的口腔溶解性，并且可以粘接到酸蚀后的牙釉质、陶瓷、树脂以及酸蚀或处理过的金属表面，使其成为了粘接贴面和全瓷冠首选的水门汀。随着牙本质粘接剂的出现，树脂水门汀为粘接间接修复体提供了可能性。

树脂水门汀通常有不同的色度供透明修复体粘接时进行配色，不透明的水门汀常用于遮盖金属基底或变色牙体组织。第一代树脂水门汀是双组分化学固化系统。现在广泛应用的是可见光固化的单组分系统，通常会配合透明修复材料一起使用。当修复体较厚或受到形态限制固化光不易进入时，推荐使用双重固化（化学固化和光固化）材料。

自粘接树脂水门汀已经更多地应用于粘接。实际上，这些材料类似于自酸蚀牙本质粘接剂。它们是酸性的，不需要额外的粘接剂，聚合时可与牙本质形成薄的混合层。总的来说，这些材料达不到传统树脂水门汀的机械性能。

生物活性牙科材料

生物活性材料能够诱导活体组织、微生物或细胞的特定反应。过去，如果一种材料能够释放氟化物以促进羟基磷灰石向氟磷灰石的转化，则该材料被认为具有生物活性。目前，生物活性材料还可以表现出抗菌特性，刺激修复性牙本质或牙釉质的形成，并刺激骨生长。通过释放钙和氟离子促进再矿化的树脂基材料已经面世。在牙体牙髓科，MTA已被用于盖髓术、牙髓切断术和根尖诱导成形术中，可诱导硬组织形成。在种植科，钛种植体表面与氧气可自发反应，形成可自修复的氧化层，使种植体表面具备耐腐蚀性和生物相容性。

推荐阅读

概述

Anusavice KJ: *Phillips' science of dental materials*, ed 12, Philadelphia, 2013, WB Saunders.

Sakaguchi RL, Powers JM: *Craig's restorative dental materials*, ed 13, Philadelphia, 2012, Elsevier Mosby.

O'Brien WJ: *Dental materials and their selection*, ed 4, Chicago, 2008, Quintessence Publishing.

牙髓保护

Song JS, Mante FK, Romanow WJ, et al.: Chemical analysis of powder and set forms of Portland cement, gray ProRoot MTA, white ProRoot MTA, and gray MTA-Angelus, *Oral Surg Oral Med Oral Pathol Oral Radiol Endod* 102(6):809–815, 2006.

Dhar V, Marghalani AA, Crystal YO, et al.: Use of vital pulp therapies in primary teeth with deep caries lesions, *Pediatr Dent* 39(5):E146–E159, 2017.

Fuks AB, Peretz B: *Pediatric endodontics: current concepts in pulp therapy for primary and young permanent teeth*, Switzerland, 2016, Springer International Publishing.

Torabinejad M, Hong CU, Pitt Ford TR, et al.: Antibacterial effects of some root end filling materials, *J Endod* 21(8):403–406, 1995.

粘接剂

Buonocore MG: *The use of adhesives in dentistry*, Springfield, IL, 1975, Charles C. Thomas.

Peumans M, Kanumilli P, De Munck J, et al.: Clinical effectiveness of contemporary adhesives: a systematic review of current clinical trials, *Dent Mater* 21(9):864–881, 2005.

Garcia-Godoy F, Donly KJ: Dentin/enamel adhesives in pediatric dentistry, *Pediatr Dent* 24(5):462–464, 2002.

Gerdolle DA, Mortier E, Droz D: Microleakage and polymerization shrinkage of various polymer restorative materials, *J Dent Child* 75(2):125–133, 2008.

Heintze SD: Clinical relevance of tests on bond strength, microleakage and marginal adaptation, *Dent Mater* 29(1):59–84, 2013.

Heintze SD, Ruffieux C, Rousson V: Clinical performance of cervical restorations—a meta-analysis, *Dent Mater* 26(10):993–1000, 2010.

Mertz-Fairhurst EJ, Curtis Jr JW, Ergle JW, et al.: Ultraconservative and cariostatic sealed restorations: results at year 10, *J Am Dent Assoc* 129(1):55–66, 1998.

Van Meerbeek B, Peumans M, Poitevin A, et al.: Relationship between bond-strength tests and clinical outcomes, *Dent Mater* 26(2):e100–e121, 2010.

Sofan E, Sofan A, Palaia G, et al.: Classification review of dental adhesive systems: from the IV generation to the universal type, *Ann Stomatol (Roma)* 8(1):1–17, 2017.

银汞合金

Batchu H, Rakowski D, Fan PL, et al.: Evaluating amalgam separators using an international standard, *J Am Dent Assoc* 137(7):999–1005, 2006.

Browning WD, Johnson WW, Gregory PN: Clinical performance of bonded amalgam restorations at 42 months, *J Am Dent Assoc* 131(5):607–611, 2000.

Khangura DS, Seal K, Esfandiari S, et al.: *Composite resin versus amalgam for dental restorations: a health technology assessment*, 2018, Ottawa, CA.

Mahler DB, Engle JH: Clinical evaluation of amalgam bonding in Class I and II restorations, *J Am Dent Assoc* 131(1):43–39, 2000.

Mahler DB, Pham BV, Adey JD: Corrosion sealing of amalgam restorations in vitro, *Oper Dent* 34(3):312–320, 2009.

Marshall GW, Marshall SJ, Letzel H: Mercury content of amalgam restorations, *Gen Dent* 37:473–477, 1989.

Osborne JW, Summitt JB, Roberts HW: The use of dental amalgam in pediatric dentistry: review of the literature, *Pediatr Dent* 24(5):439–447, 2002.

Summitt JB, Burgess JO, Berry TG, et al.: The performance of bonded vs. pin-retained complex amalgam restorations: a five-year clinical evaluation, *J Am Dent Assoc* 132(7):923–931, 2001.

水门汀

Chadwick BL, Evans DJ: Restoration of class II cavities in primary molar teeth with conventional and resin modified glass ionomer cements: a systematic review of the literature, *Eur Arch Paediatr Dent* 8(1):14–21, 2007.

Kloukos D, Pandis N, Eliades T: Bisphenol-A and residual monomer leaching from orthodontic adhesive resins and polycarbonate brackets: a systematic review, *Am J Orthod Dentofacial Orthop* 143(4):S104–112, 2013.

Mickenautsch S, Yengopal V: Caries-preventive effect of glass ionomer and resin-based fissure sealants on permanent teeth: an update of systematic review evidence, *BMC Res Notes* 4(1):22, 2011.

Roberts HW, Toth JM, Berzins DW, et al.: Mineral trioxide aggregate material use in endodontic treatment: a review of the literature, *Dent Mater* 24(2):149–164, 2008.

Yengopal V, Mickenautsch S: Caries-preventive effect of resin-modified glass-ionomer cement (RM-GIC) versus composite resin: a quantitative systematic review, *Eur Arch Paediatr Dent* 12(1):5–14, 2011.

复合材料

Braga RR, Ballester RY, Ferracane JL: Factors involved in the development of polymerization shrinkage stress in resin-composites: a systematic review, *Dent Mater* 21(10):962–970, 2005.

Bücher K, Tautz A, Hickel R, et al.: Longevity of composite restorations in patients with early childhood caries (ECC), *Clin Oral Investig* 18(3):775–782, 2014.

Margeas R: Versatile composite resins simplifying the practice of restorative dentistry, *Compend Contin Educ Dent* 35(1):52–55, 2014.

Moore BK, Platt JA, Borges G, et al.: Depth of cure of dental resin composites: ISO 4049 depth and microhardness of types of materials and shades, *Oper Dent* 33(4):408–412, 2008.

Platt JA, Clark H, Moore BK: Curing of pit and fissure sealants using light emitting diode curing units, *Oper Dent* 30(6):764–771, 2005.

Price RB, Shortall AC, Palin WM: Contemporary issues in light curing, *Oper Dent* 39(1):4–14, 2014.

光固化装置

Malhotra N, Mala K: Light-curing considerations for resin-based composite materials: a review. Part I, *Compend Contin Educ Dent* 31(8):498–505, 2010; quiz 6, 8.

Santini A: Current status of visible light activation units and the curing of light-activated resin-based composite materials, *Dent Update* 37(4):214–216, 2010.

Alasiri RA, Algarni HA, Alasiri RA: Ocular hazards of curing light units used in dental practice—A systematic review, *Saudi Dent J* 31(2):173–180, 2019.

Toh SL, Messer LB: Evidence-based assessment of tooth-colored restorations in proximal lesions of primary molars, *Pediatr Dent* 29(1):8–15, 2007.

陶瓷

Kelly JR, Benetti P: Ceramic materials in dentistry: historical evolution and current practice, *Aust Dent J* 56(Suppl 1):84–96, 2011.

Clark L, Wells MH, Harris EF, et al.: Comparison of amount of primary tooth reduction required for anterior and posterior zirconia and stainless steel crowns, *Pediatr Dent* 38(1):42–46, 2016.

Holsinger DM, Wells MH, Scarbecz M, et al.: Clinical evaluation and parental satisfaction with pediatric zirconia anterior crowns, *Pediatr Dent* 38(3):192–197, 2016.

生物活性牙科材料

Lowe RA: Focus On" Bioactive Dental Materials, *Dent Today* 36(5):16, 2017.

Sonarkar S, Purba R: Bioactive materials in conservative dentistry, *Int J Contemp Dent Med Rev* 2015, 2015. Article ID: 340115.

14 深龋、活髓牙露髓及死髓牙的治疗

Jeffrey A. Dean 和 Brian J. Sanders

汪俊 译

本章提要	活髓保存治疗适应证的辅助诊断	牙髓摘除术
	牙痛史	牙髓治疗小结
	临床体征和症状	牙髓治疗后牙齿的修复
	影像学表现	牙髓对不同盖髓材料的反应及牙源性干细胞的应用
	牙髓测试	
	患者的身体状况	氧化锌丁香酚
	牙髓治疗前对预后的评估	氢氧化钙
	活髓保存治疗	含甲醛（福尔马林）的制剂
	深龋治疗	硫酸铁
	间接牙髓治疗	三氧化矿物凝聚体
	活髓牙露髓	其他的盖髓材料和方法
	露髓孔大小和牙髓出血状况	关于盖髓材料的小结
	直接盖髓术	活髓治疗后失败
	牙髓切断术	牙内吸收
	不可逆性牙髓炎或牙髓坏死的死髓牙治疗	牙槽脓肿
		牙髓治疗后的乳牙早失或滞留

在过去的十年里，有关牙髓治疗的研究取得了显著进展，从将可促进健康组织功能的新药应用在活髓组织（保存）中、对治疗成功及药物疗效的理解进一步加深，到牙髓组织再生，以及现在有望利用牙源性干细胞和支架再生新的牙齿组织[1]。本章将阐述深龋的诊断和处理，以及活髓牙和死髓牙的治疗。

活髓保存治疗适应证的辅助诊断

牙痛史

是否有牙痛史对于露髓乳牙牙髓状态的鉴别诊断不及恒牙可靠。临床上常常出现乳牙牙髓病变甚至进展到了脓肿形成的阶段，患儿也没有疼痛或不适症状。尽管如此，在选择活髓保存治疗适应证时，牙痛史仍然是必须首先考虑的因素。进食时或进食后立即出现的牙痛，可能是由于龋损内堆积的食物产生的压力或化学刺激，激惹了仅有一薄层牙本质保护的牙髓而引发的，并不意味着牙髓有弥散性炎症。

而夜间剧烈的牙痛通常意味着患牙牙髓广泛病变，此时不应对患牙进行保存牙髓治疗。任何时候发生的持续性、自发性疼痛都意味着牙髓病变严重，不能进行保存治疗，甚至牙髓切断术也无法采用。

临床体征和症状

深龋患牙出现牙龈脓肿或瘘管是不可逆性牙髓病变明显的临床表现。这种感染只能通过成功的根管治疗或拔牙来解决。

牙齿异常松动是牙髓严重病变的另一个临床表现。对此类患牙进行松动度检查时,有可能会引起局部疼痛,也可能没有疼痛或疼痛轻微。后者意味着患牙牙髓病变程度可能更深,病变时间更长。病理性松动需要与近替换期乳牙的正常松动鉴别。

对叩诊或压力敏感提示患牙牙髓至少已存在一定程度的病变,且此时牙髓病变可能处于炎症急性期。需要注意的是,其他牙齿问题也有可能引起患牙松动或对叩诊、压力敏感,如充填体过高或严重牙周疾病。但是,当儿童出现这些症状,并与深龋的患牙相关时,最有可能与牙髓疾病相关,可能是由于炎症扩散到了牙周膜。

影像学表现

诊断牙髓疾病必须有近期拍摄的 X 线片来检查根周或根尖周是否有变化,如是否有牙周膜增宽、牙槽骨密度降低等。若患牙出现这些情况,常需进行根管治疗或拔除患牙。儿童 X 线片读片较成人 X 线片困难。当恒牙牙根发育不完全时,其根尖影像与根尖阴影相似;而正在发生正常生理吸收的乳牙牙根,其 X 线片经常表现为误导性图片或提示病理改变,临床对此需特别注意。

X 线检查有时并不能明确龋损与牙髓的距离。通常看起来是完整屏障的牙髓上方保护牙髓的继发性牙本质,实际上可能是由不规则钙化物及龋坏组织组成的有孔基质,龋坏组织下方的牙髓可能已有弥漫性炎症(图 14.1)。髓腔内钙化团块是重要的影像学诊断证据。当牙髓受到相对温和而持续的刺激时,会出现炎症反应,并形成不规则牙本质,封闭牙本质小管,阻断外界刺激的传入。但当牙髓受到剧烈而急性的刺激,同时龋损又快速进展时,牙髓可能来不及通过其防御机制形成修复性牙本质屏障,病变就可能到达牙髓。在这种情况下,牙髓会试图在距其暴露位点一定距离处形成钙化屏障,有时在髓角甚或根管口处可以见到明显的钙化团块。组织学检查显示这些钙化团块为不规则、无定形的钙化组织,与髓石形态不同(图 14.2),与牙本质

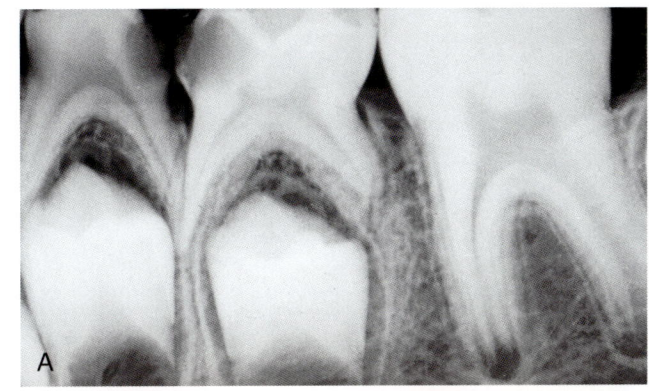

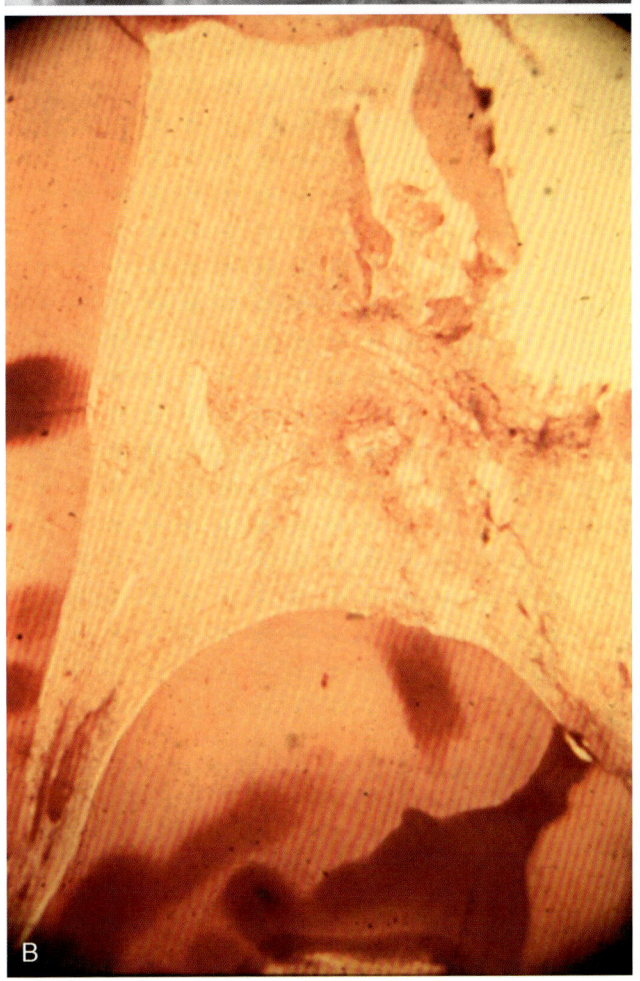

图 14.1 **A**. 第一乳磨牙的龋坏组织下方看上去有一完整的牙本质屏障。**B**. 组织磨片显示暴露部位的屏障上有穿孔及坏死组织。牙髓组织存在炎症,可能会引起自发性疼痛

及牙本质屏障也无相似之处,其形成通常与冠髓严重变性及根管内牙髓的炎症有关。

牙髓测试

一直以来,学者们都在质疑牙髓电活力测试对判断乳牙牙髓状态的意义。虽然牙髓电活力测试能提示牙髓是否有活力,但它不能为评估牙髓炎症

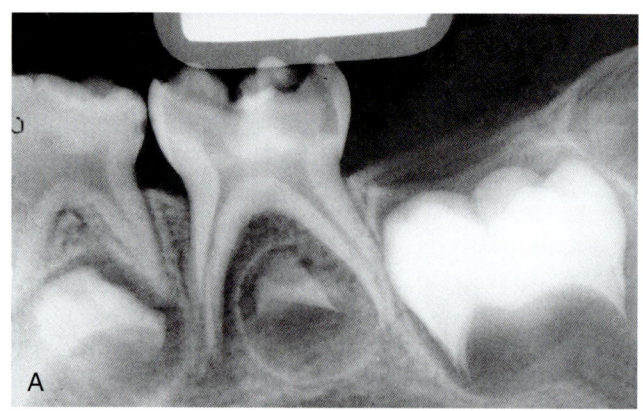

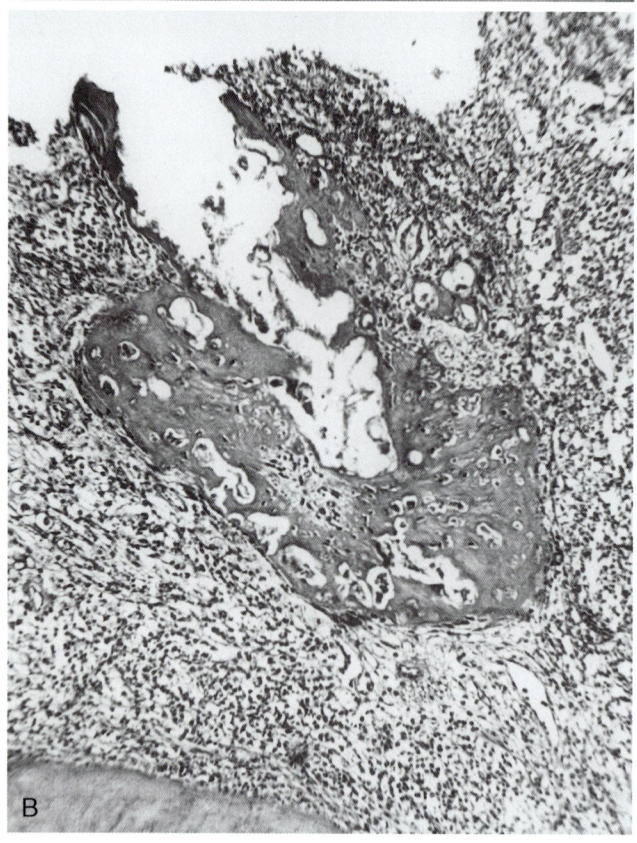

图14.2 A.露髓部位下方的钙化团块与髓腔及根管内牙髓的广泛炎症相关。B.无定形物质周围由处于进展中的炎症牙髓包裹

程度提供可靠的证据。而且当根管内有液体时,牙髓坏死的牙偶尔会对测试出现阳性反应,这会令情况更为复杂。此外,年幼儿童牙髓测试反应的可信度也较低,因为有时候儿童对测试本身的恐惧(apprehension)可能影响其反应。乳牙温度测试同样存在可信度的问题。可信度低可能是由于儿童无法理解这个测试。然而 Hon 等[2]发现,牙髓电活力测试是诊断乳牙牙髓状况的可靠方法。他们对牙髓电活力测试、冷温度测试和热温度测试的准确性进行了比较,结果发现电活力测试准确性最高,其次为热温度测试,而冷温度测试准确性最低。

目前已有多种无创技术用于记录人牙髓血流量,其中包括激光多普勒血流仪及透射光体积描记法这两种方法。如图14.3所示,这些方法的基本工作原理是发射激光或光束穿过牙冠,而光纤或光电管在牙冠的另一面接收信号。其最明显的优势是无创性,尤其是与牙髓电活力测试相比时。牙髓电活力测试不仅存在准确性的问题,同时电流刺激还可能会导致疼痛,这会引起年幼患者的不适感,从而影响其后续口腔治疗。Miwa 等的一项研究表明,透照技术可以检测年轻恒牙的牙髓血流量,因此适用于牙髓活力的评估[3]。最近有研究探究了使用脉搏氧饱和度仪测量牙髓的氧饱和度水平。虽然该技术目前无法用于临床,但具有研究前景。

患者的身体状况

尽管局部检查对于是否选择活髓保存治疗非常重要,牙医还必须考虑患者的身体状况。对于患有严重疾病的患儿,应选择在适当使用抗生素后将患牙拔除,而非牙髓治疗。对于亚急性细菌性心内膜炎易感者,肾炎、白血病、实体瘤、特发性白细胞减少症患儿,或有任何会造成周围及慢性粒细胞或多形核白细胞减少疾病的患儿,不宜进行牙髓治疗,以避免牙髓治疗失败致使患儿罹患急性感染的

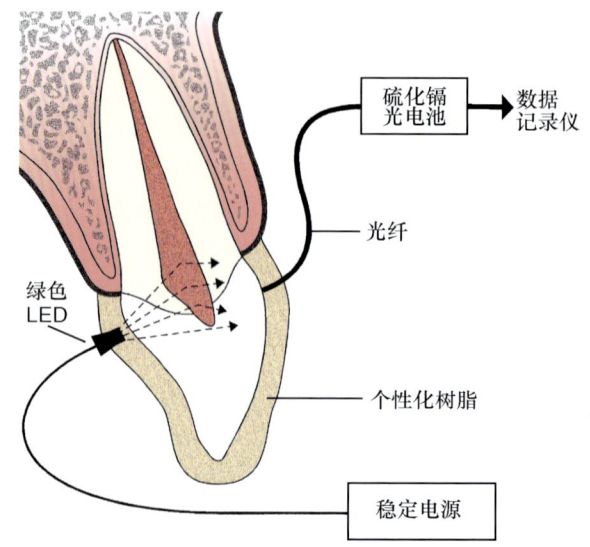

图14.3 透照检查的示意图。LED,发光二极管(Adapted from Miwa Z, Ikawa M, Iijima H, et al. Pulpal blood flow in vital and nonvital young permanent teeth measured by transmitted-light photoplethysmography: a pilot study. Pediatr Dent. 2002;24(6):594-598.)

可能[4]。在某些情况下，也可对患有慢性疾病的患儿进行牙髓治疗，但必须在仔细权衡了患儿的全身情况、牙髓治疗预后及保留相关患牙重要性后才可进行。

牙髓治疗前对预后的评估

确定适合活髓保存治疗的患者时，牙医至少要考虑以下两方面。首先，牙医必须明确患牙对可能进行的牙髓治疗反应良好；其次，经过权衡，牙髓治疗后进行患牙修复的效果优于拔牙后行间隙保持。如果患牙冠部无法修复或牙周组织已受到不可逆的破坏，那么再成功的牙髓治疗都没有意义。基于同样的理由，与保留8岁儿童有牙髓病变的第一乳磨牙相比，医生会选择花更多的时间和精力来保留第一恒磨牙尚未萌出的4岁儿童患牙髓病变的第二乳磨牙。

其他需要考虑的因素：

1. 患儿及家长的配合程度和治疗意愿。
2. 患儿及家长对于维持口腔健康和卫生方面的意愿与积极性。
3. 患儿龋活跃性及口腔治疗总体预后。
4. 患儿牙列发育阶段。
5. 特定情况下牙髓治疗预期操作（根管预备）的难度。
6. 以下情况导致的间隙管理问题：先前拔牙、已存错𬌗畸形、牙齿固连、先天缺牙及牙齿大面积龋坏后邻牙移动造成的间隙丧失等。
7. 对𬌗牙缺失造成牙髓病变患牙过度伸长。

这些情况可以任意组合，基本包括了所有治疗时需要考虑的问题，并且这对牙髓病患者非常重要。幸运的是，对龋坏牙体组织的处理已经发生了很多改变，这些改变有助于医生制定临床方案。2016年国际龋病共识协作组的临床建议为龋损组织管理提供了重要的新见解，其支持微创龋损管理，通过保存牙体组织、长期留存牙齿以延迟进入和减少修复循环[5]（图14.4）。

活髓保存治疗

很久以来，有可能从人类出现伊始，人们就一直在寻找最好（安全和有效）的治疗牙髓疾病和创伤性露髓的方法。在此过程中，不同材料和方法的支持者们各持己见，试图证明他们的选择是合理的，因此引发了相当大的争议和辩论。在21世纪，尽管有一些引人瞩目的科学进步，但这些争议仍然悬而未决。目前仍然很难确定治疗牙髓疾病最好的材料和方法。而让问题更为复杂的是，大多数学者认为：适用于恒牙牙髓疾病治疗的技术，在治疗相似状况的乳牙时却不一定同样有效。

如果没有受到病原微生物的感染，所有牙髓治疗的预后常常能得到改善。因此，控制现有的牙髓感染、预防治疗后期感染（如微渗漏）是活髓保存治疗的重要目标。虽然活髓组织在适宜环境下能自

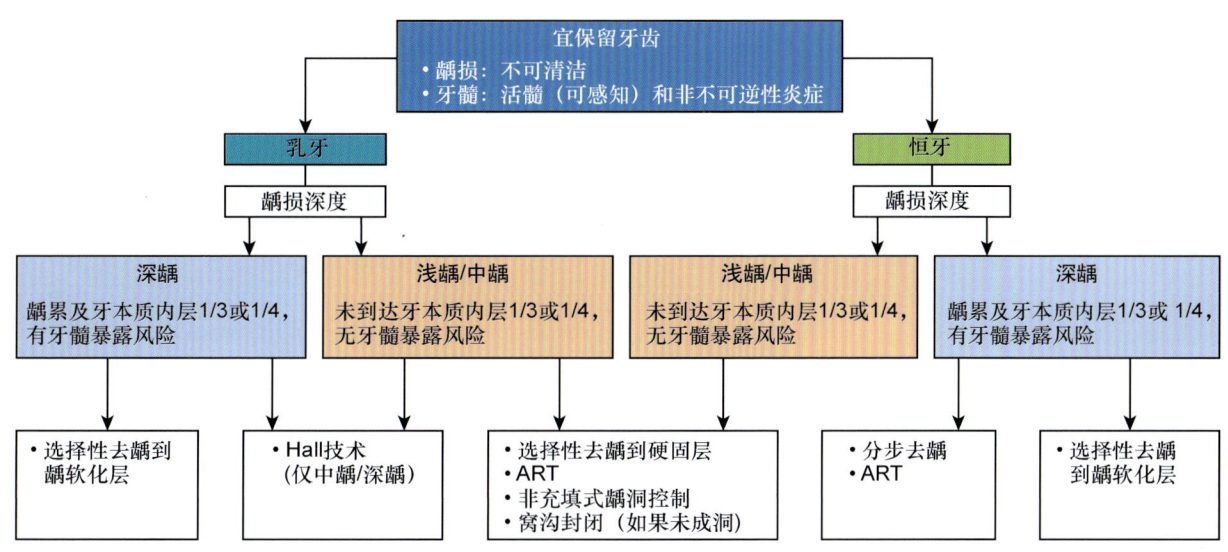

图14.4 针对活髓可保留患牙不可清洁龋损的治疗方案。ART，非创伤性修复（Printed with permission from Schwendicke et al. 2016.）

我修复各种损伤，但如果直接接触牙髓的材料具有促进、刺激或加速组织愈合的作用，治疗效果会更理想。

接下来将要讨论的治疗方法及操作步骤代表了我们在撰写此文时所认知的规范标准。虽然这当中有些治疗方法尚需要凭经验来选择，但其有效性即使未被科学验证也已被时间所证实，而且已成为衡量新技术的标杆。我们期待在未来将发现更多有效的、生物相容性好的和科学可靠的方法。

深龋治疗

未进行早期口腔护理、口腔护理不充分、未全身使用适量氟、口腔卫生不理想的儿童及青年，其乳牙和恒牙通常会发生深龋。许多龋损在X线片上表现为非常近髓或实际上已经累及牙髓。临床检查发现约75%的深龋患牙已经露髓，但超过90%的无症状深龋患牙可通过间接牙髓治疗术避免其牙髓暴露而得到成功治疗。这里将对间接牙髓治疗术进行介绍。

如果对早期去腐步骤就发现龋源性露髓的牙能进行常规治疗，且总能获得良好的疗效，那就解决了牙科一大问题。然而，对活髓牙露髓的治疗，尤其是乳牙治疗来说，没有百分之一百的成功率。因此，临床医生都应尽量避免在深龋去腐中露髓。

间接牙髓治疗

间接牙髓治疗是指仅去除龋损中软化的龋坏组织，使用生物相容性材料将窝洞封闭的治疗方法（图14.5）。间接牙髓治疗并非新兴的治疗方法，但近些年来再次受到关注。实验室研究及良好的临床证据均证实它可作为常规的治疗手段。没有不可逆性牙髓炎疼痛症状的深龋患牙是该治疗的适应证。

临床操作具体为：去除腐烂的龋坏组织，在髓角处保留一定量的龋坏牙本质以避免牙髓暴露，但须去净窝洞侧壁的龋坏组织，因为洞缘的龋坏釉质或牙本质会妨碍修复期间洞缘的封闭性，而洞缘封闭非常重要。使用X线阻射的生物相容性材料覆盖洞底被保留的龋坏牙本质，然后使用耐用的永久修复体封闭窝洞（图14.6）。尽管以往曾建议观察6~8周后再更换永久性的修复体（分步去龋），但没有明确的证据支持这样做的必要性，事实上这有可能降低乳牙治疗的成功率[6]。因此，临床医生通常直接进行永久性修复以防止微渗漏。

如果6~8周后再次打开窝洞进行二次去龋，则可发现被保留的龋坏组织发生了一定程度的硬化。小心去除这些龋坏组织后，有可能看到完整

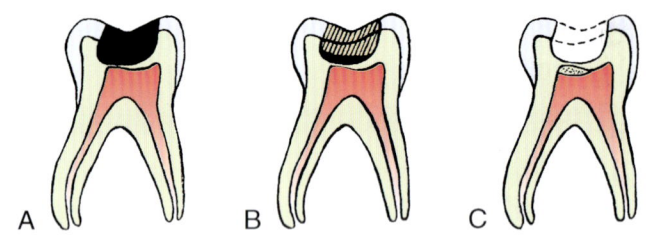

图14.5 间接牙髓治疗。A.患有深龋的乳牙或恒牙。B.去除大部分龋坏组织后，使用耐磨的生物相容性水门汀或修复材料封闭窝洞。C.6~8周后，再次打开窝洞，去除剩余龋坏组织。有一层硬的牙本质屏障保护牙髓，此时可行永久性的修复（Courtesy of Dr. Paul E. Starkey.）

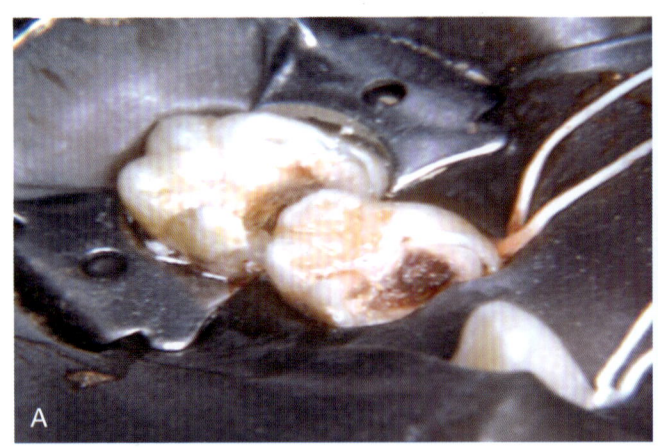
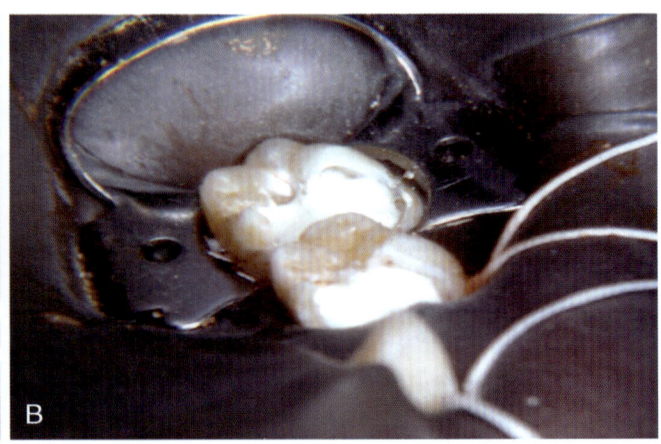

图14.6 A.患有深龋的第一和第二乳磨牙，去龋后在洞底保留少量软的龋坏牙本质。患牙无疼痛性牙髓炎。B.在剩余龋坏组织上方放置了氢氧化钙，然后可使用临时修复材料垫底，之后粘接不锈钢冠

的牙本质洞底而未暴露牙髓。此时可常规修复患牙（图14.7）。据Al-Zayer等学者报道，除不锈钢冠修复外，在氢氧化钙衬里上方进行垫底，也可大大提高治疗成功率[7]。如出现小的穿髓孔，则须根据临床症状、体征及局部情况采取不同的治疗方法。

Nirschl和Avery对38颗乳牙及年轻恒牙进行了间接牙髓治疗[8]。在放置橡皮障后，去除腐烂龋坏组织，使用氢氧化钙护髓，银汞合金修复患牙。术后6个月进行疗效评估，结果发现34颗患牙中有32颗（94.1%）治疗成功。所有治疗成功的患牙在二次打开后，临床检查发现其护髓材料及残留龋坏牙本质均是干燥的；而探诊检查发现在治疗成功的患牙中，仅有4颗患牙的残留龋坏牙本质质地稍软，其余患牙的牙本质均已发生硬固。

2017年Coll等对乳磨牙活髓保存治疗进行了一项具有里程碑意义的系统回顾和meta分析，这篇综述对于活髓保存治疗具有重要意义[9]。与直接盖髓术和牙髓切断术（将在下一节中描述）相比，间接牙髓治疗去除的组织少，不暴露或不损伤牙髓，是一种牙髓治疗的生物学方法，可达到相同治疗效果甚至更成功。此外，他们的综述表明，选择不同的间接牙髓治疗衬里或直接盖髓术盖髓材料不会影响这两种手术的成功。

活髓牙露髓

尽管根据适应证选择合适的患牙并常规进行间接牙髓治疗可明显减少直接露髓的数量，但所有牙医在治疗儿童严重龋坏患牙时还是会面临活髓牙露髓（vital pulp exposure）的治疗决策。

只有在仔细评估了患者的临床症状、检查结果及露髓部位的情况后，才能确定合适的治疗方法。暴露牙髓的状态有时很难判断，尤其对于儿童而言，其临床症状与牙髓的组织病理学情况之间往往不一致。

露髓孔大小和牙髓出血状况

露髓孔大小、牙髓形态及出血量对于牙髓状态的判断非常有价值。因此，使用橡皮障隔离患牙非常重要。此外，使用橡皮障可保持术区清洁，并提高治疗的效率。

对活髓保存治疗而言，最理想的情况是针尖大小的露髓孔，其周围是健康的牙本质。然而，真正的龋源性露髓，即使是针尖大小，也会伴发牙髓

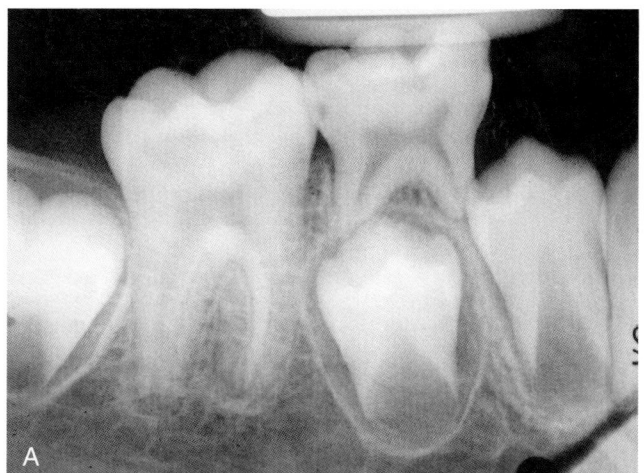
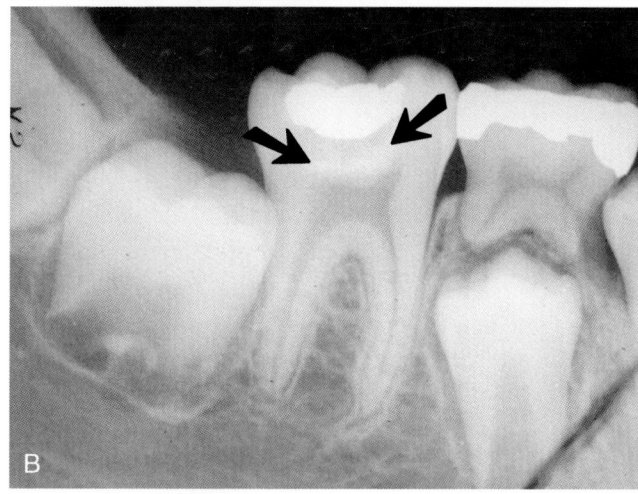
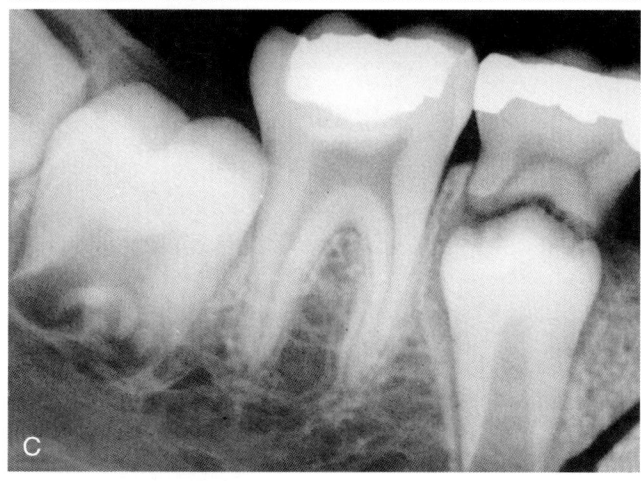

图14.7 A. X线片显示第一恒磨牙深龋。大量的龋坏组织被去除后，在残留龋坏组织的上方放置氢氧化钙。使用银汞合金修复患牙，术后3个月回访，未打开患牙完全去除龋坏组织。B. 在残留的龋坏组织及氢氧化钙的下方可以看到硬化牙本质（图中箭头所指部位）。C. 对该患牙进行二次去龋后可以看到洞底有一完整牙本质屏障。龋坏组织完全去除后使用银汞合金进行修复

炎症，炎症的程度常与露髓孔的大小直接相关（图14.8）。

大露髓孔——去除大块皮革样牙本质时出现的类型——常常在露髓位置出现水样渗出物或脓液。这表明牙髓已发生严重变性，通常已出现根管内吸收。另外，龋源性露髓孔处大量出血，或行牙髓切断时牙髓断面大量出血，均意味着牙髓有充血并伴有广泛性的炎症。患牙出现后述情况时，应进行根管治疗或拔除患牙。

直接盖髓术

盖髓术已被广泛应用多年，目前仍然是许多牙医治疗活髓牙露髓时最常用的方法。尽管盖髓术遭到一些研究者的反对，但另一些研究报告表明，如果严格控制适应证，盖髓术可以获得良好的疗效。

学界普遍认为，直接盖髓术仅适用于外伤或窝洞预备时意外发生的小的露髓点，或周围均为健康牙本质的针尖样龋源性露髓（图14.9）。患牙应无疼痛史，但进食引起的不适除外。此外，要求露髓区域没有出血（常见于机械性露髓的病例）或出血量在正常牙髓（无牙髓充血或感染）出血范围之内。

牙髓治疗的所有操作均应在术区清洁条件下使用无菌器械完成。使用橡皮障有助于牙髓免受外部污染。在开始去除最有可能露髓部位的龋坏牙本质前，需将外围所有龋坏组织去除干净；这样在牙髓暴露前，大部分被细菌感染的组织将得以去除。Walshe[10]的研究支持采用外科无菌技术以最大限度减少对牙髓组织的细菌污染，这将在本章后文详述。

氢氧化钙仍然是直接盖髓的标准化材料，它

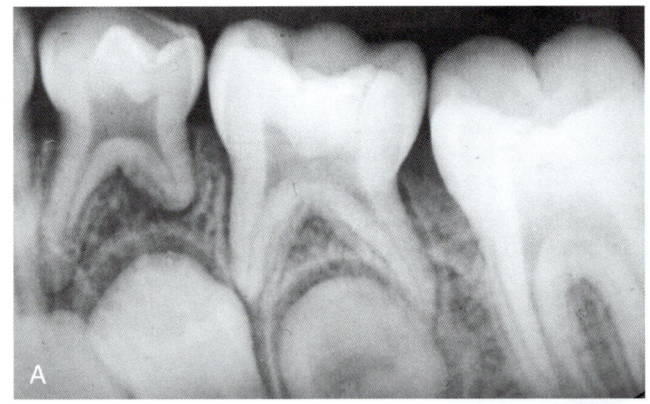

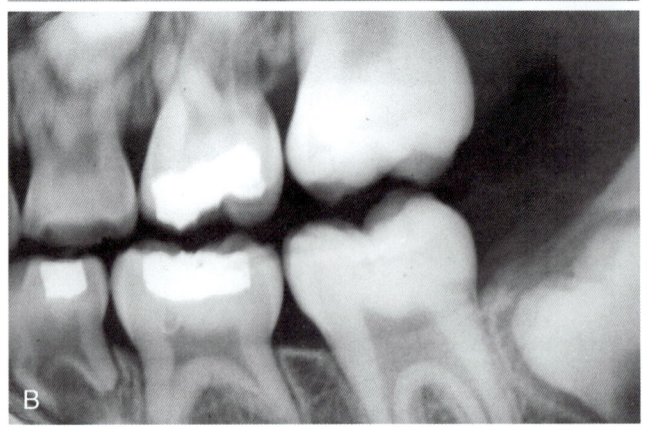

图14.9 A.下颌第二乳磨牙在窝洞预备时，近中髓角处意外穿髓，使用氢氧化钙进行直接盖髓。B.近中髓角处的钙化牙本质桥证实了牙髓的愈合

能刺激牙髓产生修复反应。如果牙齿很小（例如第一乳磨牙），硬固型氢氧化钙也可以作为充填的垫底材料。有研究显示使用粘接剂进行直接盖髓取得了成功，但有学者报道该方法会引起牙髓炎症，导致患牙预后不良。此外，有研究显示用三氧化矿物凝聚体（mineral trioxide aggregate，MTA）直接盖髓效果确切[11]。Coll等对术后24个月的结果进行meta分析，结果表明使用直接盖髓术可能是一个可行的选择；而且如上文所述，他们的综述表明间接牙髓治疗衬里或直接盖髓术盖髓剂的选择不影响治疗成功率。

牙髓切断术

去除冠部牙髓是公认的治疗乳、恒牙龋源性露髓的方法。发生龋源性露髓时，露髓孔周围的冠髓组织内通常已有微生物入侵，冠髓呈现出炎症和变性的迹象。治疗时，去除冠部异常的牙髓组织，根管内被保留的正常牙髓组织可在根管口处发生愈合。但适应证选择不当会导致牙髓切断术的失败

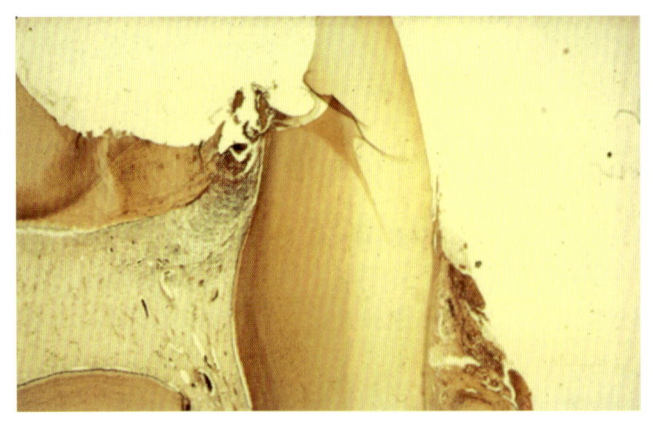

图14.8 深龋露髓部位可以看到炎症细胞。坏死的牙本质碎片可能在去龋过程中被带入牙髓

率高。

实施牙髓切断术时，须全程采用外科无菌技术。首先应麻醉并使用橡皮障隔离患牙，去除所有龋坏组织及牙釉质悬突，以获得冠髓的良好通路。若治疗时患者感觉有疼痛，有可能提示麻醉效果不佳，但更可能表明患牙牙髓处于充血和炎症状态，不宜进行牙髓切断术。此外，如果完全去除腐质后露髓孔处大量出血，该患牙也不符合牙髓切断术的适应证。

揭去整个髓室顶，注意去除髓室顶或髓角处所有的牙本质悬突。需提醒的是，在冠髓切除前无须尝试控制出血。然后预备出至根管口的漏斗形通路，使用锋利的、比各个根管口都大的盘状挖匙，齐根管口去除冠髓。彻底去除髓室残髓，保证髓室底上没有任何组织碎片附着。使用注射器用水慢速冲洗髓室，如果担心水污染，可使用无菌水进行冲洗，用吸唾管吸净。在髓室根髓断面上放置湿棉球直至血凝块形成（图14.10）。

实验室研究和临床观察均表明，用于乳牙的牙髓切断术，其方法和盖髓材料与恒牙有所不同。因此，现有两种特异性的牙髓切断技术，两者都应用普遍。

恒牙牙髓切断术

当年轻恒牙龋源性露髓处的牙髓有病理性改变，需进行牙髓切断术治疗时，推荐使用氢氧化钙或MTA[12]。该方法尤其适用于牙根发育不完全但根髓组织健康的恒牙，也适用于外伤性冠折露髓伴根折的恒牙。（更多关于根尖诱导成形术、根尖形成术和牙髓再生术的信息见第28章"牙齿及其支持组织外伤的治疗"。）需强调的是，仅无牙髓炎疼痛症状的患牙才考虑进行牙髓切断术。整个治疗一次完成，治疗过程如上所述，包括去除冠髓、控制牙髓出血及在根髓断面上放置盖髓材料（图14.11）。在氢氧化钙上方放置一层保护性硬固型水

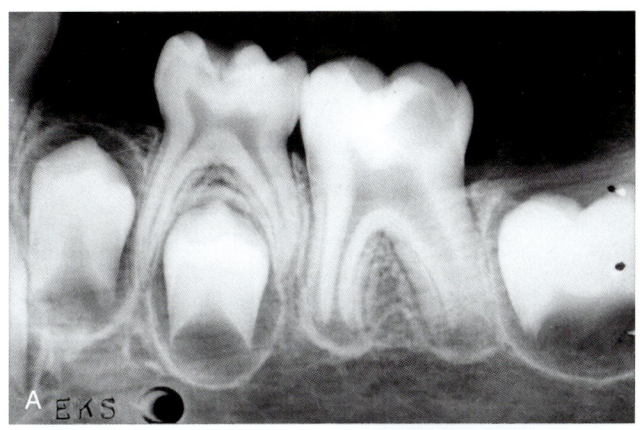

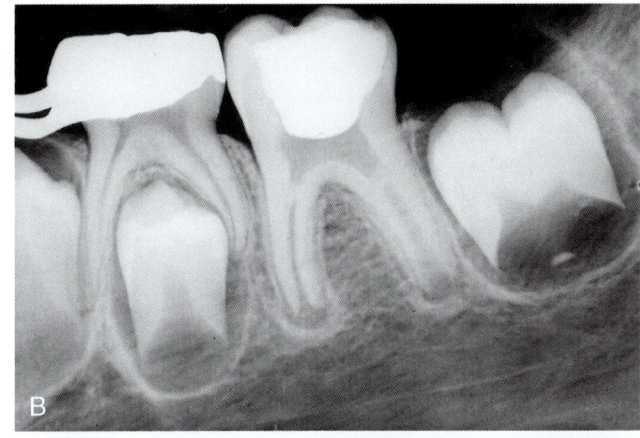

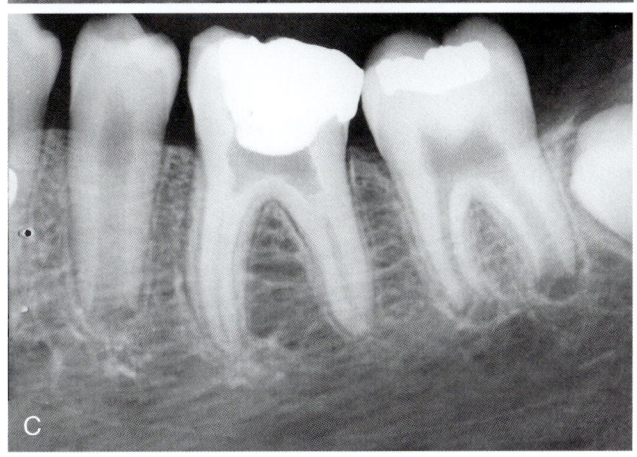

图14.11 A.第一恒磨牙龋源性露髓，为氢氧化钙牙髓切断术适应证。B.在根管内牙髓组织上方形成钙化桥。C.牙根继续发育和根管壁增厚表明牙髓仍有活力。应进行全冠修复以保护牙冠

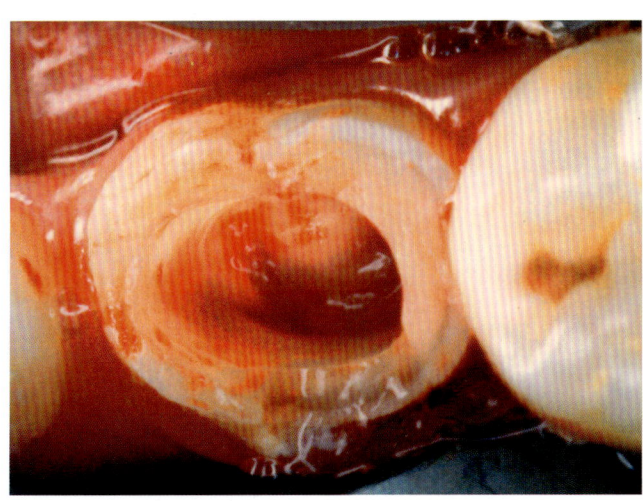

图14.10 冠髓完全切除后的牙髓断面，髓室壁或髓室底无组织碎片。出血已被控制，髓室顶已被完全去除，为所有根管提供了进入路径

门汀以进行完善的窝洞封闭，然后对患牙进行全冠修复。但如果冠髓组织被去除后根髓组织呈现出牙髓充血状态，则不宜对患牙进行牙髓切断术治疗。如需保留患牙，可以考虑进行根管治疗。

牙髓切断术治疗成功的牙齿，在术后 1 年应有正常的牙周膜和硬骨板；X 线检查可见钙化桥形成，但无内吸收或病理性吸收的影像。利用现有的诊断技术谨慎选择适应证，恒牙牙髓切断术治疗成功率更高。

乳牙牙髓切断术

乳牙牙髓切断术适应证的选择标准与恒牙相同。治疗也一次完成。治疗时应采用外科无菌技术。治疗过程如前所述，包括去除冠髓、清除髓室内的残髓、控制牙髓断面出血。如果去除冠髓后根髓有充血表现，表明根髓组织有炎症，此时应放弃牙髓切断术而选择牙髓摘除术或患牙拔除术。若牙髓断面出血容易控制，根髓表观正常，则可认为根管内牙髓组织正常，可以进行牙髓切断术治疗。

尽管多年来一直推荐将甲醛甲酚牙髓切断术作为治疗乳牙龋源性露髓的主要方法，但考虑到甲醛甲酚的毒性作用，该药物的使用已发生了实质性的转变。学者们已对许多甲醛甲酚替代品用于牙髓切断术进行了研究，包括 MTA、次氯酸钠、硫酸亚铁、电外科手术和激光。尽管如此，甲醛甲酚仍然是牙髓切断术非常常用的药物[13]。事实上，Milnes 重新评估了早期和最近的关于甲醛代谢、药动学以及致癌性的研究，结果提示在儿童牙髓治疗中使用甲醛甲酚的风险微不足道[14]。治疗时，首先使用无菌棉球干燥髓室，接着用小棉球蘸取浓度为 1:5 的巴克利（Buckley）甲醛甲酚溶液，用无菌纱布吸去多余的甲醛甲酚，使棉球与根髓保持接触 5 分钟。因为甲醛甲酚有腐蚀性，必须注意避免接触牙龈组织。然后去除棉球，用新棉球干燥髓室。调制稠厚状硬固型氧化锌丁香酚水门汀，将其放置于根髓上。最后用金属预成冠修复患牙（图 14.12）。

尽管建议甲醛甲酚溶液（浓度为 1:5）处理牙髓断面的时间为 5 分钟，但这并没有充分的依据。García-Godoy 等对犬牙实施了牙髓切断术，根据其有限的实验结果，他们提出甲醛甲酚溶液（浓度为 1:5）处理牙髓断面的时间只需要 1 分钟，而且其效果可能优于推荐的 5 分钟处理[15]。但除此之外，

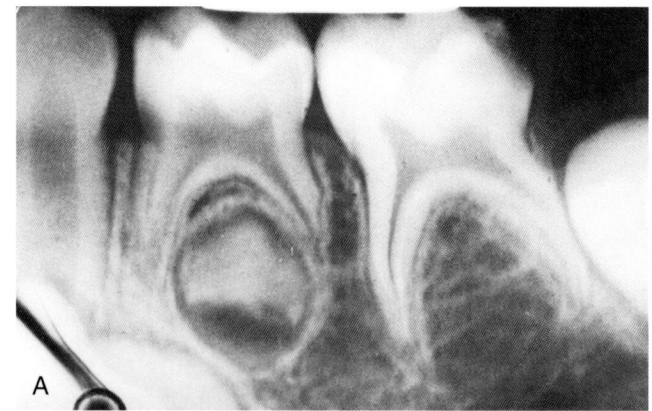
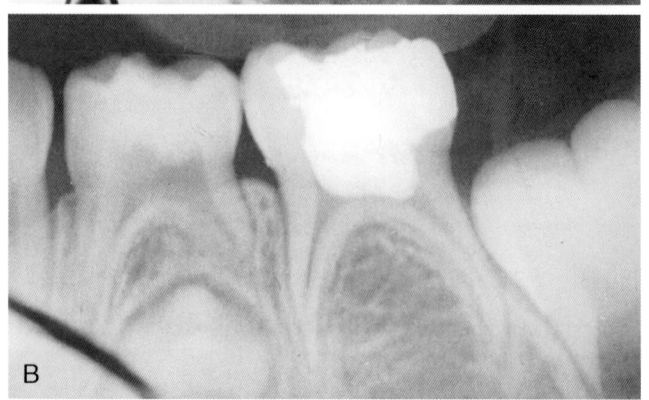

图 14.12　A. 术前 X 线片。B. 甲醛甲酚牙髓切断术后，支持组织正常表明治疗成功，现应对患牙进行金属预成冠修复（注意先天缺失的左下第二前磨牙 #20）

几乎没有资料可用以验证甲醛甲酚溶液处理牙髓断面的最佳时间。

巴克利最初设计的甲醛甲酚溶液配方要求甲醛和甲酚等份（Sultan Chemists, Inc., Englewood, New Jersey, United States）。而浓度为 1:5 的溶液配方如下：首先，将 3 份丙三醇和 1 份蒸馏水充分混合，制成稀释液；然后，将 4 份稀释液和 1 份巴克利甲醛甲酚原液充分混合。

虽然甲醛甲酚仍然被常规使用，但学者们已对其他材料和技术进行了研究，并常将其应用于临床。Fernandez 等进行了一项高质量的前瞻性随机临床试验[16]，比较了使用甲醛甲酚、MTA、次氯酸钠和硫酸铁进行牙髓切断术的效果。每组最初纳入 25 颗牙齿，在 24 个月的随访结束时，四组可用于分析研究的牙齿间结果没有显著统计学差异。然而，Juneja 和 Kulkarni 的一项随机临床试验显示，在 18 个月的随访中，相较于甲醛甲酚，MTA 和 biodentine 的结果更好[17]。

尽管有这些结果，Coll 等发表的系统综述却

表明，随着时间的推移，牙髓切断术可持续保持成功，而强度最高的证据显示MTA和甲醛甲酚是两种最成功的药物。此外，基于meta分析的结果，他们建议去除一些材料选择（氢氧化钙）或减少推荐（次氯酸钠、激光和硫酸铁）。

不可逆性牙髓炎或牙髓坏死的死髓牙治疗

牙髓摘除术

当乳牙冠髓和根管口下方牙髓有活力但有充血表现（图14.13）或根髓已坏死（化脓）时，可对患牙行牙髓摘除术。口内留有未经治疗的有感染的乳牙是不明智的。尽管这些患牙可形成引流通道，通常在一定时间内也没有症状，但由于它们是感染源，因此应对其进行治疗或拔除。而乳牙特殊的根管形态使得乳牙根管预备难度大，且常常无法进行。发育完全的第一乳磨牙，其根管往往非常细小，甚至最小的锉都无法进入。如果根管内坏死物质清除不彻底、根管消毒不充分、根管填充不完善，易导致牙髓摘除术失败。事实上，多年来学者们一直不主张对第一乳磨牙实施牙髓摘除术。一项大样本（830名儿童，1149颗患牙）回顾性研究比较了牙髓摘除术和牙髓切断术的成功率，作者发现虽然第二乳磨牙的牙髓摘除术术后留存率高于第一乳磨牙，但差异无显著性[18]。

Hibbard和Ireland通过下述方法研究了乳牙根管形态[19]。首先去除离体牙的牙髓，将丙烯酸树脂注入根管，然后用10%硝酸将牙体组织溶解。很显然，最初下颌和上颌磨牙的每个牙根只有一个根管。而在整个乳牙存续期间，继发性牙本质持续沉积，使根管形态发生变化，从而导致根管变异及最终根管数量和大小的改变。根管变异包括侧支根管、连接纤维、根尖分歧及部分融合根管的形成。运用微计算机断层扫描技术（Micro CT，也称显微CT），现已得到乳磨牙的精细解剖视图（图14.14和图14.15），从中我们可以发现乳牙根管治疗常常出现并发症的原因。

如果乳牙根管通畅且支持骨基本正常，则可对其进行根管治疗。Aminabadi等开展的研究已证实，尽管第二乳磨牙的根管比第一乳磨牙更易进入，但所有的乳磨牙都可以进行根管治疗[20]。此外，还有学者对超声波仪器[21]和根管测量仪[22]在乳牙根管治疗中的应用进行了研究。如果患牙支持骨被破坏，则根管治疗成功的可能性会更低。

如果第二乳磨牙在第一恒磨牙萌出前缺失，牙医将会面临如何防止第一恒磨牙在萌出过程中向近中移动这一难题。因此，即使第二乳磨牙已经发生牙髓坏死，我们也应该尽可能地对它进行治疗和保留。与之相似，当继承的第二前磨牙先天缺失时，则希望第二乳磨牙在口内保留的时间比正常情况下更长（图14.16）。

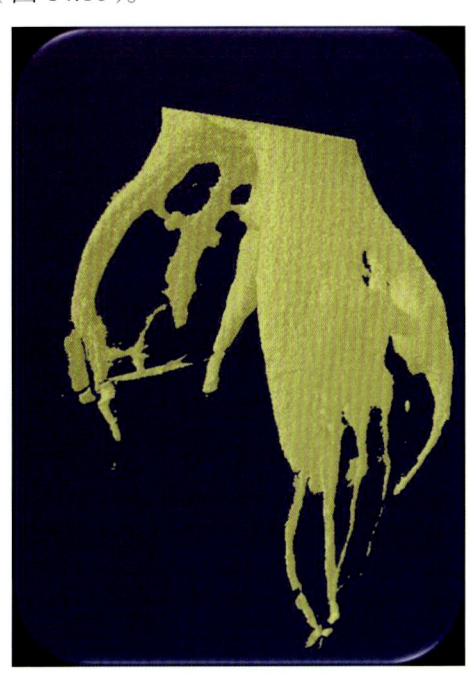

图14.14 下颌第二乳磨牙根管系统的显微CT图像（Courtesy of Dr. Ashraf Al-Hosainy, Mansoura University School of Dentistry, Egypt）

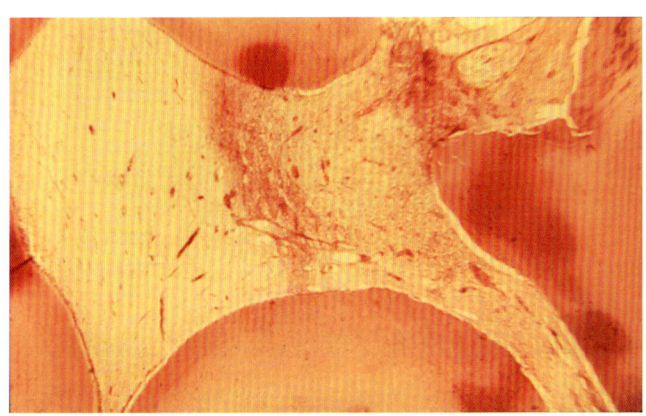

图14.13 第二乳磨牙龋源性露髓的组织切片。患牙有牙髓充血和炎症的临床表征。切片显示一半冠髓和根髓有炎症。这种情况下应对患牙进行牙髓摘除术治疗

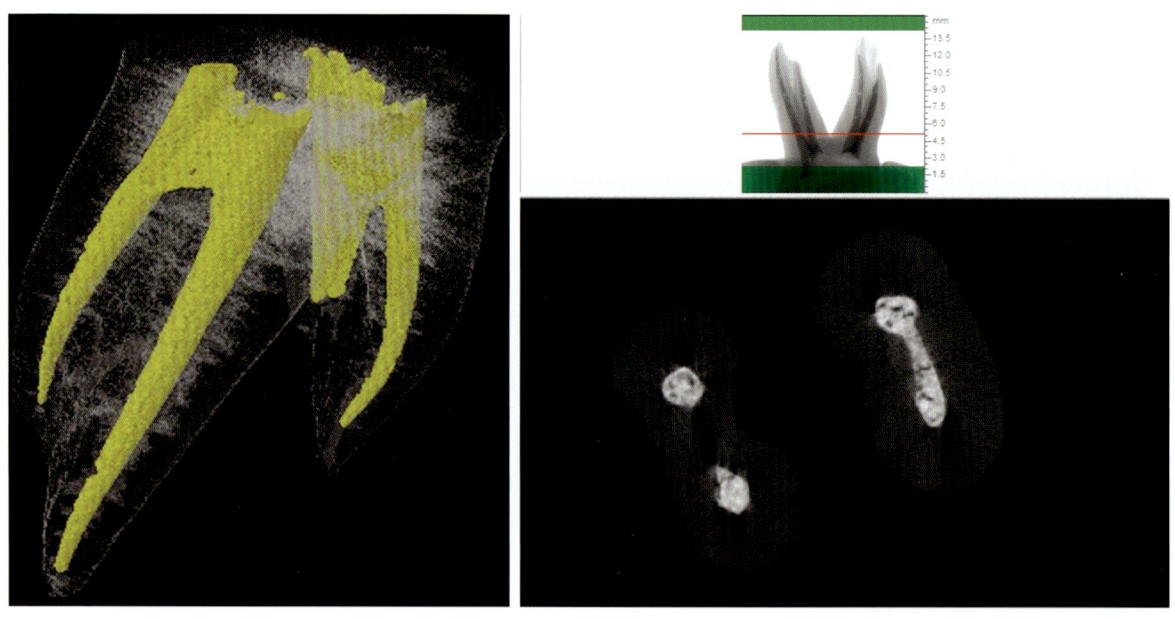

图14.15 Vitapex 充填的下颌第二乳磨牙根管系统的三张显微CT图片（Courtesy of Dr. Ashraf Al-Hosainy, Mansoura University School of Dentistry, Egypt）

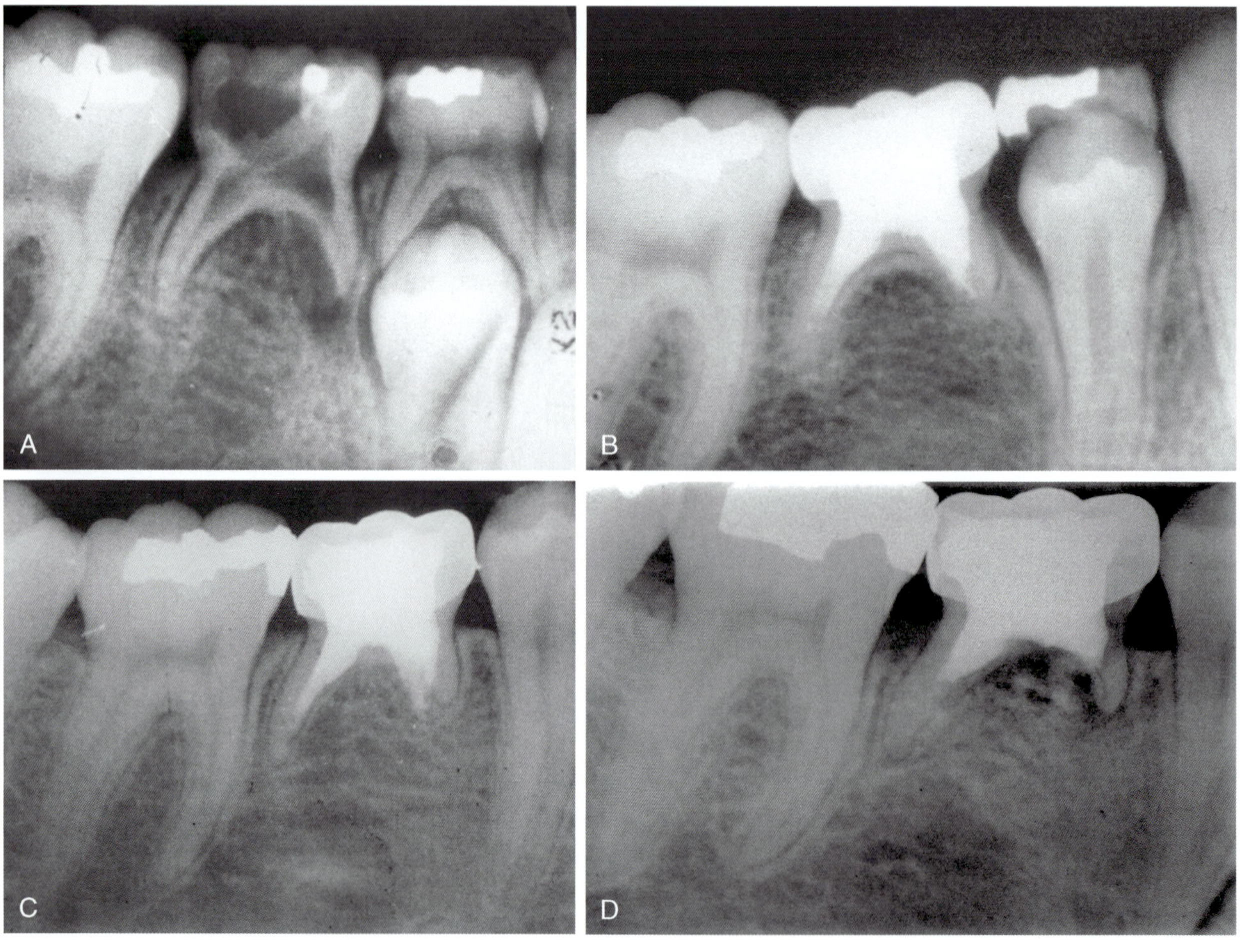

图14.16 A．第二乳磨牙因龋源性露髓致牙髓坏死。由于继承的第二前磨牙先天缺失，尝试保留该牙，尽可能延长其在口内的保留时间，使其在整个生长发育期内起到功能性间隙保持器的作用。注意髓室底有内吸收的迹象。B．根管治疗和充填后1年零7个月的X线片。近中根行牙髓摘除术治疗，远中根行部分牙髓摘除术治疗。C．治疗后6年零7个月，患牙无症状，牙周支持组织基本正常，但发生了牙根部分吸收。D．术后14年零6个月，因为出现症状且根周牙槽骨吸收，该患牙被拔除。此时患者已是青年人，进行了固定桥修复

许多牙医倾向于使用特殊的旋转手机和镍钛锉进行根管清理。合理地使用这些机械技术可有助于清理根管，特别是用手动器械难以操作的根管。然而，为了防止断针或根管器械超出根尖组织，谨慎操作是很重要的。

去除根管内的牙髓组织后，使用注射器先后用3%过氧化氢液、次氯酸钠液进行根管冲洗，然后用无菌纸尖干燥根管。需要注意的是，应温和而谨慎地使用次氯酸钠冲洗根管，因为根据文献报道，当次氯酸钠超出乳牙根尖孔时会引起严重的病变。在出血得到控制且根管保持干燥的情况下，可先用小的Kerr锉将稀薄的根充糊剂抹到根管壁上，用纸尖和Hedström锉去除多余的糊剂。调制稠厚根充糊剂，将其卷成尖头状，然后导入根管内。可用根管充填器将根充糊剂压入根管，也可用机用根管糊剂螺旋形输送针将根充糊剂旋入根管。可能需要拍摄X线片以评估根管充填是否成功（图14.17）。如果需要的话，可进行进一步加压充填。患牙需行全冠修复。

尽管氧化锌丁香酚糊剂被视为传统的乳牙根管充填材料，但多项研究[23-28]的结果表明，KRI糊剂（Pharmachemie AG，Zürich，Switzerland）可能更好。在许多病例中观察到KRI糊剂有着很好的治疗效果。KRI糊剂的主要成分是氧化锌和碘仿。与氧化锌丁香酚糊剂相比，KRI糊剂的主要优点是它能与乳牙牙根同步吸收，而且如果意外超充，它对周围组织的刺激更小。

另一种常用的乳牙根管充填材料是Vitapex（DiaDent Group International，Inc.，Vancouver，British Columbia，Canada），已有许多Vitapex成功治疗被感染乳牙的报告。Vitapex的主要成分为氢氧化钙和碘仿。其可能至少和KRI糊剂一样有效。Nurko和García-Godoy[27]发表了一些在人类中开展研究的报告。

目前，乳牙牙髓摘除术通常在一次就诊中完成。但如果患牙根管内有化脓性坏死，分2~3次完成可以提高牙髓摘除术的成功率。

牙髓治疗小结

上述讨论的各种牙髓治疗方法原则上符合美国儿童牙科学会（American Academy of Pediatric Dentistry，AAPD）[28]发布的乳牙及年轻恒牙牙髓

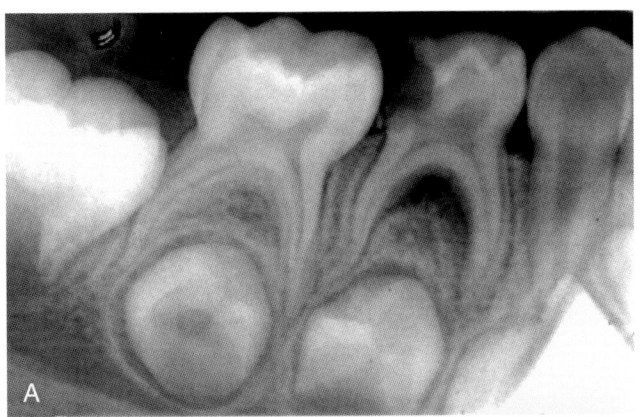
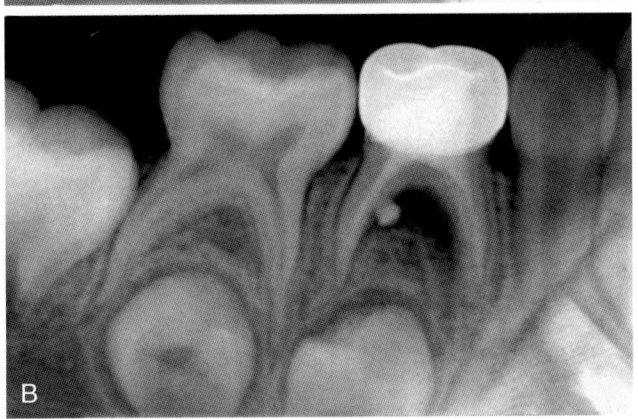
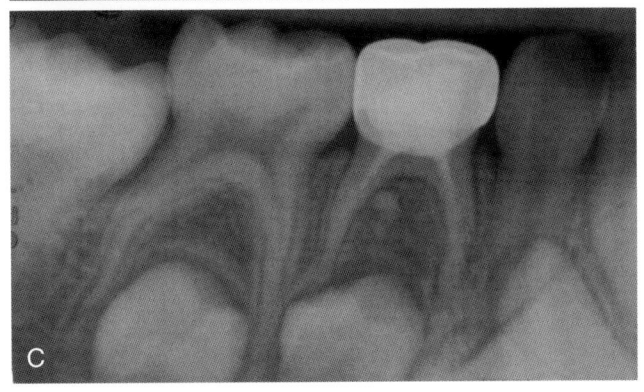

图14.17 成功的一次性牙髓摘除术。注意氧化锌丁香酚从远中根副根管被挤压到根分叉位置，但随后完全治愈。**A**. 治疗前；**B**. 治疗后即刻；**C**. 治疗后10个月

治疗指南。

临床上遇到患者可能需要牙髓治疗时，牙医并不一定能明确治疗计划。为了选择远期效果最好、并发症最少、最保守的治疗方案，对牙髓状态做出正确的诊断非常重要。牙医应渐进式地考虑可能的治疗方案，在考虑保守治疗（例如牙髓切断术比牙髓摘除术更保守）的同时，也需要考虑治疗后可能出现的问题（图14.18）。在特定情况下，牙医衡量治疗失败的风险后会发现最保守的治疗方法不一定是适合的方法。

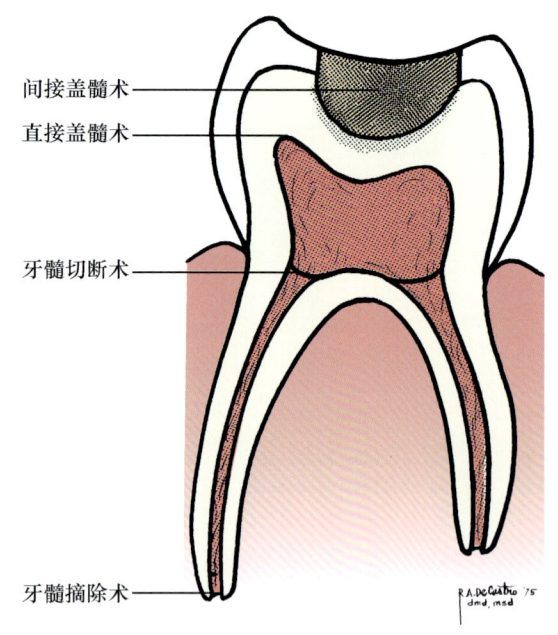

图 14.18 系列牙髓治疗术

（标注：间接盖髓术、直接盖髓术、牙髓切断术、牙髓摘除术）

牙髓治疗后牙齿的修复

有些牙医常在患牙活髓保存治疗后数周或数月再对患牙进行永久性修复，这样可以有一段时间来观察判断活髓保存治疗是否成功。但牙髓治疗失败常常在术后数月内都无明显表现。乳牙牙髓治疗或根管治疗失败很少会导致患儿出现急性症状。治疗失败通常是在定期随访时发现的，表现为病理性牙根吸收或骨密度降低。

牙髓切断术或牙髓摘除术治疗后的乳、恒磨牙，牙冠薄弱，易发生牙折。而患牙颊、舌侧面的折断常位于龈附着以下甚至牙槽嵴顶下，使随后的牙齿修复无法进行。此外，延迟使用能将患牙完善封闭、防止微渗漏的材料修复患牙也是牙髓治疗失败的原因之一。在盖髓剂上覆盖一层硬固型水门汀后再对患牙进行完善的修复，这会在牙髓愈合过程中充分保护牙髓，使其免受口腔液体的污染。

盖髓术治疗的患牙，若剩余牙体组织量足够多，可以用银汞合金、复合树脂或玻璃离子进行即刻修复，它们也常常用于永久性修复。但以其他牙髓治疗术治疗过的后牙，一旦可行，应尽快预备牙体以进行不锈钢冠修复。通常在乳磨牙牙髓治疗当次就对患牙进行金属预成冠修复。

牙髓对不同盖髓材料的反应及牙源性干细胞的应用

已有众多不同的材料用于牙髓治疗，这里对几种常用制剂进行简要回顾，以帮助理解牙髓的各种反应。除了此处所述之外，Chen 和 Jorden 的一篇高质量论著也讨论了乳牙牙髓治疗材料的现状及未来[29]。

氧化锌丁香酚

在氢氧化钙普遍使用之前，氧化锌丁香酚（zinc oxide-eugenol）是应用最为普遍的盖髓材料。虽然牙医使用氧化锌丁香酚取得了很好的临床结果，但不建议将其作为直接盖髓材料。

氢氧化钙

由于氢氧化钙具有强碱性（pH 12），用它来直接盖髓时其强腐蚀性会使牙髓发生表层坏死。而其刺激性似乎和氢氧化钙形成钙化屏障的能力有关。位于氢氧化钙层下方的牙髓表层坏死区域，通过一层由氢氧化钙嗜碱性基质组成的新的深染区域，与下方的健康牙髓组织相区别，而原有的蛋白质化合物带仍然存在。但紧邻该区域的是一个类似于原始骨组织的新的粗纤维组织区域，在这些新纤维组织周围，排列着一层类成牙本质样细胞。盖髓治疗 1 个月后，X 线检查可观察到明显的钙化桥，这一钙化桥在随后 12 个月内会持续增厚（图 14.19）。钙化桥下方的牙髓组织仍然保有活性，基本上没有炎症细胞。已有许多使用氢氧化钙作为盖髓材料的研究，本章节只参考了其中的一部分。

含甲醛（福尔马林）的制剂

有观点认为，用甲醛甲酚溶液处理牙髓断面或用含甲醛甲酚的材料盖髓会促进牙髓组织的愈合，甚至使牙髓保持健康状态，但是并没有充分证据支持该观点。虽然有研究显示甲醛甲酚牙髓切断术可用于恒牙，但这只是恒牙常规根管治疗前的临时处理。而临床上乳牙甲醛甲酚牙髓切断术的成功，可能主要源于甲醛甲酚对牙髓有杀菌和固定作用，而不是因为它能促进牙髓愈合。

Doyle 等比较了使用甲醛甲酚原液和氢氧化钙

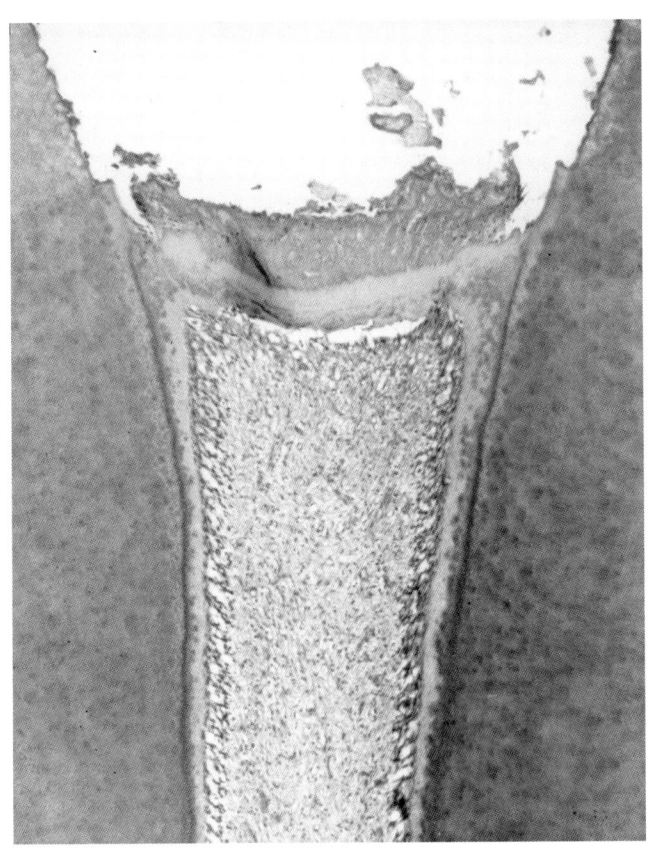

图 14.19 钙化桥覆盖在由氢氧化钙盖髓的牙髓断面上

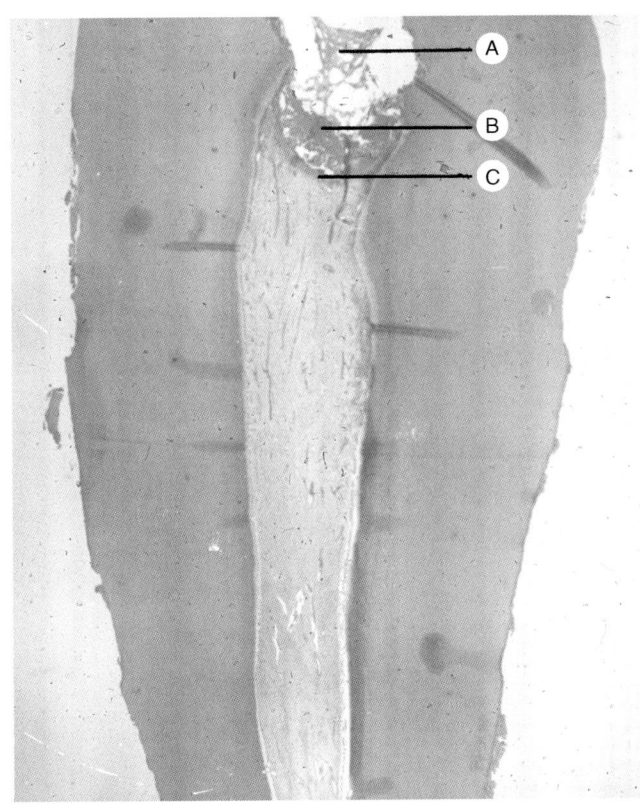

图 14.20 甲醛甲酚处理后 4 天的乳牙牙髓组织学切片。**A** 为药物与牙髓接触处，**B** 为碎片和血凝块，**C** 为由嗜酸性粒细胞组成的一条明显的扁平线。其下方的牙髓是无嗜碱性核的均匀浅染色组织（Courtesy of Dr. Walter A. Doyle）

进行牙髓切断术的成功率[30]。实验中，对 65 颗正常人乳牙进行了牙髓切断术，其中大部分牙齿可在治疗后期行拔除术并进行组织学检查。33 颗行甲醛甲酚牙髓切断术，而另 32 颗行氢氧化钙牙髓切断术。结果显示，至少在术后 18 个月内，甲醛甲酚牙髓切断术的效果比氢氧化钙组好。组织学观察显示，甲醛甲酚并没有刺激剩余牙髓组织愈合，而通常是将剩余牙髓组织固定（图 14.20 和图 14.21）。氢氧化钙的使用与牙本质桥的形成有关，在可用于组织学研究的行氢氧化钙牙髓切断术的病例中，约 50% 发现剩余乳牙牙髓完全愈合。

硫酸铁

硫酸铁（ferric sulfate）处理乳牙牙髓断面的效果如何？很多学者对此很感兴趣，并进行了大量研究。硫酸铁能凝固血液蛋白质、控制出血，而且在其作用过程中不形成血凝块。

目前可商用的硫酸铁浓度为 15.5%，商品名为 Astringedent（Ultradent Products，Inc.，South Jordan，Utah，United States）。

Casas 等开展的一项研究比较了硫酸铁牙髓切断术和牙髓摘除术治疗乳磨牙龋源性露髓的效果[31]。研究结果显示，在术后 2 年的随访中，虽然牙髓摘除术的效果比硫酸铁牙髓切断术更令人满意，但二者患牙保存率无统计学差异。98% 行牙髓摘除术治疗的乳磨牙和 96% 行硫酸铁牙髓切断术治疗的乳磨牙没有出现临床病理性表现。他们建议那些希望在治疗活髓乳磨牙时避免使用醛类药物的临床医生，可以使用上述两种替代方法。对儿童口腔科医生而言，硫酸铁牙髓切断术相比牙髓摘除术，最大的好处是大大加快了治疗速度。

三氧化矿物凝聚体

基于多种因素考虑，三氧化矿物凝聚体（mineral trioxide aggregate，MTA）成为牙髓切断术的热门产品。最初作为根尖封闭材料进行研制的 MTA，其主要成分为硅酸三钙、铝酸三钙、氧化钙和硅酸盐氧化物。它具有生物相容性好、封闭性强的优点，且有抗菌活性，能在湿润和有血的情况

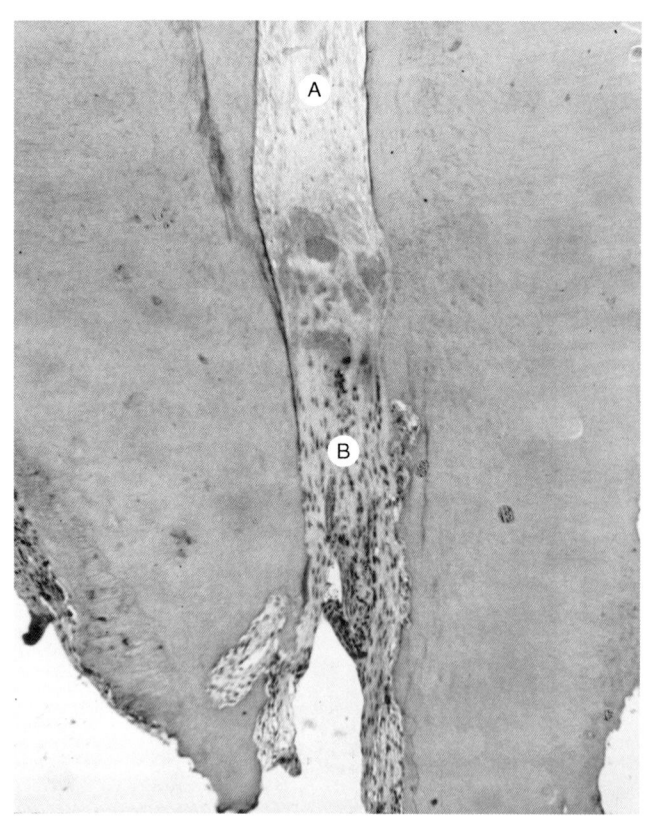

图 14.21 甲醛甲酚处理后 41 天的乳牙牙髓组织学切片。A 显示的牙髓呈淡粉色，细胞缺失。B 中可以看到根尖部有活性组织（Courtesy of Dr. Walter A. Doyle）

下固化。它的缺点是操作不方便以及价格昂贵。此外，与甲醛甲酚和硫酸铁一样，它可能导致根管闭锁。尽管如此，它最有可能在露髓面形成天然牙本质桥。

其他的盖髓材料和方法

已通过动物盖髓实验评估了多种抗生素和皮质类固醇单独使用或与氢氧化钙联合使用进行盖髓的效果。

在寻找更好的盖髓材料的研究中，研究者发现一些具有初步应用前景的材料，包括冻干骨、氯己定（洗必泰）、feracrylum、磷酸钙陶瓷、四钙磷酸盐水门汀、牙本质粘接剂与粘接树脂或玻璃离子材料混合物，以及骨形成蛋白[32-38]。

Ranly 在一篇有关乳牙牙髓切断术的高质量综述中，提议根据治疗目的不同将牙髓切断术分为三类：牙髓失活、牙髓保存和牙髓再生[37]。他指出，理想牙髓切断术制剂的治疗目标是能使根尖牙髓组织保存活性、保持健康，并使其完全封闭于成牙本质细胞衬里的牙本质腔内。牙髓再生模式最接近这个标准。应用骨形成蛋白家族——一类与机体天然蛋白质相似的重组牙本质生成蛋白，有可能可以诱导修复性牙本质的形成。而 Fuks 认为，由于各种生长因子如转化生长因子 β 和骨形成蛋白在诱导修复过程中的特异性并不清楚，因此需要更多的研究以进一步阐明生长因子释放的动力学和诱导修复性牙本质生成的生长因子序列[39]。目前用于牙髓治疗的商用重组人骨形成蛋白已处于实验室及临床研究阶段。此外，Sabbarini 等已经证实，无论是组织学评估还是临床评价，均显示釉基质衍生物是有效的乳牙活髓切断术制剂[40]（图 14.22）。在使用干细胞诱导牙本质-牙髓再生、全牙再生、生物牙根以及牙周组织再生方面取得了有趣的进展（图 14.23）[41-42]。虽然目前还没有实际应用于日常临床实践，但这一领域的研究似乎很有前景。

Mack 和 Dean 报道了人乳磨牙高频电凝牙髓切断术的回顾性研究结果[43]。研究的 164 颗牙齿中，平均术后观察时间为 2 年 3 个月。研究结果显示，高频电凝牙髓切断术的成功率高达 99.4%（1 例失败）。此外，Dean 等开展了一项前瞻性临床研究，纳入了 50 名至少有 1 颗患牙需行牙髓切断术的儿童作为实验对象。结果证实，高频电凝牙髓切断术的疗效与甲醛甲酚活髓切断术的疗效没有显著统计学差异[44]。Rivera 等[45]得到的研究结果与 Dean 等得到的结果相似。然而，Fishman 等[46]却发现高频电凝牙髓切断术的成功率明显较低。

Moritz 等对成人 200 颗机械性露髓的患牙进行了直接盖髓术治疗[47]。其中 100 颗患牙（对照组）进行常规氢氧化钙盖髓术，另 100 颗患牙（实验组）先使用 CO_2 激光处理牙髓断面，直到"暴露的牙髓被完全密封"后再行氢氧化钙盖髓术。对患牙每月随访一次。术后 1 年，实验组患牙治疗成功率为 89%，而对照组为 68%。虽然高频电凝技术和激光有可能会成为未来牙髓治疗研究的优先方向，但是 De Coster 等发表的系统综述表明，鉴于高质量研究的匮乏以及研究结果的不一致，临床上还不能常规推荐在乳牙中使用激光进行牙髓切断术[48]。

关于盖髓材料的小结

似乎有越来越多的研究结果明确支持使用有效的甲醛甲酚替代品。Lin 等基于网状 meta 分析结

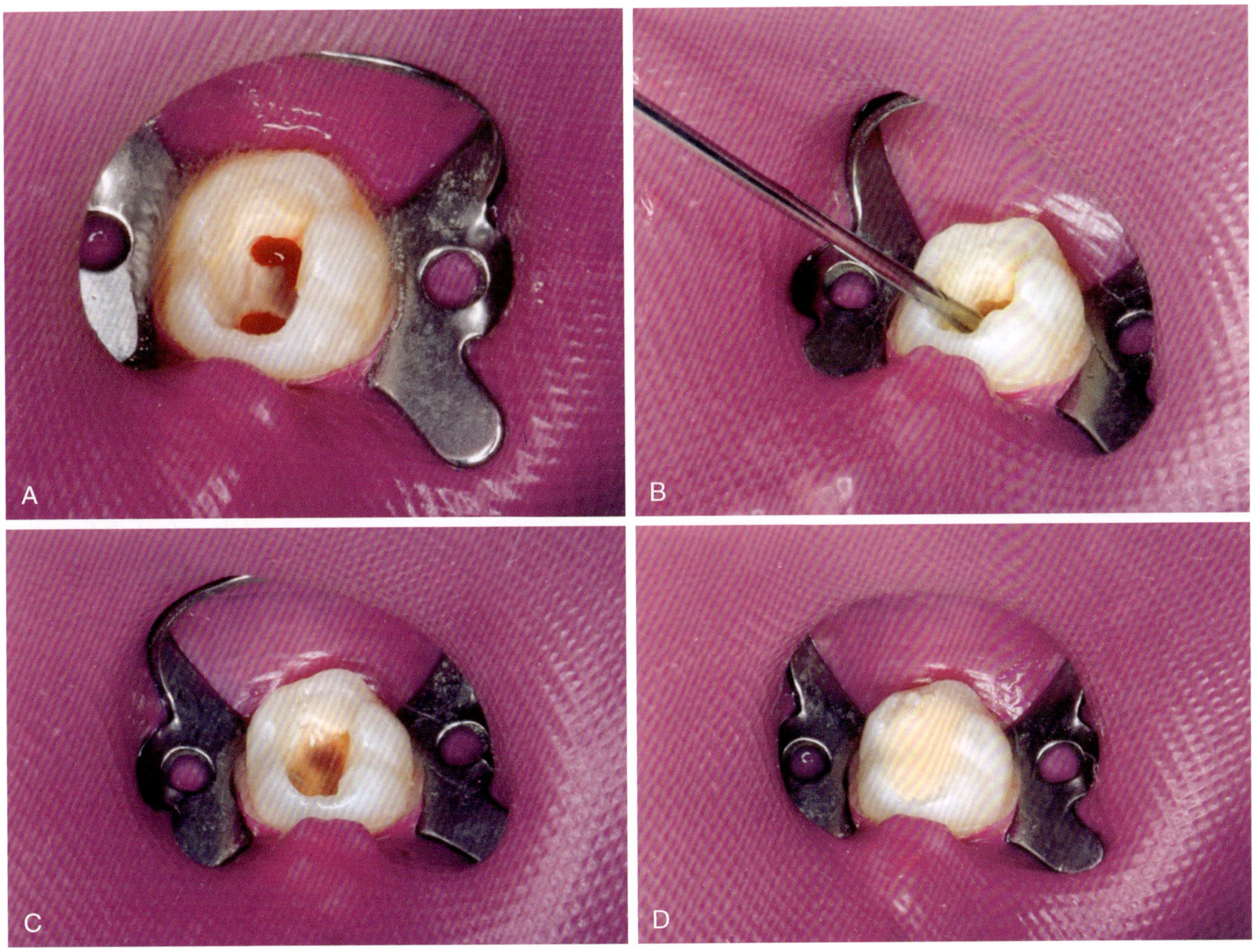

图14.22 A.乳磨牙牙髓切断术中髓腔打开并止血。B.将釉基质衍生物（Emdogain，Straumann，Basel，Switzerland）注射到暴露的牙髓断面上。C.釉基质衍生物放置在位的情况。D.使用光固化玻璃离子充填患牙，然后采用不锈钢冠修复（Courtesy of Dr. Jumana Sabbarini，Jordan Ministry of Health）

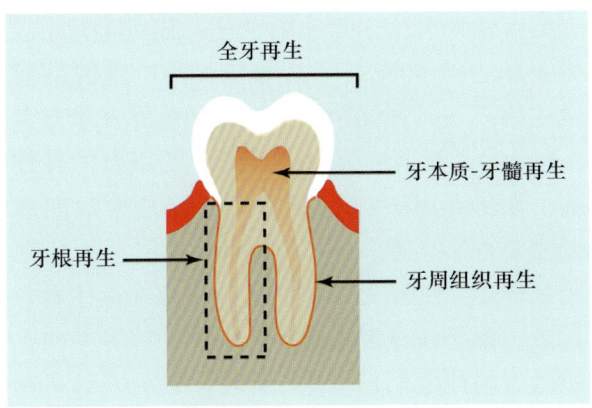

图14.23 基于干细胞的牙及牙周组织再生研究，包括牙本质-牙髓再生、牙根再生、全牙再生以及牙周组织再生（From L Hu, Y Liu, S Wang, Stem cell-based tooth and periodontal regeneration, Oral Diseases, 2018; 24: 696-705, 10.1111/odi.12703）

果，提议将MTA作为乳磨牙牙髓切断术的首选材料[49]；若存在费用问题，他们则建议选择硫酸铁（表14.1，图14.24）。

活髓治疗后失败

活髓保存治疗后在牙髓断面无钙化桥形成，这通常与多种因素有关，如患者的年龄、手术创伤程度、充填时对牙髓断面施加的压力、盖髓剂选择不当、宿主抵抗力低以及后续微生物感染等。Kakehashi、Stanley和Fitzgerald在无菌鼠和常规实验鼠中研究了手术暴露牙髓对牙本质桥形成的影响[50]。结果显示，被微生物污染时，受损的牙髓组织不能进行修复，尤其是缺少基质生成及牙本质桥形成；而在无菌动物中，无论牙髓暴露程度如何，

表14.1 乳磨牙牙髓切断术后18~24个月的临床疗效及X线评估结果（基于网状和标准meta分析，失败风险比值比）

	临床疗效				影像学结果			
	网状meta分析		标准成对meta分析		网状meta分析		标准成对meta分析	
	估计值	95% CI	估计值	95% CI	估计值	95% CI	估计值	95% CI
FS vs. FC	0.90	(0.48, 1.65)	1.00	(0.88, 1.12)	1.02	(0.60, 1.78)	1.0	(0.91, 1.11)
Ca(OH)$_2$ vs. FC	1.94	(1.11, 3.25)*	1.20	(1.05, 1.37)*	2.97	(1.78, 4.99)*	1.40	(1.19, 1.65)*
MTA vs. FC	0.90	(0.61, 1.32)	0.91	(0.79, 1.05)	0.66	(0.45, 0.98)*	0.83	(0.73, 0.96)*
激光 vs. FC	3.38	(1.37, 8.61)*	1.35	(1.14, 1.60)*	2.54	(1.32, 4.76)*	1.38	(1.15, 1.66)*
Ca(OH)$_2$ vs. FS	2.16	(1.12, 4.31)*	1.22	(1.04, 1.42)*	2.90	(1.56, 5.54)*	1.37	(1.13, 1.67)*
MTA vs. FS	1.00	(0.54, 1.86)	0.91	(0.70, 1.19)	0.64	(0.35, 1.22)	0.88	(0.66, 1.18)
激光 vs. FS	3.73	(1.27, 11.67)*	1.13	(0.92, 1.39)	2.47	(1.11, 5.23)*	1.27	(1.00, 1.62)*
MTA vs. Ca(OH)$_2$	0.47	(0.26, 0.83)*	0.80	(0.52, 1.23)	0.22	(0.12, 0.41)	0.58	(0.33, 1.00)
激光 vs. Ca(OH)$_2$	1.72	(0.62, 4.98)	0.89	(0.68, 1.16)	0.86	(0.40, 1.72)	0.79	(0.56, 1.12)
激光 vs. MTA	3.76	(1.39, 10.08)*			3.88	(1.85, 8.05)*		

vs，相比；CI，置信区间；FC，甲醛甲酚；FS，硫酸铁；MTA，三氧化矿物凝聚体。
*$P<0.05$。

Reprinted with permission from Lin PY, Chen HS, Wang YH, et al. Primary molar pulpotomy: a systematic review and network meta-analysis. J Dent. 2014; 42 (9): 1060-77.

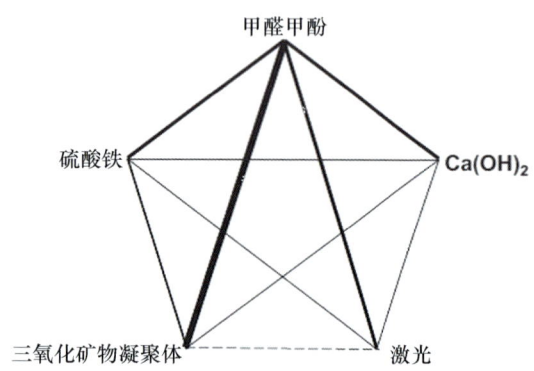

图14.24 乳磨牙牙髓切断术不同制剂比较的网状图。虚线指未在临床试验中直接测试比较。实线的宽度与文献中可用证据的数量成正比（Reprinted with permission from Lin PY, Chen HS, Wang YH, et al. Primary molar pulpotomy: a systematic review and network meta-analysis, J Dent. 2014; 42 (9): 1060-1077.）

术后14天开始形成牙本质桥，术后28天牙本质桥完全形成。因此，Kakehashi等认为，啮齿动物暴露的牙髓组织能否愈合可能主要取决于牙髓是否有微生物感染。随后，Watts和Paterson的研究也证实了此结果[51]。

Walshe进一步证实了成功的活髓保存治疗取决于手术过程中严格实施外科无菌技术[10]。Walshe在实验中用牛牙本质与甲基纤维素混合物对猴牙进行直接盖髓术治疗，术后42天进行组织学观察[10]。结果显示，约50%使用实验材料进行盖髓的猴牙被成功修复，其牙髓断面上有无小管样牙本质形成（图14.25），其余猴牙则出现了不同程度的炎症和修复。Brown-Bren染色技术证实修复失败的患牙牙髓中存在微生物（图14.26和图14.27），染色还显示在牙本质壁和充填材料之间也存在微生物。显然，微生物是在盖髓过程中进入的，或者是由于充填体微渗漏使它们得以进入髓腔。该研究结果同样支持活髓保存治疗时需要良好的外科无菌技术以及能提供最佳封闭的充填体。

牙内吸收

牙髓切断术后数月X线检查时发现根管内吸收是乳牙最常见的异常反应（图14.28）。通常认为牙

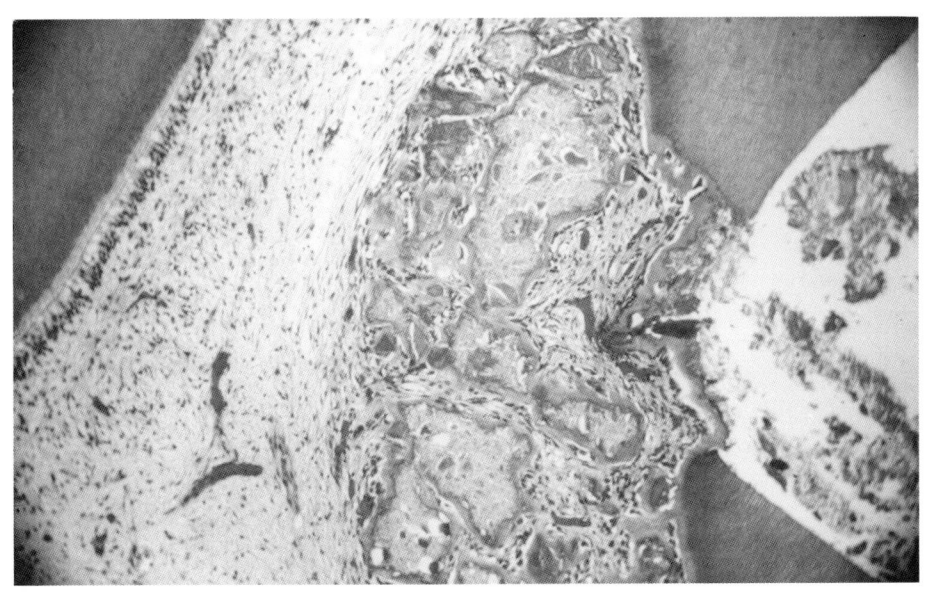

图 14.25 用粉状牛牙本质覆盖猴牙手术暴露的牙髓。术后 42 天在牙髓暴露位点可见明显的无小管样牙本质

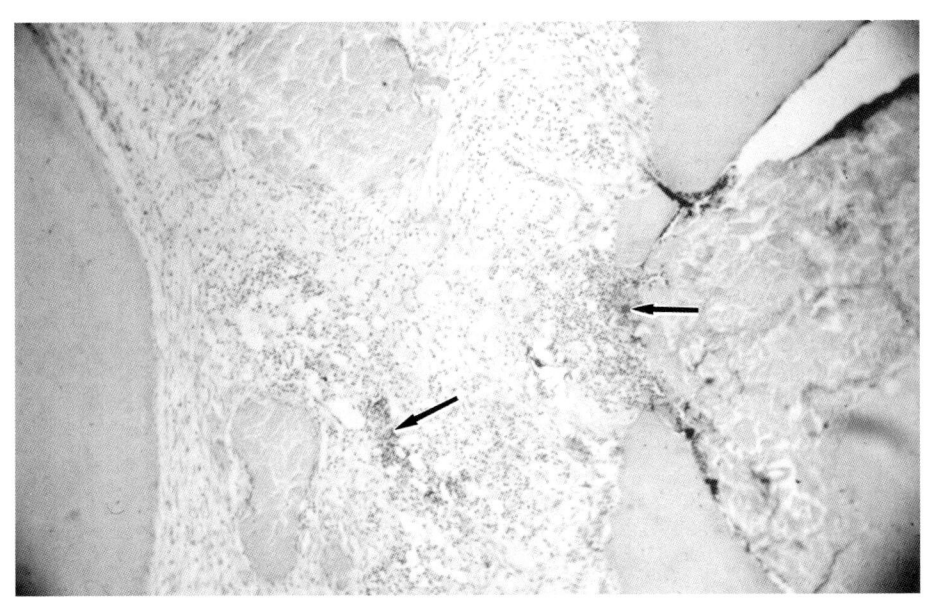

图 14.26 被牛牙本质覆盖的牙髓没有发生钙化修复，牙髓内显示有微生物（箭头所示）（Courtesy of Dr. Martin Walshe）

内吸收是由破牙细胞活性引起的破坏性过程，该过程进展或快或慢。偶尔，在牙本质吸收区域会出现二期修复。

牙髓切断术后为何会发生牙内吸收，迄今还没有令人满意的解释。但已证实，真正龋源性露髓的患牙牙髓存在一定程度的炎症。炎症可能局限于露髓处，或已扩散到全部冠髓。进行牙髓切断术时很难或者根本不可能切除所有出现炎性改变的牙髓，因此有可能保留了部分非健康的牙髓组织。如果炎症已经扩散至根管口，破牙细胞则有可能已经被吸引至根管口；如果能对患牙进行组织学检查，就能发现小的吸收陷窝。尽管目前无法进行检测，但可能在进行牙髓治疗时牙内吸收就已经存在，其唯一的标志可能是牙髓充血的临床表现。

在根管口放置刺激性的盖髓材料会导致炎症细胞向根管口聚集，而这些炎症细胞会大量吸引破牙细胞，引起牙内吸收。这或许可以解释为何治疗时即使牙髓是正常的，患牙也会发生牙内吸收。因为乳牙牙根正在发生正常的生理性吸收，所以根尖区域的血管数量会增加。在牙髓受到盖髓材料刺激后，该区域内的破牙细胞活性易使患牙发生内吸收。

图 14.27　在牙本质壁与充填材料间可见微生物（箭头所示）（Courtesy of Dr. Martin Walshe）

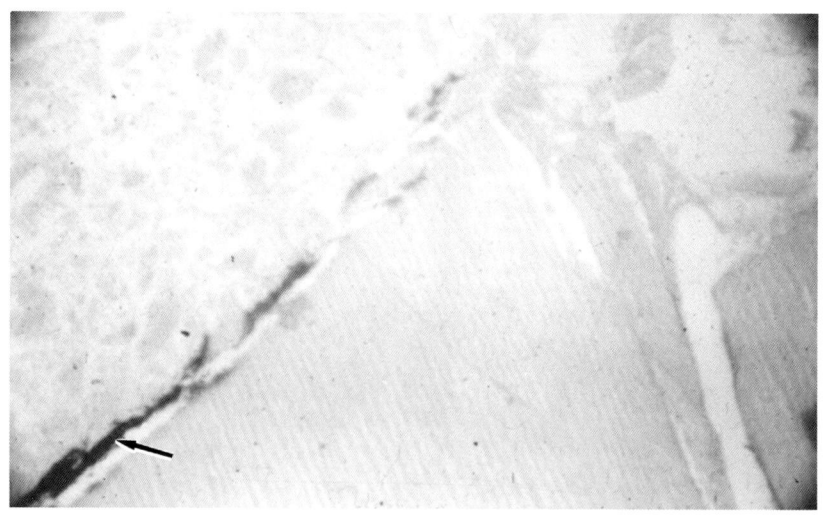

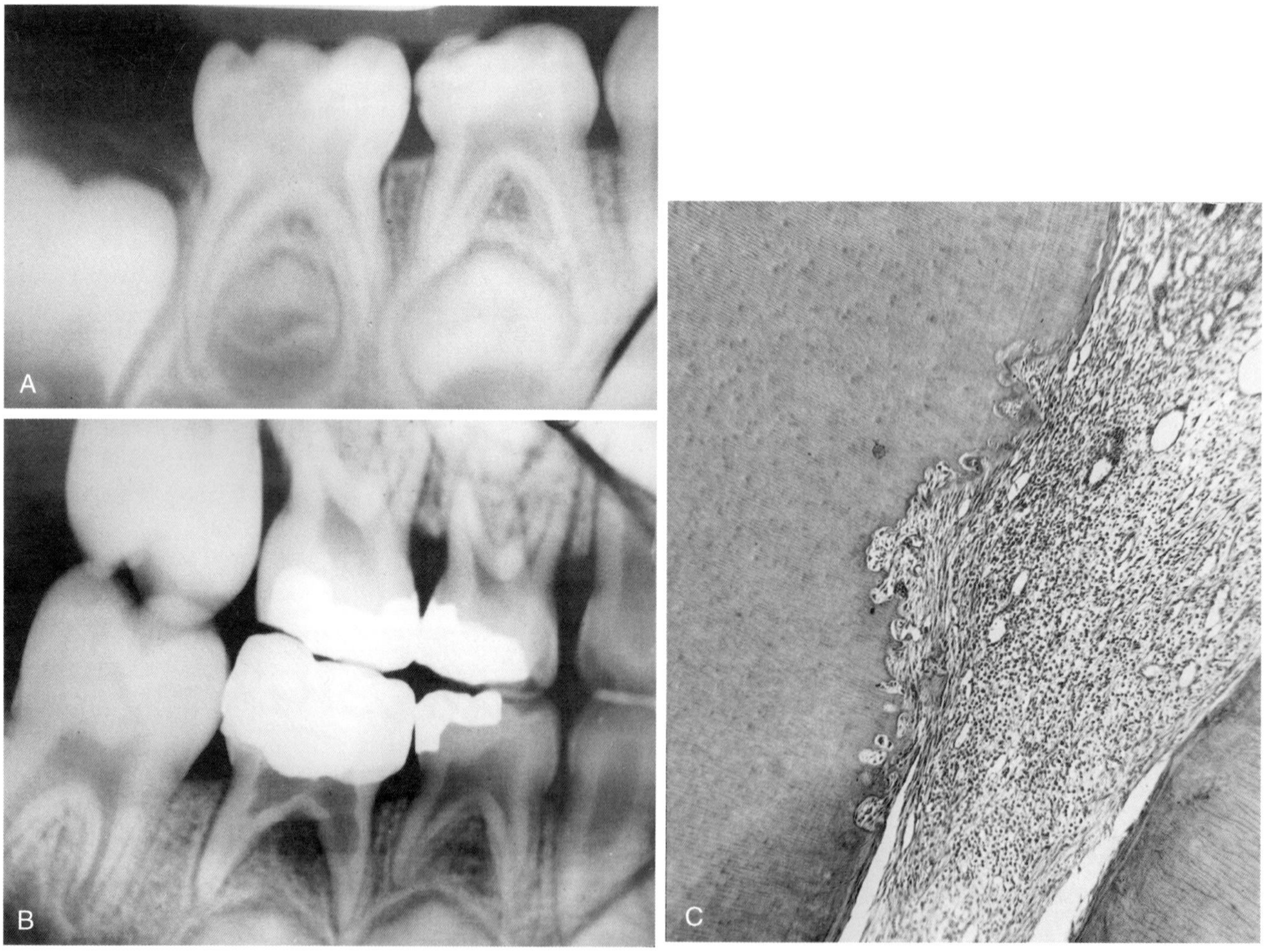

图 14.28　A. 第二乳磨牙氢氧化钙牙髓切断术前 X 线片。B. 治疗后 2 年，X 线检查可见明显的内吸收及牙槽骨低密度影。C. 初始治疗时，牙髓切断位点根方的牙髓组织内可能已有炎症，已经开始了内吸收

牙槽脓肿

患牙有时会在牙髓治疗完成数月后出现牙槽脓肿。患牙通常没有临床症状，患儿也没有意识到感染的存在，而感染可能位于根尖或者根分叉区域的牙槽骨内。有可能出现开放性瘘管，提示感染处于慢性期。应该拔除发生牙槽脓肿的乳牙。先前行盖髓术或牙髓切断术的恒牙如发生牙髓坏死和根尖炎症，则可考虑进行牙髓治疗。

牙髓治疗后的乳牙早失或滞留

有时原以为牙髓治疗成功的牙齿却莫名地出现过早松动、脱落（或者需要拔除），学者们认为这是轻度、慢性、无症状的局部感染所致，通常可以观察到患牙非生理性的不完全牙根吸收。发生这类情况时须考虑间隙保持。

另一个需密切观察的后遗症是，经过成功的牙髓切断术或牙髓摘除术治疗的乳牙出现滞留的倾向。这种情况可能会干扰继承恒牙的正常萌出，并对咬合发育产生不良影响。应对牙髓治疗后的牙齿进行定期的密切随访，以防止此类发育问题的产生。通常只需拔除该乳牙。此外，因髓腔内有大量水门汀材料而造成该牙的生理性脱落延迟也可能发生。即使充填物可以吸收，但当大量材料存在时，吸收就会变得非常缓慢（图14.29）。

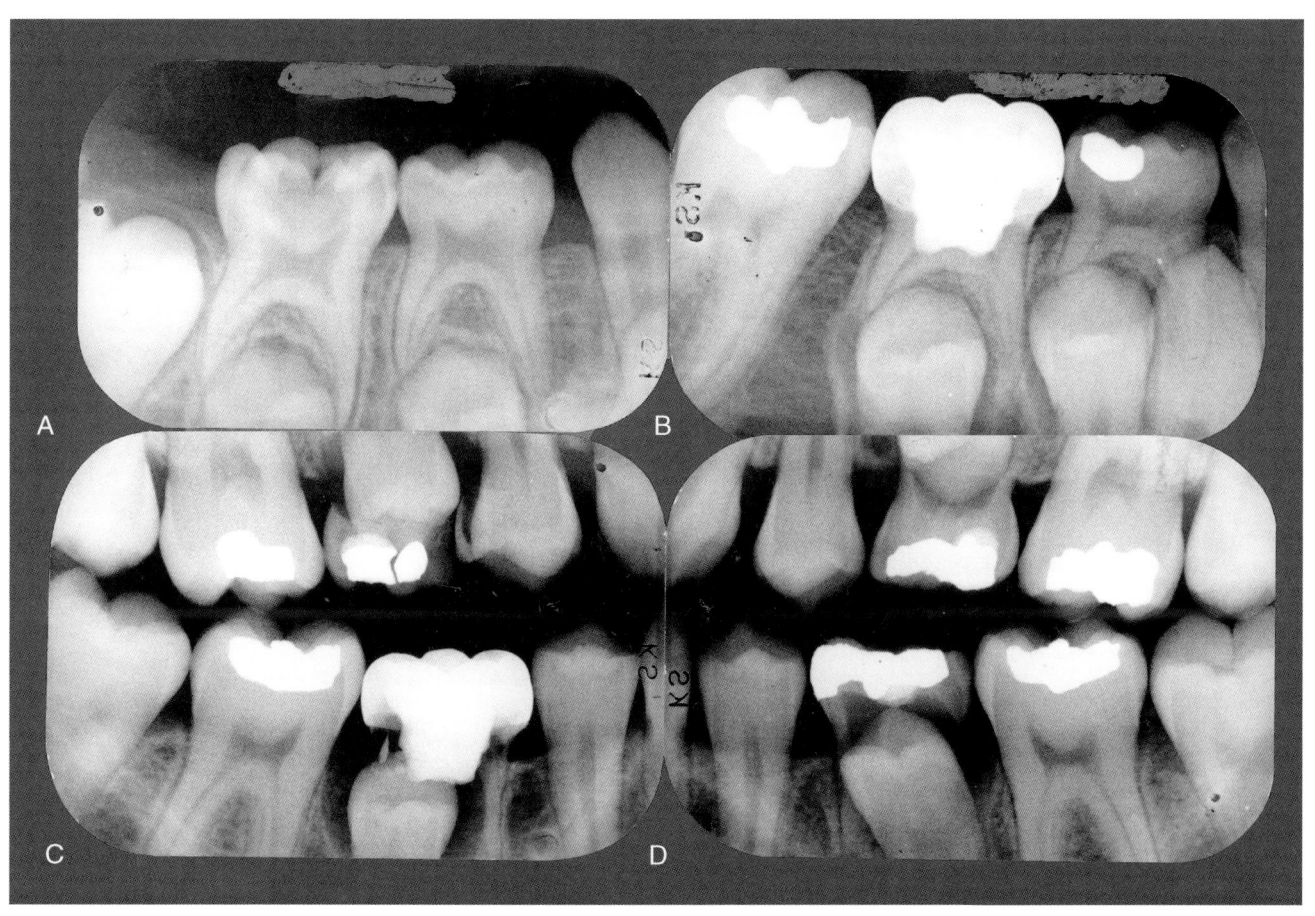

图14.29 A. 有牙髓病变的第二乳磨牙成功进行了甲醛甲酚牙髓切断术治疗及不锈钢冠修复。B. 术后4年X线检查显示治疗获得了远期成功。C和D. 同一患者术后7年的双侧殆翼片显示，牙髓切断术后的磨牙牙根吸收落后于其对侧牙。第二前磨牙的萌出也被延迟。这个时期应拔除这颗经过牙髓治疗的患牙（Courtesy of Dr. Wayne A. Moldenhauer）

参考文献

1. Pediatric endodontics, Chapter 24. In Hargreaves KM, editor: *Cohen's pathways of the pulp*, ed 11, Berman L.M. St. Louis, 2015, Mosby-Elsevier.
2. Hori A, Poureslami HR, Parirokh M, et al.: The ability of pulp sensibility tests to evaluate the pulp status in primary teeth, *Int J Paediatr Dent* 21(6):441–445, 2011.
3. Miwa Z, Ikawa M, Iijima H, et al.: Pulpal blood flow in vital and nonvital young permanent teeth measured by transmitted-light photoplethysmography: a pilot study, *Pediatr Dent* 24(6):594–598, 2002.
4. Dunlop RM, Sanders BJ, Jones JE, et al. Pulp therapy in pediatric patients with congenital heart disease: survey of American Academy of Pediatric Dentistry members. *J Dent Child*. 20013;80(3):139–144.
5. Schwendicke F, Frencken JE, Bjørndal L, et al.: Managing carious lesions: consensus recommendations on carious tissue removal, *Adv Dent Res* 28(2):58–67, 2016, https://doi.org/10.1177/0022034516639271
6. Elhennawy K, Finke C, Paris S, et al.: Selective vs stepwise removal of deep carious lesions in primary molars: 12-Months results of a randomized controlled pilot trial, *J Dent* 77:72–77, 2018, https://doi.org/10.1016/j.jdent.2018.07.011.
7. Al-Zayer MA, Straffon LH, Feigal RJ, et al.: Indirect pulp treatment of primary posterior teeth: a retrospective study, *Pediatr Dent* 25(1):29–36, 2003.
8. Nirschl RF, Avery DR: Evaluation of a new pulp capping agent in indirect pulp therapy, *J Dent Child* 50(1):25–30, 1983.
9. Coll JA, Seale NS, Vargas K, et al.: Primary tooth vital pulp therapy: a systematic review and meta-analysis, *Pediatr Dent* 39(1):16–123, 2017.
10. Walshe MJ. Pulp reaction to anorganic bovine dentin [Master's thesis]. Indiana University School of Dentistry: Indianapolis.
11. Chailertvanitkul P, Paphangkorakit J, Sooksantisakoonchai N, et al.: Randomized control trial comparing calcium hydroxide and mineral trioxide aggregate for partial pulpotomies in cariously exposed pulps of permanent molars, *Int Endod J* 47(9):835–842, 2014.
12. Caicedo R, Abbott PV, Alongi DJ, et al.: Clinical, radiographic and histological analysis of the effects of mineral trioxide aggregate used in direct pulp capping and pulpotomies of primary teeth, *Aust Dent J* 51(4):297–305, 2006.
13. Walker LA, Sanders BJ, Jones JE, et al.: Current trends in pulp therapy: a survey analyzing pulpotomy techniques taught in pediatric dental residency programs, *J Dent Child* 80(1):31–35, 2013.
14. Milnes AR: Is formocresol obsolete? A fresh look at the evidence concerning safety issues, *Pediatr Dent* 30(3):237–246, 2008.
15. Garcia-Godoy FR, Novakovic DP, Carvajal IN: Pulpal response to different application times of formocresol, *J Pedod* 6(2):176–193, 1982.
16. Fernández EC, Martínez SS, Jimeno FG, et al.: Clinical and radiographic outcomes of the use of four dressing materials in pulpotomized primary molars: a randomized clinical trial with 2-year follow-up, *Int J Paed Dent* 23(6):400–407, 2013.
17. Juneja P, Kulkarni S: Clinical and radiographic comparison of biodentine, mineral trioxide aggregate and formocresol as pulpotomy agents in primary molars, *Eur Arch Paediatr Dent* 18(4):271–278, 2017, https://doi.org/10.1007/s40368-017-0299-3
18. Rawson TH, Rayes S, Strizich G, et al.: Longitudinal study comparing pulpectomy and pulpotomy treatments for primary molars of Alaska native children, *Pediatr Dent* 41(3):214–220, 2019. PMID: 31171074.
19. Hibbard ED, Ireland RL: Morphology of the root canals of the primary molar teeth, *J Dent Child* 24:250–257, 1957.
20. Aminabadi NA, Farahani RM, Gajan EB: Study of root canal accessibility in human primary molars, *J Oral Sci* 50(1):69–74, 2008.
21. da Costa CC, Kunert GG, da Costa F, et al.: Endodontics in primary molars using ultrasonic instrumentation, *J Dent Child* 75(1):20–23, 2008.
22. Bodur H, Odabaş M, Tulunoğlu Ö, et al.: Accuracy of two different apex locators in primary teeth with and without root resorption, *Clin Oral Invest* 12(2):137–141, 2008.
23. Holan G, Fuks AB: A comparison of pulpectomies using ZOE and KRI paste in primary molars: a retrospective study, *Pediatr Dent* 15(6):403–407, 1993.
24. Ritwik P: A review of pulp therapy for primary and immature permanent teeth, *Calif Dent Assoc J* 41(8):585–594, 2013.
25. Rifkin A: A simple, effective, safe technique for the root canal treatment of abscessed primary teeth, *J Dent Child* 47(6):435–441, 1980.
26. Rifkin A: The root canal treatment of abscessed primary teeth—a three to four year follow-up, *J Dent Child* 49(6):428–431, 1982.
27. Nurko C, Garcia-Godoy F: Evaluation of the calcium hydroxide/iodoform paste (Vitapex) in root canal therapy for primary teeth, *J Clin Pediatr Dent* 23(4):289–294, 1999.
28. American Academy of Pediatric Dentistry: Special issue: reference manual 2018-2019, *Pediatr Dent* 40(Suppl 6):343–351, 2019.
29. Chen JW, Jorden M: Materials for primary tooth pulp treatment: the present and the future, *Endo Topics* 23(1):41–49, 2012.
30. Doyle WA: Formocresol versus calcium hydroxide in pulpotomy, *J Dent Child* 29:86–97, 1962.
31. Casas MJ, Layug MA, Kenny DJ, et al.: Two-year outcomes of primary molar ferric sulfate pulpotomy and root canal therapy, *Pediatr Dent* 25(2):97–102, 2003.
32. Celik B, Ataç AS, Cehreli ZC, et al.: A randomized trial of mineral trioxide aggregate cements in primary tooth pulpotomies, *J Dent Child* 80(3):126–132, 2013.
33. Pameijer CH, Stanley HR: The disastrous effects of the "total etch" technique in vital pulp capping in primates, *Am J Dent* 11(Spec Iss):S45–S54, 1988.
34. Ford TR, Torabinejad M, Abedi HR, et al.: Using mineral trioxide aggregate as a pulp capping material, *J Am Dent Assoc* 127(10):1491–1494, 1996.
35. Jepsen S, Albers HK, Fleiner B, et al.: Recombinant human osteogenic protein-1 induces dentin formation: an experimental study in miniature swine, *J Endod* 23(6):378–382, 1997.
36. Calland JW, Harris SE, Carnes Jr DL: Human pulp cells respond to calcitonin gene–related peptide in vitro, *J Endod* 23(8):485–489, 1997.
37. Ranly DM: Pulpotomy therapy in primary teeth: new modalities for old rationales, *Pediatr Dent* 16:403–409, 1994.
38. Sabbarini J, Mounir M, Dean J: Histological evaluation of enamel matrix derivative as a pulpotomy agent in primary teeth, *Pediatr Dent* 29(6):475–479, 2007.
39. Fuks AB: Current concepts in vital primary pulp therapy, *Eur J Paediatr Dent* 3(3):115–120, 2002.
40. Sabbarini J, Mohamed A, Wahba N, et al.: Comparison of enamel matrix derivative versus formocresol as pulpotomy agents in the primary dentition, *J Endod* 34(3):284–287, 2008.
41. Hu L, Liu Y, Wang S: Stem cell-based tooth and periodontal regeneration, *Oral Dis* 24(5):696–705, 2018, https://doi.org/10.1111/odi.12703 Retrieved from https://www.ncbi.nlm.nih.gov/pubmed/28636235.
42. Nakashima M, Iohara K, Murakami M, et al.: Pulp regeneration by transplantation of dental pulp stem cells in pulpitis: a pilot clinical study, *Stem Cell Res Ther* 8(1):61, 2017, https://doi.org/10.1186/s13287-017-0506-5 Retrieved from https://www.ncbi.nlm.nih.gov/pubmed/28279187.
43. Mack RB, Dean JA: Electrosurgical pulpotomy: a retrospective human study, *J Dent Child* 60(2):107–114, 1993.
44. Dean JA, Mack RB, Fulkerson BT, et al.: Comparison of electrosurgical and formocresol pulpotomy procedures in children, *Int J Paediatr Dent* 12(3):177–182, 2002.
45. Rivera N, Reyes E, Mazzaoui S, et al.: Pulpal therapy for primary teeth: formocresol vs electrosurgery: a clinical study, *J Dent Child* 70(1):71–73, 2003.
46. Fishman SA, Udin RD, Good DL, et al.: Success of electrofulguration pulpotomies covered by zinc oxide and eugenol or calcium hydroxide: a clinical study, *Pediatr Dent* 18:385–390, 1996.
47. Moritz A, Schoop U, Goharkhay K, et al.: The CO2 laser as an aid in direct pulp capping, *J Endod* 24(4):248–251, 1998.
48. De Coster P, Rajasekharan S, Martens L: Laser-assisted pulpotomy in primary teeth: a systematic review, *Int J Paediatr Dent* 23(6):389–399, 2013.
49. Lin PY, Chen HS, Wang YH, et al.: Primary molar pulpotomy: a systematic review and network meta-analysis, *J Dent* 42(9):1060–1077, 2014.
50. Kakehashi S, Stanley HR, Fitzgerald RJ: The effects of surgical exposures of dental pulps in germ-free and conventional laboratory rats, *Oral Surg Oral Med Oral Pathol* 20:340–349, 1965, https://doi.org/10.1016/0030-4220(65)90166-0
51. Watts A, Paterson RC: Bacterial contamination as a factor influencing the toxicity of materials to the exposed dental pulp, *Oral Surg* 64(4):466–474, 1987.

15 牙龈炎及牙周疾病

Daniel E. Shin，James E. Jones 和 Vanchit John
张琼　陈延迪　译

本章提要

- 牙周和种植体周围疾病及状况的现行分类
- 萌出性龈炎
- 菌斑性龈炎
- 过敏与牙龈炎症
- 急性牙龈病
  - 单纯疱疹病毒感染
  - 复发性阿弗他溃疡（口疮）
  - 坏死性龈炎
  - 急性念珠菌病（鹅口疮、念珠菌病）
  - 急性细菌感染
- 慢性非特异性牙龈炎
- 氯己定——治疗性菌斑控制剂
- 受全身因素影响的牙龈疾病
  - 内分泌系统相关的牙龈疾病
  - 遗传性牙龈病损
  - 苯妥英引发的牙龈过度生长
  - 维生素C缺乏性龈炎（坏血病性龈炎）
- 儿童牙周病
  - 牙周炎（曾称侵袭性牙周炎和早发性牙周炎）
  - 广泛型牙周炎（曾称广泛型侵袭性牙周炎）
  - 磨牙-切牙型牙周炎（曾称局限型侵袭性牙周炎和局限型青少年牙周炎）
  - 广泛型牙周炎和磨牙-切牙型牙周炎的治疗
- 反映全身性疾病的牙周炎
  - 溶骨症（Gorham Stout 综合征）——乳牙列的早期牙槽骨丧失
  - 掌跖角化牙周病综合征
- 牙龈退缩
- 口腔人为损伤
- 系带附着异常
- 系带切开术和系带切除术
- 下颌系带切除术和前庭沟加深术
- 游离软组织自体移植术（曾称游离龈自体移植术）
- 激光
- 口腔清洁度及牙周疾病的临床评估
  - 菌斑控制记录
  - 牙周筛查和记录
- 牙齿外源性色素沉着
  - 绿色素沉着
  - 橙色素沉着
  - 黑色素沉着
  - 外源性色素的去除
  - 应用氟化亚锡所致的色素沉着
- 牙石

牙周和种植体周围疾病及状况的现行分类

2017年，美国牙周病学学会（American Academy of Periodontology，AAP）和欧洲牙周病学联合会（the European Federation of Periodontology，EFP）合作更新了1999年牙周疾病分类。新分类纳入了疾病定义、诊断标准，并新增了种植体周围疾病和状况。

在新分类系统中，牙周疾病和状况分为三个主要类别：①牙周健康、牙龈疾病和状况；②牙周炎；③影响牙周组织的其他状况。

当前分类系统的主要变化概述如下：
1. 术语"慢性牙周炎"已被替换为"牙周炎"。
2. 术语"侵袭性牙周炎"不再被视为区别和独立于其他牙周疾病。
3. 引入了牙周炎分期（严重程度）和分级（进展速率）的概念。
4. 用以描述疾病严重程度的轻度、中度和重度已被删除，代之以牙周炎的Ⅰ、Ⅱ、Ⅲ和Ⅳ期。
5. 术语"牙周生物型"替换为"牙周表型"。
6. 术语"过大咬合力"替换为"创伤性咬合力"。
7. 术语"生物学宽度"替换为"嵴上组织附着"。
8. 删除"线状牙龈红斑"这一术语。
9. 删除"坏死性溃疡性牙周疾病"中的"溃疡性"一词。
10. 牙龈退缩的Miller分类变更为"1～3型退缩"。

牙周疾病和状况包括三大类（表15.1）：
1. 牙周健康和牙龈疾病
   a. 牙周和牙龈均健康
   b. 菌斑性龈炎
   c. 非菌斑性龈炎
2. 牙周炎
   a. 坏死性疾病
   b. 反映全身性疾病的牙周炎
   c. 牙周炎（详细解释见后文）
3. 影响牙周组织的其他状况
   a. 影响牙周组织的全身性疾病
   b. 牙周脓肿或牙周-牙髓联合病损
   c. 膜龈畸形和状况
   d. 创伤性咬合力
   e. 牙齿及修复体相关因素

种植体周围疾病和状况包括四大类：
1. 种植体周围健康
2. 种植体周围黏膜炎
3. 种植体周围炎
4. 种植体周围软组织和硬组织缺陷

牙周健康和牙龈疾病

牙周和牙龈健康的主要特征：牙周出血位点＜10%且牙周探诊深度（probing depths, PDs）≤3 mm。

牙龈炎的主要特征：出血位点≥10%但PDs≤3 mm。
- 局部受累：出血位点10%～30%。
- 广泛受累：出血位点＞30%。

现行分类系统已经引入了牙周炎分期和分级的概念。分期是基于牙周炎的严重程度和疾病管理的复杂性，分级则评估了疾病的进展速度、对治疗的预期反应以及对全身健康的影响。

牙周炎的分期（表15.2）

Ⅰ期（初期）

Ⅰ期牙周炎的主要特征：疾病的最初表现。其特征为最大附着丧失处的牙间临床附着丧失（clinical attachment loss, CAL）为1～2 mm，仅在牙根的冠1/3处有＜15%的牙槽骨丧失（bone loss, BL），无因牙周炎导致的牙齿缺失，PDs≤4 mm，影像学检查显示牙槽骨基本呈水平状（图15.1 A和B）。

Ⅱ期（中度）

Ⅱ期牙周炎的主要特征：疾病的中度表现。特征为最大牙间CAL为3～4 mm，牙根的冠方1/3处BL为15%～33%，PDs≤5 mm，牙槽骨吸收多呈水平状（图15.2 A和B）。

表15.1 牙周以及种植体周围疾病和状况的现行分类

牙周疾病和状况									
牙周健康，牙龈疾病和状况			牙周炎			影响牙周组织的其他状况			
牙周和牙龈均健康	菌斑性龈炎	非菌斑性龈炎	坏死性牙周疾病	牙周炎	反映全身性疾病的牙周炎	影响牙周支持组织的全身性疾病	牙周脓肿或牙周-牙髓联合病损	膜龈畸形和状况	创伤性咬合力	牙齿及修复体相关因素
种植体周围疾病和状况									
种植体周围健康		种植体周围黏膜炎		种植体周围炎			种植体周围软组织和硬组织缺陷		

Adapted from Caton et al., J Clin Periodontol. 2018; 45 (Suppl 20); S1-S8.

表 15.2　牙周炎的分期

牙周炎分期和分级

	牙周炎	Ⅰ期	Ⅱ期	Ⅲ期	Ⅳ期
严重程度	牙间 CAL（丧失最严重的位点）	1～2 mm	3～4 mm	≥ 5 mm	≥ 5 mm
	RBL	冠 1/3 处（＜15%）	冠 1/3 处（15%～33%）	延伸至牙根的中 1/3 及以上	延伸至牙根的中 1/3 及以上
	牙齿缺失（牙周炎所致）	无		≤ 4 颗	≥ 5 颗
复杂程度	局部	最大牙周探诊深度（PD）≤ 4 mm 牙槽骨吸收基本呈水平状	最大 PD ≤ 5 mm 牙槽骨吸收基本呈水平状	Ⅱ期基础上出现：PDs ≥ 6 mm 垂直向骨缺失（BL）≥ 3 mm Ⅱ～Ⅲ度根分叉病变 中等程度牙槽嵴缺陷	Ⅲ期基础上出现以下表现而需要进行复杂的治疗：咀嚼功能障碍 继发性咬合创伤（Ⅱ度及以上松动）严重的牙槽嵴缺陷 咬合塌陷、牙齿倾斜、扇形移位 余留牙少于 20 颗（10 对对颌牙）
范围和分布	分期的补充描述	对于每个阶段，将程度描述为：局限型（＜30% 的牙齿受累）、广泛型或磨牙-切牙型			

2017 年，美国牙周病学学会和欧洲牙周病学联合会更新了牙周以及种植体周围疾病和状况的分类，并引入了牙周炎多维分期和分级的概念（如上表）。访问 perio.org/2017wwdc 可查阅完整的疾病定义及相关共识。

牙周炎分期：旨在根据牙周炎导致的组织破坏和（或）损伤的量化指标，对患者疾病的严重程度和范围进行分类，并评估可能导致长期病例管理复杂性的具体因素。

采用临床附着丧失（clinical attachment loss，CAL）来确定初始阶段。如果 CAL 不可用，应采用影像学检查显示的骨缺失（radiographic bone loss，RBL）来确定。牙周炎导致的牙齿缺失可能会影响其分期。一个或多个复杂性因素可能会将目前所处的分期转为更严重的分期。更多信息请参见 perio.org/2017wwdc。

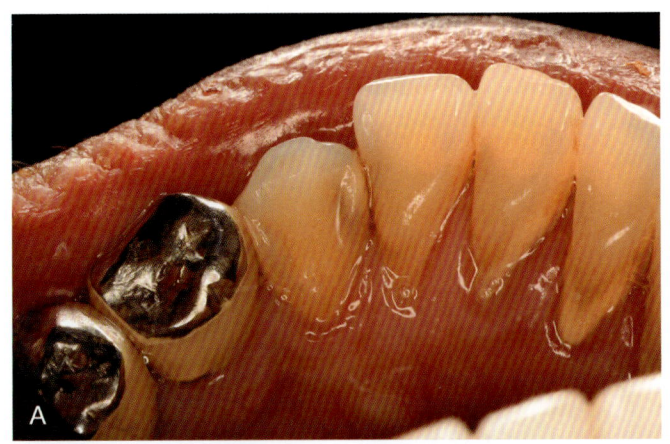

图 15.1　A. Ⅰ 期牙周炎病例的临床表现。该患者在最大附着丧失处出现 1～2 mm 的牙间临床附着丧失，最大探诊深度为 4 mm，有龈上结石的严重堆积和明显的牙龈炎症。B. 影像学检查。这些是图 15.1 A 中同一患者的 X 线片。除了软组织的临床表现外，X 线片显示主要为水平型骨吸收，延伸至牙根的冠方 1/3，这与 Ⅰ 期牙周炎表现一致

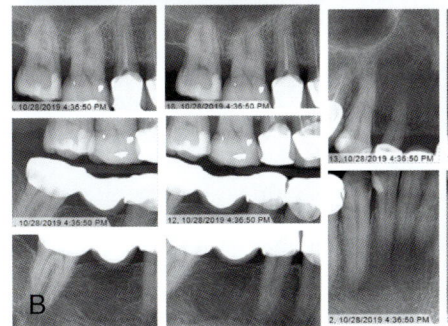
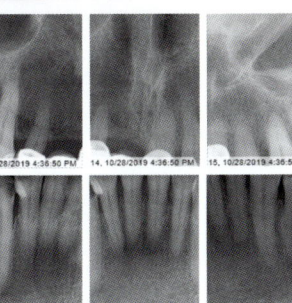
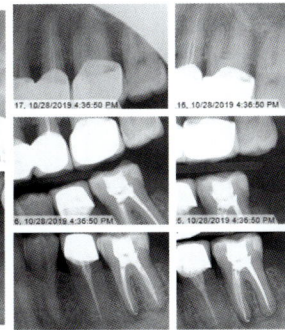

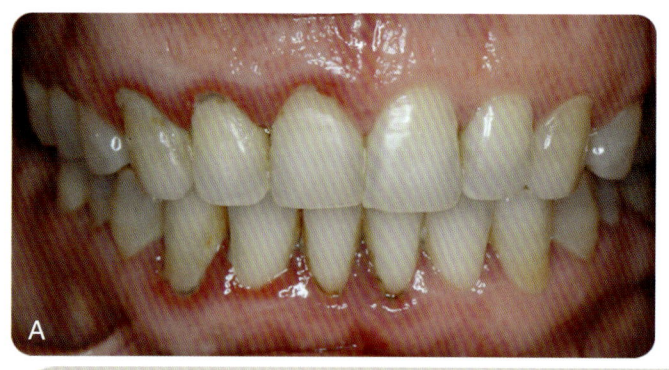

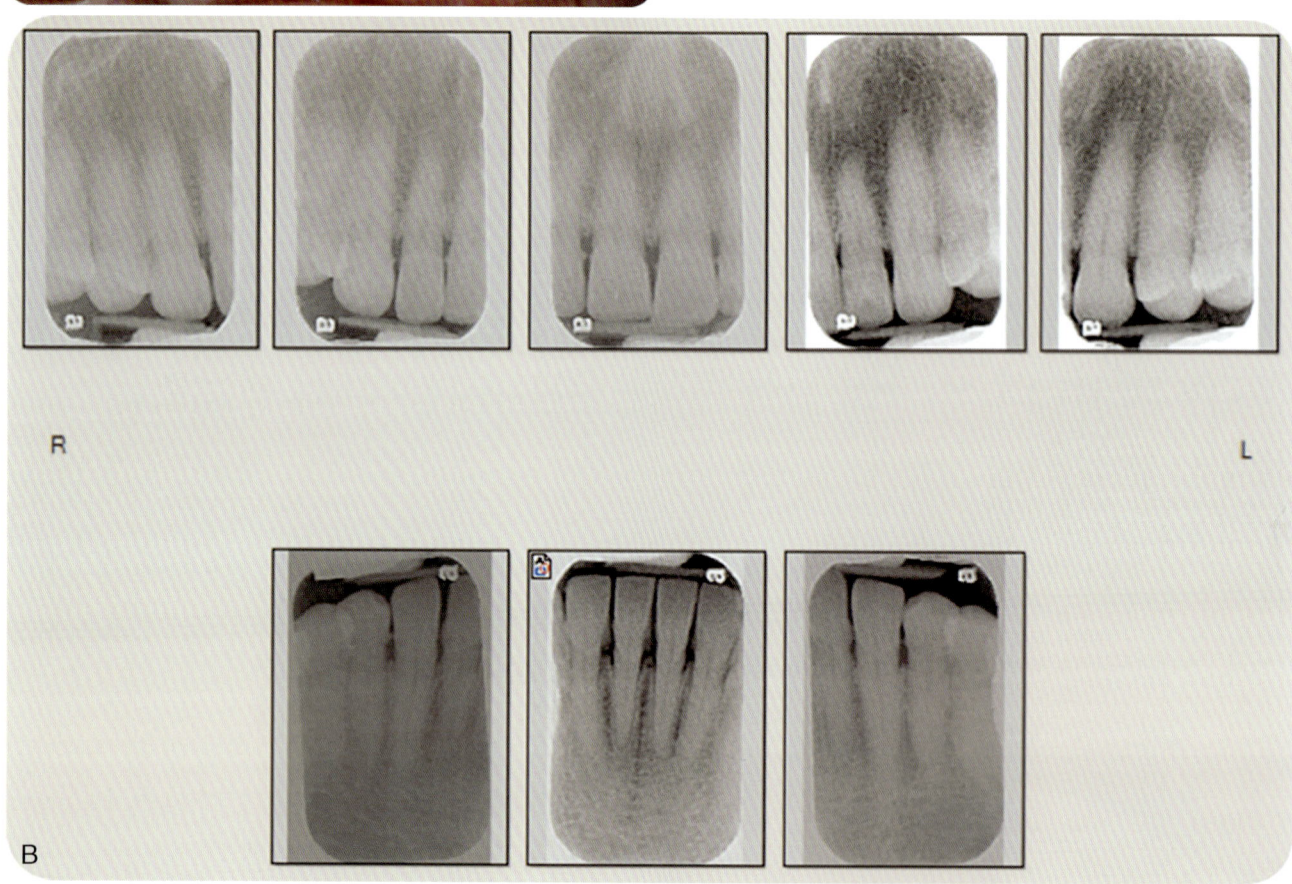

图 15.2　Ⅱ期牙周炎病例的临床表现（A）和影像学检查（B）

Ⅲ期（严重）

Ⅲ期牙周炎的主要特征：疾病的严重表现。特征为 CAL ≥ 5 mm，BL 延伸至牙根的中 1/3 及以上，存在 ≥ 3 mm 的垂直向 BL，同时存在Ⅱ度或Ⅲ度根分叉病变。此外，出现的牙齿缺失（≤ 4 颗）与牙槽嵴中度缺陷有关（图 15.3 A 和 B）。

Ⅳ期（严重）

除了Ⅲ期的所有特征之外，Ⅳ期牙周炎还表现出由于咀嚼功能障碍、继发性咬合创伤、严重的牙槽嵴缺损、咬合塌陷、牙齿的病理性移位以及少于 20 颗剩余牙齿（10 对对颌牙），而需要进行复杂的修复治疗（图 15.4 A 和 B）。

牙周炎的程度和分布

1. 局限型：口内牙齿存在 BL 的比例少于 30%。
2. 广泛型：口内牙齿有 30% 及以上存在 BL。
3. 磨牙-切牙型：磨牙（往往最先发现）和切牙出现牙槽骨丧失

牙周炎的分级

1. A 级（缓慢进展）

特征包括：5 年内没有 BL 或 CAL 的迹象，BL/年龄 < 0.25，临床可见菌斑堆积但破坏程度低，患者无吸烟史，血糖正常或未诊断为糖尿病。

2. B 级（中等进展）

特征包括：5 年内 BL 或 CAL < 2 mm，BL/年

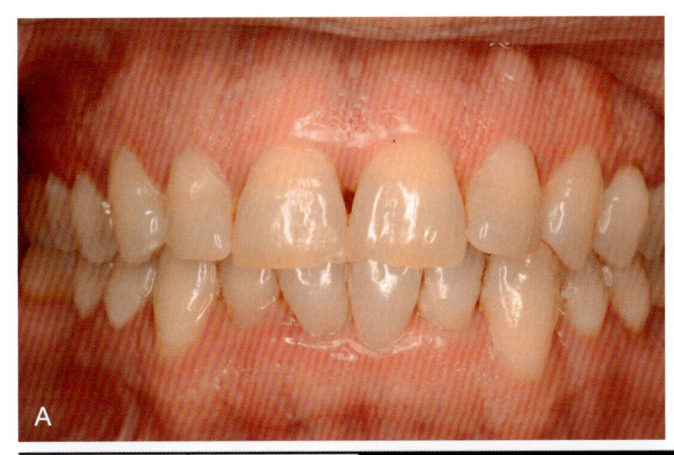

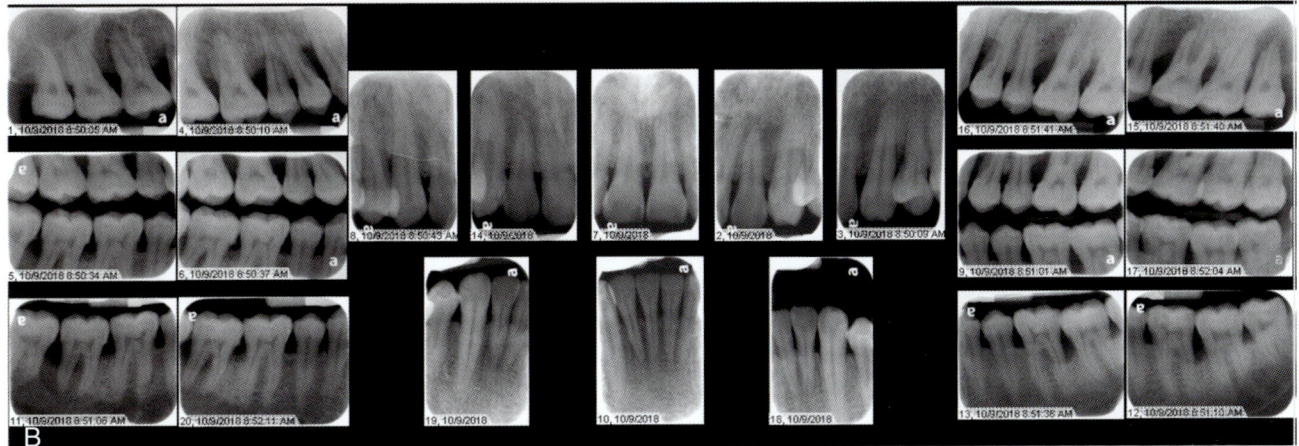

图15.3　Ⅲ期牙周炎病例的临床表现（A）和影像学检查（B）

龄为 0.25～1.0，患者每天吸烟少于 10 支，菌斑堆积与破坏程度相当，糖化血红蛋白（HbA1c）< 7%。

3. C 级（快速进展）

特征包括：5 年内 BL 或 CAL > 2 mm，临床破坏程度超过菌斑堆积的作用，患者每天吸烟超过 10 支，HbA1c ≥ 7%。

牙周组织由牙骨质、牙槽骨、牙周韧带（periodontal ligament，PDL）和牙龈四种结构组成，牙龈是其中唯一临床可见的组成部分。牙龈是覆盖在牙槽突表面和牙颈部周围的角化组织，在解剖学上分为两个区域——游离龈和附着龈。游离龈之所以被认为是"游离的"，是因为它不固定于下方的骨膜或牙齿上。从功能上来说，游离龈在牙齿解剖牙冠的颈部周围形成了袖口或领口样组织。相比之下，附着龈是一种牢固、有弹性的组织，它紧紧地结合在下方的骨膜和牙齿上（因此被称为"附着"）。临床上，它从游离龈沟底向根方延伸至膜龈联合处。

健康的牙龈组织通常呈浅粉色，但其颜色也与人种、上皮厚度及角化程度相关。儿童的牙龈颜色因为其血运丰富、上皮组织较薄而较红，牙龈表面相较于成人点彩较少也更平滑。健康成人的龈缘较锐利，呈刃状。儿童在牙齿萌出阶段，由于乳牙的移动及牙颈部的收缩，牙龈比成人稍显肥厚，边缘圆钝。

Delaney[1] 报道乳牙龈沟的探诊深度约为 2 mm，颊侧及舌侧探诊深度较邻面略浅。儿童牙周韧带比成人宽，下颌附着龈的宽度较上颌窄，二者的宽度均随着从乳牙列到恒牙列的替换而增加。乳牙列期的牙槽骨骨小梁较少，骨质钙化程度较低，骨髓腔较大。

近来的观点认为牙周疾病可能起源于儿童时期，提示口腔医生在治疗上应更积极。研究表明儿童发生牙龈炎症的情况很普遍，牙周疾病进展迅速而导致乳牙或恒牙丧失的情况也逐年增多[2]。因此，AAPD 呼吁应重视儿童及青少年牙龈及牙周疾病的预防、早期诊断与治疗[3]。通过培养儿童良好的口腔卫生习惯并使之伴随其终身，牙周疾病和龋

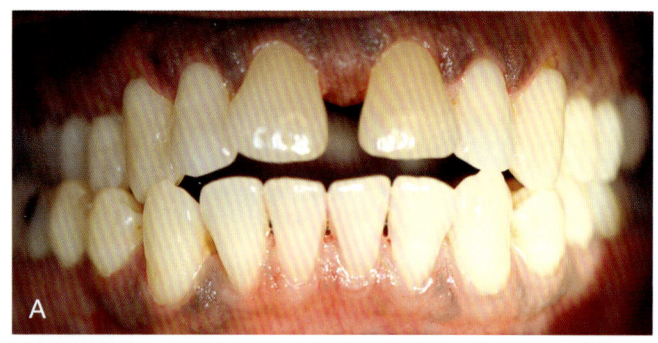
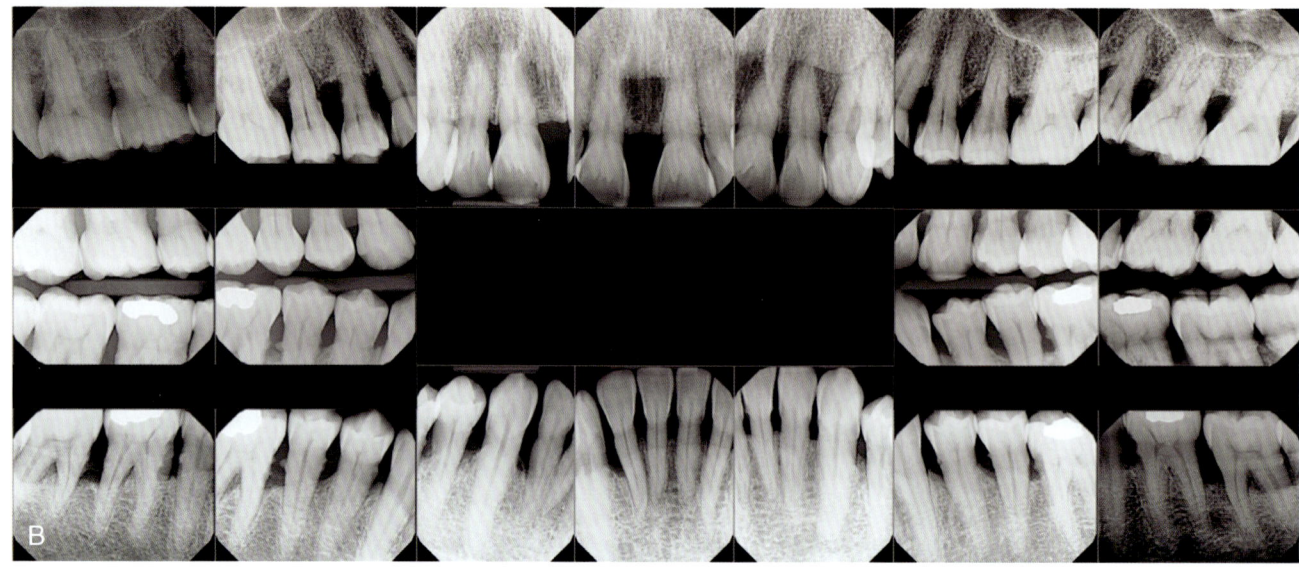

图15.4　A. Ⅳ期牙周炎病例的临床表现。B. Ⅳ期牙周炎病例的影像学表现
** 注意，虽然患者没有牙齿缺失，但鉴于疾病的严重程度而将其归为Ⅳ期。

表15.3　牙周炎的分级

			A级：缓慢进展	B级：中等进展	C级：快速进展
主要标准（当出现直接证据时，应以此为准）	进展的直接证据	RBL 或 CAL	5年内无迹象	5年内 < 2 mm	5年内 ≥ 2 mm
	进展的间接证据	BL/ 年龄	< 0.25	0.25 ~ 1.0	> 1.0
		病例表型	大量菌斑堆积但破坏程度低	菌斑堆积与破坏程度相当	破坏程度超过菌斑堆积所预期的作用，特定的临床表现提示存在快速进展期和（或）早期发病的情况
影响分级	危险因素	吸烟	不吸烟	每日吸烟 < 10 支	每日吸烟 ≥ 10 支
		糖尿病	血糖正常/未诊断糖尿病	糖尿病患者 HbA1c < 7.0%	糖尿病患者 HbA1c ≥ 7.0%

该分级旨在表明牙周炎的进展速度、对标准化治疗的反应，以及对全身健康的潜在影响。
医生最初应将病例假设为 B 级，并依据特定的证据将其转变为 A 级或 C 级。
访问 perio.org/2017wwdc 以获取更多信息。
2017年，美国牙周病学学会和欧洲牙周病学联合会更新了牙周以及种植体周围疾病和状况的分类。

病发生的风险将得以降低。

牙龈炎是指仅累及牙龈组织的炎症。其显微镜下的特点为炎性渗出及水肿，部分牙龈胶原纤维破坏，以及朝向并接触于牙面的上皮溃疡和增生。诸多研究表明，边缘性龈炎是最为常见的牙周疾病，且往往开始于儿童时期。

尽管多数研究表明大部分儿童有轻微的牙龈炎，但严重的牙龈炎在儿童中较为少见。牙龈炎及更严重的牙周疾病的主要病因是未钙化或钙化的菌斑（称为牙石，或俗称的牙垢）。而且，对学龄前儿童及小学儿童来说，其牙龈炎很少进展为牙周炎。

牙菌斑由软的细菌沉积物组成，牢固黏附于牙齿表面，是一种复杂的、代谢相互关联的、高度组织化的细菌性生态系统，由大量包埋在微生物间基质（生物膜）中的微生物所组成。当菌斑达到一定的浓度后，它可以抵抗并扰乱宿主的防御功能，引起龋病或牙周疾病。

Eastcott 和 Stallard[4] 观察到牙菌斑在刷牙2小时后开始形成。球菌首先定植在获得性膜（牙齿表面无结构、无细胞的有机膜状沉淀）上。刷牙后3小时，牙面被平滑的膜状结构完全覆盖。5小时内，经过细胞分裂，菌斑微生物群落形成。在6～12小时之间，牙面上的覆盖物变薄且减少为不连续的分散区域。24小时内，约30%的球菌处于细胞分裂的不同阶段。杆菌的首次出现见于24小时的菌斑中。48小时内，菌斑表面被大量的棒状菌及丝状菌覆盖。

牙石是钙化的牙菌斑，在本章后文将进行讨论。牙石根据其在牙面上的位置分为龈上牙石和龈下牙石。龈上牙石较硬，牢固地黏附在牙釉质上，而龈下牙石则位于龈沟和牙周袋内的根面上。牙石的表面通常被未钙化的牙菌斑覆盖。牙石是牙龈和牙周疾病发展的重要因素。

Suomi 等[5]在对约1700名9～14岁儿童的调查研究中，发现各种族儿童均有较高比例的牙石（包括龈上和龈下牙石）检出率，56%～85%不同年龄、性别及种族的儿童均有龈上牙石。该研究还发现，大多数处于较低社会经济水平家庭的9～14岁儿童可以通过加入改善口腔卫生状况来预防牙周疾病的项目而获益。

萌出性龈炎

萌出性龈炎是一种暂时性龈炎，常见于婴幼儿乳牙萌出时。这种龈炎常局限并与牙齿萌出困难相关，其随着牙齿萌出到口腔而消退。

Weddell 和 Klein[6] 开展了一项关于6～36月龄儿童牙龈炎发生率的调查研究。该研究调查了饮水加氟的美国印第安纳波利斯地区出生的儿童，在299名白色人种儿童中，6～17月龄的儿童牙龈炎发生率为13%，18～23月龄的儿童为34%，24～36月龄的儿童达到39%。本研究未纳入非洲裔美国儿童，因为他们的牙龈颜色均一性较低，易影响结果判定。虽然 Weddell 和 Klein[6] 观察到牙龈炎多数为萌出性龈炎，但此研究结果仍然提示家长应从婴幼儿期开始帮助儿童维护口腔卫生。

儿童6～7岁时恒牙开始萌出。此年龄段儿童牙龈炎发生率明显增加，因为在牙齿主动萌出过程中，龈缘失去了牙齿冠部隆突的保护，食物的持续刺激也加剧了牙龈炎症的进展。

食物残渣、软垢和菌斑常位于游离龈附近及其下方，或覆盖在正在萌出的牙齿冠部，并引发炎症的进展（图15.5）。萌出性龈炎往往与第一恒磨牙和第二恒磨牙的萌出有关，常伴有疼痛，可进展为冠周炎或冠周脓肿。轻微的萌出性龈炎除了需要加强口腔卫生外，无须特殊处理。对于伴随疼痛的冠周炎，可轻轻擦除发炎软组织周围的菌斑，并用氧化剂溶液局部冲洗，如采用过氧化氢（Colgate-Palmolive Co., New York, NY, USA）等，或手术切除。冠周炎伴有肿胀并引起淋巴结肿大者应联合使用抗生素治疗并密切随诊直至症状消失。

菌斑性龈炎

儿童的口腔清洁度与牙龈炎症状况密切相关。Horowitz 等[7]发现开展每日监督去除牙菌斑项目可有效改善学校儿童牙龈炎状况。5～8年级的学生参与了该项目，3个学年持续获得了成功的结果。在项目开展期间，实验组的女生牙龈炎指数平均降低了40%，男生降低了17%，而对照组的牙龈炎指数基本不变。口腔卫生情况及牙齿的清洁度与刷牙

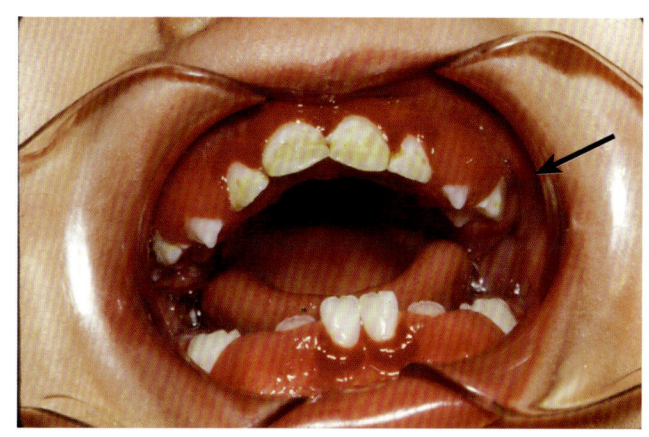

图15.5 覆盖在萌出中的第一恒磨牙冠方的牙龈可见轻微炎症（箭头所指）

频率及是否彻底清除牙菌斑相关。良好的咬合（牙齿在牙弓中排列整齐），咀嚼粗糙的食物，如生胡萝卜、芹菜和苹果，有利于保持口腔清洁。

Murray[8] 对居住在天然氟化区的 2876 名儿童开展的研究发现，牙龈炎在这些儿童中的发病率较高，且在 8～18 岁儿童及青少年中有 90% 在切牙和尖牙处有一个以上龈乳头或龈缘发生炎症。他同样强调良好的口腔卫生对减少牙龈炎的发生及预防其进展具有重要作用。

口腔卫生差所引起的牙龈炎可分为早期（轻度）、中期和晚期。早期牙龈炎可很快逆转，通过良好的牙面清洁、指导正确刷牙和使用牙线去除牙菌斑来治疗（图 15.6 以及图 15.7 A 和 B）。在菌斑水平相同的情况下，儿童牙龈炎的严重程度不如成年人。

过敏与牙龈炎症

Matsson 和 Moller[9] 研究了对桦树花粉过敏的儿童其牙龈炎症季节性变化的程度。研究在连续两个春季及其间的秋季检查了 34 名过敏儿童，同时在秋季还检查了年龄和性别与过敏儿童相当的对照组，分别记录牙龈炎症程度和菌斑，计算每名儿童牙龈出血／菌斑的比值。结果表明，在花粉季节过敏的儿童其牙龈炎症反应会加重。虽然作者也承认在短暂的过敏季节很难对牙龈反应的意义做出评估，但他们推测伴有复杂症状且周期较长的过敏者更容易发生较严重的牙周病变。

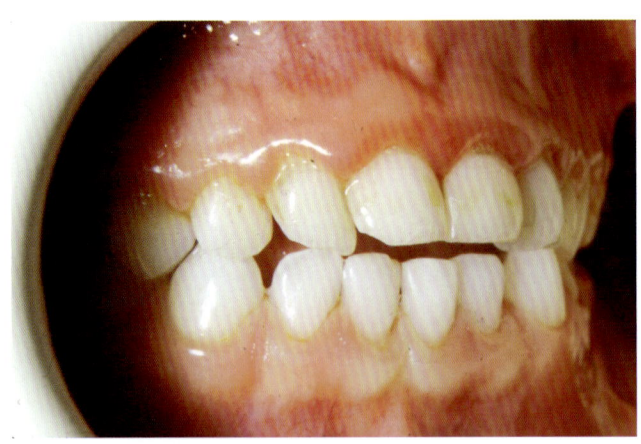

图 15.6　口腔卫生差以及局部功能废用引起的牙龈炎。第二乳磨牙疼痛干扰了这一侧的正常功能

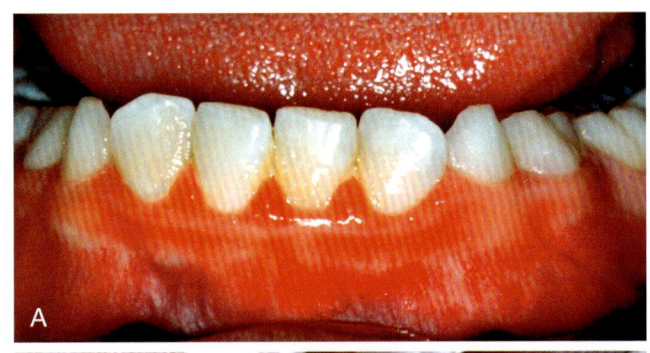

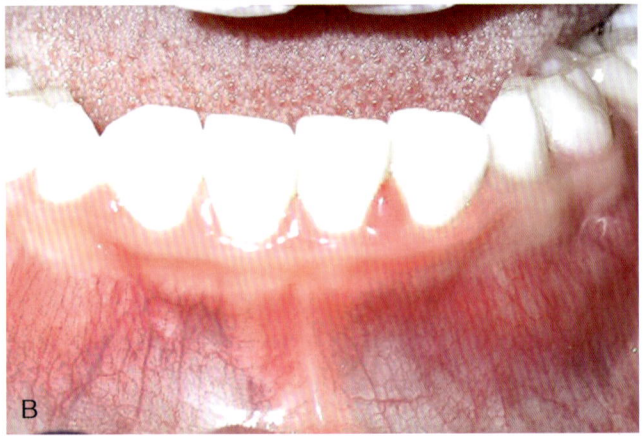

图 15.7　A. 局限性的牙龈炎症，因菌斑堆积致右下中切牙的牙龈退缩。B. 通过家庭口腔护理去除菌斑后牙龈炎症改善

急性牙龈病

单纯疱疹病毒感染

单纯疱疹病毒感染是传播最广泛的病毒感染之一。原发性感染常发生于 6 岁以下儿童，此时他们尚未接触过 1 型单纯疱疹病毒（type 1 herpes simplex virus，HSV-1），所以机体还未产生中和抗体。99% 的原发性感染均为亚临床型。原发性单纯疱疹病毒感染也可能发生于之前未感染过疱疹病毒的易感成年人（图 15.8）。

某些学龄前儿童的原发性感染可能只是在口腔黏膜上出现一两个小溃疡，很容易被患儿及其家长忽略。有些儿童的原发性感染则表现为急性症状（急性疱疹性龈口炎）。急性症状可以发生在口腔卫生良好、口腔组织健康的儿童。急性症状往往突然出现，除了牙龈红肿之外，还包括全身不适、焦躁不安、头痛、进食或喝酸性饮料引起疼痛。HSV-1 感染的口腔特征性表现为出现充盈着黄色或白色液体的水疱。几天后，水疱破溃，形成直径 1～3 mm

的痛性溃疡，表面覆盖灰白色假膜，溃疡周围组织呈现炎性反应（图 15.9 A 和 B）。溃疡可出现在包括颊黏膜、舌、唇、软腭、硬腭及扁桃体在内的任何口腔黏膜上。较大的溃疡偶尔可发生在腭黏膜或牙龈黏膜上，也可发生在颊黏膜转折处。这样的分布特点增加了鉴别诊断的难度。附加诊断依据是血清 HSV-1 抗体上升 4 倍，而对病变部位的病毒培养呈现 HSV-1 阳性。

儿童急性疱疹性龈口炎的疗程为 10～14 天，包括针对性的抗病毒治疗及缓解急性症状的治疗，维持液体及营养的摄入。可在餐前将柔和的表面麻醉剂涂抹在溃疡表面，如 0.5% 的盐酸达克罗宁（Dyclone），可暂时减轻患儿的进食疼痛。另一种表面麻醉剂是利多卡因（Xylocaine Viscous）处方药，要求儿童含一茶匙利多卡因，2～3 分钟后吐出。Schaaf[10] 推荐使用等量的苯海拉明（Benadryl）及高岭土果胶混合来代替麻醉剂。药剂师或家长可以自己配制。苯海拉明有轻微的止痛和消炎作用，高岭土果胶可覆盖创面。由于果汁等会刺激溃疡引起疼痛，治疗期间应避免饮用。因此，建议口服维生素补充剂以维持营养平衡直至病损消除。

尽管以上治疗方法是有效的，但也只能暂时缓解症状，主要还是在发病期间全身应用常规剂量的特异性抗病毒药物并结合口服止痛药（对乙酰氨基酚或布洛芬）。目前可使用的抗病毒药物包括阿昔洛韦、泛昔洛韦和伐昔洛韦，此类药物可抑制病毒在感染的细胞中复制。阿昔洛韦（Zovirax；GlaxoSmithKline, Inc., Research Triangle Park, NC, USA）给药剂量为每次 200 mg，5 次/天，10 天为一疗程，有胶囊制剂和液体制剂，且婴儿及儿童使用疗效良好[11]。泛昔洛韦（Famvir；Novartis Pharmaceuticals Corporation, East Hanover, NJ, USA）和伐昔洛韦（Valtrex；GlaxoSmithKline, Inc.）可能是更有效的新的抗病毒药物，但尚无在儿童中应用的研究。伐昔洛韦是美国食品药品监督管理局（Food and Drug Administration, FDA）认可的可应用于 12 岁及以上儿童复发性唇疱疹（recurrent herpes simplex labialis, RHL）的治疗药物，初次剂量为 2 g，12 小时后追加 2 g。泛昔洛韦（一剂 1500 mg）用于治疗成人的 RHL 前驱症状（即病损的最早期征象）已得到 FDA 认可，但其对青少年和儿童的安全性和有效性尚未确定。推荐患儿在患病期间卧床休息，并与家中其他孩子隔离。Hale 等[12] 报道了一起孤儿院同一层楼年龄为 11～35 月龄的 13 名儿童暴发单纯疱疹病毒感染的事件。其中 3 名儿童只出现了持续时间很短的轻微发热及很小的口腔病损，且这些轻微症状极易被忽略。其余的儿童均表现为急性感染症状。

在儿童时期的原发性感染之后，单纯疱疹病毒

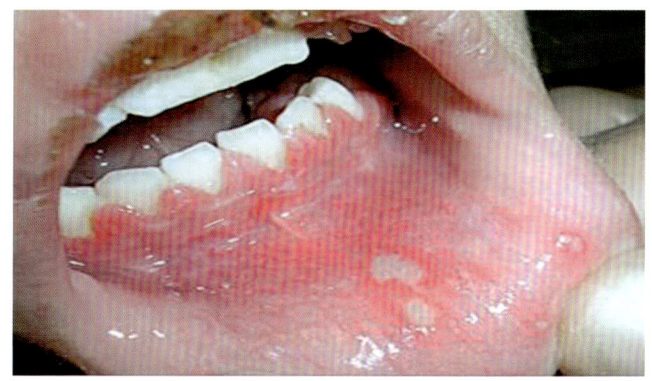

图 15.8　青年人原发性疱疹病毒感染的溃疡期，注意溃疡周围的黏膜炎性反应

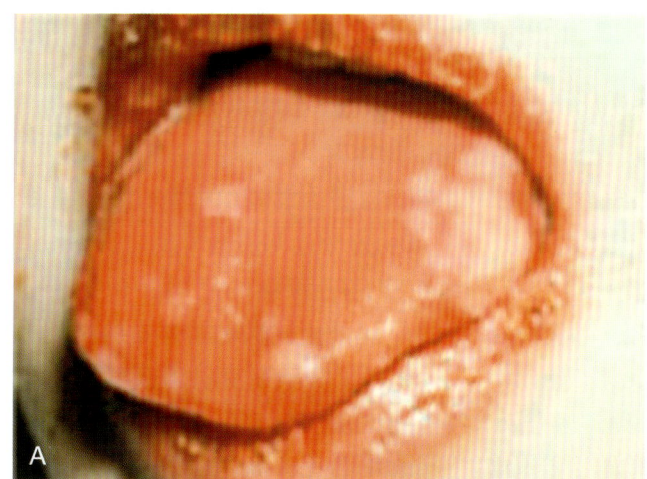

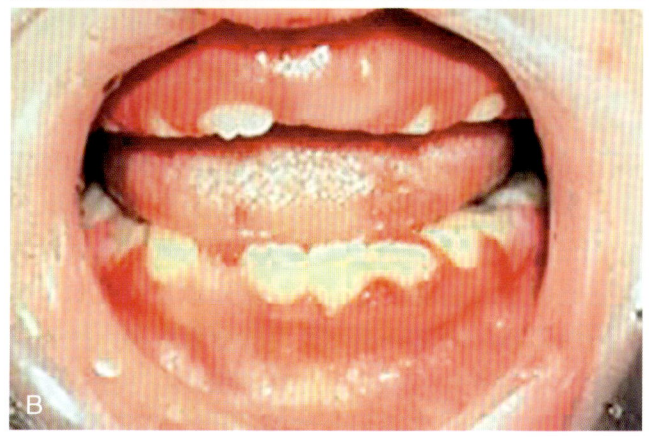

图 15.9　A. 儿童急性疱疹性龈口炎的舌部表现。B. 火红色的牙龈组织为其显著特征

处于未激活状态，潜伏在感觉神经节中。之后病毒常复发，表现为唇外侧出现唇疱疹或热疮（图 15.10 A 至 C），因此常称为复发性唇疱疹（recurrent herpes labialis，RHL）。然而，也有 5% 的概率复发于口内。常复发于同一区域是 RHL 的典型表现。Kleinman 等[13]对美国 39 206 名 5～17 岁学龄儿童进行调查发现，约 33% 的儿童有 RHL 病史。

单纯疱疹的复发常与情绪压力和各种外伤引起的组织抵抗力减弱有关。在阳光下过度暴晒可能诱发复发性唇疱疹，使用防晒霜可减少因阳光暴晒引发的 RHL。口腔治疗时使用的橡皮障或常规检查都可能是诱因。

针对复发性疱疹最有效的治疗方法是全身应用特异性抗病毒治疗药物（阿昔洛韦、泛昔洛韦和伐昔洛韦），这已在原发性疱疹部分中讨论过。在复发的初期症状出现后，应立即使用抗病毒药物，剂量与治疗原发性感染相同，但疗程通常为 5 天而不是 10 天。伐昔洛韦已被批准用于 12 岁及以上儿童，4 g/d，分两次服用，首次 2 g，12 小时后追加 2 g。另一种局部抗病毒药物为喷昔洛韦软膏（Denavir；Novartis Consumer Health, Inc., Parsippany，NJ，USA），可用于口周病损，但不可用于口内病损，且不可与系统性抗病毒药物同时使用。喷昔洛韦软膏使用疗程为 4 天，除睡觉以外每 2 小时一次，获批用于 12 岁及以上儿童。5% 的阿昔洛韦软膏也获批用于 12 岁及以上儿童，每天 5 次，疗程为 4 天。

除了全身应用抗病毒药物之外，有一种可以用来治疗唇疱疹的非处方抗病毒局部用药，称作二十二烷醇（Abreva），其与以上所述的全身应用抗病毒药物机制不同，不影响病毒复制。二十二烷醇通过抑制 HSV-1 病毒包膜与宿主细胞的细胞膜融合，从而阻止病毒进入细胞。需要注意的是，二十二烷醇不适用于口腔内黏膜的疱疹病损，并且其对 12 岁以下儿童的安全性和有效性尚未确定。

其他抗单纯疱疹病毒感染的制剂还包括赖氨酸，其口腔治疗的原理是赖氨酸对精氨酸的拮抗作用。Griffith 等[14]开展了一项研究，每天给予纳入该研究的 250 名单纯疱疹病毒感染患者 1000 mg 赖氨酸，同时禁止其食用巧克力和坚果等富含精氨酸的食物。此赖氨酸疗法持续到患者 6 个月内未再次复发为止。药店可购买到的左旋盐酸赖氨酸（L-盐酸赖氨酸）胶囊或片剂分别含有 100 mg 及 312 mg 的 L-赖氨酸（General Nutrition Corp., Pittsburgh，PA，USA）。接受此疗法的患者几乎均反映疼痛在次日有消退，新的水疱不再出现；绝大多数患者认为病损痊愈的速度较之前快；部分患者的复发频率也有所降低。Griffith 等[14]由此推测食物选择不当可能使一些人没有摄取足够的赖氨酸。食用谷类、种子、坚果和巧克力会使体内的精氨酸/赖氨酸比值升高，可促进疱疹病损的发展。实验室研究也得到类似的结果，在培养基中加入精氨酸可诱导疱疹

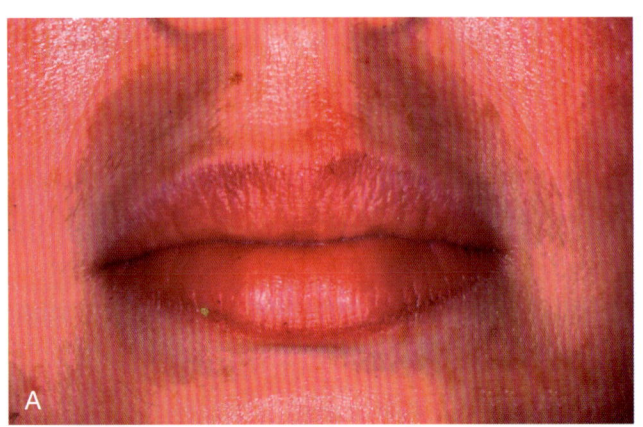
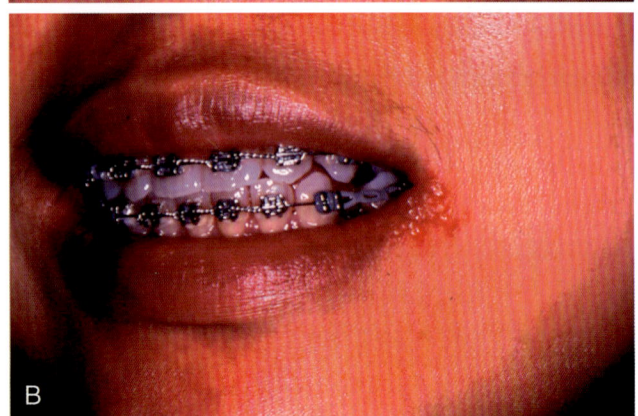
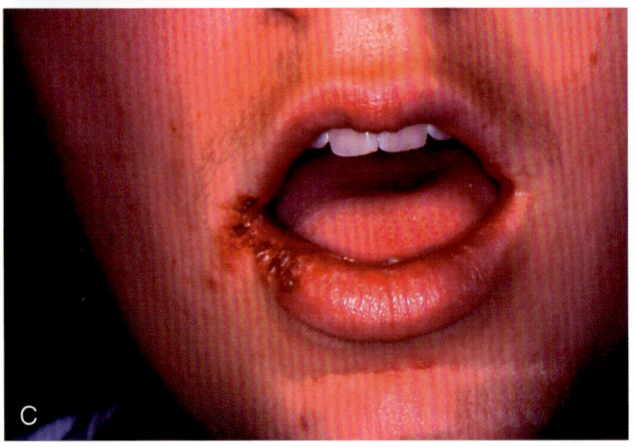

图 15.10 复发性唇疱疹。**A**. 早期水疱病损。**B**. 成熟的水疱。**C**. 唇疱疹破裂后结痂（Courtesy of Dr. Susan L. Zunt.）

病毒增生。避免富含精氨酸的食物，同时选择富含赖氨酸的食物，如乳制品及酵母，可减少疱疹病毒感染。这可以解释为何婴儿在断奶前以乳汁为主要食物时，其疱疹发生率很低。预防性摄入赖氨酸并维持血清中足够的赖氨酸含量可有效控制部分患者的 RHL。

Brooks 等[15] 报道显示牙医常常暴露于 HSV-1。该研究纳入了 525 名口腔医学院学生、94 名牙医和 23 名职员，通过补体结合试验或测试抗体滴度，结合回顾个人病史来评估感染病毒的风险。结果显示，虽然所有有疱疹病史的研究对象均携带 HSV-1 抗体，但是 57% 没有疱疹病史的研究对象 HSV-1 中和抗体滴度为 1∶10 或更高。这一发现提示相当数量的口腔医务工作者处于原发性疱疹病毒感染的风险中。因此，没有疱疹病史的牙医及牙医助理可通过血清检验来了解 HSV-1 感染风险。由于职业暴露中 HSV-1 常通过手指或眼睛感染，所以有效的面罩防护对口腔专科医生十分重要。

原发性疱疹病毒感染曾发生于一名有吮吸拇指不良习惯的患儿的拇指背面（图 15.11）。其急性原发性疱疹病毒感染位于口内，拇指背面在吮吸时处于下切牙的位置，明显是局部受到刺激并发生了病毒的转移。该患儿的口内及拇指病损在 2 周内好转。疱疹性指炎体现了这一疾病的高度传染性，也是病毒如何传播到身体其他部位的例子。由于病毒可以通过口腔分泌物传播，所以感染 HSV-1 的儿童可能通过简单的日常行为，如亲吻亲人或共用餐具，将病毒传播给其他儿童或家庭成员。因此，照护人应尽量防止儿童抓挠 HSV-1 囊泡，停止分享玩具或器具，确保患儿勤洗手，从而将疾病的传播最小化。同时，应避免患儿接触免疫系统尚未发育完全的 6 个月以下婴儿和免疫功能低下的个体。

复发性阿弗他溃疡（口疮）

复发性阿弗他溃疡（recurrent aphthous ulcer, RAU），也称为复发性阿弗他口炎（recurrent aphthous stomatitis, RAS），是一种发生于学龄儿童及成年人非角化黏膜的疼痛性溃疡性疾病。发病高峰期为 10～19 岁，是世界范围内所有年龄段、所有种族最为常见的黏膜病损。依据流行病学文献所采用的定义，RAU 是指发生在湿润口腔黏膜的复发性溃疡，可迅速形成孤立散在的或融合的病损。病损特征为卵圆形火山口状基底，有发红隆起的边缘并伴有灼痛感。病损可大可小，可单独发生，也可多个同时发生，或呈现疱疹样病损。RAU 与其他部位的溃疡性病损可能相关，也可能不相关[16]。Kleinman 等[13] 在美国开展的全国性调查研究发现，37% 的学龄儿童有 RAU 史，白色人种的发病率是非洲裔美国人的 3 倍。Ship 等[17] 报告的 RAU 发病率为 2%～50%，而另一些报道称其发病率为 5%～25%（在医学生和口腔医学生中，这一比例高达 50%～60%）。RAU 病损常在 4～12 天后痊愈，极少留下瘢痕，或仅某些异常大的溃疡会留下瘢痕。对 RAU 的描述常常包含溃疡性口疮（图 15.12）。重型（RAS）较少见，又被称为复发性坏死性黏膜腺周炎和萨顿病。RAS 与其他系统性疾病有关，如 PFAPA（周期性发热、溃疡性口炎、咽炎和淋巴结炎）、白塞病、克罗恩病、溃疡性结肠炎、

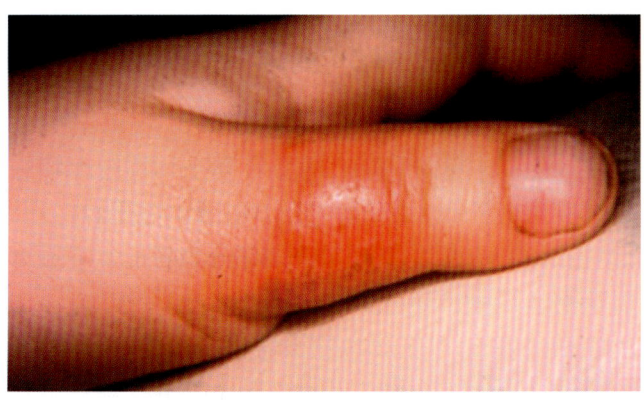

图 15.11 一名 3 岁患儿拇指背面的原发性疱疹，同时伴有口内的急性感染

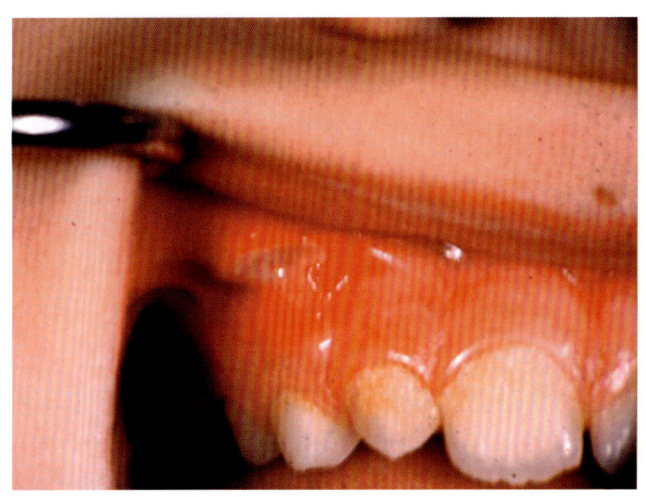

图 15.12 乳尖牙唇侧黏膜转折处的复发性阿弗他溃疡发展期。可见上皮内疱形成及周围炎性病损

乳糜泻、中性粒细胞减少症、免疫缺陷综合征、莱特尔综合征、系统性红斑狼疮以及MAGIC综合征（口腔和生殖器溃疡伴随软骨炎症）。

　　RAU的病因尚不明确，局部和系统性疾病、遗传因素、免疫因素及微生物感染因素都有可能是其潜在的病因。它也可能由一种人体口腔常见细菌——血链球菌引发的迟发性超敏反应所致，或由口腔上皮细胞的自身免疫反应引发。Ship等[17]开展的流行病学调查为这一假说提供了证据。分析调查数据表明，RHL和RAU可能是由相同的致病机制引起的，尽管RHL有已知的病原体，而导致RAU的病毒尚未可知。Scully和Porter[16]报道RAU与白介素基因型具有明显的相关性，且有些患儿存在家族史，因此个体对于RAU的易感性可能具有遗传倾向。

　　局部因素包括创伤、对牙膏成分（十二烷基硫酸钠）过敏及唾液腺功能障碍。Antoon和Miller[18]在一篇关于RAU病因学的综述中提出，小的创伤是常见的诱因，占75%。咬颊和小的面部刺激引起的损伤可能是最常见的诱因。20%的阿弗他溃疡患者有营养不良，包括缺铁、维生素B_{12}和叶酸。压力也被证实是重要诱因，尤其是应激易感人群，例如专业院校的学生和军事人员。

　　根据Greenspan等[19]发表的研究结果，非特异性因素（创伤、食物过敏）或特异性因素（细菌或病毒感染）中的一种可能引发不同细胞亚群的暂时性失衡。这种失衡可能导致免疫调节紊乱，并导致局部口腔上皮破损及溃疡。Ship等[17]也认为，单纯疱疹病毒、人类疱疹病毒6型、巨细胞病毒、EB病毒和水痘-带状疱疹病毒是RAS可能的病因。当前的治疗原则主要是促进溃疡愈合、缩短溃疡持续时间和减轻疼痛，保障营养摄入，预防和减少疾病复发频率。

　　对于RAU有很多推荐的治疗方法，但是尚未发现一种完全成功的疗法。现有的疗法主要是局部抗炎以及使用镇痛药物和（或）系统性免疫调节剂及免疫抑制剂。治疗的主线是局部使用凝胶、乳膏、药膏作为抗炎药。最近的一种疗法是局部应用皮质类固醇药物（如0.5%氟轻松醋酸酯、0.025%曲安西龙或0.5%氯倍他索），结合口腔黏膜药膏（如异丁烷氰基丙烯酸酯、Orabase）。例如，饭前和睡前在损伤表面使用曲安奈德（Orabase中含有Kenalog）可能有效。Binnie等[20]报道了一种具有抗炎和抗过敏效果的局部用药膏，对减轻疼痛和促进RAU溃疡愈合有疗效。这种药膏的有效成分是5%氨来占诺（Aphthasol；Access Pharmaceuticals，Dallas，TX，USA），每日4次，餐后和睡前使用，将药膏涂于患处直到溃疡愈合。Zilactin（Zila Pharmaceuticals，Phoenix，AZ，USA）是一种含有羟丙基纤维素膜的局部用药膏，同样涂布在黏膜溃疡处，可长时间缓解疼痛。α-氰基丙烯酸仲辛酯局部封闭黏膜可达6小时。库拉索芦荟冻干胶提取物可黏附在黏膜上并形成一种保护性膜。在严重的情况下，可以开处方药泼尼松。

　　局部冲洗同样对缓解RAU有效。硫糖铝具有覆盖患处病损的特性，其疗效得到证实。溃疡局部使用四环素常可缓解疼痛并缩短病程。采用含有四环素悬液的漱口水有一定效果，但不可吞服。氯己定（chlorhexidine，CH）漱口水也被证实可以减轻RAU的症状。地塞米松在治疗口腔难以到达区域的溃疡时有作用。Meiller等[21]报道了通过一天2次用力含漱抗菌漱口水（Listerine Antiseptic；Pfizer Warner Lambert Division，Morris Plains，NY，USA），可以有效缩短RAU病损的持续时间并减轻其严重程度。

坏死性龈炎

　　2017年AAP/EFP牙周和种植体周围疾病及状况分类世界研讨会从这种疾病的名称中删除了"溃疡性"一词，因为组织溃疡继发于坏死性牙周病中发生的坏死。

　　成人和儿童中，坏死性龈炎（necrotizing gingivitis，NG）是一种罕见的传染性、急性、坏死性牙周疾病。可发生于6～12岁的儿童，也可能见于免疫功能低下、经历长期心理压力或患有严重营养不良的年轻人。NG不同于更严重的坏死性牙周炎（necrotizing periodontitis，NP），因为NG仅影响牙龈组织，而NP影响牙龈组织及下方的硬组织。

　　NG典型的临床特征是波及龈乳头，牙龈自发性出血，且边缘龈覆盖坏死性假膜（图15.13）。其他临床体征和症状包括食欲不佳、体温可高达40℃、全身不适、局部淋巴结肿大，患者常有特殊的腐败性恶臭，儿童可伴有流涎。中间普雷沃菌属、梭杆菌属、密螺旋体属和月形单胞菌属是在

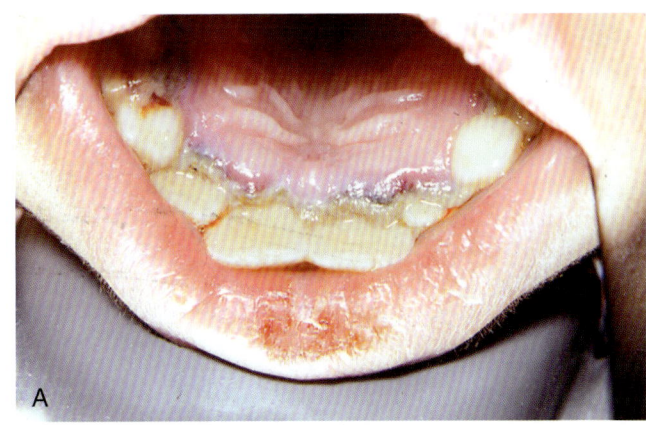

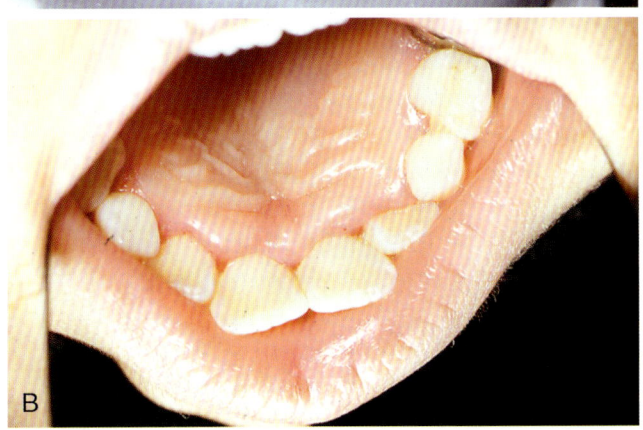

图15.13 A.一例罕见的坏死溃疡性牙龈炎，8岁男童。B.局部治疗和改善口腔卫生状况对感染的恢复起到很大作用

NG病损中常检出的重要微生物。

NG患者在进行了龈上和龈下清创术，以及温和的氧化剂溶液漱口后的最初24~48小时反应显著。如果患者初诊时牙龈组织有大范围的急性炎症，则应采用温和的龈上清创术及抗生素治疗。为了改善口腔健康状况，餐后应用温和的氧化剂漱口水，并且每天2次使用CH漱口可以帮助缓解相关症状。

虽然有时NG和急性疱疹性龈口炎容易混淆，但区分这两种疾病并不困难。唇部和颊部有圆形溃疡伴红晕是急性疱疹性龈口炎的特征。预防性治疗和清创术对NG效果较好，而对急性疱疹性龈口炎无效。抗生素试验性治疗可以减轻NG的急性症状，但对疱疹性龈口炎相关的病毒感染无效。急性疱疹性龈口炎在学龄前儿童中更常见，且发病较快；如前述，NG极少在学龄前儿童中发生且病程较长，通常发生于口腔中有刺激物或口腔卫生较差的情况。另一方面，诊断为NG的急性口腔感染通常后期会表现出黄瘤病的口腔症状。一些疾病的初期阶段，如汉-许-克病和朗格汉斯细胞组织细胞增生症的初期阶段，与NG的很多症状相关。

急性念珠菌病（鹅口疮、念珠菌病）

白念珠菌是一种口腔常驻菌。当宿主抵抗力低下时，它可能会快速繁殖并引发宿主致病状态。有时低龄儿童在长期口服类固醇类药物或抗生素治疗后会发生真菌增生，进而引发鹅口疮。口腔念珠菌病的病损为凸起的白色毛状斑块，易于擦掉，引起表层下出血（图15.14 A和B）。新生儿念珠菌病经由产道感染，在出生2周后发病的情况很普遍。这种感染在免疫抑制患者中也很常见（见第27章）。

抗真菌药物可以控制鹅口疮。对于婴幼儿，在口内局部滴加1 ml（100 000单位）制霉菌素悬液（米可定，Mycostatin），4次/日。制霉菌素无刺激性且无毒性。克霉唑悬液（10 mg/ml）也是有效的抗真菌药物，1~2 ml，一天4次用于患处。婴儿若口服氟康唑悬液（10 mg/ml），其安全总剂量为6 mg/（kg·d）。对于可以含化固体药物的大孩子，

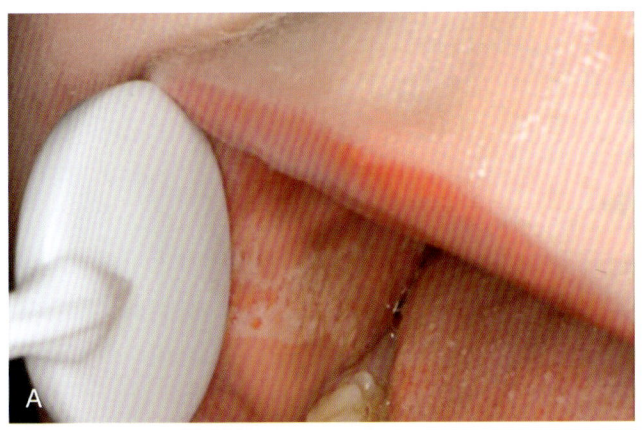

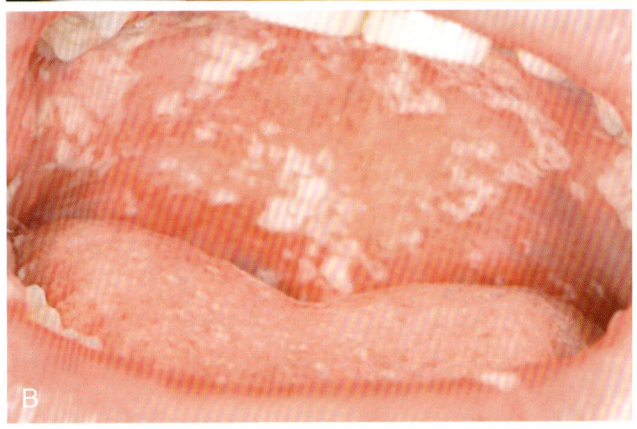

图15.14 A.一位年轻患者的上、下唇呈现急性念珠菌病的典型症状。B.软腭和硬腭也受到严重影响。感染在7日制霉菌素疗法下得到了控制

建议使用克霉唑片或制霉菌素片,因为固体药物比液体药物在唾液中持续的时间更久。对于已经会吞咽的孩子,如果局部抗真菌药物没有效果,则应开具疗程 14 天的口服氟康唑(每片 100 mg)。

急性细菌感染

口腔急性细菌感染的患病率尚未可知。急性链球菌牙龈炎即是这类非典型感染中的一个例子,特点是龈乳头增大、牙龈脓肿、疼痛、呈现红斑且易出血。细菌培养显示优势菌为溶血性链球菌。这种类型的急性感染可能比以往认识到的更为常见。但如果没有实验室检查,很难做出临床诊断。如果认为疾病是由细菌感染引起的,推荐使用广谱抗生素。改善口腔卫生状况对控制感染十分重要。与任何急性口腔细菌感染一样,CH 漱口水同样适用。

慢性非特异性牙龈炎

常发生于青春前期和青春期的牙龈炎通常称为慢性非特异性牙龈炎。这种慢性牙龈炎可局限于前牙区,也可累及更广泛的区域。虽然很少出现疼痛症状,但可能病程较长,迁延不愈(图 15.15)。

Glauser 等[22]在 12~18 岁的纳瓦霍印第安人中发现一种不常见的牙龈炎,与图 15.16 中类似,鲜红的牙龈病损不伴唇侧龈乳头肿大,且未发现与局部刺激物有密切联系。洁治对此类牙龈炎几乎没有疗效。患者的年龄及在女孩中的患病率提示激素失调是可能的病因。组织切片的组织学检查和特殊染色排除了细菌感染的可能性。口腔清洁不充分导致食物嵌塞、软垢堆积并形成牙菌斑,无疑是这种慢性牙龈炎的主要病因。

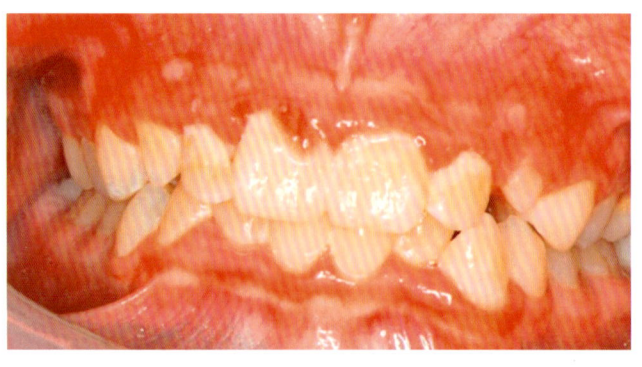

图 15.15 慢性非特异性牙龈炎。这种类型的牙龈炎病因复杂,通常病程较长,迁延不愈

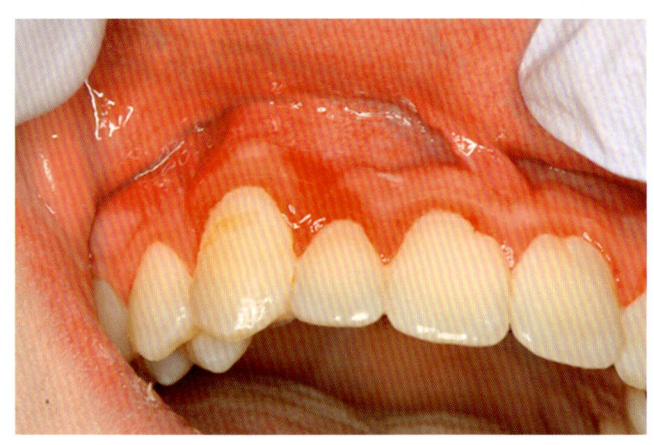

图 15.16 牙龈病变呈鲜红色,一般局限在前牙唇侧区域,仅见少量的局部色素沉着。这种牙龈炎归为慢性非特异性牙龈炎

慢性牙龈炎的病因复杂,包括多种局部和系统因素。鉴于青春前期和青春期常见营养不良,7 天膳食调查是重要的诊断工具。饮食中水果和蔬菜摄入不足导致的亚临床维生素缺乏可能是重要的诱因。很多儿童可以通过增加饮食中维生素的摄入和服用复合维生素补充剂改善牙龈状况。

错𬌗畸形干扰了正常的口腔功能,牙列拥挤导致口腔卫生维护和菌斑清除更加困难,这些都是牙龈炎的重要诱因。有刺激性锐缘的龋损和有悬突的不良修复体(这两种情况都会导致食物残渣堆积)同样会促使慢性非特异性牙龈炎的发生。因此,急性症状缓解后,进行牙体修复以恢复正常的口腔功能和患牙形态也很重要。

许多局部刺激因素会导致儿童和青少年的增生性牙龈炎。用口呼吸对牙龈组织的刺激,尤其是对上牙弓而言,是慢性增生性牙龈炎的常见病因。所有这些因素都与慢性非特异性牙龈炎有关,并应在治疗中纠正。同时,应向患者强调日常全面的口腔卫生维护的重要性。

氯己定——治疗性菌斑控制剂

CH 是一种阳离子双胍类药物,通过破坏细胞膜而具有广泛抗菌活性;常用于患者术前皮肤消毒和伤口清洗,并作为医务工作者的洗手液和手术刷手剂。它可作为保护剂加入到眼科产品中,低浓度 CH 还可用于腹腔和膀胱冲洗。另外,除了广泛的抗菌活性,CH 呈现出独特的亲和力,可以与黏膜表面带负电荷的蛋白质和带负电荷的细菌细胞壁结合，作为缓释剂而慢慢释放，从而对革兰氏阳性细菌、革兰氏阴性细菌和真菌有长效抗菌活性。这种特性使 CH 被作为所有漱口水的金标准。

在牙科领域，研究认为 CH 可以控制光滑面龋，并作为义齿消毒剂和菌斑控制剂。牙科研究最关注的是 CH 在菌斑控制方面的作用。许多研究表明，CH 可使牙菌斑减少 50%～55%，使牙龈炎减少 45%[23-24]。含有 CH 的漱口水作为治疗药物在有些国家非常受欢迎，并且 1986 年 CH 被批准在美国使用。商品名为 Peridex（Colgate-Palmolive Co.）和 PerioGard（Zila Pharmaceuticals）的两种产品作为处方药已经获得 FDA 批准。此类漱口水中的有效成分是 0.12% 的葡萄糖酸氯己定。在除美国之外的其他地区，CH 溶液的浓度为 0.2%。但 Quirynen 等[25] 在一项随机双盲交叉试验中比较了两种不同浓度 CH 的抗菌效应和减少菌斑形成的临床效果，并没有发现两组间具有统计学差异。

CH 漱口水已经广泛应用多年，尤其是在欧洲，有非常良好的安全记录。尽管几乎没有关于 CH 漱口水副作用的报道，但由于含有乙醇，部分人群使用漱口水后产生了口干和烧灼感。一种商品名为 Gum Paroex（Sunstar Americas, Inc., Chicago, IL, USA）的无乙醇 CH 漱口水上市，但有报道称长期使用后口腔出现广泛性染色和味觉改变，同时发现有边界不清晰的上皮脱屑。对 CH 产生过敏反应的报道极少。由于其在胃肠道吸收较差，即使无意间吞咽，也几乎没有全身性影响。

根据 Löe 和 Schiött[26] 的报道，含漱 0.2% 的葡萄糖酸氯己定漱口水，一日 2 次，每次 1 分钟，对抑制牙菌斑形成和预防牙龈炎非常有效。Yankell 等[27] 研究发现，常规使用控制牙石形成的牙膏可以有效减轻 CH 漱口水导致的口腔着色。

我们应该认识到，将 CH 作为一种治疗性的漱口液来辅助完善常规菌斑控制措施（如本书第 8 章等所介绍的）可带来有益效果。换言之，CH 不应作为独立的菌斑控制手段，它是常规的手工菌斑控制措施的补充，而非替代措施。Brecx 等[28] 比较了包括李施德林、Meridol 和 CH 在内的 3 种漱口水，发现 CH 辅助常规机械性口腔清洁的效果最佳；并且对于菌斑控制来说，无监督下孩子自己机械性清洁口腔辅助使用李施德林或 Meridol 漱口水比仅采用机械性清洁更为有效。这种辅助方法最适合用于治疗难以进行良好菌斑控制的患者，例如手灵活度受限、患有衰竭性疾病或处于严重外伤康复期的患者。

当儿童和成人菌斑控制不良时，建议日常使用抗菌漱口水以控制和预防牙周疾病，这一理念得到了广泛的认可[29]。

受全身因素影响的牙龈疾病

内分泌系统相关的牙龈疾病

诸多内分泌因素会影响牙龈疾病的发病，青春期龈炎便是其中一种。青春期龈炎是一种好发于青春期前期和青春期儿童的特殊类型牙龈炎。与成人牙龈炎相同，青春期龈炎的首要病因是牙菌斑，且炎症局限于边缘龈，不影响附着水平和其下的牙槽嵴水平。然而，与成人牙龈炎不同的是，整个儿童期发生的激素波动会夸大炎症的程度和严重性。Cohen[30] 在对 270 名 11～14 岁青少年进行的调查研究中发现，青春期龈炎常发生于青春期前期、月经前期和青春期，前牙区发生牙龈缘肿大，呈球状突起。当存在局部刺激物时，邻间龈乳头呈球状肿大，其程度远甚于局部因素相关牙龈炎之肿大的牙龈。Nakagawa 等[31] 发现，发生青春期龈炎时，牙龈炎症程度、性激素水平、中间普雷沃菌数量都有明显的上升趋势。

在一项为期 6 年的纵向研究中，Sutcliffe 对一组儿童从 11 岁开始每年进行检查，以评估青春期儿童发育和成熟过程中出现的牙龈炎变化。在一开始时，89% 的 11 岁儿童和 92% 的 12 岁儿童都表现出与牙龈炎相同的症状（牙龈红肿）。然而，到 17 岁时，这些儿童中牙龈炎的患病率下降到 69%。这一发现表明，随着年龄增长和激素水平波动的减弱，最开始的牙龈炎高患病率趋于下降[32]。此外，尽管男女两组的牙龈炎患病率都有随年龄增长而下降的趋势，但女孩往往比男孩更早经历青春期龈炎的最严重时期。上述发现印证了儿童龈炎的趋势与青春期密切相关这一观点，因为女孩在生理上比男孩更早进入青春期。

青春期龈炎的牙龈组织肿大局限在前牙区，并可能仅表现在一侧牙弓，舌侧牙龈组织通常不受累（图 15.17 A 和 B）。青春期龈炎的治疗应针对性地改善口腔卫生状况，去除局部刺激因素，治疗龋齿，改善饮食以保证足够的营养。Cohen[30] 发现口服 500 mg 维生素 C 后，牙龈炎症和肿大有明显好转，但这一改善直到服用了大约 4 周后才开始出现。

糖尿病是另一种严重影响牙龈炎发生和发展的内分泌疾病，也是一个日益严重的公共健康问题，尤其是对于少数民族和少数种族的儿童青少年。在《新英格兰医学杂志》（New England Journal of Medicine）发表的一项研究中，2002—2012 年间，青少年中 1 型和 2 型糖尿病的发病率显著增加。如果这种趋势继续下去，医疗和牙科保健从业者不仅会看到患糖尿病的青少年人数显著增加，而且会发现更多易患牙周病的青少年糖尿病患者。

研究表明：较之非糖尿病患者，糖尿病患者会在菌斑作用下产生更严重的炎性反应。De Pommereau 等[33] 在对 85 名 1 型糖尿病（曾被称为胰岛素依赖型糖尿病）青少年和 38 名健康青少年的牙龈状况进行横断面调查研究中发现，在菌斑指数相近时，前者牙龈炎的严重程度明显更重。虽未找到明确的原因，但研究者建议 1 型糖尿病儿童和青少年均需密切监测牙周状况[33]。在另一项研究中，Karjalainen 和 Knuuttila[33a] 发现，在每隔 3 个月检查 2 次的情况下，不考虑牙菌斑状态的差异或变化，1 型糖尿病控制不佳（HbA1c > 13%）的患儿牙龈出血指数明显高于那些身体健康或血糖水平较低的儿童。在高血糖患者中观察到的牙龈出血的增加支持了这样的理念，即葡萄糖代谢的不平衡使个体易患牙龈炎症，从而降低了宿主对菌斑的抵抗力。

遗传性牙龈病损

遗传性牙龈纤维瘤病（hereditary gingival fibromatosis，HGF）是一种以慢性、渐进性牙龈良性增生为特征的病变。临床上，HGF 的牙龈增生具有颜色正常、质地坚韧且均一、非出血性以及与性别无关的特点。HGF 作为牙龈增生最常见的遗传类型，常为常染色体显性遗传。这种罕见的牙龈炎称为象皮病牙龈或牙龈遗传性增生。患者出生时牙龈正常，但伴随第一颗乳牙萌出，牙龈开始增生。虽然也存在轻症病例，但通常牙龈组织会随着恒牙的萌出而继续增生，直到覆盖全部临床牙冠（图 15.18 A 和 B）。致密的纤维性组织常引起牙齿移位和错𬌗畸形。一般不会引起疼痛，直到牙龈增生到部分覆盖磨牙咬合面时，才会因咀嚼时发生的创伤而出现疼痛。

Zackin 和 Weisberger[34] 将 HGF 的组织学检查结果描述为"牙龈上皮增生，角化过度，钉突增长"。牙龈组织表现为高度分化，并有一些幼稚的成纤维细胞出现；增生主要是结缔组织基质中的胶原纤维束增多、增厚所致（图 15.18 C）。

手术切除增生的牙龈组织可以改善口腔和面部外观。然而，几个月内牙龈增生即会复发，几年内便可恢复到最初的状态。虽然增生的牙龈组织大多颜色苍白、质地坚韧，术中却常伴随大量出血。因此，通常推荐单次只进行局部象限手术，而非全口牙龈成形术。Brown 等[35] 报道过一例通过根尖复位翻瓣术和 CO_2 激光切除增生的牙龈组织。有效的菌斑控制可以延迟牙龈增生的复发，手术后应当向患者再三强调菌斑控制的重要性。

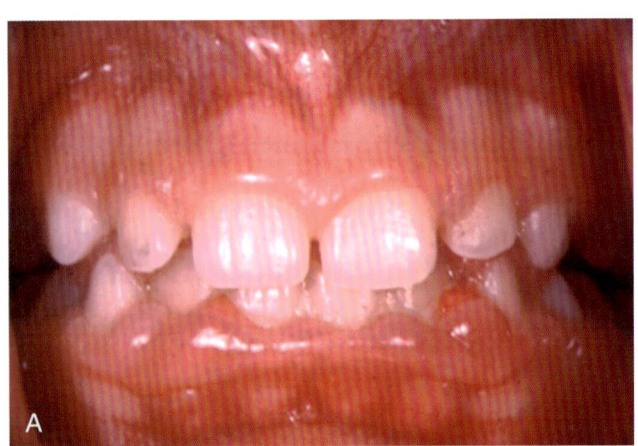
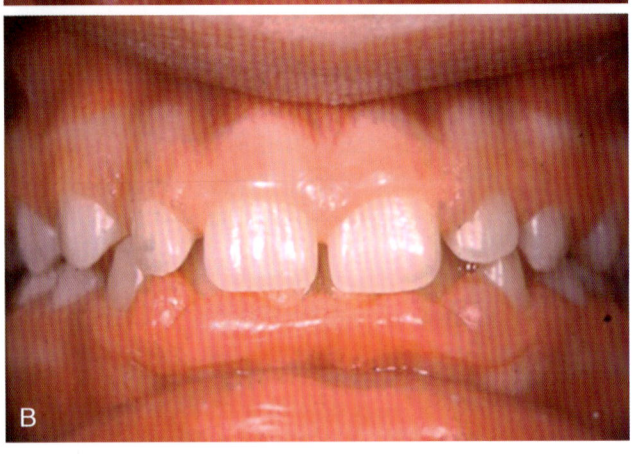

图 15.17　A. 青春期龈炎，局限于下颌前牙区的牙龈组织肿大。B. 局部治疗后牙龈肿大情况轻微缓解。持续的牙龈增生表明需要进行牙龈成形术

15 牙龈炎及牙周疾病 309

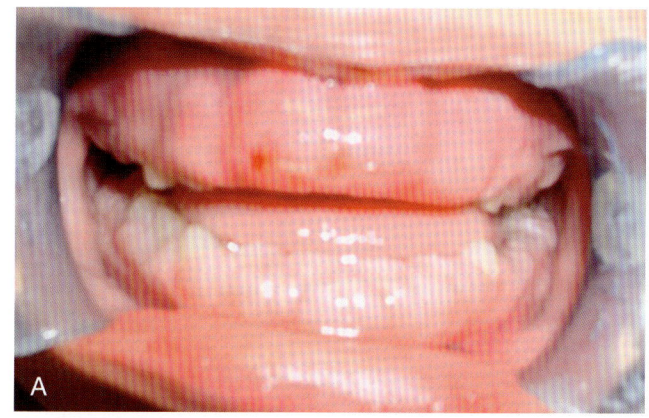

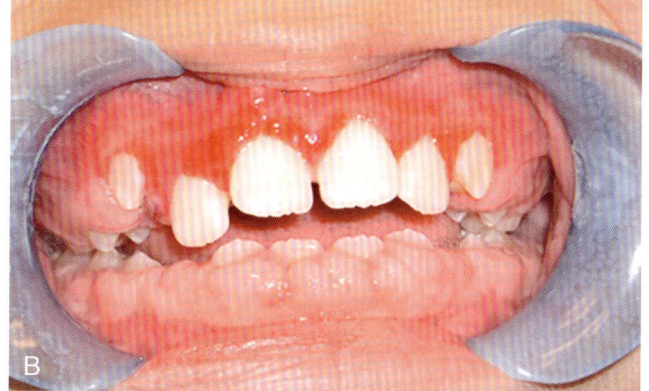

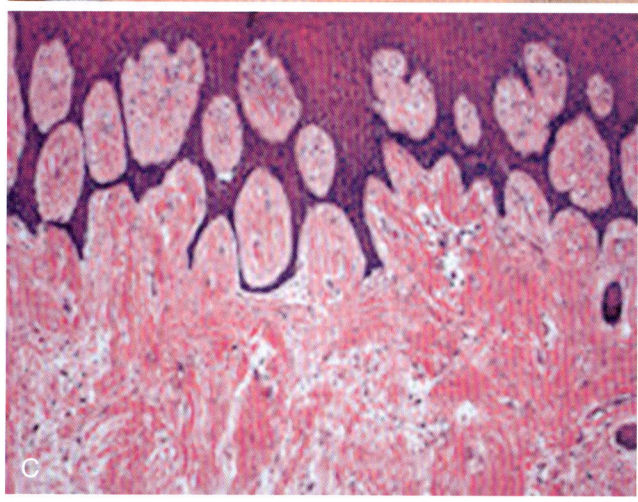

图 15.18　A. 11 岁女童罹患遗传性牙龈纤维瘤病，上颌前牙区的牙龈组织完全覆盖了 #6、7、8、9、10 和 11 牙的牙冠。B. 手术切除增生的牙龈组织，使上颌牙冠暴露约 6 周后的临床表现。虽然口腔卫生状况仍需改善，但手术效果依然显著。C. HGF 的组织学标本：可见增生的上皮组织和细长的上皮钉突，下方的结缔组织由粗大、不规则排列的胶原纤维组成（C. From Coletta RD, Graner E. Hereditary gingival fibromatosis: a systematic review. J Periodontol. 2006；77：753-764.）

苯妥英引发的牙龈过度生长

在 20 世纪 30 年代后期，苯妥英（大仑丁，二苯乙内酰脲）被发现具有显著的抗惊厥作用，后被用来治疗癫痫。然而，Kimball[36] 在 1939 年报道苯妥英与不同程度的牙龈增生有关，在 119 名因为控制癫痫发作而服用苯妥英的患者中，有 57% 出现了牙龈过度生长。

早期研究发现，服用大仑丁的患者体内成纤维细胞数量增多，因此将这一现象称为"大仑丁性增生"。但当 Hassell 等[38] 发现这类患者的组织中并不存在实质性增生后，现已不将其视为增生现象。此外，在单位组织中既没有过多的胶原累积，也没有成纤维细胞的数量或形态异常，故现在更倾向于改称"苯妥英引发的牙龈过度生长"（phenytoin-induced gingival overgrowth，PIGO）。

自发现以来，苯妥英就因其广泛的疗效成为目前使用最多的抗癫痫药物之一。同时，在长期使用苯妥英的患者中 PIGO 发生率很高，报道从 0～95% 不等，多数集中在 40%～50%[37]。

学者们也研究了血清和唾液中苯妥英水平对 PIGO 发展的影响。有学者报道，在部分病例中，PIGO 的严重程度与血液和唾液中的苯妥英水平呈正相关[39-41]。其他的研究者则认为不存在这种关系[42-43]。普遍认为，当考虑到单位体重的苯妥英水平和实际血清水平时，剂量与 PIGO 存在相关关系。Sasaki 和 Maita[44] 报道了牙龈增生程度与血液中高水平的碱性成纤维细胞生长因子明显相关，与患者年龄、每日或总的苯妥英剂量、治疗周期或苯妥英血清水平则无相关性。

多数学者均认同口腔卫生状况与 PIGO 密切相关。PIGO 可以通过认真细致的口腔卫生保健而缓解或预防。牙列缺失者几乎没有发生 PIGO 的现象，证明了菌斑、局部刺激和 PIGO 之间具有相关性。

PIGO 可发生于服用苯妥英 2～3 周后，在 18～24 个月后达到高峰期。初期的临床症状是龈乳头无痛性肿大，前牙唇面比舌面及后牙区更易被累及（图 15.19 和图 15.20 A），累及区域较分散，但随后蔓延广泛。除非存在继发性感染或炎症，临床上表现为增生的牙龈组织颜色粉红、质地坚韧，探诊不易出血。随着牙间乳头呈小叶状增生，在牙齿中线位置出现龈裂；随着时间的推移，小叶在中线融合，形成假性牙周袋，并覆盖大部分牙冠，但上皮附着水平通常保持恒定。部分病例中，牙龈覆盖了整个𬌗面。这些过度生长的牙龈组织可能是完全的纤维性变或伴有明显的炎性成分。

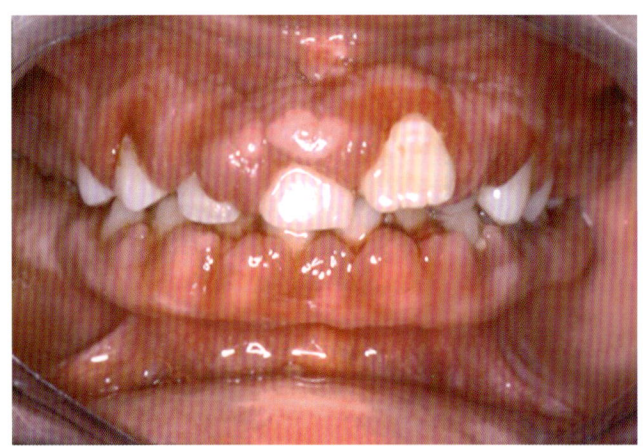

图 15.19 一名 11 岁儿童患有严重的广泛型苯妥英引发的牙龈炎，增大的牙龈组织覆盖了上、下颌前牙区大部分的临床牙冠

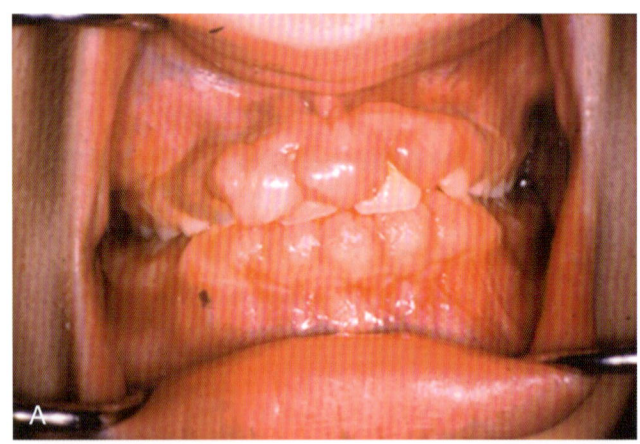

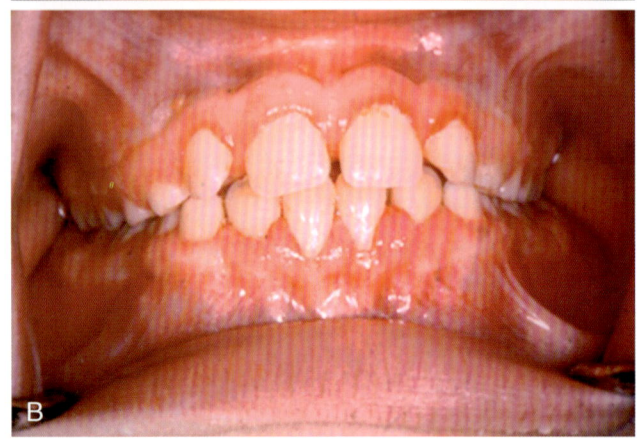

图 15.20 A. 苯妥英引发的严重的广泛型牙龈炎。B. 手术去除过度生长的牙龈组织，口腔状况得以暂时改善。良好的口腔卫生状况对于控制牙龈生长十分必要

PIGO 可能会引发美观问题、咀嚼困难、语言障碍、牙齿迟萌、组织创伤，以及由于继发炎症而导致牙周病的发生[45]。但 PIGO 尚无治愈方法，多为对症治疗。抗组胺药、类固醇、维生素 C、局部用抗生素、碱性漱口水等都无效。

Steinberg 和 Steinberg[46] 根据口腔临床症状和体征提出了推荐的口腔疗法。轻度 PIGO 患者（少于 1/3 的临床牙冠被覆盖）需要日常细致的口腔卫生维护和更频繁的牙科保健。中度 PIGO 患者（1/3～2/3 的临床牙冠被覆盖）需要细致的口腔家庭护理及适当使用冲洗装置。在冲洗装置里使用抗菌斑漱口液（0.12% 葡萄糖酸氯己定）可以进一步控制细菌生长。建议初期连续 4 周进行洁治及局部应用氟化亚锡；第 5 周评估牙龈状况，观察其大小是否发生改变。检测苯妥英水平（正常治疗剂量下为 10～15 mg/ml）。如果牙龈生长没有任何改变，应与患者的内科医生协商是否可以使用其他抗癫痫的药物。如果没有任何改善，应该考虑手术切除过度生长的牙龈。对上述治疗方法没有反应的重度 PIGO 患者（超过 2/3 的牙冠被覆盖），需要手术切除过度生长的牙龈。和其他牙周手术一样，术前刮治、根面平整和术后细致的口腔卫生维护对减少牙龈生长至关重要，因为在术后 3～4 周就有可能复发（图 15.20 B）。Donnenfeld 等[47] 发现，若进行良好的口腔卫生维护，复发可延迟至术后 9 个月。如果患者需要二次手术且有快速复发病史，建议在家庭口腔保健时辅助使用一种压力装置。如果患者已多次行牙龈切除术，则应尽可能推迟再次手术的时间。

PIGO 的具体手术方法包括：用牙周手术刀行牙龈切除术、激光切除术、电刀切除术、内斜皮瓣手术。使用牙周手术刀可以使组织恢复得更快，但是术中和术后出血较多，耗时较长，更加需要患者的配合。电刀切除术的优点是：耗时较短，出血量较少，术区视野清晰；对于难以到达的区域，可控程度增加；可自行灭菌；不需要使用牙周塞治剂。其缺点是：禁用于有心脏起搏器的患者，术中有难闻的气味，愈合延迟，使用不当可能导致不必要的骨或软组织丧失。激光切除术的优点包括：出血减少，可以保证术区视野清晰；在手术过程中不接触牙龈；术区消毒；促进愈合；术后不适感最小；手术耗时缩短。缺点是：设备的成本高和占用空间大，需要住院治疗，部分组织可能延迟愈合，专业技术要求更高，缺乏术中触觉感受，需要保护眼睛，激光可能引燃塑料或橡胶管，同时需要用湿润的海绵覆盖非手术区域以防止激光引起损伤。内斜皮瓣手

术与上述治疗方法相比，具有一定的优势。内斜皮瓣可以促进愈合（刺激早期愈合），控制术后出血，减少术后疼痛，可使用牙周塞治剂。具体选择哪一种手术方法应由术者根据患者的配合程度、依从性、牙龈生长程度和术者的专业技术来决定。采用上述治疗方法愈合一般均较快。

普遍认为，对于 PIGO 患者，手术切除过度生长的牙龈以及术后良好的口腔卫生是最有效的治疗手段。然而，即便是采用了这些治疗措施，仍然可见牙龈增生渐进性复发。

Davis 等[48]报道了使用压力矫治器治疗 PIGO 患者牙龈增生的研究。手术切除纤维组织后立即取印模，制作一个正压夹板。术后 1 周去除牙周塞治剂，佩戴正压矫治器。在实验组的 9 名患者中，7 人没有复发牙龈过度生长，1 人有轻度复发，另外 1 人有中度复发。天然橡胶、口腔保护器型矫治器及内衬软胶的铸造钴铬合金支架同样有效。压力矫治器一般只需要晚上佩戴，但如果矫治计划需要，也可以白天、晚上都佩戴。Sheridan 和 Reeve[49]同样报道了使用正压矫治器成功控制牙龈增生复发的病例。

Steinberg[50]建议不采用手术，而使用系列的压力矫治器来减少牙龈的过度生长。他报道了一例患有系统性疾病而不能行牙龈切除术的病例，在口腔卫生得到改善后，取印模，在石膏模型上相应的牙龈过度生长区域去除 2 mm 石膏，然后制作压力矫治器。患者佩戴 4 周，每天佩戴 12 小时，之后更换新的压力矫治器。治疗 8 周后，Steinberg 观察到病变区过度生长的牙龈体积明显减小。Steinberg 建议使用系列压力矫治器来逐渐减少牙龈的过度生长，最终达到临床可接受的程度。但他同时指出，这种治疗方法并不适用于所有患者，但对有牙科手术禁忌证的患者是有价值的。

Drew 等[51]和 Bäckman 等[52]均报道称，叶酸对治疗 PIGO 患者以及可能罹患 PIGO 的患者有一定的疗效。其研究表明，系统性补充叶酸后，患者 PIGO 的严重程度有所下降。Drew 等[51]开展的研究进一步证明，每天局部使用叶酸溶液冲洗口腔 2 次的患者，其组织反应明显好于接受系统性叶酸治疗的患者。研究结果提示叶酸治疗可以抑制 PIGO，其他相关的研究也得到了类似的结论。

其他可能引起牙龈过度生长的药物包括环孢素、钙通道阻滞剂、丙戊酸及苯巴比妥。和其他影响牙周组织的疾病一样，保持良好的口腔卫生是治疗成功的关键。

维生素 C 缺乏性龈炎（坏血病性龈炎）

营养缺乏是可能影响牙龈组织健康的可变危险因素。一个已经充分证实会影响牙周组织的营养缺乏疾病是坏血病性龈炎。坏血病性龈炎与维生素 C 缺乏相关，与典型的由菌斑引起的龈炎不同，其累及范围一般局限于游离龈和龈乳头。患坏血病性龈炎的儿童一般主诉为剧痛，可能出现明显的自发性出血。除营养不良者，维生素 C 缺乏性龈炎也可能发生在接受放疗、化疗的儿童或成人癌症患者中，他们的肠道黏膜受到影响，营养吸收减少。

严重的坏血病性龈炎在儿童中罕见，但对果汁过敏的儿童可能会发生，他们无法摄入足够的维生素 C（图 15.21 A）。如果血液检查提示维生素 C 缺乏，同时排除了其他系统性疾病，每天摄入 250～500 mg 维生素 C 可以使牙龈得到较大改善（图 15.21 B）。年龄大一些的儿童或成人可能每天需要 1 g 维生素 C，持续 2 周，以利于牙龈快速恢复。

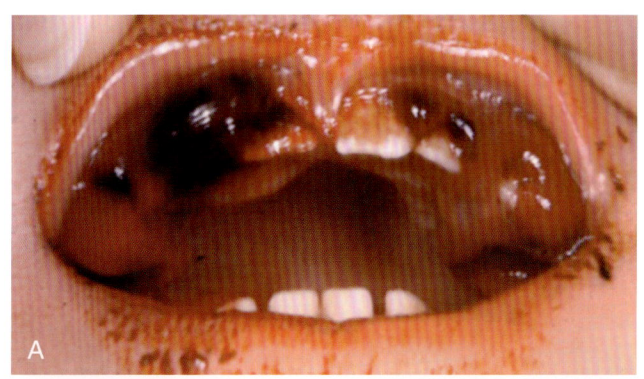

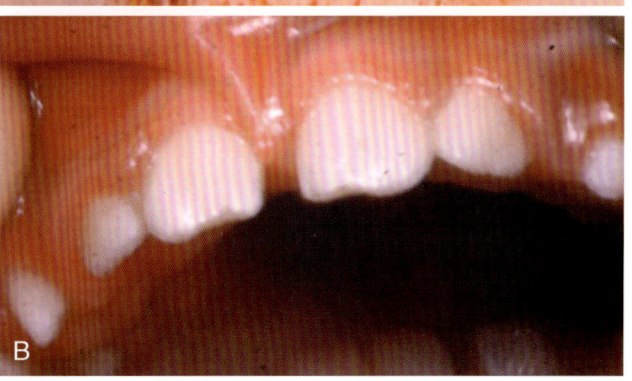

图 15.21　A. 16 月龄的婴儿发生严重的坏血病性龈炎。上颌牙弓可见大的血肿，初诊时被误诊为 Vincent 感染。B. 每天补充 400 mg 维生素 C 后可见牙龈明显好转

尽管报道显示维生素 C 缺乏引发的坏血病性龈炎发生率较低，但实际上此病可能更普遍，因为如果医生不知道如何识别疾病的迹象，它就很容易被忽视。无局部致病因素的游离龈及龈乳头炎症和肿胀可能就是坏血病性龈炎的征兆（图 15.22 A 和 B）。向儿童及其照护人询问饮食习惯、饮食摄入量，并使用 7 天饮食调查表可发现儿童摄入的富含维生素 C 的食物量不足。全面的牙科护理、改善口腔卫生以及补充维生素 C 和其他水溶性维生素将显著改善牙龈状况。

儿童牙周病

牙周炎是发生于牙龈和深层牙周支持组织的炎症性疾病，其特点是牙周袋形成和支持牙槽骨破坏。儿童的牙槽骨丧失可以通过在殆翼片上比较牙槽骨和釉质牙骨质界的高度而确定。牙槽突的高点

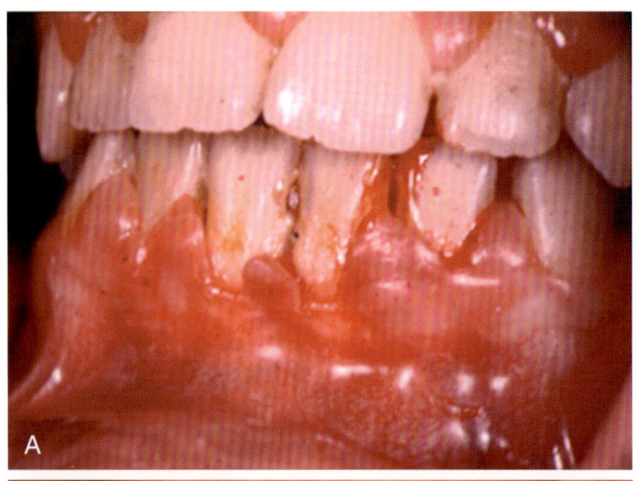

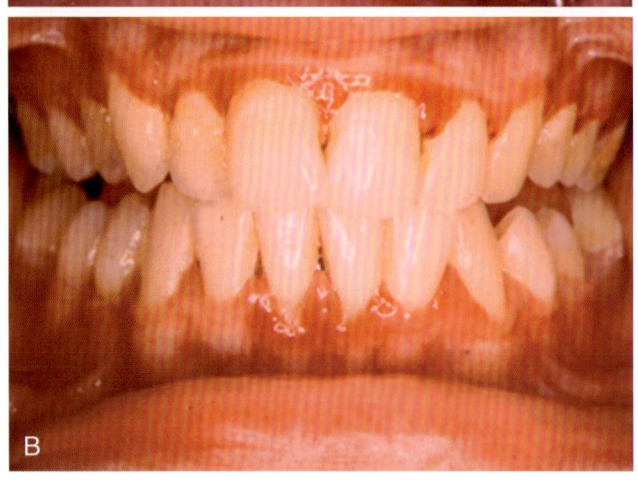

图 15.22 A. 13 岁的儿童食物中缺乏维生素 C 而发生坏血病性龈炎。B. 改善饮食，补充果汁，辅助指导刷牙 2 周后牙龈明显好转

与釉质牙骨质界的距离为 2～3 mm 时，提示可能存在骨丧失；若距离大于 3 mm，则提示有明确的骨丧失。

临床确诊主要是根据牙周探诊检查有无附着丧失和殆翼片。骨丧失一般发生于第一和第二乳磨牙之间。

在先前的牙周炎分类中，AAP 将早发性牙周炎归为侵袭性牙周炎[53]。而在新分类中已经取消了"侵袭性"一词，正如取消了"慢性"一词一样。如此更改的理由是慢性牙周炎和侵袭性牙周炎之间并没有明确的区别，这些病症似乎在不同的进展阶段呈现不同的临床表现，但在病因（细菌）和病理生理学上类似。也就是说，慢性牙周炎和侵袭性牙周炎可能是具有不同临床表现的同一疾病实体。

牙周炎（曾称侵袭性牙周炎和早发性牙周炎）

牙周炎可发生于健康或者不健康的年轻人中，可分为两类：①局限型［曾称局限型侵袭性牙周炎（localized aggressive periodontitis，LAP）和局限型青少年牙周炎（localized juvenile periodontitis）］：通常局部累及磨牙和切牙。②广泛型［曾称广泛型侵袭性牙周炎（generalized aggressive periodontitis，GAP）］。这两种分类在病因和临床表现上有一定重叠。Albandar 等[54]调查分析了 1986—1987 年的流行病学数据，发现"侵袭性牙周炎"在美国青少年学生中的患病率分别为：非洲裔美国人 10%，西班牙裔 5%，白人 1.3%。

Löe 和 Brown[55]分析报道了 14～17 岁的 1107 名青少年的牙周情况，发现约 0.53% 被诊断为 LAP，约 0.13% 患 GAP，其中约 1.61% 出现附着丧失。其中男孩比女孩更容易罹患 GAP（比例为 4.3∶1）。

发生于乳牙列的侵袭性牙周炎可以是局限型的，但多数情况下是广泛型的。LAP 可发生于健康儿童的乳牙列，出现局部附着丧失和牙槽骨吸收。发病的确切时间未知，可在 4 岁或 4 岁之前发病，在 X 线片上可观察到乳磨牙区和（或）切牙区牙槽骨吸收。临床上受累区域可见轻微的牙龈炎症，牙周探诊深度异常，牙槽骨快速丧失，有不同程度的菌斑堆积。宿主的免疫系统异常（如白细胞趋化作用）、广泛的邻面龋坏（利于菌斑附着和牙槽骨丧失）以及家族性牙周病史，均与儿童 LAP 具有

相关性[56]。随着疾病的进展，儿童出现牙龈炎症，如龈裂和龈缘局限性溃疡。

广泛型牙周炎（曾称广泛型侵袭性牙周炎）

广泛型牙周炎可始发于乳牙萌出过程中或萌出后不久，导致严重的牙龈炎症和广泛的附着丧失、牙齿松动，以及牙槽骨快速丧失和牙齿过早脱落（图15.23）。牙龈组织最初可能仅表现出轻微的炎症和少量牙菌斑堆积。此病经常影响整个牙列，牙槽骨破坏进展迅速，乳牙可能会在3岁就早失。由于其牙槽骨破坏广泛、快速，影响儿童的广泛型牙周炎以前被称为广泛型青少年牙周炎、重度牙周炎和快速进展性牙周炎。慢性病例表现为伴随急性炎症的龈裂和明显的牙龈退缩。参见后文关于"乳牙列的早期牙槽骨丧失"的内容。

磨牙-切牙型牙周炎（曾称局限型侵袭性牙周炎和局限型青少年牙周炎）

此类牙周炎呈现出典型表现，即局限在磨牙和切牙的快速、严重的牙槽骨丧失，常发生于无全身性疾病临床表现的健康儿童和青少年（图15.24以及图15.25 A和B）。磨牙-切牙型牙周炎被认为具有自限性。回顾性研究发现，乳牙周围的牙槽骨丧失可视为该疾病的早期表现。据报道，患病率为0.1%～1.5%，不同地区的青少年中均出现双侧对称性牙槽骨丧失。非洲裔美国人的患病率更高（2.5%）。临床上，磨牙-切牙型牙周炎患者的牙龈组织炎症较轻，龈上牙菌斑或牙结石很少。然而，

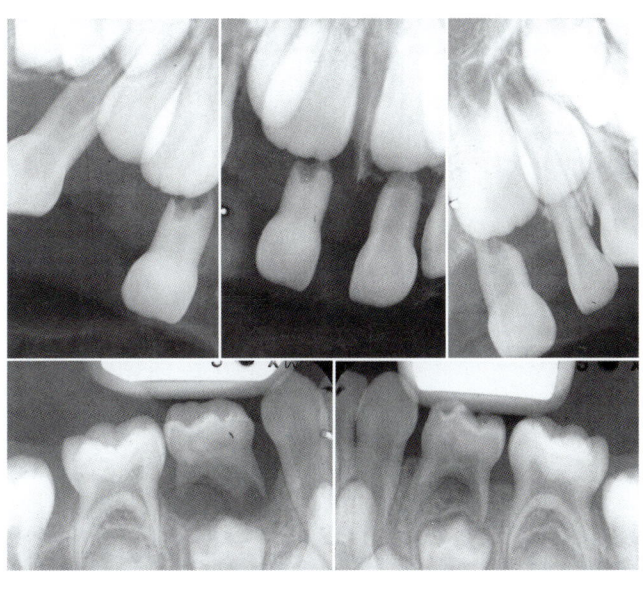

图15.23 4岁6个月女孩牙周炎的X线片，可见牙槽骨广泛吸收

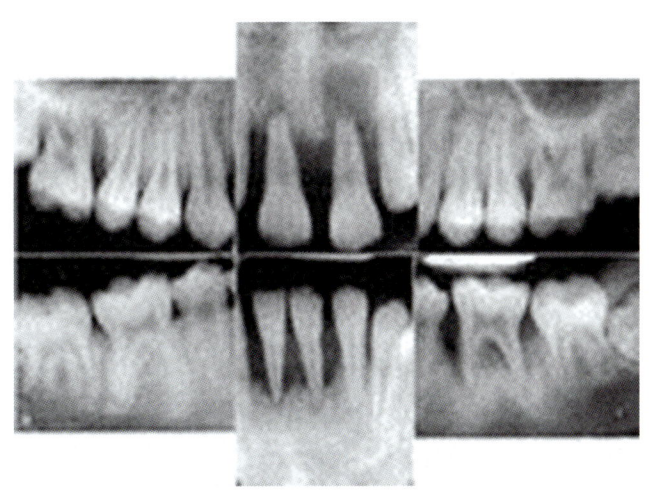

图15.24 12岁男孩局限型牙周炎磨牙-切牙型的局部X线片，可见切牙和第一恒磨牙区牙周支持组织丧失。上颌中切牙、下颌切牙和第一恒磨牙拔除并制作局部义齿

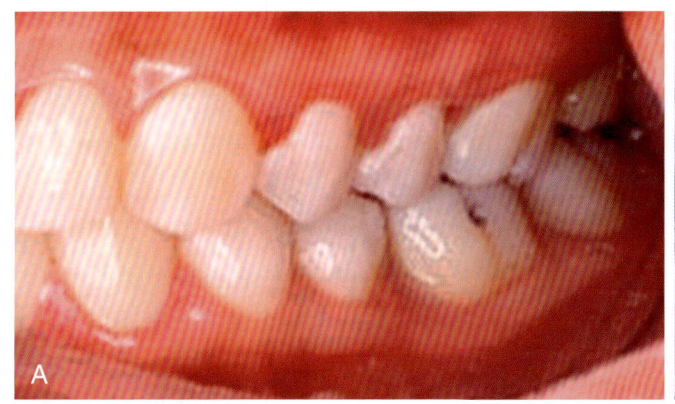
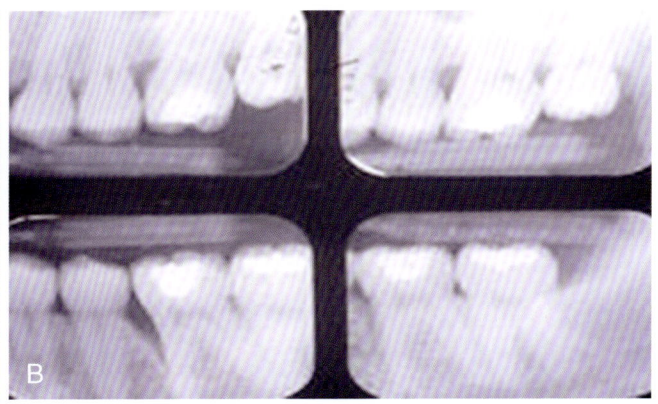

图15.25 A. 局限型牙周炎：磨牙-切牙型。B. X线片显示#14牙的近中面可见垂直向牙槽骨吸收，#19牙更加明显

他们确实存在龈下菌斑堆积和龈下牙石。牙槽骨丧失的进展速度比广泛型牙周炎快3～4倍。

广泛型牙周炎和磨牙-切牙型牙周炎的治疗

广泛型牙周炎和磨牙-切牙型牙周炎的成功治疗有赖于疾病的早期诊断，针对致病菌使用抗生素，在患区通过手术和（或）非手术方式进行龈上和龈下的机械性清创（伴或不伴辅助抗菌治疗），加强家庭护理，严格的定期随访以监测患者依从性并在复发的早期进行干预，以及提供有利于愈合的无感染环境。治疗过程中可能需要咨询患者的内科医生，并进行包括微生物学、遗传学或生物化学评估在内的辅助检查，以排除具有牙周炎表现的全身性疾病（如周期性中性粒细胞减少症、组织细胞增多症）或影响牙周支持组织的疾病（如糖尿病、甲状旁腺功能亢进症）。Christersson等[57]发表的研究结果显示，单纯的洁治和根面平整无法清除伴放线聚集杆菌（*Aggregatibacter Actinomycetemcomitans*，*Aa*）。因此，可能需要抗微生物治疗以辅助清除牙周病原体，例如已通过微小溃疡面穿透龈沟上皮进入下面的结缔组织的牙龈卟啉单胞菌（*Porphyromonas Gingivalis*，*Pg*）或*Aa*等。阿莫西林和甲硝唑联合使用1～2周可显著抑制*Aa*和*Pg*。此外，应避免使用四环素类药物治疗儿童牙周炎，因为在矿化过程中，四环素可特异性结合到牙齿和骨组织内，最终导致牙齿在形成和发育过程中着色。因此，四环素类药物因可能影响胎儿骨骼系统的发育而被归为FDA孕期D类药物，禁用于孕妇和哺乳期妇女。

Microdentex公司上市了一种检测牙周致病菌的DNA试剂盒（Microdentex，Fort Myers，FL，USA），用于辅助诊断患牙周炎的风险，评估患儿对抗生素的反应。在抗生素治疗结束的4～6周后再次检测，评估疗效。该检测需要将试剂盒提供的纸尖放入牙周袋内10秒以收集菌斑样品，然后将收集到样品的纸尖放回试剂盒以检测微生物。儿童探针试验（Pedo Probe test）只能提供*Aa*的详细分析结果，但实验室检测可以做更详尽的微生物分析。

对儿童广泛型牙周炎的治疗更加不可预测。当传统治疗无效时，应选用针对特定病原菌的抗生素。对于严重的广泛型牙周炎患者，更应结合临床实验室检测和传统牙周病疗法来进行多学科联合诊断和治疗。

反映全身性疾病的牙周炎

2017年，AAP和EFP重新制定了牙周炎分类，将反映全身性疾病的牙周炎作为一类独立的疾病。已知有多种全身性疾病会影响儿童和青少年的牙周组织。

以下是可表现为牙周炎的全身性疾病列表。这些疾病通过影响牙周炎症而对牙周组织损失产生重大作用。

1. 遗传性疾病
   1a. 与免疫系统紊乱相关的疾病
      - 唐氏综合征
      - 白细胞黏附缺陷综合征
      - 掌跖角化牙周病综合征（Papillon-Lefèvre syndrome，PLS）
      - Haim-Munk综合征
      - 细胞异常色素减退综合征（Chédiak-Higashi syndrome）
      - 重度中性粒细胞减少症（先天性中性粒细胞减少症、周期性中性粒细胞减少症）
      - 原发性免疫缺陷病（慢性肉芽肿病、高免疫球蛋白E综合征）
      - 科恩综合征
   1b. 影响口腔黏膜和牙龈组织的疾病
      - 大疱性表皮松解症（营养不良性大疱性表皮松解症，金德勒综合征）
      - 纤溶酶原缺乏症
   1c. 影响结缔组织的疾病
      - 埃勒斯-当洛综合征（Ehlers-Danlos syndrome，Ⅳ型和Ⅷ型）
      - 血管性水肿
      - 系统性红斑狼疮
   1d. 代谢性内分泌失调相关疾病
      - 糖原贮积病
      - 戈谢病（Gaucher disease）
      - 低磷酸酯酶症
      - 低磷酸盐血症性佝偻病
      - Hajdu-Cheney综合征
   1.2 获得性免疫缺陷疾病

- 获得性中性粒细胞减少症
- 人类免疫缺陷病毒（HIV）感染

1.3 炎症性疾病
- 获得性大疱性表皮松解症
- 炎症性肠病

2. 其他影响牙周病发病机制的全身性疾病
- 糖尿病
- 肥胖
- 骨质疏松症
- 关节炎（类风湿关节炎、骨关节炎）
- 情绪压力和抑郁
- 吸烟（尼古丁依赖）
- 药物

3. 可能导致牙周组织丧失的全身性疾病（独立于牙周炎）

3a. 肿瘤
- 牙周组织的原发性肿瘤（口腔鳞状细胞癌、牙源性肿瘤、牙周组织的其他原发性肿瘤）
- 牙周组织的继发性转移性肿瘤

3b. 可能影响牙周组织的其他疾病
- 肉芽肿病伴多血管炎
- 朗格汉斯细胞组织细胞增生症
- 巨细胞肉芽肿
- 甲状旁腺功能亢进症
- 系统性硬化病（硬皮病）

溶骨症（Gorham Stout综合征）——乳牙列的早期牙槽骨丧失

与全身性疾病相关的严重牙槽骨吸收可发生于儿童、青少年及成人。乳牙列的牙槽骨吸收较为少见。虽然外伤、龋坏可能引起牙齿早失，但严重的牙槽骨吸收并不明显。局部因素（如牙周炎、外伤、因龋坏继发的感染）是引起早期牙槽骨吸收的主要因素。Goepferd[58]报道称，在没有局部刺激因素的情况下，乳牙列牙槽骨破坏高度提示存在全身性疾病，如低磷酸酯酶症、掌跖角化牙周病综合征、X型组织细胞增生症、粒细胞缺乏症、白细胞黏附缺陷、中性粒细胞减少症、白血病、糖尿病、硬皮病、纤维性结构不良、肢痛症、唐氏综合征、细胞异常色素减退综合征等。此类疾病可造成免疫系统和中性粒细胞功能缺陷，增加患者对牙周炎的易感性，进而导致牙槽骨吸收和其他感染。

掌跖角化牙周病综合征

在所有以牙周炎为表征的全身性疾病中，由于其独特的临床表现，PLS可能是记录最完整的综合征。PLS是一种罕见的遗传疾病，其特征为早发牙周炎和掌跖角化过度，通常在儿童5岁前变得明显。Coccia等[59]曾发现一名2岁6个月的儿童患有此综合征（早期牙周炎），且病因至今不明。PLS人群患病率为（1~4）/1 000 000。在患病儿童的家庭中发现有家族聚集性，且无种族和性别差异，提示疾病具有常染色体隐性遗传特征[60]。

Gorlin等[61]报告了在幼儿中观察到典型的临床症状（图15.26）。乳牙正常萌出，但早在2岁时，儿童就开始摩擦牙龈并表现得十分痛苦；刷牙时牙龈有出血倾向。手掌和脚底可见过度角化（图15.27），最早可在8个月时出现红斑和鳞屑。Delaney[1]观察到儿童肘部和膝盖的过度角化。反复的实验室检查包括全血细胞计数、尿常规、血清钙和磷测定均显示正常。

患儿在2岁6个月时全部乳牙松动，影像学检查显示在该年龄阶段罕见的严重牙槽骨水平吸收（图15.28）。由于牙龈炎症、患儿感觉不适及感染性牙周袋的形成，所有乳牙在3岁时被拔除。拔除的牙齿组织病理学检查显示牙髓组织正常，牙根早期吸收，牙骨质正常覆盖于牙根表面，同时可见丝状微生物组成的嗜碱性菌斑附着于几乎整个牙根表面。Tinanoff等[62]在PLS患者牙菌斑中分离出的

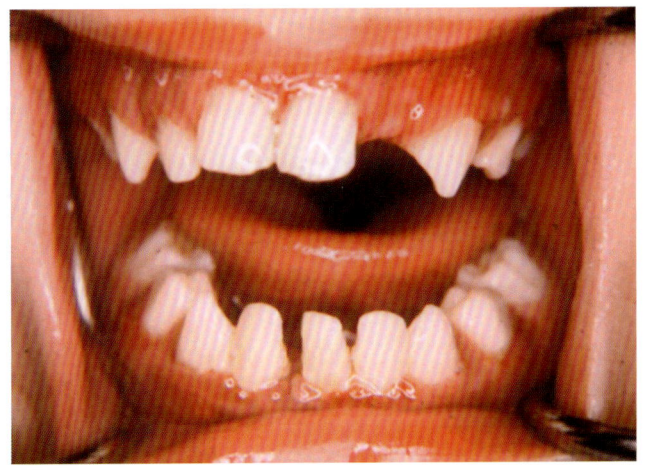

图15.26 2岁6个月的掌跖角化牙周病综合征患儿口内情况，可见牙龈炎性充血、肿大，尤其是在下颌切牙区

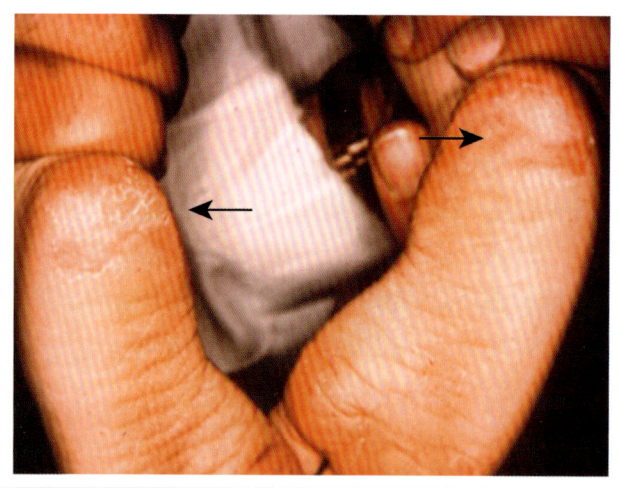

图 15.27 足底皮肤过度角化（箭头所示）

牙周致病菌包括 Aa、Fn、二氧化碳嗜纤维菌和侵蚀艾肯菌。

拔除乳牙 3 个月后制作全口义齿，患儿在功能上和心理上都能较好地适应义齿（图 15.29 A 和 B）。第一恒磨牙和下颌中切牙在预期时间萌出，调整义齿基托以利于牙齿的萌出。虽然既往研究发现恒牙列也会受影响，但这名患儿追踪至青年期，其牙列、支持组织都正常（图 15.30）。并且，患儿还成功地接受了正畸治疗。

在牙周病的疾病管理中，一些有关四环素作为细致龈下清创的辅助治疗可显示出有效性的报道促使 McDonald 重新对这个病例进行分析。这位患儿

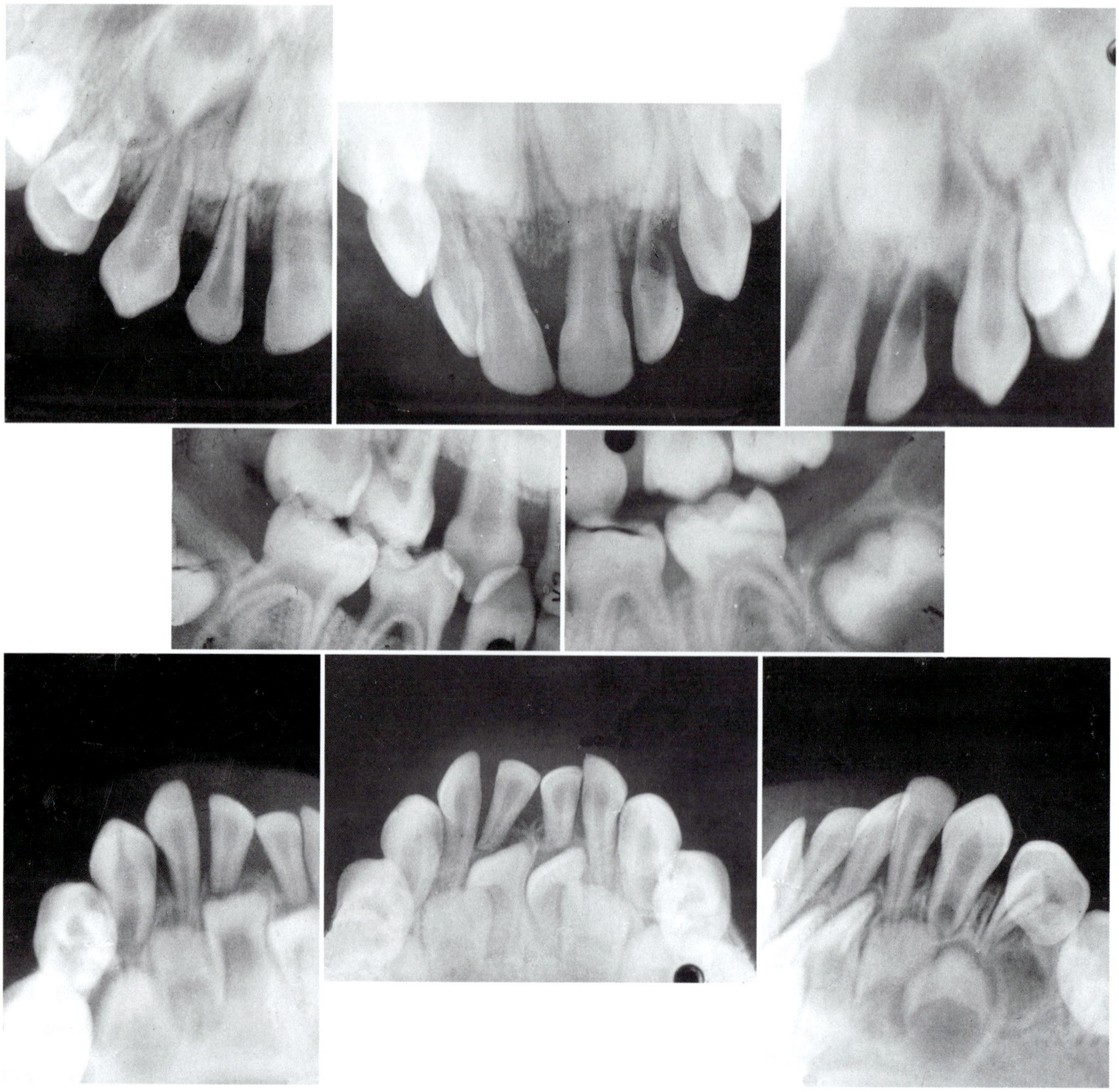

图 15.28 2 岁 6 个月的 Papillon-Lefèvre 综合征患儿的全口殆翼片。可见全口四个象限的牙槽骨发生水平吸收，前牙区的牙槽骨吸收至根尖 1/3。所有乳牙在 3 岁时被拔除，患儿佩戴全口义齿

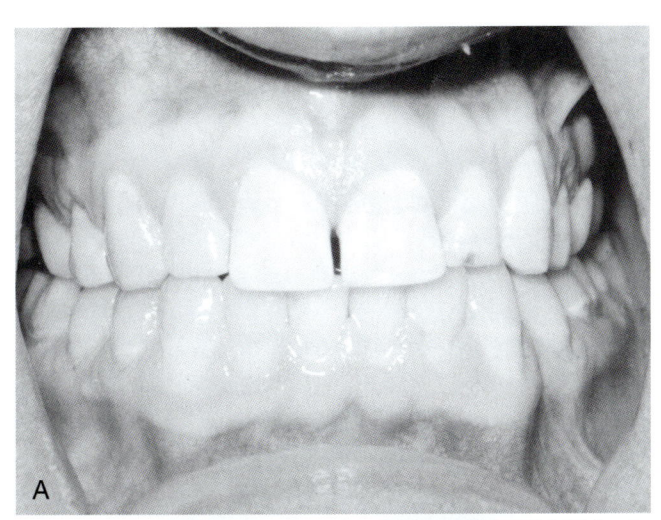

图15.29　A. 一名佩戴全口义齿的3岁儿童。B. 全口义齿，后期可调整义齿的基托以利于第一恒磨牙和下颌切牙顺利萌出

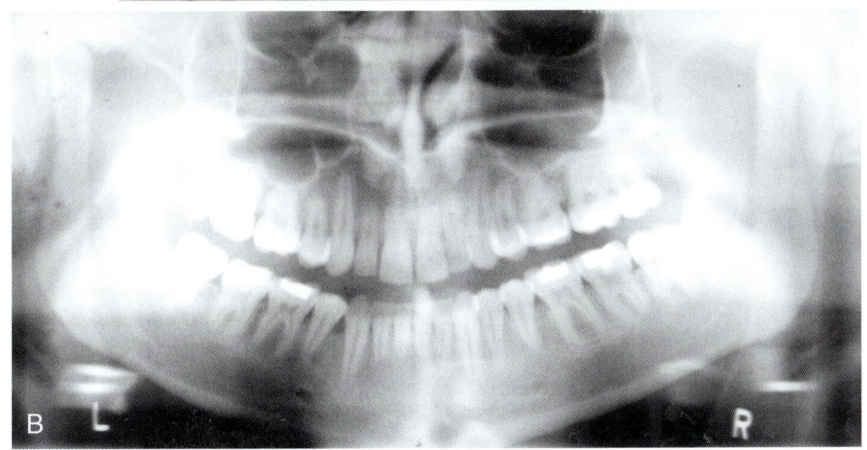

图15.30　A. 口内正面照。B. 图15.28和图15.29中患儿15岁时的曲面体层片，显示牙槽骨正常，未见明显吸收，但可见下颌前牙牙根由于正畸治疗所致的根尖吸收

的父亲（一名内科医生）报道了患儿因耳部感染在3～6岁时反复使用四环素。此种疗法可能会减少致病菌，防止病变对恒牙列发育和萌出造成影响。但传统的牙周治疗并不能阻止牙齿丧失。Delaney[1]报告称 PLS 年幼患儿的牙周治疗包括特异性致病菌的鉴定，针对病原微生物的特异性抗生素治疗，以及尽早拔除全口牙齿，使口腔在恒牙萌出前处于无牙阶段。

牙龈退缩

牙龈退缩在儿童中较为常见，有多种病因，包括附着龈过窄、骨开裂、刷牙创伤、牙齿前突、系带附着低、反𬌗致软组织咬伤、正畸牙移动、采用使龈下组织退缩的印模技术、口腔习惯、牙周炎、假性牙龈退缩（牙齿部分脱出）以及口内穿环（如舌钉）。牙龈退缩一般采取保守治疗，去除致病因素，同时保持良好的口腔卫生。若退缩保持不变（没有继续加重）或有所改善，建议继续定期复查。但如果观察4～8周后牙龈退缩持续加重，应根据致病因素采取其他牙周手术治疗。

牙龈退缩新分类

2017年，AAP 和 EFP 定义了新的牙龈退缩分类系统。该分类系统最初由 Cairo 等于2011年提出，根据邻间临床附着水平对牙龈退缩进行分类。邻间临床附着水平是一个需要考虑的重要术前参数，因为它与未来软组织移植的稳定性相关，并且是软组织移植瓣的主要血供来源。因此，Cairo 分类在预测常规根面覆盖术后的牙根覆盖量方面具有价值。

1型退缩（recession type 1，RT1） 指无邻间附着丧失的牙龈退缩。探查邻间隙，在牙齿的近中和远中都探测不到釉质牙骨质界（cementoenamel junction，CEJ）。对于 RT1 缺损，软组织移植术后预期牙根覆盖率可达到100%（图 15.31）。

2型退缩（recession type 2，RT2） 伴有邻间附着丧失的牙龈退缩。邻间附着丧失量（邻间 CEJ 至龈沟底/龈袋底的距离）小于或等于颊侧附着丧失量（颊侧 CEJ 至龈沟底/龈袋底的距离）（图 15.32）。

3型退缩（recession type 3，RT3） 伴有邻间附着丧失的牙龈退缩。邻间附着丧失量（邻间 CEJ 至龈沟底/龈袋底的距离）大于颊侧附着丧失量（颊侧 CEJ 至龈沟底/龈袋底的距离）（图 15.33）。

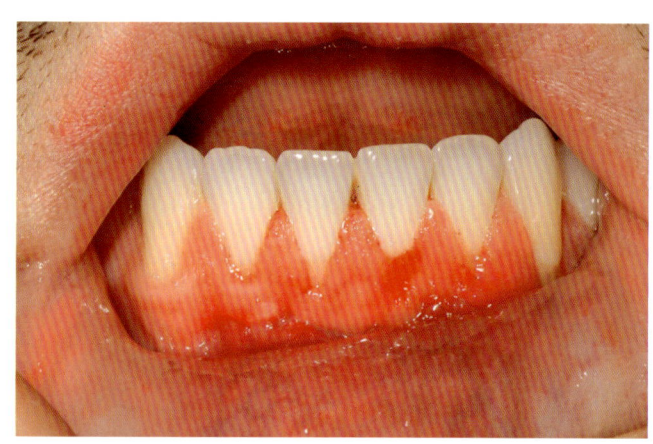

图 15.31 1型退缩（recession type 1，RT1）。下颌右中切牙唇侧牙龈退缩，可探及 CAL，但在近中和远中邻间未探及。对于 RT1 缺损，软组织移植术后基本可达到100% 的牙根覆盖率

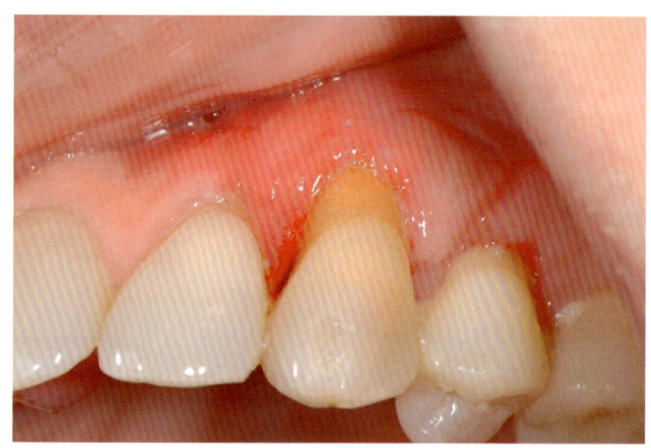

图 15.32 2型退缩（recession type 2，RT2）。左上颌尖牙唇侧和邻间可探及 CAL；牙周探针探诊显示唇侧 CAL 为6 mm，邻间为4 mm。软组织移植术后可能达到100% 的牙根覆盖率

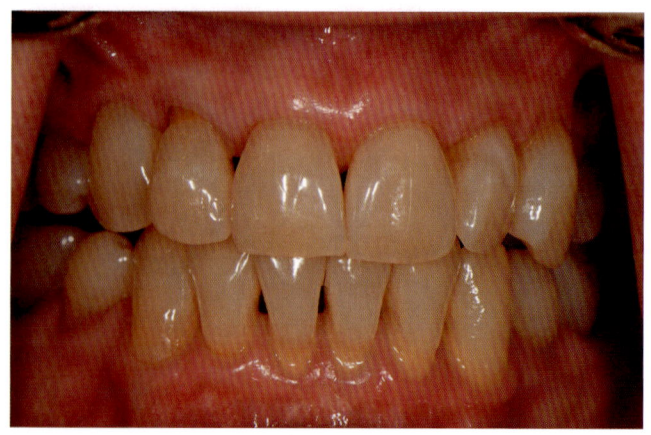

图 15.33 3型退缩（recession type 3，RT3）。下前牙唇侧和邻间可探及 CAL；牙周探针探诊显示唇侧 CAL 为4 mm，邻间为6 mm。由于邻间附着丧失较多，软组织移植术后无法达到100% 的牙根覆盖率

口腔人为损伤

口腔人为损伤（曾称自残性伤害）被定义为导致牙齿结构、软组织和（或）骨骼受损的自我损伤。Stewart 和 Kernohan[66]在综述中强调了口腔人为损伤的四个显著特征：①损伤似乎与任何类型的疾病过程无关；②病损部位看起来具有奇异和不规则的外形，轮廓清晰；③在患者手可触及的口腔区域发现病变；④损伤可以单独出现，也可以与多个其他人为的损伤一起出现。虽然口腔人为损伤在成年人群中可见，但这种类型的伤害更常见于儿童，可能是潜在情绪或行为问题的表现。到目前为止，一些病例报告描述了儿童有意或无意地对他们自己的口腔造成创伤的情况。Plesset[63]报告了一名智力正常的9岁女童故意使其上颌乳尖牙和下颌恒切牙松动，导致最终拔除。Leksell 和 Edvardson[64]报道了另一例4岁女性患儿由于口腔不自主的抽动造成牙齿脱落。进一步调查显示，患儿的口腔自伤行为与之前未确诊的发声和多种运动联合抽动障碍（Tourette Syndrome）有关。

口腔人为损伤可能比我们意识到的要多，因为大部分儿童不会承认他们有这种行为，除非被发现了。因此，自我造成的损伤可能很容易被医疗保健从业者和（或）护理人员忽视或误诊。牙医应该意识到这种情况的存在，并按治疗咬指甲习惯那样及时干预。在临床中我们应该设法找到引起创伤的原因，如果是局部牙科因素引起的，则可以予以矫正。然而对大多数患儿来说，行为或情感问题可能才是自残的潜在原因。此时，建议对儿童及其家长进行心理指导。此外，如果怀疑虐待或忽视是导致自残的原因，则须在患者病历中详细记录口腔人为损伤的性质、程度、位置和频率，并可能需要向相关部门报告。

最小可见4岁的儿童用指甲损伤其游离龈和附着龈，偶尔可到牙槽骨破坏的程度。Krejci[65]报道了一名8岁的美国黑人男孩，其右上中切牙唇侧牙龈肿胀。调查发现此患儿有咬指甲的习惯，而且喜欢把指甲插在上颌中切牙龈沟内滑动。最终这名患儿接受了手术和心理咨询联合治疗（图15.34 A 至 C）。一名14岁的女孩用指甲造成了单侧上颌尖牙区颊侧牙龈组织剥脱（图15.35 A 和 B）。只要戒除了不良习惯，这种情况就可通过手术方式治愈。

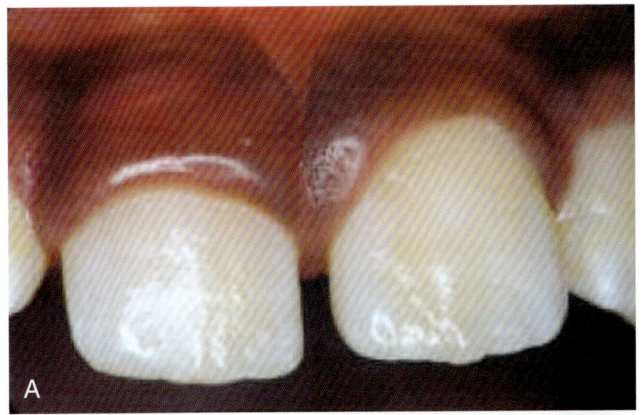
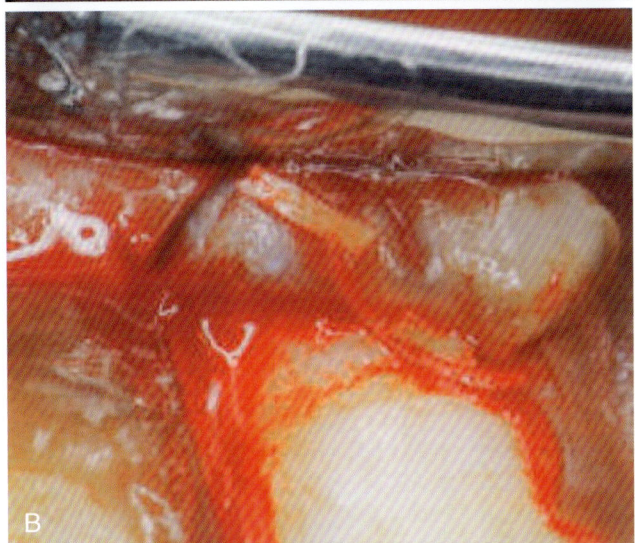
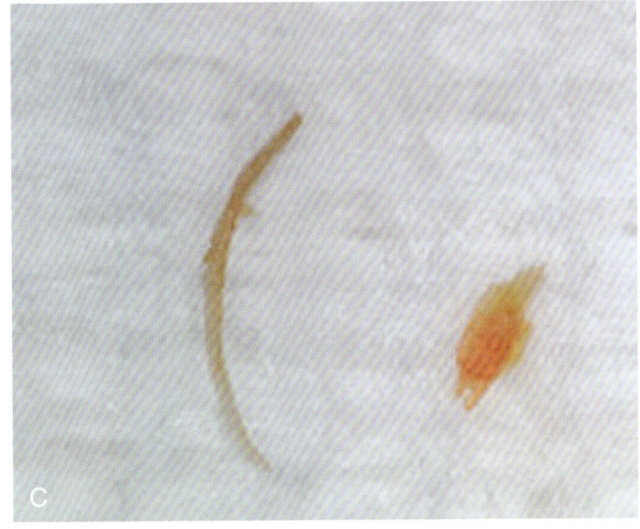

图15.34 A. 一名8岁美国黑人男孩，右上中切牙唇侧牙龈肿胀。B. 手术治疗中见嵌入牙龈的指甲碎片。C. 术中取出的指甲碎片

Stewart 和 Kernohan[66]观察到由吮吸安抚奶嘴引起的婴儿创伤性牙龈萎缩。这是一种非常规吮吸习惯。婴儿用下唇包住了安抚奶嘴上的一段塑料片，故这段塑料片的内表面压迫了切牙的唇面及牙

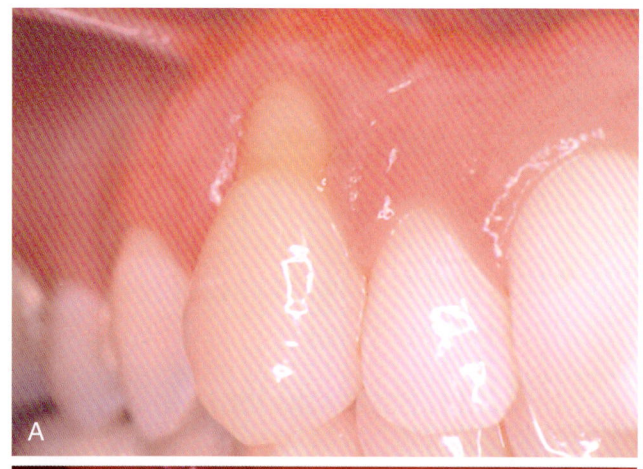

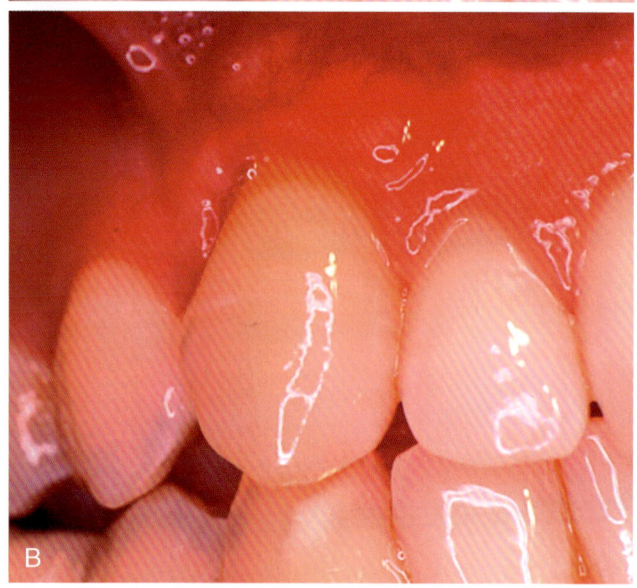

图 15.35 A.指甲长期搔刮所致的尖牙颊侧游离龈和附着龈组织退缩及继发性根面暴露。B.阻断不良习惯及手术治疗后，可见牙龈组织愈合

龈组织。在吮吸过程中，安抚奶嘴上的塑料片的摩擦导致牙龈损伤、退缩和牙槽骨的丧失。

人为咬伤常与严重的情感障碍如莱施-奈恩综合征（Lesch-Nyhan syndrome）、先天性无痛症和孤独症等有关。Friedlander 等[67]报道，在孤独症患儿身上发现的面部挫伤、皮肤擦伤和口内创伤性溃疡主要是由孩子自残造成的，而不是其父母或监护人的虐待所致。治疗方面需要在最初应用防护器和手术治疗间做出选择。Littlewood 和 Mitchell[68]报道了防护牙托对于先天无法分辨疼痛的患儿非常有帮助，直到这些孩子长到足够大，能够理解和避免自残行为，而这个学习过程通常是痛苦的经历。Cusumano 等[69]报道了对莱施-奈恩综合征患儿应用卡马西平可能有效。

系带附着异常

系带是指连接两个部位的组织并且限制其活动的膜性褶皱折叠。Henry 等[70]认为系带作为黏膜皱襞，包含上皮组织和结缔组织纤维，但不含肌肉组织。但 Ross 等[71]分析了 40 例系带的组织病理学切片样本，其中 37.5% 包含骨骼肌或横纹肌。正常的系带顶端附着在游离龈的根尖部，因而不对附着龈形成张力，终止于膜龈联合处。虽然系带异常附着的位置多种多样，但儿童的异常系带位置通常位于上颌骨中线前方的唇侧牙龈表面、下颌骨中线前方的唇侧和舌侧牙龈，以及上、下颌骨前磨牙的颊侧区。部分系带呈现两折或三折，附着于牙槽突上。

当系带末端插入区域的附着龈不足时，易造成系带附着异常或高位附着。当系带附着过于接近牙龈边缘时可能妨碍牙刷的正常放置，或导致行使功能时龈沟开放或影响发音。此外，高位附着系带会使龈缘在顶部移位，从而导致牙根暴露和随后的菌斑积聚。因此，患根面龋的风险会增加，周围的牙周组织会严重发炎（图 15.36）。高位系带附着也可造成个别部位牙龈萎缩及邻牙间隙过大，但目前其中的因果关系尚不明确。

舌系带过短（绊舌）表现为先天在舌侧有一条厚而短的舌系带将舌头下方与口底相连[72]。舌系带过短的新生儿在母乳喂养时尤其令人担忧。在一项评估母乳喂养期间新生儿舌体运动的生物力学超声波研究中，观察到新生儿舌体需要有蠕动样节律运动来产生真空环境，从而扩张乳头，并将乳汁挤入新生儿口腔中[72a]。相比之下，舌系带过短的新生儿需要在乳头上施加更大的压力，这会导致产妇

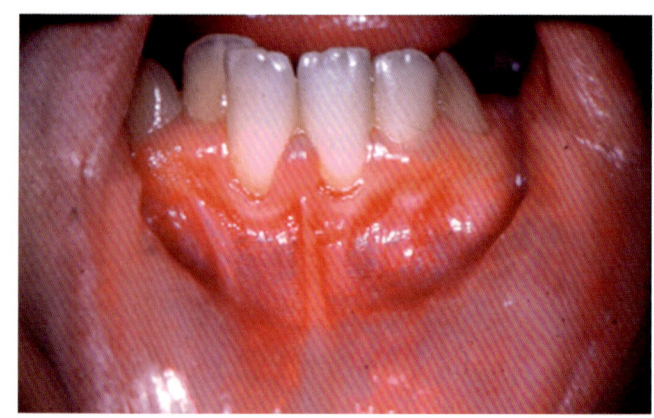

图 15.36 异常的下颌唇系带附着。系带纤维组织延伸至中切牙的龈乳头，附属纤维插入边缘龈组织

疼痛加剧，反而减少了流入婴儿口腔的乳汁量。因此，舌系带过短可能是成功母乳喂养的一个危险因素。虽然舌系带切除术似乎适用于所有舌系带过短的病例，但目前暂无证据支持或否定该手术收益，因为它与母乳喂养的成功与否有关。因此，对婴儿进行舌系带切除术的决定应在与卫生保健团队的所有成员（如儿科医生、儿童牙医、耳鼻喉科专家、母乳喂养专家、语言治疗师），以及对舌系带过短、早期舌系带切除术和母乳喂养结果的可能影响有所了解的家庭成员进行仔细和彻底的商议后做出。事实上，在 Dixon 等[86-87]的研究中，提出了一个综合计划来改善对母乳喂养困难的母亲和婴儿的护理。有人担心过分强调舌系带可能会延迟获得最合适的母乳喂养支持，并且可能会提供不必要的系带切开术。对舌系带可能过短的新生儿，引入了一项用以评估其诊断及是否进行系带松解治疗的程序，包括对母乳喂养进行专业审查，和使用已经验证的Bristol 舌系带评估工具对语言功能进行评价。一个教育计划被用来支持新临床路径的引入，包括针对医疗保健专业人员和公众的研讨会和在线信息。结果显示，系带切开术在 2 年内从 2015 年的 11.3%显著下降至 3.5%，而接受和未接受系带切开术的婴儿在手术前后的喂养方法没有差异。轻型舌系带过短可不伴随功能障碍，且儿童的舌系带可随生长发育而增长。因此，并非所有舌系带过短病例都需要进行切除术。

下颌唇系带附着异常偶尔表现为系带插入下前牙游离龈或边缘龈组织，导致牙龈退缩、龈袋形成。系带附着异常最常发生于中切牙区域，但也可累及尖牙区的唇侧组织（图 15.36）。它通常与前牙区前庭沟较浅相关。

唇的运动导致过短的系带牵拉插入游离龈组织中的纤维，造成食物堆积、炎症进展，使牙齿唇面及前庭黏膜间形成深袋。不良系带附着的早期治疗目标为防止唇侧组织的持续性剥离，进而导致牙槽骨吸收及可能的牙齿缺失。尽管𬌗创伤和口腔卫生不良也会导致牙龈退缩，但不良系带附着为其主要病因。

上唇系带将上唇连接至上颌中切牙间的中缝处。但上唇系带附着异常是否会导致上颌中切牙邻牙间隙过大，目前对此仍存在争议。文献指出上颌中切牙萌出时出现牙间隙是正常的，并可在其他恒前牙萌出后关闭。目前尚未发现上唇系带附着异常与牙龈退缩之间的相关性。

系带切开术和系带切除术

系带切开术包括切开骨膜纤维附着，并可能在前庭基底部缝合系带和骨膜。这种术式与系带切除术相比，患者出现术后不适的概率更低，且往往足以满足治疗需求。系带切除术则包含切除完整的系带及其骨膜附着，适用于粗大、肥厚的系带。术式的选择需要根据不同个体保持牙龈健康的能力来决定。上唇系带异常的外科治疗请参见第 3 章（图 3.60 和图 3.61）。

系带附着过高需治疗的适应证如下：

1. 系带附着过高且伴有持续性牙龈炎症，经根面平整术和良好的口腔卫生维护均无法改善。
2. 与系带附着异常相关的牙龈持续退缩。
3. 系带附着造成中切牙间隙过大且在恒尖牙萌出后仍未消失。
4. 妨碍舌体接触上颌中切牙的舌系带异常附着，影响儿童对 /t/、/d/ 和 /l/ 的发音。但只要舌体移动度足够接触到上腭，就可以认为没有手术指征。大部分儿童直到 6～7 岁才能正常发出这些音。可能需要语音训练。

如果高位系带附着于去角化牙龈或牙龈角化程度低的区域，并且属于系带切开术或系带切除术的适应证时，需附加牙龈移植术或前庭沟加深术。否则，单纯牙龈切开术和牙龈切除术的远期预后不佳。Bohannan[73-75]指出，当附着龈的宽度足够时，高位系带及前庭沟的深度不会造成任何问题。牙龈移植术或前庭沟加深术被认为是消除系带张力的标准术式。

下颌系带切除术和前庭沟加深术

Bohannan[73-75]发表了一系列关于口腔前庭深度修整和系带切除术研究的报道。他提出了三种不同的术式以加深前庭沟及改变系带的位置，包括完全暴露法、骨膜保留法及前庭切开法。

完全暴露法

完全暴露法以横向延伸至第一前磨牙的常规牙龈切除术为先导。通过钝性分离，根向剥离骨膜和附着的纤维组织，唇侧骨板暴露深度约 12 mm，切除多余的软组织瓣。将速凝塞治剂直接敷于骨组织表面 4 周，每周更换一次。

骨膜保留法

由 Bohannan[74] 提出的骨膜保留术并不一定能维持理想的前庭深度。该术式与前述手术步骤基本相同，只是保留了骨膜。

前庭切开法

前庭切开法（下颌系带切除术）是目前发展较成熟的术式。系带是造成牙龈组织剥离及唇侧龈袋形成的主要病因，因此，消除异常的系带附着是手术的主要目的，但若能改变前庭深度则更为理想。

首先应进行洁治以去除牙齿表面的结石、食物残屑及牙菌斑。前庭切开术的范围比保守的系带切开术要广泛。该手术可能导致肌纤维再附着、瘢痕组织形成及预后不良（图 15.37 A 至 C）。

术前应行局部麻醉，首选左、右下牙槽神经阻滞麻醉。有些牙科医生倾向于手术区域的局部麻醉，但这样易造成组织肿胀，导致手术过程中口腔标志难以辨认，定位困难，因此需谨慎。

向外向下牵拉下唇，在前庭沟底部下方做约 1 cm 深的切口，与骨面垂直。切口位于唇侧黏膜皱襞与附着龈的交界处且向左、右各延伸至少两个牙位的距离。如果异常附着位于切牙区，切口应从一侧尖牙区延伸到对侧尖牙区。采用骨膜分离器钝性分离结缔组织及肌肉附着（图 15.38 A 至 C），但不分离骨膜。

术中将与手术切口等长、直径 2～3 mm、表面覆盖有外科敷料的橡胶管缝合于前庭沟最底部。术后需使用牙周塞治剂或牙周夹板防止组织再附着，并促进深层肉芽组织形成。24 小时后复诊，去除橡胶管下方形成的所有肉芽组织。术后 4～5 天拆除敷料，在伤口愈合前可视情况进行冲洗。

改良方法强调在前庭深部愈合，整个手术创面使用含氧化锌丁香酚的牙周塞治剂填塞。塞治剂延伸至前牙唇侧并用干纱布覆盖创面 3～4 周，每周更换一次。部分牙科医生选择术后使用丙烯酸夹板固定牙齿以期重建新的龈沟深度。

游离软组织自体移植术（曾称游离龈自体移植术）

《AAP 牙周术语表》把游离软组织自体移植术

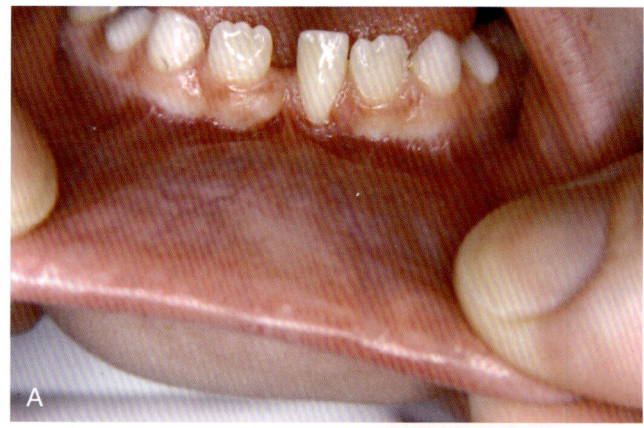
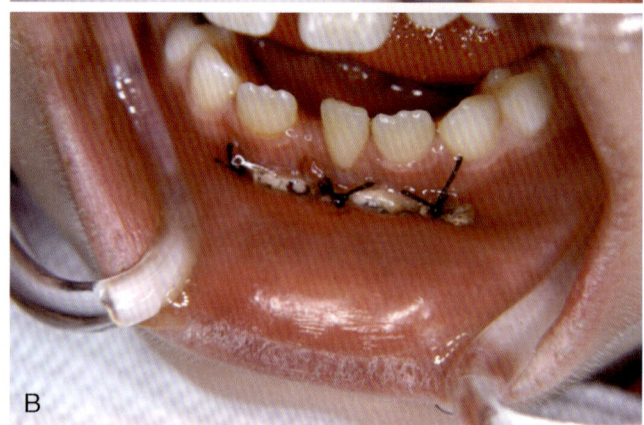
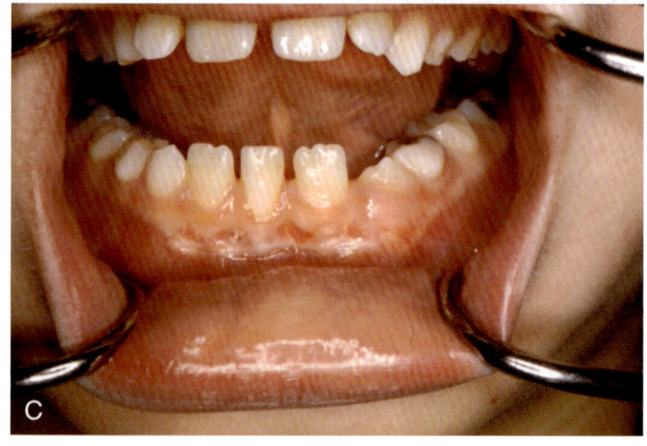

图 15.37　A. 右下中切牙唇侧牙龈退缩、龈袋形成，是行系带切除术以加深前庭沟的适应证。B. 切开，敷料填塞，缝合 3 针。C. 术后 3 个月，下前牙区牙龈组织明显改善

（free soft tissue autograft procedure，FSTA）描述为一种将由上皮组织和结缔组织组成的供体从口腔的一个区域移植到另一个区域的外科手术。FSTA 以前的术语是"游离龈自体移植术"或"游离龈移植术"。然而，由于供体组织不仅包括牙龈组织，还包括结缔组织，该术语被修改。对于牙齿根部明显突出合并附着龈缺失、前庭穹隆较浅及中线系带高位附着的儿童和年轻人，应考虑行 FSTA（图

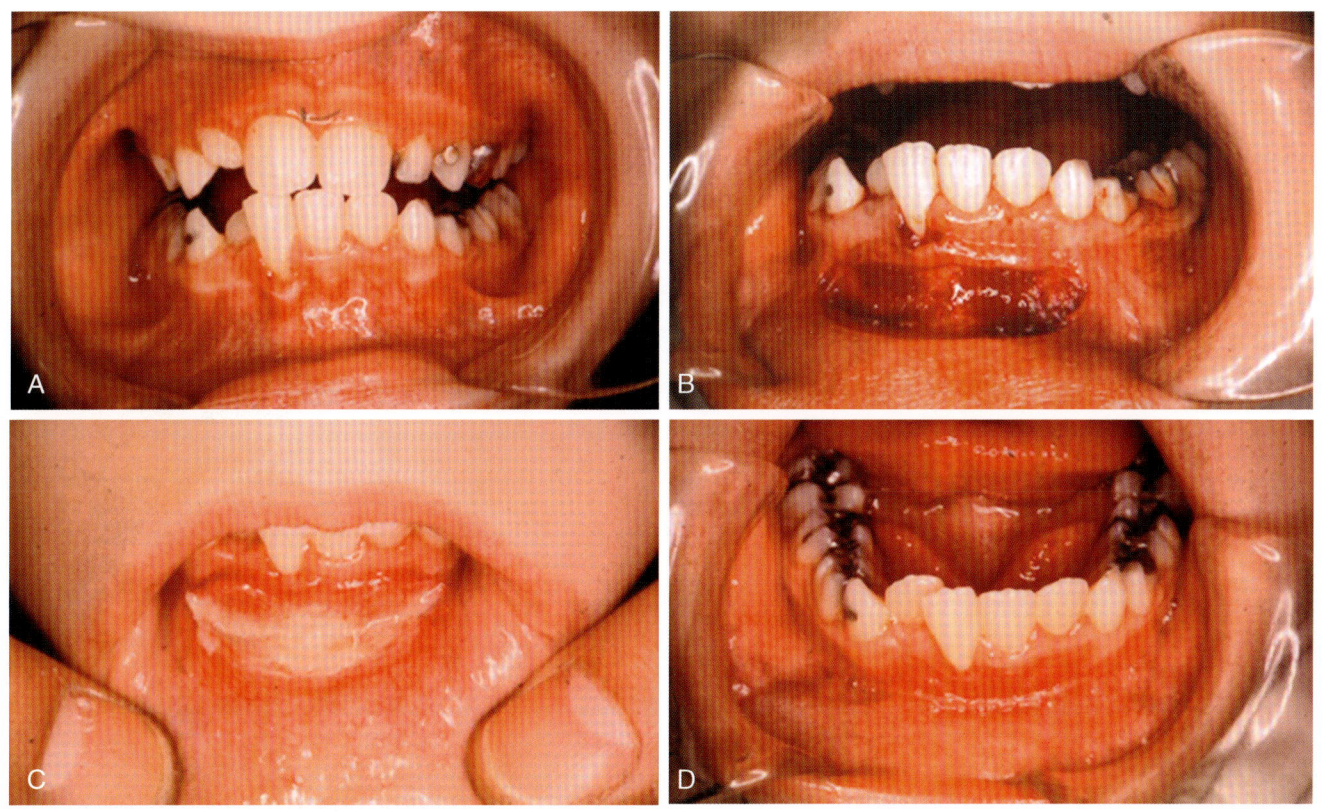

图 15.38　A.由异常系带附着及前庭沟浅造成的右下中切牙唇侧牙龈组织退缩及牙槽骨吸收。B.行前庭沟切开并钝性分离结缔组织及肌肉附着。C.术后1周，肉芽组织形成。D.右下中切牙龈缘线明显改善

15.39）。FSTA 也适用于牙根暴露且有美观要求的患者，如冠修复的牙齿需要唇侧冠缘位于龈下、局部活动义齿的基牙牙龈狭窄、牙齿唇侧没有角化牙龈但需要正畸移动，这些情况使牙齿在牙弓中更为醒目。对于这些适应证，临床医生认为 FSTA 并不总是最佳选择。由于自体移植瓣将保持与腭部供区相同的颜色和质地，有别于周围牙龈组织，所以可能存在美学问题（图 15.40）。当以覆盖根面、解决美观问题为手术主要目标时，结缔组织移植、侧向复位黏膜瓣移植术及冠向翻瓣术是首选。当附着龈量足够时，FSTA 则不适用。当以消除龈袋为手术主要目标时，建议选择根向复位翻瓣术。

行 FSTA 时，首先应暴露移植受区位点。当高位系带附着影响膜龈联合处时，施加在下唇的张力会拉紧系带并沿着系带插入的纤维传导至边缘牙龈组织。在膜龈联合处做水平切口，包括系带在牙龈的附着处。通过钝性分离使黏膜向根向剥离，保留受区不可移动的骨膜和表面覆盖的薄层坚韧结缔组织。切除水平切口冠方的牙龈上皮，以保证受区的结缔组织有充足的血供。

下一步行骨膜开窗以防止移植瓣在愈合时发生移动，即在剥离黏膜的骨膜区根方做相距 1 mm 的两个水平切口。剥离两个水平切口之间的骨膜，暴露牙槽骨的颊侧皮质骨板。制备一个略大于下颌受区的黏合箔板，并麻醉腭部供区。将黏合箔板放置在麻醉区域并沿其轮廓做浅切口，锐性分离至黏膜下层，并尽可能确保获得约 1 mm 厚的中厚移植瓣。

将移植瓣从腭部分离后，检查其结缔组织面以确保无脂肪组织残留（脂肪组织会影响上皮和受区结缔组织的血运重建）。如果有残留脂肪组织，则需要小心地将其从移植瓣上分离下来。将移植瓣置于受区，并进行最后的修剪，以确保供区组织和受区形态相似。用无创缝合针（锥形针）和细的不可吸收或可吸收缝线将上皮固定到受区。通常采用悬吊缝合、水平褥式缝合和间断缝合将上皮牢牢固定在受区。最后放置牙周敷料以保护移植瓣。术后 7～10 天去掉敷料（如果手术最后放置了敷料），清理冲洗术区并拆除缝线。

术后 7～10 天，移植瓣应该已经牢牢地固定在了下方受区，并与邻近的牙龈和口腔黏膜相连

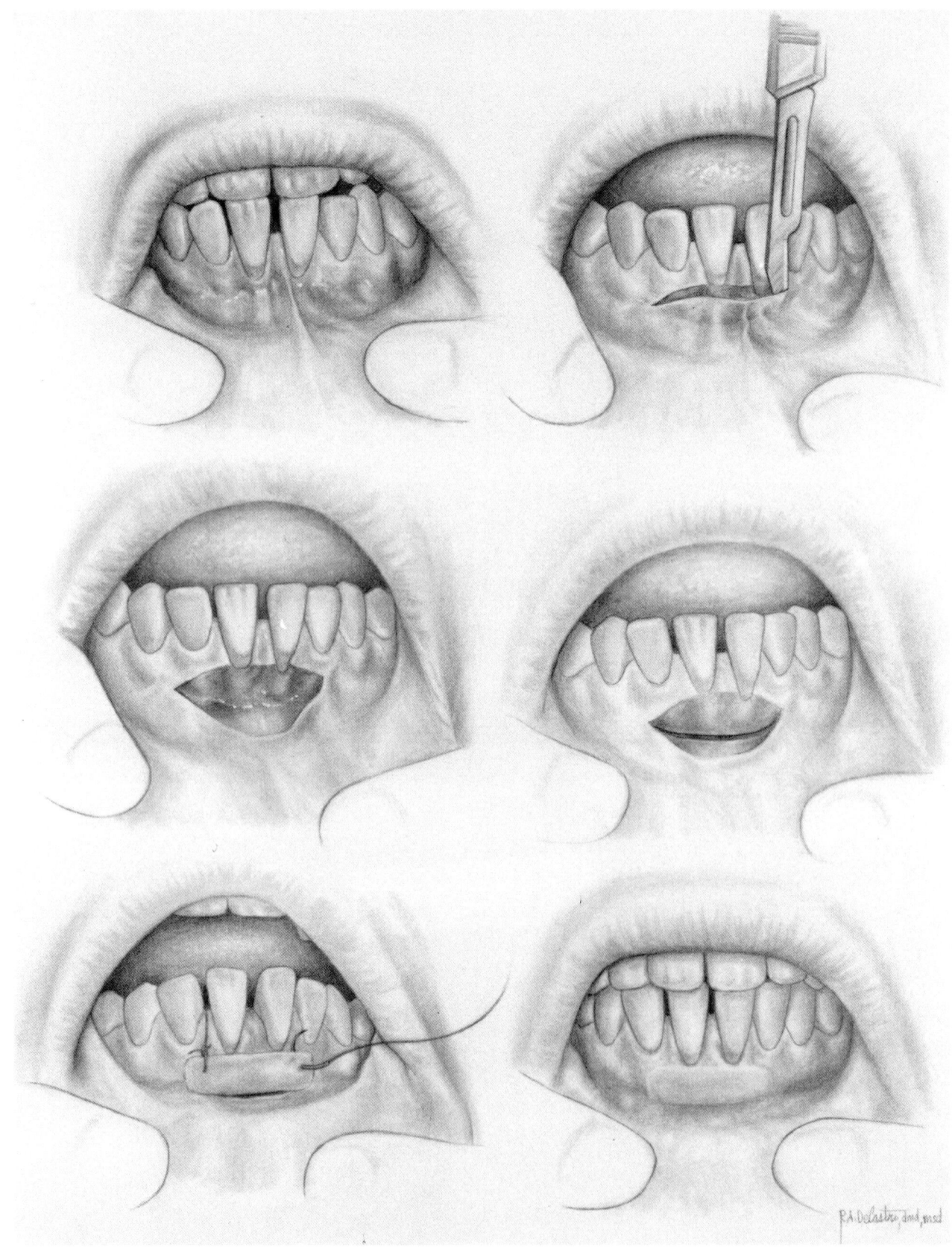

图 15.39　对于前庭穹隆浅和中线系带高位附着的儿童或成人，应考虑游离龈移植术

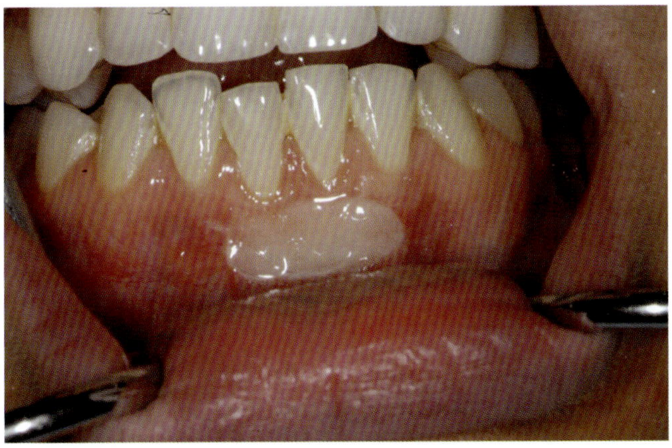

图 15.40 游离龈自体移植术后两年的临床表现，可见移植的游离龈与周围软组织的颜色不一致

接。指导患者用温水浸湿的棉球轻轻地清理术区食物残渣，继续常规使用牙线。通常在术后 21～25 天就可以正常刷牙了。

激光

近几十年来，激光已被用于进行选择性龋去除（特别是为了避免活髓牙的牙髓损伤）、牙髓切断术以及切取或切除软组织活检。"激光"（laser）是"受激辐射的光放大"（light amplification by stimulated emission of radiation）的简称。在吸收激光波长后，光能在目标组织中被转换成热能，从而触发光热效应。换句话说，随着热量在受影响的组织中积聚，目标区域将发生物理和生物变化：在 65～90 ℃下凝固，在 90～100 ℃下蛋白质变性，或在 100 ℃以上气化[77]。

激光的生物学效应取决于不同组织对特定波长激光的吸收能力[76]。例如，CO_2 激光（波长 10 600 nm）易被含水量高的组织吸收。所以 CO_2 激光常用于软组织切除术，如系带切除术、龈瓣切除术及软组织病变的活检等。Nd:YAG 激光的波长为 1064 nm，也易被含水量高的组织吸收，但吸收率较 CO_2 激光低。与 CO_2 激光不同的是，Nd:YAG 激光易被有色素沉着的软组织吸收，故常用于切除色素组织、色素病变及出血性病变。二极管激光（波长 819 nm）在色素沉着部位及出血性组织中的作用与 Nd:YAG 激光相似。Er:YAG 激光（波长 2940 nm）和 Er,Cr:YSGG 激光（波长 2780 nm）易被含水量高和（或）含较多羟基磷灰石的组织吸收，因此适用于软组织切除术、骨组织切除术及牙体窝洞预备。

在牙周病学中，激光已被引入作为传统的非手术和手术牙周治疗的替代方法[78]。据称，牙周治疗中使用的激光发出的能量束很容易被发炎、出血的组织吸收，该能量束可切除病变的牙周袋上皮，同时保留健康组织。此外，由于 Nd:YAG 激光被色素吸收，致病的产黑色素细菌（如卟啉单胞菌属和普雷沃菌属）会吸收能量并被裂解。然而，尽管激光有可能成为牙周病学中的革命性技术，但支持采用激光治疗牙周炎的证据仍不确定[79]。仍有必要进行进一步研究，以确定激光治疗牙周炎的有效性和可预测性。

口腔清洁度及牙周疾病的临床评估

菌斑控制记录

O'Leary 等[80]为牙医、口腔卫生保健人员及口腔卫生健康教育人员建立的菌斑控制量表，提供了一个简单的记录方法，用以记录每颗牙齿表面（近中面、远中面、唇面和舌面）的牙菌斑情况。

初诊时，选用合适的菌斑显示剂，例如 Bismarck 棕，涂在所有暴露的牙齿表面。患者漱口后，检查者用探针检查龈牙结合部每个染色牙面的软垢情况。如果有，则在记录表上相应牙面的空白处画破折号。图 15.41 A 展示了患者在初诊中学习菌斑控制时完成的记录表。但此牙菌斑控制量表并没有区分不同牙面菌斑量的不同。

在菌斑控制量表中记录全部牙面，将有菌斑堆积的牙面数除以所有检查的牙面数，得出一个数值。复诊时进行同样的步骤，以评估患者学习及执行口腔卫生保健措施的进展情况。图 15.41 B 展示了患者从初诊评估到菌斑控制达到满意程度（第 5 次复诊）的过程。

（指导患者刷牙、使用牙线及控制菌斑的方法详见本书第 8 章。）

牙周筛查和记录

正如第 1 章中所指出的，建议使用牙周筛查和记录（periodontal screening and recording, PSR）方法以促进儿童牙周疾病的早期发现。Clerehugh 和

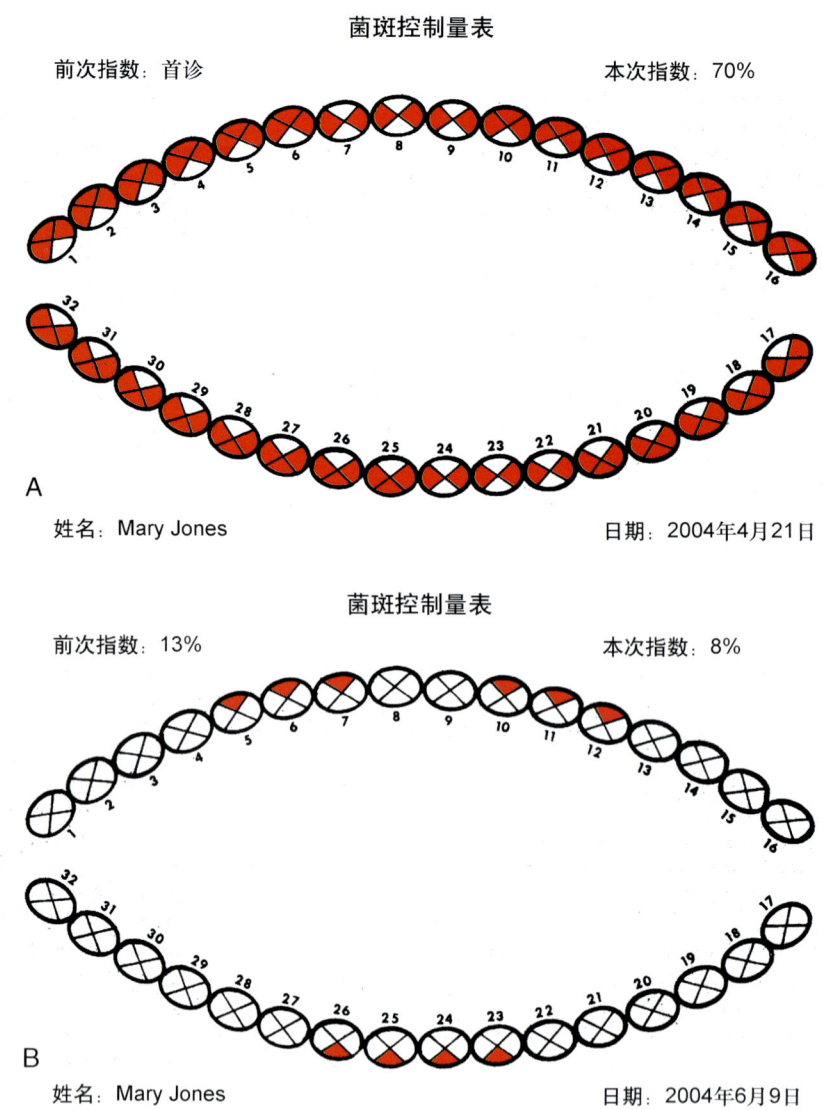

图 15.41　A. 初诊时菌斑堆积情况记录。B. 第 5 次复诊时菌斑堆积情况记录

Tugnait[81] 推荐在恒切牙和第一恒磨牙萌出后就对儿童牙科患者进行 PSR，并建议常规筛查初诊患儿并定期复查，促使牙周疾病得以早期发现和正确处理。免疫缺陷儿童尤其容易发生牙槽骨的早期丧失。

虽然 PSR 最初是为成年患者设计的，但后来发现这也是检测牙周病高风险儿童早期症状的一种有效方法。PSR 虽然不能替代全面的牙周检查，但可帮助临床医生有效识别出这些少数需要做全面牙周评估的儿童或青少年患者。此外，由于年轻患者常常出现假性牙周袋，所以在检查中需要充分考虑出现假阳性的可能性。

为记录 PSR 检查结果，首先将牙列分为 6 个区域（六分法）：2 个前牙区（上颌和下颌）和 4 个后牙区（左、右上颌和下颌）。采用牙周探针以标准方式轻柔地探查每颗牙齿或种植体的龈沟深度，至少测量 6 个点（唇面和舌面各 3 个点）。每个区牙周健康的评分（0~4 分）标准如下。

- 0 分：所有的龈沟深度均≤ 3.5 mm，未探及牙石，且无探诊出血。
- 1 分：所有的龈沟深度均≤ 3.5 mm，未探及牙石，但有探诊出血。
- 2 分：所有的龈沟深度均≤ 3.5 mm，可探及少许龈上或龈下牙石和（或）龈缘缺损。
- 3 分：探及 1 个及以上龈沟深度介于 3.5 mm 和 5.5 mm 之间。
- 4 分：探及 1 个及以上龈沟深度＞ 5.5 mm。

除评分外，可以附加星号（*）来表示根分叉受累、异常牙松动、膜龈问题或明显的牙龈萎缩。

当患者 PSR 得分为 2、1 或 0 分时，提示应进行适当的预防保健、口腔卫生指导和治疗（去除菌斑及牙石）；当患者 PSR 得分为 3 或 4 分时，则提示应行更全面的牙周评估和治疗。

牙齿外源性色素沉着

关于儿童牙齿色素沉着的研究，以往主要关注的是橙色和绿色外源性色素沉着。虽然一些研究报告表明外源性染色与口服铁制剂或其他药物有关，但色素主要来源于微生物的观点已经被普遍接受。牙面色素沉着与唾液的组成及流速、口腔卫生不良、釉质缺损、外在因素（药物、咖啡、茶、烟草和内源性生理变化）的暴露时间均相关。外源性色素沉着需参照其颜色、分布、顽固程度，连同年龄、性别及家庭护理状况进行判别。

通常认为牙齿色素沉着是外源性因素引起的，可以通过抛光很容易地将色素从牙齿表面去除。外源性色素沉积在釉质缺损处或附着在釉质表面而不引起釉质表层变化。与之相反，内源性着色与牙齿结构的活跃化学变化有关，它的去除需要改变牙齿的组织结构。

绿色素沉着

绿色素沉着是儿童牙齿上最常见的色素沉着。尽管一般认为其产生是由附着在牙釉质表面的产色素菌作用所致，但确切原因不详。男孩比女孩更常见。其颜色从深绿色到较浅的黄绿色各有不同。最常见于上颌前牙唇面龈 1/3。口呼吸患者的上颌前牙唇面更易沉积绿色素，即使经过细致和彻底的清洁，仍易复发。色素覆盖的釉质可能是粗糙的或者已发生了早期脱矿。通常认为牙面粗糙与色素沉着复发的频率有关（图 15.42）。真菌（青霉菌和曲霉菌）和产荧光细菌也与此类着色有关。

橙色素沉着

橙色素沉着的病因不清，较绿色素或棕色素沉着的发生率低且更易被清除。常见于牙面的龈 1/3，且与口腔卫生不良有关（图 15.43）。

黑色素沉着

黑色素沉着可见于儿童乳牙或恒牙，但是不如橙色和绿色常见（图 15.44）。可表现为一条沿着牙龈轮廓分布的薄薄的黑色色斑线或着色条带，或广泛分布于临床牙冠，特别是在粗糙牙面或窝沟点隙区。黑色素不易去除，尤其是窝沟点隙处的色素。

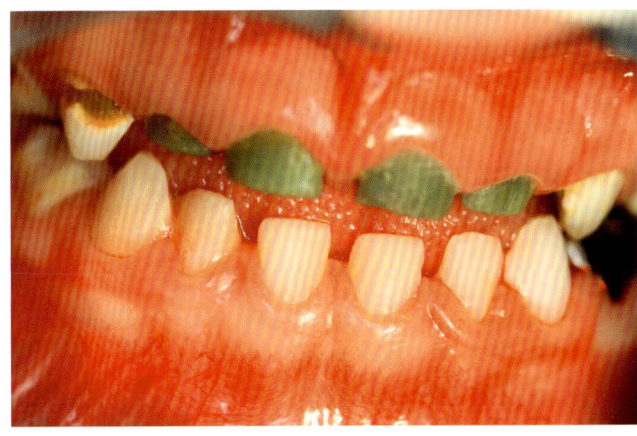

图 15.42 上颌前牙明显暗绿色色素沉着，伴龈乳头炎和边缘性龈炎。患儿口腔卫生差且有口呼吸习惯

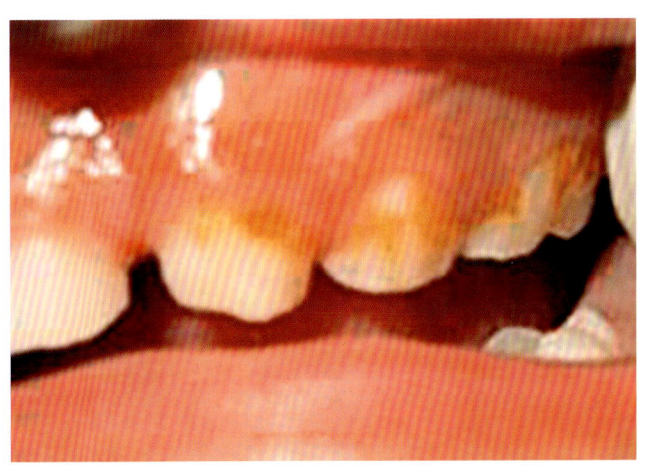

图 15.43 左上后牙颊侧龈 1/2 牙面可见明显橙色素沉着

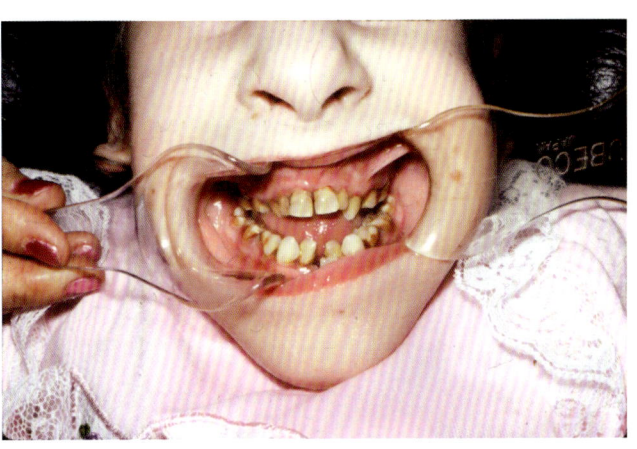

图 15.44 乳牙明显的黑色素沉着，难以去除，尤其是沉积在粗糙面的黑色素

黑色素沉着在女性中更常见。有黑色素沉着的儿童往往患龋率较低且口腔卫生良好。研究报道与黑色素沉着相关的产色素菌主要是放线菌[82]。

外源性色素的去除

外源性色素可用橡皮杯和浮石粉打磨去除。如果色斑难以去除，在抛光之前应干燥牙面并吸干浮石粉中多余的水分。因为色素多见于口腔卫生状况不佳的患者，改善口腔卫生状况可以减少其复发频率。

应用氟化亚锡所致的色素沉着

在局部应用8%氟化亚锡的第一个临床试验中，可见牙齿的某些区域变色。这种龋损区和早期龋损区特征性的色素沉着被发现与牙齿暴露于氟化亚锡相关。

牙石

牙石在学龄前和学龄期儿童中较少见，其发生率也比成人低得多。低龋发生率与牙石高发生率相关。Bhat[83]公布了1986—1987年对美国14～17岁儿童的流行病学调查结果：儿童龈上牙石的发生率约为34%，龈下牙石约为23%，均好发于上颌磨牙和下颌前牙。在智力发育障碍的儿童中常发现有牙石堆积，这可能与患儿难以专注于口腔日常护理、肌肉功能异常、饮食习惯不良以及唾液黏滞有关。

Turesky等[84]对儿童和成人早期牙石形成的研究证实了之前的研究报道，即牙石最初由黏附在牙面的软质菌斑逐渐钙化形成。他们将醋酸纤维素条固定于儿童口腔中，观察牙石的形成。菌斑堆积在纤维素条上逐渐硬化形成牙石。软质的菌斑主要由广泛分布的革兰氏阴性球菌和少量杆菌形成的致密网状结构组成，丝状和螺旋状的微生物较少见。白细胞和上皮细胞也散在分布于网状结构的无定形基质中。

龈上牙石常大量聚集在上颌磨牙的颊面和下颌前牙的舌面。这些区域靠近大唾液腺开口，局部因素无疑是牙石形成的重要原因。此外，由于牙石具有粗糙和多孔的外表面，它可以作为菌斑聚集的中心。因此，只要牙石沉积在龈缘附近或龈下，牙周组织炎症就会持续。所以，须尽力机械清除龈上和龈下菌斑及牙石。

参考文献

1. Delaney JE: Periodontal and soft-tissue abnormalities, *Dent Clin North Am* 39(4):837–850, 1995.
2. Armitage GC: Development of a classification system for periodontal disease and conditions, *Ann Periodontol* 4(1):1–6, 1999.
3. American Academy of Pediatric Dentistry: Reference manual 2013-2014, *Pediatr Dent* 35(Suppl 6):338–345, 2013.
4. Eastcott AD, Stallard RE: Sequential changes in developing human dental plaque as visualized by scanning electron microscope, *J Periodontol* 44(4):218–224, 1973.
5. Suomi JD, Smith LW, McClendon BJ, et al.: Oral calculus in children, *J Periodontol* 42(6):341–345, 1971.
6. Weddell JA, Klein AI: Socioeconomic correlation of oral disease in 6- to 36-month children, *Pediatr Dent* 3(4):306–310, 1981.
7. Horowitz AM, Suomi JD, Peterson JK, et al.: Effects of supervised daily dental plaque removal by children after 3 years, *Community Dent Oral Epidemiol* 8(4):171–176, 1980.
8. Murray JJ: The prevalence of gingivitis in children continuously resident in a high fluoride area, *J Dent Child* 41(2):133–139, 1974.
9. Matsson L, Moller C: Gingival inflammatory reactions in children with rhinoconjunctivitis due to birch pollinosis, *Scand J Dent Res* 98(6):504–509, 1990.
10. Schaaf JE: Non-dental pharmacotherapeutics, *Alumni Bull Sch Dent Indiana Univ Spring* 48–53, 1984.
11. Faden H: Management of primary herpetic gingivostomatitis in young children, *Pediatr Emerg Care* 22(4):268–269, 2006.
12. Hale BD, Rendtorff RC, Walker LC, et al.: Epidemic herpetic stomatitis in orphanage children, *Dent Abst* 8:556, 1963.
13. Kleinman DV, Swango PA, Pindborg JJ: Epidemiology of oral mucosal lesions in United States schoolchilden: 1986-87, *Community Dent Oral Epidemiol* 22(4):243–253, 1994.
14. Griffith RS, Norins AL, Kagan C: A multicentered study of lysine therapy in herpes simplex infection, *Dermatologica* 156(5):257–267, 1978.
15. Brooks SL, Rowe NH, Drach JC, et al.: Prevalence of herpes simplex virus disease in a professional population, *J Am Dent Assoc* 102(1):31–34, 1981.
16. Scully C, Porter S: Oral mucosal disease: recurrent aphthous stomatitis, *Br J Oral Maxillofac Surg* 46(3):198–206, 2008.
17. Ship JA, Chavez EM, Doerr PA, et al.: Recurrent aphthous stomatitis, *Quintessence Int* 31(2):95–112, 2000.
18. Antoon JW, Miller RL: Aphthous ulcers: a review of the literature on etiology, pathogenesis, diagnosis, and treatment, *J Am Dent Assoc* 101(5):803–808, 1980.
19. Greenspan JS, Gadol N, Olson JA, et al.: Lymphocyte function in recurrent aphthous ulceration, *J Oral Pathol* 14(8):592–602, 1985.
20. Binnie WH, Curro FA, Khandwala A, et al.: Amlexanox oral paste: a novel treatment that accelerates the healing of aphthous ulcers, *Compendium Contin Educ Dent* 18(11):1116–1118. 1120–1122, 1124–1126, 1991.
21. Meiller TF, Kutcher MJ, Overholser CD, et al.: Effect of an antimicrobial mouth rinse on recurrent aphthous ulcerations, *Oral Surg Oral Med Oral Pathol* 72(4):425–429, 1991.
22. Glauser RO, Humphreys PK, Stanley HR, et al.: An unusual gingivitis among Navajo Indians, *Periodontics* 1:255–259, 1963.
23. Grossman E, Reiter G, Sturzenberger OP, et al.: Six-month study of the effects of chlorhexidine mouthrinse on gingivitis in adults, *J Periodontal Res* 21:33–43, 1986.
24. Banting D, Bosma M, Bollmer B: Clinical effectiveness of a 0.12% chlorhexidine mouthrinse over two years, *J Dent Res* 68:1716–1718, 1989.
25. Quirynen M, Avontroodt P, Peeters W, et al.: Effect of different chlorhexidine formulations in mouthrinses on de novo plaque formation, *J Clin Periodontol* 28(12):1127–1136, 2001.
26. Löe H, Schiött CR: The effect of mouthrinses and topical application of chlorhexidine on the development of dental plaque and gingivitis in man, *J Periodontal Res* 5(2):79–83, 1970.
27. Yankell SL, Emling RC, Prencipe M, et al.: Laboratory and clinical stain removal evaluations of two tartar control dentifrices, *J Clin Dent* 6(4):207–210, 1995.
28. Brecx M, Brownsfone E, MacDonald L, et al.: Efficacy of Listerine, Meridol and chlorhexidine mouthrinses as supplements to regular tooth-cleaning measures, *J Clin Periodontol* 19(3):202–207, 1992.
29. Barnett ML: The rationale for the daily use of an antimicrobial mouthrinse, *J Am Dent Assoc* 137(Suppl 7):S16–S21, 2006.
30. Cohen MM: The effect of large doses of ascorbic acid on gingival tissue at puberty, *J Dent Res* 34:750–751, 1955. (abstract).
31. Nakagawa S, Fujii H, Machida Y, et al.: A longitudinal study from prepuberty to puberty of gingivitis, *J Clin Periodontol* 21(10):658–665, 1994.

32. Sutcliffe P: A longitudinal study of gingivitis and puberty, *J Periodontal Res* 7(1):52–58, 1972.
33. De Pommereau V, Dargent-Pare C, Robert JJ, et al.: Periodontal status in insulin-dependent diabetic adolescents, *J Clin Periodontol* 19(9):628–632, 1992.
33a. Karjalainen KM, Knuuttila MLE, The onset of diabetes and poor metabolic control increases gingival bleeding in children and adolescents with insulin-dependent diabetes mellitus, *J Clin Perio* 23(12):1060–1067, 1996 https://doi.org/10.1111/j.1600-051X.1996.tb01804.x.
34. Zackin SJ, Weisberger D: Hereditary gingival fibromatosis: report of a family, *Oral Surg Oral Med Oral Pathol* 14(7):825–835, 1961.
35. Brown RS, Trejo PM, Weltman R, et al.: Treatment of a patient with hereditary gingival fibromatosis: a case report, *Spec Care Dentist* 15(4):149–153, 1995.
36. Kimball OP: Treatment of epilepsy with sodium diphenylhydantoinate, *J Am Med Assoc* 112:1244–1245, 1939.
37. Casetta I, Granieri E, Desiderá M, et al.: Phenytoin-induced gingival overgrowth, a community-based cross-sectional study in Ferrara, Italy, *Neuroepidemiology* 16(6):296–303, 1997.
38. Hassell TM, Page RC, Narayanan AS, et al.: Diphenylhydantoin (Dilantin) gingival hyperplasia: drug-induced abnormality of connective tissue, *Proc Natl Acad Sci USA* 73(8):2909–2912, 1976.
39. Addy V, McElnay JC, Eyre DG, et al.: Risk factors in phenytoin-induced gingival hyperplasia, *J Periodontol* 54(6):373–377, 1983.
40. Kapur RN, Girgis S, Little TM, et al.: Diphenylhydantoin-induced gingival hyperplasia: its relationship to dose and serum level, *Dev Med Child Neurol* 15(4):483–487, 1973.
41. Little TM, Girgis SS, Masotti RE: Diphenylhydantoin-induced gingival hyperplasia: its response to changes in drug dosage, *Dev Med Child Neurol* 17(4):421–424, 1975.
42. Livingston S, Pruce I, Pauli LL, et al.: The medical treatment of epilepsy: managing side effects of antiepileptic drugs, *Pediatr Ann* 8(4):261–266, 1979.
43. Ciancio SG, Yaffe SJ, Catz CC: Gingival hyperplasia and diphenylhydantoin, *J Periodontol* 43(7):411–414, 1972.
44. Sasaki T, Maita E: Increased bFGF level in the serum of patients with phenytoin-induced gingival overgrowth, *J Clin Periodontol* 25(1):42–47, 1998.
45. Jones JE, Weddell JA, McKown CG: Incidence and indications for surgical management of phenytoin-induced gingival overgrowth in a cerebral palsy population, *J Oral Maxillofac Surg* 46(5):385–390, 1988.
46. Steinberg SC, Steinberg AD: Phenytoin-induced gingival overgrowth control in severely retarded children, *J Periodontol* 53(7):429–433, 1982.
47. Donnenfeld OW, Stanley HR, Bagdonoff L: A nine-month clinical and histological study of patients on diphenyl hydantoin following gingivectomy, *J Periodontol* 45(8P1):547–557, 1974.
48. Davis RK, Baer PN, Palmer JH: A preliminary report on a new therapy for Dilantin gingival hyperplasia, *J Periodontol* 34(1):17–22, 1963.
49. Sheridan PJ, Reeve CM: Effective treatment of Dilantin gingival hyperplasia, *Oral Surg Oral Med Oral Pathol* 35(1):42–46, 1973.
50. Steinberg AD: Clinical management of phenytoin-induced gingival overgrowth in handicapped children, *Pediatr Dent* 3(Spec Iss):130–136, 1981.
51. Drew HJ, Vogel RI, Molofsky W, et al.: Effect of folate on phenytoin hyperplasia, *J Clin Periodontol* 14(6):350–356, 1987.
52. Bäckman N, Holm AK, Hänström L, et al.: Folate treatment of diphenylhydantoin-induced gingival hyperplasia, *Scand J Dent Res* 97(3):222–232, 1989.
53. American Academy of Periodontology: Parameter on aggressive periodontitis, *J Periodontol* 71(Suppl):867–869, 2000.
54. Albandar JM, Brown LJ, Loe H: Clinical features of early-onset periodontitis, *J Am Dent Assoc* 128(10):1393–1399, 1997.
55. Löe H, Brown LJ: Early onset of periodontitis in the United States of America, *J Periodontol* 62(10):608–616, 1991.
56. Deas DE, Mackey SA, McDonnell HT: Systemic disease and periodontitis: manifestations of neutrophil dysfunction, *Periodontol 2000* 32(1):82–104, 2003.
57. Christersson LA, Slots J, Rosling BG, et al.: Microbiological and clinical effects of surgical treatment of localized juvenile periodontitis, *J Clin Periodontol* 12(6):465–476, 1985.
58. Goepferd SJ: Advanced alveolar bone loss in the primary dentition: a case report, *J Periodontol* 52(12):753–757, 1981.
59. Coccia CT, McDonald RE, Mitchell DF: Papillon-Lefèvre syndrome: precocious periodontosis with palmar-plantar hyperkeratosis, *J Periodontol* 37(5):408–414, 1966.
60. Canger EM, Celenk P, Devrim I, et al.: Intraoral findings of Papillon-Lefevre syndrome, *J Dent Child* 75(1):99–103, 2008.
61. Gorlin RJ, Sedano H, Anderson VE: The syndrome of palmar-plantar hyperkeratosis and premature periodontal destruction of the teeth, *J Pediatr* 65(6):895–908, 1964.
62. Tinanoff N, Tempro P, Maderazo EG: Dental treatment of Papillon-Lefèvre syndrome: 15-year follow-up, *J Clin Periodontol* 22(8):609–612, 1995.
63. Plesset DN: Auto-extraction, *Oral Surg Oral Med Oral Pathol* 12(3):302–303, 1959.
64. Leksell E, Edvardson S: A case of Tourette syndrome presenting with oral self-injurious behaviour, *Int J Paediatr Dent* 15(5):370–374, 2005.
65. Krejci CB: Self-inflicted gingival injury due to habitual fingernail biting, *J Periodontol* 71(6):1029–1031, 2000.
66. Stewart DJ, Kernohan DC: Traumatic gingival recession in infants: the result of a dummy sucking habit, *Br Dent J* 135(4):157–158, 1973.
67. Friedlander AH, Yagiela JA, Paterno VI, et al.: The neuropathology, medical management and dental implications of autism, *J Am Dent Assoc* 137(11):1517–1527, 2006.
68. Littlewood SJ, Mitchell L: The dental problems and management of a patient suffering from congenital insensitivity to pain, *Int J Paediatr Dent* 8(1):47–50, 1998.
69. Cusumano FJ, Penna KJ, Panossian G: Prevention of self-mutilation in patients with Lesch-Nyhan syndrome: review of literature, *J Dent Child* 68(3):175–178, 2001.
70. Henry SW, Levin MP, Tsaknis PJ: Histologic features of the superior labial frenum, *J Periodontol* 47(1):25–28, 1976.
71. Ross RO, Brown FH, Houston GD: Histologic survey of the frena of the oral cavity, *Quintessence Int* 21(3):233–347, 1990.
72. Suter VG, Bornstein MM: Ankyloglossia: facts and myths in diagnosis and treatment, *J Periodontol* 80(8):1204–1219, 2009.
72a. Geddes DT, Kent JC, Mitoulas LR, Hartmann PE. Tongue movement and intra-oral vacuum in breastfeeding infants. Early Hum Dev. 2008;84(7):471–7. https://doi.org/10.1016/j.earlhumdev.2007.12.008. PMid: PMID 18262736.
73. Bohannan HM: Studies in the alteration of vestibular depth. I. Complete denudation, *J Periodontol* 33(2):120–128, 1962.
74. Bohannan HM: Studies in the alteration of vestibular depth. II. Periosteum retention, *J Periodontol* 33(4):354–359, 1962.
75. Bohannan III HM: Vestibular incision, *J Periodontol* 34:209–215, 1963.
76. Cobb CM: AAP-Commissioned Review: Lasers in periodontics: a review of the literature, *J Periodontol* 77(4):545–564, 2006.
77. American Academy of Periodontology Academy Report: Lasers in periodontics, *J Periodontol* 73(10):1231–1239, 2002.
78. Gregg 2nd RH, McCarthy D: Laser periodontal therapy for bone regeneration, *Dent Today* 21(5):54–59, 2002.
79. American Academy of Periodontology: Statement on the efficacy of lasers in non-surgical treatment of inflammatory periodontal disease, *J Periodontol* 82(4):513–514, 2011.
80. O'Leary TJ, Drake R, Naylor JE: The plaque control record, *J Periodontol* 43(1):38, 1972.
81. Clerehugh V, Tugnait A: Periodontal diseases in children and adolescents: I. Aetiology and diagnosis, *Dent Update* 28(5):222–232, 2001.
82. Slots J: The microflora of black stain on primary teeth, *Scand J Dent Res* 82(7):484–490, 1974.
83. Bhat M: Periodontal health of 14- to 17-year-old US schoolchildren, *J Public Health Dent* 51(1):5–11, 1991.
84. Turesky S, Renstrup G, Glickman I: Histologic and histochemical observations regarding early calculus formation in children and adults, *J Periodontol* 32(1):7–14, 1961.
85. A new classification scheme for periodontal and peri-implant diseases and conditions – Introduction and key changes from the 1999 classification. Caton JG et al. J Clin Periodontol. 2018; 45:45 (Suppl 20); S1–S8. https://doi.org/10.1111/jcpe.12935.
86. Cairo F, Nieri M, Cincinelli S. The interproximal clinical attachment level to classify gingival recessions and predict root coverage outcomes: an explorative and reliability study. *J Clin Perio* 38(7): 661–66, 2011.
87. Dixon, BJ. Gray N. Elliot B. Shand and A. Lynn. A multifaceted programme to reduce the rate of tongue-tie release surgery in newborn infants: Observational study. *Int J Pediatr Otorhinolaryngol* 113: 156–163, 2018.

第三部分

疼痛控制和行为引导

16 儿童和青少年局部麻醉与疼痛管理

James E. Jones 和 Allison C. Scully

孙书恺　邢向辉　译

本章提要	表面麻醉	腭侧组织麻醉
	喷射注射	鼻腭神经阻滞麻醉（nasopalatine nerve block）
	常规局部注射麻醉	腭大神经（腭前神经）阻滞麻醉 [greater (anterior) palatine injection]
	下颌牙齿和软组织的麻醉	
	下牙槽神经阻滞麻醉（常规下颌神经阻滞麻醉，conventional mandibular nerve）	
	舌神经阻滞麻醉（lingual nerve block）	补充注射技术（supplemental injection techniques）
	颊长神经阻滞麻醉（long buccal nerve block）	眶下神经阻滞麻醉和颏神经阻滞麻醉
	下颌乳磨牙浸润麻醉	牙周膜麻醉（韧带内注射麻醉）
	下颌切牙浸润麻醉	骨内注射、牙槽间隔注射和髓腔内注射麻醉
	下颌传导麻醉（Gow-Gates下颌阻滞技术）	计算机控制下的局部麻醉传输系统（Wand系统）
	上颌乳、恒切牙和尖牙的麻醉	局部麻醉并发症
	骨膜上麻醉技术（局部浸润）	局部麻醉药毒性
	上颌乳磨牙和前磨牙麻醉	软组织损伤
	上颌恒磨牙（maxillary permanent molars）麻醉	口腔麻醉逆转
		镇痛药

通常认为儿童行为引导中最重要的方面是口腔治疗过程中的疼痛控制。如果儿童在治疗过程中感到疼痛，他们会对以后的牙科治疗产生恐惧。因此，在患者每次就诊时，将其不适感降至最低和控制疼痛就显得尤为重要。有许多通过药物控制疼痛的方法可以帮助儿童在术前和术后应对这些情况。其中大多数方法均涉及局部麻醉或服用镇痛药。

因为在口腔治疗过程中常会有一些不适感，所以无论在治疗恒牙时还是乳牙龋洞预备时，通常均需使用局部麻醉。当孩子感到舒适无痛时，牙科治疗往往可以更有效地进行。此外，局部麻醉可以避免因放置橡皮障夹、结扎牙齿和切割牙体组织等操作导致的不适。即使是患儿的年龄很小，也不属于局部麻醉的禁忌证。

调查发现，注射是引起儿童最强烈抵触的牙科操作。在连续注射 4~5 次后，儿童的反应会变得越来越强烈。Venham 和 Quatrochelli[1] 报道，连续的牙科就诊可以使儿童对注射治疗的敏感度降低，同时也减少了他们对非注射治疗的恐惧。因此，牙医应该朝着帮助儿童克服牙科注射恐惧的方向不断努力。

表面麻醉

表面麻醉（topical anesthesia）可减少局部麻醉针头刺入引起的轻微不适。然而，一些表面麻醉剂存在味道不佳的缺点。此外，应用表面麻醉药（topical anesthetics）的额外时间可能会增加孩子对即将进行的手术的恐惧感。

表面麻醉药有凝胶、液体、软膏和压缩喷雾剂型。但大多数牙医更喜欢味道好、起效快的液体、凝胶或软膏。这些剂型的药物适合用棉签涂抹在口腔黏膜表面。目前许多麻醉剂已用于表面麻醉，包括氨基苯甲酸乙酯（ethyl aminobenzoate）、硫酸布他卡因（butacaine sulfate）、可卡因（cocaine）、达克罗宁、利多卡因和丁卡因。

氨基苯甲酸乙酯（苯佐卡因）溶液、软膏或凝胶剂型是最适合牙科局部麻醉的药物。它们比其他外用药物起效更快，麻醉时间更长。作为口腔表面麻醉药，目前还未发现其会产生全身毒性。但据报道，延长作用时间或重复使用会引起局部过敏反应。目前商品化产品有 Hurricaine（Beutlich L.P. Pharmaceuticals, Inc., Chicago, IL, USA）、Topicale（Premier Dental Products, Inc., Plymouth Meeting, PA, USA）和 Gingicaine（Gingi-Pak, Inc., Camarillo, CA, USA）。这三种产品均是凝胶剂型。Gingicaine 也有液体和喷雾剂型，Hurricaine 有液体剂型，Topicale 有软膏和贴剂剂型。所有产品均有多种口味可选。

在进行表面麻醉时，先用棉球擦干进针点部位黏膜，而后用棉签将少量表面麻醉剂涂抹在组织上。虽然表面麻醉通常在 30 秒内起效，但保持 2～3 分钟可能效果最佳。

在应用表面麻醉剂期间，牙医应为孩子做好注射准备。解释不必过于详细，可以简单地告诉患儿牙齿将睡觉，这样治疗时就不会感到不适了。

喷射注射

喷射注射（jet injection）仪器的设计原理是小剂量液体在高压下通过非常小的开口穿透黏膜或皮肤，而不会造成额外的组织损伤。Syrijet Mark Ⅱ（Keystone Industries, Cherry Hill, NJ, USA）是一种喷射注射装置，装有标准的 1.7 ml 局部麻醉溶液药瓶。在 2000 psi 的压力下，可调节喷出 0.05～0.2 ml 麻药。

喷射注射会即刻产生表面麻醉效果，一些牙医用其代替表面麻醉。该方法快速且基本无痛；然而，突然的注射可能会使患者产生短暂的焦虑。这项技术也适用于上橡皮障夹前对牙龈的麻醉，一般情况下无需进行局部麻醉。同理，该技术也适用于在部分萌出的磨牙上试带环或用于拔除非常松动（仅软组织连接）的乳牙的软组织麻醉。Duckworth 等[2]报道了最新开发的一种喷射注射装置，可将干粉麻醉剂喷射于口腔黏膜。在这项研究中，对 14 名成年志愿者进行了成功的表面镇痛且没有任何组织损伤。关于该技术的有效性以及是否可常规用于表面麻醉，还需要更多的临床试验验证。

常规局部注射麻醉

Wittrock 和 Fischer[3] 以及之后 Trapp 和 Davies[4] 证明，用较小规格的针头可以很容易地抽取人体血液。Trapp 和 Davies 报告，临床上使用 23、25、27 和 30 号针头进行抽吸，其血流阻力无显著差异。Malamed[5] 建议，在血管丰富区域因针头通过软组织时易造成方向偏离，所以应使用较大规格（即 25 号）的针头注射。无论使用何种型号针头，麻醉药液都应缓慢注射，以便牙医能够密切观察患者是否有任何意想不到的不良反应。以下章节介绍了儿童牙科治疗中最常用的注射方法。

下颌牙齿和软组织的麻醉

下牙槽神经阻滞麻醉（常规下颌神经阻滞麻醉，conventional mandibular nerve）

一般来说，当对下颌乳牙或恒牙进行深部操作或外科手术时，需要采用下牙槽神经阻滞麻醉（inferior alveolar nerve block）。骨膜上注射技术有时可用于麻醉乳切牙，但对于下颌乳磨牙或恒磨牙并不能保证充分的麻醉效果。

Olsen[6] 报道，儿童下颌孔的位置低于乳牙咬合平面。因此，与成年患者相比，儿童的注射部位必须略低且更靠后。常用注射方式是将拇指放置于磨牙的咬合面，拇指尖位于内斜嵴处，拇指指腹位于磨牙𬌗面窝。注射过程中，中指指腹可抵在下颌骨后缘上以提供稳固的支点。注射器的针筒应从牙弓对侧两颗乳磨牙之间的平面进针。在穿透组织后立即注射少量麻药，并在针头向下颌孔推进时继续注射少量麻药。

刺入深度平均约为 15 mm，但可能会随着下颌骨的大小以及其他一些影响因素（如年龄）而略有改变。在下牙槽神经周围应注射约 1 ml 的麻药（图 16.1 和图 16.2）。

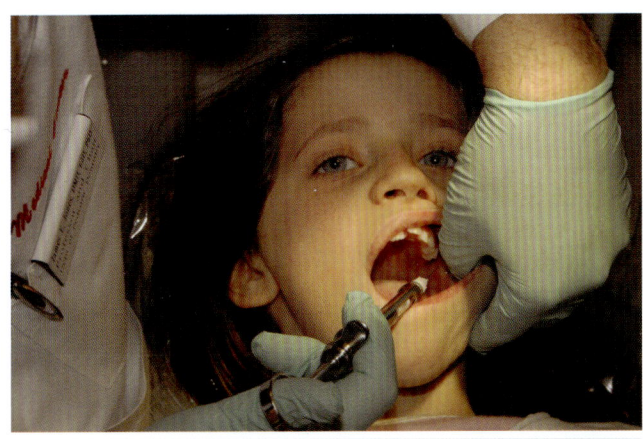

图 16.1　下颌由拇指和中指固定，针头指向下牙槽神经

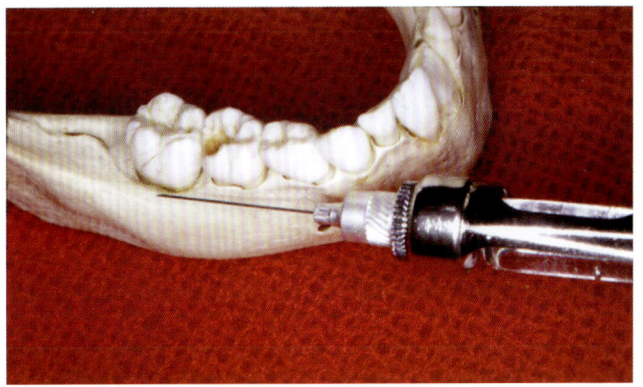

图 16.3　颊长神经阻滞麻醉时，将少量麻药注射于邻近第一恒磨牙的颊黏膜皱褶中

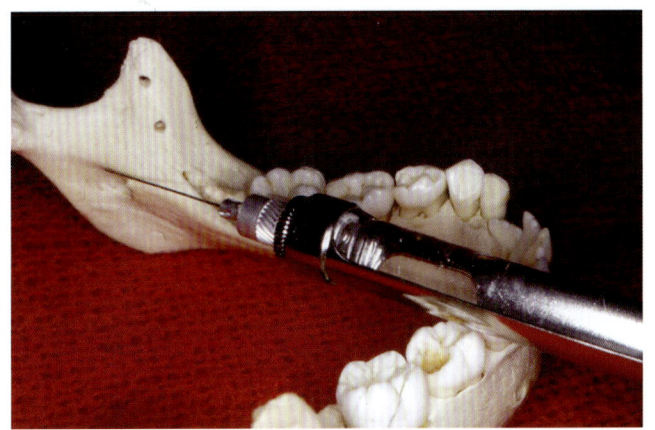

图 16.2　麻药注射在下牙槽神经周围

舌神经阻滞麻醉（lingual nerve block）

当针头向对侧方向回撤时，注射少量药液可以麻醉舌神经。如果在下牙槽神经阻滞麻醉的针头刺入和拔出过程中注射少量麻药，舌神经也会被麻醉。

颊长神经阻滞麻醉（long buccal nerve block）

在拔除下颌恒磨牙（mandibular permanent molars）或放置橡皮障夹时，需麻醉颊长神经。可在对应牙齿的远中颊黏膜皱褶中注射少量麻药（图 16.3）。

在治疗过程中，注射侧的所有下颌颊侧牙龈组织均会被麻醉，但中切牙和侧切牙的唇侧组织可能除外，因为这些组织接受来自对侧神经纤维的交叉支配。

下颌乳磨牙浸润麻醉

为了验证浸润麻醉（infiltration anesthesia）或牙乳头内注射对儿童牙痛的控制效果不及下牙槽神经阻滞或颊长神经浸润麻醉的假设，Naidu 等[7]设计了一个两组随机盲法对照试验，比较了两种局部麻醉的效果。使用药物为 2% 利多卡因，含 1 : 100 000 的肾上腺素。他们研究了 101 名 5～8 岁的健康儿童，均没有局部麻醉药（局麻药）禁忌证，下颌乳磨牙（mandibular primary molars）需要进行牙髓切断术和不锈钢冠修复。所有孩子均使用 40% 的氧化亚氮（笑气）。儿童使用颜色模拟量表（1 表示"无痛"，10 表示"最痛"）评估自己的疼痛。儿童报告的疼痛水平总体很低，操作过程中的任一环节均无差异。结果显示，橡皮障夹放置时的平均自述疼痛报告值在阻滞麻醉/颊长神经阻滞麻醉时为 2.8，在浸润麻醉/牙乳头内注射时为 1.9（$P = 0.1$）。备牙时阻滞麻醉/颊长神经阻滞麻醉疼痛值为 2.0，浸润麻醉/牙乳头内注射为 1.8（$P = 0.7$）。阻滞麻醉/颊长神经阻滞麻醉组需要补充局麻药的儿童占 9%（52 例中有 4 例），浸润麻醉/牙乳头内注射组需要补充局麻药的儿童占 10.2%（49 例中有 5 例）（$P = 0.07$）。在对下颌乳磨牙进行牙髓切断术和不锈钢冠修复时，使用含有 1 : 100 000 肾上腺素的 2% 利多卡因，浸润麻醉/牙乳头内注射与阻滞麻醉/颊长神经阻滞麻醉对疼痛的控制效果无明显差异。

Oulis 等[8]在对侧下颌磨牙需要相同类型治疗的 3～9 岁儿童中，比较下颌浸润麻醉和下颌阻滞麻醉的效果时，报道了类似的结果。试验采用半口对照设计。牙科手术包括 I 类洞和 II 类洞银汞合金充填、不锈钢冠、甲醛甲酚牙髓切断术和牙拔除术。根据声音、运动和眼部变化来反映疼痛程度，并采用 Frankl 行为评定量表对每种麻醉技术和治疗类型的疼痛和行为进行评估。研究对探诊、橡皮障放置、牙齿预备和拔牙手术进行了评估。研究结果显示，对于银汞合金和不锈钢冠修复，两种麻醉技术的疼痛评定程度无显著差别（$P > 0.07$）。对于牙髓切断术和拔牙，下颌浸润麻醉比下颌阻滞麻醉效果差（$P < 0.05$）。根据乳牙列或混合牙列区分年龄后，麻醉效果与年龄无显著相关。

1976 年，一种新的局部麻醉药阿替卡因（articaine）被引入欧洲，1983 年开始在加拿大使用。直到 2000 年，去除了其中的防腐剂后，美国 FDA 才批准其上市。阿替卡因（Septocaine）由 Septodon 公司生产（http://www.septodontusa.com），有研究证实了其可靠性和有效性，现已上市并被广泛使用。阿替卡因是一种独特的局部麻醉药，它含有噻吩基、酯基和酰胺基。阿替卡因作为酰胺类麻醉药（包含酰胺类中间产物链）通过肝代谢。相关酯基可通过拟胆碱酯酶进行血浆代谢，从而增加分解率并降低毒性。这种代谢差异使阿替卡因具有半衰期短的优势（30 分钟），而利多卡因的半衰期则长达 90 分钟[9-13]。

Sharaf[14]认为，下颌阻滞麻醉时的疼痛可能会对低龄儿童的行为产生不利影响。众所周知，阿替卡因有较高的骨穿透能力，在局部浸润麻醉时效果可能更佳。从报道中推测，在对下颌乳磨牙进行的大多数修复治疗中，下颌浸润麻醉可以产生足够的麻醉效果。

为了评估阿替卡因与利多卡因的疗效，Rathi 等[15]对 100 名 7～12 岁需要拔除乳磨牙的患者进行了治疗。研究将患者随机分为两组：A 组（$n = 50$，男、女性各 25 名；平均年龄 = 9.9 岁）和 B 组（$n = 50$，男、女性各 25 名，平均年龄 = 9.3 岁）。A 组使用 1.7 ml 含 1:100 000 肾上腺素的 4% 盐酸阿替卡因（Septanest, Septodont）进行单次颊侧浸润麻醉。B 组使用 1.8 ml 含 1:80 000 肾上腺素的 2% 盐酸利多卡因（Lignospan special, Septodont）麻醉。因 Wong-Baker 面部疼痛量表（Wong-Baker Facial Pain Scale，Wong-Baker FPS）结构良好且有效，所以被用来评估患者在拔牙过程中对疼痛的感知。阿替卡因组的 FPS 值（平均值±标准差）（1.52±1.64）低于利多卡因组（5.6±1.8），差异具有统计学意义（$P < 0.05$）。由此作者得出结论，基于患者的主观报告，在对 7～12 岁患儿进行乳磨牙拔除时，使用含 1:100 000 肾上腺素的 4% 盐酸阿替卡因单次颊侧浸润麻醉可有效提供足够的腭舌侧局部麻醉效果，而含 1:80 000 肾上腺素的 2% 盐酸利多卡因不能提供足够的腭舌侧麻醉。

下颌切牙浸润麻醉

下牙槽神经的末端有少量神经纤维越过下颌中线，联合支配对侧下颌切牙（mandibular incisors）。对切牙进行治疗或手术时，单侧下牙槽神经阻滞麻醉可能不能提供充分的麻醉效果，即使是对阻滞麻醉侧的切牙来说也不够。通常来说，覆盖下颌切牙的唇侧皮质骨很薄，因此骨膜上浸润麻醉效果较佳。

若只是对下颌切牙进行浅龋预备，或拔除即将脱落的乳切牙，则仅浸润麻醉即可。当需要麻醉一个象限内的全部牙齿时，则可选择下牙槽神经阻滞麻醉合并切牙浸润麻醉。在这种情况下，浸润麻醉进针点应靠近阻滞麻醉侧的中线，但麻药则向中线对侧的切牙唇侧推注。

下颌传导麻醉（Gow-Gates 下颌阻滞技术）

1973 年，Gow-Gates[16]发明了一种下颌麻醉的新方法，称为下颌传导麻醉（mandibular conduction anesthesia）。该技术需对准外部解剖标志进针，使麻醉药液注入下颌髁突颈基部。该技术是一种神经阻滞方法，可麻醉第 5 对脑神经支配的整个下颌区域，包括下牙槽神经、舌神经、颊神经、颏神经、切牙神经、耳颞神经和下颌舌骨肌神经。因此，单次注射即可麻醉下颌右侧或左侧全部牙齿和软组织，但下颌切牙除外，因为下颌切牙受对侧切牙神经的部分支配。Gow-Gates[16]认为，一旦正确掌握该技术，则很少出现下颌骨麻醉失败的情况。他在临床中使用这一技术超过 5 万次。这项技术也越来越普及，通常被称为 Gow-Gates 技术。

注射进针的外部标志是耳屏和口角。针头正好刺入颞肌肌腱的中部，比传统下颌阻滞麻醉的进针点要高很多。针头斜向上，平行于患者口角到耳屏下缘（耳屏间切迹）的连线。针头和针筒应从对侧口角指向注射部位（图 16.4）。

上颌乳、恒切牙和尖牙的麻醉

骨膜上麻醉技术（局部浸润）

局部浸润（local infiltration；骨膜上麻醉技术，supraperiosteal technique）常用于乳前牙麻醉。与恒牙麻醉相比，注射点应更靠近牙龈缘，麻药应注射于骨表面。由于上颌前牙的根尖基本位于颊黏膜皱襞的水平,因此在颊黏膜皱襞处进针后,针尖推进少许(最多 2 mm)即可推注麻药。一些牙医更喜欢下拉上唇,让针尖穿透组织,而不是将针头向上推进。这种方法对上颌前牙区非常有效(图 16.5 至图 16.7)。

麻醉恒中切牙时,在颊黏膜皱襞处进针,麻药可缓慢、少量地注射到根尖周围。由于神经纤维可能从对侧延伸而来,因此,可能需要在对侧中切牙的根尖处注射少量麻药,以便使乳牙或恒牙获得足够的麻醉。如果使用橡皮障,建议向舌侧游离龈部位注射 1～2 滴麻药,以避免放置橡皮障夹和结扎带来的不适。

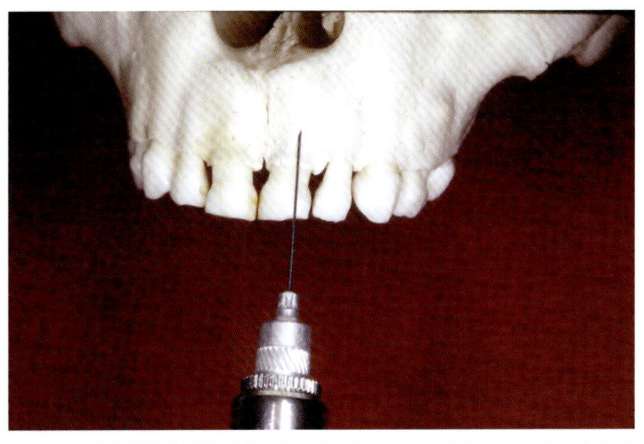

图 16.6　针尖指向上颌乳切牙的根尖

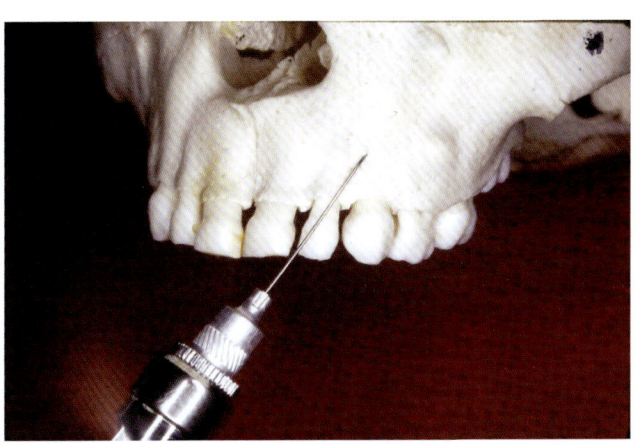

图 16.7　上颌乳尖牙麻醉进针点

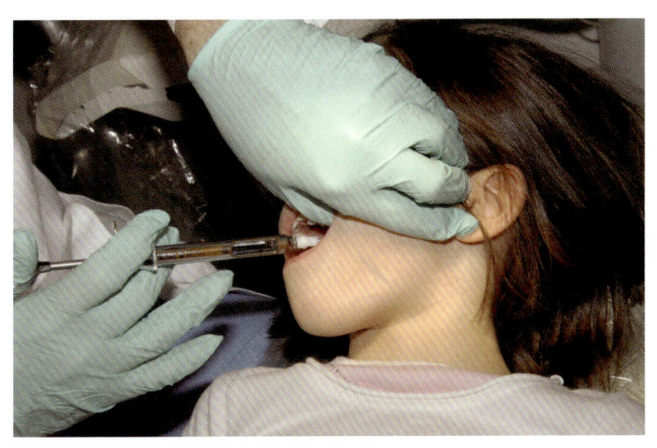

图 16.4　针筒平行于口角到耳屏间切迹的直线

无论是乳牙列还是恒牙列,在拔除切牙或尖牙之前,必须对腭侧软组织进行麻醉。鼻腭神经阻滞麻醉可为所有切牙及部分尖牙区域的腭侧组织提供足够的麻醉。腭大神经(腭前神经)的神经纤维也常延伸到尖牙区。若只拔除一颗前牙,在其腭侧附着龈处注射麻药也可获得充分的腭部麻醉效果。如果在前牙治疗过程中观察到患者骨膜上浸润麻醉效果不佳,则建议行鼻腭神经阻滞麻醉。

上颌乳磨牙和前磨牙麻醉

通常而言,上牙槽中神经支配上颌乳磨牙和前磨牙(maxillary primary molars and premolars)以及第一恒磨牙的近中颊根。毫无疑问,上牙槽中神经至少部分支配这些牙齿。然而,对儿童尸体解剖后,Jorgensen 和 Hayden[17]认为上牙槽中神经和上牙槽后神经在乳磨牙区形成神经丛。以往上牙槽后神经对乳磨牙区的支配作用没有得到足够的重视。此

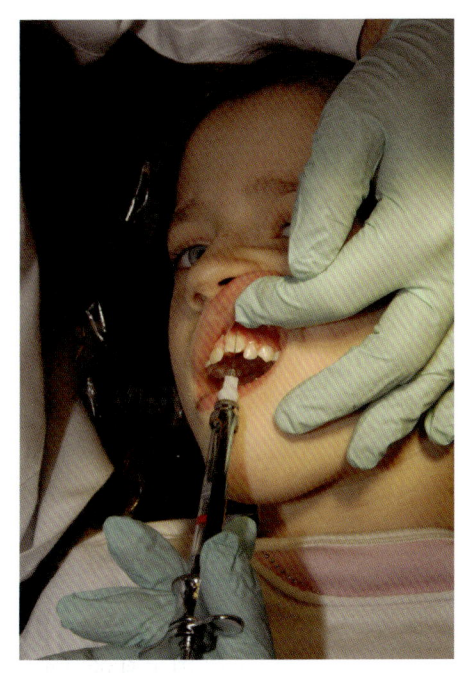

图 16.5　中切牙麻醉,骨膜上注射应贴近骨和牙齿根尖

外他们也发现，在儿童头骨中，覆盖于第一恒磨牙和第二乳磨牙颊根表面的上颌骨厚度接近 1 cm。

覆盖第一乳磨牙的骨板很薄，因此，在其根尖部位直接注射麻药可以获得充分的麻醉（图 16.8 和图 16.9）。然而，在乳牙列和混合牙列早期，较厚的颧突覆盖第二乳磨牙和第一恒磨牙的颊根表面，使得在第二乳磨牙根尖处进行的骨膜上浸润麻醉效果较差。因此，在上颌结节上方补充麻醉，以达到麻醉上牙槽后神经的效果，这与麻醉恒磨牙一致（图 16.10）。相比仅在根尖部注射的麻醉效果，这种补充注射有助于解决第二乳磨牙区的骨厚度产生的问题，并可以麻醉上牙槽中后神经丛。

对于上颌第一或第二前磨牙的麻醉，在颊黏膜皱褶处进行单次注射可将麻药注射于根尖稍上方的位置。由于前磨牙萌出时，上颌骨水平和垂直向生长，覆盖在其根部的颊侧皮质骨非常薄，因此使用这种方法可以达到良好的麻醉效果。麻药注射应缓慢，麻药推注应贴近骨表面。这一方法适用于牙科中所有的骨膜上浸润麻醉和阻滞麻醉。

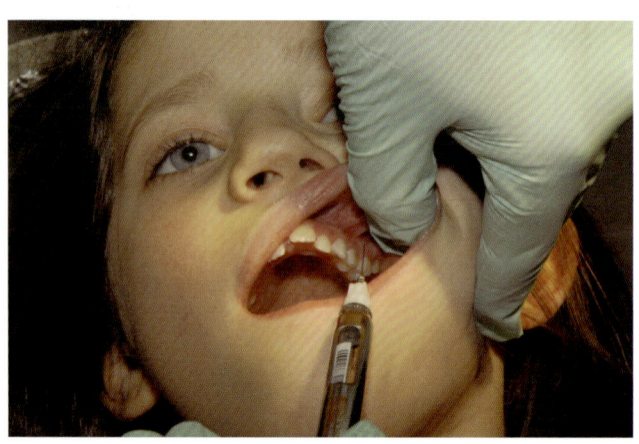

图 16.8　麻醉上颌第二乳磨牙

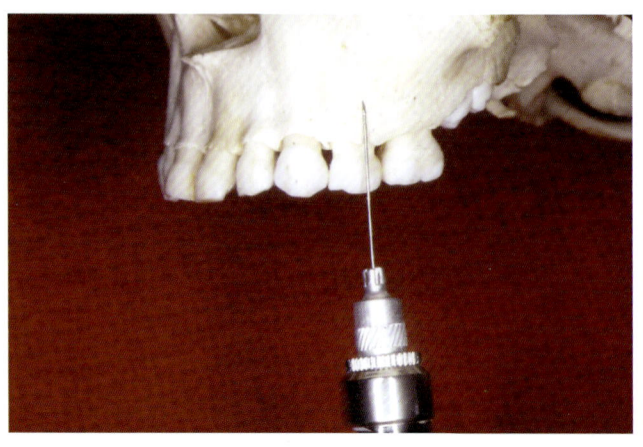

图 16.9　在第一乳磨牙颊根根尖处注射麻药

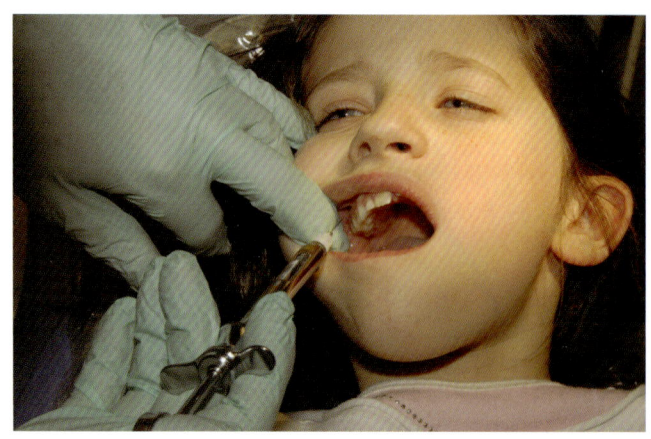

图 16.10　上牙槽后神经阻滞麻醉上颌恒磨牙和第二乳磨牙

在对上颌乳磨牙和前磨牙进行治疗前，应对颊侧组织进行适当麻醉。如果橡皮障夹夹在腭侧组织，可在牙齿的舌（腭）侧游离龈中注射 1~2 滴麻药，以减轻不适感，且比腭大神经（腭前神经）阻滞麻醉时的疼痛更轻。如果要拔除上颌乳磨牙或前磨牙，或者计划行腭部组织手术，则需要进行腭大神经阻滞麻醉。

上颌恒磨牙（maxillary permanent molars）麻醉

麻醉上颌第一或第二恒磨牙时，牙医会要求孩子半闭嘴，这样便于侧向牵拉脸颊和唇部组织。牙医的左手（惯用右手的牙医）示指指尖放在颊黏膜皱褶的凹陷处，并旋转使指甲贴近黏膜，指腹与颧突的后表面接触。Bennett[18]建议手指与上颌牙齿咬合面垂直，并与患者的头部矢状面成 45° 角。注射过程中，示指应与针头方向一致。穿刺点位于第一恒磨牙远颊根远中上方的颊黏膜皱褶处。如果第二磨牙已经萌出，则应在第二磨牙上方注射。针头向上、向后推进，将麻药注射于牙齿根尖部位。针头向后上方进针约 2 cm，针尖靠近且斜面朝向骨面（图 16.10）。

为充分麻醉第一恒磨牙，一般在磨牙近中颊根的根尖颊黏膜皱褶处进针行骨膜上浸润麻醉。

腭侧组织麻醉

腭侧组织麻醉是牙科治疗中疼痛感较强的操作之一。Ramirez 等[19]讨论了在腭部和舌部疼痛最小的情况下实现深度麻醉的方法。颊部浸润后，建议行牙间（龈乳头间）浸润麻醉，随着针头穿透龈乳头，缓慢注射麻药。牙间浸润麻醉可使麻醉药通过颊舌侧牙间乳头相连的口腔黏膜凹陷区域扩散到腭部。该区域黏膜发白表明浅表软组织已经充分麻醉，但必要时需要追加腭部浸润麻醉。

鼻腭神经阻滞麻醉（nasopalatine nerve block）

鼻腭神经阻滞可以麻醉 6 颗前牙的腭侧组织。如果进针到切牙管内，则可以完全麻醉 6 颗前牙。然而，这种方法疼痛明显，故在术前不常使用。如果患者前牙唇侧根尖上方的骨膜上浸润麻醉效果不佳，则需考虑行鼻腭神经阻滞麻醉。一般进针点在中切牙后方的切牙乳头处，将针头向上插入切牙管（图 16.11）。进针过程中滴注少量麻药，可以减少注射不适感。当需要对尖牙区域进行麻醉时，需要在尖牙舌侧的牙龈组织中注射少量麻药，以麻醉腭大神经的分支。

腭大神经（腭前神经）阻滞麻醉［greater (anterior) palatine injection］

腭大神经麻醉区域从上颌结节到尖牙区，从中线到注射侧牙槽嵴的腭侧黏骨膜。一般在治疗前，该方法常与上牙槽中、后神经阻滞麻醉一起使用。腭后 2/3 软组织的神经支配来自于腭大神经和腭小神经。

注射前，从萌出的最后一颗磨牙的牙龈缘到上腭中线之间假想一条平分线。从口腔对侧进针，沿着这条假想线向末端牙齿的远中注射（图 16.12 和图 16.13）。对于乳牙列儿童，注射部位应在第二乳

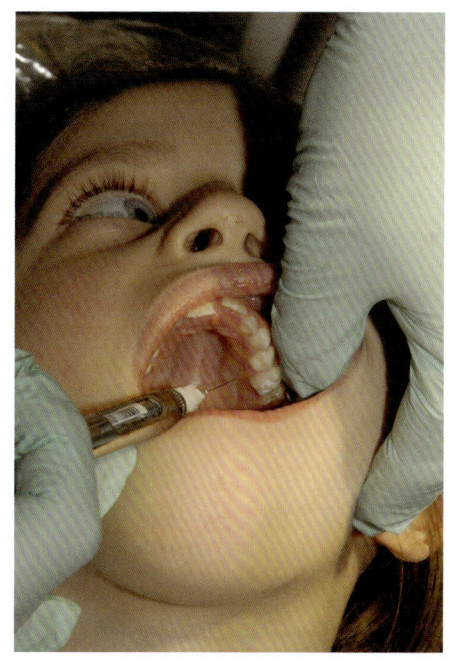

图 16.12　拔除上颌乳磨牙之前，腭大神经阻滞麻醉与上牙槽中、后神经阻滞麻醉合并使用

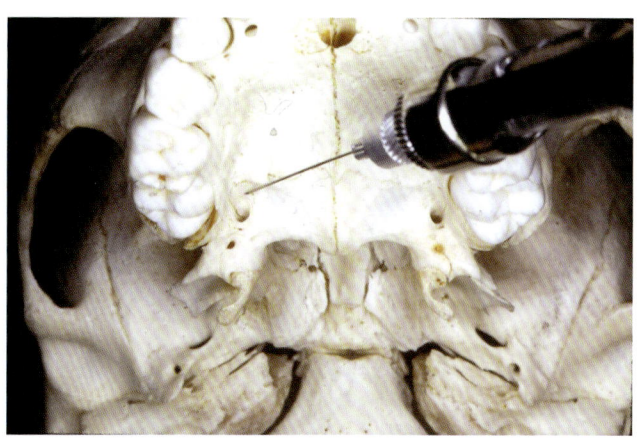

图 16.13　针头插入第二乳磨牙远中面后方约 10 mm 处

磨牙远中面后方约 10 mm 处进针。不需要进入腭大孔，只需要在神经出孔的部位缓慢滴注几滴麻药。

补充注射技术（supplemental injection techniques）

眶下神经阻滞麻醉和颏神经阻滞麻醉

眶下神经阻滞麻醉（infraorbital nerve block）和颏神经阻滞麻醉（mental nerve block）是常见的两种补充麻醉方式。眶下神经阻滞麻醉不仅可麻醉上牙槽前、中神经分支，同时也影响注射侧下眼睑、

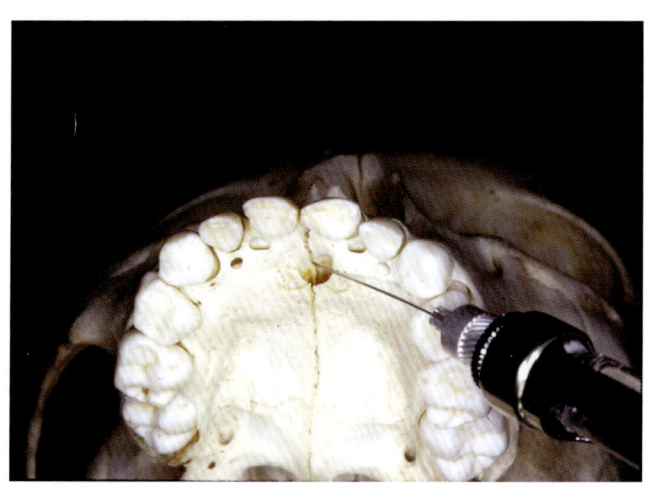

图 16.11　鼻腭神经阻滞麻醉时，将针头向上插入切牙管中

鼻、上唇口周肌肉的支配神经。此类麻醉会让孩子有嘴唇上方麻木的感觉，类似于下牙槽神经阻滞时产生的嘴唇下方的麻木。而且，还会造成暂时的部分口腔麻痹。但当确有需要时，这些麻醉效果并不影响该技术的应用。然而，由于骨膜上浸润麻醉范围更局限且同样有效，所以在上牙槽前、中神经支配部位的牙齿常规手术和拔牙过程中，很少使用该技术。当需要拔除阻生牙（尤其是尖牙或第一前磨牙）、摘除大囊肿、局部有中度炎症及感染而禁忌使用骨膜上浸润麻醉时，或当需要更长时间、更大面积的麻醉时，首选眶下神经阻滞麻醉。

颏神经阻滞麻醉使患者产生与下牙槽神经阻滞麻醉基本相同的麻木感。阻断颏神经会麻醉一个象限内除恒磨牙外的所有下颌牙齿。因此，颏神经阻滞麻醉可用于所有下颌乳磨牙的常规治疗而不会引起患者的不适。但两者相比应首选下牙槽神经阻滞麻醉，除非有下牙槽神经阻滞麻醉禁忌证。因为颏神经阻滞麻醉对患者来说舒适度并无提高，且注射时患者可以清晰地看见注射器，而下牙槽神经阻滞麻醉时患者看不见注射器。

有关眶下神经阻滞麻醉、颏神经阻滞麻醉和其他局部麻醉技术的更多详细信息，请参阅 Malamed[5] 所著教科书。

牙周膜麻醉（韧带内注射麻醉）

当骨膜上麻醉或阻滞麻醉技术不能提供足够的麻醉效果时，牙周膜麻醉（periodontal ligament injection）一直是为达到更充分麻醉的补充方法。这项技术也可用于一颗或两颗牙齿的初期麻醉，效果很好。

这项技术简单，麻药用量少，起效迅速。通常针头从近中面牙龈沟进入，沿着牙根表面前进直到遇到阻力。随后在牙周膜中注射约 0.2 ml 的麻药。对于多根牙，近中和远中都需要注射。需要相当大的压力来推注麻药。

该技术可使用常规的牙科注射器。但因为注射麻药需要巨大推力，所以推荐使用密闭注射器，以防止注射针筒破裂。一些注射器会配有金属或聚四氟乙烯封闭套管将注射针筒包绕，并在针筒破碎时提供必要保护。

针对牙周膜注射技术而设计的专用注射器已有研发。其中一种注射器，Peri-Press（Universal Dental Implements, Fanwood, NJ, USA），设计有杠杆"扳机"，使牙医更易于注射加压。Peri-Press 注射器（Peri-Press syringe）配有一个实心金属活塞，每扣一次扳机，可精确提供 0.14 ml 麻药。

使用牙周膜麻醉技术可能导致一些心理不适，尤其是对于缺乏经验的儿童患者，因为在使用该技术时患者能够看到注射器及整个麻醉过程。对于经验丰富或积极配合的患者来说，这可能不是问题。但对于新患者，可能会加重其焦虑反应。此外，Peri-Press 的设计（类似手枪）可能会给患者带来一些不良的心理影响。

目前有两种类型的注射器专门用于牙周膜注射：枪式和笔式。与传统抽吸式注射器相比，它们的价格都更昂贵。儿童牙医更喜欢笔式注射器，但它比枪式注射器更昂贵。但无论如何，牙周膜麻醉技术是一种十分有效的口腔麻醉辅助技术。

Malamed[20] 报道了一项临床研究，结果表明在某些手术中使用牙周膜麻醉技术可取得显著效果。部分手术的研究样本量较少，补充研究正在进行中。在 7 例牙周手术（刮治术和根面平整术）和 2 颗牙齿的拔除术中（对近中、远中、颊和舌区域进行了注射），麻醉有效率均为 100%。在牙周膜麻醉下进行了 71 次常规充填治疗，有效率为 91.5%。由于牙周膜麻醉注射部位的空间限制，以及血液循环有限，因此麻药中不需要添加血管收缩剂。事实上，血管收缩剂可能会导致牙周膜缺血，增加术后局部不适，或对牙周膜造成更严重的损伤。Walton 和 Abbott[21] 也报告了对该技术的临床评估，显示成功率达 92%。

牙周膜注射用于初期麻醉或补充麻醉时具有以下优点：

1. 能迅速、简单地提供可靠的疼痛控制。

2. 牙髓麻醉时间为 30~45 分钟，可为大部分单颗牙治疗提供足够的麻醉时间，且不会延长术后麻醉时间。

3. 比其他局部麻醉技术舒适。

4. 用于补充麻醉，完全无痛。

5. 麻药用量较少。

6. 注射前无需回吸。

7. 可在不拆除橡皮障的情况下应用。

8. 可用于禁止使用其他注射方式的出血性疾病患者。

9. 可用于低龄儿童或残疾患者，降低其术后咬伤嘴唇或舌头的风险。

骨内注射、牙槽间隔注射和髓腔内注射麻醉

骨内、牙槽间隔和髓腔内注射技术已被人们熟知多年。髓腔内注射（intrapulpal injection）是一种补充麻醉技术，当其他局部麻醉失败时，可直接在牙髓治疗期间获得充分的牙髓麻醉。虽然髓腔内注射一般能够提供所需的麻醉效果，起效很快，但该技术存在注射时疼痛的缺点。

骨内注射（intraosseous injection）技术〔牙槽间隔注射（interseptal injection）是其中之一〕是将局麻药注射于多孔的牙槽骨中。操作时通过加力使针头穿过皮质骨进入松质骨来完成，也可使用小球钻在牙槽骨上钻孔以辅助进针。小的加强骨内针更容易穿透皮质骨。因为儿童的皮质骨密度低于成人，所以在儿童中使用这一技术并不困难。当其他局部注射未能产生充分的麻醉效果时，提倡使用骨内注射技术用于初期麻醉和补充麻醉。Lilienthal[22]报道了这些麻醉技术均可产生深度麻醉效果。但与牙周膜注射相比，除非牙周膜间隙感染而禁止使用牙周膜注射，否则不推荐使用骨内注射技术。

计算机控制下的局部麻醉传输系统（Wand系统）

Friedman 和 Hochman[23] 以及 Krochak 和 Friedman[24] 的报告强调了计算机控制下的局部麻醉传输系统（computer-controlled local anesthetic delivery system）即 Wand 系统（Milestone Scientific，Livingston，NJ，USA）的优势。该系统包含一个常规局部麻醉针和一次性棒状注射器，当用于口腔局部麻醉注射时采用执笔式。带有脚踏控制器的微处理器通过精确计量的流速、恒定的压力和固定的体积调节注射器注射的麻药。该系统还包含回吸系统，必要时可使用。与常规注射技术相比，Wand系统进行神经阻滞、浸润麻醉、腭部和牙周膜注射时的舒适度更佳。在一项比较 Wand 系统与传统麻醉注射系统的随机对照临床试验中，Allen 等[25] 证明了使用 Wand 系统可显著减少学龄前儿童的干扰性行为（$P < 0.01$）。在麻醉初期，使用 Wand 系统的学龄前儿童均不需要束缚，而接受传统麻醉注射的儿童有近一半需要暂时性束缚。

局部麻醉并发症

局部麻醉药毒性

成年人很少出现麻药的全身毒性反应。相比而言，儿童由于体重较轻，更容易发生毒性反应。儿童在治疗前也常常服用镇静药物。当局部麻醉药与镇静药物联合使用时，出现毒性反应的可能性会增加。Aubuchon[26] 发现，局部麻醉药的用量与发生严重反应的频率之间存在直接的线性关系。对儿童牙医来说，准确掌握儿童使用麻醉药的最大推荐剂量最为重要，因为该使用剂量取决于患者的体重（表 16.1 和图 16.14）。例如，如果给体重为 14 kg（30 磅）的患者一次性注射含 1∶100 000 肾上腺素的 2% 利多卡因超过 1.5 支（3 ml），就可达到利多卡因的毒性剂量；而对于体重为 46 kg（100 磅）的青少年患者，需要 5.5 支相同的麻醉药才能达到毒性水平。

Moore 和 Hersh[27] 提供了另一种简单计算局

表 16.1　局部麻醉药最大推荐剂量

药名	商品名	局麻药百分比	血管收缩药	麻醉持续时间	最大推荐剂量
利多卡因（lidocaine）	赛罗卡因	2	1∶100 000 肾上腺素	牙髓：60 min 软组织：3～5 h	4.4 mg/kg（最大总量 300 mg）
甲哌卡因（mepivacaine）	卡波卡因	3		牙髓：20～40 min 软组织：2～3 h	4.4 mg/kg（最大总量 300 mg）
丙胺卡因（prilocaine）	Citanest Forte	4	1∶200 000 肾上腺素	牙髓：60～90 min 软组织：3～8 h	6.0 mg/kg（最大总量 400 mg）
阿替卡因（articaine）	Septocaine	4	1∶100 000 肾上腺素	牙髓：60～75 min 软组织：3～6 h	7 mg/kg（最大总量 500 mg）

Partially adapted from Malamed SF. Handbook of local anesthesia. 6th ed. St. Louis：Elsevier；2013.

<开始方程计算>

$$体重[kg] \times 最大推荐剂量\left[\frac{mg}{kg}\right] = 基于体重的最大剂量（不能超过最大总量）$$

$$\frac{最大剂量[mg]}{\left[\dfrac{mg}{每支}\right]} = 麻醉剂最大支数$$

<结束计算>

举例：如果一个孩子体重 20 kg，使用 2% 利多卡因麻醉，计算如下：

<开始方程计算>

$$20[kg] \times 4.4\left[\frac{mg}{kg}\right] = 88[mg]（不超过 300 mg）$$

$$\frac{88[mg]}{\left[\dfrac{34\ mg}{每支}\right]} = 2.5\ 支$$

<结束计算>

图 16.14 局部麻醉药最大推荐剂量计算

部麻醉药最大安全剂量的替代方案，他们认为这是适用于所有牙科麻醉药配方的最保守指南。"25 法则"规定，对于健康患者，每 25 磅[①]体重可以安全地使用 1 支麻醉药，即：体重为 25 磅的患者可使用 1 支，体重为 50 磅的患者可使用 2 支，体重为 75 磅的患者可使用 3 支，体重为 150 磅或以上的患者可使用 6 支。

由于某些儿童可能对局部麻醉药产生毒性反应，Wilson 等[28]研究并报告了 1% 和 2% 利多卡因的临床效果。他们发现，在乳磨牙的简单治疗中，1% 和 2% 利多卡因同样有效。然而，在一些复杂治疗（包括牙髓切断术和拔牙）中，1% 利多卡因的有效性略差。

软组织损伤

对于在牙科诊所接受局部麻醉的患儿，应告知其家长该麻醉区域的软组织将在 1 小时或更长时间内没有知觉。应小心照看这些孩子，以免他们有意或无意地咬伤软组织。接受下牙槽神经阻滞麻醉的儿童可能会咬伤嘴唇、舌或脸颊内表面。有时在牙科就诊后 1～2 小时，患儿家长会打电话报告孩子口腔黏膜受损。家长可能会怀疑损伤发生在牙科治疗中。这种情况极大可能是因为孩子咬了该区域，并在 24 小时后形成溃疡，其常被称为创伤性溃疡（图 16.14）。这种自伤性损伤很少发生并发症，但

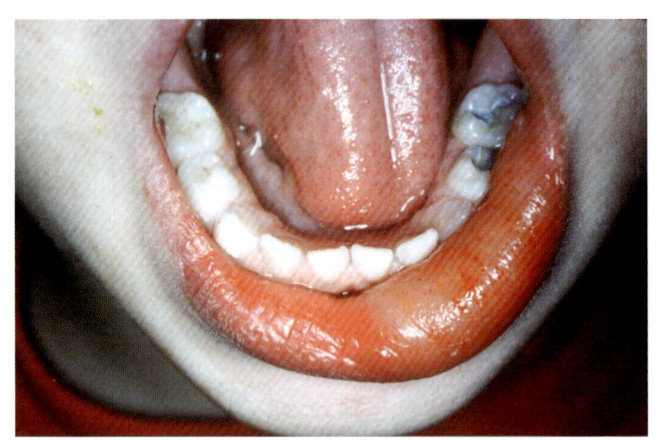

图 16.15 下牙槽神经阻滞麻醉后咬伤嘴唇的儿童

患儿应该在 24 小时内就诊，使用温盐水漱口有助于保持该区域的清洁。

在一项前瞻性研究中，College 等[29]评估了儿童群体进行单侧和双侧下颌神经阻滞麻醉后的软组织损伤及其他并发症。结果显示：单侧和双侧下颌神经阻滞麻醉后，13% 的患者有术后软组织损伤，年龄较小者（＜4 岁）出现损伤的概率是年龄较大者（＞12 岁）的 2 倍多。有趣的是，研究显示，在年龄小于 4 岁的患儿组中，接受单侧神经阻滞麻醉的患者发生损伤的概率明显高于接受双侧神经阻滞麻醉的患者（35% vs. 5%）。尽管过去不鼓励使用双侧下颌神经阻滞麻醉，但 College 等[29]认为，在儿童患者中不存在双侧下颌阻滞麻醉禁忌证。

---

① 1 磅约为 0.45 kg。——译者注

口腔麻醉逆转

随着 2008 年 5 月 FDA 批准上市，OraVerse（Septodont，Inc.，Louisville，CO，USA，www.septodont.com）（甲磺酰酚妥拉明）成为第一个用于逆转软组织麻醉（即唇和舌麻醉）和口腔黏膜下注射含有血管收缩剂的局麻药引起相关功能丧失的药物制剂。

在临床 3 期随机双盲对照试验中，使用局部麻醉完成牙科治疗后，患者接受 OraVerse 或对照治疗。与对照组相比，OraVerse 将下唇恢复正常感觉的平均时间（通过标准化轻拍嘴唇实验测量）缩短了 85 分钟，上唇则缩短了 83 分钟。使用 OraVerse 1 小时后，41% 的患者报告下唇恢复了正常知觉，59% 的患者报告上唇恢复了正常知觉，而对照组分别仅有 7% 和 12%。近期在其他儿童患者（6～11 岁）中也报道了类似的结果[30]。

在所有 OraVerse 临床试验中，均未报告严重不良事件。最常见的不良反应是短暂的注射部位疼痛。尽管胃肠外使用 α-肾上腺素能阻断剂可能会出现心动过速和心律失常，但在黏膜下注射 OraVerse 后，此类事件并不常见。OraVerse 的最大推荐剂量如下（http://oraverse.com/dental-professionals/）：

- 成人和 12 岁及以上青少年用 2 支。
- 6～11 岁、体重超过 66 磅的患者使用 1 支。
- 6～11 岁、体重 33～66 磅的儿童使用 1/2 支。
- 对于体重至少 10 kg（22 磅）的儿童患者，OraVerse 的最大推荐剂量为 1/4 支。

镇痛药

除了局部使用麻醉药外，有时还需要全身使用镇痛药（analgesics）来控制疼痛。在创伤或感染（如牙齿脓肿）引起中度至重度疼痛的情况下，可能需要使用这些镇痛药，或者在引起儿童疼痛的术前或术后使用。术前使用镇痛药基于以下理论：术前给药先于治疗过程产生的炎症反应和随后的疼痛，因此可有效镇痛。然而，文献中有关于该技术有效性结果相反的报道。

Tate 和 Acs[31] 认为，由于整个儿童期体重和身体结构的不断变化，镇痛药的选择和剂量也各有不同。在大多数情况下，首选药效最小、副作用最少的镇痛药。表 16.2 和图 16.16 提供了常见的儿科镇痛药及其基于体重的推荐剂量。鉴于美国阿片类药物滥用的严重性，从业者必须严格控制镇痛药的处方。事实上，美国牙科和颅面研究所网站（https://www.nidcr.nih.gov/healthinfo/opioids~information~dentists，2019 年 11 月 22 日访问）中关于"牙科医生阿片类药物使用信息"的建议如下：

1. 考虑将非甾体抗炎镇痛药作为急性疼痛管理的一线用药[2]。
2. 考虑使用多模式阿片类药物给药策略，例如首先使用非甾体抗炎药（nonsteroidal antiinflammatory drugs，NSAIDs）和长效局麻药进行预处理。
3. 如果您考虑为急性疼痛患者开具阿片类药物，请遵循疾病预防控制中心的指南：

> 使用最低有效剂量且起效迅速的阿片类药物。

表 16.2 儿童口腔术后疼痛控制常用口服药物和剂量

药物	剂型	剂量
对乙酰氨基酚（acetaminophen）	酏剂：160 mg/5 ml 片剂：325 mg 咀嚼片：160 mg	间隔 4～6 h：10～15 mg/kg
布洛芬（ibuprofen）	悬浮液：100 mg/5 ml 片剂：200、300、400、600、800 mg	间隔 6～8 h：4～10 mg/kg
曲马多*（tramadol）	片剂：50、100 mg	间隔 4～6 h：1～2 mg/kg；最大 100 mg
可待因（codeine）* 和对乙酰氨基酚	悬浮液：12 mg/5 ml 12 mg 可待因/120 mg 对乙酰氨基酚/5 ml	间隔 4～6 h：0.5～1.0 mg/kg
氢可酮（hydrocodone）和对乙酰氨基酚	悬浮液：7.5 mg 氢可酮/325 mg 对乙酰氨基酚/15 ml 片剂：5 mg 氢可酮/325 mg 对乙酰氨基苯酚	间隔 4～6 h：0.3 ml/kg ＜50 kg 者 0.135 mg/kg

*2017 年，FDA 发布了一项警告：12 岁以下儿童使用可待因和曲马多是不安全的。存档于 WebCite：http://www.webcitation.org/6xVGnS3vO
Partially adapted from Tate AR，Acs G. Dental postoperative pain management in children. Dent Clin North Am. 2002；46：707-717.

<开始方程计算>

$$体重[kg] \times 最小剂量范围\left[\frac{mg}{kg \times 剂量}\right] = 最小剂量[mg/剂量]$$

$$体重[kg] \times 最大剂量范围\left[\frac{mg}{kg \times 剂量}\right] = 最大剂量[mg/剂量]$$

<结束计算>

在选择剂量范围后，需要在此范围内选择推荐剂量。如果孩子不喜欢吃药片或者更喜欢液体，通过下面的方程是把mg换算成ml。

<开始方程计算>

$$\frac{剂量[mg]}{} \times [ml]/悬浮强度[mg] = 剂量[ml/剂量]$$

<结束计算>

举例：如果一个孩子体重21 kg，需要布洛芬用于术前疼痛控制，计算如下：

$$21[kg] \times 4\left[\frac{mg}{kg \times 剂量}\right] = 84[mg/剂量]$$

$$21[kg] \times 10\left[\frac{mg}{kg \times 剂量}\right] = 210[mg/剂量]$$

<结束计算>

你决定给予200 mg/剂量的药物，而孩子更喜欢液体药物。

<开始方程计算>

$$\frac{200[mg]}{} \times 5[ml]/100[mg] = 10[ml/剂量]$$

<结束计算>

图 16.16 镇痛药剂量计算。Davis's Drug Guide：https://anesth.unboundmedicine.com/anesthesia/view/Davis~Drug~Guide/109514/all/Pediatric_Dosage_Calculations（Last accessed 10.7.2020）

- 因疼痛剧烈而需要使用阿片类药物时，处方量不得超过预期疼痛持续时间所需用量。
- 请注意，给药剂量通常为3天或更短的时间，很少需要超过7天。

4. 注意：如果给第三磨牙拔除术后的患者开具处方，你可能是第一个给该名青少年开具阿片类药物的人。需要注意的是，研究显示在高中生中，处方阿片类药物的医疗使用与非医疗使用之间高度相关。在两种使用都有的青少年中，医疗使用是首先发生的。鉴于这一风险，考虑对该人群应首选非甾体镇痛药。

5. 注册并使用您所在州的处方药监测程序（Prescription Drug Monitoring Program，PDMP），以促进阿片类药物合理使用，从而防止误用和滥用。当需要开具阿片类药物处方时，可通过持续使用处方药监测程序和进行患者教育来降低误用和滥用风险。

6. 如果开具阿片类镇痛药处方，需向患者说明以下注意事项：
   - 询问患者目前服用的其他药物，以及患者或其他家庭成员是否存在物质滥用，如酒精、处方药或非法药物的滥用问题。
   - 解释服用药物的风险。
   - 说明如何服药以及服药时间。
   - 服用阿片类药物时不应饮酒。
   - 提供药物存放指导，将药物存放在儿童看不见和够不到的安全地方，最好存放于上锁柜子中。

推荐剂量的对乙酰氨基酚或非甾体抗炎镇痛药均能控制牙痛。而对于失败病例，可待因和对乙酰氨基酚联合服用可有效缓解疼痛。最后，若为剧烈疼痛病例，联合服用可待因和对乙酰氨基酚仍无效，则可使用氢可酮和对乙酰氨基酚。2017年，FDA发布了一项针对12岁以下的所有患者使用可待因和曲马多的警告，认为在这个年龄段使用该类药物是不安全的。其他警告包括，12~18岁、肥胖或者患有阻塞性睡眠呼吸暂停或严重肺病等影响呼吸系统的疾病的青少年不应服用可待因和曲马多[32]。

参考文献

1. Venham L, Quatrocelli S: The young child's response to repeated dental procedures, *J Dent Res* 56(7):734–738, 1977.
2. Duckworth GM, Millward HR, Potter CD, et al.: Oral PowderJect: a novel system for administering local anaesthesia to the oral mucosa, *Br Dent J* 185(10):536–539, 1998.
3. Wittrock JW, Fischer WE: The aspiration of blood through small-gauge needles, *J Am Dent Assoc* 76(1):79–81, 1968.
4. Trapp LD, Davies RO: Aspiration as a function of hypodermic needle internal diameter in the in vivo human upper limb, *Anesth Prog* 27(2):49–51, 1980.
5. Malamed SF: Local complications. In *Handbook of local anesthesia*, 6th Ed, Mosby, 2013:292–310.
6. Olsen NH: Anesthesia for the child patient, *J Am Dent Assoc* 53(5):548–

7. Naidu S, Loughlin P, Coldwell SE, et al.: A randomized controlled trial comparing mandibular local anesthesia techniques in children receiving nitrous oxide-oxygen sedation, *Anesth Prog* 51(1):19–23, 2004.
8. Oulis CJ, Vadiakas GP, Vasilopoulou A: The effectiveness of mandibular infiltration compared to mandibular block anesthesia in treating primary molars in children, *Pediatr Dent* 18:301–305, 1996.
9. Oertel R, Rahn R, Kirch W: Clinical pharmacokinetics of articaine, *Clin Pharmacokinet* 33(6):417–426, 1997.
10. Oertel R, Oertel A, Weile K, et al.: The concentration of local anesthetics in the dental alveolus, comparative studies of lidocaine and articaine in the mandible and maxilla, *Schweiz Monatsschr Zahnmed* 104(8):952–955, 1994.
11. Vree TB, Gielen MJ: Clinical pharmacology and the use of articaine for local regional anaesthesia, *Best Pract Res Clin Anaesthesiol* 19(2):293–308, 2005.
12. Claffey E, Reader A, Nusstein J, et al.: Anesthetic efficacy of articaine for inferior alveolar nerve blocks in patients with irreversible pulpitis, *J Endodont* 30(8):568–571, 2004.
13. Kanaa MD, Whitworth JM, Corbett IP, et al.: Articaine and lidocaine mandibular buccal infiltration anesthesia: a prospective randomized double blind cross-over study, *J Endodont* 32(4):296–298, 2006.
14. Sharaf AA: Evaluation of mandibular infiltration versus block anesthesia in pediatric dentistry, *J Dent Child* 64(4):276–281, 1997.
15. Rathi NV, Khatri AA, Agrawal AG, et al.: Anesthetic efficacy of buccal infiltration articaine versus lidocaine for extraction of primary molar teeth, *Anesth Prog* 66(1):3–7, 2019.
16. Gow-Gates GAE: Mandibular conduction anesthesia: a new technique using extraoral landmarks, *Oral Surg* 36(3):321–328, 1973.
17. Jorgensen NB, Hayden J: *Sedation, local and general anesthesia in dentistry*, 3rd Ed, Lea & Febiger, 1980.
18. Bennett CR: *Monheim's local anesthesia and pain control in dental practice*, 7th Ed, Mosby, 1990.
19. Ramirez K, Lee JK, Takara JT: Painless pediatric local anesthesia, *Gen Dent* 49(2):174–176, 2001.
20. Malamed SF: The periodontal ligament (PDL) injection: an alternative to inferior alveolar nerve block, *Oral Surg* 53(2):117–121, 1982.
21. Walton RE, Abbott BJ: Periodontal ligament injection: a clinical evaluation, *J Am Dent Assoc* 103(4):571–575, 1981.
22. Lilienthal B: A clinical appraisal of intraosseous dental anesthesia, *Oral Surg* 39(5):692–697, 1975.
23. Friedman MJ, Hochman MN: A 21st century computerized injection system for local pain control, *Compend Contin Educ Dent* 18(10):995–1000, 1997, 1002–1004.
24. Krochak M, Friedman N: Using a precision-metered injection system to minimize dental injection anxiety, *Compend Contin Educ Dent* 19(2):137–143, 1998, 146–150.
25. Allen KD, Kotil D, Larzelere RE, et al.: Comparison of a computerized anesthesia device with a traditional syringe in preschool children, *Pediatr Dent* 24(4):315–320, 2002.
26. Aubuchon RW: Sedation liabilities in pedodontics, *Pediatr Dent* 4:171–180, 1982.
27. Moore PA, Hersh EV: Local anesthetics: pharmacology and toxicology, *Dent Clin North Am* 54(4):587–599, 2010.
28. Wilson TG, Primosch RE, Melamed B, et al.: Clinical effectiveness of 1 and 2% lidocaine in young pediatric dental patients, *Pediatr Dent* 12(6):353–359, 1990.
29. College C, Feigal R, Wandera A, et al.: Bilateral versus unilateral mandibular block anesthesia in a pediatric population, *Pediatr Dent* 22(6):453–457, 2000.
30. Tavares M, Goodson JM, Studen-Pavlovich D, et al.: Reversal of soft-tissue local anesthesia with phentolamine mesylate in pediatric patients, *J Am Dent Assoc* 139(8):1095–1104, 2008.
31. Tate AR, Acs G: Dental postoperative pain management in children, *Dent Clin North Am* 46(4):707–717, 2002.
32. Food and Drug Administration. FDA Drug Safety Communication Update: *FDA restricts use of prescription codeine pain and cough medicines and tramadol pain medicines in children; recommends against use in breastfeeding women*. Food and Drug Administration; Sept, 2015.

推荐阅读

Berde CB, Sethna NF: Drug therapy: analgesics for the treatment of pain in children, *N Engl J Med* 347(14):1094–1103, 2002.

Blanton PL, Jeske AH: The key to profound local anesthesia: neuroanatomy, *J Am Dent Assoc* 134(6):753–760, 2003.

Davis's Drug Guide: https://anesth.unboundmedicine.com/anesthesia/view/Davis-Drug-Guide/109514/all/Pediatric_Dosage_Calculations (Last accessed 10.7.2020).

Tanega S, Singh A, Jain A: Anesthetic effectiveness of Articaine and Lidocaine in pediatric patients during dental procedures: A systematic review and meta-analysis. *Pediatr Dent* 42(4): 273–279. 2020.

17 儿童的非药物性行为管理

Jenny Ison Stigers
赵玉梅 译

本章提要

儿童牙科患者
　影响患儿就诊行为的因素
　患儿合作行为分级
　功能性调查
患儿家长
口腔医师团队的策略
　就诊前行为修正

行为引导的基础
　与孩子的交流（communication with children）
　行为塑造（behavior shaping）
　再训练
　临床实际中的考虑
　限制

引导患儿在治疗过程中的行为是儿童口腔科工作的基础。短期来看，这是为患儿提供口腔治疗的先决条件。长远的益处则是能够让他们从小埋下口腔健康的良性种子，并帮助他们参与自身的口腔保健及做出治疗决定。多年来，人们将口腔治疗中对患儿的行为引导过程定义为行为管理。2005年，美国儿童牙科学会（AAPD）在其推行的临床指南中强调行为诱导（behavior guidance）的目的并不是如何"应对"患儿的行为，而是加强与患儿、家长的沟通和合作，从而使患儿获得一个积极的就诊态度和健康的口腔环境。Wright 和 Kupietzky [1] 的报道称行为管理（behavior management）仍然是全球学者首选的术语。

口腔治疗的最终目的是使患儿能够获得积极的治疗态度并且改善其将来的卫生习惯。对于儿童与成人的治疗，其最大区别在于相互之间的关系上。治疗成人通常是医生与患者一对一的关系，而治疗儿童则会涉及医生与患儿和家长之间的一对二的关系。图 17.1 展示了这一关系，即常说的儿童口腔治疗三角（pediatric dentistry treatment triangle）关系 [1]。因为这些个体以及他们之间的关系并不能和外界因素分离开来，所以这种三角关系是处在社会环境氛围内的，其管理方法也受社会的接受程度以及社会本身的争议性所影响。Juntgen 等 [2] 发现，阻碍新的技术手段应用于儿童口腔临床的因素有：合法性、家长对新事物的接受程度以及有限的资源。值得注意的是，儿童在这个三角关系中处于顶尖位置，是家长和口腔医生团队关注的焦点。由于家庭中的角色会不断发生变化，而家庭是孩子人际关系的基础，所以必须考虑到整个家庭环境对孩子在牙科诊所行为的影响。由于每个个体的性格也在不断发生改变，所以我们要记住这个三角关系是会不断变化的。图中那些箭头的方向告诉我们沟通交流是相互的。

在我们接下来要描述的行为管理方法中，大家

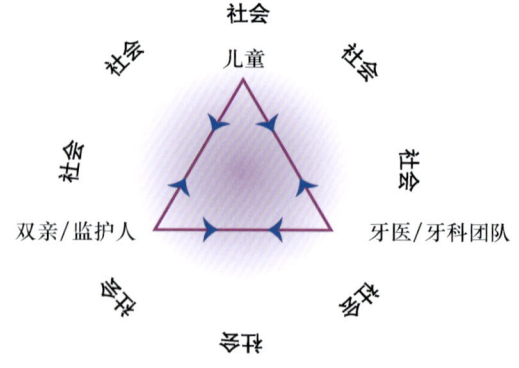

图 17.1 儿童口腔治疗三角阐明了儿童口腔医疗中的基本关系（Modified from Wright GZ, Kupietzky A. Introductory remarks. In: Wright GZ, Kupietzky A, eds. Behavior management in dentistry for children. 2nd edition, 2014, Wiley Blackwell, 3-9.）

可以感受到这个总体概念的重要性。这个概念也是本章节的基础，目的是讨论非药物途径引导儿童的口腔治疗行为。

儿童牙科患者

对儿童发育（child development）的研究涉及从受精卵成长为青年过程中的各个方面，它不仅仅指身体大小的发育。发育是一个连续的过程，包括体格大小、外形、功能、结构和技能的改变。

近年来，研究人员提出了大量的儿童发育理论，有助于解释儿童的生理、认知能力、语言能力、行为能力和社交/情感的发育。最近一些研究领域，例如行为遗传学（behavior genetics）和社会表观遗传学（social epigenetics），都把重心放在了先天遗传和后天环境对健康的影响上。发育在胚胎期和幼年时期最为重要。Boyce[3]报道，贫困造成的营养不良会从功能和结构上影响大脑的发育。他指出，对社会环境的神经生物学易感性会危害儿童发育。社会环境条件和遗传易感性差异的协同效应是一个急速发展的研究领域，对儿童的口腔保健有重要意义。虽然预期儿童的技能会随着年龄的增长而增强，但是研究者必须评估儿童的理解能力及其家庭环境。遗传、个性、经历的不同都会影响儿童融入周围环境的方式。如果这些影响相辅相成，儿童可以健康发育；反之，将造成儿童行为上的障碍。医生和儿童交流时关键是要记住每个儿童是独特的，且受其家庭环境的影响。

早期有关儿童发育的研究会将儿童的变化与具体年龄相关联。最初的工作是为生理性发育的研究收集年龄数据，最终演变出了性格描述理论。这方面的先驱和最著名的团队是耶鲁大学 Arnold Gesell 领导的团队。与口腔治疗相关的典型性格特征和具体年龄之间的对应关系见框 17.1[4]。该表格有助于帮助医生制定行为引导策略。举例来说，如果口腔医生知道一个 2 岁儿童词汇的局限性，那么他们之间的交流将主要通过触觉和声调来进行，而不是仅仅通过说话的内容。如果口腔医生认识到儿童与家长的紧密关系，那么在治疗中就会让家长陪伴。

将性格特征与实际年龄联系起来会产生一些有趣的标签。例如 2 岁不合作儿童经常被定义为处于"恐怖的两岁"阶段。不幸的是，在某些情况下，

框 17.1　2～5 岁儿童与年龄相关的心理特征和能力

2 岁
会一些跑跳技能
喜欢观察和触摸
非常依恋家长
独自玩耍，很少分享
词汇量有限，句子结构简单
对自助技能感兴趣

3 岁
自我意识低，喜欢请求他人
想象力丰富，喜欢听故事
与家长关系依然紧密

4 岁
试图展示自己的力量
能加入小团体中
到达膨胀期
具备许多自助能力
知道说"谢谢"和"请"

5 岁
经历心理巩固期；会慎重
有占有欲
放弃心理安慰物品，例如毯子和大拇指
和同龄人相处愉快

Based on the work of Dr. A. Gesell.[4]

这会导致我们把儿童不合作的原因仅归结于年龄而非其能力。口腔医生有时将这些儿童归类到合作前阶段（precooperative stage）。当无法建立沟通时，就不能期望儿童进行合作。因此，对口腔医疗团队来说，帮助一个非常年幼患儿的父母在初次预约时建立实际的行为期望是很重要的。

儿童的生理发育包括了体型、身高、协调能力和身体功能等改变。因此，成年前所有身体和能力的发育都被定义为生理发育（physical development）。由于儿童的生理发育与其他方面的发育相对独立，所以生理发育各亚领域需要特殊对待。儿童在口腔治疗中的合作程度不能通过其体型来判断，体力的发育也不能和牙齿发育相提并论。

根据不同年龄阶段的相应发育要点，建立了儿童发育的几个里程碑，可以此作为评估儿童的手段。不同时期的发育状态、认知能力和心理状态见表 17.1。在特定年龄段里，儿童获得了行动能力和语言能力。人们普遍认为，这些能力越早获得，这段年龄跨度就越短。另一方面，随着年龄的增长，

表 17.1　儿童的生理、认知和心理发育阶段

年龄	社交/情感	语言/沟通	认知程度	行为/生理发育
6 个月	• 认识熟悉的面孔，分辨出陌生人 • 喜欢和其他人玩，尤其是父母 • 能对其他人的表情做出反应，看起来很开心 • 喜欢照镜子	• 发出声响来回应声音 • 发出"咿咿呀呀"的声音 • 喜欢和父母轮流发出声响 • 能对自己的名字做出反应 • 发出声音表示开心或不满 • 尝试说辅音（含糊地发出"m"和"b"）	• 东张西望 • 往嘴里塞东西 • 对新事物好奇并且想得到它们 • 开始两只手互相传递东西	• 能翻身（双方向均可） • 可以不靠支撑坐着 • 站立时，靠腿部支撑重力并且可能会跳 • 前后摇晃，有时前移之前会向后摇晃
12 个月	• 和陌生人相处会害羞和不安 • 父母离开时会哭闹 • 有喜爱的事物和人 • 对某些场景感到恐惧 • 想听故事时会把书递给你 • 重复声音和动作吸引注意力 • 穿衣时能伸手和腿 • 可以玩游戏，比如"躲猫猫"和"拍蛋糕"	• 能对简单要求做出回应 • 能够使用简单的动作，比如摇头和挥手 • 能够发出不同音调的声音 • 能够叫"爸爸""妈妈"并且惊叹 • 尝试说出你说的词语	• 通过不同的方式探索事物，比如摇晃、摔打和扔 • 更容易找到藏起来的东西 • 能看指定的图片和事物 • 能模仿姿势 • 能正确使用工具，比如用杯子喝水、梳头 • 会把两个东西碰撞在一起 • 能把东西取出或放入一种容器中 • 能独立扔出东西 • 能用示指指东西 • 能服从简单的指令，比如"捡起玩具"	• 能够独立坐起 • 能够扶着家具站起和行走 • 可能会不扶东西走几步 • 能独自站立
24 个月	• 模仿其他人，尤其是成人和年龄大一些的孩子 • 和其他孩子在一起很兴奋 • 表现得更加独立 • 做出叛逆的行为（做不让做的事） • 主要是在其他孩子旁边玩，但开始和其他孩子一起玩，例如追逐游戏	• 指出指定的图片和事物 • 知道熟人和身体部位的名称 • 能用 2～4 个单词说句子 • 能听从简单的命令 • 会重复无意中听到的词语 • 在书中指出东西	• 能从 2～3 层覆盖物下找出藏起来的东西 • 开始给不同形状和颜色分类 • 能在熟悉的书中完成句子和旋律 • 能玩简单的装扮游戏 • 能用至少 4 块积木堆成塔 • 开始更多地使用某一只手 • 能听从两步的指令，比如"拿起你的鞋子，把它们放到鞋柜里" • 能叫出图画书里事物的名字，如小猫、小鸟、小狗	• 能用脚尖站立 • 会踢球 • 开始跑 • 可以不依靠帮助在家具上爬上爬下 • 扶着楼梯能够上下楼 • 能投出球 • 能画或者模仿直线和圆
36 个月	• 模仿成人和朋友 • 不需要提示就能够表现出对朋友的感情 • 能按顺序玩游戏 • 对哭泣的朋友表示关心 • 能理解"我的"以及"他的"或"她的" • 情绪变化大 • 能容易地和父母分开 • 日常事物发生大变化会感到沮丧 • 能自己穿脱衣服	• 能听从 2～3 步的命令 • 能叫出大多数熟悉的事物 • 理解"上面""下面""里面"的意思 • 能说出名字、年龄和性别 • 能给朋友起昵称 • 能说出"我""我们""你""你们"以及一些复数单词 • 大多数情况下能和陌生人交流 • 能完成 2～3 句话的对话	• 能通过按钮、杠杆和活动部件控制玩具 • 能和玩具、动物以及人玩装扮游戏 • 能拼 3～4 块拼图 • 了解"2"的意思 • 能用铅笔或蜡笔模仿画一个圆 • 能一次翻一页书 • 能用至少 6 块积木堆成塔 • 能旋开、旋紧瓶盖，旋转门把手	• 能爬得很好 • 能轻松地跑 • 能蹬三轮车 • 能一步一个台阶地上下楼

表 17.1　儿童的生理、认知和心理发育阶段（续表）

年龄	社交/情感	语言/沟通	认知程度	行为/生理发育
48个月	• 乐于接触新事物 • 扮"爸爸"和"妈妈" • 玩假扮游戏越来越有创造力 • 更喜欢和其他小朋友玩 • 能与其他小朋友合作 • 常常区分不出真实和幻想 • 谈论自己喜欢的和感兴趣的事物	• 知道一些基础的语法规则，比如正确使用"他"和"她" • 能凭记忆唱歌或者念诗，比如《可爱的小蜘蛛》（Itsy Bitsy Spider）或《汽车的轮子》（Wheels on the Bus） • 能讲故事 • 能说出姓氏、名字	• 知道一些颜色和数字的叫法 • 理解计数的概念 • 开始理解时间 • 能记住故事的一部分 • 理解"相同"和"不同"的概念 • 能用2~4个人体部位画出一个人 • 能用剪刀 • 开始临摹一些大写字母 • 能玩棋盘或者纸牌游戏 • 能说出自己对书中后续情节的猜想	• 能用单脚蹦跳和站立2秒 • 大多数时间能抓住弹起来的球 • 能在家长监护下倒水和切东西，能把自己的食物捣碎
60个月	• 想要取悦朋友 • 想要模仿朋友 • 更容易守规矩 • 喜欢唱歌、跳舞、表演 • 有性别意识 • 能区分真实和幻想 • 表现得更独立［例如独自拜访近邻（依然需要成人的监护）］ • 有时胡闹，有时很听话	• 清晰地说话 • 能用完整句子讲简单的故事 • 能用将来时态，比如"奶奶就要来了" • 能说出姓名和地址	• 能数到10或者更多 • 能用至少6个人体部位画出一个人 • 能写出一些字母和数字 • 能临摹三角形和其他几何图形 • 认识日常用品，比如钱和食物	• 单脚站立10秒或以上 • 蹦跳，或许能跳绳 • 能翻跟斗 • 能用叉子和勺子，有时会用餐刀 • 能独自上厕所 • 能旋转和攀爬

Adapted from Centers for Diseases Control and Prevention（CDC）http://www.cdc.gov/ncbddd/actearly/pdf/checklists/all_checklists.pdf（Last accessed August 26. 2019）.

发育的正常范围越来越大。对口腔医生来说，这十分重要。例如，教会儿童如何使用牙线清洁他们的牙齿。由于使用牙线这项技能一般是在9~12岁时具备，所以这期间儿童的表现差异会很大。了解了发育的总体规律，临床医生就会考虑到儿童完成一项任务的能力和可行性。

心理学家关注的另一个问题是儿童的社会化。因为随着身体的发育，不同年龄所获得的技巧会影响其社交能力的发展，要同时考虑儿童的人际关系和独立自主能力。对口腔医生来说，一个重要的发育过程是儿童逐渐变得独立。婴儿依靠他人帮助来吃饭、穿衣以及受教育，随着儿童的生长和自我照顾能力的提高，他们获得了社会独立性。认识到在社交能力发育中从依赖到自主是一个正常的过程，这对医生来说是有帮助的。许多儿童想自己刷牙却缺乏足够的手指灵活度，而家长也看到了这一点并坚持帮助他们完成口腔卫生维护。认识到家长和儿童的这一角力过程是社交能力发育的正常阶段，就能够帮助医生做出适当的干预并给予相应的建议。

自主性在对儿童患者的健康护理中是一个越来越重要的考量因素。尽管儿童患者对自己的健康护理决策具有自主权，但他们往往不具有接受或拒绝的法定权利。大多数未成年人不是对医疗保健的决策能力有限，就是尚不具备独立性。然而，患儿不应被排除在制定治疗方案的过程之外。根据美国儿科学会（AAP）发布的文件，7岁以上的患儿应该有权知晓自己的诊疗信息并允许其对医疗保健内容做出选择[5-6]。儿童在7岁或8岁左右就进入了皮亚杰认知发展理论的具体运算阶段（表17.2）[7]。在这个阶段，尽管儿童仍基于具体（字面上）的内容来思考，但他们开始能够运用逻辑推理并考虑他人的观点。这样的进步会给他们带来一定的自主

表 17.2　Piaget 认知发育阶段[7]

阶段	年龄	特征
感知运动阶段	0 至 18～24 个月	反射，习惯，对物体持续存在的感知
前运算阶段	2 岁至 7 或 8 岁	语言发展，对符号功能的认知，难以从不同视角看待事物
具体运算阶段	7 或 8 岁至 11 或 12 岁	开始有逻辑地针对实际（具体）事件来解决问题，能认识到他人的观点，有道德感受和判断力，有自主意识
形式运算阶段	11 或 12 岁以上	能假设与推理

性。皮亚杰认知发展理论的下一阶段是形式运算阶段，始于 11 岁或 12 岁[7]。这个阶段的孩子会运用抽象思维和更有条理的方法来解决问题。然而，洞察力和生活经验的不足会限制他们的决策能力。

当儿童患者开始表现出有逻辑思考和理解结果的能力时，就应该让其参与知情同意/同意过程。知情同意是一个交互过程，让孩子参与其中表明了对他处于发展中的自主权的尊重，并可能促进与其建立信任和合作。口腔医师应提供有关病情性质的信息，并使用与患者认知能力相称的描述性语言和细节提出治疗计划。小册子、视频或模型有助于患儿更好地理解病情以及治疗干预措施。应给予患儿足够的时间来提出问题并理解医生所提出的医疗保健措施。值得注意的是，获得未成年人的同意仅仅是患儿对参与治疗表示同意，只有家长才有同意或拒绝医疗保健措施的法定权利。若治疗是为了达到家长和医生共同认可的目标，则不需要征求患儿的同意[5]。如果患儿对医疗保健措施的拒绝无法被尊重（比如维持原有的医疗保健措施的风险高于进行治疗干预的获益时），应采用与其发育阶段相匹配的方式进行告知。在这种情况下，患儿可被允许决定治疗措施的其他方面（如时机或顺序），这样才能使患儿感觉到自己没有被排除在医疗决策过程之外。如果在征求同意的过程中，患儿表示拒绝治疗，医生应询问拒绝的原因以便针对其错误观念进行宣教。应对患儿的拒绝给予审慎的考虑，尤其是在拟施行的干预措施不是必需的和（或）可以推迟而没有重大风险时。青少年拒绝接受被建议的正畸治疗就是一个很好的例子。如果患儿拒绝进行正畸治疗，即使家长和医生都建议，患儿的不配合也可以轻易破坏治疗的价值（例如，口腔卫生不佳导致龋齿以及故意剥脱正畸托槽等）。

AAP 给出的知情同意要素和儿科患者同意的具体要点如框 17.2 和框 17.3 所示。在确认知情同意的过程中，医护团队应向患儿或家长重复有关诊断和拟采取的干预措施的信息，以确保其理解。同时还应询问家庭的目标和价值观，包括社会经济和文化方面的考虑，以使治疗方案能满足各方的需求。让患儿参与讨论治疗方案，可以促进其配合医疗计划的实施以及家庭依从性。强烈建议医生咨询所在州的法规和其他政策，以获取对儿童患者知情同意的额外信息[5-6, 8]。

智力发育（intellectual development）可能是研究最广泛的领域，其始于 20 世纪初 Alfred Binet[9] 开展的研究。他建立了一种方法，可定量分析智力与年龄的相关性，因此引出了智商（intelligence quotient，IQ）的概念。通过测试记忆能力、三维空间认知能力、推理能力和各种其他的基本思维能力，可以计算出一个人的智商。根据完成每种任务的平均年龄，制定了年龄行为模式。人们可以按照这个行为模式，根据儿童的表现来确定其心理年龄。

框 17.2　医疗决策中知情同意的要点[5]

提供以下信息：
- 病情的性质
- 拟采用的确诊步骤和（或）治疗方案及其成功率
- 拟施行的治疗方案及替代方案的潜在风险、优势以及不确定因素，包括除安抚措施外不采取其他治疗的选择
- 评估患儿和代理人的理解能力以及医疗决策能力，并确保患儿和代理人有提问的时间

框 17.3　儿科患者同意医疗决策的实践要点[5]

- 帮助患者对自身病情的性质有正确的认识
- 告诉患者可以在检查和治疗中期待什么
- 对患者是否理解病情以及影响其做出反应的因素进行临床评估（包括患者是否存在接受检查或治疗的不适当压力）
- 征得患者表达愿意接受所建议的护理措施
- 确保有患者对治疗计划自愿同意的条目

智力的量化使大量分类方法得以产生。从 Binet[9]那时起，人们已经发明了300多种方法来测试智商，最常用的是韦克斯勒智力量表（Wechsler Intelligence Scales）。与面向群体的测试不同，它们都是个性化的，不同的年龄阶段使用不同的设计表格。对学龄前儿童用韦克斯勒学龄前及幼儿智力量表（Wechsler Preschool and Primary Scale of Intelligence，WPPSI），对儿童用韦克斯勒儿童智力量表（Wechsler Intelligence Scale for Children-Revised，WISC-R），对成人用韦克斯勒成人智力量表（Wechsler Adult Intelligence Scale，WAIS）。

评估儿童的智力发育情况可以采用一种或几种标准化、个性化的智力测试，如儿童韦氏智力测试或改进的Stanford-Binet测试。总体来说，智商测试的平均分数为100分，有15分的标准差。诸如"非常优秀""及格"等表现分级已经使用了许多年。现在有人建议使用一些比较中性的词语如"很优秀"或者"不太优秀"来反映与平均水平的差异。

智商测试70分的人（比平均值低两个标准差）可能在智力发育方面有缺陷。然而智力残疾（intellectual disability）使智力和适应能力都受到限制。适应能力包括观念、社会性和实践性三个方面[10]。评价适应能力的方法是通过至少一个可靠来源（例如家人、监护人和教育者）去了解儿童的发育史和治疗史。有很多定量描述适应能力的检测方法，如Vineland适应行为量表（Vineland Adaptive Behavior Scales），这些方法通过多个适应能力的单项分得出一个综合评分。

从这些测试中得出的分数只是一个估值，即使是得到高分，也并不能客观地评价一个儿童某一天的智力水平。儿童年龄越小、发育越迟缓，测试的分数越不可靠。生长教育环境越独特，结果也越不可靠。疾病、疲劳和积极性缺乏也会让孩子无法在智商测试中表现出真实的状况。如果不考虑这些潜在因素的影响，得出的测试结果可能就不准确。然而，所有的孩子都应该以个性化的方式来对待。智商测试所提供的信息能够提醒我们，特殊患儿可能需要一些区别于其他患者的特殊行为指引技术。对于有智力残疾但有合作潜力的焦虑患儿，在初次诊疗前逐步让其适应口腔诊室环境被证明是有益的。其他可辅助治疗的方法，如配合其感官来调整环境（比如根据患儿的特定要求调整灯光和声音）[11]或动物辅助干预（比如在诊室中使用经过训练的动物来减少患儿的焦虑、疼痛或悲伤）[12-13]可能具有镇静效果，帮助焦虑的患儿以更积极的方式应对治疗。

影响患儿就诊行为的因素

患儿对口腔治疗环境的反应是复杂多样的。就诊患儿在年龄、成熟度、性格、经历、家庭背景、文化和口腔状况等方面都是不同的。Klingberg和Broberg[14]的报道指出，在儿童口腔患者中牙科恐惧/焦虑和行为管理问题比较常见，分别影响了9%的儿童和青少年。女孩比男孩更容易产生上述问题。牙科恐惧/焦虑（dental fear/anxiety）与性格特征（例如害羞、压抑以及不良情绪）的关系更为紧密，行为障碍则与积极主动性和冲动性相关联。Blomqvist等[15]发现在有行为和学习障碍的儿童中，牙科恐惧和焦虑与语言智商有相关性，而与其他认知指数无关。

大多数医生可以识别患儿的行为管理障碍，但却难以辨别牙科恐惧和焦虑。恐惧需要结合性格、环境等因素才能很好地被理解。对于幼儿，特别是当他们处在不能掌控的陌生环境中，或者是察觉到有可能会引起疼痛时，恐惧是一种正常反应。随着年龄增长，预知能力、理解能力和控制能力有所增强，这种牙科恐惧有望减弱。但若恐惧或焦虑与情况不相符，就会成为一次不愉快的经历，患儿会变得不合作或表现抗拒。

牙科恐惧/焦虑和行为管理障碍不能一概而论。Klingberg和Berggren[16]在对3200多名瑞典儿童的调查中发现，27%有行为管理障碍的患儿有牙科恐惧。同时，61%有牙科恐惧/焦虑的患儿表现出行为管理障碍。成功（即依从、恐惧减轻、治疗质量提高、形成互相信任的关系）的关键在于恰当地评价患儿及其家庭，使他们能以积极的态度主动参与到儿童口腔保健中。医生有时候不太容易辨别出导致患儿不配合行为的刺激因素，但是儿童家庭背景中的一些因素与之相关。

家长的焦虑（parental anxiety）

除少数情况外，调查显示母亲的焦虑心情与患儿初次口腔科就诊的配合程度之间有显著的相关性。高度焦虑的家长更容易对患儿的行为造成不良影响，他们会把自己的不安传递给患儿。虽然数据分析表明，母亲的焦虑会影响各个年龄段的儿童，但是这种不良影响在4岁以下的患儿中更加显著。考虑到婴儿期建立的亲子关系随年龄增长会逐渐减弱，因此这种现象也在意料之中。

家长教育方式

20世纪60年代，Baumrind[17]报道了家长的教育方式（家长用来与孩子互动的行为模式）与孩子行为之间存在密切关系。她描述了三种家长管理模式：放任型、专制型和权威型。放任型家长接受孩子的任何行为，不惩罚孩子，不对孩子当下或即将发生的行为做任何干预。专制型家长则要求孩子绝对服从，限制其自主性。而权威型家长既重视遵守纪律的权威性，也重视孩子的自主性，并会为未来的行为制定标准。Lee等[18]最近进行了一项系统回顾，旨在评估家长教育方式对儿童行为和牙科焦虑的影响。家长教育方式与牙科焦虑和行为问题之间的联系仅限于第一次就诊时没有牙科恐惧的学龄前儿童。权威型家长的孩子比放任型和专制型家长的孩子表现出更多的积极行为。家长以一贯的、积极的和鼓励的方式与孩子互动，对孩子在牙科治疗期间应对和控制焦虑的能力至关重要[19]。

有害压力

婴儿在子宫中就第一次感知到了压力，并且在一生中会反复感知。尽管压力会引起很小的生理变化，但这是正常的，也是生存所必需的。大多数压力都是短暂的，例如接种疫苗和去上托管班产生的压力。父母能够帮助幼儿来体验这些压力，但是孩子最终必须学会如何应对挑战。长期持续的压力会造成终身影响，这样的压力称为有害压力（toxic stress）。常见的有害压力源有：儿童虐待，长期接触毒品，家庭暴力，家长的不良情绪或心理疾病。近来，经济窘迫也成为许多家庭的压力源。Long[20]总结了经济窘迫对家长和患儿造成的影响，它影响了来自父母的支持、管教和看护。相应地，孩子可能会出现行为和情绪调整问题。

就诊经历

就诊经历，这一非常复杂多变的因素，其重要性已经被讨论了很多年。普遍认为，有过就诊经历的患儿更容易配合医生。就诊经历对情绪的影响比就诊次数更加重要。有特殊保健需求的儿童，其表现和健康儿童大不相同。有慢性病（不包括发育障碍）的患儿会表现得"成人化"[21]。这是因为重复的就诊经历让患儿习惯了医疗设施，从而使他们比预期表现得更好。

在患儿的就诊经历中，既往就医过程中的疼痛也是一个需要考虑的因素。疼痛可能是中度的或者是剧烈的，可能是真实的或者是想象的。尽管如此，家长对既往治疗中疼痛的看法与患儿在口腔科就诊的表现密切相关。研究还显示，既往手术经历对患儿首次口腔科就诊表现有负面影响，但不影响在后续治疗中的表现。

对口腔问题的认知（awareness）

患儿通过医生了解他们的口腔问题。问题可能比较严重，如慢性牙源性脓肿，也可能非常简单，如牙齿色素沉着。然而在首次就诊时，如果患儿知道自己有口腔疾病，则会趋向于表现得不合作。因害怕被查出有龋齿，患儿可能拒绝就诊。考虑到这些，医生更应该主动教育家长早期建立口腔之家①，即在出现任何口腔问题之前就建立。早期的常规口腔检查可以降低儿童罹患可预防性口腔疾病的风险，能帮助儿童掌握适当的应对方法，并且促进其对后续治疗持有积极态度。

日常行为问题

Klingberg和Brobery[14]发现日常行为问题与牙科行为管理问题之间存在一定的相关性。日常生活中不能集中注意力和（或）不能控制行为的患儿，在牙科治疗时更有可能不配合。日常胆小是导致牙科恐惧的重要因素。然而，部分患儿只在口腔治疗中出现行为问题，这可能是不良的口腔治疗经历所致。

患儿合作行为分级

对口腔治疗中患儿的行为有许多不同的分级系统。对这些系统的理解吸引了很多专家的兴趣。这些知识对儿童口腔医生来说有多种用途：协助制定引导患儿行为的方法，提供一种系统性记录行为表

---

① "口腔之家"指具有口腔保健意识的家庭。——译者注

现的方法，以及辅助评价当前工作的有效性。

Wright[22]按临床表现将患儿分为三类：

1. 合作的
2. 无能力合作的
3. 可能合作的

当患儿接受检查时，就应关注其合作行为，因为这是决定治疗方案的关键因素。大多数来口腔科就诊的患儿都是合作的。合作的孩子通常都很放松，他们不会感到害怕，甚至会积极接受治疗。对于这些孩子，只需要简单的行为塑造，一般都会遵从行为指令。

相反的是那些没有合作能力的患儿，包括没有沟通能力和理解能力的幼儿。年龄较小的孩子、身体虚弱或残疾儿童是没有合作能力的。孩子全身状况的严重程度导致他们不能按照常规方式合作。有时需要采用特殊的行为引导方法。虽然能够进行治疗，但不会立即产生明显的积极行为转变。对于有潜在合作能力的患儿，有一个特殊的名词叫做"行为问题"。这种孩子的行为表现与无合作能力患儿的表现不同，因为这些孩子是有合作能力的。当临床上认为一个孩子有合作可能时，就意味着其行为是可以被引导纠正的，即可以变得合作。

口腔医学文献中有很多关于有潜在合作能力患者的记录。而且，不良表现也有特殊的名称，例如不受控制型、反抗型、胆怯型、紧张合作型以及抱怨型。由于这些名称用精简的文字表述了患儿在口腔治疗中的真实表现，因而儿童口腔医生经常会使用。

行为科学研究中使用的另一个分类系统是Frankl行为分级量表（Frankl Behavior Rating Scale）[23]。其根据观察到的行为表现分为四级，详述如下。

- 1级：十分消极。拒绝治疗，大声哭闹，惊慌恐惧或者有其他明显的极端抗拒表现。
- 2级：消极。勉强接受治疗，不合作，无声的消极态度（闷闷不乐、沉默）。
- 3级：积极。接受治疗，有时谨慎；乐意配合医生，有时有所保留地服从医生指导。
- 4级：十分积极。与医生关系良好，对治疗方法感兴趣，欢笑并且享受。

Frankl分类方法十分流行，在记录儿童口腔治疗行为时还有一套简写方式：积极合作可以记作"+"或者"++"，不合作可记作"-"或者"--"。这种方法的缺点是不能充分反映不合作患儿的临床信息。如果一个患儿的评价为"-"，使用此分类系统的人必须对患儿的反应进行验证及分类。如果记作"-，流泪"，就可以更好地描述其临床反应。

功能性调查

在开始治疗患儿之前，必须了解其病史、牙科治疗史以及社会生活。但从行为学角度来说，还应进行功能性调查。调查有两个基本目的：①明确患儿和家长的诉求；②收集信息，准确评价患儿的合作程度。临床经验结合调查分析，使医生能更好地满足家长的要求。而且，相较于简单地按照指南不恰当地管理患儿行为，这样做可以制定出更好的行为引导方案。

通常，功能性调查有两种方法：①家长填写问卷；②直接询问家长和患儿。有的诊所只使用一种方法，还有的诊所则是两种方法都使用。每种方法都有各自的优点。

填写问卷是采集信息的重要工具，通过深入分析问题，可以揭示家长在家里抚养孩子的一些关键问题、患儿的学校生活或者患儿的发育程度。在病史部分可以加入四个与临床相关的问题，见框17.4。

这些问题源于行为学研究，问题的答案能够提醒医生可能存在潜在的患儿行为障碍。如果家长对不止一个问题的回答很消极，那么患儿有行为障碍

框 17.4	在病史部分加入的与临床相关的问题
（请圈出选项）	
您认为孩子在以前的治疗经历中表现如何？	非常好 较好 较差 非常差
您如何评价自己此时的紧张情绪？	很紧张 比较紧张 比较不紧张 不紧张
您的孩子认为自己的牙齿有问题吗，比如牙齿有缺口、龋坏或者是牙龈肿了？	是 不是
您预期孩子在牙椅上的表现将会如何？	非常好 较好 较差 非常差

的可能性就大大提高。问卷的问题可以有很多，但是从医生的角度来看，太长的问卷是不切实际的。

许多有经验的医生都知道与家长单独接触的好处。单独沟通作为行为分析的有效工具，需要有一个结构化的框架。填写问卷只是起点，为单独接触提供大体的信息和线索。可以考虑以下问题：

您如何评价您的孩子（单选）：
—学习速度快
—学习速度正常
—学习速度慢

如果家长认为患儿学习速度慢，那么还需要问出更多信息。单独沟通中有指导意义的问题有："您的孩子在学校是否接受特殊服务？"有些孩子可能接受个别教育辅导或者在特殊班级/学校上学。了解患儿的教育计划或者特殊教育环境，可以得到有关发育程度的线索。尽管单独沟通时没有交谈深度的限制，但要想让沟通有效率，最好还是深入考虑后再提问。其他可以调查的问题包括患儿家庭教育中用到的奖励及效果，这有助于明确家长可以接受的行为引导方案。

患儿家长

自孩子出生后，家长通过选择性地鼓励和批评孩子的某些行为、教育技巧（可能没有）以及对孩子自由的限制程度来塑造他们的行为。婴幼儿期，孩子主要从家长身上学到什么可以做，什么不可以做。单亲家庭、混居家庭、同性恋家庭以及几代同堂的家庭都有各自特殊的教育环境。而且，近年来社会的变化也间接影响了孩子在口腔门诊的行为表现。比如，如果患儿是被不了解他们病史的监护人或者护工带来就诊的，并且患儿对医生也不熟悉的话，不安全感会干扰患儿与医生有效的沟通。当给患儿进行口腔治疗时，了解家长的期望很重要。在医生和家长的关系中，有一个难题是"怎样的行为引导方法是家长或者监护人可以接受的"。考虑到社会的变化以及北美多元文化中家长代代传承的对医生的态度，这个问题很棘手。因为一些少数民族家庭需要家中长者来制订健康护理计划，所以明智的做法是询问除父母外的其他人是否也要参与治疗计划讨论[24]。

虽然已知家长在儿童口腔治疗三角关系中占据重要地位，而且治疗中取得家长的配合是必不可少的，但是最近才有口腔医学文献建议儿童口腔医生要与家长协作。如果家长没有正确理解，而且医生也没有及时发现的话，患儿的口腔卫生保健措施就不能得到正确的执行。医患间的沟通十分重要。在取得家长认同方面，有三篇文章值得关注，分别来自 Murphy[25] 团队、Lawrence[26] 团队以及 Eaton[27] 团队。这三项研究在设计方面思路相似：研究者给家长展示了不同行为引导方法的录像，并要求他们按可接受程度进行评分。该研究持续了二十多年，提供了有趣的信息，并体现了家长态度的变化。在最早的一项研究中，录制了有 10 种方法的录像[25]。其中 4 种可以被接受的方法是告知-演示-操作、正强化、语音控制（voice control）以及使用开口器。另外 6 种不被接受的方法包括束缚治疗、使用镇静剂以及全麻等。

后两项研究[26-27]使用相同的录像展示了 8 种行为引导方法。所有的研究均表明，告知-演示-操作（tell-show-do）是最能被接受的方法。后两项研究结果发现笑气镇静是第二位可接受的方法。研究根据家长的平均评分建立了家长接受方法等级，由此观察到两项有趣的变化。手捂口（hand-over-mouth，HOM）是最不能被接受的方法，而全身麻醉下治疗是第三位可接受的方法。此后，AAPD 也将 HOM 排除在儿童口腔科的行为引导最佳实践之外[28]。

将研究结果应用到临床实际中还需慎重。Eaton 等[27]注意到家长对各种方法的态度差异很大。这与家长的性别、年龄和社会地位无关。因此，还需要在不同地区采用相同的录像进行相同的研究。这些研究都是在美国中西部开展的，那么这些地区家长的观点与新英格兰地区、佛罗里达或者新墨西哥的西语地区、美洲原住民地区或者西海岸家长的观点是否相同呢？

Casamassimo 等[29]就父母教育方式和对口腔科治疗的影响这一问题，在美国儿童牙科医学委员会（American Board of Pediatric Dentistry）专科医生中进行了调查。大多数医生表示家长的人群特征发生了变化：单亲家庭更多，人口流动性更大，双职工家庭也更多。调查结果显示，患儿在口腔治疗中的表现与家长的教育方式、喜好以及期许有强烈的关系。父母对儿童行为约束的失败是最主要的家庭教育问题。调查还发现家长对儿童的期许通常很难实现。临床上医生必须能预料到这些问题，并且学会如何应对。专科医生推荐了多种应对家长和患儿行为的方法，然而，其中有一种方法被提到的次数最多——沟通的改进。沟通的意思有很多，但在儿童口腔科，沟通是指医生将他们的信息传达给家长并且得到家长的配合。沟通的方法应尊重每个家庭不同的价值观、信仰以及行为方式。建立良好的医患关系很重要，这样才能得到家长和患儿的配合以及对医嘱的遵从。动机性访谈有助于评估家长的信念和潜在的社会决定因素，这些因素可以有效地改变患儿的健康行为[30]。

口腔医师团队的策略

口腔治疗的主要目的之一是逐步引导儿童建立积极的口腔治疗态度。幸运的是，大多数儿童在就诊过程中能轻松地取得可喜的进步，不再给自己或医护人员造成压力。成功可归因于以下几个因素，例如儿童自信的个性，家长为就诊所做的恰当准备，或者医务人员优秀的交流技巧。相反，一些儿童的就诊经历会引起焦虑，并导致对牙科治疗产生消极的态度。对于这些虽感焦虑但仍可控的儿童，有时不用药物，而是采用恰当的非药物性心理学技术，也能进行良好的行为管理。

由于行为管理方法每天都自然而然地被很多人应用，所以它的重要性常常被忽略或被认为是理所当然的，这就增加了一些本可以避免的行为问题发生的可能性。但是，充分地理解和有意识地实施这些策略能够有效地提高儿童管理技能。虽然本章节强化了对口腔门诊常用行为管理技术的意识，但对行为引导策略的研究才刚开始。

就诊前行为修正

心理学家根据学习理论原理，研发了很多纠正患者行为的技术。这些技术称为行为修正（behavior modification），是治疗过程中医生和患者间沟通的桥梁。但是，这里说的就诊前行为修正，指的是在儿童进入诊室前能对儿童行为（child behavior）产生积极影响的语言或行动。这一策略的优点是使患儿在做好准备后能更容易地进入口腔诊疗状态。此技术受到医生的重视，因为第一次的口腔就诊经历对于儿童牙科患者至关重要。如果第一次就诊经历是愉悦的，它将为后续的成功铺平道路。

有几种公认的就诊前行为修正方法。观看相关电影或录像能为患儿树立榜样，其目的是让患者模仿这些行为。在就诊当天或就诊之前，让初诊患儿观看。

大多数关于榜样的研究表明这是一种很好的、可以引导儿童进入就诊状态的方式，但不是所有研究都表明它可以显著改善儿童的合作行为。实验设计、医疗团队、电影或录像的不同导致了研究结果具有差异。慎重选择电影或录像很重要。

就诊前行为修正也能以具体患者作为示范，如兄弟姐妹、其他患儿或父母。很多医生允许年幼的孩子在父母看牙时进入诊室观摩。因为这些孩子的首次口腔就诊很可能仅仅是口腔检查，家长的复诊提供了一个很好的示范机会。这种情况下，很多年幼的孩子会在他们父母结束治疗后爬上牙椅。让孩子参观的诊疗内容应当经过仔细筛选，小孩子会被高速手机产生的噪声吓到。

无论是通过观看录像还是具体的榜样，"示范"这种行为引导方法的优点得到了心理学家的认可。Rimm 和 Masters[31] 把这些优点总结为：①刺激新的行为；②促进更合理的行为表现；③阻止因为恐惧而产生的不恰当行为；④消除恐惧。这类方法为口腔科医生提供了一些有趣的方式，可以在患儿就诊前矫正他们的行为。

另一种行为修正方法是在就诊前通过邮件、预先录制的信息和专门制作的网页对父母进行教育。通过与父母的接触帮助他们为孩子的初次就诊做好准备，说明就诊流程以及回答问题。设定初次就诊的预期目标能提高就诊成功的可能性。Wright 等[32] 开展的对照研究显示了就诊前进行邮件沟通的有益影响。孩子在母亲的帮助下能更好地做准备，让医生看到一个更加合作的患儿。几乎所有家长都能理解邮件的内容，赞同医生的观点，愿意在儿童就诊前做些准备。图 17.2 展示了这样一封信。医生应仔细挑选就诊前的教育资料。过度教育可能让家长感到困惑或导致不必要的焦虑。

行为引导的基础

口腔保健团队的所有成员都应参与行为引导。事实上在治疗过程中，口腔医疗辅助人员的作用至关重要。所有医护人员在引导孩子接受口腔治疗方

> 亲爱的家长：
>
> 　　孩子小时候的愉快口腔就诊经历有助于形成积极的口腔保健态度，并使其受益终身。首次就诊经历对这种态度的养成至关重要，因此我致信您。
>
> 　　第一次就诊时，我们会检查您孩子的牙齿和牙龈状况，并在必要的时候拍摄X线片。对大多数孩子来说，这是个有趣甚至愉快的经历。我们全体医护人员都很喜欢孩子，并且知道如何对待他们，但是作为家长的您，在帮助孩子建立积极的口腔态度过程中扮演着重要的角色。您能做的有所助益的事情之一是尽可能自然、随和地告诉孩子要去看牙医。这种方式使孩子把看牙当作一次认识新朋友的机会，而这些朋友能够帮助他们保持健康。
>
> 　　您的合作将备受感激。别忘了，健康在很大程度上是由良好的生活习惯造就的，例如合理饮食、规律睡眠、经常锻炼。口腔健康也是如此。它取决于是否恰当地刷牙，定期进行口腔检查，以及良好的饮食习惯。
>
> 　　在您的孩子就诊期间，我们将会在这些方面做更深入的交流。
>
> 　　　　　　　　　　　　　　　　　　　　　　　　　　　谨上。

图 17.2　为使患儿首次就诊顺利而写给家长的信（Adapted from Wright GZ, Alpern GD, Leake JL. The modifiability of maternal anxiety as it relates to children's cooperative dental behavior. J Dent Child. 1973；40：265-271.）

面都有不可推卸的责任。

历年来，行为引导对不同的人来说意义不同。1895年McElroy[33]曾写道："虽然口腔操作可能是完美的，但如果孩子是哭着离开诊室的话，那么这次诊疗仍然是失败的。"这是第一次在口腔论著中通过技术娴熟之外的因素对儿童就诊成功与否进行评估。儿童口腔医学从那时开始发展进步，并对行为引导进行如下定义：

> 行为引导是一种手段，口腔医护人员通过它能够快速有效地完成对儿童的诊疗，同时建立起儿童对口腔治疗的积极态度。

这个定义中的"有效"指提供高质量的口腔治疗。快速治疗在如今的私人诊所十分必要。在进行一个象限甚或半口牙齿的治疗时，医疗辅助人员在提高医疗服务效率方面至关重要。最后，建立起儿童对口腔治疗的积极态度是该定义中重要的组成部分。过去很多医生认为"把工作做完"就是行为管理了，现在的定义则意味着更多。

这个定义没有体现出行为引导的趣味性。定义没有提及任何特定的技术或诊疗模式，允许个性化实践。对医生的挑战是尽量多地满足定义所包含的各个方面，并尽可能安全地完成对每个孩子的诊疗。

虽然近年来发展出了多种儿童行为管理措施，但有些技术和概念是行为管理成功的基础。它们是口腔医护人员与患儿之间建立良好关系的基础，同时也提高了对患儿诊治的成功率，这一点是不容置疑的。以下将介绍行为引导的基础，重点在于整个诊疗团队的态度和成员间的合作。

积极的方式（positive approach）

普遍认为医生的态度和期望将影响治疗的结果。患儿将按照医生所希望的行为做出回应，实际上孩子们大多都能实现医生的期许。因此，肯定的话语能够提高孩子治疗成功的可能性，这比随意的提问或评论更有效。要想获得成功，医生对成功的期待很重要。

团队态度（team attitude）

在治疗时，通过非语言方式传递的个性特质，如热情和关注等很重要。愉悦的笑容能向孩子展示出成年人的关爱。孩子们对亲切友好的态度反应最好。一句简单的问候常常就能产生效果。在诊室里叫孩子的小名也能让孩子感到舒适，可以把小名记在病历上。关注孩子的学习成绩或课外活动如童子军活动、棒球、体操和其他一些爱好能够帮助提供一些日后同孩子交谈的话题，同时也能体现出医护人员对患儿友善、关心的态度。在口腔护理过程中，将谈话的重点集中在患儿自身及其需求上，可以让患儿感到自己受到重视。

组织分工（organization）

口腔诊所的运营包括许多方面，比如从接待患者开始。由谁来召唤新的患者？医生、助手、洁牙师还是前台接待人员？如果孩子在前台区域哭闹，谁来解决这个问题？每个口腔诊所应制定突发事件应对方案，诊所全体工作人员必须提前了解自己的角色和职责。这些措施都是儿童口腔诊所的关键细节，因为它们不仅能够提高诊疗效率，还有助于建立良好的医患关系。另外，口腔医疗团队应有全面完善的书面治疗计划。迟疑和犹豫不决的态度会使患儿产生焦虑。

诚信（truthfulness）

与成年人不同，大多数孩子看待事物的态度是"非黑即白"的，他们难以辨别黑白之间的灰色地带。对孩子来说，医疗团队要么是可信的，要么不可信。正因为真诚对于建立信任极其重要，所以在治疗孩子时这是基本原则。能够意识到并理解患者的恐惧和焦虑，可以增进患者对医生的信任。同情患者，而不是否定他们的感受，这种情感可以帮助医生正确地对待每个患者。

医生的忍耐力（tolerance）

忍耐力因人而异，是一个较少被讨论的概念。它是指医生能够理性地对待患者的不良言行同时保持镇静的能力。对自身忍耐力的认知在诊疗孩子时尤其重要。忍耐力除因人而异外，在同一个人身上也存在波动。例如，家中不愉快的经历会影响医生在诊所的情绪。有些人在早晨心情较好，而另一些人处理人际关系的能力在一天中随着时间的推移而逐渐增强。后者应告知前台接待人员不要把有行为问题的孩子预约在上午第一个来就诊。另外，学会识别失去忍耐力的原因也很重要，这样可以防止失去自我控制。

灵活性（flexibility）

由于孩子尚未发育成熟，口腔诊疗团队应该做好随时改变诊疗方案的准备。孩子在牙椅上躺半小时后可能会变得烦躁或者不停扭动，此时就需要把当日治疗计划分成多次就诊完成。另一种情况是，原计划进行分步法间接牙髓治疗，但因为孩子难以配合，则间接牙髓治疗不得不一次完成。按照公认的四手操作原则，很多医生在11～12点的位置工作。但在治疗小孩子时，可能需要改变操作位置。由此可见，口腔诊疗团队必须根据情况灵活应变。

与孩子的交流（communication with children）

下面将介绍几种行之有效的交流技巧。这些要点仅仅是指导原则而不是死板的规则。由于儿童在诊疗过程中的不可预知性，医生必须做好随机应变的准备。

建立交流（establish communication）

本教材的前几版已陈述过成功管理儿童的主要目标就是建立交流。在与孩子沟通的过程中，医生不仅可以了解病情，还能使他们放松下来。口头交流的起始方式有很多种，其有效性取决于儿童所处的年龄段。总体来说，与孩子的口头交流最好是从一些赞美之辞开始，紧接着是一些对他们有引导性的提问，而不是仅让他们回答"是"或"否"。

确立沟通人员

口腔诊疗团队的成员必须意识到他们在与小患者沟通时所扮演的角色。一般来说，助理在把孩子从前台带到诊室，以及坐在牙椅上准备治疗的这个过程中就要与孩子进行沟通。医生来了之后，助理则常扮演相对被动的角色，因为孩子在一个时间点通常只能听到一个人说话，所以沟通要一对一。当医生和助理都向孩子发出指令时，孩子可能会感到困惑，最后可能导致结果不尽如人意。这一准则在父母在场时也同样适用。交流必须以双向为主，即医生与孩子之间双向交流。

信息清晰（message clarity）

交流是一个复杂的、多感官参与的过程，包括传播者、媒介和接收者。信息需要传播者和接收者双方同等理解。通常为了提高传递给小患者信息的清晰度，医生会用一些委婉的方式解释操作步骤。

对患儿来说，委婉语或替代语就像第二语言一样。框17.5列出了一些用于解释操作步骤的常见替代语。

对于首次就诊的患儿，选择词语时应慎重，因为对幼儿来说，语言标识是很多概念的基础。一个经典的例子就是"医生"这个语言标识，很多小患者都对此感到困惑。这种现象称为"媒介泛化"（mediated generalization）。最终，有了看牙经历之后，小朋友知道"口腔医生"和"内科医生"是不同的，而内科医生诊室和口腔医生诊室也是不同的，识别这种差异的过程就是辨别。

语音控制（voice control）

纵观口腔医学文献，很少有关于语音控制的。这种行之有效的交流技巧很难用书面语言去描述。可以用突然、强硬的命令来吸引孩子的注意力或制止他们的不良行为。另一种语音控制的方式是用缓慢、抑扬顿挫的语调如音乐般调整孩子的情绪。无论哪种方式，如何去说比说了什么更加重要，因为医生的目的是直接干预孩子的行为，而不是通过让孩子理解意思来间接干预。

虽然我们早就意识到当儿童行为不良干扰治疗时使用语音控制的优点，Greenbaum等[34]还是对此提供了科学依据。他们把大声命令作为一种惩罚的方式，在40名有潜在行为问题的孩子中比较了大声命令和正常语气所产生的效果差异。结果发现大声命令能够减少干扰性行为的发生。

Chambers[35]认为，当语音控制与其他沟通手段共同使用时效果最好。一句突然的指令"别哭了，注意听"可能是后续交流的必要开始手段。用外语说同样的话也可以有效地制止影响医患交流的干扰性行为。当孩子遵从指令时，医生要肯定他的行为，对话应该以积极的语气继续进行。在正确的场合恰当地使用语音控制是行之有效的行为引导方式。但是，家长可能会对医生的强硬语气产生反感，因此事先与家长做好沟通可降低家长误解的风险[28]。

多感官交流（multisensory communication）

在口头交流过程中，关注点往往是说什么以及怎么去说。但是，一些非语言性信息也会传递给患儿或从他们那里接收到。肢体接触是一种非语言交流形式。当孩子坐上牙椅，医生简单地把手放在孩子的肩膀上就能传达出温暖和友好。Greenbaum等[34]发现这种身体接触能够帮助孩子放松，尤其是7～10岁的孩子。

眼神交流也很重要。拒绝眼神接触（eye contact）的孩子通常还没有完全做好合作的准备。一言不发可能就是在传达他们的恐惧。快速的心跳，挂在脸上的汗珠，这些都是给医生的提示，表明孩子正处于紧张之中。当与孩子交谈时，应尽量用平等的语气。坐着和孩子说话，以及说话时眼神平视，都会使医生显得更加友善，减少威严感。

主导问题（problem ownership）

在一些困难的情况下，医生有时会忘了正在引导孩子的行为。他们会使用以"你"开头的话语，例如"你快点停下来"，或是"你再乱动，我们就按住你的手了"。以"你"开头的话语会造成沟通障碍，不仅不能让孩子配合，还会破坏小患者和医生之间的友好关系。Nash[36]指出，以"你"开头的话语可能会打击孩子的个性，贬低他作为一个人的价值，打击他的自尊心，强调他的不足，降低他的辨别力。以"你"开头的话语比以"我"开头的话语更容易引起孩子的抵触和反抗。以"我"开头的话语反映了操作者的经验，并能揭示问题的重

框17.5 向孩子解释操作步骤的替代语	
口腔术语	替代语
橡皮障	橡皮雨衣
橡皮障夹	牙齿纽扣
面弓	雨衣架
封闭剂	牙齿图画
氟保护漆	牙齿维生素
气枪	玩具空气枪
水枪	玩具水枪
吸唾	吸尘器
藻酸盐	布丁
研究模型	雕像
高速手机	吹口哨
低速手机	摩托车
不锈钢冠	银色帽子
X线片	牙齿照片
局麻药	睡觉果汁
水门汀	牙齿胶水
纱布	牙齿毛巾
抛光杯	牙齿抛光机

点，例如"我没办法修你的小牙了，如果你不张大嘴的话"，这样说显得更诚恳、清晰和不容争辩。这种表达所表露出来的自信是一种很有效的手段，尤其适合于增进医生和患儿间的信息交流。

有一项技术是鼓励使用"你"的，这项技术称为关注（attending）。它通过肯定良好的行为帮助提高孩子的依从性[21]。例如"你就这样别动"，强调了某些具体的合作行为对于完成治疗是至关重要的。积极关注孩子的各种行为表现并予以肯定，这样孩子就知道他们做对了，还有助于促进医患关系。

主动倾听（active listening）

在治疗患儿时倾听很重要。孩子会通过语言和动作表达他们的感受。对于年龄较大的孩子，想和他们形成默契则需要更多地倾听他们所说的话，而对于较年幼的孩子，多注意他们的一些非语言性动作能更好地引导他们的行为。主动倾听表达了沟通中的情感。无论孩子是说了"我害怕"，还是犹豫着不愿张开嘴，都需要注意到而不是忽略孩子的感受。能敏锐地感受到孩子们表达的情感可以使孩子安心，并且有利于真诚地沟通。患者需要有表达自身感受的机会，医生也是如此，这是交流过程中的必备要素。

增加控制感（enhancing control）

增加患儿的控制感可以影响其对某种情况的体验。让焦虑的孩子在手术过程中有一定的控制感可能有助于抑制焦虑，避免破坏性行为。这一技术是允许患者通过使用预先设定的停止信号（如举手），提醒医生在继续治疗之前需要短暂地停顿。已经证明这样可以减少注射时及常规口腔保健期间的疼痛[19]。所使用的停止信号应经过练习，使医生可以快速地做出反应。然而这一技术如果过早地在患儿处于恐惧时应用，反而会加剧其对即将到来的治疗产生焦虑[19]。

恰当回应（appropriate response）

与孩子沟通的另一项原则是根据情况做出恰当的回应。回应是否合适主要取决于与该患儿关系的亲密程度、患儿的年龄以及对儿童行为动机的评估。如果医生在孩子第一次就诊时对其焦虑表现出不满，而此时并没有足够的时间让医生和患儿建立

友好关系，这就是不恰当的回应。另一方面，如果医生已经和孩子建立起良好关系了，而孩子的行为让人无法忍受，此时医生应在不失去自我控制的前提下恰当地表达自己的不满，那么这个回应就是恰当的。

行为塑造（behavior shaping）

行为塑造是一种常用的非药物性行为管理技术。它是一种行为矫正方式，因此应建立在既有的社会学习原理基础上。通过定义可知，它是一种非常缓慢的行为培养过程，是指通过逐步强化接近理想的行为表现，直到最终形成理想的行为。该理论的支持者认为大多数行为是通过学习获得的，学习就是在外界刺激与自身回应间建立起联系。因此，该理论有时也称为刺激-反应（stimulus-response，S-R）理论。

塑造行为的过程就是口腔诊疗助理或医生教会孩子如何去做的过程。对年幼的孩子应当按照步骤逐步引导。患儿应该是有交流能力的，并能配合去理解那些对他们来说可能是较为复杂的信息。下文列举了行为塑造的概要：

1. 首先告知孩子总体的目标和任务。

2. 解释治疗的必要性，孩子知道了原因后会更愿意合作。

3. 分步骤解释治疗过程。孩子通常不能只通过一个简单的解释就明确所有的步骤，需要缓慢地逐步引导。

4. 解释步骤时应考虑到孩子的理解能力，适当地使用委婉语（euphemisms）。

5. 使用逐步推进的方法。从1959年被提出以来，"告知-演示-操作"一直是行为引导的基础。它是一系列逐步推进的措施，儿童口腔诊疗团队的每一个成员都应常规使用。助手、洁牙师、医生应当在正式操作前对要使用的各种器械通过告知、展示和模拟操作等方式演示给孩子看。当医生开始治疗时，步骤应尽量和刚才演示的保持一致。只有孩子了解了整个操作步骤，才能说医务人员恰当地使用了逐步推进法（图17.3）。

6. 强化恰当的行为。尽可能有针对性地进行强化，对特定行为进行强化（reinforcements）比笼统强化要更高效。即刻的特定行为强化能够减少孩子因恐惧产生的相关行为。

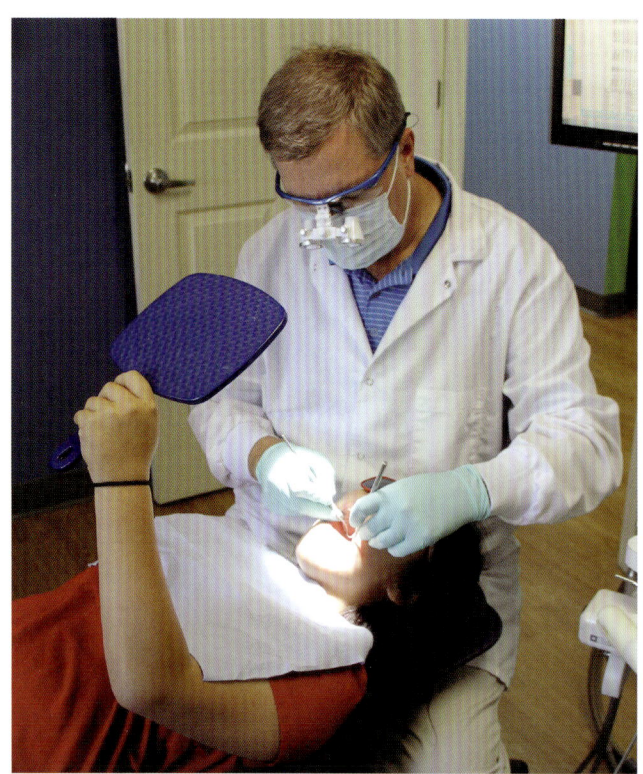

图 17.3 孩子通过口镜看到了口内操作步骤。如果镜子阻挡了口内光线,可以用更小的镜子。也可以使用光纤手机,这样光线遮挡就不再是问题了

7. 忽视不恰当的小动作。那些可以被忽视的小动作如果不被提起,往往会自行消失。

行为塑造是一种学习方式。最接近理论模板的方式最为有效。从学习的角度讲,偏离了这种模板就会导致学习效率的降低。对口腔诊疗团队来说,提高效率的方法之一是记录患儿的治疗过程并进行回顾,牢记行为塑造学习模板的理论基础。

虽然"告知-演示-操作"和行为塑造类似,但这两者是有区别的。除了强化合作行为外,在出现不良行为时,行为塑造需要重复以前的步骤。例如,如果在向患儿展示器械时孩子看向别处,医生就需要返回重复这一步骤。行为塑造要求孩子在治疗过程中始终保持"期望的行为"。如果医生逐步进行了行为引导,但要开始治疗时孩子没有表现出所期望的行为,则说明孩子可能偏离了学习模板,其出现不良行为的可能性就会比较大。

再训练

如果患儿对牙科诊室表现出较大的恐惧和消极行为,则需要进行再训练(retraining)。这种行为表现可能源于既往看牙的经历,或者是由于父母或同伴的不良导向。找出问题的源头是有益的,因为这样就可以通过其他行为管理技术、忽视或分散注意力等方法避免这种行为的发生。这些做法可以启动再训练,最终仍会引导行为塑造。

当面临不良行为时,医生应当始终明确一个目标,那就是在孩子的内心建立新的联系。如果孩子预期的伤害并未出现,那么在他心中就会建立新的期望。孩子会从此对口腔诊室和治疗口腔疾病形成新的认知,一些不良行为也会随之消失。关键是要记住,必须要改变刺激,使其在孩子身上产生不同的反应。

人们会根据既往经历对刺激做出反应。如果新的刺激和之前的刺激很相似,那么他们的回应也是相似的。这就是所谓的"刺激泛化"(stimulus generalization)。如果孩子在一家诊所有了不愉快的看牙经历,之后去了另一家诊所,面对完全不同的医生、诊疗团队和环境,孩子还是会担心上次的不愉快会再次发生。要消除这种担心,诊疗团队必须营造出"不一样"。这就是在再训练孩子时用笑气行之有效的原因之一,即因为它营造了"不一样"。

临床实际中的考虑

在口腔临床实际中,一些步骤上的考虑也能够有效地引导患儿的行为。与前文讨论过的很多技术方法一样,这些考虑虽然没有实验加以验证,但多年来一直在不断改进。不管怎样,这些临床实际中的考虑是当代口腔临床实践中必不可少的部分,同时也是未来研究的热点。

预约安排(scheduling)

孩子往往精力旺盛。由于没有成人的耐心,很多孩子在候诊区等待时间过长后会变得焦躁、疲惫。这一点在预约时应当考虑到。较好的原则是不应让孩子在候诊区等待过久,应尽量准时。

建议让孩子在上午就诊。很多诊室都是这样安排的,因为这个时间段孩子注意力较为集中,诊疗团队的精力也比较旺盛。很多医生喜欢把同年龄段的孩子安排到一起(如学龄前儿童都安排到上午,较大的孩子都安排到下午),同龄人之间会产生积极的影响,因为他们会成为彼此的榜样。这样安排的另一个好处是,不需要考虑不同年龄段儿童心智

上的差异，诊所运行得更顺畅。

有时仅仅是为了方便，而没有更多地去评估孩子的行为，医生也倾向于把学龄前儿童约在上午。通常来讲，上午让家长把学龄前儿童从幼儿园带来比把上小学或中学的孩子带来要容易许多。从行为学的角度讲，一旦就诊时间确定了，其他因素似乎就更重要了。患者的相关因素包括年龄、是否有残疾以及是否需要镇静。医生的态度也很重要，有些医生不愿意早上第一个就接诊不合作儿童。就诊安排应当是医生确定的，尽量不要改动。

预约安排的另一个问题是就诊时长。历史的经验告诉我们，孩子的本性使他们需要被给予更多的关注，也就需要更长的就诊时间。技术的发展、由效率专家进行的时间和动作研究，以及现在一个象限或半口治疗的趋势改变了当代临床的实践方式。Jamali 等[37]在2018年发表的系统性综述中报道，随着就诊时间的增加，儿童会更易出现不良行为，这一趋势在较年幼的患儿中更为明显。因此，不能仅仅为了治疗方便而安排超出患儿耐受力的就诊时长。

亲子分离（parent-child separation）

很多年前，家长根本不可能进入诊室。现在的家长通过知情同意（informed consent）这一流程，积极地参与孩子的保健服务，并且越来越想在孩子治病的过程中陪护。有家长陪护可以简化知情同意流程和医患交流，已经成为诊所的正常工作流程。Adair 等[38]发现，无论年龄和性别如何，大多数儿童口腔医生在进行各种治疗时都会允许家长在场陪同。除了能够提高交流效率外，家长在场还能让患儿和家长放松。家长可以目睹医生富有同情心的态度，聆听他们对孩子的指导。与此同时，医生能快速接收到家长在态度和信任方面的反馈。

在治疗残疾儿童时，家长在场能提供重要信息，可以给予很大的帮助，还可以做解释工作，从而有助于交流。因为幼儿（还没到有理解力和进行语言交流的年龄）和父母的关系非常紧密，他们必须在一起。当然有很多理由要求家长在诊室外等候，包括家长会干扰和限制医生与患儿间的交流。对年龄稍大的孩子而言，独立就诊经历有助于培养他们的自信心和处理问题的能力，并最终形成积极的人生态度。此外，青少年患者也更希望能够自信地与医生讨论他的个人病史。主张让家长回避的另一个原因是家长留在候诊区的话，医生感觉更加放松、舒服，而不必像在"表演"。使医生更加放松也可对患者的行为产生更积极的影响。

让家长回避时需要经过周密的考虑。医生需制定出诊室条例，告知诊室工作人员，并培训前台人员管理候诊区。在这个职责分明的时代，医生还需向家长解释这些条例。制定这些条例的前提要充分考虑到父母回避的优点和缺点、对孩子的好处以及诊疗团队成员的个人舒适度。由于有些医生在家长在场时会感到紧张，而有些则喜欢家长在场，所以诊室条例在某种程度上是非常个性化的决策。

奖励

在北美，送孩子礼物已经成了商业活动的一部分。这种做法的优点在诊所得到了普遍认同。赠送礼物可作为一种奖励（tangible reinforcement）。如果礼物能带些口腔特性（如牙刷）那就更好了，因为这样还有助于提高孩子的口腔健康意识。

玩具箱里各种各样的小玩意儿可以作为对孩子的表扬，而不是作为一种贿赂。送礼物有时会产生惊人的效果。当治疗结束时，很多在治疗过程中似乎很紧张的孩子会忽然变得高兴起来，雀跃着奔向礼物。这些礼物会给他们留下愉快的就诊印象。

限制

现在的孩子和过去不同。他们上学更早；通过媒体，他们比过去的孩子更早有自己的想法。有更多的孩子遭受贫穷，有学习障碍，缺乏解决问题的能力，有进食障碍，甚至吸毒。孩子的法律和社会监护人也会影响我们选择行为管理的办法。如今，医生所面临的一些限制（limitations）在之前都闻所未闻。

抚养方式也在发生着改变。在20世纪60年代和70年代，有很多关于传统家庭的行为科学研究，当时单亲家庭还不常见，一些名词如重组家庭（reconstituted families）、同性恋家庭更是闻所未闻。在这些家庭成长的孩子会是什么样呢？几十年前，"父亲"进入诊室通常意味着这个孩子比较难处理，需要"父亲"作为一个强制者出现。对双职工家庭或单亲家庭来说，父亲陪同看牙并不少见。家长们对诊所的期望值改变了吗？回答是肯定的。本章讨论了不让家长陪同治疗的原因，但仍需定期审视相关政策。很多家长坚持认为他们有陪同孩子的权利。社会的变革正影响着我们处理问题的方法，我们需要认真回顾过去的一些研究并评估它们与当今时代的适应性。

口腔医生同样面临着来自社会的限制，他们正在改变他们的管理方法。如今对患儿的行为引导更加注重沟通技巧，以减少或杜绝使用物理方法。鉴于家长的担忧以及法律与伦理的考虑，有争议的HOM 技术已减少或不再使用。此外，越来越多的人已开始接受药物性行为管理[39]。

儿童口腔治疗三角关系中的三个角①已快速地发生了变化，这也影响着医生的临床操作。意识到这些变化，AAPD 临床事务委员会定期更新其行为引导的临床操作指南[28]。本章节所推荐的技术都符合该指南中的建议。口腔医学生和医生们必须在这个不断变革的领域中保持与时俱进。

参考文献

1. Wright GZ, Kupietzky A: Introductory remarks. In Wright GZ, Kupietzky A, editors: *Behavior management in dentistry for children*, ed 2, Ames, Iowa, 2014, Wiley Blackwell, pp 3–9.
2. Juntgen LM, Sanders BJ, Walker LA, et al.: Factors influencing behavior guidance: a survey of practicing pediatric dentists, *Pediatr Dent* 35(7):539–545, 2013.
3. Boyce WT: The lifelong effects of early childhood adversity and toxic stress, *Pediatr Dent* 36(2):102–108, 2014.
4. Gesell A, Ilg FL: *Child development: an introduction to the study of human growth*, New York, 1949, Harper & Row.
5. American Academy of Pediatrics Committee on Bioethics: Policy statement: Informed consent in decision-making in pediatric practice, *Pediatrics* 138(2):e20161484, 2016.
6. Katz AL, Webb SA: American Academy of Pediatrics Committee on Bioethics. Technical report: informed consent in decision-making in pediatric practice, *Pediatrics* 138(2):e20161485, 2016.
7. Piaget J, Inhelder B: *The psychology of the child. 1969. Originally published in French: La Psycholoie de l'enfant*, Paris, 1966, Presses Universitaires de France.
8. American Academy of Pediatric Dentistry. Best Practices on Informed Consent. 2019. In Press.
9. Binet A: New methods for the diagnosis of the intellectual level of subnormals, *Annee Psychol* 12:191–244, 1905.
10. American Psychiatric Association: What is intellectual disability?. Available at: https://www.psychiatry.org/patients-families/intellectual-disability/what-is-intellectual-disability.
11. Shapiro M, Melmed RN, Sgan-Cohen HD, et al.: Effect of sensory adaptation on anxiety of children with developmental disabilities: a new approach, *Pediatr Dent* 31(3):222–228, 2009.
12. Waite TC, Hamilton L, O'Brien W: A meta-analysis of animal assisted interventions targeting pain, anxiety and distress in medical settings, *Complement Ther Clin Pract* 33:49–55, 2018.
13. Charry-Sánchez JD, Pradilla I, Talero-Gutiérrez C: Effectiveness of animal-assisted therapy in the pediatric population: systematic review and meta-analysis of controlled studies, *J Dev Behav Pediatr* 39(7):580–590, 2018.
14. Klingberg G, Broberg AG: Dental fear/anxiety and dental behaviour management problems in children and adolescents: a review of prevalence and concomitant psychological factors, *Int J Paediatr Dent* 17(6):391–406, 2007.
15. Blomqvist M, Ek U, Fernell E, et al.: Cognitive ability and dental fear and anxiety, *Eur J Oral Sci* 121(2):117–120, 2013.
16. Klingberg G, Berggren U, Carlsson SG, et al.: Child dental fear: cause-related factors and clinical effects, *Eur J Oral Sci* 103(6):405–412, 1995.
17. Baumrind D: Effects of authoritative parental control on child behavior, *Child Dev* 37(4):887–907, 1966.
18. Lee DW, Kim JG, Yang YM: The influence of parenting style on child behavior and dental anxiety, *Pediatr Dent* 40(5):327–333, 2018.
19. Campbell C, Soldani F, Busuttil-Naudi A, et al.: British Society of Paediatric Dentistry Guidelines: Update of non-pharmacological behaviour management guideline, 2011. Available at: https://pdfs.semanticscholar.org/df1e/9887d77186a777d5ee78e0e831d34707de01.pdf.
20. Long N: Stress and economic hardship: the impact on children and parents, *Pediatr Dent* 36(2):109–114, 2014.
21. Fisher-Owens S: Broadening perspectives on pediatric oral health care provision: social determinants of health and behavior management, *Pediatr Dent* 36(2):115–120, 2014.
22. Wright GZ: *Behavior management in dentistry for children*, Philadelphia, 1975, WB Saunders.
23. Frankl SN, Shiere FR, Fogels HR: Should the parent remain in the operatory? *J Dent Child* 29(1):150–163, 1962.
24. Goleman J: Cultural factors affecting behavior guidance and family compliance, *Pediatr Dent* 36(2):121–127, 2014.
25. Murphy ML, Fields Jr HW, Machen JB: Parental acceptance of pediatric dentistry behavior techniques, *Pediatr Dent* 6(4):193–198, 1984.
26. Lawrence SM, McTigue DM, Wilson S, et al. Parental attitudes toward behavior management techniques in pediatric dentistry. *Pediatr Dent*. 991;13(3):151
27. Eaton JJ, McTigue DJ, Fields HW, et al.: Attitudes of contemporary parents toward behavior management techniques used in pediatric dentistry, *Pediatr Dent* 27(2):107–113, 2005.
28. American Academy of Pediatric Dentistry: Best practices for behavior guidance for the pediatric dental patient, *Pediatr Dent* 40(special issue):254–267, 2018.
29. Casamassimo P, Wilson S, Gross L: Effects of changing US parenting styles on dental practice: perceptions of diplomates of the American Board of Pediatric Dentistry, *Pediatr Dent* 24(1):18–22, 2002.
30. Watt RG: Motivational interviewing may be effective in dental setting, *Evid Based Dent* 11(1):13, 2010.
31. Rimm DC, Masters JC: *Behavior therapy: techniques and empirical findings*, New York, 1974, Academic Press.
32. Wright GZ, Alpern GD, Leake JL: The modifiability of maternal anxiety as it relates to children's cooperative dental behavior, *J Dent Child* 40:265–271, 1973.
33. McElroy CM: Dentistry for children, *Calif Dent Assoc Trans* 85, 1895.
34. Greenbaum PE, Lumley MA, Turner C, et al.: Dentist's reassuring touch: effects on children's behavior, *Pediatr Dent* 15(1):20–24, 1993.
35. Chambers DW: Behavior management techniques for pediatric dentists: an embarrassment of riches, *J Dent Child* 44(1):30–34, 1977.
36. Nash DA: Engaging children's cooperation in the dental environment through effective communication, *Pediatr Dent* 28(5):455–459, 2006.
37. Jamali Z, Najafpour E, Aminabadi NA, et al.: Does the length of dental procedure influence children's behavior during and after treatment? A systematic review and critical appraisal, *J Dent Res Dent Clin Dent Prospect* 12(1):68–76, 2018.
38. Adair SM, Schafer TE, Waller JL, et al.: Age and gender differences in the use of behavior management techniques by pediatric dentists, *Pediatr Dent* 29(5):403–408, 2007.
39. Patel M, McTigue DJ, Thikkurissy S, et al.: Parental attitudes toward advanced behavior guidance techniques used in pediatric dentistry, *Pediatr Dent* 38(1):30–36, 2016.

推荐阅读

Centers for Diseases Control and Prevention (CDC) https://www.cdc.gov/ncbddd/actearly/pdf/checklists/all_checklists.pdf (Last accessed August 26, 2019).

---

① 指患儿、家长和医生团队。——译者注

18 患者行为的药物管理

Mark A. Saxen

黄华 译

本章提要

术语定义
　药物性行为管理
　麻醉与镇静的连续谱
基本概念
　解剖与生理差异
　用药途径
　镇静使用的药物和剂型
　抗组胺药物
　苯二氮䓬类激动剂与拮抗药
　阿片类受体激动剂和拮抗药
　其他镇静催眠药
氧化亚氮的应用
　目的
　设备
　技术

监控和记录
经肠道镇静技术
方法与药物的联合使用
设施和设备
文档记录
患者的选择和准备工作
　适应证
术前评估
　知情同意
　患者须知
监护
　术中监护
　术后监护
总结

术语定义

药物性行为管理

药物性行为管理是一个广义的概念，是指用药物管理接受牙科治疗的儿童行为。使用药物的种类包括：吸入性气体、口服药物、静脉注射用药物、肌内注射用药物以及其他途径使用的药物。药物性行为管理进一步分为两类：镇静和全身麻醉[1]。本章节主要关注轻度与中度镇静（以前称为保留意识镇静），是在诊室内牙科治疗的同时由牙医实施的镇静技术。

牙医常将镇静归为行为管理这个大领域中的一种限制性麻醉方式（图 18.1）。相反，麻醉医生则认为镇静是一系列宽泛的连续生理反应的一部分。生理反应的范围从清醒、放松、有意识的状态，到对刺激无应答的无意识状态。镇静的程度在医疗和牙科治疗期间常常发生变化，并且很难界定镇静的不同深度和全身麻醉（图 18.2）。当镇静应用于儿童时，呼吸抑制和保护性反射的消失会出人意料地快，而这种状态与计划的镇静深度没有关系。另外，维持一种持续的中度镇静状态是很困难的。著名的儿童麻醉医生和教育家 Charles Coté 始终认为"保留意识镇静"这个词用于幼儿是矛盾的。治疗幼儿时，特别是需要他们能保持较长时间的安静时，必须诱导这些孩子进入"药物性昏迷"（深镇静 / 全身麻醉）状态[2]。

将镇静技术应用于牙科治疗，所需具备的知识和技能超出了医师教育计划的范围。几乎没有牙科医生会选择接受在牙科诊所进行镇静和全身麻醉所需要的高级住院医师培训。经过儿童口腔住院医师培训，儿童牙医可以在诊所内进行轻 / 中度镇静。

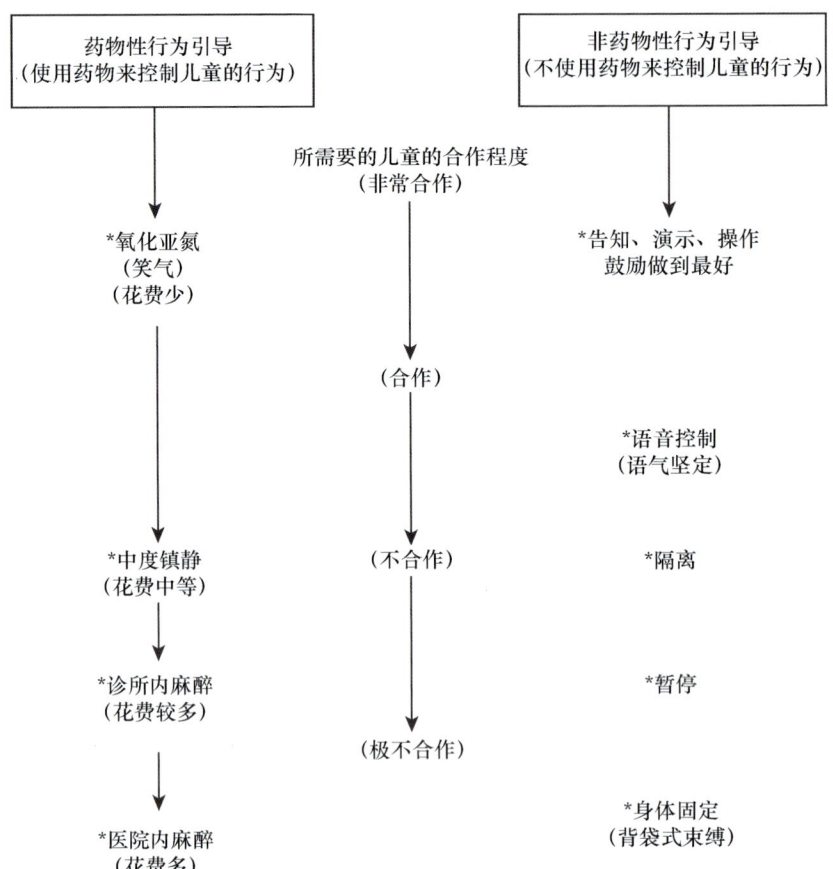

图 18.1 行为管理流程图（Adapted from the private practice of Dr. Matthew Pate, Kokomo, Indiana.）

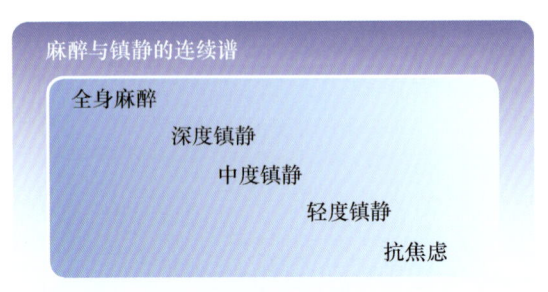

图 18.2 对镇静深度的临床评估通常并不像不同麻醉程度的定义那样直观。镇静的不同深度间有所交叉，并且患者的镇静深度在治疗过程中很容易改变。因此，保持警觉和监测对镇静和麻醉的安全施行非常关键

职业和国家标准通常规定在对牙科患者进行镇静时，要有经过专业培训的人员在场[3]。总体而言，这些理由说明了为什么"药物性行为管理"这个术语的概念仍然是模糊的，也解释了为什么儿童牙科医生并不普遍使用这项技术[4]。尽管存在这些问题，药物性行为管理仍是儿童牙科临床操作的重要组成部分。安全有效地实施这项技术，需要对药理学、生理学、现代职业标准以及相关结果有广泛的了解。

麻醉与镇静的连续谱

麻醉连续谱的概念对正确理解麻醉和镇静而言是必需的。它是美国牙科协会关于牙医使用镇静与全身麻醉指南的基础，而且为许多州牙科协会法规、医院特权、职业保险政策提供了基本框架。虽然麻醉深度有一定的连续性，但麻醉系列深度定义了如下不同的镇静和麻醉水平。

浅镇静： 由药物引起的轻度意识降低。患者能维持自主气道通畅，对触觉刺激、语言命令能够正常反应。虽然认知功能和协调功能受到一定的影响，但是通气和心血管功能未受影响。对成人进行浅镇静时，单次经肠道给药的适宜初始剂量不应超过无监护家庭用药的最大建议剂量。

中度镇静： 由药物引起的意识降低状态。患者对伴或不伴轻度触觉刺激的语言命令可以做出准确的反应。无须维持患者的气道即可保证足够的自主呼吸通气量。心血管功能维持正常。在首次剂量的效果完全发挥前，重复给药会导致患者出现超出牙

科医生预期的意识状态的改变。

当患者只是对疼痛刺激的反射减退时，并不能认为其处在浅或中度镇静状态。浅或中度镇静使用的药物应有足够的安全范围，以避免出现非预期的意识丧失。

深度镇静： 由药物引起的意识降低状态。患者不易被唤醒，但是对反复的或疼痛性刺激有明确反应。维持自主呼吸的能力可能出现下降。患者可能需要人工维持气道通畅，自主呼吸通气量可能出现不足。心血管功能通常维持正常。

全身麻醉： 由药物引起的意识丧失状态。患者不能被唤醒，疼痛刺激亦然。维持自主呼吸的能力受抑制，患者需要人工维持气道。由于自主呼吸抑制或使用肌肉松弛药，所以需要实施正压通气。心血管功能可能受到抑制。

由于镇静与全身麻醉的连续性，当患者的镇静状态比预期水平深时，进行浅或中度镇静的医生应能够进行诊断并对患者的生命体征进行管理。术语"抢救"常常用来表述让患者逐步恢复至预期镇静等级的管理行为[5]。

重要的一点是在这些定义中没有涉及用药途径。在21世纪以前，许多州的牙科协会和机构常常就"静脉镇静"和"口服镇静"提出相关权限和指南。这些术语本质上是错误的，因为镇静深度与用药途径完全无关。例如，医生可以用口服药物实现全身麻醉，也可以通过静脉途径轻易地实现浅镇静状态。同样，术语"保留意识镇静"最初用以描述牙科患者的镇静状态，现在在定义里已经有意避免使用这类词汇了，因为意识没有明确的定义，并总是局限于特定的镇静深度。尽管类似的术语如"口服镇静""静脉镇静"和"清醒镇静"现在在牙科还继续使用，但这些词已经过时，容易引起误解，是应该避免使用的[6]。

基本概念

对儿童患者采用镇静的目的如下：①保护患儿的安全和健康；②最小化身体的不适和疼痛；③控制焦虑，减少心理创伤，最大化遗忘的可能性；④控制行为或动作，确保治疗能够安全地完成；⑤使患儿的生理指标恢复至公认的安全离院标准[7]。

安全实施镇静的基本要素是有可以遵循的系统操作常规。镇静操作流程应该体现在诊所的资料里，用来指导操作过程的每一步。内容包括术前评估、身体检查、术中和术后记录，以及复查记录（回访）。简单地按照设计合理的流程核对表进行操作，通过这种方法可以在医疗的各个领域减少可预防性失误的发生[8]。《儿童患者诊断和治疗中镇静前、镇静中和镇静后的监测与管理指南》为希望在牙科诊所建立镇静方案的牙医提供了一个极好的框架[9]。本章中推荐的程序性指南在很大程度上是基于美国儿童牙科学会（American Academy of Pediatric Dentistry，AAPD）和美国儿科学会共同创建的基础指南的。

结果评估也是安全实施镇静的基本要素。将回访资料和记录的结果保存在系统数据库中，目前在牙科这种做法的实施力度不如在医学其他领域，但意义同等重要。对回访电话及其他术后评估资料的分析，有助于牙科医生确定之前未发现的治疗后遗症，并评估患者离院标准的适宜性，许多开展镇静治疗的医生过去常常忽视这方面的问题[10-11]。

解剖与生理差异

儿科医生常常能深刻体会到"儿童不是小大人"这句格言。生理系统的生长和发育以不同的速率进行，8岁以下的儿童尤为明显。全面了解儿童尤其是学龄前儿童的解剖与生理差异对于保证药物管理的安全性而言是非常重要的。

中枢神经系统

虽然足月新生儿的大脑约占总体重的10%，但在出生时其神经元细胞仅相当于成人的25%。新生儿的中枢神经系统（central nervous system，CNS）发育极其迅速，大脑重量在6个月时相当于出生时的2倍，12个月时相当于3倍。在12个月时，脑干及大脑皮质神经元细胞发育几乎完成。然而，髓鞘形成落后于此，直到3岁时才完成。

在过去的10年，灵长类动物研究提示有些麻醉和镇静药物可能对发育中的神经元细胞具有毒性，由此人们开始关注镇静和麻醉可能对婴幼儿造成的损害。然而这些研究与人类的相关性仍然未知。目前，正在进行两个大规模的研究，以明确这些发现与临床的关联。儿童麻醉与神经发育评估研究（Pediatric Anesthesia and Neurodevelopment

Assessment study，PANDA）是一个多中心的调查性研究，研究3岁以前接受全身麻醉的美国儿童的神经发育。全身麻醉与脊髓麻醉研究（General Anesthesia Spinal study，GAS）是一项世界范围内的多国研究，比较接受全身麻醉或脊髓麻醉的儿童[12]。据估计，在美国每年有1000万次麻醉治疗实施于3岁及以下儿童，因此这方面研究的重要性不容低估[13]。在撰写本文时这些研究仍在进行中，GAS和PANDA研究均已显示，没有证据表明婴幼儿期麻醉时间少于2小时的儿童在神经发育结果上有任何差异。目前，仍不能得出一个明确的结论，即人类的证据还不足以支持或者反对暴露于麻醉剂会对儿童的神经发育产生不良影响[14]。

心血管系统

心脏的自主控制是交感与副交感神经系统之间的平衡，但这两个系统的发育是不同步的。在子宫内及出生时的心率由副交感神经系统控制。然而出生后不久，交感神经系统开始控制心率，并在生命的最初几个月内持续发展。心率大范围的变化可以持续几个月，甚至在年幼的孩子中也会发生，这是自主节律变化的结果[15]。

新生儿的心脏特征是未发育成熟的左心室和心肌。相对于成熟的心脏，在紧张状态下婴儿的心脏不能通过改变心肌收缩力来增加心输出量。幼儿的心输出量主要由心率决定。心肌收缩力在蹒跚学步的儿童中持续发育，8岁时接近成人的水平。儿童心脏的心率依赖性反映在正常心率值上：从6个月的120±20降至5岁时的90±10和12岁时的70±17[16]。相比之下，在出生后的最初几天和几周内，血压快速升高（表18.1）。

表18.1 各年龄段的生命体征

年龄（岁）	心率（次/分）	血压（mmHg）	呼吸（次/分）
1~3	70~110	90~105/55~70	20~30
3~6	65~110	95~110/60~75	20~25
6~12	60~95	100~120/60~75	14~22
12	55~85	110~135/65~85	12~18

Adapted from Behrman RE et al: Nelson textbook of pediatrics, 19th edition, Philadelphia: Elsevier Science; 2011.

呼吸系统

如同心脏一样，新生儿的肺是不成熟的。肺泡数量的增长主要是在出生后并持续至8岁，而肺泡大小的增加可以持续到胸壁发育完成。随着肺泡数量增加，气体交换区的血管数量增加，这主要发生在5岁以前。肺泡平滑肌的发育起始于出生时并持续到儿童晚期和青春期。影响肺部血流的一些情况，特别是先天性心脏病，可能会干扰肺部血管的发育和生长[17]。婴儿及儿童较高的新陈代谢率导致其肺泡通气量是成人的2~3倍。儿童的功能残气量（functional reserve capacity，FRC）明显小于成人。FRC是在吸气和呼气期间维持恒定肺泡通气量时起缓冲作用。在成人，肺泡通气量与FRC之比是1.5:1，而婴儿是5:1。患者仰卧位时，正如牙科治疗时的体位，FRC会降低20%~30%。因而人们能理解，为什么当正常呼吸功能减弱时，儿童牙科患者会迅速发生低氧血症[18-19]。

还应了解儿童气道的解剖特征。一般而言，儿童相对头大颈短。儿童喉部的位置（颈椎C_3至C_4水平）比成人（颈椎C_4至C_5水平）更靠近头侧和前方。儿童鼻腔相对较窄，舌体大，加上扁桃体及腺样体的肿大，导致在有分泌物或局部水肿的情况下，儿童上呼吸道容易发生梗阻。此外，扁桃体富含血管、质地脆，这一特性使扁桃体大的孩子更易发生气道风险，特别是在扁桃体发炎时。总体而言，扁桃体组织占据咽腔空间的比例超过50%的患者不适于药物管理（图18.3）[19]。

体型和结构

在药物性行为管理方面，肥胖是一个重要的危险因素，但常常被忽视。根据来自疾病预防控制中心的评估，美国1/3的5岁前儿童是肥胖或超重的[20]。低收入家庭的儿童这种情况有所增加[21]。肥胖在许多方面都影响镇静和麻醉的效果。增加的脂肪可能影响镇静儿童维持自主气道的能力，并使气道管理变得复杂。超过60%的肥胖患儿会发生睡眠呼吸暂停，这会使镇静过程及镇静后的恢复更加复杂[22]。在心肺复苏急救时，开通肥胖患儿的静脉通路更困难、更复杂。肥胖也会影响某些镇静药物的药动学特性，这些药物可能优先分布在脂肪组织内。某些镇静药物的剂量计算可能需要调整，以避

18 患者行为的药物管理 367

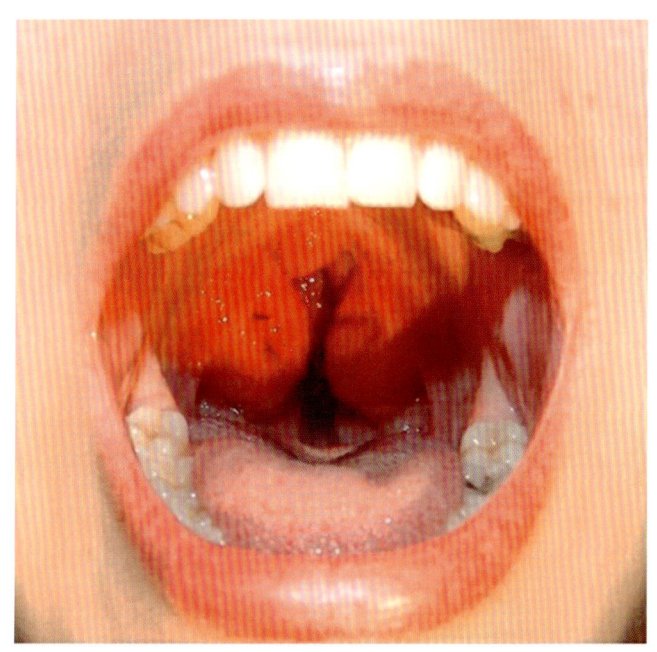

图 18.3 肿大的扁桃体增加了镇静期间发生气道并发症的风险，特别是在有炎症的情况下

免不必要的过度镇静。正常生命体征如血压亦可能受到影响[23]。在抢救和复苏大孩子时，肥胖会使治疗复杂化。牙科团队成员必须确信当肥胖儿童出现无意识状态时，他们能够转移患儿并进行处理。

用药途径

药动学研究的是药物的吸收、分布、代谢、排泄及其代谢产物。这方面的知识有助于明确多少药物能有效地聚集于实际作用部位并起效。用药途径说明药物最初在哪里使用和如何被身体吸收。同一剂量的药物通过不同用药途径能产生不一样的效果。例如，镇痛药哌替啶（杜冷丁）在静脉与口服用药时所产生的镇痛效果和副作用是完全不同的[24]，这主要是因为两种剂型的药物具有不同的药动学特性。

吸入途径

吸入途径是非常高效的用药方法。吸入的无刺激性气体及易挥发性药物直接由肺部上皮及呼吸道黏膜吸收进入血液循环。由于肺部的表面积大，吸入的药物几乎是即刻被吸收的。肺泡气腔、血浆及脑部靶组织中的药物气体分压迅速达到平衡。结果，吸入的麻醉气体很容易通过调节吸入气体的量进行滴定，前提是可以充分控制呼吸的频率和深度。

经肠道途径

经肠道镇静即药物通过口服经消化或肠道系统的吸收而起效。虽然药物的使用方式简单并且相对便宜，但其效果不如非肠道给药方式可靠，这是因为非肠道给药不需要消化。口服用药的缺点是：一些理化因素、消化酶或胃内 pH 使药物分解，以及肝内各种酶的代谢（肝的首过代谢）导致一些药物的吸收不完全[25]；不合作的孩子吞咽药物时也可能出现剂量偏差。一旦吞服，药物会在胃内被消化酶破坏，直到进入小肠才会被吸收。药物剂型的不同也可能导致其在胃内被破坏的程度不同。由于交感神经兴奋会抑制胃的排空时间，因此，焦虑患者的镇静起效时间可能比预期要长。在小肠内吸收后，药物通过肝的门静脉系统，在肝酶的作用下发生不同程度的代谢。患者之间肝酶的数量和活性差异明显。在正常人群中，这种差异有 8 倍之多。该效应，即众所周知的首过效应，可以解释初始药物配方中的药量与经过首过代谢后仍保持活性的药量之间的巨大差异（图 18.4 A）。药物与脑部的效应部位结合后，药效的起始、峰值、持续时间仍会受到很多因素的影响。然而一般而言，临床多数用药在口服后约 30 分钟起效，60 分钟达到峰值。效果的持续时间通常与药物消除半衰期密切相关。

对于儿童患者来说，尽管口服用药比注射用药易于接受，但并不是所有患儿都能接受口服药物。药味令人反感，特别是对幼儿而言。将药物与孩子喜欢的饮料混合在一起（例如在药物中加入调味液）可以解决这个问题。有时可以用注射器将口服药物滴入不合作儿童口内，但在操作时必须要小心，以免药物误吸[26]。口服用药必须在专业人员的指导下使用。应避免出现在到达诊所前由父母给孩子口服用药的做法[27]。

肌内注射途径

肌内注射是靠肌肉组织内丰富的血液循环来实现药物的较快速起效，通常为 5～10 分钟。与口服用药相比，肌内注射使用正确的话，药物的起效和失效速度更快（图 18.4 B）。与口服方法一样，医生受限于药物的单次剂量，但肌内注射镇静的起效较口服镇静更易预测。对儿童牙科镇静而言，注射常常选择股外侧肌或三角肌。肌内注射后水溶液

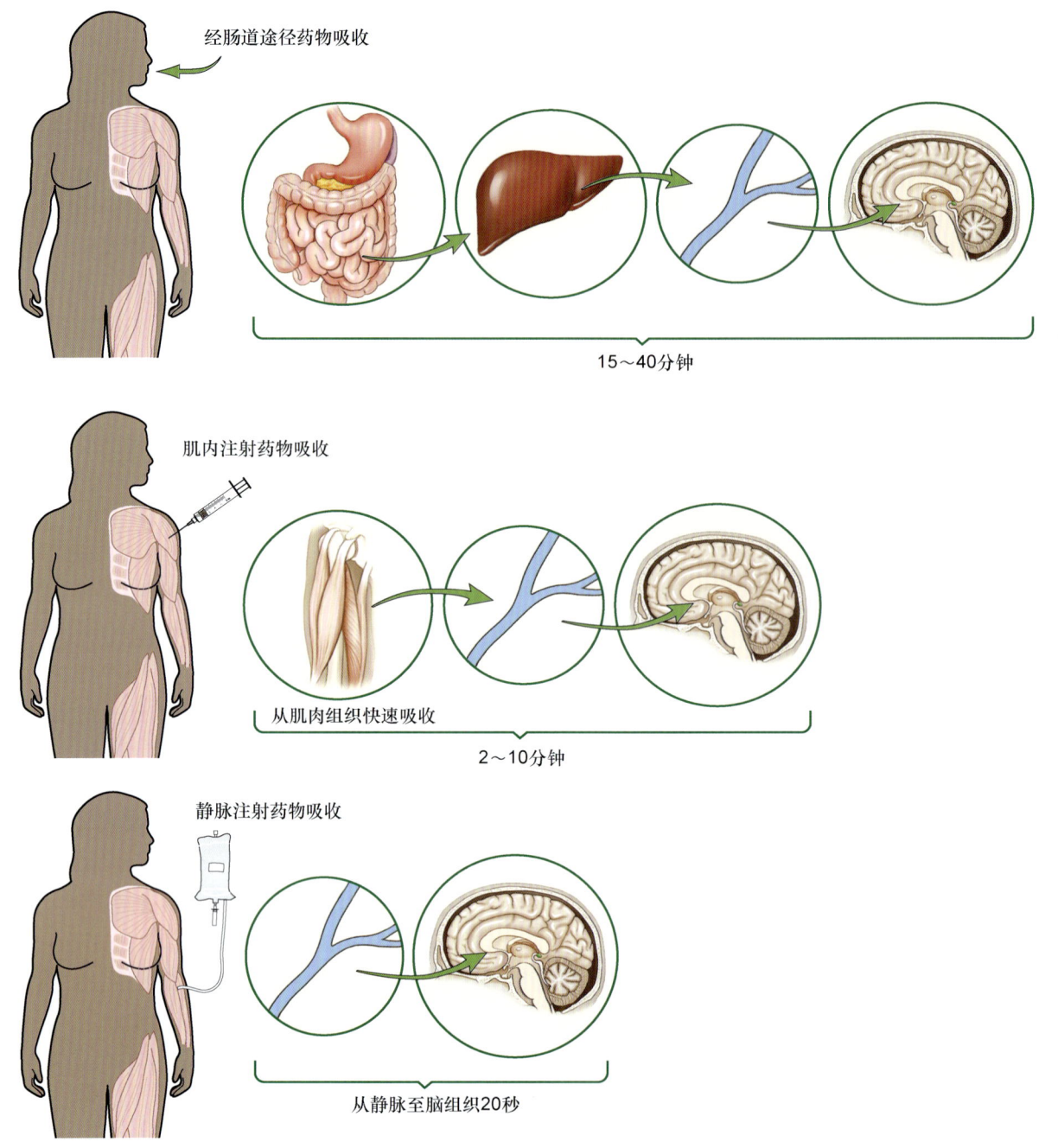

图 18.4 比较经肠道、肌肉及静脉途径给药后药物的吸收和向大脑的分布

更易被吸收。应该注意的是预备注射液的量应与注射部位肌肉的尺寸相适应，因为药液的量过大会引起疼痛和（或）组织损伤，并妨碍吸收。肌内注射的常见失误是没有将药液注射到肌肉深层，在肌肉深层药液吸收最有效。注射部位错误或过于表浅导致药液留置于筋膜或皮下组织内，药物起效慢于预期时间。

正如局部麻醉技术一样，掌握注射部位的解剖知识对安全有效地注射用药来说是必不可少的。对幼儿来讲，大腿腹侧的股外侧肌群是常用的注射部位，因为其体积大且相对易于操作。只要肌肉发育适宜，三角肌中部及臀大肌外上象限也是可选择的部位。药物注射后，如果在 25～30 分钟内没有出现预期的效果，应考虑终止镇静。如同口服药一样，不建议追加肌内注射，因为可能会导致长时间的意想不到的并发症。

黏膜下和皮下给药途径

黏膜下镇静是指将药物置于口腔黏膜下。这种方法几乎只在口腔科使用。类似于皮下注射，黏膜下给药是将药液注射在口腔黏膜下。从药理学角度来看，黏膜下给药与皮下给药相比优势并不明显。从操作实践来看，与肌内注射不同的是，操作者很难控制好口内注射。该技术方法的细节参见本书的早期版本。

静脉注射途径

静脉用药具有吸入麻醉的大部分令人满意的药动学和药效学特征。药物经过静脉通路进入血液循环后直接到达大脑，在20～40秒内起效。镇静或麻醉等级能快速滴定并维持较长的时间。从静脉用药中恢复常比口服或肌内注射更快。通过静脉输液能多次给药，具有用途广泛、可控性好的优势。静脉用药需要有训练有素、经验丰富的医生，因为药物相关并发症常快速出现，增加了发生严重后果的可能性。

尽管静脉用药的优势明显，但儿童患者很难通过静脉途径维持中度镇静状态。原因与用药途径无关，而是因为在牙科治疗过程中，试图使儿童达到中度镇静状态时很容易导致全身麻醉。医生需要接受静脉及其他非肠道用药技术的高级培训[3]。牙医进行非肠道中度镇静的范围有限；综合考虑行为、药物和一些实际原因，牙医们发现这种方式更适用于年龄较大的孩子和青少年。

直肠给药

儿童牙科使用栓剂型镇静药经直肠给药的历史很短。该途径使用的药物通过两种不同的血管系统吸收：一种是输送药物到达肝，另一种则是绕过肝。结果是经直肠用药后，药物的生物利用度变异极大。文献报道，经直肠用药后，50%的药物经过肝的首过效应而代谢分解，但这只是一个大体的估计，而且吸收常是不规则和不完全的。鉴于此，加之直肠给药容易对黏膜产生刺激，不建议将其用于儿童镇静[28]。

镇静使用的药物和剂型

氧化亚氮（笑气）

约85%的儿童牙科医生使用笑气和氧气混合吸入来实施镇静，使其成为现今最常用的儿童镇静技术。笑气是一种闻起来略带甜味、无色的惰性气体。其以液态方式压缩在气罐内，释放蒸发为气体。该气体不可燃烧，但有助燃性。

笑气的药动学特征使其很适合用于实施中度镇静。其小分子形态和低溶解特性使其快速地通过肺泡，经动脉循环分布至大脑。患者吸入一定浓度的笑气3～5分钟后，肺泡气、血液和大脑靶组织内的气体浓度即可达到平衡。流量计显示的气体混合比例设定与所观察到的效果间有很好的相关性。笑气机能持续、稳定地输送混合气体。因此，如果患者的呼吸频率和深度以及治疗过程中的刺激水平都相对稳定，牙医就可以相对容易地获得稳定的中度镇静状态。由于在肝及其他部位没有发生明显的生物转化，所以患者能够同样快速地清醒。药物几乎全部经肺排出，仅有很少量经体液或者肠道气体的方式排泄。

笑气产生临床效果的作用机制仍不明确。当前的证据提示笑气与内啡肽系统有相互作用，原因是它的效应可以被阿片类受体拮抗剂纳洛酮所拮抗。最强有力的证据是：笑气刺激脑啡肽的释放，触发了去甲肾上腺素传导通路的下调。最常用的止痛效果评估方法提示，经面罩输送30%笑气的效果相当于10～15 mg吗啡。与内啡肽系统之间的相互作用提示，在某种程度上，笑气存在滥用的可能性。

笑气是最弱的吸入性药物，最小肺泡浓度（minimum alveolar concentration，MAC）为105[①]。MAC是吸入性药物麻醉强度的一个指标，定义为使50%的患者在手术皮肤切开时保持不动所需要的药物浓度。目前最常使用的吸入性全身麻醉药MAC值为1%～6%（表18.2）。笑气的MAC值极高，因此在实施全身麻醉时不能作为单一使用的吸入性麻醉药物；然而，当笑气以远低于MAC值的亚麻醉浓度使用时，具有非常好的临床效用。

表18.2 常用吸入性麻醉药的最小肺泡浓度（MAC）值

最小肺泡浓度（MAC）	MAC（%）
笑气	104
地氟烷	6.0
七氟烷	2.0
异氟烷	1.2
氟烷	0.75

Adapted from Nickalls RW, Mapleson WW. Age-related iso-MAC charts for isoflurane, sevoflurane and desoflurane in man, Br J Anaesth. 2003；91（2）：170-174.

---

①原文如此，与表18.2中数字不一致。——译者注

30%～50%的笑气（相当于0.3～0.5 MAC）会产生放松、嗜睡和欣快感，患者可出现意识和感觉分离状态，并易于接受暗示。某些患者可能会出现遗忘症，但对学习和记忆没有影响。在牙科门诊，笑气的浓度常规不应超过50%，因为此浓度会增加出现恶心、呕吐和定向障碍的可能性。浓度超过60%时，患者会出现运动失调、眩晕、烦躁不安和昏睡。如所有的吸入性药物一样，笑气的浓度可以滴定，这样医生可以根据手术的刺激水平来调节镇静的水平。

笑气使用浓度低于50%时会降低对低氧血症的通气反射，但很少影响高碳酸血症的呼吸驱动能力。然而，对于明显依赖低血氧驱动通气的患者，应避免使用此方法。当与其他抑制呼吸的药物合用时，笑气可能会降低人体对低氧分压的正常反应。然而，因为笑气是与高浓度氧气混合使用的，因此这些反应通常可以忽略不计。笑气轻度增加每分通气量。随着笑气产生效果，患者逐渐放松，呼吸频率可轻度下降。该气体对呼吸道没有刺激性，能够用于哮喘患者而不必担心支气管痉挛。当笑气与中枢神经系统抑制剂共同使用时应慎重，因为笑气可以协同增强这种抑制作用。

笑气-氧气复合具有优异的安全使用记录，患者极少出现不良反应。恶心、呕吐是最常见的不良反应，发生于1%～10%的患者。当浓度超过50%、浓度快速波动、快速诱导和快速恢复时，不良反应的发生率增加。随镇静时间的延长，发生恶心、呕吐的可能性也会增加，一般在起效20分钟左右开始出现。笑气-氧气镇静不要求禁食。

笑气会聚集在充气空腔如中耳、窦道和胃肠道内。中耳的压力将明显增加，然而咽鼓管正常开放的患者几乎不受影响，患急性中耳炎的患者可发生疼痛，应注意避免。其他禁忌证包括有严重的行为问题和精神疾病、不合作、幽闭恐惧症、颌面部发育畸形影响鼻罩放置、鼻塞（如上呼吸道感染、鼻息肉、鼻中隔偏曲）、慢性阻塞性肺疾病、妊娠及不适合使用高浓度氧的情况（如使用博来霉素治疗）。

恰当使用符合医疗质量的笑气和氧气对牙科患者几乎没有任何毒性。对毒性的关注主要集中在当笑气用于患者镇静时，牙科工作人员暴露在高浓度笑气环境中。长期暴露于笑气中，包括消遣性滥用，会导致神经毒性、性及生殖问题、肝毒性和肾功能障碍。已知手术室工作人员及其配偶具有较高的自然流产和早产率。此外，长期接触的人可能会有生殖能力降低。每周超过3小时暴露于高浓度笑气的牙科医生及工作人员，肝脏疾病的发病率增加[29]。鉴于这些发现，在使用开放的笑气传送系统时，如牙科诊室使用的设备，应尽可能地减少笑气的泄露，这一点可以通过限制患者经口呼吸及应用有效的净化系统来实现。应定期检测诊所和工作人员的笑气暴露情况。有多种设备采用红外分光光度法测定牙科诊室环境内未清除的笑气浓度。这些仪器能检测到的最低浓度是1 ppm，有助于发现气体罐和流量表周围的泄露。一种价廉和实用的方法是使用"剂量徽章"，工作人员在使用笑气时佩戴。这种装置一般佩戴8小时，报告的结果以时间加权平均值来描述。控制暴露于高浓度笑气的方法见框18.1。

抗组胺药物

羟嗪（安太乐、维泰宁）

羟嗪是一类具有弱镇静作用的抗组胺药物，同时具有抗胆碱和止吐的特性，其通过抑制人类下丘脑支配睡眠-清醒周期的H_1组胺受体而产生镇静作用[30]。抗组胺药物的抗毒蕈碱作用抑制唾液分泌，导致不同程度的口腔干燥。虽然有报道称羟嗪有临床抗焦虑作用，但其效果可能与嗜睡有关，而并非特异性地作用于焦虑相关的神经物质。正常剂量下

框18.1　减少笑气职业性暴露的建议

- 患者呼气时使用净化系统清除笑气。
- 确保排气系统能将废气充分排到室外，同时远离新鲜空气通风口。
- 尽可能利用室外空气进行牙科诊室通风换气。
- 认真执行，定期检查和维护笑气-氧气输送设备。
- 在使用笑气前认真评价患者的选择标准（即适应证和禁忌证）。
- 为每个患者选择合适的鼻罩尺寸。
- 操作期间密切观察患者反应，将流量/百分比滴定至最低有效笑气剂量。
- 在使用笑气时，鼓励患者减少说话和口呼吸。
- 在使用笑气时，用橡皮障和大功率的牙科吸引器。
- 终止笑气使用后，给患者用100%氧气至少5分钟，以排除气体传输系统内的笑气。

Data from the American Academy of Pediatric Dentistry Policy on Minimizing Occupational Health Hazards Associated with Nitrous Oxide Reference Manual. 2018；40（6）：104-105. www.aapd.org/media/Policies_Guidelines/G_Nitrous.pdf

其没有心血管和呼吸抑制效应。通过胃肠道的吸收相对较快，15～30分钟即可起效。峰值效应出现在2小时。以现代的标准来看，患者恢复缓慢，药物半衰期为3小时。它有两种剂型，即羟嗪的盐酸盐（安太乐）和羧嗪的双萘水杨酸盐（维泰宁）。

制剂：片剂、酏剂。

剂量：0.5～1.0 mg/kg。

副作用：嗜睡、运动失调、口干。儿童在镇静剂量下可出现反常反应。

异丙嗪（非那根）

虽然异丙嗪在此归类为抗组胺药物，但它最初被划分为吩噻嗪类，这类药具有广泛的临床效果。吩噻嗪与中枢神经系统的众多受体结合，包括组胺受体、α-肾上腺素受体、毒蕈碱样受体、血清素激活受体和拟多巴胺受体等[31]。作为一类药物，吩噻嗪类最常用于抗精神病、止吐及镇静。异丙嗪不具备抗精神病作用，但具有很强的抗胆碱、止吐和抗组胺效果。自1946年以来美国一直在临床中使用异丙嗪，通常是作为止吐和镇静药。尽管已有药动学特性更佳的新型镇静剂取代了异丙嗪，但在儿童口腔科仍使用异丙嗪作为镇静药。

同羟嗪一样，异丙嗪易于被胃肠道吸收，明显起效于用药后20分钟，峰值效应出现在2～3小时[32]。与血浆蛋白质高度结合，血浆半衰期7～14小时[33]。较长的半衰期对其抗呕吐效果是有益的，但也会导致长时间嗜睡，特别是与其他镇静药合并使用时。异丙嗪经代谢而快速降解，导致其口服或直肠给药时药物的生物活性有限。异丙嗪还与婴儿猝死综合征（sudden infant death syndrome，SIDS）的危险性升高有关，使睡眠呼吸暂停综合征恶化。尽管机制还不清楚，但对于有呼吸道疾病或者SIDS病史的患者，口咽部肌肉松弛可能是一个因素[34]。

制剂：片剂、直肠栓剂。

剂量：0.5～1 mg/kg，单次最大剂量50 mg。

副作用：视物模糊、长期嗜睡、运动失调。

苯海拉明（苯那君）

与羟嗪配伍，苯海拉明是最常用于儿童镇静及止吐治疗的抗组胺药。与其他抗组胺药相比，苯海拉明以其显著的镇静倾向和较强的抗毒蕈碱效果而著称。美国食品药品监督管理局（the Food and Drug administration，FDA）已批准其作为辅助睡眠和治疗晕动症的零售药。该药物的胃肠道吸收很好，但在肝内有显著的首过代谢，导致生物活性只有40%～60%。临床效果峰值约1小时出现。苯海拉明的半衰期为2～8小时，由肝代谢，24小时完全排出至体外。

制剂：片剂、酊剂、胶囊、注射剂。

剂量：口服、肌内注射、静脉注射。1.0～1.5 mg/kg，单次最大剂量50 mg。

苯二氮䓬类激动剂与拮抗药

苯二氮䓬类药物是目前医疗和牙科镇静最常用的药物。此类药物的普遍应用归因于其广泛的治疗指数、平缓的剂量-效应曲线，及其对中枢神经系统 γ-氨基丁酸（GABA）神经元的特殊影响。GABA是大脑中最主要的抑制性神经递质。GABA受体广泛存在于大脑皮质、中脑、海马回，以及涉及意识、焦虑和学习的其他脑部组织[35]。

苯二氮䓬类药物有5种主要的临床效应：抗焦虑、催眠、遗忘、肌肉松弛、抗惊厥效应[36]。临床应用的每种苯二氮䓬类药物所产生的各种效应程度不同。尽管对意识和记忆具有明显的作用，但苯二氮䓬类药物单独使用时对心血管和呼吸功能的影响几乎可以忽略。该类药物均不具备止痛效果，但可以预防外科创伤造成的痛觉过敏。

地西泮（安定）

自1963年问世以来，地西泮是临床镇静使用最久的苯二氮䓬类药物，常常将其作为评价其他苯二氮䓬类药物的标准。它在胃肠道能快速吸收，在儿童只要15～30分钟即可达到血清峰值浓度。由于其高脂溶性，地西泮能快速地重新分配到其他组织中。地西泮代谢后产生两种主要的代谢产物：去甲地西泮和奥沙西泮。去甲地西泮与其母体化合物地西泮相比，镇静效果稍弱，是导致继发性嗜睡或再次镇静的主要原因，再次镇静可发生在初次用药后的数小时。肠肝再循环导致该药的消除半衰期长，为21～37小时[37]。与作用效果更强的新苯二氮䓬类药物相比，地西泮因其起效迅速，有持续的抗焦虑能力而令人瞩目。恢复期延长增加了治疗结束后发生再次镇静和气道梗阻的潜在风险，特别是在儿童肥胖以及与阿片类药物合用的情况下。最常见的副作用是运动失调及镇静时间过长。

剂量：口服 0.2～0.5 mg/kg，单次最大剂量 10 mg；静脉注射 0.25 mg/kg。

规格：片剂 2mg、5mg 和 10mg，悬浮剂 5mg/ml。

咪达唑仑（商品名：Versed[①]）

咪达唑仑作为第一个水溶性苯二氮䓬类药物，于 1985 年被引入美国医疗和牙科治疗。其特点是水溶液稳定，静脉或肌内注射时对组织无刺激性。口服快速吸收，但首过代谢后损失剂量的 50%～65%。其在 20～30 分钟内镇静起效，允许牙医操作的平均时间为 30 分钟。在与大脑部位的受体结合后，药物快速重新分布到其他组织或被代谢。虽然咪达唑仑在肝经生物转化形成新的活性代谢产物，但其临床意义可以忽略。咪达唑仑的消除半衰期为 1～4 小时，明显短于地西泮。成人的认知测试显示，4 小时内可以恢复正常的心智功能[38]。

咪达唑仑的药效明显强于地西泮，从其对大脑的苯二氮䓬类受体具有更高亲和力这一点即可以预测到[39]。据统计，咪达唑仑的临床药效是地西泮的 2～5 倍。导致差异的原因部分是因为两种药物的剂量-效应关系不同。地西泮的特点是随剂量的增加药效缓慢增强，而咪达唑仑则显现出随剂量增加药效增强更为显著[40]。这种药效上的差异在 20 世纪 80 年代晚期尚未被完全认识，当时咪达唑仑刚刚问世，在出售时与地西泮的浓度一致。早期有关咪达唑仑导致缺氧的报告几乎完全是由于对两种药物的药效差异缺少了解所致[41]。这种差异也解释了咪达唑仑与地西泮对认知的不同影响。咪达唑仑在中度镇静期间产生的顺行性遗忘比地西泮更为持久，而地西泮的效应更多是抗焦虑而非遗忘效果。所有效应都是剂量依赖性的，并且很难界定经肠道镇静技术的精确范围，因为几乎所有这些效应的临床研究都是采取静脉注射或肌内注射来进行的[42-43]。值得注意的是，并不是所有的儿童牙科镇静都需要有遗忘效果。与更深等级的镇静及伴有的遗忘作用相比，抗焦虑治疗也许能让有配合意愿的大孩子或者青少年更好地接受治疗。

咪达唑仑可以采用预制混悬液；然而独立的研究显示，Syrpalta 公司生产的咪达唑仑混合制剂，一种商品化糖浆制剂，具有较高的生物活性、更短的起效时间和更好的镇静评分[44-45]。

制剂：糖浆制剂、肠外注射溶液。

剂量：口服 0.25～1.0 mg/kg，单次最大剂量 20 mg；肌内注射 0.1～0.15 mg/kg，最大剂量 10 mg。

氟马西尼（商品名：Romazicon）

氟马西尼是临床上用于治疗苯二氮䓬类药物过量的直接特效拮抗剂。在药理学上，其作为中枢神经系统苯二氮䓬类受体的竞争性拮抗剂发挥效用。特定情况下，它能抢救苯二氮䓬类药物过量的患者。一些州的委员会、机构或者组织要求，在使用苯二氮䓬类药物镇静时，必备氟马西尼。不幸的是，对该药使用的误解导致在急救中使用该药的目的和有效性受到了影响。

氟马西尼是 FDA 批准使用的静脉用药。在成人中，通过滴定可以有效、安全地发挥拮抗作用，用法为每 3～5 分钟静脉注射 0.2 mg 直到总剂量达 1 mg。当用到足够剂量时，拮抗作用会在 2 分钟内起效；然而拮抗的持续时间短，仅维持 20～45 分钟。说明书中写道：对于大多数患者，当累积剂量在 0.6～1.0 mg 时，"保留意识镇静"能被逆转。对儿童的推荐初始静脉用药剂量为 0.01 mg/kg（最大剂量为 0.2 mg），15 秒内给药完成，45 秒后重复给药 0.01 mg/kg（最大剂量为 0.2 mg），然后每分钟给药一次直到达最大总累积剂量 0.05 mg/kg 或 1 mg，按较低者计算；通常总剂量为 0.08～1 mg（平均为 0.65 mg）。

可以采用其他用药途径，有报道在舌下区经黏膜下注射给药；然而起效更慢一些，并且非静脉用药不可能达到精确滴定[46]。医生注射时必须估计出近似剂量或采用推荐的单次注射起始剂量。另外，不建议在镇静末期常规注射氟马西尼以加速复苏。在对成人使用苯二氮䓬类药物施行中度镇静的研究中，Hosaka 等[47]发现：单次剂量为 0.2 mg 的氟马西尼不足以拮抗经典的三唑仑经肠道镇静。他们认为，以让患者尽早出院为目的的拮抗既不恰当也不安全。

对氟马西尼在镇静急救中所起作用的错误理解是一个潜在的危险问题。呼吸问题是主要的镇静相关并发症和死亡原因。在儿童中常用苯二氮䓬类药

[①]美国商品名。——译者注

物进行镇静,医生可能会认为在镇静过程中如果发生通气不足或呼吸暂停,首先使用氟马西尼进行处理是恰当的。但是当发生呼吸抑制时,第一步永远都应该是正确和有效地进行气道管理。因为使用氟马西尼而延迟气道管理可能会引起低氧血症、严重的并发症或者死亡。

剂量:静脉注射,如前所述。

规格:5 ml 或 10 ml 可多次使用的药瓶含 0.1 mg/ml 氟马西尼,每盒 10 支。

阿片类受体激动剂和拮抗药

阿片类药物是与内源性阿片系统(内啡肽系统)受体相结合的一类药物,作用于中枢与周围神经系统间复杂联系的一类神经元。虽然常常认为其具有减弱或阻断痛觉刺激的能力,但其实还涉及对多种稳态功能如呼吸、消化、运动控制、气道反射及应激反应的调节。阿片类药物在中度镇静中效果最好,这是因为它能抑制咳嗽反射,能镇痛,产生欣快感;然而,其在儿童牙科镇静中应用的直接科学证据十分有限。此外,这类药物还与一些严重的副作用密切相关,包括呼吸抑制、恶心和呕吐、胃排空延迟、便秘和尿潴留、皮肤瘙痒。

阿片类药物不同于苯二氮䓬类药物的几个关键方面,对临床医生寻求中度镇静意义重大。阿片类药物通过提高痛觉的阈值而产生镇痛效果,而苯二氮䓬类药物对痛觉的感知没有明显作用。在镇静剂量下,阿片类药物能够镇痛而不影响意识和记忆,而苯二氮䓬类药物产生严重的、剂量相关的遗忘。所有的阿片类受体激动剂均直接作用于延髓的呼吸中枢,产生与剂量相关的呼吸抑制,并减弱中枢对高碳酸血症和低氧血症的反馈作用。阿片类药物对高碳酸血症反应的影响在临床镇静方面具有重要意义,因为其提高了窒息的阈值,即患者停止呼吸的点(图 18.5)。在这些情况下,气道阻塞所产生的二氧化碳蓄积可能不会增加通气频率,从而导致急性缺氧。由于镇静期间,患者的通气深度和频率已经降低,因此,呼吸的变化可能会很微小。在使用阿片类药物时,应持续、仔细地观察患者的呼吸深度和频率。

阿片类药物还通过直接作用于延髓化学感受器激发区域而引起恶心、呕吐。比较而言,苯二氮䓬类药物的镇静剂量不会抑制通气,亦与恶心和呕吐没有关系。两种药物重复使用都有导致药物耐受、

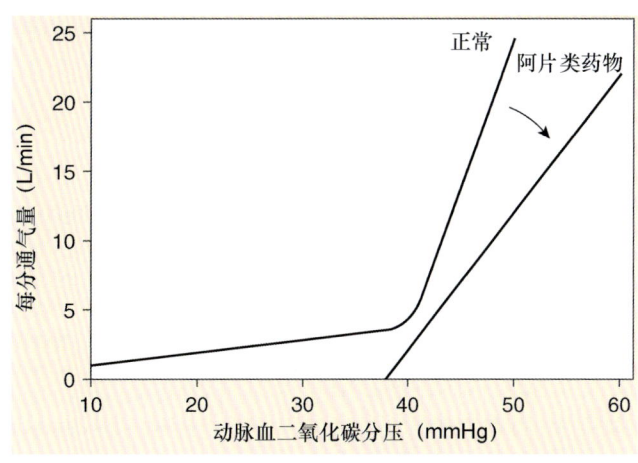

图 18.5 阿片类药物对高碳酸血症通气反应的影响

依赖和滥用的可能性。在镇静过程中单次使用这些药物通常不会导致上述现象的发生,但医生也会发现使用此类药物进行治疗的患者很难进入中度镇静状态。虽然大多数阿片类药物容易在胃肠道被吸收,但由于显著的首过代谢,其生物利用度受到限制。一般而言,非胃肠道使用阿片类药物比口服用药更加有效和可靠。

就本章的目的而言,讨论仅限于芬太尼、哌替啶和纳洛酮。

芬太尼(商品名:Sublimaze)

芬太尼是一种高效的人工合成阿片类受体激动剂,0.1 mg 剂量约相当于 10 mg 吗啡或 75 mg 哌替啶。芬太尼起效迅速,肌内注射后 7~15 分钟起效,持续 1~2 小时。该药经肝代谢,由尿排出。芬太尼很少引起组胺的释放,催吐作用明显弱于吗啡和哌替啶。芬太尼可通过肌内注射、静脉注射和黏膜下给药。

规格:0.05 mg/ml,分为 2 ml 和 5 ml 的安瓿。

剂量:0.002~0.004 mg/kg。

哌替啶(商品名:德美罗,Demerol)

哌替啶是人工合成的阿片类受体激动剂,化学结构与芬太尼密切相关。它具有水溶性,但是与许多其他药液不相容。哌替啶可以通过肠道或非肠道用药,然而口服的药效仅为肌内注射的一半。胃肠道吸收快速且充分,约 60 分钟达到峰值。约 90% 的口服剂量经首过代谢生物转化为去甲哌替啶和哌替啶酸。去甲哌替啶是一种活性代谢产物,具有

母体化合物约 50% 的镇痛效果，其消除半衰期为 15～40 小时。去甲哌替啶还具有中枢神经系统兴奋作用，随代谢产物的蓄积，有致痛作用。该药禁用于肝病、肾病或肾功能不全、癫痫患者。

规格：片剂为 50 和 100mg，口服糖浆为 50 mg/ml，非肠道用药的溶液为 25、50、75 和 100 mg/ml。

剂量：口服、皮下注射或肌内注射为 1.0～2.2 mg/kg。单独给药时不超过 100 mg，与其他中枢神经系统抑制药物合用时不超过 50 mg。

纳洛酮（商品名：Narcan）

纳洛酮是半合成的阿片类受体拮抗药，常用来逆转阿片类药物过量使用的效果。它是一种纯拮抗药，不具备内在的兴奋作用。皮下或肌内注射后，逆转在 2～5 分钟内显效，静脉注射在 30 秒至 2 分钟内显现逆转效应。两种途径用药的逆转持续约 45 分钟。过度或过快逆转可能导致的副作用包括恶心和呕吐、出汗、低血压、高血压、室性心动过速和心室颤动以及肺水肿。因此，纳洛酮用药应该精确滴定，应尽可能采用静脉途径。正如之前讨论的使用苯二氮䓬类拮抗药的逆转，纳洛酮的使用应该永远在基础气道管理和复苏措施之后进行。

剂量：静脉、皮下、肌内注射的初始量为 0.01 mg/kg；后续量为 0.1 mg/kg（最大剂量 2 mg），每 2～3 分钟给药。

规格：非肠道给药溶液，0.02、0.4 和 1.0 mg/kg。

其他镇静催眠药

在近代之前，临床医学和牙科治疗中应用许多具有非特异性作用机制的药物以达到诱导睡眠和镇静的目的。这些药物包括副醛、水合氯醛、乙氯维诺、甲丙氨酯（眠尔通）及其他药物。所有这些药物的效果都类似于巴比妥类药物，可以诱导深度睡眠，但对痛觉的感受几乎没有任何效果。如同巴比妥类药物，它们的特点是治疗窗口很窄，超出临床用药剂量范围时，有产生明显呼吸抑制及其他毒性反应的风险。这些药物中在临床常规使用最久的是水合氯醛，许多儿童牙医都使用过，直到 2012 年才停用。本章对这类药的讨论仅限于水合氯醛。

水合氯醛

水合氯醛是一种醛类化合物，其代谢是在肝内由乙醇脱氢酶进行的，转化为活性代谢产物三氯乙醇。体外研究显示，三氯乙醇以类似于巴比妥类和苯二氮䓬类药物的方式作用于 GABA 受体[48]。其对皮肤、黏膜具有化学刺激性，有较高的恶心、呕吐发生率，特别是空腹使用时。口服用药的特点是起效缓慢（30～60 分钟），持续时间为 4～8 小时，消除半衰期为 8～11 小时。

儿童服用水合氯醛后常常进入去抑制期，导致兴奋、易怒，直至达到临床镇静水平。大剂量使用会增加心肌对肾上腺素的敏感性，导致心律失常[49-50]。水合氯醛的成人致死量为 10 g，但是摄取 4 g 即可能致命[51]。

水合氯醛在美国不再通过常规的药物销售途径出售，在此阐述是鉴于该药在儿童牙科中有应用的历史，并且儿童牙科文献中有所涉及。

氧化亚氮的应用

目的

AAPD[52] 将使用氧化亚氮（笑气）镇静的目的阐述如下：
- 减少或消除焦虑
- 减少牙科治疗中的不配合行为和反应
- 增进沟通和患者的合作
- 提高痛觉阈值
- 增加对长时间治疗的耐受性
- 辅助治疗有精神及身体残疾的患者或有全身性疾病的患者
- 减少呕吐
- 增强镇静效果

笑气-氧气混合气体吸入的缺点有：
- 效能较弱
- 依赖心理安慰
- 鼻罩妨碍上颌前部注射
- 需要患者用鼻呼吸
- 笑气污染以及职业暴露会造成潜在的健康危害

设备

有数家厂商生产用于牙科镇静的安全的笑气-氧气机。对于所有新安装的设备，包括笑气-氧气输送系统，必须在使用前彻底检查气体输送是否正确，安全设施是否完备。合格的机器必须有高流量氧冲击阀门，在儿童急救时能够以低流率输送100%氧气。安全保障机制包括笑气-氧气比例系统，保证氧气的浓度不低于30%。如果要使用超过70%的笑气和少于30%的氧气，则需配备内置的氧气分析仪。必须安装合格的废气净化系统，以减少职业暴露及诊室污染的危害[29]。双罩式是最有效的废气净化器[53]（图18.6）。该系统将呼出的气体传送入真空回收系统，然后排到室外，防止气体散逸在室内或楼内其他区域。鼻罩设计应合理，应有儿童和成人的不同尺寸以保证戴用时充分密合，进一步减少气体泄露。

所有的笑气-氧气设备（固定或者移动式）都有一个附加的安全要素，即插销式联结系统。气罐只能以正确的角度对接，只有特制的气体插销对接合适后，管道间才能正常连接在一起（图18.7）。尽管使用插销式联结系统后，气罐似乎不可能连接到错误的管道，但此类错误确有发生。气罐交叉使用错误很可能出现在诊所整修或者设备老化或使用而出现磨损的情况。

技术

在彻底检查设备之后，以通俗易懂的方式向患者介绍鼻罩的使用，然后将其小心地覆盖在患者的鼻子上。应采用传统的行为引导技术，因为笑气-氧气镇静的有效性与患者心理上的安全感密切相关。气体传输管道固定在椅背后，患者处于舒适的位置。气囊充满100%的氧气并以适当的流量，即标准的4～6 L/min给气，让患者呼吸1～2分钟。在适当的流量下，每次吸气和呼气时应观察到气囊有1/4～1/2幅度的运动。流量过高时，气囊过度充盈，每次呼吸时看不到气囊的运动，鼻罩周围会发生气体泄露，此时应调低流量。流量过低时，袋内混合气体将耗尽。达到合适流量时，可缓慢导入笑气，以10%～20%的增加值逐渐增加其浓度，直至达到预期的镇静状态。

牙科医生应鼓励患者闭口通过鼻子呼吸。在患者开始体验笑气的效果时向其解释这种感觉是很有帮助的。这种效果常被描述为飘忽的眩晕感，伴

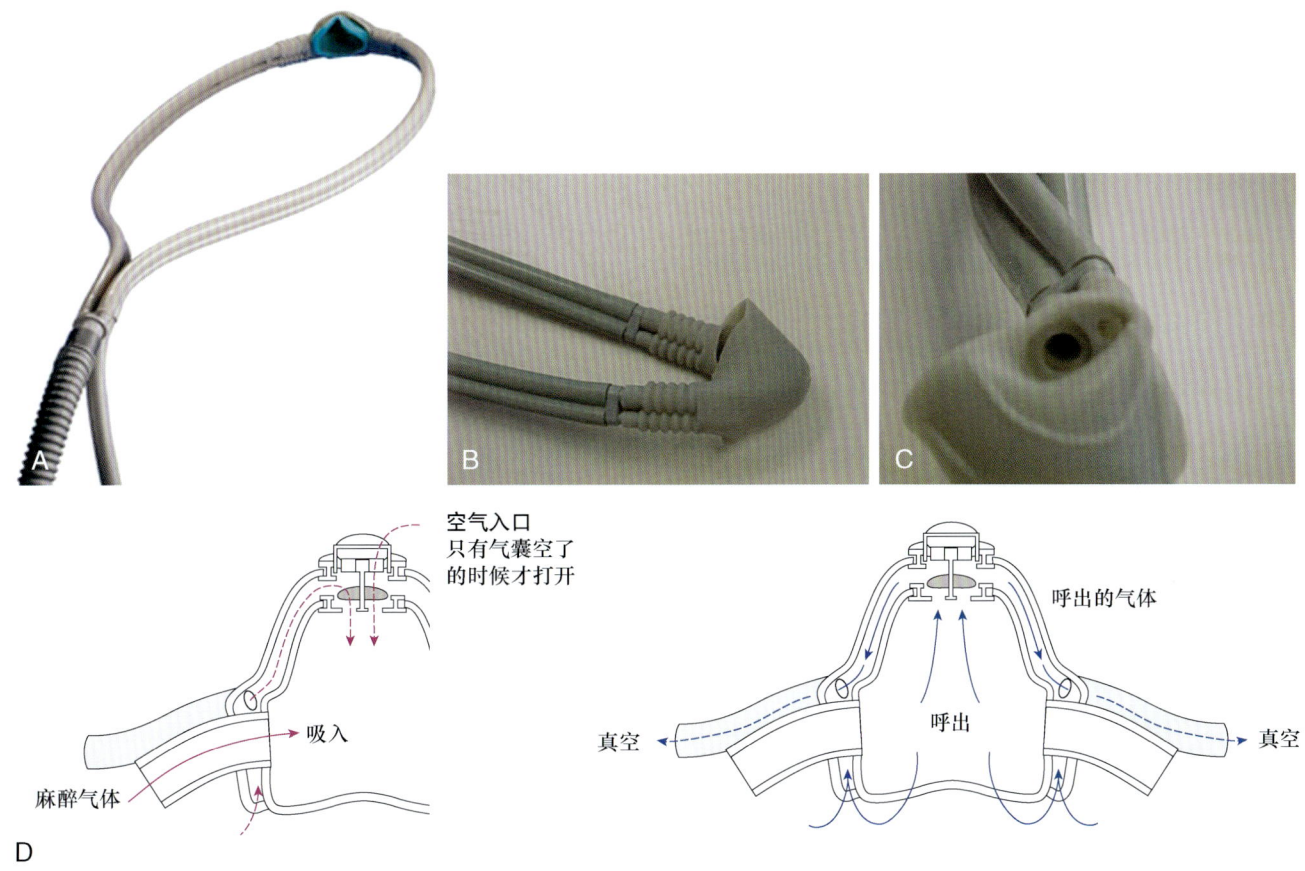

图18.6 双罩式空气净化呼吸回路图例。**A**. 双罩设计；**B**至**D**. 显示面鼻罩内新鲜空气吸入与呼出线路的组合图（Photos courtesy of Porter Instrument Co., Hatfield, Pennsylvania, United States.）

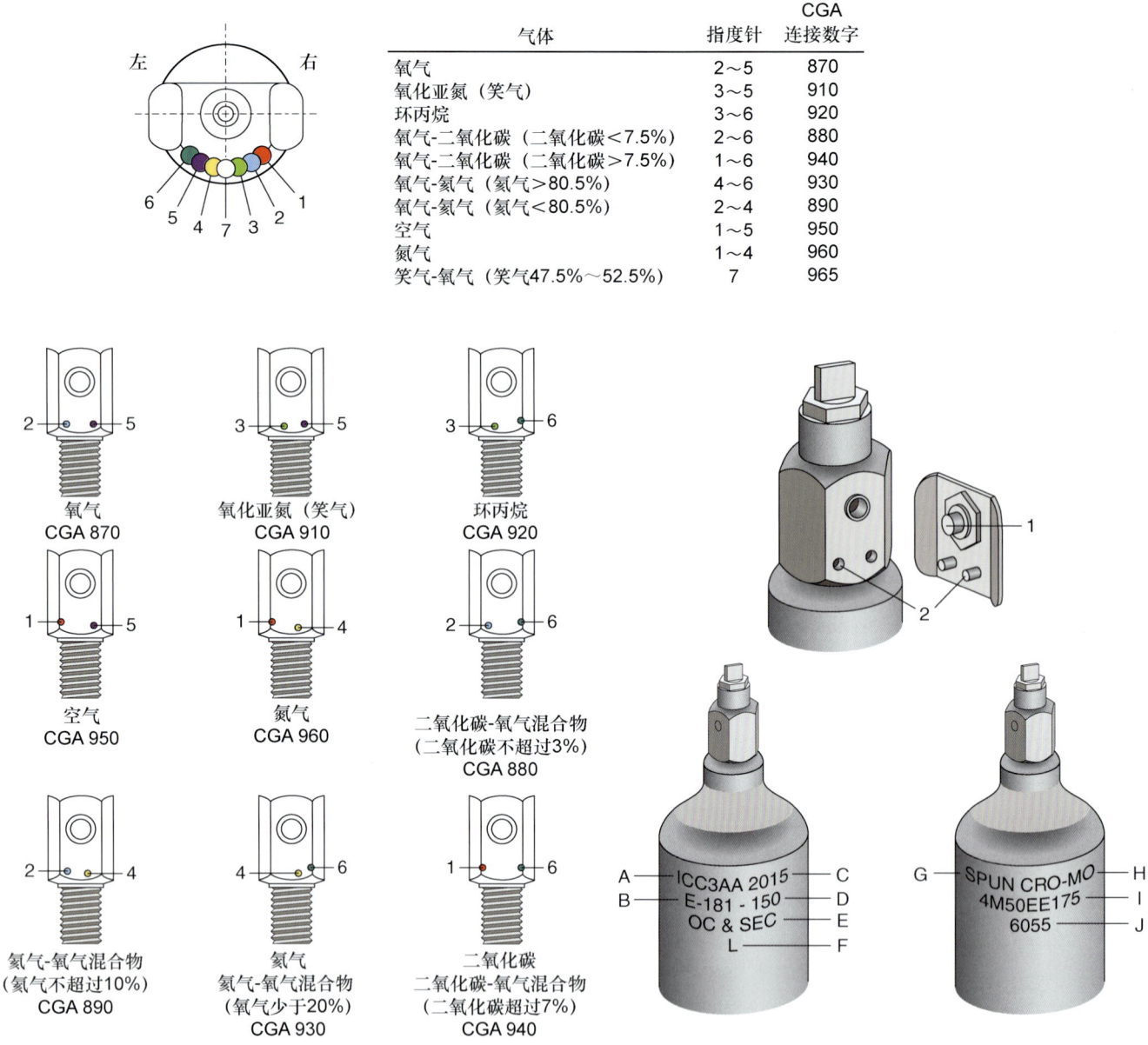

图18.7 插销系统普遍用于减少医疗气体与错误供气系统误接的风险

随着手指和脚趾的麻刺感。眼睑下垂是一个客观标志，此时可以进行局部麻醉。一旦注射完成，笑气的浓度就应减少到大约30%（氧气70%）或者更低。之后的治疗过程可维持在中度镇静状态，不需要调整氧气和笑气的比例。牙科医生和工作人员应该在术中全程与患者交流，密切观察患者的呼吸频率和深度。数据应记录在案以备将来参考。痰盂随手可用，一旦出现呕吐，患者的头应偏向一侧。使用适当浓度的笑气并不会抑制喉反射，因此不需要负压吸引呕吐物[54]。

通过反向滴定，患者可以很快恢复。笑气的流量降到零后，应让患者呼吸100%氧气3～5分钟。

患者应保持坐姿片刻，以防站立时头晕，然后患者可准备离院。

扩散性缺氧是指吸入的高浓度笑气突然中断，导致肺和肺循环之间笑气的浓度梯度快速逆转。此时，笑气快速地进入肺泡并稀释肺泡内的氧气，从而导致缺氧。许多牙科医生在停用笑气的最初几分钟内让患者吸100%氧气以防止发生缺氧的情况。然而，这种做法的依据更多的是理论而非临床。研究证实，明显的缺氧仅存在几分钟，并且记录显示，这种情况仅在使用面罩或气管内插管吸入高浓度（>70%）笑气时才会出现。使用带有鼻罩的传统牙科笑气-氧气机不会遇到这种情况。因此，牙科诊所发生扩散性缺氧的可能性很小。

从使用面罩和气管导管传送笑气的麻醉文献中推算出来的笑气浓度，在用于牙科诊所时应慎重。标准牙科镇静设备的构造与标准的麻醉机是明显不同的。鼻罩固定不牢、大口径管道的无效腔、自主呼吸患者口腔泄漏笑气，导致标准牙科镇静设备的预期笑气浓度被稀释。例如镇静设备设定 70% 的笑气，由于上述原因，可能仅有 30%～50% 的笑气输送到患者肺泡（图 18.8）。

监控和记录

整个治疗过程必须进行临床观察和定时的镇静水平评估。评估应包括患者的反应、皮肤和黏膜的颜色，以及呼吸频率和节律。此外，必须记录笑气的浓度、气体流量、治疗持续时间、治疗结束后的血氧饱和度。知情同意书与使用笑气／氧气的术前须知也必须记录在案。应使用专用文件或表格，与牙科治疗的知情同意书相区别。

经肠道镇静技术

选择镇静药物后，应计算好适合儿童的用药量。镇静实施之后，患者应留在诊疗区域以便持续观察。当观察到预期效果后（通常 30～60 分钟以后），应将患者放到诊椅上。防护性约束装置，如束缚板（图 18.9 A），有助于控制处于镇静状态的儿童，以防出现伤害性的动作。使用束缚板时，手臂、腿和骨盆应放平并固定，仅留胸腔和横膈不受限制，以免妨碍自主呼吸。将肩枕放在肩胛骨上部的下方，这样有助于术中维持气道通畅（图 18.9 B）。

此时可以开始使用笑气和氧气以改善血氧饱和度，并可进行微小调节以达到所需的镇静深度。如果患者没有达到完成治疗所需的镇静深度，则应放弃治疗。如果患者进入深镇静或全身麻醉状态，而牙科医生没有经过全身麻醉的系统培训，则治疗应该终止并使患者恢复至适当的镇静水平（通常为中度镇静）。如果牙科医生在使用最大剂量口服药物和笑气之后，仍然无法管理患者，则治疗应终止。加用

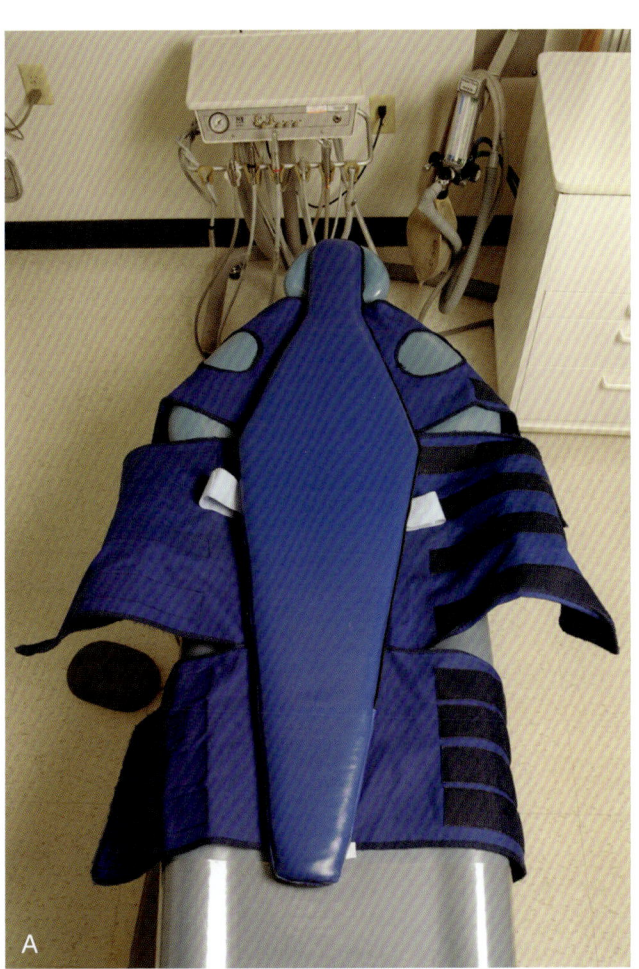

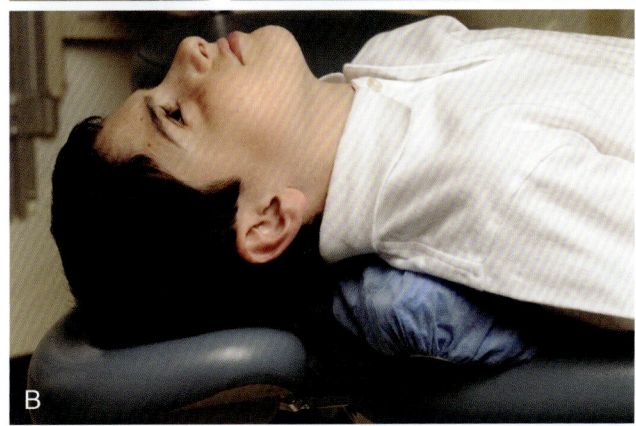

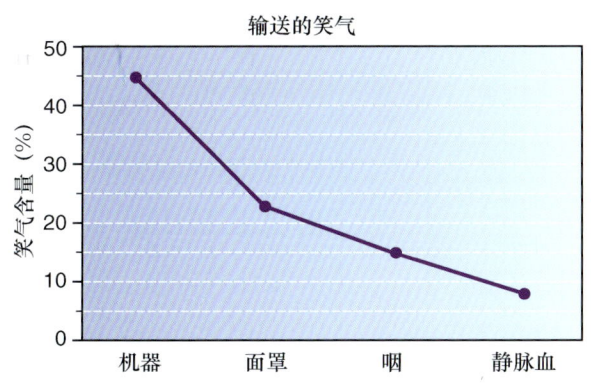

图 18.8 到达血液的笑气浓度明显低于流量表所显示的浓度

图 18.9 A. 束缚板；B. 肩枕的放置。肩枕的作用是保持头部后仰，使气道更加通畅

其他经肠道药物以加深镇静，其结果很难预测，并会出现恢复延迟，儿童在离院后有发生再次镇静的风险，而此时没有专业的医疗监护。

经肠道镇静技术成功的最关键要素是时间，但医生没有能力控制经肠道镇静的深度和持续时间。经肠道镇静技术最适用于时间短的操作过程，可以在镇静药物预期的作用时间内完成治疗。适当地使用局部麻醉对任何程度的麻醉都有增强效果，但对轻、中度镇静的效果最佳。在术中应密切监测患者情况，以确认患者对药物的反应。只有达到最低离院标准（框18.2）后，患者才能随父母离开。应详细向监护人交代镇静治疗后护理的所有口头和书面须知，并交付书面资料以便在家参考（框18.3）。

方法与药物的联合使用

疼痛是由一些相关因素构成的复杂过程。疼痛最基本的要素是伤害性感受，即对实际的或潜在的组织损伤的无意识、反射性神经反应。伤害性感受进而诱发出其他的无意识反应，如交感神经系统的刺激，反射性远离刺激，以及发生在中枢神经系统和周围组织的各种神经内分泌反应。对事件的意识使反应层次深化，产生疼痛的体验。焦虑，即由以前的经历学习到的对疼痛的预期，也会改变现在或者未来对疼痛的体验。每种反应在神经系统中都有自己的神经物质。

> **框18.2　离院标准**
> 1. 心血管功能和气道情况令人满意并稳定
> 2. 患者易唤醒，保护性反射完好
> 3. 患者能说话（如果年龄合适）
> 4. 患者能独立坐起（如果年龄合适）
> 5. 对于不能达到正常预期反应的幼儿及残疾儿童，应恢复至镇静前的反应水平或尽可能达到接近正常水平
> 6. 水合状态适当

> **框18.3　镇静后离院指导基本要素**
> 1. 饮食指导
> 2. 服药医嘱
> 3. 活动限制的建议
> 4. 明确出院后陪伴和观察患儿的成年责任人
> 5. 联系信息，包括电话号码，以及出现并发症或紧急状况时的指导

儿童牙科医生在进行中度镇静时，没有一种药物能单独对抗疼痛过程的所有组成部分。例如，阿片类药物能提高痛觉的阈值，但单独使用通常并不能消除牙病患者在治疗过程中的意识。苯二氮䓬类药物特有的抗焦虑、遗忘、肌松效果，可以减少或消除对治疗过程的恐惧，但对疼痛感受没有丝毫效果。如果镇静药物种类和用量的选择都合适的话，在特定的条件下，联合用药比单一用药更为有效，因为联合用药可以对抗疼痛的更多组成部分和焦虑反应。但联合用药时须深思熟虑，因为在儿童镇静时使用3种或更多种镇静药物，其潜在的副作用可能会随之增加[55]。这是因为每种镇静药物除了预期的作用外都存在副作用，药物相互作用会产生新的、非预期的副作用，而随着更复杂药物的合用，出现非预期后果的风险将增加。

局部麻醉阻断了伤害性感受过程，避免了对疼痛的即刻感知，也阻断了自主神经及神经内分泌反应所导致的镇静过程中断。局部麻醉是牙科镇静必不可少的一部分，是与其他镇静药物联合使用时最合适的首选药物，可以增强中度镇静的效果[56]。证据显示在全身麻醉下牙科治疗过程中，局部麻醉可以改善术中及恢复阶段的情况[57]。在许多情况下，儿童镇静期间局部麻醉效果不好的原因是没有注意到局部麻醉的预期起效时间、深度及持续时间。对大多数麻醉情况而言，深度牙髓麻醉持续存在的窗口时间要远远短于周围软组织感到麻木的时间[56]（图18.10）。术者应安排好局部麻醉时间，以便牙髓麻醉达到预期峰值的时间与可能引起疼痛的治疗操作时间相一致，如拔牙、牙髓切断术及外

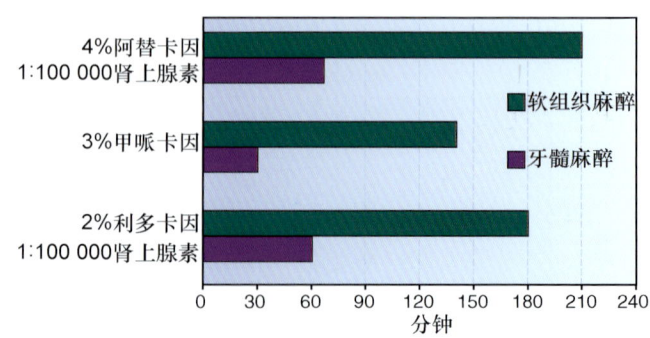

图18.10 高质量局部麻醉是中度镇静成功的基本要素。理想情况下，局部麻醉的峰值效应与牙科治疗引起的最强刺激同时出现。在镇静过程中可以用计时器来把握局部麻醉时机

科操作。

笑气和氧气吸入镇静是第二种最常采用的联合用药技术。口服镇静药物的起效、持续时间及失效相对缓慢,一旦服下药物,其作用就超出了牙科医生的控制范围。相对而言,笑气具有快速起效和失效的特点,可控性很高,极易滴定。笑气非常适用于口服镇静药物后调整术中的镇静水平。与不建议采用的剂量叠加法(口服镇静药物时为加深镇静而追加用药量)相比,笑气能快速地增强镇静效果,并在镇静效果超出预期镇静深度时能同样快速地逆转。

在儿童牙科,口服药物镇静联合用药有很长的历史。鉴于在过去的50年,我们对中枢神经系统的生理及药理学认知的快速增加,口服药物镇静联合用药临床标准的改进也就不足为奇了。理想的口服药物镇静联合用药的现代概念是药物需有明确的作用机制,安全范围广,有证据支持能在儿童牙科使用。许多传统的镇静技术已不能满足现今的标准,因为这些技术使用的药物不具备特异性作用机制,并且文献中的结果数据也很少。Robb[59]分析了1996—2005年间发表的53项关于经肠道镇静技术的研究,由于缺少实践报告和标准评价系统,作者无法确定在儿童牙科镇静过程中联合用药的效能差异。对近期36项儿童牙科镇静研究的分析显示,有微弱的证据表明口服咪达唑仑和使用笑气的有效性[60]。Chowdhury和Vargas[61]比较了水合氯醛、哌替啶和抗组胺药物联合使用与口服咪达唑仑的效果,结果显示水合氯醛联合用药比咪达唑仑具有更显著的镇静效果。Torres-Pérez等[62]比较了羟嗪/咪达唑仑和羟嗪以及水合氯醛/羟嗪联合使用的效果,得出结论:咪达唑仑或水合氯醛与羟嗪复合用药是保留意识镇静的最佳方法。

自2012年2月起,水合氯醛在美国不再出售。在其停止使用之前,某些水合氯醛复合用药配方以药效好而著称,但也有争议。对195例病例的回顾性分析报告显示,50 mg/kg水合氯醛与哌替啶或羟嗪联合应用在72%的病例中获得满意的效果[63]。更高剂量的水合氯醛与笑气合用同样有效;但随着用药剂量的增大,气道损害、呼吸抑制、超过中度镇静深度等风险增加[64-65]。尽管联合用药效果明显,但一些报告对水合氯醛的应用仍有顾虑。Coté等[66]回顾了在医疗及牙科临床应用水合氯醛失败的病例,结果发现在13例死亡或永久性脑损伤患者中有5例是牙科患者。用药剂量不当、牙科工作人员之间缺乏沟通,以及对超过预期镇静水平的深度镇静患者抢救失败,是导致牙科案例出现不良后果的主要因素[67]。

有学者尝试使用咪达唑仑与哌替啶和羟嗪相结合以替代水合氯醛的联合用药配方。Sheroan等[68]发现,当这种联合用药与水合氯醛、哌替啶和羟嗪相比较时,患者的行为表现或生理指标没有差异。对这种及类似的联合用药方案的安全性和有效性还需开展进一步研究,特别是联合用药配方中还继续使用阿片类药物。哌替啶会产生剂量依赖性不良后果,包括缺氧[69]。当两者同时用于儿童镇静时,阿片类药物还与局部麻醉药的严重毒性反应相关[70-71]。药物间的相互作用降低了局部麻醉药毒性反应的惊厥阈值。虽然这个机制是多因素的,但是阿片类药物可能导致一种轻度的呼吸性酸中毒,降低了局部麻醉药与血清蛋白的结合,使更多的游离药物经循环进入中枢神经系统。专家组对牙科治疗中药物的不良相互作用进行了回顾,认定这种相互作用具有显著的意义,特别是哌替啶和甲哌卡因联合使用时[72](图18.11)。

设施和设备

虽然并非必需,但舒适、安静的独立诊室有助于镇静的实施。这个诊室可以将镇静治疗与吵闹的

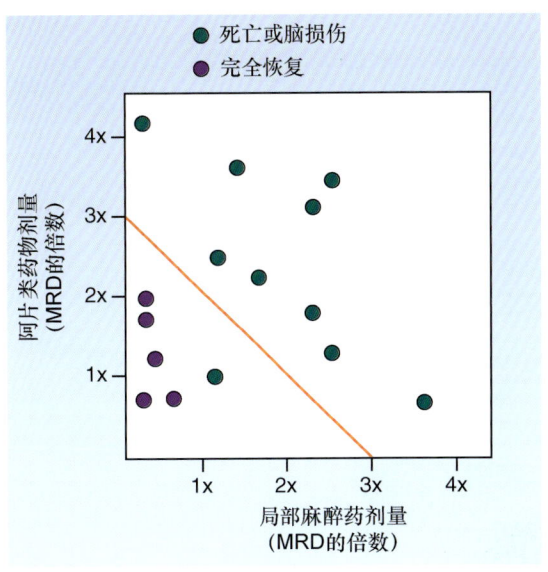

图18.11 在儿童镇静过程中,局部麻醉药与阿片类药物同时使用时必须谨慎。MRD,最大推荐剂量

儿童牙科治疗环境隔开，减少噪声和其他令人分心的事情，以便让医生和工作人员全神贯注于患者。诊室内应配备镇静救援的预案和镇静急救相关的设备，牙科最常见的镇静急救情况包括气道梗阻、通气障碍、喉痉挛、呼吸暂停和缺氧。具体的设备包括有足够吸力的负压吸引、监护设备，以及一个能提供超过90%浓度氧气、流量为10 L/min并维持至少60分钟（650-L E气瓶）的正压氧气输送系统。如果使用自充气氧气囊-阀门-面罩设备输送正压氧气，则推荐流量是15 L/min。配有适当吸引管道的功能性吸引器和配有儿童袖套的血压计应随时可用。所有设备必须适合不同年龄和身高的儿童[2]。

如前所述，所有吸入镇静设备必须能够立即提供30%～100%的氧气。设备须有故障安全系统，当氧气供给低于30%时机器关闭。如果使用能提供70%以上笑气和少于30%氧气的笑气-氧气传输设备，须配备内置的氧气分析仪。该系统必须每年检查和校准。

及时有效的气道管理是最重要的。在抢救窒息、无意识患者时需用的紧急气道管理器械、药物和设备必须随时更新，随手可及。应在安静的房间里备有适当的正压设备，如简易呼吸球囊或改良的Jackson-Rees回路，以便在患者窒息时能即刻提供正压通气（图18.12）。虽然使用简易呼吸球囊和置入声门上紧急气道器械是美国心脏协会制定的基础生命支持指南的一部分，但在开展儿童镇静治疗的诊所，应在常规急救培训中反复练习使用这些设备。

文档记录

无论出于何种原因，清晰完整的镇静治疗记录都是必需的。良好的记录可以帮助医生交代出院后的注意事项，评估复查时出现的问题，并开展质量持续改进工作。术前记录应包括：①严格遵守饮食限制规定；②术前进行健康评估，包括患者的病史、全面的体格检查（包括患者当前的体重、年龄和基础生命体征）；③常为患儿诊治的内科医生的姓名、地址；④记录为什么选择特殊的行为管理方法；⑤知情同意书；⑥给监护人的须知。在治疗实施前，应有"暂停时间"来确认患者的姓名、治疗方法以及操作部位[①]。

治疗过程中，记录需要评估的生命体征（表18.3）。应定时记录患者的状态及术中重要事件。药物类型、使用剂量、使用途径和位置以及使用时间都应该清楚地标示。如果使用处方，处方的复印件或处方内容的注释都应永久记录。

治疗完成后，患者应在备有吸引器和正压通气设备的复苏区观察。在特定的时间间隔记录生命体征。如果患者未完全清醒，应持续监测其血氧饱和度及心率直至达到离院标准。进行镇静的医生负责确定患儿何时适合离院。

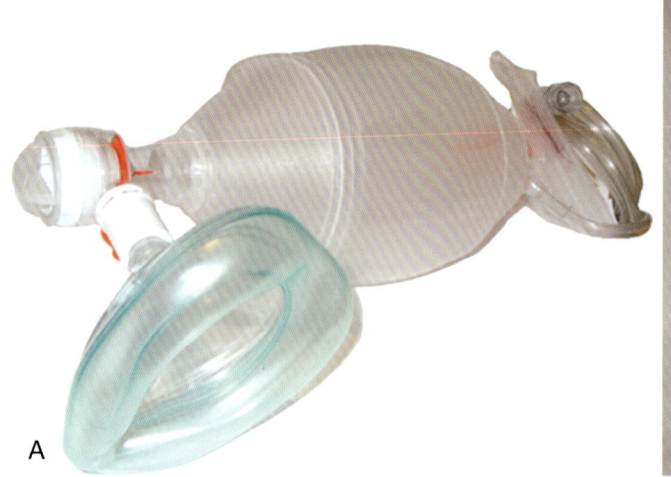 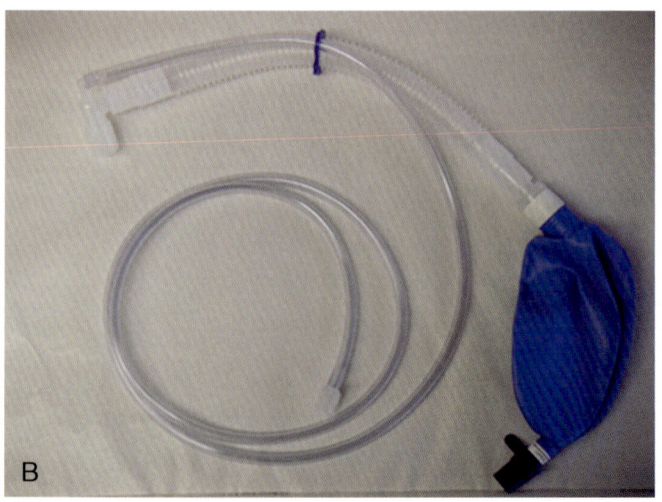

图18.12 笑气输送系统用于为自主呼吸患者提供镇静用混合气体。该装置在急救时不能提供正压通气。牙医应配备适当的急救呼吸设备。例如，简易呼吸球囊（**A**）或改良的Jackson-Rees回路（**B**），在需要时可以输送正压氧气

---

①即国内的术前患者核对制度。——译者注

表 18.3　镇静深度等级：全身麻醉和镇静/镇痛水平的定义

	轻度镇静（抗焦虑）	中度镇静/镇痛（保留意识镇静）	深度镇静/镇痛	全身麻醉
反应性	对语言刺激能正常反应	对语言或触觉刺激做出有目的的反应	对重复或疼痛刺激做出有目的的反应	即使疼痛刺激也不能唤醒
气道	不受影响	无需干预	可能需要干预	常常需要干预
自主通气	不受影响	足够	可能不足	常常不足
心血管功能	不受影响	维持正常	维持正常	可能减弱

Accessed from the American Society of Anesthesiologists, Anesthesiology 3 2018, Vol.128, 437-479. https://doi.org/10.1097/ALN.0000000000002043 Last accessed June 7, 2019.

患者的选择和准备工作

适应证

没有一种药剂、联合用药或技术能够每次都成功。牙科医生应根据患者的情况及需要完成的治疗方案选择最合适的药剂和技术。儿童牙科医生发现行为或焦虑评估表有助于确定儿童最适合的行为管理形式[73-74]。随着医生的经验积累，个人的直觉和判断具有同等或更高的价值。

患者的选择，以及药物、协助人员和技术的选择，应以预期实施的镇静水平为指导。药物和技术应具有中度镇静的宽泛的治疗窗口，使非计划中的意识丧失不太可能发生。对于中度镇静，除医生外，治疗团队还应包括一名人员负责监测生理参数，并在必要时协助采取任何支持性复苏措施。该人员还可能短时间中断对患者的相关工作，如负责调整仪器或排除设备故障等[75]。同样，应避免使用可能导致意识丧失的药物和技术，因为对深度镇静和全身麻醉的培训、人员和安全的要求超过了中度镇静[9]。

术前评估

需要彻底回顾病史以确定患者是否适合镇静。病史回顾还应包括其他合格机构提供的近期病史和体格检查。病史回顾，以及有针对性的体格检查，使牙科医生能够确定患者的健康状况分级。

美国麻醉师协会（ASA）的健康状况分级系统是决定患者身体状况能否承受任何麻醉方式最通用的工具（框 18.4）。通过病史回顾和身体状况评估，可将患者归于 6 种类别之一。ASA 1 级患者适合接

框 18.4　美国麻醉医师协会（ASA）患者健康状况分级

1 级　正常健康患者
2 级　合并轻度系统疾病患者
3 级　合并严重系统疾病患者
4 级　合并严重系统疾病且威胁生命的患者
5 级　濒危患者，不做手术则无法存活
6 级　脑死亡患者，准备器官捐献

受轻、中、深度镇静。很多 ASA 2 级儿童也可采用适当的镇静技术，但理想的情况下应咨询麻醉医生和内科专家。

对于 ASA 3 级和 4 级儿童、有特殊需求的儿童、气道解剖异常或者扁桃体肥大的儿童，在术前评估时还需咨询内科医生，并且由麻醉医生或口腔麻醉医生去咨询会更好。

病史应包括如下信息：

1. 过敏反应和既往过敏反应史或药物的副作用。

2. 当前使用的药物，包括处方药、非处方药、草药、非法药品的用药剂量、时间、途径和部位。许多药物，包括草药制剂（例如金丝桃、紫锥花、卡瓦胡椒、缬草萃取物），可能会改变镇静药的药动学特性，延长镇静药效果。

3. 患者的疾病或异常，包括青少年的妊娠状态和可能增加气道阻塞风险的神经功能缺陷，如打鼾或睡眠呼吸暂停病史。

4. 住院史，包括日期、目的和住院疗程。

5. 全身麻醉或镇静史及相关并发症。

6. 疾病的家族史、镇静或全身麻醉并发症家族史。

7. 全身各系统病史。

8. 年龄（年龄和月龄）和体重。

9. 姓名、地址、家庭医疗的联系方式。

体格检查评估包括如下内容：

1. 身高和体重。

2. 生命体征，包括心率、呼吸、血压和体温。如果由于患者身体抗拒或情绪状态不佳，导致无法测量基本生命体征，其原因要记录在案。

3. 气道风险的评估，包括可能增加气道阻塞风险的扁桃体大小及解剖异常（如下颌发育不全、颈粗短、下颌运动范围受限）。

4. 有可能影响常规术中监测的身体异常和情况（如近期手臂或下肢的骨科损伤、活动期皮疹）。

牙科医生还应评估行为异常对镇静期间评估儿童能力所可能产生的影响。由于儿童无法适当地进行语言交流，所以在决定和维持适当镇静水平方面，牙科医生的责任更大。

知情同意

在镇静前必须征得父母或法定监护人的同意。这些人有资格获悉所有信息，包括合理的可预测的风险，使用一些特殊技术和药物的优势，以及可供选择的方法。因此，对父母或法定监护人而言，解释应清楚明了，使用他们所熟悉的术语。知情同意书应包括父母或监护人的签名和手术计划日期。如果是在手术日期之前获得知情同意的，则在手术当日治疗前应再次确认知情同意。医生需确信父母或法定监护人有能力了解治疗的危险和获益，并能自愿给出非强迫性的同意[76]。因为镇静不是目前每次牙科治疗的常规部分，所以这种知情同意应该与治疗患者时的知情同意相区别，具有独特性。

患者须知

儿童看护人应反复阅读书面形式的须知信息，这些信息应和预约通知单一起交给看护人。信息应包括术者24小时联系电话。

AAPD详细列举了如下的术前饮食建议：

1. 纯液体：治疗前2小时可以饮用水、无果肉的果汁、碳酸饮料、清茶或黑咖啡。

2. 治疗前4小时禁止喂母乳。

3. 治疗前6小时禁止喂婴儿配方奶。

4. 治疗前6小时禁止喂食非母乳。

5. 治疗前6小时禁止食用便餐。标准便餐的组成为烤面包和纯液体饮料。油炸食品、高脂肪食物或肉类会延长胃排空时间，应避免食用。

6. 手术当天常规服药时可以喝一小口水。

提出这些建议的理由有两方面：首先，镇静后即刻或镇静期间发生呕吐是潜在的并发症，会导致胃内容物的误吸，引起喉痉挛或严重的气道阻塞。误吸可引起严重的后果，包括吸入性肺炎和可能致命的肺部损害。其次，空腹时口服镇静药的吸收效果最好。

在镇静治疗期间，建议父母或监护人尽量在诊疗区域等候。对于护送问题，应提前告知由另一个人陪同父母，以便在回家的途中方便照看儿童。

应告知看护人，在回家的途中患儿可能会睡觉或嗜睡或表现烦躁。应强调在一个特定的时期内需要密切观察儿童。牙科医生应考虑到所用药物的类型及药效预期持续时间，告知看护人在家密切观察儿童的时间。不恰当或不确切的术后建议会引起看护人质疑其可靠性或拒绝接受其他术后建议。

许多儿童牙科医生推荐患儿镇静后先给予清流食，随着耐受性的增加逐渐给予固体食物。一旦可以耐受固体食物，则除了与牙科治疗相关的饮食限制外，就没有其他限制了。这样做的原因是考虑到过早喂食可能引起恶心，因而推迟了固体食物重新摄入的时间。镇静后恶心和呕吐有几个原因。其危险因素包括：应用笑气和阿片类药物、吞咽血液、相对缺氧、过早走动、镇痛不充分，以及治疗超过30分钟[77]。牙科医生应认真考虑其他因素，以最大限度地避免术后恶心和呕吐。在儿童离开诊室（框18.2）之前，应向父母或监护人口头交代及给予书面建议。应注意牙科医生确定的适合离院时间，同时提供口头和书面的离院注意事项。

监护

术中监护

术中监护应包括对血氧饱和度、呼吸及循环系统的评估。镇静深度决定了需要监护的程度和频率[78]。

在治疗过程中，通过频繁地与患者进行语言交流来评估其意识状态。如果双向语言沟通不适合或者无法进行，则必须使用气管前听诊器或者呼气末二氧化碳检测（更详细的讨论见下文）。对于因年龄或残疾而没有交流能力的患者，可以采用一些激发反应的方法。评估的另一方面是患者的外部特征。口腔黏膜、甲床以及皮肤的色泽都是患者血流灌注的指征，在治疗过程中应定期观察并记录在案。如果使用的束缚装置将患者包裹住，则应暴露一只手或脚。这些装备应用于镇静患者时应谨慎，需确保胸部未受限制。

心率和呼吸频率可以用气管前听诊器进行持续监测（图18.13）。听诊器头固定在胸骨切迹处，易于听诊呼吸音和心音，可以持续监测呼吸频率和深度。此类仪器具有各种声音放大设计，包括遥控耳机和无线扬声器，可以将患者的呼吸音传至整个手术间。附加的通气监测还应包括观察胸廓的起伏。通常牙科团队习惯利用患者的胸部作为临时器械台，或者用纸巾或其他物品完全覆盖胸部，这样做会影响对胸部运动的观察，应尽可能避免。

尽管使用听诊器和带手动充气套袖的无液血压计这种基本方法测量生理参数是令人满意的，但现在有许多自动连续监测的血压计。无论使用哪种设备，套袖的尺寸应与患者匹配。脉搏氧饱和度仪（脉搏血氧仪）的探头可以夹在手指或耳垂上，并产生可视信号和声音信号。脉搏血氧仪及自动血压套袖常连接在一个监测仪上，可能同时还包括一些其他生理监测设备（图18.14）。

1981年医疗保健人员开始使用脉搏血氧饱和仪，这是患者安全监测的一个革命。1987年，脉搏血氧仪成为麻醉师必备的一种标准监护设备，也应用在需要监测患者呼吸效率的情况。该设备测量血红蛋白与氧结合的饱和程度，同时也监测外周脉搏。探测器由光学二极管感应器和另一个发光二极管组成，夹在手指、脚趾或耳垂上。发光二极管发出红光及红外光谱的光，光探测二极管检测透过组织的光。红光波长主要被氧合血红蛋白吸收，而红外光谱主要被还原血红蛋白所吸收。仪器检测出还原血红蛋白与氧合血红蛋白的比率并显示。脉搏血氧仪的一个缺点是检测有20～40秒的延迟。这一点与儿童牙科医生的关系较大，因为儿童在呼吸停止后10～20秒内开始出现血氧饱和度的下降。鉴于此，很重要的一点是应认识到脉搏血氧仪监测的是血氧饱和度而非通气情况。有几种情况可能会导致血氧仪读数不准，包括：①两个二极管之间没有对准；②周围环境光线的干扰；③二极管和血压套袖放在同一肢体上；④感应器夹持手指上有指甲油；⑤肢体冰冷；⑥深层组织的色素沉着；⑦一次性感应器反复使用；⑧运动伪影。对于儿童，感应器移位是读数不准的常见原因，使用粘贴式而非持夹式感应器可减少误读。用胶带固定感应器，夹在脚趾而非手指上亦有助于减少感应器移位。

在解释血氧饱和度的时候，必须了解血红蛋白氧饱和度百分比（SaO_2）与动脉血氧分压（PaO_2）之间的关系。这两个参数间的关系已标示在氧合血红蛋白解离曲线上（图18.15）。溶解在血液里的游离氧产生氧分压（PaO_2），以给外周组织提供氧气。当患者停止呼吸、血氧饱和度降至95%时，开始出现低氧血症，此时相应的氧分压为80 mmHg。一旦动脉血氧饱和度降至90%（$PaO_2 = 60$ mmHg），如果不能立即恢复有效通气，患者就开始出现快速的血氧饱和度下降。镇静过程中，时刻关注外周血氧饱和度非

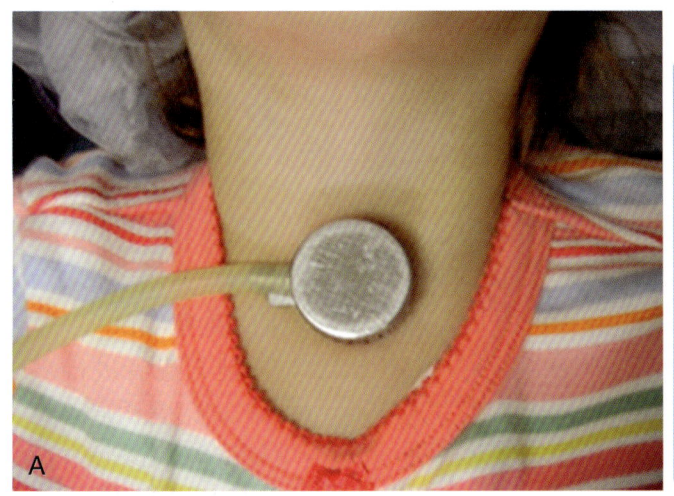
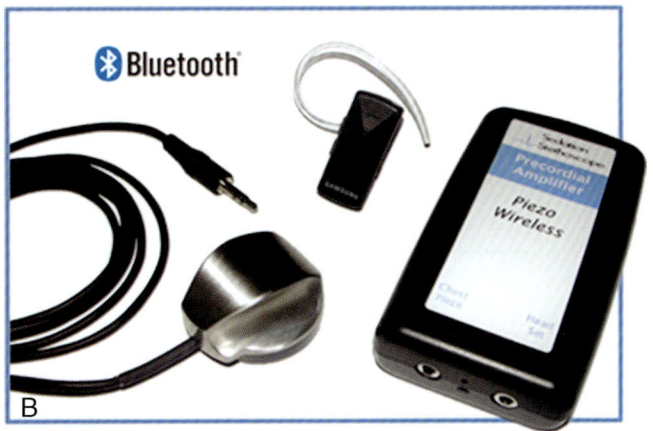

图18.13 气管前听诊器可以使牙医在观察其他通气指标的同时听到呼吸音。**A.** 将听筒放在患者的适当部位上。**B.** 无线系统（B，Courtesy of Sedation Resource.）

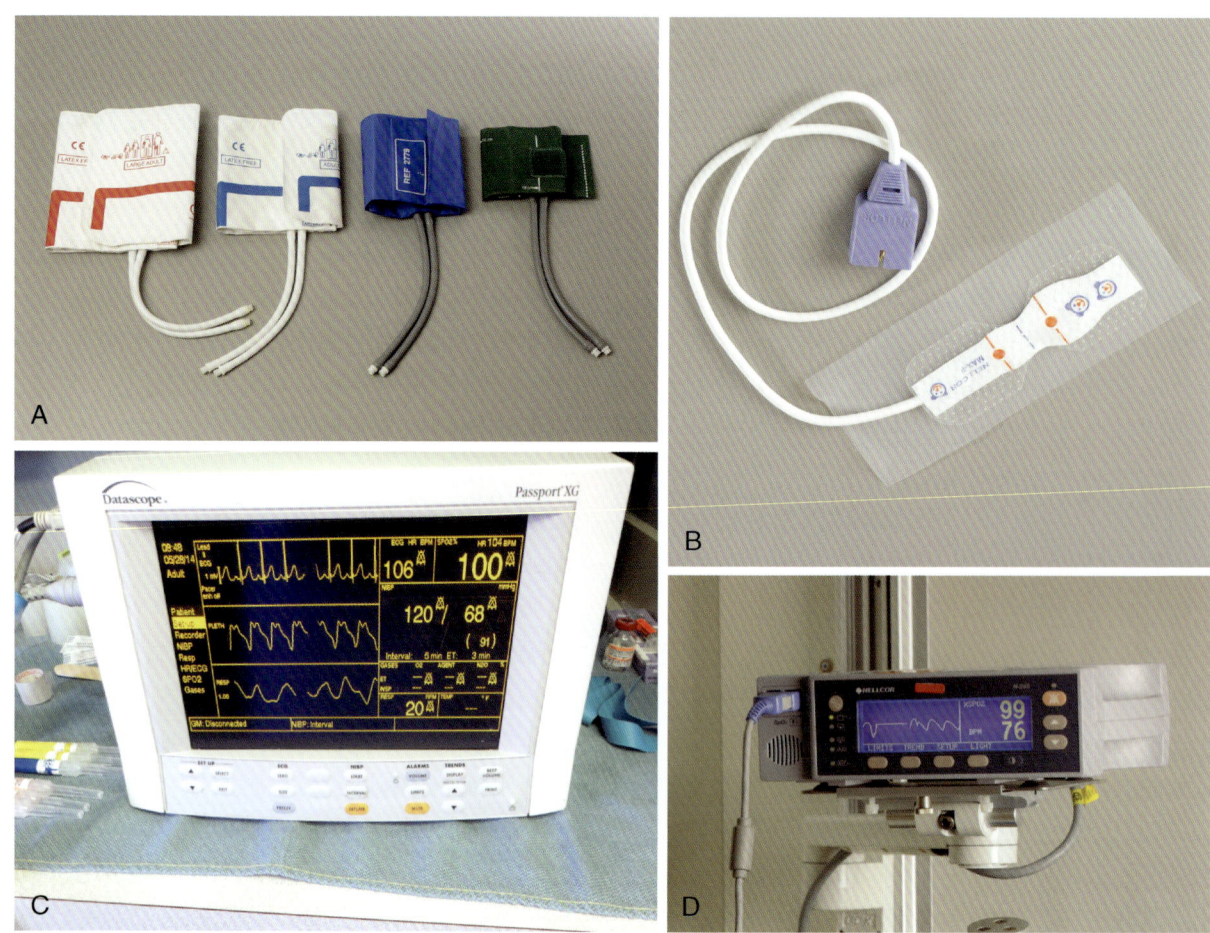

图 18.14 生理监测仪应选用符合术中监测基本标准的仪器，并能满足儿童牙科医生的需求。设备应与患儿的体型相匹配。目前有各种监测仪。**A**. 不同尺寸的血压套袖。**B**. 带或不带粘贴片的脉搏血氧探测夹。**C**. 自动生命体征监测仪。**D**. 脉搏血氧仪

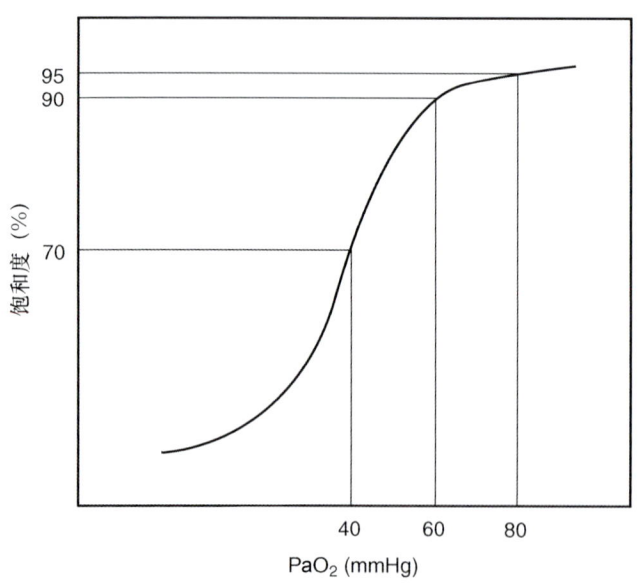

图 18.15 氧合血红蛋白解离曲线，显示了血红蛋白氧饱和度（SaO_2）与氧分压（PaO_2）的关系。当 PaO_2 低于 80 mmHg（95% SaO_2）时定义为低氧血症（From Dionne R, Phero, J, Becker D. Management of pain and anxiety in the dental office, Philadelphia: WB Saunders; 2002.）

常重要，因为与镇静相关的并发症和死亡的最初表现在很多情况下都是缺氧[79]。

通气，即空气进出呼吸系统的机械运动，必须独立于氧合作用来评估。常用于监测通气的方法包括观察胸廓运动，心前区听诊器监听呼吸音、呼吸频率，以及采用二氧化碳分压监测仪。二氧化碳分压监测仪最为灵敏，可在呼吸中断后数秒内直接确认呼吸停止。如果可能的话，在儿童镇静期间，二氧化碳分压监测仪与心前区听诊联合使用是监测呼吸是否充分的最佳方案。二氧化碳分压监测仪（图 18.16 A）通过红外光谱的吸收差异来分析呼出气体中二氧化碳的分压，以检测通气是否存在和通气的质量。呼气末二氧化碳分压即在呼气曲线末段测量的二氧化碳分压（图 18.16 B）[20]。取样管放置在鼻孔或靠近鼻或嘴的位置，以采集呼出气体样本进入仪器。读数的准确性受到多种因素的干扰，尤其是用于儿童时。头部的移动、口呼吸、哭闹以及黏液阻塞管道，所有这些都会导致读数不准确。2014

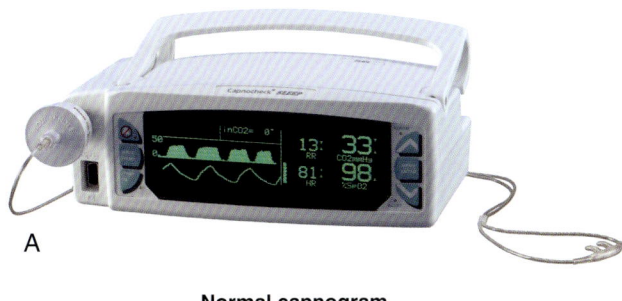

Normal capnogram

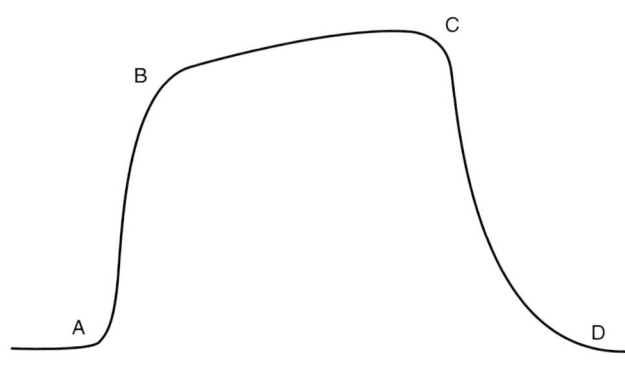

A: Exhalation begins
B-C: Plateau = outflow of alveolar gas
D: End-tidal CO₂

图 18.16① Capnography. (**A**) The monitor produces a waveform by the continuous analysis of expired gas for carbon dioxide. (**B**) The presence of a waveform implies exhalation of gases from the lungs. The end-tidal carbon dioxide concentration (point C) corresponds to the concentration of alveolar gas, which correlates closely with the arterial partial pressure of carbon dioxide. (A, Courtesy of Capnocheck by Smiths Medical ASD, Inc., St. Paul, Minnesota; B, from Anderson J, Vann W. Respiratory monitoring during pediatric sedation: pulse oximetry and capnography, Pediatr Dent. 1988; 10: 94-101.)

年，美国口腔颌面外科协会规定在中度镇静期间应尽可能使用二氧化碳分压监测仪，将其作为标准监护的一部分[80]。

术后监护

确定适合离院是镇静过程的关键一步，因为它意味着儿童的监护由专业人员交付给了其父母。患儿须处于适当的清醒状态，能说话，借助很少的帮助即可行走，可独立保持坐姿。在离院之前，儿童应能保持清醒至少 20 分钟，不哭闹。年幼和有残疾的患者，无法做出预期的正常反应，则在离院前必须尽可能达到接近平时的意识状态。明确何时离院是医生的职责，必须记录在案[53]。

---

① 因版权限制，采用英文原版展示。——译者注

总结

AAPD 和美国牙科协会发布了几项指南以帮助牙科医生实施中度镇静。指南中的一些条款在本章中已有引用。除了这些重要的指南，在此给为儿童开展中度镇静的牙科医生提供三个基本原则：

（1）"*Primum non nocere*" 是拉丁语，翻译过来就是"首先，不要造成损害"。它来自希波克拉底誓言，是指导所有医疗保健从业者的生物伦理学法则。在对儿童开始镇静之前，牙科医生须确信治疗的潜在益处超过潜在风险，决策的制定有恰当的信息基础。

（2）气道管理优先于药物管理。在药物管理的全程都须确保能够维持足够的通气量和氧合作用。如果不能保证，则应修改镇静方案或者放弃。

（3）领会中度镇静的局限。中度镇静状态下，患者的反应是固有的。有时候患者的反应会干扰牙科治疗，导致治疗方案的改变或放弃。如果中度镇静下不能完成治疗，则应采取其他策略，例如考虑由受过良好训练的麻醉医生进行全身麻醉。

参考文献

1. Wilson S: Pharmacological management of the pediatric dental patient, *Pediatr Dent* 26(2):131–136, 2004.
2. Coté CK: Commentary on article by Vlade et al, *Am J Roentgenol* 165(4):910–912, 1995.
3. Boynes S: *Dental anesthesiology: a guide to the rules and regulations of the USA*, ed 5, USA, 2013, No-No Orchard Publishing, pp 52–1024.
4. Hicks CG, Jones JE, Saxen MA, et al.: Demand in pediatric dentistry for sedation and general anesthesia by dentist anesthesiologists: a survey of directors of dentist anesthesiologists and pediatric dentistry residencies, *Anesth Prog* 59(1):3–11, 2012.
5. American Society of Anesthesiologists (ASA): excerpted from Continuum of depth of sedation: definition of general anesthesia and levels of sedation/analgesia, Park Ridge, 2004, A copy of the full text can be obtained from ASA, 520 N. Northwest Highway. IL 60068–62573.
6. Green SM, Krauss B: Procedural sedation: moving beyond conscious sedation, *Anal Emerg Med* 39(4):433–435, 2002.
7. Coté CJ, Wilson S: Guidelines for the monitoring and management of pediatric patients during and after sedation for diagnostic and therapeutic procedures, *Pediatrics* 118(6):2587–2603, 2006.
8. Haynes AB, Weiser TG, Berry WR, et al.: A surgical safety checklist to reduce morbidity and mortality in a global population, *New Engl J Med* 360(5):491–499, 2009.
9. Coté C, Wilson C, American Academy of Pediatrics, et al.: Guidelines for monitoring and management of pediatric patients before, during, and after sedation for diagnostic and therapeutic procedures, *Pediatrics* 143(6):e20191000, 2019.
10. Coté C: Discharge criteria for children sedated by nonanesthesiologists, *Anesthesiology* 100(2):207–209, 2004.
11. Lee HH, Milgrom P, Starks H, et al.: Trends in death associated with pediatric dental sedation and general anesthesia, *Pediatr Anesth* 23(8):741–746, 2013.
12. Perouansky M, Hemmings HC: Neurotoxicity of general anesthetics: cause for concern? *Anesthesiology* 111(6):1365–1371, 2009.
13. Sun L: Early childhood general anaesthesia exposure and neurocognitive development, *Br J Anaesth* 105(Suppl 1):i61–i68, 2010.

14. Davidson AJ, Sun LS: Clinical evidence for any effect of anesthesia on the developing brain, *Anesthesiology* 128(4):840–853, 2018.
15. Southall DP, Richards JE, Mitchell P, et al.: Study of cardiac rhythm in healthy newborn infants, *Br Heart J* 43(1):14–20, 1980.
16. Katz J, Steward DJ: *Anesthesia and uncommon diseases*, ed 6, Philadelphia, 2012, WB Saunders.
17. Hislop A, Muir DC, Jacobsen M, et al.: Postnatal growth and function of the pre-acinar airways, *Thorax* 27(3):265–274, 1972.
18. Giovannitti Jr JA: Dental anesthesia and pediatric dentistry, *Anesth Prog* 42(3–4):95–99, 1995.
19. Coté CJ, Lerman J, Todres ID: *A practice of anesthesia for infants and children*, ed 6, Philadelphia, 2018, WB Saunders.
20. 2009 Pediatric Nutrition Surveillance System data (PedNSS), Last accessed June 3, 2019. www.cdc.gov/pednss/pdfs/PedNSS.
21. Childhood obesity facts, last accessed June 3, 2019. http://www.cdc.gov/healthyyouth/obesity/facts.htm.
22. Narang I, Mathew JL: Childhood obesity and obstructive sleep apnea, *J Nutrition Metab* 22:2012, 2012.
23. Sorof J, Daniels S: Obesity hypertension in children: a problem of epidemic proportions, *Hypertension* 40(4):441–447, 2002.
24. Stambaugh JE, Wainer IW, Sanstead JK, et al.: The clinical pharmacology of meperidine–comparison of routes of administration, *J Clin Pharmacol* 16(5–6):245–256, 1976.
25. Pharmacokinetics. In Brunton L, Chabner B, Knollman E, editors: *Goodman and Gilman's the pharmacological basis of therapeutics*, 13th edition, New York, 2017, McGraw-Hill.
26. Granoff DM, McDaniel DB, Borkowf SP: Cardiorespiratory arrest following aspiration of chloral hydrate, *Am J Dis Child* 122(2):170–171, 1971.
27. American Dental Association: *Guidelines for the use of sedation and anesthesia by dentists*, www.ada.org, 2012. Last accessed June 1, 2019.
28. Hau S: Physiological and Pharmaceutical Considerations for Rectal Drug Formulations, *Front Pharmacol*, 10:1196, 2019. https://www.frontiersin.org/articles/10.3389/fphar.2019.01196. Last accessed September 22, 2020.
29. Cohen EN, Brown BW, Wu ML, et al.: Occupational disease in dentistry and exposure to trace anesthetic gases, *J Am Dent Assoc* 101(1):21–31, 1980.
30. Thakkar MM: Histamine in the regulation of wakefulness, *Sleep Med Rev* 15(1):65–74, 2011.
31. Richelson E: Neuroleptic affinities for human brain receptors and their use in predicting adverse effects, *J Clin Psychiatr* 45(8):331–336, 1984.
32. Paton DM, Webster DR: Clinical pharmacokinetics of H1 receptor antagonists, *Clin Pharmacokinet* 10(6):447–479, 1985.
33. Taylor G, Calvert RT, Houston JB: Determination of promethazine in biological fluids, *Anal Lett* 12(14):1435–1442, 1997.
34. Hickson GB, Altemeier WA, Clayton EW: Should promethazine in liquid form be available without prescription? *Pediatrics* 86(2):221–225, 1990.
35. Ghoneim MM, Mewaldt SP: Benzodiazepines and human memory: a review, *Anesthesiology* 72(5):926–938, 1990.
36. Griffin CE 3rd, Kaye AM, Bueno FR, Kaye AD: Benzodiazepine pharmacology and central nervous system-mediated effects. *Ochsner J* 13(2):214–23, 2013. https://.pubmed.ncbi.nlm.nih.gov.23789008. Last accessed September 22, 2020.
37. Stoelting RK: Benzodiazepines. In *Pharmacology and physiology in anesthetic practice*, ed 4, New York, 2006, Lippincott.
38. Reves JD, Fragen RJ, Vinik HR, et al.: Midazolam: pharmacology and uses, *Anesthesiology* 62(3):310–324, 1985.
39. Mohler HT, Okada T: Benzodiazepine receptor: demonstration of the central nervous system, *Science* 198(4319):849–851, 1977.
40. White PF, Vasconez LO, Mathes SA, et al.: Comparison of midazolam and diazepam for sedation during plastic surgery, *Plast Reconstr Surg* 81(5):703–712, 1988.
41. Bailey PL, Pace NL, Ashburn MA, et al.: Frequent hypoxia and apnea after sedation with midazolam and fentanyl, *Anesthesiology* 73(5):826–830, 1990.
42. Miller DR, Blew PG, Martineau RJ: Midazolam and awareness with recall during total intravenous anesthesia, *Can J Anaesth* 43(9):946–953, 1996.
43. Miller RI, Bullard DE, Patrissi GA: Duration of amnesia associated with midazolam/fentanyl intravenous administration, *J Oral Maxillofac Surg* 47(2):155–158, 1989.
44. Brosius KK, Bannister CF: Midazolam premedication in children: a comparison of two dosage formulations on sedation score and plasma levels, *Anesth Analg* 96(2):392–395, 2003.
45. Khalil SN, Vije HN, Kee SS, et al.: A paediatric trial comparing midazolam/Syrplata mixture with premixed midazolam syrup (Roche), *Paediatr Anaesth* 13(3):205–209, 2003.
46. Heniff MS, Moore GP, Trout A, et al.: Comparison of routes of flumazenil administration to reverse midazolam-induced respiratory depression in a canine model, *Acad Emerge Med* 4(12):1115–1118, 1997.
47. Hosaka K, Jackson D, Pickrell JE, et al.: Flumazenil reversal of sublingual triazolam: a randomized controlled clinical trial, *J Am Dent Assoc* 140(5):559–566, 2009.
48. Lovinger DM, Zimmerman SA, Levitin MA, et al.: Trichloroethanol potentiates synaptic transmission mediated by gamma aminobutyric acid receptors in hippocampal neurons, *J Pharmacol Exp* 264(3):1079–1103, 1993.
49. Bowyer K, Glasser SP: Chloral hydrate overdose and cardiac arrhythmias, *Chest* 77(2):232–235, 1980.
50. Brown AM, Cade JF: Cardiac arrhythmias after chloral hydrate overdose, *Med J Aust* 1(1):28–29, 1980.
51. Gerretsen M, de Groot G, van Heijst AN, et al.: Chloral hydrate poisoning: its mechanism and therapy, *Vet Hum Toxicol* 21:53–56, 1979.
52. Use of nitrous oxide for pediatric dental patients, *Am Acad Pediatr Dent* 40(6):281–286. www.aapd.org/media/Policies_Guidelines/G_Nitrous.pdf. Last accessed June 3, 2019.
53. Chrysikopoulou A, Matheson P, Milles M, et al.: Effectiveness of two nitrous oxide scavenging nasal hoods during routine pediatric dental treatment, *Pediatr Dent* 28(3):242–247, 2006.
54. Allen GD, Ricks CS, Jorgensen NB: The efficacy of the laryngeal reflex in conscious sedation, *J Am Dent Assoc* 94(5):901–903, 1977.
55. Coté CJ, Notterman DA, Karl HW, et al.: Adverse sedation events in pediatrics: analysis of medications used for sedation, *Pediatrics* 106(4):633–644, 2000.
56. American Dental Association: *Guidelines for the use of sedation and general anesthesia by dentists*. www.ada.org. Last accessed June 5, 2019.
57. Townsend JA, Martin A, Hagan JL, et al.: The use of local anesthesia during dental rehabilitation: a survey of AAPD members, *Pediatr Dent* 35(5):422–425, 2013.
58. Yagiela JA: Local anesthetics, *Anesth Prog* 38(4–5):128–141, 1991.
59. Robb ND: Which is the most effective drug or method of sedation used for anxious children? What are the most effective techniques for the use of conscious sedation behavior management in paediatric dentistry? *Evid Based Dent* 6(3):71, 2005.
60. Lourenço–Matharu L, Ashley PF, Furness S: Sedation of children undergoing dental treatment, *Cochrane Database Syst Rev* 14(3):77–79, 2012.
61. Chowdhury J, Vargas KG: Comparison of chloral hydrate, meperidine and hydroxyzine to midazolam regimens for oral sedation of pediatric dental patients, *Pediatr Dent* 27(3):191–197, 2005.
62. Torres-Pérez J, Tapia-García I, Rosales-Berber MÁ: Comparison of three conscious sedation regimens for pediatric dental patients, *J Clin Pediatr Dent* 31(3):183–186, 2007.
63. Leelataweedwud P, Vann WF: Adverse events and outcomes of conscious sedation for pediatric patients: study of an oral sedation regimen, *J Am Dent Assoc* 132(11):1531–1539, 2001.
64. Litman RS, Kottra JA, Verga KA, et al.: Chloral hydrate sedation: the additive respiratory depressant effects of nitrous oxide, *Anesth Analg* 86(4):724–728, 1998.
65. Moore PA, Mickey EA, Hargreaves JA, et al.: Sedation in pediatric dentistry: a practical assessment procedure, *J Am Dent Assoc* 109(4):564–569, 1984.
66. Coté CJ, Karl HW, Notterman DA, et al.: Adverse sedation events in pediatrics: analysis of medications used for sedation, *Pediatrics* 106(4):633–642, 2000.
67. Hayden J: Chloral hydrate as a sedative in dentistry, *J Colo Dent Assoc* 61(3):3–4, 1982.
68. Sheroan MM, Dilley DC, Lucas WJ, et al.: A prospective study of 2 sedation regimens in children: chloral hydrate, meperidine and hydroxyzine versus midazolam, meperidine and hydroxyzine, *Anesth Prog* 53(3):83–90, 2006.
69. McKee KC, Nazif DM, Jackson MD, et al.: Dose response characteristics of meperidine in preschool children, *Pediatr Dent* 12(4):222–227, 1990.
70. Goodson JM, Moore PA: Life-threatening reactions following pedodontic sedations: an assessment of narcotic, local anesthetic and antiemetic drug interactions, *J Am Dent Assoc* 107(2):239–245, 1983.
71. Moore PA, Goodson JM: Risk appraisal of narcotic sedation for children, *Anesth Prog* 32(4):129–139, 1985.
72. Moore PA: Adverse drug interactions in dental practice: interactions associated with local anesthetics, sedatives and anxiolytics, *J Am Dent Assoc* 130(4):541–554, 1999.
73. Venham LL, Gaulin-Kremer E, Munster E, et al.: Interval rating scales for children's dental anxiety and uncooperative behavior, *Pediatr Dent* 2(3):195–202, 1980.
74. Frankl SN, Shiere FR, Fogels HR: Should the parent remain with the child in the dental operatory? *J Dent Child* 29:150–163, 1962.
75. American Society of Anesthesiologists Task Force on Sedation and

Analgesia by Non-Anesthesiologists: Practice guidelines for sedation and analgesia by non-anesthesiologists, *Anesthesiology* 96(4):1004–1017, 2002.
76. Beauchamp TL, Childress JF: *Principles of biomedical ethics*, ed 4, New York, 1994, New Oxford University Press.
77. Kovac AL: Management of postoperative nausea and vomiting in children, *Pediatr Drugs* 9(1):47–69, 2007.
78. American Academy of Pediatric Dentistry: Guidelines for monitoring and management of pediatric patients during and after sedation for diagnostic and therapeutic procedures, *Pediatr Dent* 40(6):287–316, 2018.
79. Coté CJ, Notterman DA, Karl HW, et al.: Adverse sedation events in pediatrics: a critical incident analysis of contributing factors, *Pediatrics* 105(4):805–814, 2000.
80. American Association of Oral and Maxillofacial Surgeons: www.aaoms.org/president/11202013.html. Last accessed June 3, 2019.

推荐阅读

Nickalls RW, Mapleson WW. Age-related iso-MAC charts for isoflurane, sevoflurane and desoflurane in man, *Br J Anaesth* 91(2):170–174, 2003.

19 住院儿童牙科治疗和全身麻醉的使用

James E. Jones，John D. Emhardt 和 Juan F. Yepes
王欣　夏斌　译

本章提要

- 获得医院员工资格
- 儿童口腔治疗中全身麻醉的指征
- 住院治疗对儿童心理的影响
- 门诊患者与住院患者
- 病史和体格检查
- 入院
- 手术室协定
- 吸入性全身麻醉和麻醉的实施
- 麻醉药物对幼儿的神经毒性
- 儿童的麻醉准备工作
  - 手术三方核查
- 口周清洁、铺单和咽部填塞
- 手术室的牙体修复
- 手术完成
  - 治疗结束时的三方核对
- 复苏室
- 术后护理

　　口腔医生除了可以提供咨询和急诊服务外，还可以在手术室内为患者提供必要的服务。这种情况下，医生必须是医院员工。国家委员会，如联合委员会［其前身是医疗机构认证联合委员会（JCAHO）］，发布了所有与医疗服务相关的医院管理标准。门诊手术中心（ASCs）也提供手术室设施，并可能获得专注于门诊手术治疗组织的认定，如门诊医疗保健认证联合会（AAAHC）。医生也需是医院员工。

　　近几年，随着全科住院医师培训课程和博士后专业课程的增多，已获得资格的口腔医生发现在提供手术室治疗的服务中这种员工特权是非常有必要的。对很多牙科医生来说，积极参与到医院牙科工作给他们带来了收益。许多医院不仅提供专科治疗，还提供牙科全科治疗，为社区提供综合性的健康服务。

获得医院员工资格

　　不同的医疗机构对于获得医院员工资格的要求不同。口腔医生必须达到下述三条基本要求才有可能成为医院员工：

　　1. 申请者必须已经毕业于被认证的牙科院校。
　　2. 申请者必须获得该医院所在州的行医执照。
　　3. 申请者必须达到高水平的道德伦理标准。

　　获得员工资格可能还需要满足其他的一些要求。许多医院让员工签订一张"权利描述"表格，该表格描述了员工如何在该机构执业以及医院主管部门对此的具体要求。申请者必须证实自己的专业能力，许多医院还要求其有专科委员会的证明。

　　在儿童医院，要求口腔医生在医院接受过充分的治疗和管理儿童健康的高水平培训。要求可能包括在教学医院有 1～4 年的实习期。在此期间，口腔科医生需要具备以下能力：①获得对儿童的既往健康状况和目前健康状况进行评估并记录的能力；②接受儿童身体健康检查技术的培训并能辨别可能影响牙科治疗计划的身体状况；③学习在诊疗过程中出现问题时如何进行得当的磋商；④学习对孩子入院、住院、出院进行管理的全过程；⑤熟悉整个手术室治疗的过程。口腔住院医生积极参与到对儿童实施全身麻醉的过程中是十分可取的。在医院工作的所有医务人员都应具备进行基本心肺复苏的能力，当然也包括口腔科医生。此外，他们还应参加儿童高级生命支持培训课程。如果专门从事儿童口腔专业的牙医希望得到一定期限内的手术资格，则必须获得美国儿童牙科委员会的认证。

作为医院员工中的积极分子，口腔医生应该熟知医院的规章制度、规定、条例和会议。为了便于查询，员工应该持有医院规章制度的复印件。充分理解员工的职责将使口腔医生能在医院既有规定的框架下治疗患者。在职员工充分参与相关工作，包括积极参与相关委员会（如认证或运营委员会）的工作，通过这些工作儿童口腔医生可以更好地理解同事的需求和期望。最重要的是口腔医生应该为他们的患者提供最高质量的口腔卫生保健治疗服务。AAPD鼓励儿童口腔从业者成为医院的口腔医务工作者，承认美国牙科协会为联合委员会的一个组成部分，并且鼓励在医院工作的儿童口腔科医生严格遵守医院医务工作人员的规章制度。

儿童口腔治疗中全身麻醉的指征

儿童口腔治疗中使用全身麻醉（以下简称全麻）的目的在于提供安全、高效且效果良好的治疗。全麻治疗在门诊完成还是在住院部完成最终取决于患者的情况，其应该只是口腔医生整体治疗计划中的一部分。在全麻治疗开始前，患者和患者的父母或监护人就必须采取口腔卫生和预防措施，以消除牙齿问题的病因。

在使用全麻时，必须考虑患者和医务人员的安全、诊断和治疗的需要，从而证实其合理性。使用全麻前，应该考虑其他所有可用的行为管理方法，包括束缚①和镇静。只有在排除可能会对患者造成心理创伤后才能使用束缚患者的方法。当需要采用中度镇静治疗时，必须由有资质的镇静团队来完成。在全麻治疗前必须获得患者父母或监护人的书面知情同意书。患者的病历记录中必须包括口腔治疗的需要、口腔治疗中可能出现的意外和导致需要采用全麻治疗的健康问题等内容。这些记录必须清晰明了，以使其他人能够读懂它们。电子病历的使用提高了病历的易读性。然而电子病历系统也存在一些问题，比如获得患者相关的医疗信息或下医嘱有可能变得更加困难。医务人员必须能够恰当地利用病历记录系统。相关的审核组织有可能因保险费和保证医疗质量的目的来检查医院的文件资料。

选择全麻下治疗的患者包括下列情况：

1. 因为心理或情感欠成熟而不能合作的患者，以及（或）有身体、精神或医学上的残疾，妨碍有意识镇静的患者。

2. 因急性炎症、解剖变异或过敏，导致局部麻醉无效而又需要进行牙体修复或外科治疗的患者。

3. 极度不合作、恐惧、焦虑、抗拒或是不能有效交流的儿童或青少年，且在短期内其行为不能得到改善而又需要进行口腔治疗的患者。

4. 有大范围的颌面部或牙齿创伤和（或）需要进行大量手术治疗的患者。

5. 需要立即、广泛、综合的口腔或牙齿治疗的患者。

6. 需要牙科治疗而全麻可以保护其心理健康发育和（或）减少医疗风险的患者。

如果全麻下治疗的获益要大于潜在风险的话，那么全麻本身的禁忌证并不多，但如果存在潜在的问题，就需要咨询麻醉医生。对全麻下牙齿治疗来说，禁忌证包括健康合作的患者需要极少的牙科治疗，以及患者的全身健康状况不宜进行全麻。

住院治疗对儿童心理的影响

住院治疗是儿童焦虑的常见原因。King和Nielson报道20%～50%的儿童在住院治疗后表现出不同程度的行为改变[1]。虽然还有其他因素，但儿童与父母分开似乎是导致住院焦虑的一个最重要的因素。允许父母在儿童住院期间陪同孩子，特别是在儿童手术前和手术结束时父母在场，可以明显减少儿童和父母的焦虑。

Camm等报道，在一个小样本的研究中，接受全麻下治疗儿童的行为改变与接受中度镇静治疗儿童的行为改变情况相似[2]。在住院条件下接受全麻下牙科治疗孩子的母亲在治疗过程中承受更多的压力。有以下方法可以减少这种压力：手术前带家长参观手术室设施；在治疗过程中告知父母患者的情

---

①应为保护性固定，此处按原文翻译为束缚。——译者注

况，让父母知道"一切正常"。

75%的儿童在接受全麻治疗后表现出某些类型的行为改变。积极的变化包括进食改善，更少发脾气，有更好的食欲。消极的改变包括咬手指，独自一人时变得焦虑，害怕黑暗。减少消极改变的方法包括：①让孩子参与手术前参观；②允许孩子随身携带一个最喜欢的玩偶或玩具；③给予诱导镇静；④提供一个无威胁的环境；⑤根据需要进行手术后镇静；⑥允许父母尽可能早地在苏醒区陪伴在孩子身边。

一些手术室允许患者父母在麻醉诱导阶段在场，但需要麻醉师根据具体情况来决定。

通常麻醉诱导是通过让孩子经面罩吸入麻醉气体如七氟烷或笑气来进行的。当孩子被麻醉时，鼓励父亲或母亲在场为其提供平静的、爱的安慰直到孩子意识不到父母的存在。为了能使这项技术有效实行，操作团队必须适应父母在场并且有义务在父母产生忧虑时安抚父母，具体包括告知父母在孩子被麻醉的过程中他们应该如何进行配合，以及孩子不愿意接受面罩的可能性，孩子可能会出现的呼吸阻碍或打鼾，或者当孩子进入麻醉兴奋期时其眼睛可能出现异常运动。父母在场对孤独症儿童或未能使用口服镇静药物如咪达唑仑的患儿是十分有帮助的。

在这种情况下，另一个可选用的方法是请有资质的儿童临床治疗师使用分散注意力的技术来帮助孩子。必须告知他们其在麻醉诱导期的责任。采用父母陪伴和儿童临床治疗师的方式可以显著地减少患儿对口服镇静的需求，因此减少了药物延迟反应、麻醉突发事件或达到离院标准所需的术后观察时间，最终能提高整个医疗服务的效率。

为了减轻心理障碍的严重性以及缩短其持续时间，口腔医生应努力减少父母对手术过程的忧虑。因为儿童经常从父母身上感知到忧虑，有效减少父母的忧虑会使儿童更加安心。解释治疗过程、描述正常的全麻术后副作用并且让儿童和父母熟悉医院环境可以减少术后焦虑。

Peretz等应用Frankl量表和"坐姿"（sitting pattern）对幼时在全麻或中度镇静下治疗低龄儿童龋的患儿的行为进行评估，结果发现相较于治疗前，术后14个月随访时患儿的行为表现基本相似或是表现更好[3]。Fuhrer等研究发现，在治疗龋病半年后复查时，与采用中度镇静下治疗的孩子相比，采用全麻方式的孩子行为表现更好[4]。

门诊患者与住院患者

在过去30年，门诊麻醉手术患者的人数持续增加。与此同时，超过70%的儿童手术和诊断过程是在门诊完成的。目前大家已就门诊全麻手术的标准和优势达成共识。住院患者费用的增加、麻醉技术的进步和治疗质量评估为很多全麻下手术的术前和术后管理带来了改变，而此前这些工作被认为只有在患者住院的情况下才可能实现。因门诊医疗的便利性，患者家庭和医疗团队都更倾向于采用这种方式，而且该方式对患者的创伤更小。独立的门诊手术中心（如日间门诊手术室）的发展和医院门诊手术室减少了患者和第三方付费者所需要支付的费用。手术麻醉的进步与有更多技术过硬的麻醉提供者（被认证的通过儿童专科训练的麻醉师），以及新的更安全短效的麻醉及其辅助药物和监控设备等相关。一些研究结果显示麻醉相关的发病率和死亡率在过去的二十年内显著减少。

适应证的掌握是成功开展门诊手术治疗的重要一环。需要全麻手术且没有重大疾病的儿童或青少年（如ASA患者健康状况分级中被分为1级或2级，见框18.4）被认为适宜进行门诊手术。某些已经得到很好控制的慢性系统性疾病如贫血、高血糖和先天性心脏病的患者，在手术前经过麻醉师的会诊后也可进行门诊手术。

当计划进行门诊手术时，患者需要经过完整的围手术期评估，包括系统性的病史采集和身体检查、麻醉评估以及相关血液学评估。许多医疗机构允许患者在其他医疗机构的门诊进行这些术前检查。Biery等指出，对那些病史和身体检查都正常的患者来说，常规实验室检查如尿检、全血细胞计数和电解质检查是没有成本效益的，也是没有必要的[5]。目前推荐的术前实验室检查只针对有全身疾病的患者。ASA建议没有全身系统疾病的患者不必进行术前实验室检查。

作为门诊手术患者，家长应该至少提前1.5小时带孩子到医院。护士会确认患者及家属是否遵循术前医嘱和是否完成相应的实验室检查。手术完成几个小时后，将患儿交给其父母或监护人；在给予患儿家属术后指导并且预约复查时间后，其可离院。

在进行门诊全麻治疗时，口腔医生在团队协调沟通、患者身体评估、管理和术后评估方面，需要比对住院患者负有更多的责任。为保证治疗质量，接受门诊全麻治疗的患儿必须有值得信赖的父母和监护人陪伴。比如，万一孩子在家里出现术后并发症，父母必须有可将孩子带回医院的交通工具。

在某些情况下，患儿所患其他疾病会使其不适宜在门诊手术中心进行治疗。AAAHC 的指南指出，如果患儿在完成手术后确定需要进行术后观察，不应安排其在门诊手术室进行治疗。一些门诊医疗机构可以延长术后观察时间，如延长到 23 小时，但大部分医疗机构不具备这样的能力。在这种情况下，手术最好安排在可以进行术后观察的住院部来进行。当患儿需要术后密切观察时，或患儿所居住的区域不在医院范围内，或者患儿家长表现出对术前、术后指导的依从性差，这些情况下患儿应该住院进行治疗。很多情况下，有全身健康问题或发育障碍和（或）有多重问题而需要长时间口腔治疗的患儿，不是门诊全麻治疗的适应证。然而，如果对这些患儿进行适当评估，并预期他们不会发生术后并发症时，也可以安排其在门诊手术室进行治疗。列在表 19.1 中的情况通常会阻碍门诊手术的进行。

病史和体格检查

一旦判定某患儿适宜进行全麻下的治疗，口腔医生应该评估患儿的病史、目前的健康状况和手术可能引起的并发症。第 18 章讲述了这一过程，框 18.4 描述了患者分级。应告知其父母所有可能的并发症并且请其在知情同意书上签字（图 19.1）。

健康或残障儿童在接受全麻下牙齿治疗的手术过程中发生并发症的概率是 0 ~ 1.4%。Enger 和 Mourino 观察了 200 名接受口腔全麻治疗的 5 岁以下儿童，发现最常见的全麻术后并发症是呕吐、发热和咽喉疼痛[6]。治疗方法包括使用止吐药物、冷敷缓解咽喉疼痛、服用对乙酰氨基酚（泰诺）治疗发热等。常见轻微且可逆的并发症包括疼痛、肿胀、出血、分离焦虑、嗜睡和医源性创伤（如小的擦伤、烧伤或撕裂伤）。这些并发症大部分会在术后 2 周内康复。Seto 和 Lynch 随访了 100 名健康或残障儿童，没有发现麻醉或手术导致的严

表 19.1 有可能需要进行术后留院观察的并发症

呼吸系统
气道
　插管或面罩设置困难
　颅颌面异常
　下颌后缩或发育不全
阻塞性睡眠呼吸暂停
未控制的哮喘
纵隔淋巴瘤或肿块

循环系统
先天性心脏病，尤其是心室功能异常
心脏移植
充血性心脏病
植入起搏器或除颤器
射血功能异常
瓣膜狭窄（如主动脉瓣狭窄）

神经系统
慢些神经肌肉病变
癫痫

代谢病
未控制的糖尿病
先天性代谢异常
恶性高热
线粒体肌病
病态肥胖

凝血障碍
血友病
血管性假血友病
服用抗凝药物或草药所致（服用阿司匹林不是禁忌证）

癌症

ASA 分级为 3 级以上者（有严重的系统疾病）

经过治疗的心脏病患者和（或）在心内科医生监管下的心脏病患者可以作为门诊患者。对于该类患者，需要和麻醉医生进行讨论。

重长期并发症[7]。

联合委员会要求，所有在门诊接受全麻治疗的患者都必须经过内科医生或口腔医生的体格检查。因此，必须向患儿的内科医生确认患儿已经完成了病史采集和体格检查（框 19.1）。如果该医生不是医院员工，医院内部的医生应该在患儿手术前完成病史采集和体格检查。口腔医生应该进行详细的口腔检查，并且呈交检查记录及儿童口腔病史总结和手术原因（框 19.2）。医院须为患儿准备一个合适的手术间及床位。在住院或门诊手术的两周前必须

图 19.1 儿童进行全麻下口腔治疗的知情同意书模板（Courtesy of Indiana University Health，Riley Outpatient Center Surgery，LLC.）

有关签名的相关要求

1. 如果患者是成年人（18岁及18岁以上），由其本人签字；如果患者是失能者，则由其监护人签字。
2. 小于18岁者，如果其独立于父母独自生活，有自己的生活来源，可以由本人签名。
   如果其已婚，则要求本人及其配偶签字。
   如果其未婚，则要求其父母或监护人签字。
3. 在威胁患者生命安全或其他利益的紧急情况下，如果以上所要求的签字条件不能被满足，则应该准备一份应急表格以便让患者获得所需的治疗，由两名医生签字。如果可能的话，应该有患者的成年亲属签字。

图 19.1 （续）

寄给患儿父母一封邮件，内容包括手术过程的全部说明、口腔检查的结果和相关就诊日期及次数。

如果患儿需要留院观察，那么在 ASC 治疗也许就不合适了。AAAHC 要求，只有那些预期可以从治疗中心回家的患者才能在 ASC 看护。如果考虑到或预计到术后需留院观察，那么应该为患者提供一个可用的延长术后观察时间并有所需相关设备的房间。

全麻下的口腔治疗有可能会因某些原因取消。这些原因包括患儿的疾病，如排痰性咳嗽、鼻炎或哮喘；没有遵从术前指导，比如未禁食；或者存在相关的疾病。在术前与父母联系时，如果确定有相关的问题，那么全麻手术只能另选日期。必须权衡麻醉风险与延期治疗的风险。

入院

一些择期手术的患儿会在治疗当天被带到医院作为入院患儿。在这种情况下，患儿来到医院的当天可能就要进行手术，并且直到第二天早上或更晚的时间都持续为术后状态。父母必须完成住院的相关表格。口腔医生必须写下儿童入院医嘱，给护士提供所需的基本信息并列出患儿最基本的护理要求。现代的医院服务包括向医院医生咨询和讨论关于入院的原因和潜在的术后担忧。讨论参与者应包括口腔医生、麻醉医生、住院医生和（或）会为患儿提供术后护理的团队。护士会向父母解释标准的医院流程，并且为其提供相关的信息以促进患儿获得舒适的体验。

其间参与手术过程的麻醉医生会来看望患儿。麻醉医生会评估患儿现在的健康状况，回顾患儿过去和现在的病历，尤其关注既往全身麻醉史及曾经发生的并发症。麻醉医生会向患儿和家长解释手术过程并且回答其提出的问题。患儿术前禁食、禁水的具体时间也应该由麻醉医生决定。对于年幼的患儿，为了防止出现低血糖，禁食时间会有所变化（图19.2）。

记住标准禁食令的一个简单方法是 2-4-6-8 规则，即麻醉前2小时禁水，4小时禁母乳，6小时禁食配方奶或者清淡、不含脂肪的食物（例如烤面包和透明液体），术前8小时不可进食固体或脂肪食物。一些机构可能会对这些标准进行修改，以防止一些病例因禁食不彻底而推迟手术治疗时间。具体的 ASA 相关指南可参考2017版《麻醉学》。

在治疗开始前，口腔医生应回答患儿和家长所提出的问题，查看化验检查结果并就所发现的异常值进行进一步的会诊。口腔医生应该做一个包括病史、患儿目前健康状况及口腔状况、诊断及治疗计划的病历摘要并放到患儿病历中，以便为其他工作人员提供所需信息（框19.3）。在无纸化办公时代，缩写在病历中很少使用。现代医学不建议使用缩写，因为缩写可能会带来误解。框19.4列出了在病历摘要中常用的缩写。在治疗开始前30分钟，所有医护人员应该到位。

手术室协定

在手术室所有涉及看护患儿的人员都必须遵守职业安全和健康管理指南。他们必须穿戴适于防止手术室、走廊、复苏室污染的服装，通常包括衬衣、短裤或裙子以及面部、头部和脚部的遮盖物。兜帽用来遮盖所有头发。用眼镜、护目镜或面罩来保护术者的眼睛，口罩必须遮盖嘴和鼻子。必须遵守手卫生规则，包括接触患者的前后使用含乙醇的

> **框 19.1　住院儿童病史和体格检查的内容**
>
> **儿科病史**
> 1. 身份信息：年龄、性别、种族
> 2. 信息提供者和可靠性评估
> 3. 就医的原因
> 4. 现病史：发病时间，疾病进展描述，之前有无相似情况，入院之前接受的治疗
> 5. 医学调查：
>   a. 白百破疫苗接种史，脊髓灰质炎、麻疹、流行性腮腺炎、风疹疫苗接种史
>   b. 住院治疗史，手术、重大疾病或受伤史
>   c. 过敏，包括食物和药物过敏
>   d. 饮食习惯（2岁之内）
>   e. 目前是否服药
> 6. 发育状况：
>   a. 2岁以内的婴幼儿：关于运动和语言发育情况
>   b. 学龄前儿童：关于发育的一般状况
>   c. 学龄儿童：关于学校表现的陈述
> 7. 家族史：
>   a. 凝血异常
>   b. 麻醉并发症
>
> **体格检查**
> 1. 生命体征：体温、脉搏、呼吸、血压、氧饱和度
> 2. 测量：体重、身高或身长
> 3. 一般状况：营养状况、脸色、精神状况
> 4. 头部：尺寸和形状、囟门描述
> 5. 眼睛：瞳孔、眼外运动
> 6. 耳：位置和形状
> 7. 气道：口的尺寸和开口度，颈椎和颞下颌关节动度，马兰帕蒂分级
> 8. 鼻部：通畅度、分泌物
> 9. 口：牙齿、舌头、咽和扁桃体
> 10. 颈部：包块、淋巴结病、动度
> 11. 肺：听诊
> 12. 心血管系：心音、心率、心律、杂音、搏动
> 13. 腹部：包块、膨隆
> 14. 生殖器：男性睾丸、女性阴道口
> 15. 皮肤：皮疹、擦伤、裂伤
> 16. 淋巴结
> 17. 骨骼：关节、脊柱、骨折史
> 18. 神经系统：意识状态、步态（如果可行走）
> 19. 初步诊断的问题总结列表

> **框 19.2　住院前完成的口腔病史部分和口内检查**
>
> 1. 口腔既往史
> 2. 头部和颈部体格检查：
>   a. 整体
>   b. 头部
>   c. 颈部
>   d. 面部
>   e. 侧貌
> 3. 口内检查：
>   a. 唇
>   b. 舌
>   c. 口底
>   d. 颊黏膜
>   e. 软硬腭
>   f. 咽
>   g. 牙周膜
> 4. 牙齿：
>   a. 龋坏
>   b. 萌出顺序
>   c. 咬合：磨牙、尖牙、覆𬌗、覆盖和中线
> 5. 口腔习惯
> 6. 行为
> 7. 建议

手消毒液。

口腔医生和其他人员必须熟悉无菌操作所要求的标准洗手法。没有临床或口腔医学文献证明对于牙体修复操作来说，无菌技术比改良的无菌或清洁技术更加有益。口腔内的操作通常被认为是清洁手术而非无菌手术。然而口腔医生应该戴无菌手套，并决定是否需要穿无菌衣。应该遵循基本的防护原则，以防止院内患者之间的交叉感染。

吸入性全身麻醉和麻醉的实施

全身麻醉的目标是诱导产生意识丧失、失忆和镇痛。虽然具体的作用机制不明，但所有麻醉药物都是通过抑制大脑的某些特定区域来产生麻醉效果的。吸入性（或挥发性）麻醉药物的抑制程度与吸入药剂的局部压力成正比，这些吸入药剂通过肺部进入血液循环并最终到达中枢神经系统（CNS）的特定部位。Guedel 在 1937 年描述了全身麻醉药物所产生的中枢神经系统抑制的生理学信号[8]，并将其分为乙醚麻醉的不同阶段（图 19.3）[9]。Guedel 关于麻醉阶段的定义具有重要的历史意义，然而，呼吸频率和深度、眼球运动以及气道的通畅程度仍然是衡量麻醉深度的常用指标。在对儿童实施吸入性麻醉治疗时，麻醉阶段仍具应用价值。在麻醉的第一期，患者仍有意识和反应，可有一定程度的镇痛作用。随着麻醉药物浓度的增加，患者进入第二

门诊全麻患者的禁食要求 *
1 岁以上的患者
• 术前禁水 3 小时
• 术前禁母乳 4 小时
• 配方奶或者固体食物应该禁食 8 小时以上 **   ** 如果预计手术将在下午才开始，可以在凌晨 6 点前食用谷物或面包类食物以及果汁
• 轻饮料包括水、果汁、运动饮料等应该禁食 8 小时以上。果冻和肉汤也应禁食 8 小时以上。
• 为减少患者的困惑，可以给出明确的食谱以列出可以食用的食物和饮用的饮料。
* 这些指南是印第安纳波利斯 Riley 门诊手术患者所使用的标准，是以外科中心的标准为基础制定的，在具体日程安排上有变动，其一直是美国麻醉医师协会所推荐的（Anesthesiology 2011；114：495-511）

图 19.2 门诊手术患者的饮食指导（以年龄为依据）（Courtesy of Indiana University Health, Riley Outpatient Center Surgery, LLC.）

框 19.3　关于病史和体格检查的入院记录：病程记录格式

1. 姓名、年龄、性别、种族、主诉和入院原因
2. 现病史
3. 既往史
4. 目前用药（列出所有剂量和次数）
5. 实验室检查结果
6. 知情同意书和体格检查
7. 初诊印象（口内检查、诊断和预后）
8. 治疗计划
9. 医生签名

期，该期通常也称为兴奋期。患者可能表现出无目的的运动、非共轭凝视和上呼吸道阻塞。正是在这个阶段，患者有喉痉挛、呕吐和误吸的风险。伴随麻醉持续加深，患者进入第三期，即手术麻醉期。现代的吸入麻醉药效力强大、作用显著，到达各麻醉阶段也十分迅速。

吸入性麻醉的效能被定义为抑制手术刺激所产生反应所需的药物浓度，以该药剂的最小肺泡浓度值（minimal alveolar concentration，MAC）来体现。MAC 是指所给药物在该浓度能消除 50% 的患者对手术刺激产生反应的剂量。MAC 为每位患者提供了一个麻醉评估参考值，所以它非常有用。之后可以通过对患者生理指标（如心率、血压和呼吸频率）的监测来进行精细的麻醉管理。通常使用的儿童吸入性麻醉药包括笑气、异氟烷、地氟烷和七氟烷，每一种药物适合应用的场景各有不同。笑气是麻醉气体中最不易溶解的，所以其起效快，消失得也很快。它是无味的，也是效能最低的。另一种较新近出现的麻醉气体是不易燃烧的卤代醚类。地氟烷是最不易溶解的挥发性卤代醚麻醉剂。它起效迅速、消退快，但因其有害气味而使用有限。七氟烷溶解度也不高，但较地氟烷高，因其气味无毒性并且可以安全地用于对清醒患者进行麻醉诱导，所以其应用广泛。异氟烷是临床应用中最古老、最易溶解的卤代麻醉气体。它比七氟烷毒性高，并且相比于其他的麻醉气体它起效和失效慢，其主要用于麻醉维持。在美国氟烷的使用历史悠久，但该药物用于清醒儿童的麻醉诱导在 20 世纪 90 年代初期至中期已被七氟烷取代。氟烷的化学结构略有不同，具有无毒的气味。但它更易溶于血液，因此麻醉起效和失效均较慢。氟烷与一种罕见的药物性肝炎相关，而且与其他吸入性麻醉气体相比，它还可能增加心律失常的发生率。虽然氟烷已经在美国停用，但它仍在世界其他地区使用。

当吸入性麻醉技术存在使用禁忌或无法获得时，还有一种可采用的全身麻醉技术，称为全静脉麻醉（total intravenous anesthesia，TIVA）。当患者有恶性高热病史或家族史时，就需要采取 TIVA 方式。对于有恶性高热史的患者而言，避免任何已知可引发该疾病的药物至关重要。这些药物包括挥发性麻醉药物和琥珀胆碱。在这种情况下，建立静脉通路并联合使用丙泊酚（异丙酚）、阿片类药物、氯胺酮和（或）右美托咪定可产生全身麻醉的效果。

为了避免清醒状态下开放静脉通道对儿童可

框 19.4　病历中经常使用的缩写

a.c：饭前
ad lib：随意
anom：异常
AP：前后的
aq：水的，水
BP：血压
BRP：自主使用卫生间
BUN：血尿素氮
bx：活组织检查
c：和
C：摄氏度
Caps：胶囊
CBC：全血细胞计数
CC：主诉
CNS：中枢神经系统
cong：先天的
CP：脑性瘫痪
CV：心血管的
d/c：停止
Dent：牙科的
Diff：血细胞分类计数
disch：放出
D5W：5% 葡萄糖水
Dx：诊断
ECG：心电图
Elix：酏剂
ER：急诊室
FHx：家族史
FUO：不明原因的发热
Fx：骨折
GA：全身麻醉
ging：牙龈
Hr：小时
Hct：血细胞比容
HEENT：头、眼、耳、鼻、喉
Hg：水银
Hx：历史
HPI：现病史
h.s.：睡觉前
I&D：切开引流
IM：肌内
I&O：摄入与排出
IV：静脉内
kg：千克
Mand：下颌
Max：上颌
M：磨牙，摩尔
MCH：平均红细胞血红蛋白
MCHC：平均红细胞血红蛋白浓度
MCV：平均红细胞容积
Med：药物
norm：正常

neg：阴性
N_2O：氧化亚氮
NPO：禁食禁饮
NSA：没有明显异常
n/v：恶心和呕吐
op：手术
OPD：门诊部
OR：手术室
PA：后前位的
p.c.：饭后
PE：体格检查
Ped：儿科的
PH：既往史
PMH：既往药物史
p.o.：口服
postop：术后
preop：术前
prep：准备
prn：需要时
pro Time：凝血酶原时间
Pt：患者
PT：物理治疗
PTT：部分凝血活酶时间
Px：体格检查
q：每一
qs：足量
R/O：排除
ROS：症状回顾
RR：复苏室
RSR：规律窦性节律
Rx：治疗（或处方）
s：无
SBE：亚急性细菌性心内膜炎
Subq：皮下的
SH：社会史
Hep：肝炎
S/P：病后状态
Stat：立即
rect：直肠的
surg：手术
Sx：症状和体征
tbsp：大汤匙
TPR：体温、脉搏和呼吸
Tx：治疗
UA：尿分析
WBC：白细胞计数
WD：发育很好
W/F：白人女性
W/M：白人男性
WN：营养良好
WNL：在正常区间内
w/o：无

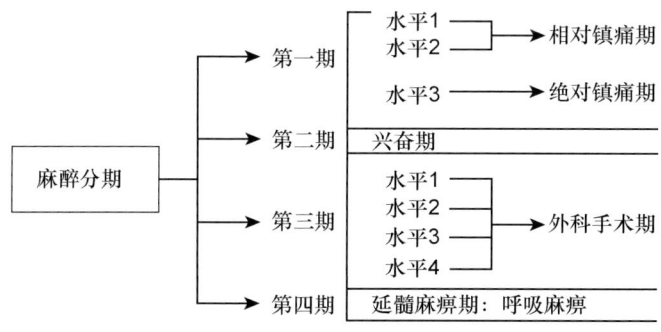

图19.3 乙醚麻醉分期（Adapted from Roberts GJ: Relative analgesia in clinical practice. In Coplans MD, Green RA, eds. Anaesthesia and sedation in dentistry, vol 12. Amsterdam: Elsevier Science; 1983.）

能造成的创伤，通常让患儿先通过面罩吸入一种挥发性卤代醚以进行麻醉诱导。虽然多数孩子都能配合使用这种面罩，但有些患儿不能。有多种方法可以帮助患儿缓解与父母分离产生的焦虑，提高使用吸入性麻醉药物的配合度。这些方法包括分散注意力，请有资质的儿童生活专家协助，允许父母陪伴，或使用镇静剂如咪达唑仑、右美托咪定、氯胺酮和可乐定。由于气味无毒，七氟烷是最常用于面罩式吸入麻醉的药物。随着麻醉的加深，患儿将经历各个麻醉阶段。麻醉诱导完成后就要建立静脉通道，七氟烷、异氟烷和地氟烷均可用于麻醉维持。

吸入性麻醉是通过专门的呼吸回路来实现的，其中包括一个根据不同挥发性麻醉药物设计的气化装置。最常用于吸入性麻醉的现代呼吸装置是一种循环系统。该系统利用二氧化碳吸收剂来去除呼出的二氧化碳，用减压阀来控制系统内的压力，储留袋辅助肺部通气，单向阀允许气体以"循环"方式流动，以及持续提供新鲜氧气和麻醉气体。氧气和麻醉气体通过蒸发器，产生所需的麻醉气体浓度。这种循环系统的一大优点是可以利用二氧化碳吸收剂将呼出的气体进行过滤，使麻醉气体得以保存并输送回给患者。呼出的气体与新鲜气体混合，并在化学吸收器去除所有二氧化碳后被重复利用。此外，吸入的气体会被加湿，并且储留袋或呼吸机还可以辅助通气。该循环系统的优点包括减少体温和水蒸汽的损失，节省费用，并减少环境污染。这项技术的实施需要依赖氧气的持续添加，以及能够收集多余气体的净化系统。

另外一种使用相对较少的吸入性麻醉管理系统被称为 Mapleson D 系统。该系统不使用二氧化碳吸收剂或单向阀，也不进行气体的循环使用，而是不断供给新的麻醉气体。这个系统同样具备一个用于控制系统压力的泄压阀和一个帮助正压通气的储留袋。但由于需要保持高气流量来防止重复吸入二氧化碳，所以该系统不能像循环系统那样有效地保存麻醉气体。它的主要用途是在复苏情况下给予氧气和正压通气。

在全身麻醉诱导和静脉通路建立后，麻醉医生通常要进行气管插管。此时，麻醉深度的控制还可以通过联合静脉给药来完成，例如使用异丙酚，有时也会用到神经肌肉阻滞剂。气管插管有助于牙医在治疗操作时，通过建立安全气道来进行全身麻醉管理。通常，经鼻气管插管对于牙医而言更为方便。有很多方法可以完成这个任务，但需注意的是经鼻气管插管并非没有并发症，其可能引起鼻出血或鼻咽部外伤等。经鼻气管插管对于有频繁鼻出血、凝血障碍，或曾有腭裂修复史的患者应尽量避免。当经鼻气管插管被认为不可取时，可以选择经口气管插管。如若采取该措施，应将导管固定在非治疗侧最靠后的上颌磨牙外，这样可为牙医提供必要的手术操作空间；如有必要，再将导管移到对侧，以便完成剩余象限的治疗。在气管插管后和开始牙齿治疗之前，牙医需要在咽部的导管周围放置一块手术海绵，以降低拔管时异物进入气道的风险。显然，这块海绵必须在拔管前取出，并且在手术结束时反复确认海绵已被取出，该操作应被视为保障手术安全的重要部分。

对患儿进行监测时应使用 ASA 推荐的所有设备，包括心电图、血压计、脉搏血氧仪、二氧化碳检测仪和体温计。麻醉医生将通过计算液体流失量和其他生命支持的需要，来决定必要物质的补充。如果患儿有先天性心脏疾病，应在牙科治疗开始之前给予适当的抗生素。眼睛和所有受压点都应予以特殊保护，此外还需系好束缚带。

由于吸入性麻醉的常见并发症为术后恶心和呕吐，因此术中麻醉管理通常包括使用止吐剂，如地塞米松和昂丹司琼。牙医进行的局部麻醉也有助于减少麻醉药物的用量和可能的副作用，同时还有术后镇痛的作用。静脉使用非甾体抗炎药——酮咯酸，也可提供显著的术后镇痛效果。当完成牙科治疗后，可适时拔除插管，将患儿转移至术后复苏室观察。

麻醉药物对幼儿的神经毒性

麻醉药物可能导致的幼儿神经损害及由此导致的学习障碍已成为近些年关注的重要话题。小儿麻醉医生和牙医经常会被父母和看护人问及麻醉药物是否存在毒性，以及对患儿认知和行为有无长期不良影响。这个问题在 21 世纪初的动物实验中被首次确认。研究发现，在突触发育的关键时期，啮齿动物和非人灵长类动物的学习缺陷与麻醉药物的暴露有关。在这些动物研究中，神经毒性的产生源于麻醉药物长时间和大剂量的应用。这种毒性发生的机制可能是动物在发育的关键时期有麻醉药物暴露，从而导致异常的神经元凋亡或细胞程序性死亡。大多数常用于人类的麻醉药物和镇静药均被用于动物研究。而人类研究也显示麻醉药物可能在后期对患者的认知能力造成损害。这些报告均属于回顾性研究，且指出了可能的混杂变量。目前多项前瞻性研究正在进行。美国食品药品监督管理局（FDA）已经针对这个问题发出警告（https://www.fda.gov/drugs/drugsafety/ucm532356.htm）。由 FDA 和国际麻醉研究协会建立的名为 SmartTots 的组织（http://www.smarttots.org/）发表了一项声明，用来解答父母和看护者在该问题上的疑问。

儿童的麻醉准备工作

手术三方核查

口腔医生进入手术室后应该在麻醉诱导前向相关人员及麻醉医生通报患者情况及任何特殊要求。为了保证患者的安全，当患者进入手术间后，口腔医生和麻醉医生在麻醉诱导前需确认由巡回护士定下的强制性"三方核查"的内容，包括患者识别、过敏、计划用药和建议的治疗方法（图 19.4）。为了确保口腔的操作空间，推荐使用经鼻插管。但是有鼻出血史或某些疾病是经鼻插管的相对禁忌证。一种经鼻插管的方法是利用一种无乳胶的红色橡皮导管作为无损伤扩张设备，从而防止中空的气管内导管对鼻咽组织造成损伤[10]。这种情况通常不必使用像新福林这样的局部血管收缩剂。但是，经口插管在牙科全麻治疗时并不是不能使用，其可以被用在口腔治疗需求较小的口腔手术中。这种情况下，麻醉医生通常会先将气管内插管放在口腔内不影响操作的一侧，一侧的口腔治疗完成后，再将导管移至口腔另一侧。大家必须认识到与全身麻醉相关的并发症（如喉痉挛、牙脱位或吸入、插管创伤、呼吸道损伤、恶性高热）有可能发生，出现这些情况时需要麻醉医生的专业处置。

麻醉医生还需要控制输液速度，观察监护仪的数据，进行插管并固定导管的位置。麻醉医生需要选择输液的种类，评估孩子的脱水状态并确定需要补充的液体量。需要的生理指标监测包括：①自动血压测量；②心电监测；③体温监测；④心率监测；⑤二氧化碳监测。在开始治疗之前，麻醉医生必须确认患儿处于稳定的状态。如果采用经口气管插管，应尽可能将导管调整至理想位置（图 19.5 A 至 C）。

为了保护患儿的眼睛，需要做一些特殊的护理（图 19.6）。此外，放置垫肩，在患儿的压力集中部位放置衬垫，固定好气管内插管和头部，根据需要使用加热和冷却毯，并且系上身体束缚带。口腔医生放置好器械进行治疗，麻醉医生进行必需的术前静脉给药。

在洗手前，口腔医生应该获得必需的术前 X 线片。参与 X 线片拍摄的所有人都应该穿戴防护性铅服。在患儿全麻状态下可以拍摄高质量的 X 线片，患儿和医务人员都不用暴露在不必要的射线下（图 19.7）。电子影像片因为减少了射线暴露并且图片反馈及时，所以是很有益的。

口周清洁、铺单和咽部填塞

在口腔治疗开始前，用 4 英寸 ×4 英寸的无菌纱布块清洁口周区域。第一个纱布块用抑菌清洁剂浸湿，第二个用无菌水浸湿。在手术室不用乙醇溶液是因为其有潜在的火灾隐患（图 19.8）。这个步骤无法完全消毒，但可以去除大部分污物（图 19.9）。然后在患者的其他部位放置手术单。这会帮助维持体温并且在术中提供干净的区域。用三条毛巾覆盖头部，为口腔形成一个三角形的手术区域，毛巾用巾钳或止血钳夹住固位。口腔应该被充分暴露（图 19.10）。麻醉医生也许会要求该区域的经鼻气管插管保持暴露，以便于监控所有连接的设备。之后助手将所需的口腔治疗器械和材料放在已经放置好的桌子上，以使医生感到舒适和高效（图

图 19.4　常用的患者确认单（仅供专业人士使用）（Courtesy of Indiana University Health，Riley Outpatient Center Surgery，LLC.）

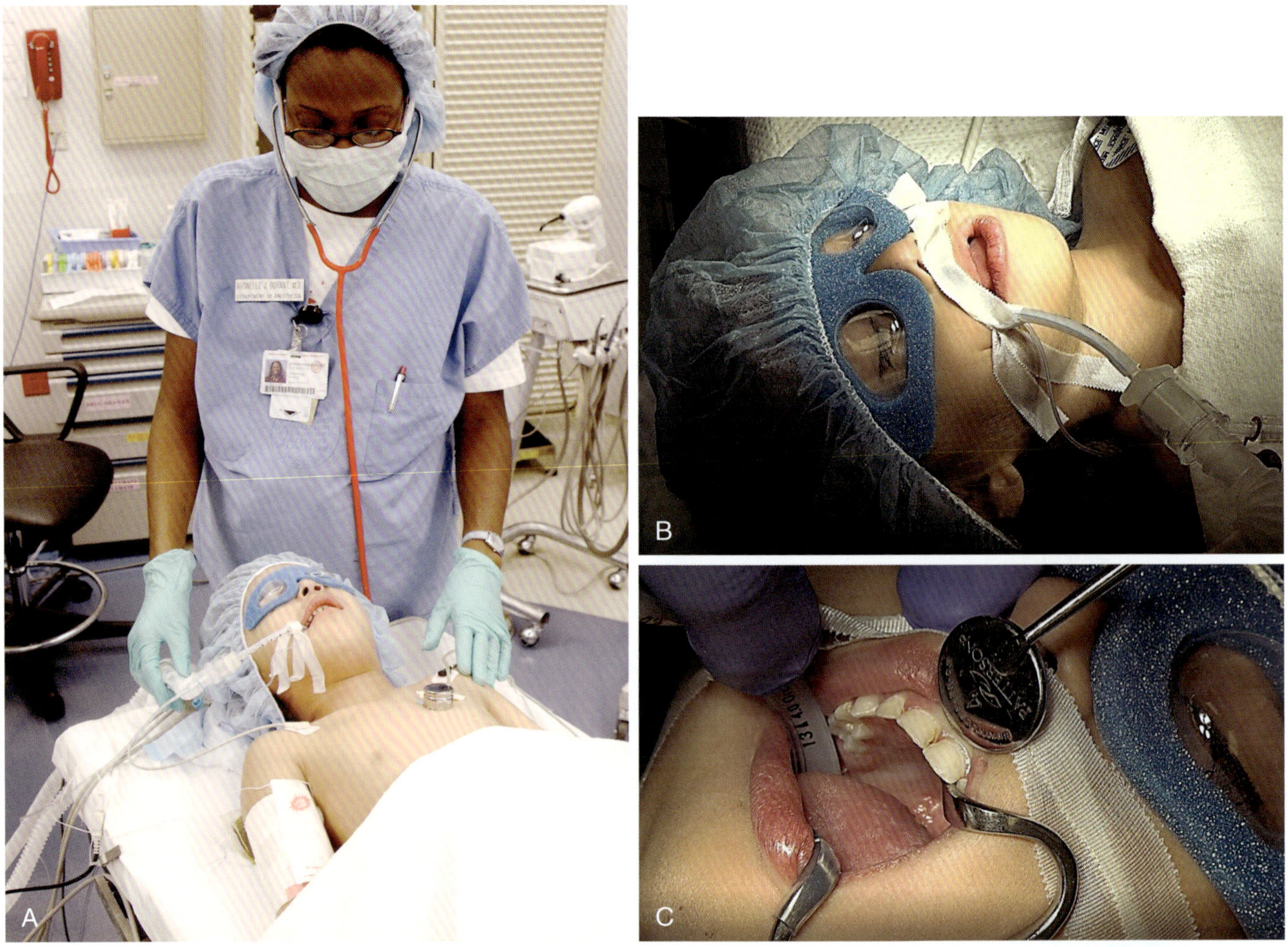

图 19.5 A. 患者处于稳定的麻醉状态，准备开始进行口腔治疗。请注意心脏听诊器、血压袖带和气管插管的位置。B. 展示了粘在口腔最右侧的经口气管插管的位置。请注意，胶带仅粘在上颌骨上，以不妨碍张嘴。C. 展示了经口气管插管口内部分。注意：导管位于上颌第二乳磨牙的颊侧，以便于进入口腔的大部分。如果象限内工作受到导管的影响，它可以被移动并用胶带粘到另一边

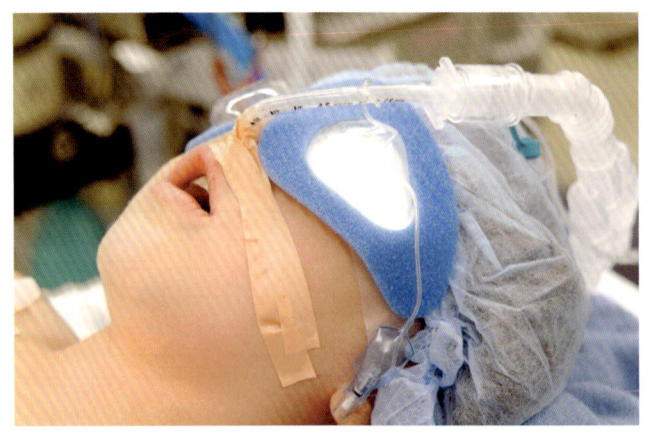

图 19.6 特殊的眼保护装置，在术中保护孩子的眼睛

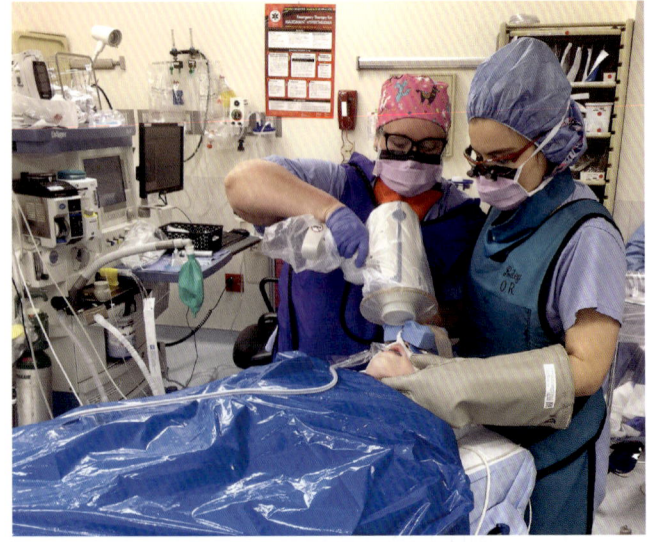

图 19.7 拍摄 X 线片。医生使用铅防护手套、甲状腺护具及铅衣。患者身上的蓝色塑料袋内有铅衣，在拍摄 X 线片后取下，用外科铺巾取代

19　住院儿童牙科治疗和全身麻醉的使用　401

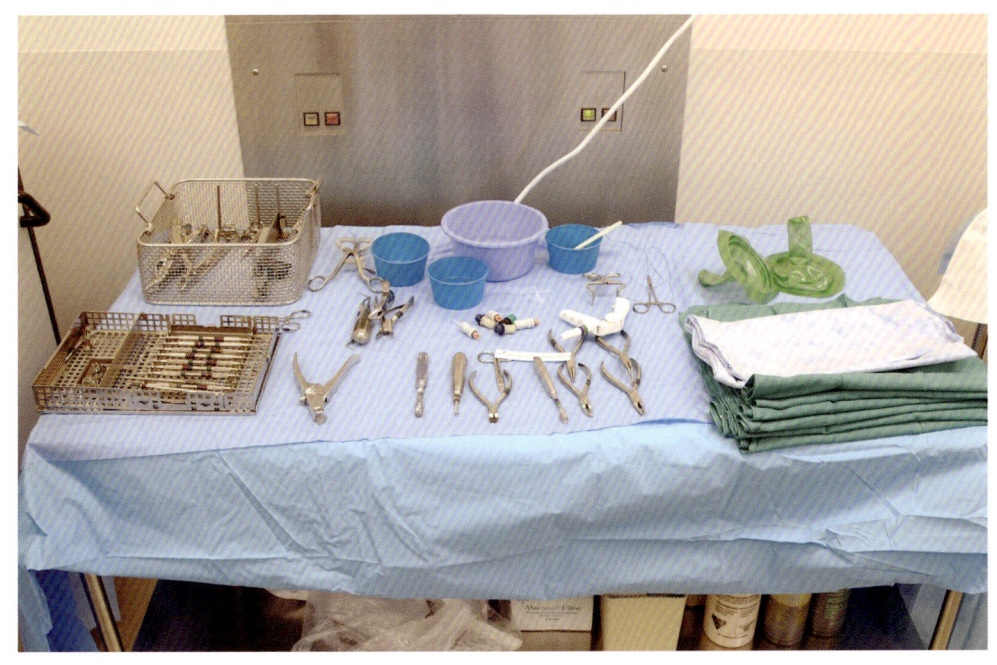

图 19.8　口周清洁所需要的物品。从左上按顺时针方向依次为：喉咽填塞用品、巾钳、孔巾、抑菌剂、无菌水、乙醇溶液（译者注：该照片内容还应包括口腔治疗所需器械和材料）

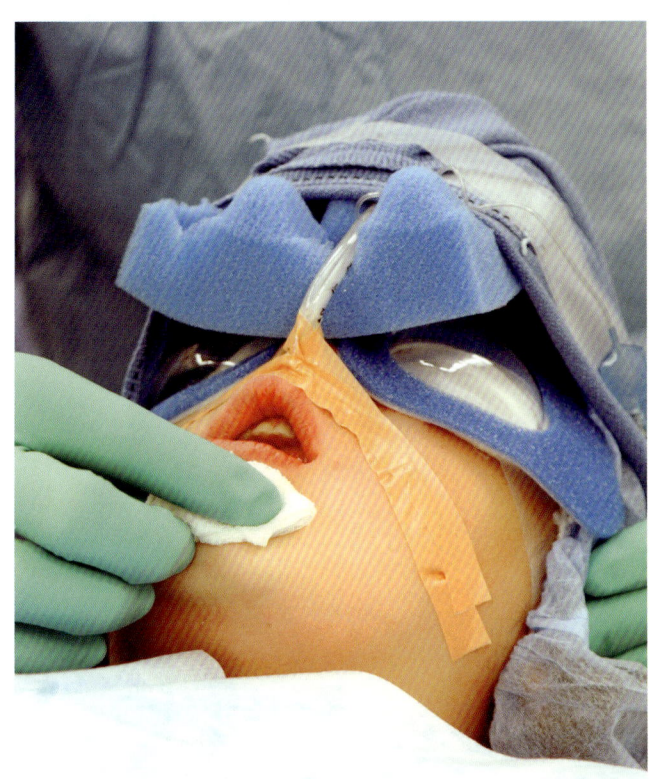

图 19.9　在进行口周清洁时注意不要让清洁剂进入口腔

19.11）。图示的手术室物品摆放仅供参考，最终器械的摆放由手术团队成员来确定。

使用开口器帮助打开患者的口腔。注意不要损伤患者的唇部和舌（图 19.12）。对整个口腔进行彻底的冲洗。咽腭区域用一条约 12～18 英寸长、3 英寸宽的湿润无菌纱布填塞（图 19.13），并在病历中书面记录咽部填塞物放置和移除。填塞可以减少麻醉药物泄漏并且防止异物进入咽部。纱布应该被紧密填塞在插管周围以确保良好的封闭。一旦填塞物被放置后，就可以进行详细的口内检查，然后清洁口腔。之后口腔医生应该评估所有获得的 X 线片并且制订出最终的治疗计划。

手术室的牙体修复

在手术室使用的牙体修复器械和门诊相同。局部麻醉可以用来减轻疼痛和出血，还可以减少术后对镇痛药的需求，因此可以减少呕吐等术后副作用。推荐使用橡皮障进行隔离（图 19.14）。在完成所有的口腔治疗之后，在取出喉部填塞物之前应局部涂布氟化物。在病历中要记录口腔手术过程、拔牙、缝合、失血和输液情况。

在全麻下进行牙体修复的特点是患者的依从性极好并可获得光线充足的良好视野，因此在提高口腔治疗质量和效率的同时，减少了治疗过程中医生和患者的忧虑。Spiro 和 Burns 发现，相似年龄的孩子，在门诊他们每小时可以治疗 3 颗牙齿，而在全

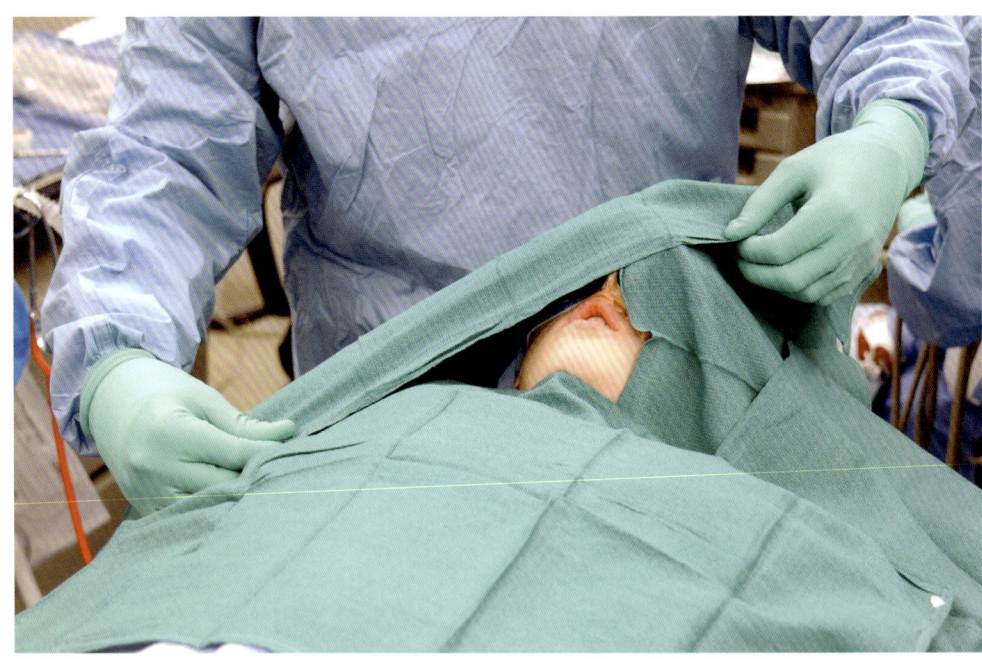

图 19.10 给患者铺巾，留出口周的三角形区域，暴露经鼻气管插管以便于观察连接设备

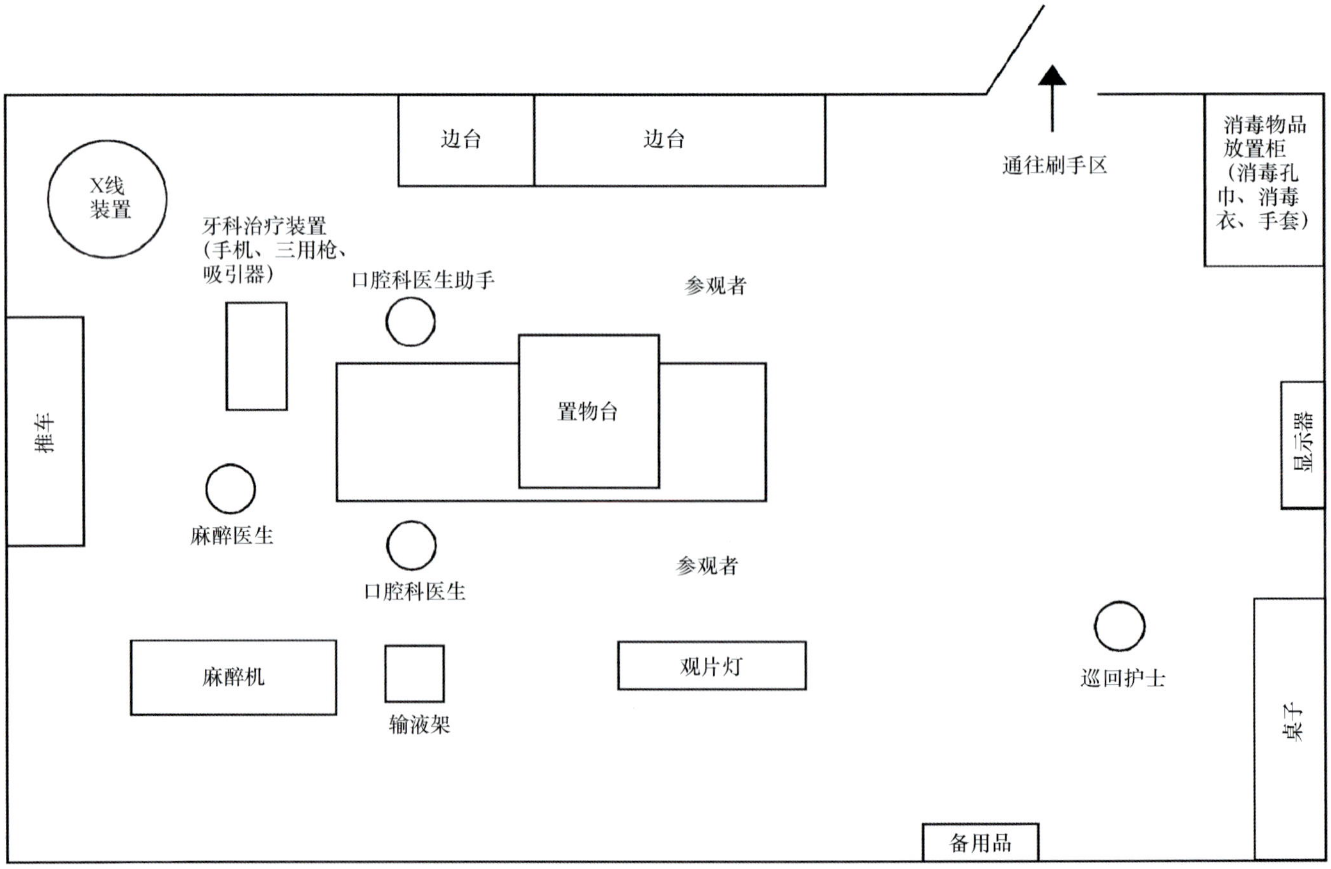

图 19.11 A. 手术室人员和设备位置图解。B. 口腔治疗时医护人员的位置图，从左到右依次为口腔科护士、口腔科医生、麻醉医生、口腔科医生助手和巡回护士。C. 手术室的人员位置关系，从左到右依次为口腔科医生、口腔科护士（麻醉医生位于左侧，在照片外）

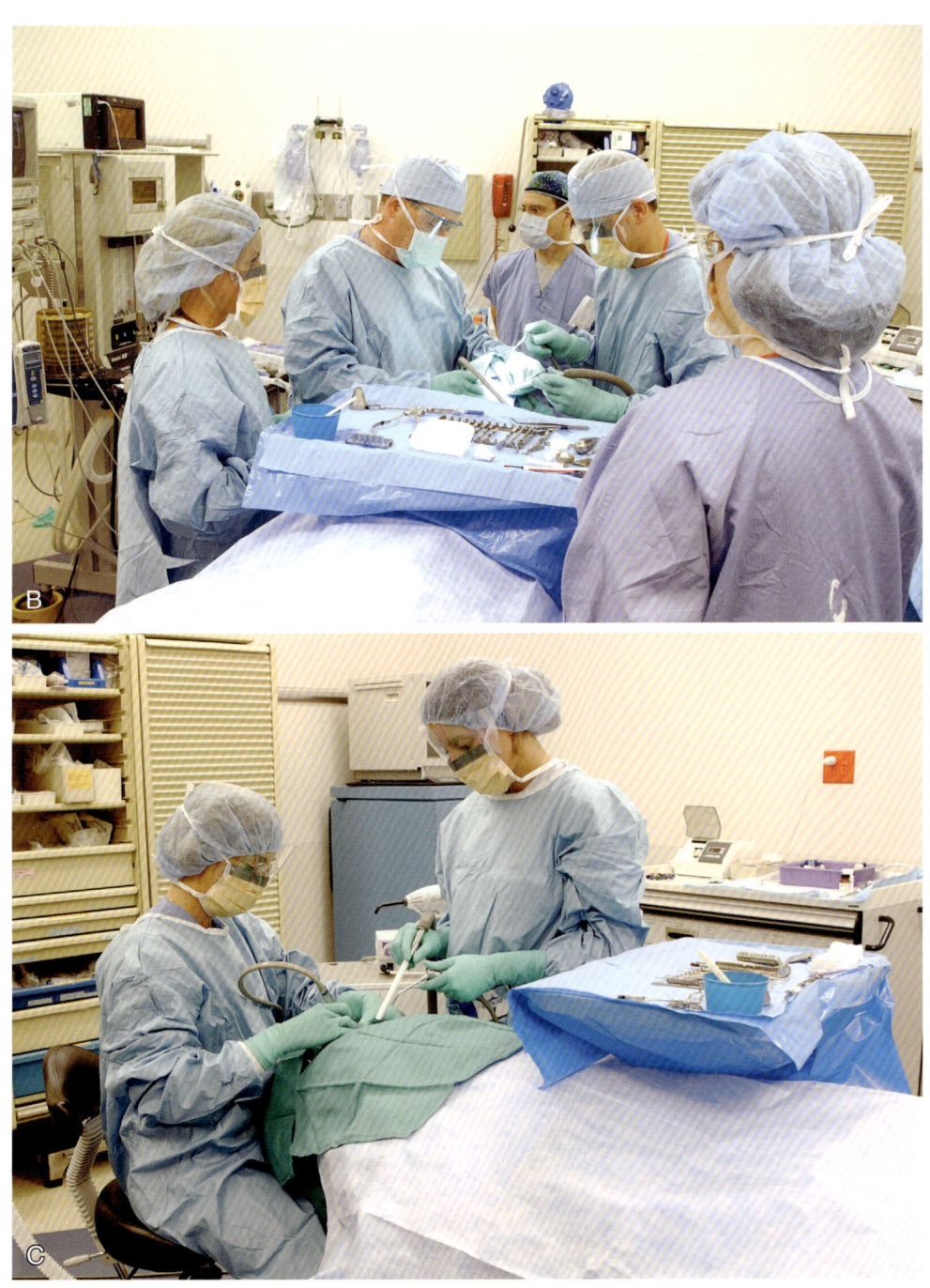

图 19.11（续）

麻下每小时可以治疗 7 颗牙齿[11]。Eidelman 等报道，全麻下修复治疗的质量比清醒镇静下的要好[12]。

口腔医生应该选择寿命长且维护需求少的修复体，如乳磨牙选择不锈钢全冠而不是大面积的银汞合金。O'Sullivan 和 Curzon 在一个为期 3 年、观察评价全麻下治疗的病例研究中发现，不锈钢全冠比银汞合金或复合树脂修复体有更高的成功率（失败率分别为 3% 和 29%）[13]。Tate 等进行了一项为期 6 个月的回顾性研究，评价儿童口腔医生在全麻下进行修复治疗的失败率。结果发现不锈钢全冠最好（失败率 8%），其次是银汞合金（失败率 21%）和复合树脂（失败率 30%），透明成形冠成功率最低（失败率 51%）[14]。对全麻手术后 6～27 个月的病例进行随访研究，Al-Eheideb 和 Herman 得到了与此相似的结果，即不锈钢全冠（95.5%）的成功率远远高于银汞合金或复合树脂修复（50%）。在他们的评述中，牙髓切断术的成功率极高（97.1%），而窝沟封闭的存留率仅为 68.3%[15]。在一项对全

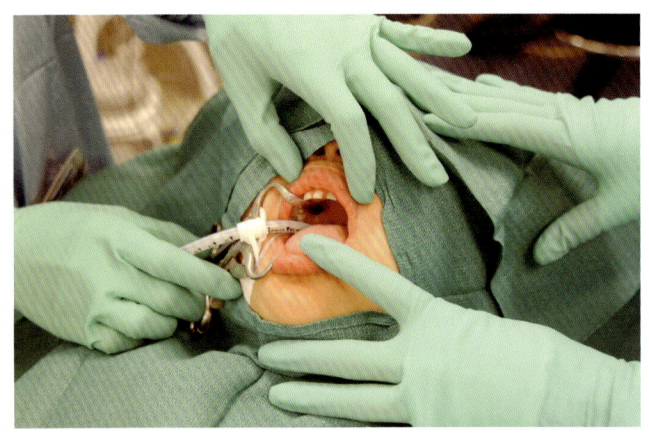

图19.12 放置开口器,注意保护唇舌等软组织

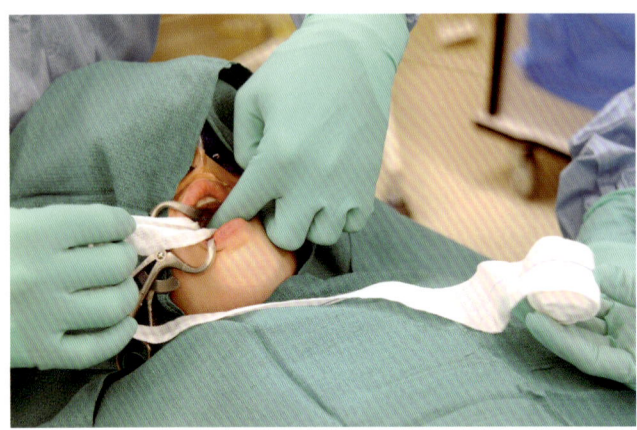

图19.13 进行喉咽腔填塞

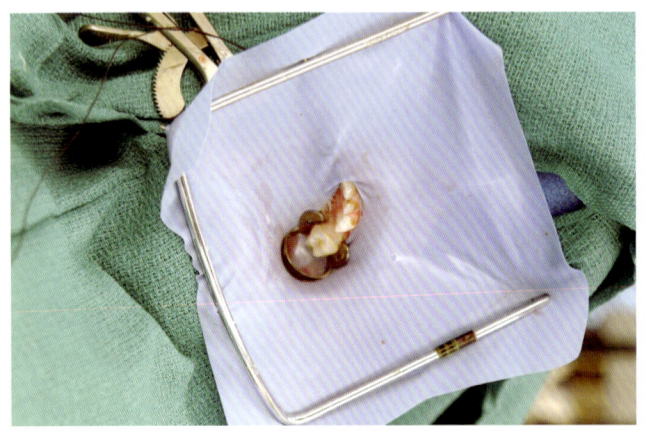

图19.14 上橡皮障隔离暴露左上后牙区域

麻下完成的超过1000个复合树脂修复体为期30个月的随访研究中,Bücher等观察到了高达81.5%的成功率[16]。在另一个对透明成形冠的研究中,Kupietzky等发现它们符合美学原则且经久耐用,6个月后的整体保留率为88%[17]。

术中麻醉并发症(如气管插管移位或阻塞,静脉输液侧穿或断开,鼻出血或水肿,擦伤,舌、唇或黏膜撕裂,心律失常)和口外并发症(如口周擦伤、肿胀或撕裂)很少发生。口腔医生需要注意不要移动气管插管,可能时要减少和口周组织的接触。为了可以迅速处理不良事件,口腔医生应该给麻醉医生优先权,包括停止治疗并且移除橡皮障来提供急救通路。

手术完成

治疗结束时的三方核对

在治疗完成前10分钟,口腔医生应通知麻醉医生,以便后者为患儿复苏拔管做准备。通知复苏室的工作人员患儿即将到室,以便他们开始做准备工作。口腔治疗完成时,应仔细清理口腔,小心移除喉部的填塞物以防止任何异物落入其中。治疗结束时的三方核对由巡回护士发起,确认患者所有的安全问题(见图19.4)。口腔医生口头清点器械数目并移除喉部填塞物。麻醉医生对孩子进行复苏,并拔除气管插管。口腔医生在拔管过程中应留在手术室,在必要时协助麻醉医生。当患儿被转运到复苏室时,口腔医生应该陪同麻醉医生并且在转移过程中提供必要的协助。

复苏室

当患儿到达麻醉后监护治疗室或复苏室后,口腔医生应该告知复苏室护士本次手术所完成的治疗和所有特殊要求或医嘱。如果患者拔了牙,那么应该特别告知护士怎样和在何处放置止血用的纱布块。护士和其他医务人员应该能够处理术后即刻并发症(如发热、恶心、呕吐、喉头炎、缺氧、出血和喉痉挛)。口腔医生确认患儿气道通畅、重要生命体征平稳,以及麻醉医生确认患儿恢复良好之后,口腔医生就可以会见患儿家长或监护人,简要告知患儿状况和治疗过程。应告知住院患儿的家长或监护人,何时患儿能与他们重聚;对门诊患儿,应告知其家长或监护人是否发生了需要患儿留院观察的情况。医生可根据情况开具处方,如止痛药(对乙酰氨基酚和氢可酮,布洛芬混悬液)、抗生素(阿莫西林、克林霉素)或止吐药[丙氯拉嗪、昂丹司琼（枢复宁）]。需要注意，一般不能开具可待因，因为其可能导致术后气道阻塞或窒息等，严重时可能使患儿死亡。可待因也被发现用于很多人是无效的，因为一种酶缺陷症阻止了它代谢为活化型。

术后护理

当患儿进入复苏室后，口腔医生应该完成病历中的术后医嘱和手术记录（图19.15和框19.5）。对于那些相较于儿童口腔医生通常提供的护理来说

门诊患者医嘱

1. 每次治疗后的麻醉术后照护。
2. 照护结束后停止静脉输液。
3. 治疗结束后可以喝清水。
4. 疼痛控制：对乙酰氨基酚_____mg口服，每4小时一次或必要时使用（标准剂量为10～15 mg/kg体重）。对于中重度的疼痛，每6小时口服氢可酮（325 mg/15 ml溶液中含有7.5 mg对乙酰氨基酚），标准剂量是0.15 mg/kg体重。
5. 抗生素（如果需要的话）：阿莫西林_____mg（对青霉素不过敏者），对青霉素过敏者可以用克林霉素_____mg。
6. 出现_____情况请与医院联系。
7. 符合离院标准后可以离开医院。
8. 预约复查。
9. 出现问题请与医院联系。

医院电话：_____
寻呼机号码：_____
签名：_____

A

住院患者医嘱

1. 接纳患者进入_____医院由_____医生进行治疗。
2. 过敏史。
3. 生命体征监测每2小时一次，重复两次；然后每4小时一次，重复两次；其后每8小时一次。
4. 24小时持续监测血氧饱和度。
5. 床头抬起30°。
6. 如果需要，进行保护性固定。
7. 鼓励经口进食液体。
8. 如果能耐受，可以进食软食。
9. 用药：用药列表、剂量和给药次数。
10. 疼痛控制：对乙酰氨基酚_____mg口服，每4小时一次或必要时使用（标准剂量为10～15 mg/kg体重）。对于中重度的疼痛，每6小时口服氢可酮（325 mg/15 ml溶液中含有7.5 mg对乙酰氨基酚），标准剂量是0.15 mg/kg体重。
11. 止吐剂（如果必要）：昂丹司琼_____mg口服或者静脉注射，必要时使用（0.1～0.2 mg/kg体重，最大剂量为4 mg）。
12. 静脉补液：等渗溶液或林格液（标准的维持补液量为4 ml/kg体重）。
13. 抗生素（如果需要）：阿莫西林_____mg（对青霉素不过敏者），对青霉素过敏者可以用克林霉素_____mg。
14. 如果需要，进行呼吸监测。
15. 有颌面肿胀者，可以冰袋冷敷30分钟。
16. 第一小时每15分钟检查一次是否有出血。如果需要，可以用4×4的无菌纱布加压止血。
17. 需要时与医院联系。

医院电话：_____
寻呼机号码：_____
签名：_____

B

转诊患者医嘱

1. 将患者转送给儿科_____医生，患者编号_____。
2. 麻醉术后的生命体征监测。
3. 采用儿童的输液装置。
4. 鼓励喝清水。
5. 如果能耐受，可以进食软食。
6. 24小时内监控口腔内出血情况。如果需要，使用湿纱布加压止血。如果出血不能控制或者有肿胀，请与牙医联系。
7. 在儿童专科医生处就诊。
8. 对症治疗，即：轻度疼痛使用对乙酰氨基酚或布洛芬；中度疼痛使用氢可酮；抗生素可使用阿莫西林，如果过敏，可使用克林霉素；呕吐使用昂丹司琼。
9. 对回家后的照护进行指导，回家需有人陪伴。
10. 如果有牙科问题，请与_____医生联系，寻呼机号码_____。

_____
医生签名

C

图 19.15　口腔医生给患者的术后医嘱。**A.** 住院患者。**B.** 门诊手术患者。**C.** 转诊患者

需要更多特殊护理的患者，可能需要使用转诊医嘱（图 19.15 C）。手术完成后，应尽可能早地完成手术记录（框 19.6）。

如果是日间门诊的患儿，那么一旦患儿醒来或清醒，行为表现正常，气道通畅，有稳定的生命指征，没有不可控制的出血或疼痛，有排尿并且没有液体滞留的话，就可以离院而不用留院观察。各医疗机构可以列出离院标准以便做判断（图 19.16）。如果患儿需要留院进行 23 小时的观察，在病历中应该进行恰当的记录。患儿离开后需记录离院小结（框 19.7）。应给患儿父母或监护人术后医嘱和必要的处方，并为患儿安排复查时间。口腔医生在当晚必须能让患方联系到（需要给患方提供一个联系号码），以便于患儿回家后在需要协助时患儿家属或监护人能联系到医生。这些医嘱和处方能帮助处理患儿离院后常见并发症，比如发热、恶心、呕吐、疼痛和出血。

此时有效的交流非常重要，以再次确认家长或监护人在口腔卫生护理方面可以合作，并保持后续的复诊预约和复查。Enger 和 Mourino 报道，只有 57% 的全麻下牙齿治疗患者在 6 个月后返回复查，并且建议如果发现患者依从性不好，应该推迟需要监控的治疗（如间隙保持）[6]。在一个对需要在手术室进行多次治疗的患者开展的研究中，Sheller 等发现对龋坏进行积极治疗时，最好的效果源自对龋坏的积极治疗、患者的积极随访和对患者家长的教育[18]。患者一般有以下特点：上颌乳中切牙 100% 龋坏，大部分上颌乳中切牙不可修复，患儿在接受全麻手术时仍在使用奶瓶，患儿自己刷牙，患儿对医疗/口腔诊疗合作性差，父母描述患儿有人格障碍，社会功能失调，并且缺乏后续护理。

框 19.5　口腔手术记录内容

1. 口腔手术名称
2. 插管和麻醉类型
3. 牙齿修复
4. 牙齿拔除
5. 完成的其他治疗
6. 口腔预防和局部涂氟
7. 总结（如手术时长，患儿对手术治疗的耐受情况、失血量、并发症）
8. 预后
9. 医生签名

框 19.6　口腔手术报告内容

1. 医生和助手姓名
2. 患者姓名和医院登记号
3. 术前诊断
4. 术后诊断
5. 手术名称
6. 麻醉准备（术前药物、插管种类、使用的麻醉药物）
7. 手术过程
   a. X 线片
   b. 描述擦洗、铺巾过程和喉部填塞
   c. 修复牙齿的数目和修复类型
   d. 牙髓治疗的牙数
   e. 拔除牙齿（牙位）
   f. 牙龈治疗过程
   g. 器械和印模
   h. 口腔预防和涂氟
   i. 术中输液的类型和剂量
   j. 其他信息
8. 评估的失血量和止血
9. 手术结束后的患者状态（并发症）
10. 患者到复苏室时的状态
11. 预后

框 19.7　离院小结陈述的内容

1. 患者姓名和医院登记号
2. 入院日期
3. 离院日期
4. 口述日期
5. 术前诊断
6. 术后诊断
7. 患者的年龄、种族和性别
8. 全身麻醉患者的入院原因和治疗
9. 术前病史和体格检查的结果（医疗和口腔）和现在用药史
10. 完成病史和体格检查的医生的姓名
11. 手术过程的完整描述（见框 19.6）
12. 患者在复苏室和病房的情况
13. 离院患者的状态
14. 患者出院后的看护人
15. 给父母和监护人的回家护理指导及所开药物（所给剂量和次数）
16. 患者的下次就诊预约
17. 给患者内科医生和相关口腔医生或内科医生的离院小结复印件

Riley 门诊手术中心围术期照护中心

有行为能力成人的离院标准

<u>规则</u>

从门诊手术中心离院的判断是基于护士的评估，并应满足预先设定的标准。

<u>离院标准</u>

评估一名患者是否可以离院需依据以下标准：

1. 心率、呼吸频率和血压处于治疗前 ±10% 的范围内。血氧饱和度大于 95% 或者达到治疗前水平。对儿童患者来说，其身处诊疗环境中时的生命体征不能代表其基线水平，此时可以将其进入手术室时的生理指标定为标准。
2. 呼吸均匀，呼吸音无异常，与治疗前一样。
3. 敷料完整，没有渗出或者只有少量渗出，切口没有出血。
4. 患者能够经口进食液体，而且没有恶心或呕吐，除非医嘱中此条可除外。
5. 患者达到治疗前的觉醒水平。
6. 有语言能力的患儿能够清楚地说话，或者恢复到治疗前的水平。低龄儿童哭声清晰。
7. 疼痛已经控制。
8. 患者已恢复到治疗前的运动能力，或者达到与其所接受的麻醉或外科治疗相应的运动水平。
9. 所有适用的术后医嘱已经向患者强调，并且已经完成。
10. 预约复查已经安排。
11. 如果患者有延迟的呕吐或者呼吸困难，则麻醉师已被告知和（或）已经进行检查。
12. 患者的离院许可由外科医生或麻醉师签字同意。

图 19.16 手术后患者的离院标准（Courtesy of Indiana University Health, Riley Outpatient Center Surgery, LLC.）

Almeida 等做了一个关于全麻下对低龄儿童龋进行治疗后其未来龋易感性的研究，结果发现尽管为这些孩子实施了更多的预防措施，但在之后的几年，他们仍旧有更高的患龋率。研究者认为，患有低龄儿童龋的儿童需要更多积极的预防措施[19]。

有几种类型的儿童口腔问题不适宜在门诊进行治疗，而最好是住院或在门诊手术中心进行治疗。在住院条件下为这些孩子提供包括全麻下治疗在内的综合性口腔诊疗是整个治疗方案中非常有价值的一部分。授予合格的口腔医生医院职工特权在许多力求为社区提供综合健康服务的医院里已经成为一种常规。通过医院或门诊手术中心为患者提供诊疗的口腔医生通常会发现，这一方式非常有益。Anderson 等学者的研究发现，在全麻下进行口腔治疗的患者在疼痛、进食问题、睡眠和行为问题等方面都得到了显著的改善，因此提升了他们的生活质量[20]。

参考文献

1. King KJ, Nielson RR: Dental treatment in the hospital utilizing general anesthesia. In Nowak AJ, editor: *Dentistry for the handicapped patient*, St. Louis, 1976, Mosby.
2. Camm JH, Mourino AP, Cobb EJ, et al.: Behavioral changes of children undergoing dental treatment using sedation versus general anesthesia, *Pediatr Dent* 9(2):111–117, 1987.
3. Peretz B, Faibis S, Ever-Hadani P, et al.: Children with baby bottle tooth decay treated under general anesthesia or sedation: behavior in a follow-up visit, *J Clin Pediatr Dent* 24(2):97–101, 2000.
4. Fuhrer CT, Weddell JA, Sanders BJ, et al.: Effect on behavior of dental treatment rendered under conscious sedation and general anesthesia in pediatric patients, *Pediatr Dent* 31(7):492–497, 2009.
5. Biery KA, Shamaskin RG, Campbell RL: Analysis of preoperative laboratory values prior to outpatient dental anesthesia, *Anesth Prog* 34(2):58–60, 1987.
6. Enger DJ, Mourino AP: A survey of 200 pediatric dental general anesthesia cases, *J Dent Child* 52(1):36–41, 1985.
7. Seto BG, Lynch S: Safety of hospital dental treatment for the high-risk patient, *Spec Care Dentist* 4(6):253–260, 1984.
8. Guedel AE: *Inhalation anesthesia*, New York, 1937, Macmillan.
9. Roberts GJ: Relative analgesia in clinical practice. In Coplans MD, Green RA, editors: *Anaesthesia and sedation in dentistry*, vol. 12. Amsterdam, 1983, Elsevier Science.
10. Ray TL, Tobias JD: An alternative technique for nasotracheal intubation, *South Med J* 96(10):1039–1042, 2003.
11. Spiro SR, Burns J: Current concepts of premedication and anesthesiological management for the pediatric dental patient who is hospitalized for dento-oral rehabilitation, *J Hosp Dent Pract* 14(1):35–39, 1980.
12. Eidelman E, Faibis S, Peretz B: A comparison of restorations for children with early childhood caries treated under general anesthesia or conscious sedation, *Pediatr Dent* 22(1):33–37, 2000.

13. O'Sullivan EA, Curzon ME: The efficacy of comprehensive dental care for children under general anesthesia, *Br Dent J* 171(2):56–58, 1991.
14. Tate AR, Ng MW, Needleman HL, et al.: Failure rates of restorative procedures following dental rehabilitation under general anesthesia, *Pediatr Dent* 24(1):69–71, 2002.
15. Al-Eheideb AA, Herman NG: Outcomes of dental procedures performed on children under general anesthesia, *J Clin Pediatr Dent* 27(2):181–183, 2003.
16. Bücher K, Tautz A, Hickel R, et al.: Longevity of composite restorations in patients with early childhood caries (ECC), *Clin Oral Investig* 18(3):775–782, 2013.
17. Kupietzky A, Waggoner WF, Galea J: The clinical and radiographic success of bonded resin composite strip crowns for primary incisors, *Pediatr Dent* 25(6):577–581, 2003.
18. Sheller B, Williams BJ, Hays K, et al.: Reasons for repeat dental treatment under general anesthesia for the healthy child, *Pediatr Dent* 25(6):546–552, 2003.
19. Almeida AG, Roseman M, Sheff M, et al.: Future caries susceptibility in children with early childhood caries following treatment under general anesthesia, *Pediatr Dent* 22(4):302–306, 2000.
20. Anderson HK, Drummond BK, Thomson WM: Changes in aspects of children's oral health related quality of life following dental treatment under general anesthesia, *Int J Paediatr Dent* 14(5):317–325, 2004.

推荐阅读

American Academy of Pediatric Dentistry: Policy on hospitalization and operating room access for oral care of infants, children, adolescents, and individuals with special health care needs. Special issue: reference manual 2018-2019, *Pediatr Dent* 40(Suppl 6):106–107, 2018.

American Academy of Pediatric Dentistry: Policy on hospital staff membership. Special issue: reference manual 2018-2019, *Pediatr Dent* 40(6):108–109, 2018.

American Society of Anesthesiologists: Practice guidelines for preoperative fasting and the use of pharmacologic agents to reduce the risk of pulmonary aspiration; application to healthy patients undergoing elective procedures, *Anesthesiology* 114:495–511, 2011.

Davis LB, Saxen MA, Jones JE, et al.: Effects of different levels of ambient oxygen in an oxygen-enriched surgical environment and production of surgical fires, *Anesth Prog* 65(1):3–8, 2018.

Emhardt J, Yepes JF, Vinson LA, et al.: Factors related to failed pediatric dental appointments scheduled for care under general anesthesia in a university hospital-based residency program, *Pediatr Dent* 39(3):217–222, 2017.

Practice guidelines for preoperative fasting and the use of Pharmacologic agents to reduce the risk of pulmonary aspiration: Application to healthy patients undergoing elective surgical procedures: An updated report by the American Society of Anesthesiologists Task Force on Preoperative Fasting and the use of pharmacologic agents to reduce the risk of pulmonary aspiration, *Anesthesiology* 126:376–393, 2017.

Herlich A, et al.: Anesthesia for pediatric dentistry. In *Smith's Anesthesia for Infants and Children*, ed 9, Philadelphia, 2017, Elsevier.

VanCleave AM, Jones JE, McGlothlin JD, et al.: Factors involved in dental surgery fires: a review of the literature, *Anesth Prog* 61(1):21–25, 2014.

VanCleave AM, Jones JE, McGlothlin JD, et al.: The effect of intraoral suction on oxygen-enriched surgical environments: a mechanism for reducing the risk of surgical fires, *Anesth Prog* 61(4):155–161, 2014.

Vinson LA, Rasche ML, Sanders BJ, et al.: Behavior assessment in children following hospital-based general anesthesia versus office-based general anesthesia, *Dent J* 4(3):27, 2016.

第四部分

生长发育

20 牙齿萌出：影响该过程的局部、全身及先天因素

Erwin G. Turner 和 Jeffrey A. Dean

轩昆 译

本章提要	牙齿发育及萌出的时间顺序	影响牙齿萌出的局部及全身性因素
	乳牙早失对继承恒牙萌出时间的影响	牙齿固连（ankylosed teeth）
	牙齿萌出顺序的变异	继承恒牙缺失的固连乳磨牙
	下颌恒切牙舌侧萌出	固连恒牙（ankylosed permanent teeth）
	出牙和萌出困难	21 三体综合征（trisomy 21 syndrome）
	萌出性血肿（萌出囊肿）	颅骨锁骨发育不良
	萌出性死骨	甲状腺功能减退症
	异位萌出	垂体功能减退症
	诞生牙和新生牙	软骨发育不全性侏儒症
	爱泼斯坦珠、Bohn 结节和牙板囊肿	其他因素

牙齿发育及萌出的时间顺序

乳牙、恒牙萌出后出现的多种发育缺陷都与影响基质形成和矿化过程的全身及局部因素相关。因此，口腔医生需要能够向患儿父母解释在胚胎及婴幼儿时期与牙齿钙化早期阶段相关的时间性因素。

将过去涉及乳牙钙化的经典研究和文献回顾研究与表 20.1 所示的 Logan 和 Kronfeld 的人类牙齿发育时间表进行比较，该时间表多年来一直是公认的标准[1]。他们的研究结果对之前普遍接受的乳牙钙化及萌出年龄进行了修正，确定了更早的乳牙初始钙化时间及更晚的乳牙萌出时间。

研究和文献回顾认为表 20.1 需要修改，乳牙的钙化顺序应变更为中切牙、第一磨牙、侧切牙、尖牙及第二磨牙。他们认为乳牙开始钙化的时间比表 20.1 中的要早 2～6 周，而且上颌牙齿总体要比下颌牙齿发育得更早，但是不包括下颌第二乳磨牙，其发育早于上颌。此外，下颌侧切牙及尖牙有时发育也较上颌早。

这些研究认为，与 Logan 和 Kronfeld 的表相比，上颌侧切牙、第一磨牙及尖牙的萌出时间要早于下颌。此外，乳牙的萌出时间要比 Logan 和 Kronfeld 的表格中显示的时间延迟至少 2 个月。Hernández 等的报道[2]证实，近期针对不同白种人群牙齿萌出时间的研究结果与经典研究结果相似，这些发现在最近的研究中得到了进一步的证实。在《美国儿童牙科学会参考手册》的"牙齿生长与发育"这一章节中可以找到对 Logan 和 Kronfeld 表格的修订[3]。

乳牙及恒牙的萌出时间个体差异很大，研究人员在持续研究牙齿萌出时间问题，如性别二态性[4]以及年龄评估[5]。对于某个儿童来说，任何一侧牙齿的萌出时间与常规萌出时间有 6 个月的差异都是正常的。Parner 等的研究[6]将上世纪众所周知的儿童身体发育全方位加速与他们观察到的恒牙萌出情况进行比较。他们发现恒牙萌出并没有随着身体发育的加速而有什么明显的改变。实际上，牙齿萌出的平均年龄只以每年几天的幅度少量加速。他们认

表 20.1　人类牙列发育时间表

牙齿	釉质形成开始	出生釉质形成量	釉质形成结束	牙齿萌出	牙根发育完成
乳牙列					
上颌					
中切牙	胚胎 4 个月	5/6	1½ 月龄	7½ 月龄	1½ 岁
侧切牙	胚胎 4½ 个月	2/3	2½ 月龄	9 月龄	2 岁
尖牙	胚胎 5 个月	1/3	9 月龄	18 月龄	3¼ 岁
第一磨牙	胚胎 5 个月	牙尖融合	6 月龄	14 月龄	2½ 岁
第二磨牙	胚胎 6 个月	牙尖分离	11 月龄	24 月龄	3 岁
下颌					
中切牙	胚胎 4½ 个月	3/5	2½ 月龄	6 月龄	1½ 岁
侧切牙	胚胎 4½ 个月	3/5	3 月龄	7 月龄	1½ 岁
尖牙	胚胎 5 个月	1/3	9 月龄	16 月龄	3¼ 岁
第一磨牙	胚胎 5 个月	牙尖融合	5½ 月龄	12 月龄	2¼ 岁
第二磨牙	胚胎 6 个月	牙尖分离	10 月龄	20 月龄	3 岁
恒牙列					
上颌					
中切牙	3～4 月龄		4～5 岁	7～8 岁	10 岁
侧切牙	10～12 月龄		4～5 岁	8～9 岁	11 岁
尖牙	4～5 月龄		6～7 岁	11～12 岁	13～15 岁
第一前磨牙	1½～1¾ 岁		5～6 岁	10～11 岁	12～13 岁
第二前磨牙	2～2¼ 岁		6～7 岁	10～12 岁	12～14 岁
第一磨牙	出生	有时见钙化痕迹	2½～3 岁	6～7 岁	9～10 岁
第二磨牙	2½～3 岁		7～8 岁	12～13 岁	14～16 岁
第三磨牙	7～9 岁		12～16 岁	17～21 岁	18～25 岁
下颌					
中切牙	3～4 月龄		4～5 岁	6～7 岁	9 岁
侧切牙	3～4 月龄		4～5 岁	7～8 岁	10 岁
尖牙	4～5 月龄		6～7 岁	9～10 岁	12～14 岁
第一前磨牙	1¾～2 岁		5～6 岁	10～12 岁	12～13 岁
第二前磨牙	2¼～2½ 岁		6～7 岁	11～12 岁	13～14 岁
第一磨牙	出生	有时见钙化痕迹	2½～3 岁	6～7 岁	9～10 岁
第二磨牙	2½～3 岁		7～8 岁	11～13 岁	14～15 岁
第三磨牙	8～10 岁		12～16 岁	17～21 岁	18～25 岁

From Kronfeld R：Bur 35：18-25，1935（based on research by WHG Logan and R Kronfeld）；adapted by Kronfeld R，Schour I：J Am Dent Assoc. 1939；26：18-32；further adapted by McCall JO，Wald SS：Clinical dental roentgenology：technic and interpretation including roentgen studies of the child and young adult. Philadelphia：WB Saunders；1940.

为，与儿童身体其他方面的发育相比，恒牙萌出的年龄更加稳定。

　　动物体内实验和人体影像学研究使我们对牙齿萌出的过程有更深入的了解。虽然发展了诸多理论和学说，但至今影响牙齿萌出的主要因素尚不清楚。牙齿萌出的相关因素包括牙根的增长、牙根周围及下方血管组织的压力、牙槽骨的生长、牙本质的形成、牙周膜的发育及牵拉、激素的影响、牙囊组织的活性、肌肉运动的压力以及牙槽嵴的吸收。

Cahill 和 Marks 的一系列研究[7]证实了有活性的牙囊组织对牙齿萌出而言是必需的。进一步研究[7]认为"牙齿萌出是以牙囊周围一侧的骨吸收和另一侧的骨重建为特征的一系列牙槽骨内的代谢活动，而牙齿本身与这一过程无关"。牙齿萌出受垂体生长激素、甲状腺激素的影响，甲状旁腺激素相关蛋白对牙齿的萌出而言也是必需的。

每颗牙齿都是在牙冠发育大致完成后开始向𬌗面方向移动的。对恒牙来说，从牙冠发育完成、牙齿开始萌出直到牙齿完全建立咬合关系，大概需要5年时间。

一些调查发现，相对于儿童的骨龄和年龄等因素，牙齿的萌出与牙根形成阶段的关系更为密切。牙根形成近3/4时，可在临床上观察到牙齿萌出；而在牙根发育完全之前，牙齿到达咬合面。

Demirjian 和 Levesque 对来自同质人群（法裔-加拿大裔）的5437份影像学资料这一大样本进行了研究[8]。他们利用这些样本观察了下颌恒牙从钙化早期阶段到根尖孔闭合的发育过程，并分析了该过程中的性别差异。通过对单个牙齿发育曲线的分析，发现了一个普遍的发育模式，即不同性别在发育早期阶段的时间性大致相似。在牙冠形成的第一阶段（研究者将这一阶段分为A、B、C阶段），大多数牙齿的钙化时间在男女之间没有明显差异。在第四阶段（即D阶段，代表牙冠发育完成阶段），女孩四颗牙齿的发育程度比男孩平均领先0.35年。而在牙根发育阶段，所有牙齿的性别间差异平均为0.54年，差异最大的是尖牙（为0.9年）。Demirjian 和 Levesque[8]的数据分析表明，在牙根发育而非牙冠发育过程中存在明显的性别差异。

牙齿萌出的过程相当复杂，包括多种不同的调控机制。牙齿萌出领域的顶级专家在这方面做出了重要贡献，他们发表综述性文章阐述了牙齿的萌出过程和相关理论。Wise 等学者的研究[9]主要集中在启动牙齿萌出的分子信号上。他们认为牙齿萌出是一个复杂的、精密调控的过程，涉及成牙器官的细胞和周围牙槽骨组织。在萌出开始前，单核细胞（破骨细胞前体细胞）募集到牙囊中，这些细胞进而分化为破骨细胞并吸收牙槽骨，为牙齿在骨隐窝中开辟萌出通道。近年来关于牙齿萌出的生物学研究取得较多进展。牙齿萌出是成骨细胞、破骨细胞、牙囊相互作用的结果，涉及多种转录因子、原癌基因、可溶性生物因子的有序调控。临床医生在处理牙齿萌出异常所导致的简单或复杂的并发症时，了解牙齿萌出的分子机制是非常必要的（图20.1）。Marks 和 Schroeder[10]以及 Arid 等[11]发表的综述分析了实验数据，确定了牙萌出的基本原理，并提出了牙萌出过程的指导理论。

乳牙早失对继承恒牙萌出时间的影响

Posen 等[12]对美国 Burlington 地区单侧乳磨牙拔除儿童的病历记录进行调查分析，得出如下结论：①在4岁或5岁之前拔除乳磨牙的儿童，其前磨牙的萌出将延迟；②若乳磨牙拔除发生在5岁之后，前磨牙萌出的延迟时间将缩短；③在8岁、9岁和10岁时，乳磨牙的早失将导致前磨牙萌出显著加快。Hartsfield[13]认为，系统性疾病相关的乳牙早失常常是由于免疫系统或结缔组织的病变所导致的。最常见的是低磷酸酯酶症和早发性牙周炎。

牙齿萌出顺序的变异

下颌第一恒磨牙通常是第一颗萌出的恒牙，紧

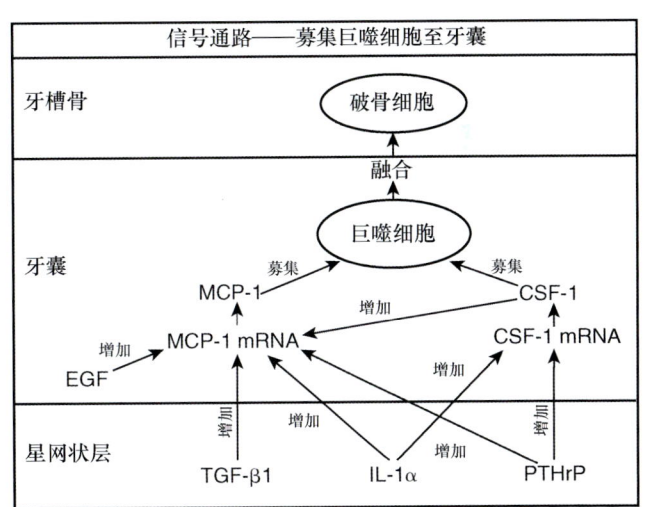

图20.1 牙胚星网状层与牙囊之间通过旁分泌信号途径，促进趋化分子的合成和分泌，通过集落刺激因子1（colony-stimulating factor 1，CSF-1）和单核细胞趋化蛋白1（monocyte chemotactic protein 1，MCP-1）来募集单核细胞。EGF（epidermal growth factor），表皮生长因子；IL-1α（interleukin-1α，白介素-1α；PTHrP（parathyroid hormone-related peptide），甲状旁腺激素相关肽；mRNA（messenger RNA），信使RNA；TGF-β1（transforming growth factor β1），转移生长因子β1 [From Wise GE et al: Crit Rev Oral Biol Med. 2002：13（14）：323-355.]

接着是下颌中切牙的萌出。以往研究并未发现切牙先于磨牙萌出有临床意义。

有学者对美国 Newburgh、Kingston、New York、Carlos 及 Gittelsohn 地区的 16 000 名儿童的病历进行分析，结果发现，无论男孩还是女孩，下颌中切牙的萌出时间比第一磨牙约早 1.5 个月[14]。不同性别间的恒牙萌出顺序存在显著差异。女孩下颌尖牙的萌出早于上颌及下颌第一前磨牙，而男孩的萌出顺序正好相反，即上、下颌第一前磨牙的萌出先于下颌尖牙。

Moyers[15] 提出下颌恒牙的萌出顺序通常为第一磨牙、中切牙、侧切牙、尖牙、第一前磨牙、第二前磨牙及第二磨牙，上颌恒牙的萌出顺序通常为第一磨牙、中切牙、侧切牙、第一前磨牙、第二前磨牙、尖牙及第二磨牙（图 20.2）。他认为这种常见的牙齿替换顺序有利于混合牙列时期维持牙弓的长度。

下颌尖牙先于第一、二前磨牙萌出是有利的，这种顺序有助于维持适当的牙弓长度并防止中切牙舌倾。否则，不仅会引起牙弓长度的丧失，还会导致覆盖的增加。异常的唇肌和口腔不良习惯会造成下颌切牙承受过大的力，如果超过舌体抑制前牙内倾的代偿能力，将导致前牙区长度的丧失。因此，当乳尖牙早失或萌出顺序异常时，常建议采取被动舌弓保持器。

如果下颌第二恒磨牙萌出早于第二前磨牙，通常会发生牙弓长度不足。第二恒磨牙的萌出会促使第一恒磨牙近中移位或倾斜，并侵占第二前磨牙的可用空间。在上颌牙弓，理想情况下，第一前磨牙早于第二前磨牙萌出，第二前磨牙萌出后是尖牙的萌出。在上颌牙弓中，乳磨牙早失会导致第一恒磨牙近中移位及倾斜，从而造成恒尖牙被阻挡在牙弓外，常常于唇侧萌出。

应特别关注上颌牙弓中正在发育的第二恒磨牙的位置及其与第一恒磨牙的关系。如果第二恒磨牙先于前磨牙和尖牙萌出，与下颌牙弓情况相似，也可造成牙弓长度的丧失。上颌尖牙常由于位置异常或萌出道偏离发生迟萌。尖牙迟萌时，常需要考虑其对上颌牙齿排列可能造成的影响。恒牙萌出顺序的重要性将在第 23 章进行进一步的说明。

最后，在临床上经常会观察到一些与牙齿萌出时间标准不一致的情况。早萌已引起了人们的关注，但牙齿迟萌才是最常见的异常情况。

下颌恒切牙舌侧萌出

下颌恒切牙常于滞留乳牙的舌侧萌出，这一现象常常会给家长造成困扰。此时的乳切牙可能已经有广泛的牙根吸收，仅有软组织连接。在其他一些情况下，可能没有出现牙根的正常吸收，牙齿牢固地保持在原有位置。下颌恒切牙舌侧萌出通常是正常和普遍存在的。在牙弓长度明显不足（图 20.3）

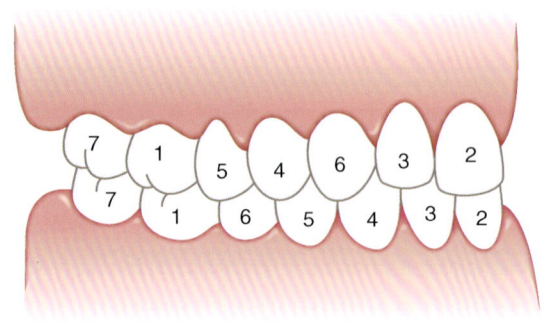

图 20.2　恒牙的理想萌出顺序

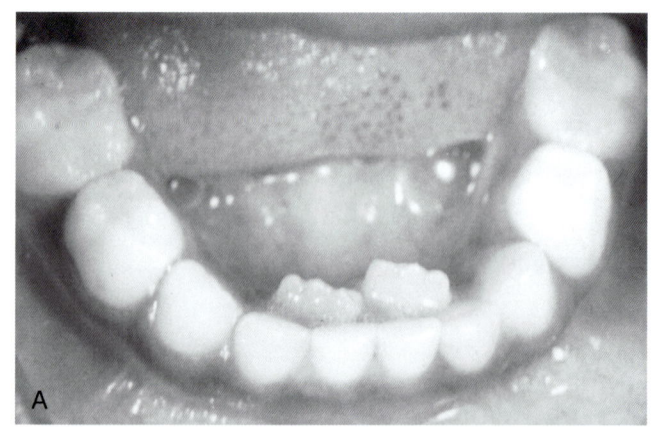

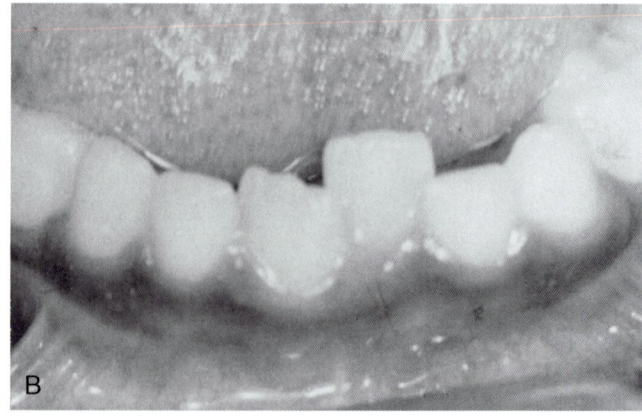

图 20.3　A. 恒中切牙正在萌出，位于滞留的乳中切牙的舌侧，需拔除乳中切牙。B. 虽然牙弓长度不足以容纳恒切牙，然而牙齿可在舌的推动下向理想的位置移动

和乳切牙有足够萌出间隙（图20.4）的儿童中，均可发生此现象。无论何种情况，舌及牙槽骨的生长对促进恒切牙及时进入正常位置具有重要作用。尽管对新萌出的恒切牙来说，牙弓的空间可能不足，但其位置将会在未来几个月内得到改善。有些病例则需要拔除相应的乳牙。不提倡拔除该区域内的其他乳牙，因为这样做只能暂时缓解拥挤，并可能导致更严重的牙弓长度丧失。支持乳下切牙拔除的一个常见理由是切牙不整齐可导致前牙牙冠龋。然而，尽管认同切牙拥挤对菌斑滞留有明确影响的观点，Alsulaiman等[16]并没有发现前牙牙冠龋患病率的增加与切牙不整齐相关。

Gellin[17]强调当发现儿童出现双排牙齿时，家长会产生焦虑情绪。他建议如果在7岁半前出现这种情况，则没必要对儿童的滞留乳牙进行创伤性拔除，因为恒牙大多可在几个月内自行调正。而当下颌恒切牙舌侧萌出发生于年龄较大的儿童或影像学检查发现乳牙未出现牙根吸收时，自行调正将无法实现，此时应拔除相应滞留的乳牙。

Gellin和Haley[18]曾进行了一项关于下颌恒切牙舌侧萌出时是否有必要拔除相应乳牙的临床研究。他们监测了44名儿童（22名男孩，22名女孩）的57颗舌侧萌出的下颌恒中切牙或侧切牙。选择至少有一颗下颌恒切牙于相应乳牙舌侧萌出的儿童为研究对象。其他纳入标准为双侧下颌乳尖牙存在，下颌乳、恒切牙无任何异常，以及没有因侧切牙紧跟在中切牙后萌出所致的重度下颌恒切牙拥挤。首次调查时儿童的平均年龄是6岁4个月（4岁10个月至8岁8个月），纳入研究的恒牙包括47颗中切牙及10颗侧切牙。

所有研究对象中，恒切牙唇向移动都是自然发生的，没有必要拔除相应乳切牙。Gellin和Haley[18]发现，95%的研究对象其舌侧萌出的下颌恒中切牙在8岁2个月之前都能自行调正到正确的位置。此外，舌侧萌出的下颌侧切牙至少在8岁4个月时能够自行调正。尽管侧切牙的样本量太小，不足以得出明确结论，但所有纳入研究的牙齿都出现了自动调正位置的现象，并且中切牙唇向移动发生在更早的年龄段。因此，Gellin和Haley[18]建议采取保守方法，即等待并定期观察，以避免儿童接受外科拔牙。如果恒中切牙在8岁2个月、恒侧切牙在8岁4个月时仍未出现唇向移动，则怀疑为乳切牙滞留，应拔除乳牙。然而，只有在乳切牙很牢固或牙根未吸收时才建议拔除乳牙。最近的研究进一步证实了这些发现和建议。

我们认为在足够的时间下，舌侧萌出的恒切牙可发生自行调正，特别是在没有严重拥挤的情况下。这种观察性等待的方法是合理可行的，尤其是当家长第一次带孩子来就诊就是因为这个特别的问题时。对于6～8岁的儿童，在第一次就诊时就拔牙可能会影响医生和孩子间建立融洽的关系。此类病例的拔牙过程相当简单，所以我们相信在之后会有很多合适的拔牙时机。在做出保守观察的决定时不要忽视家长的感受，即便有95%的自行调正比例也不能使所有家长满意。因此，口腔医生可能会发现一些牙科患者更倾向于拔除乳牙，这样问题就解决了。尽管根据Gellin和Haley[18]所描述的情况，对患者采取密切观察而非拔牙治疗已经得到认可，但是我们知道，即使是在牙列中有间隙的

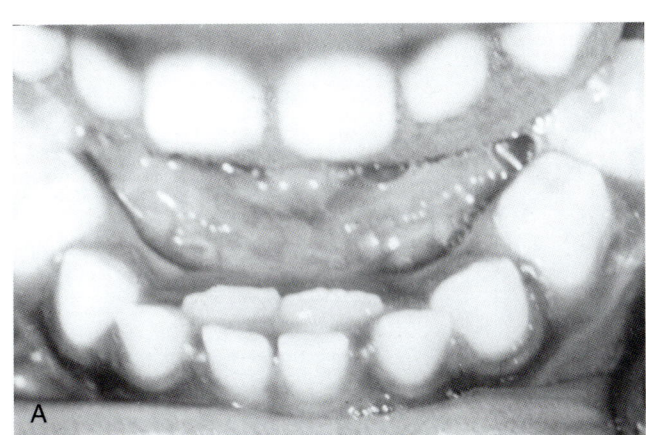

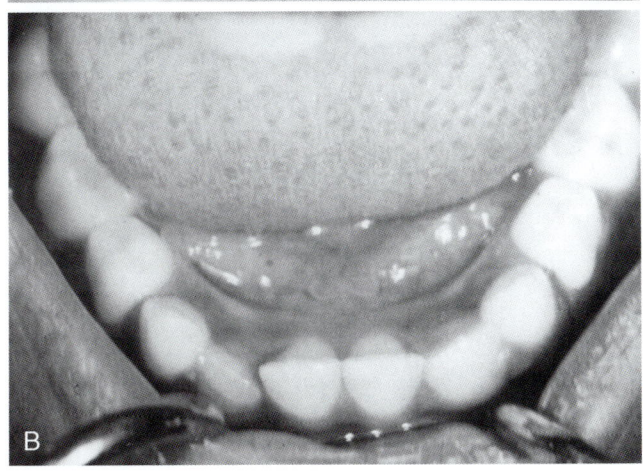

图20.4 A.尽管乳牙间有足够的间隙容纳恒中切牙，但恒牙仍于乳牙舌侧萌出。B.拔除乳中切牙可使恒牙萌出到理想的位置，但是如果给予足够长的时间，恒牙很可能会自行调正，萌出至正常位置

患者，也不是早期拔除滞留乳牙的绝对禁忌证。因此，如果有一些特殊的情况，应对拔牙予以考虑。

虽然下颌恒切牙不对称萌出时通常会发生扭转或错位，但舌及唇的塑形运动会在几个月内改善牙齿的排列问题。

出牙和萌出困难

大多数孩子在乳牙萌出前会有唾液分泌量增多以及把手和手指放入口中的行为，这些现象可能是牙齿即将萌出的唯一指征。

一些婴幼儿在乳牙萌出期间变得烦躁不安。一些疾病的发生，如喉炎、腹泻、发热、惊厥、原发性疱疹性龈口炎甚至死亡，都可能被错误地归因于牙齿萌出。在19世纪，人们认为出牙的并发症是导致婴儿死亡的常见病因。

Illingworth[19]广泛查阅大量文献后并未找到出牙会导致发热、惊厥、支气管炎或腹泻的证据。Tasanen[20]关于出牙的研究也支持这个结果，该研究监测了126名婴儿及107名对照儿童口腔内萌出的192颗乳牙。所有幼儿从出牙的那一天即开始被观察，并记录体温、感染发生情况、红细胞沉降率、白细胞计数、生活行为（包括睡眠情况）、口腔黏膜的颜色、萌出乳牙表面软组织的敏感程度、牙齿萌出压力所造成的疼痛程度等。结果发现：出牙并不会增加感染的发生率，不会引起体温、红细胞沉降率和白细胞计数的升高，不会导致腹泻、咳嗽、睡眠紊乱或蹭耳朵及颊部。但出牙确实会引起儿童白天时烦躁不安，增加吮指及抠牙龈的次数，口水增多，也可能会有食欲的减退。其中有1/3的孩子牙齿萌出区域的口腔黏膜颜色无变化，另有1/3的孩子有轻微变化，剩余1/3的孩子黏膜有轻微出血。

Jaber等[21]对46名健康婴幼儿的出牙进行研究发现，有20名婴儿（占所有婴儿的43%）在长第一颗牙的那天，体温有小幅升高，然而作者强调不能将发热归咎于牙齿的萌出，这样的想法是错误且危险的。其他研究也证实了这些结果[22]。在对婴幼儿进行健康护理时，如未经全面诊断评估就将病症归因于出牙，有可能会犯严重的错误，导致忽视了重要的全身异常情况。Swann[23]观察了50名因家长及医生首先将病症归因于出牙而收入院的儿童，经过仔细的医疗评估后，明确了其中48人存在其他的器质性病变。

牙齿萌出是一个正常的生理过程，其与发热及全身异常的必然关系尚未得到证实。在该时期出现的发热或呼吸道感染应考虑为偶发情况，而不应直接和牙齿萌出联系在一起。

在牙冠未完全萌出前，牙龈组织的炎症可能会引起暂时性疼痛，几天内就可缓解。不建议外科去除牙齿表面组织以助萌出。如果孩子感到中度不适，家长可以用干净的湿手指按摩出牙区域的牙龈，以帮助缓解不适。孩子也可以在直接监督下吮吸或咀嚼用冷水浸湿的干净布。还建议使用大小合适且没有液体填料的出牙环。在没有咨询患者的儿科医生或牙医之前，都不应该使用任何类型的止痛药，无论是局部还是全身应用。

萌出性血肿（萌出囊肿）

牙齿萌出区域出现的蓝紫色软组织突起通常称为萌出性血肿，偶发于乳牙或恒牙萌出前几周。血液充盈的囊肿常见于第二乳磨牙及第一恒磨牙区，通常认为血肿形成是在行使功能过程中软组织受到创伤所致（图20.5）。通常情况下牙齿将在几天内突破软组织，血肿会消散。因为萌出性血肿是有自限性的，所以无需治疗。然而，有时采用外科手术暴露牙冠也是合理的。

当家长发现萌出性血肿时，可能害怕孩子患上类似恶性肿瘤之类的严重疾病。因此，口腔医生必须在对他们的焦虑情绪表示理解和同情的同时，说明该病变并不严重，并且安抚他们。

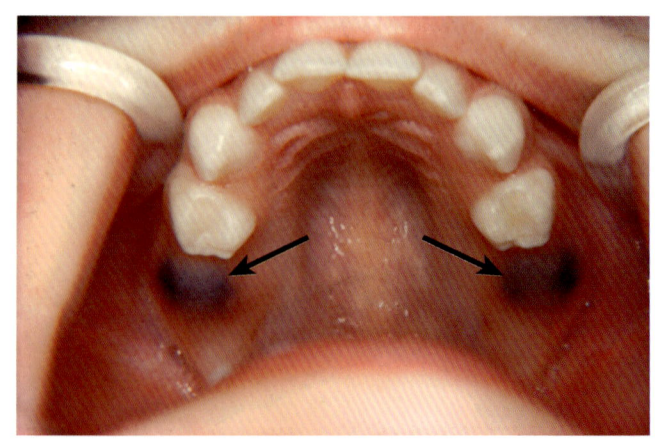

图20.5　第二乳磨牙萌出前形成的萌出性血肿（箭头所示）

萌出性死骨

萌出性死骨偶见于儿童第一恒磨牙萌出时期（图20.6和图20.7）。Starkey和Shafer[24]将萌出性死骨描述为萌出中恒磨牙的牙尖顶端即将或刚刚突破口腔黏膜时，位于牙冠上方细小的无活性的针状骨片。病例研究报道认为萌出性死骨是由牙本质、牙骨质及在牙囊内形成的类牙骨质组成的。其他研究也证实这样的结果。Maki等[25]在他们的病例研究中发现，萌出性死骨的钙磷比高于正常骨。这些报道提示萌出性死骨可能来自成骨或成牙组织。无论其来源如何，该硬组织片通常位于相关牙齿的中央窝上方，被软组织包裹和围绕，并且随着牙齿的萌出及牙尖的暴露，碎片逐渐分离。

萌出性死骨通常没有明显的临床意义，一些死骨可在无明显症状的情况下自行吸收。然而，对于露出黏膜表面已经萌出的死骨，如果造成了局部刺激，则可将其轻易去除。如果死骨被发现时仍包裹于牙龈组织中，且基底很牢固，则需采用表面麻醉或小剂量局部麻醉，以免在去除死骨时产生疼痛。

异位萌出

牙弓长度不足、牙齿体积过大以及各种局部因素都可能影响牙齿的萌出或试图萌出至异常位置。有时这种情况可能很严重，导致牙齿发生真正的易位。牙齿异位萌出的相关问题及解决方案将在第23章中进行讲解。

诞生牙和新生牙

诞生牙（出生时就有的牙齿）及新生牙（在出生后30天内萌出的牙齿）的发病率很低。Leung[26]曾对在加拿大Alberta省Calgary市出生的50 892名婴儿进行一项住院记录回顾性研究，发现有15名婴儿出现诞生牙，其在新生儿中的发病率约为1/3392。Kates等[27]对11 000名儿童进行的另一项调查发现诞生牙的发病率为1/3667，但这些调查信息是间接获得的。然而，另一项研究直接对7155名婴儿进行检查，结果发现诞生牙的发病率为1/716。

Zhu和King[28]对新生牙及诞生牙的文献和病例报道进行了大量的回顾和分析，结果发现大约85%的新生牙或诞生牙为下颌乳切牙，多生牙只占很少的比例。新生牙或诞生牙通常成对出现。新生牙或诞生牙为磨牙的情况极为罕见，Zhu和King[28]发现自1897年起仅有20个病例报道。此外，他们报道大多数牙齿早萌的婴儿在其他方面表现正常，可有或者没有家族遗传史。但是，有些婴幼儿的诞生牙或新生牙可能是多种环境因素引起的局部表现或是一种潜在的综合征，诸如Eills-van Creveld综合征、Hallermann-Streiff综合征、Pierre Robin综合征和Sotos综合征，提示对有新生牙及诞生牙的婴儿进行全面诊断评估是很重要的。文献报道不足10%的新生牙是多生牙[29]。

Spouge和Feasby[30]认为"新生牙"和"诞生

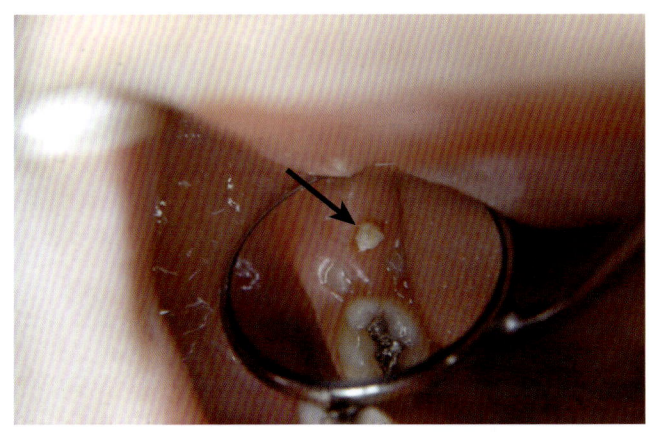

图20.6 箭头所指为5岁11个月女孩口内的萌出性死骨。临床可见位于下颌第一恒磨牙中央窝上方的白色针状硬组织，牙齿正突破黏膜开始萌出（Courtesy Drs. Paul E. Starkey and William G. Shafer.）

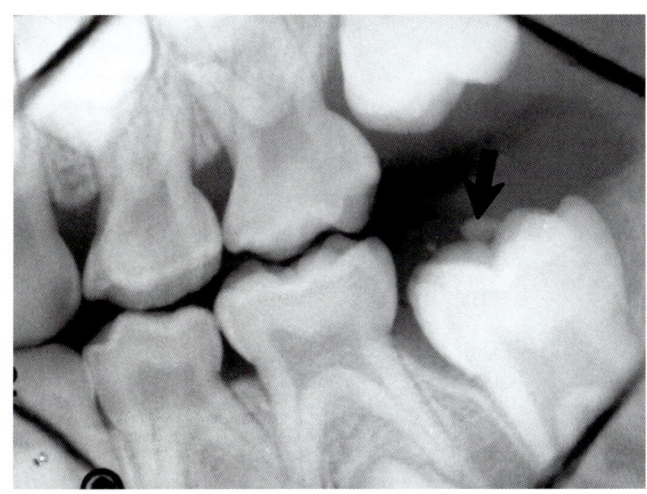

图20.7 6岁9个月儿童萌出性死骨的X线表现（如箭头所示）。除非有症状，否则无需治疗（Courtesy Drs. Paul E. Starkey and William G. Shafer.）

牙"这两个名词是人为区分的，应使用更具临床实用意义的描述方式。他们建议采用"成熟型"和"未成熟型"这两个名词，从而更好地反映出此类牙齿的预后。

大多数研究认为牙齿早萌和新生牙、诞生牙的出现是多因素的。而乳牙早萌的一个可能因素是家族史，为常染色体显性遗传。

许多父母自愿分享孩子牙齿早萌的信息。有研究发现 10%～15% 有诞生牙或新生牙的婴儿，他们的父母、兄弟姐妹或其他近亲也有相同病史。

影像学检查可以明确牙根的发育程度以及早萌牙齿与邻牙的关系。婴儿的父母可以在拍摄过程中辅助固定其口中的 X 线胶片。

大多数早萌牙（未成熟型）由于牙根发育不足而出现异常松动，这些松动牙齿可能存在移位甚至误吸的风险。因此，此类早萌牙应拔除。此外，在某些情况下，牙齿尖锐的切缘还会引起舌体表面创伤性溃疡（又称 Riga-Fede 病），此类牙齿也应拔除。

Zhu 和 King[28] 未找到新生牙或诞生牙坠入气道的病例报道。尽管拔除此类牙齿是一个简单的操作过程，但是对家长来说在情感上存在困难。当牙齿拔除后，应仔细搔刮牙槽窝，尽量去除拔牙窝内的剩余成牙细胞，因为这些细胞有可能会继续发育成不规则的牙样结构，并需要进行额外处理。

然而，最佳的治疗方案是保留牙齿并向家长解释保留牙齿的必要性，因为该牙对于邻牙的生长和正常萌出是很重要的。在相对较短的时间内，未成熟的早萌牙会逐渐稳固，牙弓中的其他牙齿也会陆续萌出（图 20.8）。

新生儿期萌出的牙齿不是大问题。尽管牙根发育有限，这些牙齿通常可以保留（图 20.9 和图 20.10）。

保留的新生牙及诞生牙可能会干扰母乳喂养。首先，对母亲来说，母乳喂养会很疼，所以建议使用吸乳器将母乳装瓶后喂养。然而，如果母亲坚持母乳喂养，婴儿也可能在相对较短的时间内学会不去"咬"，似乎婴儿能感受到母亲的不适并学会去避免引起这种不适。

爱泼斯坦珠、Bohn 结节和牙板囊肿

在极少数情况下，新生儿牙龈黏膜上出现小的

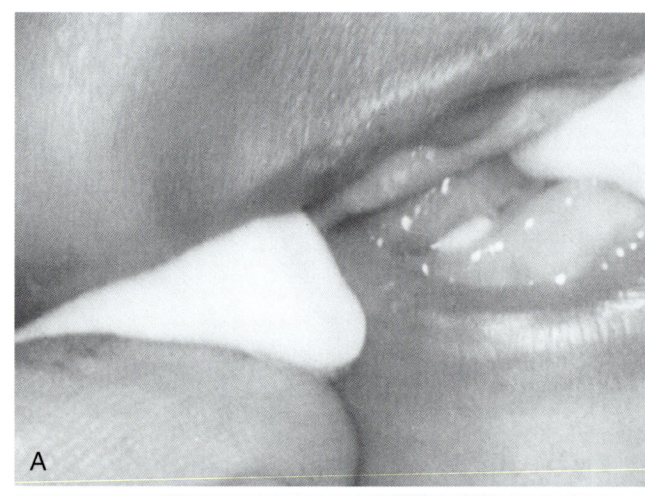

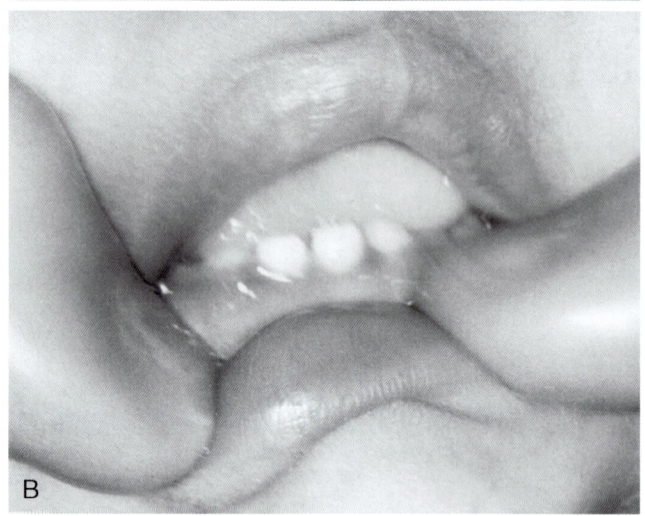

图 20.8 A. 在出生后 3 天的婴儿口内发现新生牙。由于牙齿无明显松动，不建议拔除。B. 下颌前牙区的其他牙齿在 2 个月内陆续萌出，照片中未戴手套的手指是患儿家长的

白色或灰白色病损可能会被误诊为诞生牙。该病损通常是多发的，但不会增大（图 20.11）。因其能在出生几周内自动消失，所以无须治疗。

Fromm 曾报道[32]，在 1367 名新生儿中有 1028 人于口腔内发现了临床可见的囊肿，并将其分为三种类型：

1. 爱泼斯坦珠（Epstein pearls），沿着腭中缝形成，是胎儿发育过程中陷入腭中缝的上皮剩余组织。

2. Bohn 结节（Bohn nodules），常形成于牙槽嵴的颊舌侧以及远离腭中缝的上腭部，是剩余的唾液腺组织，组织学上与爱泼斯坦珠不同。

3. 牙板囊肿（dental lamina cysts），发生于上、下颌牙槽嵴的顶端，通常来源于牙板上皮剩余。

Neville 等学者的工作支持了以上结果[33]。

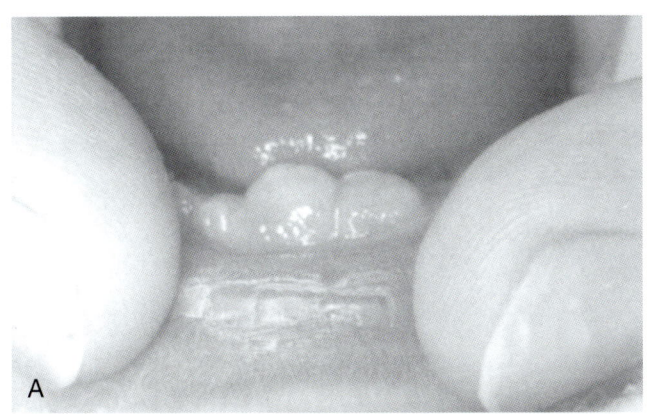
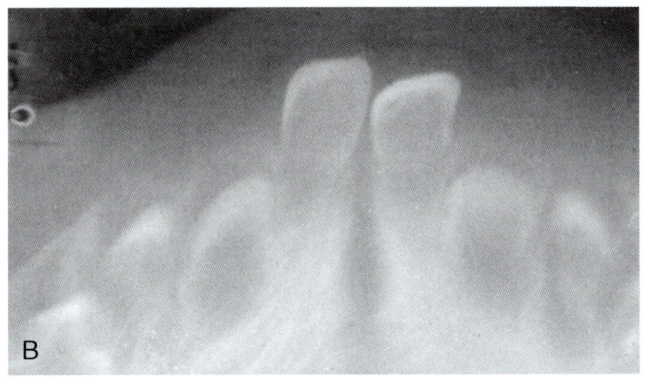

图 20.9　A. 一个 3 周龄婴儿的父母对下颌牙槽嵴上突起的组织团块表示担忧。B. X 线片显示两个乳中切牙即将萌出。照片中未戴手套的手指是患儿家长的

影响牙齿萌出的局部及全身性因素

牙齿固连（ankylosed teeth）

乳磨牙固连问题应得到口腔医生的足够重视。尽管牙齿似乎是沉入上、下颌骨中，但是用"下沉磨牙"来描述这种情况是不准确的。这个错误概念源于固连牙齿保持静态滞留的状态，而相邻区域的牙齿萌出及牙槽骨生长是持续的。虽然"低位咬合"现在比较通用，但作者认为不如"固连"（ankylosis）贴切。

Henderson[34]认为固连是一种牙齿萌出节奏的紊乱，有 1～2 颗固连牙齿的患者更有可能出现其他牙齿的固连。

下颌乳磨牙是最常发生固连的牙齿（图 20.12和图 20.13）。在某些特殊情况下，所有乳磨牙在正常脱落之前都可能与牙槽骨固连在一起。乳前牙只有在外伤的情况下才会发生固连。

乳磨牙区发生固连的原因不甚明了，但至少已提出了三种理论。观察到在同一家庭中几个成员均发生牙齿固连这一现象，提示了固连具有家族遗传性。有研究报道该情况更易出现在患儿的兄弟姐妹之间。此病症的发生具有家族遗传倾向，并可能具有非性别连锁的特征。研究调查还发现白人儿童的固连牙发病率要高于黑人儿童。

Darling 和 Levers[35]观察了一组儿童的 108 颗固连牙，其中 21 颗患牙没有继承恒牙胚。还有报道显示牙齿固连患者具有较高的前磨牙先天缺失发生率，提示乳牙固连与恒牙先天缺失之间存在一定关系。Steigman 等[36]却持不同意见。基于仔细的观察和文献回顾，他们认为固连乳牙与先天缺失继承恒牙之间不存在因果联系。

乳磨牙的生理性吸收开始于牙根的舌侧或内侧面。吸收过程并非持续进展，而是间杂有非活动期或静止期。吸收期之后伴随修复过程。在修复过程中，乳牙和牙槽骨之间常会形成牢固的结合。这种间歇性吸收和修复的过程可以解释为何乳牙在脱落前牢固程度不同。乳牙大面积牙根固连可能导致乳牙无法正常脱落，继承恒牙无法萌出。

乳磨牙与牙槽骨之间粘连的情况通常在牙根吸收开始后才会发生。如果固连发生较早，而邻牙又在不断地萌出，那么固连牙将远低于正常咬合平面，甚至可能部分牙冠被软组织覆盖（图 20.14），而且会有内衬上皮的通道从口腔延伸至患牙。牙齿固连偶尔也会发生在乳牙萌出、牙根完全形成之前（图 20.15）。Tsukamoto 和 Braham[37]曾报道了一例下颌第二乳磨牙早期固连的病例，患儿 10 岁时才确诊，此时继承的第二前磨牙在颌骨内的位置异常，但位于未萌出乳磨牙的𬌗方上方。牙齿固连也可能发生在乳牙牙根吸收晚期，并阻碍继承恒牙的萌出（图 20.16）。

牙齿固连的诊断并不困难。由于牙齿未萌出，牙槽突无法发育形成正常的咬合关系，对𬌗磨牙会伸长。固连牙甚至在牙根吸收的晚期也无明显松动。用钝器叩诊可疑牙和正常邻牙并对比声音，可大致明确固连的发生。叩诊时固连牙发出坚实的声音，而正常牙由于牙周膜可部分吸收敲击产生的振动而发出缓冲音。

影像学检查是一种有效的辅助诊断方法。在牙齿固连发生区域，牙周膜连续性的破坏可在 X 线片上明显地显示出来。

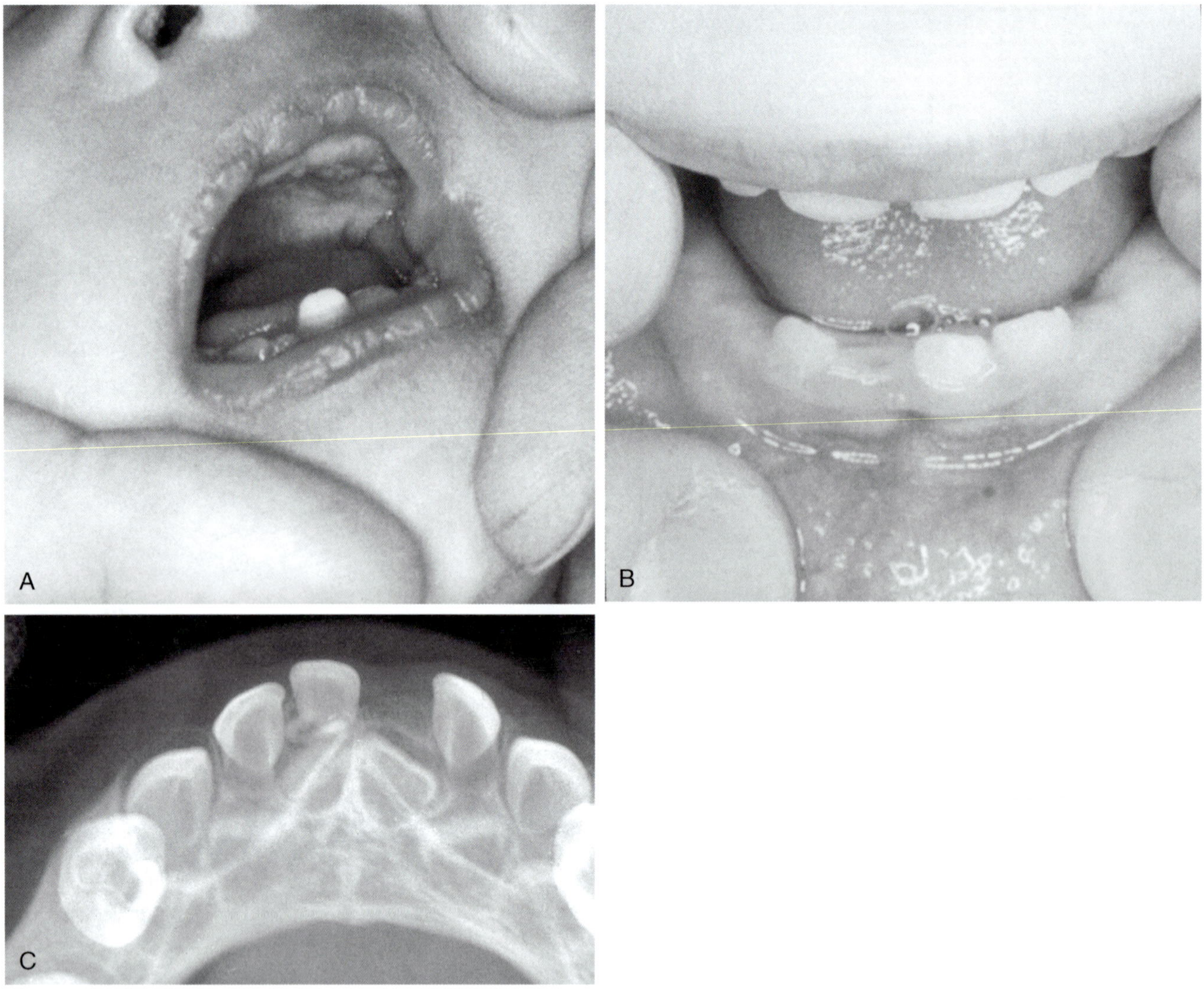

图 20.10 A. 婴儿 4 周龄时出现一颗乳中切牙萌出。该牙由于牙根形成不足而异常松动，但未拔除。B. 一颗早萌的乳中切牙由于患儿跌倒而脱落，但其他牙齿仍存在。C. 一颗新生牙形成弯曲牙根（dilacerated root formation）。照片中未戴手套的手指是患儿家长的

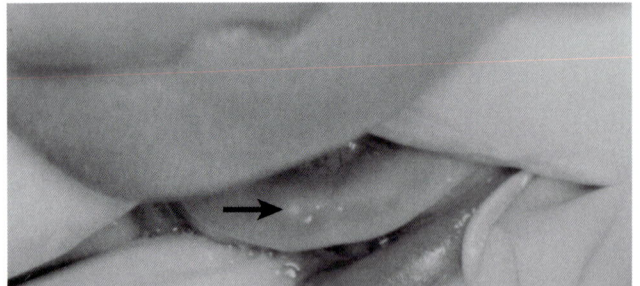

图 20.11 牙板囊肿（箭头所示），无须治疗。该病灶可于出生后几周内消失

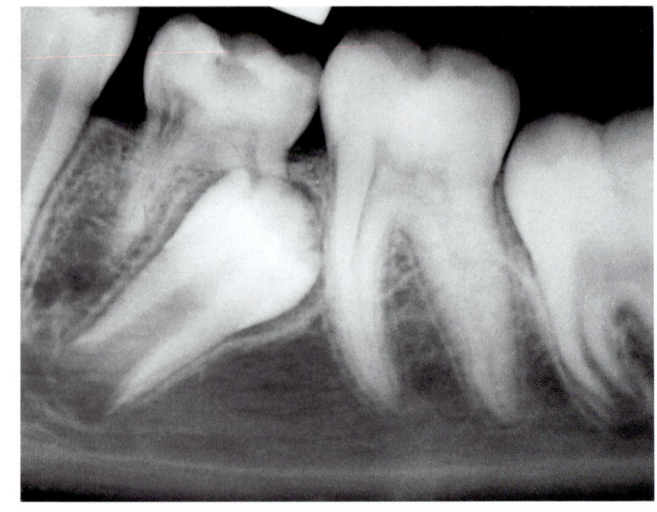

图 20.12 第二乳磨牙发生固连而低于正常咬合面，可见明显的牙根吸收和吸收区的骨沉积

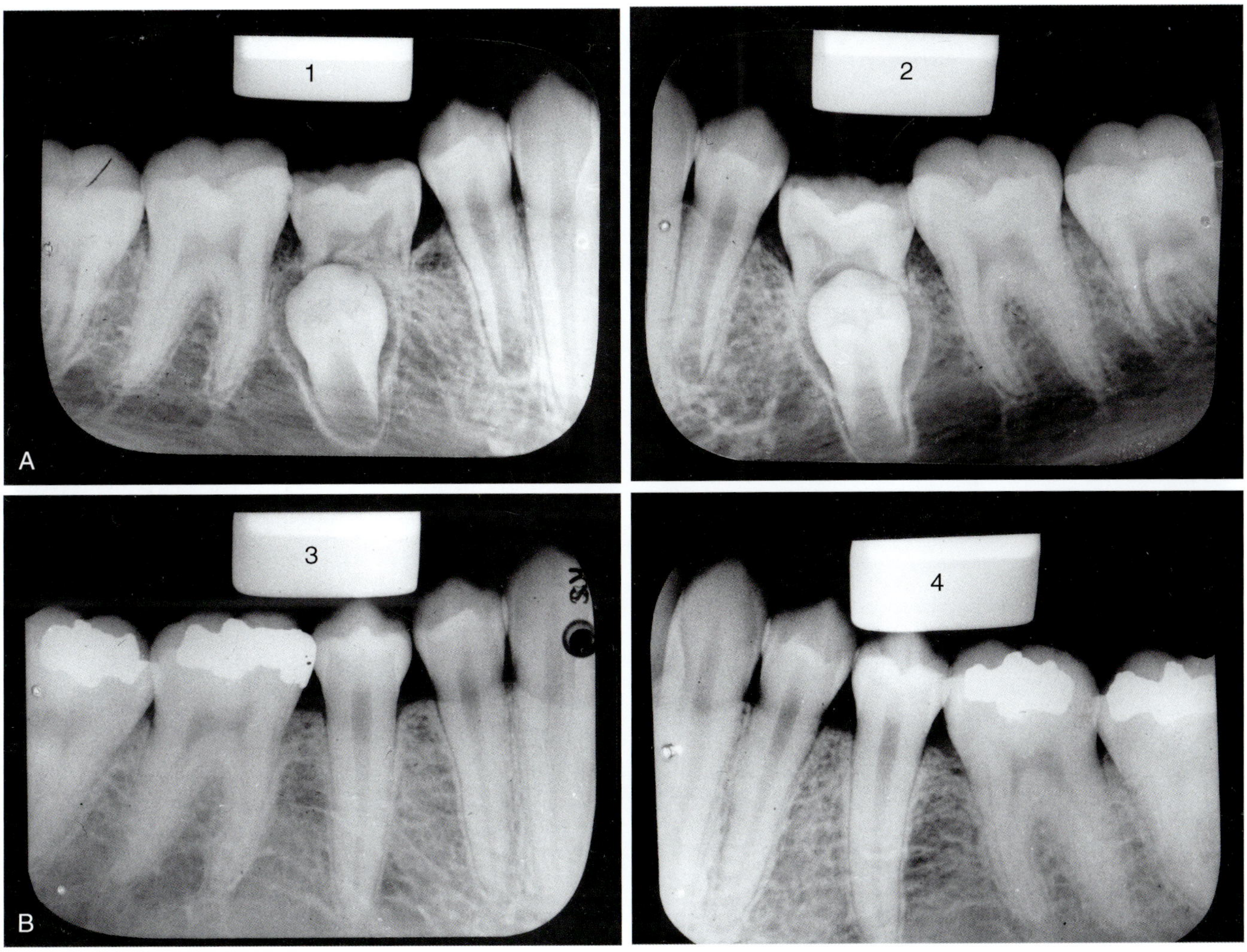

图 20.13　A. 双侧第二乳磨牙固连。B. 固连的乳磨牙脱落后，第二前磨牙萌出形成正常咬合。通常情况下固连牙应外科拔除

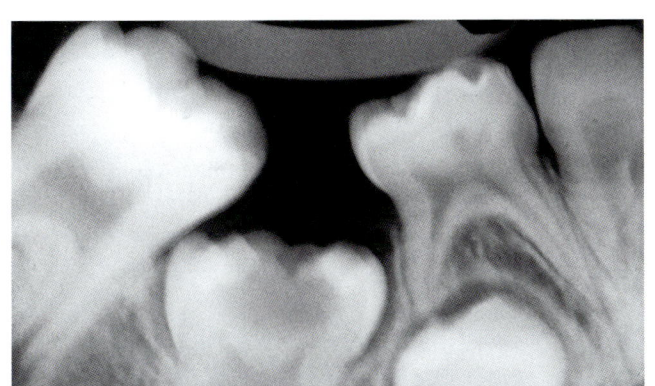

图 20.14　第二乳磨牙固连，𬌗面有龋损。这颗牙齿可能在牙根吸收开始后很快就发生了固连

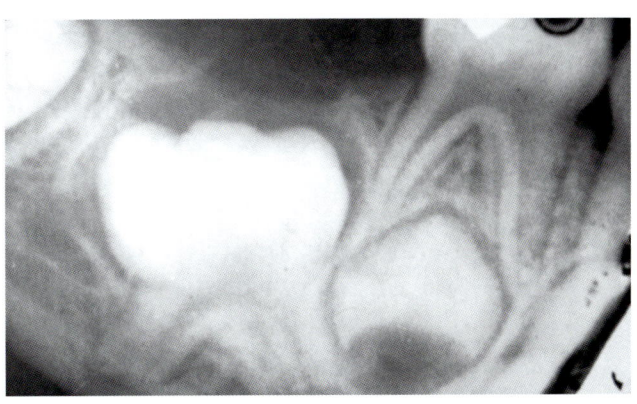

图 20.15　严重低位的固连第二乳磨牙。建议外科拔除患牙

对固连牙齿的处理，早期发现和诊断是极其重要的。最终的治疗方案可能包括外科拔除（图20.17）。然而，除非龋坏严重或牙弓长度丧失明显，口腔医生可能会选择密切观察下保留患牙。确诊为固连的牙齿也可能在将来的某个时候发生牙根吸收并且正常脱落，所以如果家长的配合程度高且能定期复诊，观察性等待则是最好的方案。

Belanger 等[38]报道了一例早期固连的下颌第

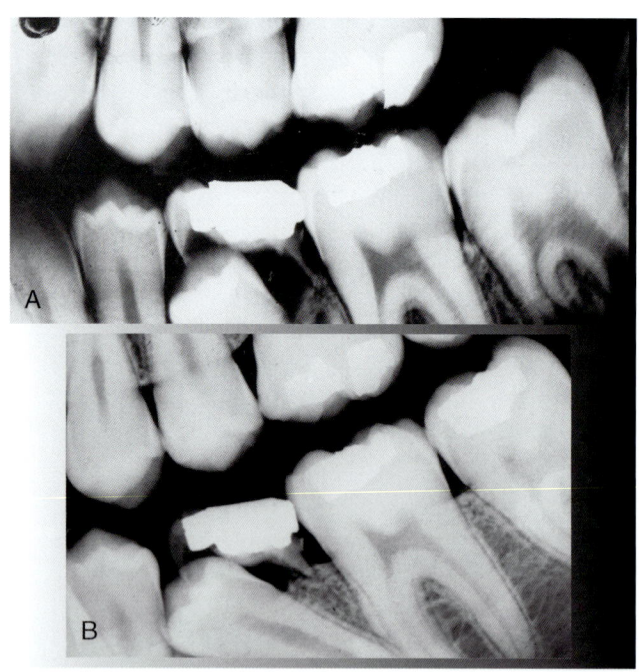

图 20.16　A. 第二乳磨牙细小、针状的剩余牙根与牙槽骨粘连在一起。常规检查时没有关注这个问题。B. 一年后，第二乳磨牙仍滞留，而第二前磨牙移动到更为不利的位置

二乳磨牙症状自行消失的病例。在患儿 3 岁时发现患牙未萌出，其余牙齿已形成正常咬合的乳牙列。患牙始终保持固连的状态，直至邻近第一恒磨牙破龈开始萌出。6 岁 9 个月时，乳磨牙已萌出至有功能性咬合接触，并且 X 线片上可见正常、清晰的牙周膜间隙，而在此之前即使是根分叉区也没有明显的牙周膜间隙。Tieu 等[39] 曾撰写了一篇非常优秀的关于固连乳磨牙和继承前磨牙处理方法的文献综述[39]。

继承恒牙缺失的固连乳磨牙

Kurol 和 Thilander[40] 强调了继承恒牙的存在对乳磨牙正常脱落的重要性。他们的纵向研究发现，没有继承恒牙的固连乳磨牙（ankylosed primary molar）无法自然脱落。然而，大多数固连的牙齿都可见有缓慢的牙根吸收。

Messer 和 Cline[41] 观察到未及时拔除严重低位咬合的乳磨牙会导致前磨牙的支持牙槽骨骨量减少。然而，Kurol 和 Olson[42] 认为低位咬合及固连乳磨牙不会对远期第一恒磨牙近中牙槽骨骨量缺失构成过多的风险。他们观察了 119 颗与第一恒磨牙相邻的低位咬合乳磨牙，其中只有 2 颗第一恒磨牙近中牙槽骨水平出现了异常。因此他们建议，总的治疗原则是等待乳牙的正常脱落以及继承恒牙的萌出。他们认为，对于有继承恒牙发育异常（如牙齿缺失、异位萌出）的患者来说，进行早期干预是非常必要的。对于继承恒牙缺失的固连乳磨牙，应尽量采用不锈钢冠、嵌体冠或在相应乳磨牙上粘接复合树脂来建立功能性咬合关系。目前来说，粘接修复是首选。当牙弓中大多数恒牙萌出后，该治疗即为成功。如果邻牙仍处于萌出活动期，那么其高度会很快超过固连牙（图 20.18）。

固连恒牙（ankylosed permanent teeth）

恒磨牙不完全萌出可能与小面积牙根固连有关。应首先去除覆盖牙冠咬合面的骨和软组织，然后在该区域填满外科水门汀（塞治剂），为发育的恒牙提供萌出通路（图 20.19）。如果恒牙暴露在口腔中并且低于邻牙咬合平面，则固连是一个可能的病因。在一项关于原发性萌出障碍（primary failure of eruption，PFE）的系统综述中，Hanisch 等[43] 将 PFE 定义为尽管存在明确出牙路径，牙齿却无法完全萌出的一种罕见病（患病率为 0.06%）。其主要表现为由于出牙机制紊乱，导致最初非固连的牙齿部分或完全不出牙，从而导致后牙区单侧/双侧开𬌗。作者描述了一种有效打破骨性固连的脱位技术。如果摇晃技术没有立即成功，应该在 6 个月内重复一次。延误治疗可能导致磨牙永久性固连（图 20.20）。

未萌出的恒牙可能会由于釉质骨质再生而发生固连。Franklin 认为[44]，固连的发生是慢性炎症对牙囊和牙周组织的刺激所致。未萌牙齿邻近的根尖感染会导致牙齿固连的发生。对未萌牙齿而言，釉上皮包绕着釉质。感染（或创伤）会破坏釉上皮，紧接着釉质吸收，骨组织或冠部牙骨质沉积在釉质吸收部位，使牙齿牢牢固定在未萌出的位置（图 20.21）。

21 三体综合征（trisomy 21 syndrome）

21 三体综合征（唐氏综合征；Down syndrome，DS）是常发生牙齿迟萌的一种先天发育异常，其 21 号染色体不是正常的二倍体而是三倍体。患儿可能 2 岁时才开始萌出第一颗乳牙，5 岁时乳牙才全部萌出。牙齿的萌出顺序也经常发生异常，有些乳牙滞留会持续到 15 岁。Ondarza 等[45] 调查了 127 名男性和 128 名女性 DS 患者，发现男性患儿中有 6 颗乳牙迟萌，女性患儿中有 11 颗乳牙迟萌。Jara

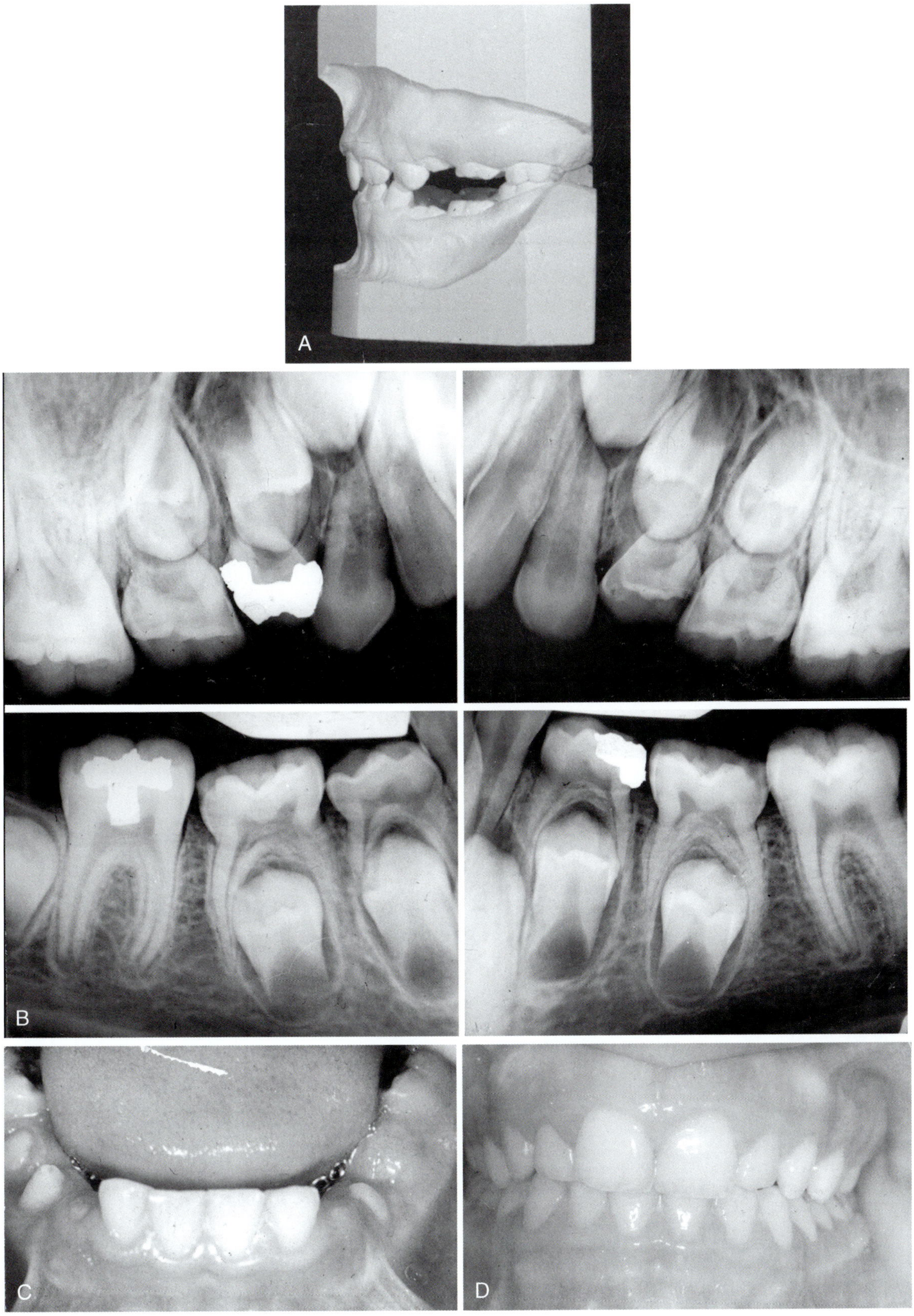

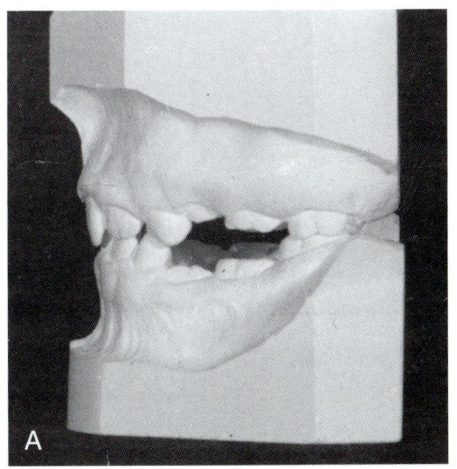

图 20.17 A. 8颗乳磨牙均发生固连，邻牙继续萌出导致牙弓长度不足。B. 影像学检查辅助确诊为乳磨牙固连，建议拔除固连的乳磨牙。C. 拔牙后佩戴间隙保持器直至继承恒牙萌出。D. 早期诊断并在合适时间拔除固连牙有助于形成理想的咬合关系

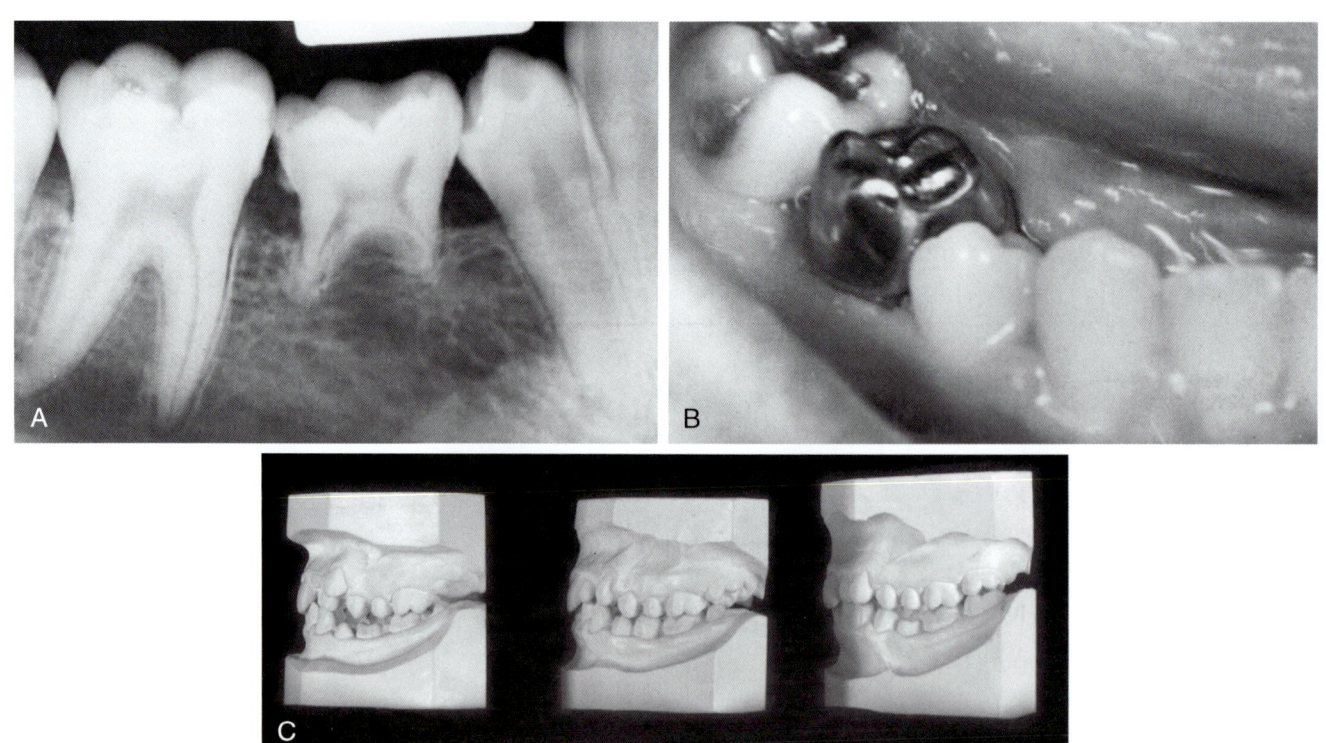

图 20.18　A. 固连乳磨牙没有继承恒牙。B. 对乳磨牙进行减径，以便第一前磨牙萌出，预成冠修复以恢复与对颌牙的咬合。C. 左侧模型为口内原始情况，中间模型为预成冠修复后的咬合情况，右侧模型为 18 个月后邻牙继续萌出的咬合情况

等[46]也对 116 名男性和 124 名女性 DS 患者进行了类似的调查，发现男性患儿中有 13 颗恒牙迟萌，而女性患儿中有 8 颗恒牙迟萌。这些研究结果证明了牙齿迟萌在 DS 患儿中是常见而散发的。

DS 发生在胚胎发育的早期阶段，可能在第一次细胞分裂期间。患儿常表现为眼部和外耳的异常，常见有先天性心脏病。DS 的发病率与母亲怀孕年龄相关。大量研究表明，当母亲怀孕年龄低于 33 岁时，DS 的发病率为 0.9/1000；当母亲怀孕年龄为 35～38 岁时，DS 的发病率为 2.8/1000；当母亲怀孕年龄大于 44 岁时，DS 的发病率为 38/1000；在更高龄人群中，其发病率高达 91/1000。

DS 患儿可以根据其典型的面部特征来确诊（图 20.22）。与正常人相比，DS 患儿眼眶小、眼外角上斜、鼻梁低宽。Cohen[47] 调查了 194 名 DS 患儿，结果发现 54% 的患儿外耳发育异常，表现为典型的折耳，即耳轮扁平或没有耳轮。智力障碍是另一个典型的表现，大多数患儿都有轻度到中度的智力障碍（见表 26.2）。

Landau[48] 比较了 DS 患儿与其正常的兄弟姐妹的头影测量结果，发现 DS 患儿有明显的上、下颌骨发育迟缓。上颌骨和下颌骨相对于颅底的位置靠前。面上 1/3 高度明显较短，面中 1/3 在水平向和垂直向上均小于正常人。下颌较小，容易导致舌前伸和牙列拥挤，这些均会影响正常咬合的建立。同时，患儿舌体常大于正常儿童。

许多 DS 患儿都有慢性结膜炎以及反复呼吸道感染的病史。使用抗生素可以减少慢性炎症的发生，显著降低感染导致的死亡率。

Cichon 等[49] 通过一系列文献回顾发现，DS 患者相对于正常同龄对照组以及其他智力障碍的同龄患者而言，更容易患牙周疾病。此外，有报道称 DS 患者组织的免疫炎症反应过重，分析其原因不仅仅是由于其不良的口腔卫生情况，还有可能是由于患者的细胞免疫和体液免疫受损、吞噬系统有缺陷。Cichon 等[49] 研究了 10 名 20～31 岁的 DS 患者，发现患者的牙周病在发病年龄小、牙周破坏严重以及发病机制方面都与青少年牙周炎一致。

Morinushi 等[50] 采集了 75 例 2～18 岁 DS 患者的血样，并对他们进行了牙龈健康评估。DS 患者的牙龈炎症程度和抗体滴度表明，牙周病的主要致病菌在 5 岁以前已经定植于患者的牙周组织中。

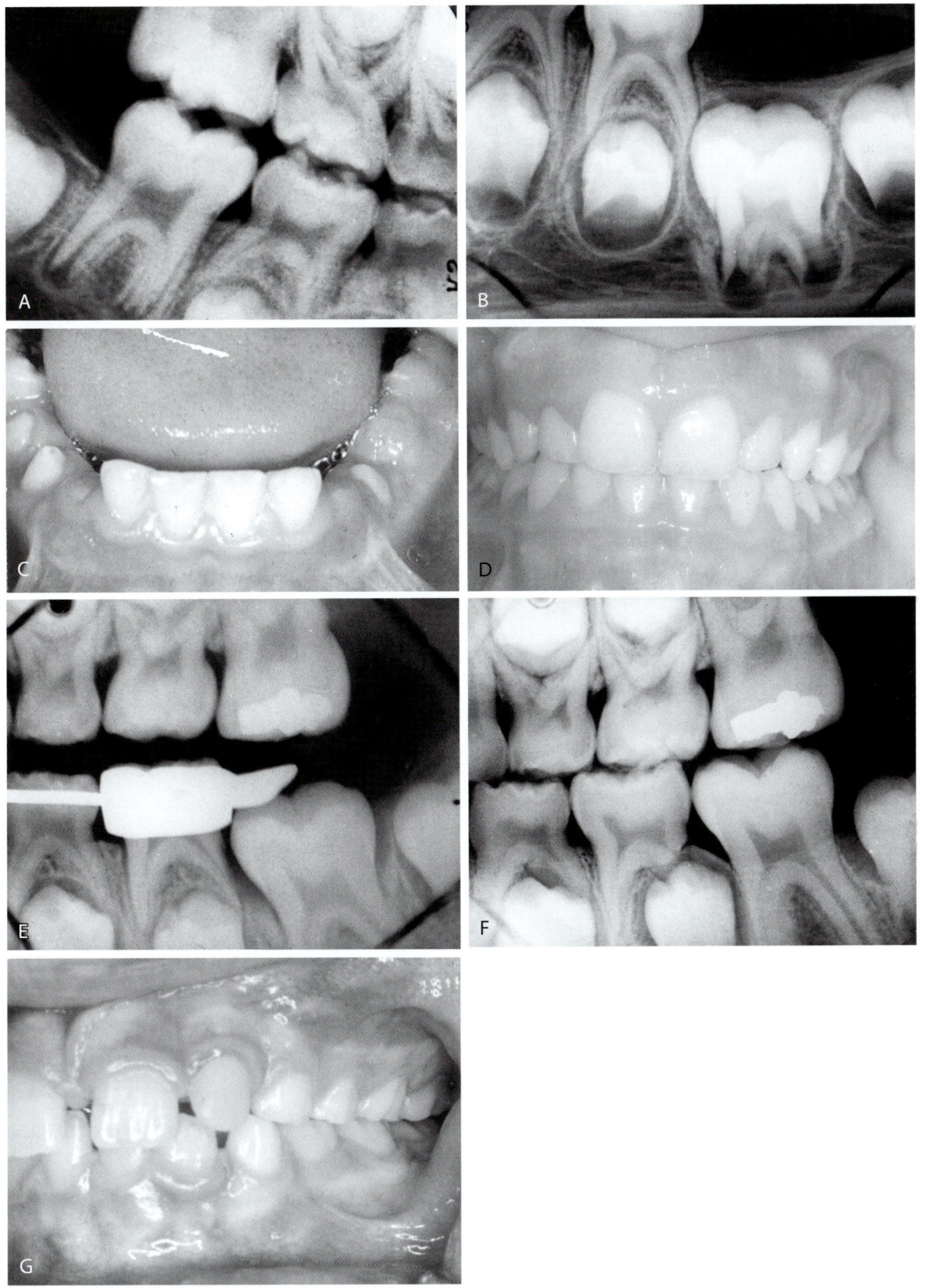

图 20.19 成功治疗第一恒磨牙迟萌的系列牙片。**A**. 右侧第一恒磨牙已萌出。**B**. 左侧第一恒磨牙仍埋在颌骨内,疑似固连。**C**. 手术去除骨和软组织,外科水门汀填入牙冠上方。**D**. 3 个月后,第一恒磨牙殆向移动。**E**. 舌弓及其远中延伸装置用于固定外科水门汀,同时防止对殆牙伸长。**F** 和 **G**. 第一恒磨牙萌出,咬合正常。注意下颌第二乳磨牙远中根进行性牙根吸收

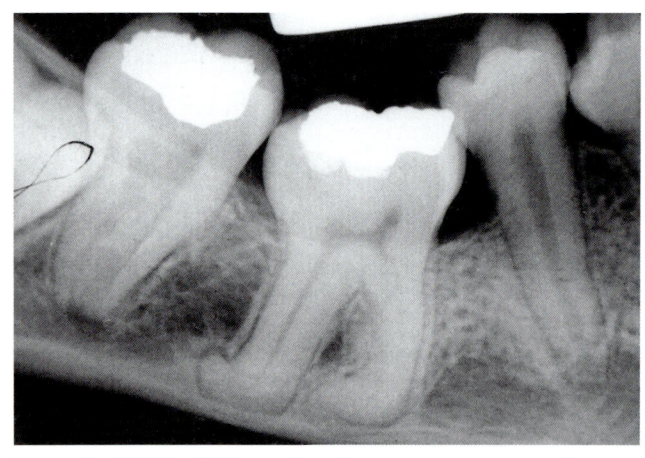

图 20.20　第一恒磨牙固连

患儿牙龈炎的患病率和严重程度也明显高于正常儿童。抗体滴度也表明了其他牙周致病菌的数量随年龄增长而增加。作者认为全身防御系统异常是 DS 患儿早期发生牙周病的主要原因。同样，Carlstedt 等[51]证明了，与同龄、同性别的对照组儿童相比，DS 患儿白念珠菌的口腔定植量明显增加。他们认为 DS 患儿的免疫反应异常导致其更易患口腔黏膜病。

Lee 等[52]发现 DS 患儿的龋齿易感性通常非常低，患儿的乳牙列和恒牙列患龋率均明显低于正常。Shapira 和 Stabholz[53]对 20 名 DS 患儿实施了

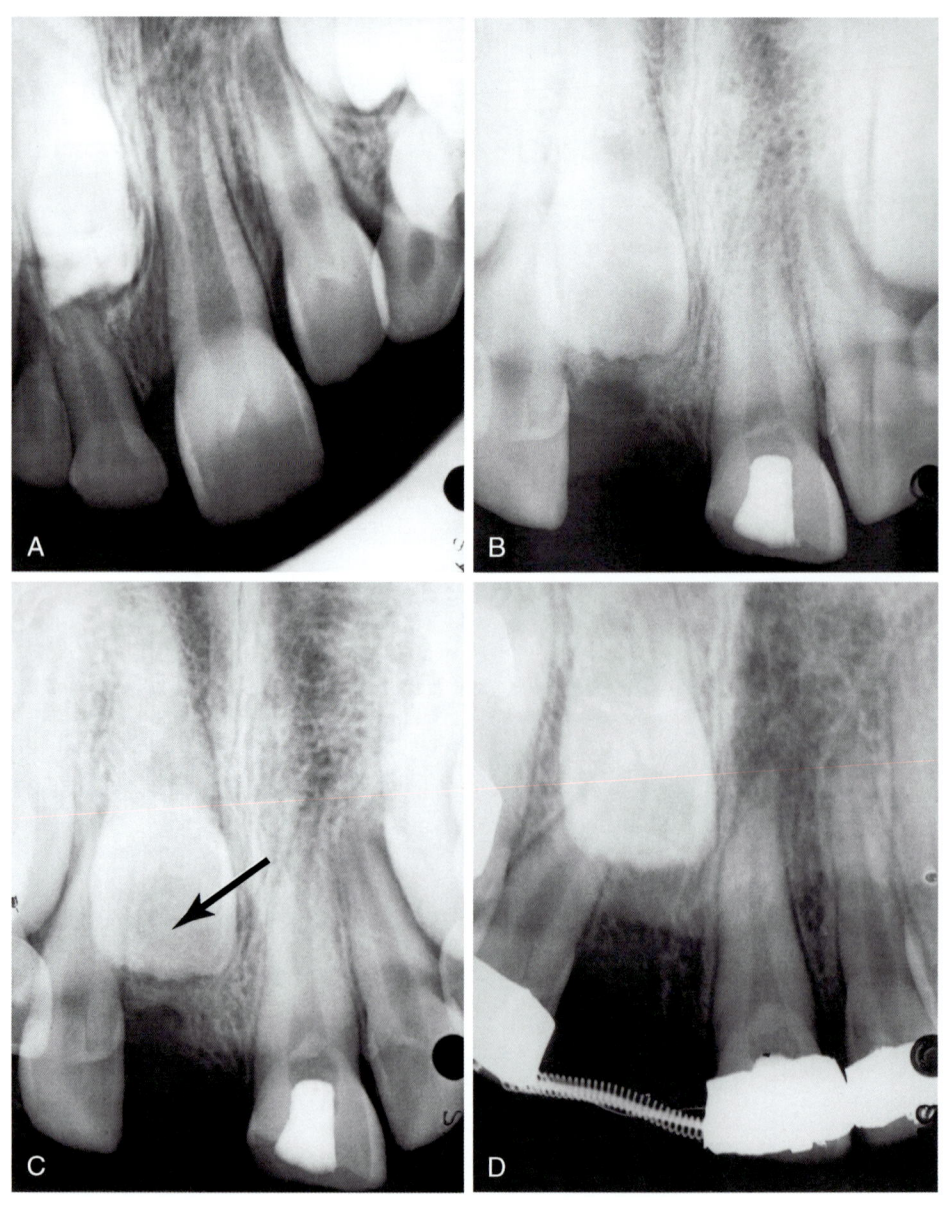

图 20.21　骨质再生导致牙齿固连。A. 正中多生牙导致右上恒中切牙迟萌。B. 拔除乳中切牙和多生牙。拔除多生牙时明显损伤了釉上皮。C. 未萌出的中切牙发生了明显的釉质吸收和牙齿固连。D. 左侧中切牙因冠折导致牙髓暴露，成功地进行了氢氧化钙牙髓切断术，牙根继续发育

30个月的综合口腔健康预防计划后，龋齿明显减少，牙周健康情况得到改善。

Seagriff-Curtin 等[54]认为，尽管有些低认知能力儿童不能配合牙科治疗，但大多数患儿是快乐开心的，他们热情且行为表现良好。医生在诊疗中可以按照常规方法管理患儿。在治疗 DS 患儿时，应考虑到患儿对感染的抵抗力可能较低。

颅骨锁骨发育不良

颅骨锁骨发育不良（cleidocranial dysplasia，CCD）是一种有明显口腔表型的少见遗传病，又称颅骨锁骨发育不全（cleidocranial dysostosis）、骨牙本质发育不全（osteodentin dysplasia）、突变型骨发育不全（mutational dysostosis）以及 Marie-Sainton 综合征。CCD 的遗传方式符合孟德尔显性遗传，即由父母中任意一方遗传给孩子，且没有性别差异。CCD 也可以是散发的，没有明显的遗传背景和种族差异。诊断依据是锁骨缺失或仅剩胸骨和肩峰处的残余锁骨。患儿囟门较大，影像学检查发现颅缝增宽，延迟闭合，甚至在儿童长大后仍不闭合。鼻窦通常较小，特别是额窦。

Richardson 和 Deussen[55]对 17 个 CCD 患儿进行了头影测量分析，发现由于下颌长度的增加和颅底较短，患儿均表现为下颌前突。上颌在垂直向上较短，但前后向正常。

患儿的牙齿发育延迟。15 岁仍然是全口乳牙的情况并不少见，这主要是由乳牙根吸收延迟和恒牙迟萌造成的（图 20.23）。多生牙是重要的典型特征之一。一些患儿可能只在口腔前部有少量多生牙，有些则是全口存在大量的多生牙。即使拔除了乳牙和多生牙，如果没有正畸干预，患儿的恒牙经常会迟萌或无序萌出。Jensen 和 Kreiborg[56-58]基于对 19

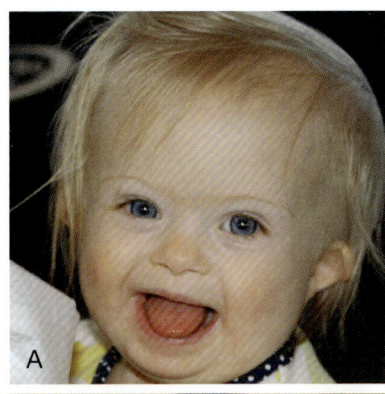
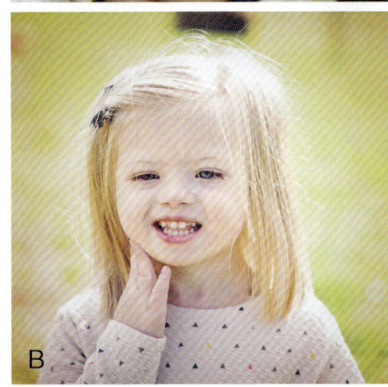
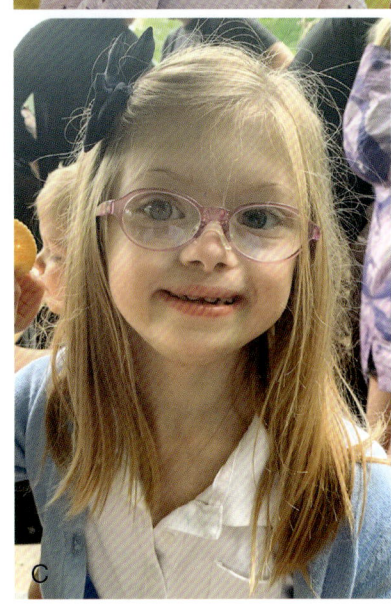

图 20.22　1 岁（A）、5 岁（B）和 9 岁（C）的唐氏综合征患儿

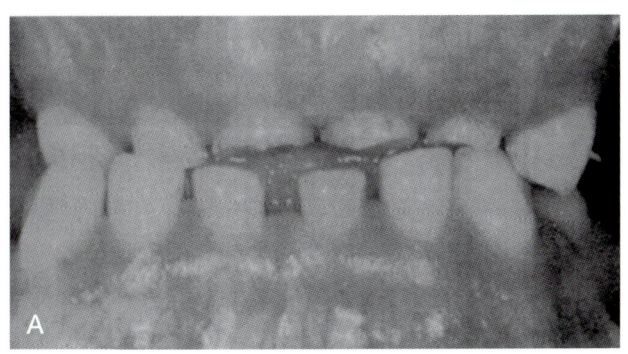

图 20.23　颅骨锁骨发育不良。A. 15 岁仍为全口乳牙列。B. 迟萌以及大量多生牙。C. 拔除上颌牙弓内的多生牙，这些多生牙导致一些恒牙无序萌出或迟萌

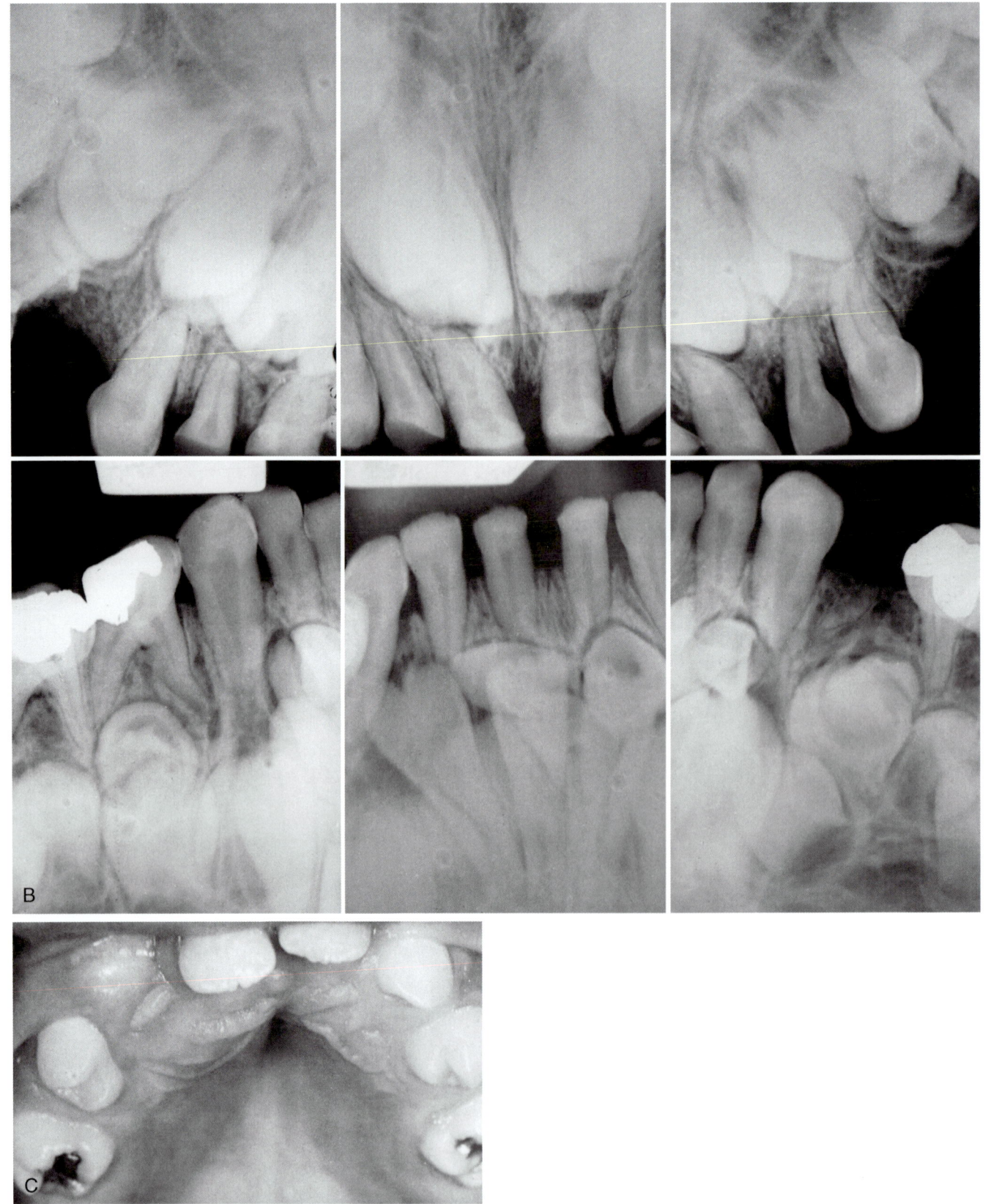

图 20.23（续）

名 CCD 患者的治疗经验和纵向研究，提供了一些信息来帮助临床医生预测多生牙开始形成的部位和时间，进而帮助临床医生制订最佳的手术治疗方案。

Hutton 等[59]报道了一例 CCD 患者口腔治疗成功的病例，历时超过 15 年。该患者 2 岁时首次就诊，其治疗主要包括序列拔除乳牙和多生牙，以及保守治疗埋伏恒牙。通过影像学检查跟踪恒牙发育情况，确定手术方案。这种治疗方法可以使恒牙萌出顺序接近正常但仍稍微延迟。正畸治疗在14岁时开始进行，16岁时患者获得较好的咬合情况，垂直高度正常，牙根发育和牙周支持组织均正常。

Becker 等[60]通过对16名CCD患者长期治疗的经验，呼吁治疗CCD患者需要儿童口腔医学、口腔颌面外科学、正畸学和颌面矫形学等多学科的医生通力合作。长期治疗方案通常包含两次手术干预和三个阶段的正畸治疗，儿童口腔科医生是全面口腔健康维护和疾病预防的协调者。

其他形式的骨硬化症也有牙齿迟萌的报道。

甲状腺功能减退症

甲状腺功能减退症是另一种可能导致牙齿迟萌的疾病。甲状腺功能严重缺乏者有典型的牙齿表现。

先天性甲状腺功能减退症（呆小症）

在出生和快速发育期出现的甲状腺功能减退，如果没有及时发现与治疗，可导致智力障碍和侏儒症。早期文献中将这种疾病称为呆小症（cretinism）。先天性甲状腺功能减退症（congenital hypothyroidism）是由于甲状腺缺乏或发育不全，甲状腺激素分泌不足而导致的（图20.24）。如今，

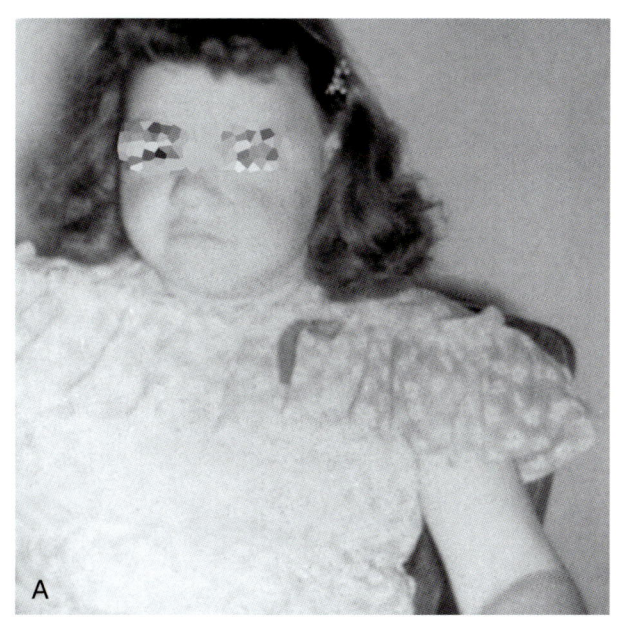

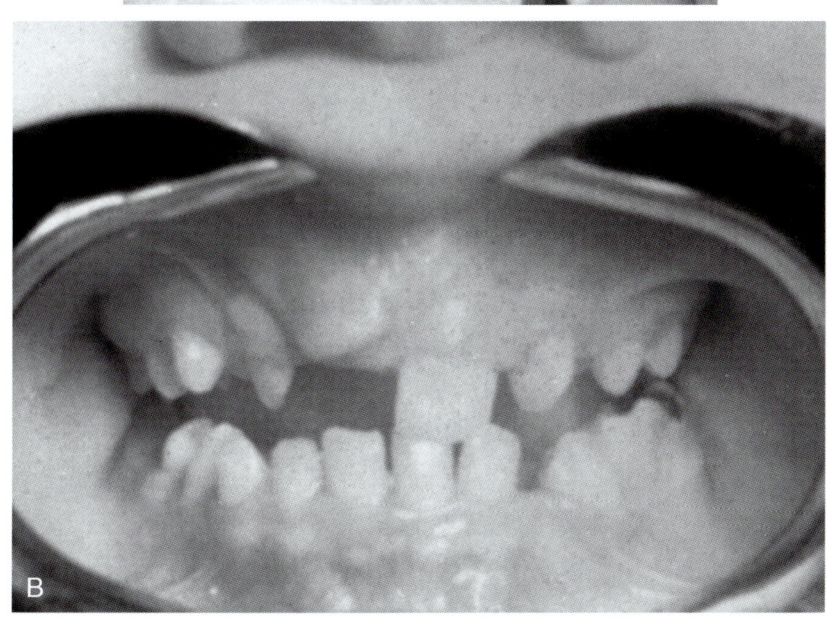

图20.24 A. 一名24岁先天性甲状腺功能减退症患者，大量牙齿迟萌。B. 通过甲状腺激素治疗，恒牙萌出速度加快（Courtesy Dr. David F. Mitchell.）

通过对新生儿强制性的血液筛查，能够确诊并早期治疗先天性甲状腺功能减退症。治疗不当的先天性甲状腺功能减退症患儿身材矮小、不成比例，四肢短，头大，躯干与正常人相差不大。肥胖常见。

如果没有足够量的激素治疗，先天性甲状腺功能减退症患儿的牙齿迟萌可以发生在各个阶段，包括乳牙萌出、乳牙脱落和恒牙萌出。牙齿形态和大小均正常，但通常因颌骨偏小而导致牙列拥挤。过大的舌体常常会从嘴中伸出。大小异常的舌头及其所放置的位置常常会引起前牙开𬌗与外展。牙列拥挤、错𬌗畸形和口呼吸会导致慢性增生性牙龈炎的发生。

尽管未治疗的先天性甲状腺功能减退症在发展中国家都十分少见，但 Loevy 等[61]报道了一例患该病的 19 岁男孩。该患者为无龋的乳牙列，上颌第一恒磨牙部分萌出，所有乳牙均有部分磨耗。接受适量甲状腺激素治疗 1 年 9 个月后，口腔检查发现部分乳牙脱落，恒切牙和第一恒磨牙萌出；X 线片显示其他恒牙继续发育。

青少年甲状腺功能减退症（获得性甲状腺功能减退症，acquired hypothyroidism）

青少年甲状腺功能减退症（juvenile hypothyroidism）是甲状腺功能障碍所导致的，通常发生于 6～12 岁。由于缺陷发生在快速生长期之后，所以并没有先天性甲状腺功能减退症典型的异常面容和身体特征。肥胖的程度也要低一些。对于未治疗的青少年甲状腺功能减退症患者，乳牙滞留和恒牙迟萌是典型的口腔表现。14 岁患儿的牙齿发育阶段等同于 9～10 岁的正常儿童（图 20.25）。

垂体功能减退症

生长激素分泌缺乏会导致明显的骨和软组织生长缓慢。早期垂体功能减退导致垂体性侏儒症。同样，通过对新生儿进行强制性血液筛查能够早期确诊垂体功能减退症。

垂体性侏儒症的患者身体比例正常，但看上去像是一个比实际年龄小很多的孩子（图 20.26）。牙齿大小基本正常。

牙齿迟萌是典型的口腔表现，严重者乳牙会一直滞留而不发生根吸收，继承恒牙继续发育但不萌出。由于不能确保恒牙可以萌出，所以并不建议拔除乳牙。患儿常有一定程度的认知障碍。

软骨发育不全性侏儒症

软骨发育不全性侏儒症（achondroplastic dwarfism）也是一种出生时可确诊的疾病，有一些典型的口腔表现。由于长骨的软骨钙化不足，患儿四肢生长受限。有报道称，通过手术增长四肢同时配合生长激素的治疗能够增加身高。患儿头大，躯干长度正常；手指长度基本正常，手掌圆胖；囟门在出生时未闭合。患儿上面部发育不足，鼻梁塌陷。

软骨发育不全性侏儒症的病因目前尚不明确，尽管偶尔有散发的自发性突变，但总的来说是常染色体显性遗传病。有证据显示，当父母双方年龄差距较大时更容易发病。与唐氏综合征不同的是，父亲年龄的增加与疾病的发生具有相关性。

许多软骨发育不全性侏儒症的患者都有明显的颅底发育不足。患者上颌较小，导致牙列拥挤，并有开𬌗倾向。患者常有慢性牙龈炎，这可能与错𬌗畸形和牙齿拥挤有关。图 20.27 展示的病例中，患者牙列发育有轻度延迟。

其他因素

其他与牙齿迟萌有关的疾病包括：牙龈纤维瘤病（见第 15 章），Albright 遗传性骨营养不良症，软骨外胚层发育不良症（Ellis-van Creveld 综合征），de Lange 综合征，颌骨干骺端发育异常，Gardner 综合征，Goltz 综合征，Hunter 综合征，色素失调综合征（Bloch-Sulzberger 综合征），Maroteaux-Lamy 黏多糖贮积症，Miller-Dieker 综合征，早老症（Hutchinson-Gilford 综合征）和家族性低磷血症。

双膦酸盐治疗成骨不全患儿的疗效引起广泛的关注。双膦酸盐能够抑制破骨细胞的骨吸收能力。事实上，一项研究表明应用双膦酸盐治疗成骨不全患儿后，其牙齿平均迟萌 1.67 年[62]。最后，牙齿迟萌的诊断流程见图 20.28。

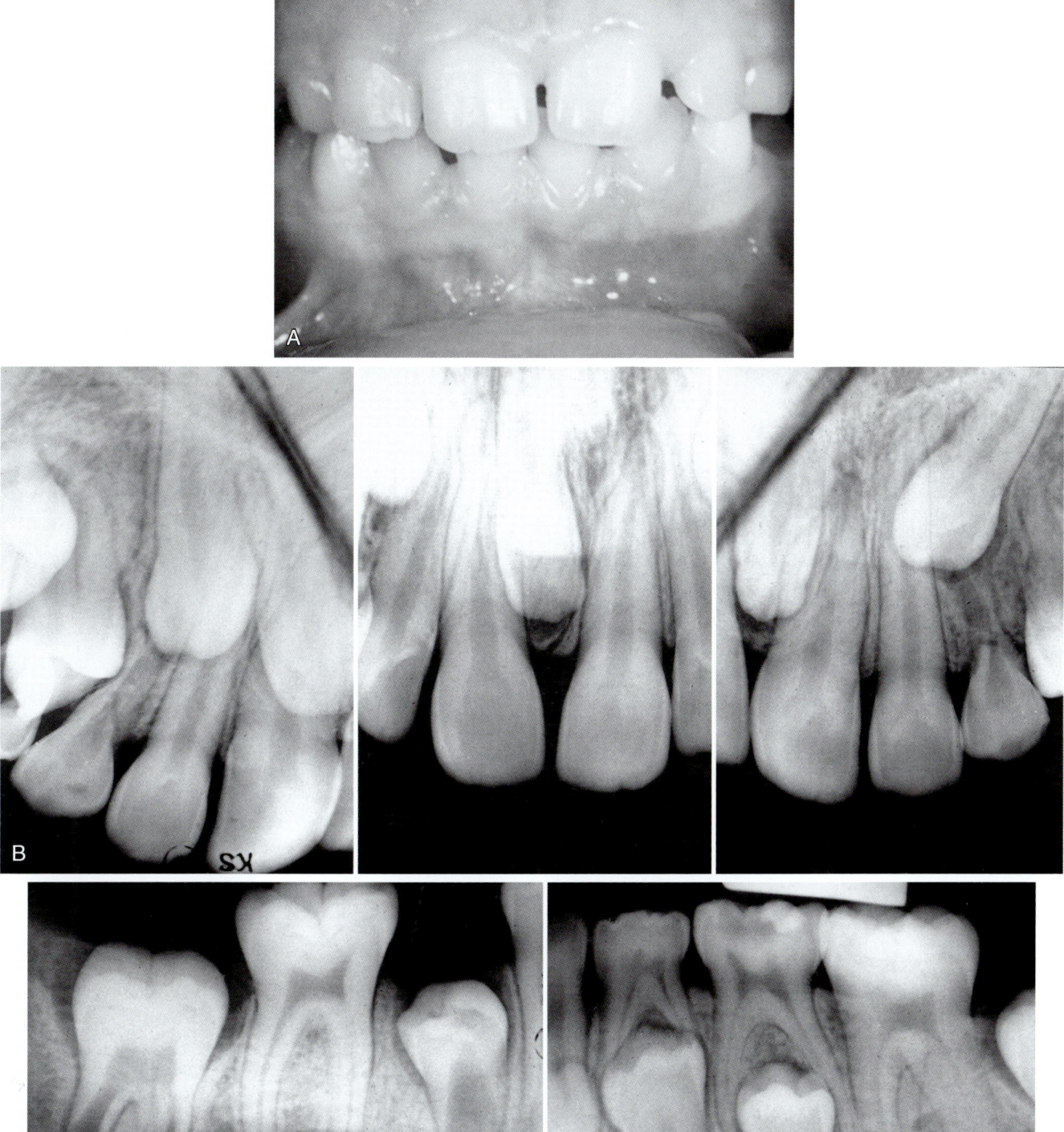

图 20.25 A. 一名14岁青少年甲状腺功能减退症患者。B. 咬合基本正常,但发育延迟。C. 青少年甲状腺功能减退症患者的牙齿发育延迟。偶然发现上颌中线有一颗多生牙

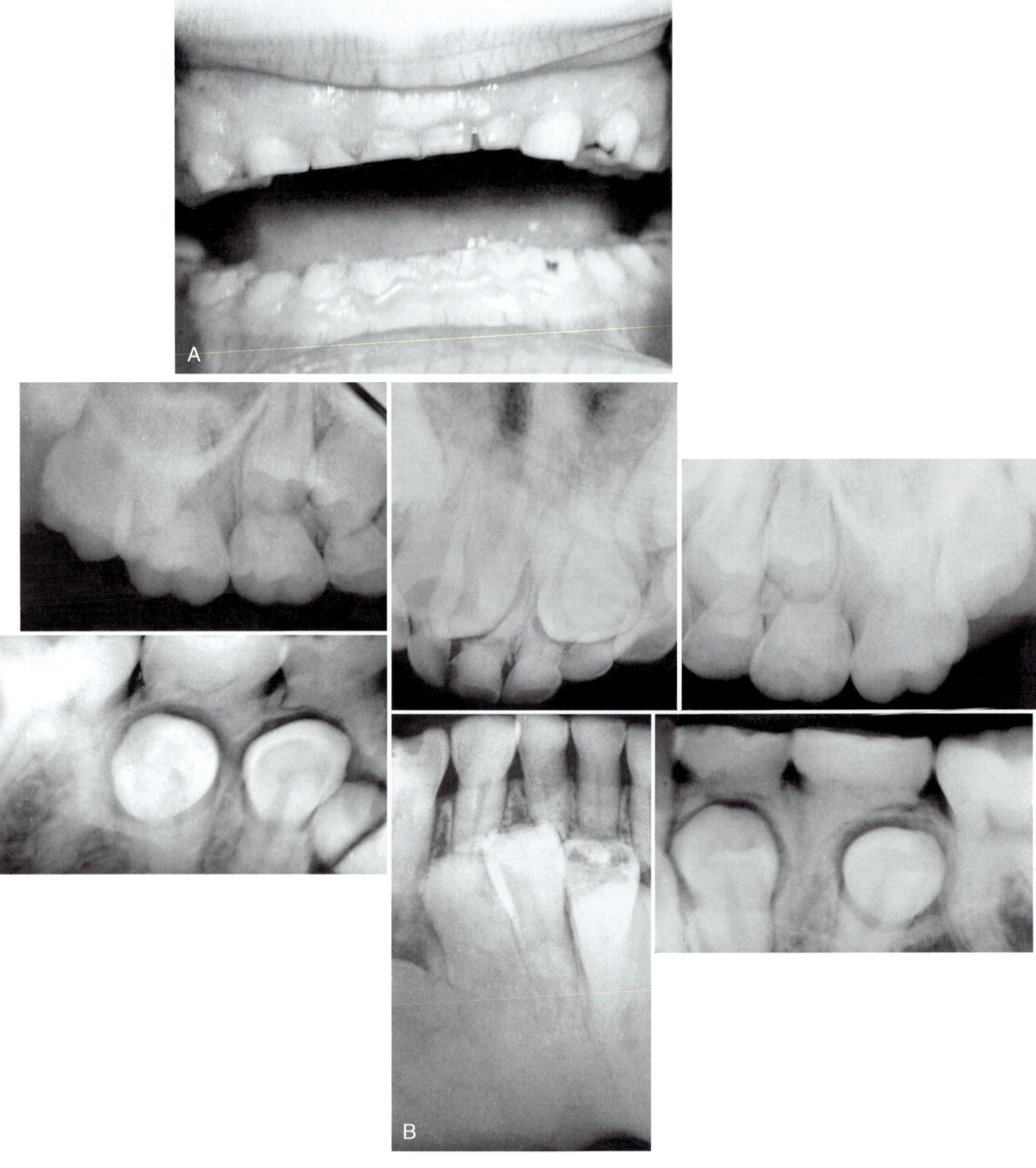

图 20.26 一名 28 岁的垂体性侏儒症女性患者。**A**. 28 岁时全口乳牙列，第一恒磨牙萌出。**B**. 尽管部分恒牙发育完成，但乳牙牙根吸收不足

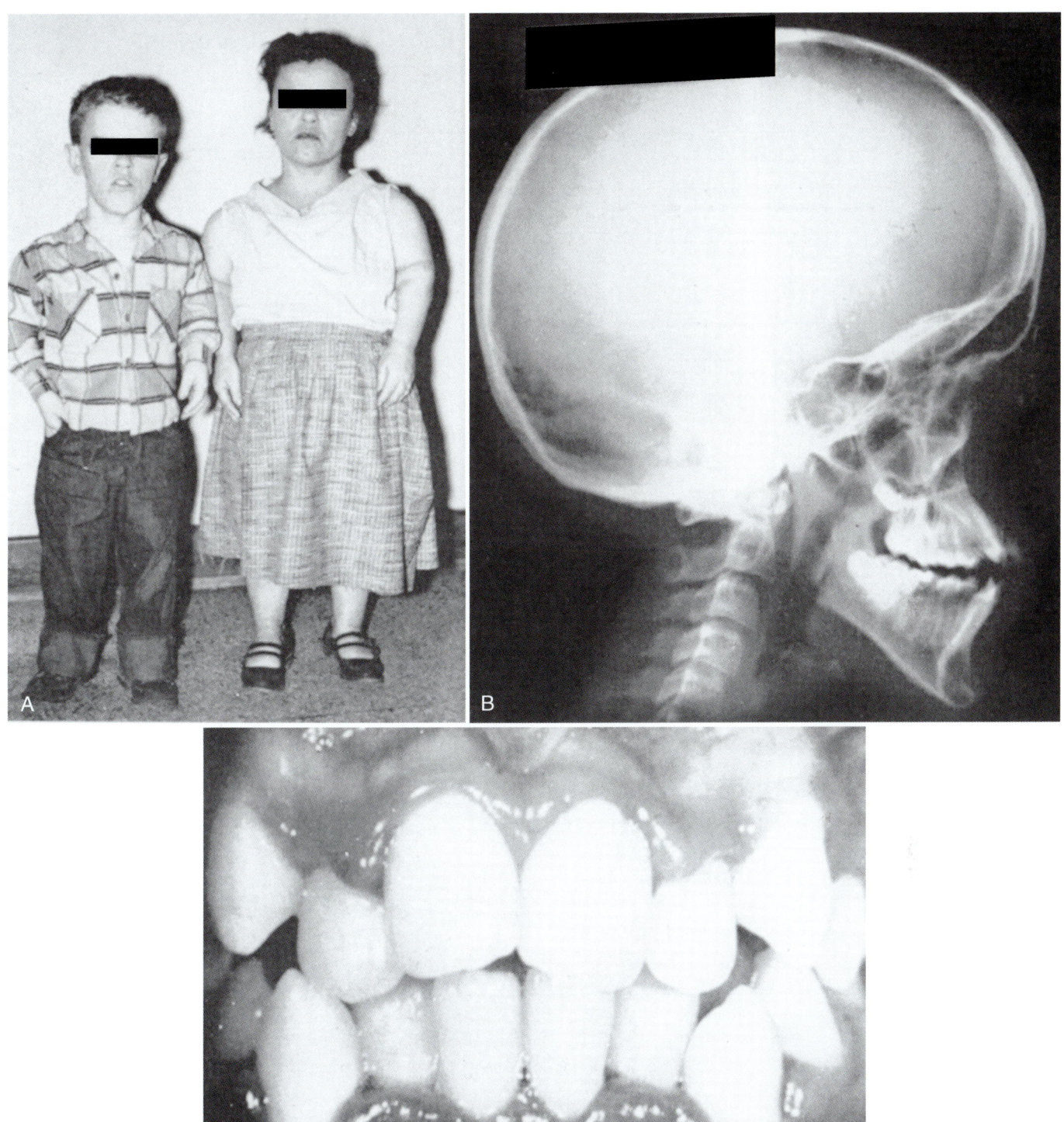

图 20.27　A. 一名 14 岁软骨发育不全性侏儒症男孩和他的母亲，两人均四肢短小。B. 上面部发育明显不足。C. 牙弓长度不足，牙列拥挤（A and B，courtesy Dr. Ralph E. McDonald. C，from Shafer W，Hine MK，Levy BM：A textbook of oral pathology，Philadelphia，1958，WB Saunders.）

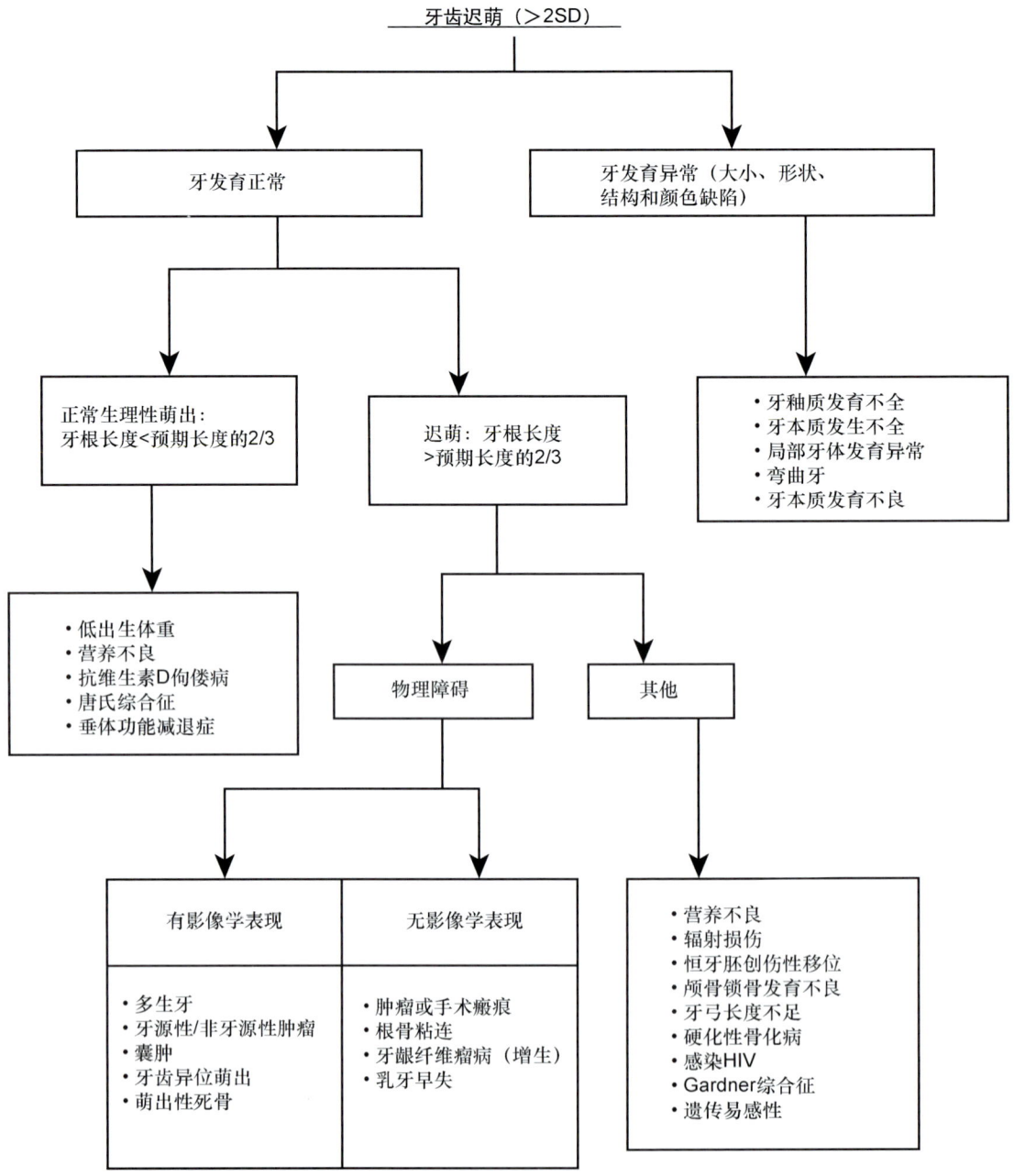

图 20.28 牙齿迟萌的诊断流程图（From Suri L，Gagari E，Vastardis H：Delayed tooth eruption：pathogenesis，diagnosis，and treatment. A literature review，Am J Orthod Dentofacial Orthop 126：435，2004.）

参考文献

1. Logan WH, Kronfeld R: Development of the human jaws and the surrounding structures from birth to the age of 15 years, *J Am Dent Assoc* 20(3):379–427, 1933.
2. Hernández M, Espasa E, Boj J: Eruption chronology of the permanent dentition in Spanish children, *J Clin Pediatr Dent* 32(4):347–350, 2008.
3. American Academy of Pediatric Dentistry Reference Manual. 2018/19: 40;352.
4. Burgueño Torres L, Mourelle Martínez MR, Diéguez Pérez M, et al.: Sexual dimorphism of primary dentition in spanish children, *Acta Odontol Scand* 76(8):545–552, 2018. Retrieved from https://www.tandfonline.com/doi/full/10.1080/00016357.2018.1449963. https://doi.org/10.1080/00016357.2018.1449963.
5. De Souza N, Manju R, Hegde AM: Development and evaluation of new clinical methods of age estimation in children based on the eruption status of primary teeth, *J Indian Soc Pedod Prev Dent* 36(2):185–190, 2018, https://doi.org/10.4103/jisppd.Jisppd_121_17.
6. Parner ET, Heidmann JM, Væth M, et al.: A longitudinal study of time trends in the eruption of permanent teeth in Danish children, *Arch Oral Biol* 46(5):425–431, 2001.
7. Cahill DR, Marks SC: Tooth eruption: evidence for the central role of the dental follicle, *J Oral Pathol* 9(4):189–200, 1980.
8. Demirjian A, Levesque GY: Sexual differences in dental development and prediction of emergence, *J Dent Res* 59(7):1110–1122, 1980.
9. Wise GE, Frazier-Bowers S, D'souza RN: Cellular, molecular, and genetic determinants of tooth eruption, *Crit Rev Oral Biol Med* 12(4):323–335, 2002.
10. Marks Jr SC, Schroeder HE: Tooth eruption: theories and facts, *Anat Rec* 245(2):373–374, 1996.
11. Arid J, Xavier TA, da Silva RA, et al.: RANKL is associated with persistent primary teeth and delayed permanent tooth emergence, *Int J Paediatr Dent* 29(3):294–300, 2019, Retrieved from https://onlinelibrary.wiley.com/doi/abs/10.1111/ipd.12467. https://doi.org/10.1111/

ipd.12467.
12. Posen AL: The effect of premature loss of deciduous molars on premolar eruption, *Angle Orthod* 35(3):249–252, 1965.
13. Hartsfield Jr K: Premature exfoliation of teeth in childhood and adolescence, *Adv Pediatr* 41:453–470, 1994.
14. Carlos JP, Gittelsohn AM: Longitudinal studies of the natural history of caries. I. Eruption patterns of the permanent teeth, *J Dent Res* 44(3):509–516, 1965.
15. Moyers RE: *Handbook of orthodontics*, ed 4, Chicago, Mosby, 1988.
16. Alsulaiman AA, Briss DS, Parsi GK, et al.: Association between incisor irregularity and coronal caries: a population-based study, *Am J Orthod Dentofacial Orthop* 155(3):372–379, 2019, https://doi.org/10.1016/j.ajodo.2018.04.029. https://www.ncbi.nlm.nih.gov/pubmed/30826040.
17. Gellin ME: Indications and contraindications for the removal of primary teeth, *Dent Clin North Am* 13(4):899–911, 1969.
18. Gellin ME, Haley JV: Managing cases of overretention of mandibular primary incisors where their permanent successors erupt lingually, *J Dent Child* 49(2):118–122, 1982.
19. Illingworth RS: Teething, *Dev Med Child Neurol* 11(3):376–377, 1969.
20. Tasanen A: General and local effects of the eruption of deciduous teeth, *Ann Paediatr Fenn* 14(Suppl 29):1–40, 1968.
21. Jaber L, Cohen IJ, Mor A: Fever associated with teething, *Arch Dis Child* 67(2):233–234, 1992.
22. Massignan C, Cardoso M, Porporatti AL, et al.: Signs and symptoms of primary tooth eruption: a meta-analysis, *Pediatrics* 137(3):e20153501, 2016, https://doi.org/10.1542/peds.2015-3501. https://pediatrics.aappublications.org/content/pediatrics/137/3/e20153501.full.pdf.
23. Swann IL: Teething complications: a persisting misconception, *Postgrad Med J* 55(639):24–25, 1979.
24. Starkey PE, Shafer WG: Eruption sequestra in children, *J Dent Child* 30:84–86, 1963.
25. Maki K, Ansai T, Nishida I, et al.: Eruption sequestrum: x-ray microanalysis and microscopic findings, *J Clin Pediatr Dent* 29(3):245–247, 2005.
26. Leung AK: Natal teeth, *Am J Dis Child* 140:249–251, 1986.
27. Kates GA, Needleman HL, Holmes LB: Natal and neo-natal teeth: a clinical study, *J Am Dent Assoc* 109(3):441–443, 1984.
28. Zhu J, King D: Natal and neonatal teeth, *J Dent Child* 62(2):123–128, 1995.
29. Adekoya-Sofowora CA: Natal and neonatal teeth: a review, *Niger Postgrad Med J* 15(1):38–41, 2008.
30. Spouge JD, Feasby WH: Erupted teeth in the newborn, *Oral Surg* 22(2):198–208, 1966.
31. Rahul M, Kapur A, Goyal A: Management of prematurely erupted teeth in newborns, *BMJ Case Rep* 2018, 2018. Retrieved from https://casereports.bmj.com/content/2018/bcr-2018-225288. https://doi.org/10.1136/bcr-2018-225288.
32. Fromm AE: Epstein's pearls, Bohn's nodules and inclusion cysts of the oral cavity, *J Dent Child* 34:275–287, 1967.
33. Neville BW, et al.: *Oral and maxillofacial pathology*, ed 4, Philadelphia, 2016, Elsevier, Inc. St. Louis.
34. Henderson HZ: Ankylosis of primary molars: a clinical, radiographic, and histologic study, *J Dent Child* 46:117–122, 1979.
35. Darling AI, Levers BG: Submerged human deciduous molars and ankylosis, *Arch Oral Biol* 18(8):1021–1040, 1973.
36. Steigman S, Koyoumdjisky-Kaye E, Matrai Y: Submerged deciduous molars and congenital absence of premolars, *J Dent Res* 52(4):842, 1973.
37. Tsukamoto S, Braham RL: Unerupted second primary molar positioned inferior to the second premolar: clinical report, *J Dent Child* 53(1):67–69, 1986.
38. Belanger GK, Strange M, Sexton JR: Early ankylosis of a primary molar with self-correction: case report, *Pediatr Dent* 8:37–40, 1986.
39. Tieu LD, Walker SL, Major MP, et al.: Management of ankylosed primary molars with premolar successors: a systematic review, *J Am Dent Assoc* 144(6):602–611, 2013.
40. Kurol J, Thilander B: Infraocclusion of primary molars with aplasia of the permanent successor: a longitudinal study, *Angle Orthod* 54(4):283–294, 1984.
41. Messer LB, Cline JT: Ankylosed primary molars: results and treatment recommendations from an eight-year longitudinal study, *Pediatr Dent* 2(1):37–47, 1980.
42. Kurol J, Olson L: Ankylosis of primary molars—a future periodontal threat to first permanent molars? *Eur J Orthod* 13(5):404–409, 1991.
43. Hanisch M, Hanisch L, Kleinheinz J, et al.: Primary failure of eruption (PFE): a systematic review, *Head Face Med* 14(1):5, 2018. Retrieved from https://www.ncbi.nlm.nih.gov/pmc/articles/PMC5856369/pdf/13005_2018_Article_163.pdf. https://doi.org/10.1186/s13005-018-0163-7.
44. Franklin CD: Ankylosis of an unerupted third molar by inostosis of enamel, *Br Dent J* 133(8):346–347, 1972.
45. Ondarza A, Jara L, Munoz P, et al.: Sequence of eruption of deciduous dentition in a Chilean sample with Down's syndrome, *Arch Oral Biol* 42(5):401–406, 1997.
46. Jara L, Ondarza A, Blanco R, et al.: The sequence of eruption of the permanent dentition in a Chilean sample with Down's syndrome, *Arch Oral Biol* 38(1):85–89, 1993.
47. Cohen MM: Variability of facial and dental characteristics in trisomy G, *South Med J* 64:51–55, 1971.
48. Landau MJ. A cephalometric comparison of children with Down's syndrome and their normal siblings [thesis]. Indiana University School of Dentistry: Indianapolis.
49. Cichon P, Crawford L, Grimm WD: Early-onset periodontitis associated with Down's syndrome: clinical interventional study, *Ann Periodontol* 3(1):370–380, 1998.
50. Morinushi T, Lopatin DE, Van Poperin N: The relationship between gingivitis and the serum antibodies to the microbiota associated with periodontal disease in children with Down's syndrome, *J Periodontol* 68(7):626–631, 1997.
51. Carlstedt K, Krekmanova L, Dahllöf G, et al.: Oral carriage of *candida* species in children and adolescents with Down's syndrome, *Int J Paediatr Dent* 6(2):95–100, 1996.
52. Lee SR, Kwon HK, Song KB, et al.: Dental caries and salivary immunoglobulin A in Down syndrome children, *J Paediatr Child Health* 40(9–10):530–533, 2004.
53. Shapira J, Stabholz A: A comprehensive 30-month preventive dental health program in a pre-adolescent population with Down's syndrome: a longitudinal study, *Spec Care Dentist* 16(1):33–37, 1996.
54. Seagriff-Curtin P, Pugliese S, Romer M: Dental considerations for individuals with Down syndrome, *N Y State Dent J* 72(2):33–35, 2006.
55. Richardson A, Deussen FF: Facial and dental anomalies in cleidocranial dysplasia: a study of 17 cases, *Int J Paediatr Dent* 4(4):225–231, 1994.
56. Jensen BL, Kreiborg S: Craniofacial growth in cleidocranial dysplasia—a roentgencephalometric study, *J Craniofac Genet Dev Biol* 15(1):35–42, 1995.
57. Jensen BL, Kreiborg S: Development of the dentition in cleidocranial dysplasia, *J Oral Pathol Med* 19(2):89–93, 1990.
58. Jensen BL, Kreiborg S: Dental treatment strategies in cleidocranial dysplasia, *Br Dent J* 172(6):243–247, 1992.
59. Hutton CE, Bixler D, Garner LD: Cleidocranial dysplasia—treatment of dental problems: report of a case, *J Dent Child* 48(6):456–462, 1981.
60. Becker A, Shteyer A, Bimstein E, et al.: Cleidocranial dysplasia. Part II. Treatment protocol for the orthodontic and surgical modality, *Am J Orthod Dentofacial Orthop* 111(2):173–184, 1997.
61. Loevy HT, Aduss H, Rosenthal IM. Tooth eruption and craniofacial development in congenital hypothyroidism: report of case. *J Am Dent Assoc.* 19987;115(3):429-431.
62. Kamoun–Goldrat A, Ginisty D, Merrer ML: Effects of bisphosphonates on tooth eruption in children with osteogenesis imperfecta, *Eur J Oral Sci* 116(3):195–198, 2008.

21 面部和牙弓的生长

Donald J. Ferguson

吴礼安 译

本章提要

生长的本质（the nature of growth）
  人类生长的基本概念
  颅面部生长规律
  颅面部生长的基本概念
颅面类型（craniofacial pattern）
  理想的牙颌面部类型
生长与面型（facial pattern）
  发育成熟的一致性
  理想面型正面观
  理想面部侧貌
  整体面型的保持
  面部生长与一般躯体生长保持一致
生长与𬌗型（pattern of occlusion）
  发育模式的一致性

乳牙列末端平面
上、下颌第一恒磨牙初始𬌗关系
理想的静息𬌗关系
整体𬌗型的保持
生长与牙弓类型（dental arch pattern）
  相似的发育顺序
  理想的牙弓形态
  牙齿/牙弓大小比值为牙弓形态的决定因素
  牙齿/牙弓大小平衡的计算
  牙弓发育中的代偿
  整体牙弓形态的保持
  环境因素对牙弓形态的影响
总结

长期以来，医生和牙医对待患者一直以消除疾病和缓解身体不适为目标。而如今，口腔健康护理不仅仅是帮助患者解决疾病和功能障碍有关的问题，还包括帮助患者追求幸福健康的生活状态。人们愈发认识到，面部及牙列的美观对人类社会心理健康发挥着越来越重要的作用[1]。

本章主要介绍生长发育期牙列和颅面部畸形的识别及预判，以便口腔医生在椅旁即可轻松而精确地评估牙颌面形态。在临床上，我们还会讨论人体的生长如何改变面部、咬合和牙弓形态的相关问题。对面型评价及生长的综合理解可有助于对年轻患者作出有效的临床决策。本章内容可提高读者对儿童患者错𬌗畸形的诊断及制订治疗计划的能力。

口腔医生在治疗错𬌗畸形时往往比较关注颅面部组织的生长和发育，因为它们决定了面部和牙槽骨的类型。Attanasio等已经证实基因表达如何影响面部外形和牙颌面部类型，以及环境如何影响基因表达继而影响颅面部发育，目前这些方面的研究已经取得了极大的进展[2]。此外，错𬌗畸形的治疗在生物力学中宏观和组织方面的研究都取得了进展[3-4]。然而，导致出现临床症状的分子机制尚有待阐明。Mao指出[5]，诱导治疗对临床表型的效果在细胞水平上已有比较详尽的研究，但在蛋白质和多肽生产水平上的研究尚处于起步阶段。因此，本章将从临床应用角度，探讨宏观水平的牙颌面部生长和发育。

生长的本质（the nature of growth）

生长是指解剖形态大小的增加。大小、速率和方向是常用于评价颅面部生长的三个指标。大小是指整体线性尺寸或局部尺寸。生长方向是指可以在三维坐标系上描绘的大小矢量的增加。生长速率被定义为单位时间内的变化量。

生长变化通常由以下两种方式中的任意一种表示。一种是将定期测量的生长量占总生长量的百分比绘制为累积或距离曲线（图 21.1）。人类出生后，累积曲线的特征为包含两个稳定平台期和一个加速生长期。另一种以图表形式展示生长变化的方法是生长增量或速率曲线（图 21.2）。速率曲线为生长增量（例如厘米/年）的时间函数。人类生长增量曲线的特征是胎儿期快速生长，出生后 2~3 年减速生长，儿童期相对缓慢的生长，以及青春期 2~3 年的加速生长。

三方面的观察对于理解临床相关的生长至关重要。首先，生长意味着改变，即从一种状态向另一种状态转变，这是生长广义的定义。概念上的生长是指从一种解剖形态（如大小和形状）到另一种解剖形态的转变。功能阶段或活动状态的转变意味着发育。在生物研究中，发育通常意味着特异性的增加或组织结构更加有序，也意味着各功能部分的相互作用。发育意味着功能（生理）部分的组织或特异性的增加。

当用一种物理模型来描述生长变化的影响时，生长就更容易被理解。生长，从本质上讲，是一个相对概念。若无参照，谈生长毫无临床意义。本章讨论生长时将以"理想的"面部、咬合及牙弓形态作为参照。

生长是一个复杂的现象。在颅面部生长方面就有大量可用信息。然而，哪些信息对临床医生做出正确的诊疗决策有帮助尚未有定论。鉴于目前的情况，以下关于颅面部生长的概念及原理将对临床大有裨益。这些推论源于 Valadian 和 Porter 提出的人类生长和发育的普遍理论[6]。在对颅面部生长发育原理进行讨论后，将这些原理应用于评估面部、咬合及牙弓生长。本章的目标是将生长原理纳入对患者的评估中，以提高诊断及治疗计划的有效性。

人类生长的基本概念

1. 所有健康个体的生长规律都是相似的。根据 Valadian 及 Porter 的研究，健康个体之间的各生长阶段相同[6]。胎儿期为从受精到出生，平均 40 周。出生后的前 2 年为婴儿期，女孩的儿童期为 2~10 岁，男孩的儿童期为 2~12 岁。不同性别青春期的时长是相同的，但年龄段不同——女孩为 10~18 岁，男孩为 12~20 岁（图 21.3）。

每个生长阶段都是独一无二的。胎儿期增长最为显著，而在婴儿期增长大幅下降。通常，儿童期为生长发育的稳定期，青春期为加速期。尽管不同组织和身体部位的生长各不相同，但是所有健康个体都会经历此生长周期。

2. 身体各部位增长速率各不相同。从出生到成年，头部长度增加约 1 倍，躯干增加约 2 倍，手臂增加约 3 倍，下肢增加约 4 倍。身体各个部位在不同的阶段以不同的速率生长。例如，头部生长较早，在胎儿期及出生后不久生长速率较快。

3. 整体的生长潜能主要由内源性或遗传性因素决定。遗传是生长潜能的主要决定因素，内源性因素也决定从受精到出生这一阶段的生长发育。例如出生前，母体营养或疾病均可影响孩子发育。某些

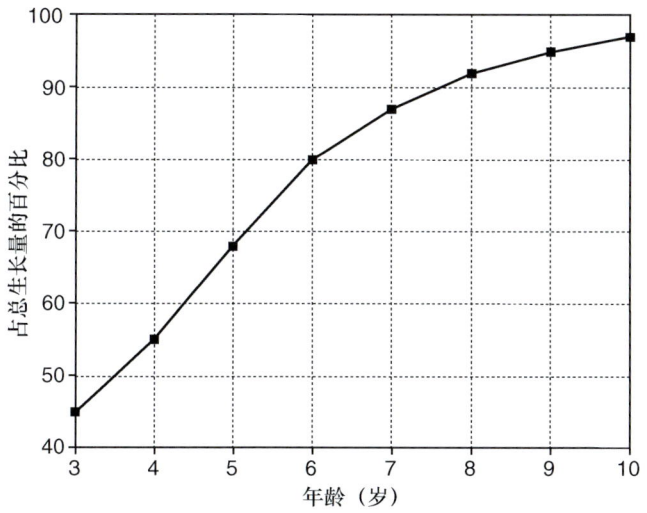

图 21.1 生长累积（距离）曲线

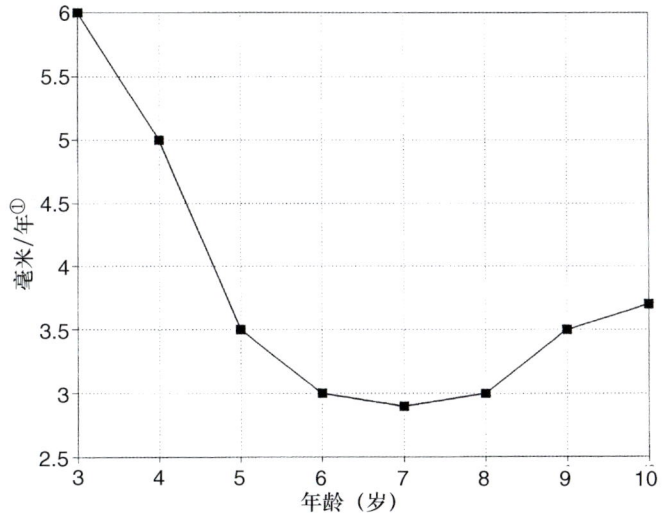

图 21.2 生长增量（速率）曲线
① 译者注：应为厘米/年。

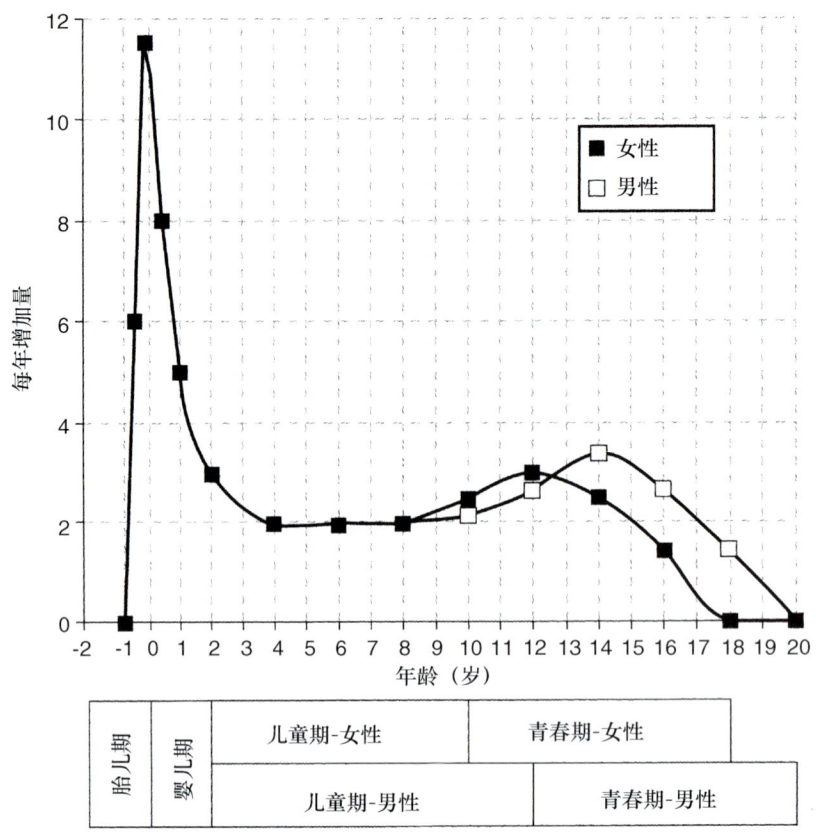

图 21.3　各生长阶段生长增量曲线

组织的生长容易受到遗传因素的影响。遗传基因决定了神经组织及原发性软骨组织（primary cartilage tissue）的大小及生长时机，而牙齿的形态完全受基因调控[7-8]。

4. 个体达到其生长潜能的程度主要由外源性或环境因素决定。外源性因素包括所有出生后的环境条件，比如营养、疾病、运动和气候。口腔临床医生特别感兴趣的环境因素是口腔习惯、病理状态、龋齿、牙齿早失和代谢性疾病。若无不利的外源性因素，颌面部往往能够发挥其最大的生长潜能。

颌面部生长规律

1. 构成头面部的基本组织及功能空间的生长时间有所差异。人类头部由多种基本组织类型构成；在任何特定的年龄段，各组织的相对百分比取决于其生长时间。神经组织完成生长的时间较早；而一般躯体组织，如肌肉、骨骼和结缔组织，成熟较缓慢。神经组织在出生时已达到成人的 60%～70%，在儿童中期其生长已完成约 95%。这与颌面部其他软组织的生长形成鲜明对比（图 21.4）。肌肉组织在出生时只有成人的 40%～45%，在 7 岁时其生长大约完成 70%。颌面部淋巴组织（扁桃体和腺样体）在 5 岁时约为成人的 125%，随着成年逐渐减少。Linder-Aronson 和 Leighton 的研究表明，功能性咽腔的增加与扁桃体-腺样体的减小有关[9]。

骨骼组织的生长时间也表现出差异性。颌面部骨骼的生长在出生时已完成 45%，在 7 岁时完成 70%。相比之下，头部和面部的原发性软骨在出生时约达到成人的 75%，在 7 岁时达到 95%（图 21.5）。然而，在儿童中后期遗留头部和面部的少量原发性软骨会在青春期继续生长。

2. 原发性软骨和功能空间的生长可直接影响颌面部形态的变化。原发性软骨是颌面部生长研究的热点。根据 Enlow 和 Hans 的研究，原发性软骨以单数形式存在，有内部生长（间质生长）能力，并具有抗压、非钙化、有柔韧性、无血管的特征，其不需要覆盖营养膜即可继续生存[10]。颌面部原发性软骨与长骨端生长板软骨相同。Scott 认为，原发性软骨由基因调控，在生长过程中可自主调节，并能够直接影响颌面部形态[11]。

Sperber 证实在胎儿期第 5 周时原发性软骨就已在头部最先出现[12]。在胎儿期第 8 周时出

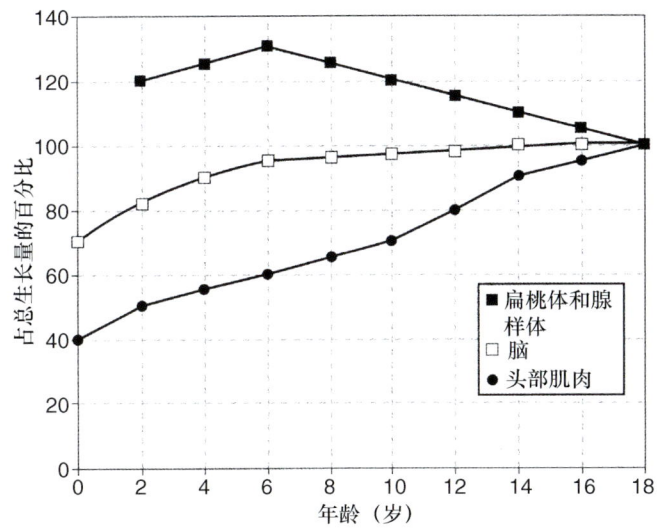

图 21.4 颅面部神经、肌肉和淋巴组织的生长累积曲线 [From Linder-Aronson S, Leighton BC. A longitudinal study of the development of the posterior nasopharyngeal wall between 3 and 6 years of age. Eur J Orthod. 1983; 5(1): 47-58.]

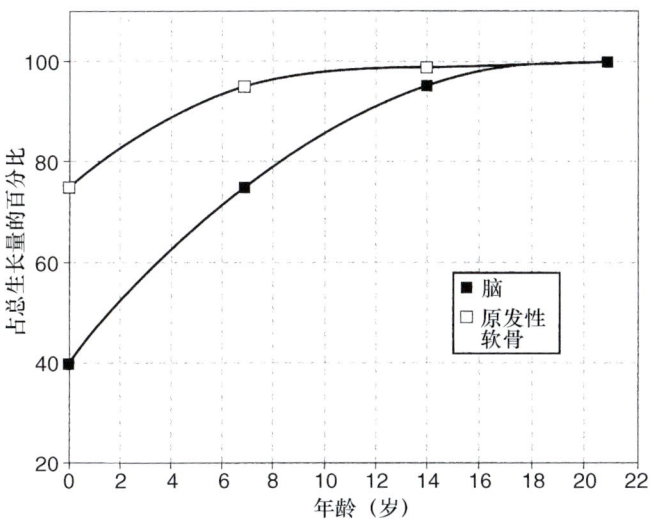

图 21.5 颅面部骨和原发性软骨的生长累积曲线

现软骨样组织块，称为"软骨颅"，这是成人颅底、鼻及耳等结构的前体。到儿童中期，大部分原发性软骨被骨替代，此过程被称为软骨内成骨（endochondral bone formation）。

原发性软骨对颅面部类型改变发挥引导作用主要是在生命早期阶段。出生时，鼻中隔及颅底的大部分由软骨构成。Latham[13]提出原发性软骨的间质生长通过鼻中隔前上颌悬韧带（septopremaxillary suspensory ligament）直接影响上颌骨的位置，之后Gange 和 Johnston[14]也主张此观点。在婴儿期和儿童早期，上颌骨很可能向下、向前生长。在儿童中后期，原发性软骨对面中部生长的作用大幅度减少。

功能空间的发育作为颅面部生长理论中的一个关键概念也得到了相当大的关注[15]。头部可执行多种功能，但这些功能都需要功能空间的发育和维持。神经整合是一项关键功能，并且大脑以及中枢和周围神经系统的生长需要功能空间。呼吸和吞咽对生命而言也是必不可少的，并需要鼻腔、咽腔和口腔的发育。视、嗅、听和说均是重要但非关键的颅面部功能，而这些功能的发挥也需要功能空间的发育。

根据 Moss 和 Salentijn 的研究，颅面部功能空间的发育可能遵循如下模式[16]。在胎儿期和出生后早期，脑的快速生长发育促使颅底及面中部向前、向外生长。出生激活了一些以前对胎儿期生命支持不重要的功能（如呼吸和吞咽）。下颌骨和舌体的复位可以确保鼻腔、口腔和咽腔的通畅。为了支持并维持这些功能，下颌骨向下、向前发育。

3. 下颌骨髁突软骨、颅面部骨缝和骨沉积-骨吸收促进头部和面部的生长。以往认为下颌骨髁突是具有主动生长能力的生长中心，Koski 却认为其是一种适应性生长机制[17]。在髁突头发现的软骨是继发性纤维软骨，与受遗传高度控制的原发性生长板软骨有显著差异。在颅面部生长过程中，下颌骨会不断地调整以达到最佳的功能位置。调整过程中改变了髁突相对于关节窝的解剖学位置。继发性髁突软骨的代偿性生长是保持下颌骨位置的主要机制。

Koski 还指出，颅面部骨缝是重要的生长位点，有助于促进颅骨和面中部的生长[17]。颅盖骨缝在5岁时闭合，但一些面部骨缝直到青春期仍未闭合。原发性软骨的生长进一步促进功能空间的增长。骨缝处骨的边缘也产生骨的沉积，使面骨和头颅骨相互适应协调。

Enlow 和 Hans 的研究表明，与原发性软骨不同，骨骼生长易受环境的影响。骨在生长过程中可能呈现多种形式，并且具有压力敏感性，可钙化、血管化，相对缺乏弹性并需要骨膜的营养支持[18]。颅面部骨骼仅通过表面成骨的方式来增加骨量，形状的改变则通过差异性的骨沉积-骨吸收方式实现。这种差异化的生长方式同样是儿童中后期骨量增加的主要方式。

生长理论学家 Moss 和 Salentijn 认为，一般躯体组织（如骨骼、肌肉和结缔组织）的生长改变与支持头部功能的发挥协调一致[15]。事实上，Linder-Aronson[19]和Harvold等[20]的研究已达成共识，即骨骼和肌肉作为基本组织类型，具有适应性和代偿性。了解骨骼和肌肉的生长有助于更好地理解功能空间的暂时性发育以及间质软骨生长对周围组织的影响。

4. 头部和面部的生长具有一致性。人类倾向于以相对一致的方式生长。生长百分位图表是评估一段时间内生长一致性的重要工具（图21.6）。百分位图通常分为以下七个百分位等级：第97、90、75、50、25、10和3百分位数。健康的儿童在每一个发育阶段保持相似的百分位数水平。超过2个百分位数水平的生长偏差可能表明存在发育异常，例如疾病。

与结构相关的特征（颅面部）在婴儿期之后的各生长阶段也保持一致。Enlow和Hans认为，上颌及下颌的牙弓是结构适配性关系的一个例子[18]。3岁时，骨性Ⅱ类的骨骼型若未经矫正治疗，可保持到成年。健康个体的上下牙弓往往以相同的速率增长，因此在2岁以后，会表现出协调一致的颌面部结构关系及颌面部生长模式。

颅面部生长的基本概念

1. 颅面部复合体不同部位生长时间不同。每个特定生长阶段，头部的外观特征有所不同。面部不同部位的生长时间也不同。由于神经组织的生长早于面部的生长，因此，与成人相比，婴儿期颅顶及前额的比例较大。

面部和颅顶在三维空间的生长有着不同的生长过程。Scott[21]和Meredith[22]的研究有助于对此过程的理解。出生时，颅高达到成人的70%，颅宽达到65%，而颅深达到60%（图21.7）。与此不同，出生时面深仅达到成人的40%，而面高达到45%。另一方面，面宽（即两侧颧骨和下颌角宽度）达到成人的60%左右。面部宽度的生长曲线介于神经和一般躯体生长曲线之间。

出生后，面部的生长时序模式随即出现。前颅底在婴儿期和儿童早期完成其大部分的生长，但额骨和鼻骨通过骨沉积-骨吸收的骨生长方式继续向外扩张[23]。上颌前部的生长量和生长时间大于前额部，但小于下颌前部。面后部在青春期后期生长量最大。

2. 每个个体的生长量、方向、速率和时间存在差异。Bergersen还注意到个体之间的生长模式具有很大的变异性，同时也发现不同的测量特征会呈现集中趋势[24]。健康男性和女性的生长增量曲线将表现出相同的特征，但成熟时间具有显著差异（图21.8）。通常，女性比男性早成熟2年，但Valadian

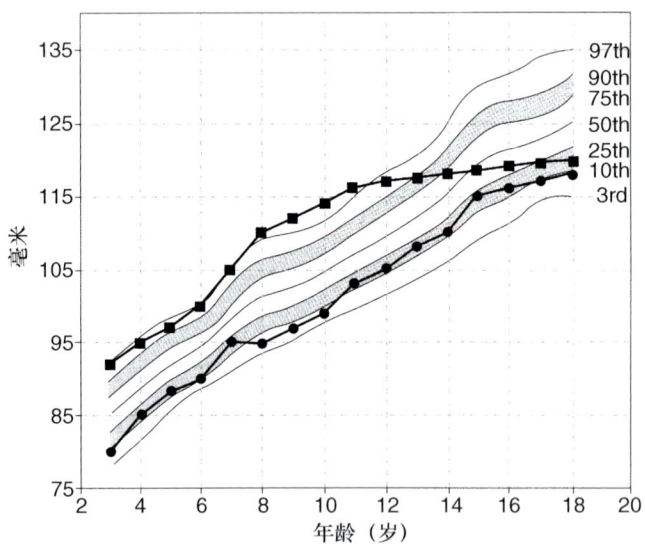

图21.6 男性面部高度（硬组织鼻根点到颏下点）的生长累积图，展示了7个百分位数水平。"●"显示相对正常的生长；"■"显示生长过程中偏离了几个百分位数水平，提示发育异常（From Broadbent BH et al: Bolton standards of dentofacial developmental growth, St. Louis: Mosby; 1975.）

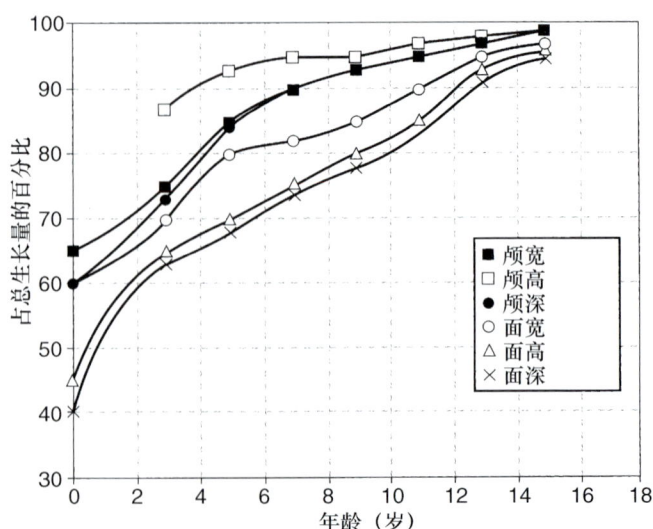

图21.7 颅骨及面部宽度、高度和深度的生长累积曲线[From Scott JH. The growth of the human face. Proc R Soc Med. 1954; 47（2）: 91-100; Meredith HV. Changes in form of the head and face during childhood. Growth. 1960; 24（215-264）: 218.]

和 Porter 发现其中也有很大差异，早熟男性或许比晚熟女性更早成熟[6]。此外，男性的生长量往往比女性更大。

3. Brodie 指出[25]，每个人的头面部形态各不相同。这可通过某一年龄段的测量值与健康个体进行比较验证。大部分特征都有一个变化范围，并可用正态分布曲线来形象阐明（图 21.9）。

如果测量人群的同一特征，则最常出现的值（众数）、测量值范围的中间值（中位数）或所有测量值的算术平均数（均值）将代表此人群的集中趋势。集中趋势通常被称为常态（normalcy）。描述特征分布情况的另一种方法是使用百分位数图。第 50 百分位数表示分布中心，第 25 百分位数表示前 1/4，依此类推。

生长发育相关文献中常用于表示分布情况的第三个统计参数是标准差（standard deviation，SD）；均值 ±SD 覆盖了整体人群的 68%；均值 ±2 SD 和 ±3 SD 分别相当于整体分布的大约 95% 和 99%。

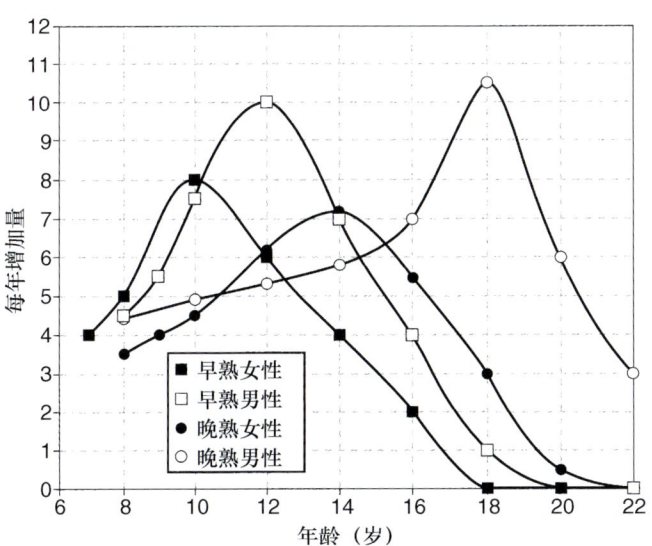

图 21.8　早/晚熟男/女性的生长增量曲线

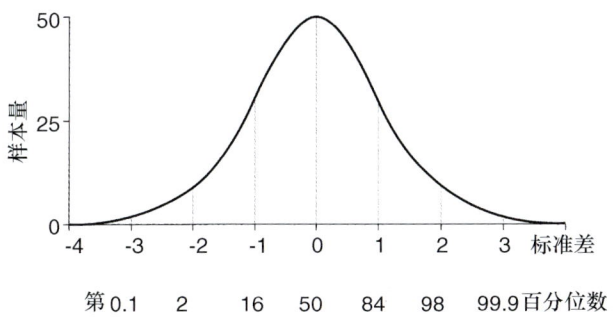

图 21.9　标准差及百分位数的正态分布曲线

正常人群的均值和标准差对描述患者状况很有帮助。通过将患者测量值与人群正常值进行比较，临床医生就可判断发育过快还是过缓。通常，测量值与正常值相差超过 2 SD 时被认为具有临床意义，因为此值超出正常人群的 95% 范围。

在本章接下来的内容中，在讨论面部、咬合和牙弓的生长时将参考颅面部生长原理和概念。

颅面类型（craniofacial pattern）

在年轻患者的临床评估和治疗中，有关生长发育的信息通常并未得到足够重视。当应用实体模型来显现生长的效果时，颅面部的生长问题则成为需要关注的核心问题。因此，在这里将详尽地定义颅面部的类型。

在口腔领域，通常有两种方法来获取有关颅面部类型的资料。一种方法是在椅旁对患者进行体格检查。以这种方式收集的信息是基于检查者头脑中设计和建立的标准。第二种方法是分析牙科病历。以往，头影测量分析一直是收集有关颅面部类型客观信息的常用方法。通常，将患者在头颅定位 X 线片上的测量值与来源于人群数据库中的正常值进行比较。临床医生可以通过这种方式判断患者正常与否。由于只有最佳或理想颅面类型的个体才会被纳入研究，所以正常数据库是唯一的[26]。这种能够确定颅面类型的概念方法使临床医生能够对患者的面型进行最佳评估。将患者测量值与相对理想类型的头影测量值进行比较。头影测量分析将在第 22 章中详细介绍。Darwis 等[27]建议使用综合的方法，如三维面部形态测量和 Fourier 分析，从而提供更全面的颅面部结构生长和发育信息，进而提高临床评估的准确性。Fourier 分析是一种数学曲线拟合过程，它可以表示边界值范围，从而可以描绘出研究对象的轮廓。

理想的牙颌面部类型

以往有很多研究人员提出过面部椅旁评估的标准[1, 28-32]，其中大多数均参考了成人的面部。Horowitz 和 Hixon 将理想化的面部类型描述为"事物本该如此"[33]。用于评估面部的模式遵循比例、平衡及协调的概念——这些概念有助于确定整体面部吸引力。如果能合理使用理想面部的概念并了解其局限性，它将是一种有用的临床工具。局限性主要有三点。首先是缺乏生物学基础。对于面型是否应该是理想的，生物学数据既不能反驳也不能支持。其次，正常功能的行使并不需要理想的面型；理想面型在大多数情况下与生理功能几乎没有联系。最后，理想面型只是一种心理上虚构的观念。"理想模式"一词意味着"完美范例"。

另一方面，完美范例可以是诊断和制订治疗计划的有效工具。将患者的面部类型与理想型标准进行比较，记录差异从而给出问题列表。理想面部的标准可以帮助临床医生通过体格检查获得有用信息。理想的面部生长模式也可以作为制订治疗计划的工具。尽管理想面部的概念是虚构的并且无生物学依据，但可指导临床治疗。在牙科文献中也可见牙齿咬合和牙弓形态的理想模式，在Angle[29]、Andrews[34]和Roth[35]的工作中可以找到很好的例子。这些模式的意义与理想面型相同，都是为诊断和制订治疗计划提供帮助。

生长与面型（facial pattern）

发育成熟的一致性

出生后，面部的生长量比颅骨更多。Bell等提出，到成年时，理想的面型前、中、下部高度相同[30]。Enlow证实面部侧貌随着年龄的增长而逐渐变平[36]。鼻子和下巴会变得更加明显，唇部突度减小（图21.10）。每一个健康个体，无论整体颅面部形态如何，都会经历侧貌变平以及面部高度相对于颅部增加。

理想面型正面观

理想面型随着年龄不断变化。随着不断的生长发育，面部增长并且侧貌变平，因此，适用于成人面部的理想标准不一定适用于年轻人的面部。7岁儿童理想面型正面观应该包括以下标准（图21.11）：

1. 面部左右对称。
2. 眉间（两眉的中点）到鼻中隔下点（鼻小柱与上唇的交点）的距离等于鼻中隔下点至颏下点（下巴最低点）的距离。

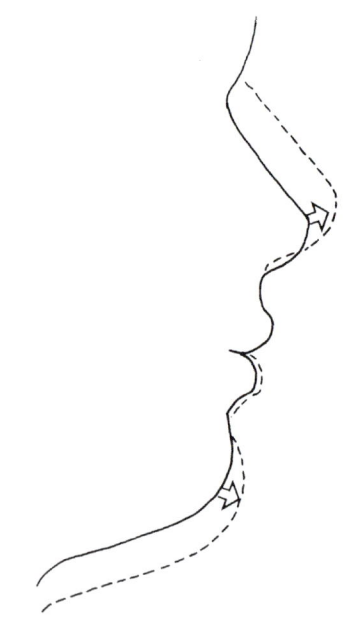

图21.10 图示说明从6岁（实线）到18岁（虚线）面部侧貌逐渐变平坦

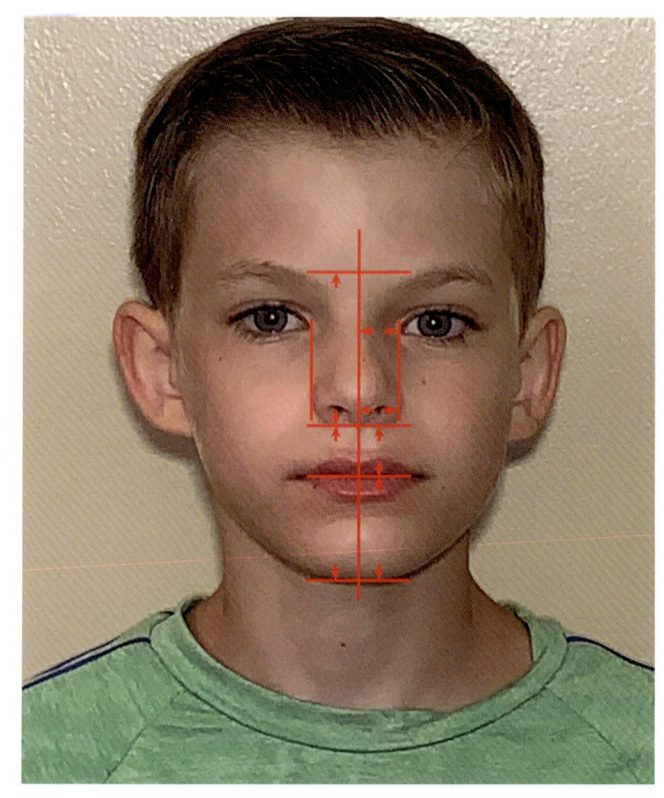

图21.11 7岁儿童的理想面型正面观

3. 鼻中隔下点至上唇下缘的距离占鼻中隔下点至颏下点距离的1/3。
4. 上中切牙切缘位于上唇下缘下方2 mm。
5. 鼻翼点之间的距离等于内眦距离。

理想面部侧貌

参考平面的应用对于在椅旁评价面部侧貌非常有帮助。Farkas 将外耳道最上点和眶下缘最低点连线的水平面定义为 Frankfort 平面，该平面是分析面部侧貌最常用的参考平面[37]。第二个参考平面由 Legan 和 Burstone 提出，是过眉点的 Frankfort 平面的垂线（FHP 平面），常用于侧貌评价[38]。

7 岁儿童的理想侧貌形态应该包括以下标准（图 21.12）：

1. 下巴位于 FHP 平面后 5 mm。
2. 下唇最前点与 FHP 平面相交。
3. 上唇最前点位于 FHP 平面前 5 mm。
4. 鼻唇角为 100°。
5. 静息状态下，上、下唇间距离不超过 2 mm。

整体面型的保持

个体在幼年时的面部形态总特征将会保持至成年。随着面部的发育成熟，尽管每个人都会经历侧貌变平和面部增长，但 Enlow 等证明了这些变化并不足以让面部不协调[39]。Martinez-Maza 等检测了面部骨骼的塑形过程，并证实在生长过程中颅面部骨骼作为一个整体保持着功能和结构的协调平衡[40]。除非临床干预，否则上、下颌骨位置关系的不平衡将会持续一生。

上、下颌骨之间的不协调可在椅旁简单迅速地识别。通过将患者面部测量值与标准值进行比较即可算出差值，这些差值就会形成患者的问题列表。现在的面型加上平均生长量（即大小、方向及速度）即可预测将来的面部形态。这种生长模式被称为均值-变化-增加模式（mean-change-expansion scheme）[33]。Balbach 证实此为预测生长对面部形态影响最有效的方法[41]。此模式可用于评价大部分口腔诊疗的患者。然而，头部和面部生长的各方面受到相对平衡或平均生长的影响并不适用于每位患者。某些患有颅面部先天畸形、发育缺陷或后天畸形的患者改变了原有或代偿性的颅面部生长机制，头面部生长就不能遵循典型方式了。

由于健康儿童的生长变化对面部的影响是相对一致和可预测的，所以面部诊断和治疗计划制订的关键是临床医生识别和诊断性判别面型的能力。在对患者进行评估期间，应将平衡协调面型以及不平衡面型的识别作为常规诊疗。而应用理想面型的相关标准可以有所帮助。

儿童面部不平衡的治疗目标是建立面型的结构平衡。如果矫正措施包含对治疗后反弹或复发的代偿，则治疗后所确定的面型将得以保持。随着面部的持续生长和尺寸增加，治疗相关的面部结构部分都将保持相对平衡的生长。

对儿童面部不平衡的矫治是通过调控面部适应性、代偿性生长方式的临床操作来实现的。面上部的部分骨缝在青少年时期仍未闭合。通过矫形头帽施加力，控制生长方向和生长量，从而改变上颌的生长方向，并最终改变上颌的位置。同样，上颌骨横向尺寸可以通过腭中缝的合理扩展来增加。McNamara 和 Carlson 的研究表明，下颌髁突的继发性软骨终生都对机械刺激保持反应，但这种纤维软骨的骨沉积反应会随着年龄的增长而减弱[42]。面部骨骼通过改变形态来应对微环境应力的变化。骨沉积和骨吸收的模式可以通过使用矫治器对骨施加生理上相适宜的生物机械力来改变。

例如，对于下颌后缩导致面部不平衡的儿童，成功治疗涉及调控多个生长机制。使用功能性矫治器进行下颌骨前移可能会影响到许多位点。Graber 和 Swain 认为，可通过以下方式改变颌面部复合体[43]：

1. 髁突生长（继发性软骨生长）。

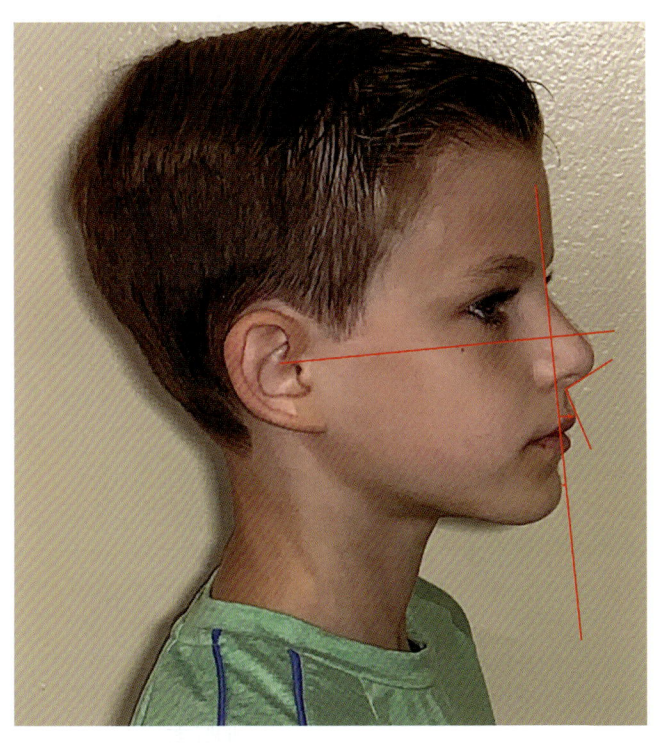

图 21.12 7 岁儿童的理想面部侧貌

2. 关节窝适应（骨沉积-骨吸收式骨生长）。
3. 消除功能性后缩。
4. 更有利的下颌骨生长方向。
5. 抑制上颌向下、向前移动（骨沉积-骨吸收式骨生长）。
6. 下颌后牙段差动性的向上、向前萌出（骨沉积-骨吸收式骨生长）。
7. 上颌骨和上颌牙列的矫形力移动（上颌骨缝系统的生长）。

面部生长与一般躯体生长保持一致

通过生物力学疗法改变面型的程度取决于患者剩余的生长潜能。通常，可改变面型的程度与年龄成反比：个体年龄越大，治疗性改变面型的程度就越小。处于快速生长期的个体，改变代偿性、适应性生长的潜能更大。Mellion等报道，青春生长迸发期的特点是生长速度开始加快，女孩大约在 9.6 岁开始，11.5 岁达到高峰，而男孩大约在 12 岁开始，14.3 岁达到高峰[44]。青春期开始后大约 2 年达到最大的生长速率。面部生长累积曲线与一般躯体生长曲线高度平行（图 21.13）。分析手部骨骼的发育情况有助于评估全身骨骼的成熟情况，同时也有助于评估面部骨骼的成熟情况。评估孩子的成熟状态与判断其自身的青春生长迸发期直接相关，即评估快速生长期是否即将到来，还是已经达到，抑或是已经过去。

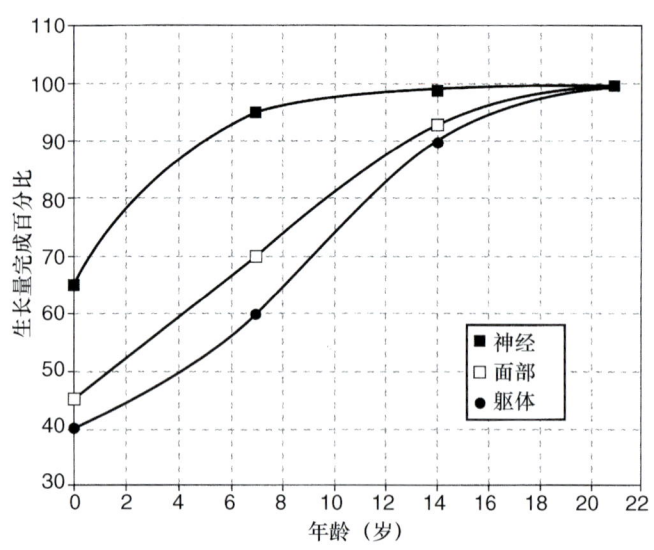

图 21.13 神经、面部及一般躯体组织的生长累积曲线

生长与𬌗型（pattern of occlusion）

发育模式的一致性

通常，出生时口腔内并无牙齿。Leighton 的研究显示，上颌前部龈垫（尖牙间宽度）通常比下颌前部龈垫宽，且较下颌前突（覆盖）大约 5 mm[45]。上颌前部龈垫通常覆盖下颌前部龈垫（覆𬌗）约 0.5 mm。在出生后的前 6 个月，上腭部宽度明显增加，覆盖逐渐减小。

乳牙列末端平面

3 岁时，乳牙咬合通常已建立。上、下颌第二乳磨牙的远中末端平面的关系可分为三类（图 21.14）。平齐末端平面（平齐末端）是指上、下颌

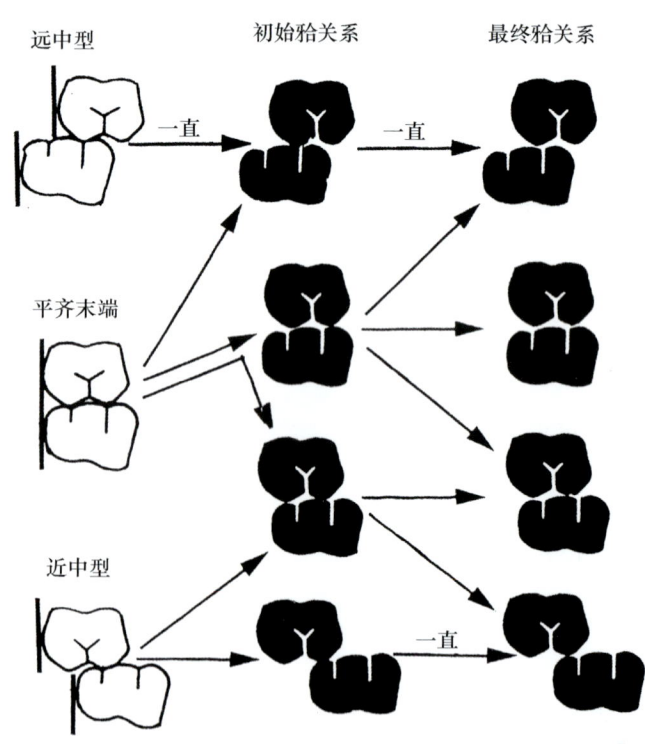

图 21.14 图示第一恒磨牙的咬合发育过程。空白牙冠展示了 5 岁时第二乳磨牙的三种末端平面关系。黑色牙冠展示了不同时期第一恒磨牙的咬合关系，分别为初始𬌗关系（约 6 岁半）及最终𬌗关系（约 12 岁）[From Arya BS, Savara BS, Thomas DR. Prediction of first molar occlusion. Am J Orthod. 1973；63（6）：610-621；Carlsen DB, Meredith HV. Biologic variation in selected relationships of opposing posterior teeth. Angle Orthod. 1960；30（3）：162-173；Moyers RA：Handbook of orthodontics., 3rd ed. Chicago：Mosby；1973.]

第二乳磨牙的末端平面在同一垂直线上。近中型末端平面是指下颌第二乳磨牙末端平面位于上颌第二乳磨牙末端平面的近中。远中型末端平面是指下颌第二乳磨牙末端平面位于上颌第二乳磨牙末端平面的远中。

对乳磨牙末端平面关系的统计研究报告显示，下颌第二乳磨牙的末端平面近中型占49%，平齐末端占37%，远中型占14%。数据来源于Arya等[46]以及Carlsen和Meredith[47]的研究报告。

上、下颌第一恒磨牙初始𬌗关系

第一恒磨牙在大约6岁时萌出，并且是口内第一颗萌出的恒牙。第一恒磨牙在萌出过程中出现的初始𬌗关系可以用四种类型来表示（图21.14）。Ⅰ类关系是指上颌恒磨牙的近中颊尖（m-b）位于下颌第一恒磨牙的颊沟处或接近于颊沟，此型约占55%。尖-尖相对关系为上、下颌第一恒磨牙的m-b尖彼此相对，此型约占25%。Ⅱ类关系，约占19%，是上颌m-b尖位于下颌m-b尖近中的关系。Ⅲ类关系代表上颌m-b尖位于下颌颊沟远中的情况，此型约占1%[47]。表21.1展示了在咬合发育的三个不同阶段中，三种乳磨牙末端平面关系与四种第一恒磨牙咬合关系的发生率[46-47]。

理想的静息𬌗关系

Sanin和Savara提出了理想咬合发育的概念。他们的研究显示，在一定范围内，儿童时期理想的咬合关系可持续到成年[48]。恒牙列中最理想的咬合是Ⅰ类关系。通过仔细观察乳牙列和混合牙列中的某些特征，可以判断恒牙列是否能够发育成Ⅰ类关系。

成人与儿童理想咬合的主要区别在于口内的牙齿。7岁时，乳中切牙和侧切牙已经被其继承恒牙替换或正在被替换，并且第一恒磨牙已经萌出。剩余的乳牙列中通常包括上、下颌牙弓的尖牙及第一、第二乳磨牙。7岁儿童的理想𬌗标准应该包括以下内容：

1. 磨牙和尖牙Ⅰ类关系𬌗。
2. 前牙及后牙覆盖2 mm。
3. 前牙覆𬌗2 mm。
4. 牙列中线齐。

整体𬌗型的保持

出生时的龈垫关系不能作为预测未来牙弓关系的可靠诊断标准。生命支持功能（如呼吸和吞咽）在出生时非常重要，以至于上、下颌位置在出生后前几年可发生难以预测的调整。然而，到3岁时，上、下颌骨的关系已经建立；此后，两者的整体形态不会发生显著变化。

对后期咬合关系具有诊断价值的是乳牙末端平面的关系。乳牙列阶段存在轻度的近中型时，恒牙列发展成为Ⅰ类关系的可能性最大（图21.14）。如果近中型很明显，则恒磨牙会发展成为Ⅲ类关系。远中型乳牙末端平面发展成为Ⅰ类关系的可能性几乎不存在。因此，远中型的存在高度预示着将来可能发展成为Ⅱ类恒磨牙关系。

第一恒磨牙的初期𬌗关系对后期咬合关系的诊断也有很大价值。第一恒磨牙在5～7岁时萌出。若第一恒磨牙初始𬌗关系为Ⅰ类，则恒牙列发展成为Ⅰ类关系的可能性最大。若第一恒磨牙初始𬌗关系为Ⅱ类，则成人时仍为Ⅱ类关系。若初始𬌗关系为尖-尖型，也预示着有可能发展成为错𬌗畸形。3/4的第一磨牙尖-尖型关系在替牙期转变为Ⅰ类关系。然而，25%的尖-尖型关系将会转变为Ⅱ类关系。Ⅲ类初始𬌗关系预示将来发展成为Ⅲ类磨牙关系。关于诊断及预判信息的讨论是基于Arya等[46]、Carlsen和Meredith[47]以及Moyers[49]的研究工作。

替牙列期咬合的发育及错𬌗畸形的发展如图21.14所示。远中型末端平面通常发育成第一恒磨牙的Ⅱ类初始𬌗关系和最终𬌗关系。第一恒磨牙Ⅲ

表21.1 咬合发育的三个不同阶段磨牙末端平面关系的发生率

5岁时乳磨牙的末端平面	6岁半时第一恒磨牙的初始𬌗关系*	12岁时的最终𬌗关系
	1% Ⅲ类关系	3% Ⅲ类关系
49% Ⅰ类关系（ms）	27% Ⅰ类关系	59% Ⅰ类关系
37% 平齐末端	49% 尖-尖型关系	
14% Ⅱ类关系（ds）	23% Ⅱ类关系	39% Ⅱ类关系

ms，近中型；ds，远中型。

* 译者注：此列所示发生率与正文中描述的发生率不一致，但原文如此。

Arya BS，Savara BS，Thomas DR. Prediction of first molar occlusion. Am J Orthod. 1973；63（6）：610-621.

Carlsen DB，Meredith HV. Biologic variation in selected relationships of opposing posterior teeth. Angle Orthod. 1960；30（3）：162-173.

类初始𬌗关系发展成为Ⅲ类最终𬌗关系的概率也非常高。平齐末端平面、尖-尖型关系及Ⅰ类磨牙初始𬌗关系的发育方向往往多变。

上、下颌牙列的咬合关系在整个生长期几乎保持不变[50]。然而Northway等的研究显示，环境因素（例如乳牙早失）会影响发育中的咬合稳定[51]。Carlsen和Meredith的研究表明，在70%的情况下，替牙列期间下颌第一恒磨牙相对于上颌第一恒磨牙会向近中移动[47]。然而，这种移动的幅度通常不足以代偿第一恒磨牙的错𬌗，因此在生长过程中整体𬌗型保持不变。

生长与牙弓类型（dental arch pattern）

相似的发育顺序

每个人牙弓发育的阶段顺序大体都是相同的。根据Nery和Oka的研究，乳牙牙冠在胎儿期3～4个月时开始钙化[52]。下颌牙齿的钙化时间通常早于上颌牙齿；通常中切牙最先出现钙化迹象，第二磨牙最后钙化。男孩通常比女孩更早开始钙化。

在7.5月龄时，第一颗萌出的乳牙是中切牙；在2.5岁时，第二乳磨牙最后萌出。约在3岁时，第二乳磨牙的根尖闭合。通常，乳牙列的萌出顺序是中切牙（在Palmer标记法中，用字母A表示）、侧切牙（B）、第一乳磨牙（D）和尖牙（C），最后是第二乳磨牙（E）。因此，典型的萌出顺序是A-B-D-C-E。

恒牙的钙化直到出生后才开始[53]。在出生后第2个月时，第一恒磨牙最先出现钙化迹象。大约在9岁时，最后一颗牙齿第三磨牙开始钙化。

下颌恒牙典型的萌出顺序如下：第一磨牙（在Palmer标记法中，用数字6表示）、中切牙（1）、侧切牙（2）、尖牙（3）、第一前磨牙（4）、第二前磨牙（5）、第二磨牙（7），最后是第三磨牙（8）。对于上颌恒牙，萌出顺序通常如下：6-1-2-4-5-3-7-8。女孩的萌出时间通常比男孩早5个月。

恒牙的萌出时间可能因具体牙位的不同而有较大差异。根据Garn的统计，下颌切牙的萌出时间差异最小；90%的下颌恒切牙会在3年内萌出[7]。与此不同，下颌第二恒前磨牙的萌出时间差异最大，其时间跨度为6年半。

Moorrees测量了儿童期和青春期牙弓长度、周长，以及磨牙间和尖牙间宽度的变化[53-54]。从6岁到18岁，上、下颌牙弓的平均尺寸变化如下：

下颌牙弓
牙弓宽度：　尖牙间距：增加3 mm
　　　　　　磨牙间距：增加2 mm
牙弓长度：　由于切牙直立，减少1 mm
牙弓周长：　减少4 mm

上颌牙弓
牙弓宽度：　尖牙间距：增加5 mm
　　　　　　磨牙间距：增加4 mm
牙弓长度：　由于切牙直立，轻微减少
牙弓周长：　增加1 mm

理想的牙弓形态

牙弓发育异常导致错𬌗的形成是可以预测的。同理，临床上正常牙弓的形成也可以预测。在青春期中期，牙弓的状态取决于临床特征，这些特征在替牙列期很容易识别。评估牙弓是否存在容易诱发错𬌗的因素，最简单的方法是将患者混合牙列的牙弓与理想牙弓形态进行比较。

7岁儿童的理想牙弓形态应该符合以下标准：
1. 邻面紧密接触。
2. 无旋转。
3. 牙轴颊舌向适度倾斜。
4. 牙轴近远中向适度倾斜。
5. 垂直向边缘嵴平齐。
6. 𬌗平面平坦。
7. 有充足的剩余间隙。

种族背景可影响牙列及咬合的发育。由Anderson[55]进行的一项有趣的研究显示，非洲裔美国儿童的乳牙列的牙弓宽度、长度、周长和牙间隙明显较欧洲裔美国儿童大。

牙齿/牙弓大小比值为牙弓形态的决定因素

牙齿大小和牙槽骨大小是决定恒牙列牙弓状态的最主要因素。如果牙齿大小和牙弓大小不平衡，则恒牙列会存在拥挤或间隙。牙列拥挤是牙弓错𬌗畸形中最常见的特征。只有当恒牙大小总和与根尖区牙槽骨的大小相均衡时，才有可能形成理想的牙弓形态。

Van der Linden 将牙根尖区域周围的牙槽骨称为根尖区[56]。Ten Cate 报告，牙槽骨的形成可能与牙囊细胞的诱导作用有关[57]。多种环境因素可影响骨膜内成骨，进而影响牙槽骨的大小。在生长过程中，一些临床措施可能会增加或减少根尖区牙槽骨的大小。Fränkel 的研究证明，牙弓大小在儿童期会急剧增加，在成年期保持稳定[58]。

当讨论牙弓发育问题时，牙齿大小是指牙齿的近远中宽度。Garn[7] 和 Potter 等[8] 的研究显示，牙齿的近远中宽度主要由遗传因素决定。上颌牙齿的大小受 4 个染色体基因位点的调控，下颌牙齿受 6 个基因位点调控。牙齿大小由多基因调控而且变化很大（其中就牙齿宽度而言，每颗牙齿的变化范围都很大）。牙齿大小通过 X 染色体连锁遗传，并且存在种族差异。上颌侧切牙的牙齿大小变异最大。

牙齿大小和根尖区牙槽骨大小是引起牙弓异常最主要的原因。因此，有必要详细考虑这些因素。由于骨膜内骨具有适应性和代偿性，所以根尖区牙槽骨可对来自正畸矫治器的生物力学刺激作出反应。另一方面，牙冠大小在生长过程中不受临床治疗的影响。

除第三磨牙外，所有恒牙的牙冠均在儿童中期发育完成。除非受到龋齿等因素的影响，牙冠近远中宽度在牙冠形成后便不会发生变化。因此，牙冠近远中宽度在牙齿/牙弓大小比值中是一个稳定因素。为探讨牙冠宽度稳定性的临床价值，研究者进行了牙齿大小关系的检测。

比较乳、恒牙近远中宽度就是其中一项。Moorrees 的研究显示，乳牙与恒牙的大小并没有很大的相关性[54]。相关系数（r）值的范围从 $r = 0.2$ 到 $r = 0.6$，表明乳牙近远中宽度与其继承恒牙宽度之间的相关性较小。相关系数需要大于或等于 0.8 才能用于在椅旁对患者进行预测[32]。所有乳牙的近远中宽度总和与恒牙的近远中宽度总和表现出 $r = 0.5$ 的相关性。因此，Moorrees 得出以下结论：乳牙大小在评估其继承恒牙大小方面几乎没有预测价值[53]。

然而，对于某些比较而言，恒牙间大小的关联强度在临床上具有重要价值。Potter 和 Nance 的研究证实，单颗牙齿的大小与同一牙弓内对侧同名牙齿的大小高度相关，相关系数 $r = 0.9$[59]。对侧象限的牙齿近远中宽度总和的相关性更高，$r = 0.95$。对于同一牙弓内牙齿组群的比较，例如下颌切牙的宽度与下颌尖牙和前磨牙的宽度之间仅有中度相关性（$r = 0.6$），因此无临床意义[60]。

牙齿/牙弓大小平衡的计算

牙弓错殆畸形的主要原因是牙齿大小与根尖区牙槽骨大小之间不平衡。在替（混合）牙列中，可以准确判断恒牙列牙齿宽度总和是否与牙槽弓大小保持平衡。此判断过程称为混合牙列期间隙分析（mixed dentition space analysis）。所有混合牙列期间隙分析方法的共同之处为试图确定未萌出的恒尖牙以及第一、第二前磨牙的近远中宽度总和。根据 Horowitz 和 Hixon 的研究，下颌牙弓是间隙分析的关键，也是正畸诊断和治疗计划制订的基础[33]。与上颌牙槽基骨相比，下颌牙槽基骨在治疗过程中变化不明显，因此限制了其治疗的可能性。下颌牙弓的生长变化也小于上颌牙弓。

Gardner[61]、Kaplan 等[62] 和 Staley 等[63-64] 进行的研究发现了一种预测混合牙列期未萌尖牙和前磨牙大小总和最精确的方法。此方法最初由 Hixon 和 Oldfather 提出[60]，已被 Bishara 和 Staley 改良[65]。总之，此分析方法包括以下步骤：

1. 测量一侧下颌中切牙和侧切牙的牙冠宽度总和。
2. 测量（通过 X 线片）同侧未萌 4-5 牙冠宽度。
3. 将切牙和前磨牙的牙冠宽度相加。
4. 参照预测表格判断未萌的 3-4-5 的牙冠宽度。

混合牙列期间隙分析技术可以评估下颌牙弓内未萌尖牙和前磨牙的宽度。然后，将该宽度估计值与同一象限内下颌磨牙近中面和侧切牙远中面之间可用的牙弓间隙进行比较。三个未萌恒牙的宽度总和与该牙弓可用间隙之间的差值称为剩余间隙（leeway space）。

最理想的模式是剩余间隙充足（即未萌尖牙和前磨牙的宽度总和小于牙弓可用间隙）。如果剩余间隙不足，预测可能会出现牙列拥挤的情况，因为牙弓的平均生长变化量并不足以代偿剩余间隙不足。

牙弓发育中的代偿

牙齿/牙弓大小不平衡导致牙弓状况不理想。

当牙齿近远中宽度总和超过牙弓可用间隙时，会发生代偿性调整，进而导致牙列拥挤、Spee 曲线曲度过大或牙齿异常倾斜。当牙弓可用间隙尺寸超过牙齿近远中宽度总和时，就会出现牙齿间隙。

混合牙列期合适的治疗计划不仅必须考虑到未萌尖牙和前磨牙的大小及牙弓可用间隙之间的差异，而且还应考虑到纠正牙齿的代偿性变化。理想的牙弓状态为此治疗计划提供了范例。相对于理想的牙弓，可以评估每一个代偿性因素（如拥挤、间隙、殆曲线过大或牙齿异常倾斜）。如果不创造额外的间隙来解决拥挤，就不可能使其变成理想整齐的牙列。因此，一个合适的治疗计划必须指出明确的方法创造临床上的间隙。以下为可用于创造牙弓间隙的几种方法：

1. 推磨牙向远中。
2. 减小牙弓中牙齿的近远中宽度。
3. 增加切牙的唇倾度。
4. 拔牙减少牙齿数量。

纠正过大的殆曲线也需要额外的间隙。Kirschen 等指出，纠正第二磨牙前方 3 mm 过大的殆曲线需要 1 mm 的牙弓间隙[66]。竖直唇倾的切牙也需要额外的间隙。与此相反，矫正舌倾的切牙逐步向正确位置倾斜，可创造额外的牙弓间隙；通过将切牙切缘从舌侧重新矫正至更偏向唇侧的位置，牙弓长度增加。

整体牙弓形态的保持

间隙分析结合评估代偿性因素对牙弓状态的影响是混合牙列期确定下颌牙弓所需整体间隙的方法。混合牙列期的整体间隙评估对预判未来牙弓状态很有价值。混合牙列期牙弓情况将在很大程度上保留在恒牙列中。正因如此，可以在早期预测异常的成人牙弓状态，并且可以在从乳牙列向恒牙列转变的过程中尽量纠正这些不良情况。

整体间隙评估通常以毫米表示牙弓间隙的过剩或不足。牙弓间隙剩余（1～2 mm）是比较理想的情况。临床上，这种情况通常不需要干预，由于恒牙的近中移动，牙列中不会出现拥挤或残留间隙的情况。然而，间隙剩余超过 3～4 mm 就会导致牙弓问题。例如，一颗或多颗牙齿的先天缺失会导致很大的牙弓间隙，以至于近中移动无法代偿。因此，在牙先天缺失时是尽可能长时间地保留乳牙，还是拔除乳牙为后期修复行间隙保持或者拔除后关闭间隙，必须从长期计划的角度予以考量。

间隙不足少于 2 mm 时，通常可通过下颌舌弓来保持间隙。如果牙弓间隙不足在 3～6 mm 之间，应慎重处理。通常，应采取下颌舌弓或扩弓治疗措施来获取间隙。牙弓间隙不足超过 6 mm 则是更有效的间隙再获取技术、扩弓治疗或序列拔牙治疗的适应证。如表 21.2 所示，临床上对间隙剩余和不足情况的不同处理方法是基于整体间隙评估（间隙分析加代偿性因素）的。

环境因素对牙弓形态的影响

牙弓错殆畸形的主要决定因素是牙齿/牙弓近远中大小的不平衡。然而，包括环境因素在内的次要因素可以显著影响儿童期的牙弓状态。牙弓状态易受环境因素的破坏性影响，包括乳牙早失、邻面龋、病理状态、乳牙牙齿固连、口腔习惯、外伤和第二恒磨牙早萌等。

影响牙弓状态最常见的环境因素可能是龋齿和乳牙早失。乳牙早失和龋齿会对牙弓状态产生深远的影响。龋齿和第一乳磨牙（D）、第二乳磨牙（E）或两者（D＋E）的早失会导致牙弓长度减小。Northway 等开展的一项研究展示了以下具体细节[51]：

1. E 缺失对牙弓长度的影响最大。
2. 乳磨牙早失导致上、下颌牙弓每个象限 2～4 mm 的间隙丧失。
3. 上颌牙弓的间隙丧失与年龄相关，但下颌牙弓间隙丧失与年龄无关。
4. 上颌 D 缺失通常导致尖牙阻生，上颌 E 缺失通常导致第二恒前磨牙阻生。

表 21.2 混合牙列期整体间隙评估后不同牙弓间隙状态的临床操作指南

整体评价	mm	临床处置
大量间隙剩余	超过 +3	长远考虑
间隙剩余	介于 +3 至 0	无需干预，观察
无剩余	0	密切随访
间隙不足	介于 -3 至 0	下颌舌弓保持
中度不足	介于 -3 至 -6	重获间隙或扩弓
大量不足	超过 -6	重获间隙、扩弓或拔牙

5. 间隙丧失大多由磨牙的近中移位导致。

6. 乳牙早失后第一年间隙丧失最多。

7. 在生长过程中，上颌牙弓间隙未见增加，下颌牙弓间隙可见极少量的增加。

总结

本章将生长的基本原理与患者评价相结合，以提高诊断的准确性和治疗计划的有效性。将生长原理与牙颌面部形态相结合，有助于根据生长特征进行更加有效的临床决策。本章重点介绍了对面部、咬合及牙弓产生影响的生长发育，可以帮助读者更好地理解错𬌗畸形。两个主题贯穿本章始终。一是儿童早期的颅面部形态可保持至生长发育完成。生长发育对面部结构的影响具有一致性。生长变化以平衡的方式影响面部结构。因此，可以在很大程度上预测颅面部形态。通过将早期形态与平均生长变化量相加，可以获得对未来形态的最佳评估。第二个主题是，随着个体的发育成熟，牙颌面形态会发生区域性变化，并且这种成熟变化在所有健康个体中普遍存在。然而，成长过程中的区域性变化不足以改变牙颌面部整体形态。

参考文献

1. Lucker GW. Psychological aspects of facial form, Monograph No. 11. *Craniofacial growth series*, Ann Arbor.
2. Attanasio C, Nord AS, Zhu Y, et al.: Fine tuning of craniofacial morphology by distant-acting enhancers, *Science* 342(6157):12410061–12410068, 2013.
3. Karamesinis K, Basdra EK: The biological basis of treating jaw discrepancies: an interplay of mechanical forces and skeletal configuration, *Mol Basis Dis* 1864(5):1675–1683, 2018.
4. Ferguson DJ, Wilcko MT: Tooth movement mechanobiology: Toward a unifying concept. In Shroff B, editor: *Biology of orthodontic tooth movement–current concepts and applications in orthodontic practice*, Cham, Switzerland, 2016, Springer International Publishing AG, pp 13–44. (Chapter 2).
5. Mao JJ: Mechanobiology of craniofacial sutures, *J Dent Res* 81(12):810–816, 2002.
6. Valadian I, Porter D. Physical growth and development: from conception to maturity. Boston: John Wright-PSG.
7. Garn SM. Genetics of dental development. In McNamara Jr JA, editor: *The biology of occlusal development*. University of Michigan: Monograph No. 7, Craniofacial growth series, Ann Arbor.
8. Potter RH, Nance WE, Yu PL, et al.: A twin study on dental dimension. II. Independent genetic determinants, *Am J Phys Anthropol* 44(3):397–412, 1976.
9. Linder-Aronson S, Leighton BC: A longitudinal study of the development of the posterior nasopharyngeal wall between 3 and 6 years of age, *Eur J Orthod* 5(1):47–58, 1983.
10. Enlow DH, Hans MG. Essentials of facial growth. Philadelphia: WB Saunders.
11. Scott JH: The cartilage of the nasal septum, *Br Dent J* 95:37–43, 1953.
12. Sperber GH. Craniofacial embryology. 3rd ed. John Wright-PSG: Boston.
13. Latham RA: Maxillary development and growth: the septopremaxillary ligament, *J Anat* 107:471, 1974.
14. Gange RJ, Johnston LE: The septopremaxillary attachment and midfacial growth, *Am J Orthod* 66(1):71–81, 1979.
15. Moss ML, Salentijn L: The primary role of functional matrices in facial growth, *Am J Orthod* 55(6):566–577, 1969.
16. Moss ML, Salentijn L: The capsular matrix, *Am J Orthod* 56(5):474–490, 1969.
17. Koski KL: Cranial growth centers: facts or fallacies? *Am J Orthod* 54(8):566–583, 1968.
18. Enlow DH, Hans MG. Handbook of facial growth. Philadelphia: WB Saunders.
19. Linder-Aronson S: Effects of adenectomy on dentition and nasopharynx, *Am J Orthod* 65(1):1–15, 1974.
20. Harvold EP, Tomer BS, Vargervik K, et al.: Primate experiments on oral respiration, *Am J Orthod* 79(4):359–372, 1981.
21. Scott JH: The growth of the human face, *Proc R Soc Med* 47(2):91–100, 1954.
22. Meredith HV: Changes in form of the head and face during childhood, *Growth* 24(215–264):218, 1960.
23. Stramud L: External and internal cranial base, *Acta Odontol Scand* 17:239–266, 1959.
24. Bergersen EO: The directions of facial growth from infancy to adulthood, *Angle Orthod* 36(1):18–43, 1966.
25. Brodie AG: Facial patterns: a theme on variation, *Angle Orthod* 16(3):75–87, 1946.
26. Broadbent BH, Broadbent BH, Golden WH. *Bolton standards of dentofacial developmental growth*. St. Louis: Mosby; .
27. Darwis WE, Messer LB, Thomas CD: Assessing growth and development of the facial profile, *Pediatr Dent* 25(2):103–108, 2003.
28. Ackerman JL, Proffit WR: The characteristics of malocclusion: a modern approach to classification and diagnosis, *Am J Orthod* 56(5):443–454, 1969.
29. Angle EH. *Treatment of malocclusion of the teeth*, ed 7, Philadelphia: SS White Dental Mfg:
30. Bell WH, Proffit WR, White RP. Surgical correction of dentofacial deformities (vol 1). Philadelphia: WB Saunders; .
31. Cox NH, Van der Linden F: Facial harmony, *Am J Orthod* 60(2):175–183, 1971.
32. Patterson CN, Powell DG: Facial analysis in patient evaluation for physiologic and cosmetic surgery, *Laryngoscope* 84(6):1004–1019, 1974.
33. Horowitz SL, Hixon EH. The nature of orthodontic diagnosis. Mosby: St. Louis; .
34. Andrews LF: Six keys to normal occlusion, *Am J Orthod* 62(3):296–309, 1972.
35. Roth RH: Functional occlusion for the orthodontist. Part III, *J Clin Orthod* 15(2):100–123, 1981.
36. Enlow DH: A morphogenetic analysis of facial growth, *Am J Orthod* 52(4):283–299, 1966.
37. Farkas LG. Anthropology of the head and face in medicine. Elsevier: New York; .
38. Legan HL, Burstone CJ: Soft tissue cephalometric analysis for orthognathic surgery, *J Oral Surg* 38(10):744–752, 1980.
39. Enlow DH, Moyers RE, Hunter WS, et al.: A procedure for the analysis of intrinsic facial form and growth, *Am J Orthod* 56(1):6–23, 1969.
40. Martinez-Maza C, Rosas A, Nieto-Díaz M: Postnatal changes in the growth dynamics of the human face revealed from bone modelling patterns, *J Anat* 223(3):228–241, 2013.
41. Balbach DR: The cephalometric relationship between the morphology of the mandible and its future occlusal position, *Angle Orthod* 39(1):29–41, 1969.
42. McNamara JA, Carlson DS: Quantitative analysis of temporomandibular joint adaptations to protrusive function, *Am J Orthod* 76(6):593–611, 1979.
43. Graber TM, Swain BF. *Orthodontics: current principles and techniques*. Mosby: St. Louis.
44. Mellion ZJ, Behrents RG, Johnston Jr LE: The pattern of facial skeletal growth and its relationship to various common indexes of maturation, *Am J Orthod Dentofacial Orthop* 143(6):845–854, 2013.
45. Leighton BC. Early recognition of normal occlusion. In McNamara JA, editor: *The biology of occlusion development*. University of Michigan: Monograph No. 7, Craniofacial growth series, Ann Arbor.
46. Arya BS, Savara BS, Thomas DR: Prediction of first molar occlusion, *Am J Orthod* 63(6):610–621, 1973.
47. Carlsen DB, Meredith HV: Biologic variation in selected relationships of opposing posterior teeth, *Angle Orthod* 30(3):162–173, 1960.
48. Sanin C, Savara BS: The development of excellent occlusion, *Am J Orthod* 61(4):345–352, 1972.
49. Moyers RA. *Handbook of orthodontics*, ed 3, Mosby: Chicago;.
50. da Silva LP, Gleiser R: Occlusal development between primary and mixed dentitions: a 5-year longitudinal study, *J Dent Child* 75(3):287–294, 2008.
51. Northway WM, Wainright RL, Demirjian A, et al.: Effects of premature loss of deciduous molars, *Angle Orthod* 54(4):295–329, 1984.

52. Nery EB, Oka SW. Developmental stages of the human dentition. In Melmich M, et al., editors: *Clinical dysmorphology of oro-facial structures.* Boston: John Wright-PSG; .
53. Moorrees CF. *The dentition of the growing child.* Cambridge, MA: Harvard University Press; .
54. Moorrees CF, Grøn AM, Lebret LM, et al.: Growth studies of the dentition: a review, *Am J Orthod* 55(6):600–616, 1969.
55. Anderson AA: The dentition and occlusal development in children of African American descent, *Angle Orthod* 77(3):421–429, 2007.
56. Van der Linden F.P.G.M. *Transition of the human dentition.* University of Michigan: Monograph No. 13, Craniofacial growth series, Ann Arbor.
57. Ten Cate AR: Formation of supporting bone in association with periodontal ligament organization in the mouse, *Arch Oral Biol* 20(2):137–138, 1975.
58. Fränkel R: Decrowding during eruption under the screening influence of vestibular shields, *Am J Orthod* 65(4):372–406, 1974.
59. Potter RH, Nance WE: A twin study on dental dimension. I, Discordance, asymmetry and mirror imagery, *Am J Phys Anthropol* 44(3):391–395, 1976.
60. Hixon EH, Oldfather RE: Estimation of the sizes of unerupted cuspid and bicuspid teeth, *Angle Orthod* 28(4):236–240, 1958.
61. Gardner RB: A comparison of four methods of predicting arch length, *Am J Orthod* 75(4):387–398, 1979.
62. Kaplan RG, Smith CC, Kanarek PH: An analysis of three mixed dentition analyses, *J Dent Res* 56(11):1337–1343, 1977.
63. Staley RN, Kerber PE: A revision of the Hixon and Oldfather mixed dentition prediction method, *Am J Orthod* 78(3):296–302, 1980.
64. Staley RN, O'Gorman TW, Hoag JF, et al.: Prediction of the widths of unerupted canines and premolars, *J Am Dent Assoc* 108(2):185–190, 1984.
65. Bishara SE, Staley RN: Mixed-dentition mandibular arch length analysis: a step-by-step approach using the revised Hixon-Oldfather prediction method, *Am J Orthod* 86(2):130–135, 1984.
66. Kirschen RH, O'Higgins EA, Lee RT: The Royal London space planning: An integration of space analysis and treatment planning part I: assessing the space required to meet treatment objectives, *Am J Orthod Dentofacial Orthop* 118(4):448–455, 2000.

22 头影测量学及颜面部美学：完善治疗设计的关键

John T. Krull，Matthew D. Borjab 和 George E. Krull
章晶晶　秦满　译

本章提要

影像学技术
　头颅侧位定位片
　头颅正位定位片（后前位片）
　锥形束计算机体层成像
　CBCT 拍摄技术
　3D 曝光（快速步骤）
头影测量描记技术
头颅侧位定位片参考点
参考线、参考角及参考平面
头影测量值的解读
头颅侧位定位片中的头影测量评估
　上颌骨
　上颌牙及牙槽
　下颌骨
　下颌牙及牙槽
　垂直向
　软组织
头颅正位（后前位）定位片中的头
影测量评估
生长方向

计算机化的头影测量诊断及治疗设计
　数字化图像
上下牙弓的矢状向不调
　安氏Ⅰ类
　安氏Ⅱ类1分类
　安氏Ⅱ类2分类
　安氏Ⅲ类
面型
　均面型
　长面型
　短面型
上下牙弓的垂直向不调
　开𬌗
　深覆𬌗
安氏错𬌗分类法
　骨组织与牙/牙槽的描述性评价
颜面部美学分析
　正面观
　侧面观

　　研究错𬌗畸形病例的首要工作就是透彻理解并把握病例错𬌗畸形的分类、咬合及面型特点，然后治疗需求与适当的治疗方案就会变得清晰明朗。

Edward H. Angle

　　头影测量学是一门古老的技术，长期以来被学者用于测量评估颅面部尺寸大小，尤其多用于研究颅骨形态。

　　尽管对美的定义可能会随着文化进步而发生改变，但美与和谐一直是传统的评价面部比例的指导性原则。古希腊艺术鼎盛时期（公元前 4 世纪）制作的雕塑所呈现的面部比例与当今受欢迎的面部比例非常相似。古希腊男性及女性雕塑面部特征刻画基本一致，与当今标准相比角度相差小于 5°，不过古希腊理想面型常常具有更明显的颏唇沟及鼻唇角。

　　在 20 世纪早期，牙科就开始将面部协调纳入头影测量学的理论和实践中。1922 年，Simon 开创了牙模定位法的新纪元，这是一种将牙齿、基骨及特定颅面部结构相联系起来的照相技术。尽管 1926 年 Racini 和 Carrera 采用标准投照方法获得了第一张标准的头颅侧位片，但是直到 1931 年 Broadbent 引入了头颅定位仪，头影测量学的技术才真正完成了标准化。头颅侧位定位片这种精密的 X 线片形式使牙科医生可以明确颅面部比例失调的确切区域并制订出详尽的治疗干预计划。在众多学者包括 Brodie、Downs、Reidel、Steiner、Tweed 和 Ricketts 等学者的努力下，头影测量学的临床应用形成了多种观察上颌、下颌、牙性单位及软组织侧貌协调性的技术。

头影测量分析的基本目标在于通过描记面部骨骼及软组织结构，从而明确错𬌗畸形的类型。头影测量分析采用标准化的标记点，通过这些标记点描绘出直线、角度及假想平面，从而对头颅侧位定位片上的牙性及面部关系进行线性及角度分析。通过将相关的测量值与正常值相比，从而为矫形、正畸和正颌外科手术建立个体化的治疗方案。

头影测量学经常被戏称为难以掌握的"数字游戏"。人们似乎总希望找到一组可靠的数值来明确诊断，但是类似的尝试必定是徒劳的，因为任何的头影测量结果都有可能会导致错误结论的出现。不过，精确而深入的分析确实可以较好地评估牙𬌗和颅面部的形态结构特征。一张头颅侧位定位片为临床医生提供了静态分析的可能，而多张序列头颅侧位定位片则可以让临床医生纵向追踪青少年患者的生长型。另外，临床医生通过分析比较同一位患者不同时期头颅侧位定位片的变化，甚至能够预测部分生长发育。

头影测量学的应用有利于明确错𬌗畸形的诊断，并将头颅形态作为确定治疗方案的考虑因素之一。在正畸治疗中，头影测量技术不仅可以在治疗开始前提供宝贵的数据，还可以监测治疗过程中的改变。在正畸治疗结束后，头影测量技术可以用于评估治疗后的稳定性以及评价多种治疗方式与矫治器的治疗效果。

头影测量的数值或者集中趋势已经成为评估患者的重要指南之一。临床医生应当谨记：我们治疗的是个体化的患者，而非均值数据，因此头影测量值只能辅助诊断及制订相应的治疗方案。由于个体化的解剖结构、生物学因素以及环境因素均存在差异，临床医生必须综合考虑多种因素以完成完整全面的病例分析。任何想要简化分析的尝试都有可能导致错误结论。

头影测量正常值通常用平均值表示。但头影测量中的正常值并不是一组简单的人群测量数据的平均值，而是来源于安氏 I 类理想正常𬌗人群，所以任何特定人群的测量平均值都有可能与正常值存在差异。

大多数的测量指标在人群中都是随机分布的，并且符合钟形曲线（图 22.1）。在这条曲线中，约 70% 的人群测量值会在均值 ±1 倍标准差之内，95% 的人群测量值会在均值 ±2 倍标准差之内。本章中，统计学上定义的标准差将被统一称为"临床变异"（clinical deviation，CD）。

通常情况下，正畸治疗的目标是向着头影测量正常值靠拢，其临床优势在于：
1. 可以得到一个易接受、可预测的美学效果。
2. 更好的治疗后稳定性。
3. 更好的功能以及牙周健康。

影像学技术

通过应用标准化的头颅定位 X 线照相技术，可

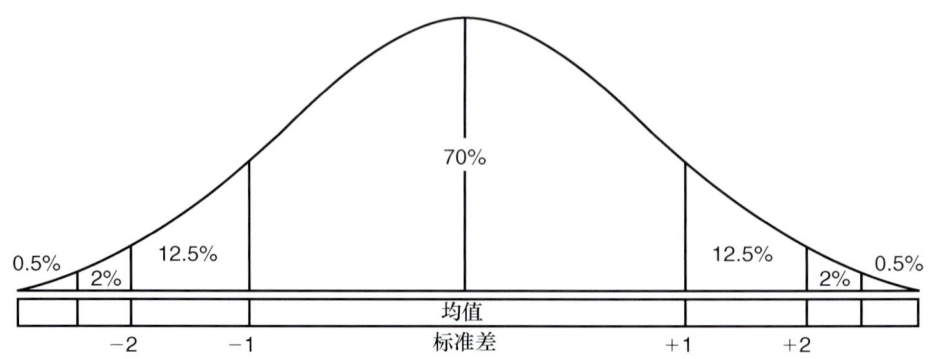

图 22.1 人群中描述生物学变量分布的钟形曲线

以方便地比较同一患者在不同阶段的多张 X 线片，从而评估其生长发育及监测治疗过程。

标准化的头颅定位 X 线照相技术包括头颅定位仪、距离投照对象正中矢状面 60 英寸的 X 线球管以及距离投照对象正中矢状面约 7.5 英寸的胶片。头颅定位仪的作用在于维持患者头部、胶片及 X 线源可重复的空间关系。最常用的装置为一根连接 X 线源及头颅定位仪的平衡杆，可以根据患者的身高进行相应的垂直向调节。

通过调节双侧耳杆及前部垂直向的鼻部指针，可将患者的头部固定在头颅定位仪上。鼻部指针的存在使医生可以调整患者头部，使 Frankfort 平面（通过耳屏及眶缘下界的平面）与地面平行。双侧耳杆的连线应通过 X 线源的中心线，以建立左右耳点连线轴。

头颅侧位定位片

拍摄头颅侧位定位片时，患者左侧面部与一个 8 英寸 ×10 英寸的胶片暗盒相贴，从而尽可能减少左侧结构的放大与变形（图 22.2）。

胶片片匣的放置应尽可能靠近患者，从而尽可能降低放大率并增加分辨率，达到技术标准化。记录胶片片匣到患者正中矢状面的距离，以保证系列 X 线片的比较。一般来说，拍片时下颌处于最大后退位，嘴唇处于放松休息状态，也可以根据情况选择一些其他的拍摄位置。患者位置确定好后，X 线束应当通过双侧耳杆垂直射向胶片。

网格和增感屏是改善放射图像的辅助技术。稀土增感屏在减少放射暴露的同时提高了放射影像的清晰度。由于胶片并不能提供骨骼与软组织的强烈对比，软组织相对的片匣区域需附加一个活动式铝屏，从而降低局部放射性，提高软硬组织间的对比度。

头颅正位定位片（后前位片）

通过头颅侧位定位片，我们可以得到大多数的垂直向、矢状向诊断特征，但对于严重的上颌横向发育不足或面部不对称，头颅后前位片则是更好的选择（图 22.3）。拍片时患者面向片匣，使用双侧耳杆及鼻部指针对头部进行定位，从而使患者正中矢状面及 Frankfort 平面与片匣形成的角度均在可接受范围之内。定位头部时，应保证拍摄时 X 线束中心在左右耳点连线轴平面及其中点通过，将片匣移动至与患者鼻子相贴。由于拍摄后前位片时的放射量要求更大，所以与头颅侧位定位片相比，需要增加拍摄后前位片的毫安数。

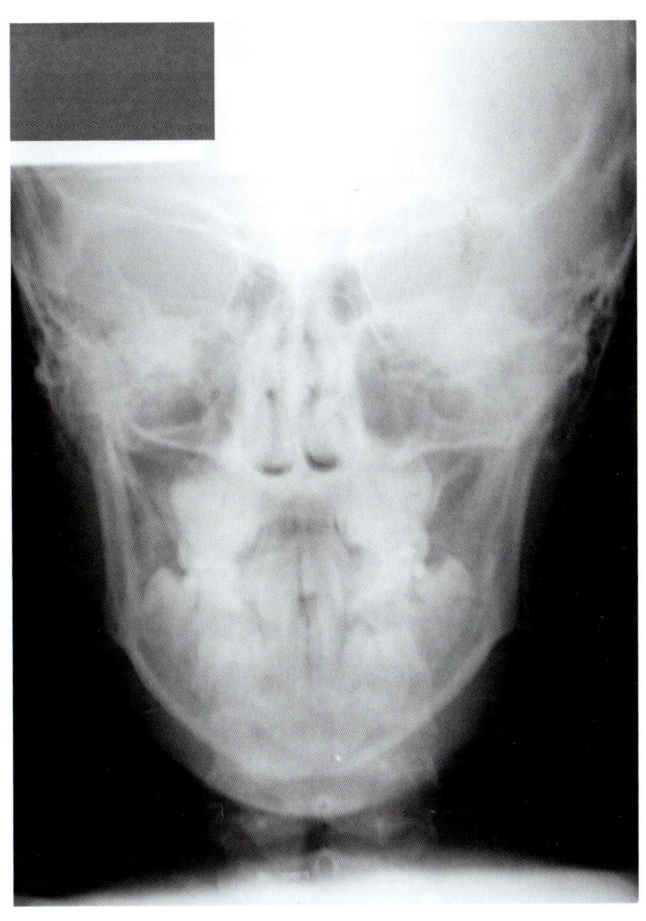

图 22.3 头颅正位定位片（后前位片）（Courtesy Dr. William W. Merow.）

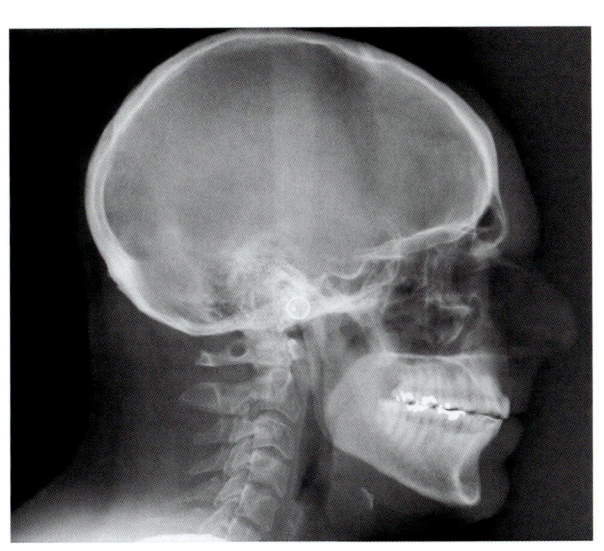

图 22.2 头颅侧位定位片

锥形束计算机体层成像

锥形束计算机体层成像（CBCT）近年来发展快速，已经成为髁突位置/解剖及需要正畸牵引治疗的阻生牙位置的标准化评价手段。CBCT 在正颌手术中的外科手术方案设计以及外科正畸治疗中非常有价值。与之前的头颅侧位定位片和（或）SLOB 技术（相应舌侧/对应颊侧技术）用来定位阻生牙相比，采用 CBCT 技术来明确阻生牙（尖牙、切牙和前磨牙）的位置及牙齿发育情况使外科开窗更加高效。一个明显的例子就是利用 CBCT 可较明确地判断阻生尖牙与相邻侧切牙的关系、阻生尖牙危及切牙牙根的可能性以及阻生尖牙在粘接正畸托槽及牵引丝后正畸牵引进入牙列的可能解剖障碍（图 22.4 和图 22.5）。

与以前不同，CBCT 使我们认识到牙齿结构形态的发育异常。最终，颌面外科医生及正颌手术的正畸医生可以从轴面、冠状面、矢状面看到包括但不仅限于髁突增生/发育不全、髁突/升支过长以及半侧颜面发育不全的解剖性的病理机制。

CBCT 拍摄技术

按照 CBCT 生产厂家所荐的位置，将患者安排于 CBCT 拍摄单元内。拍摄图片随后被计算机处理形

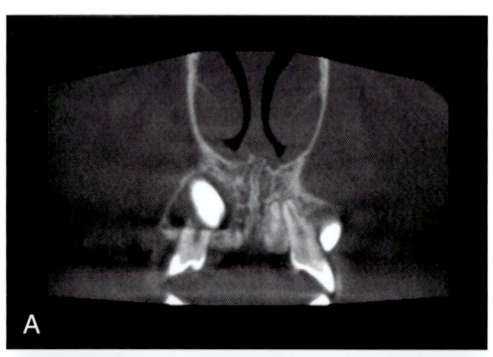

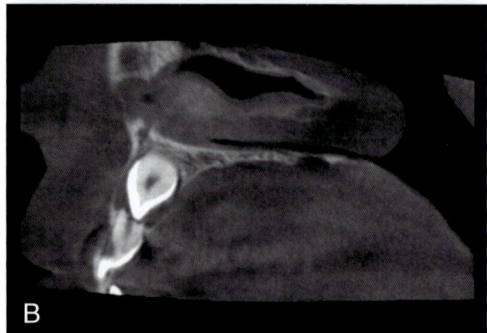

图 22.4 埋伏阻生尖牙的 CBCT 二维图像。A. 前后视图；B. 侧视图

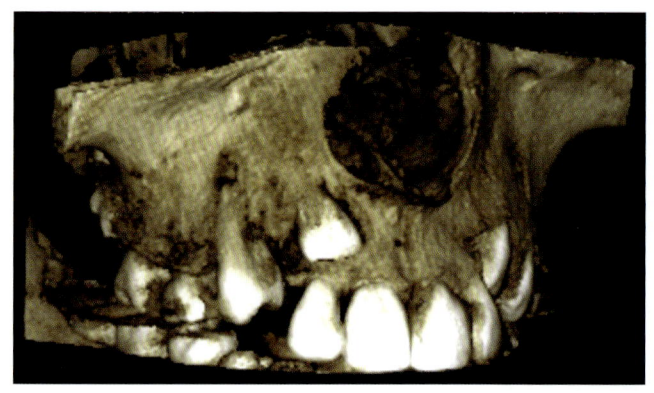

图 22.5 阻生尖牙的 CBCT 三维影像

成轴面、冠状面、矢状面影像和 3D 渲染平面影像。

3D 曝光（快速步骤）

- 选择你想使用的 3D 程序。
- 标注体积大小及目标区域。
- 选择患者区域。
- 选择图像分辨率。

头影测量描记技术

只有充分理解并掌握颅颌面解剖结构的影像学表现，熟知毗邻结构的相互关系，才能准确定位头影测量分析中的解剖标志点。在头影测量的过程中，我们需要识别出多种结构，包括线条、阴影、骨性结构的投射影像以及不同密度的轮廓外形。如此种种使得临床医生很难解读分析其相应的解剖学关系。因此在描记头颅侧位定位片之前，充分理解颅颌面结构及其空间位置关系是极其重要的。

图 22.6 展示了对头颅侧位片的描记，描记应当包括软组织轮廓、骨性侧貌、下颌骨轮廓、前后颅底、枢椎齿状突、枕骨大孔前缘、斜坡、眶平面、蝶鞍、眶部、翼上颌裂、鼻底、腭盖以及舌骨体。除了骨性结构，描记还应当至少包括上下颌第一磨牙、上颌最前方切牙以及下颌切牙。在某些情况下，描记可能还包括其他牙齿或完整牙列，如图 22.6 所示。

描记时将头颅侧位定位片置于观片灯上，面部侧貌朝向右侧，将醋酸描图纸（规格 0.003，亚光）覆盖在 X 线胶片表面，亚光面朝上，使用 2 H 或 3 H 绘图铅笔，削尖后描记所有颅面结构。由于 X 线从准直器中射出后存在不可避免的放散，所以图像

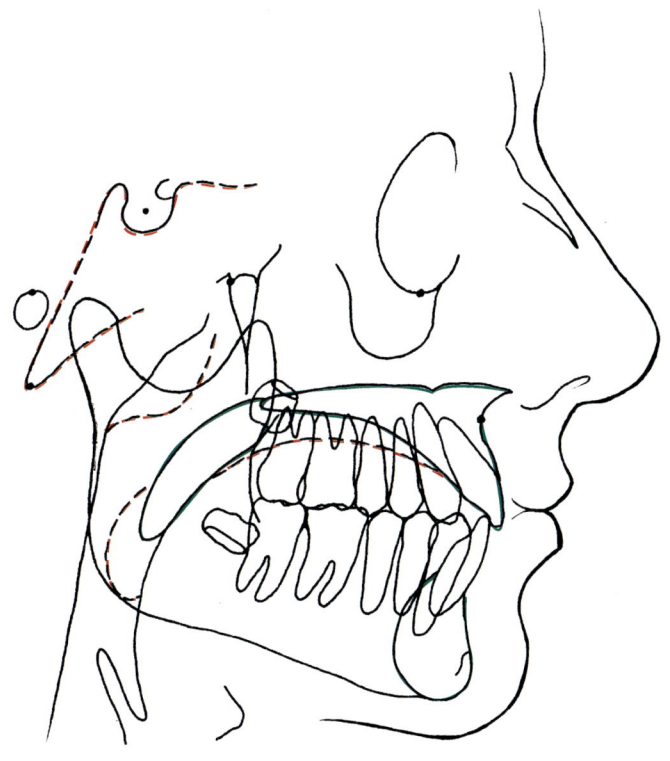

图 22.6　头颅侧位定位片的描记

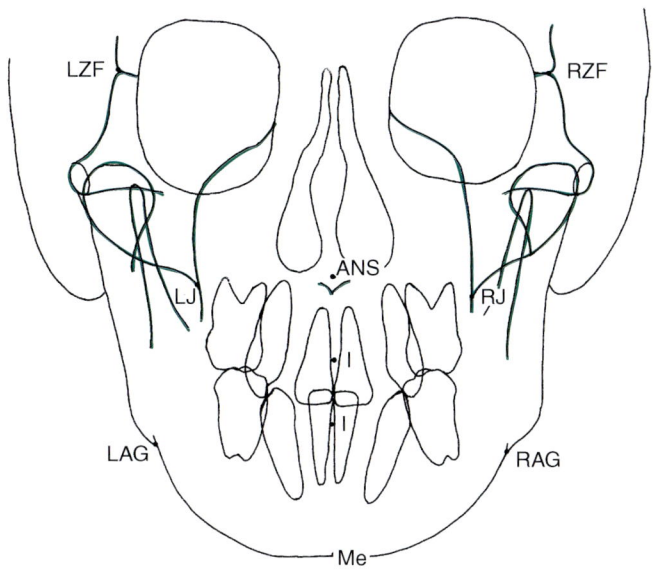

图 22.7　头颅正位（后前位）片的描记（另参见图 22.10）。ANS，前鼻棘点；I，切牙点；LAG，左侧下颌角前切迹；LJ，左侧上颌结节颧突点；LZF，左侧颧额缝；Me，颏下点；RAG，右侧下颌角前切迹；RJ，右侧上颌结节颧突点；RZF，右侧颧额缝

会有一定的放大率，在下颌骨下缘以及后牙区也会有双层影像。所有成对结构在头颅侧位定位片上均会产生双层影像。由于左侧结构的放大率较小，所以普遍认为左侧结构的影像更为准确，可以对其进行描记；此外，还有人认为应该描记两侧重叠影像的平分线。

头颅后前位定位片，如图 22.7 所示，在某些病例中有重要的诊断价值，包括下颌位置异常、面部不对称、严重的后牙锁𬌗或其他的骨性发育异常。对此类患者进行头影测量分析及全面系统的临床检查，我们常常可以发现在牙尖交错𬌗时存在下颌功能性移位。

头颅后前位定位片的描记方法同头颅侧位定位片。图 22.7 列出了要求描记的重要骨硬组织及牙齿结构，以便进行全面精确的分析。尽管大多数临床医生接受的都是手工描图的测量训练，但是随着科技进步，如今在进行头影测量分析时，更多的是使用计算机软件，对数字化头颅侧位片进行数字化测量。两种测量方法的基本原则相同，只是测量工具不同而已。

头颅侧位定位片参考点

头影测量分析的诊断价值有赖于对解剖学及人类学标志点的精确辨识及定位（图 22.8）。这些标志点用来建立线条、角度及平面，以分析患者牙颌及颅面结构的二维关系。尽管头颅侧位片及后前位片都只能进行二维方向的分析，但当把同一位患者

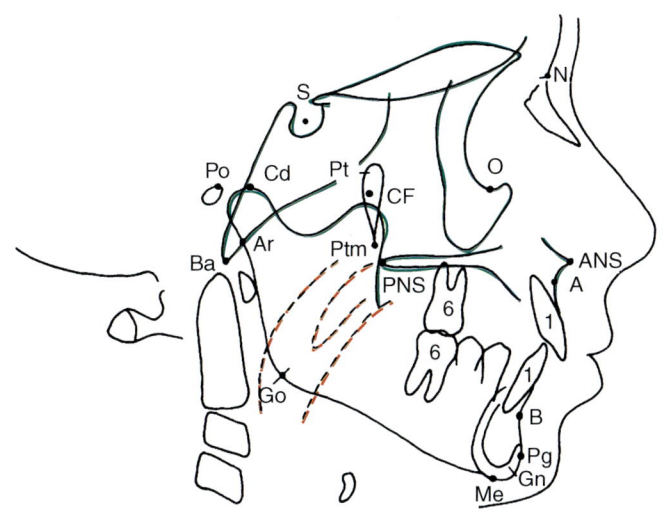

图 22.8　头颅侧位片描记参考点（Adapted from Dr. William W. Merow.）

的侧位片及后前位片放在一起进行分析时，我们就可以通过三维方向的模拟来进行全面的诊断并制订治疗方案。以下是本章用到的参考点（图22.8）。

- 蝶鞍点（sella turcica, S；或sella）：垂体窝的中心点。这是蝶骨的一个卵圆形区域，用于容纳垂体。
- 鼻根点（nasion, N）：正中矢状面上鼻额缝最前点。如果头颅侧位片上看不清，该点可以定位在鼻骨与额骨连接的最凹处。
- 眶点（orbitale, O）：眶部外缘的最低点。
- 髁顶点（condylion, Cd）：髁突关节头的最上点。
- 前鼻棘点（anterior nasal spine, ANS）：正中矢状面上上颌骨前鼻棘的最前突起。
- A点［上齿槽座点（subspinale）或A］：前鼻棘点与上牙槽嵴之间的上颌骨前部弧线的最凹点。虽然A点有时会随治疗而发生改变，但A点代表了上颌骨的最前点。
- B点［下齿槽座点（supramentale）或B］：下牙槽嵴与骨性颏部之间的下牙槽突外缘的最凹点。B点代表了正中矢状面上下颌骨的最前点。
- 颏前点（pogonion, Pg）：下颌骨正中联合的最前点。
- 颏下点（menton, Me）：下颌骨正中联合的最下点。
- 颏顶点（gnathion, Gn）：面平面与下颌平面的交点。
- 下颌角点（gonion, Go）：下颌升支后缘切线与下颌平面的交点。
- 关节点（articulare, Ar）：下颌升支后缘与颅底下缘的交点。
- 耳点（porion, Po）：外耳道最上点，或头影测量定位仪上左侧耳杆金属环的最上点。
- 颅底点（basion, Ba）：枕骨最后下点，即枕骨大孔前缘的中点。
- 翼上颌裂点（pterygomaxillary fissure, Ptm）：翼上颌裂是一个泪滴形的裂隙，前界为上颌骨后缘（上颌结节），后界为蝶骨翼板前缘。翼上颌裂轮廓的最下点即为翼上颌裂点，代表了上颌骨后界。
- 后鼻棘点（posterior nasal spine, PNS）：腭骨后部骨棘之尖。即使在显像良好的头颅侧位片上，该点也很难见到，因此这是一个由翼腭窝前壁延长线与鼻底相交的假想点。与翼上颌裂点相似，该点也代表了上颌骨后界。
- 翼点（Pt point, Pt）：蝶骨圆孔下缘与翼上颌裂后壁的交点。
- CF点（面部中点，center of face）：通过Pt的垂线与Frankfort平面的交点。

参考线、参考角及参考平面

两个参考点之间可以进行线距测量，而三个参考点可以进行角度测量。头影测量中的平面（或某些直线）是假想的，因为实际上的平面与描绘平面相垂直，在二维头颅侧位片上仅表现为一条直线（图22.9）。在头影测量分析中，牙科医生在面对二维头颅侧位片时，需要养成在三维空间中思考问题的习惯。因此，头影测量中的一个点实际上可能并不是一个点，而是一条直线（或一个轴），头影测量中的一条直线可能代表一条直线（或一个轴），也可能代表一个平面。

不同的头影测量分析方法可能会采用不同的直线或平面，但通常会选用一个主要的直线或平面作为测量分析的基准。两个常见的基准平面为蝶鞍点-鼻根点平面（前颅底平面）以及Frankfort平面。

头影测量分析的基本组成单位是角度和线距。

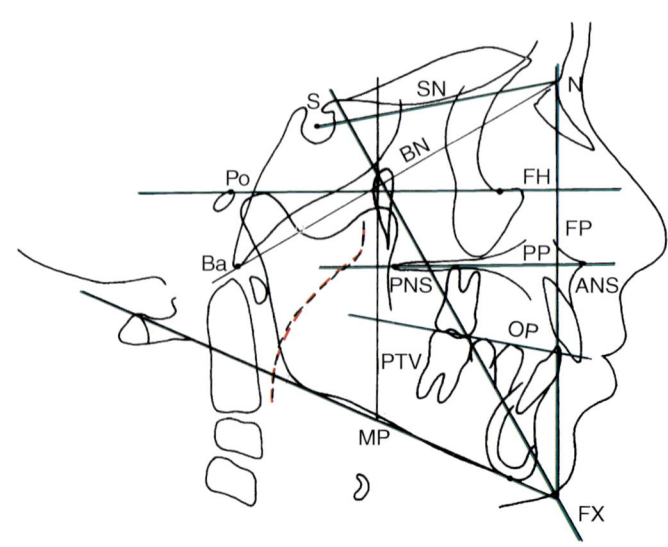

图22.9 头颅侧位片参考线及参考平面（Adapted from Dr. William W. Merow.）

测量结果以绝对值或相对百分比表示。这些测量数值及相互关系提供了描述颅面异常的基本框架。接下来将列出本章中所采用的参考平面的定义（图22.9）。

- Frankfort 平面（Frankfort horizontal plane，FH）：平面由耳点（Po）与眶点（O）连线构成，代表头部基本的水平参考面。
- 蝶鞍点-鼻根点平面（sella-nasion plane，SN）：平面由蝶鞍点（S）与鼻根点（N）连线构成，表示前颅底的前后向延伸。不过在诊断真性下颌前突时，这个平面的参考价值存疑。
- 𬌗平面（occlusal plane，OP）：该平面在后部分开了上、下颌恒磨牙（在儿童中为第二乳磨牙），并向前通过上、下颌最靠前的切牙的咬合接触点。如果上、下颌切牙没有咬合接触，则平面通过上、下颌切牙切缘连线的中点。理想情况下，OP基本平行于腭平面（PP）及FH平面。
- 面平面（facial plane，FP）：平面通过鼻根点（N），并与FH平面相垂直。
- 下颌平面（mandibular plane，MP）：切过下颌下缘的切线。
- 翼上颌垂直平面（pterygoid vertical plane，PTV）：平面通过翼点（Pt），并与FH平面相垂直。研究发现FH平面与PTV平面的交点相当稳定，几乎不受生长的影响。以PTV及FH平面作为参考，将系列头颅侧位定位片进行重叠，我们可以研究患者的生长发育变化。PTV平面代表基本的垂直向参考平面。
- 颅底平面（basion-nasion plane，BN）：平面由颅底点（Ba）与鼻根点（N）连线构成，代表颅底所在位置，为颅部与面部的分界线。
- 面轴（facial axis，FX）：平面由翼点（Pt）与颏顶点（Gn）连线构成。理想情况下，FX与BN相垂直。
- 腭平面（palatal plane，PP）：平面由前鼻棘点（ANS）与后鼻棘点（PNS）连线构成。该平面与FH平面的相互关系可以用来评价上颌骨在治疗中的变化。

头影测量值的解读

头影测量值的解读意义在于：
1. 明确骨型及面型。
2. 评价上、下颌基骨的相互关系。
3. 评估牙性关系（牙、上颌骨、下颌骨及颅底的空间关系）。
4. 在牙颌面复合体中定位错𬌗畸形发生的部位，并分析其来源（骨源性或牙槽源性）。
5. 研究与错𬌗畸形成因相关的颜面部软组织形态。
6. 评估各种错𬌗畸形的治疗方法对面部软组织形态、骨组织及牙的影响。
7. 辅助制订治疗方案。
8. 评价软组织外科手术的疗效。

头颅侧位定位片中的头影测量评估

上颌骨

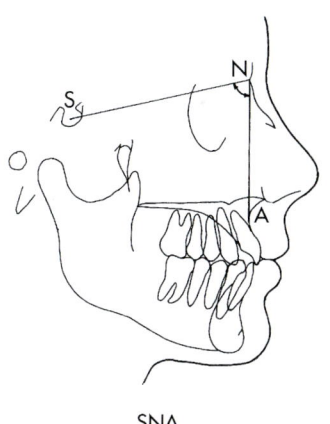

SNA

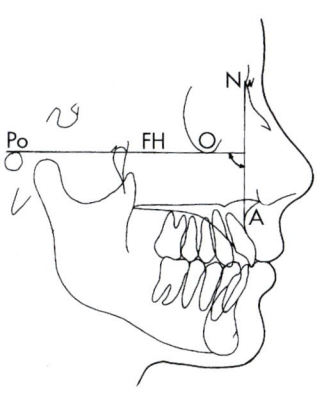

上颌深度

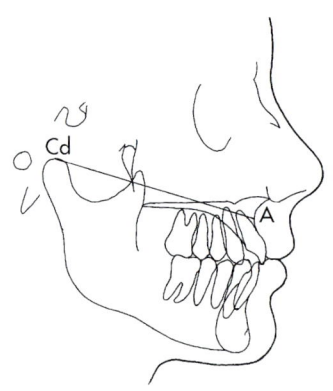

上颌长度

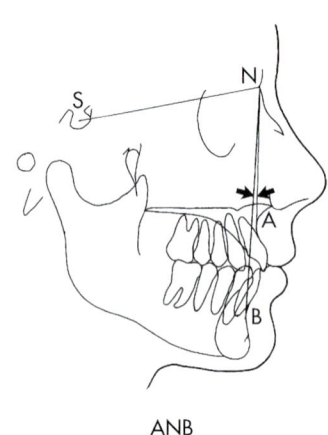

ANB

SNA：SN 平面与鼻根点-上齿槽座点（N-A）连线交角。

临床正常值：82°。

临床变异：2°。

解读：提示上颌骨水平向位置。颅底位置（SN、角度或长度）的个体变异或上颌骨垂直向过度生长可能导致该测量项目可靠性下降。因此，对这两项的线距无须特别关注。

上颌深度：FH 平面与鼻根点-上齿槽座点（N-A）连线交角。

临床正常值：90°。

临床变异：3°。

解读：提示上颌骨的水平向位置。以上颌前突表现为主的骨性Ⅱ类患者，该项目测量值大于 90°。长期的吮指习惯通常也会使测量值偏大。

上颌长度：髁顶点（Cd）到上齿槽座点（A）之间的距离。

临床正常值：85 mm（女性），87 mm（男性）。

临床变异：6 mm。

解读：成年（正常值 95～100 mm）之前，该值平均每年增加 1 mm。该测量值可以提示我们骨性Ⅱ类或Ⅲ类患者是否存在上颌前突或上颌后缩。

ANB：SNA 与 SNB 两个角度之差值。

临床正常值：+2°。

临床变异：2°。

解读：提示上、下颌骨水平方向上的相互位置关系。正值表示上颌骨在下颌骨前方，而负值则提示骨性Ⅲ类。

上颌牙及牙槽

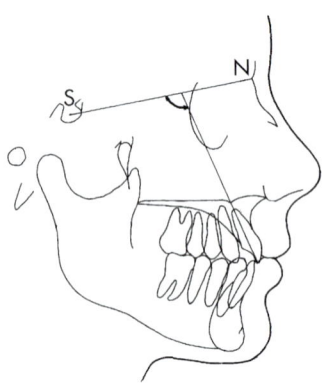

上颌切牙角

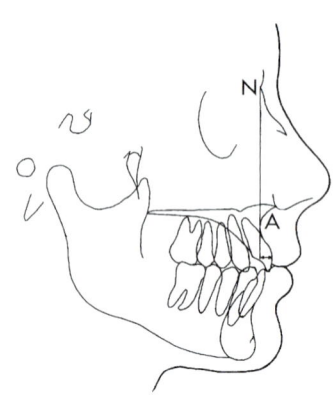

上颌切牙前后向位置

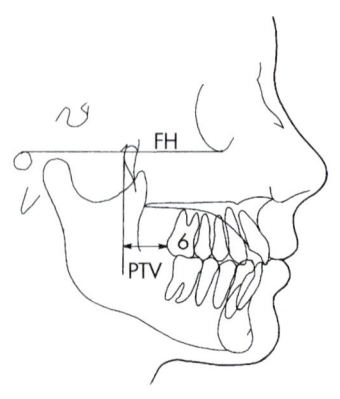

上颌磨牙位置

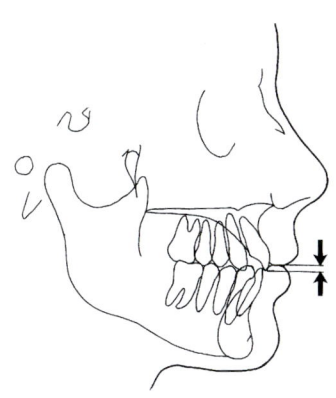

上颌切牙到上唇距离

位置的指标。测量值大于或等于 5 mm 意味着上颌垂直向发育过度。该测量值必须与上唇长度进行比较。上唇较短的患者在静息位时前牙暴露较多。

下颌骨

上颌切牙角（maxillary incisor angulation）：SN 平面与上颌切牙长轴交角。

临床正常值：102°。

临床变异：3°。

解读：将上切牙角度与面中、上部联系起来。当测量值明显大于 102° 时提示上切牙唇倾，而测量值明显小于 102° 则说明上切牙舌倾。同时还应考虑到，上颌中切牙切 2/3 明显缩窄变平，唇面外形高点在龈缘中点并弯向切缘。理想情况下，切牙切 2/3 应该与面平面（FP）相平行。

上颌切牙前后向位置：上颌中切牙唇面到 N-A 连线的水平距离。

临床正常值：4 mm。

临床变异：2 mm。

解读：提示上颌切牙的水平向位置。测量值大于 6 mm 提示前部牙性前突，而测量值小于或等于 1 mm 则提示牙性后缩。

上颌磨牙位置：上颌第一磨牙的远中面到 PTV 的水平距离。

临床正常值：患者的生物学年龄 + 3 mm（例如，一个 10 岁患者的正常值为：10 + 3 = 13 mm）。在生长发育高峰阶段，生长改变约为每年 1 mm。

临床变异：3 mm。

解读：提示牙性错𬌗畸形是否由上颌磨牙的前后向位置异常导致。若考虑使用推上颌磨牙向远中的治疗方案，则该测量值具有重要的参考价值。

上颌切牙到上唇距离：上唇下缘到上颌切牙切缘的垂直距离。

临床正常值：3 mm。

临床变异：1 mm。

解读：给出了一个可以量化评价静息位时上唇

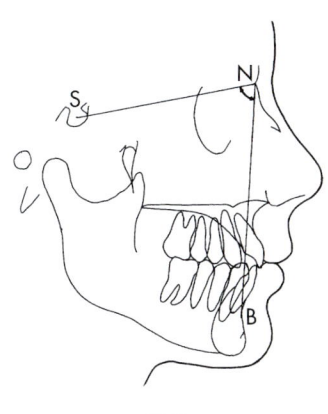

SNB

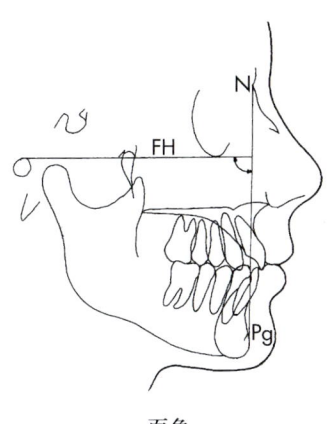

面角

下颌长度

SNB：SN 平面与鼻根点-下齿槽座点（N-B）连线交角。

临床正常值：80°。

临床变异：2°。

解读：提示下颌骨的水平向位置。异常的颅底角度及垂直向发育过度会影响该测量指标的可靠性。

面角（深度）：鼻根点-颏前点（N-Pg）连线与FH平面交角。

临床正常值：87°（9岁），每年增加0.33°。

临床变异：3°。

解读：定位颏部的水平向位置。该测量值可以提示我们骨性Ⅱ类或Ⅲ类患者是否存在下颌后缩或下颌前突。

下颌长度：髁顶点（Cd）到颏顶点（Gn）的绝对距离。

临床正常值：105 mm（9岁），每年增加2～2.5 mm，最大值为120～130 mm。9岁女孩的下颌长度较男孩普遍小2 mm左右。

临床变异：6 mm。

解读：提示骨性Ⅱ类或Ⅲ类患者是否存在下颌过小或下颌过大。

下颌牙及牙槽

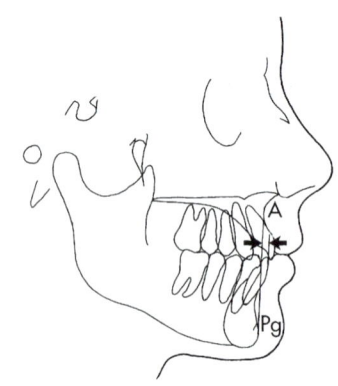

下颌切牙突度

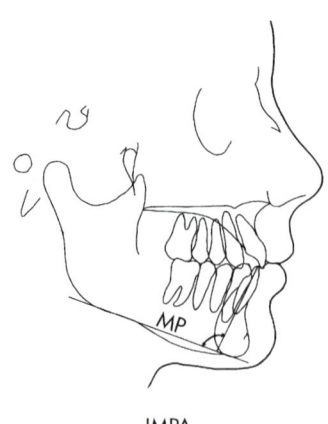

IMPA

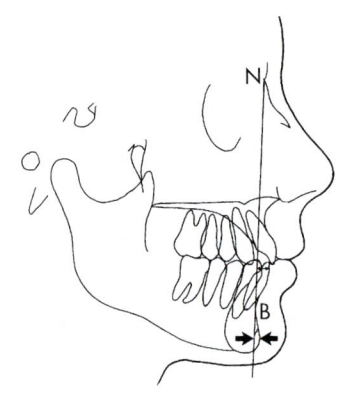

Holdaway比值

下颌切牙突度：下颌切牙切缘到上齿槽座点（A）与颏前点（Pg）连线的水平距离。

临床正常值：+2 mm。

临床变异：2.3 mm。

解读：提示下颌切牙的前后向位置，并量化分析了上、下颌牙的相互关系。该测量项目不仅是美学评价的重要指标，而且还与功能性牙弓长度分析相关。

切牙-下颌平面角（incisor mandibular plane angle，IMPA）：下颌切牙长轴与MP平面的交角。

临床正常值：90°。

临床变异：4°。

解读：提供了一个评价下颌切牙与下颌基骨间角度的指标。

Holdaway比值：下颌切牙唇面到鼻根点-下齿槽座点（N-B）连线的水平距离与颏前点（Pg）到N-B连线水平距离的比值。

临床正常值：1∶1。

临床变异：2 mm。

解读：下颌切牙与颏前点（Pg）到N-B连线的距离相等是形成良好面部比例的条件之一。

垂直向

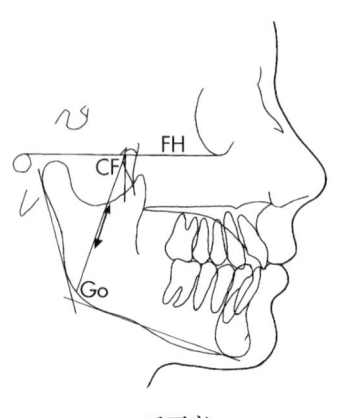

后面高

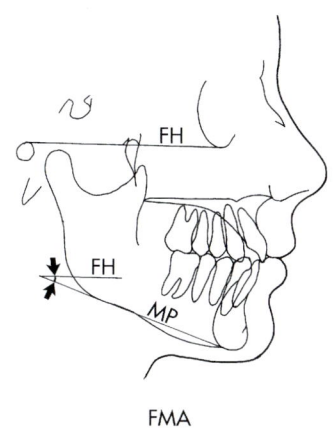

FMA

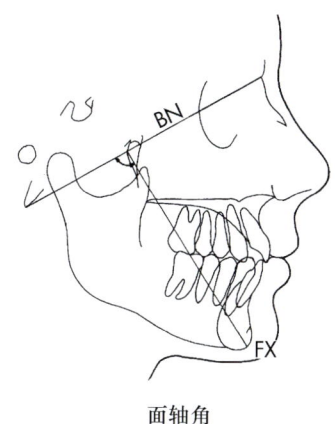

面轴角

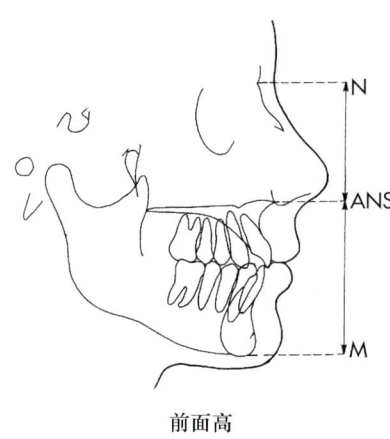

前面高

下颌平面角（mandibular plane angle，FMA）：FH 平面与 MP 平面的交角。

临床正常值：26°。正常生长的情况下，每 4 年减小 1°。

临床变异：4°。

解读：测量值大于 31° 则提示顺时针生长，有发展为长面型的趋势；而测量值小于 21° 则提示垂直向发育不足，通常见于短面型生长型。

面轴角：FX 平面与 BN 平面的交角。

临床正常值：90°。

临床变异：3.5°。正常生长的情况下，每 3 年改变 1°。

解读：显示面部高度与深度的比值，提示颏部的生长方向。测量值大于 94° 提示与短面型相关的逆时针生长型，而测量值小于 85° 则提示与长面型相关的顺时针生长型。

前面高：上面高和下面高的垂直向关系（N-ANS：ANS-M）。

临床正常值：上面高 53 mm，下面高 65 mm。

解读：相比上、下面高的绝对值来说，两者之间的比值更为重要。面部协调的相应比值接近 5∶6。

软组织

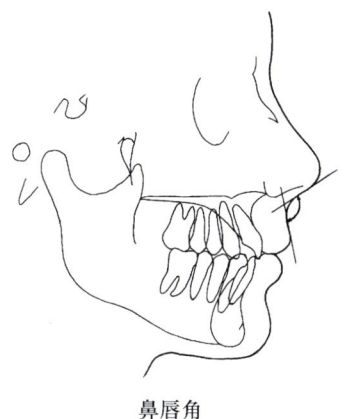

鼻唇角

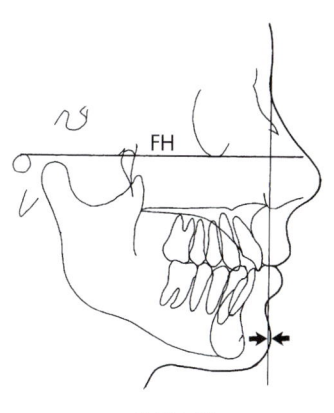

零子午线

后面高：连接下颌角点（Go）与面部中点（CF）的直线距离。

临床正常值：55 mm（正常生长发育，8.5 岁），每年增加 1 mm。

临床变异：3.3 mm。

解读：测量下颌升支的垂直向生长发育程度，可以用来预测顺时针或逆时针生长型。测量值小于 51 mm 则意味着有发展成为长面型的趋势，而测量值大于 59 mm 则提示有成长为短面型或逆时针生长趋势。

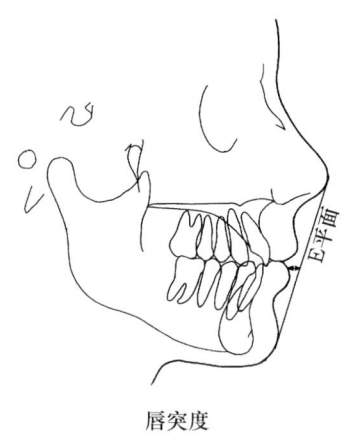

唇突度

鼻唇角（nasolabial angle）：鼻小柱切线与上唇的交角。

临床正常值：90°～110°。

解读：提供了一种评价鼻与上唇关系的指标。测量值大于 114°提示上唇位置靠后，而测量值小于 96°则提示可能与牙性前突有关。

零子午线：与软组织鼻根点相切且垂直于 FH 平面的直线到颏部的水平距离。

临床正常值：0 mm。

临床变异：2 mm。

解读：帮助评价相对于 FH 平面的颏部位置投影。

唇间距离：静息状态下，上唇下缘到下唇上缘的垂直距离。

临床正常值：1.9 mm。

临床变异：1.2 mm。

解读：测量值偏高提示上唇肌力不足且常伴有颏肌紧张，而测量值偏低则提示可能与过度闭合有关。

唇突度（lip protrusion）：下唇与审美平面（E 平面）的水平距离。审美平面是连接鼻尖到软组织颏前点的直线。

临床正常值：−2 mm（8.5 岁），每年减小 0.2 mm。随着年龄增长，该测量值有逐渐减小的趋势，直到成人的正常值（−5 mm）。

临床变异：2 mm。

解读：提示唇部和侧貌（鼻-颏部）的软组织协调性。由于该指标考虑到了软组织颏部的厚度变异这一因素，所以这是一个重要的软组织评价指标。

头颅正位（后前位）定位片中的头影测量评估

头颅正位头影测量参考点及平面用于评价正面观颅部、上颌骨、下颌骨以及牙的相互关系。图 22.10 列举了头颅正位头影测量分析常用的参考点、线及平面。

牙列中线差：上、下颌中切牙中线的水平距离。

临床正常值：0 mm。

临床变异：1.5 mm。

解读：提示牙列中线对称性。

上下颌骨宽度差：上颌骨颧突与正面面平面的水平距离。

临床正常值：10 mm（8.5 岁，正常生长发育），需要根据颌骨大小进行校正。

解读：提示反𬌗原因是否为骨性因素。测量值偏大可能与骨性后牙深覆盖或正锁𬌗有关，而测量值偏小可能与后牙骨性反𬌗或反锁𬌗有关。

上下颌骨中线差：通过前鼻棘点（ANS）的 ANS-Me 平面与垂直于颧额缝平面的交角。

临床正常值：0°。

临床变异度：2°。

解读：提示面部的不对称是由整体颌骨大小不调所致，还是下颌功能性移位所致。

牙列中线与颌骨中线差异：下颌中切牙中线与上、下颌骨中线的水平距离。

临床正常值：0 mm。

临床变异度：1.5 mm。

解读：辅助鉴别诊断牙性移位和下颌移位。

𬌗平面倾斜度：测量𬌗平面与通过颧额缝的直线之间的平行角度。

临床正常值：0°。

临床变异度：2°。

解读：若骨性不对称且合并𬌗平面偏斜，则预示着可能存在颞下颌关节功能紊乱。

上颌骨宽度：上颌骨颧突的水平距离。

临床正常值：61.9 mm（9 岁），每年增加 0.6 mm。

临床变异：3 mm。

解读：提示上颌骨宽度。对于采用了扩大腭中缝治疗的患者，若该测量值有变化，则提示腭中缝扩大有效。

生长方向

下颌升支与下颌体下缘的切线相交构成的角称为下颌角。该角度可以用来初步预测下颌的生长

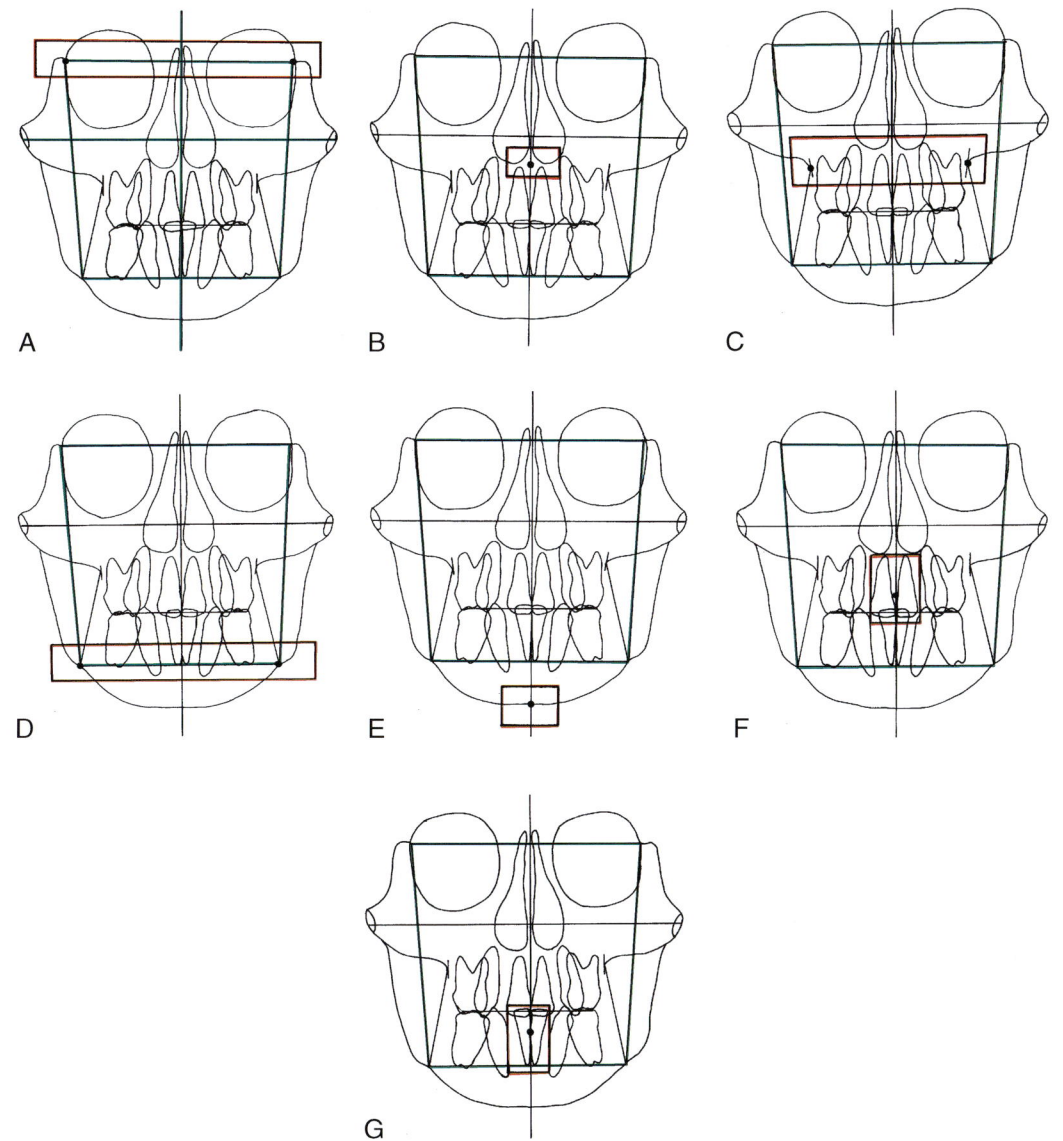

图 22.10 头颅正位片参考点（另参见图 22.7）。**A.** LZF/RZF，双侧颧额缝中部与眶部交点；**B.** ANS，前鼻棘点；**C.** LJ/RJ，双侧上颌骨颧突与上颌结节及颧骨骨壁的交点；**D.** LAG/RAG，双侧下颌角前切迹的侧下方边缘点；**E.** Me，颏下点，下颌颏部突起正下方下颌联合下缘的最下点；**F.** I 点，上颌中切牙牙间乳头点，定位于牙冠与牙龈交界处；**G.** I 点，下颌中切牙牙间乳头点，定位于牙冠与牙龈交界处

对需要使用功能性矫治器进行早期矫治的患者来说，下颌生长方向对选择何种矫治器有重要意义。由于下颌可能存在延时生长，对于下颌骨性前突的患者，治疗可能需要推迟进行。

下颌角可被分为两部分，来判断下颌升支与下颌体的角度关系。一条连接鼻根点及下颌角点的直线（面深度线）将下颌角分为上、下两个部分。通常来说，上部角度（正常值介于 52°～55°）常用来判断水平型或逆时针生长，而下部角度（正常值介于 70°～75°）则常用来判断垂直型或顺时针生长。临床医生应当谨记生长发育很少会以直线形式出现，而更多的是展现出曲线形式的生长（图 22.11）。

对于下颌角，较大的上部角度提示向前的生长方向，而较大的下部角度则提示向下的生长方向。相反，较小的上部角度提示顺时针生长方向，而较小的下部角度则提示逆时针生长方向。

另一种评价生长方向的办法是上部角度除以下部角度，得到一个百分比的结果。这个测量值可以与下面的数值相比较，以建立生长方向的概念。对于更复杂的肌肉骨骼不调，则需要进行更深层次的分析。

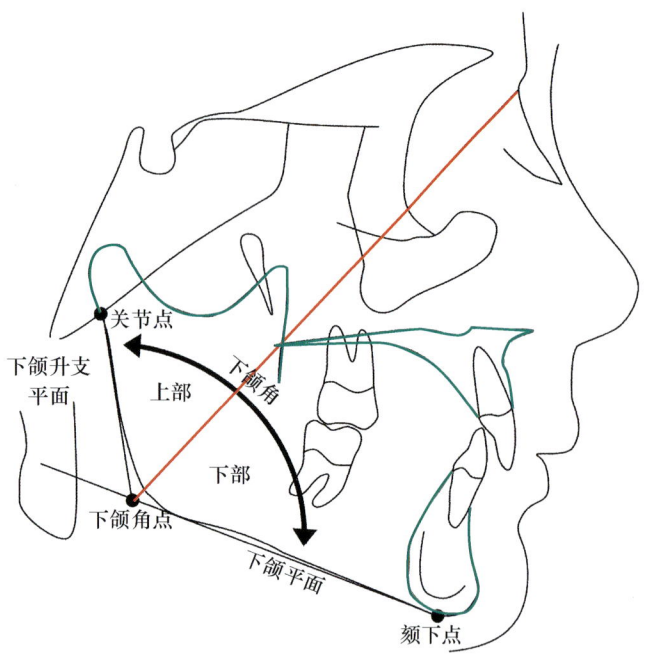

图 22.11 面部生长方向评估与下颌角

理想生长：70%～78%。

顺时针趋势：69.9%～68.1%。

顺时针生长：≤68%。

过度顺时针生长：<60%。

逆时针趋势：78.1%～79.9%。

逆时针生长：≥80%。

过度逆时针生长：>88%。

计算机化的头影测量诊断及治疗设计

强大而廉价的计算机的出现使得临床医生应用可靠的头影测量软件进行头影测量分析成为可能。头影测量软件除了可以提供骨骼及软组织的精确解剖模型，还可以通过评估正畸或矫形治疗中硬组织的变化，来精确模拟其相应的软组织变化，从而进行美学评价。临床医生还可以在开始实施治疗方案前，通过计算机软件来评价多个治疗方案的效果并模拟其相应的软组织改变，从而选择最优方案。

数字化图像

从20世纪早期开始，X线拍摄技术就已经成为牙科治疗的一个重要组成部分。X线最早由Wilhelm Conrad Roentgen在1895年发现。这个发现使我们可以更好地评价牙齿的解剖结构。Otto Walkoff医生在1896年拍摄了第一张牙片，放射曝光时长为25分钟。该年年末，这一领域取得了一些技术进步，其中包括将曝光时长降至9分钟。同年，美国的Eastman Kodak公司采用新技术获得了世界上最早的一批牙片。在1919年，Kodak公司终于生产出了第一张可用于直接投照的胶片。2000年出现了F-speed胶片，其拍摄所需要的放射剂量仅为1919年的1/60。

过去的几年中，口腔放射学一直位于放射学科的前沿。1987年，法国牙医Fancis Mouyen引入了数字化成像技术。该技术通过计算机来合成图像，这预示着牙科已经进入了诊断性成像技术的新纪元。最近的几年，锥形束CT（cone beam computed tomography，CBCT）也逐步被应用。这种数字化成像系统可以生成二维和三维的图像。

数字化成像技术提供了高分辨率的图像，并且与传统放射技术相比，其放射剂量相对更低。另外，数字化合成的图像提供了精确且可重复的测量分析。数字化图像与合适的软件配合使用可以生成三维图像，从而进行解剖结构的精确测量。例如，可以通过数字化去除颈椎阴影的方式来提高上中切牙区域的图像清晰度，更清晰的图像有助于更精确地诊断。

2001年，第一台应用于牙颌面区域的CBCT机 TOM OR-DVT-9000在美国诞生。几乎所有的临床医生都可以从这项技术中获益。过去的几年，大城市中纷纷成立的图像中心使临床医生有机会接触并应用这些设备。牙科诊室中安装的单机软件使临床医生可以全方位地研究复杂的图像，而诸如Dolphin（www.dolphinimaging.com）、In-Vivo Dental（www.anatomage.com）及V-Works（www.cybermed.co.kr）等软件则使临床医生可以研究分析从CT机获得的数据。

上下牙弓的矢状向不调

安氏I类

安氏I类𬌗是指上颌第一磨牙的近中颊尖咬合在下颌第一磨牙的颊沟上（图22.12）。因为这种矢状关系的存在，大多数安氏I类𬌗患者表现出基本正常的骨型及软组织侧貌。

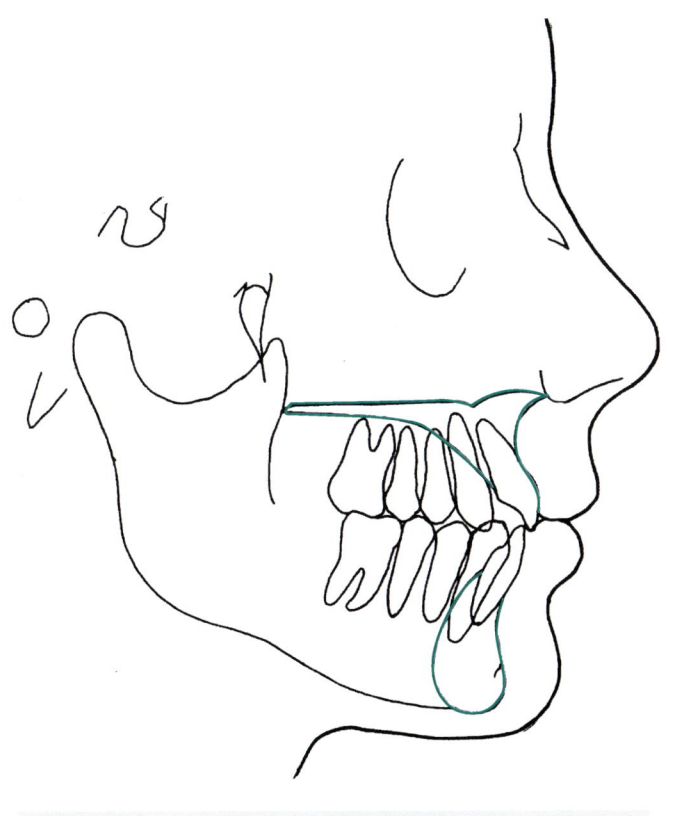

图 22.12　安氏 I 类咬合

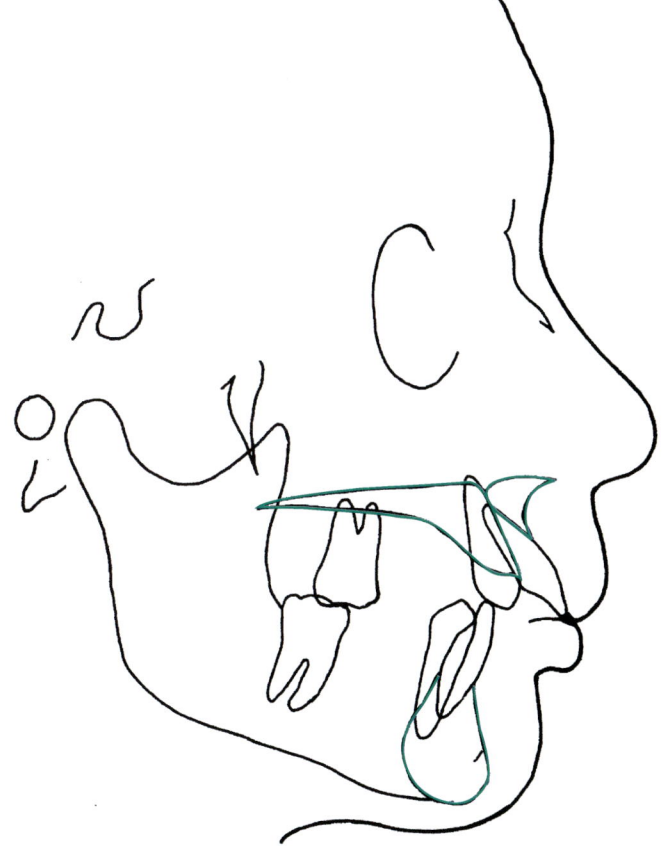

图 22.13　安氏 II 类 1 分类咬合

安氏 II 类 1 分类

安氏 II 类 1 分类错𬌗是指上颌第一磨牙的近中颊尖咬在下颌第一磨牙的颊沟前方（图 22.13）。与安氏 I 类𬌗的磨牙中性关系相对应，这类患者的矢状向磨牙关系被称为远中关系。磨牙远中关系的确切原因可能是骨性、牙性或是两者都有。通过头影测量分析，可以更好地判断问题的本质所在。前牙区深覆盖是该类错𬌗畸形的特点。与安氏 I 类𬌗的患者不同，这类患者通常表现为更明显的向下生长、异常的肌肉力量以及较突的软组织和硬组织侧貌。

在垂直生长型中，上颌磨牙沿面轴方向萌出，上颌切牙沿前突的方向萌出，上颌磨牙与切牙间的距离增加，从而形成了安氏 II 类 1 分类错𬌗畸形的典型特征。

安氏 II 类 2 分类

安氏 II 类 2 分类患者的磨牙关系与安氏 II 类 1 分类错𬌗畸形类似，但并不会出现前牙区深覆盖（图 22.14）。安氏 II 类 2 分类错𬌗畸形的前牙区主要表现为上颌中切牙的舌倾与侧切牙的唇倾。安氏 II 类 1 分类错𬌗患者颏部表现多不明显，而安氏 II

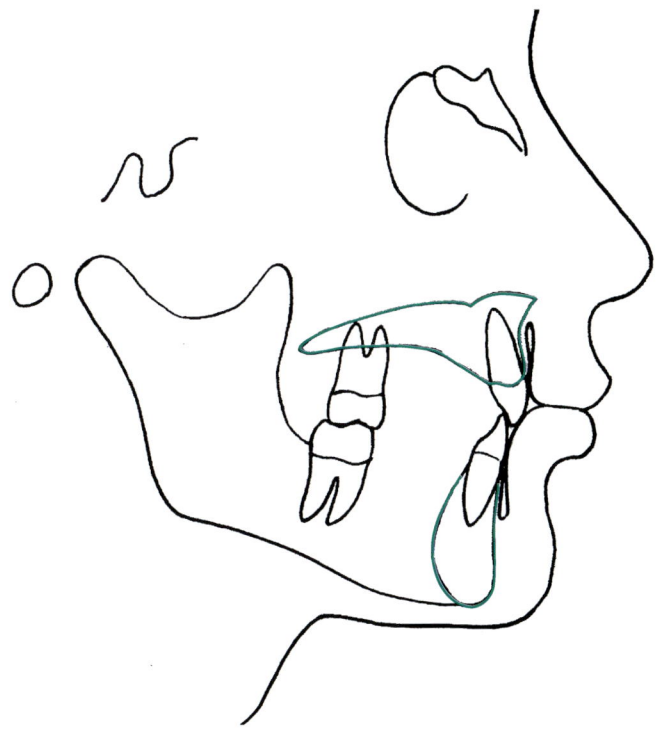

图 22.14　安氏 II 类 2 分类咬合

类 2 分类错𬌗患者多表现为方形颌骨、骨性深覆𬌗以及面下 1/3 不足。安氏 Ⅱ 类 2 分类错𬌗患者常表现出如下的生长：上颌磨牙在面轴下方萌出，上颌切牙舌向萌出，导致磨牙与切牙之间的距离减小。这会造成紧缩的牙弓形态，从而形成以上颌侧切牙的唇倾和中切牙的舌倾为主要表现的咬合特征。在某些严重病例中，上颌牙弓形态甚至表现为"沙漏状"。

安氏 Ⅲ 类

安氏 Ⅲ 类错𬌗患者的上颌第一恒磨牙的近中颊尖咬在下颌第一恒磨牙的颊沟后方（图 22.15）。安氏 Ⅲ 类错𬌗畸形的最常见病因是下颌的过度生长。这类患者的矢状向磨牙关系称为近中关系，其前牙区表现为反覆盖。很多病例存在牙代偿，表现为上颌切牙的过度唇倾及下颌切牙的严重舌倾。这些患者的典型表现为凹面型，以及某种程度上由圆钝的下颌角所导致的陡峭的下颌平面角。

面型

通常将面型分为长面型（垂直向）、均面型（理想型）以及短面型（水平向）。尽管鲜有研究表明错𬌗畸形与面型之间存在确切关系，但患者面型的诊断对生长预测以及治疗方案的制订都非常重要。可以肯定的是，下颌后缩的安氏 Ⅱ 类患者治疗后获得满意侧貌的可能性比下颌发育正常的患者要小。因此，要想获得精确的颅面部诊断，其所必需的首要评估之一就是对患者面型进行分类。

尽管不同种类的错𬌗畸形患者可表现出不同的面型，但我们依然可以发现，某一类错𬌗畸形患者的某一种面型所占比例明显较高，如安氏 Ⅱ 类错𬌗与下颌后缩，安氏 Ⅲ 类错𬌗与下颌前突。另一方面，标准的直面型也并不总是表现为理想的安氏 Ⅰ 类咬合关系。随着临床医生逐渐熟悉各类错𬌗畸形的特征，面型与其相对应的错𬌗畸形的相互关系也将被更多地发掘出来。

均面型

安氏 Ⅰ 类通常表现为均面型。由于这类患者常常具有相对正常的上、下颌骨关系，所以呈现出较好的面部协调性（图 22.16）。

长面型

长面型患者的面部一般较长，且由于垂直向生长

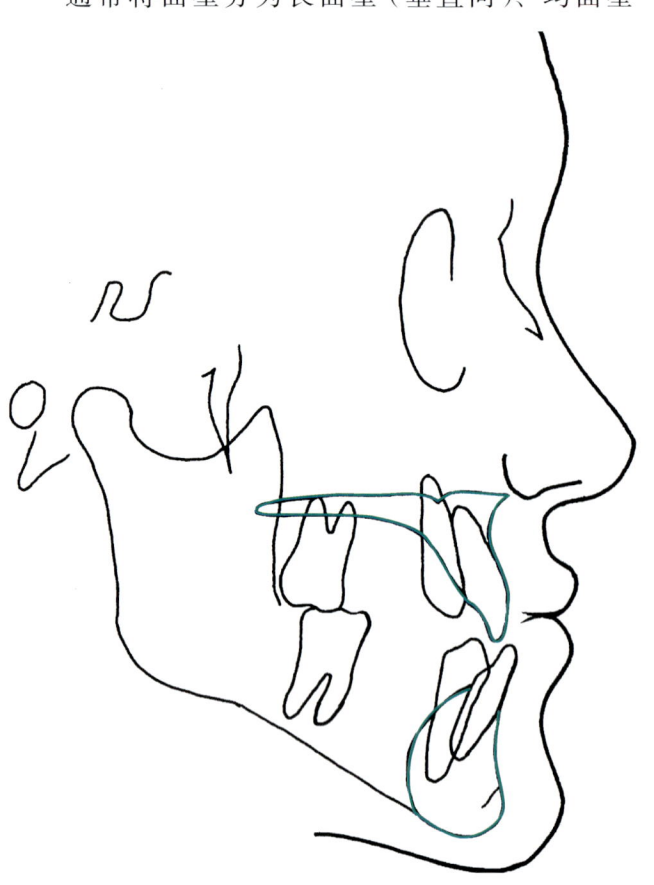

图 22.15 安氏 Ⅲ 类咬合

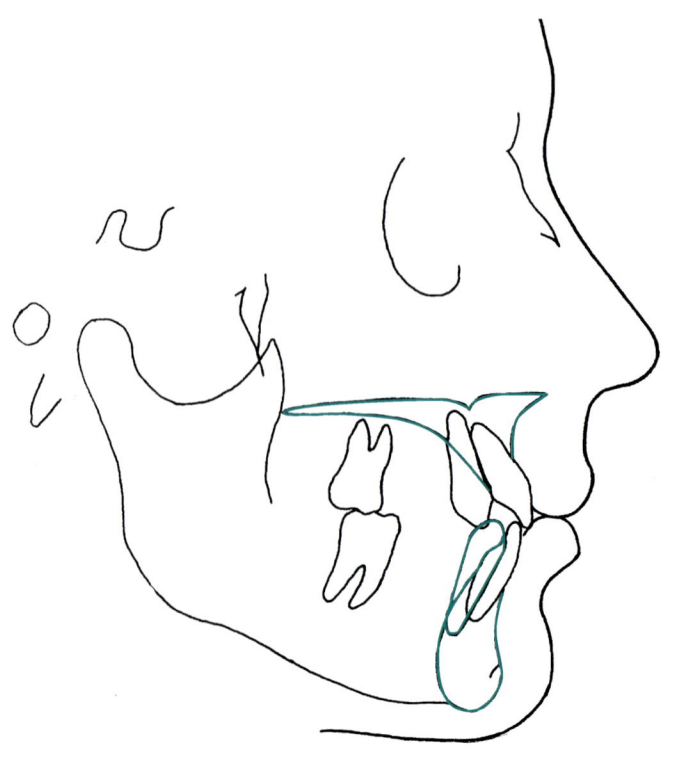

图 22.16 均面型

趋势，其肌肉力量往往偏弱。磨牙咬合关系通常表现为安氏Ⅱ类1分类。这类患者前突的牙列常常导致面部表情异常及美观性不足。上下中切牙角的减小可以增加该类型患者面部的美观性（图22.17）。

短面型

短面型患者的面部较宽、较短，下颌骨较方，通常见于安氏Ⅱ类2分类的错𬌗畸形患者。这类患者的下颌通常向前生长，而非向下生长。因此，这类患者的典型表现为前牙深覆𬌗以及发育过度的颏部（图22.18）。从美学上讲，饱满的牙弓以及较锐利的上下中切牙角更适合短面型患者。饱满的牙弓可以通过增加面中份的前突量来协调发育过度的颏部和发育不足的面下1/3。

上下牙弓的垂直向不调

开𬌗

开𬌗是指上、下颌牙齿无正常咬合接触（图22.19）。开𬌗可见于前牙区或后牙区，可能由邻近

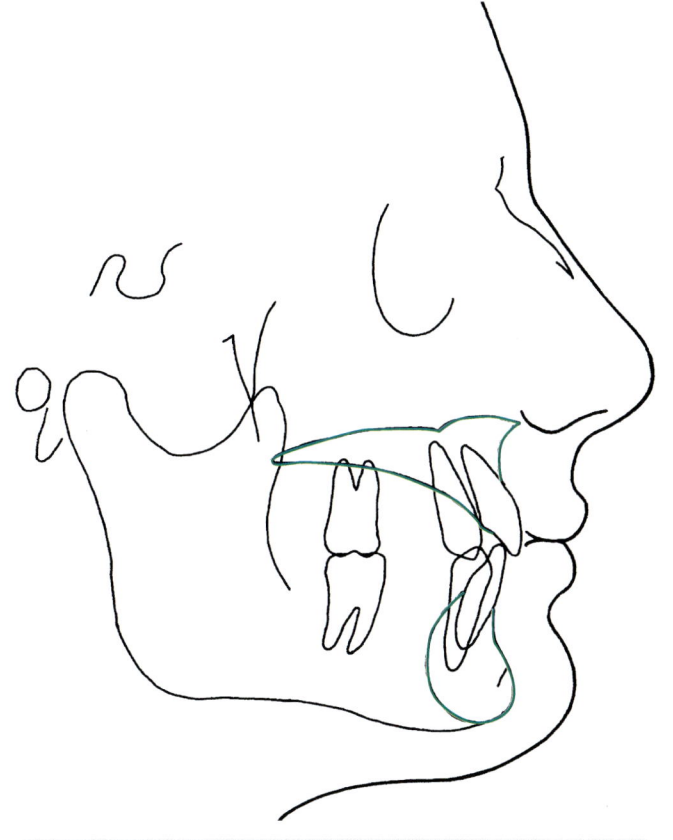

图 22.18　短面型

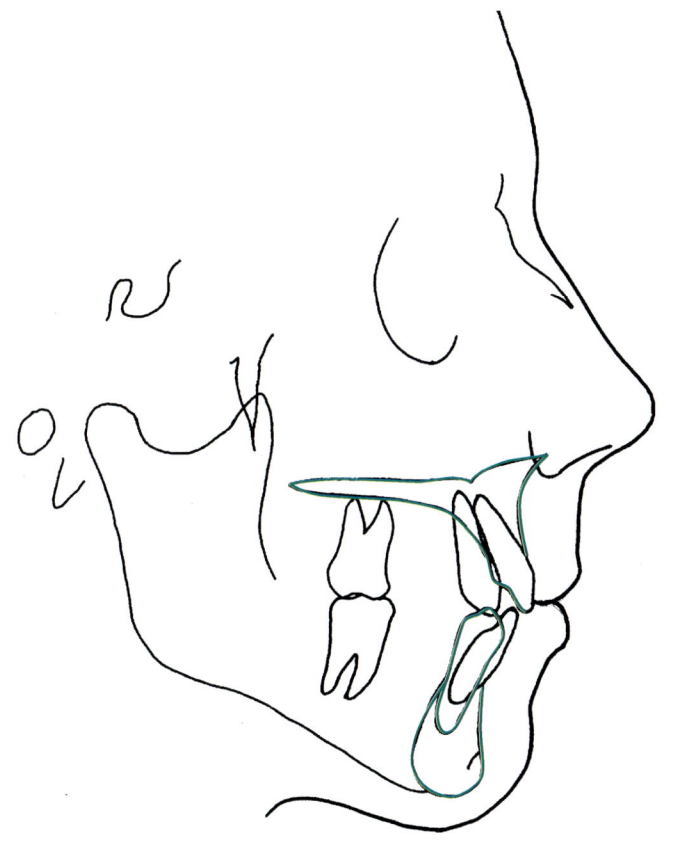

图 22.17　长面型

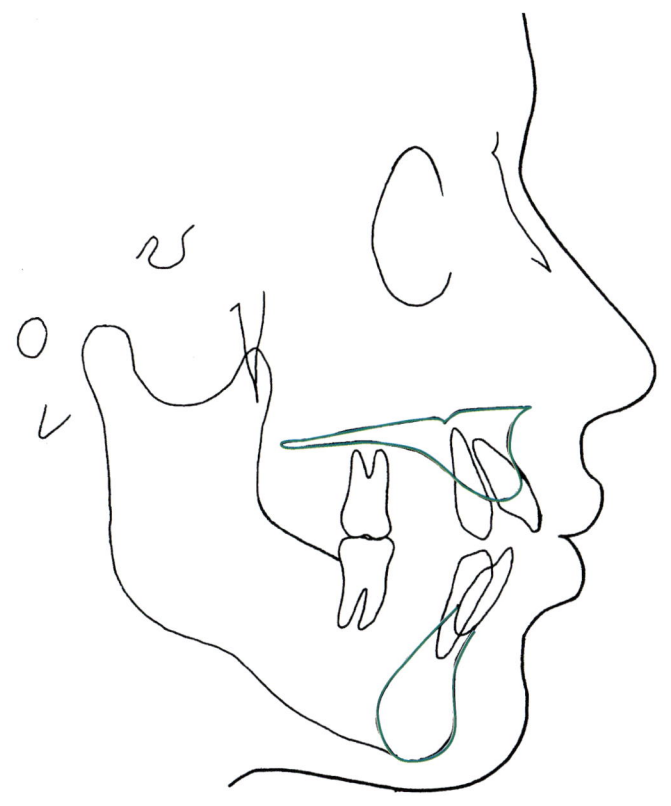

图 22.19　开𬌗

牙齿萌出过度或患牙萌出不足导致。开𬌗还可能与口腔不良习惯、异常的生长型或舌体的位置异常有关。

深覆𬌗

深覆𬌗最常见于安氏Ⅱ类1分类错𬌗畸形，由于前牙深覆盖的关系，下颌切牙过度萌出，直到其与腭部相接触才停止（图22.20）。安氏Ⅱ类2分类患者也常表现为深覆𬌗，而这类患者的病因常常是后牙区萌出不足或上颌前牙区萌出过度。在很多深覆𬌗病例中，深覆𬌗的出现常常会导致下颌的过度闭合，进而导致上颌切牙的唇向运动，在某些病例中甚至表现为上颌前牙区出现间隙。打开咬合的矫正方式取决于错𬌗畸形的类型、治疗的美学目标以及临床医生的治疗思路。因此，需要进行全面的病例分析，从而明确相关的病因学因素。

安氏错𬌗分类法

正畸医生关注患者的面型、功能、口腔健康以及颜面美观。最早的咬合分类标准是由现代口腔正畸学之父Edward Angle医生于1899年提出的，用来评价尖牙和磨牙的矢状向关系。Angle推崇不拔牙矫治，他将阿波罗的半身像视作协调面型的经典，并以此来指导他的治疗。Angle主张进行适当扩弓的正畸治疗。由于采取了这样的方式，Angle医生很少拔除牙齿。而另外一部分正畸医生，如Charles Tweed、Hays Nance以及P. R. Begg则不赞同Angle的观点，认为Angle的治疗方式常常会导致较差的面部美观、不稳定的治疗效果以及牙周问题。这部分正畸医生主张拔除牙齿来治疗双颌前突并改善侧貌。过去的这些年，针对正畸治疗是否应当拔牙的争论一直没有停止。有学者担心拔牙矫治会出现"碟形面容"，也有学者提出拔牙矫治会导致过于平坦的面部侧貌，以及颞下颌关节的功能紊乱。华盛顿大学曾进行过一个研究，评价了160个拔牙病例。研究结果显示，只要在病例分析、制订治疗方案的过程中应用了恰当的诊断标准，那么拔除前磨牙并不会对良好的面部协调性产生不利影响。前文介绍过的安氏错𬌗分类系统只是一个简单的分类系统，该系统将错𬌗畸形分为三种不同的类型（安氏Ⅰ类、Ⅱ类和Ⅲ类）。尽管这个系统为理解和交流提供了便利，但还应当加入其他数据对该系统进行补充以建立对面型的评价。从笔者的个人经验来看，在初始诊断和制订治疗方案时，如果将矢状向牙及牙槽、骨硬组织关系与面型联系起来，往往能够得到更令人满意的治疗效果。

安氏错𬌗分类系统只考虑到了上、下颌牙及牙槽的矢状向关系，并没有考虑到与患者面型相关的牙及牙槽的空间关系。例如，图22.21和图22.22显示了两个同为安氏Ⅲ类错𬌗畸形的患者。虽然两个患者错𬌗畸形的安氏分类相同，但从照片中可以明显看出两个患者的牙、牙弓及颌骨与颅面的关系并不相同。图22.21显示了一例上颌骨发育不足（颌骨后缩）的患者，而图22.22显示了一例下颌前突的患者。虽然他们的安氏分类相同，但如果这两位患者都想取得理想的疗效，那么相应的诊断和治疗方案就会有很大的不同。因此，安氏错𬌗分类系统还需要极大地补充和完善。

骨组织与牙/牙槽的描述性评价

在介绍全面分析的基本步骤之前，笔者先介绍五个描述性概念的定义，具体如下。

- 直颌（orthognathism）：矢状向理想骨型，提示颅底、上颌及下颌具有良好的协调性。
- 颌骨前突（prognathism）：上颌骨和（或）

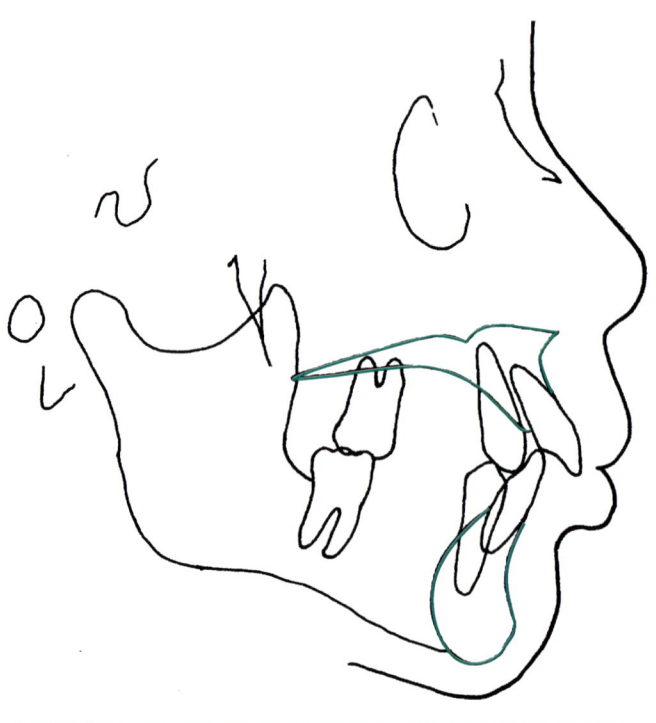

图 22.20 深覆𬌗

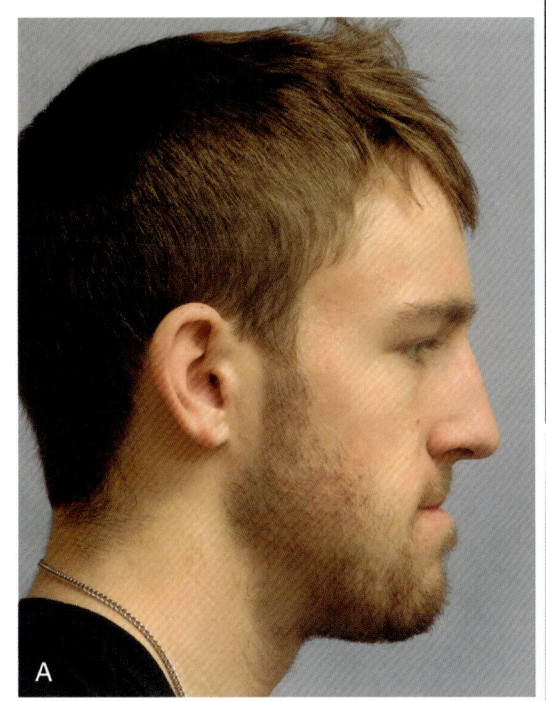
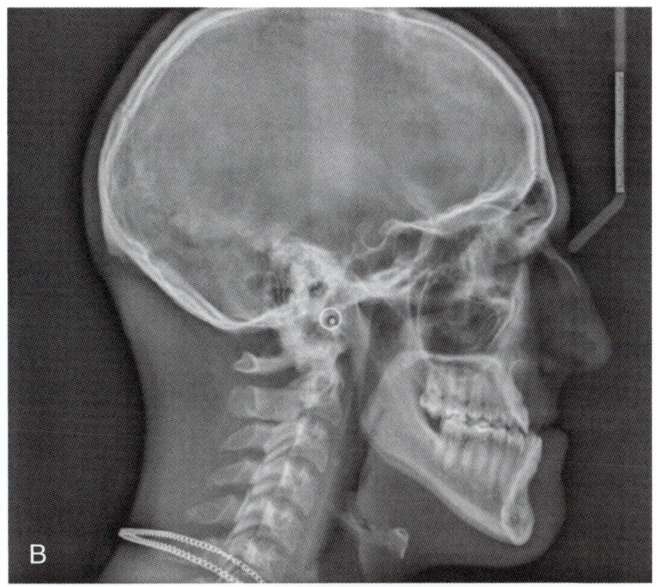
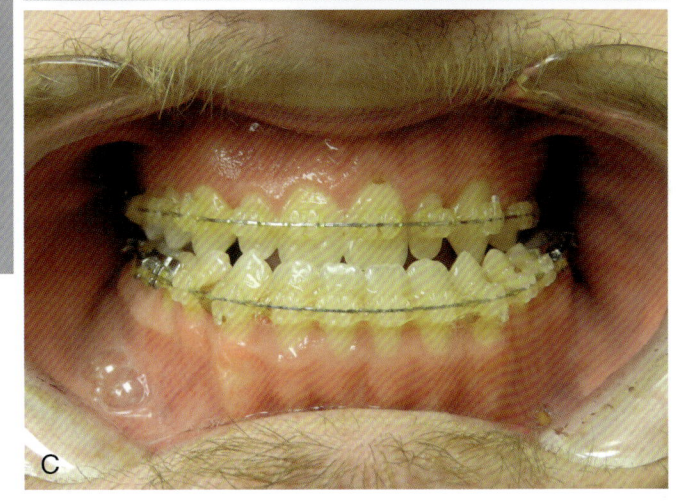

图 22.21　A. 上颌后缩（临床表现）；B. 上颌后缩（头颅侧位定位片）；C. 安氏Ⅲ类咬合关系

下颌骨相对于颅面部骨组织和软组织较突出，包括上颌前突、下颌前突或双颌（上颌骨及下颌骨）前突。

- **颌骨后缩（retrognathism）**：上颌骨和（或）下颌骨相对于颅面部骨组织和软组织较后缩，包括上颌后缩、下颌后缩或双颌后缩。
- **牙性前突（protrusion）**：相对于其骨性基底的牙性单位（牙齿）位置前突。牙性前突可以发生在上颌牙齿、下颌牙齿或两者兼有。
- **牙性后缩（retrusion）**：相对于其骨性基底，上颌牙齿、下颌牙齿或两者兼有的位置向后退缩。

颌骨前突与颌骨后缩描述的是颌骨与面部的异常骨性关系，而牙性前突和牙性后缩则描述的是牙/牙槽与基骨的关系。

以上四个组成部分（上颌骨、下颌骨、上颌牙齿与下颌牙齿）均可有三种表现形式（前突、后缩或正常），它们总共可以形成 81 种组合形式。

通过在安氏分类的基础上进一步分析牙颌、颅面的相互关系，临床医生可以更准确地判断出颅颌面复合体中出现异常的部分，从而获得更详尽、全面的诊断。临床医生必须将头影测量、临床检查及其他诊断记录结合起来进行分析，因为单纯的头影测量分析并不能为精确的治疗和诊断提供所有信息。

精确的诊断依赖于对牙颌、颅面形态结构特征全面系统的联合分析，单个测量值的参考意义并不大。某个孤立的测量值可能偏离正常值，但当这些数值与其他测量值联系起来时或许就会发现，这些异常的测量值是由代偿变化所致，通过这些代偿变

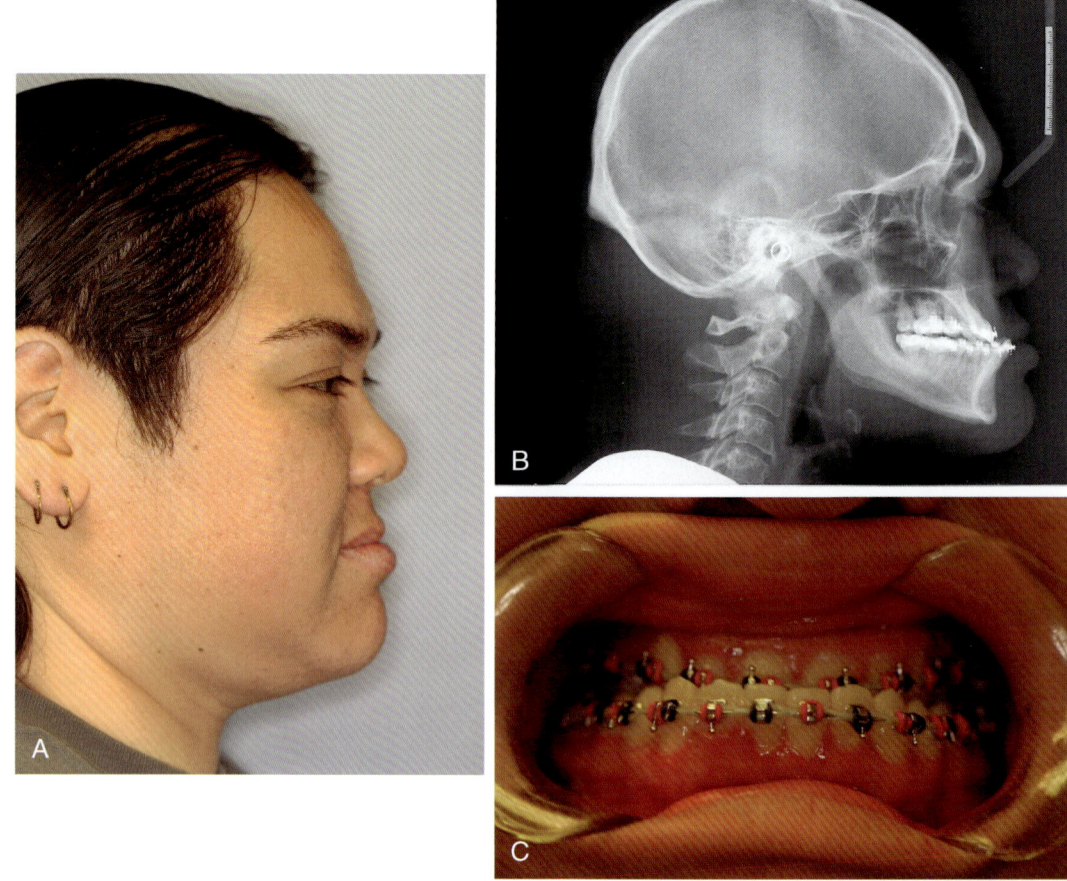

图 22.22 A．下颌前突（临床表现）；B．下颌前突（头颅侧位定位片）；C．安氏Ⅲ类咬合关系

化，患者也可呈现出基本正常的咬合关系。相反，某些错殆畸形的头影测量结果也可能是由数个看似正常实则异常的测量值所组合而成的。

任何一项头影测量项目都可能误导临床医生。没有一种头影测量分析方法能够提供 100% 的准确性。需要记住的是，分析的因素越少，误诊的风险就越大。

对于边缘病例，需要详尽的分析。而一些显而易见的严重骨性畸形病例，则可以通过分析相对较少的因素进行诊断。

为了正确地分析头影测量结果，医生必须评估患者牙弓及面部特征。

颜面部美学分析

对患者颜面部结构进行全面、系统的评价是精确诊断及开展后续治疗的基础。然而在目前的临床诊疗中，患者颜面部形态结构特征的检查分析已过多地被头影测量分析和模型分析所代替。大多数临床医生接受的教育都是在诊断过程中应当重视头颅侧位定位片。在日常的诊疗过程中，我们往往忽视了临床检查和软组织的诊断。因此，我们必须再次强调美学的基本概念，正如 Angle 正畸学院所教导的那样。过去的几十年，正畸学相关技术迅速发展，但这也使得正畸诊断和治疗计划的制订从一门艺术逐渐转变为对头影测量分析的重度依赖。与包括头颅侧位片和研究模型在内的经典正畸临床资料相比，临床检查已处于次要的地位。完全基于头影测量数值建立的正畸治疗目标可能会导致上、下切牙的过度内收。当代正畸学追求的不仅仅是理想的咬合。研究表明，在制订治疗方案的过程中，若只对硬组织进行分析而不考虑软组织侧貌，则可能会对软组织侧貌造成不利影响。头影测量的点、线和数值不应该成为唯一的诊断工具，而应该作为临床医生评估患者面型的补充。要想具备辨别正常 / 异常颜面部结构的临床能力，临床医生必须熟知理想脸型（包括正常变异）的结构特征。这部分主要介绍理想脸型的颜面部检查。该内容主要针对青少年患者，但并不能将它完全应用于 5～10 岁的儿童患者，因为随着青春发育期的到来，颜面部比例会发生变化。

为了更好地评估患者，临床医生应该指导患者在放松状态下站立，并且调整头部位置，使 Frankfort 平面与地面平行（图 22.23）。临床医生不能简单地让患者"目视前方"，因为患者更倾向于将头部放在习惯性的位置。同样重要的是，临床医生应当使患者建立位于正中关系的咬合，而非正中牙合。检查过程中，应注意使患者的嘴唇放松。很多患者通常会强行闭口，从而掩盖了唇部功能不足。

正面观

颜面部评价首先从正面观开始。这是人们最常看到自己的角度。分析项目包括面部上、中、下 1/3 的协调性（图 22.24）。面上 1/3 以发际线（头发后梳）和眉间点为界。这一区域的信息量最小，同时正畸治疗也很难影响该区域。临床医生应更加关注面中 1/3（从眉间点到鼻下点）和面下 1/3（从鼻下点到颏下点）的比例及对称性。

对于面中 1/3，患者直视前方时，瞳孔位于巩膜中央，而非靠上或靠下。眼内眦间距正常值为 30～32 mm（CD，±2 mm）。瞳孔间距正常值为 60～65 mm。眼睑闭合时会形成睑裂，此时，内、外眦肌腱应形成一条几乎平行通过睑裂的水平轴。眼内眦区域中的两侧半月襞间距离应与两侧鼻翼底距离相近（图 22.25）。若测量值与以上正常值出现差异，则提示面中 1/3 可能存在异常。

下面介绍对面下 1/3 的分析。垂直方向上，面中 1/3 与面下 1/3 高度的比值约为 5∶6。应在休息位及微笑位两个位置状态下进行上唇及其与牙齿相互关系的评估。虹膜内侧缘间距应与休息位时口裂宽度相一致（图 22.26）。应在休息位时测量唇间距离，小于 3.5 mm 均在可接受范围内。上唇长度（鼻下点到口裂点间距）应占面下 1/3 高度的 1/3（图 22.24）。男性上唇长度正常值为 22 mm（CD，±2 mm），而女性正常值为 20 mm（CD，±2 mm）。理想情况下，休息位时，上颌切牙应露出 2～4 mm，超过该值则提示上颌垂直向发育过度。此外，还有一个经常被忽视的重要特征，即上

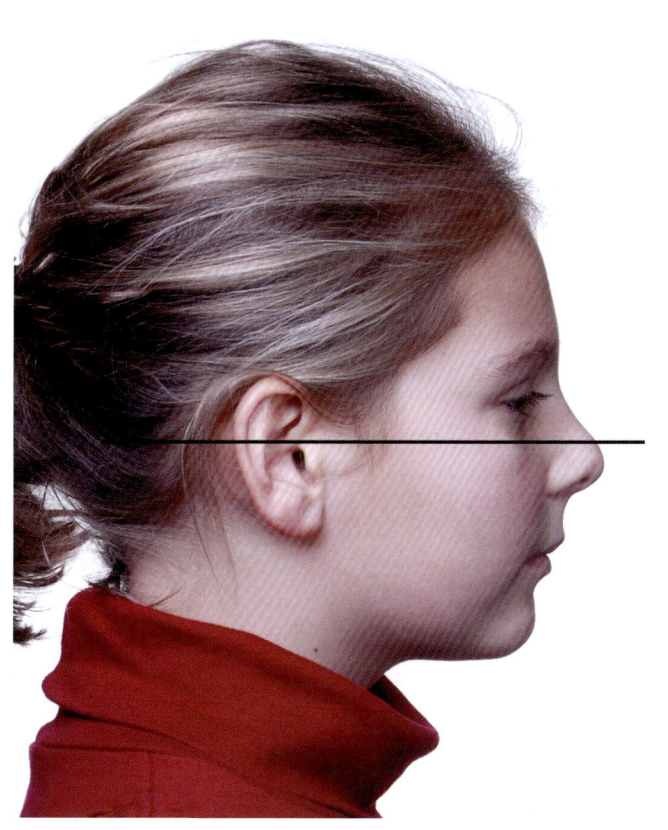

图 22.23 患者头位，Frankfort 平面与地面平行

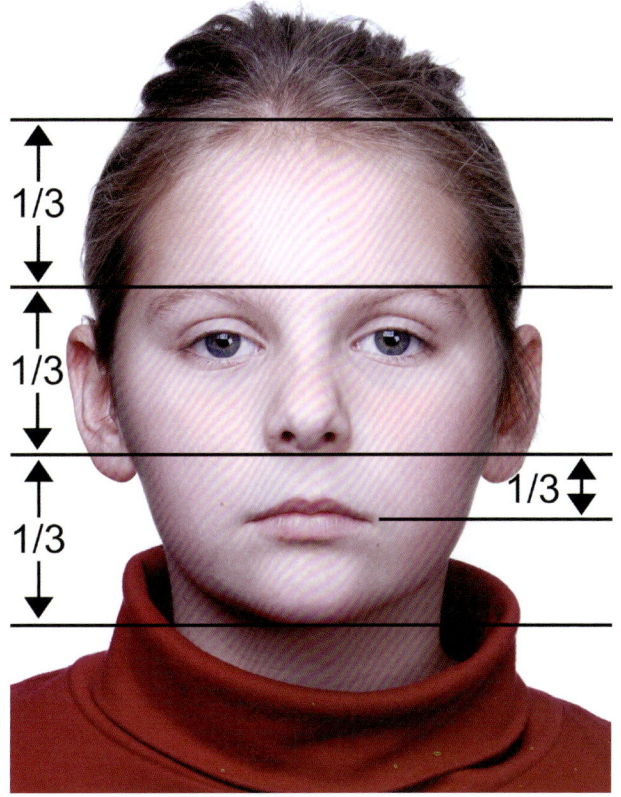

图 22.24 正面观面部三等分

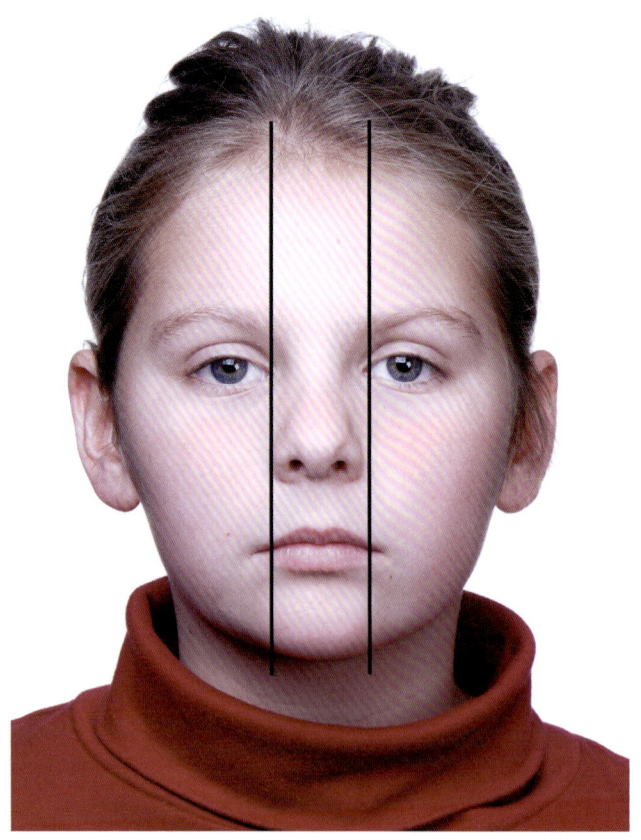

图 22.25 内眦间距与鼻翼底间距

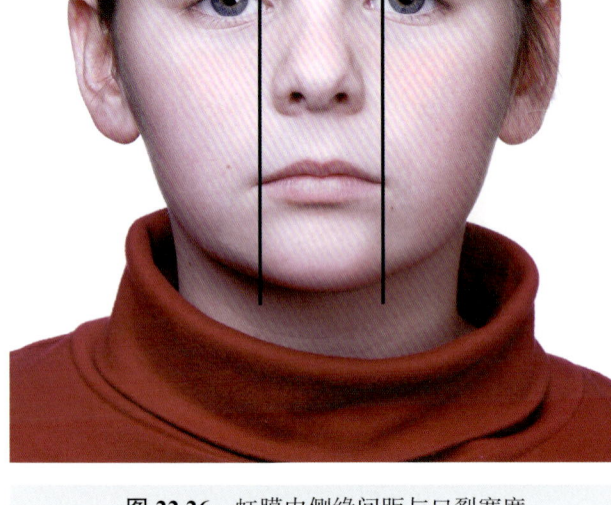

图 22.26 虹膜内侧缘间距与口裂宽度

切牙切缘应与下唇线基本一致。

接下来我们介绍患者微笑时的各项评估。对理想笑容的重要评估包括龈缘高度、对称性以及牙龈形态。对于某些病例来说，软组织移植和牙龈成形术是必需的治疗手段。此外，前牙唇面应向面中线聚拢，牙齿与面中线的距离不同，其牙长轴的变化也不同。上颌前牙间的距离有助于形成有魅力的微笑。前牙切缘间距离常称为楔状隙（embrasure spaces）。楔状隙从中切牙之间开始，随着逐渐远离牙列中线而延伸。微笑型具有较大的个体差异，但从美学上来说，微笑时上唇下缘应位于上切牙颈缘位置（图 22.27）。

微笑分析中还应包括对颊间隙的评估。颊间隙是指上颌后牙颊面与口角之间的间隙（图 22.27）。一般来说，颊间隙越小，微笑越具吸引力。也就是说，相对于较大的颊间隙来说，较小的颊间隙更有吸引力。下唇的位置在微笑评估中也很重要。下唇的过度外翻常常见于下颌后缩的患者（图 22.28）。在强迫下唇进行闭口动作的过程中，颏肌通常过度紧张（图 22.29）；这种现象通常见于下颌后缩、上

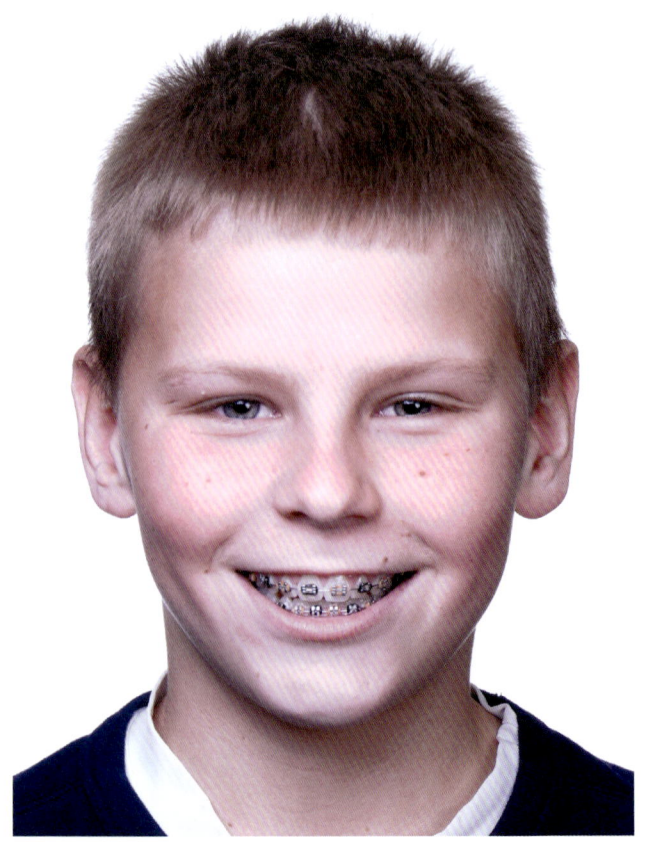

图 22.27 理想微笑型

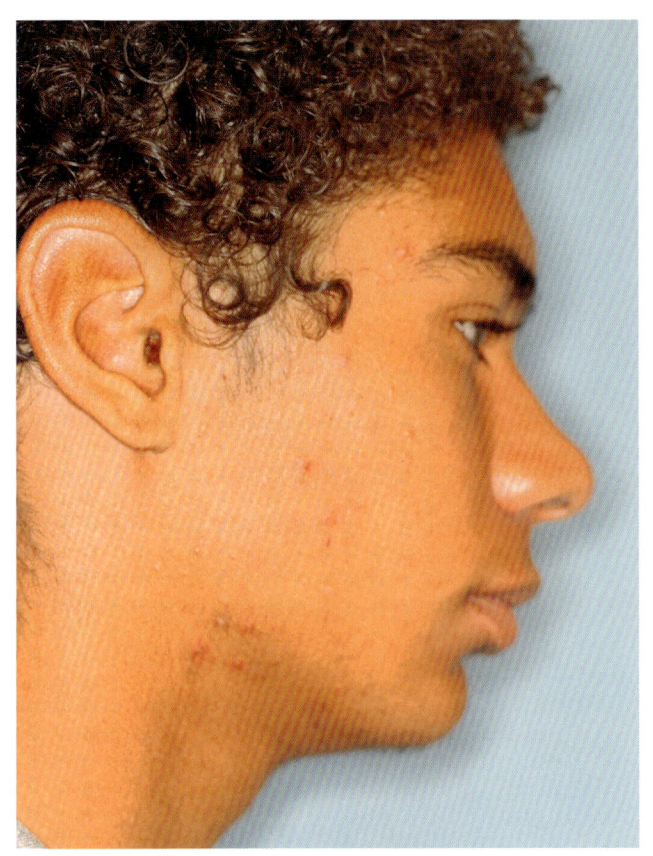

图 22.28 下唇过度外翻

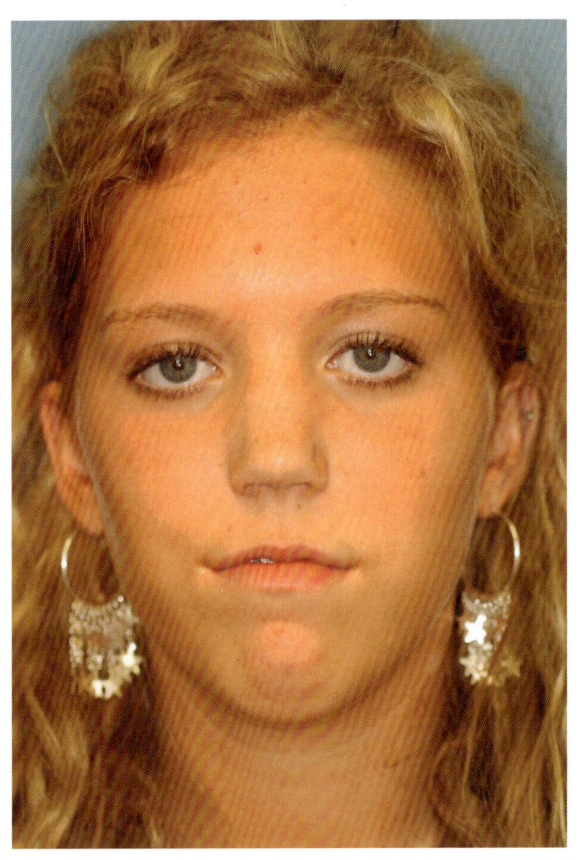

图 22.29 唇肌功能不足的患者强行闭口时颏肌过度紧张

颌垂直向发育过度、开𬌗以及唇肌功能不足者。

颜面部的最后一项评估是面部对称性。一条连接眉间点、鼻尖点、上唇中点和颏部中点的直线将面部均分为左右两部分（图 22.30）。同时，面部也可以在垂直方向上被分为五等份（图 22.31）。

侧面观

接下来，我们来分析患者的侧面观。侧面观的分析评估与正面观有很多相似之处。面部被分为三等份（图 22.32）。初始评估包括比较面部垂直方向上的三等分高度以及对它们矢状向关系的分析。侧面观垂直向关系与正面观相同。

面上 1/3 的侧貌由前额与眶上缘的关系构成。相对于眶上缘的位置而言，前额部分越往前突，美观性越差。同时，还需评价眼球与眶上缘的关系。正常情况下，眶上缘位于眼球前方 8～16 mm。

面中 1/3 侧貌的评估包括了眼球、眶下缘、颧骨、鼻以及上唇的相互关系。鼻峰应较眼球前突 5～15 mm。从眼球最突点做一条与 Frankfort 平面相垂直的参考线，参考线应当通过或略靠后于颊部的软组织。

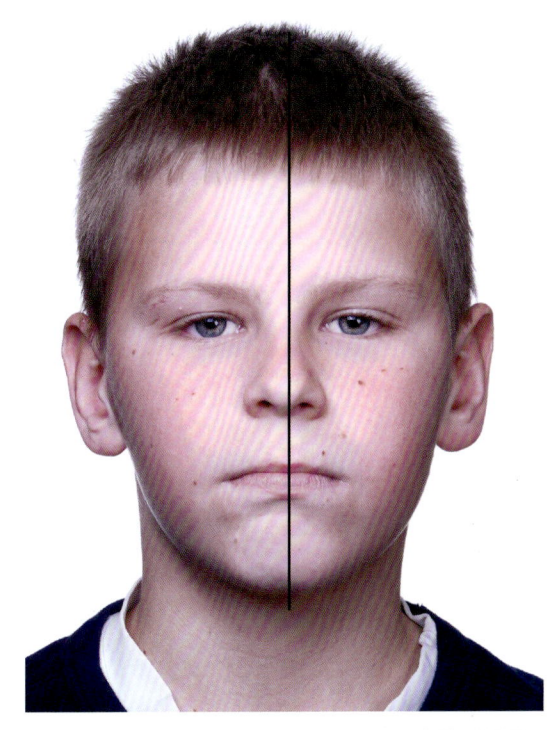

图 22.30 面部对称性

对于面下 1/3 的评估，与正面观要求一样，我们同样需要注意侧面观的垂直距离。同时，还要注意分析矢状向的关系。临床上，通常通过测量计算

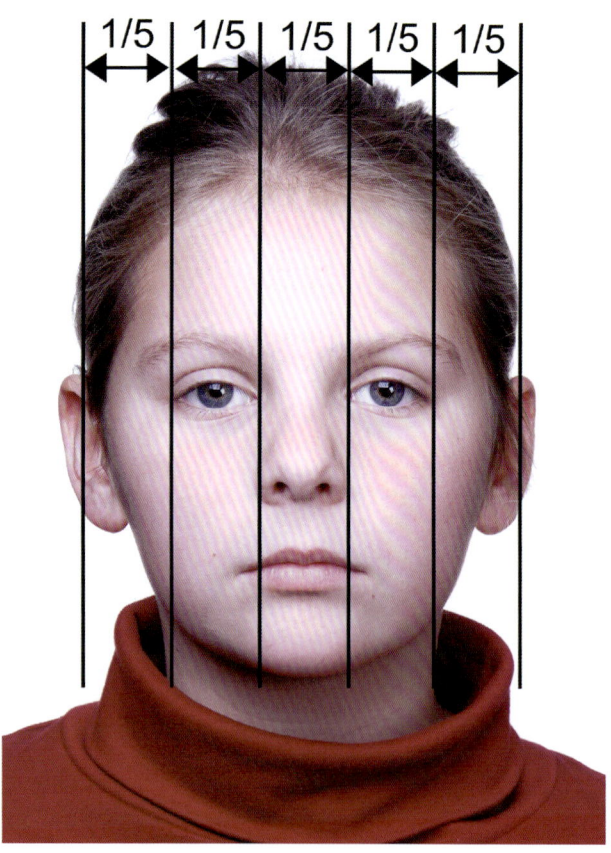

图 22.31 垂直向面部五等分

鼻唇沟到鼻下点距离与鼻下点到鼻尖距离之间的比值来评价上唇突度。理想情况下，两者比值应为 1∶1（图 22.33）。而鼻部与上唇的关系通常用鼻唇角来表示（图 22.34）。鼻唇角正常值范围为 90°～110°。

面下 1/3 通常会与面中及面上 1/3 进行比较。我们将通过软组织鼻根点并与 Frankfort 平面相垂直的直线称为零子午线。上、下唇及颏部通常应该在该参考线附近（图 22.35）。在评估面下 1/3 的侧貌时，我们会观察到上颌及下颌在矢状向上的不调（如前突或后缩）。同时我们还要评估上、下唇的位置及颏部的大小形态。在某些病例中，下颌看似后缩，可实际上却可能是颏部扁平或缺失所致（小颏畸形）。相反，过度突出的颏部则可能造成假性的下颌前突并降低美观性。

患者颜面部的分析评价是正畸治疗初始诊断及方案制订阶段的重要组成部分。因此，采用一套系统的方法来进行颜面部分析是极其必要的（图 22.36）。本章回顾了一些常用的颜面部外形分析方法。其中所讨论的测量项目的正常值来源于高加索人种，且

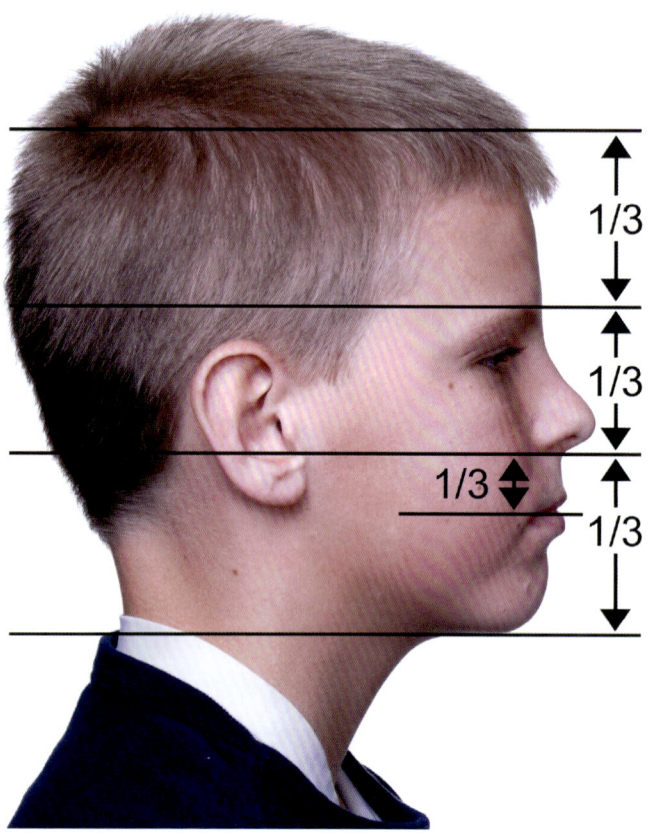

图 22.32 侧面观面部三等分

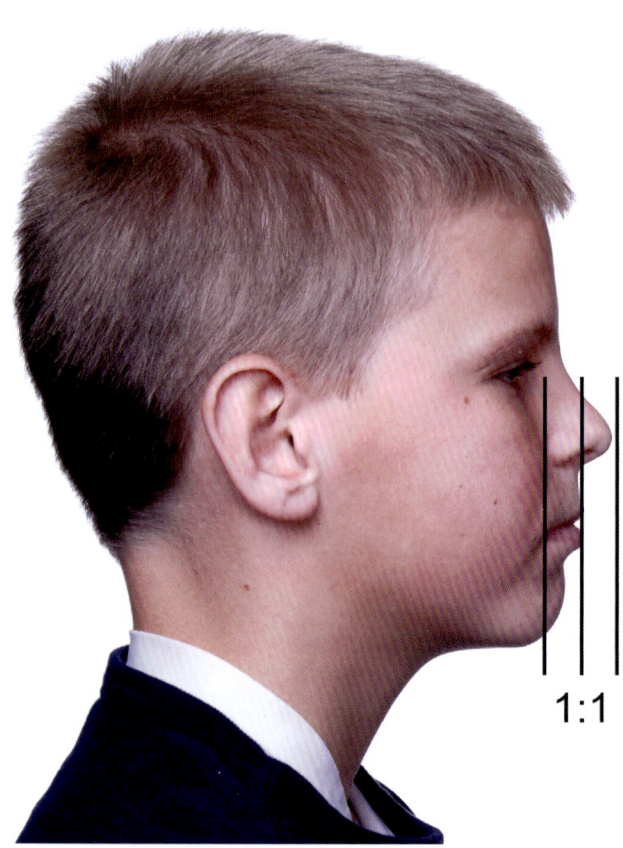

图 22.33 侧面观鼻唇沟到鼻下点距离与鼻下点到鼻尖距离之间的比值为 1∶1

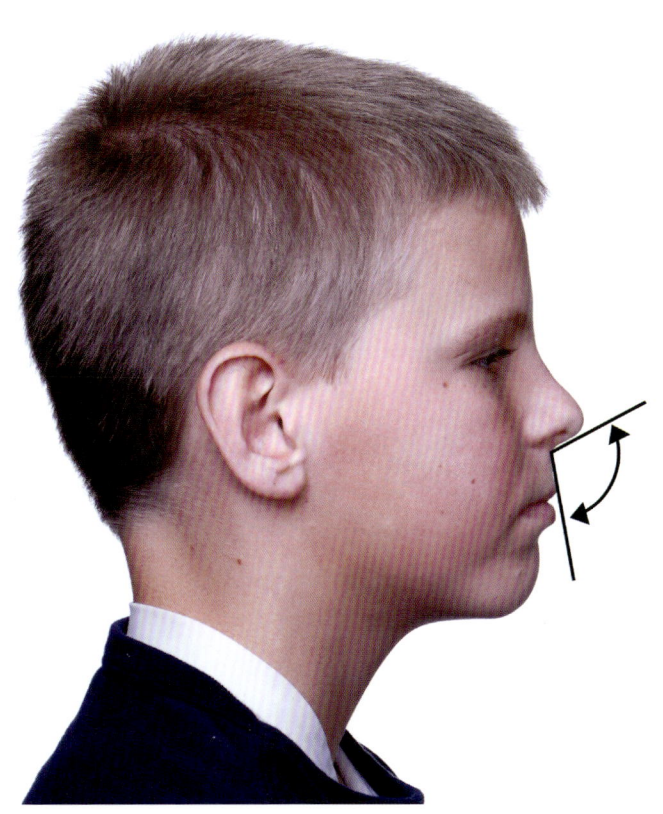

图 22.34 鼻唇角

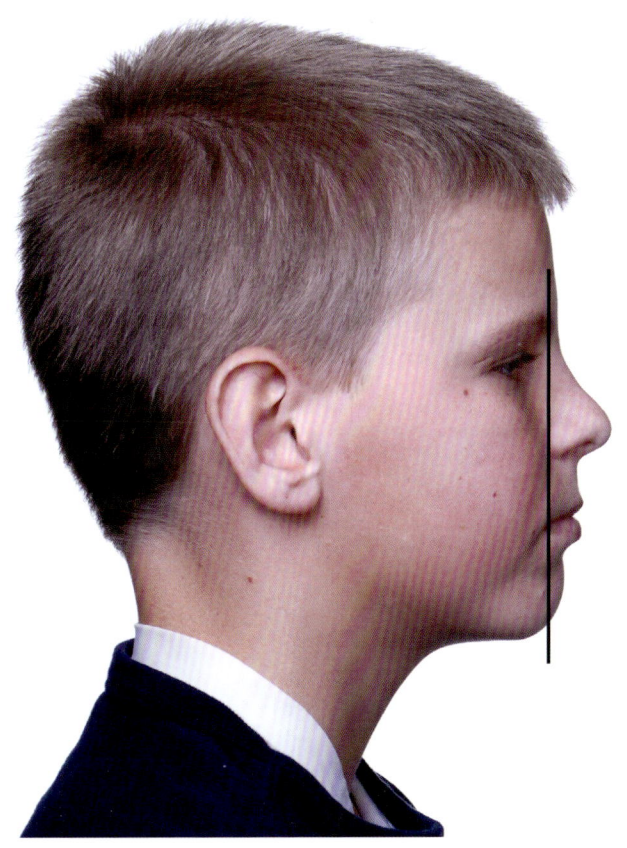

图 22.35 零子午线

侧面观
1. Frankfort平面（FH）：该平面由外耳道最上点（耳点，Po）及眶下点（O）构成，代表头部的基本水平面。
2. 零子午线：下颌颏部到与软组织鼻根点相切且垂直于FH平面的参考线。
3. 上颌深度：FH平面与N-A连线的交角。
4. 鼻唇角：与鼻小柱相切的直线和与上唇相切的直线的交角。

侧面观唇部测量
1. 唇间距离：休息位时0～3.5 mm。
2. 上唇长度：从鼻底到上唇下缘的距离。
3. 上颌切牙相对于上唇的距离：休息位时上颌切牙相对于上唇下缘的位置。

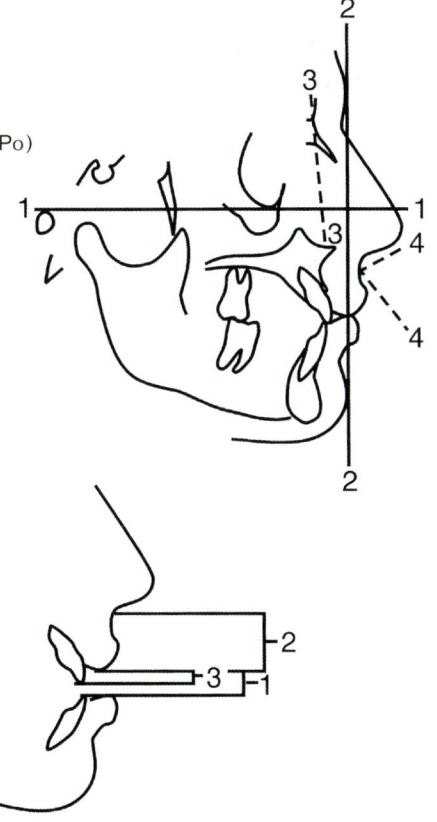

图 22.36 侧面观牙颌面部的测量总结

这些指标也只能作为参考。临床医生必须仔细观察患者颜面部并对整体进行分析。如果分析中出现有异于正常面型的指标，就需要设计相应的治疗方案来改善颜面部的美观。正畸治疗应功能与美学并重，这也是所有临床医生都应追求的目标。

推荐阅读

1. Ackerman MB, Ackerman J: Smile analysis and design in the digital era, *J Clin Orthod* 36(4):221–236, 2002.
2. Angle EH: Classification of malocclusion, *Dent Cosmos* 41(248–264):350–357, 1899.
3. Arnett GW, Bergman RT: Facial keys to diagnosis and treatment planning—part I, *Am J Orthod Dentofacial Orthop* 103(4):299–312, 1993.
4. Arnett GW, Bergman RT: Facial keys to diagnosis and treatment planning—part II, *Am J Orthod Dentofacial Orthop* 103(5):395–411, 1993.
5. Baek SH, Cho IS, Chang YI, et al.: Skeletodental factors affecting chin point deviation in female patients with Class III malocclusion and facial asymmetry: a three-dimensional analysis using computed tomography, *Oral Surg Oral Med Oral Pathol Oral Radiol Endod* 104(5):628–639, 2007.
6. Bell WH, Proffit WR, White RP: *Surgical correction of dentofacial deformities*, Philadelphia, 1980, WB Saunders.
7. Boley JC: Serial extraction revisited: 30 years in retrospect, *Am J Orthod Dentofacial Orthop* 121(6):575–577, 2002.
8. Braun S. Diagnosis driven vs appliance driven treatment outcomes. In: (editor: Sachdeva RCL) *Orthodontics for the next millennium*. Glendora, CA: Ormco: pp. 32–45, 1997.
9. Broadbent BH: A new x-ray technique and its application to orthodontia, *Angle Orthod* 1(2):45–66, 1931.
10. Broadbent BH: The face of the normal child, *Angle Orthod* 7(4):183–208, 1937.
11. Brodie AG, Downs WB, Goldstein A, et al.: Cephalometric appraisal of orthodontic results: a preliminary report, *Angle Orthod* 8(4):261–351, 1938.
12. Burstone CJ: Lip posture and its significance in treatment planning, *Am J Orthod* 53(4):262–284, 1967.
13. Cheong YV, Lo LJ: Facial asymmetry: etiology, evaluation, and management, *Chang Gung Med J* 34(4):341–351, 2011.
14. Dickens S, Sarver DM, Proffit WR: The dynamics of the maxillary incisor and the upper lip: a cross-sectional study of resting and smile hard tissue characteristics, *World J Orthod* 3(4):313–320, 2003.
15. Downs WB: Variations in facial relationships: their significance in treatment and prognosis, *Am J Orthod* 34(10):812–840, 1948.
16. Dugoni SA, Lee JS, Varela J, et al.: Early mixed dentition treatment: posttreatment evaluation of stability and relapse, *Angle Orthod* 65(5):311–332, 1995.
17. Gracco A, Cozzani M, D'Elia L, et al.: The smile buccal corridors: aesthetic value for dentists and laypersons, *Prog Orthod* 7(1):56–65, 2006.
18. Havens DC, McNamara Jr JA, Sigler LM, et al.: The role of the posed smile in overall facial esthetics, *Angle Orthod* 80(2):322–328, 2010.
19. James RD: A comparative study of facial profiles in extraction and non-extraction treatment, *Am J Orthod Dentofacial Orthop* 114(3):265–276, 1998.
20. Katz MI: Angle classification revisited. Is current use reliable? *Am J Orthod Dentofacial Orthop* 102(2):173–179, 1992.
21. Klocke A, Nanda RS, Kahl-Nieke B: Skeletal class II patterns in the primary dentition, *Am J Orthod Dentofacial Orthop* 121(6):596–601, 2002.
22. Lines PA, Lines RR, Lines CA: Profilemetrics and facial esthetics, *Am J Orthod* 73(6):648–657, 1978.
23. Long Jr RE, McNamara JA: Facial growth following pharyngeal flap surgery: skeletal assessment on serial lateral cephalometric radiographs, *Am J Orthod* 87(3):187–196, 1985.
24. McLeod C, Fields HW, Hechter F, et al.: Esthetics and smile characteristics evaluated by lay-person, *Angle Orthod* 81(2):198–205, 2011.
25. McNamara JA: Influence of respiratory pattern on craniofacial growth, *Angle Orthod* 51(4):269–300, 1981.
26. Moore T, Southard KA, Casko JS, et al.: Buccal corridors and smile esthetics, *Am J Orthod Dentofacial Orthop* 127(2):208–213, 2005.
27. Morley J: The role of cosmetic dentistry in restoring a youthful appearance, *J Am Dent Assoc* 130(8):1166–1172, 1999.
28. Owen 3rd AH: Diagnostic block cephalometrics. Part 1, *J Clin Orthod* 18(6):400–422, 1984.
29. Owen 3rd AH: Clinical interpretation of diagnostic block cephalometric analysis, *J Clin Orthod* 20(10):710–715, 1986.
30. Parekh SM, Fields HW, Beck M, et al.: Attractiveness of variations in the smile arc and buccal corridor space as judged by orthodontists and laymen, *Angle Orthod* 76(4):557–563, 2006.
31. Reidel RA: The relation of maxillary structures to cranium in malocclusion and in normal occlusion, *Angle Orthod* 22(3):142–145, 1952.
32. Ricketts RM: Cephalometric analysis and synthesis, *Angle Orthod* 31(3):141–156, 1961.
33. Ricketts RM, Schulhof RJ, Bagha L: Orientation—sella-nasion or Frankfort horizontal, *Am J Orthod* 69(6):648–654, 1976.
34. Ritter DE, Gandini Jr LG, Pinto AD, et al.: Analysis of the smile photograph, *World J Orthod* 7(3):279–285, 2006.
35. Rody Jr WJ, Araujo EA: Extraction decision-making Wigglegram, *J Clin Orthod* 36(9):510–519, 2002.
36. Sarver DM: Video cephalometric diagnosis (VCD): a new concept in treatment planning? *Am J Orthod Dentofacial Orthop* 110(2):128–136, 1996.
37. Schulhof RJ: When S-N is abnormal, *J Clin Orthod* 11(5):343, 1977.
38. Severt TR, Proffit WR: The prevalence of facial asymmetry in the dentofacial deformities population at the University of North Carolina, *Int J Adult Orthod Orthognath Surg* 12(3):171–176, 1997.
39. Simon PW: *Fundamental principles of a systematic diagnosis of dental anomalies*, Boston, 1926, The Stratford.
40. Steiner CC: Cephalometrics for you and me, *Am J Orthod* 39(10):729–755, 1953.
41. Tucker S, Cevidanes LH, Styner M, et al.: Comparison of actual surgical outcomes and 3-dimensional surgical simulations, *J Oral Maxillofac Surg* 68(10):2412–2421, 2010.
42. Tweed CH: The Frankfort-mandibular incisor angle (FMIA) in orthodontic diagnosis, treatment planning and prognosis, *Angle Orthod* 24(3):121–169, 1954.
43. You KH, Lee KJ, Lee SH, et al.: Three-dimensional computed tomography analysis of mandibular morphology in patients with facial asymmetry and mandibular prognathism, *Am J Orthod Dentofacial Orthop* 138(5):540. e1–e8, 2010.

23 咬合发育管理

Jeffrey A. Dean 和 John S. Walsh

汪璐璐　王小竞　译

本章提要	咬合发育及干预时机	乳牙列及混合牙列期后牙反𬌗
	灵长间隙	选磨平衡
	磨牙近中移动（mesial molar shift）	上颌扩弓
	剩余间隙	萌出异常（eruption problems）和萌出
	早期矫治的考量	"引导"（eruption "guidance"）
	牙齿早失与间隙保持（space maintenance）	第一恒磨牙异位萌出（ectopic eruption of first permanent molars）
	治疗需求评估	下颌切牙段萌出引导（eruption guidance in the lower incisor segment）
	特定牙齿早失的处理方法	下颌尖牙和前磨牙段萌出引导（eruption guidance in the mandibular canine and premolar segment）
	儿童口腔（不良）习惯	
	磨牙症	
	吮指	
	吐舌吞咽（tongue-thrust swallowing）	上颌尖牙和前磨牙段萌出引导（eruption guidance in the maxillary canine and premolar segment）
	乳牙列及混合牙列期前牙反𬌗	
	舌板/冰棒棍治疗（tongue blade/popsicle stick therapy）	阻塞性睡眠呼吸暂停与正畸治疗
	下颌斜面导板（lower inclined plane）	咬合发育期的综合矫治
	腭侧曲簧矫治器［可摘式Hawley矫治器或固定式腭弓矫治器（fixed palatal wire）］	乳牙列到混合牙列中期（4～10岁）
		混合牙列中期到晚期（10～12岁）
	附着曲簧的固定式腭弓矫治器	恒牙列早期（12～16岁）

对于每一位为儿童及青少年提供口腔保健的工作者而言，共同目标应该是评估和引导动态变化的咬合，以建立最佳的位置关系。美国儿童牙科学会的临床指南在"儿童牙科对发育中牙列和咬合的管理"中对牙科医生的这一责任阐述如下[1]：

对乳牙列、混合牙列和恒牙列牙齿的萌出与发育进行引导是在为儿童牙科患者提供综合性健康服务时不可或缺的环节。这些引导的最终目的是促进恒牙列建立稳定、平衡和美观的咬合关系。牙列发育中对错𬌗畸形的早期诊断和成功治疗，无论在近期还是远期，都将收到良好效果，有助于建立和谐、无功能障碍和有利于牙颌面美观的咬合关系。

Ngan等[2]阐述了这一责任与现代口腔治疗的关系。他指出："传统儿童口腔医学以保守性充填为主，现在的理念转变成为儿童患者提供全方位的保健服务。因此，儿童口腔医生的责任包括口腔保健的方方面面，涵盖了诊断、预防、口腔药物治疗、充填治疗和矫治错𬌗畸形。"在这一理念的指引下，儿童口腔医生逐渐重视咬合发育管理的问题。根据Moyers[3]的定义，间隙管理是"牙医对个体患者混合牙列期的牙列进行判断，并在该时期给予提前干预，为最终获得正常的牙列发育提供更大的可能性"。间隙管理包括预防性矫治、牙齿萌出引导、阻断性矫治和阶段性"早期"矫治等程序，这些矫治均具有诊断依据、治疗基础和临床应用。

咬合发育及干预时机

灵长间隙

Baume[4]、Moorrees[5-6]、Bishara 等[7] 以及 Moyers 和 Wainwright[8] 的研究回顾了乳牙列、混合牙列和恒牙列形成的生物遗传学进程，这些知识对儿童口腔医生开展咬合发育管理至关重要。在评估了 30 名不同发育阶段的儿童乳牙列研究模型后，Baume[4] 报告了两种乳牙列牙弓形态：一种为牙齿之间普遍存在间隙（Ⅰ型），另一种为牙齿互相接触而没有间隙（Ⅱ型）。这两种类型的牙弓形态都是先天性的，而不是发育性的，因为从初始萌出后的 3 岁到 6 岁期间牙弓形态维持不变。在牙弓中通常可观察到有两处较为特殊的间隙，称为灵长间隙（primate spaces）；下颌在乳尖牙和第一乳磨牙之间，上颌在侧切牙和乳尖牙之间。Baume 观察到，在第一恒磨牙萌出前，除非乳磨牙近中邻面上的龋坏导致牙弓长度轻微减小，否则乳牙列的矢状向位置基本保持不变。乳牙列的横向宽度除非受到不良的功能性影响，否则牙弓在 3～6 岁期间变化非常小。因此，6 岁以下乳牙列期的正畸干预主要是通过预防和充填治疗来维持固有的牙弓长度和牙弓完整性。而当乳牙早失时，则主要考虑采用间隙保持器来保持牙弓长度。在乳牙列期还应该关注功能性问题，如破除有害的吮指习惯和纠正功能性反𬌗。虽然这些干预是必要的，但往往会推迟到孩子能配合佩戴矫治器时开始。

磨牙近中移动（mesial molar shift）

混合牙列早期（6～9岁）是一个更容易出现影响咬合发育局部不良因素的时期，如果忽视这些影响发育的局部不良因素，可能会导致严重的错𬌗畸形。在这一阶段，除了需要继续进行基础预防和间隙管理，还会遇到骨性前牙反𬌗、恒切牙和（或）第一恒磨牙的异位萌出、后牙反𬌗、与不良口腔习惯有关的开𬌗和切牙前突，以及发育异常（如牙齿固连、多生牙和先天缺牙）的问题。Baume[4] 比较了 60 名儿童恒磨牙萌出前后的模型，发现磨牙位置的调整有三种不同模式（图 23.1）。在第一恒磨牙萌出期间，"早期"近中移动发生于后牙区存在散在间隙的情况，这些后牙区间隙可能包括由乳磨牙近中

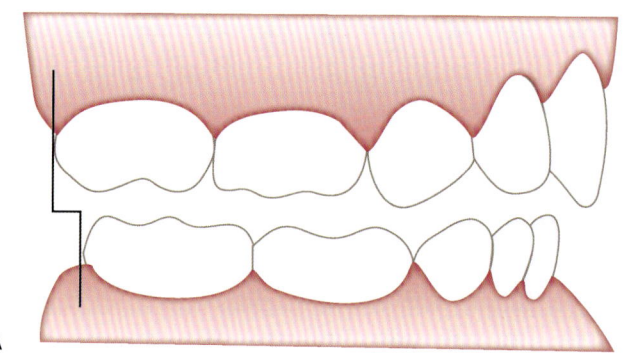

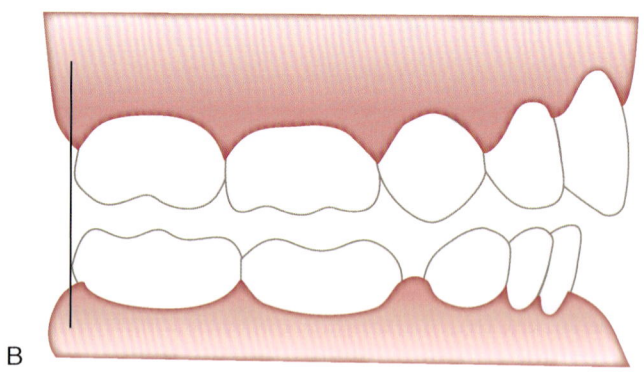

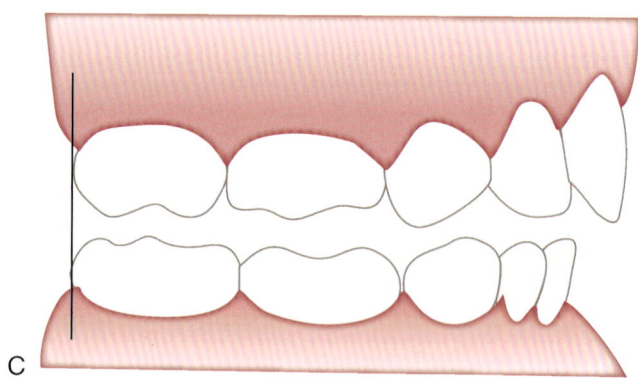

图 23.1　A. 乳磨牙近中阶梯平面，使第一恒磨牙萌出后直接建立Ⅰ类理想咬合关系。B. 伴有灵长间隙的平齐末端平面。下颌磨牙的"早期近中移动"可关闭灵长间隙，帮助建立理想的第一恒磨牙咬合关系。C. 不伴有灵长间隙的垂直末端平面。在混合牙列期，磨牙萌出时为尖对尖的关系。直到第二乳磨牙脱落，下颌第一恒磨牙的"晚期近中移动"方可实现理想的第一恒磨牙咬合关系

邻面龋坏引起的间隙。Moyers[8] 认为乳牙列平齐末端的过渡模式是正常的，而近中阶梯型（下颌第二乳磨牙的远中面在上颌同名牙远中面的近中）的乳牙列咬合对建立Ⅰ类咬合关系最为理想。远中阶梯型（下颌第二乳磨牙的远中面在上颌同名牙远中面的远中）常提示后期发展成Ⅱ类错𬌗畸形。当第二乳磨牙脱落时，通过第一恒磨牙的继发性近中移位，可以从乳牙列平齐末端获得理想的恒磨牙位置关系。下颌第一恒磨牙的这种"晚期"移位通过消耗剩余

间隙实现，并且常受第二恒磨牙萌出过程的影响。因此，这时的牙弓长度一般平均减少 2~3 mm。

Baume[4]进一步评估发现在恒切牙萌出期间，上、下颌尖牙间的横向宽度增加。这表明侧方和前方的牙槽骨生长使生理性宽度增加，为近远中径更大的恒切牙提供了萌出空间。尖牙间宽度的增加在上颌牙弓更为显著，为 3~4 mm；下颌牙弓略小，为 2~3 mm。在下颌牙弓中，下颌侧切牙萌出期间宽度增加得最快，而在上颌牙弓中，主要发生在上颌中切牙萌出期间。虽然无散在间隙的乳牙列宽度增加更明显，但有间隙的牙弓通常更益于恒切牙的良好排齐。约 40% 无散在间隙的乳牙列会出现牙弓前段拥挤。Moorrees[5]在切牙过渡期的相关研究得出类似的结论。

Bishara 等[7]还研究了 6 周龄婴儿至 45 岁患者的牙弓尺寸变化。他们发现：①上、下颌牙弓宽度在 6 周龄至 2 岁时显著增加；②下颌尖牙间宽度在 8 岁时建立（即四颗切牙萌出后）；③虽然牙弓宽度在 3~13 岁之间增加，但恒牙完全萌出后，磨牙间宽度略有减小，尖牙间宽度减小更加明显。简而言之，切牙排列模式和尖牙间牙弓宽度在 8 岁时基本成形。因此，在这一时期阻断性矫治应该受到更多的重视，以实现恒切牙的排齐以及六龄齿在牙弓中位置对称和中线对齐。此外，及早识别和消除不良口腔习惯或功能异常也可促进牙列的正常生长发育，同时避免异常生长的长期不良影响。

剩余间隙

除了在第一恒磨牙和切牙萌出时需要对较为显著的错𬌗畸形进行干预，在混合牙列晚期（9~12 岁），当乳尖牙和乳磨牙随着恒尖牙和前磨牙的萌出而脱落时，也需要注意侧方牙列的萌出及排齐。流行病学研究表明，从混合牙列期（6~12 岁）到青少年恒牙列早期（12~18 岁），牙列拥挤和排列不齐变得普遍且更加严重。这表明，第二乳磨牙脱落时磨牙"晚期"的近中移位会导致牙弓长度和牙弓周长的减少，使得正常牙列替换期的间隙变化不能代偿前牙不齐和拥挤。Nance[9]观察到，在患者的下颌牙列中剩余间隙每侧平均 +1.7 mm，剩余间隙的存在主要是因为乳尖牙、第一乳磨牙和第二乳磨牙的近远中宽度之和大于相应的恒尖牙和前磨牙。上颌牙列中的剩余间隙是平均每侧 +0.9 mm。有趣的是，Allen 等[10]在比较 20 世纪 30 年代和 20 世纪 90 年代出生的两组条件相似的美国白人时发现，剩余间隙显著减少，从 2.45 mm 减少到 2.03 mm。他们认为，在 21 世纪牙列剩余间隙减小可能是管理牙弓长度不足时的一个挑战。通过间隙管理来控制剩余间隙可使牙量-骨量更加协调，以缓解一定程度的牙列拥挤。Gianelly[11-12]已经证明，控制剩余间隙将改善大约 75% 需接受正畸治疗的混合牙列期患者的下颌切牙拥挤度。对于混合牙列晚期患者，牙列间隙不足若在每个象限少于 2 mm，则可考虑间隙管理。然而这种做法也存在缺点：Sonis 和 Ackerman[13]发现，与文献报道的正常人群相比，该方法显著增加了下颌第二恒磨牙阻生的发生率。因此，有学者提出测量下颌第一恒磨牙和第二恒磨牙之间的夹角，并以此作为阻生的预测值。最后，如果下颌牙弓每个象限存在超过 2~3 mm 的长度不足，则不应进行简单的间隙管理。

为了判断剩余间隙情况，绝大多数患者应该在下尖牙、上下第一前磨牙萌出期就接受专科医生的评估。这些牙齿通常在侧方牙群萌出之前大约 1 年到 1 年半时萌出。因此，能为医生留出足够的时间评估牙弓总体状况，判断是否需要采取干预措施以缓解拥挤，并进行间隙管理以最大限度地减少恒牙列拔牙的可能性，协调牙弓的横向宽度，引导牙齿在正常位置的萌出，以实现牙列的长期稳定。在该时期诊断和制订治疗计划的第二个优势是它早于女性的青春生长发育期，更早于男性青春生长发育期约 2 年。因此，如果发现存在骨性错𬌗畸形，就有机会在生长发育高峰期利用牙颌面矫形器进行生长改良。存在的骨性错𬌗畸形、严重的生长问题、牙量-骨量明显不调所致的重度拥挤以及牙齿畸形，都严重影响着儿童的口颌面部发育，应该及早咨询正畸医生提供帮助。不同领域专科医生的合作有助于更准确地识别问题，制定更恰当的治疗方案，使患者预后更为理想，而不必在恒牙列期采取掩饰性的治疗方案。患者治疗的心理动机、牙颌面发育的良好时机、患者接受治疗的社会需求以及患者已达到可以配合的年龄段，这些都有利于患儿的健康，并且家长是协调管理的重要实践者。

早期矫治的考量

在对个别患者进行干预时，必须考虑到"早

期"治疗所涉及的某些不利因素。这些因素包括：①整体治疗时间很可能延长；②患者在治疗过程中往往会出现多种问题；③不同个体的生长动力具有多样性，因此可能会出现不良反应；④可能会对发育中的牙齿造成医源性损害；⑤一些患儿无法配合治疗；⑥由于全周期管理很少是一次性的治疗，所以可能会引起患者和父母的倦怠。父母必须对治疗目标有较为实际的认识，并愿意承担治疗所涉及的经济和时间成本。由于在咬合发育过程中问题的出现格外缓慢，所以对某些治疗而言，把握时机至关重要，因为治疗时机往往影响着最终的治疗结果。在为患者制定早期正畸治疗方案时，需要考虑两个关键问题，每个关键问题又包括一系列小问题。

1. 患者的具体问题是什么？ 这一问题是怎么发生的？病因是否已消除？如果不治疗会发生什么？它会保持不变，变得更糟，还是会自愈？简单地说，并不是每个孩子都可以或应该接受阻断性矫治。大约一半的患儿出于功能或美观的需求要接受正畸治疗，如果不治疗，可能会导致咬合问题加剧。即使一些儿童可能从阻断性矫治中受益，但应该理解要获得理想结果，很可能还需要二期的综合正畸治疗。

2. 阻断性矫治的可能结果会是什么？ 约50%处于咬合发育期的儿童可能受益于早期正畸干预。其原因在于干预治疗可能会消除或最大限度地减少导致错𬌗畸形的病因，减少对未来正畸治疗的需要。即使阻断性矫治不能使患者免于二期矫治，至少也有助于二期矫治取得更理想的效果。因此，需要从更多角度考虑阻断性矫治。所开展的正畸治疗是否有助于改善美观和功能，并减少二期治疗的可能性？是否在最佳时间干预以纠正问题，改善长期预后？临床医生依据自己的技能和经验提供的治疗方法是否能满足患儿的需求？开展的治疗是否符合社会经济学现状？早期治疗的效果是否也能通过后期必须进行的综合正畸治疗轻易实现？

为回答上述问题，在开始干预治疗之前，应该进行全面的临床检查，并做好诊断记录。临床检查应评估患者的整体健康状况、口颌面部特征（侧貌、面部对称性和不协调部位）、咬合关系的美观和功能、颞下颌关节功能、神经肌肉协调性、生长型和鼻咽气道情况。图23.2所示的模板有助于医生记录临床检查结果并确定患者的诊断、问题列表和治疗计划。除临床检查以外，还需记录诊断信息。诊断信息从简单的功能性后牙反𬌗只需照片或研究模型，到有骨性错𬌗或严重拥挤的患者所需的完整的正畸记录。更全面的记录包括八张面𬌗像、正畸研究模型、全口曲面体层片、头颅侧位和正位片，以及在必要时拍摄颞下颌诊断性影像如轴面体层片或磁共振检查等。补充诊断信息还可以包括详细的间隙分析（第21章）和头影测量分析（第22章）。最后，对于特殊病例，如阻生牙或颅面畸形患者，应考虑CBCT检查。

牙齿早失与间隙保持（space maintenance）

如果牙弓的完整性因乳牙早失而被破坏，可能会出现影响恒牙排齐的问题。对颌牙会伸长，缺隙侧远中牙可以向近中漂移和倾斜，近中牙可以向远中漂移和倾斜（图23.3和图23.4）。牙齿位置改变可能出现间隙丧失的"症状"，包括牙弓长度和周长减少、恒牙阻生或异位萌出、面容不美观、食物嵌塞导致龋齿和牙周病，以及错𬌗畸形的其他不良影响。咬合关系的改变可能会加重咬合创伤和异常的颌骨位置关系。当发生乳牙早失时，可能需要采取被动间隙保持、主动引导下的间隙恢复等矫正措施，或两者相结合，以最大程度保证咬合正常发育。

Miyamoto等[14]测量了255名11岁及以上学龄儿童的恒牙列拥挤和不齐，观察了乳牙早失对牙列发育的影响。他们发现有一个或多个乳尖牙或乳磨牙早失的儿童更有可能在恒牙列期接受正畸治疗，在9岁之前有一个或多个乳尖牙早失的儿童需要正畸治疗的概率是对照组的3倍多。乳磨牙的早失与恒牙列的严重排列不齐密切相关，但第一乳磨牙和第二乳磨牙早失的影响无差异。乳尖牙早失直接影响前牙区的拥挤。

治疗需求评估

Owen[15]对临床文献的回顾显示，在评估乳牙早失对牙弓发育、错𬌗畸形的发展以及是否需要佩戴间隙保持器的影响时，应考虑以下几个因素。

1. 间隙丧失的概率：几乎所有乳磨牙早失的病例都表现出牙弓长度的减少（即恒磨牙的近中移动、前牙的远中移动）。但间隙丧失量受许多变量的影响（如受累牙齿、失牙时间）。

正畸诊断、治疗和矫治计划

姓名_____ 民族_____ 性别_____ 生日_____ 年龄_____ 编号_____

住院医师姓名：_____ 记录日期：_____

1. 患者病史

   A. 既往史：_____

   B. 患者和（或）监护人主诉：_____

   C. 治疗期望：_____

2. 临床检查

   A. 软组织

      侧貌突度_____ 唇齿关系_____ 静止唇/切牙状态_____ 微笑唇/切牙状态_____

      口腔卫生_____ 牙周状况_____ 其他_____

   B. 咬合关系： Ⅰ   Ⅱ   Ⅲ   分类： Ⅰ   Ⅱ

      覆盖_____mm   覆𬌗_____mm   中线偏移_____mm

      反𬌗_____

      磨牙关系：左侧_____   右侧_____

      尖牙关系：左侧_____   右侧_____

   C. 牙齿发育阶段和萌出顺序

   D. 口腔不良习惯和（或）其他重要临床发现

   E. 颞下颌关节和功能

      开口型：   偏离正常：_____

      闭口型：   偏离正常：_____

      运动范围： 垂直向_____mm   前伸_____mm

                   左侧偏离_____mm   右侧偏离_____mm

      关节弹响：   无   左   右

           开口   _____ _____

           闭口   _____ _____

           摩擦音

      肌肉压痛： 无   _____

      舌功能：   正常 _____

3. 模型分析：静态 Tanaka 和 Johnston 分析法（JADA 1974）

上颌切牙近远中总宽度_____mm "A"　　　　下颌切牙近远中总宽度_____mm "B"

上颌牙弓长度（从 6̲ 到 6̲）　　　　　　　　下颌牙弓长度（从 6̄ 到 6̄）

预测的牙弓总长度_____mm　　　　　　　　预测的牙弓总长度_____mm

[("B"÷2) + 11 mm] × 2 + "A" = _____mm　　[("B"÷2) + 10.5 mm] × 2 + "B" = _____mm

       测量的牙弓总长度 = _____mm　　　　　　　　测量的牙弓总长度 = _____mm

            拥挤度 _____mm　　　　　　　　　　　　　　拥挤度 _____mm

A

图 23.2 正畸诊疗计划表正面（A）和背面（B）。印第安纳大学儿童口腔科提供

4. 计算机头影测量及分析

5. 牙弓长度分析小结及诊断

6. 治疗计划或阶段目标

7. 治疗计划—矫治器选择—保持器

8. 预计治疗时间（依从性良好情况下）和治疗费用

9. 患者授权开始治疗

_____   _____
　　　　　　签名　　　　　　　　　　　　　　　　　日期

图 23.2 （续）

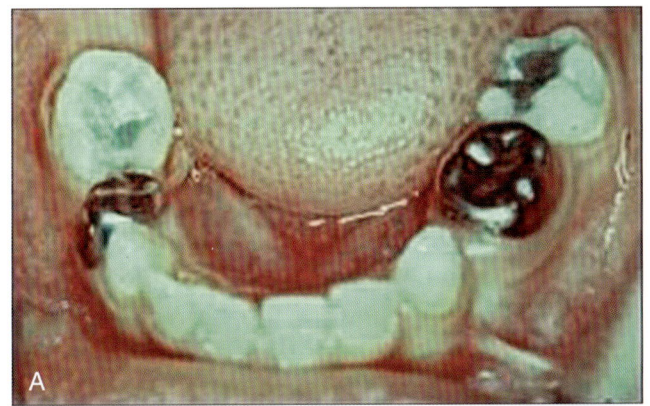

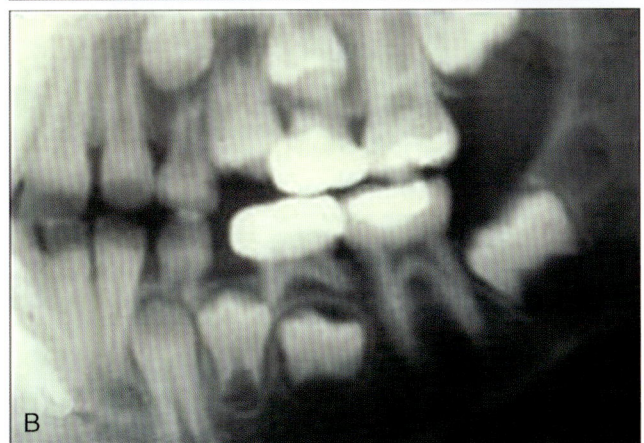

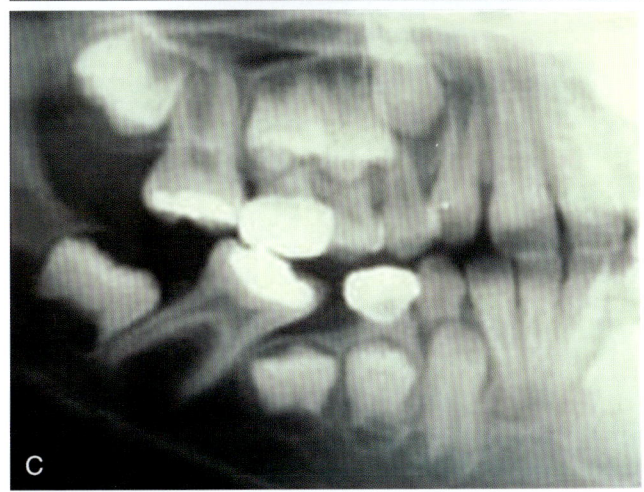

图23.3 A.下颌乳磨牙早失造成间隙丧失和咬合改变。B.下颌左侧第一乳磨牙缺失后的影像学检查。可见乳尖牙出现部分远中移位。C.下颌右侧第二乳磨牙缺失后的影像学检查。可见间隙丧失4～6 mm。第一恒磨牙牙冠出现较为显著的近中倾斜，而牙体组织移位并不明显

2. 缺牙时间：大多数间隙丧失通常发生在乳牙缺失后的前6个月，并且间隙关闭在上颌牙弓比在下颌牙弓更快。因此，当乳牙被拔除并且需要保持间隙时，最好在拔除后尽快制作间隙保持器。

3. 患者的全身/牙齿发育阶段：一般来说，在

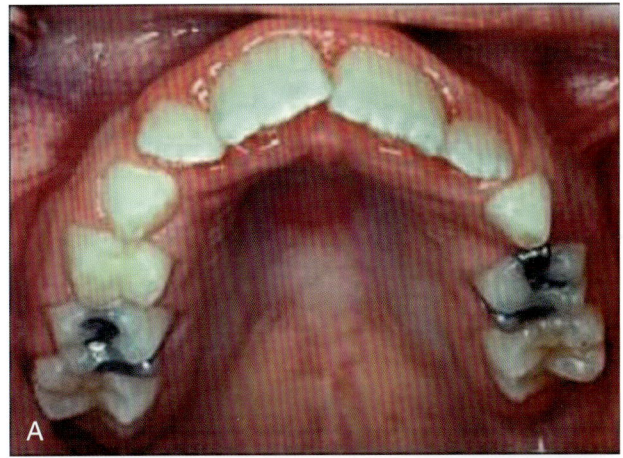

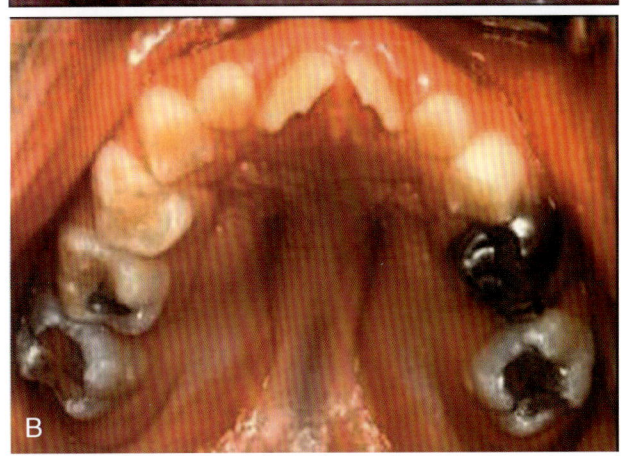

图23.4 第一恒磨牙萌出时上颌乳磨牙缺失伴间隙丧失。A.上颌左侧第一乳磨牙缺失伴4～6 mm的间隙丧失。B.上颌左侧第二乳磨牙缺失伴6～8 mm的间隙丧失。可见第一磨牙位置旋转，且牙体组织出现移位

乳牙早失区附近，如果有牙齿活跃地萌出，可能会导致更多的间隙丧失。第一恒磨牙萌出阶段对间隙丧失的影响最大，即若在第一恒磨牙萌出之前或期间失去一颗乳磨牙，间隙丧失的可能性特别大。如果恒磨牙在乳牙缺失时已完全萌出并建立咬合，则间隙丧失程度通常较小。如果第一乳磨牙早失，恒侧切牙处于萌出的活跃状态，也会出现类似的情况。恒侧切牙的萌出可能会导致乳尖牙向远中移动，减少可用间隙。这种情况还经常伴随着中线向缺隙侧移动。在下颌牙弓中，可能会发生前牙的舌倾，从而导致覆𬌗增加。另一个需要考虑的因素是在乳牙缺失时制作固定间隙保持器可利用基牙。5岁时第二乳磨牙丧失需要利用的基牙，与混合牙列期第一恒磨牙已经萌出时丧失所用的基牙完全不同。此外，与完全萌出的牙齿相比，在牙齿缺失区附近活跃萌出的牙齿对间隙丧失的影响更大。例

如，如果第一乳磨牙在第一恒磨牙活跃萌出期间丧失，第二乳磨牙将受到强大的向前力，使其向缺隙侧倾斜，占据第一前磨牙的萌出空间。前牙区牙列会受到同样的影响，在第一乳磨牙早失后，随着牙齿中线的移位，前方牙列会出现后移。

4. 间隙丧失程度：上颌第二乳磨牙缺失会导致最大的间隙丧失量——每象限内间隙丧失量高达 8 mm（图 23.4 B）。其次是下颌第二乳磨牙的缺失，会导致单象限的间隙丧失量达 4 mm（图 23.3 A 和 C）。上下第一乳磨牙缺失引起的间隙丧失量几乎相等，其对间隙丧失量的影响主要取决于缺失的时间（图 23.4 A）。如果乳磨牙缺失发生在第一恒磨牙的萌出期，那么不论缺失的是哪颗乳磨牙，或者缺失发生在哪个牙弓中，间隙丧失的可能性都特别大。在第一恒磨牙萌出建聆后，第二乳磨牙的缺失仍可能导致显著的间隙减小。由于在咬合建立后，第二乳磨牙具有维持第一恒磨牙位置的作用，所以第一乳磨牙缺失而利用第二乳磨牙保持间隙时，间隙丧失量最小。

5. 间隙丧失的方向：上颌后牙区间隙关闭的主要方式是近中整体移动和围绕第一恒磨牙腭根的近中旋转。通常仅可观察到第一磨牙轻微的近中牙冠倾斜。相反，下颌间隙的关闭方式主要是第一恒磨牙近中倾斜，以及在间隙近中的牙齿远中移动和向后倾斜（图 23.3 C）。第一磨牙的整体移动在下牙弓并不像在上牙弓那样明显。在间隙丧失的过程中，下颌磨牙在牙冠近中倾斜时也会发生舌侧旋转。

6. 继承恒牙的萌出时间：Grøn[16]在观察恒牙的萌出时发现，无论儿童的实际年龄如何，牙齿通常在牙根发育四分之三时萌出。然而，在乳牙早失后，继承恒牙的萌出时间可能会推迟或加快，这取决于发育状况、缺牙部位的骨密度和乳牙缺失时的具体情况。在继承恒牙牙根显著形成之前出现乳牙早失，通常会导致恒牙的萌出时间延迟，从而改变正常牙弓长度、牙弓宽度和牙弓周径的过渡性调整。一些研究表明，7 岁之前乳磨牙早失会导致继承恒牙延迟萌出，而在 7 岁之后乳磨牙早失会导致继承恒牙提前萌出。恒牙萌出的时间受到乳牙脱落时年龄的影响。如果乳磨牙在 4 岁时早失，前磨牙的萌出时间可能会推迟长达 1 年，并在牙根发育完成时萌出。如果乳磨牙早失发生在 6 岁时，则前磨牙萌出更有可能延迟约 6 个月，在牙根发育接近完成时出现。在正常脱落时间前的 6～12 个月，乳牙脱落可能会导致恒牙萌出时间加快。不同个体的恒牙在发育过程中经常可观察到延迟发育，从而导致牙齿萌出时间延迟。恒牙萌出时间延迟常提示可能存在阻生或异常萌出通道。在这种情况下，通常有必要拔除乳牙，制作间隙保持器，并允许恒牙萌出且恢复其正常位置（图 23.5）。恒牙萌出的确切时间在整个咬合发育中并不那么重要，更重要的是萌出顺序、萌出位置和萌出时所具有的间隙。

7. 未萌出恒牙上方覆盖骨量（amount of bone covering the nonerupted tooth）：如果覆盖恒牙的骨已被感染破坏，则根据乳牙丧失的时间和牙根发育阶段来预测恒牙萌出时间是不可靠的。通常情况下，萌出的速度会加快。如果牙齿上方有骨组织覆盖，可以预测短时间内不会萌出。在一项拾翼片的测量研究中，前磨牙通常需要大约 4～6 个月的时间才能穿过 1 mm 厚的骨组织。

8. 口腔肌肉功能异常：在下颌乳磨牙或乳尖牙缺失后，颊肌紧张可能会产生明显的负面影响，经常表现为牙弓塌陷和前段牙齿向远中漂移。吮指习惯同样可能在乳牙早失后产生异常肌肉力量，导致牙弓塌陷。

9. 恒牙先天缺失（congenital absence of the permanent tooth）：在进行间隙保持前，必须通过影像学评估确保有正常继承恒牙存在。如果继承恒牙先天缺失或严重畸形，很难决定是将间隙保持多年，直到可以进行永久修复，还是允许间隙关闭，后期通过正畸治疗以实现理想的排齐。

间隙保持器的基本功能在于维持乳牙早失间隙，防止相邻牙向缺隙侧移动和前牙舌倾。保持器既不应干扰咀嚼功能，也不应影响正常的生长改变。它应当制作简单，佩戴容易；耐用、坚固且稳定；被动就位，不会对剩余牙齿施加压力造成不正常的牙齿移动；容易清洁，而不会加剧龋齿或软组织疾病。除了这些基本的作用外，间隙保持器还应具有防止对殆牙伸长、改善美观以及辅助发音（如可纠正口腔不良习惯的前牙区间隙保持器）的作用。

当乳牙早失时，并不一定需要做间隙保持器。决定是否放置间隙保持器和如何设计间隙保持器受到以下因素的影响：缺失牙牙位，缺失牙位于上颌还是下颌，脱落时间，继承恒牙是否存在并且发育正常，患者的整体口腔健康状况和治疗动机，以及现有牙弓长度能否容纳继承恒牙。如果分析显示牙

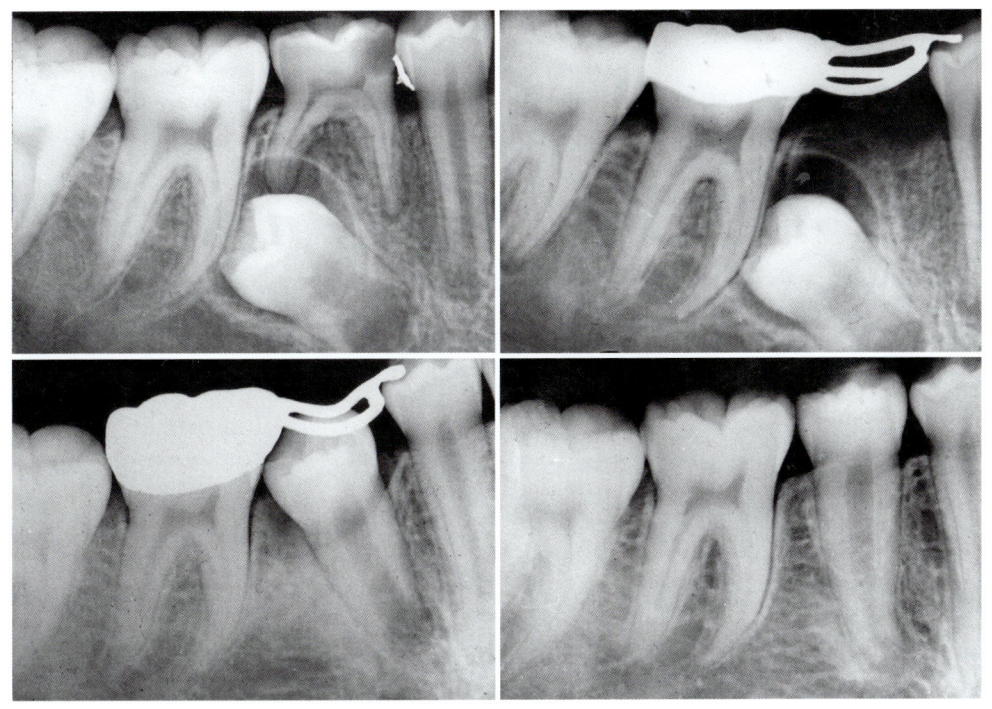

图 23.5 拔除第二乳磨牙后放置间隙保持器，其原因在于乳牙脱落延迟造成第二前磨牙阻生。最终第二前磨牙在正常位置萌出

弓长度适宜或每象限仅存在 1～2 mm 的不足，则间隙保持器对于保持牙齿位置可能是有益的。如果没有保持间隙，牙弓的总长度可能会进一步缩短，从而增加后期拔除前磨牙的可能。保持这个间隙可以让恒前磨牙和尖牙萌出，并利用剩余间隙来缓解前牙拥挤。然而，如果每个象限存在 2～3 mm 或更多的牙弓长度不足，则需要重新开辟间隙、序列拔牙和（或）综合正畸治疗。如果确定后期治疗中需要拔除恒牙以获得良好的咬合，则没必要进行间隙保持，因为无论如何，在正畸治疗期间，间隙都需要被关闭。在临界病例中，采用间隙保持让牙齿萌出并防止阻生可能是有必要的。在综合考虑了缺失牙位、上下颌牙弓的差异和发育时间后，我们就间隙保持器的放置和设计提出以下建议。

特定牙齿早失的处理方法

乳切牙早失

下颌乳切牙的早失通常是由过大的切牙债务导致恒切牙异位萌出而引起的。考虑到恒切牙萌出期间尖牙间宽度增加的可能性，临床医生应该密切观察下颌切牙区域的生长发育，一般不进行干预。有时会因患者的个体原因对称拔除乳切牙，以利于恒切牙更好地定位并保持中线对齐。在其他情况下，如创伤、晚期龋齿或拔除新生牙等，下乳切牙在乳尖牙稳定之前丧失可能会导致前牙间隙的丧失。

如果上颌乳切牙丧失在大约 2 岁时乳尖牙萌出建殆后才发生，则一般不会导致上颌尖牙间尺寸减小。下颌咬合的支撑可"保持"上颌前牙区尖牙间的宽度。Baume Ⅰ 型伴散在间隙的乳牙列可以代偿牙弓尺寸变化。如果乳前牙在缺失之前是紧密接触的，或者有证据表明前牙的牙弓长度不足，那么在失去乳切牙后应进行间隙保持以利于牙齿排齐（图 23.6）。上颌乳切牙早失后，由于修复性骨和致密结缔组织覆盖在缺牙部位，常导致继承恒牙萌出延迟。此外，在上颌乳切牙早失后，还可能会影响容貌美观和导致不良习惯（例如异常吞咽、舌体前伸、无法正常发"s"和"f"等摩擦音）。使用乳前牙义齿型间隙保持器可以满足美学和功能需求。无论是单颗（图 23.7）还是多颗（图 23.8）上颌乳切牙缺失，都可以使用这种丙烯酸树脂制作的间隙保持器。由于戴用保持器需患儿配合、保持器易出现丢失或损坏等情况，这种活动性保持器并不适用于学龄前儿童。

乳磨牙缺失的另一个常用选择是固定式间隙保持器，将从义齿延伸至乳磨牙带环或金属冠的不锈钢丝（0.036 或 0.040 英寸）进行固定，即使用所谓

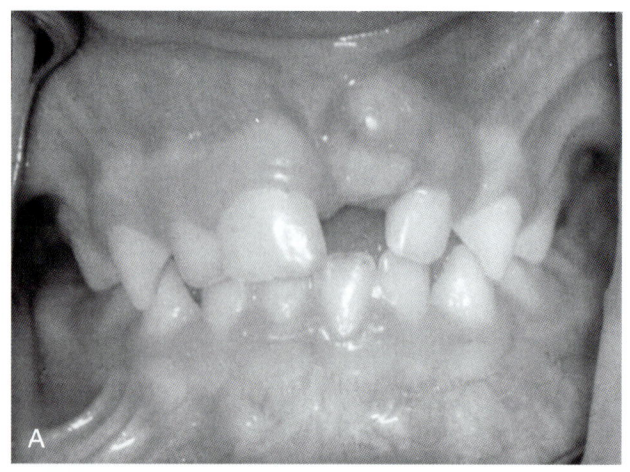
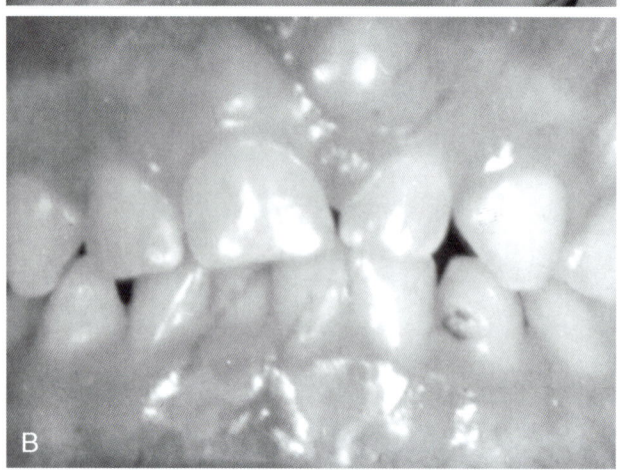

图 23.6　A. 患者初诊时发现乳切牙区域缺牙间隙出现一定丧失；B. 间隙丧失的进程持续存在并伴有牙列前部牙齿的移动，这些牙齿包括乳尖牙

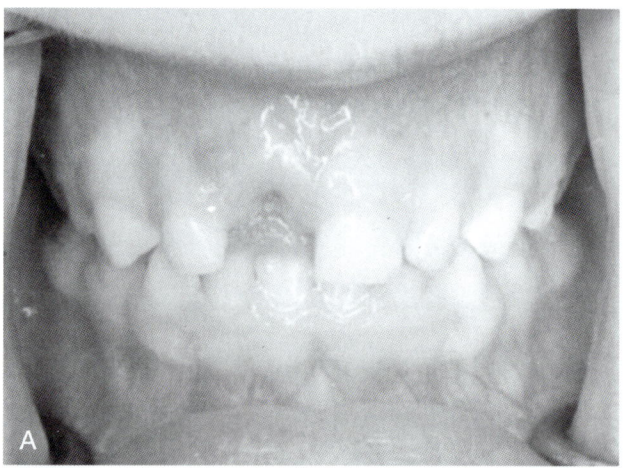
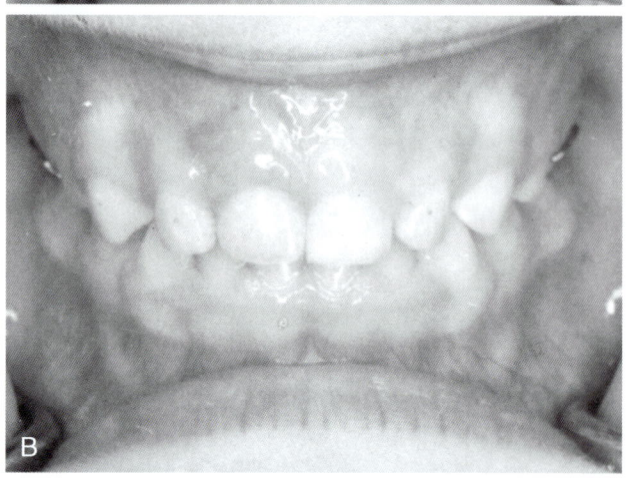

图 23.7　A. 患者，3岁半，由外伤导致上颌乳切牙缺失。B. 带有腭部固位装置和乳中切牙桥体的可摘式间隙保持器可防止间隙关闭，并恢复正常容貌

的"好莱坞"桥（"Hollywood" bridge）（图 23.9）。为使保持器更加稳定、避免弯曲，可在第一乳磨牙上放置𬌗支托，或者设计 Nance 弓，或用丙烯酸树脂覆盖桥体。选择使用这种包含乳前牙义齿的矫治器主要是为了满足美学需求，而不仅仅是出于间隙或功能保持的考虑。

乳尖牙早失（early loss of primary canines）

大多数情况下，由恒侧切牙异位萌出引起的下颌乳尖牙早失是提示牙量-骨量不调的一个重要指标。单侧下颌乳尖牙缺失通常伴随着牙齿中线向缺失一侧移动，切牙段舌侧倾斜，并可能加深咬合（图 23.10 A 和 B）。牙弓不对称影响恒尖牙和前磨牙正常萌出。如果双侧下颌乳尖牙缺失，则恒切牙舌侧倾斜和远中漂移更加明显，同时覆𬌗加深，覆盖增加，牙弓周径显著减少（图 23.10 C 和 D）。

如果在前牙萌出过程中失去一颗乳尖牙，可能需要拔除对侧乳尖牙以帮助保持牙弓的对称性。虽然拔除对侧乳牙可以改善切牙对齐和防止中线不齐，但这种方式在恒尖牙和前磨牙萌出时会因牙弓长度明显不足而导致严重的拥挤问题。一些临床医生建议，如果乳尖牙早失，可使用带刺的舌弓式间隙保持器，以控制切牙位置，并保护恒尖牙萌出位置不被侵占。尽管这在某些情况下是可行的，但该阶段患儿常出现切牙位置不对称和切牙异位萌出的情况，因此在使用舌弓式间隙保持器前，常需进行主动矫治排齐切牙。但考虑到牙量-骨量不调，这一做法的预后通常并不确定，在这一阶段进行简单矫治器治疗存在争议。除外个体因素，总的来说，结合长期咬合发育结果来看，乳尖牙早失的预后并不理想。

考虑到对切牙债务更有利的间隙调整，上颌乳尖牙早失比下颌发生得更少。当它发生时，上颌乳

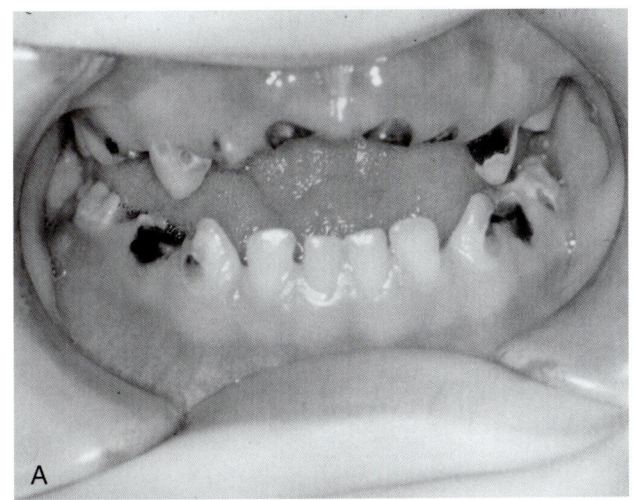
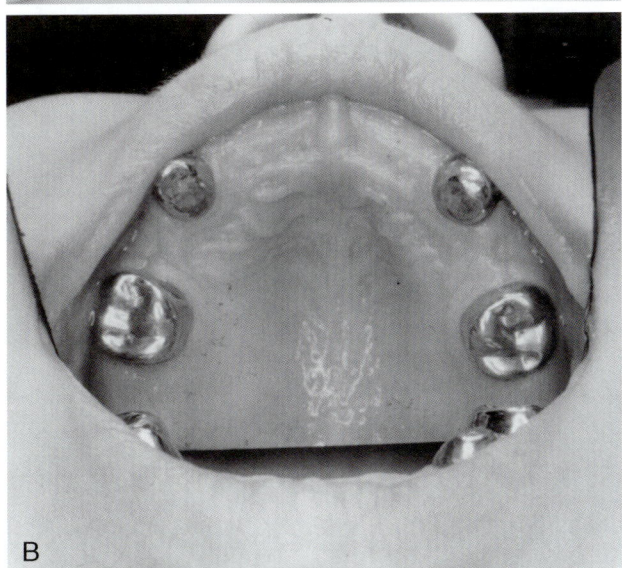
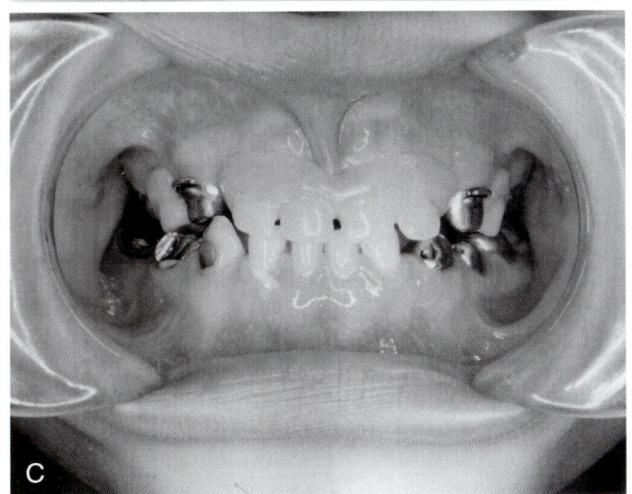

图23.8 A.患儿，4岁，上颌乳切牙和第一乳磨牙因无保留价值而需要拔除。B.不锈钢金属预成冠修复乳尖牙和第二乳磨牙。C.带有乳切牙桥体的上颌可摘式间隙保持器既可维持前牙缺牙间隙，改善患儿外观，还可避免患儿形成吐舌习惯

尖牙的早失通常反映了恒侧切牙远中异位萌出，而不一定是明显的牙量-骨量不调问题。还可能会出现上前牙排列不齐，导致恒尖牙的拥挤和阻生，这与恒尖牙萌出替换时间较晚有关。上颌乳尖牙早失通常意味着患儿需接受早期正畸治疗，且后期儿童很可能还需要接受综合正畸干预。

第一乳磨牙早失（early loss of first primary molars）

上下颌第一乳磨牙早失的影响主要取决于第一恒磨牙的萌出状态。如果第一乳磨牙在3～5岁的乳牙列期丧失，那么第二乳磨牙没有或只有轻微的近中移动。然而，当早失处于5～7岁第一恒磨牙萌出期时，第一恒磨牙会施加强大的近中向力，将第二乳磨牙向近中推入第一乳磨牙间隙（图23.3 B）。这会导致该象限内后牙段牙弓长度的减小，并可能引起尖牙和前磨牙萌出时拥挤。除后牙区效应外，前牙向第一乳磨牙丧失侧的远中和舌向移动可能进一步影响下颌牙弓的长度。因此，无论上下牙弓，在接近第一恒磨牙的萌出时间出现第一乳磨牙的丧失，都有必要进行间隙保持，以稳定第二乳磨牙和尖牙的位置。

如果在第一恒磨牙萌出后第一乳磨牙丧失，而第二乳磨牙仍在原位，则在上下牙弓中都仅有少量的间隙丧失。当第一恒磨牙为安氏Ⅰ类中性咬合或安氏Ⅱ类尖对尖咬合时，这一点尤其适用。如果第一恒磨牙是末端平齐的关系，丧失的第一乳磨牙的位置可能是潜在的磨牙关系调整的一个因素。如果第一乳磨牙丧失发生在上颌牙列，末端平齐的咬合可能发生不利偏移，从而引起安氏Ⅱ类磨牙关系。为了确保这种情况不会发生，可以考虑在上颌佩戴间隙保持器。如果第一乳磨牙丧失发生在下颌牙弓，任何磨牙的移动都会朝着安氏Ⅰ类关系的方向进行。除非需要最大可能地保留剩余间隙直至恒尖牙和前磨牙萌出，否则没有间隙保持的必要。

对于第一乳磨牙早失的首选保持器，通常选择单侧固定式带环或全冠丝圈式间隙保持器。该类间隙保持器在第二乳磨牙上安装了一个带环或全冠，丝圈焊接其上向前延伸，便于与该象限乳尖牙的远中颈部表面接触（图23.11）。丝圈使用0.036或0.040英寸的不锈钢丝弯制，强度足以耐受咬合力，同时可以确保其有力地对抗第二乳磨牙近中向移位及乳尖牙远中向移位。弓丝设计应接近拔牙处

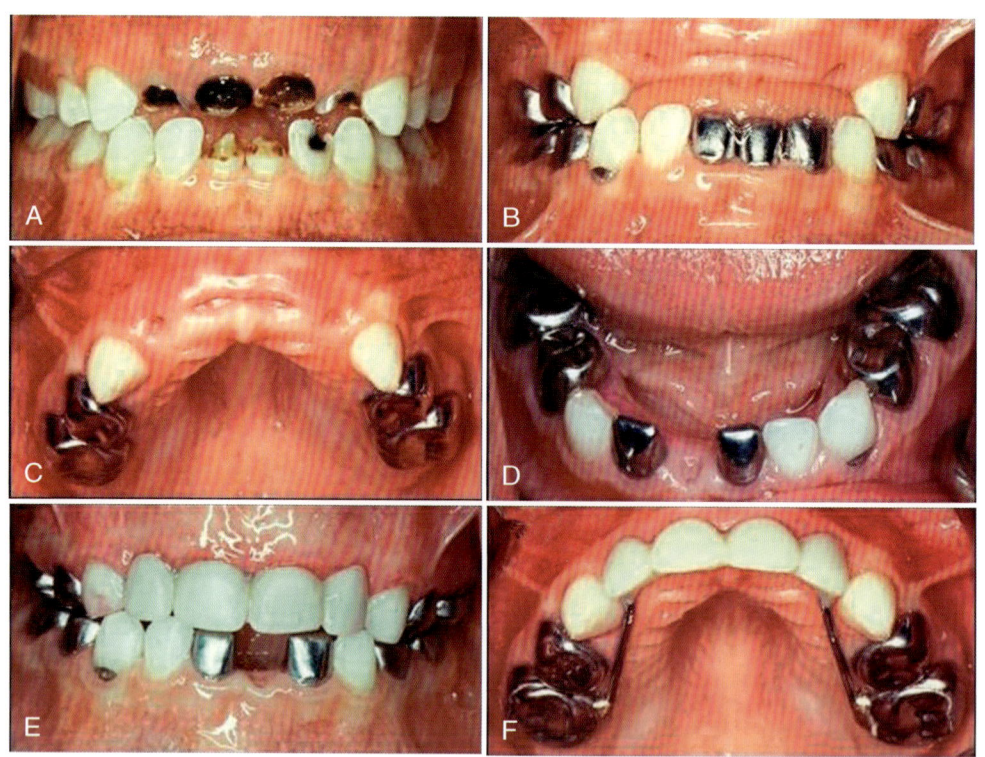

图 23.9 4 岁半儿童上颌乳切牙早失。A. 上颌乳切牙龋坏无法修复。B、C 和 D 显示多颗不锈钢预成冠修复后的口内照。除了在牙尖交错位时要保持尖牙间宽度，患儿及其父母同时希望进行切牙美容修复。E 和 F 显示使用带有"好莱坞"桥的固定式间隙保持器以满足美观需求。该保持器选用第二乳磨牙作为基牙，使用大一号的预成冠，覆盖在其冠部修复体上

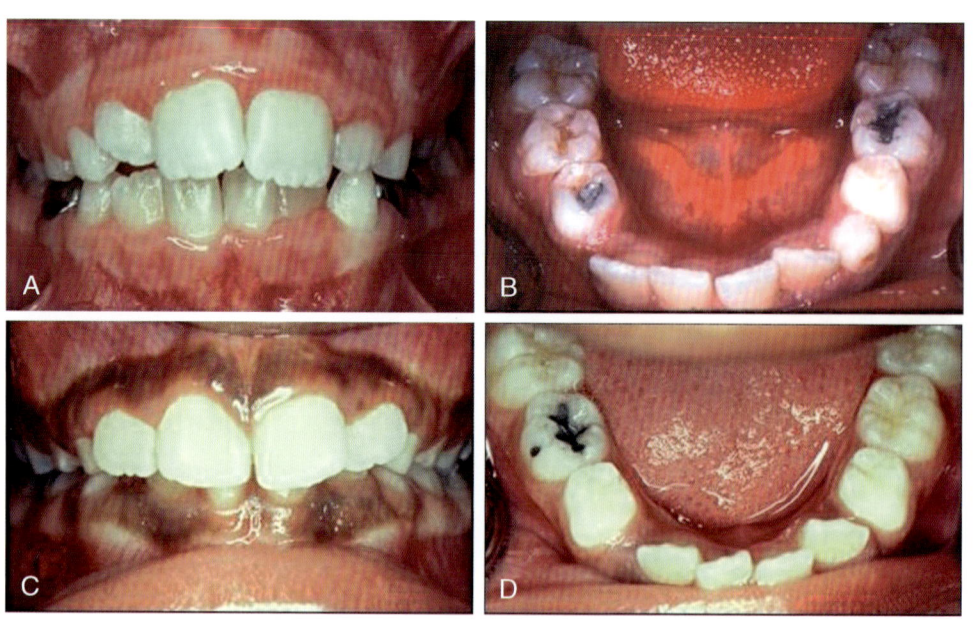

图 23.10 恒侧切牙萌出伴下颌乳尖牙脱落。A 和 B 显示单侧尖牙缺失导致牙弓不对称，因为切牙向缺失侧移位并出现舌倾。C 和 D 显示双侧尖牙对称缺失，牙弓对称性未变化，但会导致下颌切牙舌倾和伸长，覆盖增大，覆𬌗加深，下颌牙弓减少

的牙龈轮廓，以避免咬合干扰，同时丝圈应设置足够的宽度，以保证恒牙正常萌出。该设计的改良是使用单"臂"丝圈取代全丝圈，弓丝仍起自后方基

牙，与缺牙区前牙相接触（图 23.12）。用 0.036 或 0.040 英寸不锈钢丝弯制的单臂具有足够的强度，可以在维持间隙的同时，使影响继承牙齿萌出的概

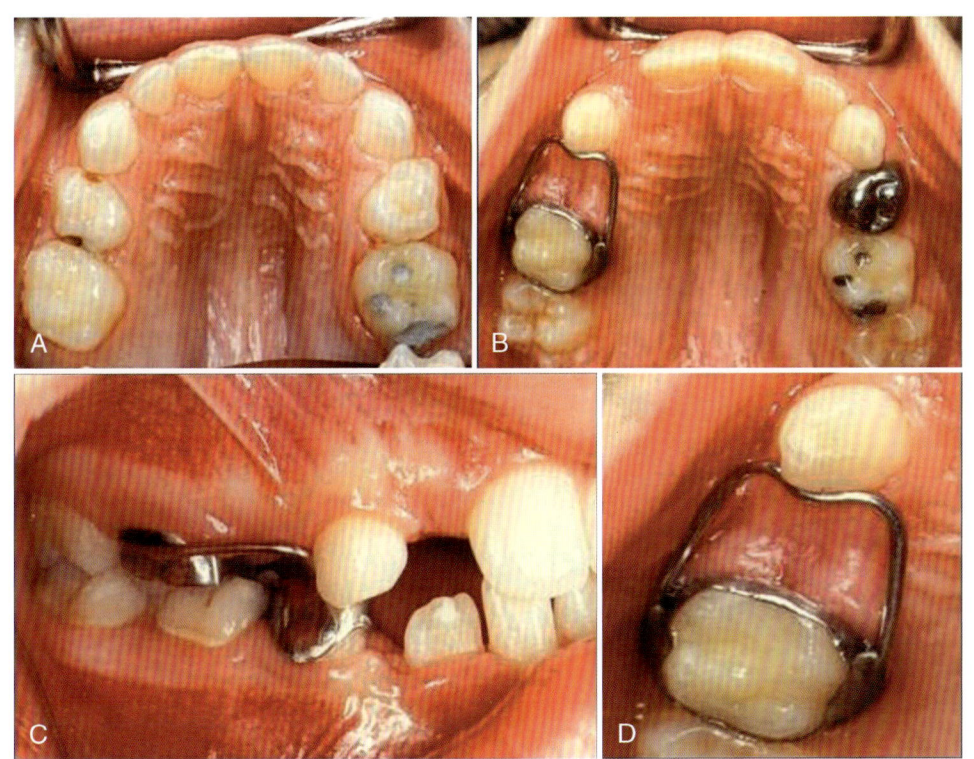

图 23.11　A 和 B. 患者第一乳磨牙拔除后佩戴带环丝圈式保持器维持缺牙间隙，图为患者术前 4 岁半时以及术后随访 7 年的口内照，提示固定式间隙保持的重要性。C. 咬合关系的颊面观可见萌出的第一恒磨牙咬合关系良好。D. 局部照显示丝圈足够大，不影响恒牙的最终萌出

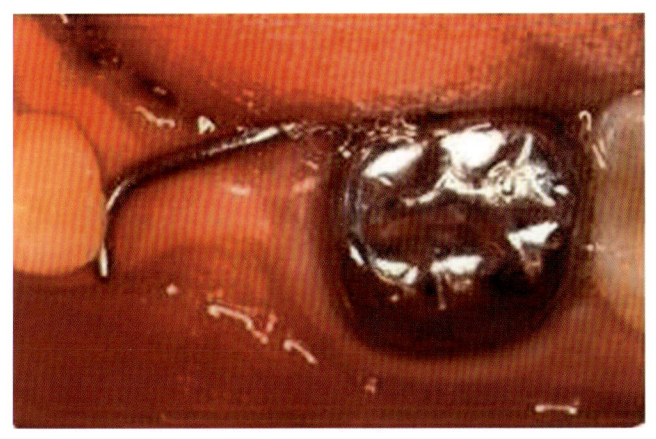

图 23.12　单侧全冠单臂式间隙保持器

率减小一半。但无论是全丝圈还是单臂丝圈设计，都不能恢复咀嚼功能，也不能防止对颌牙齿伸长，无法满足部分治疗需求。此外，当恒切牙萌出时，弓丝还可能会阻止乳尖牙远中移动，特别是在下颌侧切牙萌出时。因此，应监测恒切牙萌出的顺序、对称性和位置，以引导其最优萌出。

使用带环作为连接基牙的附着体，制作简便经济，占用的椅旁时间少，并且更易于调整以适应不断变化的咬合。使用不锈钢金属全冠覆盖基牙（图 23.13）可以提供更强的稳定性和固位力。如果第二乳磨牙存在广泛龋损，或者牙齿接受过活髓保存治疗，全冠修复是一种较为理想的选择。不锈钢冠的预备见第 12 章所述：制作印模，将金属冠从牙齿上取下并固定在印模中，灌制工作模型并在其上制作丝圈。由于全冠丝圈式间隙保持器粘接后很难取下牙冠（转换为带环）来进行调整，所以在修复的全冠上可以粘接大一号的带环或金属冠，或者制作传统的带环丝圈式间隙保持器，这是单侧间隙保持的另一种选择（图 23.14）。

如果下颌双侧第一乳磨牙早失而第二乳磨牙保留，通常需要两个单独的丝圈式间隙保持器直至第一恒磨牙和恒切牙完全萌出。在恒切牙萌出前，不建议使用对称型下颌舌弓式间隙保持器，因为舌弓可能会在切牙萌出时干扰其位置排列。此外，在大多数情况下，作为前牙止点的乳切牙无法提供足够的对抗力来防止牙弓长度缩短。因此，丝圈或单臂式间隙保持器相对有效，但需要临床医生意识到在间隙保持器完成使命前基牙有可能脱落。在恒切牙

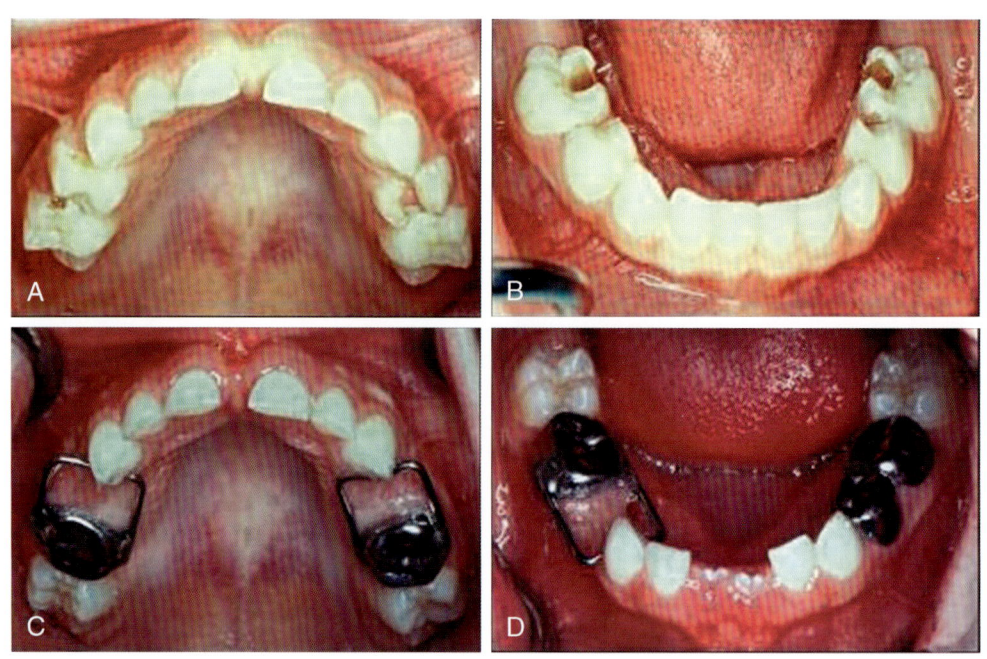

图 23.13　A 和 B. 上、下颌乳磨牙龋坏累及牙髓。C 和 D. 三个第一乳磨牙早失后，上下颌佩戴全冠丝圈式间隙保持器。已萌出的第一恒磨牙位置正常

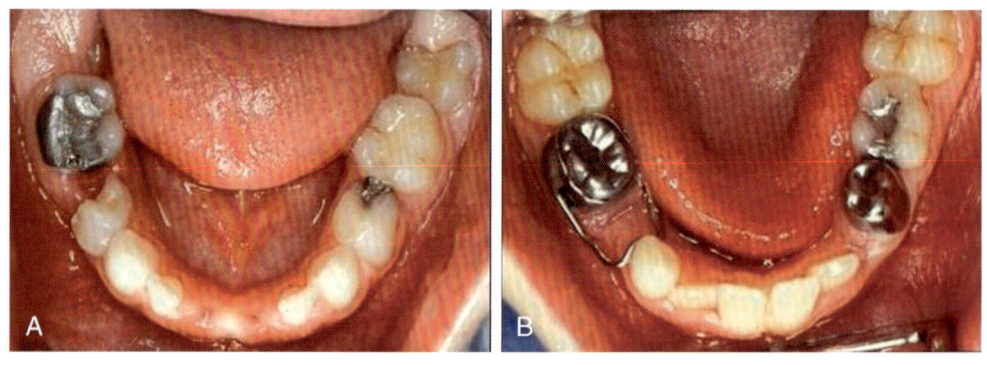

图 23.14　A. 下颌乳磨牙龋坏并累及牙髓。B. 在全冠修复的右侧第二乳磨牙上放置带环丝圈式间隙保持器，维持早失的第一乳磨牙间隙。该带环是将大一号的牙冠去除咬合面并缩短颈缘制成的。已萌出的第一恒磨牙位置正常

完全萌出、乳尖牙和乳磨牙脱落后，可能需要第二套间隙保持器，用来稳定最终恒磨牙位置和牙弓长度，以防止间隙丧失。

第二乳磨牙早失（early loss of second primary molars）

如果 2～5 岁儿童第二乳磨牙早失，此时第一恒磨牙在颌骨中，通常不会存在间隙丧失。处理这类早失的措施十分有限，因为不仅缺乏固定式间隙保持器的固位条件，而且这一年龄段的患儿在佩戴保持器时难以配合。缺少第二乳磨牙的引导作用，第一恒磨牙萌出时可能会出现显著的牙弓长度丧失（图 23.15）。上颌单象限间隙丧失可达 8 mm，第一恒磨牙整体近中移位的同时，围绕腭根呈近中腭向旋转。在第一恒磨牙萌出时下颌第二乳磨牙早失，可导致替牙列期间出现 4～6 mm 的间隙丧失。下颌第一恒磨牙的移位以牙冠近中倾斜为主，在磨牙关系调整时会有更多轻度的整体移动。下颌牙齿早失也可能造成缺失区前方牙齿的远中移位和舌向倾斜。无论上颌还是下颌，若第二乳磨牙缺失发生于第一恒磨牙完全萌出并建立正常牙尖交错𬌗后，则间隙丧失程度将显著减少。然而，由于缺乏第二乳磨牙的支持作用，恒磨牙近中移位常会导致至少 2～3 mm 的间隙丧失。这足以影响恒尖牙和前磨牙的萌出位置。

考虑到第二乳磨牙早失后会发生间隙丧失，大多数患者通常需要佩戴间隙保持器来控制恒磨牙位

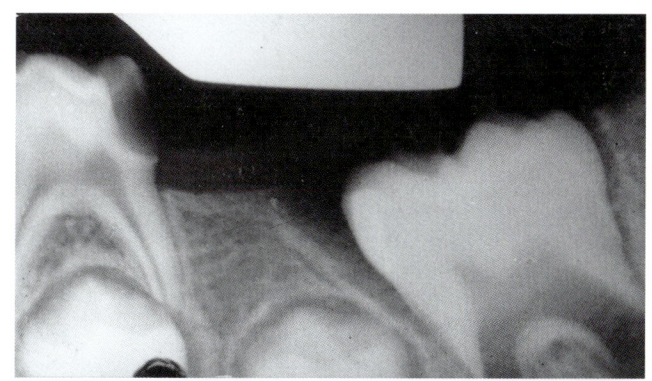
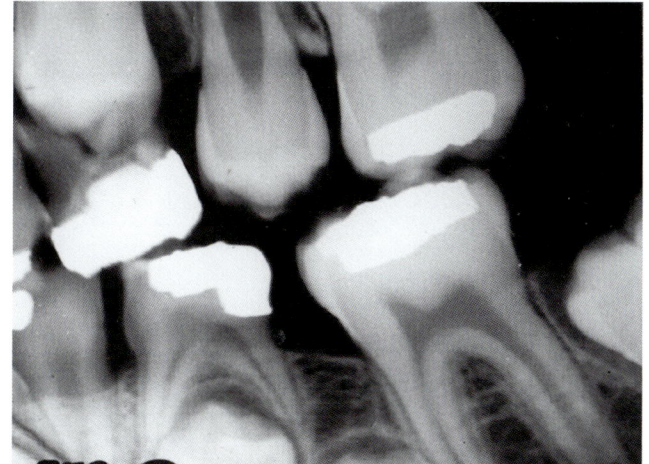
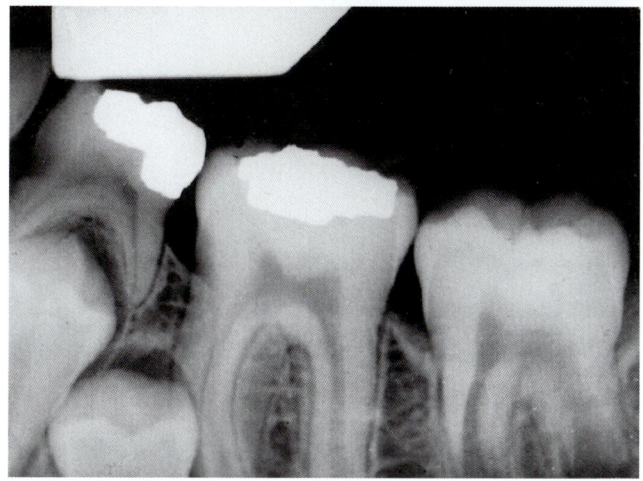

图 23.15 三张 X 线片依次显示了下颌第二乳磨牙早失和第一恒磨牙萌出前后近中向移位，最终导致第二前磨牙所需的萌出间隙完全丧失

置。如果第二乳磨牙早失发生在第一恒磨牙即将萌出之前，即第一恒磨牙牙冠仍被口腔黏膜和部分薄层骨质覆盖，则需要间隙保持器来引导第一恒磨牙进入正常咬合位置。这种情况下选择远中导板式间隙保持器（distal shoe appliances）对上颌（图 23.16）和下颌牙列均适用。该保持器从第一乳磨牙远中延伸出一个导板，垂直插入黏膜，与正在萌出的第一恒磨牙近中面接触，从而引导其萌出至正常

位置。导板在龈下延伸的深度应超过磨牙近中边缘嵴下方约 1.0～1.5 mm，以"引导"牙齿沿导板平面垂直萌出。确定远中导板延伸的长度需要准确测量缺失第二乳磨牙的宽度。导板位置至关重要，既要确保不因远中向延伸过长而阻挡第一磨牙萌出，也不能因太短而无法维持缺牙间隙。现有研究表明，软组织与金属导板有很好的生物相容性，仅有少量病例报告牙龈处可见金属着色。

首先，在第一乳磨牙上试戴不锈钢冠或带环，为远中导板提供固位。制取印模以制作工作模型。如果第二乳磨牙尚未拔除，则将其从模型上去除，用车针标记牙齿远中根位置。如果第二乳磨牙已拔除，可在𬌗翼片以及根尖片上测量，或测量对侧第二乳磨牙近远中径来确定导板延伸长度。导板向远中延伸至模型上准备好的牙槽窝内，近端焊接在全冠或带环上。另一种改良设计是使用可调节的 Gerber 型导板，类似"袖套"结构，套管部分焊接到带环或全冠上（图 23.16）。该类导板有滑动延长装置置入套管中，长度可调，可根据缺牙间隙进行适当调整；将延长装置置于拔牙间隙中，或在第一恒磨牙近中接触区进行手术切口，使延长装置与正在萌出的第一恒磨牙近中面接触。理想情况下，远中导板水平部的近中端应焊接在带环或全冠上，并在点焊区域再次焊接，以增强整个装置对咬合的抵抗力。在最终粘接前，应通过影像学检查确认远中导板与未萌第一恒磨牙的位置关系。此时，可以对其长度和轮廓进行最后的调整，以确保与第一恒磨牙近中面接触良好。在研究椅旁操作流程时，Brill[16-17] 提出远中导板式间隙保持器在引导未萌第一恒磨牙萌出方面效果显著且高效经济，其远期成功率与其他类型间隙保持器相比几乎一致。

有几种情况禁止使用远中导板式间隙保持器。如果基牙龋损较大，则粘接力小，缺乏对保持器的支撑。口腔卫生状况不佳或患儿与父母的配合度差也极大降低了临床治疗的成功率。组织学研究表明，远中导板不会与上皮组织结合，局部通常会伴有慢性炎症反应。因此，存在某些全身性疾病如血液病、免疫抑制、先天性心脏病、风湿热和糖尿病的患者，不宜使用该装置。如果存在以上远中导板式间隙保持器的禁忌证，可选用以下两种替代方案：①任牙齿萌出，之后重新开辟间隙；②制作不穿透黏膜组织的活动式或固定式间隙保持器，仅对未萌

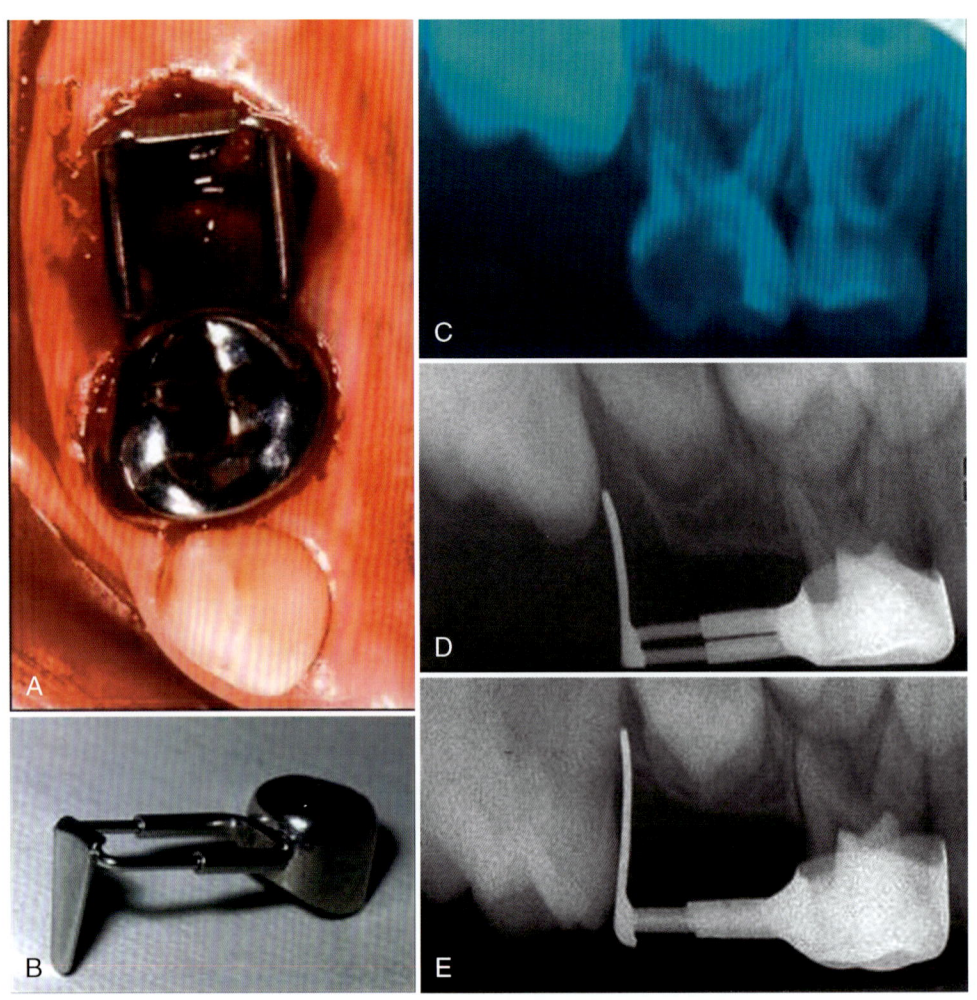

图 23.16　A.第二乳磨牙无修复价值，需要拔除。第一乳磨牙已行金属冠修复，用远中导板式间隙保持器引导第一恒磨牙萌出。B.此病例使用了预成冠制作的 Gerber 型远中导板式间隙保持器。C、D 和 E.在术后 12 个月的 X 线片上，可见保持器引导恒磨牙萌出

恒磨牙近中边缘嵴施加压力（图 23.17）。Carroll 和 Jones[18] 报道了一种成功引导恒磨牙萌出的压力装置。但考虑到第一恒磨牙的萌出主要受第二乳磨牙远中牙颈部引导，因此，制作丙烯酸树脂或加压延伸装置通常不能完全有效引导牙齿萌出定位。可摘式间隙保持器更多用于下颌第一恒磨牙的萌出膨隆区可与丙烯酸树脂相接触的情况。如果有多颗牙齿缺失，可摘式间隙保持器不仅可以恢复功能，也可以防止对𬌗牙过度萌出。

在引导第一恒磨牙到达正常位置后，通常需要替换远中导板式间隙保持器。第一恒磨牙持续的垂直向生长会使其超过远中导板顶端并向近中倾斜，从而导致间隙丧失和组织不良反应。此时，可以选择移除牙龈内的延伸部分，用初萌的恒磨牙作为基牙，通过带环丝圈式间隙保持器维持间隙。第二前

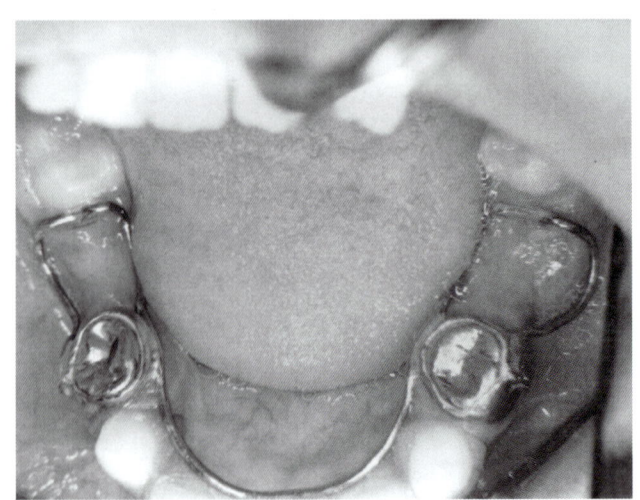

图 23.17　一种改良式远中导板"压力"装置，为第一恒磨牙提供双侧空间维持并引导萌出。恒磨牙萌出正常，可以移除延伸至牙龈内的装置

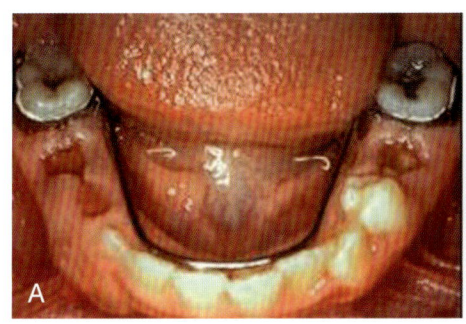 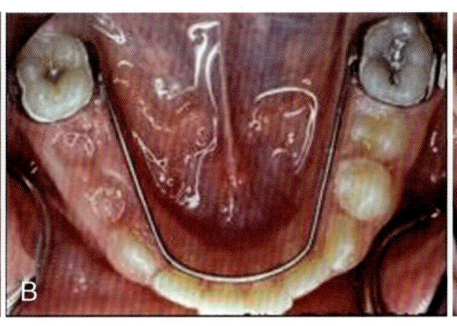 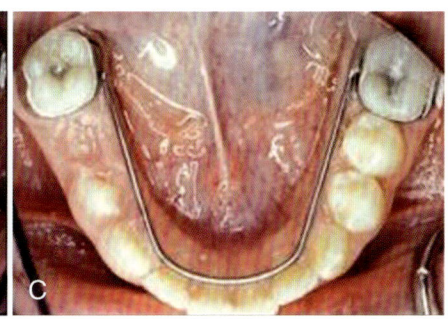

图 23.18 舌弓式间隙保持器用于双侧间隙保持，同时引导侧方牙群牙齿萌出。A. 在拔除乳磨牙后初戴保持器。B. 拔牙后6个月牙齿萌出替换。C. 拔牙1年后牙齿萌出情况，注意前牙和侧方牙群牙齿排列状况的改善

磨牙萌出之前，作为基牙的第一乳磨牙也可能脱落。因此，一旦第一恒磨牙已经完全萌出可以粘接带环，更好的选择是使用双侧对称式间隙保持器，如下颌舌弓、上颌横腭杆或上颌Nance弓。在第二乳磨牙缺失及第一恒磨牙萌出建𬌗的过程中，这些双侧对称式间隙保持器都可以为第一恒磨牙提供稳定的位置关系。即使第一恒磨牙咬合已经建立，第二乳磨牙缺失后，恒磨牙也会因为没有对抗支撑作用而导致明显的间隙丧失。

混合牙列期下颌牙弓中常用对称的焊接舌弓式间隙保持器（图 23.18）。首先，在第一恒磨牙上粘接带环，用0.036或0.040英寸的不锈钢丝弯成拱形，并向前延伸与切牙的舌隆突区相接触（图 23.19）。该设计在保持尖牙-前磨牙萌出间隙（即剩余间隙）的同时，稳定了下颌磨牙位置，防止其近中向移位，同时控制切牙不向舌侧倾斜。舌弓的形态不能干扰牙齿正常萌出的通道，因此其前部设计为正常前牙弓的形状以引导切牙排列。在混合牙列中，焊接的舌弓式间隙保持器应该结实耐用，不影响口腔卫生，不干扰恒尖牙及前磨牙萌出，同时无需关心孩子是否配合佩戴保持器。重要的是，利用恒牙作为基牙且采用双侧对称式设计，可使侧方牙群在混合牙列期正常萌出。如前所述，因为恒切牙通常在乳切牙舌侧萌出，所以下颌舌弓不应在恒切牙萌出之前使用。如果保持器在侧切牙萌出前已粘固，其舌弓可能会干扰正常的切牙排列。另外，紧挨乳切牙作为前部止点并不能提供足够的力量来防止牙弓长度丧失。

焊接式横腭杆保持器用于上颌牙弓以稳定双侧磨牙位置。横向腭杆一般使用0.036或0.040英寸不锈钢丝，固定焊接到磨牙带环上（图 23.20 A）。坚硬的水平弓丝防止了上颌第一恒磨牙所致的两种主要的间隙丧失：近颊旋转和整体前移。虽然该装置不能完全防止上颌磨牙出现轻微近中倾斜，但就上颌牙弓的总体间隙丧失而言，这一问题并不严重。横腭杆简单的横跨腭部的形态使其具备以下优势：易于制作，对腭部组织或舌的刺激小。Nance弓式间隙保持器（Nance appliance）使用丙烯酸树脂托与腭前部相对抗，稳定双侧磨牙位置（图 23.20 B）。除了与横腭杆（transpalatal bars）类似能控制磨牙整体移动和旋转，增添的丙烯酸树脂托还可与腭穹隆做支抗，进一步避免磨牙近中倾斜。虽然横腭杆装置提供的双侧稳定性在大多数情况下已足够，但一些临床医生更倾向于使用带有丙烯酸树脂托的Nance弓来提供腭部支抗。若采取适当的口腔卫生措施，树脂托在大多数情况下不会刺激其贴合的软组织。

上述固定式间隙保持器具有明显的优点：稳定，

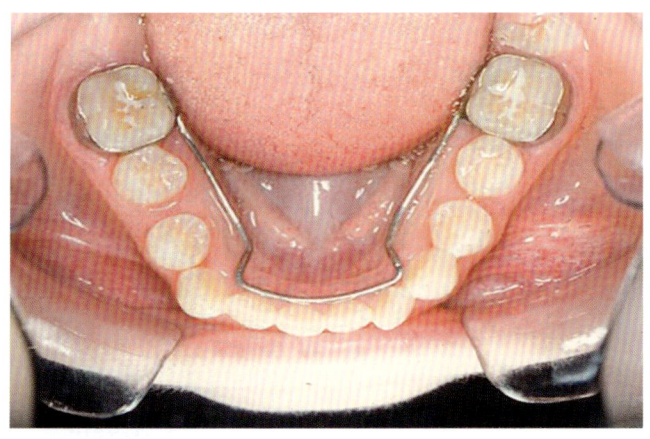

图 23.19 被动就位型下颌焊接式舌弓的正确设计，保持舌弓位于恒切牙的舌隆突处，弓丝的弯制及外形轮廓要远离侧方牙齿的萌出路径，并且避免影响舌体运动。注意佩戴间隙保持器后前磨牙区应有足够的"剩余间隙"，以防止后期恒磨牙近中移位

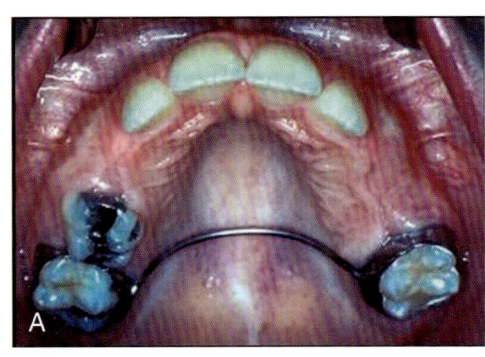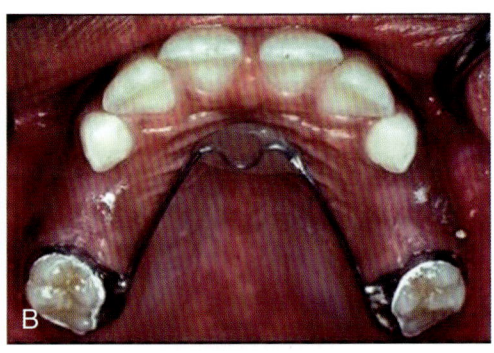

图 23.20 双侧固定式间隙保持器用于对上颌磨牙的控制。A. 沿着腭部轮廓形态，使用 0.036 英寸不锈钢丝弯制焊接式横腭杆。该间隙保持器可防止磨牙围绕腭根旋转或做整体移动。B. Nance 弓式间隙保持器使用 0.036 英寸的不锈钢丝横跨水平腭部，中线处丙烯酸树脂托贴合前腭部外形。该设计可防止磨牙向前整体移动、围绕腭根旋转和近中倾斜

不易损坏，无需考虑患儿配合程度。通常最需注意的是确保间隙保持器被动就位，不产生导致牙齿移动的额外力。合适的设计应当尽量避免干扰其余牙齿的萌出、发生支抗丧失或刺激软组织。若带环不合适或粘接不紧密，可导致菌斑堆积从而引发牙齿脱矿。预防措施包括调整带环使其紧贴牙面并适当延伸至龈缘以下；在粘接前进行彻底的预防措施；粘接过程中保持牙齿完全干燥；选用玻璃离子粘接剂；以及为患儿和家长提供正确的口腔卫生指导，如正确使用氟制剂。佩戴间隙保持器后应每隔 6 个月复诊检查，以便及时发现潜在的问题。

多颗乳磨牙早失（multiple primary molar loss）

多颗乳磨牙早失可能会导致牙列发育受到不同程度影响，除非通过制作间隙保持器来维持剩余牙齿的位置关系，并引导继承恒牙萌出。除影响牙弓尺寸外，从营养角度来看，也会导致咀嚼功能的降低。上下颌多颗牙缺失均可使用丙烯酸树脂制作的可摘式局部义齿。若可摘式局部义齿中包含人工牙，可很大程度上恢复患儿的咀嚼功能和美观。而这种间隙保持器的缺点在于它们的临床疗效难以预测，因为这些间隙保持器需要患儿配合，而且在佩戴过程中很容易丢失或损坏。在乳恒牙替换期，可摘式间隙保持器的稳定性也往往因为基牙的脱落而难以维持。金属卡环和树脂接触区可能会形成菌斑堆积的"食物滞留区"，对软组织造成刺激并引起牙齿龋坏。

如果在第一恒磨牙萌出之前，短时间内发生一颗或两颗第二乳磨牙早失，则可以考虑使用可摘式丙烯酸树脂义齿型间隙保持器，而不是前述的远中导板式间隙保持器。适当延伸的丙烯酸局部义齿可引导第一恒磨牙正确萌出（图 23.21）。首先，将拔除的牙齿从石膏模型上去除，并标记第二乳磨牙印迹，以便于制作丙烯酸树脂延伸部分。拔除乳牙后，丙烯酸树脂将延伸至拔牙窝中。恒牙萌出后，可以磨除延伸部分。有时可见学龄前儿童拔除所有乳牙。虽然这在使用氟制剂时代之前更为常见，但即使在今天，很多患儿由于广泛的口腔感染，也必须拔掉所有无法修复的牙齿。这些学龄前儿童可以在恒牙萌出前佩戴全口义齿（图 23.22）。

第一恒磨牙缺失（loss of first permanent molars）

第一恒磨牙无疑是最重要的咀嚼单位，在功能性咬合的建立中起着至关重要的作用。第一恒磨牙的龋坏发展迅速，有时在 6 个月内就可从初期病变发展到累及牙髓。儿童第一恒磨牙的缺失可能会导致整个牙弓的变化，这种变化可以贯穿孩子的终生。除非采取适当的干预措施，否则会导致局部功能减弱、邻近牙齿移位和对𬌗牙持续过度萌出。

第一恒磨牙缺失后，即使第二恒磨牙没有萌出，也会出现近中向移位。这种情况多为牙齿整体前移，多见于 8～12 岁第一恒磨牙缺失的儿童。在年龄较大的儿童中，如果在第二恒磨牙萌出后发生第一恒磨牙的缺失，那么第二恒磨牙的近中倾斜可能会更加明显。虽然前磨牙远中移位的程度可以很大，但缺隙前方的所有牙齿，包括缺隙一侧的中切牙和侧切牙，都可能显示出远中移位的迹象。牙齿邻接不再紧密，特别是前磨牙，会出现明显的远

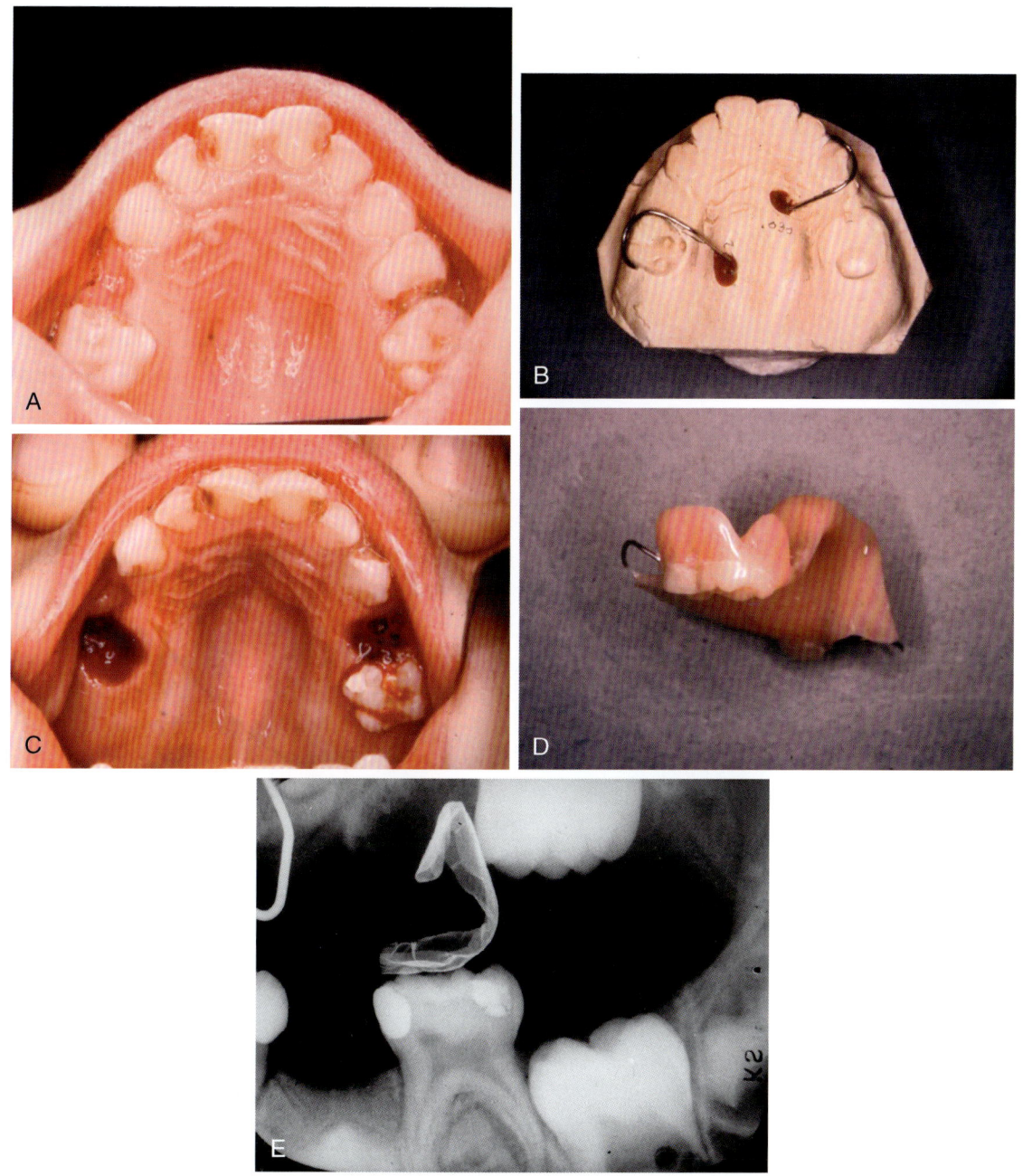

图 23.21 **A**.患儿，6岁，临床和影像学检查显示需要拔除双侧上颌第一乳磨牙和左侧第二乳磨牙。**B**.将需要拔除的牙齿从石膏模型上去除，同时在第二乳磨牙区域做一个凹陷印迹，便于丙烯酸树脂的远中导板在此延伸。**C**.拔除乳牙以备佩戴局部义齿。**D**.丙烯酸树脂远中导板。**E**.在远中延伸位置覆盖铅箔，进行影像学检查以观察是否可以正常引导第一恒磨牙的萌出（Courtesy Dr. Paul E. Starkey.）

中向倾斜和旋转。上颌前磨牙常同时远移，而下颌前磨牙可能会分开移动。当上颌第一恒磨牙失去对颌牙的对抗时，其萌出速度比邻牙更快。牙槽突也会伴随磨牙缺失而丧失，从而影响修复治疗。第一恒磨牙缺失患者的治疗必须因人而异。与乳磨牙早失一样，先前已存在错殆畸形、有不良咀嚼习惯或口腔习惯都会影响治疗预后。

在第二恒磨牙萌出之前失去第一恒磨牙，则近远中间隙控制和垂直间隙控制方面都存在一定问题。虽然可以通过佩戴下颌局部义齿来防止上颌第一恒磨牙的伸长，但除了如上所述在局部义齿上使用丙烯酸远中导板以外，没有完全有效的方法来引导正在发育的第二恒磨牙的萌出路径。拔除第一恒磨牙后，第二恒磨牙在萌出前即会向近中移位，只能在其萌出后采用正畸矫正。然而，这种情况下患儿需要长时间的间隙保持，直到可以永久修复。有

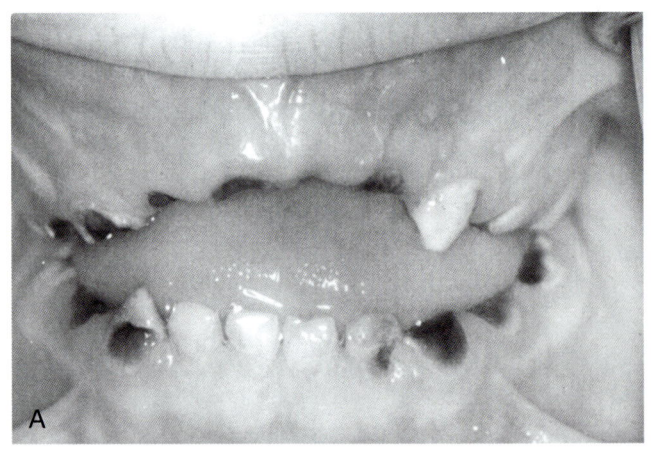

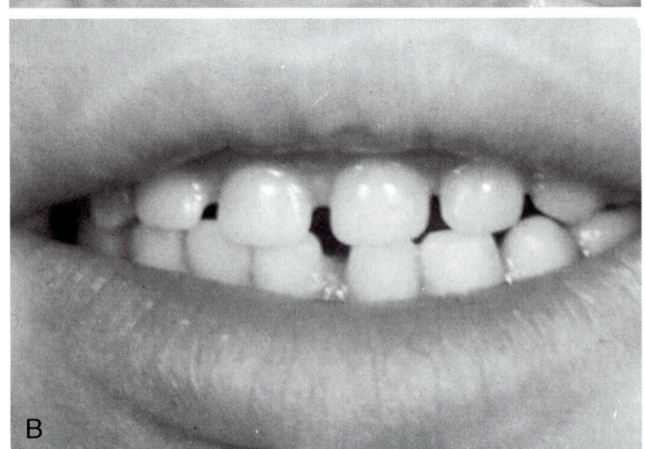

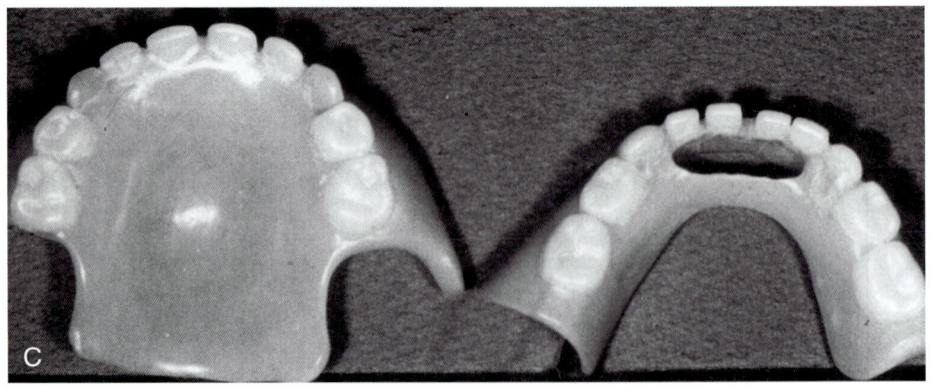

图 23.22 A. 乳牙患有猖獗龋累及牙髓。B. 拔除所有乳牙，佩戴全口义齿。C. 上颌第一恒磨牙及下颌恒切牙萌出后，调改义齿

时建议拔除对颌的第一恒磨牙，即使这颗牙齿健康无龋，而不是让它伸长或者让儿童进行长期间隙维持，直到进行永久性修复。

若在第二恒磨牙萌出前数年，第一恒磨牙被拔除，则第二恒磨牙很可能会萌出在可接受的位置（图 23.23）。但出现第二磨牙轴向倾斜的概率更大，下颌尤其显著。

关于第二恒磨牙，究竟是任其近中移位还是引导其竖直后进行间隙保持，主要受第三磨牙形态的影响。如果患侧第三磨牙发育不良，通常首选的治疗方法是竖直倾斜的第二磨牙后进行间隙保持，等待义齿修复。

若第二恒磨牙萌出后第一恒磨牙缺失，需要对患儿进行正畸评估，应考虑以下几点：患儿除第一恒磨牙以外，其他区域是否需要进行正畸治疗？缺牙间隙是否需要保持以便后期修复？是否将第二磨牙近移至第一磨牙缺牙间隙？后者的效果通常更为理想，即使对颌的磨牙数量有差异。这一差异通常可以通过拔除对颌第三磨牙来弥补。如果不进行治疗，第二磨牙可能在几周内前倾（图 23.24）。

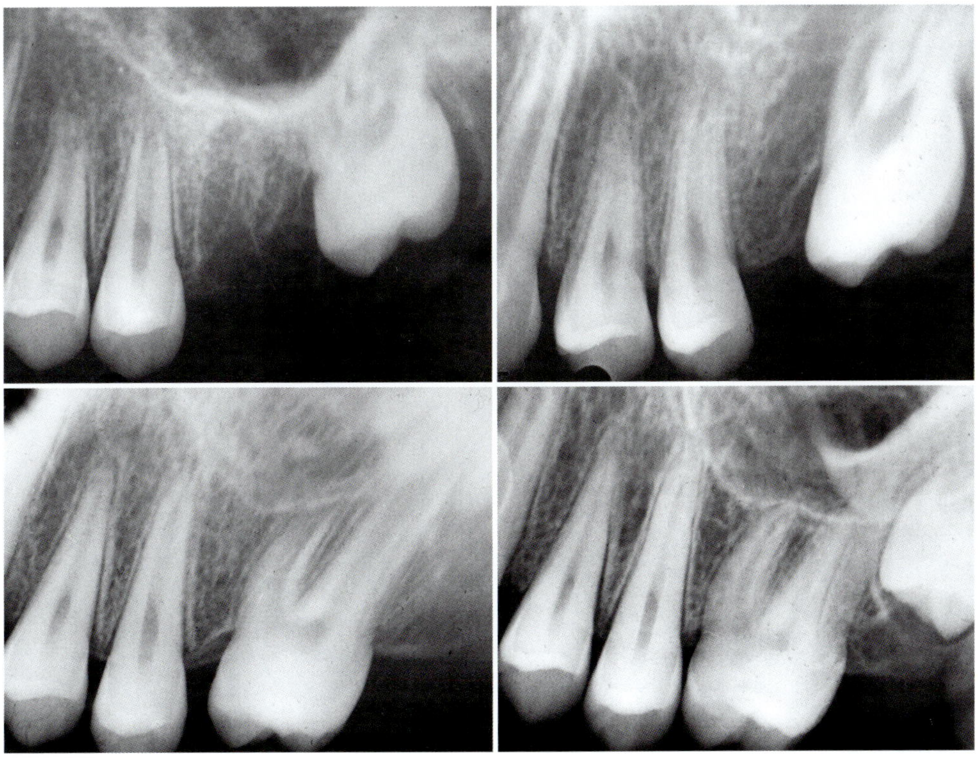

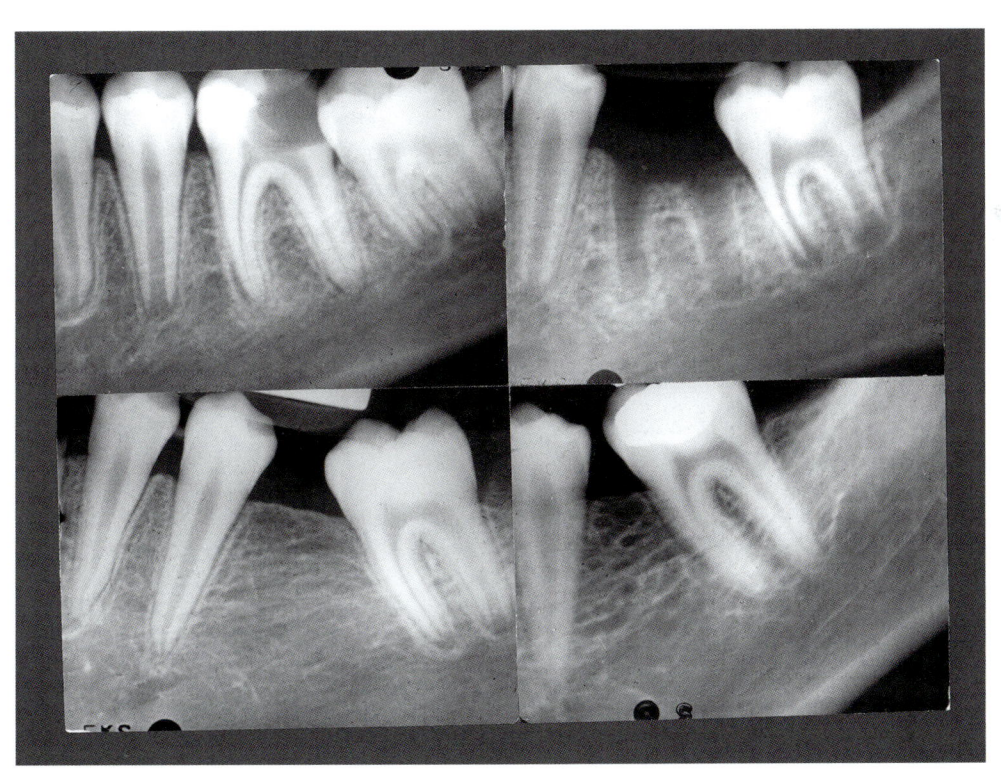

图 23.23 在上颌第一恒磨牙拔除后，每 6 个月进行一次影像学检查，观察第二恒磨牙的萌出情况

图 23.24 下颌第一恒磨牙缺失后每 6 个月进行一次影像学检查。观察到第二磨牙近中倾斜，前磨牙远中移位

另一种选择是自体移植，将第三磨牙移至第一恒磨牙位置（图 23.25）[19]。Bauss 等[20] 认为，自体牙移植已经成为牙齿早失或发育不全时的一种较好的治疗方式。利用牙根未完全发育的第三磨牙进行自体移植，成功率为 74%~100%。

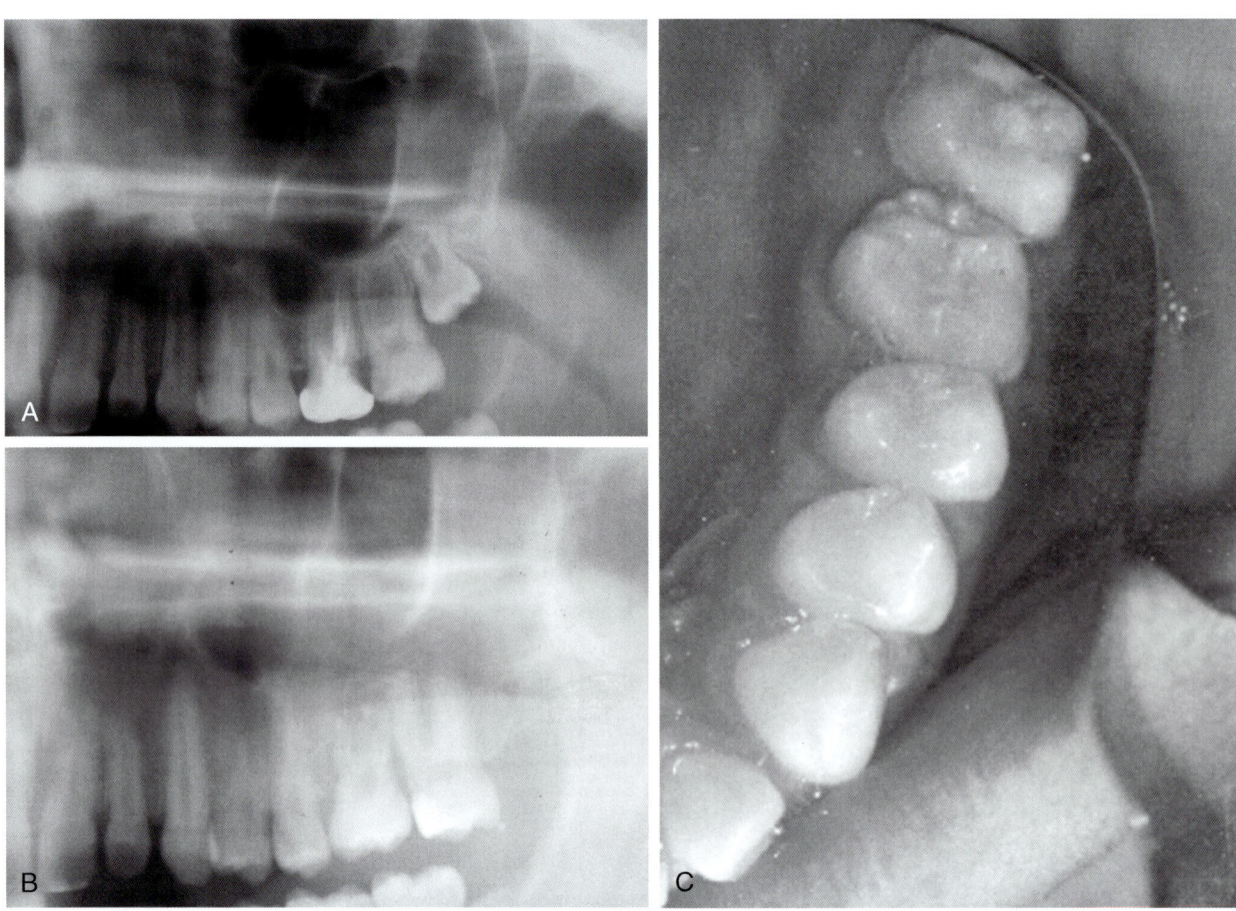

图 23.25 第三磨牙自体移植。A. X 线片显示尝试保留第一恒磨牙失败和第三恒磨牙牙根发育不足。自体移植 15 个月后第三磨牙的影像学表现（B）和临床表现（C），可见牙根继续发育

儿童口腔（不良）习惯

磨牙症

磨牙症（bruxism）被定义为无功能性磨牙或紧咬牙。据报道，高达 15% 的儿童和年轻人有磨牙症。磨牙症通常好发于夜间，如果持续时间过长，会导致乳牙和恒牙严重磨损（图 23.26）。可在夜间佩戴乙烯基咬合板覆盖所有牙齿咬合面，以防止持续磨损。咬合板的咬合面需呈一平面，以避免咬合干扰。本书第 25 章中描述的咬合板也有助于克服磨牙症这一口腔不良习惯。Ramfjord[21]认为，神经紧张状态加之本已存在的咬合干扰可能诱发磨牙症。因此，如果存在明显的咬合干扰，应该首先调改该部分殆平衡。Sheppard[22]建议，如果后牙磨损，可使用前牙咬合板促进后牙继续萌出以代偿磨损部分。若磨牙症持续到成年，可导致牙周病和（或）颞下颌关节紊乱。磨牙症被列入《国际睡眠障碍分类》（International Classification of Sleep Disorders）的睡眠相关运动障碍（见本章后文关于阻塞性睡眠呼吸暂停的内容），并且阻塞性睡眠呼吸暂停（OSA）与磨牙症存在共病现象。

吮指

许多儿童在婴儿期或幼儿期较短时间内有吮吸拇指或其他手指的习惯，这在 2 岁内一般是正常的。孩子在这个年龄段出现这种不良习惯时，应建议父母定期观察此习惯的性质和强度。如果孩子的这类习惯逐渐减弱，很可能不进行干预就能纠正此习惯。Traisman 和 Traisman[23]报道指出，停止吮指（digit sucking）的平均年龄为 3.8 岁；也有其他研究表明，其持续到 4 岁的概率高达 20%。这些研究提示，如果在 3～4 岁时停止这种习惯，由吮指引起的前牙反殆是暂时的，产生长期影响的可能性不大。

4 岁以后，如果吮指习惯持续或增强，同时出现牙齿和颌骨的不良变化，可能需要采取矫正措

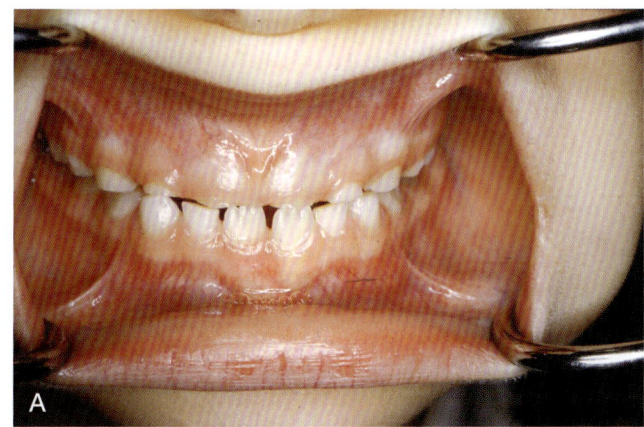
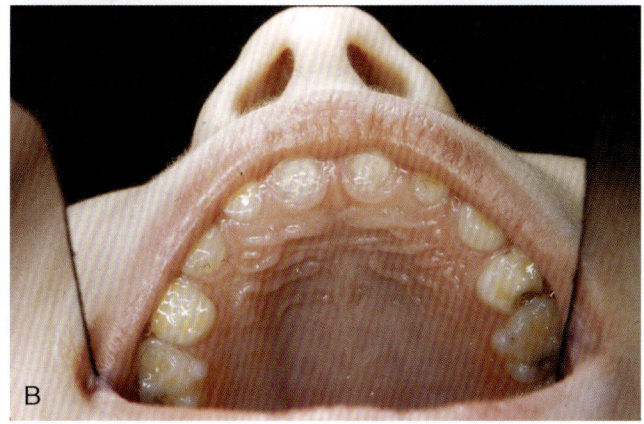

图 23.26 磨牙症导致上颌乳前牙严重磨损。A. 正面观；B. 殆面观

施，避免出现严重的不良咬合问题（图 23.27）。据估计，在 6～7 岁时，大约有 10%～15% 的儿童仍存在吮指习惯，从睡前偶尔吮指到长期连续吮指。几乎所有学者都认为，一直延长到切牙替换期的持续吮指习惯，可能会引起错殆畸形或加重原有的错殆（框 23.1）

Subtelny[24-25] 通过射线视频照相检查评估 34 名有吮指习惯的儿童，发现 82% 的儿童在吞咽过程中表现出吐舌。其他异常表现包括上颌切牙前突、前牙开殆，以及由拇指、口周肌肉组织和伸舌的异常肌力所导致的上颌牙弓长度增加。由持续吮指习惯导致开殆的儿童通常表现出凸面型，上唇张力减弱，有明显的下唇、颏肌紧张和吐舌习惯。

框 23.1　长期吮指引起的咬合变化
1. 上颌前牙唇展和前牙间隙
2. 下切牙舌倾
3. 覆盖增加
4. 上颌牙槽突改建和前牙开殆
5. 开殆和覆盖的增加使上下前牙间出现间隙，可能导致吞咽时舌体前伸
6. Ⅱ 类错殆畸形

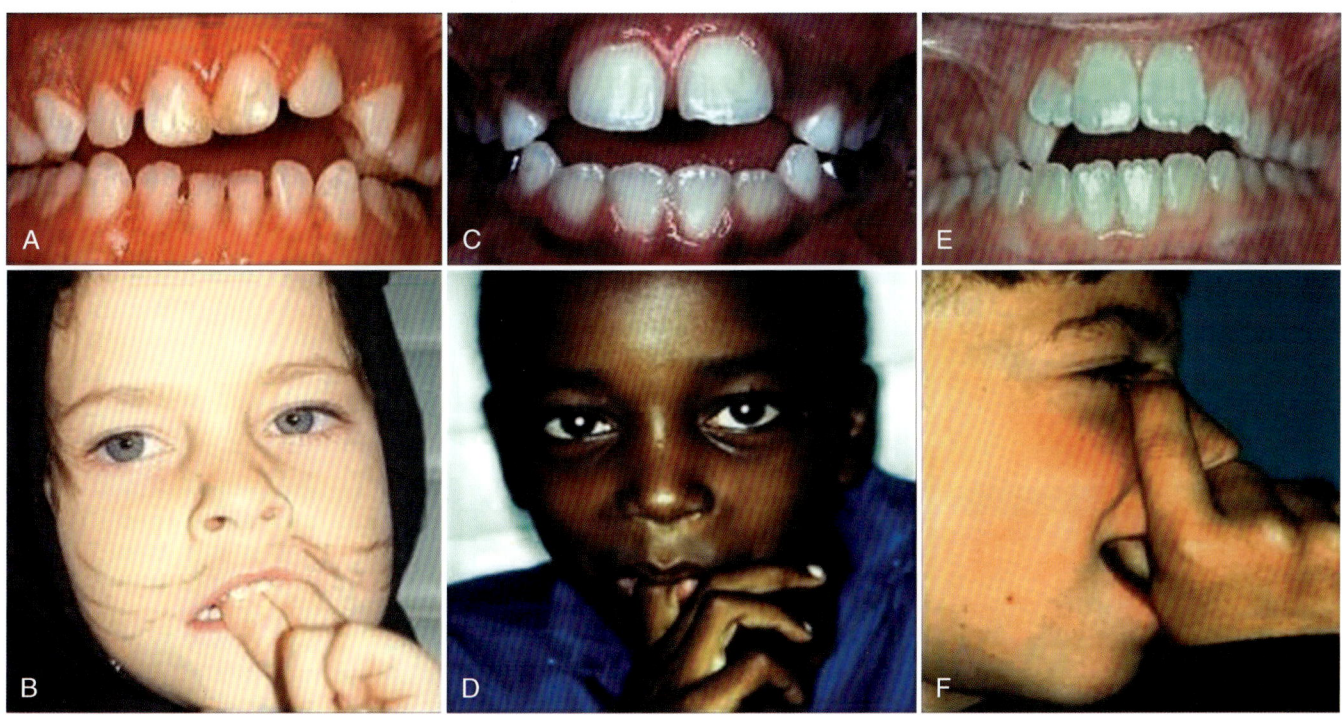

图 23.27 三种不同类型吮指习惯儿童的咬合。A 和 B. 儿童将两根手指放在前牙之间造成的乳牙列开殆。C 和 D. 由吮吸示指习惯引起的混合牙列开殆伴中切牙唇展。E 和 F. 吮吸拇指造成上颌牙弓狭窄伴开殆。上颌牙弓狭窄导致后牙反殆，引发下颌功能性锁殆

长时间吮指对后牙关系的影响尚不清楚。口腔习惯造成的口周肌肉组织的强烈收缩主要作用在上颌尖牙区。因而4～5岁以后有持续吮指习惯的患儿可能会出现上颌牙弓宽度缩窄，后牙出现功能性反𬌗的概率增加。在替牙列期存在吮指习惯的患儿中，如果乳磨牙末端平面关系为远中型，会导致Ⅱ类恒磨牙关系，但这种关联并不显著。Popovich和Thompson[26]在伯灵顿成长中心观察了1258名儿童，约占安大略省伯灵顿市儿童人群总体的90%。这些儿童在3～12岁间每年接受一次口腔检查，记录他们在3岁、6岁、9岁和12岁时的口腔习惯及咬合关系。在不同年龄组中，Ⅱ类错𬌗畸形的发病率与持续吮指之间存在显著关联。Ⅱ类错𬌗畸形从3～4岁时的21.5%增加到12岁时的41.9%，并且随着吮指习惯持续时间延长，Ⅱ类错𬌗畸形的发病率也增加。如果在6岁之前阻断这种不良习惯，其对咬合的影响往往是暂时的。相反，6岁后停止吮指习惯的儿童在12岁时则表现出异常咬合。有趣的是，使用安抚奶嘴的儿童有吮指习惯的比例明显更低。然而，del Conte Zardetto等[27]指出，与没有吮指习惯的儿童相比，长期使用安抚奶嘴（常规或生理性安抚奶嘴）的儿童出现了类似的咬合和肌功能改变。使用安抚奶嘴的儿童更容易表现出开𬌗、后牙反𬌗、覆盖增大和面部肌肉运动异常。

吮指习惯的阻断治疗取决于患者的年龄、情绪和心理状态、父母和孩子的配合程度、咬合变化的性质以及相关的功能改变。考虑患者的年龄是治疗的基础，个别患者可能需要更积极的干预方法，但更多的患者需要谨慎处理并推迟治疗。针对不同年龄儿童的治疗方式如下。

1.4岁之前：吮指习惯通常会在4岁之前停止，对咬合的影响短暂，在这个年龄之前进行直接干预需要谨慎考虑。此外，这一阶段的儿童理解能力有限也使得实施任何干预措施变得困难。

2.4～6岁：心理学中的奖励体系可以帮助这个年龄段的孩子停止吮指。在与孩子的交谈中，口腔医生可以探讨吮指习惯对牙齿的影响，之后要求家长和孩子每天记录吮指的次数，并重点记录孩子停止吮指习惯的进展。吮指次数减少是改善的表现，表明儿童很可能会逐渐改掉这个习惯。这种方法同时需要父母的配合。他们往往对这个习惯过于担忧，而对患儿进行言语责备或者采取一定的惩罚措施。这样做往往导致孩子更加紧张，甚至加重吮指习惯。父母应该尽量忽视这个习惯，避免跟患儿提及。及时奖励体系也可能对戒除吮指习惯有所帮助。孩子戒除习惯有所进步时，在日历上标注一颗星。在第1周，如果孩子在10分钟内没有吮指，可以获得父母预先准备的奖励或奖品。孩子在这段时间每一次实现目标时，家人、朋友和亲戚都给予一定的表扬。在第2周，增加到每20分钟不进行吮指。在第3周和第4周，时间增加到每30分钟或更长。奖励措施也会逐渐提高，以增强孩子改掉吮指习惯的决心。如果孩子可以连续3个月控制吮指习惯，那么长期改掉这个习惯并促进正常咬合发育的可能性很大（图23.28）。

一些消极措施，如戴连指手套、绷带和直接在有吮指习惯的手指上涂苦味药物，有时会帮助戒除不良习惯。许多医生让孩子在拇指上戴"拇指护具"作为吮指提醒。这些方法在有戒掉吮指习惯意愿的孩子身上成功率更高——各种装置起到提醒而非惩罚的作用。

3.学龄期：虽然奖励措施可能在一些6岁或年龄更大的儿童身上奏效，但对于此期吮指习惯顽固的患儿，这种措施并不起效。这类患儿可能尝试了各种戒断方式但均未起效。处于恒切牙的替换期并有长期吮指习惯的患儿通常需要直接矫治器治

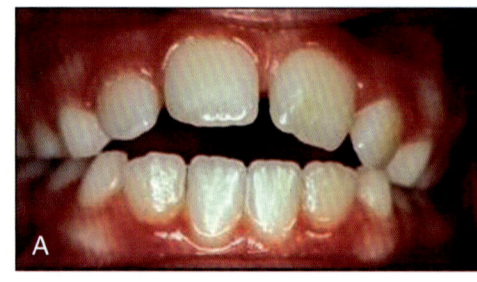 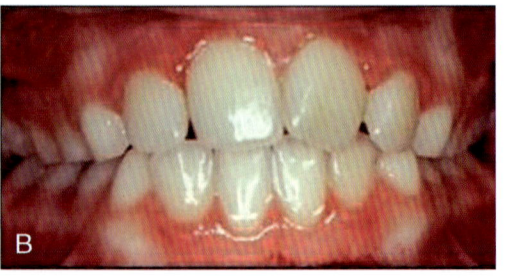

图23.28 A.一名有持续吮吸拇指习惯的8岁儿童，混合牙列存在明显的开𬌗和上牙弓狭窄。B.采用积极的奖励体系鼓励孩子纠正不良习惯。9岁时，不良习惯停止，开𬌗和水平向关系得到了自我纠正

疗。这种治疗不仅可以改掉习惯，还可以通过肌肉作用促进牙齿的正常萌出和排列。阻止手指被放置在吸吮位置并限制舌头前伸的腭栅矫治器是混合牙列时期吮指习惯治疗中一种有效的辅助矫治器（图23.29）。腭栅设计通常使用第一恒磨牙作为支抗基牙，用标准的 0.040 英寸不锈钢正畸弓丝连接，以确保矫治器的坚固稳定，能够抵抗手指和舌的压力。腭栅水平向位于牙弓转折约上颌尖牙位置，垂直向延伸至下颌切牙舌侧。腭栅的位置应确保在所有功能运动中没有咬合干扰，并在腭侧留有空隙，允许上颌切牙舌倾从而恢复正常倾斜度。后部的腭杆提供了更强的支抗，并防止舌或手指施加在腭栅上的压力减少上颌磨牙间宽度。

如果在切牙处于主动萌出阶段时使用腭栅矫治器（palatal crib appliance），可使切牙开𬌗得到有效矫正。当手指和舌的不良作用力减轻时，可通过上唇的作用减轻上颌切牙的唇倾程度。大多数孩子都能在短时间内适应腭栅，很少出现长时间不适应的情况。Haryett 等[28]报道，近 80% 的患者在戴入腭栅矫治器后 7 天内停止吮指。他们同时指出，如果在戴入 3 个月后取出该矫治器，则吮指习惯很可能会复发。最佳选择是佩戴 6~10 个月后去除。因此，临床建议粘接佩戴固定腭栅 6~8 个月。

佩戴腭栅矫治器时，需要患儿的配合。矫治器的功能是"帮助"和"提醒"，如果缺乏配合，矫治器本身无法单独纠正不良习惯。在缺乏配合的情况下，患儿会寻求新的吮指姿势并抱怨，家长不得不要求医生去除矫治器，甚至有的患儿会故意去除或破坏矫治器。因为配合程度和自我意愿是成功的关键，所以应该告诉孩子佩戴该矫治器是为了帮助他/她改掉已经影响牙齿位置的吮指习惯。在戴入时也应该对一些暂时性的言语和进食困难有一定的心理准备，大多数孩子会在短时间内适应。一些患儿在佩戴矫治器大约 1 个月时出现腭部刺激不适，这通常由舌肌挤压矫治器压迫所致，当使用第二乳磨牙作为固定基牙时则更为常见。可在口内使用三臂钳进行简单调整，使腭栅弯曲并远离腭部组织。这种调整通常只在开始的第一个月复诊时进行，之后舌会很快适应新的位置而远离前伸位。

治疗 3 个月后开𬌗和深覆盖应明显改善，并且在治疗后第 6 个月应出现自行矫正。如果在吮指和伸舌习惯改掉后，上颌前牙唇展和前牙开𬌗没有"自行矫正"，则应重新评估错𬌗畸形形成的原因，以确保不是由其他不良习惯（如咬唇）所致。在这些情况下，可能需要进行额外的正畸治疗来排齐唇展的前牙，以形成正常的覆𬌗和覆盖关系。混合牙列晚期或恒牙列早期的患儿已基本建立咬合关系且长期存在不良习惯，同时其牙齿萌出潜力不足，所以不太可能出现错𬌗畸形的自愈。他们通常需要采用正畸方丝弓矫治技术进行正畸治疗。

腭栅的改良形式众多，从沿上腭轮廓不伴垂直延伸的简单弓丝，到具有提醒功能的矫治器[例如带有腭珠的 Bluegrass 矫治器（Bluegrass appliance）、Hawley 矫治器（Hawley-type appliance）]，再到使用钢丝弯制的"腭耙""腭刺"或"腭钉"，都受到了口腔医生的青睐。事实证明，可摘式活动矫治器附带位于切牙舌侧的系列平滑丝圈，可帮助孩子克服口腔不良习惯（图 23.30）。然而，由于孩子在生

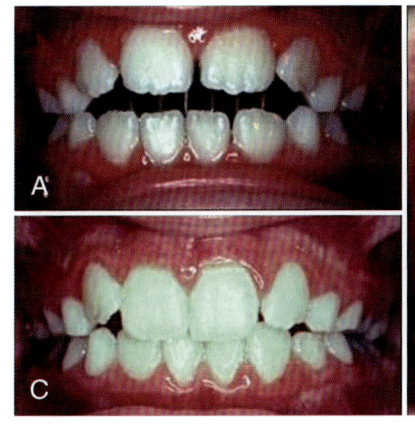
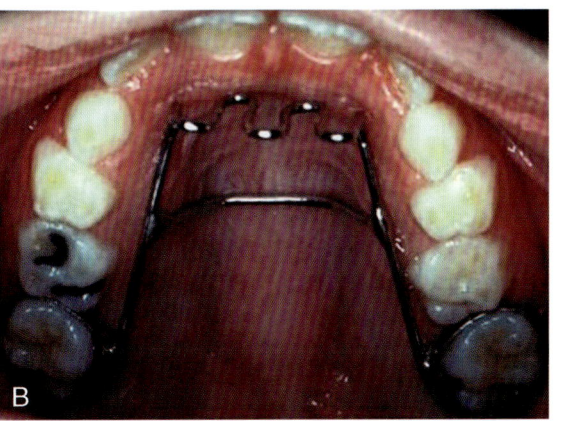

图 23.29 混合牙列期佩戴腭栅矫治器，帮助儿童破除吮指习惯，控制舌体前伸，并促进前牙开𬌗"自我纠正"。A. 初次佩戴矫治器时前牙开𬌗，可见腭栅垂直延伸至下切牙水平。B. 0.040 英寸不锈钢弓丝弯制的腭栅矫治器。C. 腭栅治疗 6 个月后开𬌗关闭。吮指习惯在佩戴矫治器后 1 周内戒除

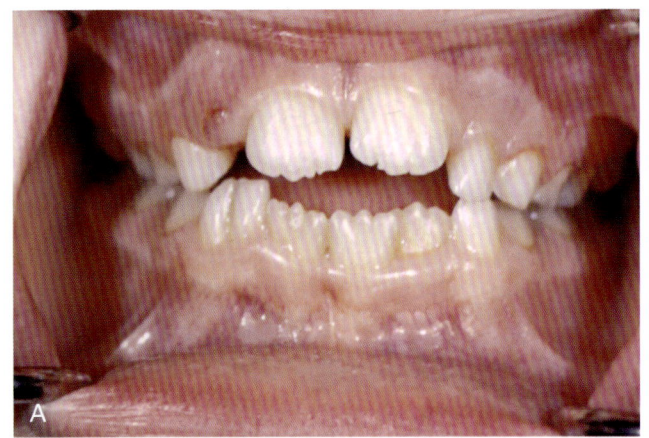
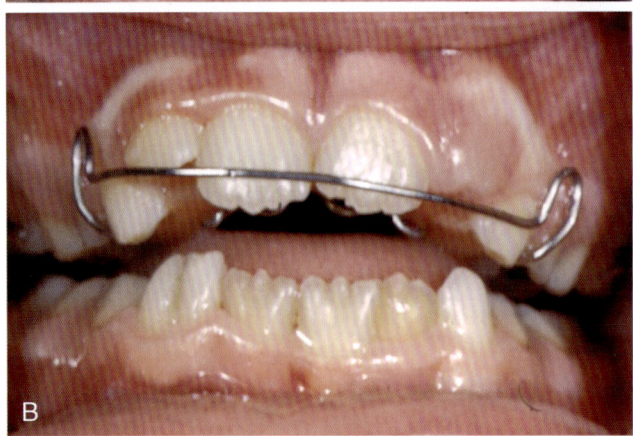
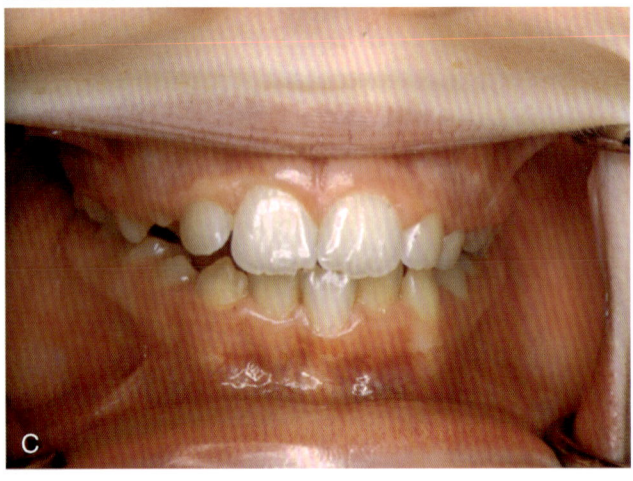

图 23.30 A. 吮指习惯导致的前牙开𬌗。B. 发现并治疗患儿其他口腔问题后，佩戴 Hawley 矫治器矫治。C. 患儿破除吮指习惯 18 个月后的咬合

理或者情感上具有较强的吮指意愿而不愿意改掉该习惯，使用可摘式腭栅矫治器与固定腭栅矫治器相比成功概率要小得多。Bluegrass 矫治器（图 23.31）带有一个改进的六边形腭珠，当用舌滚动时，该腭珠可绕 0.045 英寸不锈钢连接钢丝滚动。Haskell 和 Mink[29] 报道，合理使用该矫治器的儿童成功纠正了吮拇指（thumb sucking）的习惯。使用"腭耙"或"腭刺"也被报道可改善不良习惯；然而，Haryett 等[28] 发现，27% 佩戴"腭耙"的儿童有一过性睡眠障碍，而佩戴腭栅的儿童这一比例只有 8%。他们还发现，在 66 名接受治疗的儿童中，有 14 名（21.2%）在矫治器治疗结束后仍存在一些异常行为，包括咬指甲、咀嚼头发或衣服、抓挠身体以及弯曲指关节，但没有遗尿。但是，患儿出现异常行为与是否采用矫治器治疗无明显关联。在早期干预中，其他矫治器在治疗效果方面没有明显优势。因此，仍然推荐采用腭栅矫治器纠正替牙列期吮指习惯。

吐舌吞咽（tongue-thrust swallowing）

异常的舌体前伸常常导致三个主要问题：前牙开𬌗、切牙唇倾和口齿不清。Proffit 等[30] 提出了儿童舌前伸高发的两个主要原因：生理性（成熟）和解剖性（生长）。婴儿在休息和吞咽时，舌通常位于口腔的前下部，以利于气道通畅。婴儿吞咽的特点是唇肌活跃，舌尖抵着下唇，伴有下颌提肌松弛。婴儿吞咽模式从出生第一年开始随着牙齿的萌出出现生理转变，并在接下来的几年中随着口腔功能的成熟而持续转变。在吞咽过程中，下颌提肌会逐渐活跃。因此，成熟吞咽模式的特点是嘴唇放松，舌放在上颌前牙后面，下颌抬高，直到后牙建立咬合。这通常在儿童 4 岁或 5 岁之前出现。

持续到混合牙列期和恒牙列期的异常吞咽行为，其特征是舌体前伸于上下前牙之间，磨牙没有接触，以及口腔周围肌肉过度活跃。研究显示，吐舌习惯的发生率远高于前牙开𬌗。使用射线视频照相技术，Subtelny[24-25] 证明在咬合关系基本正常的成年人中，多达 40% 的人在吞咽过程中存在舌体前伸到切牙之间且磨牙不完全接触。Fletcher[31] 报道，在 1615 名 6～18 岁的儿童中，52.3% 的 6～7 岁儿童会发生吐舌吞咽。其发生率随年龄增长而降低，34% 的 10 岁儿童和 25% 的 16～18 岁儿童存在吐舌吞咽。Hanson 和 Cohen[32] 报道的吐舌吞咽发生率和年龄的关系与之相似。尽管吐舌吞咽的发生率很高，但对美国 8000 名学龄前儿童进行的随机抽样调查显示，开𬌗发生率为 5.7%。与白人相比，非洲裔美国人大于 2 mm 的开𬌗发生率要高得多（分别为 9.6% 和 1.4%）。从数据中可以明显看出，吐舌习惯不一定与开𬌗畸形相关，异常吞咽模式也不一定造成咬合异常。

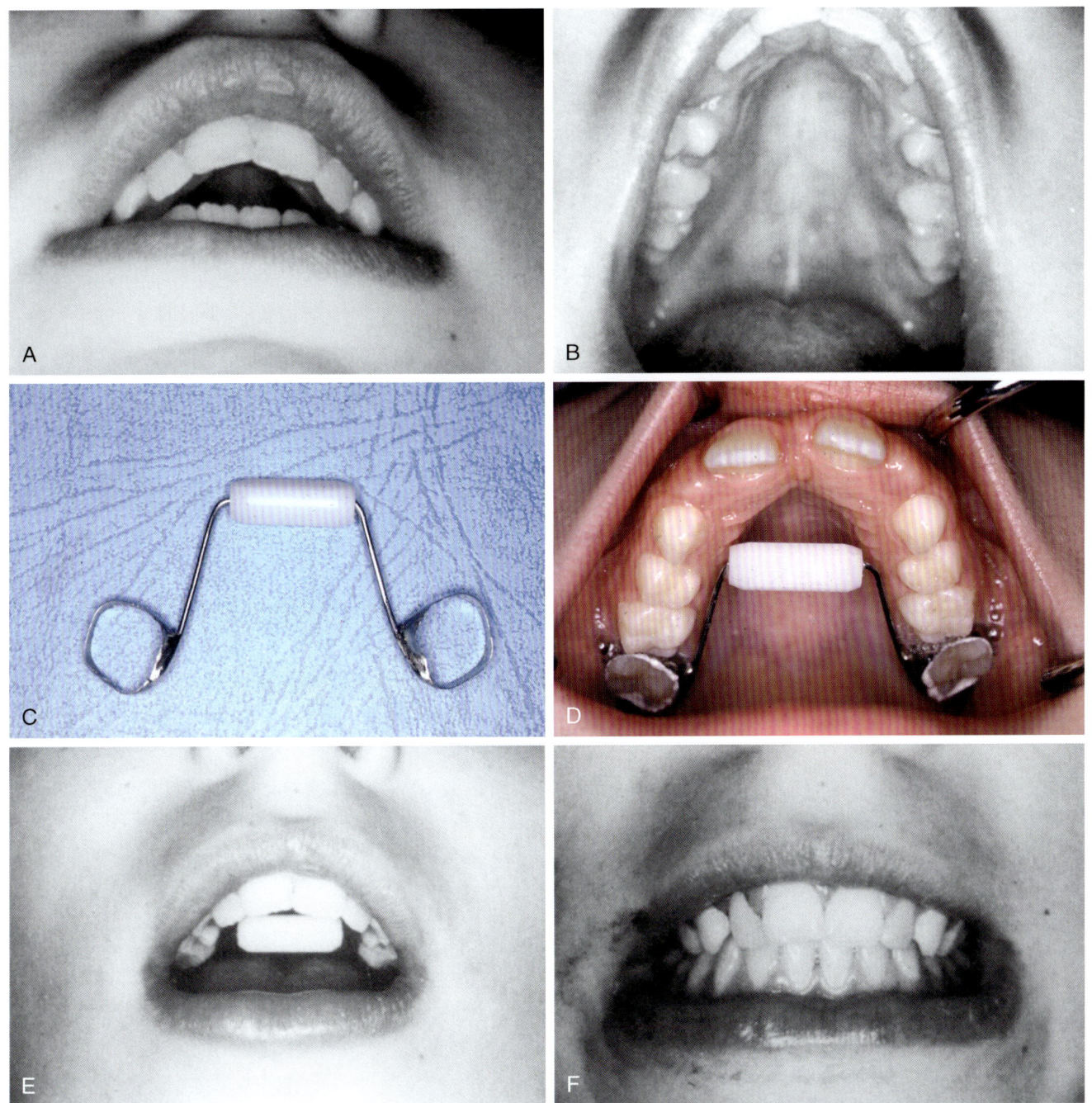

图 23.31 A 和 B. 混合牙列期与吮指习惯相关的前牙开𬌗和上腭情况。C. Bluegrass 矫治器。D. 佩戴矫治器后的𬌗面观。E. 佩戴矫治器后的正面观。F. 前牙开𬌗得到纠正（Courtesy Dr. John R. Mink.）

考虑到儿童吐舌的比例很高，但年龄较大儿童的发生率下降，以及吐舌与开𬌗缺乏直接因果关系，可以得出合理结论：大多数吐舌是生长中的正常现象。青少年生长发育期间舌活动的功能空间增加，从而逐步适应更典型的成人吞咽模式。随着下颌骨的生长，可为舌体提供向后下移动的空间。同时，扁桃体和腺样体淋巴组织体积减小，提供更大的口咽通气空间。当儿童进入青春期时，上下颌骨牙槽突结构的垂直向生长有助于口咽间隙的增加，使舌体位置逐渐后移。

向成人吞咽模式的转变可能受到长时间吮指习惯或骨性错𬌗畸形的影响，表现为前牙开𬌗或切牙唇倾（例如安式Ⅱ类1分类）。在这些个体中，吞咽过程中持续的功能性舌体前伸更可能是为了适应前牙开𬌗，而不是导致开𬌗的主要病因。Proffit[33]认为，在功能运动期间，舌和唇肌对牙列产生的力不存在"对等平衡"，舌的扩张力明显大于持续的唇肌收缩力。在正常的功能运动中（如吞咽和说话），牙弓的形状和牙齿的位置受到唇舌水平方向压力的影响并不多。Proffit[33]认为舌肌力量随着牙弓尺寸的增加而减小，前牙唇倾的患者比正常咬合的患者舌肌作用力更小，并且当切牙内收时，舌肌力量恢复到正常值。这些发现与舌肌将牙齿推向前突位置的观念相反。但患者的牙弓形状与静息状态下舌肌和唇肌的压力有显著相关性。静息状态下的舌前伸会阻碍牙齿的垂直向萌出，并导致开𬌗。当改掉吮指习惯并调整舌的位置后，大多数开𬌗实现了自愈，这可以很好地证明上述观点。

关于吐舌吞咽的争议延伸到治疗方法，包括腭栅矫治器、系统正畸矫治、肌功能训练或以上方式的联合治疗。开𬌗的发生通常在开始时与吮吸拇指或其他手指的习惯有关，而后舌前伸或舌体占据了上下前牙的空间使开𬌗得以维持。针对吮指习惯所采用的腭栅矫治器，其垂直的"栅栏"有助于改变与前牙开𬌗相关的舌体前伸位置。随着吐舌习惯的纠正，前牙开𬌗得到纠正，舌肌的功能运动适应性地趋向于正常的吞咽模式。如果孩子前牙开𬌗但无吮指习惯，该怎么矫治？采用腭栅矫治器限制舌体会有用吗？是否应该采取其他方法来矫治开𬌗？答案在于正确理解我们之前关于正常吞咽模式以及吐舌习惯对咬合发育影响的讨论。在没有吮指习惯的学龄前儿童中，使用腭栅矫治器针对性地治疗吐舌吞咽这一"病因"是存疑的。这是因为如果没有其他口腔不良习惯，最可能的致病原因为严重气道阻塞引起的口呼吸或骨性开𬌗。这两种情况都需要进行比简单的腭栅矫治器阻断矫治更复杂的系统性治疗。事实上，放置限制舌体位置的腭栅矫治器可能会迫使儿保持下颌打开以适应矫治器，从而加剧气道问题。腭栅矫治器可能会让患儿错𬌗畸形的情况更加复杂。腭栅矫治器同样不适用于由垂直生长发育异常引起的骨性开𬌗。此外，鉴于与错𬌗畸形相关的吞咽模式的变异，以及80%的儿童在12岁之前会出现吐舌和前牙开𬌗的自行改善，不提倡仅针对吐舌习惯进行开𬌗的矫治。

专业设计的肌功能训练可有意识地重新训练舌肌，加强唇肌力量。以训练肌肉发挥正常作用从而减轻异常压力为目的，训练计划中应包括让患者熟悉异常吞咽模式、通过各种练习形成正确吞咽模式，以及强化正确吞咽模式等序列步骤。虽然这些是比较理想的目标，但肌功能训练仍存争议。

Koletsi等[34]对正畸治疗和口腔颌面部肌肉训练纠正替牙列期的肌功能及颌骨问题进行了系统回顾和meta分析。在265篇初步检索的文章中，有15篇综述、8篇随机对照试验报道和7篇临床对照试验报道。只有两项随机对照试验纳入定量分析。作者认为虽然早期正畸治疗和肌功能训练在乳牙列及替牙列中具有较好的应用前景，但现有证据仍不足[34]。

肌功能训练包括舌尖抵在上腭而不是上下牙列之间，咬肌加强收缩以确保吞咽时上下磨牙接触，以及口唇部肌力训练以促进颏肌和面部肌群运动。可要求患儿在每餐前练习正常吞咽20次。具体方式为，患儿面对镜子端一杯水，含少许在口内，保持咬合状态，将舌尖抵在切牙乳头进行吞咽。重复数次，放松肌肉使吞咽逐步顺畅。也可使用无糖薄荷糖帮助肌肉训练。患儿用舌尖将薄荷糖抵在上腭，直至融化。当薄荷糖被抵住时，唾液流动，迫使孩子吞咽。通常需要进行7~10周的训练，直到口腔环境稳定。大多数口腔医生建议在9岁时开始相关吞咽训练，因为这个时期出现的正常发育变化可促使舌处于更理想的位置。患儿经过训练，使舌和肌肉在吞咽过程中发挥正常功能后，可佩戴丙烯酸树脂制作的腭栅保持器，以提醒患儿在吞咽过程中将舌放在正确位置（图23.32）。

对于吐舌吞咽伴有发音问题的患者，应转诊给语言治疗师。如果还存在错𬌗畸形，语言治疗师可采用肌功能训练配合正畸医生，协同治疗。一般来说，纠正吞咽和发音时舌体位置异常的治疗都应在正畸治疗期间或之后进行，而不是在正畸治疗前进行。如果口呼吸患儿伴有气道阻塞的临床症状，口腔医生应将其转诊给耳鼻喉科医生进行会诊。因腺样体肥大或过敏反应而必须用口呼吸的患者可能伴有不良咬合关系，进而影响颌面部发育。通过正确的诊断和处理，可以减少或消除气道干扰，以促进咬合和口颌面部肌肉正常发育。对于只有吐舌但没有错𬌗畸形、语言或气道问题的患者，不推荐使用任何阻断性正畸治疗。

乳牙列及混合牙列期前牙反𬌗

牙槽性前牙反𬌗（anterior crossbite）是指一个或多个上颌前牙的舌向错位，表现为在咬合时上前牙"锁定"在相对应的下颌牙齿舌侧（图23.33）。前牙

23 咬合发育管理 505

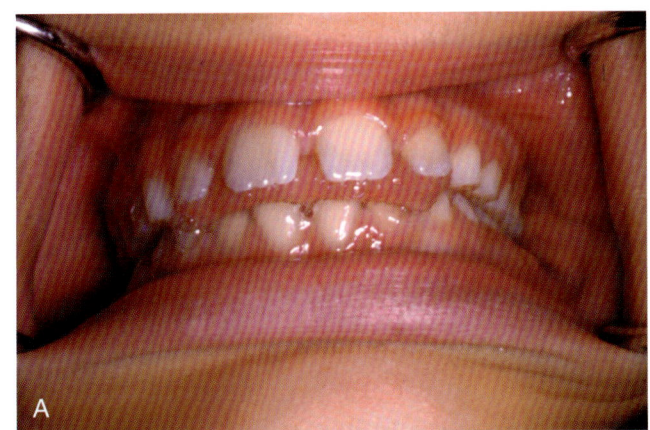
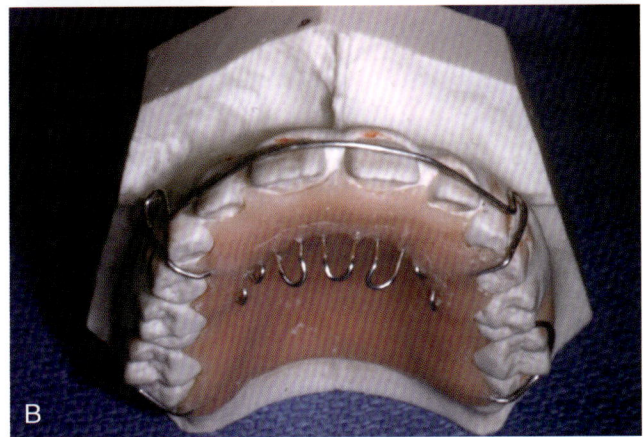
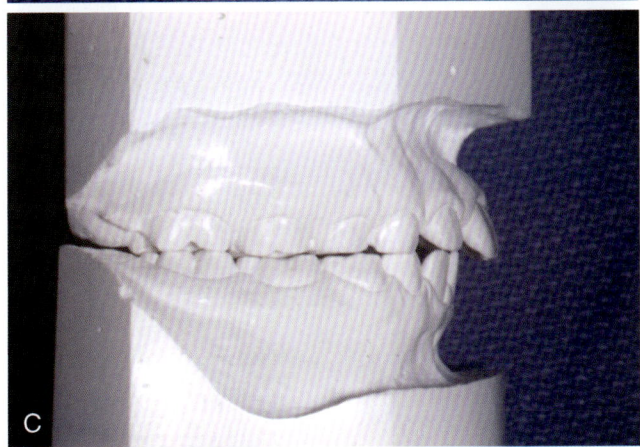

图 23.32 A. 吐舌吞咽导致的前牙开𬌗。B. 可摘式腭栅保持器有助于限制舌在吞咽过程中前伸。C. 克服吐舌习惯后，咬合得到了极大改善

反𬌗通常是由局部因素（例如牙弓拥挤）干扰上颌前牙正常萌出而导致的获得性错𬌗畸形。在闭口运动过程中，由于舌侧错位的牙齿早接触可能会导致当牙齿完全咬合时下颌处于前伸位置，前牙段多颗牙齿"锁结"在反𬌗位置上。当闭口过程中下颌从Ⅰ类关系转变为Ⅲ类关系时，这种源于后天肌性不良的错𬌗畸形被称为假性Ⅲ类错𬌗畸形（图 23.34）。在大多数情况下，局部牙槽性前牙反𬌗伴或不伴下颌前移均应在发现后立即治疗。延迟治疗可能会导致严重的并发症，如牙弓缩窄和中线偏斜、咬合创伤造成下前牙唇侧牙龈退缩、切牙牙面磨损，并且如果存在功能性下颌前移，可能引起生长异常。重要的是，到发育后期，不仅鉴别诊断变得更加困难，而且矫正机制更加复杂，预后也变得难以预测。而在生长发育早期，通常设计简单的矫治器即可纠正牙槽性前牙反𬌗。诊断时应考虑以下临床检查结果。

1. 累及牙数：累及一颗或两颗前牙通常代表牙性反𬌗，当累及更多牙齿时则考虑功能性反𬌗，骨性反𬌗时累及牙齿的数量更多。

2. 上下切牙倾斜度：牙槽性和功能性反𬌗常表现为上切牙舌侧倾斜，下切牙正常或轻微唇倾，前牙存在咬合干扰。在骨性Ⅲ类错𬌗中，下切牙舌倾，而上切牙正常或唇倾。

3. 闭口时下颌运动及侧貌：牙槽性反𬌗患者的侧貌和咬合在静息时为中性，闭口时前牙先接触，随后牙齿完全咬合，实现最大牙尖交错位，软组织可掩盖牙齿位置异常。观察下颌运动异常时，发现从静息状态下侧貌和咬合正常转变为牙尖交错位时的Ⅲ类咬合，且侧貌表现为明显前突。如果患儿能够在没有干预的情况下轻松地咬到前牙对刃状态，则提示下颌存在功能前移。骨性Ⅲ类错𬌗患者闭口时下颌运动曲线较为平滑，无前后向移位；在任何状态下观察磨牙关系均为近中咬合关系，下颌前突侧貌。

4. 家族成员侧貌：如果家族成员存在类似的牙

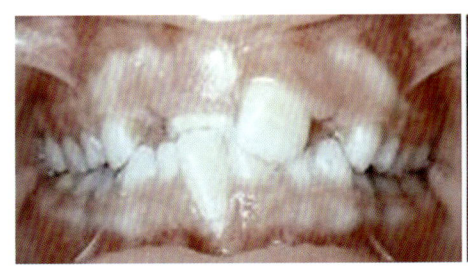
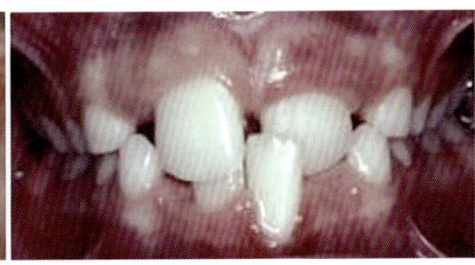
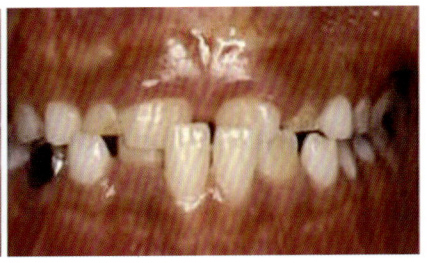

图 23.33 上颌中切牙位于下颌切牙舌侧的前牙反𬌗。创伤性咬合错位导致下颌切牙向前移位，牙龈萎缩

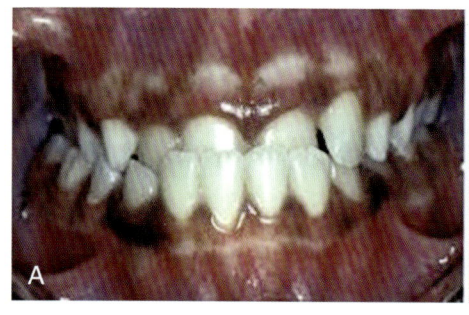 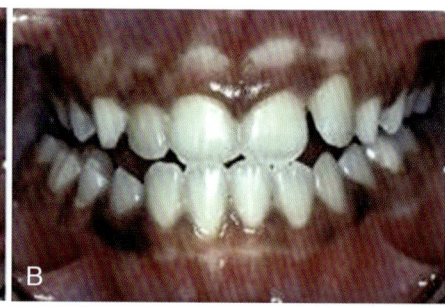 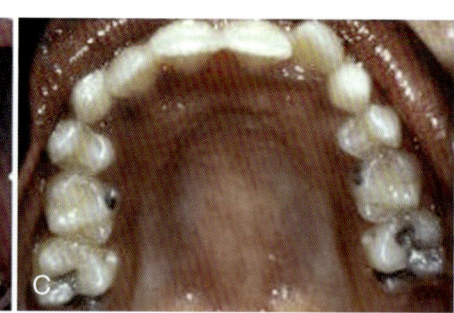

图 23.34 舌倾的上颌中切牙可能在闭口时产生咬合干扰，从而导致下颌功能性前移（假性Ⅲ类错𬌗）。**A**. 最大牙尖交错位时下颌前移。**B**. 初始接触切牙呈对刃状态，存在咬合干扰。**C**. 上颌切牙在牙弓中舌倾

颌面疾病，则该患者多为源于遗传因素的骨性错𬌗，而不是局部因素导致的错𬌗畸形。

5. 头影测量分析：头影测量分析可以确认临床检查的情况（见第 22 章）。牙尖交错位时拍摄头颅侧位片，下颌前移的头影测量结果会显示下颌前突。临床医生需对牙尖交错位时和静息时的头影测量图叠加分析，以明确是否存在骨性关系。上下切牙的倾斜度是该诊断的关键因素。

针对替牙期的牙槽性、伴或不伴有下颌骨前移的前牙反𬌗，其治疗原则是基于前牙反𬌗的主要问题在于一颗或多颗上前牙舌倾的这一观点。下切牙的任何唇倾都是对上切牙错位的适应。治疗只需将错位的上切牙唇侧移动，以解除锁结关系。当上切牙移动到正常位置后，下切牙的唇倾通常会自行纠正，形成正常的覆𬌗和覆盖。研究表明，下前牙的牙龈退缩在反𬌗矫正后会自行改善。创伤性咬合解除后，大多数情况下牙龈可以维持正常的附着水平，而不需要特定的牙周治疗。去除滞留乳牙等局部病因后，可选择的治疗方法很多，但在选择治疗方法前需评估以下生物力学因素。

1. 切牙的位置和可用间隙：如果有足够间隙，可以选择直接将上切牙唇侧倾斜移动。这尤其适用于牙冠舌侧倾斜、牙根处于正常位置的情况。如果间隙不足或牙齿整体移动较大，可能需要方丝弓矫治器来提供间隙，从而实现可控的正畸牙移动。

2. 萌出阶段：如果移位的上颌前牙处于主动萌出状态，可以使用简单的杠杆咬撬治疗将牙齿引导到正确的位置。如果牙齿完全萌出，简单咬撬的作用力将不足以对抗咬合力，难以移动前牙至正确位置。因此，需要其他可控的矫治力作用，以实现上颌前牙的唇侧移动。

3. 覆𬌗深度：在治疗期间，通常建议使用𬌗垫来解除唇向运动期间的覆𬌗干扰。尽管在使用可摘式矫治器或矫治器中包含粘接于受累牙的唇侧托槽时，利用𬌗垫治疗是较为理想的，但在大多临床情况下，由于静息状态下存在 3～4 mm 的息止𬌗间隙，加之使用固定矫治器直接进行舌侧加力，所以通过打开咬合实现上前牙唇倾并不必要。覆𬌗深度对治疗后的保持影响较大；矫治结束后，良好的覆𬌗关系将维持前牙的正常位置。

除了这些因素之外，患儿和父母的配合度以及治疗方式的选择也是治疗方案中的考量因素。治疗方法有两种类型：①被动引导切牙，即在下颌闭合过程中，引导或通过杠杆力使上切牙唇向伸展；②主动性矫治器，即直接施加正畸力以实现上颌前牙唇侧移位（表 23.1）。

表 23.1 前牙反𬌗矫正方法：优点（＋）和缺点（－）

	价格	依从性	容易制作	医生掌控	结果	效率
舌板	++	－－	++	－－	－	++
斜面导板	+	－	－	+	－	+
可摘式舌簧矫治器	－	－	－－	－	+	+
固定舌簧矫治器	－	++	－－	++	++	++
固定矫治（2″×6″）	－－	++	－	+	++	++

舌板/冰棒棍治疗（tongue blade/popsicle stick therapy）

较配合的患儿通常可以通过舌板或冰棒棍的楔入效应矫正局部前牙反𬌗（图23.35）。反𬌗较轻的初萌牙通常可以在24～72小时内纠正位置。指导患儿将冰棒棍放在舌倾牙后面，以颏部为支点对牙施加唇向压力。该方法每次15～30分钟，并在数小时内持续增加。该方法的优点是"自行矫正"，避免了使用矫治器治疗的费用和时间。矫治效果取决于患儿使用杠杆力抵住萌出切牙的频率、持续时间和准确性。使用强力舌板有可能矫治已形成的反𬌗，但对于牙齿已完全萌出的反𬌗，这种治疗是不太可能奏效的。

下颌斜面导板（lower inclined plane）

丙烯酸树脂制成的下颌前牙斜面导板在闭口时接触到舌倾的上颌切牙切缘，并在患者闭合时施加压力，从而引导错𬌗的牙齿从唇向进入正常咬合位置（图23.36）。使用斜面导板矫治的首要条件是上颌牙弓中有足够的间隙、正常或深覆𬌗以及下颌牙齿能提供丙烯酸树脂导板的足够固位力。在工作模型上使用自凝树脂制作斜面导板，以覆盖下颌尖牙间牙弓。这极大提高了稳定性，同时防止下颌切牙的过度舌向运动。丙烯酸树脂斜面导板应仅与上颌前牙或反𬌗牙接触，并与下颌前牙的牙体长轴约成45度角。斜面部分应向后延伸约1/4英寸[①]，以使患者不易咬入斜面后方。

粘固前，在患儿的口内精细试戴，确保只有反𬌗的上切牙与丙烯酸树脂接触，导板不接触上腭。后部𬌗垫打开咬合时应稍微超出息止𬌗间隙（不超过2～3 mm），以避免肌肉过度疲劳。这种咬合打开方式限制了矫治器的佩戴时间，因为后牙可能会在2周内相对萌出，进而导致前牙开𬌗。佩戴斜面导板的患儿，应适当限制体育活动，防止因颏部受到撞击而导致与斜面导板接触的牙齿脱位或移位。复诊应在1周后进行，通常在这段时间内出现上前牙的跳跃咬合。如果在1周后没有"跳跃"，则斜面导板继续佩戴不超过1周。在后续治疗之前，应评估矫治器的设计和上牙弓间隙是否对矫正有干扰。如果还未纠正上述情况，则原始诊断可能有误，或者提示需给予更多可控矫治力干预。一旦矫

[①] 约6.35 mm。——译者注

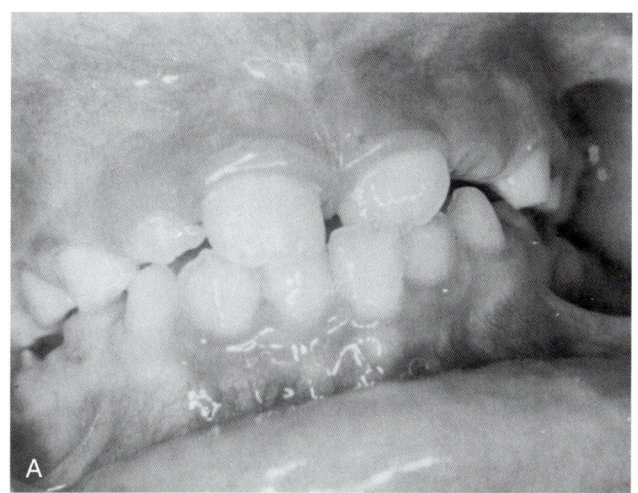
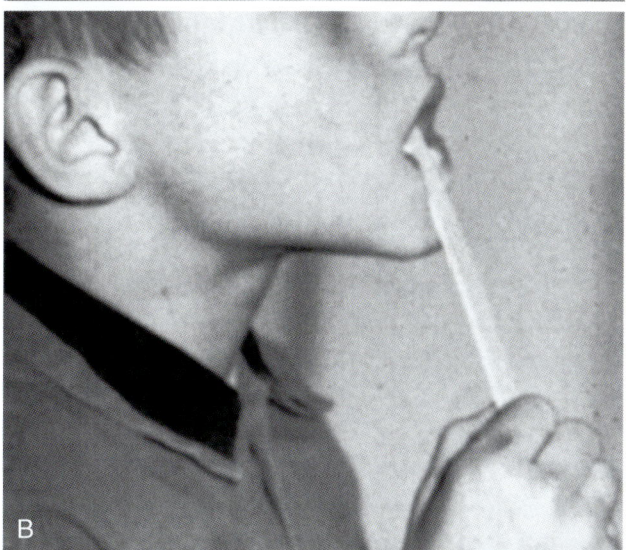
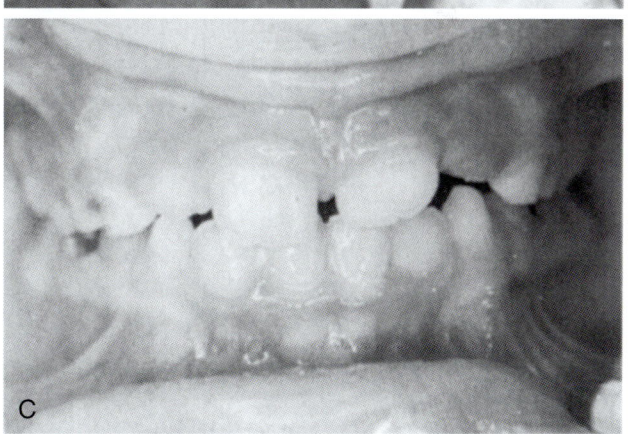

图23.35 A.上颌中切牙部分萌出，浅覆𬌗伴轻度反𬌗。B.使用舌板对舌倾的切牙施加唇向压力。C.舌板成功纠正前牙反𬌗

正完成，应小心去除矫治器，以便通过天然垂直向覆𬌗关系来保持矫正后的牙齿位置关系。

斜面导板的优点在于易于制造、操作简单、矫

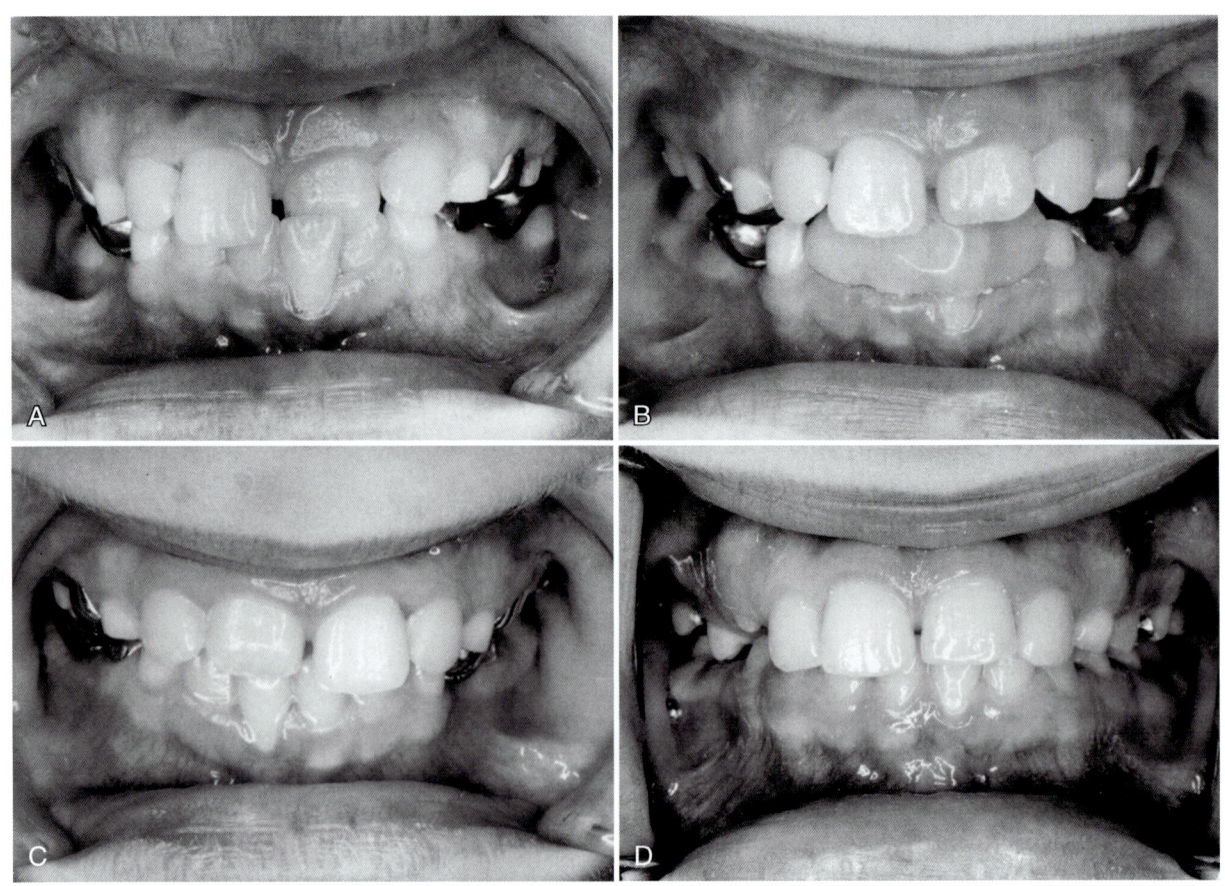

图 23.36　A. 除中切牙反𬌗外，咬合基本正常。B. 使用丙烯酸树脂制作的下颌斜面导板解除反𬌗中切牙的锁结位置关系。C. 牙齿移动到正确的位置，足够的覆𬌗深度来维持新的咬合关系。D. 反𬌗纠正后4年，左下中切牙唇面软组织形态得到改善

正周期短，尤其适用于牙齿萌出不足而无法接受主动矫治时。缺点包括：强行打开咬合时患者有较强的不适感，美观性差，影响进食，对牙龈可能产生刺激，可能造成开𬌗。尤其要注意的是，当在口内佩戴斜面导板时，若颏部受到撞击，牙齿可能出现创伤。此外，斜面导板可能因咬合压力而移位，需要重新粘接。鉴于丙烯酸树脂斜面导板的这些缺点，以及其他可用矫治器具有更好的可预测性和安全性，应尽量避免使用丙烯酸树脂斜面导板，除非其他矫治器均不适用。

腭侧曲簧矫治器［可摘式 Hawley 矫治器或固定式腭弓矫治器（fixed palatal wire）］

对于舌板治疗效果不佳的前牙反𬌗患者，固定或可摘式腭侧曲簧矫治器（palatal spring appliance）是目前的最佳选择。曲簧可以在前牙腭侧施加不受反覆盖影响的、有针对性的唇向作用力。主要缺点是技术方面：是否准确地将曲簧作用在相关的单个牙或多个牙上，矫治器断裂损坏能否调整，覆𬌗过浅时如何保持矫治效果，以及如何控制牙齿的不当移动。这些缺点可以通过合理加工制作来克服。

可摘式 Hawley 矫治器附加曲簧改良后可以纠正上颌前牙的舌侧移位，通常 6～12 周可以完成反𬌗纠正（图 23.37）。传统的 Hawley 矫治器包括唇弓和位于磨牙上的改良箭头卡，在此基础上附着腭侧曲簧。临床上常利用完全覆盖后牙的𬌗垫抬高咬合，消除前牙唇向移动过程中的咬合干扰，虽然这种方法经常不是必要的。当牙齿咬合时，矫治器固位良好且曲簧位置合适，曲簧与矫治器充分接合以平衡曲簧施力时的移位效应，这样矫治器才能发挥较好的作用。

由小圈曲延伸出的曲簧可由 0.020 或 0.022 英寸不锈钢弓丝弯制而成。从接近接触牙齿切缘的被动曲簧位置调整小圈曲，每次调整 2～3 mm，给曲簧加力。加力时，曲簧可能会沿着切牙倾斜的舌面滑动，从而放大倾斜效应。为解决这一问题，可以在前牙舌侧面利用流体树脂制作一小突起，形成倒凹固位，将曲簧限制在牙颈部，此时曲簧的施力方向更接近牙齿的阻抗中心，利于患牙的唇侧整体

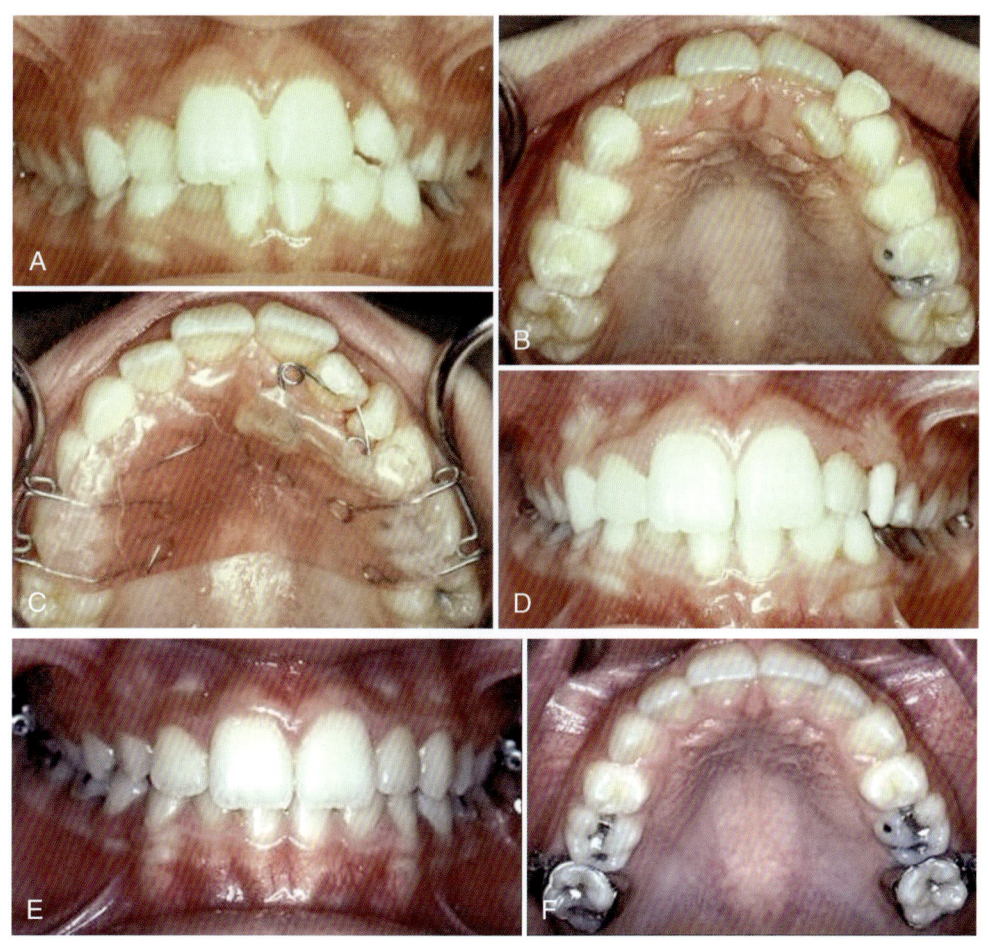

图 23.37　可摘式 Hawley 曲簧矫治器。**A** 和 **B**. 上颌恒侧切牙舌侧移位与下颌牙形成锁结关系，乳侧切牙滞留，恒侧切牙向唇侧移动空间不足。**C**. 设计可摘式 Hawley 曲簧矫治器纠正。拔除滞留乳切牙，乳尖牙近中面片切，为恒侧切牙提供唇向移动空间；通过舌侧"旋钮"曲簧加力，以实现切牙唇向移动。**D**. 去除矫治器咬合照。**E** 和 **F**. 未进行任何干预，保持 3 年后，咬合状况良好，粘接带环，准备进行二期矫治

移动，减少牙齿倾斜。所形成的树脂突不应在反𬌗纠正后影响垂直向咬合（即切向不要太远），同时还需保证曲簧宽度与患牙近远中宽度相适应。

附着曲簧的固定式腭弓矫治器

利用 0.036 或 0.040 英寸的跨腭不锈钢弓丝焊接到磨牙带环作为连接弓丝，前部用 0.020 英寸不锈钢弓丝制成小圈曲是促使反𬌗前牙唇展的有效手段（图 23.38）。曲簧的方向与可摘式 Hawley 矫治器曲簧方向一致。在患牙舌侧粘接树脂附件固定曲簧，可以显著增加这种固定矫治器的稳定性和坚固性，也增加了更接近切牙阻抗中心的推力。固定矫治器可以增加使牙齿整体移动的力，减少牙齿倾斜移动，同时这种矫治方式不依赖于患儿的配合，可以持续加力。基于这些优点，固定式曲簧矫治器纠正前牙反𬌗平均需要 1~3 周。

根据牙齿发育、萌出、牙冠形态特点以及临床医生的考量判断，固位基牙一般选择第二乳磨牙或者第一恒磨牙。试戴带环，制备工作模型后，在上颌腭侧弯制贴合腭盖形态的弓丝并止于上颌反𬌗前牙舌侧约 5 mm 处，以提供双曲舌簧弯制的间隙。在舌隆突位置水平截断模型上需要治疗的上颌切牙，以便为水平放置长度合适的推簧提供准确的位置参考。曲簧从连接弓丝延伸至截断平面，游离端位于唇面。连接弓丝位于反𬌗切牙舌侧 5 mm 的位置，这一距离用来设计双曲舌簧。曲簧焊接在连接弓丝后需进行打磨抛光。

唇侧方丝弓矫治

有多颗前牙反𬌗、腭侧移位明显、牙齿重度扭转以及需要相邻牙齿移动以调整前牙间距时，就要用到唇侧方丝弓矫治技术。虽然方丝弓矫治技术可以较

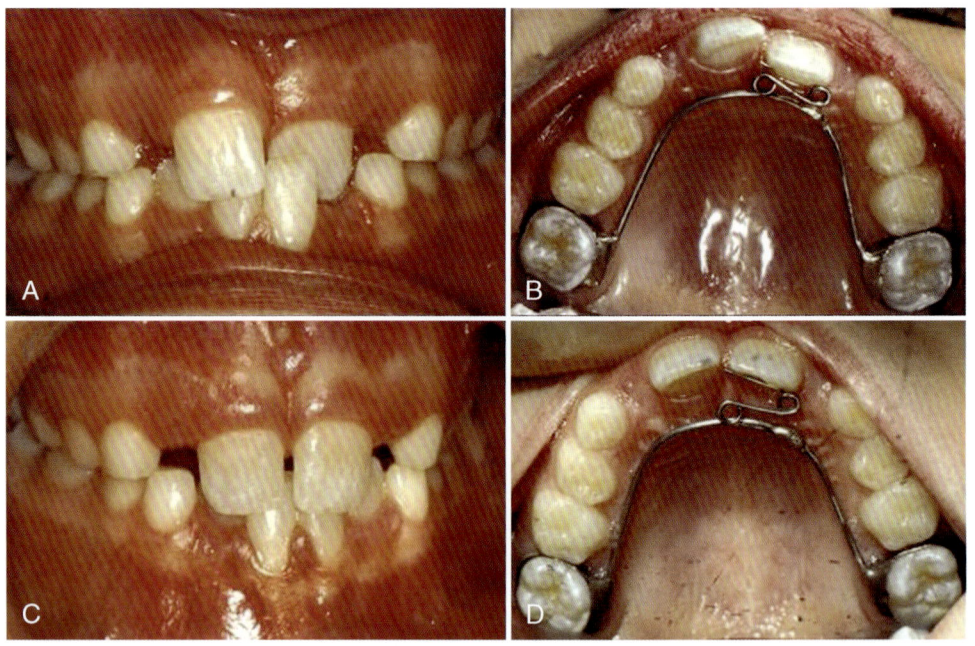

图 23.38 固定式腭侧曲簧矫治器。**A.** 恒中切牙与下颌切牙形成明显锁结。**B.** 固定式腭侧曲簧矫治器，前部为双曲圈簧，推动单颗切牙唇向移动。曲簧被动就位，通过腭侧树脂附件推动患牙移动。**C.** 治疗 17 天后咬合状况改善。**D.** 矫治结束时，切牙解除反𬌗时的曲簧。治疗 10 天后去除舌侧树脂附件以减少垂直向咬合干扰

好地控制牙齿位置，但在大多数前牙反𬌗得到纠正的混合牙列早期，其应用依然存在较大缺陷，包括：增加了粘接、调整和去除装置等椅旁操作时间，需要增加特殊耗材，增加软组织刺激，造成牙齿脱矿，矫治力过大造成发育中的牙齿损伤，以及较高的矫治相关费用和患者期待值。方丝弓矫治技术超出了儿童早期干预治疗的范畴，将在本章后文关于综合正畸矫治的内容中予以阐述（第 529～538 页）。

最后，值得一提的是 Rosa 等曾经进行了一项非常有趣的研究。该研究显示，混合牙列期 84% 的前牙反𬌗可通过快速腭扩弓得到纠正[35]。这一结果与患儿是否存在后牙反𬌗无关，因为在参与该研究的 50 名上颌牙列拥挤的患者中，仅 20 名存在后牙反𬌗。

乳牙列及混合牙列期后牙反𬌗

在治疗开始前，首先必须明确患儿后牙反𬌗（posterior crossbite）类型——其属于局部牙齿萌出异常（牙性反𬌗）、上下颌骨发育不协调（骨性反𬌗），还是上下颌骨水平向宽度不调导致下颌闭合时侧方移位（功能性反𬌗）。

牙性后牙反𬌗指个别牙萌出和排列异常，导致牙齿局部移位形成反𬌗。牙性反𬌗一般为单颗上颌第一恒磨牙或前磨牙反𬌗，通常需要借助方丝弓矫治技术治疗。若进行阻断性干预，也可以通过颌间交互牵引纠正第一恒磨牙反𬌗（图 23.39）。分别在上颌磨牙舌侧面及下颌磨牙颊侧面粘接牵引钩或舌侧钮（直接粘接于牙釉质或焊接在带环上），以固定牵引橡皮圈。橡皮圈（elastics for crossbite）应由患儿或家长每天更换，直至反𬌗矫治结束。一般只涉及第一磨牙的反𬌗通过颌间牵引 4～8 周可以完成矫治。在纠正反𬌗前，若上、下颌有一侧磨牙位置排列正确，则使用支抗装置（下颌舌弓或上颌 Nance 弓/横腭杆）防止牙齿移动。矫治结束后形成新的上下牙尖交错的位置关系，一般不需要佩戴保持器。

骨性反𬌗通常为上、下颌骨骨性不调导致的双侧完全反𬌗及严重的上颌狭窄（图 23.40）。咬合时牙齿中线与面部中线一致，闭合时无功能性偏移。骨骼发育异常通常伴有其他异常，包括上牙列拥挤、前牙开𬌗以及其他可能阻碍正常生长模式的问题（如严重的气道问题、腭裂）。Kurol 和 Berglund[36] 发现在 86 名反𬌗患儿中，仅有 4 名为双侧后牙反𬌗，发病率较低。

功能性后牙反𬌗指咬合过程中下颌发生侧方移位，以适应上下颌间宽度不调导致的水平向咬合干扰。下颌骨偏斜可以表现为正中𬌗时一侧多颗后牙

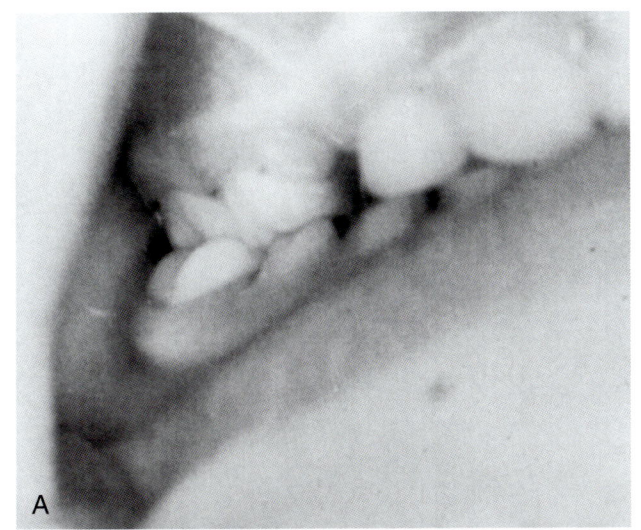
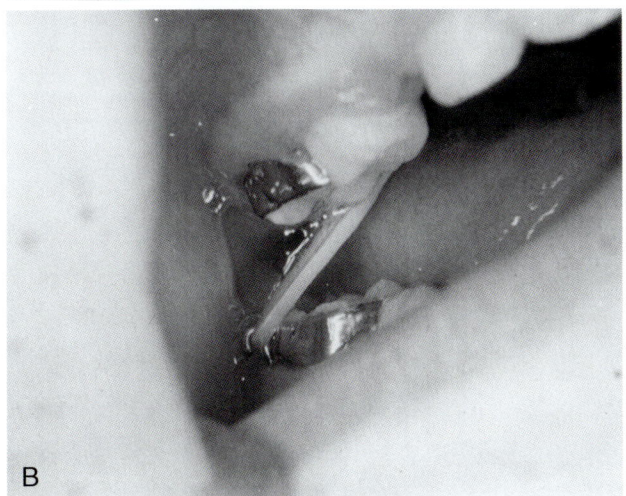
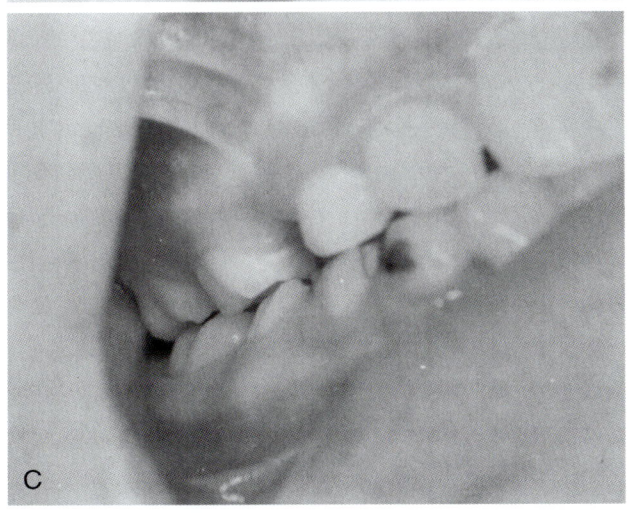

图23.39 A. 右侧第一恒磨牙反𬌗。B. 带有牵引钩的带环上利用弹性橡皮圈，从上颌牙舌侧与下颌牙颊侧之间交互牵引纠正反𬌗。C. 4周纠正反𬌗

接触，而上颌牙弓狭窄，无法在初始接触时覆盖下牙列。导致上颌缩窄的因素包括乳尖牙直立造成𬌗干扰、吮指习惯和口呼吸/气道问题。研究发现4岁以上儿童吮指和使用安抚奶嘴的持续时间与后牙反𬌗发生率之间存在直接线性关系。

功能性后牙反𬌗是乳牙列及混合牙列中较为常见的咬合问题，儿童发病率为5%~8%。Lindner和Modéer[37]记录了76例乳牙列儿童的咬合情况。研究发现，85%的乳牙列反𬌗涉及尖牙以后的3颗或3颗以上牙齿，有2/3的反𬌗涉及侧切牙。97%的儿童下颌骨发生侧方偏斜，致使下颌中线偏斜约2 mm。其他研究结果也表明，90%的后牙反𬌗患儿在咬合状态时出现下颌功能性移位。功能性移位发生后，牙齿、骨骼和神经肌肉的适应性调整导致上颌牙弓进一步缩窄，牙齿萌出和牙槽骨发育失调，并且上颌骨两侧不对称生长。Kutin和Hawes[38]追踪了35名乳牙列期后牙反𬌗的患儿至其混合牙列期，发现有32名患儿在第一恒磨牙萌出后也出现了反𬌗。另有研究显示，3、6、8、10和12岁儿童的后牙反𬌗发病率基本一致，提示后牙反𬌗通常不能自行纠正。若乳牙列出现后牙反𬌗，仅有不到10%的患儿在进入混合牙列期后能自行纠正反𬌗。

X线体层扫描和经颅影像学检查显示，功能性后牙反𬌗可与髁突位置不对称伴随发生。Hesse等[39]通过颞下颌关节体层片检查了22名功能性后牙反𬌗患者的髁突位置关系，这些患儿在平均年龄8.5岁时通过上颌扩弓矫治纠正了功能性后牙反𬌗。健侧髁突在反𬌗治疗前位置较靠前，纠正反𬌗后髁突位置向后上方移动，而矫治前后反𬌗侧髁突的位置基本一致。更为重要的是，通过上颌扩弓矫治，可观察到无论哪个平面都建立了对称的髁突关系。Pirttiniemi等[40]的研究比较了9例在5~8岁时通过上颌扩弓纠正单侧后牙反𬌗的儿童与13例直至青少年时期仍未治疗反𬌗的儿童的髁突运动轨迹和下颌长度。结果显示，治疗组和对照组的髁突轨迹均表现出不对称性，反𬌗侧髁突运动轨迹的倾斜度和旋转度更大。两组非反𬌗侧的关节突均较平坦，而反𬌗侧下颌长度较短。未治疗反𬌗的儿童其下颌长度的不对称程度是经治疗反𬌗儿童的两倍。另有研究表明，生长发育期儿童下颌骨的功能性移位会导致下颌骨长度不对称，反𬌗侧下颌骨长度短于健

的反𬌗，对侧咬合正常，下牙列中线及颏部向反𬌗侧偏斜（图23.41和图23.42）。咬合时功能性后牙反𬌗表现为单侧咬合，面部不对称，两侧牙尖相对

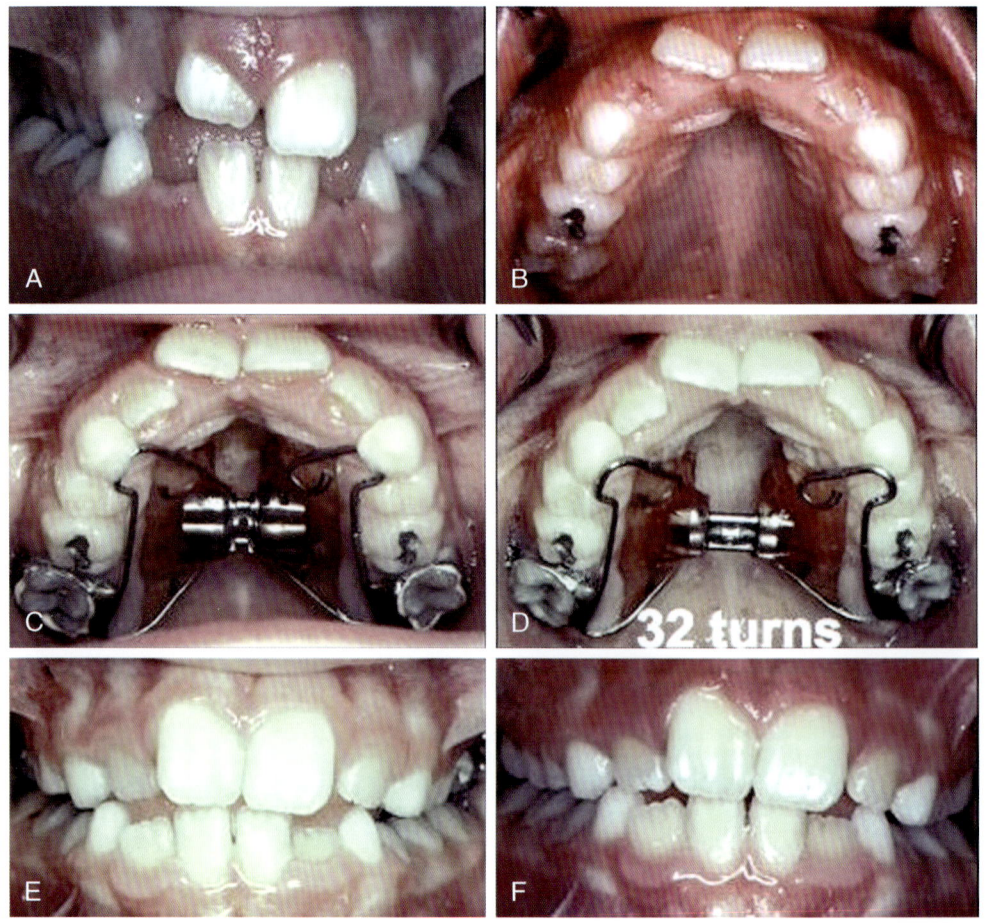

图 23.40 丙烯酸树脂作为基托的螺旋弓扩大器型腭侧快速扩弓装置（Haas RPE），带环粘接于第一恒磨牙，复合体粘接固定于乳尖牙。A 和 B. 治疗前双侧后牙反殆伴上颌牙弓狭窄。C 和 D. 分别为腭侧快速扩弓装置粘接后口内照，以及每天旋转扩弓装置连续 32 天后的口内照。E. 扩弓装置作为矫治器保持 3 个月时的咬合情况。F. 去除矫治器 1 年后的咬合情况

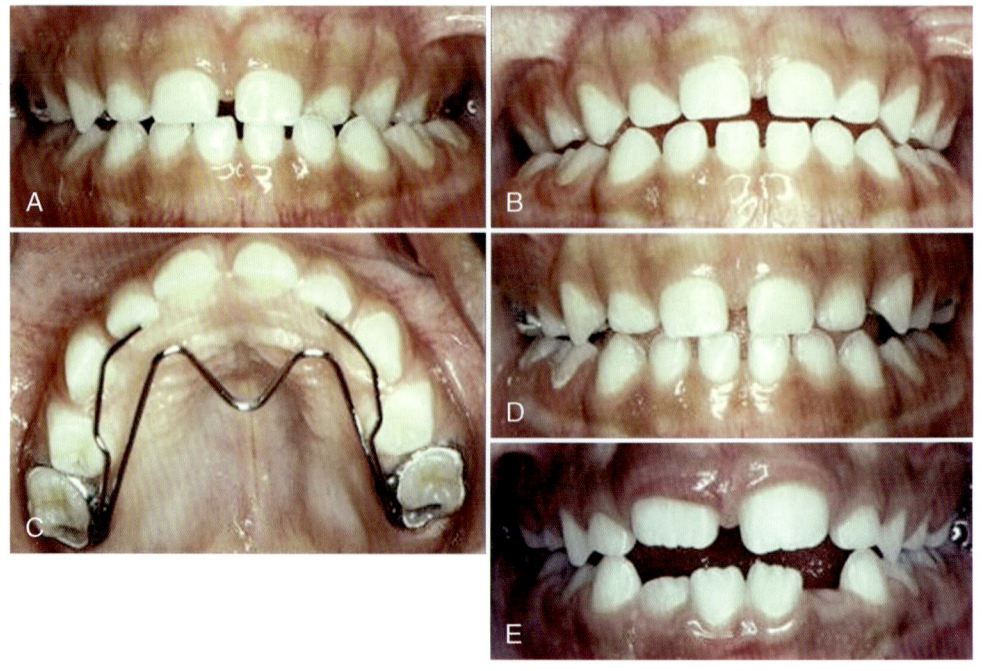

图 23.41 W 弓矫治器（W-arch appliance）。A. 患儿最大牙尖交错位出现功能性后牙反殆，自侧切牙向后侧方牙群完全反殆，下颌中线向反殆侧偏移 2.5 mm。B. 从静止状态至牙尖初次接触时，牙列中线正常，后牙区牙弓水平向对称对刃接触。C. 粘接焊接在带环上的 W 弓矫治器。D. 6 周内纠正了反殆，过度扩弓 2～3 mm，矫治器保持 3 个月。牙列中线对齐，下颌功能性偏斜减轻。E. 矫治结束后 2 年，后牙区牙弓水平向宽度正常，咬合时下颌骨无明显偏斜

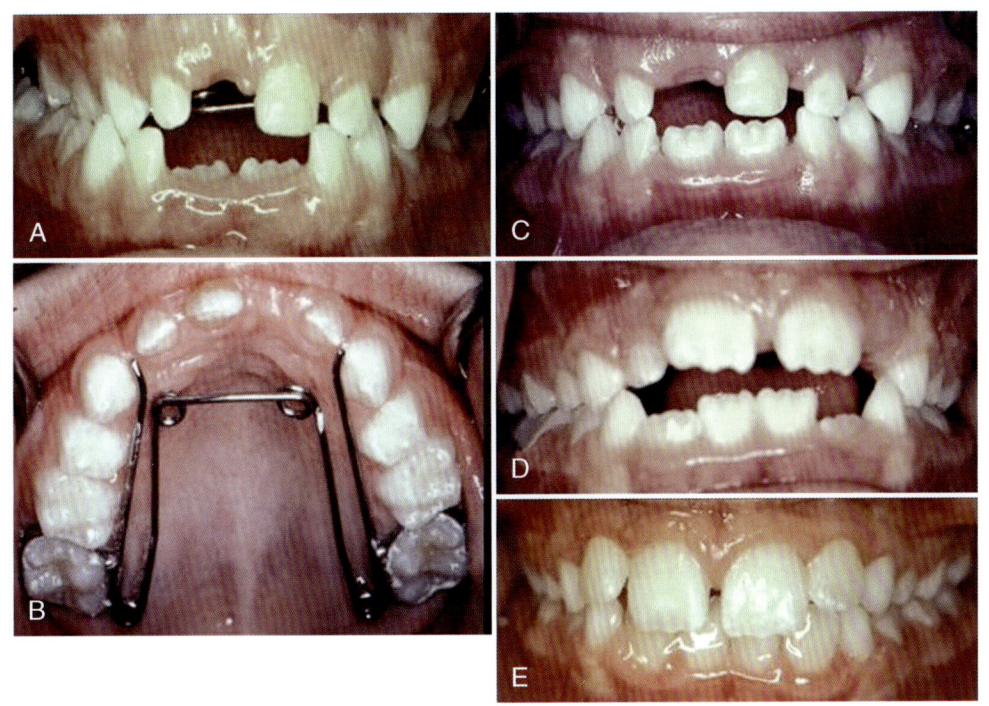

图 23.42 四眼圈簧矫治器。**A**. 替牙列早期患儿最大牙尖交错位后牙功能性反𬌗，一侧侧方牙群完全反𬌗，下颌中线向反𬌗侧偏移 1.5 mm。**B**. 焊接四眼圈簧矫治器粘接于口内，两侧对称和水平向圈簧设计，最大程度地减少磨牙的颊侧倾斜。**C**. 去除矫治器 2 周后的咬合情况。4 周纠正后牙反𬌗，矫治器保持 2 个月。牙列中线对齐，下颌功能性偏移减轻。**D**. 矫治结束后 6 个月，后牙区牙弓水平向宽度正常，咬合过程中下颌无明显偏移。**E**. 矫治结束后 2 年替牙列中期。牙弓水平向宽度正常，下颌无功能性偏移

侧。下颌骨旋转也导致对侧矢状向不对称，反𬌗侧表现为远中型末端平面关系——Ⅱ类咬合关系，健侧表现为Ⅰ类咬合或Ⅲ类咬合。虽然上颌扩弓矫治可改善反𬌗侧磨牙咬合关系，使其接近Ⅰ类关系，同时减少中线偏移，但矫治后并不一定能完全建立对称关系。矫治后下颌仍可能有一定程度的不对称表明矫治前患者已经出现了不平衡的生长模式，矫治后生长模式趋于平衡，但是矫治前的形态不对称依然存在。

早期纠正功能性后牙反𬌗可以通过将牙齿排列至正确的咬合位置，纠正髁突位置的不对称，消除下颌在垂直向张闭口运动过程中的功能性偏移，引导快速生长发育期间的牙颌骨正常生长，以及避免牙颌面生长发育过程中的不利因素影响等方式改善发育模式[41]。早期矫治与成年错𬌗畸形矫治相比，方法简便，治疗周期短，对组织结构的刺激性小。拖延到恒牙列再进行矫治则需要复杂的力学控制矫治基骨弓，甚至可能需要采用手术的方法进行上颌扩弓。

选磨平衡

偏斜咬合干扰的选磨平衡（selective equilibration）主要是乳尖牙间的选磨平衡，可以增加乳尖牙间宽度差异，为不佩戴矫治器纠正功能性后牙反𬌗提供可能。可能的方法包括选择性调磨上颌乳尖牙舌侧面或下颌乳尖牙唇侧面（即调磨咬合斜面）。如果上、下颌尖牙间的宽度基本一致或下尖牙间宽度较大时，选择性调磨效果不佳，需要进行上颌尖牙间扩弓。绝大多数的乳牙列或混合牙列反𬌗病例，仅仅通过选磨平衡方式不足以消除伴有上颌牙弓狭窄的功能性反𬌗。

上颌扩弓

上颌扩弓（maxillary expansion）矫治后牙反𬌗的矫治器包括固定式腭弓（如 W 弓、四眼圈簧）、固定式螺旋扩弓器（如 Hyrax、Haas 快速腭扩展矫治器）和可摘式分裂型丙烯酸基托矫治器（如 Schwarz 矫治器）。在乳牙列和混合牙列期，固定矫治的成功率大于 90%，可摘式矫治器的成功率大于 70%。文献报道，为了实现早期扩弓矫治儿童后牙

反𬌗，磨牙间宽度需要平均增加 3～4 mm，尖牙间宽度平均增加 2～3 mm。临床研究进一步指出，无论使用哪种矫治器，上颌扩弓均应有 2～3 mm 的过矫治，以防止矫治后的复发。

上颌扩弓包括牙槽骨扩大（正畸力）与腭中缝打开（矫形力）。一般来说，与单纯牙齿侧方移动来扩宽牙槽骨相比，通过打开腭中缝来扩大上颌牙弓具有更稳定的基骨扩张效果。矫治器的选择需要考虑正畸力与矫形力的区别、扩弓速度、矫治力的大小以及患者的生长发育阶段。固定式腭侧螺旋扩弓器，如 Haas 快速腭扩展矫治器（图 23.40）与 Hyrax 矫治器（Hyrax appliance，图 23.43），粘接于双侧上颌后牙，在 1～4 周的矫治期内，中线处的扩弓器每天旋转 1～2 圈（每旋转一圈螺钉水平打开 0.25 mm）。这种矫治器每次可以产生 3～10 磅矫形力，最大限度扩大腭中缝，用于进一步正畸治疗。通过标准化的非解剖参考点（如种植体）和头影测量，可以评估快速扩弓后骨骼和牙齿的变化情况。Krebs[42] 测量了 23 名 8～19 岁经过上颌扩弓治疗的患者，发现其牙弓宽度平均增加了 6 mm（0.5～10.3 mm），牙弓宽度的增加量是腭中缝打开量的 2 倍。对 Krebs 的数据进行分析，Hicks[43] 指出腭中缝宽度增加量在 8～12 岁儿童中占牙弓宽度增加量的 1/2，而在 13～19 岁儿童中约占 1/3。上颌扩弓后，一般建议使用固定矫治器（扩弓矫治器、横腭杆等）保持 6 个月，以促进快速打开的腭中缝愈合并保持稳定状态。

与螺旋扩弓器不同，固定式腭弓矫治器（如 W 弓、四眼圈簧）主要通过"轻力"和"慢速扩弓"实现上颌扩弓效应。Thomas 等[44] 提出，W 弓（图 23.41）与四眼圈簧（图 23.42）产生 6～8 mm 的牙弓扩宽量时，在磨牙间可以产生 400～600 g 的推力（约 1 磅），在尖牙间可以产生 200～300 g 的推力。在这一力值范围内，也能在乳牙列及混合牙列中观

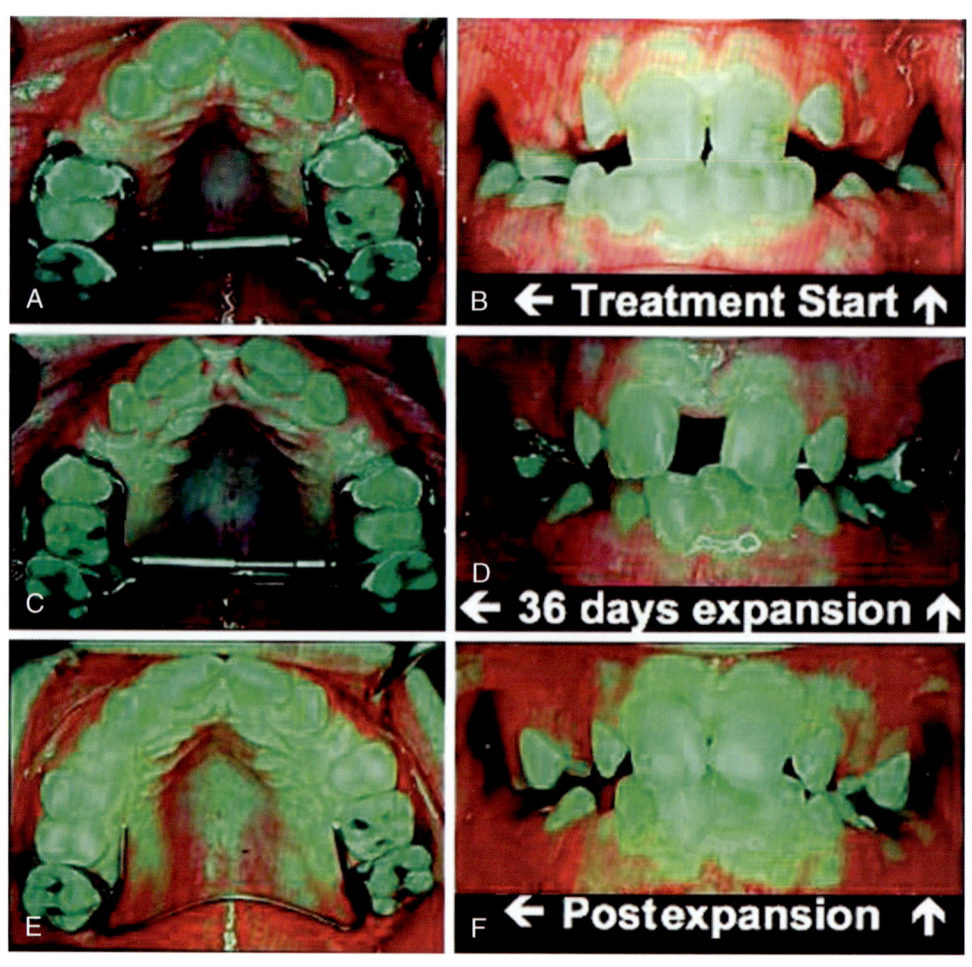

图 23.43 替牙列晚期使用带环粘接于第一恒磨牙与第一前磨牙上 Hyrax 矫治器。A. Hyrax 矫治器初次粘接。B. 治疗双侧后牙反𬌗前，上颌牙弓缩窄，形态对称。C 和 D. 扩弓矫治 36 天后的正面观与𬌗面观，每日旋转一次，上颌中线出现大的缝隙表明矫形力打开了腭中缝。E 和 F. 上颌扩弓 6 个月后的咬合情况，Hyrax 矫治器维持 5 个月后更换为固定式腭弓矫治器保持

察到一定程度的腭中缝打开。Hicks[43]发现小于2磅的矫治力可使上颌牙弓宽度增加 3.8～8.7 mm；在 10～11 岁患儿中，骨性改变约占牙弓宽度增加量的 24%～30%，在 14～15 岁患儿中约占 16%。Harberson 和 Myers[45] 报道了 10 例乳牙列与混合牙列早期后牙反𬌗病例，其中有 8 例通过 W 弓矫治器纠正了反𬌗，并观察到腭中缝打开的影像学表现，但并未记录矫治过程中矫形力与正畸力的作用比例。Bell 和 Lecompte[46] 报道了 10 名使用四眼圈簧矫治器纠正功能性后牙反𬌗的患儿（平均年龄 6 岁 9 个月），上颌磨牙间宽度平均增加了 5.3 mm，上颌尖牙间宽度平均增加了 4.1 mm，并观察到了腭中缝的打开。在乳牙列与混合牙列中使用固定式腭弓矫治器，若矫形力与正畸力施力合理，则与快速扩弓相比，组织破坏性更小。由于这种方式适应生理特性，组织成分的完整性得以维持，使得组织能够持续改建并增强矫治效果的稳定性，所以矫治器保持 3 个月即可。

W 弓和四眼圈簧矫治器具有以下优点：增加磨牙旋转，较舒适，对发音和吞咽影响小，软组织刺激性小，以及无需患儿与家长配合调整矫治器。对于乳牙列后牙反𬌗，通常在 4～5 岁时通过在第二乳磨牙粘接带环进行矫治；对于替牙列（即 6～11 岁）后牙反𬌗，则利用第一恒磨牙粘接带环矫治。在整个第一恒磨牙萌出期，即从萌出前 6 个月至完全萌出与对𬌗建立咬合关系，应暂缓上颌扩弓矫治。在第一恒磨牙萌出期对乳牙列进行扩弓，第一恒磨牙所受的影响小，在萌出后仍可能表现为反𬌗，从而需要二次矫正。第一恒磨牙完全萌出建立咬合关系后再进行扩弓不会显著影响治疗效果。当存在骨性不调，临床表现为完全后牙反𬌗，上颌骨狭窄并伴有严重的上颌牙列拥挤，以及出现其他需要矫形力快速扩弓而非正畸移动的临床指征时，Hyrax 螺旋扩弓器是上颌扩弓矫治的首选。纠正骨性后牙反𬌗需要的上颌扩增量为纠正功能性反𬌗的 2 倍，因而固定式螺旋扩弓器发挥的作用显著。替牙列晚期或恒牙列早期（即 10～16 岁）的患儿，其扩大腭中缝的阻力会增大，因而需要能提供更大矫治力的快速扩弓矫治器。此外，混合牙列晚期的乳恒牙替换也使腭弓矫治器支抗的选择复杂化。Hyrax 矫治器在患儿生长发育结束之前（女性为 16～17 岁，男性为 18～21 岁）均能产生打开腭中缝的作用。无论使用螺旋扩弓器还是腭弓固定矫治器，在经过保持后，侧方倾斜的牙齿均会恢复直立。在主动扩弓和保持阶段均要考虑牙性复发。

焊接式 W 弓由 0.036 或 0.040 英寸的不锈钢丝弯制而成，其沿牙弓轮廓连接反𬌗侧最远牙齿的带环。粘接前将连接丝宽度调整至两侧磨牙中央窝间宽度，压缩 2～3 mm 后粘接于带环上。必要时，每 3 或 4 周拆除矫治器进行调整，直至反𬌗得到纠正（图 23.41）。纠正反𬌗后该矫治器作为保持器保持 3～6 个月。焊接式 W 弓矫治器稳定，主要适用于上颌颊侧需要扩弓 4～5 mm 的反𬌗情况，如功能性后牙反𬌗。使用 W 弓矫治器也有一定的打开腭中缝的作用。

四眼圈簧矫治器在 W 弓基础上增加了 4 个圈簧，使矫治器在较大施力范围内具备了精细调节能力（图 23.42）。因此，倾向于使用四眼圈簧矫治器，尽管其与 W 弓矫治器矫治设计类似。四眼圈簧由 0.036 英寸的不锈钢丝弯制而成，圈簧大小相等，以实现矫治器的对称扩张和美观。前部圈簧位于尖牙水平，与尖牙腭侧宽度一致，尽可能减小水平弓丝与腭部间隙。所有圈簧保持水平，前部圈簧在尖牙位置朝向腭部，后部圈簧偏离腭部。这使圈簧产生的侧向力更偏向腭侧，以增加扩弓效应。后部圈簧向磨牙带环远中延伸 2～3 mm，增大磨牙旋转和扩弓作用。

四眼圈簧的扩弓步骤同 W 弓，2～3 周复诊一次。仅当连续两次复诊未见明显扩弓作用，牙弓宽度增加量不足时，才需对矫治器进行调整。当上颌磨牙舌侧牙尖咬合面与下颌磨牙颊侧牙尖咬合面接触时表明扩弓量足够，且大约有 2～3 mm 的过矫治，这一过矫治的量用来代偿去除矫治器后颊倾牙齿的直立。矫治到伴有轻度过矫正的周期一般为 4～6 周。如需调整矫治器，需要从口内去除，确保扩弓的施力力值和位置合适。调整弓丝包括使手指呈"手风琴"打开，或沿着金属丝的长度弯曲，以增加横向推力。这一调整过程可以在口内进行，但往往会产生补偿调整，如多次口内调整常使患牙产生额外移动。矫治器扩展至最大位置时推荐保持最少 3 个月，但建议保持更长时间，特别是有口腔不良习惯（如吮拇指、口呼吸和吐舌习惯等）或在下颌闭合状态下有持续功能性移位的患儿。虽然以原矫治器作为保持器简单方便，但应意识到持续扩弓可能会导致上磨牙颊侧锁𬌗，因此保持期间需要每月复查一次。也可以考虑对矫治器弓丝进行退火处理或后续采用 Hawley 保持器。

双侧后牙反𬌗伴严重上颌骨狭窄，需 6～8 mm 的扩弓量纠正水平向宽度不调时，以及年龄较大患儿腭中缝闭合，需要更大矫形力实现基骨弓扩张等情况下，固定式 Hyrax 矫治器是首选（图 23.43）。Hyrax 矫治器的扩弓效果与矫治器的强度、螺旋扩弓器相对于腭弓的位置、上颌骨复合体所能提供的支抗密切相关。在多个基牙间利用颊舌侧连接弓丝加固带环的设计强度最大。替牙期采用 Hyrax 矫治器时，第一恒磨牙与第二乳磨牙能够提供较强支抗。在青少年时期，支抗牙一般选择第一恒磨牙和第一或第二前磨牙。研究证明，这种固定矫治器放置于腭穹隆最深处且尽可能靠后的位置能够产生最大的矫形力。基于矫形力的大小，在纠正反𬌗的 1 个月治疗期内，建议每天旋转一圈扩弓器，以实现 6～8 mm 的扩弓量（24～32 圈）。牙弓扩宽量足够时，矫治器需保持 6 个月，以使扩大的腭中缝改建并维持牙弓稳定。

萌出异常（eruption problems）和萌出"引导"（eruption "guidance"）

牙齿的异常萌出模式可导致的牙齿异位、排列异常、牙弓不对称、牙弓连续性中断和牙列拥挤，这些异常都是牙量-骨量不调的标志。此外，局部因素如多生牙、先天性恒牙缺失或畸形、继发于外伤或龋齿的乳牙坏死或营养不良性钙化，以及乳磨牙的固连，可能对正常萌出和排列造成障碍。应当注意，牙齿萌出是按照一定的顺序对称性萌出，两侧同名牙的萌出模式一致，这是评估萌出的重点。

第一恒磨牙异位萌出（ectopic eruption of first permanent molars）

第一恒磨牙的萌出位置偏向正常萌出路径的近中时会导致第二乳磨牙远中牙根吸收。Bjerklin 和 Kurol[47] 将第一恒磨牙异位萌出分为两种类型——可逆型和不可逆型。可逆型中，异位磨牙可以自行脱离异位方向，向正常方向萌出，第二乳磨牙保留在原位（图 23.44）。大多数可逆型异位恒磨牙在 7 岁时自行调整至正确萌出方向。而不可逆型中，上

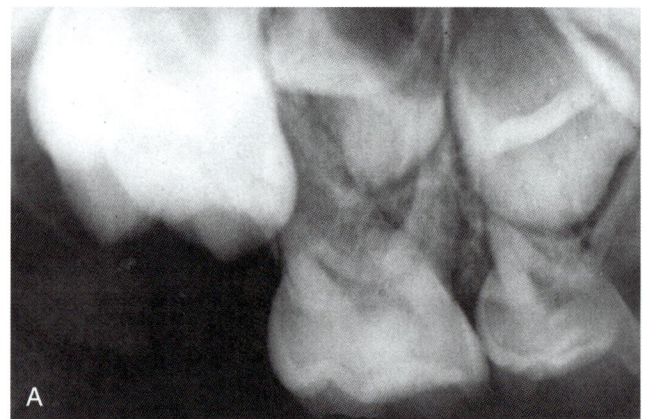
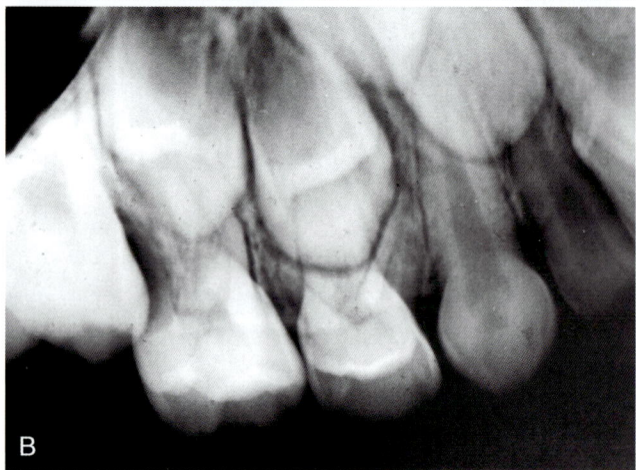
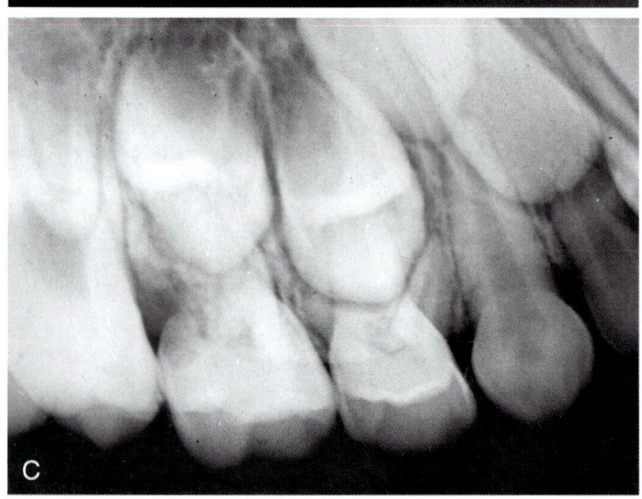

图 23.44 A. 上颌第一恒磨牙异位萌出伴第二乳磨牙远颊根吸收。B 和 C. 随访 X 线片显示乳磨牙牙根持续吸收但第一恒磨牙自行调整萌出方向。根据研究报道，约 2/3 的磨牙异位萌出属于可逆型

颌第一恒磨牙一般不能正常萌出，且与第二乳磨牙的牙颈部接触（图 23.45）。7、8 岁时任何第一恒磨牙的异位萌出都划归为不可逆型。Young[48] 观察了 1619 名儿童，有 52 名出现第一恒磨牙异位萌出（3%），男孩发病率（33 名）要高于女孩（19 名）。异位磨牙可发生于多个象限，最常见于上颌（仅有

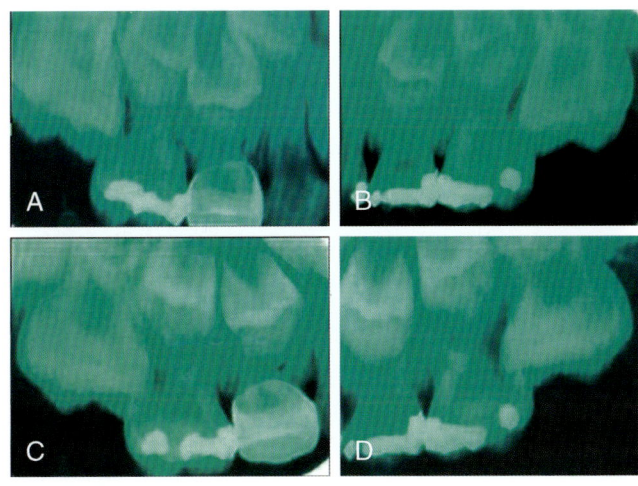

图 23.45 A 和 B. 根尖片显示双侧上颌第一恒磨牙异位萌出，第二乳磨牙远中根吸收。C 和 D. 6 个月后随访 X 线片显示不可逆型异位萌出模式，乳磨牙牙根持续性吸收，第一恒磨牙近中移位明显

2 例发生下颌第一恒磨牙异位萌出）。Young[48]进一步发现有 2/3 的异位磨牙未经矫治而自行萌出至正常位置（可逆型）。Bjerklin 和 Kurol[47] 的研究也指出，不可逆型异位萌出的第一恒磨牙牙冠通常较大，萌出路径更加偏向近中，并且相对于颅底而言，上颌长度偏短。这些变量在可逆型异位萌出侧与正常萌出侧之间没有显著差异。磨牙异位萌出也有明显的家族遗传倾向，有家族史的患儿异位萌出的发生率为 19.8%，而整体人群中发病率为 2%～3%。唇腭裂患儿第一恒磨牙异位萌出发生率高达 25%，再次说明上颌骨位置与基骨弓大小是磨牙异位萌出的致病因素。

如果不可逆型磨牙异位萌出不进行干预治疗，会引起第二乳磨牙早失，同一象限内牙弓长度缩小。上颌磨牙不对称异位使磨牙关系向安氏 II 类偏移，对颌磨牙伸长，Spee 曲线深度增加，可能出现咬合干扰。因此，在接近第一恒磨牙萌出期前及时通过口内或曲面体层片判断是否有异常萌出表现，对于早期诊断和阻断潜在的后遗症具有至关重要的作用。如果在 5～6 岁时发现有异位萌出的可能，此时有 2/3 的异位磨牙可以自行调整至正常萌出位置，建议密切观察患牙萌出情况。接近 7 岁患儿的异位磨牙自行调整的可能性较低，如果第一恒磨牙异位萌出同时伴有第二乳磨牙的进行性吸收，则需要进行干预。另外，也应在对颌磨牙萌出至殆平面水平时，对异位磨牙进行干预，控制垂直向的距离，预防牙齿过度萌出。第一恒磨牙异位萌出常两侧同时出现并伴有牙量不调，需要仔细检查口腔其他部位是否有类似情况。

矫治治疗包括引导异位磨牙至正确位置，确保正确的萌出顺序，以及维持牙弓长度。一旦纠正了异位磨牙的位置，乳磨牙的吸收过程一般也会随之停止，乳磨牙得以保留，从而维持牙弓的完整性。一种治疗方法是对第二乳磨牙进行活髓切断术，不锈钢预成冠修复后粘接带环延伸至异位磨牙近中龈下，以引导异位磨牙萌出。小心放置延伸装置以免进一步造成阻生。这种治疗技术看似简单，实际上操作困难，一般不采用。也有研究报道了一些其他的治疗方式，需考虑阻生程度、乳牙吸收程度、异位方向、时机、牙弓长度以及患儿配合程度。矫治器包括分离器和磨牙远移装置。

如果牙齿接触区可以放置矫治装置，则首选正畸弹性分离（elastic separators）。第一次放置矫治装置最为困难，需要准备改良的分牙器和牙线。牙线缠绕穿过分牙器，再穿过牙齿接触区，然后将折叠双层分牙器穿入牙齿颈部接触区，最后通过牙线将分牙器一端拉出接触区。在随访中，逐步使用更大、更加坚硬的塑料分牙圈代替较小的弹性分牙器，每 1～2 周更换一次，2 个月内完成矫正。如果萌出足够，牙间隙足够，且允许弹簧在接触区域之间插入，也可使用分牙簧。但是分牙簧容易损伤组织、移位，有误吞和误咽的风险。如果使用分牙簧，Howe 式钳或蚊式止血钳可以使分牙簧的弹性壁通过牙齿接触区。可以在分牙簧螺旋侧缠绕牙线，作为安全装置，避免分牙簧滑脱。分牙簧头部放置在患牙边缘嵴上，弹性臂位于接触区的下方。分牙簧可以从颊侧或舌侧穿过接触区（根据穿过的难易度），一般颊侧入路相对容易。在第一恒磨牙与第二乳磨牙接触关系解除以前，分牙簧应置于接触区内，直到患牙能够正常萌出。每 2～3 周复诊一次，评估患牙萌出情况，分牙簧加力。

患牙接触区之间也可以利用黄铜丝结扎，通过周期性收紧铜丝加力，为异位恒磨牙提供向远端移动的分离力。每隔 3～5 天，应扭曲铜丝加力或更换黄铜丝，直到打开牙齿间隙。使用黄铜丝矫治舒适度低，一般需要使用局麻药物；黄铜丝需更换 1 次或多次才能实现矫治效果，且容易复发，因此实际上这一方法被远远地高估了。任何一种分牙治疗都只适用于患牙发生轻度异位阻生，且第二乳磨牙发生轻度吸收。在这三种方法中，弹性分牙圈比分牙簧和黄铜丝更便捷，在治疗患牙轻度阻生中引起的问题最小。另有一种治疗方法是在第二乳磨牙远中面，用高速车针倾斜片切磨牙远中釉质。虽然这项技术难度高，但值得一试，同时可以避免采用下述其他复杂的治疗方式和付出高昂的治疗费用。

不可逆型异位萌出的第一恒磨牙需要第二乳磨牙提供远中向推力，使其解除阻生并顺利萌出。Humphrey 矫治器采用远中向的 S 形曲簧主动加力于异位萌出磨牙𬌗面（图 23.46）。最开始使用时，经常需要去除矫治器进行加力，矫治结束后需对第一恒磨牙进行修复。这种矫治器的优点是结构稳定，能纠正严重阻生的第一恒磨牙。Humphrey 矫治器的后续改良包括：使用可产生持续推力且方便加力的螺旋推簧（0.018～0.022 英寸弓丝）；两侧磨牙带环上焊接腭杆增加矫治器的稳定性；使用颊舌侧推簧减少恒磨牙的旋转；粘接复合树脂与推簧接触，防止滑脱。缺点在于推簧需要加力调整，咬合干扰使弓丝弯曲，只能在第一恒磨牙萌出后使用，以及乳磨牙可能发生移位。异位恒磨牙一旦远中移位，就需要去除矫治器使磨牙垂直向正确萌出。为防止复发，带环的远中面应适当延长，之后去除推簧重新粘固矫治器进行保持。

Halterman 矫治器（Halterman appliance）使用弹性橡皮链代替推簧提供磨牙远移推力（图 23.47）。利用 0.036 英寸不锈钢丝弯制牵引钩，从第二乳磨牙带环舌侧向远中延伸，异位磨牙上粘接舌侧钮，通过弹性橡皮链向远中牵引磨牙。牵引钩起自乳磨牙舌侧，避免弓丝在张闭口过程中对升支前缘的撞击。弓丝走行与牙弓腭侧轮廓一致，牵引钩水平位置接近理想磨牙位置的远中、颊舌侧中点，高于磨牙远中边缘嵴约 5 mm。该位置可以提供足够的垂直向和水平向弹性牵引力，使牙弓排齐。在异位第一磨牙𬌗面中央窝偏近中粘固舌侧钮或托槽。临床医生首选使用树脂粘接（自固化或光固化）矫治器，其成功的关键在于隔湿。混合型玻璃离子对隔湿要求低且无需酸蚀，对于不能很好隔湿的患者是首选。粘接舌侧钮前需要提前放置橡皮链，以免粘接材料进入倒凹区，影响橡皮链放入。粘接舌侧钮后进行矫治器的粘接，牵拉橡皮链至远中牵引钩。建议使用紧密型橡皮链以增强牵引力。Halterman 矫治器远移磨牙技术相对简单，过程可控、结果可靠，是不适用弹性分牙圈患者的首选治疗方式。

下颌切牙段萌出引导（eruption guidance in the lower incisor segment）

下颌切牙段的发育模式中，常可见下颌恒切牙于乳切牙舌侧萌出，形成"双排牙"。这类情况大多可通过乳牙脱落而自行纠正。但如果到 8 岁时乳

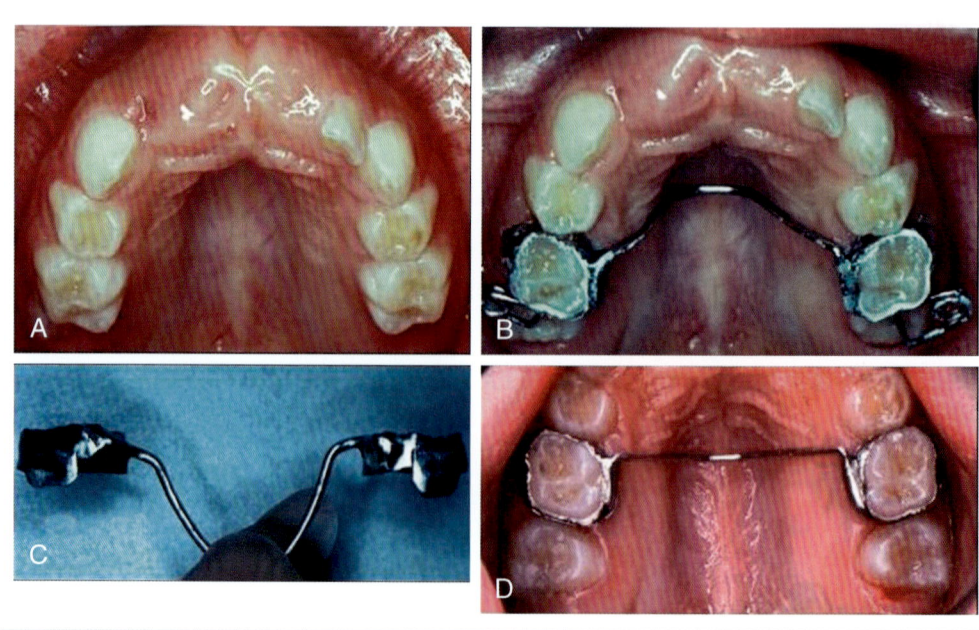

图 23.46 远中推簧（Humphrey）矫治器。A. 双侧上颌第一恒磨牙异位萌出。B. 设计具有远中推簧的 Humphrey 带环型矫治器，纠正异位萌出的上颌第一恒磨牙。试带环前先暴露异位磨牙，放置带环后，在磨牙咬合面粘接复合树脂嵴与远中推簧接触。C 和 D. 第一恒磨牙远中移位后，去除矫治器，磨除推簧，在带环远中面焊接材料适当延伸，以引导第一恒磨牙萌出至正确位置

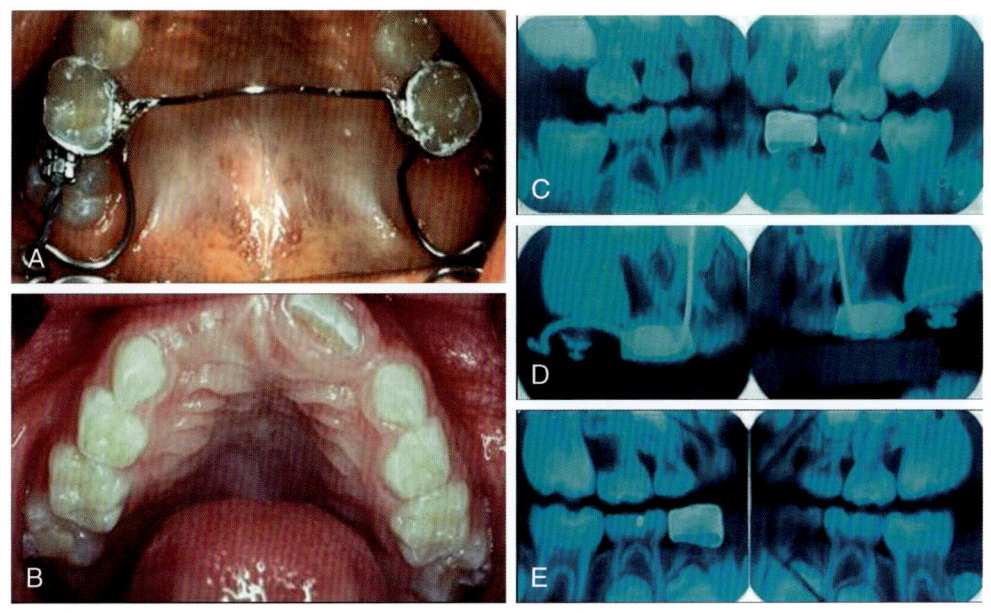

图 23.47　上颌固定式 Halterman 矫治器。A. 第二乳磨牙带环远中延伸卡臂，牵引双侧异位第一恒磨牙粘接附件上的弹性橡皮链。B. 治疗 6 周后，第一恒磨牙已萌出至合适的位置。影像学检查显示第一恒磨牙治疗前（C）、治疗 2 周（D）、治疗完成后 1 年（E）的远中移动位置

牙还未脱落，则需要拔除乳切牙（见第 20 章）。舌肌力量通常会将恒切牙向前推进至正常牙列位置中。随着下颌侧切牙的萌出，下颌尖牙间宽度会增加 2～3 mm（正常增长范围为 0～5 mm）。下前牙区间隙的这种"增长"有利于补偿继承恒牙较大而引起的切牙尺寸差。在 7～8 岁时，下颌恒切牙替换完成后，下颌切牙常出现近 2 mm 的拥挤。研究表明，在切牙萌出完成后下颌尖牙间宽度不再增加，不能进一步缓解前牙拥挤。但是，由于乳尖牙、乳磨牙与恒尖牙、前磨牙之间的近远中径差异，整体牙弓可获得足够的额外间隙。下颌每个象限的这种"剩余间隙"平均约 1.7 mm，提供了缓解下颌切牙拥挤的潜力。Gianelly[11] 连续观察了 100 例具有正畸需求的混合牙列期儿童，发现其中 85 例存在下颌切牙拥挤，平均拥挤度达 4.4 mm，显著高于 2 mm 的人群平均拥挤度。间隙分析时考虑到剩余间隙，72% 的牙列拥挤患儿有足够的空间调整成正常牙列。鉴于这种可能，如果整体间隙分析提示患儿牙弓周长足以容纳牙齿正常排列，或拥挤度在 2～3 mm 以内，口腔临床医生应考虑通过引导牙齿萌出并及时利用剩余间隙来促进牙齿排列。

当切牙拥挤度小于 3～4 mm 时，第一种选择是对乳尖牙近中舌侧面进行片切。及时的片切可以为舌侧移位切牙提供"滑行间隙"，使其在舌肌压力下向前移动到牙弓前部（图 23.48）。双侧片切可为舌侧移位切牙提供 2～3 mm 间隙。在牙龈接触区对乳尖牙近舌轴角处进行适当的片切，并不会对每个象限的整体剩余间隙造成明显影响。由于下颌牙弓向前呈圆形，所以在舌肌肌力下前移的切牙可能会增加牙弓中段的长度和整个牙弓周径。而唇向移位的切牙，虽然乳尖牙片切同样可以为牙齿排列提供额外的间隙，但在肌力平衡作用中，唇肌力量是一个更重要的因素。在唇肌作用下，前牙舌向移动，牙弓总体长度减小。乳尖牙片切必须延伸至龈下以完全打开与切牙的接触，仅对牙冠片切是不够的。片切需要使用锥形车针，以便进入接触区同时不伤及邻接恒牙（如 699 或 169 号锥形车针）。乳尖牙片切时难免出现牙本质暴露和牙周组织损伤，因此临床常需要在局部麻醉或笑气辅助下进行。有时也需要放置楔子来保护侧切牙。合理把握治疗时机有利于实现最佳牙齿排列并便于操作。考虑到在侧切牙萌出期间，尖牙间宽度可增加 2～3 mm，故理想的片切应等到切牙萌出出现"楔形效应"时进行。也就是说，下颌乳尖牙片切通常建议在 7～8 岁左右，接近侧切牙萌出完成时进行。

尽管过大的切牙尺寸差可能会导致下颌乳尖牙出现病理性吸收（详见本章前文），但更多情况下，乳尖牙不会移位，而恒切牙萌出位置明显异常。如

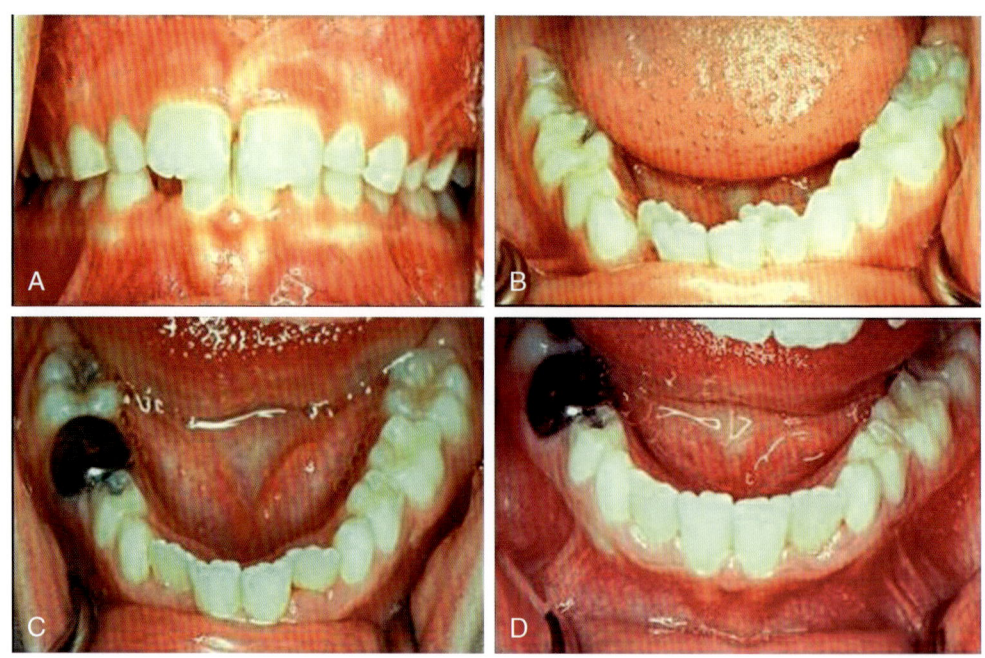

图 23.48 片切下颌乳尖牙引导切牙排列。A 和 B. 表现为下切牙拥挤度约 4.5 mm，伴有侧切牙舌向移位，左下乳侧切牙滞留，覆𬌗程度约 80%。考虑到患儿严重的深覆𬌗和切牙移位，对其进行下颌双侧乳尖牙的片切，同时预约修复治疗。C. 同一患儿片切后 6 个月复诊。此次复诊时对尖牙再次进行了少量片切。D. 同一患儿初次片切后 1 年。在舌肌力量作用下，舌侧移位的切牙利用片切产生的间隙向前移动，建立正常的牙弓形态

果切牙拥挤程度过大或移位过多而不适宜乳尖牙片切，则可考虑选择性拔除乳尖牙以保持牙弓对称、维持中线重合和切牙排列整齐（图 23.49）。当切牙尺寸差过大和拥挤度大于 4 mm 时，这种干预更加可行。然而，临床医生必须谨记，下颌乳尖牙早失可能导致下颌牙弓严重塌陷。因此，在没有获得父母的知情同意和规范的正畸医生会诊的情况下，不应该拔除乳尖牙。考虑到这种干预需要较长的持续时间，实际已经超出了萌出引导的范畴，所以将其作为分阶段早期矫治方案或序列拔牙方案的起始步骤更为准确。最后，一些临床医生担心切牙排列不齐会增加患龋风险，因此主张优先拔除下颌乳尖牙以排齐恒切牙。但 Alsulaiman 等[49]发现，尽管可能会滞留菌斑，但没有发现其与上下颌切牙不齐有关。

下颌尖牙和前磨牙段萌出引导（eruption guidance in the mandibular canine and premolar segment）

在 10～12 岁时对儿童的侧方牙群进行影像学评估，可为其萌出引导提供乳牙吸收模式、继承恒牙萌出顺序、Ⅰ类磨牙关系建立和剩余间隙利用的相关信息。由于下颌尖牙和第一前磨牙常近乎同时萌出，且其近远中径大于对应乳牙，所以

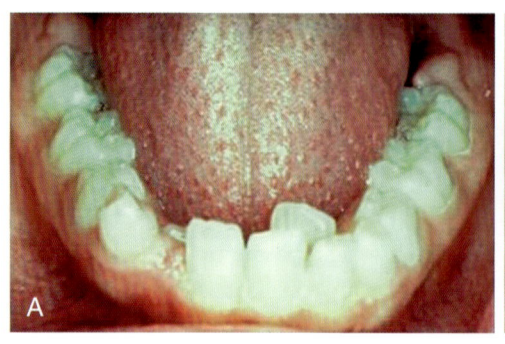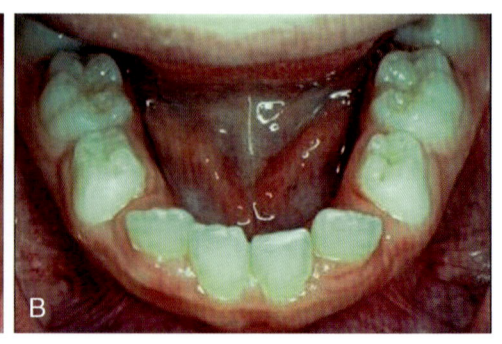

图 23.49 选择性拔除下颌乳尖牙。A. 下颌切牙严重拥挤和错位，右下乳尖牙进行性吸收，伴相邻侧切牙异位萌出。下颌中线向右偏移，左下乳侧切牙滞留。由于右下尖牙接近脱落且位置异常，所以决定拔除双侧乳尖牙。B. 同一患儿 1 年后复诊，下切牙排列对称整齐。结合其他变量，考虑进行继续序列拔牙或扩展牙弓矫治

常近中移位萌出，伴尖牙同侧切牙重叠。为了最大限度地减少这种错位萌出，及时对第二乳磨牙近中面适当片切可能为尖牙和第一前磨牙远中移动提供 2～3 mm 的间隙（图 23.50）。第二前磨牙通常约 1 年后，沿第二乳磨牙远中牙根萌出。如果第二前磨牙萌出异常，有时需要拔除第二乳磨牙以引导第二前磨牙正常萌出。临床医生除了评估第二前磨牙的萌出情况外，还应考虑在第二乳磨牙拔除或脱落后放置舌弓式保持器（lingual holding arch）维持牙弓长度（图 23.18）。如果侧方牙群萌出间隙不足，需要利用剩余间隙缓解拥挤，以及（或）第二恒磨牙在第二前磨牙之前萌出，则舌弓式保持器可能成为维持牙弓长度的关键因素。

相关临床研究证实，混合牙列晚期使用被动舌弓式保持器控制剩余间隙具有积极有效的牙弓排列效果。Dugoni 等[50]报道了 25 例替牙列期患者的研究结果，发现使用被动舌弓式间隙保持器和选择性拔除乳磨牙后，下颌切牙拥挤度减少 3 mm 以上。在平均保持了 10 年后，25 例患者中有 19 例继续表现出临床满意的下颌前牙排列情况。与正畸矫治后 10 年随访结果相比，舌弓被动保持的稳定性大于或至少等于主动正畸治疗。Rebellato 等[51]报告了 14 例替牙列期切牙拥挤度达 3 mm 及以上的患者，通过头颅侧位片、研究模型和下颌骨体层摄影片分析其接受被动舌弓保持后的牙弓变化，并与 16 例未治疗的对照组患者进行了比较。与未经治疗的对照组相比，舌弓组在后续继承恒牙萌出时，牙弓长度没有明显变化，而对照组平均每侧牙弓长度减少 2.5 mm。对照组第一恒磨牙萌出时平均前移 1.7 mm，而舌弓组仅前移 0.3 mm。同时，舌弓组切牙仅表现为轻度唇倾（0.4 mm），而对照组切牙需直立约 0.65 mm 代偿牙弓长度缩短。综上，舌弓通过减少磨牙近中移位和切牙舌向移动来维持牙弓长度，同时也可缓解 3～4 mm 的下颌切牙拥挤。Brennan 和 Gianelly[52]连续量化分析了 107 例替牙列期患者牙弓尺寸的变化直至全部继承恒牙萌出，这些患者均进行被动舌弓治疗，唯一的其他干预措施是个别患者拔除了第二乳磨牙。结果发现，牙弓长度平均减少了 0.4 mm，而牙弓宽度略有增加。由此产生了平均约 4.4 mm 的剩余间隙，使下颌切牙拥挤度从治疗前的 4.8 mm 减少到治疗后的 −0.2 mm。其中 65 例（约 60%）可通过间隙调整完全解决切牙拥挤问题。另外有 16 例（1/6）的最终牙列拥挤度小于 1 mm，13 例（1/10）小于 2 mm。仅有 14 例患者（13%）在侧方牙群替换后拥挤度仍大于 2 mm。值得注意的是，大多数后牙拥挤程度较高的患者早

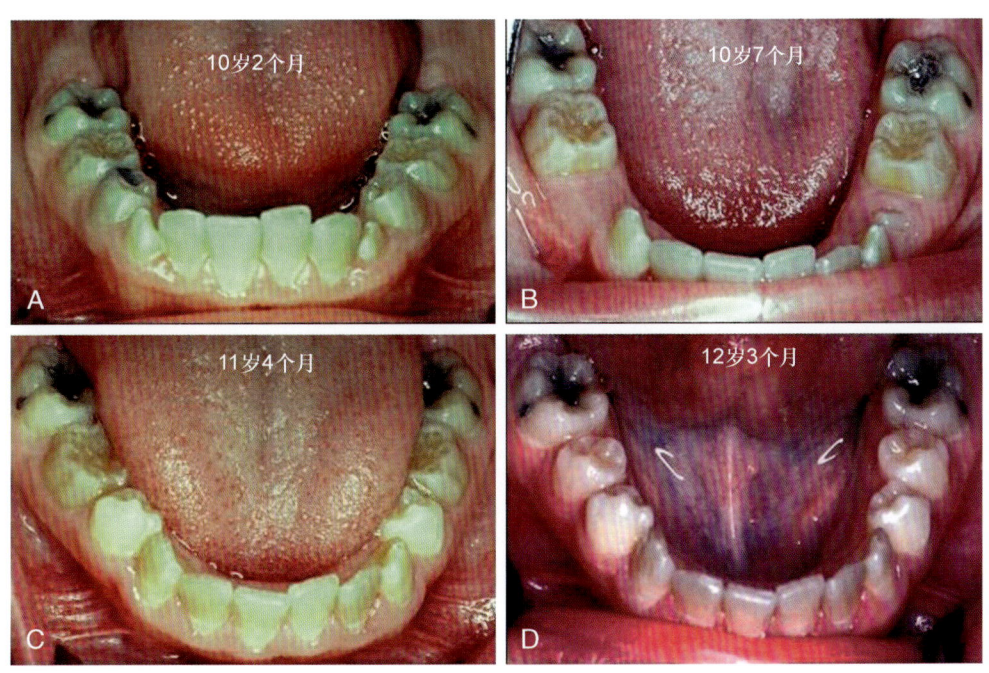

图 23.50 序列片切和选择性拔除乳牙的萌出引导。A. 术前牙弓排列口内照，恒尖牙萌出路径偏近中，与切牙重叠。B. 选择性拔除第一乳磨牙并在第二乳磨牙近中面片切，此为术后 5 个月牙弓排列口内照。C. 恒尖牙和第一前磨牙远中向萌出，前牙拥挤度减小。D. 第二前磨牙萌出后，牙弓形态良好，整体间隙充足，前牙轻度扭转易于纠正

期就会表现出下颌乳尖牙病理性吸收甚至早失症状。总之，在 107 例患者中，有 105 例通过选择性拔除乳磨牙并结合被动舌弓保持获得了足够的间隙，同时牙齿得以正确引导萌出，有效缓解了下颌切牙严重拥挤的情况。

这些研究一致证实，被动舌弓式保持器通过减少磨牙的前移和下颌切牙的舌向移动，使牙弓长度保持相对稳定或轻度减小。及时治疗不仅可以维持牙弓长度，还可以引导尖牙和前磨牙远中萌出，有效缓解 2～4 mm 范围内的混合牙列拥挤，从而改善 2/3～3/4 患者的下颌牙列拥挤症状。

上颌尖牙和前磨牙段萌出引导（eruption guidance in the maxillary canine and premolar segment）

在 7～8 岁儿童中，上颌恒尖牙的位置接近侧切牙根端远中。尖牙在此处形成支点，导致侧切牙牙冠常向远中倾斜。随着萌出持续，上颌尖牙常向乳尖牙根方垂直偏转，同时尖牙唇倾增大。临床上常表现为牙槽突附近前庭沟区唇侧隆起。随着乳尖牙正常持续吸收及恒尖牙的垂直萌出，相邻的上颌侧切牙牙冠逐渐向近中倾斜。随着乳尖牙的脱落，上颌恒尖牙常略偏唇侧倾斜。随后在口周组织的平衡力下，上颌恒尖牙逐渐舌向移动进入牙弓。

鉴于这种曲折而漫长的萌出过程，有 2% 的人存在上颌恒尖牙萌出障碍，引起上颌尖牙严重移位和（或）阻生，女性的发病率是男性的 3 倍。由于恒尖牙是上颌最后一颗萌出的继承恒牙，只能占据该象限内的剩余空间，所以当牙弓长度不足时，恒尖牙通常会向近中唇向移位。与尖牙唇向移位不同，牙弓长度不调很少引起尖牙腭侧阻生，因为 85% 的尖牙腭侧阻生患者的受累象限有足够的牙弓长度容纳尖牙正常萌出。实际上，真性腭侧阻生的一个病因可能是尖牙区间隙过大而不是牙弓长度不足。当上颌侧切牙缺失、呈锥形或小于下切牙时，约有 40%～45% 的患者会出现上颌尖牙腭侧移位。当异位恒尖牙接近侧切牙牙根时，可能会发生切牙明显移位和切牙牙根特发性吸收。这类吸收往往难以诊断，因为大部分病变位于切牙根中和根尖 1/3 腭侧，在影像学检查中常被重叠的尖牙牙冠所掩盖。据报道，高达 12.5% 的腭侧异位尖牙会导致相邻切牙吸收。在所分析的病例中，约有一半切牙牙根吸收会累及牙髓，吸收范围自根长 1/4 到几乎完全丧失牙根结构不等。由于大多数临床医生使用的二维影像学检查的固有局限性，牙根吸收的实际发生率可能远远高于报告的结果。

上颌尖牙潜在异位和阻生的筛查应从 10～11 岁开始，结合临床和影像学检查，评估萌出路径、位置对称性、牙根发育状况以及邻近侧切牙和乳尖牙的位置关系。在大于 10 岁的儿童中发现上颌尖牙近中移位且与相邻恒侧切牙根重叠时，应及时拔除邻近的乳尖牙，多数情况下也可同时拔除第一乳磨牙，这样做将会大大提高尖牙远中向垂直萌出的可能性（图 23.51）。在恒尖牙根长发育至 2/3 左右时萌出力最佳，该方法最为有效。一旦尖牙牙根形成 3/4 或更多，萌出力降低，牙齿就可能需要外力作用才能萌出。临床检查时，可对乳尖牙上方稍高的牙槽骨行唇

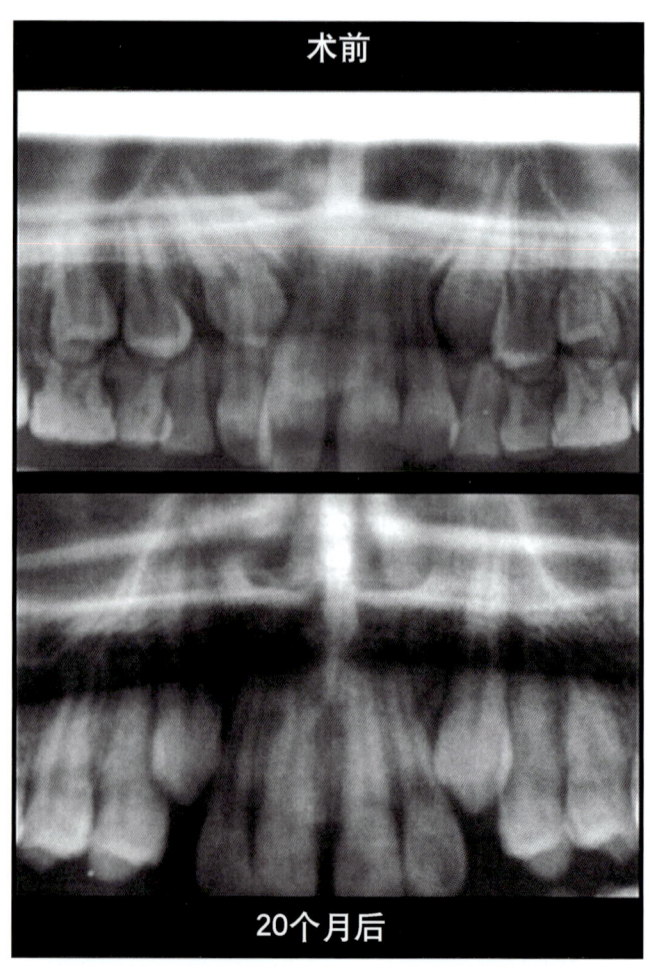

图 23.51 通过拔除双侧乳尖牙和第一乳磨牙纠正双侧上颌恒尖牙阻生，此为拔除术前和术后影像［Giulio AB, Serena IP, Matteo Z, et al. Double vs single primary teeth extraction approach as prevention of permanent maxillary canines ectopic eruption, Pediatr Dent. 2010；32（5）：407-412.］

侧触诊。如果尖牙隆起明显，说明在此发育阶段中尖牙位于正常的萌出路径。虽然存在尖牙唇侧隆起并不一定排除阻生的可能，但在儿童10～11岁时如果缺乏这一临床体征，应当探究其原因。尖牙明显异位的另一个临床体征主要表现为侧切牙牙冠过度远中和唇舌向倾斜。这表明萌出的尖牙正对侧切牙牙根施加杠杆力，"推"牙根近中向移动，使牙冠向远中倾斜。如果侧切牙牙冠唇向倾斜，恒尖牙很可能异位于侧切牙牙根前部。如果侧切牙牙冠向舌侧倾斜，则尖牙牙冠可能位于侧切牙牙根后部。其他可能的临床体征包括尖牙迟萌至13～14岁，乳尖牙滞留时间延长，相应位置的前庭沟或腭侧软组织膨隆。

当侧切牙严重倾斜（如前所述）、上颌侧切牙过小（锥形）、乳尖牙替换期不能正常松动以及尖牙的萌出性隆起不典型时，应强调上颌尖牙区的影像学评估。即使在X线片上观察到恒尖牙过度近中倾斜导致尖牙牙冠与侧切牙牙根重叠，提示可能存在阻生，也只有当侧切牙牙根发育几乎完成且尖牙牙根发育至2/3左右（即10～11岁左右）仍有影像学的重叠时，这一提示上颌尖牙阻生的表征才真正可信。此时，尖牙牙冠与侧切牙牙根的重叠程度以及乳尖牙和第一乳磨牙的牙根吸收模式是判断尖牙阻生和阻断性治疗预后的关键指标。采用特殊的影像学检查技术定位牙齿的唇腭侧位置是必不可少的（可特殊定位的根尖片技术或锥形束计算机体层扫描技术详见第2章）。研究表明，如果异位恒尖牙与相邻的恒侧切牙重叠部分不超过侧切牙的中线长轴（位于牙根"远中"侧），则拔除乳尖牙后恒尖牙复位并萌出至正常位置的概率约为85%～90%。若尖牙重叠超出侧切牙长轴（位于牙根"近中"侧或更远），拔除乳尖牙后成功复位的概率下降至约60%（图23.52；转载自 Counihan et al., 2013）。

Category	Good Prognosis	Average	Poor
Overlap of incisor	No horizontal overlap	Up to half root width	Complete overlap
Vertical highet	CEJ – halfway up root	>half <full root length	>full root length
Angulation	0–15°	16–30°	>30
Position of apex	Above canine position	Above 1st premolar	Above 2nd premolar

Table 1. Prognosis for realignment depending on assessment in various categories. Key – Green:good prognosis;Yellow:average prognosis;:poor prognosis

图 23.52[①] Prognosis for realignment, depending on assessment in various categories. Green：good；Yellow：average；Pink：poor. [Guidelines for the assessment of the impacted maxillary canine, Kate Counihan, Ebrahim A. Al-Awadhi, Jonathan A. Butler Dental update 2013；40（9）：770-772，775-777.]

[①]因版权限制，采用英文原版展示。——译者注

乳尖牙拔除后1年随访，应发现恒尖牙萌出位置有明显改善。如果未改善，尖牙很可能朝向腭侧，则需要较复杂的后续治疗方案，包括：手术暴露术区，去除阻碍组织，以实现恒尖牙被动萌出；或手术暴露尖牙后主动正畸牵引，将其移动到合适位置；或自体移植阻生尖牙；或拔除阻生尖牙，由第一前磨牙近中前移替代。手术暴露后牙齿自然萌出的关键取决于异位尖牙具有合适的轴倾度，且牙根发育不完全，具有足够的萌出潜力。当不满足"被动"萌出的条件时，可能需要采取手术暴露牙齿后主动正畸牵引。正畸牵引涉及复杂的生物力学参数，包括牵引力方向、牵引持续时间、施力大小和牵引方法等，这里不做过多讨论。

上颌前牙间隙（maxillary anterior diastemas）

家长往往关心上颌牙列萌出期间出现的前牙间隙。在侧切牙尤其是恒尖牙萌出时，前牙间隙往往会自发关闭，因此除非有充分指征，否则不应在恒尖牙完全萌出前采取主动早期干预。尖牙萌出后，可重新评估前牙间隙，并根据需要采取适当的治疗措施。图23.53的患者父母希望关闭其前牙间隙，并矫正高位萌出的尖牙。未对其进行治疗。24个月后的随访显示，患者前牙间隙关闭，尖牙排列位置良好。

考虑到不典型萌出或不对称的萌出模式，也有可能早期关闭上颌多余间隙。由于没有足够间隙唇向排入牙弓内，侧切牙可能在舌侧萌出。上颌切牙可能过度唇倾，呈"张开"状态，使牙外伤风险增加。调整牙弓排列的对称性、关闭间隙、内收过度唇倾的切牙可能有助于患者远期发育。严重的唇系带附着异常可能会阻碍前牙间隙的自然关闭。如果计划正畸关闭间隙，建议在系带切除术之前进行，以免形成瘢痕组织阻碍牙齿移动。如果有足够的牙弓间隙供切牙和尖牙萌出，最好在这些牙齿完全萌出后再行系带手术。

多生牙

多生牙（supernumerary teeth）常与恒牙迟萌、乳牙滞留、牙根弯曲、牙齿移位、牙列间隙、牙根异常吸收、滤泡性或含牙囊肿的形成相关（图23.54）。儿童多生牙的发病率约为3.6%，上颌的发病率约为下颌的8倍。在同一家族的多个成员中可以观察到多生牙的发生，表明其具有一定的家族遗传性。

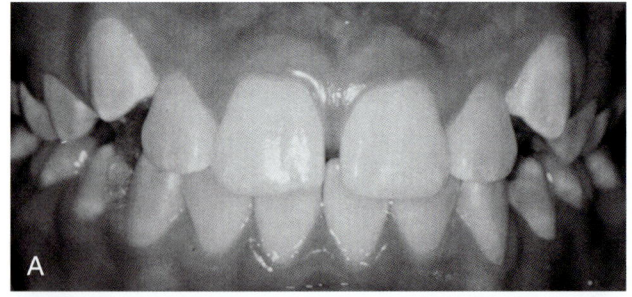
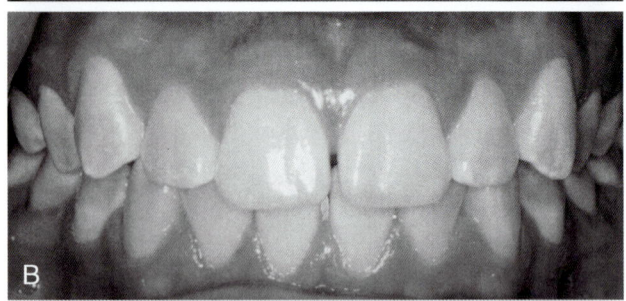
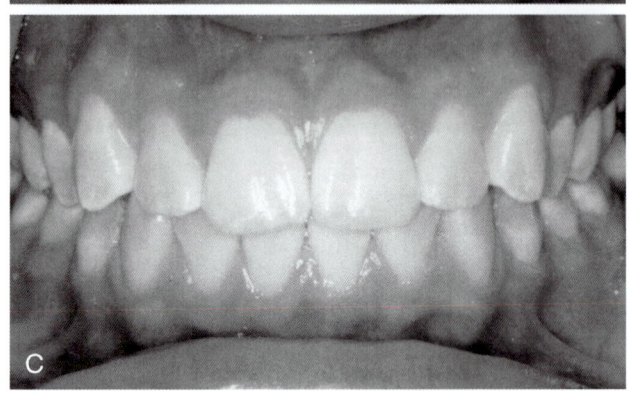

图23.53　A.具有中线间隙和高位尖牙的患者。不做任何治疗。B. 24个月后，间隙明显缩小，尖牙向较理想的位置萌出。C. 36个月后，间隙完全关闭，尖牙已接近理想位置

最好发部位是上颌前段，在上颌中切牙之间，出现形态异常的结节状锥形多生牙，也称为正中多生牙（图23.55）。据报道，男孩发病率约为女孩的2倍，80%的正中多生牙为单发，20%包含2颗及以上的多生牙。正中多生牙形态通常为单根的锥形牙。90%以上位于腭侧。大约有3/4的正中多生牙难以萌出，通常需要在适宜时机手术拔除，因为它们往往会阻碍相邻恒牙萌出或导致其异位萌出。多生乳牙（图23.56）发病率明显低于多生恒牙。

如果通过影像学检查（见第2章）发现了一颗多生牙，则必须决定是进行手术干预还是继续观察。如果多生牙不干扰邻牙的对称性发育，且没有囊肿形成，则正确的做法可能是继续观察，直到患儿年龄足够大，能够更好地耐受手术。一般持续观察，在恒切牙牙根发育至2/3～3/4时进行手术拔

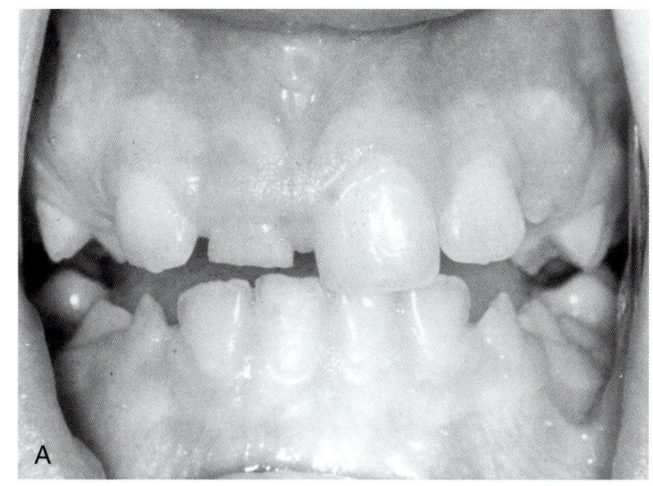

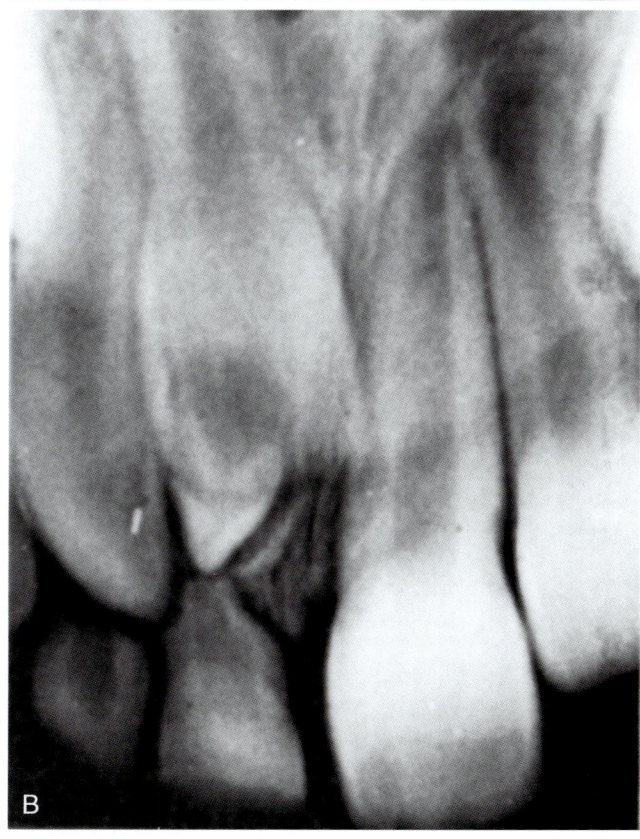

图 23.54　A. 患者上颌恒中切牙未萌，乳中切牙滞留。恒侧切牙正在萌出中。B. X 线片显示一颗多生牙（正中多生牙），其延缓了恒切牙的萌出

除对切牙发育的影响最小。延迟干预的潜在好处也包括多生牙可能自发萌出，从而避免手术暴露。但是，如果存在严重的牙齿脱落和萌出异常，早期拔除多生牙和滞留乳牙可能会最大程度地减少潜在的不良影响。临床医生仍需考虑相邻恒牙的发育程度，一般可能更愿意等到牙根发育至 2/3 时再手术拔除多生牙。

当手术拔除多生牙后，建议暴露未萌恒牙或为其建立萌出通道（图 23.57）。有报道称，拔除多生牙后，高达 80% 的上颌恒牙可以自发萌出。手术过程中，应去除阻碍的骨和软组织，完全暴露迟萌牙齿的切 1/3 处。如果恒牙的位置非常高，可能需要长时间的观察等待，直至它们在骨内移动到允许手术干预的位置。如有可能，应保持萌出通道开放，以加速牙齿萌出。即使只有一层薄薄的致密瘢痕组织覆盖，也可能严重延迟牙齿萌出。最终，需要采取正畸治疗为未萌牙齿打开间隙，牵引其进入牙弓正确位置中。基于这些考虑因素和多生牙发病率，应对 5～7 岁的儿童进行上颌前牙的影像学检查，以便早期发现多生牙并制定治疗方案。

先天缺牙（congenitally missing teeth）

研究报道，恒牙先天缺失（不包括第三磨牙）发生率为 2.3%～9.6%，且无明显性别差异。大约一半的先天牙齿缺失累及两颗或更多的牙齿，且通常对称发生。最常见的缺失恒牙为第三磨牙（多达 1/3 的人群缺少 1～4 颗智齿），其次为下颌第二前磨牙、上颌侧切牙和上颌第二前磨牙。先天缺失恒牙常伴锥形牙等牙齿形态异常——先天缺牙和锥形上颌侧切牙发生比例近 1∶1。相比于恒牙，乳牙先天缺失的患病率明显更低，一般在 0.1%～0.7% 之间，常好发于上下颌切牙区。当出现多颗乳牙缺失或发育不全时，通常会伴有其他明显的外胚层发育缺陷（如外胚层发育不全）。如果仅缺失 1～2 颗乳牙，一般不需要特殊处理。但是，由于继承恒牙胚也来源于乳牙胚，其远期影响较大。因此，乳牙缺失几乎总伴随着其继承恒牙的缺失，从而导致错𬌗畸形的出现。

治疗恒牙先天缺失前，需要全面评估牙弓长度、咬合关系和面部生长型，考虑远期的牙弓排列美观和功能问题，包括特定牙齿缺失、邻牙占据缺牙间隙、缺牙间隙的分布和对颌牙齿的伸长。早期与正畸和修复医生多学科会诊有助于制订更全面的诊疗计划。如果上颌恒侧切牙缺失 1～2 颗，口腔医生则需考虑是为修复体保留间隙还是引导恒尖牙近中萌出至侧切牙位置。在后一种情况下，相邻恒尖牙可完全近中向萌出至侧切牙间隙，自然地替代缺失侧切牙。这种"尖牙替换"模式尤其适合上颌严重深覆盖和牙齿前突者，以及因牙量不调需拔牙矫治的患者。尖牙替换可紧缩上颌牙弓，从而减小

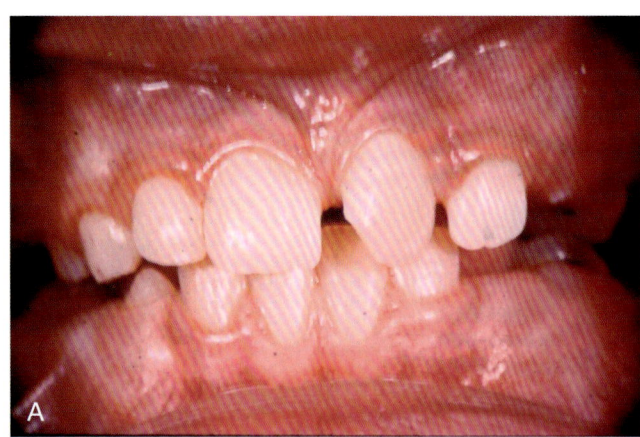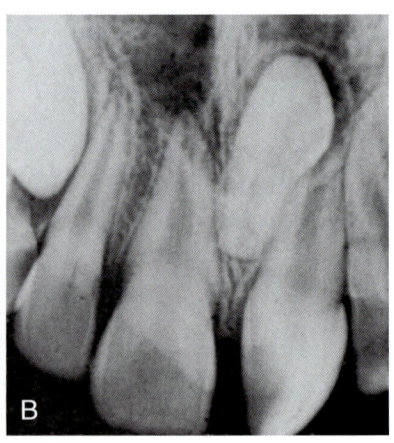

图 23.55　A. 上颌中切牙扭转伴唇向移位，合并上颌中线间隙。B. 影像学检查发现中线处有一个倒置多生牙（正中多生牙），牙根发育良好。建议手术拔除多生牙

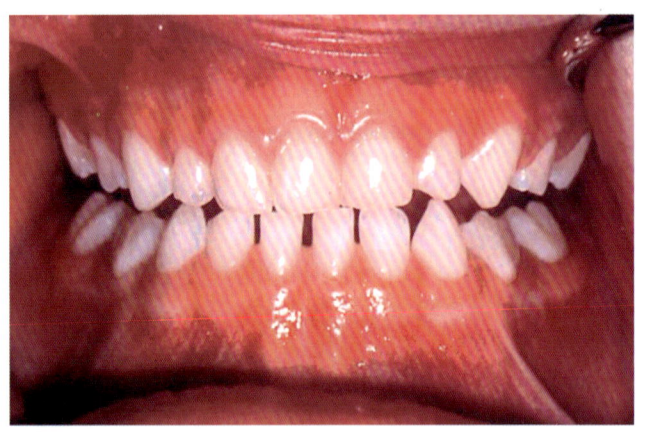

图 23.56　右侧上颌多生乳侧切牙位于侧切牙远中。其根方可能存在相应的多生恒牙。临床检查时应对牙齿进行计数，以免漏诊萌出的多生牙

前牙覆盖，以代偿牙量不调。如果采取尖牙替换，首先通过正畸治疗将尖牙调整到正确轴倾度，然后再将其牙冠改形成侧切牙形态。在某些情况下，部分尖牙即使进行完全改形，可能仍不适合代替侧切牙。相比之下，对于安氏Ⅰ类或Ⅲ类咬合关系和牙齿排列正常的患者，如果将尖牙保持在正常 A-P 位置，直接修复缺失侧切牙可能更理想（图 23.58）。在这种情况下，如果尖牙萌出路径太偏近中，则可及时拔除乳尖牙，引导恒尖牙向远中萌出至正常尖牙位置。然而，随着种植修复侧切牙方法的出现，这一建议也发生了变化。Kokich[53]认为，理想的情况是让尖牙在邻近恒中切牙处自然萌出。待其萌出后，可以将其向远中移动到正常尖牙位置。通过牙齿向远中移动，可持续形成具有足够颊舌向宽度的牙槽嵴，从而有利于后期种植修复侧切牙。

当一个或多个恒前磨牙，通常是第二前磨牙先天缺失时，是计划维持缺牙间隙以后固定修复还是关闭间隙？保留还是拔除滞留第二乳磨牙取决于多个因素，包括牙弓长度不足的程度、面型和骨型、磨牙关系、垂直向错𬌗关系、切牙前后向位置关系以及混合牙列发育阶段。例如，如果只有一个前磨牙缺失，其余部位的咬合在美观和功能上均良好，一般建议长期保留乳磨牙，直至生长发育完全后修复缺失前磨牙。但是，滞留乳磨牙较大的近远中径可能会导致恒牙咬合关系不良。通过片切乳磨牙的近中和（或）远中面，可以改善牙尖交错状态下的咬合关系，但乳磨牙的球状分叉根常会阻碍恒磨牙的近中移动。同时，乳磨牙牙根也可能发生吸收，最终导致牙齿脱落。综上所述，如果乳磨牙可以维持垂直向咬合和牙弓长度稳定，则应予以保留，以保持牙槽骨完整性，从而有利于后期种植修复。但是，对于牙量-骨量明显不调的患儿，序列拔牙方案能提供更为理想的美观和功能效果。早期拔牙可以促进后期牙齿良好排列，因为后期正畸牙齿移动可以实现理想的牙槽骨支持。

当继承前磨牙缺失，滞留乳磨牙存在明显的牙根固连时，保留乳磨牙的理念并不适用。如果垂直向咬合不调不严重，可对固连乳磨牙进行覆盖式修复（即树脂全冠、金属预成冠）以协调咬合。但大多数情况下，早期拔除受累乳磨牙可减少固连继发的牙槽骨垂直向过度塌陷和高度丧失，有利于良好咬合关系的建立。对于缺失前磨牙并且第二乳磨牙

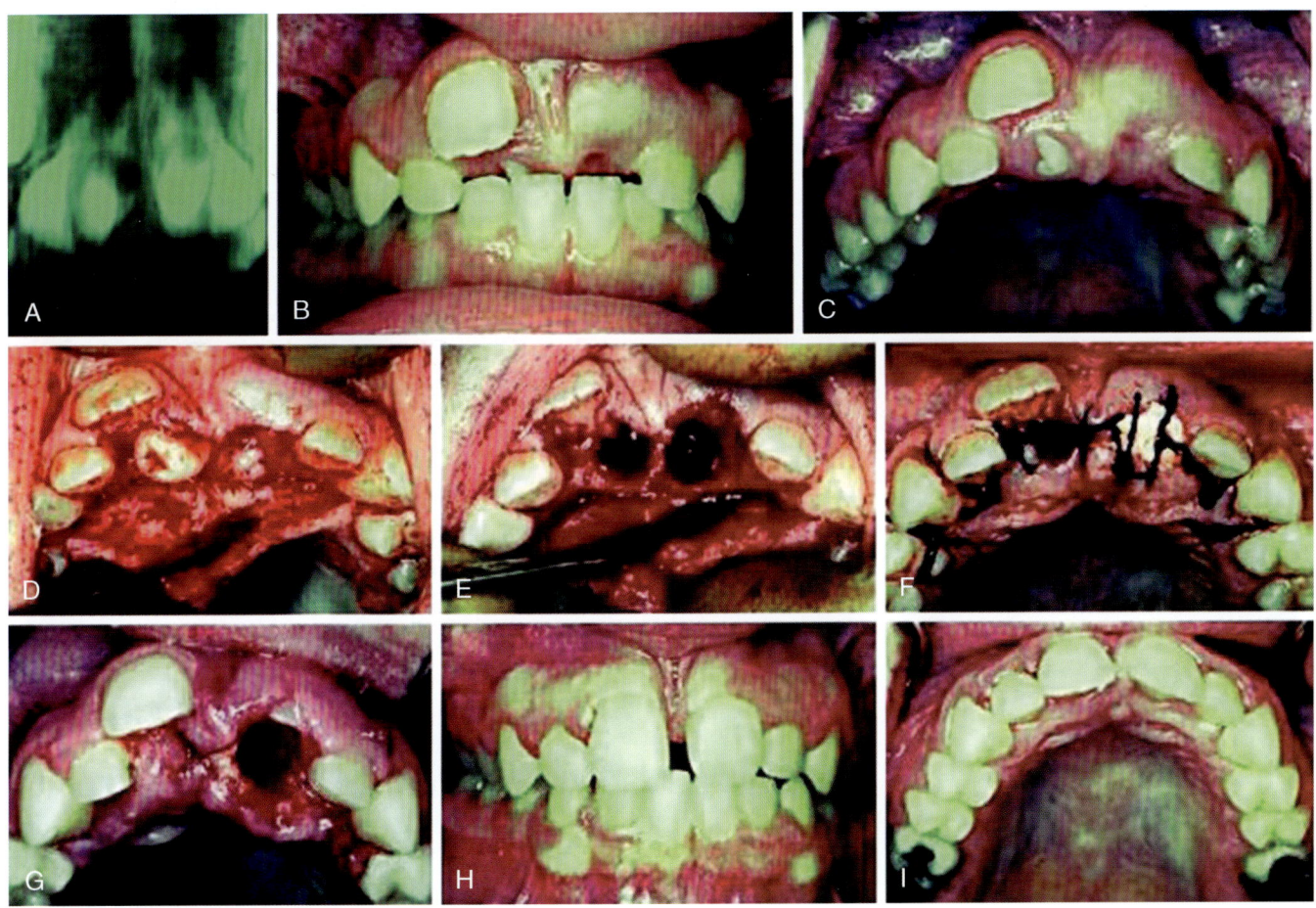

图 23.57 手术拔除多生切牙以去除恒切牙萌出阻碍，引导受累切牙正确萌出。A. 患儿 9 岁 6 个月时，X 线片显示上颌正中有两个多生牙，伴乳中切牙滞留，恒中切牙迟萌。初诊拔除乳切牙。B 和 C. 同一患者 11 岁 10 个月。D、E 和 F. 手术拔除两颗多生牙，暴露未萌切牙。G. 术后 1 周。H 和 I. 同一患者 13 岁 1 个月。手术暴露后 1 年，未行正畸治疗

固连的情况，即使考虑后期修复，也建议尽早拔除乳磨牙。当前磨牙缺失时，由于缺乏萌出前磨牙来维持牙槽嵴骨量，滞留的严重固连的乳磨牙可能会导致邻牙的牙槽骨垂直高度降低。基于上述原因，当第二前磨牙先天缺失时，早期拔除固连第二乳磨牙较为理想。如果早期拔除此类患牙，牙槽嵴高度丧失多发生于拔除术后 1 年，牙槽嵴宽度也会丧失约 1/3，但这一过程不会渐进性进展。邻牙的移动会维持足够的牙槽骨宽度，以便后续植入种植体，同时促使牙弓长度调整，有利于建立正常的咬合关系。此外，还需考虑是为后期修复保留间隙，还是允许牙齿"漂移"关闭缺失前磨牙间隙。如果后续治疗需要拔除前磨牙，或有多个前磨牙对称缺失时，尤其建议早期拔除滞留乳磨牙。鉴于对远期效应的考量、可用的治疗方案选择以及可能涉及多个学科参与，临床医生必须在整个过程中充分协调，发挥各个学科的作用。

阻塞性睡眠呼吸暂停与正畸治疗

近年来，儿童阻塞性睡眠呼吸暂停（obstructive sleep apnea）管理是口腔医学逐渐关注的领域。虽然阻塞性睡眠呼吸暂停的病因多种多样，但对于部分患者而言，中重度下颌后缩可能是重要因素。虽然 2012 年美国儿科学会（American Academy of Pediatrics）的《儿童阻塞性睡眠呼吸暂停综合征诊断和管理指南》中并未提到正畸干预，但一些睡眠医学专家认为，正畸干预也是一种可考虑的治疗方法，并在 2016 年美国儿童牙科学会制定的《阻塞性睡眠呼吸暂停儿童牙科政策》中谨慎推荐[54]。

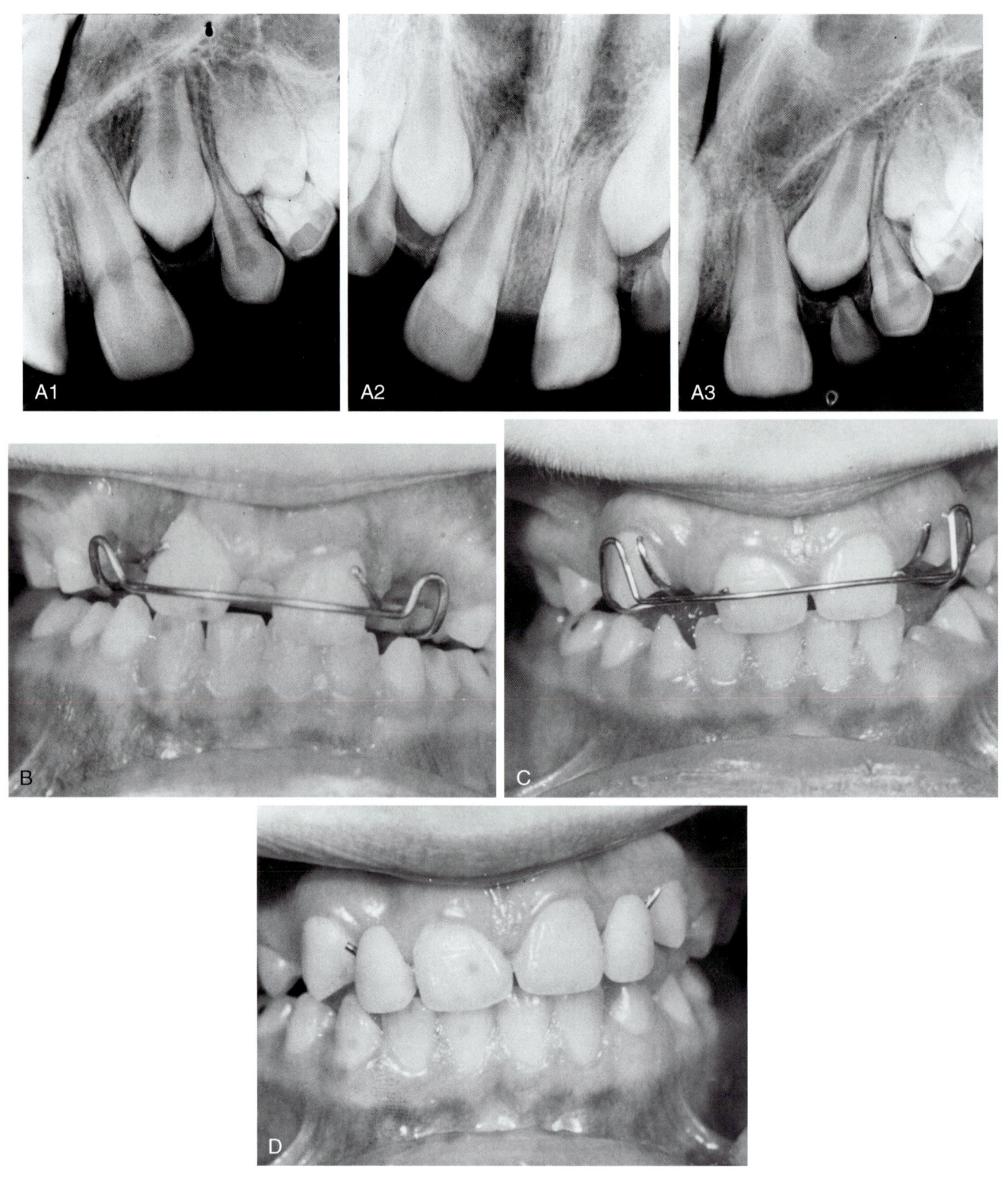

图 23.58 A.根尖片显示恒侧切牙先天缺失。B.拔除乳尖牙,以促进恒尖牙向更偏远中萌出。制作一个带推簧的 Hawley 矫治器关闭中切牙间的间隙。C.矫治器上增加辅弓,以引导恒尖牙萌出到更理想的位置。D.间隙已重新获得,后期可以用固定修复体替代缺失侧切牙。同时,佩戴可摘式义齿型间隙保持器维持间隙,暂时修复侧切牙

正如 Canto 等[55]所说,口腔医生应重视睡眠呼吸紊乱问题,因为它与一系列口腔和颌颌面部问题均有关,包括下颌后缩、Ⅱ类错𬌗畸形、面部垂直向生长和磨牙症。虽然似乎很清楚,口腔医学有望在解决儿童睡眠呼吸障碍这一问题中发挥一定作用,但是综合性的诊断和治疗并不仅仅限于佩戴

本章下文所述的引导下颌向前的矫治器。因此，为确保睡眠呼吸障碍得到正确的诊断和恰当治疗，团队合作显得尤为重要。团队成员一般包括儿科医生、口腔医生，以及提供明确诊断技术（如多导睡眠图）的睡眠障碍治疗中心和其他人员。显然，儿童口腔医生能够评估骨骼因素，如过小的上颌骨、过小和（或）后旋的下颌骨，因而在诊断呼吸相关性睡眠障碍问题上具有重要作用[56]。2019年的《AAO阻塞性睡眠呼吸暂停与正畸治疗白皮书》[56]（AAO eBulletin，February 25，2019：https://www.aaoinfo.org/system/files/media/documents/sleep%20apnea%20white%20paper%20FINAL%202019.pdf，accessed June 27，2019）做出了以下几项重要声明：

1. 只有内科医生才能确诊阻塞性睡眠呼吸暂停。

2. 即使存在阻塞性睡眠呼吸暂停，也建议正畸医生仅在出现潜在骨骼发育问题时使用扩弓装置。文献中并未表明预防性的上颌扩弓治疗能防止阻塞性睡眠呼吸暂停的后期发展。

3. 文献中也未明确表明预防性的下颌骨前牵复位矫治器能预防阻塞性睡眠呼吸暂停的后期发展。

4. 接诊的正畸医生不能暗示或强调能根治阻塞性睡眠呼吸暂停。

咬合发育期的综合矫治

综合性正畸治疗（comprehensive orthodontics）是指对患者的整个口颌面组织进行深入评估，并通过正确合理的矫正治疗，达到最佳的牙齿美学、面部美学、骨骼关系的平衡和功能协调。综合性正畸治疗与阻断性正畸干预和牙齿萌出诱导相比，更加注重于全面了解导致错𬌗畸形的因素。美国正畸专家认证委员会（American Board of Orthodontics，ABO）指出骨性Ⅱ类和Ⅲ类错𬌗畸形、颌骨垂直向发育过度以及严重的牙量-骨量不调导致的恒牙移位，是早期综合正畸矫治的适应证[57]。实现功能和美学的和谐需要协调多种因素，包括牙位的精细调整和上下颌位置关系的稳定[58]。"正常"一词概念宽泛，而综合性正畸治疗的基本目标为：

1. 牙齿美学：牙齿排列及牙弓形态大致符合Ⅰ类中性磨牙关系，前牙覆𬌗和覆盖正常，牙列完整，牙弓在基骨上对称分布。Andrews[58]将牙齿美学的细节恰当地概括为"咬合关系的六个关键点"，包括正确的磨牙关系、适当的牙冠轴倾角和转矩、无扭转、紧密的邻接关系以及平滑的Spee曲线。

2. 面部美学：面部与额部轮廓平衡对称，颌骨、牙齿和软组织关系和谐，且与患者年龄、民族/种族差异及发育模式相协调。

3. 最佳的功能性咬合：𬌗系统中各因素的相互作用能使颌面部各结构在和谐的神经肌肉环境中进行舒适、有效的活动，且不会对牙齿、牙周组织和颞下颌关节造成有害的压力。

4. 稳定的咬合关系：矫正结束时，牙齿、颌骨和软组织的相互关系不仅应实现美学和功能目标，还应保持持久的稳定性。

综合性正畸治疗通常需要使用方丝弓固定矫治，以实现所有或几乎所有恒牙在牙槽骨的最终定位，达到美学和功能上的和谐。如果医生决定开始全面的正畸治疗，便有义务履行完整、标准的治疗程序。若只提供一个阶段的治疗，在最后和关键的治疗阶段将患者转诊是不合适的，除非提出治疗方案的多位口腔医生间已预先决定使用相互独立的治疗方案。如果医生了解到患者需要综合正畸治疗，但又不愿意或无法提供这一服务，应将患者介绍给能够解决所有正畸问题的医生。

实现综合性治疗目标，其正畸治疗可以在单阶段完成，也可多阶段序列完成。为确定大多数患者的治疗方案，首选在混合牙列到年轻恒牙列期（青少年）评估其综合正畸治疗的需求并实施治疗。ABO指出，早期正畸治疗对患者和医生而言均有诸多益处，而且重要的一点是，早期治疗的最终效果往往更加理想。但这基于临床医生有能力控制混合牙列期的牙弓长度，调整剩余间隙和晚期磨牙近中移位，以缓解各种程度的牙列拥挤；通过开辟间隙或扩弓降低拔牙需要；控制前牙和侧方牙群的萌出模式，以调整深覆𬌗、开𬌗及整平Spee曲线；纠正不良口腔习惯和功能性咬合偏移；以及利用矫治技术改良生长发育，治疗骨性不调。1998年1月和2002年6月的《美国正畸学及牙颌面矫形外科学杂志》的大部分内容讨论了与早期矫治常用方法的基本原理相关的一系列主题。这为读者带来了高质量的参考资料。

从早期矫治的角度讨论综合性正畸治疗，可将其与牙列的发育阶段相结合，就能够简化问题。综合性矫治的对象包括生长发育中的个体，所涉及的牙列包括：乳牙列到混合牙列中期，其间第一磨牙和切牙萌出（4～10岁）；混合牙列中期至晚期，其间牙弓侧方牙群萌出（10～12岁）；以及恒牙列早期（12～16岁）。这些牙列发育期所需的阻断性正畸矫治的广义概念已经在本章中的前文进行了概括。前述内容所展示的病例在一定程度上很好地诠释了开展综合性正畸治疗对于生长发育期患者的必要性。

乳牙列到混合牙列中期（4～10岁）

若不正常的牙列、骨骼和功能关系在乳牙列期未能矫治，则会对后期口颌面的生长发育产生深远影响。而且，矫治的难度也会随着儿童由乳牙列向恒牙列的生长而逐渐增加。一些重要的问题，如功能性和伴有口腔不良习惯的双侧后牙反𬌗可以通过乳牙列期早期矫治得到有效的治疗。如前所述，在早期矫治阶段，通过佩戴各种"阻断性"矫治器，可以施加不同的正畸力和矫治力。图23.59为一例乳牙列假性Ⅲ类错𬌗畸形的病例，其治疗过程很好地诠释了早期干预矫治的概念。如果该患者未实施早期矫治，这种功能性的错𬌗畸形将会发展成更加复杂的骨骼性问题，因为生长过程中骨骼会代偿这种生长偏差。早期矫治的目的并非完全是避免在恒牙列用方丝弓矫治器进行正畸治疗。其目标在于建立正常的垂直向、矢状向、水平向的牙列关系，并达到口周组织的功能性平衡。但是，正如前述的这一阻断性矫治的病例，是有可能通过早期矫治建立和谐的咬合关系从而避免进一步治疗的。图23.60也取得了相同的成效，这里运用了更多的早期治疗机制。这些病例支持的观点是：在生长发育阶段早期矫治的真正目的是简化或者避免恒牙列期间的正畸矫治，并获得更理想的治疗效果。其余的病例也涉及了综合性正畸治疗，通过采用方丝弓矫治器完成咬合调整，以达到最佳的功能和美学效果。

据文献报道，在乳牙列或混合牙列早期使用功能性矫治器和口外头帽装置可矫正骨性Ⅱ类错𬌗。在现代口腔临床诊疗中，对骨性Ⅱ类错𬌗的有效治疗通常开始于中晚期的混合牙列直至年轻恒牙列。这一时期恰好处于生长发育高峰期，施加于颌面部的矫形力可以促进颌面部骨的发育，同时引导侧方牙群替换，使其形成理想的矢状向关系。除此之外，推迟到混合牙列中晚期再进行治疗可以缩短早期功能矫治、固定方丝弓矫治和生长发育完成之间的间隔时间，简化了对已矫正效果进行保持的考虑。与其相反的是，骨性Ⅲ类错𬌗畸形的矫治重点是在乳牙列期和切牙替换期进行，以期在混合牙列和恒牙列建立正常的覆𬌗、覆盖关系。在此期间用前方牵引头帽矫治器矫治通常比稍晚进行矫治有更好的效果。此法尤其适用于病因是上颌后缩或者下颌功能性前伸的Ⅲ类错𬌗畸形（即假性Ⅲ类错𬌗）。如果Ⅲ类错𬌗畸形的主要原因是下颌骨的过度生长，治疗的手段会更加多样，且随着下颌骨的发育，通常需要二次治疗。这尤其适用于由遗传引起的有显著下颌前突者。

垂直向的生长异常在替牙列早期可得到较好的控制。深覆𬌗和水平生长型（低下颌平面角）患者佩戴可摘式前牙平面导板可获得很好的疗效，有助于促进后牙伸长。

一般而言，上下颌的恒切牙和第一磨牙都在8～9岁时完成萌出，可以采用固定方丝片段弓模式完成特定牙齿的正畸移动。只在磨牙和切牙上粘接托槽（2×4技术）来矫正严重的或者不良的牙齿移位，以在切牙段建立良好的覆𬌗和覆盖关系，此阶段治疗周期为6～12个月。在2×4矫治阶段结束后，患者开始进入保持阶段直至恒牙列完全建立，此时患者大概12～13岁。图23.61中的病例显示，患者在9岁4个月进行了第一阶段治疗，通过采用2×4技术联合横腭杆加强支抗矫治Ⅱ类2分类深覆𬌗。在上颌的保持阶段，同时采用唇挡促进下颌发育。最后在恒牙列期采用方丝弓固定矫治排齐牙列（12岁10个月）。

混合牙列中期到晚期（10～12岁）

鉴于大部分患者都是骨性Ⅰ类关系，而且大部分错𬌗畸形均需要解除拥挤，所以在混合牙列晚期需要观察间隙，同时控制剩余间隙。诚如本章前述中关于序列萌出引导的内容，图23.62展示了一位11岁8个月的患者采用下颌舌弓保持器，利用剩余间隙缓解了下颌前牙拥挤。通过18个月的间隙观察，在佩戴舌弓的同时选择性地拔除乳牙，使得Ⅰ类磨牙关系得以保持。最后通过为期17个月的全口方丝弓固定矫治完成最终的排齐（15岁5个月）。

骨性Ⅱ类错𬌗畸形的患者可以通过在混合牙列

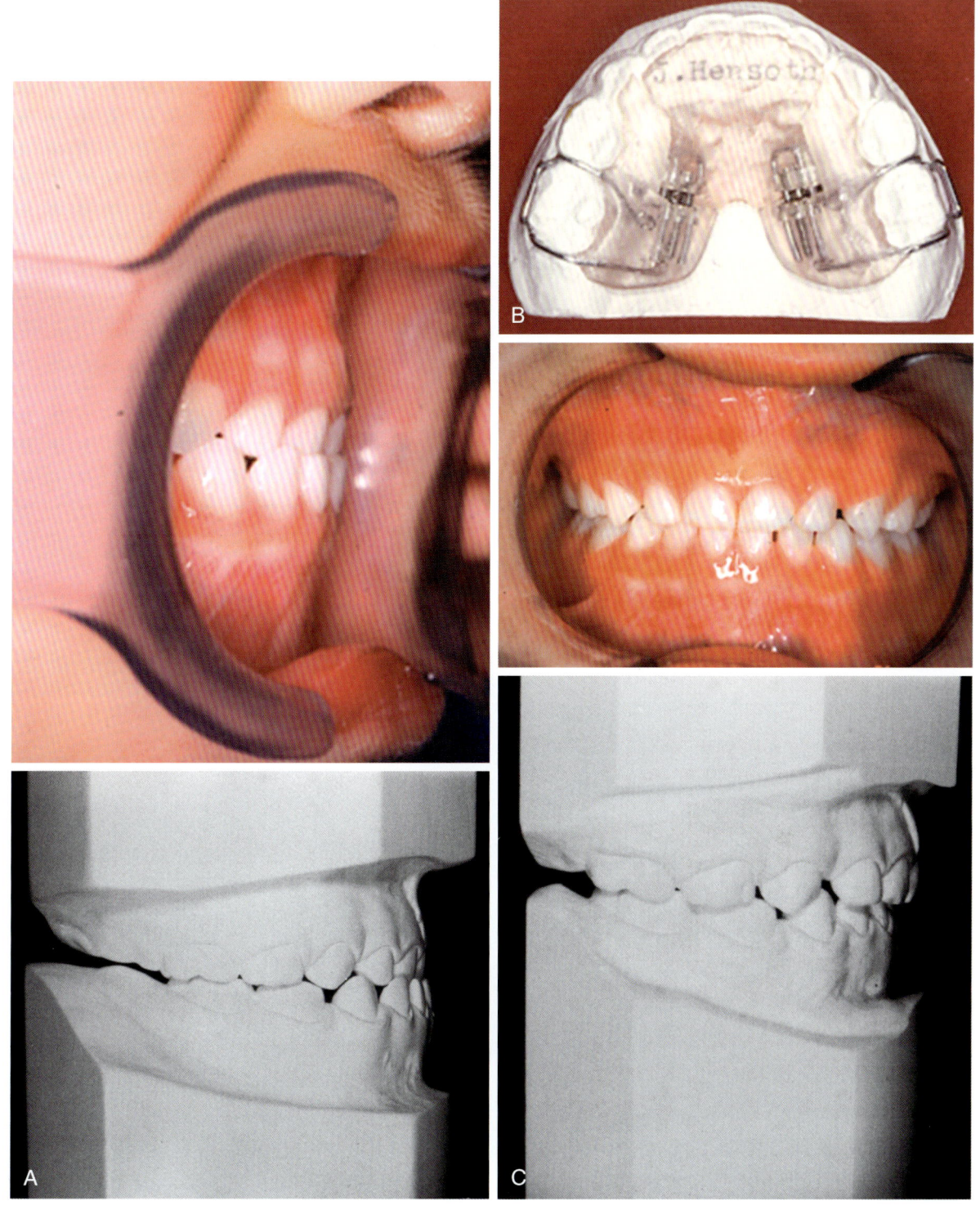

图 23.59 乳前牙反𬌗伴下颌功能性偏移。A. 治疗前临床及模型观察咬合。B. 前牙区矢状向矫治器推乳前牙向唇侧移动。C. 治疗后临床及模型观察咬合

晚期于颌面部施加矫形力进行矫治，如通过口外头帽矫治器直接加力或者采用导下颌向前的功能性矫治器。这些生长发育装置可以利用生长发育潜力，达到协调上下颌骨性和牙性关系的目的，为后期全口方丝弓矫治做好准备，从而实现牙列的精细调节。

在恒牙列进行最终的方丝弓矫治前，可在混合牙列的中晚期进行以下主要治疗。

间隙管理：保持下颌剩余间隙（舌弓），保持上颌剩余间隙，减少第一磨牙扭转（横腭杆）。

扩弓装置：横腭杆、唇挡、Hyrax 螺旋扩弓器。

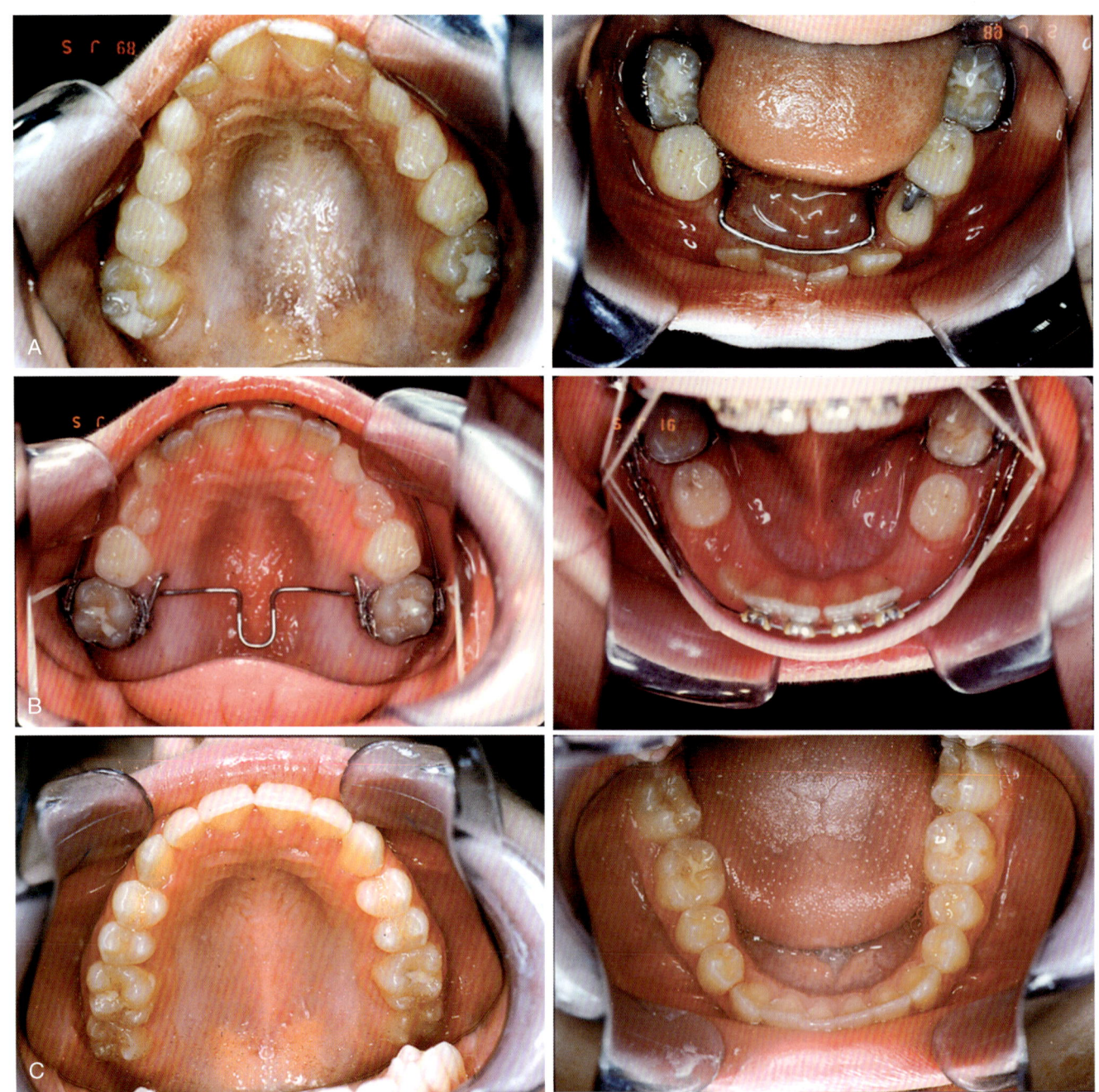

图 23.60 仅接受了 I 期治疗的患者。A.治疗前殆面观,上颌牙弓呈锥形,下颌牙弓长度不足。B. I 期治疗,采用 2×4 方丝弓固定矫治器,上颌横腭杆,下颌唇弓。可见牙弓发育,下颌牙弓尤为显著。C.治疗后殆面观,恒牙列,无需再行全口方丝弓矫治

方丝弓固定矫治器和弓丝:粘结磨牙带环和切牙托槽的 2×4 固定矫治器。可以使磨牙去旋转、直立;切牙排齐整平,使其唇倾或者舌倾。

口外头帽颏兜矫治器:可实施定向的高位枕牵引、低位颈牵引及中位联合牵引,具体以患者的垂直向和矢状向面部生长型及发育阶段为选择依据,常配合使用前牙平面导板。

功能性矫治器:II 类错殆畸形患者可使用可摘式(如生物调节器)和固定式(如 Herbst 矫治器)导下颌向前的矫治器。III 类错殆患者可以选择面弓和上下颌微种植体提供正畸矫形力。根据面部生长型的不同,功能性矫治器的设计也有很大变化。

选择性拔牙:在引导和序列拔牙模式下,及时拔除乳牙和选择性拔除恒牙可以优化可利用间隙的使用。对患者的诊断影响着早期治疗模式的选择。早期正畸治疗的普遍理念是:用最简单的生物力学

原理达到最理想的治疗效果。

恒牙列早期（12～16岁）

综合性正畸治疗在青少年恒牙列阶段包括矫形治疗和正畸治疗。矫形治疗通常使用腭中缝扩弓装置、头帽和功能性矫治器。图23.63所示为使用功能性矫治器治疗恒牙列Ⅱ类错𬌗的病例，通过佩戴导下颌向前的肌激动器和抑制上颌发育的头帽高位

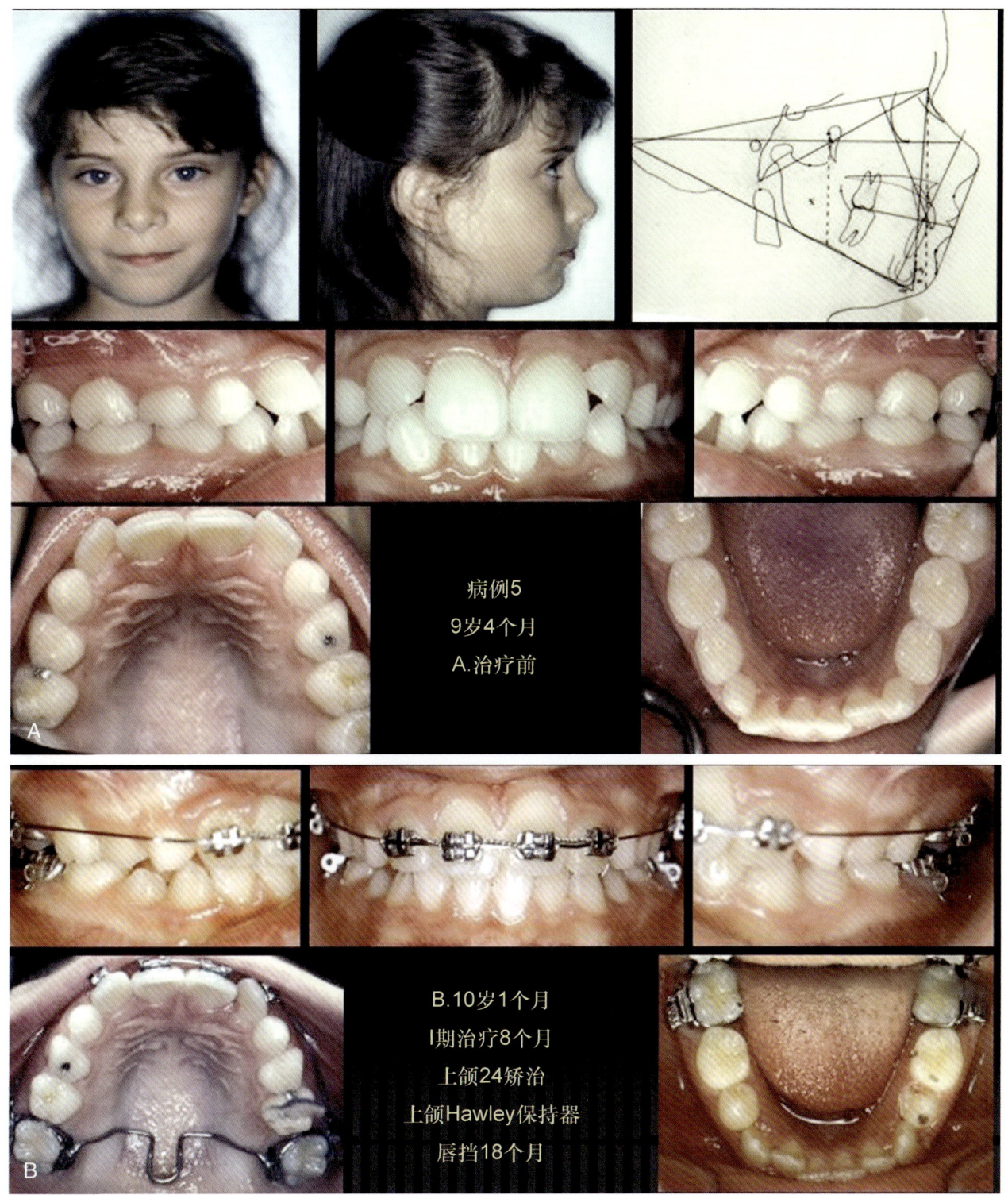

图 23.61 A.患者9岁4个月，Ⅱ类2分类错𬌗，深覆𬌗，面中突出，下颌后缩，ANB角+6°，前牙中度拥挤。B.Ⅰ期治疗中，上颌采用2×4托槽和横腭杆，联合下颌唇挡，治疗周期8个月。Hawley导板保持上颌牙列，并继续佩戴下颌唇挡18个月。C.患者开始Ⅱ期方丝弓固定矫治，周期15个月，直至12岁7个月。D.在12岁10个月时拆除方丝弓固定矫治器，此为拆除后3个月的记录

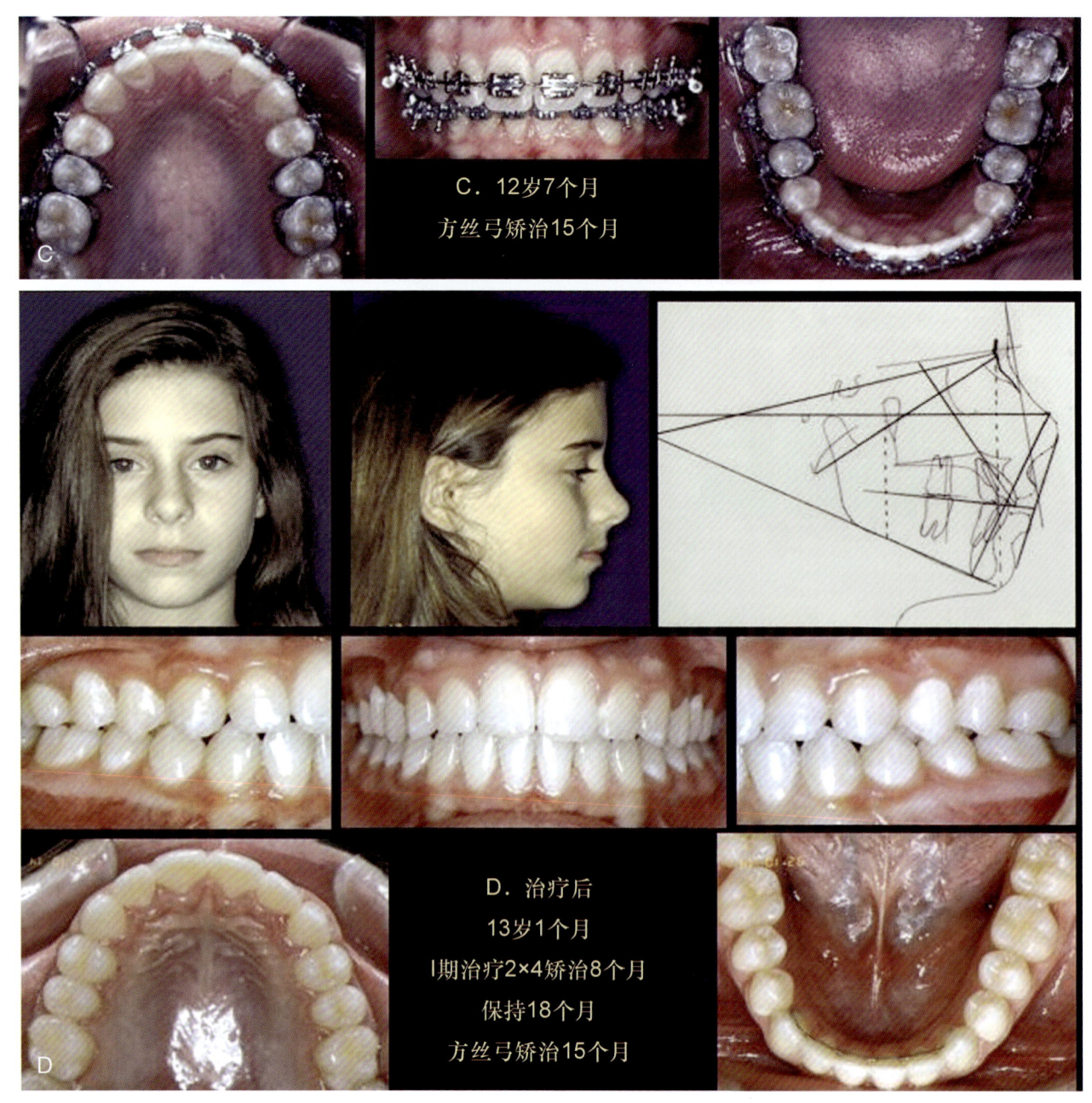

图 23.61（续）

牵引装置纠正了骨性Ⅱ类错殆。正畸治疗包括使用方丝弓固定矫治器尽可能地建立"理想"的咬合关系。在全口方丝弓矫治阶段，拔除单颗上颌第一前磨牙可用于改善中线不对称，形成良好的咬合关系。

局部的牙齿移位也通常在恒牙列早期进行矫治，如上颌尖牙阻生，以及无法通过间隙管理纠正的显著的遗传性牙量与骨量不调。选择性拔除恒牙是此阶段综合矫治计划的一部分，是改善显著的牙量与骨量不调导致的严重牙齿移位，或矫正Ⅱ类或Ⅲ类牙性错殆畸形的良好选择。

如果患者已经接受了成功的早期矫治，则后期方丝弓矫治的周期可能只需12～18个月，甚至几乎不需要做矫形治疗。但是，如果早期矫治只是综合性治疗的开始，那么治疗周期就会相应地延长。全口方丝弓矫治包括排齐整平牙列、关闭间隙，协调横向的上下牙弓形态和矢向向的上下牙弓位置关系（Ⅱ类或Ⅲ类弹性牵引），建立牙槽骨内的牙根平行度，调整牙弓内和牙弓间的位置关系（即第一、第二和第三序列弯曲），使前牙区和后牙区达到最大程度的牙尖交错位。对部分患者来说，方丝弓矫治并不需要纳入所有牙齿，这由医生的判断并结合患者或其父母的意愿决定。局限性治疗涉及牙弓的分段治疗，其间可能只需要解决牙齿或牙弓问题。有时在早期治疗后，医生可能对治疗效果很满意，则不建议进一步矫治。然而，这种情况并不常见。大部分情况是，患者或其父母对治疗结果表示满意，即使仍存在一些细节需要完善。因此，在开

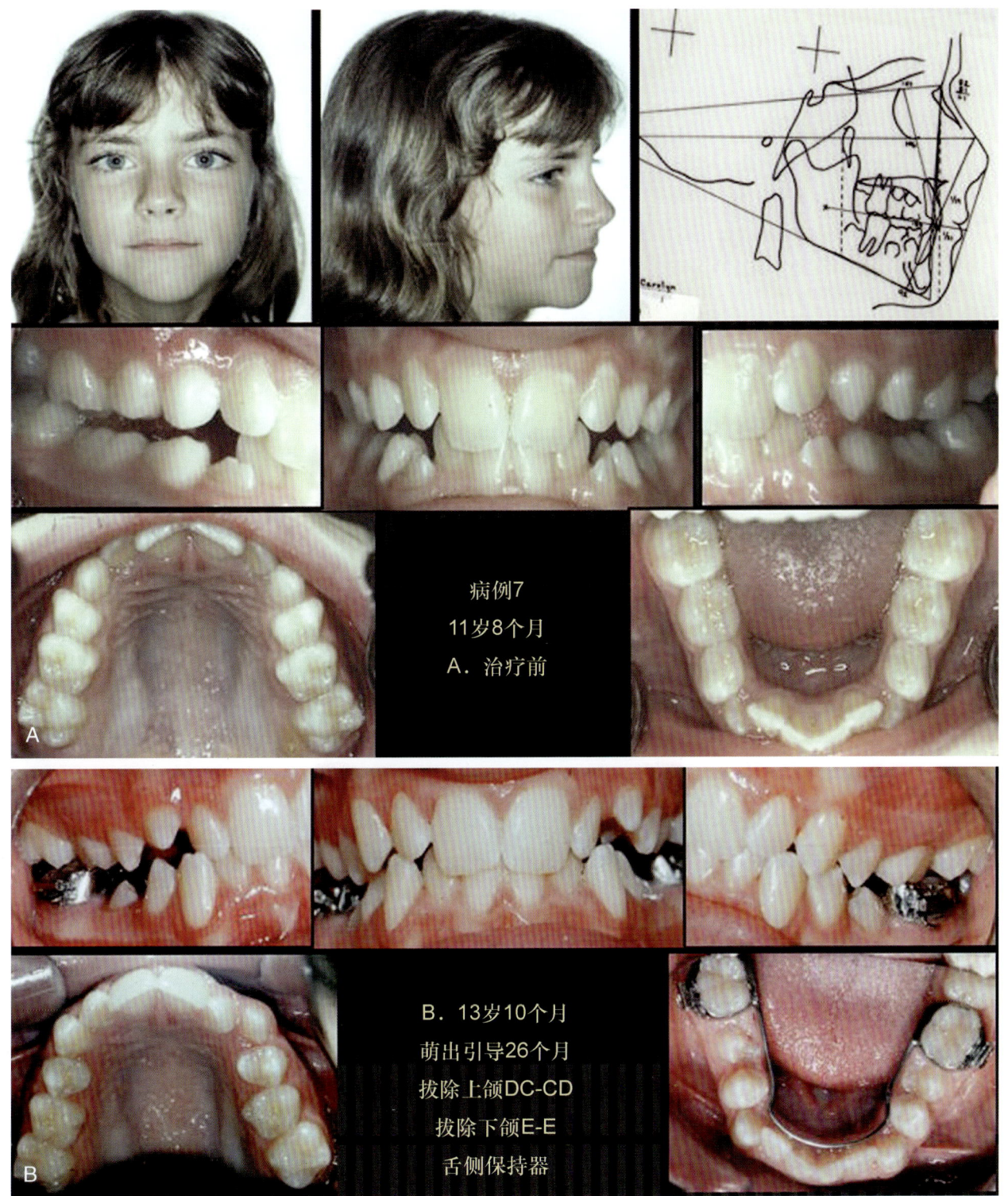

图 23.62 A. 患者 11 岁 8 个月，混合牙列 I 类咬合关系，伴明显的前牙拥挤，牙列发育迟缓，面中突出，双侧下颌乳磨牙根骨粘连。B. 患者 13 岁 10 个月，经过 26 个月萌出引导治疗。其间选择性拔除上颌乳尖牙和第一乳磨牙、下颌第一和第二乳磨牙，被动式舌弓保持。C. 全口上下颌方丝弓矫治器治疗 15 个月。D. 15 岁 5 个月时拆除方丝弓矫治器的最终记录

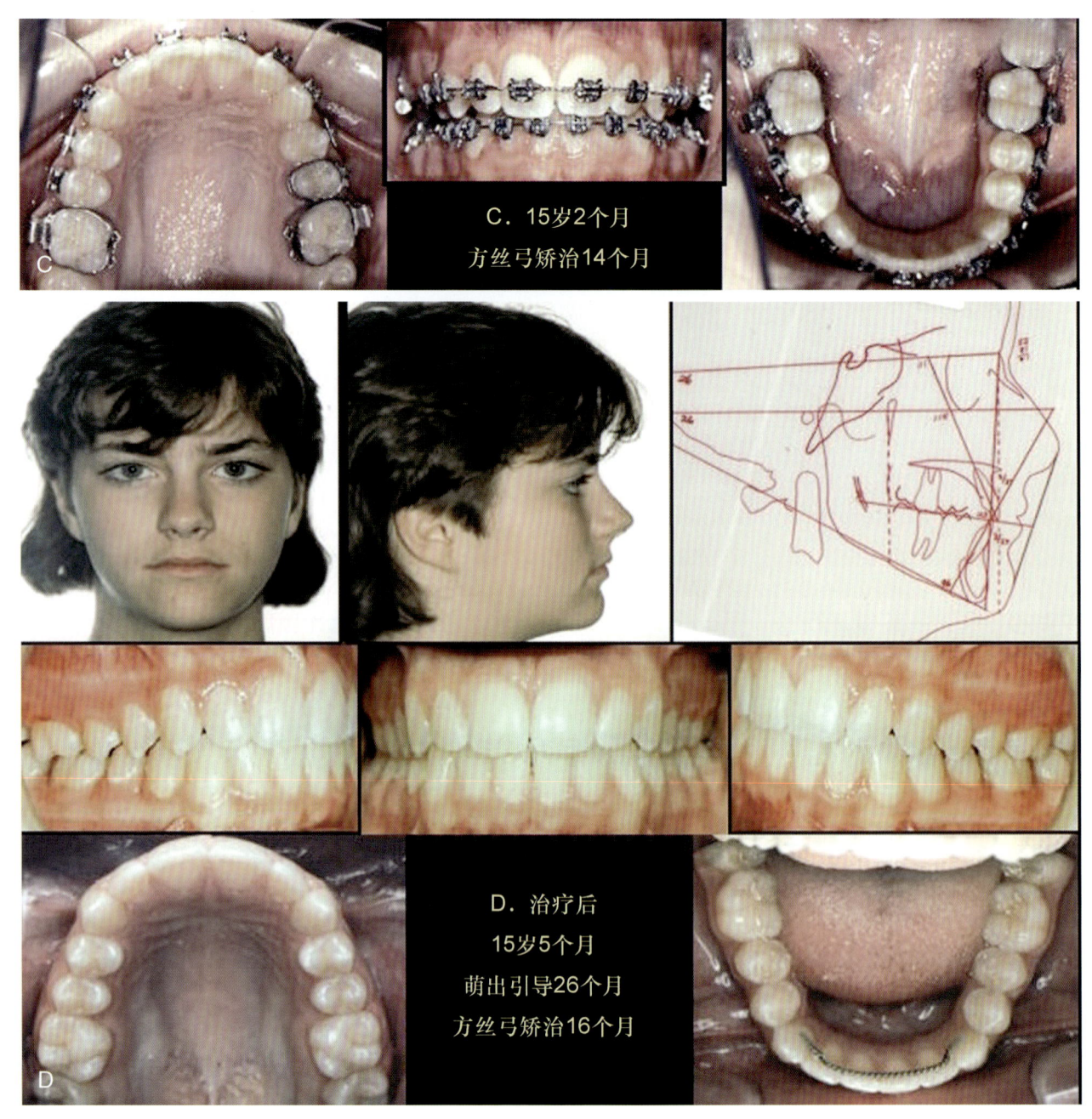

图 23.62 （续）

始早期矫治前，应向患者父母强调大多数孩子能在Ⅱ期方丝弓治疗阶段达到优化牙齿美学和功能的效果。Ⅱ期矫治对第二恒磨牙最终的定位是非常重要的。

综合性方丝弓矫治最终阶段的保持应遵循"终身保持"的理念。矫治后的保持方法（retention scheme）有很多，但尚难达到完美。因此，对患者进行定期观察是一种保障。以下保持方法可能可以提供稳定的效果：

1. 每天24小时佩戴上颌和下颌Hawley保持器，坚持4～6个月，之后6～8个月仅在晚上佩戴。

2. 一年后，重新评估患者是否可以减少到每周佩戴1～2个晚上。如果保持器因牙齿移位而变得紧绷，则需增加佩戴次数。

3. 遵循如上所述"终身保持"的方法，或在绝对最低限度下，佩戴保持器至21岁，此时颅面生长速率已接近成年人水平。

如果Hawley保持器丢失或损坏，使用薄丙烯酸覆盖保持器是一种便宜的方法，可以作为患者的紧急备用品。它还有一个好处，就是可用于家庭牙

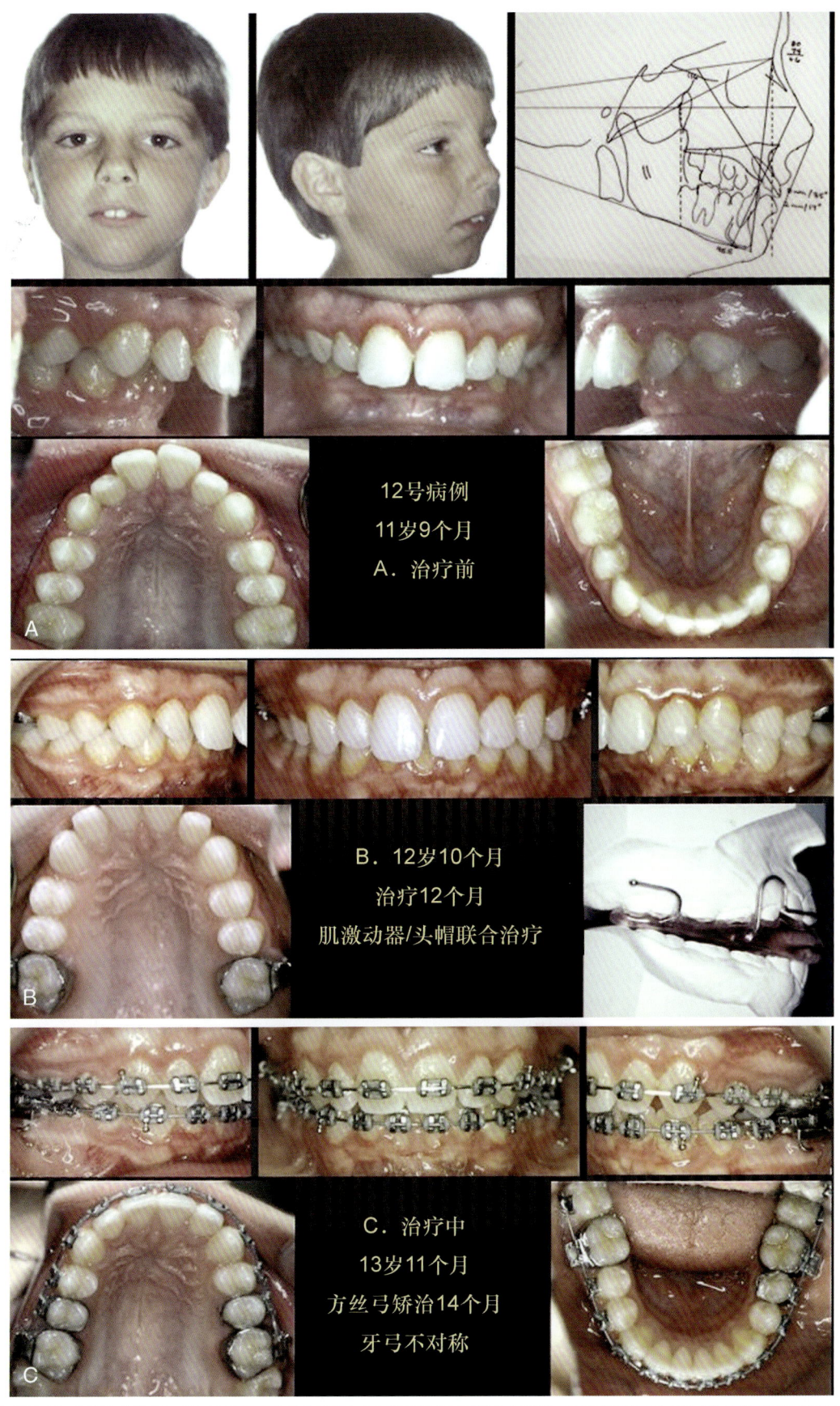

图 23.63 A. 患者 11 岁 9 个月，混合牙列，Ⅱ类 1 分类错𬌗，凸面型，开唇露齿，面中发育较快，ANB 角 + 10°，下颌后缩，上颌前突。B. 患者佩戴下颌功能性矫治器和颈部牵引式头帽 12 个月，每天佩戴 12～14 小时。C. 患者 12 岁 10 个月时开始全口方丝弓矫治。治疗 14 个月时，显示中线不对称，右侧Ⅰ类关系，左侧Ⅱ类关系。D. 方丝弓治疗 25 个月，显示选择性拔除左上第一前磨牙后实现了中线对称。E. 患者 15 岁 0 个月时的最终记录，经过了 12 个月的咬合调整及 26 个月的方丝弓矫治

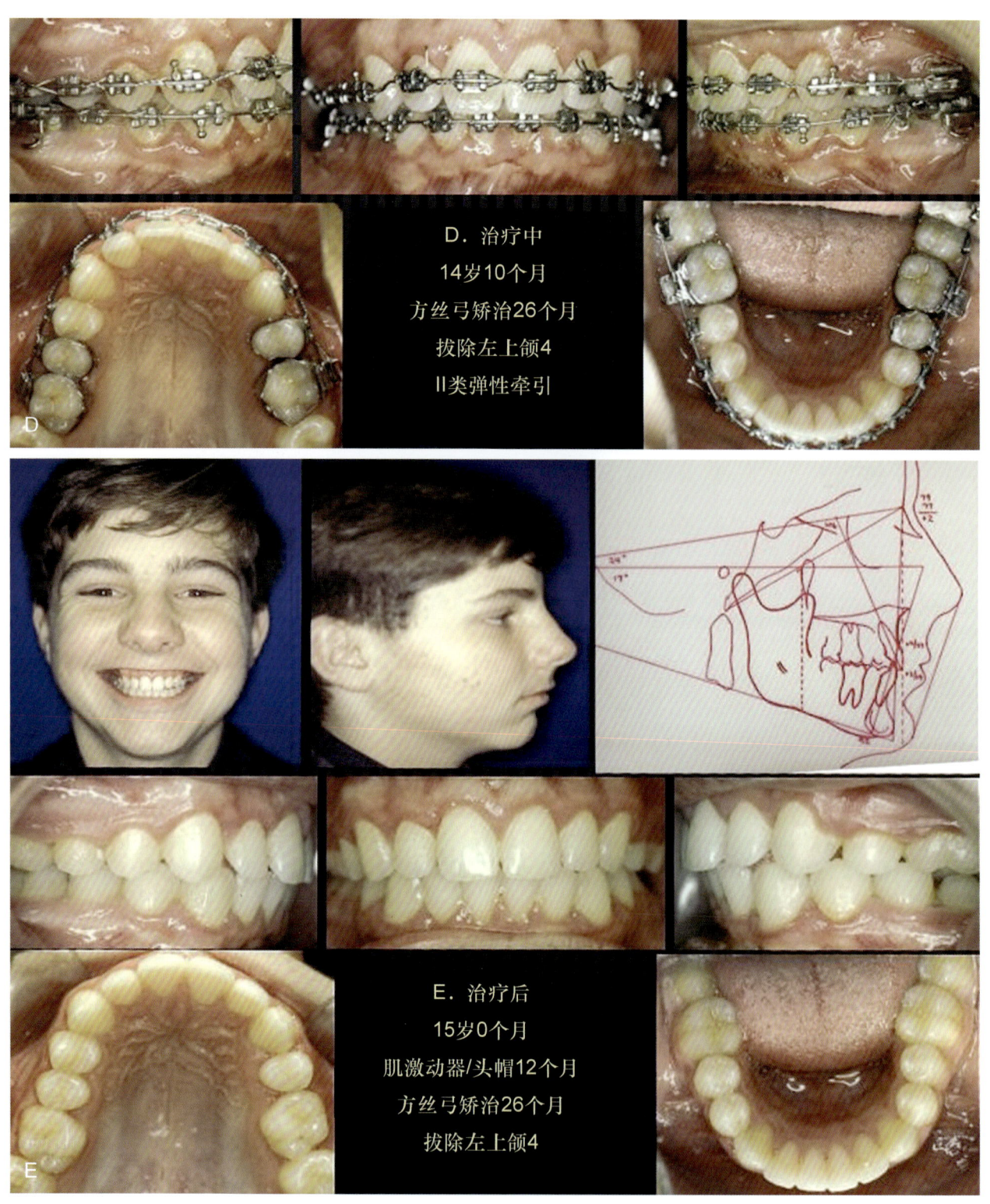

图 23.63（续）

齿漂白。在某些特殊情况下，可能需要固定保持器。在下颌尖牙间做固定舌侧丝保持器可防止严重的扭转，在上颌侧切牙间粘接固定舌侧丝保持器可防止牙间隙的再次打开。

令很多父母感兴趣的是，拔除第三磨牙后对后期下前牙拥挤会产生什么影响。虽然仍需要开展更多的研究来证实，但一项完善的前瞻性随机对照临床试验显示：早期拔除第三磨牙的正畸患者与未拔除者相比，前牙拥挤度没有显著差异。因此，作者认为通过拔除第三磨牙来减少或防止前牙拥挤是不合理的[59]。

参考文献

1. American Academy of Pediatric Dentistry. Reference manual: Guideline management of the developing dentition and occlusion in pediatric dentistry, https://www.aapd.org/research/oral-health-policies-recommendations/management-of-the-developing-dentition-occlusion-in-pediatric-dentistry/, accessed June 6 2019.
2. Ngan PW, Wei SH, Yen PK: Orthodontic treatment in the primary dentition, *J Am Dent Assoc* 116(3):336–340, 1988.
3. Moyers RE. *Handbook of orthodontics*, ed 4, Chicago, CV Mosby, 1988.
4. Baume LJ: Physiological tooth migration and its significance for the development of occlusion, *J Dent Res* 29(2):123–132, 1950.
5. Moorrees CFA: Growth changes of the dental arches: a longitudinal study, *J Can Dent Assoc* 24(8):449–457, 1958.
6. Moorrees CFA. *Dentition of the growing child*, Cambridge MA, Harvard University Press, 1959.
7. Bishara SE, Ortho D, Jakobsen JR, et al.: Arch width changes from 6 weeks to 45 years of age, *Am J Orthod Dentofacial Orthop* 111(4):401–409, 1997.
8. Moyers RE, Wainwright RL. Skeletal contributions to occlusal development. In McNamara JA, editor: *The biology of occlusal development, craniofacial growth series, monograph*, Michigan, University of Michigan: Ann Arbor, 1977, pp 89–111.
9. Nance HN: The limitations of orthodontic treatment. I. Mixed dentition diagnosis and treatment, *Am J Orthod* 33(4):177–223, 1947.
10. Allen TR, Trojan TM, Harris EF: Evidence favoring a secular reduction in mandibular leeway space, *Angle Orthod* 87(4):576–582, 2017.
11. Gianelly AA: Crowding: timing of treatment, *Angle Orthod* 64(6):414–418, 1994.
12. Gianelly AA: Leeway space and the resolution of crowding in the mixed dentition, *Semin Orthod* 1(3):188–194, 1995.
13. Sonis A, Ackerman M: E-space preservation: is there a relationship to mandibular second molar impaction? *Angle Orthod* 81(6):1045–1049, 2011.
14. Miyamoto W, Chung CS, Yee PK: Effect of premature loss of deciduous canines and molars on malocclusion of the permanent dentition, *J Dent Res* 55(4):584–590, 1976.
15. Owen DG: The incidence and nature of space closure following the premature extraction of deciduous teeth—a literature survey, *Am J Orthod* 59(1):37–49, 1971.
16. Grøn AM: Prediction of tooth emergence, *J Dent Res* 41(3):573–585, 1962.
17. Brill WA: The distal shoe space maintainer: chairside fabrication and clinical performance, *Pediatr Dent* 24(6):561–565, 2002.
18. Carroll CE, Jones JE: Pressure-appliance therapy following premature loss of primary molars, *J Dent Child* 49(5):347–351, 1982.
19. Waldon K, Barber SK, Spencer RJ, et al.: Indications for the use of auto-transplantation of teeth in the child and adolescent, *Eur Arch Paediatr Dent* 13(4):210–216, 2012.
20. Bauss O, Schilke R, Fenske C, et al.: Autotransplantation of immature third molars: influence of different splinting methods and fixation periods, *Dent Traumatol* 18(6):322–328, 2002.
21. Ramfjord SP: Bruxism, a clinical and electromyographic study, *J Am Dent Assoc* 62(1):21–44, 1961.
22. Sheppard IM: The treatment of bruxism, *Dent Clin North Am* 207–213, 1960.
23. Traisman AS, Traisman HS: Thumb- and finger-sucking: a study of 2,650 infants and children, *J Pediatr* 52(5):566–572, 1959.
24. Subtelny JD, Subtelny JD: Oral habits—studies in form, function, and therapy, *Angle Orthod* 43(4):349–383, 1973.
25. Subtelny JD: Oral respiration: facial maldevelopment and corrective dentofacial orthopedics, *Angle Orthod* 50(3):147–164, 1980.
26. Popovich F, Thompson GW: Thumb and finger sucking—its relation to malocclusion, *Am J Orthod* 63(2):148–155, 1973.
27. del Conte Zardetto CG, Rodrigues CR, Stefani FM: Effects of different pacifiers on the primary dentition and oral myofunctional structures of preschool children, *Pediatr Dent* 24(6):522–560, 2002.
28. Haryett RD, Hansen FC, Davidson PO: Chronic thumb-sucking—a second report on treatment and its psychologic effects, *Am J Orthod* 57(2):164–178, 1970.
29. Haskell BS, Mink JR: An aid to stop thumb sucking—the "Bluegrass" appliance, *Pediatr Dent* 13(2):83–85, 1991.
30. Proffit WR, Fields HW, Larson B, et al.: *Contemporary orthodontics*, ed 6, St. Louis, 2019, Mosby.
31. Fletcher BT: Etiology of finger-sucking: review of literature, *J Dent Child* 42(4):293–298, 1975.
32. Hanson ML, Cohen MS: Effects of form and function on swallowing and the developing dentition, *Am J Orthod* 64(1):63–74, 1973.
33. Proffit WR: Equilibrium theory revisited—factors influencing position of the teeth, *Angle Orthod* 48(3):175–185, 1978.
34. Koletsi D, Makou M, Pandis N: Effect of orthodontic management and orofacial muscle training protocols on the correction of myofunctional and myoskeletal problems in developing dentition. A systematic review and meta-analysis, *Orthod Craniofac Res* 21(4):202–215, 2018.
35. Rosa M, Lucchi P, Mariani L, et al.: Spontaneous correction of anterior crossbite by RPE anchored on deciduous teeth in the early mixed dentition, *Eur J Paed Dent* 13(3):176–180, 2012.
36. Kurol J, Berglund L: Longitudinal study and cost-benefit analysis of the effect of early treatment of posterior crossbites in the primary dentition, *Eur J Orthod* 14(3):173–179, 1992.
37. Lindner A, Modéer T: Relation between sucking habits and dental characteristics in preschool children with unilateral crossbite, *Scand J Dent Res* 97(3):278–283, 1989.
38. Kutin G, Hawes RR: Posterior cross-bites in the deciduous and mixed dentitions, *Am J Orthod* 56(5):491–504, 1969.
39. Hesse KL, Årtun J, Joondeph DR, et al.: Changes in condylar position and occlusion associated with maxillary expansion for correction of functional unilateral posterior crossbite, *Am J Orthod Dentofac Orthop* 111(4):410–418, 1997.
40. Pirttiniemi P, Kantomaa T, Lahtela P: Relationship between craniofacial and condyle path asymmetry in unilateral crossbite patients, *Eur J Orthod* 12(4):408–413, 1990.
41. Malandris M, Mahoney EK: Aetiology, diagnosis and treatment of posterior cross-bites in the primary dentition, *Int J Paediatr Dent* 14(3):155–166, 2004.
42. Krebs AA: Rapid expansion of mid-palatal suture by fixed appliance. An implant study over a 7-year period, *Trans Eur Orthod* 40:131–132, 1964.
43. Hicks EP: Slow maxillary expansion—a clinical study of skeletal versus dental response to low magnitude force, *Am J Orthod* 73(2):121–141, 1978.
44. Thomas GG, Bell RA, Mitchell R: Experimentally determined forces of maxillary lingual arch expansion appliances, *J Pedod* 7(1):3–7, 1982.
45. Harberson VA, Myers DR: Mid-palatal suture opening during functional posterior crossbite correction, *Am J Orthod* 74(3):310–313, 1978.
46. Bell RA, Lecompte EJ: The effects of maxillary expansion using a quad-helix appliance during the deciduous and mixed dentitions, *Am J Orthod* 79(2):152–157, 1981.
47. Bjerklin K, Kurol J: Ectopic eruption of the maxillary first permanent molar: etiologic factors, *Am J Orthod* 84(2):147–155, 1983.
48. Young DH: Ectopic eruption of the first permanent molar, *J Dent Child* 24:153–162, 1957.
49. Alsulaiman AA, Briss DS, Parsi GK, et al.: Association between incisor irregularity and coronal caries: a population-based study, *Am J Orthod Dentofacial Orthop* 155(3):372–379, 2019.
50. Dugoni SA, Lee JS, Varela J, et al. Early mixed dentition treatment—post-retention evaluation of stability and relapse. *Angle Orthod.* 11995;65(5):311–320.
51. Rebellato J, Lindauer SJ, Rubenstein LK, et al.: Lower arch perimeter preservation using the lingual arch, *Am J Orthod Dentofacial Orthop* 112(4):449–456, 1997.
52. Brennan MM, Gianelly AA: The use of the lingual arch in the mixed dentition to resolve incisor crowding, *Am J Orthod Dentofac Orthop* 117(1):81–85, 2000.
53. Kokich VO: Congenitally missing teeth—orthodontic management in the adolescent patient, *Am J Orthod Dentofac Orthop* 121(6):594–595, 2002.
54. Trosman I: Childhood obstructive sleep apnea syndrome: a review of the American Academy of Pediatrics Guidelines, *Pediatr Ann* 42(10):195–199, 2013.
55. Canto GD, Singh V, Major MP, et al.: Capability of questionnaires and clinical examinations to assess sleep-disordered breathing in children: a systematic review and meta-analysis, *J Am Dent Assoc* 145(2):165–178, 2014.
56. Paglia L: Respiratory sleep disorders in children and role of the paediatric dentist, *Eur J Paediatr Dent* 20(1):5, 2019, https://doi.org/10.23804/ejpd.2019.20.01.01
57. Bishara SE, Justus R, Graber TM: Proceedings of the workshop discussions on early orthodontic treatment. College of Diplomates of the American Board of Orthodontics, *Am J Orthod Dentofac Orthop* 113:5–6, 1998.
58. Andrews LF: The six keys to normal occlusion, *Am J Orthod* 62(3):296–309, 1972.
59. Harradine NW, Pearson MH, Toth B: The effect of extraction of third molars on late lower incisor crowding: a randomized controlled trial, *Br J Orthod* 25(2):117–122, 1998.

推荐阅读

Baccetti T, Franchi L, McNamara Jr JA: Treatment and post-treatment craniofacial changes after rapid maxillary expansion and facemask therapy, *Am J Orthod Dentofac Orthop* 118(4):404–413, 2000.

Bishara SE: Impacted maxillary canines, *Am J Orthod Dentofac Orthop* 101(2):159–171, 1992.

De Clerck HJ, Cornelis MA, Cevidanes LH, et al.: Orthopedic traction of the maxilla with miniplates: a new perspective for treatment of midface deficiency, *J Oral Maxillofac Surg* 67(10):2123–2129, 2009.

Dincer M, Haydar S, Unsal B, et al.: Space maintainer effects on intercanine arch width and length, *J Clin Pediatr Dent* 21(1):47–50, 1996.

Ericson S, Kurol J: Resorption of incisors after ectopic eruption of maxillary canines—a CT study, *Angle Orthod* 70(6):415–423, 2000.

Foley TF, Wright GZ, Weinberger SJ: Management of lower incisor crowding in the early mixed dentition, *J Dent Child* 63(3):169–174, 1996.

Halterman CW: A simple technique for the treatment of ectopically erupting permanent first molars, *J Am Dent Assoc* 105(6):1031–1033, 1982.

Humphrey WP: A simple technique for correcting an ectopically erupting first permanent molar, *J Dent Child* 29:176–178, 1962.

Kennedy DB, Turley PK: Clinical management of ectopically erupting first permanent molars, *Am J Orthod Dentofac Orthop* 92(4):336–345, 1987.

Kluemper GT, Beeman CS, Hicks EP: Early orthodontic treatment—what are the imperatives? *J Am Dent Assoc* 131(5):613–620, 2000.

Koroluk LD, Tulloch JC, Phillips C: Incisor trauma and early treatment for Class II Division I malocclusion, *Am J Orthod Dentofacial Orthop* 123(2):117–126, 2003.

Moorrees CF, Chadha JM: Available space for the incisors during dental development: a growth study based on physiologic age, *Angle Orthod* 35(1):12–24, 1965.

Moorrees CF, Grøn AM, Lebret LM, et al.: Growth studies of the dentition—a review, *Am J Orthod* 55(6):600–613, 1969.

Ngan P, Alkire RG, Fields Jr HE: Management of space problems in the primary and mixed dentitions, *J Am Dent Assoc* 130(9):1330–1339, 1999.

Pancherz H, Bjerklin K, Lindskog-Stokland B, et al.: Thirty-two year follow-up study of Herbst therapy: a biometric dental cast analysis, *Am J Orthod Dentofacial Orthop* 145(1):15–27, 2014.

Rajah LD: Clinical performance and survival of space maintainers—evaluation over a period of five years, *J Dent Child* 69(2):156–160, 2002.

Tulloch JC, Proffit WR, Phillips C: Outcomes in a 2-phase randomized clinical trial of early Class II treatment, *Am J Orthod Dentofac Orthop* 125(6):657–667, 2004.

Vizzotto MB, De Araújo FB, Dias da Silveira HE, et al.: The Quad-helix appliance in the primary dentition—orthodontic and orthopedic measurements, *J Clin Pediatr Dent* 32(2):165–170, 2007.

24 唇腭裂序列治疗

Laquia A. Walker Vinson，Tasha E. Hall，James E. Jones 和 Roberto L. Flores

阮文华 译

本章提要	唇腭裂的分类 唇腭裂多学科治疗团队 团队成员的主要职责 　口腔科专家 　医学及相关健康专家 唇腭裂多学科序列治疗	Ⅰ期（婴儿期：出生至18月龄） Ⅱ期（乳牙列时期：18月龄至5岁） Ⅲ期（乳牙列晚期或混合牙列早期：6岁至10岁或11岁） Ⅳ期（恒牙列期：12～18岁）

唇腭裂（cleft lip and palate）是一类最常见的严重的先天性颅面畸形。全球唇腭裂的发病率为0.28‰～3.74‰。在美国，大概每940个新生儿中有1个发生唇腭裂，男女比例为2∶1[1]。不同种族间唇腭裂的发生率大不相同：白种人大约为1.25‰，黑种人为0.5‰，日本人或纳瓦霍人为2‰。单纯性腭裂发生率约为0.5‰，且种族差异相对较小。在所有唇腭裂患者中，唇裂伴腭裂者约占50%，单纯唇裂或单纯腭裂者各占25%。国际标准口面裂工作组的围产期数据库资料显示，双侧唇腭裂患者约占所有唇腭裂患者的30%[2]。虽然多数唇腭裂发病原因不明或由致畸因素引起，但遗传因素起重要作用（参见第6章）。

唇腭裂的分类

一直以来，存在将唇腭裂作为一种同质化畸形概念的倾向。若果真如此，则可将所有唇腭裂患者的治疗程序化。然而，事实上，唇腭裂的临床表现差异很大。

为了规范唇腭裂的报告，美国腭裂修复学会标准化命名委员会根据Harkins等[3]的提议，制定了一套唇腭裂分类标准。美国腭裂修复学会后来采纳了该分类系统。然而，由于该分类系统过于复杂，其未被广泛接纳。目前仍在广泛使用的唇腭裂分类系统是1931年由Veau[4]提出的。Veau将唇裂分为以下四度：

- Ⅰ度：单侧唇裂，仅限于唇红部分裂开。
- Ⅱ度：单侧唇裂，上唇部分裂开但不延伸至鼻底。
- Ⅲ度：单侧唇裂，整个上唇至鼻底完全裂开。
- Ⅳ度：所有的双侧唇裂，无论是完全裂开还是不完全裂开。

Veau[4]将腭裂分为以下四度（图24.1和图24.2）：

- Ⅰ度：只涉及软腭。
- Ⅱ度：涉及软腭和硬腭，但不涉及牙槽突。
- Ⅲ度：涉及软腭和硬腭以及单侧牙槽突。
- Ⅳ度：涉及软腭和硬腭以及双侧牙槽突，前颌突游离于颌骨前方。

Veau[4]的分类系统中没有包括腭裂中的黏膜下裂。黏膜下裂临床上常表现为悬雍垂裂，硬腭后部可触及明显凹陷，软腭中间存在透明带等。黏膜下裂可能和腭咽闭合功能不全或咽鼓管功能障碍有关。

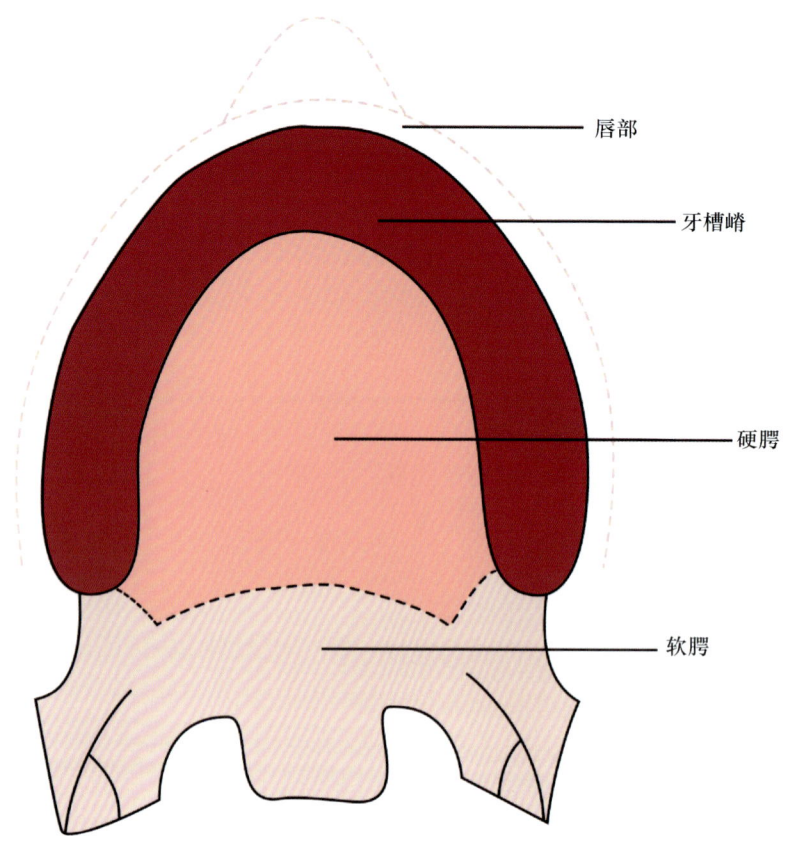

图 24.1　正常的腭部结构

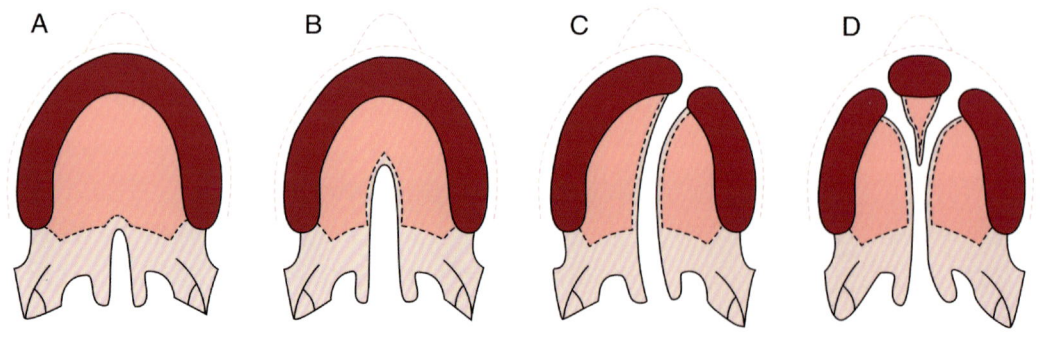

图 24.2　Veau 的唇腭裂分类。A，Ⅰ度，只涉及软腭。B，Ⅱ度，涉及软腭和硬腭，但不涉及牙槽突。C，Ⅲ度，单侧完全性唇腭裂。D，Ⅳ度，双侧完全性唇腭裂（© IUSD Dental Illustrations，Created by Nicole Alderson.）

唇腭裂多学科治疗团队

罹患先天性唇腭裂的孩子需要经过多方面的治疗才能康复。这个治疗过程相当复杂，需要大量的卫生保健从业人员提供专业知识和技能，进行系统性的治疗。因而，由多学科共同介入的唇腭裂治疗团队逐渐形成，并不断得到发展。

为了规范治疗方案和方便健康宣教，美国颅面腭裂协会（American Cleft Palate-Craniofacial Association）（https://acpa-cpf.org）主办了关于颅面异常患者保健实践指南的共识会议。这次会议形成了一份共识性文件——"唇腭裂或其他颅面异常患者的临床评估和治疗指南"[5]。作为一份多学科系统治疗唇腭裂和颅颌面异常的指导性文件，该指南在美国和加拿大被广泛使用。

由于多学科专家共同参与唇腭裂治疗才能取得最佳的治疗效果，整个治疗团队可能包括牙科（口腔正畸科、口腔颌面外科、儿童口腔科及口腔修复科）、临床医学（遗传科、耳鼻喉科、儿科、整形外科及精神科）以及健康保健（听力学、护理学、心理学、社会工作及语言病理学）等领域的专家（表24.1）。美国颅面腭裂协会[5]还成立了颅面腭裂治疗团队工作审查委员会。该委员会的职责是监督腭裂及颅面异常治疗是否符合规范化的流程标准。这些标准阐明了一个高质量治疗团队的基本特征，推动了唇腭裂序列治疗团队工作的持续质量改进。

医疗团队需要对患者的全身健康和生长发育状况、牙齿发育状况、面部美观（facial aesthetics）、心理状态、听力以及言语发育进行综合评估。团队成员必须具有与内部成员、与患者及其父母、与首诊医生及牙医进行良好沟通的能力。团队成员必须尊重彼此的意见，灵活制订、执行治疗计划。医疗团队必须对患者既往的治疗进行定期评估，并决定是否需要调整治疗计划。在对患者进行全面检查后，应立即召开医疗小组会议，讨论患者当前的病情，制定适当的治疗方案。

美国白宫[6]这样评价这种临床团队："亲密、合作、民主、多学科参与，并追求共同的目标——为患者提供最佳的治疗。"

团队成员的主要职责

口腔科专家

儿童口腔科医生负责患者的整体牙齿保健。唇腭裂患者往往伴有许多牙齿发育异常和错𬌗畸形。这些畸形可能与先天性唇腭裂有关，也可能是唇腭裂手术后的并发症。目前认为牙𬌗畸形的数量及其严重程度与唇腭裂的分型具有很强的相关性。

儿童口腔科医生应该向患者及其父母详细说明与唇腭裂有关的常见口腔问题。以下情况的任何一种或几种在唇腭裂患者中的发病率要明显高于正常人群。

1. 单侧或双侧完全性腭裂患者口腔内发现的诞生牙或新生牙一般为上颌中切牙（图24.3）。

2. 伴有牙槽突裂的患者更易发生先天缺牙，尤其是靠近牙槽突裂隙的乳侧切牙或恒侧切牙。第二前磨牙先天缺失的概率也明显升高。

表 24.1 不同领域的治疗团队成员介入治疗的时间表

发育阶段	团队成员
孕期	整形外科医生
	医疗保健协调员
	喂养专家
	社会工作者
新生儿至婴幼儿期	喂养专家
	遗传学家
	儿童行为发育学家
	整形外科医生
	社会工作者
	儿童口腔科医生
	耳鼻喉科医生
	听力学家
	言语病理学家
	口腔修复科医生
	医疗保健协调员
青少年期	口腔正畸科医生
	口腔颌面外科医生
	儿科医生
	听力学家
	耳鼻喉科医生
	言语病理学家
	儿童口腔科医生
	口腔修复科医生
	医疗保健协调员
青年期	整形外科医生
	口腔颌面外科医生
	口腔正畸科医生
	医疗保健协调员

Based on "Parameters for Evaluation and Treatment of Patients with Cleft Lip/Palate or Other Craniofacial Differences" https://doi.org/10.1177/1055665617739564

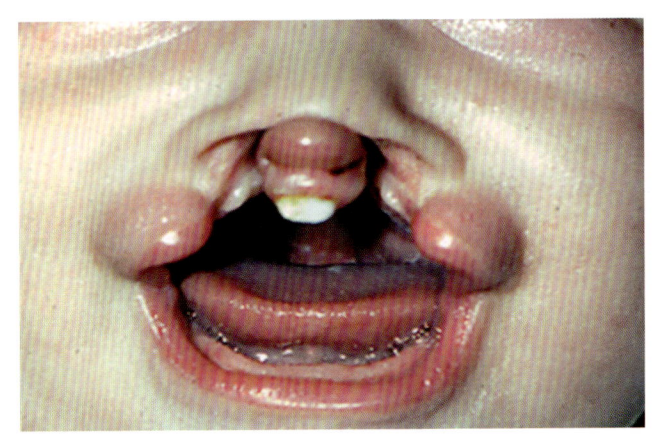

图 24.3 双侧完全性唇腭裂的新生儿口中出现新生牙，该牙是上颌中切牙

3. 单侧或双侧完全性腭裂患者多生牙（supernumeray teeth）的发生率明显增加（图24.4），部分单纯唇裂患者（伴或不伴牙槽突裂）也可发生先天缺牙或多生牙。

4. 乳牙列中乳侧切牙通常在腭侧、毗邻或位于裂隙中异位萌出。而在恒牙列中，完全性牙槽突裂一侧的尖牙可能会从腭侧萌出到裂隙内。

5. 单侧或双侧完全性腭裂患者常见多种牙形态异常，包括釉质发育不全、过小牙或过大牙、融合牙以及牙冠形态异常。无论是恒牙列还是乳牙列，最容易累及的是上颌切牙。

6. 于牙槽突裂附近萌出的恒牙，其根面通常缺乏牙槽骨的支持。这些牙齿容易过早脱落。当有牙周疾病或接受不恰当的正畸治疗时，牙槽骨支持不足的问题会更加突出。

7. 毗邻牙槽裂隙萌出的恒中切牙通常为扭转牙，同时伴有牙根的轴向偏斜。

8. 完全性腭裂和牙槽突裂的患者没有连续的上颌牙弓，外力（如咀嚼肌力或者腭裂术后瘢痕组织收缩）作用下牙弓容易发生内侧塌陷，出现单侧或双侧后牙反𬌗。

9. 双侧完全性唇腭裂患者的前颌骨往往前突、松动。上下颌前牙表现为Ⅲ度深覆𬌗，导致下颌切牙唇侧附着龈剥离（图24.5）。有些则出现前牙切对切的创伤𬌗或前牙反𬌗。

10. 单侧或双侧完全性腭裂患者的侧面容貌显著前突（图24.6）。随着年龄增长，突出更明显。这可能与真性或假性下颌前突有关。假性下颌前突的患者表现为上颌与下颌之间空间位置上的不协调。这种不协调可能是上颌后缩或上颌在矢状方向

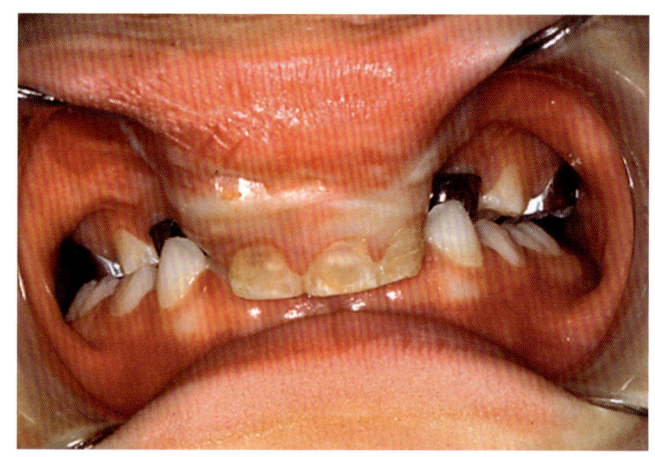

图 24.5 双侧完全性唇腭裂患者Ⅲ度深覆𬌗，下颌中切牙和侧切牙的附着龈容易发生咬合创伤而剥离

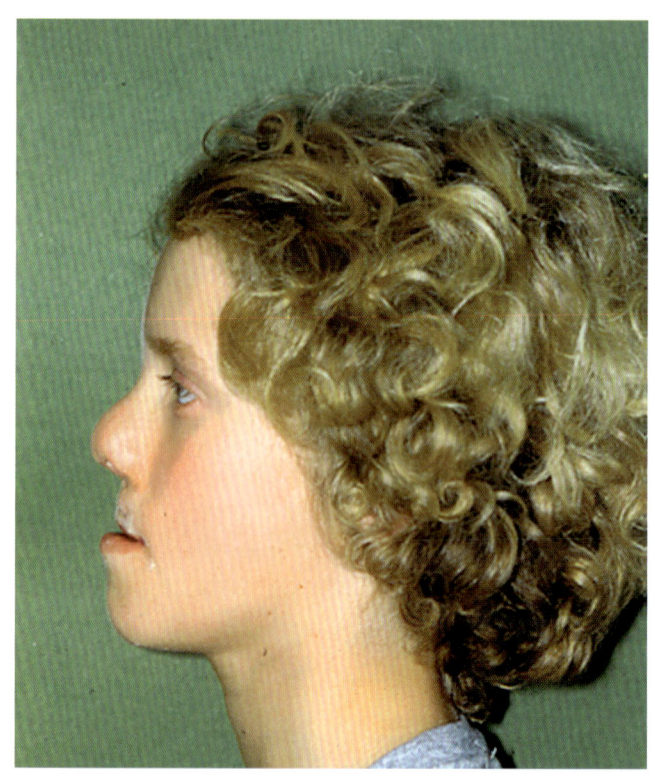

图 24.6 双侧完全性唇腭裂修复后的青春期男孩侧面轮廓。唇腭裂引发的上颌发育不全往往造成侧貌严重凹陷

以及垂直方向上生长缓慢引起的。

儿童口腔科医生

对唇腭裂患者而言，牙病预防极其重要。家长可能过多地关注唇腭裂及其他畸形而忽视了牙病的治疗。然而，牙列完整性是未来正畸治疗的基础。因此，健康的牙齿对患者整体康复而言非常重要，对牙病绝不能忽视。有必要进行常规的口腔清洁和

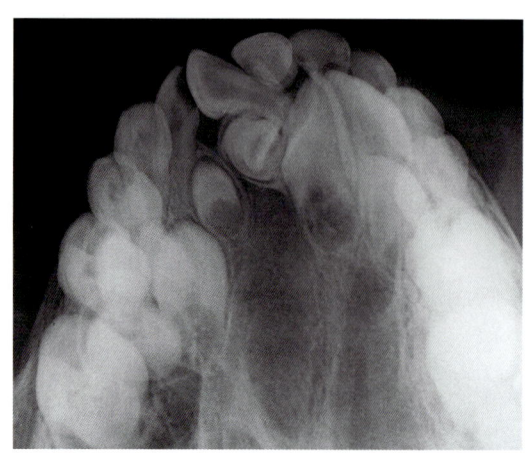

图 24.4 上颌𬌗片显示上颌中切牙区域的多生牙

涂氟治疗。建议从出生第一年起开始进行预防性的口腔护理。低氟社区患者宜使用氟补充物、含氟牙膏和含氟漱口液。儿童口腔科医生应该指导父母和患者学会正确的保持口腔卫生的方法，尤其要注意缺损区域附近的清洁。在唇腭裂患者的序列治疗中，儿童口腔科医生应和唇腭裂医疗小组保持密切的沟通，确保患者全程治疗的完整性和连续性。医疗小组应定期向儿童口腔科医生反馈患者的治疗信息，这种反馈在正畸或外科治疗中显得尤为重要。对于施行上颌矫形治疗的患者来说，术前和术后的治疗均需要儿童口腔科医生的参与。无论是主动还是被动的矫形治疗，其目的均在于促进裂隙各个骨段移动至更加理想的对齐状态，最终使手术效果更好。

口腔正畸科医生

口腔正畸科医生在唇腭裂的诊断与治疗中起着关键作用，其通过收集、记录患者的正畸专业分析数据，为整个序列治疗提供支持。这些专业分析手段包括头颅侧位片和全景片、研究模型及诊断用面貌像。通过分析这些数据，正畸科医生可以描述和量化面部骨骼和软组织的畸形。利用面部骨骼生长发育的专业知识，正畸专家可以明确病因并在一定程度上预测患者颅面部骨骼的生长发育情况。许多团队成员正是依靠口腔正畸科医生对唇腭裂异常的量化分析来制定他们各自的治疗计划的。

口腔正畸科医生也为患者提供综合性的正畸治疗。常规的正畸治疗能解决绝大多数患者的牙齿畸形问题，但对于复杂的牙齿畸形，需要结合实际的畸形情况进行创新性的治疗。如果确定患者需要外科手术，正畸科医生需要和外科医生紧密合作，以便制定最合适的治疗方案。外科手术前还需要考虑患者术后的即刻功能恢复、美学效果和长期稳定性等方面。

口腔颌面外科医生

对于医疗团队中的口腔颌面外科医生来说，用外科手术方法改变上、下颌颌骨关系是他们的特长。口腔颌面外科专家评估患者的面部形态、功能及咬合关系。许多患者具有明显的骨性错𬌗畸形。这些骨性错𬌗畸形无法通过常规的正畸方法来治疗，因此需要采用外科手术来矫治。

口腔颌面外科医生还有一项重要的工作，那就是牙槽突裂的植骨术（bone grafting）。牙槽植骨术对牙齿的健康发育、萌出有着重要作用。这些移植骨块为裂隙附近牙齿的萌出及正常行使功能提供骨质支撑。本章后面将详述牙槽突裂植骨术的具体细节。

口腔修复科医生

口腔修复科医生擅长对颌面部先天性畸形或缺失组织进行器官组织的替换、形态结构的恢复或口腔功能的康复。他们经常使用非生物材料作为修复体，重建组织的解剖形态。对于口腔来说，这种形态的修复对功能重建非常重要。通过这些修复体，口腔修复科医生能有效恢复患者的咀嚼功能、吞咽功能、言语功能和口腔外观。

许多唇腭裂患者先天缺牙或有需要拔除的畸形牙。这些因素会影响他们的咀嚼功能、言语能力和面部外观。口腔修复科医生应尽可能按照这些牙齿应有的大小、形态、色泽及排列位置进行修复（图24.7）。这些修复体可以是固定的，也可以是活动

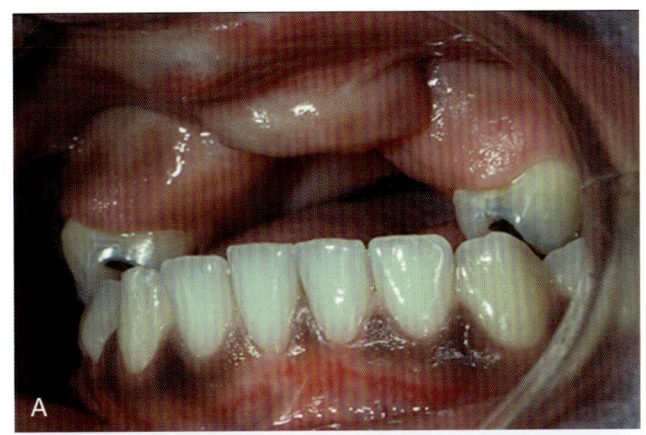

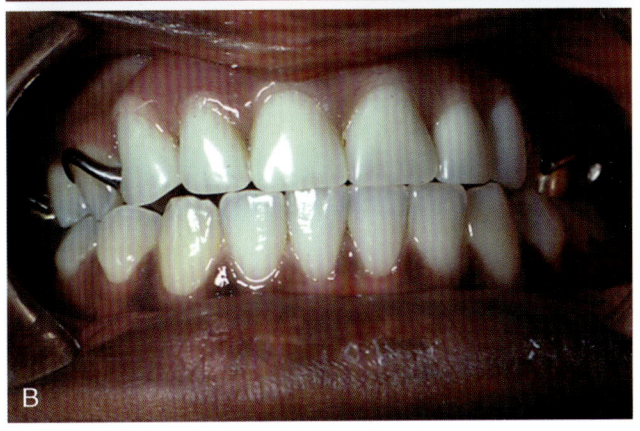

图24.7 A. 双侧完全性唇腭裂，上颌6颗恒前牙已经被拔除。B. 可摘式义齿修复，咬合和美观效果都不错

的，或是两者结合。

有时候，患者会出现软腭不能正常抬升而导致言语功能异常。软腭功能重建修复术可以解决这一问题。如果这一手术失败的话，可以使用软腭抬高矫治器帮助恢复言语功能。当然，在某些情况下，口腔修复科医生可以制作球形语音辅助器来改善或强化腭咽闭合功能。对于顽固性的较大腭瘘，除可以通过外科手术修复外，还可以使用修复体封闭瘘口（图24.8）。

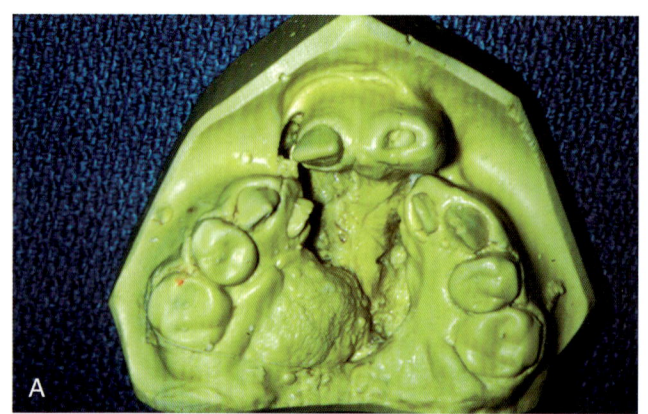

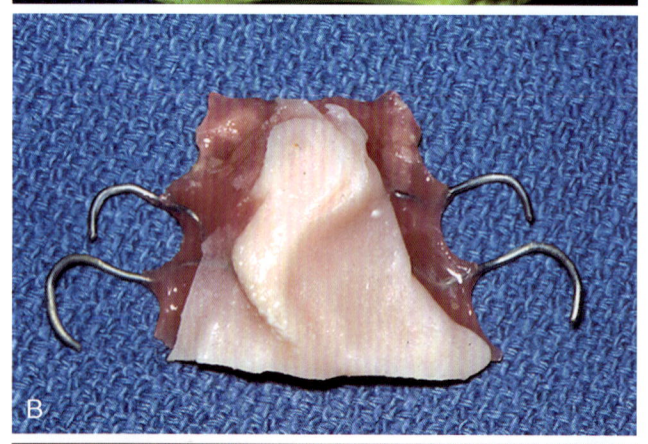

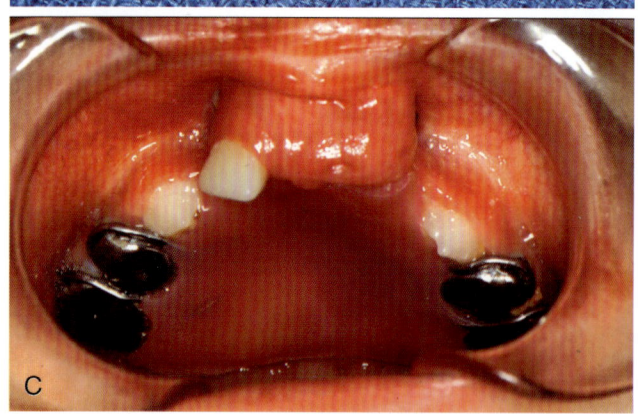

图24.8 A. 双侧完全性唇腭裂患者的上颌研究用模型。注意腭部的口鼻瘘。该口鼻瘘已经多次手术，仍然无法关闭，瘘口依旧较大。B. 上颌修复体用于关闭腭部的口鼻瘘。C. 放置在口内的腭部修复体。口鼻瘘关闭后可以减少进食过程中进入鼻内的液体和食物量，同时促进更正常的言语功能

医学及相关健康专家

医疗小组中的协调员负责安排患者预约，保存患者治疗信息，协调患者及其家属与医疗团队成员间的关系。协调员还负责联系患者居住地附近的健康管理部门以及教育部门，使唇腭裂患者能享受社区内的持续性健康保健服务。协调员是连接唇腭裂医疗小组与医疗机构之外的健康保健人员的重要纽带。

儿科医生，一般是患者自己的儿科医生或家庭医生，负责维护患者的全身健康。儿科医生全面评估患者的体格指标以及生理状态，尤其需要关注患者的生长状况以及一些重要的生长发育节点。

遗传学家负责检查患者是否具有唇腭裂相关综合征的特征性表现，分析这些畸形的遗传学基础，推测综合征、遗传与唇腭裂患者之间的关联程度。他们还提供基因遗传方面的咨询。家长往往关注下一代的患病风险，有这种患病风险的家庭其他成员对此同样关心。遗传学家需要评估这种风险，并对他们提出遗传病风险方面的咨询意见（参见第6章）。

整形外科医生负责决定唇裂手术的时间及手术方式。他们还负责腭裂修复手术，以及腭咽闭合不全手术失败后的二期手术和（或）腭瘘关闭术。此外，整形外科医生还承担鼻继发畸形的整形手术。

在许多情况下，社会工作者被患者视为精神支柱。因而，社会工作者在患者心理评估及心理抚慰方面起着重要作用。他们帮助患者家庭申请当地和县、省级的医疗基金用于支付昂贵的医疗费用。住院治疗期间，社会工作者悉心陪护，帮助患者家庭与医疗部门进行沟通。他们主要帮助患者家属纾解术中及术后的心理压力，正确看待手术结果，引导患者更好地适应社会。

精神病学家和心理学家负责评估患者在认知、人际关系、情感、行为和社会发展上的优点及不足，尤其关注患者因唇腭裂畸形而产生的情感和身体上的压力及其自我调节能力。必要时，他们可为患者家属和学校提供关于教育和行为管理方面的咨询。

言语病理学家负责监测、干预腭裂患者的言语发育状况，分析患者的语音特征，评估与正常语音的差异程度以及产生这种差异的原因。在患者的唇

腭部解剖结构完成手术矫正后，言语病理学家将提供多种语音矫正方法，使患者获得尽可能正常的言语能力。

听力学家负责监测患者是否存在听力异常。如果患者本人或家长不能及时发现听力异常，很可能导致语音和言语功能发育迟缓，影响患者正常的学校学习。当听力测试或阻抗测试异常时，听力学家要介绍患者找耳鼻喉科专家为其做耳部的专科检查。耳鼻喉科专家统筹安排听力测试以及其他相关检查，评估中耳结构有无异常。若中耳内有器质性结构异常，则耳鼻喉科专家将会安排手术进行治疗。必要时，耳鼻喉科专家还可以协同言语病理学家对患者做鼻咽镜检查。

在唇腭裂治疗团队中，护士的工作繁杂，作用非凡。她们了解每个唇腭裂患者及其家庭的内在需求，并及时将这种需求反馈给团队的相关成员。她们在医疗护理实践中提倡将整个家庭纳入治疗考量，而不仅仅是治疗患者本人。无论是门诊患者还是住院患者，她们都随时为这些患者的手术做着准备，并且在整个治疗过程中为患者及其家属提供帮助。更为重要的是，她们擅长评估患者当前的喂养问题，并擅于提供后续的喂养方式指导及营养吸收方面的咨询。

对于更复杂的颅颌面畸形，比如 Crouzon 综合征（Crouzon syndrome）、Treacher-Collins 综合征（Treacher-Collins syndrome）或半侧颜面发育不全（hemifacial microsomia）等，还需要其他领域的专家加入治疗团队。除了前面提到过的成员外，医疗团队的专家还包括麻醉师、放射科专家、神经科医生、神经外科医生和眼科医生等。

唇腭裂多学科序列治疗

下面将探讨唇腭裂多学科序列治疗的主要治疗过程。为方便起见，整个治疗过程分为四个时期，总体上与患者牙齿发育的各阶段相对应。

Ⅰ期（婴儿期：出生至 18 月龄）

唇腭裂患者一出生，医疗团队的相关成员就要开始行动。唇腭裂患者出生后面临的首要问题是喂养困难，因此可能导致营养不良。喂养困难问题包括患者的吮吸力量不足、喂养过程吸入过多的空气（导致打嗝）、呛咳、流鼻涕和哺乳喂养时间长等。此时，医疗团队中的临床护理专家或喂养专家须及时评估患者的喂养问题，对喂养提出专业化的指导。针对唇腭裂患者，市场上目前有多种不同的专用喂养器具[7]。

为唇腭裂患者特别设计的喂养器具有多种规格，形态和大小各异（图 24.9，表 24.2）。由于目前唇腭裂患者的喂养及吞咽方面研究有限，可以获得的相关证据较少，所以尚无法给出明确的证据说明哪种喂养器具更加有效[8]。

McNeil[9-10] 和其他学者一直倡导在婴儿期使用上颌修复体治疗单侧和双侧先天性唇腭裂患者。这类修复体种类繁多，有些有主动治疗作用，有些则是被动治疗，仅仅用于封闭裂隙。例如，有一种称为口内上颌阻塞器的修复体，在帮助婴儿期唇腭裂患者的喂养上有其独特优势。这种修复体的优点包括：

1. 为唇腭裂患者恢复腭部完整性，使婴儿能够吸吮，改善喂养困难，帮助其获得足够的营养。

2. 增加上颌牙弓的稳定性，防止唇裂修复术后的牙弓塌陷。

3. 在Ⅰ期牙槽突裂植骨术前，作为上颌牙弓各个骨段的塑形支架。

Jones 使用上颌阻塞器研究了 51 名单侧或双侧唇腭裂婴儿的喂养[11]。在使用阻塞器前，每个婴儿都存在喂养困难。在婴儿戴用阻塞器至少 8 个月后，父母反映喂养过程较之前轻松，婴儿流涕减少、喂养时间缩短、喂养过程难度降低。更为重要的是，父母在喂养过程中的焦虑程度降低了。所有父母都愿意向其他有唇腭裂婴儿的父母推荐使用上颌阻塞器。该项研究结果显示，使用阻塞器的唇腭裂婴儿在 1、3 和 6 月龄时的体重基本上与正常生长发育的婴儿体重中位数相当，有些甚至超过后者。即使 3 月龄时做了Ⅰ期唇裂修复术，这些婴儿的体重也没有明显波动。

印模技术和喂养阻塞器的制作

为了制作上颌阻塞器，需要尽早制取（一般在出生后 2 周内）唇腭裂婴儿的上颌牙弓模型。使用改良预成上颌托盘制取婴儿上颌牙弓的藻酸盐印模。理想情况下，这个步骤在出生后越快完成越好。取模时，婴儿要直立，防止多余材料被吸入

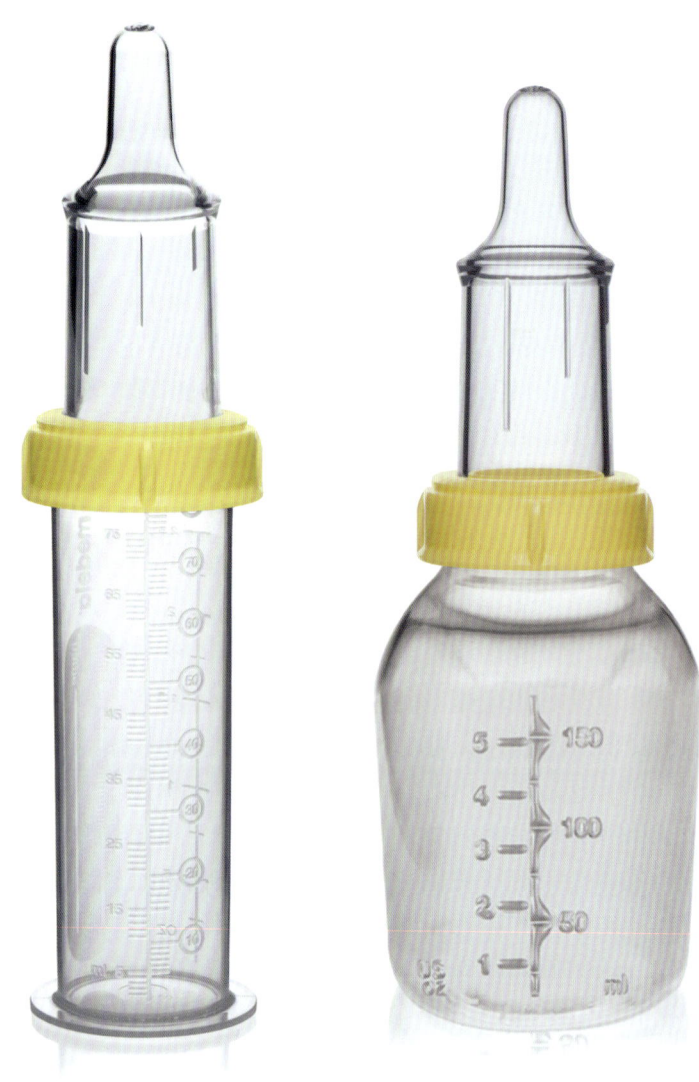

图 24.9　美德乐唇腭裂患者专用喂养器具

表 24.2　唇腭裂患者专用喂养器具

类型	品牌	作用
NUK 矫形奶嘴	嘉宝	挤压奶嘴后促进奶液流入口腔
希柏（Haberman）喂养器	美德乐	挤压奶瓶辅助性输送奶液进入口腔
腭裂喂养器	美赞臣	挤压奶瓶辅助性输送奶液进入口腔
贝亲奶瓶	Respironics	通过奶瓶回流阀门压力的控制调节进入口腔的奶液

（图 24.10）。应准备好应急抢救设备，包括正压吸氧系统、吸引器和标准气道管理设备。印模需要显示整个上颌的解剖细节（图 24.11）。然后制作石膏模型。阻塞器制作过程如下：

1. 用模型泥或蜡填充过陡的倒凹。推荐使用模型泥，因为模型泥很容易在最后完成的修复体中去除。

2. 将锡纸铺在整个上颌模型的表面，自然晾干。

3. 必要时，在石膏模型后方放置一块模型泥。该模型泥的作用是在腭裂区灌注自固化树脂时将树脂围在裂隙区域内。

4. 在裂隙内倒入自凝丙烯酸软质树脂，树脂边缘与腭部黏膜表面平齐。树脂平缓地进入腭部裂隙倒凹，给阻塞器提供固位力（图 24.12）。

5. 将模型在温暖、湿度适中的环境中放置 20 分钟，等待固化。

6. 将调制好的自凝丙烯酸树脂均匀铺在腭部表面，树脂边缘向唇颊沟延伸，确保其到达唇颊沟黏

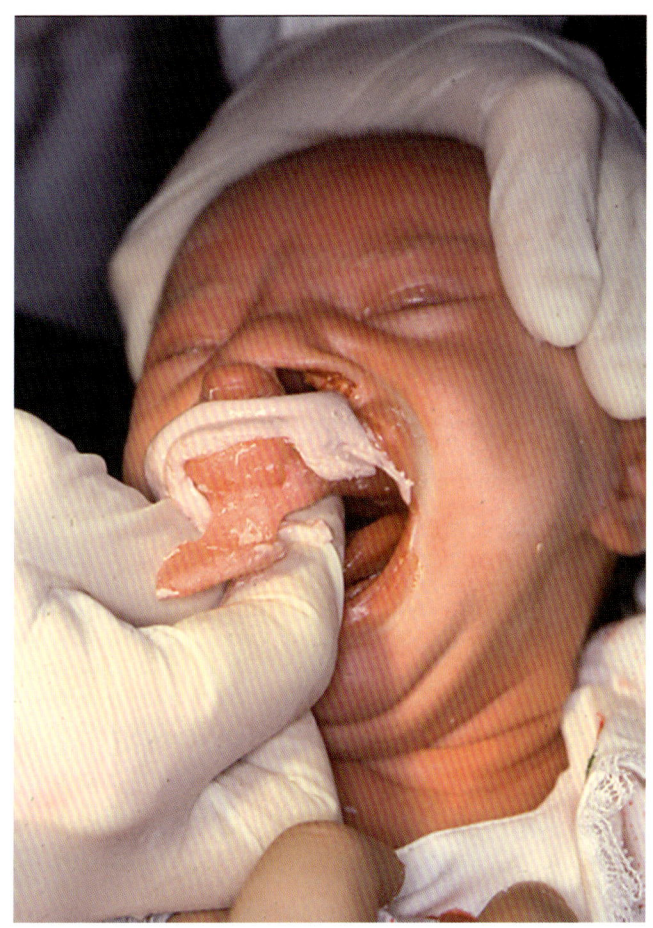

图 24.10 为罹患唇腭裂的新生儿制取上颌印模,用于制作上颌阻塞器。婴儿应保持直立位置,防止吸入多余的印模材料

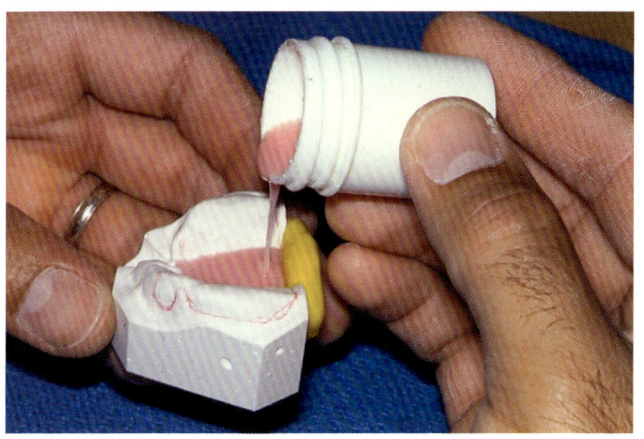

图 24.12 将自凝软质树脂灌注到腭部裂隙内,直至与腭部黏膜表面平齐。软质树脂进入裂隙,外形与裂隙吻合,可以增强阻塞器的固位力。注意石膏模型后方的模型泥堤,泥堤可以围挡裂隙中的树脂

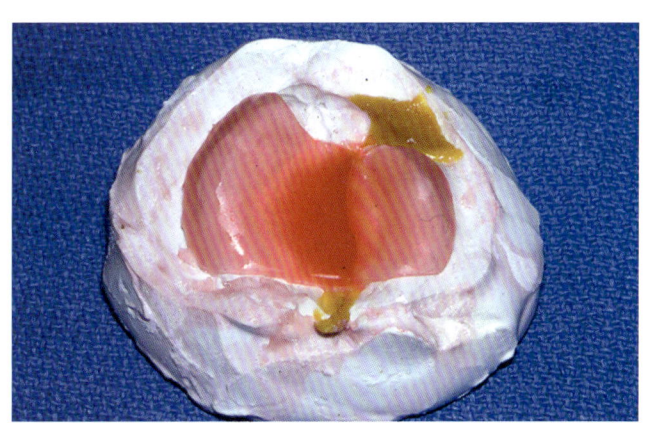

图 24.13 上颌石膏模型以及制作完成的自凝丙烯酸树脂阻塞器。阻塞器树脂固化 20 分钟后,修整、打磨、抛光。注意该阻塞器的树脂边缘延伸至颊黏膜移行区。这样的处理可以进一步增加阻塞器的固位力

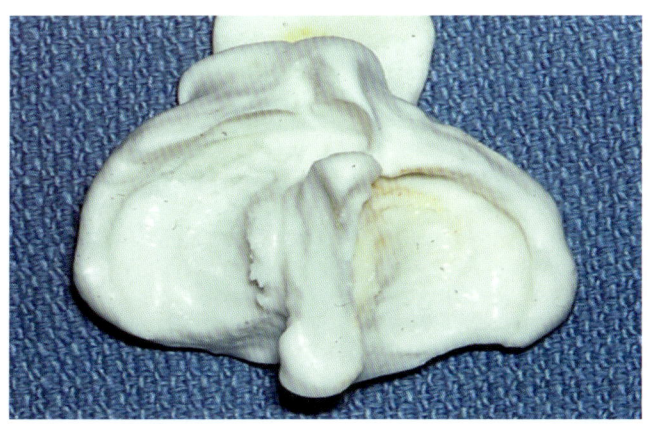

图 24.11 制作完成的上颌牙弓印模。注意印模材料应深入到唇腭裂裂隙内,口腔前庭黏膜移行处做肌功能修整。这样可以完美再现口腔内部的解剖细节,依此制作的上颌阻塞器更加贴合

膜移行区(图 24.13)。

7. 从石膏模型上取下阻塞器,用热水冲掉蜡和模型泥,对阻塞器进行调磨和抛光。

首次使用阻塞器治疗的临床操作流程

阻塞器在口腔内就位后(图 24.14),应观察有无黏膜泛白区。黏膜泛白通常是阻塞器树脂压力过大,压迫口腔软组织所致。对这些局部区域进行调磨缓冲。同时,对唇或颊系带区域也应该做缓冲处理。另外,要特别注意防止丙烯酸树脂边缘过度伸入前庭沟,影响唇颊运动或产生溃疡。教会父母正确戴取阻塞器以及阻塞器的日常清洁。戴用阻塞器 2 天后复诊,进行必要的调整。一般婴儿 1 周后即能适应。此后,每月安排复查一次。在大多数病例中,阻塞器可以一直使用到婴儿 3 个月左右,Ⅰ期唇裂修复术也是在这个时候进行的。在这个阶段应

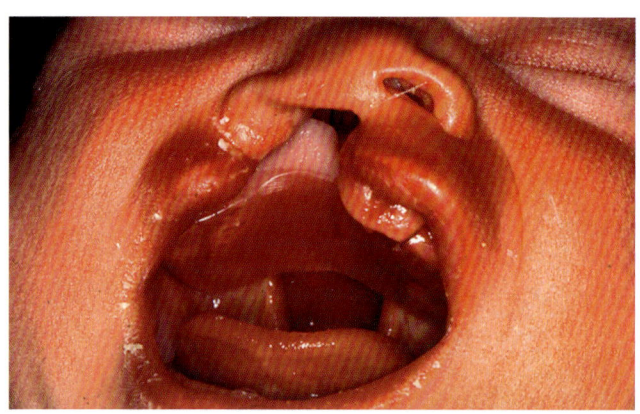

图 24.14 婴儿口腔戴入上颌阻塞器后。注意，阻塞器的软质树脂伸入腭部裂隙，可以增强阻塞器的固位力（From Jones JE, Kerkhof RL. Obturator construction for maxillary orthopedics in cleft lip and palate infants, Quintessence Dent Technol. 1984；8：583-586.）

用阻塞器的主要目的是增强孩子获取营养的能力。

不是所有治疗唇腭裂婴儿的临床医生都提倡使用修复体喂养装置。一些人认为这种装置在促进喂养上效果并不好。Pashayan 和 McNab[12]推荐使用横向切开的标准奶嘴。这种奶嘴出乳孔大，婴儿用最小的力就可以将牛奶吸到嘴里。尽管此建议对许多先天性唇腭裂的婴儿是合适的，但对于有严重唇腭裂畸形的孩子，还是推荐使用上颌阻塞器。对于那些唇裂修复术后考虑进行上颌牙槽骨段塑形的唇腭裂患者，使用上颌阻塞器尤为重要。

外科术前矫形治疗

一些双侧唇腭裂的患者，其前颌骨段明显位于上颌的前方或偏向裂隙的一侧（图 24.15）。这给外科医生手术关闭唇部裂隙带来很大的难度。如果唇部手术在前颌骨位于这样一个非正常位置的情况下进行，术后唇部裂开的可能性会增加（比如，由于前颌骨前突，唇部缝合处受到过大的张力而发生裂开）。早在 1686 年，Hofman[13]就介绍了一种使用头帽装置结合弹力带对前颌骨进行复位的方法。这种术前矫形治疗（presurgical orthopedics）就是通过弹力带作用于上唇，将前颌骨复位固定住[14]。它的优点是使用方便，但它不能控制力的方向，每个患者使用后力的方向都是不同的，因此不能用于所有病例。DynaCleft 是较新的方法之一。它是一种预制的口外牵引装置，已经成功地在唇裂修复术之前用于上唇和牙槽骨的塑形以及促进鼻部组织的发育[15]。

有些研究者推荐在婴儿Ⅰ期唇部手术前，使用主动型矫形装置，使牙槽突裂骨段恢复正常。Latham 等[16]使用牙上颌推进器使单侧唇腭裂患者的异位骨段回到比较正常的位置。对于双侧唇腭裂患者，他们将向内塌陷的侧方牙槽骨段颊向扩开，将前突的前颌骨内收到比较理想的牙弓位置。他们认为这种术前上颌骨矫形治疗可以使日后的唇裂修复术更简便，术后软组织张力更小，与唇裂修复术同步进行的牙龈骨膜成形术（gingivoperiosteoplasty，GPP）更容易。有关 GPP 的手术步骤会在本章后文进行讨论。

最近，Grayson 和 Cutting[17]倡议使用鼻牙槽矫形装置（nasoalveolar molding，NAM）。这种装置可以伸展鼻唇组织，促进裂隙侧的鼻软骨成形。这种矫形治疗的目的是减轻唇腭裂畸形的严重程

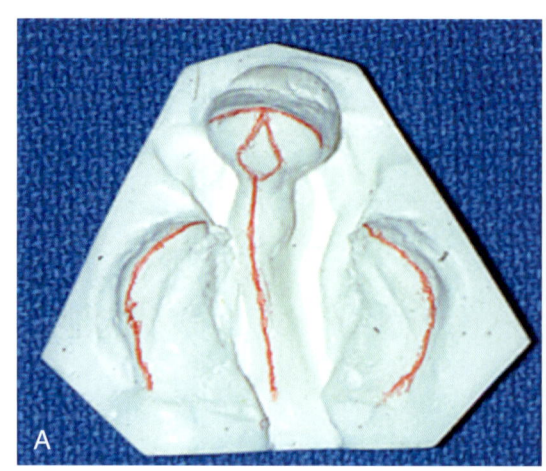
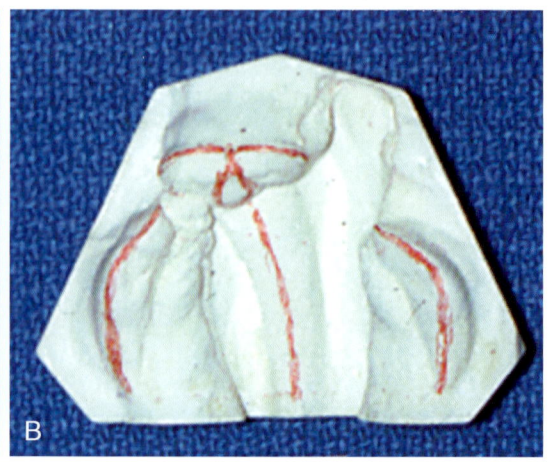

图 24.15 两副研究用石膏模型，显示双侧完全性唇腭裂患者的临床特征。A. 前颌骨严重前突。B. 前颌骨严重前突，合并侧向偏斜移位

度，最大程度地使裂隙区域的牙槽骨和唇部组织接近，缩小鼻基底的宽度，延长鼻小柱，并设法获得对称的鼻软骨（图24.16）。他们还强调，在使用NAM的情况下，Ⅰ期唇、鼻修复术术后的美学和功能效果更好[18]。也有人反对这种做法，他们认为NAM矫形治疗耗费大量精力，对许多唇腭裂患者及治疗中心来说并不可行。其次，NAM矫形治疗可以延长双侧腭裂患者的鼻小柱，这点十分有利于鼻畸形的整复。许多双侧唇腭裂患者几乎没有鼻小柱，Ⅰ期唇鼻修复术前，通过胶带固定和局部牵张法即可将双侧鼻小柱延长。最后，在唇裂修复时，NAM有利于同期进行GPP。这是双侧完全性唇腭裂患者应用NAM矫形治疗的最大优势。因为在后期面部发育期间，实现前颌骨和两侧骨段的骨性融合可以预防前颌骨的进一步下垂，减轻两侧骨段的塌陷。NAM技术也适用于单侧唇腭裂患者。

气道阻塞

Pierre Robin序列征（小下颌畸形、舌后坠和腭裂）婴儿常继发气道阻塞（airway obstruction），需要采取干预措施来帮助呼吸（图24.17 A）。使用后方延展的上颌阻塞器，可将舌头往前下推离裂隙部位，减轻呼吸道阻塞（图24.17 B）。采取俯卧位、给予吸氧、鼻咽部留置通气管、持续正压通气等也有类似作用。如果非手术方法失败，则需要进行唇舌固定术、下颌骨牵引术或气管切开造瘘术改善呼吸。

唇裂修复术

未经手术治疗的大范围唇裂外形让人崩溃。一些父母为此深感焦虑、沮丧，有负罪感或不能接受。唇裂修复术（cheiloplasty）可以明显改善婴儿唇部外形，从而纾解父母的恐惧不安，帮助他们更

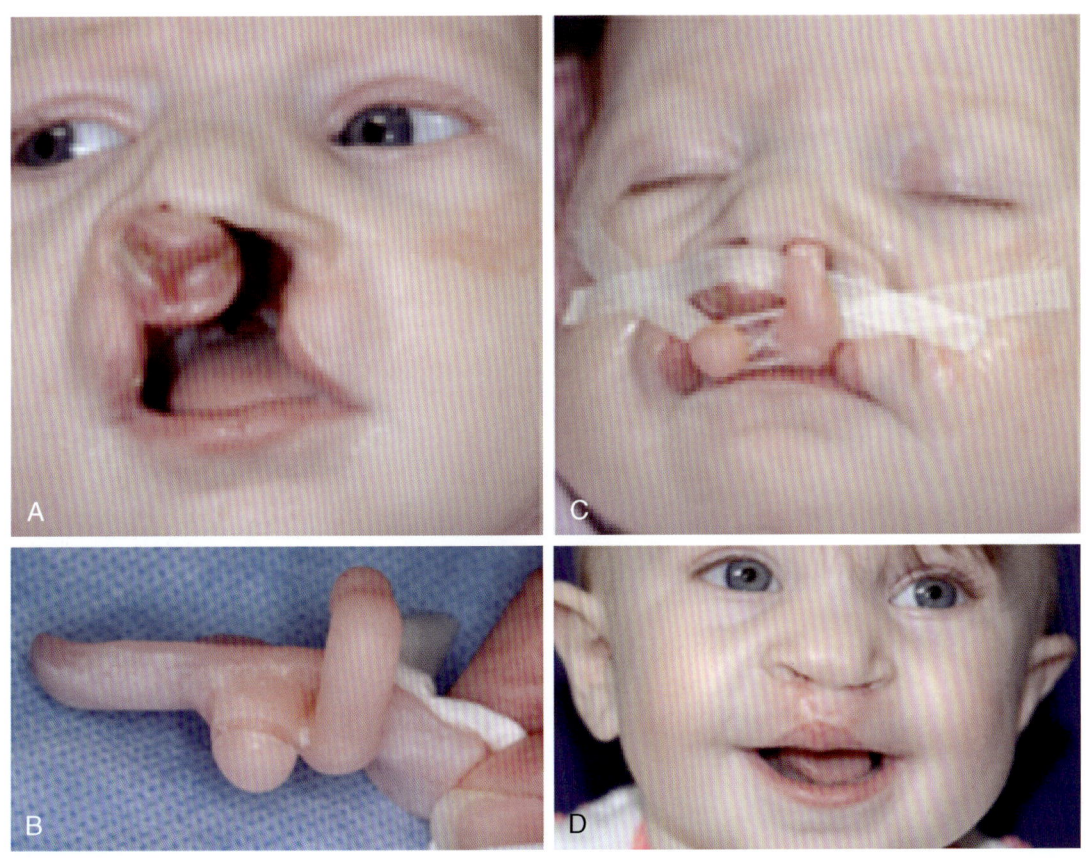

图24.16 A. 一名6周龄的双侧唇腭裂婴儿，双侧完全性腭裂、右侧不完全性唇裂、左侧完全性唇裂，前颌骨前突并向右侧移位。B. 带有左鼻矫形功能的NAM，用于左侧鼻孔的塑形。NAM的丙烯酸树脂突与前颌骨及腭部形状吻合。以此为支抗，一方面将右侧移位的前颌骨往中线拉动，另一方面将前突的前颌骨往后方拉动，两者共同发力，使前颌骨复位到比较正常的位置，与左右两侧的牙槽骨骨段相毗连。改变树脂突的位置可以达到不同的牵引、复位效果。C. 装戴NAM的婴儿。3个月大时就可以开始使用。D. 唇裂修复术后的婴儿。通过NAM治疗，前颌骨复位，与其他的牙槽突一起形成一个良好的牙槽骨弓形态（Photos courtesy of Jennifer Kugar, DDS, MSD, James Whitcomb Riley Hospital for Children, Craniofacial Anomaly Team.）

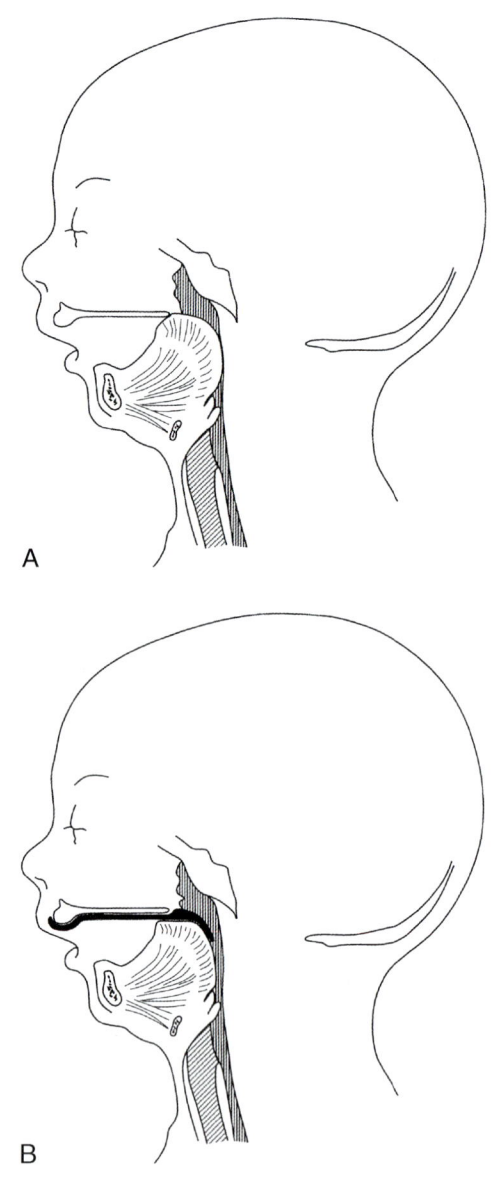

图 24.17 A. 继发于 Pierre Robin 序列征的气道阻塞婴儿。注意由舌后坠导致的口咽部堵塞。B. 婴儿戴入后方具有延伸结构的阻塞器，注意舌体前移后口咽部的开放

好地接纳孩子。

唇裂修复术通常在婴儿3个月左右进行。同期需要进行Ⅰ期鼻畸形整复术。如果需要制作新的上颌阻塞器，可在术前全麻状态下制取上颌区的印模。由于婴儿在最初几个月颅面部生长发育很快，有必要根据颅面的生长重新制作一副新的阻塞器。

上颌矫形治疗（maxillary orthopedics）

对单侧或双侧完全性唇腭裂患者来说，一旦完成唇裂修复术，他们的上颌牙弓就面临坍塌的可能。这种坍塌是唇裂修复术后局部张力增加所致。使用阻塞器可以有效预防这种坍陷，而且阻塞器可以增强上、下颌颌间的稳定性。修复后的唇部压迫上颌骨前段，可以起到矫形的作用。单侧唇腭裂患者的唇部由完整的较大唇部与裂开的较小唇部组成。唇裂修复术后，较大唇部对较小唇部的牵拉作用对其下方覆盖着的两侧牙槽骨段也有塑形作用（图 24.18）。阻塞器的使用使这种塑形作用更有方向性。它可以使大、小骨段围绕着较大骨段的前端旋转。同时，阻塞器也可以有效避免两个骨段的向心性塌陷。双侧唇腭裂患者的唇部修补后，完整唇部压迫前颌骨，可避免前颌骨的游离摆动，将前颌骨收拢在两侧上颌骨段中间。当几个上颌骨段彼此相依，排列形态较好时，就可以考虑进行Ⅰ期牙槽突裂植骨术了。

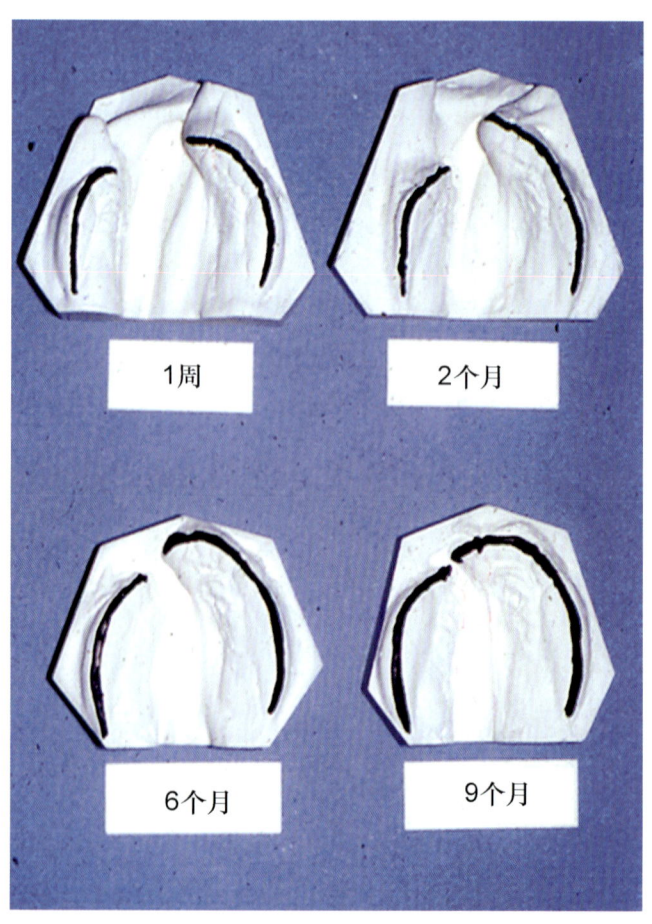

图 24.18 单侧完全性唇腭裂婴儿经过上颌矫形治疗后的系列石膏模型。注意，随着时间的推移，腭部裂隙不断关闭，牙弓宽度保持不变，上颌形成良好的对称牙弓［From Jones JE, Kerkhof RL, Nelson CL, et al, Maxillary arch expansion in cleft lip and palate infants prior to primary autogenous alveolar bone graft surgery, Quintessence Int. 1986; 17（4）: 245-248.］

牙槽突裂植骨术

无论是患者还是医生，对牙槽突裂植骨术（bone grafting）都深感困惑。从某种程度来说，这种窘况与业界缺乏规范的术语和技术有关。接下来所要讨论的一些理念已被医生广泛接受，供大家参考。

Ⅰ期植骨术是指小于2岁的患者因牙槽突裂而进行的植骨手术，这个术语与技术无关。Ⅱ期植骨术通常指混合牙列期的患者（9～12岁）因牙槽突裂而进行的植骨手术。

Ⅰ期牙槽突裂植骨术

Ⅰ期牙槽突裂植骨术是有争议的。早在20世纪70年代，由于大量文献报道牙槽突裂植骨术后出现面中部发育不足，该项技术逐渐淡出人们的视野。而且，接受Ⅰ期牙槽突裂植骨术的患者，日后仍有可能进行Ⅱ期牙槽突裂植骨术，因为这两种植骨术的目标还是有差异的。最近，美国颅面腭裂协会牵头调查了颅面腭裂团队使用Ⅰ期牙槽突裂植骨术的情况。结果表明，只有3%的团队还在使用这种手术。尽管如此，我们仍有必要对这种早期牙槽植骨术进行远期效果的评估，获得相关资料。

Ⅰ期牙槽突裂植骨术的其他替代方案

为了使裂开的几个骨段趋向正常，Huebener和Marsh提出了不同的方法[19]。他们利用唇粘连术或唇闭合术所产生的压力促进裂开的牙槽骨段有序排列，这种作用方式类似于Rosenstein使用的被动式牙槽骨塑形器[20]。这种被动式牙槽骨塑形器在唇裂手术当天戴上。被动式牙槽骨塑形器由丙烯酸树脂制成，塑形器的边缘不宜越过牙槽嵴顶。这样，唇闭合术后唇肌所产生的张力可以持续作用在上颌牙槽突裂骨段的前端（无论是双侧唇腭裂还是单侧唇腭裂），使这些牙槽骨裂的几个骨段围绕着被动式塑形器的前端进行塑形。这个塑形器一直戴到腭裂修复术后。经过塑形治疗，原本分开的骨段基本靠近，偏斜的上唇系带也回到中线附近。在这个方案里，没有实施Ⅰ期牙槽突裂植骨术。

有些唇腭裂治疗中心则喜欢采用另外一项技术——牙龈骨膜成形术（gingivoperiosteoplasty，GPP）。这项技术利用的是婴儿期骨膜的成骨特性，而不是依靠移植骨块来桥接牙槽突裂。GPP最早由Skoog提出[21]。在婴儿期，GPP通过这种"无骨的植骨术"修复牙槽突裂隙。该手术通常与唇裂修复术同步进行，手术时无需Ⅰ期植骨术，只需要切开裂隙两侧的黏骨膜瓣，分离并翻起黏骨膜瓣，端端缝合，关闭裂隙。手术时要同步关闭裂开的鼻底，且术前需进行各个牙槽骨骨段的塑形治疗。通常情况下，此时需同时使用Latham的牙上颌推进器或NAM装置。尽管通过GPP成骨可以治疗牙槽突裂，但是成骨的持久性以及能否避免Ⅱ期牙槽突裂植骨术仍存在争议。此外，其对面部生长和牙齿形成的潜在危害尚不明确。尽管有这些缺点，越来越多的唇腭裂治疗中心仍然正在采用GPP，对该技术的研究也在不断深入。

腭裂修复术

大多数儿童1岁开始学习说话。为了使腭裂儿童能正常发音，腭裂修复术（palatoplasty）一般在1岁时完成。腭裂修复术可以重建腭部肌肉解剖系统，提高听力和吞咽能力。手术后需要进行专门的语言发音训练，这种训练可以使腭部功能最优化。

一些患者在腭裂修复术后，因为腭咽闭合功能不全，需要进行二次手术。腭咽闭合功能差会导致构音障碍（鼻音和口齿不清问题）、液体从鼻部反流、苦脸相等。在治疗腭咽闭合功能不全上，印第安纳大学设计了多种手术方式，其中最常用的是咽后壁瓣修复法。鼻咽纤维镜检查可以确诊腭咽闭合功能不全。改善腭咽闭合功能不全的手术一般在儿童上学前进行。

牙齿保健

婴儿期口腔保健是唇腭裂患者健康保健的一个很重要的内容。现在美国儿童牙科学会（American Academy of Pediatric Dentistry，AAPD）提倡孩子从1岁开始进行定期的口腔检查[22]。通过这次口腔检查，儿童口腔医生全面检查口腔健康状况，确认口腔软、硬组织有无异常，为父母提供口腔健康保健知识。另外，这种口腔检查可以使家长强化口腔疾病重在预防的理念。更为重要的是，这次就诊为父母提供了一个全面了解、探讨唇腭裂相关的生长发育问题的机会（表24.3）。

表 24.3 口腔颌面部裂患者口腔健康危险因素（oral health risk factors）[22]

龋齿危险因素	牙周炎危险因素
毗邻裂隙的牙齿釉质缺损（发育不全）	牙槽突裂毗邻牙缺乏骨质支持及牙周附着
家长更为关注其他繁杂的医疗需求，忽视患者牙体健康	裂隙毗邻牙大小、形状、数量异常以及牙列不齐
使用上颌阻塞器	口腔卫生不佳
需要更长的清洁时间	正畸矫治器
父母采用高龋风险的食谱以及口腔卫生清洁不足	龈下修复体
正畸装置导致口腔清洁不到位	牙周维护过少
显著的唇部瘢痕以及牙列不齐导致裂隙区域难以清洁	
口腔厌恶和（或）刷牙恐惧	
运动及认知障碍导致难以保持口腔卫生	

Ⅱ期（乳牙列时期：18 月龄至 5 岁）

唇腭裂患者乳牙列期治疗的重心为养成口腔卫生习惯，维持口腔健康水平。为了减少龋病的发生，患者需要养成每天进行细致的口腔清洁的习惯。这种口腔卫生行为应以父母为主导。此外，上颌前牙区裂隙的周围经常有乳牙的异位萌出。

由于食物经常嵌塞在裂隙中或积聚在裂隙周围，裂隙周围的牙齿需要特别呵护，以免发生龋病。可能的话，增加牙科回访检查的频率，如间隔 3～4 个月，使牙医能及时发现牙齿白垩斑并采取措施阻断牙齿进一步脱钙。这种预防措施应贯穿整个唇腭裂治疗始终。

对于一些严重的单侧和双侧完全性唇腭裂病例，唇腭裂修复术因组织缺损太多而无法在 1 岁完成，手术常常推迟到 1 岁以后进行。但是，1 岁又是语言发育的关键时期，为了有一个比较正常的语言发育环境，可以使用上颌修复体维持腭部的完整性（图 24.19）。随着年龄增长，不断形成的新组织可以用来修复腭部的裂隙。

Ⅲ期（乳牙列晚期或混合牙列早期：6 岁至 10 岁或 11 岁）

唇腭裂患者在乳牙列晚期和混合牙列早期会出现恒中切牙和侧切牙的异位萌出或后牙区段的反𬌗等问题。因此，应制订相应的治疗计划，避免创伤𬌗的形成，解除后牙区段的反𬌗。创伤𬌗的及时治疗对于预防相关牙齿的牙釉质磨耗非常重要（图 24.20）。后牙反𬌗可以使用常规的腭部扩大器进行治疗。腭部扩大器扩大上颌后牙牙弓，解除后牙反𬌗（图 24.21）。该方法尤其适用于没有施行过Ⅰ期牙槽突裂植骨术的患者。扩弓结束后，应该使用被动式固位装置腭弓进行保持。

Ⅱ期牙槽突裂植骨术（secondary alveolar cleft bone graft）

一次成功的牙槽突裂植骨术应该满足以下条件：为裂隙周围的牙齿提供骨质支持；为牙齿的萌出提供骨性基质；构建起完整的上颌牙弓；关闭口鼻瘘；增高鼻底，恢复对称性。

这个手术技术从概念上来讲看似容易，但从临床实际操作来看其实不然。尽管有多种手术方式可用以切取关闭裂隙所用的软组织瓣，但它们基本来源于 Boyne 和 Sands 所提出的方法[23]：切开并翻起裂隙及其附近的软组织，唇侧、腭侧黏骨膜瓣分别翻转后缝合，关闭唇侧、腭侧的裂隙。裂隙里面的组织瓣抬高、反折后转入鼻部，缝合关闭鼻底。在唇侧软组织瓣缝合之前，将从髂嵴取得的骨髓和松质骨放入裂隙内，放置的范围从梨状孔边缘一直延伸到牙槽嵴（图 24.22）。

给裂隙附近的牙齿提供骨性支持是很重要的（图 24.23）。在很多情况下，只有在牙槽突裂植骨术后才能进行正畸治疗。也只有当裂隙内有了活性骨质时，正畸医生在排齐整平牙齿的过程中才不用担心牙根会裸露在裂隙内。事实上，经过 2 个月的愈合期后，新移植的骨就能对牙齿移动做出类似于正常骨质的反应，待矫正的牙齿即可安全地进入新移植的骨内。如果不进行植骨术而直接进行正畸牙齿移动治疗，因牙根靠近裂隙部位，这种治疗可能导致该牙根裸露在裂隙中。

基于上述考虑，植骨一方面可以恢复牙弓的完整性，另一方面也为相应牙齿的萌出提供了骨质空间。植骨前，尖牙甚至有时是中切牙的萌出常常缺乏牙周骨质的支撑。如果在恒牙萌出之前进行植骨，就可以有效预防这种牙周缺陷。El Deeb 等[24]对牙槽突裂植骨术后的尖牙萌出方式进行了研究。他们

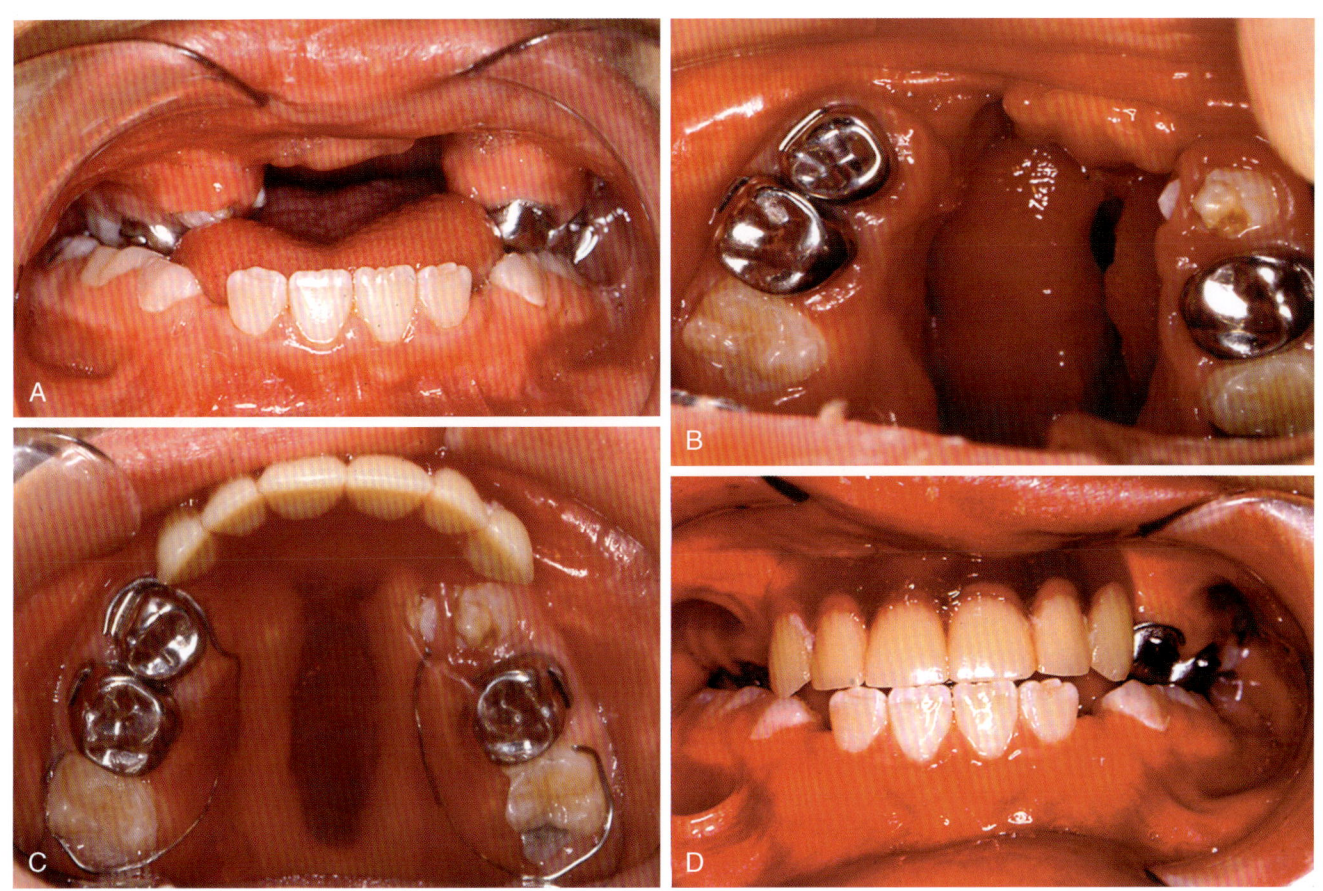

图 24.19　A. 单侧完全性唇腭裂的口内观。因为软、硬腭的广泛性裂开，患者需要采用上颌阻塞器封闭裂隙。等到了一定年龄，再进行腭裂修复术最终关闭裂隙。B. 广泛性腭部裂开，需要一个临时性的修复体封闭裂隙。C. 上颌临时性修复体放入后，有效分隔口鼻腔，促进咀嚼和言语功能的恢复。修复体需每天取下清洁。D. 咬合状态下的上颌修复体。修复体有效衬托上唇，促进美观

发现尖牙可以自发性地从所移植的骨块中萌出，但是与正常牙槽相比，这种萌出稍显滞后，萌出的时间也显得长一些。该研究显示，27%的尖牙可以自发萌出。其余患者需要外科手术导萌并通过正畸方法牵引才能完成萌出过程及排齐牙列。Turvey 等[25]发现尖牙自发性萌出率甚至高达 95%，结果具有显著性差异。尽管结果差异很大，但是无论如何，他们的研究表明一个事实，即尖牙确实能萌出，而且就从植骨区萌出！如果尖牙萌出时间显著滞后，必要时可采取外科以及正畸的手段进行干预。

El Deeb 等[24]推荐牙槽突裂植骨术在 9～12 岁时进行，这时尖牙牙根约形成 1/4～1/2。他们认为这样尖牙牙根就会获得正常的发育，尖牙牙根形态也不会因为手术而受到影响。

Ⅱ期牙槽突裂植骨术的其他主要目的在于维持上颌牙弓的连续性及上颌骨段的稳定性。在双侧唇腭裂患者中，移植骨块镶嵌于前颌骨与上颌骨侧方骨段之间，使前颌骨变得稳定。在此过程中，牙槽嵴轮廓得以修复，可以提供稳定、美观的修复效果。唇腭裂患者的上颌牙弓经常发生塌陷。Boyne 和 Sands 指出，必要时可以在植骨后进行牙弓的扩大[26]。当然，最好的方法是在植骨之前就将塌陷的骨段扩大到适当的位置。同时，植骨前的扩弓治疗能扩大鼻底，更有利于鼻底修复。此外，牙弓扩大后，也更有利于裂隙区的植骨。移植骨块融合后，有望保持一个良好的上颌牙弓形态。

对患者来说，植骨手术的最大好处就是口鼻瘘的关闭。这类患者经常发生口腔食物通过瘘管进入鼻腔，或鼻腔分泌物通过瘘管进入口腔的情况。口鼻瘘还会对患者的构音产生影响。这种影响的程度取决于瘘口的大小，因为发音时气流将从瘘管中逸出。尽管这种瘘管的关闭也可以通过单纯的软组织闭合实现，但 Enemark 等[27]指出，植骨合并软组织闭合的效果更佳。

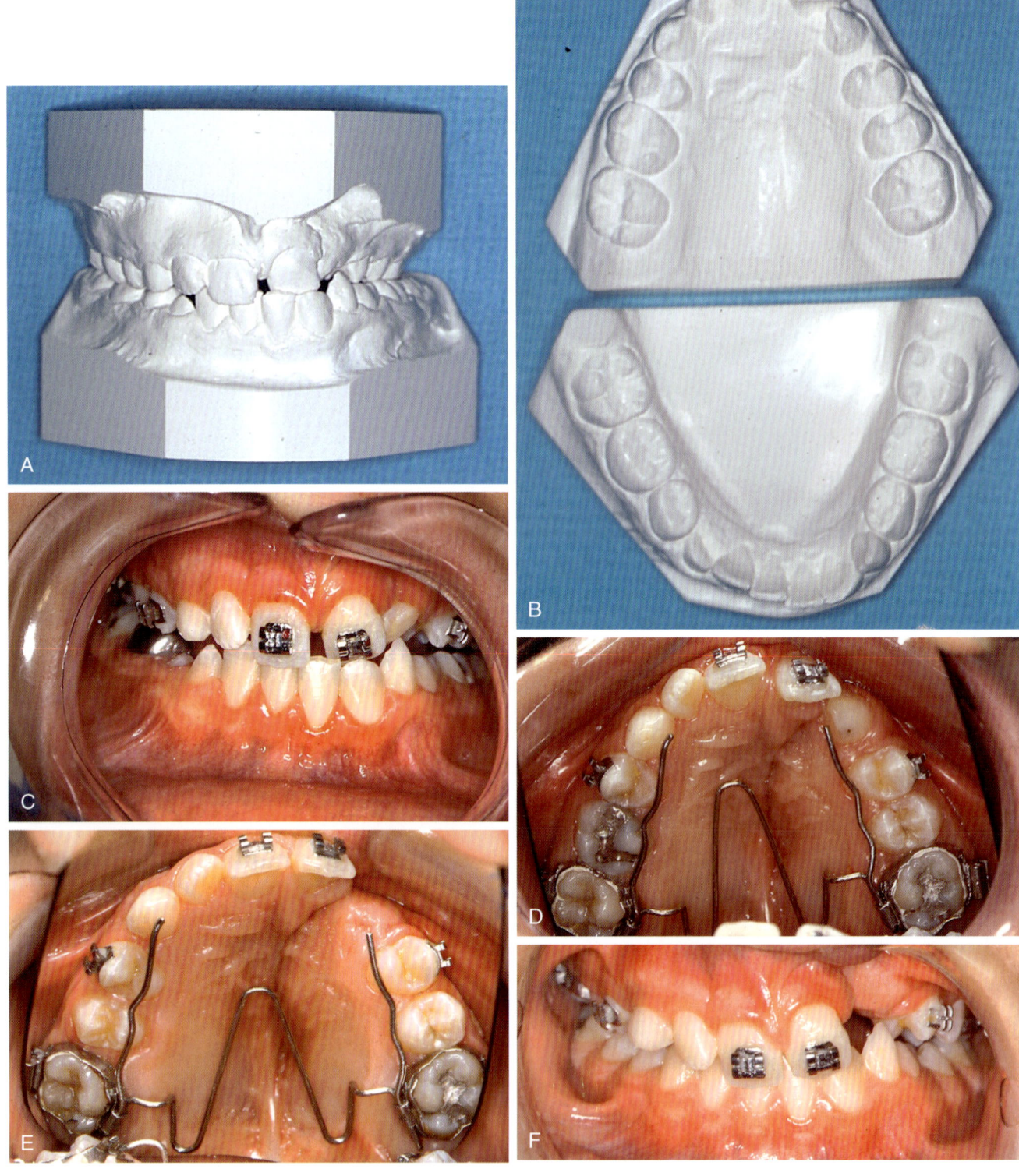

图 24.20 单侧完全性唇腭裂患者混合牙列期左侧上颌牙齿反𬌗的阻断性矫正治疗。**A**. 单侧完全性唇腭裂的研究用石膏模型。注意反𬌗的牙齿从上颌左侧中切牙一直延伸到第一恒磨牙。**B**. 上下颌模型的𬌗面观。注意,上颌牙弓很不对称。**C**. 粘接固定矫治器的咬合正面像。**D**. 戴可摘式 W 弓矫治器的𬌗面像。W 弓用于矫治后牙反𬌗。**E**. 后牙反𬌗矫治结束时的𬌗面观。图示上颌前牙区排列状态以及牙弓的对称度明显改善。**F**. 阻断性矫治结束时的咬合正面像。注意前、后牙反𬌗均已纠正。这时,患者应准备进行Ⅱ期牙槽突裂植骨术(有关Ⅱ期牙槽突裂植骨术的手术步骤详见正文)

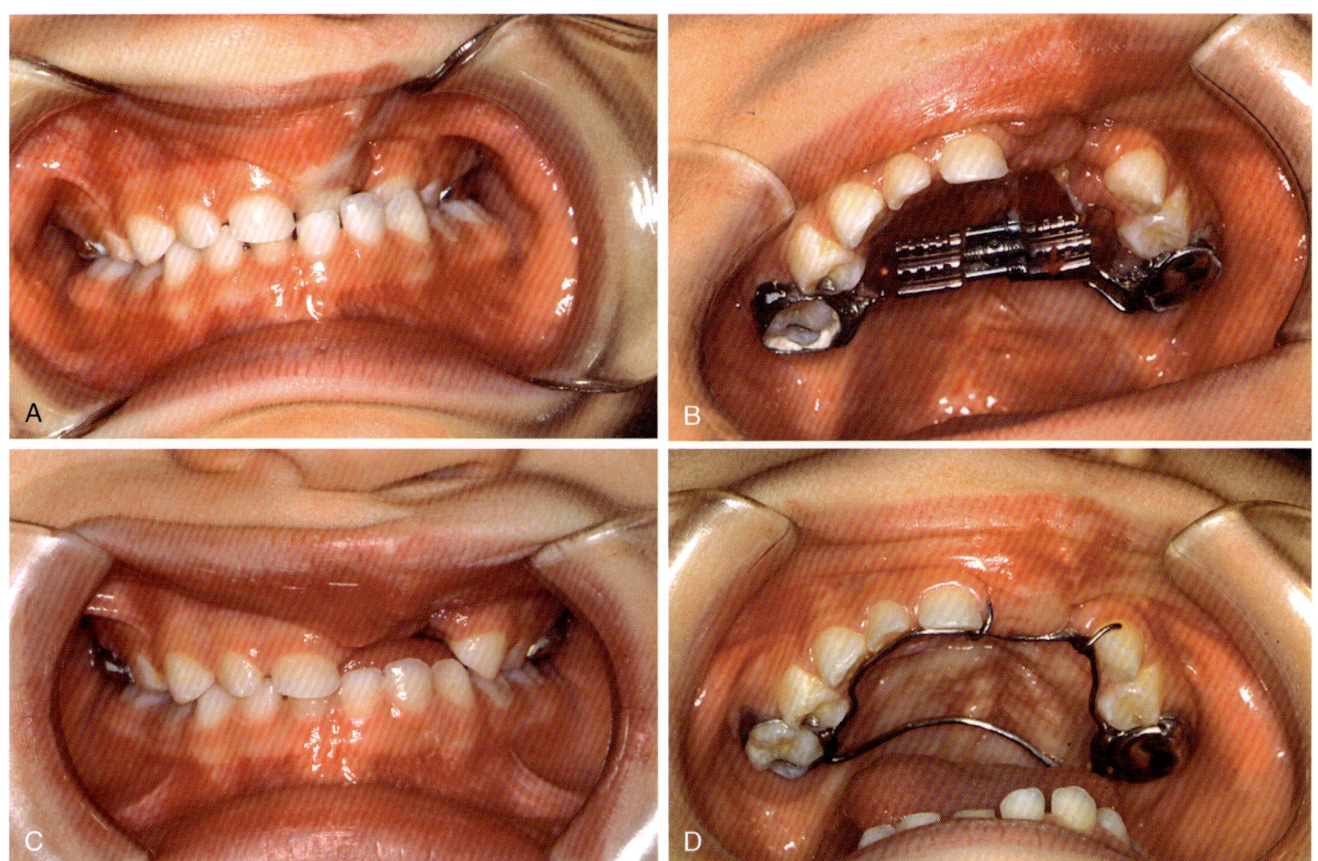

图 24.21 单侧完全性唇腭裂患者乳牙列期左侧上颌牙齿反𬌗的阻断性矫治。**A.** 咬合正面像显示反𬌗的牙齿从上颌左侧乳中切牙一直延伸到第二乳磨牙。**B.** 图示扩弓治疗结束时上颌牙弓上的固定式上颌扩大器。治疗开始时,左侧乳中切牙因创伤𬌗而松动。治疗过程中,该松动牙脱落。**C.** 阻断性治疗结束时咬合的正面像。注意,后牙反𬌗已经得到矫正。**D.** 上颌丝弓式保持器维持良好的牙弓形态。该保持器要一直维持到行Ⅱ期牙槽突裂植骨术

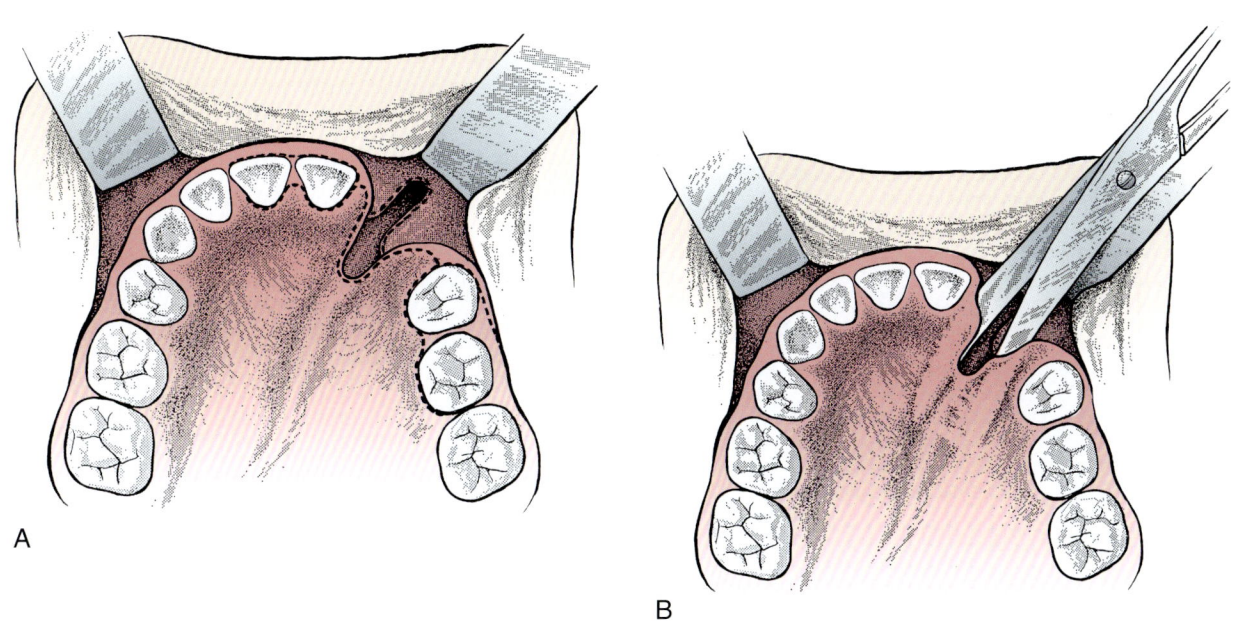

图 24.22 Ⅱ期牙槽突裂植骨术的手术步骤。**A.** 设计黏膜切口。**B.** 切取腭黏骨膜瓣。**C.** 关闭腭侧黏膜裂口。**D.** 缝合裂隙区的鼻黏膜层组织。**E.** 在裂隙内植入新鲜的自体骨。**F** 和 **G.** 复位并缝合关闭黏骨膜瓣。**H.** 重建的上颌牙槽突

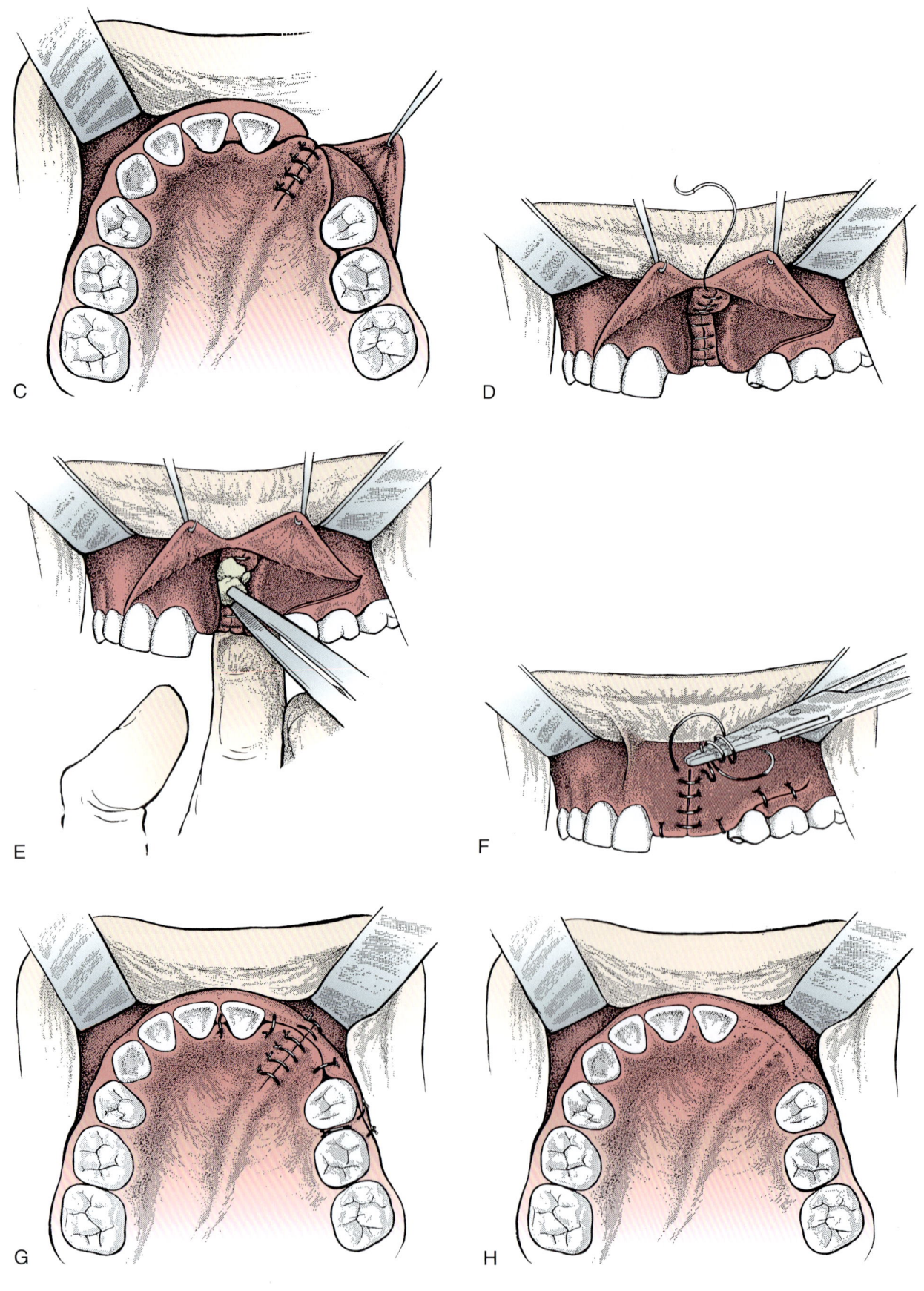

图 24.22（续）

但它确实能使鼻重建手术或二次整复手术因鼻底抬升而获得更好的修复效果。

如今人们普遍赞成进行Ⅱ期牙槽突裂植骨术。多项研究表明[26, 28-32]，植骨成功率在90%左右。该手术的并发症包括供区疼痛、黏膜瓣裂开、移植骨块部分或全部吸收丧失等。供区或受区感染很少发生。为减少并发症的发生，越来越多的唇腭裂治疗中心在植骨时放弃使用髂骨，转而使用尸体骨或其他非自体移植体。临床应用这些非自体移植体时，常合并使用生长因子如骨形成蛋白[33-34]。当然，对于这些方法，目前学术界争论非常激烈。在牙弓的生长发育期使用骨生长因子的潜在并发症也使很多外科医生望而却步[35]。Ⅱ期牙槽突裂植骨术是一种可使功能全面恢复的重要手术。不仅患者的发音功能得到改善，其牙殆功能、美观、心理社会方面均能得到有效恢复。有必要再次强调Ⅰ期植骨术与Ⅱ期植骨术的目的是不同的，但是它们之间也存在着一定的交集。Ⅰ期植骨术可以为日后的Ⅱ期植骨术创造部分或全部的条件。然而，由于Ⅰ期植骨术对机体日后面部生长及美观的影响，很多唇腭裂治疗中心提倡采用牙槽突裂的Ⅱ期植骨术而淘汰Ⅰ期植骨术。

面部美观对个体自我评价的影响

个体的仪容仪表在人际交往中具有重要的意义。一方面仪表决定了个体人际交往时的受欢迎程度，另一方面人际交往时的受欢迎程度反过来决定了社会对该个体仪表的评价及接纳程度。面部美观（facial aesthetics）对个体自我评价的发展尤为重要。一个出生时即有严重面部畸形的儿童会发现融入社会很困难。譬如，Stricker等[35]发现唇腭裂患者心理上的创伤同生理上的创伤一样严重。MacGregor[36]强调，由于社会生活中非常看重生理上的吸引力及认可度，所以由唇腭裂引起的面部畸形导致的诸多人际交往障碍最终都涉及心理健康层面。这一阶段唇部、鼻部的整形手术有利于患者心理的正常发育。

在唇腭裂患者序列治疗中，特别强调的是口腔科医生必须具备为这些年轻患者提供临时修复体的能力，使患者的面部容貌得以改善（图24.24）。依据牙列的不同发育阶段以及牙齿的不同萌出情况，对上述措施做出相应的调整。可能的话，这种治疗应在学前教育阶段进行。

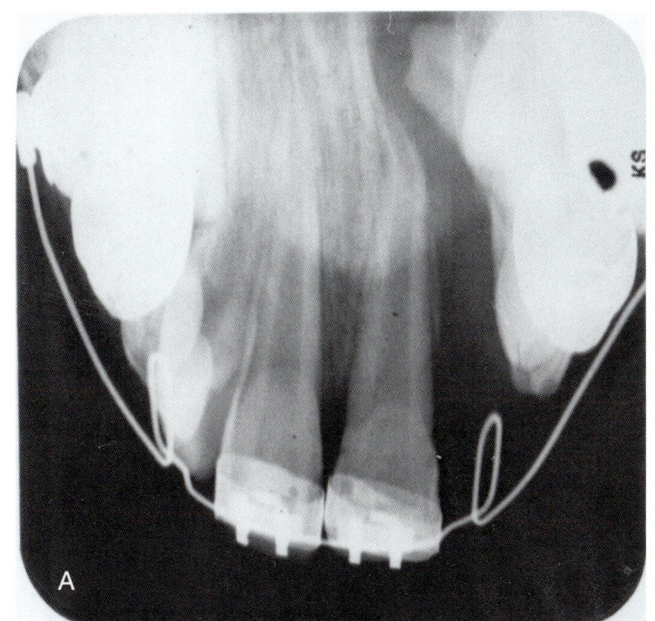

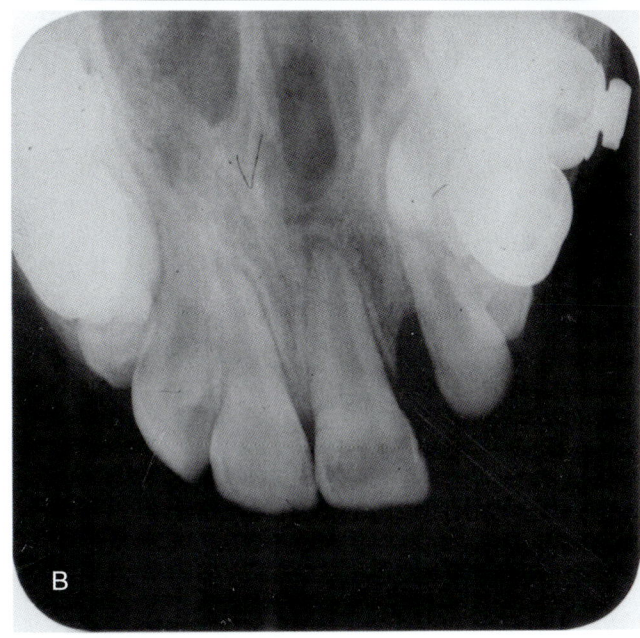

图24.23 A.上颌殆翼片显示植骨术前裂隙侧仅有一层菲薄的骨质覆盖左侧上颌中切牙的远中牙根，尖牙尚未萌出。B.上颌殆翼片显示植骨术后裂隙区骨质形成。牙列经过初步的正畸治疗变得整齐。预计尖牙能在植骨区萌出［From Nelson CL, Jones JE, Sadove AM. Indiana's craniofacial anomalies team: dentists play an important role. J Indiana Dent Assoc. 1986；65（6）：9-13.］

颌骨裂开后，裂隙沿鼻底下方延伸到梨状孔。由于失去下方的骨性支持，裂隙侧的鼻底经常塌陷。牙槽突裂隙区域植骨可使裂隙区组织获得骨性支撑，从而抬升鼻底，可有效解决鼻底塌陷问题。尽管这种手术不能完全解决已存在的鼻畸形问题，

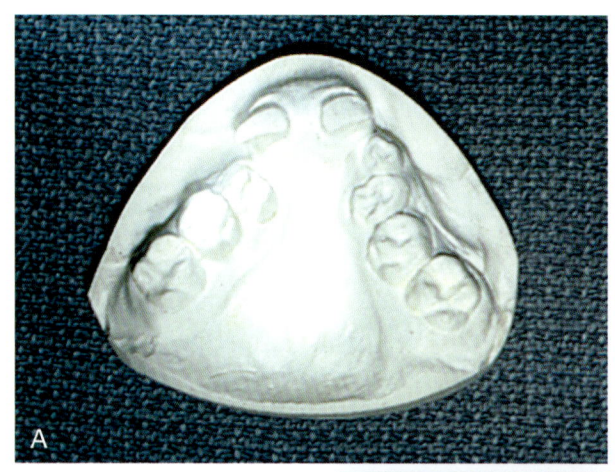
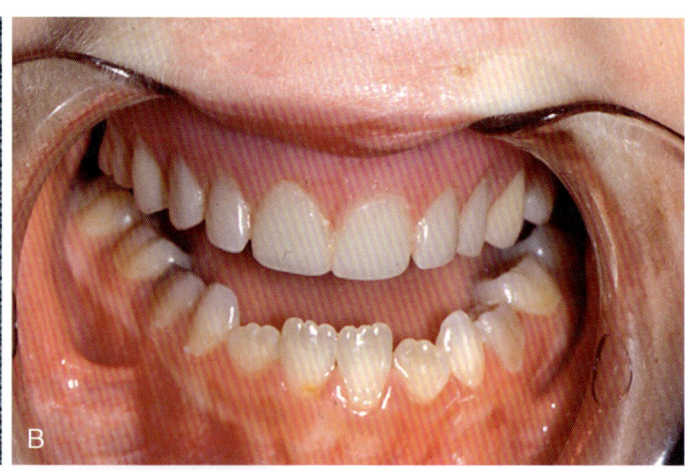
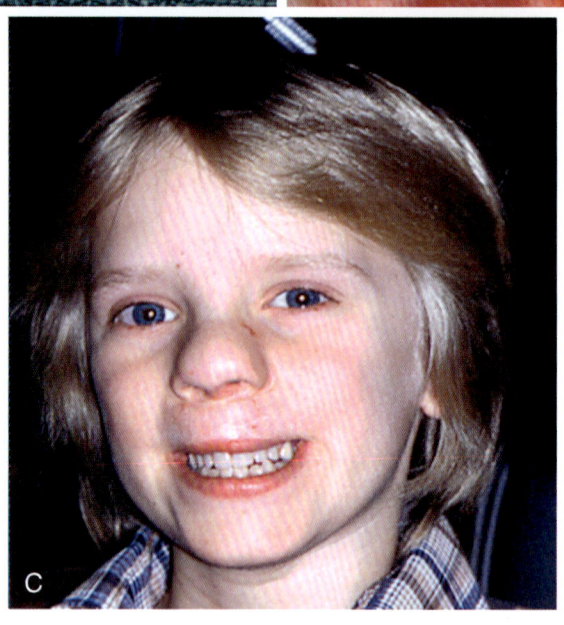

图 24.24 A. 上颌石膏模型，用于制作临时性的义齿。B. 临时性的上颌全口覆盖义齿。这种义齿可以使用多年，无需更换。C. 佩戴全口覆盖义齿后。患者佩戴义齿后，面部美观得以恢复，自信心大大增强

Ⅳ期（恒牙列期：12～18岁）

大部分唇腭裂患者需要一定程度的正畸治疗，并且常规正畸治疗就能完成这种牙列畸形的矫正。当然，有些患者到了恒牙列阶段需要正畸-正颌联合治疗方能取得理想效果。在正畸-正颌手术治疗前，正畸医生需要进行完善的检查，明确患者的颅面部生长发育状况。

涉及颌骨的绝大多数正颌外科手术要推迟到青春期以后实施。此时颌骨发育基本结束，除第三磨牙外的所有恒牙均已萌出。对男孩来说，手术年龄通常推迟到17～18岁。女孩由于成熟得早，15岁时进行正颌外科手术也是可以的。基于儿童时期的容貌很难预测患者成年后上下颌骨的相互关系。比如双侧唇腭裂患者出生时前颌骨明显前突，且儿童时期患者侧貌显得更加前突。这一特征可能导致患者接受前颌骨截骨后退术。这其实是一个错误的决定。早期进行这种截骨手术具有潜在的害处，所以没有必要过早实施此类手术。其实，这些患者长大后，大多数人可获得比较正常的面部侧貌。颌骨发育结束后，绝大多数患者的面部突度接近正常。

如果唇腭裂患者出现严重的上颌后缩，就不能采用传统的正畸治疗了。这时，需要采取 LeFort Ⅰ 型上颌骨前移术，合并或不合并下颌后退术。这种手术一般在恒牙列期进行。考虑在恒牙列期进行这种手术不是源于技术上的问题，而是因为对牙齿发育的考量：截骨术中，游离上颌骨时的水平切口位置必须位于恒牙根尖的上方；为达到全牙弓修复的良好效果，截骨术后整个上颌还要切割成两个或三个骨段；尚未萌出的尖牙或双尖牙将使这些步

骤无法实施。所以，正颌手术必须在恒牙全部萌出后进行。

需要注意的是，在考虑手术治疗之前，必须认识到几乎所有正颌外科手术患者可能出现的所有合并症，包括阻塞性睡眠呼吸暂停的风险。因而，在正颌外科手术之前应评估患者的呼吸暂停-低通气指数基线值。此外，在某些情况下，如果上颌骨前移过多，软腭也会一起前移，这种过度前移的软腭有时可导致腭咽闭合功能不全。如果发生这种情况，可能需要进行Ⅱ期咽部手术来治疗腭咽闭合功能不全，改善鼻音。患者应该知晓这种可能性。

美容外科（cosmetic surgery）

大多数的鼻骨手术宜在青春期早期、正颌外科手术后进行。这些手术有利于恢复患者面部的突度、对称性、均衡性以及鼻部的呼吸功能。当然，软骨性的鼻尖不对称可以在任何时候进行手术。必要时可以实施额外的鼻尖软骨整形。

单侧或双侧唇裂修复术后常见的继发性畸形包括上唇太长或太短、上唇上翘、唇红不足、唇部残留裂隙（或凹陷）等。最后的整形手术通常在青春期中晚期进行，以消除因面部生长发育而带来的对手术效果的影响。在任何影响牙齿或颌骨位置的手术或正畸治疗结束后，方可进行唇部的最后一次手术，故此时间需要谨慎决定。

参考文献

1. Mossey PA, Little J, Munger RG, et al.: Cleft lip and palate, *Lancet* 374(9703):1773–1785, 2009.
2. Mastroiacovo P, Maraschini A, Leoncini E, et al.: Prevalence at birth of cleft lip with or without cleft palate: data from the International Perinatal Database of Typical Oral Clefts (IPDTOC), *Cleft Palate Craniofac J* 48(1):66–81, 2011.
3. Harkins CS, Berlin A, Harding RL, et al.: A classification of cleft lip and palate, *Plast Reconstr Surg Transplant Bull* 29(1):31–39, 1962.
4. Veau V: Treatment of the unilateral harelip, *Int Dent Congress 8th Trans Paris* 126–131, 1931.
5. American Cleft Palate-Craniofacial Association: Parameters for the evaluation and treatment of patients with cleft lip/palate or other craniofacial anomalies, *Cleft Palate Craniofac J* 30(Suppl 1), 2007.
6. Whitehouse FA: Treatment as a dynamic system, *Cleft Palate J* 2(1):16–27, 1965.
7. Chibbaro P, Barzilai J, Breen M: Nursing care of the patient with a cleft lip and palate. In Loose J, Kirschner R, editors: *Comprehensive Cleft Care*, New York, 2009, McGraw-Hill, pp 150–167.
8. Miller CK: Feeding issues and interventions in infants and children with clefts and craniofacial syndromes, *Semin Speech Lang* 32(2):115–126, 2011.
9. McNeil CK: *Oral and Facial Deformity*, London, 1954, Pittman.
10. McNeil CK: Congenital oral deformities, *Br Dent J* 101:191–198, 1956.
11. Jones JE: *The use and clinical effectiveness of the maxillary obturator appliance in cleft lip and palate infants: birth through six months of age [Doctoral dissertation]*, San Jose, Costa Rica, 2003, Empresarial University.
12. Pashayan HM, McNab M: Simplified method of feeding infants with cleft palate with or without cleft lip, *Am J Dis Child* 133(2):145–147, 1979.
13. Hofman JP: De labiis leoporinis/von Hasen-Scharten. Bergmann: Heidelberg.
14. Pool R, Farnworth TK: Preoperative lip taping in the cleft lip, *Ann Plast Surg* 32(3):243–249, 1994.
15. Monasterio L, Ford A, Gutiérrez C, et al.: Comparative study of nasoalveolar molding methods: nasal elevator plus DynaCleft® versus NAM-Grayson in patients with complete unilateral cleft lip and palate, *Cleft Palate Craniofac J* 50(5):548–554, 2013.
16. Latham RA, Kusy RP, Georgiade NG: An extraorally activated expansion appliance for cleft palate infants, *Cleft Palate J* 13(3):253–261, 1976.
17. Grayson BH, Cutting CB: Presurgical nasoalveolar orthopedic molding in primary correction of the nose, lip, and alveolus of infants born with unilateral and bilateral clefts, *Cleft Palate Craniofac J* 38(3):193–198, 2001.
18. Barillas I, Dec W, Warren SM, et al.: Nasoalveolar molding improves long-term nasal symmetry in complete unilateral cleft lip-cleft palate patients, *Plast Reconstr Surg* 123(3):1002–1006, 2009.
19. Huebener DV, Marsh JL: *A survey of early management of cleft lip and palate—the first 18 months*, Unpublished data presented at the American Cleft Palate–Craniofacial Annual Meeting, 2002.
20. Rosenstein SW: Orthodontic and bone grafting procedures in a cleft lip and palate series: an interim cephalometric evaluation, *Angle Orthod* 45(4):227–237, 1975.
21. Skoog T: The use of periosteum and Surgicel for bone restoration in congenital clefts of the maxilla, *Scand J Plast Surg* 1(2):113–130, 1967.
22. American Academy of Pediatric Dentistry. Guideline on infant oral health care, In *American Academy of Pediatric Dentistry Reference Manual 2008-9*. American Academy of Pediatric Dentistry: Chicago.
23. Boyne PJ, Sands NR: Secondary bone grafting of residual alveolar and palatal clefts, *J Oral Surg* 30(2):87–92, 1972.
24. El Deeb M, Messer LB, Lehnert MW, et al.: Canine eruption into grafted bone in maxillary alveolar cleft defects, *Cleft Palate J* 19(1):9–16, 1982.
25. Turvey TA, Vig K, Moriarty J, et al.: Delayed bone grafting in the cleft maxilla and palate: a retrospective multidisciplinary analysis, *Am J Orthod* 86(3):244–256, 1984.
26. Boyne PJ, Sands NR: Combined orthodontic surgical management of residual palato-alveolar cleft defects, *Am J Orthod* 70(1):20–37, 1976.
27. Enemark H, Krantz-Simonsen E, Schramm JE: Secondary bone grafting in unilateral cleft lip and palate patients: indications and treatment procedure, *Int J Oral Surg* 14(1):2–10, 1985.
28. Bertz JE: Bone grafting of alveolar clefts, *J Oral Surg* 39:874–877, 1981.
29. Hall HD, Posnick JC: Early results of secondary bone grafts in 106 alveolar clefts, *J Oral Maxillofac Surg* 41(5):289–294, 1983.
30. Kortebein MJ, Nelson CL, Sadove AM: Retrospective analysis of 135 secondary alveolar cleft bone grafts, *J Oral Maxillofac Surg* 49(5):493–498, 1991.
31. Kwon HJ, Waite DE, Stickel FR, et al.: The management of alveolar cleft defects, *J Am Dent Assoc* 102(6):848–853, 1981.
32. Troxell JB, Fonseca RJ, Osbon DB: A retrospective study of alveolar cleft grafting, *J Oral Maxillofac Surg* 40(11):721–725, 1982.
33. Canan Jr LW, da Silva Freitas R, Alonso N, et al.: Human bone morphogenetic protein-2 use for maxillary reconstruction in cleft lip and palate patients, *J Craniofac Surg* 23(6):1627–1633, 2012.
34. Dickinson BP, Ashley RK, Wasson KL, et al.: Reduced morbidity and improved healing with bone morphogenic protein-2 in older patients with alveolar cleft defects, *Plast Reconstr Surg* 121(1):209–217, 2008.
35. Stricker G, Clifford E, Cohen LK, et al.: Psychosocial aspects of craniofacial disfigurement: a "state of the art" assessment conducted by the Craniofacial Anomalies Program Branch, the National Institute of Dental Research, *Am J Orthod* 76(4):410–422, 1979.
36. MacGregor FC: Social and psychological implications of dentofacial disfigurement, *Angle Orthod* 40(3):231–233, 1970.

25 青少年的牙科修复治疗

Mathew T. Kattadiyil 和 Pooya Soltanzadeh
赵玮 译

本章提要

单个畸形牙、着色牙或折裂牙的修复治疗
　变色牙的直接修复
　累及牙髓的患牙
　全瓷冠和金属-瓷冠
　保守性间接修复
固定局部义齿（fixed partial dentures）
　树脂粘接固位体
　全冠固位体

固定局部义齿桥体
可摘局部义齿
覆盖义齿
种植修复（implant prostheses）
复诊计划
防护牙托
　数字化制作防护牙托
　治疗用𬌗垫
CAD-CAM 在儿童牙科中的应用

发达国家口腔预防医学的进步，促进了牙科公共服务、氟化饮水、氟化物的局部应用和一些新的预防性牙科产品的普及，从而大大减少了这些国家口腔疾病的发生。然而，Caplan 和 Weintraub[1] 认为青少年仍受龋病的影响，尤其是那些少数族裔和偏远地区的青少年，他们使用氟化物较少、受教育程度较低、家庭较不富裕。Vargas 等[2] 对健康及营养状况的调查结果同样表明，低收入家庭和少数族裔的青少年龋病发病率较高。Barmes 和 Leous[3] 对牙周健康的评估发现，低收入家庭和少数族裔的青少年牙周疾病的严重程度降低。

根据 Gift 和 Bhat[4] 对颌面部外伤的评估，以及 Bader 等[5] 对颌面部外伤和牙折发生率及预后的研究结果，牙外伤仍是青少年面临的严重问题。此外，贪食症、厌食症和不良饮食习惯也会导致青少年牙齿结构受侵蚀增加，尤其是女孩。

当发生以上情况需要进行美学治疗时，基于树脂粘接和瓷贴面的牙外伤美学修复应当成为首先考虑的治疗方案。当以上方案不能满足治疗要求或因外伤致牙齿缺失时，可考虑单冠修复、固定局部义齿修复、种植义齿修复或可摘局部义齿修复。

由于牙病、牙体缺损或牙齿缺失导致的美观问题会给青少年患者的心理造成不良影响，所以不应因生理年龄而限制对患牙实施功能及美学修复[6]。对于 12~14 岁的青少年患者，若牙齿完全萌出，牙根发育完全，牙体预备不至于引起牙髓不可逆损害，则完全可以实施修复治疗，但患者在接受治疗中及治疗后都必须严格遵从医嘱。患者必须能耐受长时间诊疗，能在牙体预备及取模时保持安静，并能保持临时性及永久性修复体周围和口腔其他区域清洁。在符合以上条件后，应尽快实施修复治疗。最后，值得一提的是，由于青少年患者比成年患者更容易发生口腔颌面部的损伤，所以青少年患者口腔中的修复体及义齿发生损坏的风险更高。

青少年患者修复治疗技术复杂，已超出本章讨论的范畴。本章的目的在于让读者更好地了解有修复需求的年轻患者可选择的治疗方案，感兴趣的读者可参考固定义齿、活动义齿及种植修复的文献及教科书，以获取更详尽的信息。

单个畸形牙、着色牙或折裂牙的修复治疗

当青少年患者因牙体畸形、牙齿变色或冠折导

致单个牙齿病变时，首选的治疗方案是保守性的方式，同时对患牙的预后进行全面的评估。由于具有出色的色调匹配性和强度，采用复合树脂或陶瓷材料进行直接或间接修复是可选的保守性治疗方法。

变色牙的直接修复

青少年患者牙髓易暴露，牙体预备最少的保守治疗方法是第一考虑方案。直接修复对于有微小缺损的变色牙是一种有效的保守治疗方式。

树脂渗透： 由于氟牙症、钙化不全和脱矿，牙釉质可能会出现白色斑块。由龋齿引起的变色被称为白斑病变。对于前牙变色，可以采用保守的治疗方法，例如局部应用再矿化剂、微研磨和漂白技术。树脂渗透是另一种逆转釉质脱矿以改善牙齿外观的保守治疗方式。

树脂渗透是基于病变表面受到酸侵蚀后，低黏度树脂向脱矿牙釉质晶体间隙渗透。这改变了多孔和充满空气（RI = 1.00）或水（RI = 1.33）的牙釉质的折射率（RI），因为渗透的树脂材料的折射率（RI = 1.52）更接近羟基磷灰石（RI = 1.62）。牙釉质的光学性质或特征被改变，从而在牙釉质色泽上产生一种"变色龙效应"。然而，目前缺乏证据证明这一技术在遮掩釉质白斑病变方面的功效。

Borges 等[7]的系统综述得出结论认为，树脂渗透对于白斑病变和釉质发育缺陷引起的釉质白垩色变色可能是一种可行的修复方案。然而，他们也报告目前暂无强有力的证据支持该技术在临床推荐使用。

累及牙髓的患牙

当牙齿折裂或龋齿累及牙髓，且患牙的牙根发育完成时，应对患牙进行常规的牙髓摘除和根管充填。由于桩核不能加强经过根管治疗的牙齿，所以只有当剩余的冠部结构不能为修复体提供足够的固位力时，才考虑使用桩核修复。应尽可能使用不含桩的修复体来恢复缺失的牙齿结构。特别重要的是，对于易发生事故的青少年或以前发生过运动创伤的青少年，应尽可能避免使用桩作为修复体的固位基础，以减小牙齿再次受到创伤时牙根折裂的可能。这种做法有助于避免已修复的牙齿再次受到创伤时发生牙根折裂，造成无法弥补的损害。尽管创伤可能导致修复体移位甚至牙体折裂，但牙齿至少可保存被重新修复的可能。

在牙根未完全形成而牙髓受累的情况下，建议对患牙进行活髓切断术，然后采用过渡性修复治疗。牙根发育完成后，再进行根管治疗和永久修复。图 25.1 是一名 13 岁男性患者的治疗情况，他因打篮球导致上颌左中切牙折断。将暴露的牙髓与口腔环境隔离

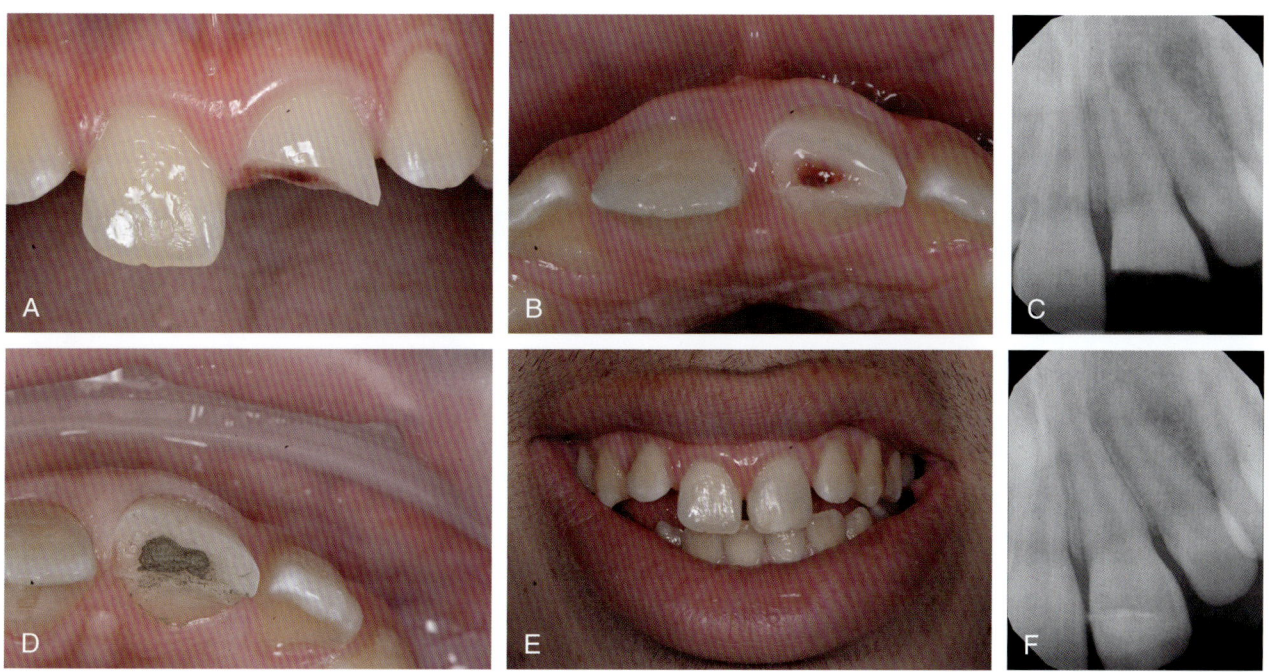

图 25.1 A. 上颌左中切牙折断。B. 上颌左中切牙牙髓暴露。C. 患牙根尖片。D. 放置三氧化矿物凝聚体（MTA）。E. 断冠粘接修复后牙齿。F. 术后 X 线片

后，用生理盐水和0.12%氯己定葡萄糖酸盐溶液轻轻冲洗。针对患牙情况，决定不进行部分牙髓切断术，而是在彻底清洁后放置三氧化矿物凝聚体（MTA），垫底后用流动复合树脂进行断冠粘接。图25.1 F展示了术后X线片。嘱患者定期复查拍片评估，同时向患儿父母说明患牙后续行根管治疗及全瓷冠修复的可能性，并建议进行正畸治疗以减少牙齿倾斜。

全瓷冠和金属-瓷冠

冠修复只有在保守治疗方案不能实施或无法取得理想效果的情况下才考虑使用。全瓷冠是目前美观效果最好的全冠修复体。为使全瓷冠获得较长的使用寿命，需要对牙体进行预备，以使修复体获得足够的支持。如果外伤或龋齿导致大部分患牙牙体结构缺失，或是旧的充填物在牙体预备过程中脱落，则需要在牙体预备之前先恢复牙体结构以获得理想的牙体预备形态（图25.2）。以下做法也有助于提高全瓷冠的抗力性：咬合力应当维持在均值或者以下；正中咬合接触点应位于预备体的舌窝处，若接触点位于舌隆突颈部，则会增加牙冠折裂的概率；牙体预备后的切颈径应当达到平均值或者大于平均值，而非预备成短的、圆的或圆锥外形。

全瓷冠的牙体预备应具有清晰、平滑的终点线，其肩台整体预备厚度应达到0.8 mm，牙齿轴壁的厚度减少量应达到0.8 mm（图25.3）。舌侧的预备厚度应达到1 mm以应对咬合接触。切缘的预备量应达到1.5～2 mm，即使是髓腔宽大的患牙，切缘1.5～2 mm的预备量在生物学上也是可接受的。使用树脂水门汀或相关的牙本质粘接材料可以大幅提升全瓷冠的粘接强度。斜面、肩台和树脂水门汀协同作用可以增强修复体的强度。

当无法获得良好的牙体预备外形或者由于咬合压力过大而不适合行全瓷冠修复时，可考虑使用强度更大的氧化锆材料或金属-瓷冠。金属-瓷冠的牙体预备方案及预备厚度如图25.4所示。为了获得良好的牙颈部美学效果，临床医生可行无肩台设计，将唇颊侧颈缘设计为瓷颈缘，以取代金属颈缘（图25.5和图25.6）。

在条件允许的情况下，青少年患者的修复体颈缘都不应延伸至龈沟。如果患者口腔卫生不佳，位于龈沟的修复体边缘会加速牙龈退缩或干扰牙龈组织在牙颈部的附着，影响金属-瓷冠的美学修复效果（图25.7和图25.8）。在美观方面，全瓷冠和金属-瓷冠的差异清晰可见（图25.9）。

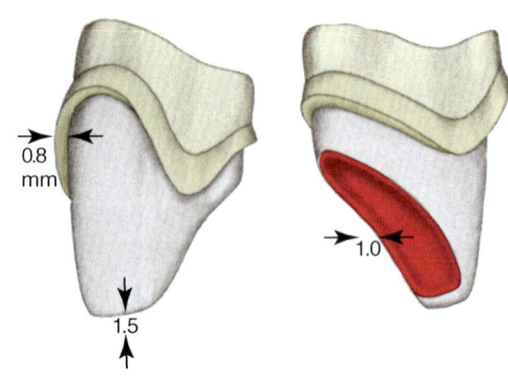

图25.3 从两个角度展示全瓷冠（瓷套筒冠）所推荐的牙体预备深度及肩台预备完成线

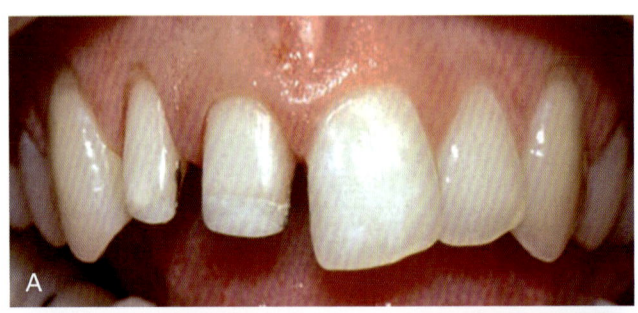

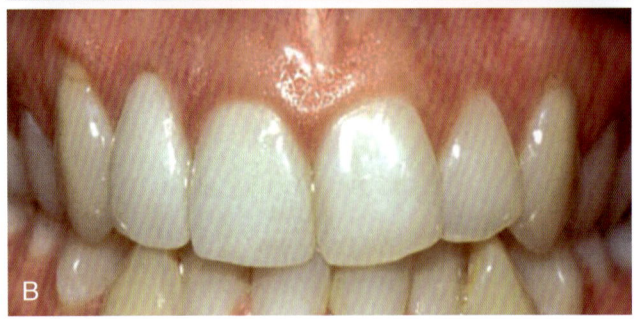

图25.2 A.受到外伤的中切牙和侧切牙树脂修复后，并准备以进行全瓷冠修复。B.受到外伤的中切牙和侧切牙全瓷冠修复后

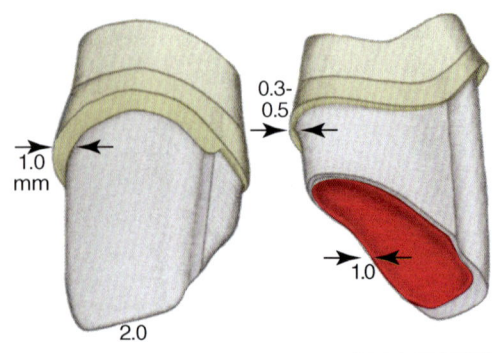

图25.4 从两个角度展示金属-瓷冠唇面的最小预备量及肩台预备量、最小的切缘预备量、舌侧轴面预备量、斜面预备完成线以及舌侧咬合面的预备量

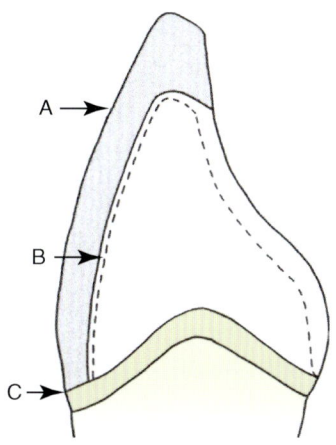

图 25.5 无肩台金属-瓷冠设计取消了颈部可见金属设计。A 所示为瓷层，B 所示为不覆盖肩台完成线的金属内冠框架，C 所示为瓷层与预备后牙体组织的接触边缘

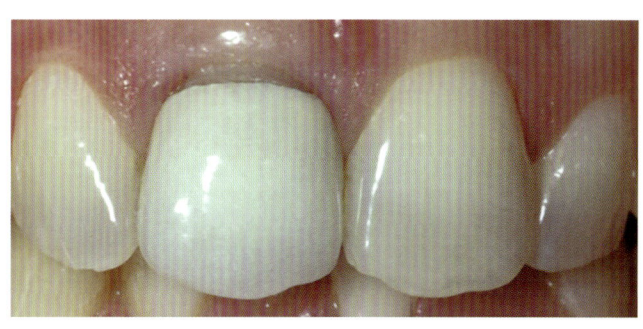

图 25.7 相较于正常牙薄而尖锐的龈缘外形，一名在 8 岁时右上颌中切牙戴入冠边缘位于龈下的全冠修复体的患者，在 25 岁时表现为龈缘外形圆钝

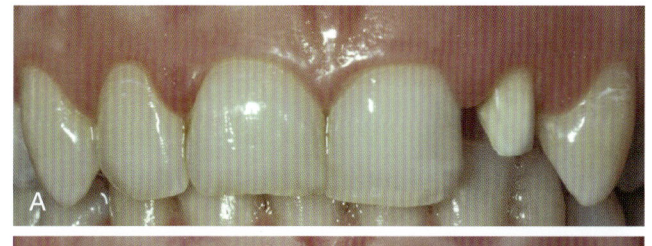
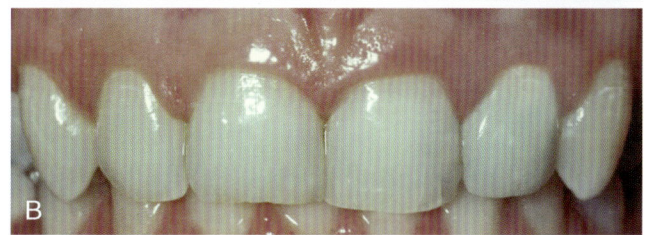

图 25.6 A. 上颌侧切牙外伤致切缘 1/3 和舌侧大部分牙体组织缺失，预备剩余牙体组织以制作肩台瓷金属-瓷冠（无肩台金属-瓷冠）修复体。B. 侧切牙戴入金属-瓷冠后

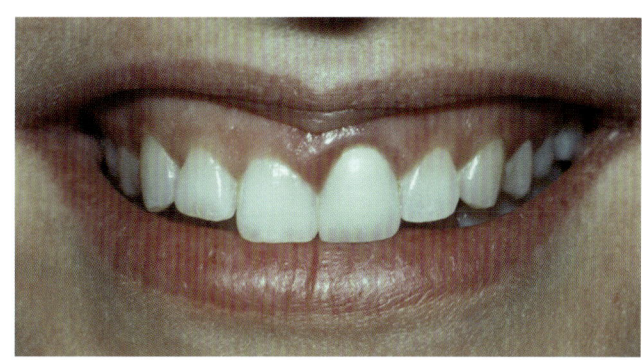

图 25.8 在青少年时期，患者左上颌中切牙戴入冠边缘位于龈下的金属-瓷冠后加速其牙龈萎缩。患者牙龈水肿呈红色，龈缘外形呈圆钝状

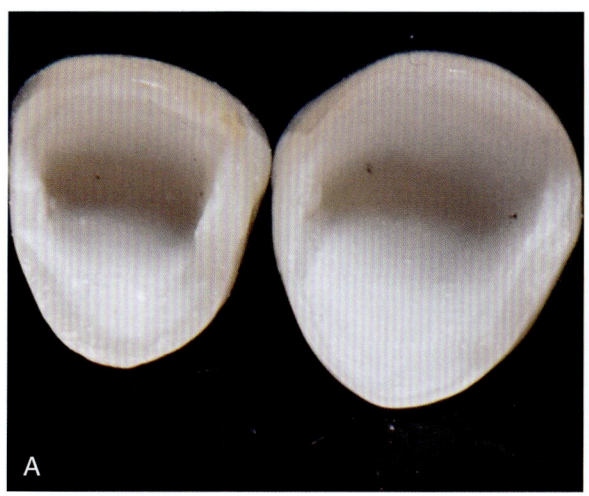
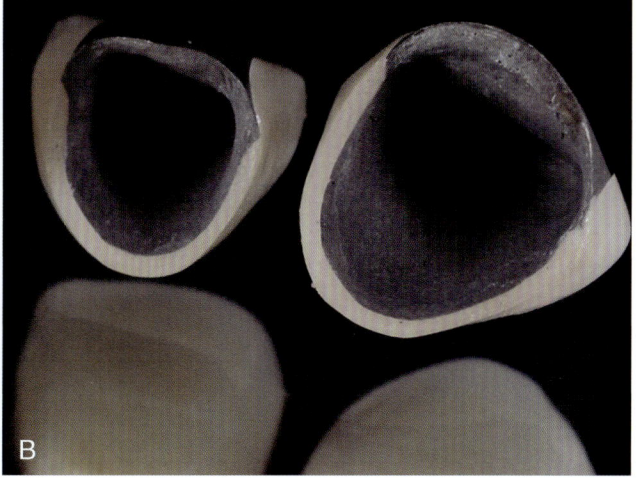

图 25.9 冠内面照片。A. 全瓷冠；B. 金属-瓷冠

保守性间接修复

保守性间接修复的牙体预备强调在保证抗力形和固位形的基础上，消除病变结构并保留健康牙体组织。要尽可能多地保留牙釉质，保持牙体的完整性，使其与修复体达到最大的粘接强度。

嵌体：体外制作的冠内固定修复体，与已预备好的窝洞外形相匹配，通过粘接进行固位[8]。

高嵌体：部分覆盖的修复体，恢复一个或多个牙尖和相邻的咬合面或整个咬合面，并通过机械或粘接固定（图 25.10 A 和 B）[8]。

瓷贴面：它是一种薄的粘接陶瓷修复体，用于牙齿唇面、切端和部分邻面（图 25.11 A 和 B）的缺损修复或美学修复（固位深度可低至 0.2 mm）。瓷贴面的适应证包括修复轻度的唇面和切端缺损、无法漂白的着色牙、形态不美观的牙齿、尖牙引导殆、排列不整齐的牙齿和牙间间隙。

Sailer 等[9]报道，全瓷修复体与金属-瓷修复体在 10 年期间的存留率（97%）相当。在平均至少 3 年的观察期后，全瓷单冠的存留率与金属-瓷单冠相似。

根据 Morimoto 等[10]的报道，修复体的失败主要与修复体折裂/破损（4%）有关，其后依次是根管并发症（3%）、继发性龋（1%）、脱落（1%）和严重的边缘着色（0%）。根据该作者的报道，瓷嵌体、高嵌体与超嵌体的 5 年及 10 年保存率较高，而修复体折裂是其最常见的失败原因。meta 分析表明，在不同的随访时间（5 年和 10 年）、不同的陶瓷材料、不同的研究设计和研究背景下，嵌体修复体的成功率都很高。

固定局部义齿（fixed partial dentures）

牙齿缺失后需尽快进行间隙维持，以防止邻牙倾斜和扭转以及对殆牙伸长。缺失牙的间隙维持需一直持续到固定修复完成。如果邻牙排列不齐并且

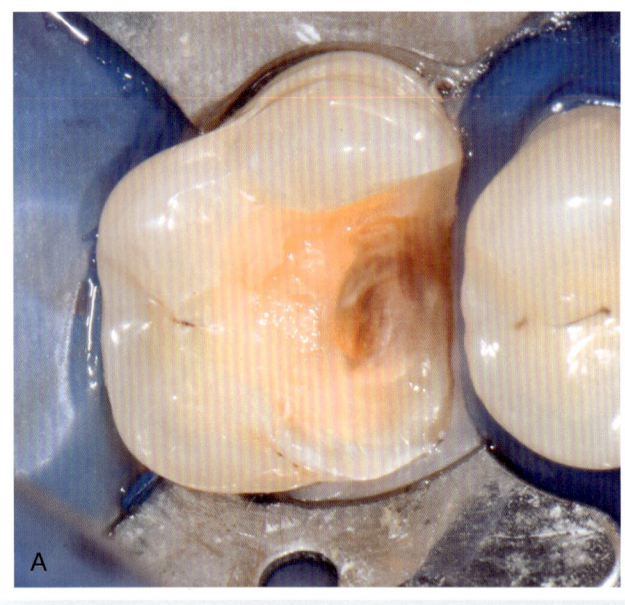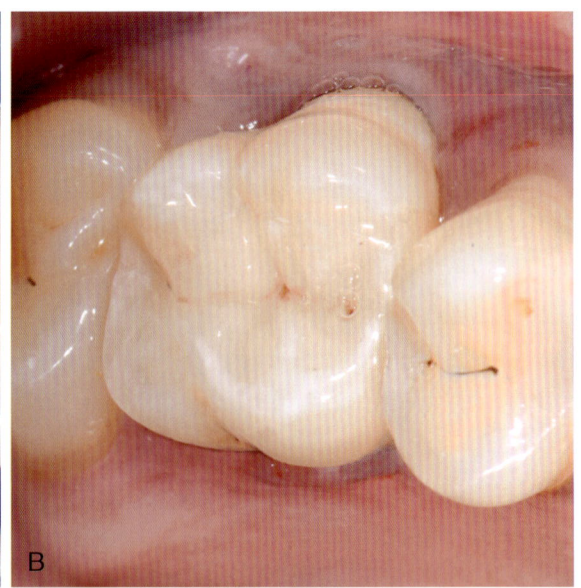

图 25.10　A. 上颌磨牙高嵌体修复预备后；B. 上颌磨牙高嵌体粘接后

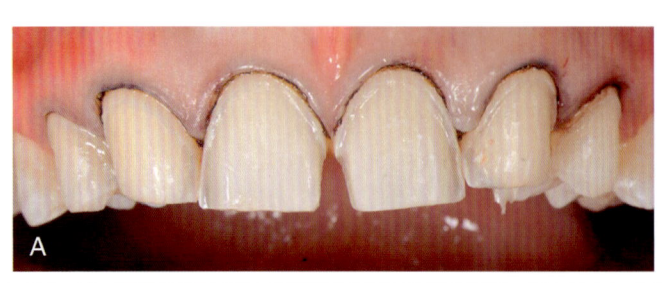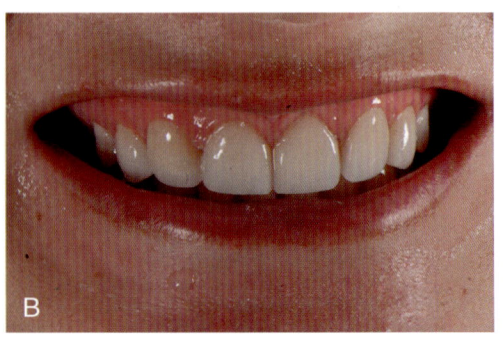

图 25.11　A. 畸形前牙贴面修复预备后；B. 贴面粘接后，恢复牙齿比例大小和美观

髓腔过大以至于无法通过切削排齐牙齿，则需通过正畸手段调整邻牙的位置。为了增加预备体的殆龈距离，改善固定局部义齿的固位形，或改善其龈缘形态，有时青少年在修复前需进行牙周手术，以获得更理想的修复效果。

由于种植义齿的广泛应用，需要全冠预备的传统固定义齿在成年患者中的使用率正在减少，并且对于青少年患者而言使用率也较低。现在的治疗计划更倾向于使用过渡性固定义齿或可摘义齿，直到生长发育完成后再采用种植体修复缺失牙。种植体植入的最低年龄是一个有争议的话题，谨慎的做法是等到患者完成生长，至少21岁后再开始种植体治疗。简而言之，应在青春期的快速生长期完成之后，再尝试牙齿种植体的植入。

此外，患者应被告知由于颌骨的持续生长而可能引起的潜在种植修复并发症[11]，包括但不仅限于邻面接触丧失和种植体牙冠下沉[12]。当需要临时固定义齿时，树脂粘接固定局部义齿是一种很好的选择。当种植体不能使用或治疗失败时，固定局部义齿成为一种合适的最终治疗方法。这些固定局部义齿可以使用传统的全冠固位体，也可以使用专为长期服务而设计的树脂粘接固位体。

树脂粘接固位体

当患者尚无法满足种植修复条件时，树脂粘接固位体（resin-bonded retainers）常被用来修复缺失牙以维护牙髓及牙周健康，并保留更多牙体组织（图25.12）。通过仅限于牙釉质层的牙体预备、釉质酸蚀和树脂粘接，可获得抗力形和固位形。传统的树脂粘接固位体需要基牙完好或仅有小充填体，以保证有充足的牙釉质可用来粘接。为了获得足够大的树脂粘接面积，剩余的牙冠需要达到平均高度或以上。为增加粘接面积，固位体需最大限度覆盖基牙的舌面和邻面。由于树脂粘接固位体的修复设计不允许改变基牙唇侧的牙釉质，基牙需要有良好的牙冠外形、颜色和轴向排列。如果基牙的外形和颜色有改善的需求，则采用全冠固位体可以获得良好的效果。

修复体的远期成功率与以下四个因素相关：①正确的诊断及恰当的治疗计划；②正确的牙体预备；③良好的铸造工艺；④严格遵循树脂粘接操作流程。

在诊断和制订治疗计划的过程中，存在几个

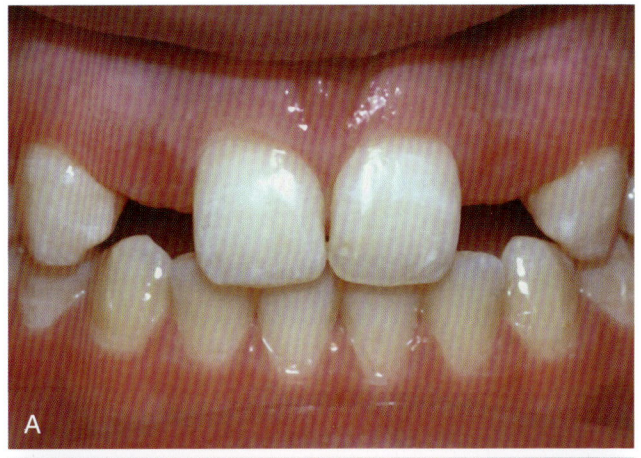

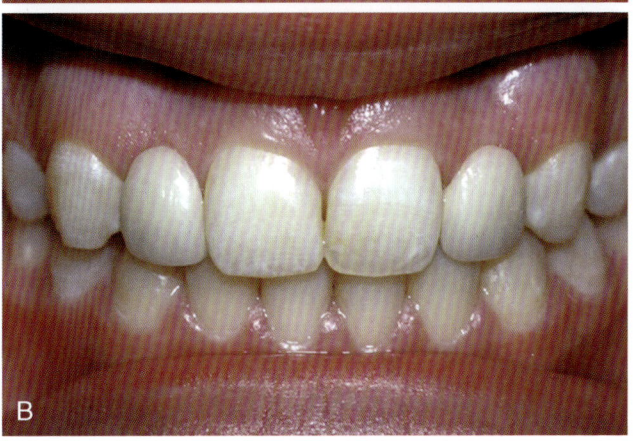

图25.12　A.上颌侧切牙先天缺失。B.树脂粘接修复取代传统的以中切牙和尖牙为基牙的桥体修复

重要的影响因素。只有一个桥体的树脂粘接修复体成功率最高，因此应避免使用长桥修复体。多个夹板固位体常导致更高的失败率。Hussey等[13]和Leempoel等[14]开展的研究表明，树脂粘接悬臂修复体可运用于诸如上颌侧切牙缺失等病例（图25.13）。

如果只需要对缺失牙进行暂时性的修复，并不推荐进行基牙的牙体预备。对于长期粘接固定的修复体，牙体预备可以降低固位体的脱位率。

Barrack和Bretz[15]研究发现，通过牙体预备获得的修复体固位形和抗力形对于树脂粘接修复治疗能否成功至关重要（图25.14）[3]。由于牙体预备原则上仅限于牙釉质，树脂粘接修复体不会损伤牙髓，且牙体预备时无需局部麻醉。邻近缺牙区的牙体预备需去除邻间倒凹，从而获得相互平行的牙面以增强固位。可预备一个或两个沟槽以增强固位形和抗力形（图25.14 A）。邻近缺牙间隙的沟槽是避免修复体脱落的关键因素[16]。基牙预备时，需使用圆头金刚砂钻针预备出一条具有外周斜面的边

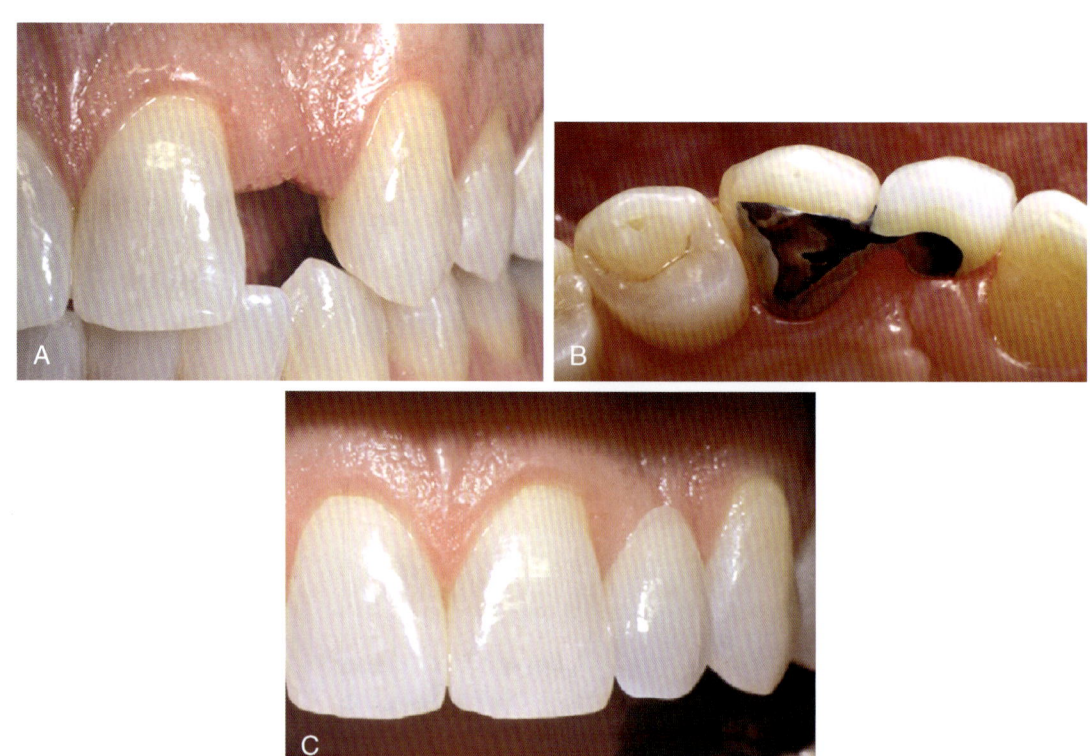

图 25.13 A. 上颌侧切牙先天缺失。B. 从切端观察以邻近上颌尖牙为基牙的悬臂桥体修复侧切牙缺失的两个牙位的修复体；C. 修复体的唇侧观

缘线（图 25.14 B）。切牙舌面需为对𬌗牙预备出足够的咬合间隙。对于短跨度的修复体（3 个牙位），在正常的咬合力下，需预备出最少 0.5 mm 的间隙。如果存在足够的咬合间隙，可不对基牙舌侧牙体组织进行牙体预备。如果基牙舌侧牙面和对𬌗牙存在广泛的咬合接触，可适当磨除对𬌗牙。在牙体预备后的基牙舌侧增加数个突起，可提高铸件的强度（图 25.14 C）；同时，增加基牙邻面的沟槽可增加修复体在铸件粘接中的固位形和抗力形。

在预备远中侧基牙时，应去除邻面倒凹并形成最小的𬌗面聚合度，以获得固位形和抗力形。Creugers 等[17]进行的研究表明，基牙预备需磨除包括舌侧在内的至少 180° 的牙体组织。牙体预备时，需预备出一个或两个固位沟、一个或两个𬌗支托，并在其边缘形成一个的短斜面[15]。应用嵌入式𬌗支托可以增加修复体的固位形和抗力形。少量磨除基牙舌尖的咬合面部分，并采用金属支托覆盖可增加修复体的粘接面积和固位力（图 25.15）。

金属烤瓷合金技术用于修复体铸造，可以使瓷层覆盖于桥体（pontics）唇侧，从而改善修复体的美学效果。固位体的铸造有几种不同的方法，区别在于树脂粘接剂与铸造体和牙体预备后牙面的机械锁扣方式不同。

还有一种铸造方法是在固位体舌侧穿孔，从而可以使树脂包裹铸件。另外还可通过对金属基底冠的酸蚀技术获得更大界面，以获得更强的固位力（图 25.16），但由于金合金不能被酸蚀，此项技术并不适用于金合金[18]。

另一种处理方法是利用 50 μm 氧化铝悬浮颗粒处理金属基底冠表面，这种方法提供了与化学蚀刻技术相当的固位力，可以用于任何铸造合金[2]。

在修复体进行粘接前，可以通过试戴来根据需要调整外形、颜色、咬合及釉色。其后，采用超声清洗修复体，以去除可能存在于固位面的碎屑，并用干燥、清洁的压缩空气进行干燥。

在进行酸蚀及树脂粘接修复体时，最好使用橡皮障以实现良好的隔湿。同时，粘接中要使用特制的复合树脂粘接剂。备好的牙隔湿后，通过常规方法对牙釉质进行酸蚀，冲洗后干燥（图 25.17）。最后，以树脂粘接剂粘固就位后的修复体（图 25.17 B）。先去除多余的粘接剂，否则位于邻近缺牙间隙倒凹里的粘接剂硬化后将很难被取出。

修复体粘接前去除修复体舌侧部分金属，以达到在半透明牙体组织舌侧无金属固位体的目的。

当主要目的是获得美学效果时，纤维加强的复合树脂粘接局部义齿已经被证明是金属烤瓷树脂粘接修复体的可替代方案，也可作为较长期的过渡性修复体[19]。

全冠固位体

当由于基牙条件、牙冠外形、牙冠长度、轴向排列、咬合压力、固位形和抗力形条件所限而不能使用树脂粘接固位体时，可以考虑采用全冠固位体。

铸造金属固位体与金属-瓷固位体相比，对基牙预备量的需求更少，故在对美观要求较低的后牙区应用较多。当临床牙冠较短时，需在基牙轴面上预备辅助固位沟及箱状洞形以获得足够的固位形和抗力形。必要时，可采用牙龈组织修整术以暴露更多的牙体组织。

当美观要求高且牙髓条件允许时，应当考虑使用金属-瓷修复体进行修复。当考虑使用全冠固位体但牙髓条件不佳而只允许少量牙体预备时，全树脂固定修复或许是最好的选择。全树脂修复体只需磨除少量牙体组织（0.5 mm）即可获得良好的美观效果；但相较于烤瓷修复，全树脂固定修复体抗磨耗能力、强度及颜色稳定性较差，需要定期更换。即使没有严重的磨损、颜色改变或折断，全树脂固定修复体的使用寿命也只有几年。如果原有的石膏印模得以妥善保存，可据此重新制作全树脂固定修复体并可持续使用数年。当髓腔变小，基牙可进一步行牙体预备时，可在后续的治疗中采用金属-瓷固位体。随着新型树脂及纤维加强技术的发展，这些修复体的使用寿命将延长。

全冠固位体也可以与悬臂式修复体结合使用，在这种情况下需要进行牙体预备的牙齿数目仅为一颗。Schwartz 等[20]和 Foster[21]已经证明悬臂式修复体是一种可行的治疗方案。上颌侧切牙先天缺失的青少年病例即适用悬臂式修复体方案，通过尖牙固位体连接悬臂的侧切牙桥体可实现两个牙位的固定修复。在该修复方案中，尖牙的稳定性是其获得成功的保证。尖牙的位置应稳定，并且牙弓形态也应稳定（即牙未发生移动，牙的位置未发生改变）。尖牙近期应未接受包括旋转在内的正畸移位。最后

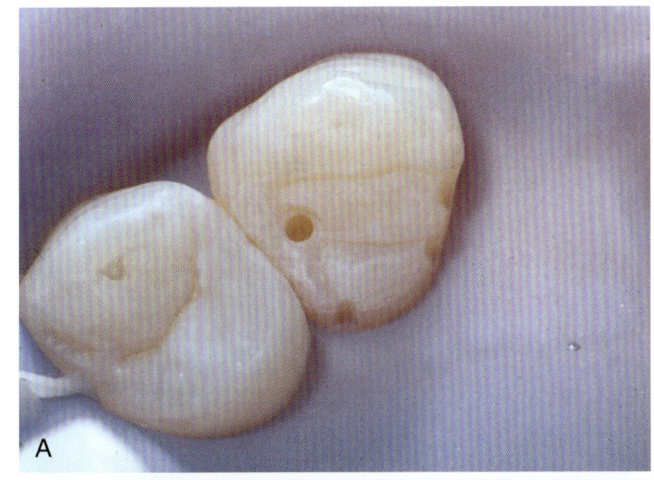
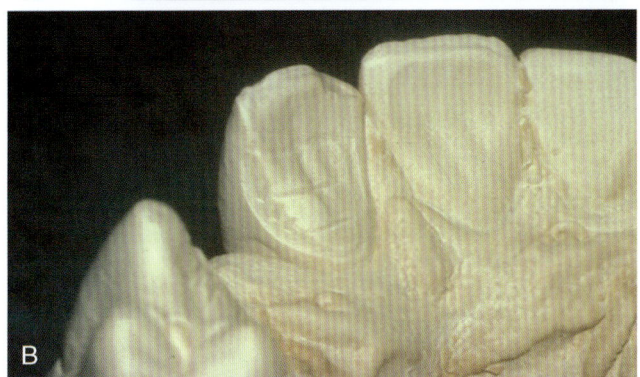
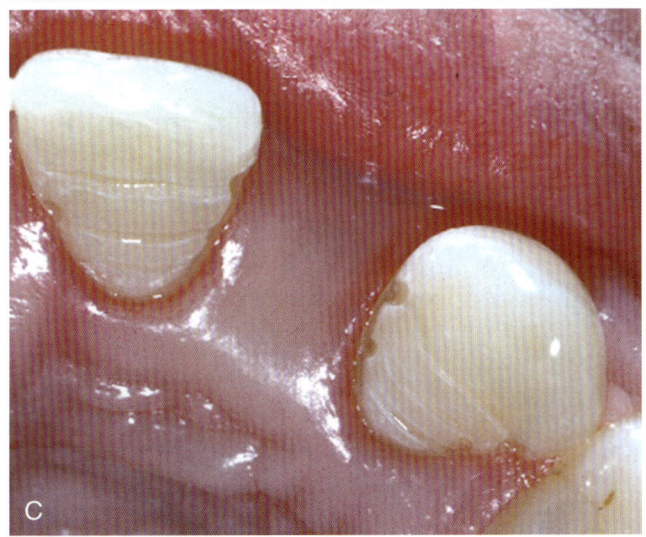

图 25.14　A. 用橡皮障将上颌尖牙分离后，可以清楚地呈现用于修复体粘接的邻间沟。B. 牙体预备后的上颌中切牙和尖牙模型，可清晰显示牙体预备后的外周边缘斜面、舌侧边缘和邻间沟。C. 另一患者的上颌中切牙和尖牙在牙体舌侧预备出多条舌侧沟和邻间沟

当基牙色泽透明度太高时，采用不透明的树脂粘接剂可以遮掩金属的颜色。该方法可以缓解修复体舌侧金属导致的修复体切缘色泽晦暗的问题。同时，当基牙舌侧存在足够大的粘接面积时，可以在

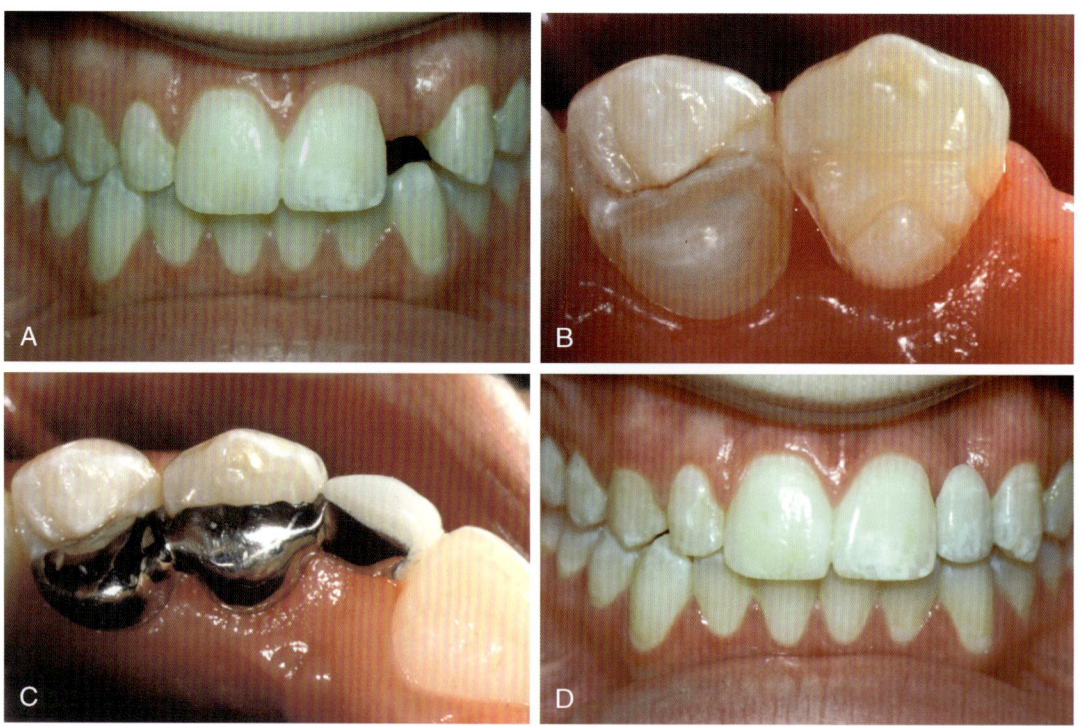

图 25.15　A. 上颌侧切牙先天缺失。B. 通过口镜观察在牙体预备完成后用于粘接修复体的尖牙和第一前磨牙。第一前磨牙的舌尖被调磨以便于义齿的固位体粘接。C. 通过口镜观察到义齿粘接于第一前磨牙的舌尖上。D. 修复体唇侧观

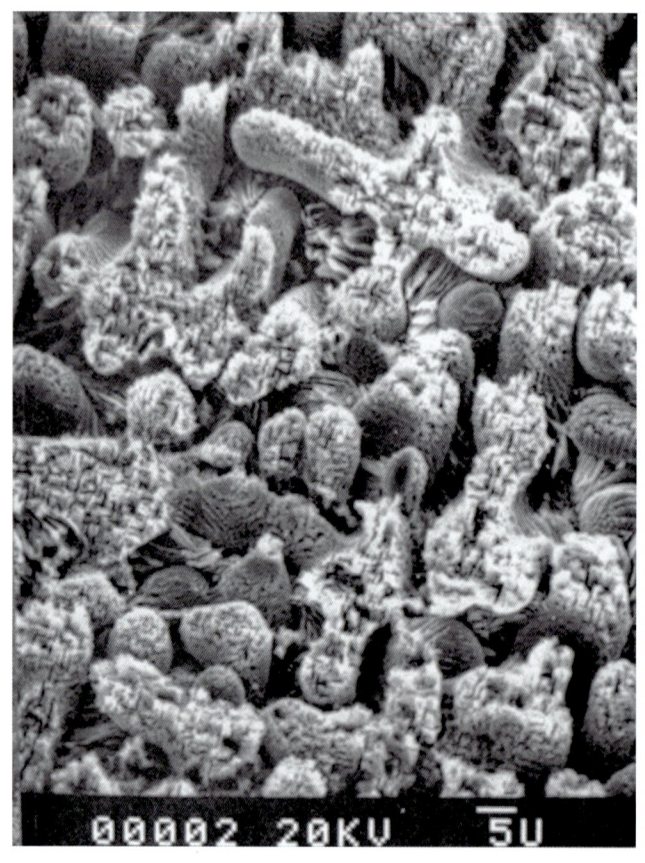

图 25.16　金属基底在蚀刻后的扫描电镜表现（×1000）（Courtesy of B. K. Moore.）

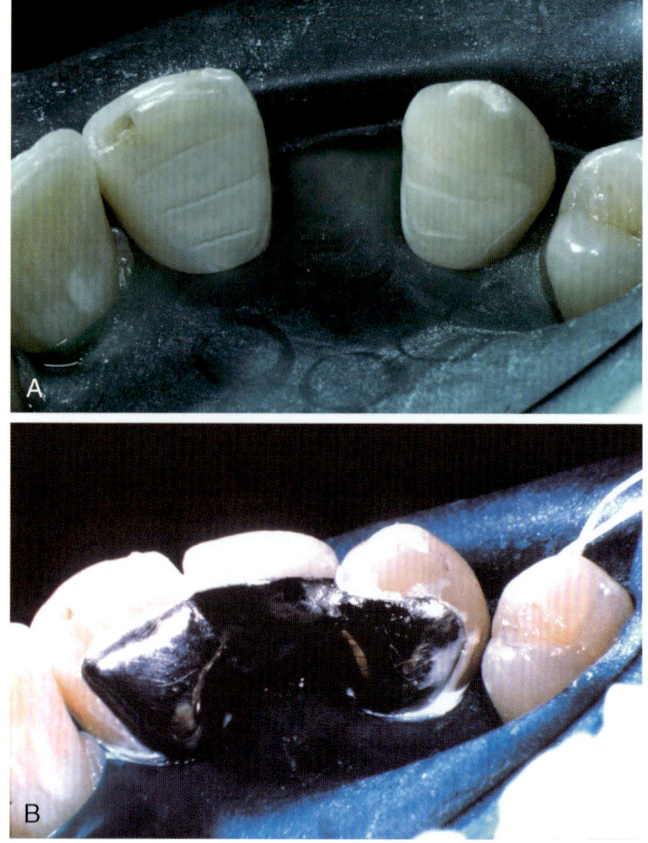

图 25.17　A. 在树脂粘接前的牙体预备中，通过橡皮障将患牙分隔开。B. 修复体以树脂粘接

应注意：当这些在乳牙列中应用时，为了满足美观和覆盖全部牙冠的需要，贴面不锈钢冠是另一种修复选择[22-23]。

固定局部义齿桥体

根据患者对美观的需求，可选择全金属或金属烤瓷设计的固定局部义齿桥体。由于金属烤瓷桥体同时结合了瓷层的美观效果及金属结构的强度，用途广泛。在不同宽度的缺牙区，金属烤瓷桥体均具有广泛的适用性。

桥体的设计必须格外注意覆盖的大小，尽可能减小咬合接触，并维持尽可能大的楔状隙，从而满足美观需求。以上设计都必须基于维持口腔卫生与软组织健康。

可摘局部义齿

当缺牙区无法采用固定局部义齿修复时，可考虑使用可摘局部义齿（removable partial denture，RPD）。可摘局部义齿的适应证包括：过长的缺牙间隙，固定修复体无法获得足够固位力，先天畸形导致的少量恒牙缺失，外伤导致的多数牙及牙槽骨缺失（图 25.18）。

在为青少年患者设计可摘局部义齿时，有三个主要目标：①恢复咀嚼和语言功能；②恢复牙列及面部美观；③维持余留牙及其支持组织健康。

在修复体和对侧自然牙列实现正确、协调及非破坏性咬合关系后，患者的咀嚼功能将得到恢复。如果可摘局部义齿有正确的结构、外形，并与唇、颊和舌有正确的邻接关系，患者的语言功能将得到恢复。

对于青少年患者来说，对美观的恢复常常是最重要的个人考虑。选择恰当颜色、大小和外形的人工牙并且排列自然可以获得美观的效果。此外，可摘局部义齿基托需保持正确的形状和大小，以维持正常的颌面部轮廓。

维持口内剩余牙及支持组织的健康是可摘局部义齿修复最重要的目标。这一目标需要充分的口腔

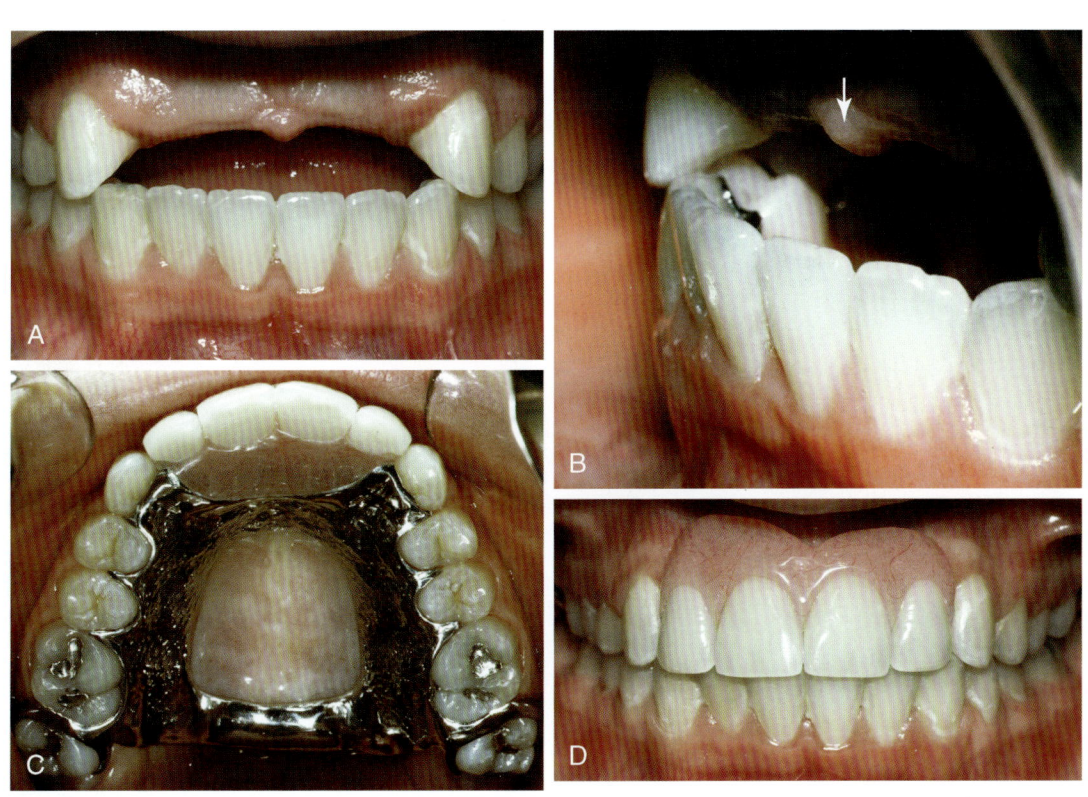

图 25.18 A. 外伤致上颌 4 个切牙缺失。考虑到缺牙区跨度长、剩余牙临床牙冠短以及尖牙的唇向倾斜，传统的固定局部义齿难以获得良好的固位形和抗力形。B. 侧面观展示下颌切牙与上颌缺牙区牙槽嵴的关系。外伤致上颌缺牙区牙槽骨有较多的骨质破坏、缺失，使上颌缺牙区牙槽嵴位于下颌切牙的舌侧（箭头所示为位于上颌缺牙区剩余牙槽嵴顶部的切牙乳头位置）。从唇组织的支持和美观需求考虑，可摘局部义齿成为修复缺失牙的必然选择。C. 咬合面观显示上颌可摘局部义齿。D. 唇面观显示上颌可摘局部义齿

准备、正确的局部义齿设计、精确的义齿制造、定期的专业维护以及持续的患者自身维护才能实现。

口腔修复过程需营造适宜的口内环境，为可摘局部义齿提供合适的支持和固位，并防止有损于口内余留牙及其支持组织的不良因素出现。营造良好的口内环境涉及口腔科学各个阶段和各个分支领域。

此外，RPD还可用于修复创伤、癌症或先天性缺陷引起的颌面畸形。临床报告描述了使用计算机辅助设计（computer-aided design，CAD）和选择性激光烧结（selective laser sintering，SLS）技术为一名接受了半侧上颌切除术的17岁患者制作RPD阻塞器[24]。该患者曾接受白血病治疗，导致右侧上颌牙弓严重感染。治疗方案为半侧上颌切除术。上颌可摘阻塞器采用数字设计和3D打印的钴铬框架，并使用热聚合丙烯酸树脂进行常规处理（图25.19）[24]。

计算机辅助设计和计算机辅助制造（computer-aided design and computer-aided manufacturing，CAD-CAM）技术已经应用于口腔修复体的制造很多年。该技术也已发展到活动修复，并已用于RPD支架的制作。目前的数字技术使RPD组件的设计能够在患者的3D虚拟模型上进行，可完成微米级精度的设计，然后铸造金属框架或直接打印金属或树脂框架。

与传统的制造方法相比，CAD和SLS技术在RPD金属框架直接打印中的应用可以进一步减少误差[25]。已有研究报告，快速制作的RPD框架具有在临床上可接受的拟合度[26]。研究还报告了SLS技术的一些其他优点，包括改善机械性能，在义齿清洁、说话、咀嚼和舒适度方面提高患者满意度，减少实验室时间，以及为未来复制修复体保存原始数据[8, 27]。

覆盖义齿

先天畸形及外伤引起的口内多颗牙齿缺失会使患者上下颌关系不协调，导致传统的可摘局部义齿无法与对颌牙建立正确的咬合关系。此时可采用覆盖义齿（overdenture）以获得合适的功能及颌面部美观效果（图25.20）[28]。

种植修复（implant prostheses）

对任何计划在青少年患者中植入种植体的医生来说，掌握口腔颌面部生长发育的知识是前提条件。

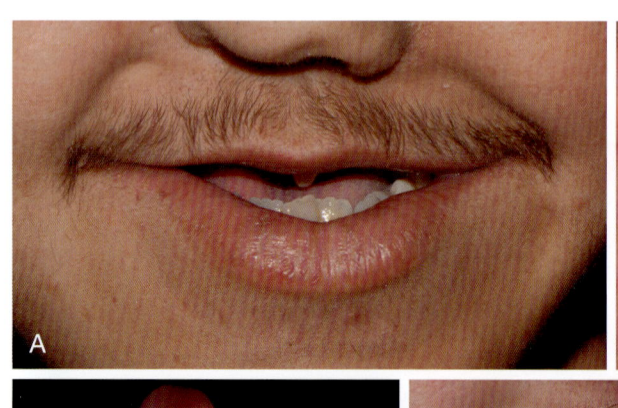
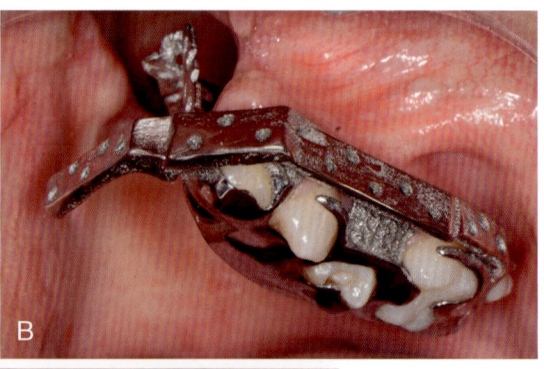
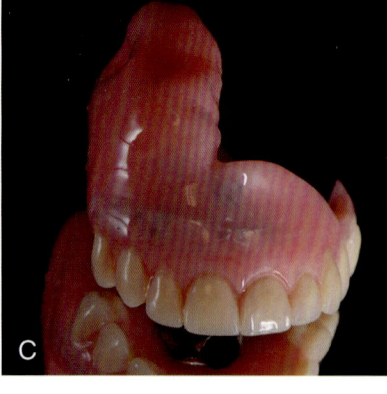
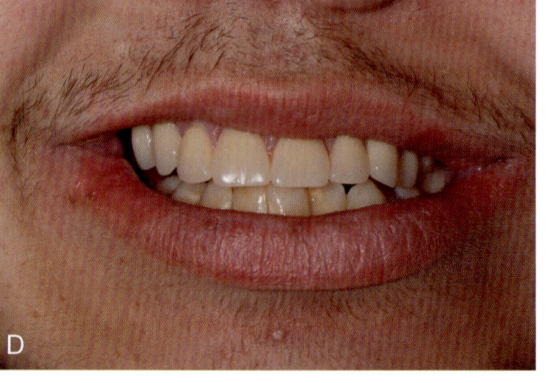

图25.19 A.患者正面口外微笑照。B.缺损口内照及打印的阻塞器支架。C.制作完成的上颌阻塞器。D.戴上颌阻塞器后患者的正面微笑照

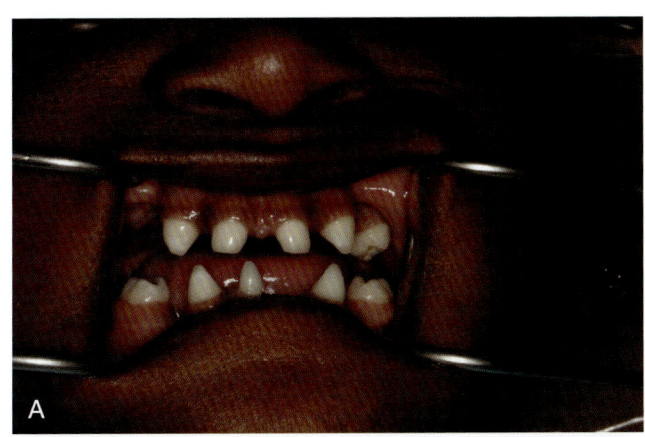
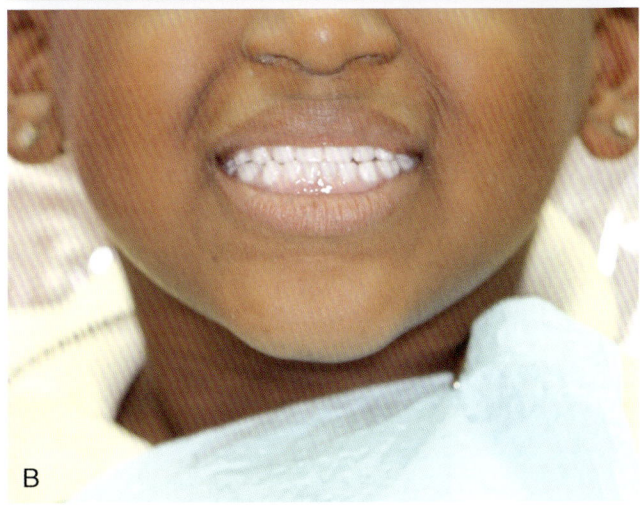

图25.20 A.一名外胚叶发育不全患者的唇面观,表现为上、下颌牙严重错位和畸形。B.采用上、下颌覆盖义齿修复后,从唇面观美学效果得到改善(Photos courtesy of Dr. Adriana Diaz Backer.)

上颌和下颌的生长发育有很大的不同;即使在同一牙弓的不同区域,其生长发育也是不同的[29-31]。在儿童生长发育早期,上颌的生长与颅底的生长密切相关;但在后期,上颌的生长仅限于上颌骨的扩大。上颌的生长具有很大的可变性,生长期间可以观察到垂直向生长、横向生长和前后向生长。横向生长主要发生在上颌腭中缝,骨缝的生长非常重要,植于骨缝的种植体有可能限制上颌的生长。同时,上颌骨可通过被动移位和牙槽并列生长而垂直向生长。正是上颌骨的垂直向生长,使得种植体的长期稳定性及其对修复功能和美学的影响成为值得关注的问题。

下颌的生长与上颌存在很大的不同。其与颅骨的被动生长关系并不密切,而主要通过髁突的生长来调节自身向下及向前生长。下颌骨的生长并非单纯的线性生长,而是随着髁突的生长向特定方向旋转。下颌骨的外加生长也可以通过某些区域的骨吸收加以调节,通常发生于下颌支前缘。当下颌骨长度增加时,其宽度也在增加,使其以敞开的方式向后生长,从而使下颌骨可以适应上颌骨由于腭中缝生长而增加的宽度。下颌骨骨缝闭合后,其前部便处于稳定的状态。尽管下颌骨的生长不如上颌骨活跃,但其垂直方向的生长和吸收过程仍将给种植体带来一定的风险,尤其是位于下颌骨后部的种植体。

除了需要了解生长和发育知识外,临床医生还必须了解种植体与生物学环境在生长发育期患者体内的动态关系。大量体内研究表明,成人的口腔种植体和相关修复体的长期治疗效果明确,而对于正在生长发育的青少年患者,则缺乏相应的研究。种植体的骨结合类似于牙齿和牙槽骨之间的骨性粘连,因此骨性粘连的牙齿可以为研究青少年口腔种植体提供一个良好的模型。骨性粘连与周围活跃生长的骨环境具有两方面的关系:首先,骨性粘连的牙齿缺乏正常牙齿的适应机制,不能自行萌出而出现骨埋伏;其次,骨性粘连的牙齿不会发生垂直方向的生长,与其邻近的不断生长的正常牙齿容易发生倾斜而导致咬合紊乱。种植体与骨性粘连的牙齿类似。由此推断,过早地植入口腔种植体将会导致类似的负面结果。

采用种植体修复先天缺牙时,可以保持邻牙的完整性,同时获得良好的美学效果。然而,由于牙齿和骨骼的生长,在青少年患者口腔中植入种植体效果难以明确[32]。

复诊计划

对于青少年患者,修复体的戴入并不意味着义齿修复治疗结束,定期预约复诊并进行必要的检查、维护和替换非常必要。对于佩戴可摘局部义齿的年轻患者,必要时需进行重衬或重制。随着年龄的增长,当牙龈逐步发育到成人状态时,青少年患者的全瓷冠和金属-瓷冠可能需要定期更换。对于佩戴固定局部义齿的年轻患者,需定期检查软组织的健康状况、咬合磨耗以及在不断增加的咬合力下支持组织的反应。

即使是青少年患者,也必须学会并充分掌握如何维护口腔卫生以及如何在家里维护义齿,并且应促使他们积极行动,直到他们可以充分做好日常维护。采用固定修复体和种植修复体的青少年患者必须学会使用牙线和邻间刷来维护口腔卫生。只有完善的日常护理,才能延长修复体的使用寿命。

防护牙托

尽管这一章主要讨论的是青少年患者的修复治疗,但是预防口腔疾病及外伤也是工作的重点。在进行接触性运动时,戴用保护性防护牙托的运动员遭受牙及颌骨外伤的次数和严重性都大幅降低[33-34]。

近期一份关于预防牙外伤的综述显示,针对防护牙托的保护作用,只有少数流行病学研究,并且这些研究的证据等级较低[35]。

在体育用品商店可以买到有效且价格便宜的预制防护牙托。个人定制的防护牙托可以在轻薄的石膏模型上用真空成型法制作完成。Seals和Dorrough[36]的综述对个人定制防护牙托的优点进行了回顾。

研究表明,个人定制的防护牙托相较于预制的防护牙托或口内成型的防护牙托舒适度更好,对戴用者的言语功能影响更小并且更不易松脱[37]。已有数种材料用于制作防护牙托,包括聚酯纤维(乙烯基醋酸酯-乙烯)共聚体热塑性塑料、聚亚安酯和薄片叠成的热塑性塑料[38]。Chaconas等[39]开展的研究证明,薄片叠成的热塑性塑料相较于其他材料具有更小的体积变化。McGlumphy等[40]通过3D成像技术完成对防护牙托制作材料的拉伸及形变的评价研究。

定制的防护牙托与患者的牙和牙弓准确地契合,可以最大限度地防止防护牙托脱位。用于制作防护牙托的技术包括将防护牙托材料置入成型机(图25.21 A),通过加热软化模型材料(图25.21 B),在真空条件下灌注到干石膏印模上(图25.21 C)。待材料冷却后,将防护牙托从石膏印模上取下并将多余的部分用剪刀修剪(图25.21 D)。防护牙托的边缘采用树脂打磨钻打磨及火焰加热,并用抛光轮上的浮石打磨使其变得光滑(图25.21 E和F)。

当整个硬腭被覆盖时,防护牙托可以获得最大限度的固位。但如果干扰了患儿的言语功能,可以磨除覆盖腭部的牙托材料。

防护牙托在很多年轻运动员中的成功使用证明其不仅佩戴舒适,而且可以有效地预防牙外伤[41-42]。

数字化制作防护牙托

一名15岁的患者要求定制防护牙托,从而在运动中保护牙齿。由于患者有过强的咽反射,使用口腔内扫描仪对他的上下颌牙齿进行取模(图25.22 A和B),然后在中心位置取咬合记录,并充分分离牙齿(图25.22 C),预留出防护牙托的厚度。收集到的数字信息用于制造防护牙托。图25.22 D和E展示了防护牙托及其在口内的位置。

治疗用𬌗垫

颞下颌关节紊乱症(temporomandibular joint disorder,TMD)在儿童中和在成人中一样普遍。TMD的病因是多因素的。它可能由创伤引起,无论是微观的(如磨牙症)还是宏观的(意外事故、头部创伤,甚至第三磨牙拔除后),也可能由错𬌗畸形、心理问题、全身因素引起,甚至可能是激素引起的。

TMD的治疗方法有很多,超出了本章的范围。然而,咬合夹板可以保持颞下颌关节稳定,进而改变患者的咬合,并减少异常的功能活动。

CAD-CAM在儿童牙科中的应用

随着CAD-CAM技术的发展和陶瓷在牙科中的使用日益增加,CAD-CAM修复治疗已经成为一种受欢迎的可替代传统方法的技术,因为它提高了椅旁制作修复体的速度。尽管随着时间的推移,CAD-CAM技术已经得到了很大的改进,并且在陶瓷修复体制造方面比传统方法节省了大约16%的时间,但在治疗计划中应考虑陶瓷适应性、陶瓷材料和修复位置(前后对比)的差异[43-44]。

口腔内扫描仪与CAD-CAM技术密切相关,特别是在数据采集方面,已经有30多年的历史,并且在过去10年中,商用系统的数量迅速增加。不断发展的口内扫描数字印模技术的目标是通过一种更标准化、可靠和可预测的方法,减少传统印模、石膏铸造和口腔外间接数字化的潜在误差[45-46]。然而,对于数字印模在不同临床应用中的准确性仍存在争议,尽管有几项研究表明,数字印模与传统印

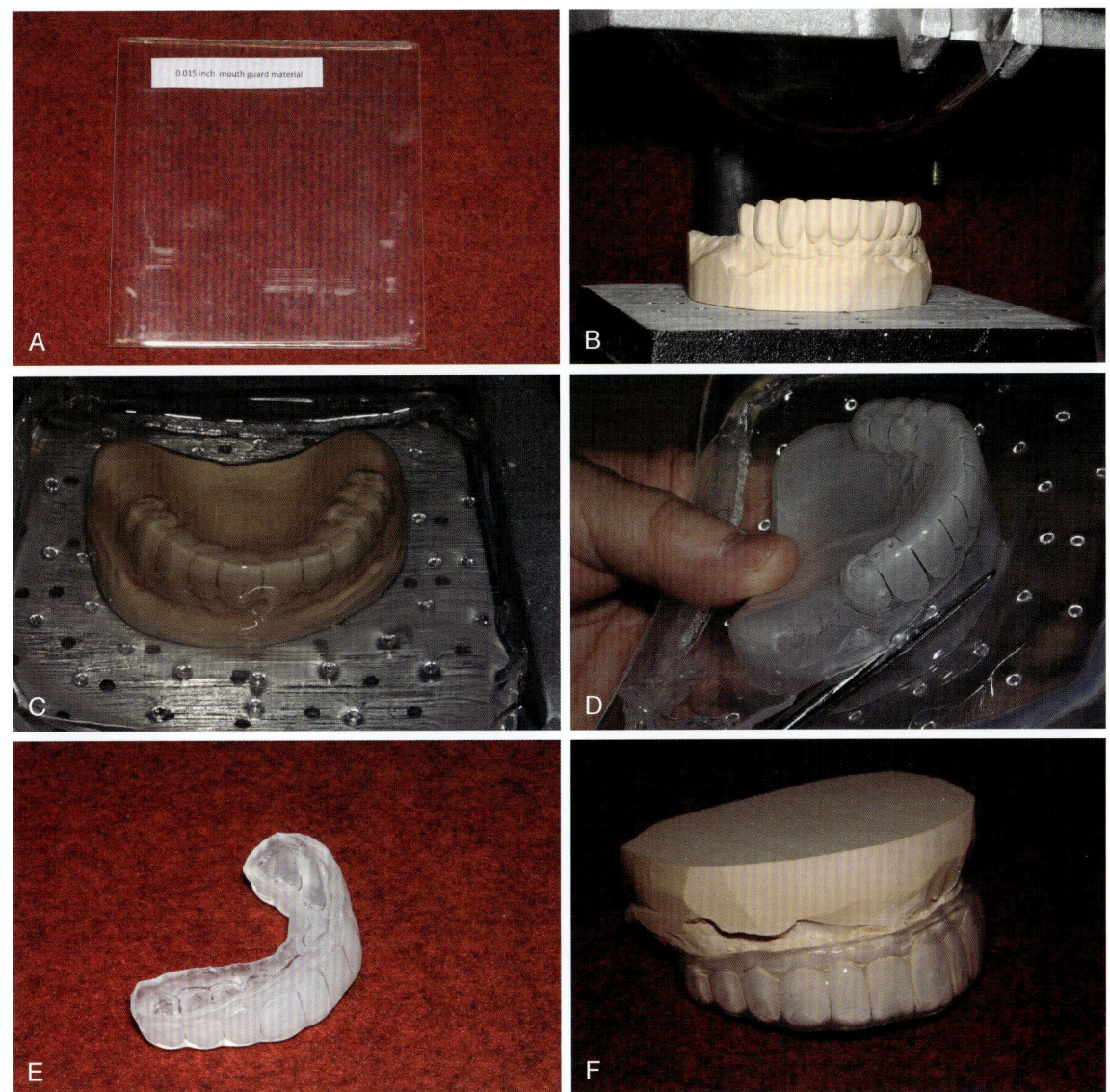

图 25.21 A.用于制作防护牙托的材料（0.150英寸）。B.防护牙托材料被送入机器中加热直到其变软弯曲。C.防护牙托材料在真空条件下在干燥的石膏模型上塑形。D.用剪刀修剪防护牙托。E.经过丙烯酸树脂钻头和浮石粉打磨后的防护牙托边缘光滑。F.制作完成后置于石膏模型上的防护牙托

模的复原精度和质量相当[47]。据报道，与全牙列扫描相比，部分牙列的数字扫描更可预测和准确，因为它适用于有牙齿支持的场景。口内扫描仪对青少年也非常有效（图25.22）。口内扫描仪的优点包括减少咽反射，并且当正畸固位器和托槽存在时其优势更加突出；同时，它拥有更快的扫描速度、更低的成本、更高的患者接受度以及更高效的修复体制造流程[48]。

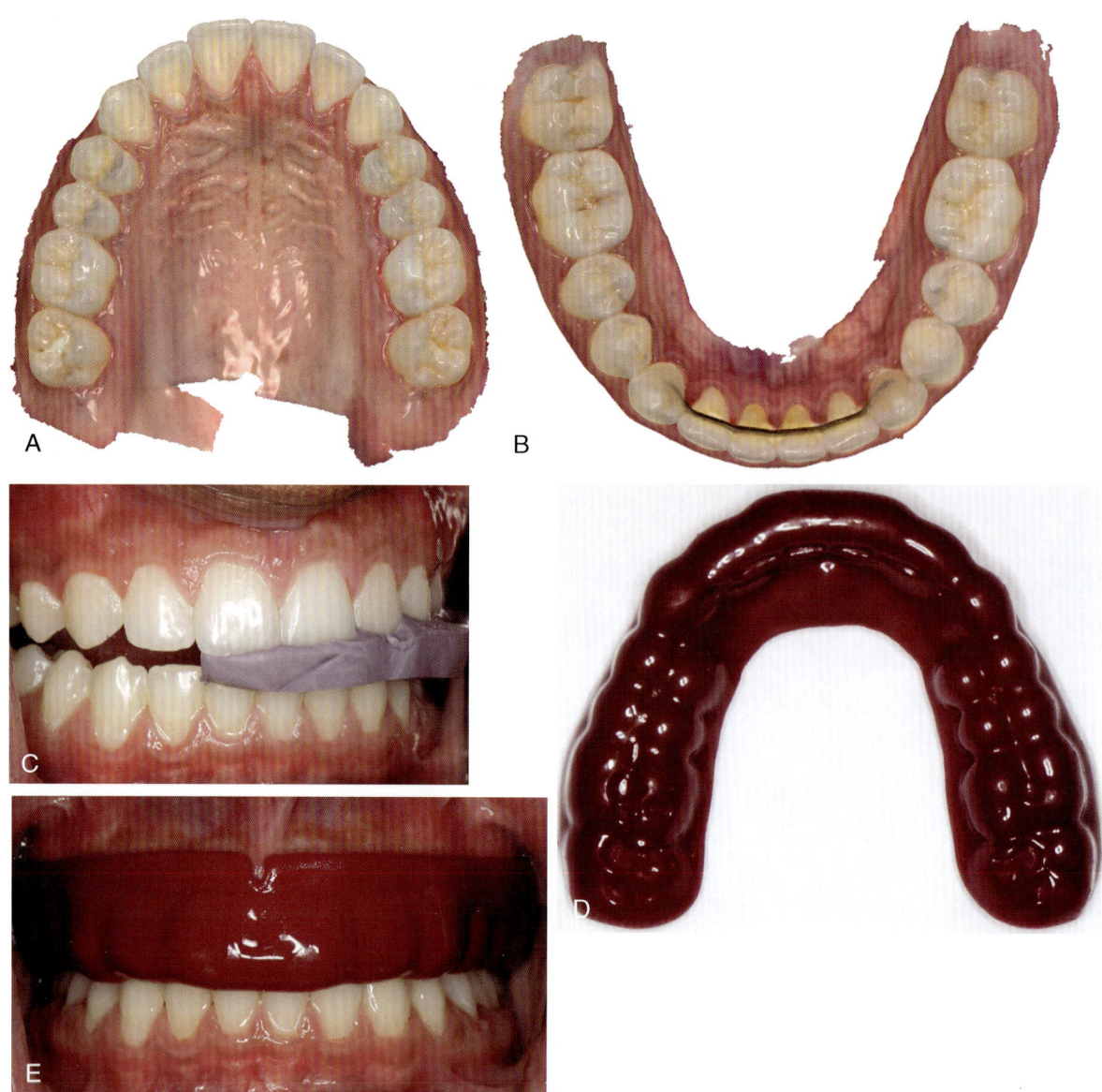

图 25.22 A. 上颌牙弓扫描图像。B. 下颌牙弓扫描图像。C. 扫描图像的正面视图，显示牙齿分离，以保证有足够的厚度给防护牙托。D. 3D 打印防护牙托的口外照片。E. 戴防护牙托后的正面咬合照

参考文献

1. Caplan DJ, Weintraub JA: The oral health burden in the United States: a summary of recent epidemiologic studies, *J Dent Educ* 57(12):853–862, 1993.
2. Vargas CM, Crall JJ, Schneider DA: Sociodemographic distribution of pediatric dental caries: NHANES III, 1988-1994, *J Am Dent Assoc* 129(9):1229–1238, 1998.
3. Barmes DE, Leous PA: Assessment of periodontal status by CPITN and its applicability to the development of long-term goals on periodontal health of the population, *Int Dent J* 36(3):177–181, 1986.
4. Gift HC, Bhat M: Dental visits for orofacial injury: defining the dentist's role, *J Am Dent Assoc* 124(11):92–98, 1993.
5. Bader JD, Martin JA, Shugars DA: Preliminary estimates of the incidence and consequences of tooth fracture, *J Am Dent Assoc* 126(12):1650–1654, 1995.
6. Oliveira BH, Salazar M, Carvalho DM, et al.: Biannual fluoride varnish application and caries incidence in preschoolers: a 24-month follow-up randomized placebo-controlled clinical trial, *Caries Res* 48(3):228–236, 2014.
7. Borges AB, Caneppele TM, Masterson D, et al.: Is resin infiltration an effective esthetic treatment for enamel development defects and white spot lesions? A systematic review, *J Dent* 56:11–18, 2017.
8. Ferro KJ, Morgano SM, Driscoll CF, et al.: The glossary of prosthodontic terms: ninth edition, *J Prosthet Dent* 117(55):e1–e105, 2017.
9. Sailer I, Makarov NA, Thoma DS, et al.: All-ceramic or metal-ceramic tooth-supported fixed dental prostheses (FDPs)? A systematic review of the survival and complication rates. Part I: Single crowns (SCs), *Dent Mater* 31(6):603–623, 2015.
10. Morimoto S, Rebello de Sampaio FB, Braga MM, et al.: Survival rate of resin and ceramic inlays, onlays, and overlays: a systematic review and meta-analysis, *J Dent Res* 95(9):985–994, 2016.
11. Daftary F, Mahallati R, Bahat O, et al.: Lifelong craniofacial growth and the implications for osseointegrated implants, *Int J Oral Maxillofac Implants* 28(1):163–169, 2013.
12. Varthis S, Tarnow DP, Randi A: Interproximal open contacts between implant restorations and adjacent teeth. Prevalence–causes–possible solutions, *J Prosthodont* 28(2):e806–e810, 2019.
13. Hussey DL, Pagni C, Linden GJ: Performance of 400 adhesive bridges fitted in a restorative dentistry department, *J Dent* 19(4):221–225, 1991.
14. Leempoel PJ, Käyser AF, Van Rossum GM, et al.: The survival rate of

bridges: a study of 1674 bridges in 40 Dutch general practices, *J Oral Rehabil* 22(5):327–330, 1995.
15. Barrack G, Bretz WA: A long-term prospective study of the etched-cast restoration, *Int J Prosthodont* 6(5):428–434, 1993.
16. Hansson O, Bergström B: A longitudinal study of resin-bonded prostheses, *J Prosthet Dent* 76(2):132–139, 1996.
17. Creugers NH, Snoek PA, Van't Hof MA, et al.: Clinical performance of resin-bonded bridges: a 5 year prospective study. Part II: the influence of patient-dependent variables, *J Oral Rehabil* 16(6):521–527, 1989.
18. Atta MO, Smith BG: The bond strength of a new adhesive bridge cement to sand-blasted nickel-chromium alloy compared with composite to acid-etched alloy, *J Dent Res* 65(Spec Iss):496(abst no 74), 1986 .
19. Spinas E, Aresu M, Canargiu F: Prosthetic rehabilitation interventions in adolescents with fixed bridges: a 5-year observational study, *Eur J Paediatr Dent* 14(1):59–62, 2013.
20. Schwartz NL, Whitsett LD, Berry TG, et al.: Unserviceable crowns and fixed partial dentures: life-span and causes for loss of serviceability, *J Am Dent Assoc* 81(6):1395–1401, 1970.
21. Foster LV: Failed conventional bridge work from general dental practice: Clinical aspects and treatment needs of 142 cases, *Br Dent J* 168(5):199–201, 1990.
22. Leith R, O'Connell AC: A clinical study evaluating success of 2 commercially available preveneered primary molar stainless steel crowns, *Pediatr Dent* 33(4):300–306, 2001.
23. Beattie S, Taskonak B, Jones J, et al.: Fracture resistance of 3 types of primary esthetic stainless steel crowns, *J Can Dent Assoc* 77(77):b90, 2011.
24. Soltanzadeh P, Suprono MS, Kattadiyil MT, et al.: An in vitro investigation of accuracy and fit of conventional and CAD/CAM removable partial denture frameworks, *J Prosthodont* 28(5):547–555, 2019.
25. Williams RJ, Bibb R, Eggbeer D, et al.: Use of CAD/CAM technology to fabricate a removable partial denture framework, *J Prosthet Dent* 96(2):96–99, 2006.
26. Williams RJ, Bibb R, Eggbeer D: CAD/CAM in the fabrication of removable partial denture frameworks: a virtual method of surveying 3D scanned dental casts, *Quintessence J Dent Technol* 2:268–276, 2004.
27. Kattadiyil MT, Mursic Z, AlRumaih H, et al.: Intraoral scanning of hard and soft tissues for partial removable dental prosthesis fabrication, *J Prosthet Dent* 112(3):444–448, 2014.
28. Vergo Jr TJ: Prosthodontics for pediatric patients with congenital/developmental orofacial anomalies: a long-term follow-up, *J Prosthet Dent* 86(4):342–347, 2001.
29. Cronin JR, Oesterle LJ: Implant use in growing patients: treatment planning concerns, *Dent Clin North Am* 42(1):1–34, 1998.
30. Cronin Jr RJ, Oesterle LJ, Ranly DM: Mandibular implants and the growing patient, *Int J Oral Maxillofac Implants* 9(1):55–62, 1994.
31. Oesterle LJ, Cronin Jr RJ, Ranly DM: Maxillary implants and the growing patient, *Int J Oral Maxillofac Implants* 8(4):377–387, 1993.
32. Bergendal B, Ekman A, Nilsson P: Implant failure in young children with ectodermal dysplasia: a retrospective evaluation of use and outcome of dental implant treatment in children in Sweden, *Int J Oral Maxillofac Implants* 23(3):520–524, 2008.
33. Matalon V, Brin I, Moskovitz M, et al.: Compliance of children and youngsters in the use of mouthguards, *Dent Traumatol* 24(4):462–467, 2008.
34. Knapik JJ, Marshall SW, Lee RB, et al.: Mouthguards in sport activities: history, physical properties and injury prevention effectiveness, *Sports Med* 37(2):117–144, 2007.
35. Sigurdsson A: Evidence-based review of prevention of dental injuries, *Pediatr Dent* 35(2):184–190, 2013.
36. Seals Jr RR, Dorrough BC: Custom mouth protectors: a review of their applications, *J Prosthet Dent* 51(2):238–242, 1984.
37. Stokes AN, Croft GC, Gee D: Comparison of laboratory and intraorally formed mouth protectors, *Endod Dent Traumatol* 3(5):255–258, 1987.
38. Geary JL, Kinirons MJ: Post thermoforming dimensional changes of ethylene vinyl acetate used in custom-made mouthguards for trauma prevention—a pilot study, *Dent Traumatol* 24(3):350–355, 2008.
39. Chaconas SJ, Caputo AA, Bakke NK: A comparison of athletic mouthguard materials, *Am J Sports Med* 13(3):193–197, 1985.
40. McGlumphy KC, Mendel DA, Yilmaz B, et al.: Pilot study of 3D image correlation photogrammetry to assess strain and deformation of mouthguard materials, *Dent Traumatol* 30(3):236–239, 2014.
41. Gawlak D, Mierzwińska-Nastalska E, Mańka-Malara K, et al.: Comparison of usability properties of custom-made and standard self-adapted mouthguards, *Dent Traumatol* 30(4):306–311, 2014.
42. Tuna EB, Ozel E: Factors affecting sports-related orofacial injuries and the importance of mouthguards, *Sports Med* 44(6):777–783, 2014.
43. Joda T, Brägger U: Digital vs. conventional implant prosthetic workflows: a cost/time analysis, *Clin Oral Implants Res* 26(12):1430–1435, 2015.
44. Kassardjian V, Varma S, Andiappan M, et al.: A systematic review and meta analysis of the longevity of anterior and posterior all-ceramic crowns, *J Dent* 55:1–6, 2016.
45. Nedelcu R, Olsson P, Nyström I, et al.: Finish line distinctness and accuracy in 7 intraoral scanners versus conventional impression: an in vitro descriptive comparison, *BMC Oral Health* 18(1):27, 2018.
46. Güth JF, Runkel C, Beuer F, et al.: Accuracy of five intraoral scanners compared to indirect digitalization, *Clin Oral Investig* 21(5):1445–1455, 2017.
47. Ender A, Attin T, Mehl A: In vivo precision of conventional and digital methods of obtaining complete-arch dental impressions, *J Prosthet Dent* 115(3):313–320, 2016.
48. Goracci C, Franchi L, Vichi A, et al.: Accuracy, reliability, and efficiency of intraoral scanners for full-arch impressions: a systematic review of the clinical evidence, *Eur J Orthod* 38(4):422–428, 2016.

第五部分

特殊医疗问题管理和诊所管理

26 有特殊保健需要儿童的牙科问题

Brian J. Sanders, Laquia A. Walker Vinson 和 James E. Jones
何淼 译

本章提要

- 牙科诊疗的获取
- 首次牙科就诊
- 影像学检查
- 口腔预防医学
  - 家庭口腔保健
  - 饮食和营养
  - 氟化物的使用
  - 预防性充填
  - 定期专业监护
- 有特殊保健需要儿童在牙科治疗过程中的管理
  - 保护性固定
- 智力缺陷
  - 智力缺陷患者的牙科治疗
- 唐氏综合征（21三体综合征）
- 学习障碍
- 脆性X综合征
- 胎儿酒精综合征
- 孤独症谱系障碍
- 大脑性瘫痪
- 脊柱裂
- 呼吸系统疾病
  - 哮喘（反应性气道疾病）
  - 支气管肺部发育不良
  - 囊性纤维化
- 听力丧失
- 视力损伤
- 心脏病
  - 先天性心脏病
  - 获得性心脏病
  - 牙科管理
  - 心脏手术患者

在美国，残障儿童和成人超过6000万[1]。美国儿童牙科学会将有特殊保健需要（special health care needs，SHCN）的个体定义为："由于任何身体、发育、精神、感觉、行为、认知或情绪障碍，或限制状态，而需要医疗管理、健康护理干预和（或）使用专业服务的人群。"[2] 有特殊保健需要的个体患口腔疾病的风险更高[3]。

很多有特殊保健需要的儿童由一个包括牙科医生在内的多学科医疗团队进行评估。得出诊断后，整个医疗团队确定后续治疗的指导意见。家长与整个医疗团队协调好牙科护理，为患儿将来的治疗做好准备，并将口腔健康确立为儿童幸福及全身健康的重要部分[3]。

有特殊保健需要的儿童对牙医和诊所其他人员的工作提出了挑战，这需要他们在提供医护服务之前做好特殊的准备。另外，与患儿特殊保健需要相关的问题通常会让家长变得焦虑，从而延误口腔治疗时机，使口腔疾病发展到比较严重的阶段。Kane等报道，无法获得常规医疗服务和收入低于联邦贫困线的400%成为有特殊保健需要儿童接受口腔治疗的障碍[4]。对于有特殊保健需要儿童的家庭和牙医而言，经济和医疗费用的报销问题也是很大的障碍。非经济方面的障碍，如语言、社会心理、文化等，同样也会影响其接受口腔保健治疗[5]。

牙科诊疗的获取

对于牙科从业人员来说，如何为缺乏必需服务的人群提供获得口腔保健服务的机会是一个需要考虑的问题，大部分人没有这样的机会。有特殊保健需要的儿童包括患有慢性疾病、不宜外出、有发育/情感障碍等问题的儿童。尽管大多数有特殊保健需要的儿童可以得到必需的医疗和口腔保健服务，但24%的人报告至少有一个需求未得到满足。预防性口腔保健就是未满足的需求中最常见的[6]。另外，这一人群约占美国人口的20%，而患龋病者中80%都属于该类人群。

人口老龄化正快速进展，有特殊保健需要的儿童持续存在，以及针对不同年龄段特需人群的法规性指南不断出台，这三个重要因素促使牙科医生为有特殊保健需要的人士提供无障碍牙科诊所和治疗室。1984年8月，《美国联邦无障碍标准》（Uniform Federal Accessibility Standards）的颁布为无障碍进出奠定了另一国家级的基石[7]。1990年制定的《美国残疾人法案》规定，牙科诊所是公共设施[8]。牙科消费人群对改善特需人群家庭条件和公众教育的服务需求越来越敏感。表26.1列出了常见的口腔就诊最低要求。

术区的通道应该按图26.1中显示的方式来规划。如果一个治疗室设计了可移动牙椅、设备控制单元和吸引系统，则需要的轮椅旋转空间、家具与固定装置下方的顶部空间更容易满足要求。如果可能的话，需要更长的半径来满足扩展和改装的轮椅旋转所需的空间。牙椅的高度调整也应符合不同轮椅设计的高度。

表 26.1　辅助建筑设施建设指南

建筑设施	坡度	长度	宽度	外观及其他细节
停车位	最大斜率 1∶50	标准	小轿车：96 英寸 商务车：144 英寸	防滑，有铺砌面，设有路标，紧邻走道
走道	最大斜率 1∶12	—	36 英寸	防滑，无障碍物，有悬壁结构，顺畅
载客区	平地	20 英尺	60 英寸	同上
路边斜道	最大斜率 1∶12		36 英寸	防滑，斜率＜1∶10
门	5 英尺出入口平台区域	标准	最小 32 英寸，36 英寸更佳	远离盛行风向，10 磅拉力杆，自动门，踢脚板
内部坡道	最大斜率 1∶20	若坡高大于 6 英寸，坡长至少为 72 英寸	36 英寸	防滑，有扶手
轮椅升降机	双层	最多下降 8 英尺	36 英寸×48 英寸	防滑，取决于具体的轮椅类型
走廊		标准	48 英寸/64 英寸	新设施，无障碍物
地板	平地，紧实的地毯	—	最大厚度 1/2 英寸	无门垫，门槛平
标识	有盲文，字母突出于表面	大约 5 英尺	可读	靠近诊所大门的门闩
候诊室	平地	标准	36 英寸过道；一个无障碍区：36 英寸×52 英寸	无地毯垫，绝缘良好，尽可能减少低频背景噪声
卫生间	平地		32 英寸隔间，36 英寸更佳	防滑，有磁力吸门
公用电话	不高于 4 英尺	高于地面 3 英尺	26 英寸的间隙	电话旁有电话簿，可调节音量
电梯	平地		54 英寸×68 英寸	防滑，呼叫和控制箱 48 英寸高（包含盲文和雕刻字幕）
手术室	平地，8 英尺×10 英尺	标准	32～36 英寸的门	防滑，旋转或可移动的椅子、钻和吸引器

Adapted from Bill DJ, Weddell JA. Dental office access for patients with disabling conditions. Spec Care Dentist. 1986; 6 (6): 246-252.
译者注：1 英寸约为 2.5 cm，1 英尺约为 0.3 m。

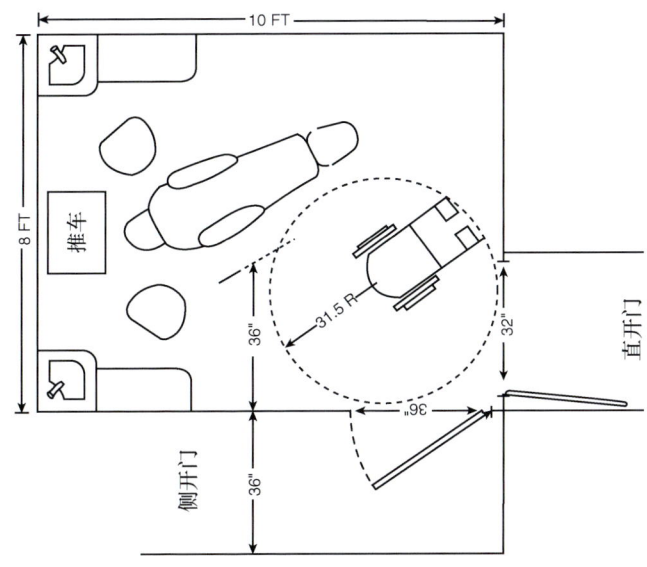

图 26.1 易于访问的牙科治疗室平面设计图（适用于直开式或侧开式的门廊）[From Bill DJ, Weddell JA. Dental office access for patients with disabling conditions. Spec Care Dentist. 1986；6（6）：246-252.]

首次牙科就诊

为有特殊保健需要的患儿建立口腔之家是满足家庭和孩子需求的第一步。完整的既往病史和牙科病史是必要的；可能有必要咨询医生，以更好地管理患儿和优化结果。

首次牙科就诊是非常重要的，并为后续的复诊打下基础。牙科医生应该安排充足的时间与家人交谈，并回答在开始牙科治疗前的任何问题。建立一种良好的医患关系是很重要的，这将有利于整个治疗过程。

影像学检查

在制订有特殊保健需要儿童的牙科治疗计划时，适当的影像学检查是必需的。通过对患儿进行适当的行为管理，牙科医生通常能够完成对患牙的影像学检查。家长和牙科工作人员的帮助以及使用保护性稳定的方法对于完成 X 线片的拍摄可能是必要的。在某些情况下可以将影像学检查推迟到第二次就诊时进行，这时患儿和家长在牙科诊所会感觉更舒适（图 26.2）。

对于一些不能很好合作的患者，拍摄 X 线片可能并不总是可行的或者可频繁操作的，这些情况应记录在患者病历中。通常，X 线片是在这些患者镇静或全身麻醉时拍摄的。在任何情况下，暴露于 X 线时都必须遵守辐射安全原则。

口腔预防医学

在疾病发生之前做到预防口腔疾病是保证口腔健康的最佳方式。有效的口腔预防项目对有特殊保健需要的儿童是非常重要的，因为其相比于充填治疗更容易实现；同时，进行预防性口腔检查的患者未被满足的需求也更少[9]。一旦患儿接受了完整的评估，其中可能包括龋病风险评估，牙科医生就需要制订最适合患儿的个性化治疗计划。一个成功的预防方案需要良好的沟通，并让患儿家庭参与决策过程。

家庭口腔保健

有特殊保健需要儿童的家庭必须认识到，口腔健康不良可能会对孩子的全身健康产生负面影响，家长/监护人有责任在家里帮助患儿建立良好的口腔卫生习惯。当有特殊保健需要的儿童有持续性的口腔卫生问题时，牙科医生有必要向患儿的看护者（家长、监护人或疗养院护理人员）提供咨询。在家中定期检查和到牙科诊所定期复诊对于有效落实预防性口腔治疗计划是十分必要的。

家庭口腔保健应从婴儿期开始，牙科医生应教会家长每天使用婴儿牙刷轻柔地清洁前牙。对于大一点的不愿意配合或因身体条件限制而不能配合刷牙的儿童，牙科医生应教会家长或监护人使用正确的刷牙方法，每天刷牙两次，必要时安全地固定患儿。图 26.3 展示了一些能够较好控制患儿行动、有

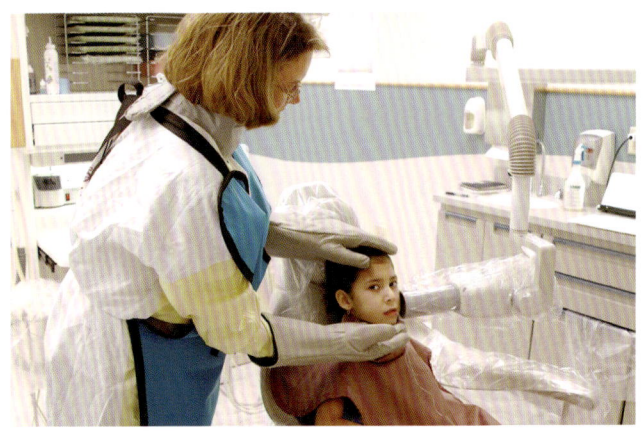

图 26.2 拍摄 X 线片时提供额外的帮助来固定患者的头部，防止移动

584 第五部分 特殊医疗问题管理和诊所管理

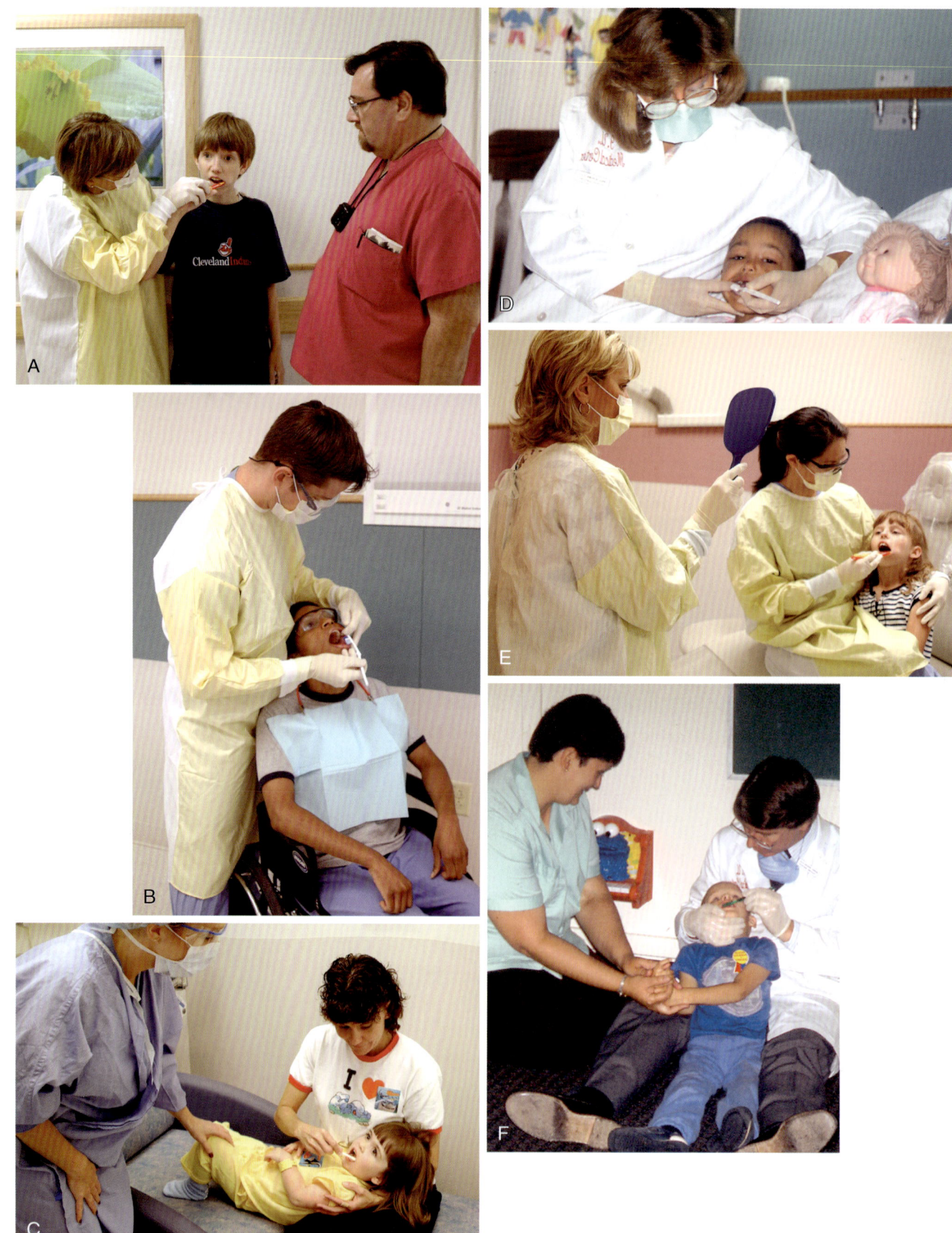

图 26.3 常用的帮患儿清除菌斑的体位。**A.** 站立式。**B.** 患儿在直立的轮椅上。**C.** 患儿斜躺在沙发上。**D.** 患儿斜躺在床上。**E.** 用腿固定患儿。**F.** 患儿斜躺在地板上

良好视野同时较方便操作,且对家长和儿童来说都较为舒适的正确刷牙姿势。需要口腔护理帮助的儿童最常用的姿势如下:

- 儿童站或坐在家长前方,家长可以一只手扶住儿童的头部,同时用另一只手刷牙。
- 儿童可靠在沙发或者床上,头向后靠在家长的大腿上,家长一只手固定儿童的头部,同时用另一只手刷牙。
- 两名家长面对面、膝对膝。儿童面对一名家长,坐在这位家长的大腿上,同时儿童的头部和肩部躺在另一名家长的膝盖上。这种姿势下,前一个家长可以刷牙。
- 对于极度不配合的儿童,可以将其隔离在一个开放、宽敞的地方,孩子靠在刷牙者的大腿上,另一个家长将孩子固定住,同时由刷牙的家长完成正确的口腔护理。如果孩子不能由一名家长充分地固定住,那么另一名家庭成员或者另一个人需要来帮助完成家庭口腔护理工作。
- 对于站立的抗拒儿童,可以让其站在家长的前方,这样家长可以用腿环绕儿童的身体来固定,同时用手固定头部并进行刷牙。

对于生活在社会福利机构中的有特殊保健需要的患儿来说,可能需要护理人员协助他们进行日常口腔保健。这些工作人员应接受有关提供适当口腔护理的教育,以确保有特殊保健需要的患儿能够保持最佳的口腔健康。缠裹的压舌板或咬胶棒能够在刷牙时有效地保持嘴张开。固定儿童的头部,防止由于头突然移动造成不必要的损伤。接下来,牙科医生或牙科保健员将检查儿童口腔。福利机构有必要对工作人员进行培训并定期检查,保证在此机构里儿童口腔卫生问题能够被发现并得到解决。

一些父母或健康中心鼓励有特殊保健需要的儿童自己负责口腔卫生工作。尽管我们不反对这些儿童自己刷牙,但是父母及健康中心工作人员应该意识到没有他们的监督和帮助,这些儿童的口腔状况会很糟糕。父母及健康中心工作人员的监管和帮助力度取决于儿童自主配合的意愿和一天两次清洁口腔卫生的能力。

菌斑控制项目能够检测有特殊保健需要儿童的口腔卫生状况,判断每个患儿的口腔保健水平。对于有粗大或精细运动缺陷、刷牙能力受限的有特殊

保健需要的儿童,刷牙技巧应简单有效。其中一个提倡的技巧是横刷法,因为此方法操作简单且效果好。横刷法指水平向轻柔拂刷所有牙齿的颊面、舌面、咬合面及牙龈。其他那些能够自主刷牙的儿童可以使用第8章谈及的适合他们年龄的刷牙技巧。应该使用柔软的尼龙牙刷。

图26.4展示了一些经过改良的牙刷,能够帮助有精细运动缺陷的儿童提高刷牙技能。尽管有多种手柄可供选择,最好的还是适合儿童手掌的个性化手柄(图26.5)。有特殊保健需要的儿童使用电动牙刷也很有效。电动牙刷的设计和颜色对儿童具有激发性,并且它的震动和噪声还可能减轻儿童将来看牙的恐惧。而且,某些商品化牙刷还具有抽吸功能(Sage Products,Cary,IL,USA;https://sageproducts.ca/product-oral-hygiene/;accessed Nov 22,2019)。在患儿唾液过多或有误吸危险的情况下,具有抽吸功能的牙刷更具有优势。每天在指导下使用牙线或牙线棒对于保持良好的牙龈健康来说是必要的。

饮食和营养

饮食和营养通过影响菌斑微生物的种类和毒力、牙齿及其支持组织的抵抗力以及口腔内唾液的性质而影响龋病的发生。第9章所述的非致龋饮食对有特殊保健需要儿童的龋病预防具有重要意义。进行关于儿童饮食习惯的问卷调查是很有用的,同时必须把某些由于自身病史而调整饮食的情况考虑在内。比如,某些代谢紊乱或代谢性疾病患者如苯丙酮尿症、糖尿病或Prader-Willi综合征患者,需

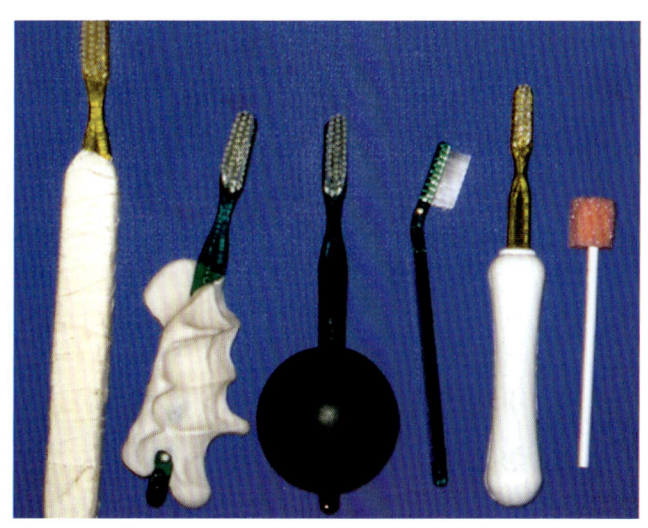

图26.4 几种不同的改良牙刷刷柄

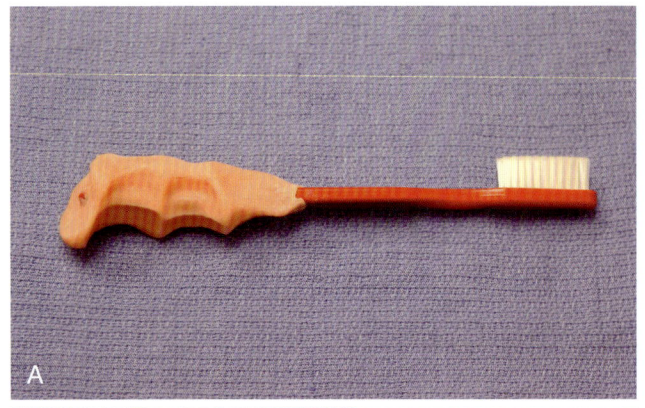

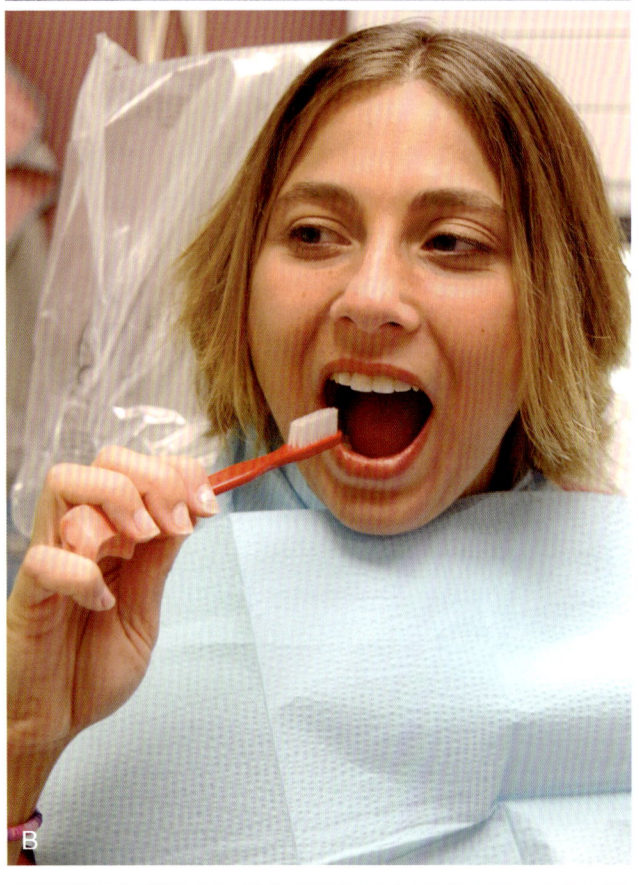

图 26.5 A.特别定制的丙烯酸手柄。B.患者使用个人定制手柄的牙刷

严格限制饮食或对摄入的总热量有严格限制，而严重脑瘫患儿，可能由于吞咽困难需要流质饮食。应该与患儿的内科医生或营养师进行商讨，并根据儿童患龋风险高低制订早期干预及后期预防计划，进而给予个性化饮食指导[10]。许多药物含糖量高，而且具有口腔方面的副作用，患儿父母或监护人可能意识不到其对牙列的潜在影响，因此需要定期检查和处理。在儿童12月龄时需要停用奶瓶，或在牙齿开始萌出时停止随意的母乳喂养，从而减少低龄儿童龋的发生。

氟化物的使用

使用氟化物是牙科患者综合管理的重要组成部分，必须确定有特殊保健需要的患儿是否接受了足够量的全身用氟。牙科医生应该评估患儿所有的饮用水来源，以确定摄氟量是否足够并记录在案。全身用氟需求量以及不同形式的用氟（如氟滴剂、氟片、氟漱口水）见第10章。

无论患者是否居住于加氟地区，在常规的定期预防治疗中均应局部用氟。5%的中性氟化钠被证明是有效的[11]，还应每天使用美国牙科协会认可的含有治疗性氟化物的牙膏。一些医生针对口腔卫生较差且患龋风险高的有特殊保健需要的儿童，还提倡每天使用0.05%的氟化钠溶液漱口。每晚使用0.4%的氟化亚锡或1.1%的氟化钠凝胶刷牙也被证明能够有效减少儿童龋病发病率。

预防性充填

封闭窝沟点隙可有效减少殆面龋，封闭剂很适合有特殊保健需要的儿童。对于需要全麻下进行口腔治疗的患者，通常会用银汞合金或耐磨复合物封闭殆面深的窝沟点隙来防止牙齿崩解或龋坏。有严重磨牙症或邻面龋的患者需要不锈钢金属预成冠修复，从而延长修复体的寿命。

定期专业监护

患龋风险高、有特殊保健需要的儿童需要密切观察及定期接受牙科检查。尽管大多数患者每半年进行一次口腔专业预防、检查及局部用氟，但有些患者基于龋病风险、牙周健康和适当的家庭护理等方面的考量，就诊次数更加频繁并因此受益。当成年的有特殊保健需要的人士口腔护理需求已超出儿童牙科医生的治疗范畴时，鼓励将他们移交给专业的全科牙医。

有特殊保健需要儿童在牙科治疗过程中的管理

第17章所讲述的行为管理在有特殊保健需要儿童的口腔治疗中更加重要。既往针对全身问题的频繁诊疗或住院经历可能会导致患儿更加恐惧，因此患儿和家长需要更多的时间多次与牙科医生相处，让孩子习以为常，同时建立融洽的关系并消除孩子的紧张情绪。如果患者不能配合治疗，牙科医生需要考虑其他办法，包括保护性固定、镇静或全身麻醉等方式，来保证必要的牙科治疗能顺利进行。

保护性固定

有时保护性半固定或完全固定在需要控制患儿肢体运动的情况下是必需且行之有效的，比如对于婴儿或一些神经肌肉紊乱患者。保护性固定在治疗行为粗暴、抗拒的患者时也能发挥作用，这样做能够保护患者、操作者或其他工作人员免受伤害。保护性固定的实施可在牙科医生、助手或患儿父母合力下完成，有时需借助固定装置，有时则不需要。

在保护性固定实施前，必须获得患儿家长或监护人的知情同意并使其签署知情同意书。家长或监护人应明确知晓将要使用的固定方式、原理及使用时长。

1990年10月，《1987综合预算调节法案》正式实施。此法案指导医疗制动的使用，以降低伤害和死亡的发生风险。美国儿童牙科学会《儿童牙科患者行为引导参考手册》规定：固定措施的实施必须出于诊断和治疗需要，或出于保护患者、父母、助手及操作者安全的需要[12]。决策制定时需综合考虑患者的情感发育、系统病史（如哮喘引起的呼吸功能受损）、牙科治疗需要、其他可供选择的行为管理方式及口腔治疗质量。尽管保护性固定有效且重要，但采用第18章讲述的镇静或行为管理可能可以减少对前者的使用。

保护性固定的适应证：
- 患者心智发育不成熟或身体残疾，需要立即进行诊断或有限的治疗而不能配合者。
- 患者不能配合诊断或治疗，其他行为管理方法无效。
- 需要利用保护性固定来保障患者、工作人员、父母或医生的安全。

保护性固定的禁忌证：
- 非镇静状态下能配合的患者。
- 由于身体状况，不能安全实施固定的患者。
- 既往因为保护性固定出现身体或心理创伤的患者（除非无其他方法可选）。
- 非镇静状态下，无需紧急处理并需要长期复诊的情况。

保护性固定不能作为惩戒措施使用，也不应单纯为了医务人员操作方便。患者的病历记录中应有知情同意书、固定应用的指征、固定方式以及使用时长。必须定期监测和重新评估保护性固定的松紧度和持续时间，四肢或胸部周围的保护性固定必须不主动限制循环或呼吸。对于正经历严重应激的患者，应尽快终止保护性固定，以防止可能的身体或心理创伤。

图26.6所示为保持张口位置的常用机械辅助装置。带衬垫和包裹的压舌板易于使用、一次性且价格低廉。一次性口腔器械有几个品牌。例如，Open Wide（Specialized Care Co.，Hampton，NH，USA）由耐用泡沫芯制成，用于辅助诊室或家庭牙科护理。Molt开口器（Hu-Friedy，Chicago，IL，USA）对于长期治疗疑难患者非常有帮助。它有成人和儿童两种尺寸，允许进入口腔的另一侧，并通过"反向剪刀"动作操作。它的缺点包括，如果使用不当，可能造成唇和腭撕裂以及牙齿脱位。必须小心操作以防止对患者造成伤害，并且不允许支撑在前牙上。不应强迫患者的口腔超出其自然极限，因为这会引起不适和进一步的阻力，从而可能损害患者的气道。

橡皮咬合垫有不同型号，安放于牙齿咬合面上，保持嘴张开。使用时应在咬合垫上系牙线，以便掉落于口腔中时能及时拉出来。

身体控制可通过很多方法和技术实现。对于智力严重缺陷或年龄很小的孩子，父母或牙科助手可以在治疗时帮忙控制身体移动（图26.7）。然而，对于有严重智力残疾的孩子，可以通过综合应用心理技巧、父母协助、药物辅助及固定几种方式来得到更好的工作条件和更可预测的患者回应。

下面是常见的用于保护性固定的器械。

身体

Papoose束缚板（Olympic Medical Corp.，Seattle，Washington，United States）

三角板

Pedi包（The Medi-Kid Co.，Hemet，CA，United States）

懒人沙发式牙椅

安全带

其他辅助器械

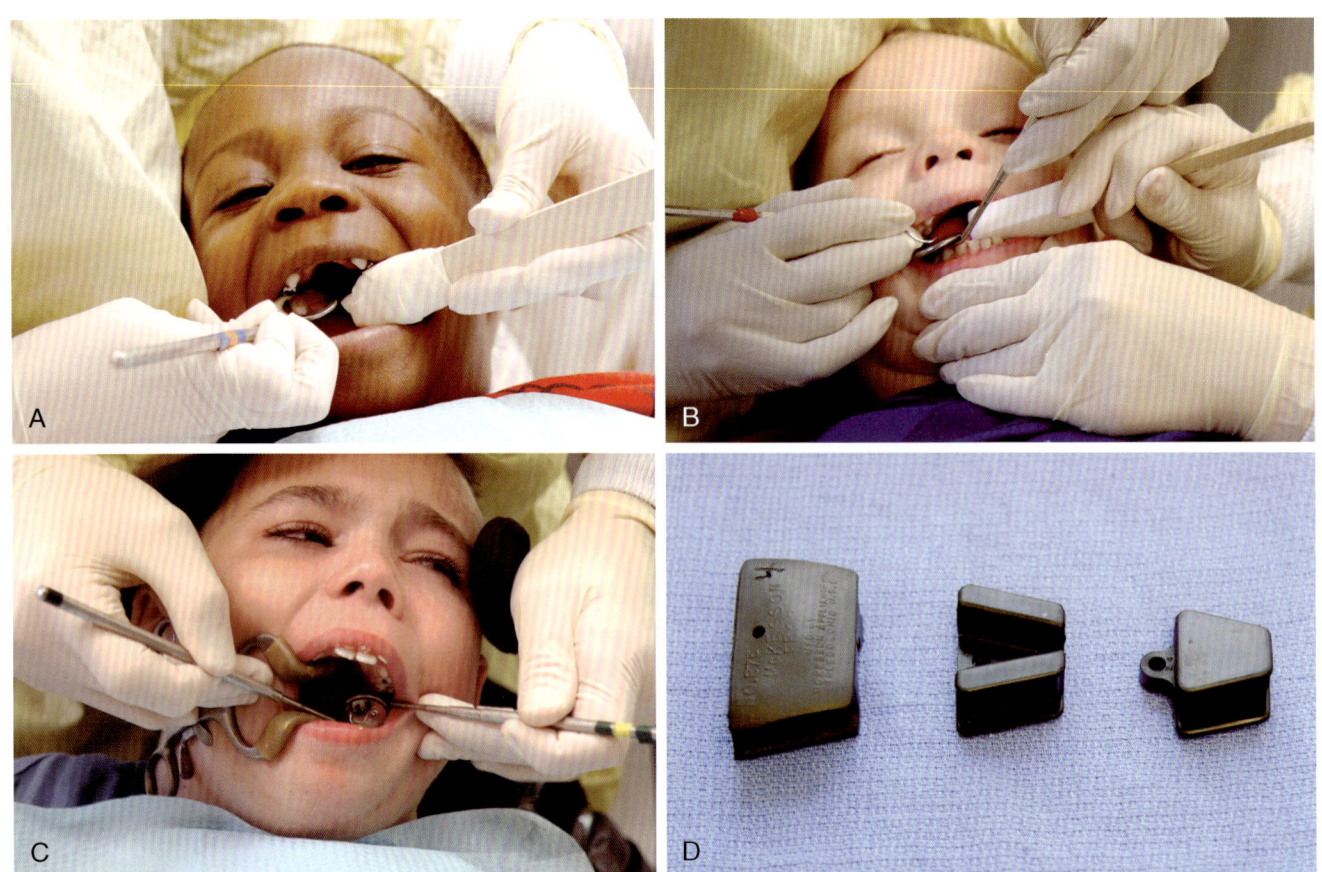

图 26.6 保护性固定帮助患儿张口。**A**. 经过缠绕的压舌板。**B**. 一次性开口器［Open Wide（Specialized Care Co.）］放置于合适位置。**C**. Molt 开口器（Hu-Friedy）放置于合适位置。**D**. McKesson 咬合垫

肢体

Posey 带（Posey Co., Arcadia, CA, United States）

Velcro 带

毛巾和带子

其他辅助器械

头部

前臂-身体支持

头部固位装置

塑料碗

其他辅助器械

Papoose 束缚板（图 26.8）有几大优点。它便于存储和使用，可重复利用，尺寸适用于各种体型的儿童并附有头部固位装置。因为它可以覆盖患者的横膈，如果与镇静联合使用，必须用气管前听诊器监测呼吸。接受固定的患者都需要持续的照料和观察，尤其是当患者被束缚时间过长时，应尽量减少对其皮肤的任何刺激和潜在的体温过高。

三角板装置用于控制剧烈挣扎的患儿（图 26.9 A）。这种经济的方式使患者在接受放射检查时保持直立的坐姿。它的缺点包括需要频繁使用带子来固定患者在牙椅上的位置，体型较小的患者使用困难，以及如果患者不小心跌落，存在气道冲击的风险。长时间固定导致的另一个问题是体温过高。再次强调，必须重视持续监管以避免此类问题的发生。

彩虹固定系统（Specialized Care Co., 图 26.9 B）可以选择是否配合后挡板使用，有不同的尺寸以便患者在被限制时有一定的活动度。它的网眼布料有利于空气流通，降低了患者出现体温过高的风险。它还提供带子以固定患者在牙椅上的位置，要进行持续监管以防止患者意外坠椅。

懒人沙发式牙椅可帮助张力减退或患有严重痉挛性麻痹的患者，使其更舒适。这些患者在口腔治疗环境中需要更多的支撑和较少的固定（图 26.9 C）。它可重复利用，可清洗，一种尺寸适用于大部分患者。

患儿的手臂和腿可以通过患者家属或助手、

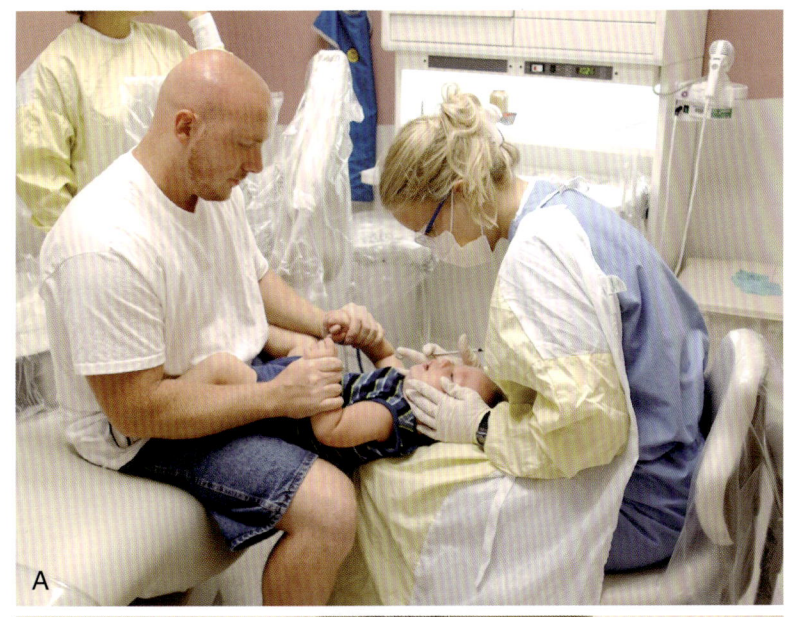
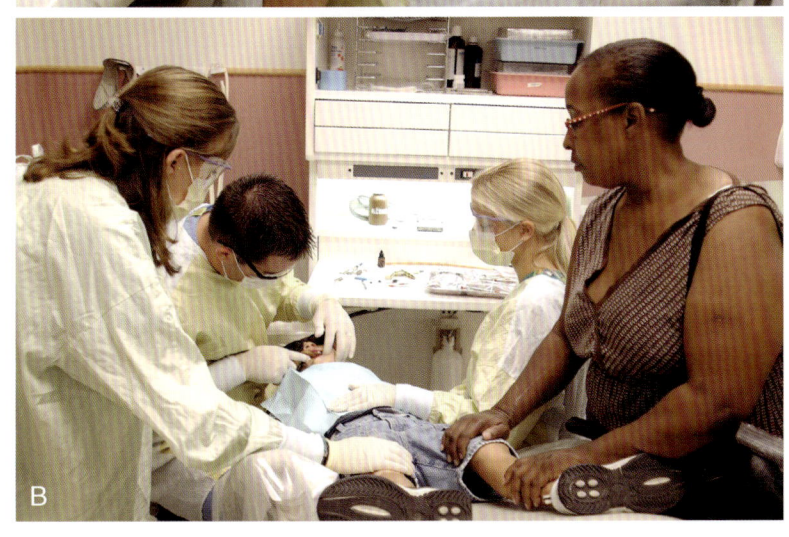

图 26.7　协助进行保护性固定。**A**. 在口腔检查过程中父母帮助固定患儿。**B**. 在治疗过程中提供额外的协助

Posey 带或者毛巾和黏性带子来固定（图 26.10）。如果四肢移动是唯一的问题，那么由助手来固定患儿是非常有效的。系紧 Posey 带将大臂固定在牙椅上，允许患者的前臂和手有限地移动。在患者的前臂包裹毛巾并用黏性带子系紧（不阻碍循环）通常对患有手足徐动-痉挛性脑瘫的患者很有帮助。保护性固定通过使患者的手臂保持在身体中线来使患者放松，避免非预期的反应。

患者头部的位置可以通过牙医前臂-身体的压力来固定。其他的选择包括由助手固定患儿头部，或由 Papoose 束缚板头部固位装置来提供位置引导（图 26.11）。

必须向患者和（或）监护人详细解释保护性固定装置是如何使牙科诊疗得以进行，并最大限度地降低患者、家长、工作人员以及牙医受到意外伤害的风险的。开口器可描述为"牙齿的椅子"，Pedi 包可描述为"安全的袍子"，固位带可描述为"安全带"，从而使患者感到安全而不是受到惊吓。如果患者需要更多的治疗，而常规的心理、生理、药物措施不能帮助实现，则推荐在可控环境内采用全麻的方式，详见第 19 章。

智力缺陷

智力缺陷通常指个体的智力发育水平显著低于平均水平，且其适应环境的能力受限[13]。症状随程度和病因的不同而有所差异。智力缺陷的分类见表 26.2。大约 3% 的美国人口存在智力缺陷。许

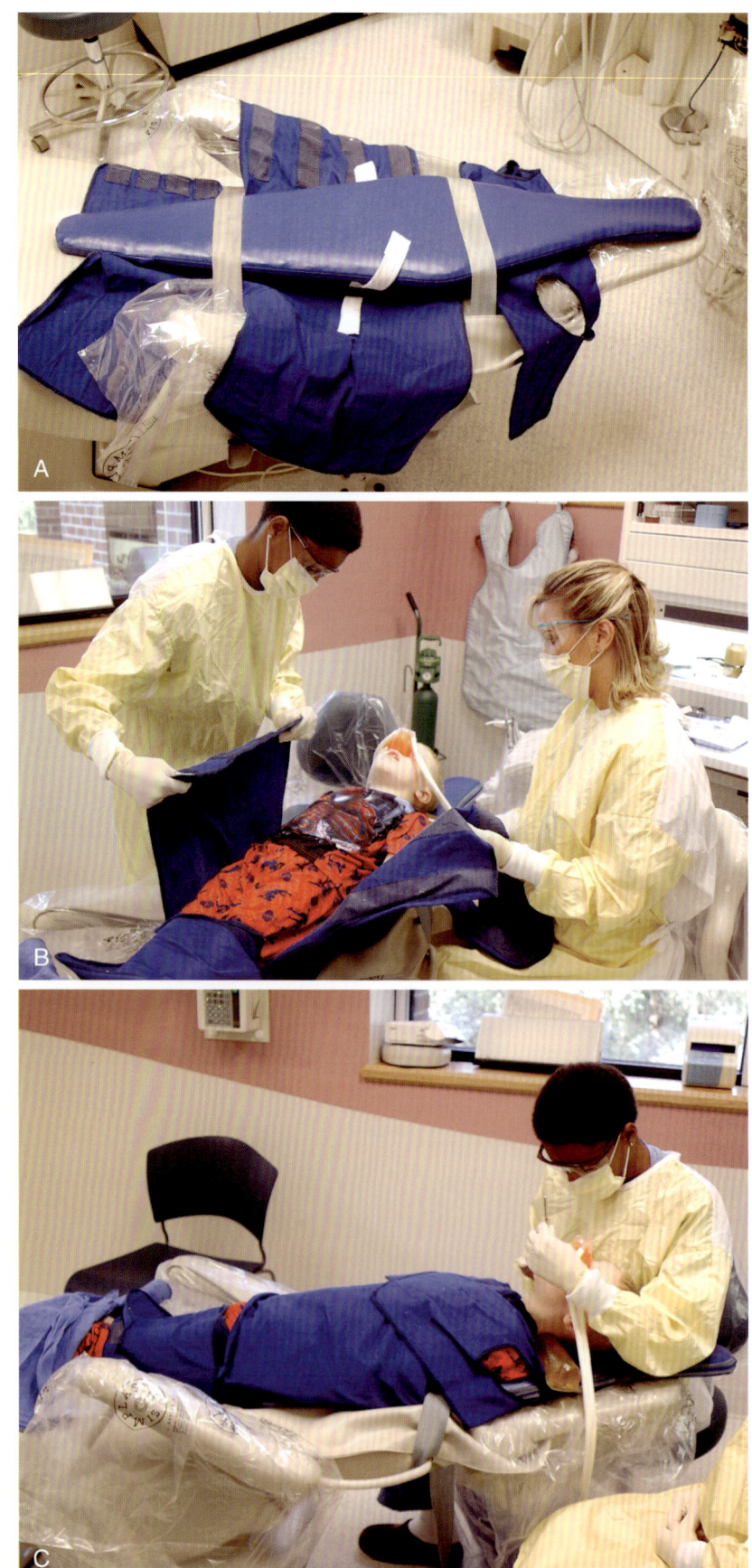

图 26.8　A. Olympic Papoose 束缚板（Olympic 医疗公司）安置在牙椅上。B. 将患者固位在 Papoose 束缚板上。C. 正在使用的 Papoose 束缚板

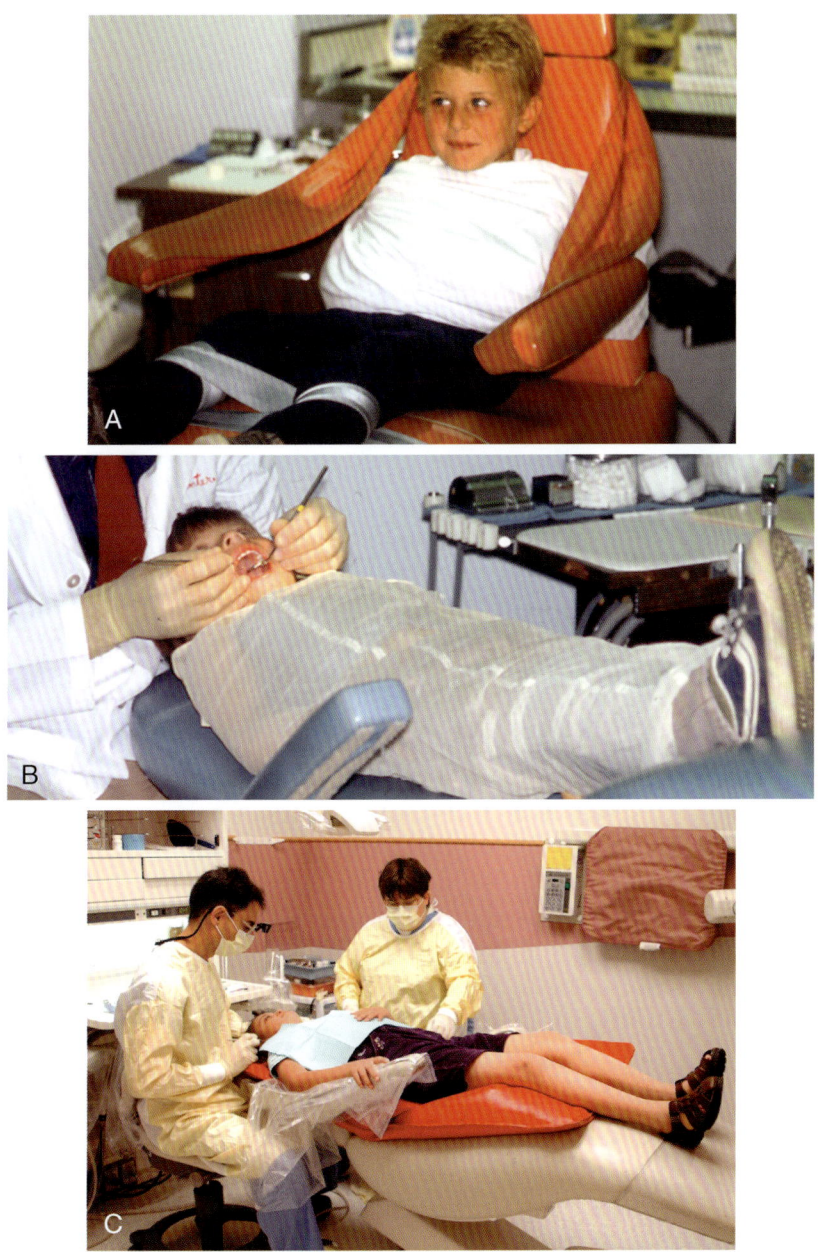

图 26.9 固定身体和手足的保护性固定装置。**A**. 患者固定在有腿部带子的三角板上。**B**. 患者在 Pedi 包里。**C**. 患者躺在懒人沙发式牙椅上（C，Courtesy Dr. Priscilla John Bond.）

多年来，智力缺陷者的潜在能力被严重忽视，这些人常常被不公正对待。他们被描述为白痴（智商低于 25）、低能者（智商 25～50）和痴愚者（智商 50～70）。随着智力缺陷患者总统委员会在 1968 年成立，对智力缺陷人群进行教育以提高其社会公民权利、运动能力和独立性引起了关注。

虽然在斯坦福-比奈智商量表和韦氏智商量表中低于平均值 2 个标准差的儿童可能存在一定程度的智力缺陷，但是不能仅仅基于智商做出智力缺陷的诊断。适应功能不足和智力不足都应该纳入诊断考量。

轻度智力缺陷的儿童由于智商较低，在学校里需要更多的支持。在入学方面，这些儿童有资格申请特殊教育服务。为这些儿童开设的课程相比于正常儿童有所简化，通常致力于培养工作所必需的识字读写能力。约 80% 有轻度智力缺陷的儿童在成年后都可以被正常接纳。

可以接受部分教育、有一定独立性但将来无法完全独立作为一名成年人的智力缺陷患儿，可以申请为中度智力缺陷的儿童开设的教育服务。课堂活动着力于日常生存技巧。教室被设计装饰得像家里

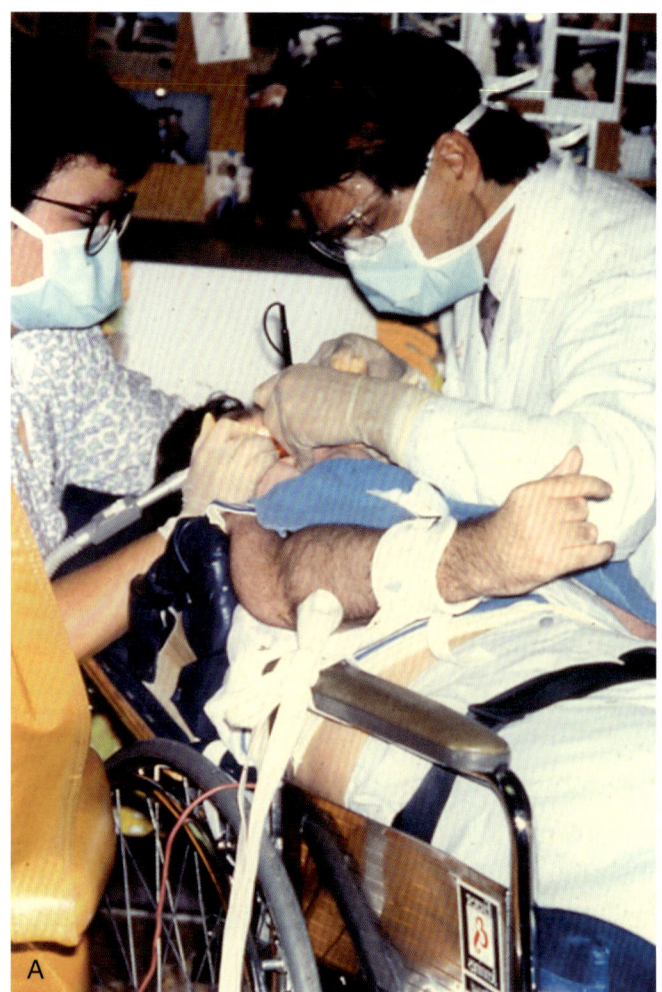
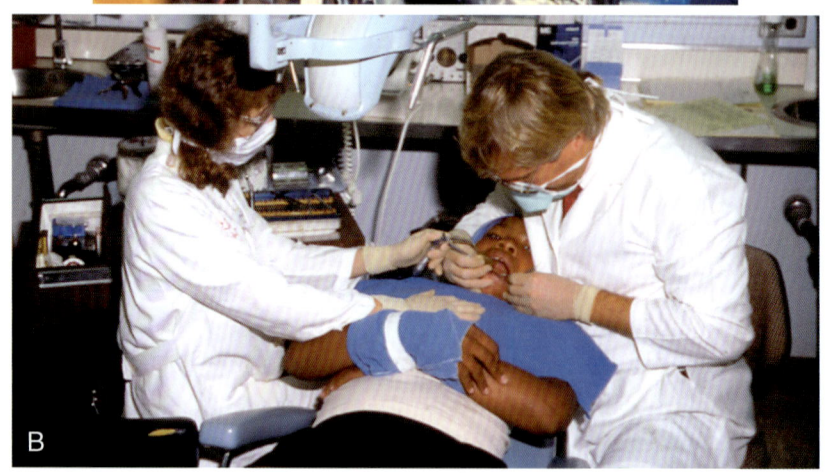

图 26.10 手足的保护性固定装置。**A.** 手腕上的 Posey 带（Posey 公司）。**B.** 前臂上的毛巾和带子

一样，课程包括穿衣、梳洗、烹饪、布置餐桌、进餐和清扫。中度智力缺陷的人群在支持性的环境中，在经过训练的人员的帮助下，可以掌握很多职业技能、休闲技能以及自我帮助技能。

重度智力缺陷的儿童是较大的挑战，可能需要特殊的教育机构。在给予足够的训练和支持后，重度智力缺陷的学生可以成功掌握自我帮助、休闲消遣和一些职业的技能。团体之家的方式可以帮助重度智力缺陷的人群在获得充分的安全支持和持续补给的情况下独立。

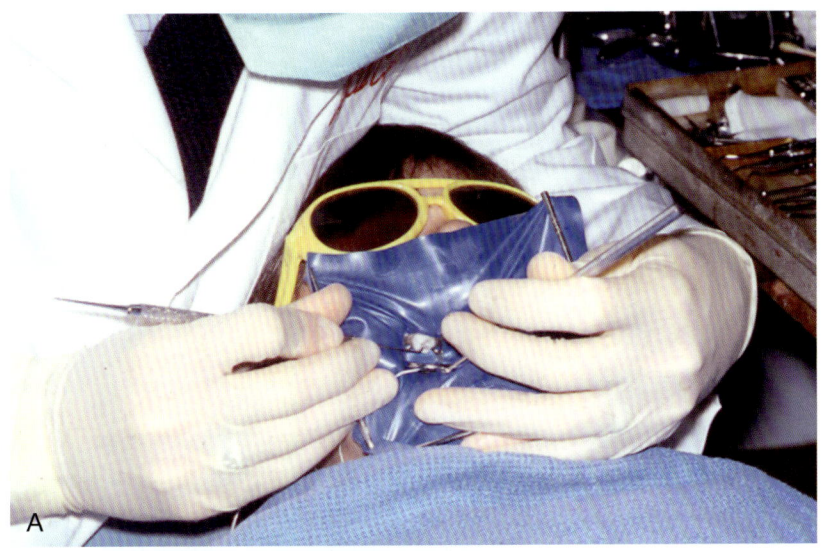

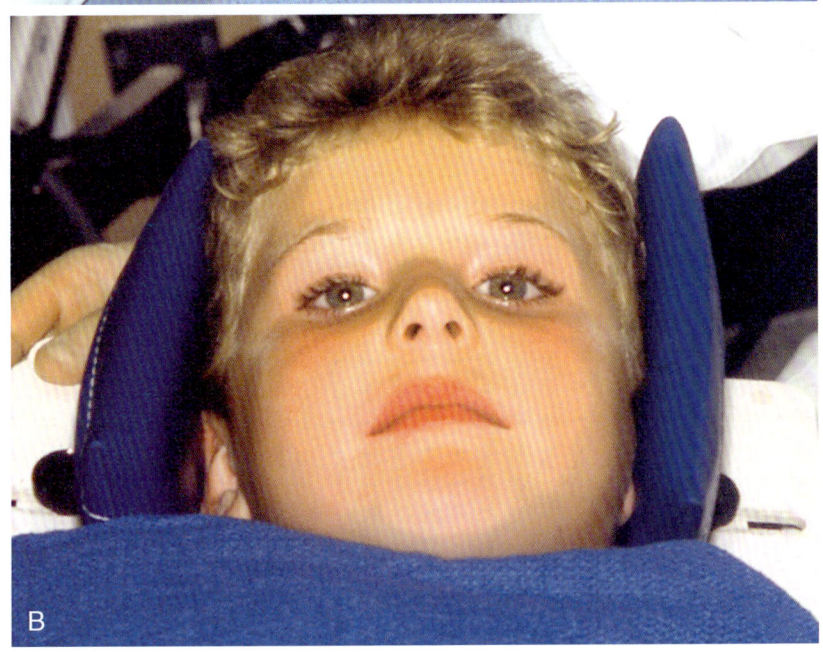

图 26.11 头部的保护性固定装置。A. 牙医的手、前臂和身体的正确位置。B. 使用 Olympic Papoose 束缚板的头部固位装置

表 26.2　智力缺陷的分类

智力缺陷程度	SB-Ⅳ	WISC-Ⅲ	交流能力	牙科护理的特殊要求
轻度	52～67 分	55～69 分	能很好地交谈，足以应付大部分交流需求	当作正常儿童一样，轻度的镇静或使用笑气镇痛或许有用
中度	36～51 分	40～54 分	患儿有一些词汇和言语技巧，能够和别人在基础层面交流	轻到中度镇静或许有用，可以使用约束和正向强化；全麻可以被应用在患重度广泛龋的儿童中
重度或严重	35 分及以下	39 分及以下	不说话或者只有咕噜声，很少或没有交流技巧	处理同中度智力缺陷

注：SB-Ⅳ，斯坦福-比奈智力量表第 4 版；WISC-Ⅲ，韦克斯勒儿童智力量表第 3 版。

智力缺陷患者的牙科治疗

智力缺陷的患儿出现口腔卫生状况差、牙龈炎、错𬌗畸形及未经治疗龋齿的概率会更高。随着智力缺陷严重程度的增加，典型的口腔表征如咬合过紧、磨牙、流涎、异食癖、创伤和自我伤害的行为也逐渐增多。为智力缺陷的患者提供口腔治疗需要与其社会能力、智力和情感缺陷相适应。注意力不集中、坐立不安、好动和情绪异常都是智力缺陷患者接受口腔治疗时的典型表现。牙医应通过询问患者的全科医生所进行的医疗评估来确定其智力缺陷的程度，并在合适的时候进行协作治疗。

以下流程已被证实有助于建立牙医-患者-家长-助手协同模式，并能降低患者对牙科治疗的焦虑程度。

1. 在治疗前带患者一家参观诊室，把工作人员介绍给患者及其家属（家长/看护人/监护人）。这使患者和医务人员互相熟悉，减少患者的恐惧。建议患者带上最喜欢的小物品（毛绒动物、毛毯或玩具）来就诊。

2. 重复、语速放缓并使用简单词汇。通过询问患者是否还有任何疑问来确保患者理解。如果有其他可供选择的交流方式，例如图画板、电子设备，也应用来辅助牙科解释和指导。

3. 一次只给一个指令。每一个步骤成功完成时给予患者奖励。

4. 积极倾听。智力缺陷者往往有交流障碍，牙医应当对患者的姿势和语言要求非常敏感。

5. 邀请家长或监护人到手术室协助并帮助与患者进行交流。

6. 缩短诊疗过程。在患者开始适应口腔诊疗环境后逐步进行更加复杂的治疗（如麻醉和修复性治疗）。

7. 将患者的诊疗安排在预约较少的日子，以更好地适应患者的需要。

唐氏综合征（21三体综合征）

唐氏综合征是一种广为人知的染色体异常疾病，它是因为多了一条21号染色体（21三体）所致。有唐氏综合征的患者通常在婴幼儿和儿童时期易患某些疾病，包括心脏缺陷、白血病和上呼吸道感染，这些疾病会增加这些患者的死亡率。先天性心脏缺陷的发生率大概是40%。由于这些患者对牙周疾病易感，所以在牙科治疗中了解患者的心脏状况是非常必要的。有唐氏综合征的儿童在婴儿期白血病的发病率相比于其他正常人群高出10~20倍，但这种白血病发病率升高的情况在其他年龄段不会发生。

唐氏综合征患者的骨骼表现为面中部发育不足，造成一种下颌前突的咬合关系。口腔表征包括口呼吸、开𬌗、相对巨舌、嘴唇皲裂、裂纹舌、口角炎、牙齿迟萌、牙齿缺失或畸形、少牙、小牙根、过小牙、牙列拥挤和患龋率低。有快速破坏性的牙周病在唐氏综合征患儿中发病率较高，这可能与一些局部因素比如牙齿形态、磨牙症、错𬌗畸形和口腔卫生状况差有关。一些系统因素也促进了牙周病的发生，包括贫血、牙龈成纤维细胞活性降低[14]、体液免疫低下、患者年龄很小时身体状况差和基因的影响。Bell等[15]报道，唐氏综合征患儿比起正常的儿童牙齿磨损（磨耗和侵蚀）更严重。

许多患有唐氏综合征的患儿都比较配合，如果牙医节奏稍慢、小心操作，口腔诊疗可以顺利进行。牙医的工作重点应该放在让患儿定期复查以监测其口腔卫生状况上，从而做到预防性口腔保健。Cheng等[16]最近发表的一篇文章报道了患有唐氏综合征的成人通过使用非外科牙周治疗和每天两次使用氯己定漱口水，以及每月一次使用氯己定凝胶来进行牙周治疗的反应。全面的口腔保健是一个总体的目标，但应根据每个人的功能水平做出调整。轻度的镇静和固定可用于有中度焦虑的患儿，剧烈反抗的患儿则需要在全麻下治疗。

学习障碍

学习障碍是一种神经系统疾病，表现为个体储存、加工和创造信息的能力受到干扰。它会影响个体阅读、写作、计算、说话和辩论的能力。另外，它还会影响记忆力、专注力、协调能力、社会交往技能和情感成熟度。学习障碍者大概占总人口的3%~15%，在男孩中的发生率是女孩的4倍。

学习障碍可能受遗传因素影响。它有时候会和智力障碍、孤独症、耳聋和行为障碍混淆。学习障碍包括知觉障碍、大脑损伤、轻微脑功能失调、阅读障碍和发育性失语症。目前，学习障碍的病因不明，一些生理因素例如轻微脑损伤、中枢神经系统损伤可能是其病因。学习障碍的早期诊断和治疗可以最大限度地减少可能出现的严重情绪障碍。

大部分有学习障碍的患儿可以接受口腔诊疗，并且不会给牙医带来行为管理方面的麻烦。如果患儿反抗，行为管理和镇静可以使治疗顺利进行。

脆性 X 综合征

脆性 X 综合征是一种与 X 染色体相关的发育紊乱。在与 X 染色体相关的精神残疾中它占 30%～50%。这种缺陷是由于 X 染色体长臂末端区域有一个异常基因。因为男性只有一条 X 染色体，所以男性相比女性更易患有这种疾病且表现更严重。有大量的文献报道了男性中的脆性 X 综合征，但在女性中发现脆性 X 综合征的情况较少，因为女性中生理缺陷和认知缺陷常常没有男性那么严重。脆性 X 综合征是导致学习障碍最常见的遗传因素之一。因为这种综合征可识别的表型很少，所以关于其颌面部表现的文献有限。

如果有发育迟缓和多动症的病史，并且有一些身体特征比如招风耳、长脸、下颌突出、鼻梁扁平、关节可过度伸张、平足、二尖瓣脱垂（mitral valve prolapse，MPV）、手掌猿线和男性青春期后大睾丸，可能会是脆性 X 综合征的潜在表现。有研究报道，在脆性 X 综合征的患者中，错𬌗畸形包括开𬌗和反𬌗的发生率很高。

在脆性 X 综合征患者中，一些行为特征例如拍手、咬手和很少与别人目光对视都很常见。一个患者在被诊断为脆性 X 综合征时，可能也会伴随有别的诊断，例如唐氏综合征和大脑性瘫痪。

治疗脆性 X 综合征的患儿需要多学科合作诊疗，为了解决认知、语言和感知等多方面的问题，他们需要语音、言语以及作业疗法。医学干预在减少患者多动和改善其注意力上有效果。患有脆性 X 综合征的女性在经过合适的治疗后会比男性取得更好的效果。

牙科治疗的方式取决于患者的发育障碍水平、认知能力和多动的程度。症状较轻的患儿可以通过安排短暂的处理和采用固定及镇静措施来治疗，严重的患者必须在手术间全麻下治疗。

胎儿酒精综合征

胎儿酒精综合征（fetal alcohol spectrum disorder，FASD）是一种术语，用来描述母亲在妊娠期间酗酒对胎儿造成的一系列影响。每年有 4 万新生儿发生这种疾病，而且它可能会影响神经嵴细胞的正常发育。美国疾病预防控制中心确定了三种面部表现、生长缺陷和中枢神经系统异常来确诊这种疾病。然而，即使缺乏这些典型的表现，在有生长缺陷、中枢神经系统异常和出生前酒精暴露病史的儿童中，也应该充分考虑为胎儿酒精综合征。其主要临床表现包括中到重度的生长发育迟缓和持续性小头畸形。这些患儿通常都有眼睛异常、睑裂短、人中平滑、唇红较薄的特征。心脏异常包括室间隔缺损、肺动脉发育不全、主动脉弓中断。听力和前庭的问题也很常见。因为语音的发展需要依靠完整的听力系统，胎儿酒精综合征的患儿可能说话含糊不清，并且感官能力和语言技巧贫乏。前庭神经损伤可导致体位障碍。其他异常比如骨骼、泌尿和免疫系统的损害也有报道。

颌面部特征包括面中部发育不全、过小牙、先天缺牙、高腭穹、牙齿发育迟缓、釉质异常、唇腭裂、切牙拥挤、深覆盖和开𬌗。牙医在治疗时必须关注到患儿的生理、情感和心理状况，因为这些可能会影响牙科管理和治疗计划的制订。

孤独症谱系障碍

孤独症谱系障碍（autism spectrum disorder，ASD）包括三种神经系统发育紊乱：孤独症、阿斯伯格综合征和广泛性发育障碍（pervasive development disorder，PDD）。ASD 的患病率约为 6‰，男孩的患病率高于女孩。患病率的上升是因为人们的意识提高了并且有了更好的诊断工具。

ASD 的确切病因尚不清楚，遗传和环境因素可能会起作用。尽管大部分病例都是特发的，还是有一小部分患者患有明确的遗传性疾病，例如脆性 X 综合征、结节性硬化症、Rett 综合征和 Angelman 综合征。许多 ASD 患儿都表现有典型的发展期，然后在第二年出现退行。

ASD 的损害可表现在三个方面。第一个显著的损害是社交障碍。在一些极端的案例中，患者与他人完全没有目光对视，并且对自己的名字没有任何反应。第二个方面的损害出现在交流方面，患儿可能说话较晚或者完全不会说话。阿斯伯格综合征的患儿在语言和认知发展方面没有明显的延迟，但他们可能会有交流方面的困难，尤其是在较持续的谈话过程中。

ASD第三个方面的损害是重复性动作。重复性动作包括凝视、双手无力、对某个特殊的物体有奇怪的兴趣或专注于此物体。ASD患儿的临床表现多种多样，诊断基于所涉及的症状数目来确定。

ASD患儿有许多医疗和行为举止上的问题，使牙科治疗较为困难。这些儿童肌张力不足、合作不佳、流口水、膝反射过度活跃、斜视，其中30%最终发展为癫痫。ASD患儿可能有严格的日常生活习惯，偏好软质食物和甜食。由于舌头不协调，患儿往往倾向于"吞进"食物而不是吞咽。这种饮食习惯以及对甜食的偏好使患儿患龋风险大大增加。

因为患儿倾向于遵循程序，所以可能需要数次牙科诊疗来习惯牙科的诊疗环境。使用Papoose束缚板或者Pedi-Wrap包可能在某些情况下对于安抚患儿来说是必要的。

大脑性瘫痪

大脑性瘫痪（cerebral palsy，简称"脑瘫"）是儿童时期主要的残障之一。在美国，所有年龄段的人群中脑瘫的发病率为1.5‰～3‰，每200个新生儿中约有1个会患有脑瘫。脑瘫不是单独的某一种疾病，而是出生前和围生期永久性的脑损伤所致的一系列残疾和失调，此时中枢神经系统尚未发育成熟。这种残疾可能包括肌无力、强直或瘫痪、平衡感不佳、步态不规则，以及动作不协调或有无意识的运动。

虽然已经证实很多症状源于大脑运动中枢的损害，但至少1/3的脑瘫病例原因不明。目前认为任何使发育中的大脑血氧水平降低的因素都会导致脑损伤。此外，脑瘫与分娩的并发症，大脑感染例如脑膜炎、脑炎，妊娠毒血症，先天脑缺陷，核黄疸，某些药物或重金属中毒，意外导致的头部创伤等有关。早产与脑瘫高度相关（大约1/3的早产儿表现出神经系统的异常）。

根据神经肌肉的功能障碍和涉及的解剖结构，脑瘫分为许多类型。有些人几乎没有症状，有些人则严重残疾，四肢肌肉和其他随意肌没有功能。患有同一类型脑瘫的两个患者可能表现出完全不同的症状。以下名词是基于涉及的身体部位来命名的。

1. 单瘫——仅涉及四肢中的一肢。
2. 偏瘫——涉及一侧身体。
3. 截瘫——仅涉及双腿。
4. 双侧瘫痪——涉及双腿和双臂的一小部分。
5. 四肢瘫痪——涉及所有四肢。

以下是基于神经肌肉功能障碍类型进行的脑瘫分类，并列举每种类型的基本特征。

Ⅰ. 痉挛性（大约70%的病例）
  A. 肌肉应激性亢进，受刺激时收缩过大。
  B. 1/3的脑瘫患儿肌肉紧张、收缩（例如痉挛性偏瘫）。手和手臂收缩于躯干对侧。足和腿部收缩，向内旋转，导致患侧腿部回旋，呈跛行步态。
  C. 颈部肌肉控制受限，导致头部旋转。
  D. 缺乏对支持躯干的肌肉的控制，保持直立姿势困难。
  E. 口内、口周和咀嚼肌不协调，咀嚼和吞咽功能受损，流口水过多，有持续的舌痉挛，发音困难。

Ⅱ. 运动障碍（手足徐动症和舞蹈徐动症，大约15%的病例）
  A. 累及肌肉持续不受控制地运动。
  B. 一系列缓慢的、转动的或扭动的非自主运动（手足徐动症），或快速的、忽动忽停的运动（舞蹈徐动症）。
  C. 频繁累及颈部肌肉，导致头部运动过度。这些肌肉张力亢进可能导致头部向后旋转，伴有持续张口和舌前伸。
  D. 频繁的、不受控的颌骨运动导致颌骨突然闭合以及严重的夜磨牙症。
  E. 口周肌张力减退，有口呼吸、舌前伸以及流涎。
  F. 扮鬼脸。
  G. 咀嚼和吞咽困难。
  H. 发音困难。

Ⅲ. 共济失调（大约5%的病例）
  A. 累及肌肉不能完全收缩，自主运动只能部分实现。

B. 平衡感差，自主运动不协调（例如跌跌撞撞或蹒跚步态，抓握困难）。

C. 震颤，试图自主运动时不受控制地颤抖或抖动。

Ⅳ. 混合型（大约10%的病例）

A. 一种以上脑瘫的组合（例如混合型痉挛性-手足徐动四肢瘫痪）。

还有两种较为少见的脑瘫类型。在张力减退的情况下，肌肉无力（例如在自主意识下，不能引起肌肉运动）。强直时，肌肉处于持续收缩状态。典型症状是手足或躯干肌肉长时间保持僵硬，抵抗任何使其移动的力。

很多脑瘫患者的某些新生儿神经反射可能会在正常消失年龄后的很长时间内仍然存在。当婴儿行为的皮层下支配被成熟中枢神经系统的高级中枢抑制时，这些原始的反射通常会改变或被替代。牙医应当了解的三个最常见的行为如下：

1. 非对称性紧张性颈反射。患者头部突然旋转时，面侧肢体趋向于伸展和僵硬，枕侧肢体趋向于屈曲。

2. 紧张性迷路反射。患者仰卧位时头部突然背屈，则背部可能呈体位伸展位；四肢伸展，颈部和背部弯成拱形。

3. 惊跳反射。脑瘫患者常见此类反射，由突然、非自主性、有力的身体运动组成。在患者受到惊吓刺激时出现这种反射，例如他人突然发出噪声或移动时。

运动受损源于发育中的大脑不可逆损伤，脑损伤的其他症状也会出现。常见其他的症状也证实了脑瘫不仅仅是某一种疾病。它其实是多种失能的组合，其临床表现取决于脑损伤的位置和程度。以下是一些常见的：

1. 智力缺陷。大约60%的脑瘫患者表现出不同程度的智力缺陷。

2. 癫痫。30%～50%的病例出现癫痫症状，在婴幼儿时期即出现。大部分癫痫可通过服用抗惊厥药进行控制。

3. 感觉障碍。脑瘫患者听力受损的情况比正常人多见。约35%的脑瘫患者有视力缺陷，最常见的是斜视。

4. 语言失常。超过半数的脑瘫患者有语言问题——通常是由于发音相关肌肉缺乏控制，导致构音障碍，从而不能清晰地表达。

5. 关节挛缩。由于肌群功能障碍，患有痉挛和强直的患者在生长发育过程中表现为畸形的手臂姿势和收缩。

不存在脑瘫患者所特有的口内异常。然而，在脑瘫患者中，某些问题相比于正常人更多见或者更加严重。这些口腔问题包括：

1. 牙周疾病。脑瘫患者往往患有牙周疾病且口腔卫生状况较差。患者通常无法刷牙或使用牙线，保持口腔卫生必须有他人协助，这些措施可能很少采用或应用得不充分。饮食也是非常重要的影响因素，咀嚼和吞咽困难的患儿倾向于吃软的、容易咀嚼的高碳水化合物食物。服用苯妥英钠控制癫痫症状的脑瘫患者会有一定程度的牙龈增生。

2. 龋齿。对比普通人群和脑瘫患者的龋齿发病率会发现，除在社会福利机构生活的脑瘫患者外，脑瘫患者的龋齿发病率并没有显著高于普通人。

3. 错𬌗畸形。脑瘫患者错𬌗畸形的发生率约为普通人的2倍。常见症状包括上颌前牙前伸、深覆𬌗、深覆盖、开𬌗和单侧反𬌗。原因可能是口内和口周肌肉关系不协调。脑瘫患者更容易出现不协调、不受控的颌骨、嘴唇和舌部运动，可能导致咀嚼和吞咽功能受损、过度流涎、舌外伸以及语言障碍。

4. 磨牙症。磨牙症常见于手足徐动症的脑瘫患者。可观察到乳牙列和恒牙列的咬合磨耗、垂直方向上牙弓尺寸丧失，成年患者可表现出颞下颌关节紊乱的后遗症。

5. 创伤。脑瘫患者更常发生创伤，尤其是上颌前牙。这种情况与跌倒倾向增加、起缓冲作用的伸肌反射减弱以及上前牙外倾有关。容易引发𬌗创伤的因素还包括吸入、摄入异物。

手臂和头部有非自主性运动的脑瘫患者可能被视为不配合的患者。除此之外，语言障碍、颌骨运动不受控、舌痉挛的患者也会被错误地认为存在智力发育迟缓。

在对脑瘫患儿进行治疗时，应彻底评估每个患者的性格、症状和行为举止，然后在病情允许的情况下进行治疗。

详细询问病史和牙科治疗史是非常必要的。在开始任何治疗前，应与父母或监护人面谈。考虑到患者的健康状况，咨询患者的内科医生是很有帮助的。

伴有头部不自主运动的脑瘫患者可能认识到在治疗过程中应该尽量减少头部运动，但是患者自己控制这些运动的意愿可能加剧这个问题。因此，所有口腔医护人员对患者经历的这些恐惧和焦虑应该报以同情。应营造一种平静、友好和专业的环境，这样做的重要性再怎么强调也不为过。

在治疗脑瘫患者时，有如下建议：

1. 对于使用轮椅的患者，考虑在轮椅上治疗。许多使用轮椅的患者倾向于这样做，对于牙医而言这也更实际。对于年轻的患者，轮椅应该调整，使其后仰到医生的膝盖上。

2. 如果患者要被转移到牙椅上，应询问转运的方式。如果患者没有特殊要求，建议两个人抬动。

3. 在整个治疗过程中，尽量固定患者头部。

4. 尽量把患者放置和固定在牙椅中央，胳膊和腿紧贴身体。

5. 保持患者背部轻度抬高，从而降低吞咽动作的困难程度（避免完全躺平）。

6. 在患者被放到牙椅上后，评估患者舒适度和四肢的位置。避免使四肢处在不自然的状态。考虑采用枕头、毛巾和其他方法来支撑躯干及四肢。

7. 采用固定装置控制四肢的运动。

8. 为了控制不自主的咀嚼运动，选用不同的开口器。患者喜好很重要，因为脑瘫患者可能会对不能吞咽表现得十分不安。这些设备可能引起严重的咽反射。允许患者停下来调整、休息以及正常呼吸。

9. 为了减少惊吓引起的反射活动，在告知患者之前，应尽量避免粗鲁的动作、噪声、灯光等刺激。

10. 为了避免引起严重的咽反射，慢慢放置口内刺激物。

11. 对于修复性操作，考虑使用橡皮障。

12. 操作快速、轻柔，缩短患者椅上时间，减少肌肉疲劳。

13. 对于情况更加复杂的患者，镇静或全麻可作为一种选择。

脊柱裂

脊柱裂（spina bifida）的病因不明，但它被认为是在环境因素的激发下由遗传因素所引起的。神经管缺陷有两种形式：隐性脊柱裂和脊髓脊膜膨出。隐性脊柱裂（闭合型）表现为组织通过脊柱上的骨裂突出，表面被覆皮肤。这些儿童可能有足部缺陷或者肠和膀胱括约肌紊乱。脊髓脊膜膨出（开放型）是最严重的，因为脊髓、脑脊液、脊膜通过缺陷处突出，形成一个囊腔。这些儿童表现为脑水肿、瘫痪、骨畸形和泌尿生殖器异常。如果在妊娠期的前6周服用叶酸，超过50%的神经管缺陷能被预防。

患有神经管缺陷的儿童由于口腔卫生环境不良、营养状况差，加上长期的药物治疗，患龋率极高。他们也很容易发生乳胶过敏（latex allergy），因为他们接受使用乳胶产品的手术时频繁暴露于乳胶环境中。因此，Nettis 等建议[17]，应该筛查患者，排除脊柱裂、经常接受外科治疗、有特应性食物有交叉过敏反应（例如对香蕉、牛油果、奇异果和栗子过敏的患者可能对乳胶也高度敏感）和曾对天然橡胶有过敏史的患者。

对于有乳胶过敏症或乳胶过敏高危因素的患者，应使用非乳胶替代物。Nettis 等[17]建议这些患者的就诊最佳时间是工作日刚一开始，比如说早上，或者是假期诊所关闭后的第一个工作日，这时空气中的橡胶粒子已经沉降。另一个很好的就诊时间就是经过专业的空气处理之后，完全移除了橡胶粒子。通过移除橡胶制品和应用抗组胺药物，轻度的过敏反应可以被控制。然而，对于急性全身反应（速发型过敏反应），需要立即注射 1∶1000 USP 的肾上腺素和及时寻求急救帮助。

呼吸系统疾病

哮喘（反应性气道疾病）

哮喘（asthma）是儿童时期一种常见的疾病，影响约10%的儿童。虽然通常认为它是由环境因素引起的急性呼吸窘迫，但实际上哮喘是一种慢性呼吸道疾病，通常伴有炎症、黏液分泌增多和支气管收缩。

哮喘是由于黏膜水肿、黏液分泌增加、平滑肌收缩所致的弥散性、阻塞性气道疾病。在青春期前的孩子中，男孩发病率是女孩的2倍；在青少年和成人中，发病率无性别差异。病因包括生物化学、免疫、感染、内分泌和心理因素。典型症状包括咳嗽、哮喘、胸闷和呼吸困难。临床发作时间持续数分钟（急性）或数小时和数天。急性发作通常与暴露于冷空气、烟雾、灰尘等刺激因素有关，常持续数分钟。持续数天的发作常伴有呼吸道病毒感染。严重的支气管阻塞可能造成呼吸困难、喘息、呼吸急促、大汗、发绀、换气过度和心动过速，有时伴有胸痛。口腔操作对哮喘儿童的呼吸道构成急性刺激，可能引起有哮喘病史的孩子急性发作。

幸运的是，3/4 的儿童哮喘是轻度的，伴有轻微的日常症状和短暂加重。在进行牙科操作之前，医生应该知道症状发生的频率和严重程度，刺激物是什么，什么时候患者需住院治疗或在急诊室进行治疗，最后一次发作的时间，患者服用的药物，以及患者需限制的运动。服用皮质类固醇的患者和一年内曾经住院或前往急诊科的患者应多加注意，因为他们的发病率和死亡率很高。有时，将牙科治疗延期到患者的哮喘得到控制之后再进行是明智的选择。

服用支气管扩张药物的患者在治疗前可以先行服用药物，他们应该将自己的吸入器或喷雾器携带到诊室。通过使用支气管扩张药物（β_2 受体阻断药，如沙丁胺醇），急性症状可以避免。行为管理的方法可用来减少患者恐惧，笑气镇静是有帮助的。盐酸羟嗪和地西泮（安定）在减少焦虑方面很有帮助。巴比妥类和麻醉药并不推荐使用，因为它们释放组胺，可能导致支气管痉挛。阿司匹林和非甾体抗炎药是禁忌，因为 4% 的患者在使用后出现气喘。推荐使用对乙酰氨基酚。在治疗过程中，使孩子处在直立或半直立的位置是有益的。

患有中到重度哮喘的儿童其口腔问题包括高患龋率，唾液分泌减少，口呼吸带来的黏膜变化，以及牙龈炎患病率升高。颌面部异常包括腭穹隆升高、后牙反𬌗、深覆盖、面部增高等。

口腔诊疗的目标与其他患者相似，需要注意应避免牙科材料和其他产品引发哮喘。治疗前评估患者的肺部状态、发作倾向、免疫状态和肾上腺状态。对于哮喘发作患者和呼吸窘迫患者，所进行的紧急处理包括停止诊疗，确认患者状态，开放气道。工作人员把患者置于直立或舒适状态，给予纯氧。保持气道开放，用吸入器或喷雾器给予患者 β_2 受体阻断药。如果没有好转，皮下注射肾上腺素（1∶1000 稀释液按每 kg 体重 0.01 mg 给药），立即寻求医疗帮助。

支气管肺部发育不良

支气管肺部发育不良（bronchopulmonary dysplasia）是肺部的慢性疾病，通常由于婴儿时期呼吸窘迫综合征而需要长时间使用高浓度氧进行机械通气所致。慢性肺损伤在早产儿中常见。在出生体重低于 1000 g 的新生儿中，发生率为 60%。由于低体重新生儿存活率提高，支气管肺部发育不良的发生率也相应提高。其肺部的病理表现包括支气管溃疡、坏死伴有细支气管阻塞和炎症细胞。这种细支气管损伤妨碍了肺的进一步发育。炎性变化和支气管纤维化导致气道压力增加、血氧不足。一些患儿伴有右心室肥大（肺源性心脏病）。其他严重的肺部并发症包括由部分或全部声带麻痹导致的声音嘶哑，继发于声门下囊肿的上气道阻塞，以及气管狭窄。20% 的患儿在出生后 1 年内死亡，主要死因是肺源性心脏病、呼吸道感染和猝死。

为了避免缺氧性肺血管收缩，要不断增加供氧，减少呼吸负担。鼻管能持续不断地供氧，减少了氧张力的波动。随着患儿肺部功能的增强、体积的增大，要不断减少供氧。对于患有肺源性心脏病的患儿，需要采用利尿剂治疗来预防充血性心力衰竭。

这类患儿的口腔治疗需要更多的时间。这些孩子通常早年在医院度过很长时间，对口腔治疗十分抗拒。

在最初的口腔评估后，咨询内科医生来制订一个安全的口腔科诊疗计划是十分必要的。如果患者正在戴用鼻管供氧，则短时、间歇性的治疗方案是必要的，这样可以避免肺血管收缩反应。应告知这些患儿的家长需要给孩子进行更多的口腔卫生护理，因为他们需要少食多餐来保证适当的热量摄入。如果这些患儿的病情控制不好，非紧急性的牙科治疗应该避免。

囊性纤维化

囊性纤维化（cystic fibrosis，CF）是常染色体隐性遗传病，新生儿发生率为 1/2000。它是白人中最常见的致死性遗传疾病。全球约有 7 万人被诊断为 CF，其中美国约有 3 万人[18]。在美国，每年约有 1000 人被诊断为 CF。由于 CF 是由常染色体基因突变引起的，男性和女性受到同样的影响，但疾病发病率因种族而异。据报道，西班牙裔美国人的患病率为 1/7000，非洲裔美国人的患病率为 1/15 000，亚裔美国人的患病率为 1/31 000[19]。

这种基因改变的蛋白质会影响外分泌腺的功能。外分泌腺功能缺陷使胰腺微梗阻，导致胰腺囊性变，最终造成消化酶缺乏，导致营养吸收不良。基因缺陷产物导致水和电解质在上皮细胞的异常转运，最终造成呼吸和消化系统的慢性疾病，汗液中电解质增多，生殖功能受损。

在肺部发生的黏液潴留会导致阻塞性肺病，感染率增加。随着肺部疾病的发展，会出现胸腔直径增加、杵状指、运动耐力减弱和慢性咳嗽。在抗生素治疗、物理治疗、营养补给治疗取得进步之前，这些患者很少活过童年。筛查和治疗的改进表明，CF 患者平均可以活到 30 多岁，有些人可以活到 40 多岁和 50 多岁。现在女性患者的平均预期寿命已经达到 39 岁，男性为 41 岁。在长期肺功能不足后，最终导致死亡的原因是肺炎和缺氧。由于患者存活时间延长，囊性纤维化相关的糖尿病变得更加常见。

囊性纤维化的患儿由于在牙齿形成阶段全身性使用了四环素，牙齿变色的发生率很高。由于可替代抗生素的出现，牙齿变色的概率正在减少。由于长期的抗生素治疗、唾液中钙含量增加、胰腺酶的替代疗法，这些患儿患龋率低。由于慢性的鼻和鼻窦堵塞，口呼吸和开𬌗发生率高。这些患儿更喜欢在直立的姿势下接受牙科治疗，因为这样清除分泌物更容易。应该避免使用干扰肺部功能的镇静剂，并且在对出现严重肺气肿的患者使用笑气之前，应咨询其内科医生。

听力丧失

听力丧失（hearing loss；耳聋，deafness）是一种因其表现不明显而常被忽视的残疾。美国听力丧失患者有 180 万人，而听力受损患者达 1400 万人，大约每 600 个新生儿中就有 1 个患先天性听力丧失。在新生儿期，有更多人由于其他相关因素而患有获得性听力丧失，这些患者的语言功能几乎不可避免地受到影响。如果听力严重受累，牙科医生和患儿将无法用语言交流，必须通过视觉、嗅觉及触觉来交流，让他们了解牙科就诊经历。表 26.3 所示为不同程度听力障碍导致的语言及心理问题。很多情况下，较轻微的听力障碍没有被诊断出来，并且常因为孩子对指令不理解而导致行为管理问题。听力严重障碍的孩子常有心理及社会问题，从而使牙科行为管理更复杂。父母在婴幼儿时期发现孩子对普通的声音没什么反应时，应怀疑是否存在听力障碍。早期发现及矫正听力对正常交流的发展具有重要意义。听力障碍的患儿常无特殊的口腔问题。

以下是已知的导致听力丧失的原因：
- 产前因素
- 病毒感染，如风疹病毒及流感病毒感染
- 耳毒性药物，如阿司匹林、链霉素、新霉素、卡那霉素
- 先天性梅毒

表 26.3 不同程度听力残疾的影响（参照国际标准组织的参考值）*

ISO（DB）	残疾程度	语言理解	儿童的心理问题
0	可忽略	很少或没有困难	无
25	轻度	对低声讲话理解有困难，语言和语音的发育在正常范围内	孩子可能显示出轻微的语言匮乏
40	轻到中度	对 3 英尺（91.4 cm）远的正常讲话常感到理解困难，语言能力轻度受损	可以发现心理问题
55	明显	对 3 英尺（91.4 cm）远的大声讲话常感到理解困难，在学校使用助听器仍理解困难	教育困难，与听力正常的孩子相比有更明显的情感和社会问题
70	严重	只能听到大声喊叫或 1 英尺（30.5 cm）远的扩音器传出的声音	语前期耳聋会导致明显的教育困难以及显著的情感和社会问题
90	极其严重	对扩音器传出的声音都毫无反应，患儿不依赖于听力进行交流	语前期耳聋通常会导致严重的智力缺陷和情感发育不全

*参考值是相对于听力正常的年轻患者的阈值分贝数。

Adapted from Goetzinger CP. The psychology of hearing impairment. In：Katz J，ed. Handbook of clinical audiology. ed 2，Baltimore，1978，Williams & Wilkins.

- 遗传性疾病（如 Alport 综合征、Arnold-Chiari 综合征、Crouzon 综合征、Hunter 综合征、Klippel-Feil 综合征、Stickler 综合征、Treacher Collins 综合征及 Waardenburg 综合征）
- 围生期因素
- 孕后期毒血症
- 早产
- 产伤
- 缺氧症
- 胎儿成红细胞增多症
- 病毒感染，如腮腺炎病毒、麻疹病毒、水痘病毒、流感病毒、脊髓灰质炎病毒及脑膜炎病毒感染
- 外伤

对听力障碍患儿进行牙科治疗时应考虑的问题如下：

1. 在初次预约时，确定患者希望如何交流［是通过翻译、唇语、手语，还是写便条（针对具有阅读能力的孩子），或者是以上方式的结合］。努力寻找可以提高沟通效率的方式。有时学习一些基本的手语也会很有用。交流时面对患者，语速放慢，切忌大声喊叫。面部表情夸张或使用方言常使唇语解读更困难。即使是最优秀的唇语解读者，也仅能理解所说内容的 30%～40%。

2. 记录患者全身病史时评估患者的语言交流能力和听力障碍程度。确定听力损害出现的年龄、类型、程度及原因，还要了解患儿家族其他成员是否有同样的情况。

3. 加强交流的可视性。注意观察患儿的面部表情。确保患儿能够理解牙科器械、接下来要做的事情以及会有什么感觉。教会他们有问题时使用手势。适当情况下，把这些信息写下来。

4. 通过身体接触安慰患儿。一开始握住患儿的手，或和患儿有眼神接触时鼓励性地将手放在患儿肩头。如果没有眼神交流，孩子可能会恐惧。

5. 使用"告知–演示–感知–操作"的方式。利用可视的方法帮助孩子认识牙科工具，并展示其如何工作。听力损伤的患儿通常对振动比较敏感。

6. 展现自信；运用微笑及安慰性手势使患儿建立就诊信心，降低焦虑。安排后续复诊。

7. 避免阻挡患儿的视线，尤其在使用橡皮障时。

8. 在使用牙钻前调整患儿的助听器（如果有的话），因为助听器能够放大所有声音。在很多情况下，患儿更喜欢关掉助听器。

9. 确保患儿或家长知晓诊断、治疗和费用。耳聋患者英语水平不一，借助翻译常比较有效。

视力损伤

完全视力损伤（total visual impairment；失明，blindness）影响超过 3000 万人。下面列出了部分已知的视力损伤原因，超过 35% 的患者失明原因尚不清楚。失明不是一个全或无的现象：如果患者视力较好的一只眼睛矫正后视敏度小于 20/200，或视敏度大于 20/200 而视野小于 20 度，则认为失明。

以下是已知导致视力损伤的原因：
- 产前因素
- 视神经萎缩
- 小眼症
- 白内障
- 眼组织缺损
- 皮样囊肿或其他肿瘤
- 弓形体病
- 巨细胞病毒感染
- 梅毒
- 风疹
- 结核性脑膜炎
- 眼眶发育异常
- 产后因素
- 外伤
- 晶状体后纤维组织形成
- 高血压
- 早产
- 真性红细胞增多症
- 出血性疾病
- 白血病
- 糖尿病
- 青光眼

视力损伤可能只是残障儿童身体残疾的一部分，如先天性风疹综合征患儿常有耳聋、智力受限、先天性心脏病、牙体缺损及先天性白内障导致的失明。完全视力损伤患儿常需住院治疗，远离家庭，社交能力发展缓慢。因为对失明儿童很难评估其能力，可能会认为其发育迟缓。

失明儿童发育的各方面均应考虑到。在发育早期，父母可能对儿童有所愧疚，因而过度保护或排斥这个孩子，这些都将导致儿童缺乏来自父母的对其自理能力的培养，全身发育缓慢，并常常被误认为智力障碍。了解患者父母的态度对患儿行为管理而言是头等重要的。此外，失明儿童可能会有自我刺激举动，如挤眼、敲手指、摇晃身体或撞头。因此，评估儿童的社交表现对有效进行行为管理很有用。

对曾经有视觉的儿童和从未有过视觉因而不能形成视觉概念的儿童需要区别看待。对于后者，需要更加详细地解释和介绍牙科环境。尽管主要靠触摸和听觉来让他们理解牙科环境，但有时也需要通过嗅觉和味觉来加强理解。听觉、触觉、味觉和嗅觉多种途径结合对儿童学习如何配合至关重要。研究表明，一旦语言能力形成，其他感官将发挥更重要的功能，患儿可达到与视力正常儿童相当的发育水平。

研究还发现运动能力影响语言和洞察力的发育。视力障碍儿童在早年获得运动能力的时候，往往比其他儿童更容易发生事故。

牙发育不全和前牙外伤在视力障碍患儿中发生率更高。由于不能看到并有效清除菌斑，这类儿童也更容易出现牙龈炎。其他口腔异常的发生频率与一般群体差不多。

在开始牙科治疗之前，牙科医生应谨记以下几点：

1. 判断视力损伤的程度。
2. 如果患者由他人陪同，询问是否翻译。如果不是，则直接和患者交流。
3. 建立融洽的医患关系，给予语言上及身体上的安慰。
4. 在引导患者进入诊室时，询问是否需要帮助。不要在语言提醒前突然抓住、推动或制止患者。鼓励患儿父母陪同他们。
5. 在视力损伤患儿的脑海中描绘出诊室的设施和治疗过程。在治疗开始前尽量给予足够的描绘。每次在相同的环境中就诊能够减轻孩子的焦虑。
6. 简单介绍诊室其他人员。
7. 可进行安慰性的肢体接触。握住患儿的手常可使他们放松。
8. 允许患者就治疗过程提问并给予解答，记住他们是一个个体，敏感且需要互动。
9. 不使用"告知-演示-操作"流程，而是多鼓励他们触摸、品尝和嗅闻，要知道他们的这些感觉很敏锐。
10. 详细描述将要放到他们嘴里的器械和物体。
11. 患者可能对气味高度敏感，要在开始时使用小剂量来帮助患者逐步接受。
12. 有些患者可能畏光，需要戴太阳镜。
13. 进行口腔卫生宣教时，把他们的手放在自己手上，慢慢地、仔细地指导刷牙。使用盲文牙科小册子和现有技术，例如手机、平板电脑和放大屏幕，可以帮助解释具体的牙科程序，从而补充信息并缩短椅旁时间。
14. 将干扰降到最小，避免不愉快的噪声。
15. 尽可能每次安排同一位牙医给患者治疗。

深入了解患者的背景有助于给视力损伤患者提供牙科治疗。由多学科专家组成的团队为患者提供相应治疗是最为理想的。

心脏病

心脏病（heart disease）主要分为两种类型：先天性及获得性。心脏病患者在牙科治疗中需要特殊预防，如使用抗生素预防感染性心内膜炎。牙科医生需要密切评估患者的全身病史来了解他们的心血管状态。2007年4月，美国心脏协会（American Heart Association，AHA）发布限制性使用抗生素预防感染性心内膜炎的建议，以此减少耐药性风险[20]。

先天性心脏病

先天性心脏病（congenital heart disease）发病率约8‰[21]。以下是各种心脏缺陷的构成比（多伦多心脏病登记处）：

心脏缺陷	百分比
室间隔缺损	22
动脉导管未闭锁	17
法洛四联症	11
大血管错位	8
房间隔缺损	7
肺动脉瓣狭窄	7
主动脉缩窄	6
主动脉瓣狭窄	5
三尖瓣闭锁	3
其他	14

先天性心脏病病因不明，一般认为由正常结构胚胎发育异常或胚胎早期发育障碍引起，很少由单一因素导致先天性心脏病。已知母亲患风疹或酗酒会干扰正常的心脏发育。如果父母或兄弟姐妹中有先天性心脏缺陷者，新生儿患先天性心脏病的概率约为平均值的 5～10 倍。先天性心脏病可分为两大类——非发绀型和发绀型。

先天性心脏病的常见危险因素如下[22]：

危险因素	绝对风险，占活产的百分率
妊娠前糖尿病	3～5
妊娠糖尿病（糖化血红蛋白＜6%）	＜1
苯丙酮尿症（孕前代谢控制可能影响风险）	10～12 12～14
维生素 K 拮抗药	＜1
狼疮或舍格伦综合征，仅 SSA/SSB 自身抗体阳性	1～5
锂	＜2
使用辅助生殖技术	1.1～3.3
母亲患结构性心脏病	3～7
父亲患结构性心脏病	2～3
兄弟姐妹患结构性心脏病	3 8（对于左心发育不良综合征）

非发绀型先天性心脏病

非发绀型先天性心脏病的特点是很少或无发绀现象，通常分为两大类。一类为从左向右分流，此类包括室间隔缺损及房间隔缺损。临床表现包括充血性心力衰竭、肺充血、心脏杂音、呼吸困难和心脏肥大。

第二类包括导致阻塞的缺陷（如主动脉瓣狭窄和主动脉缩窄）。临床表现为呼吸困难、充血性心力衰竭。

发绀型先天性心脏病

发绀型先天性心脏病的特点是心脏血液从右向左分流，即使轻微运动就可观察到发绀。此类主要包括法洛四联症、大血管错位、肺动脉瓣狭窄和三尖瓣闭锁。临床表现包括发绀、缺氧、生长发育差、心脏杂音及杵状指（图 26.12）。

获得性心脏病

风湿热

风湿热（rheumatic fever）是 A 组链球菌（group A streptococcus，GAS）引起的咽部感染后遗症，是一种严重的炎性疾病。大多数患 GAS 咽炎的儿童年龄为 5～15 岁[23]。风湿热是年龄低于 40 岁的获得性心脏病患者中较常被诊断的病因。目前 A 组链球菌引发风湿热的机制尚未可知。感染可累及心脏、关节、皮肤、中枢神经系统及皮下组织。目前风湿热发病率降低，然而，在渗出性咽炎流行后发病率约为 3%。（当链球菌性咽炎较轻时，发病率要低得多。）

风湿热虽可发生于任何年龄段，但婴儿期少见。其最常见于 6～15 岁儿童。风湿热流行于温带及高海拔地区，尤其在经济条件落后地区更为常见且较严重。风湿热的临床症状多样。

心脏病损是最常见的风湿热后遗症，约 50% 的风湿热患者发展为心肌炎。心脏病损在急性期可能是致命性的，也可能因为心脏瓣膜瘢痕形成或变形而发展为慢性风湿性心脏病。

感染性心内膜炎

感染性心内膜炎（infective endocarditis，IE）是人类最严重的感染之一，是由先天性或获得性心

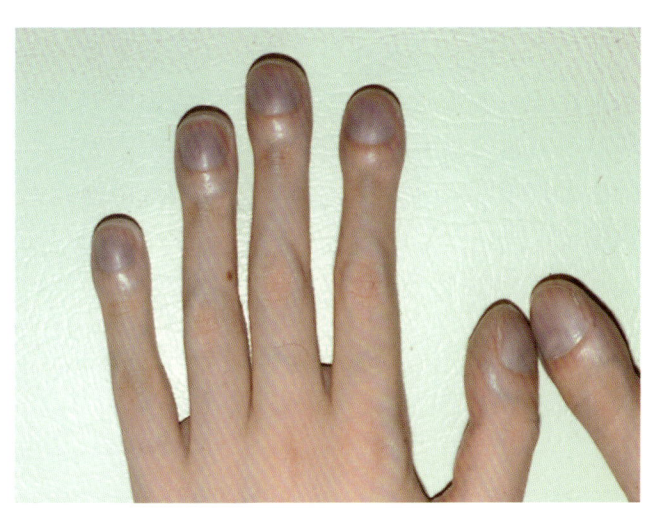

图 26.12 患有法洛四联症的 9 岁男孩的手部，末端指骨呈明显的"杵状指"

脏缺陷附近的心脏瓣膜或心内膜被微生物感染而引起的。感染性心内膜炎在传统上分为两型：急性型和亚急性型。急性感染性心内膜炎是一种由高致病性微生物感染正常心脏，导致瓣膜侵蚀性破坏的暴发性疾病。常见的急性感染性心内膜炎病原菌有葡萄球菌、A组链球菌及肺炎球菌。相比之下，亚急性感染性心内膜炎常发生于已有先天性心脏病或风湿性心瓣膜病损的患者。人工心脏瓣膜植入也可引起感染性心内膜炎，瓣膜感染率约1%～2%。亚急性感染性心内膜炎常由草绿色链球菌引起，后者是口腔正常菌群的一种。

感染性心内膜炎的病理特征之一是血栓形成。进入血液的微生物定植于先天性瓣膜缺陷、风湿热瓣膜受累处或人工瓣膜处的心内膜，或以上部位附近的心内膜上。这些由微生物及纤维性渗出组成的赘生物可能脱落并被带入体循环或肺循环（取决于感染侵犯心脏左侧还是右侧）。

感染性心内膜炎的临床表现为低热、不规则发热（下午或晚上达高峰），伴出汗、不适、厌食、体重减轻及关节痛。心内膜炎症加重心脏损害，随后出现心脏杂音。其他明显的症状包括手指（脚趾）疼痛、皮肤病变。实验室检查可见白细胞及中性粒细胞计数升高，正细胞性、正色素性贫血及红细胞沉降率升高。

感染性心内膜炎的预防

一过性菌血症是导致感染性心内膜炎的一个重要因素。牙科治疗中已知的可能引发一过性菌血症及应预防感染性心内膜炎的程序见框26.1①。

一些心脏自身的状况是感染性心内膜炎产生不良结果的高危因素（框26.2①）。有先天性心脏病及风湿性心脏病病史及装有人工心脏瓣膜的牙科患者均易患感染性心内膜炎。美国心脏协会制

框26.1

框26.2

定的细菌性心内膜炎预防性使用抗生素的建议见框26.3。

美国心脏协会最近认为仅一小部分感染性心内膜炎患者需在牙科治疗前预防性使用抗生素，即使这样的预防性治疗是100%有效的。对于牙科侵入性治疗，如在牙龈组织或根尖周区或口腔黏膜上穿孔的治疗，只需要在某些高易感性患者中预防感染性心内膜炎（框26.2）。不推荐广泛地预防性使用抗生素[20]。

牙科管理

尽管在常规心脏检查时，心脏病患儿的父母已被告知了感染性心内膜炎的相关知识，但他们经常还是缺乏认识。Hayes和Fasules[24]报道，牙医也缺乏预防感染性心内膜炎及抗生素使用规范的相关知识。在开始治疗前，牙医应全面了解患者的全身病史及牙科病史，仔细检查，制订全面的诊疗计划，并且与患儿的内科医生及心脏病专家共同讨论治疗方案。行为管理技术也很重要，清醒镇静和笑气镇静在减轻此类患者的焦虑方面很有效。治疗时，诊室应具备清醒镇静下的监护及心肺复苏设备。如果需要在全身麻醉下进行口腔治疗，应该在有足够生命支持条件的医院进行。

其他需要在治疗感染性心内膜炎易感患者时注意的问题有：

- 对于预后较差的乳牙，因为极可能引起慢性

---

① 因版权限制，未展示。参见"Circulation，2007，116：1736-1754."。——译者注

框 26.3 牙科治疗前预防性使用抗生素方案

不同状况	抗生素	方案：牙科治疗前 30 ～ 60 分钟的单次剂量	
		成人	儿童
能接受口服药物治疗	阿莫西林	2 g	50 mg/kg
不能接受口服药物治疗	氨苄西林	2 g IM 或 IV	50 mg/kg IM 或 IV
	或		
	头孢唑林或头孢曲松钠	1 g IM 或 IV	50 mg/kg IM 或 IV
对青霉素或氨苄西林过敏，能接受口服药物治疗	头孢氨苄 [a, b]	2 g	50 mg/kg
	或		
	克林霉素	600 mg	20 mg/kg
	或		
	阿奇霉素或克拉霉素	500 mg	15 mg/kg
对青霉素或氨苄西林过敏，不能接受口服药物治疗	头孢唑林或头孢曲松钠 [b]	1 g IM 或 IV	50 mg/kg IM 或 IV
	或		
	克林霉素	600 mg IM 或 IV	20 mg/kg IM 或 IV

IM，肌内注射；IV，静脉注射。
[a] 或按照相同的成人或儿童剂量使用其他第一代或第二代口服头孢菌素。
[b] 头孢菌素不应该用于有过敏反应、血管性水肿、青霉素或氨苄西林相关荨麻疹病史的个体。

感染，不建议行牙髓治疗。建议拔除后进行间隙保持。
- 对于恒牙的牙髓治疗，如果认真选择适应证并得到完善的治疗，一般效果较好。
- 如果牙医不能确保自己能够正确处理感染性心内膜炎患者，则有责任将他们转诊到有足够诊疗能力的牙医那里。

心脏手术患者

即将进行心脏手术的患者应首先接受全面的牙科评估，从而正确诊断及治疗口腔感染。这项举措和完善的预防性牙科处理能够降低术后口腔源性的感染性心内膜炎的发生率，提高手术成功率，促进患者全身健康[25]。

在进行牙科影像学检查并评估口腔状况后，牙科医生应与患儿的心脏病专科医生进行沟通，以确保手术前得到应有的牙科治疗。心脏病专科医生应在牙科治疗前进行必要的抗生素预防性应用指导。牙科检查及预防项目应尽可能在孩子 6 月龄前进行。理想情况下，牙科治疗应在手术前 3 ～ 4 周内完成，从而保证有足够的时间使口腔伤口愈合及恢复正常菌群。

参考文献

1. US Department of Health and Human Services. Delivering on the promise: self-evaluation to promote community living for people with disabilities: report to the President on Executive Order 13217. US Department of Health and Human Services: Washington, DC, www.hhs.gov/newfreedom/final/hhs.html. Accessed March 19, 2014.
2. American Academy of Pediatric Dentistry: Guideline on management of dental patients with special health care needs, *Pediatr Dent* 40(6):237–242, 2018-2019.
3. US Department of Health and Human Services. Oral health in America: a report of the Surgeon General, Rockville, MD: US Dept of Health and Human Services, National Institute of Dental and Craniofacial Research. National Institutes of Health: Bethesda.
4. Kane D, Mosca N, Zotti M, et al.: Factors associated with access to dental care for children with special health care needs, *J Am Dent Assoc* 139(3):326–333, 2008.
5. Chen AY, Newacheck PW: Insurance coverage and financial burden for families of children with special health care needs, *Ambul Pediatr* 6(4):204–209, 2006.
6. National survey of children with special health care needs: NS-CSHCN 2009.10. Data query from the Child and Adolescent Health Measurement Initiative, Data Resource Center for Child and Adolescent Health website. Retrieved [03/19/2014] from www.childhealthdata.org.
7. Uniform Federal Accessibility Standards, part II, *Fed Reg* 153(49):31528–31613, 1984.
8. US Department of Health and Human Services: Health Insurance Portability and Accountability Act (HIPAA). Available at: http://aspe.hhs.gov/admnsimp/pl104191.htm. Accessed Feb. 17, 2009.
9. Van Cleave J, Davis MM: Preventive care utilization among children with and without special health care needs: associations with unmet need, *Ambul Pediatr* 8(5):305–311, 2008.
10. Moursi AM, Fernandez JB, Daronch M, et al.: Nutrition and oral health considerations in children with special health care needs: implication for oral health care providers, *Pediatr Dent* 32(4):333–342, 2010.
11. Beltrán-Aguilar ED, Goldstein JW, Lockwood SA: Fluoride varnishes: a review of their clinical use, cariostatic mechanisms, efficacy, and safety, *J Am Dent Assoc* 131(5):589–596, 2000.
12. American Academy of Pediatric Dentistry: Behavior guidance for the pediatric dental patient, *Pediatr Dent* 40(6):254–267, 2018-2019.
13. Schalock RL, Luckasson RA, Shogren KA, et al.: The renaming of mental retardation: understanding the change to the term intellectual

disability, *Intellect Dev Disabil* 45(2):116–124, 2007.
14. Murakami J, Kato T, Kawai S, et al.: Cellular mobility of Down syndrome gingival fibroblasts is susceptible to impairment by *Porphyromonas gingivalis* invasion, *J Periodontol* 79(4):721–727, 2008.
15. Bell EJ, Kaidonis J, Townsend GC: Tooth wear in children with Down syndrome, *Aust Dent J* 47(1):30–35, 2002.
16. Cheng RH, Leung WK, Corbet EF: Non-surgical periodontal therapy chlorhexidine use in adults with Down syndrome, *J Periodontol* 79(2):379–385, 2008.
17. Nettis E, Colanardi MC, Ferrannini A, et al.: Reported latex allergy in dental patients, *Oral Surg Oral Med Oral Pathol Oral Radiol Endod* 93(2):144–148, 2002.
18. LiPuma JJ: The changing microbial epidemiology in cystic fibrosis, *Clin Microbiol Rev* 23(2):299–323, 2010.
19. Cystic Fibrosis Foundation. Patient Registry Annual Data Report 2017. Available at: https://www.cff.org/Research/Researcher-Resources/Patient-Registry/2017-Patient-Registry-Annual-Data-Report.pdf. Accessed August 15, 2019.
20. Wilson W, Taubert KA, Gewitz M, et al.: Prevention of infective endocarditis: guidelines from American Heart Association, *Circulation* 116(15):1736–1754, 2007.
21. Bernier PL, Stefanescu A, Samoukovic G, et al.: The challenge of congenital heart disease worldwide: epidemiologic and demographic facts, *Semin Thorac Cardiovasc Surg Pediatr Card Surg Annu* 13(1):26–34, 2010.
22. Data from Donofrio MT, Moon-Grady AJ, Hornberger LK, et al.: Diagnosis and treatment of fetal heart disease: a scientific statement from the American Heart Association, *Circulation* 129(21):2183–2242, 2014.
23. Garcia RU, Peddy SB: Heart disease in children, *Prim Care* 45(1):143–154, 2018.
24. Hayes PA, Fasules J: Dental screening of pediatric cardiac surgical patients, *J Dent Child* 68(4):255–258, 2001.
25. Yasney JS, White J: Dental considerations for cardiac surgery, *J Cardiac Surg* 24(1):64–68, 2009.

推荐阅读

Abman SH, Mourani PM, Sontag M: Bronchopulmonary dysplasia: a genetic disease, *Pediatrics* 122(3):658–659, 2008.
Aps JK, Van Maele GO, Martens LC: Oral hygiene habits and oral health in cystic fibrosis, *Eur J Paediatr Dent* 3(4):181–187, 2002.
Barnett ML, Press KP, Friedman D, et al.: The prevalence of periodontitis and dental caries in the Down syndrome population, *J Periodontol* 57(5):288–293, 1986.
Clark CA, Cangelosi–Williams PA, Lee MA, et al.: Dental treatment for deaf patients, *Spec Care Dentist* 6(3):102–106, 1986.
Goetzinger CP: The psychology of hearing impairment. In Katz J, editor: *Handbook of clinical audiology*, ed 2, Baltimore, 1978, Williams & Wilkins.
Hagerman RJ, Jackson C, Amiri K, et al.: Girls with fragile X syndrome: physical and neurocognitive status and outcome, *Pediatrics* 89(3):395–400, 1992.
Hennequin M, Faulks D, Roux D: Accuracy of estimation of dental treatment need in special care patients, *J Dent* 28(2):131–136, 2000.
Hudson ME: Dental surgery in pediatric patients with spina bifida and latex allergy, *AORN J* 74(1):56–78, 2001.
Itthagarun A, Nair RG, Epstein JB, et al.: Fetal alcohol syndrome: case report and review of the literature, *Oral Surg Oral Med Oral Pathol Oral Radiol Endod* 103(3):e20–e25, 2007.
Jaber MA: Dental caries experience, oral health status and treatment needs of dental patients with autism, *J Appl Oral Sci* 19(3):212–217, 2011.
Kliegman RM, Behrman RE, Jenson HB, Stanton B: Nelson textbook of pediatrics, ed 18, Philadelphia: WB Saunders, 2007.
Learning Disabilities Foundation of America: http://ldafdn.org.
Newschaffer CJ, Croen LA, Daniels J, et al.: The epidemiology of autism spectrum disorders, *Annu Rev Public Health* 28:235–258, 2007.
Pope JE, Curzon ME: The dental status of cerebral palsied children, *Pediatr Dent* 13(3):156–162, 1991.
Sant'Anna LB, Tosello DO: Fetal alcohol syndrome and developing craniofacial and dental structures: a review, *Orthod Craniofac Res* 9(4):172–185, 2006.
Shellhart WC, Casamassimo PS, Hagerman RJ, et al.: Oral findings in Fragile X syndrome, *Am J Med Genet* 23(1-2):179–187, 1986.
Simko A, Hornstein L, Soukup S, et al.: Fragile X: recognition in young children, *Pediatrics* 83(4):547–551, 1989.
Steinbacher DM, Glick M: The dental patient with asthma: an update and oral health consideration, *J Am Dent Assoc* 132(9):1229–1239, 2001.
Stensson M, Wendt LK, Koch G, et al.: Oral health in preschool children with asthma, *Int J Paediatr Dent* 18(4):243–250, 2008.
Terzian EC, Schneider RE: Management of the patient with cystic fibrosis in oral and maxillofacial surgery, *J Oral Maxillofac Surg* 66(2):349–354, 2008.
Waldman HB, Swerdloff M, Perlman SP: Children with mental retardation and epilepsy: demographics and general concerns, *J Dent Child* 67(4), 2000. 274–268.
Wandera A, Conry JP: Aspiration and ingestion of a foreign body during dental examination by a patient with spastic quadriparesis: case report, *Pediatr Dent* 15(5):362–363, 1993.
Zhu JF, Hidalgo HA, Holmgreen WC, et al.: Dental management of children with asthma, *Pediatr Dent* 18:363–370, 1996.

27 全身疾病患者的口腔管理：出血性疾病、癌症、肝炎和获得性免疫缺陷综合征

Brian J. Sanders, Amy D. Shapiro, J. Charles Nakar, Kerry Hege, and John J. Manaloor

尚佳健 译

本章提要

先天性出血性疾病
引言
血管性血友病
血友病
出血性疾病的并发症
妇女出血性疾病
其他罕见的先天性出血性疾病
出血性疾病患者的牙科护理
疼痛控制
局部麻醉
牙科工作人员的风险
小结
镰状细胞病

背景
牙科管理
儿童癌症
白血病
实体肿瘤
儿童癌症幸存者的管理
病毒性肝炎
获得性免疫缺陷综合征
人类免疫缺陷病毒（HIV）感染的口腔表现
严重急性呼吸综合征冠状病毒2（SARS-COV-2）感染和新型冠状病毒肺炎（COVID-19）

先天性出血性疾病

引言

凝血涉及大量复杂且精细平衡的过程，包括血管收缩、原发性和继发性凝血以及纤维蛋白溶解。作为对血管损伤的反应，血管收缩会减少损伤部位的血流量，以限制血栓形成之前的初始出血。这个过程涉及初始血小板栓形成（原发性凝血），包括细胞外基质中的胶原、血管性血友病因子（von Willebrand factor，VWF）、血小板和纤维蛋白原之间相互作用的过程[1]。随后，通过形成交联纤维蛋白（继发性凝血），形成不溶性纤维蛋白凝块，从而稳定初始血小板栓[2]。纤维蛋白凝块随后被纤维蛋白溶解系统（纤维蛋白溶解）分解，主要通过纤溶酶原转化为纤溶酶实现[2]。

在凝血功能障碍的患者中，这些过程可能受损，从而导致各种症状。症状模式和发病时间可作为区分原发性与继发性凝血障碍和纤溶障碍的线索。例如，原发性血小板栓形成障碍可导致皮肤和黏膜早期出血、瘀伤、鼻出血、外科手术后长期出血和严重月经出血（图27.1）。相反，继发性凝血障碍（涉及凝血因子缺乏，如血友病）的常见症状包括出血进入肌肉和关节（图27.2）。纤维蛋白溶解缺陷通常导致创伤、手术和牙科手术后的迟发性出血，或者在纤维蛋白溶解活性高的部位（包括月

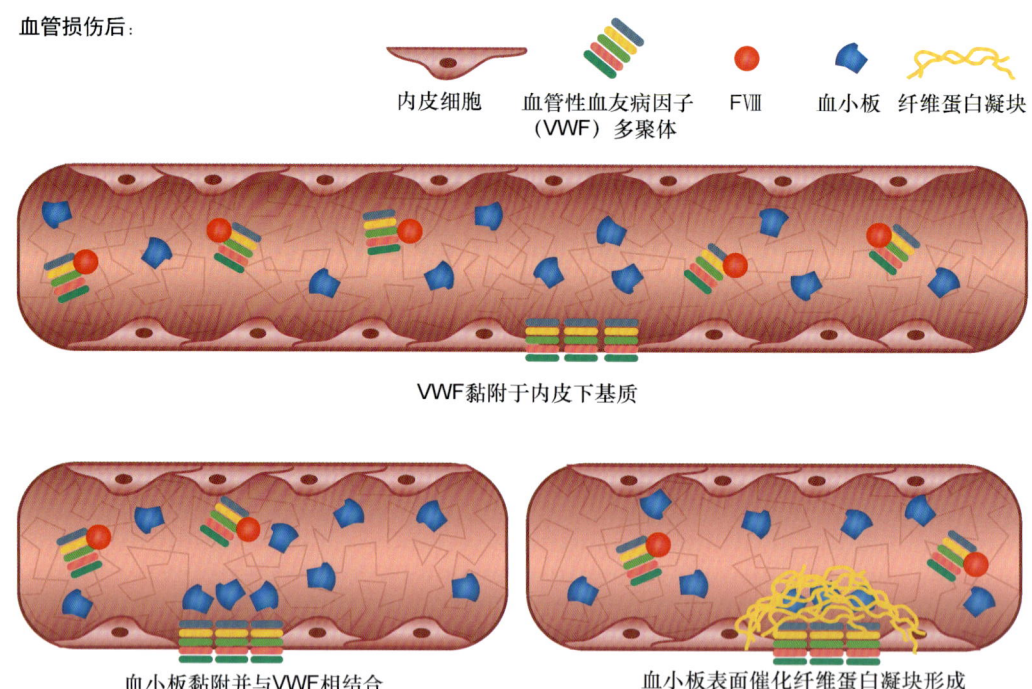

图 27.1 从血管损伤的原发性凝血反应到继发性凝血的演变。图中显示了血管内皮细胞和血小板对血管损伤的原发性凝血反应；原发性凝血引起并参与涉及凝血因子的继发性凝血，包括血管性血友病因子（VWF）和凝血因子Ⅷ（FⅧ），最终形成纤维蛋白（With permission from CSL Behring and Robert Montgomery.）

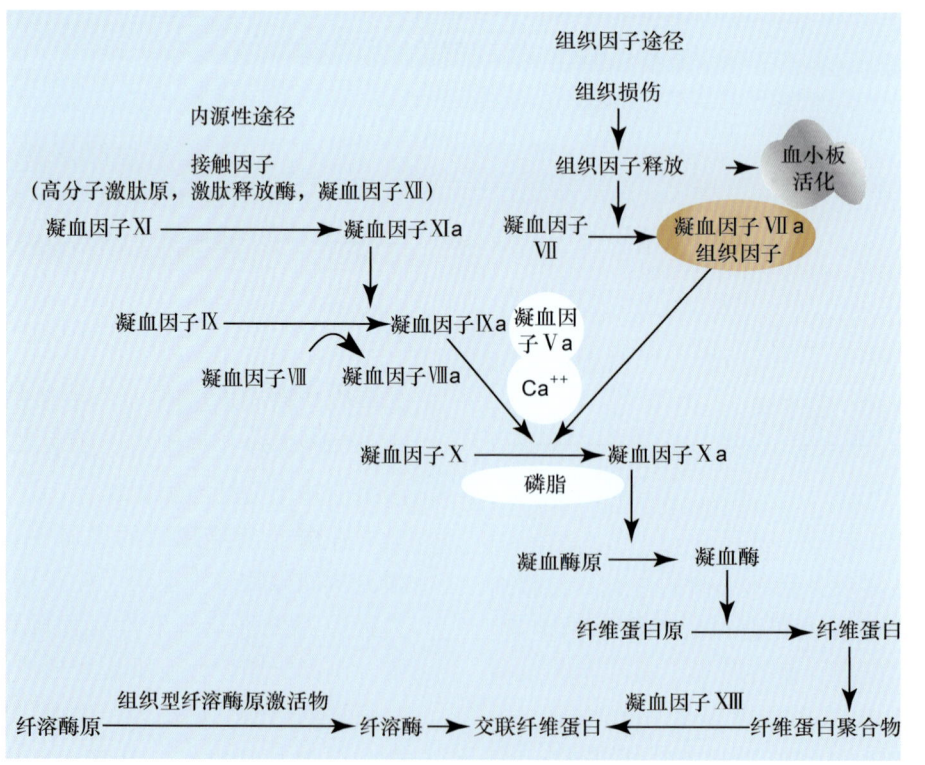

图 27.2 凝血级联系统。此图显示了愈合后负责凝块溶解的血浆凝血因子和纤维蛋白溶解途径（纤溶酶原和端酶浆蛋白）之间复杂的相互作用。组织因子途径和细胞系统（血小板）在引发生理性凝血过程中发挥了重要作用。图中显示了血友病A和B缺乏的因子（分别为凝血因子Ⅷ和Ⅸ）及其在凝血途径中的作用（Courtesy Anjali Sharathkumar.）

经出血和鼻出血）[3-5]。

遗传性凝血缺陷可能对患者的健康和生活质量产生显著影响。本章介绍了两种遗传性出血性疾病，即血管性血友病和血友病，分别作为原发性和继发性凝血缺陷的例子。然后讨论出血性疾病对常规牙科护理和口腔手术的影响，以及避免出血并发症发生的技术。

血管性血友病

血管性血友病（von Willebrand 病；von Willebrand disease，VWD）是一种最常见的遗传性出血性疾病，有症状个体的患病率为 0.1%[6]。VWD 由 VWF 异常引起。VWF 是一种在血浆、血小板、巨细胞、内皮细胞中发现的蛋白质，由大小不等的单位（多聚体）组成，从二聚体到大多聚体。VWF 与损伤部位暴露的胶原蛋白结合，进而增强血小板与内皮下膜的黏附，并驱动初级血小板栓的形成。此外，VWF 和凝血因子Ⅷ作为非共价紧密结合的复合物在血浆中循环；该复合物保护凝血因子Ⅷ免受血浆中的蛋白水解，从而延长其半衰期。

遗传和流行病学

1 型和 2 型 VWD 通常以常染色体显性性状遗传，而 3 型 VWD 是常染色体隐性遗传。因此，女性和男性同样受影响。但是，女性可能会因妇科和产科问题而产生其他的并发症[7]。

分类

VWD 可归因于 VWF 数量或质量的缺陷。VWD 分为三个主要子类型[7-8]（表 27.1），需要进行一系列检查才能做出准确诊断。1 型 VWD 最常见（约 85%），其特征是主要由蛋白质合成异常引起的部分数量缺陷。临床上，1 型 VWD 被认为是轻度出血障碍；然而，它的严重程度可从轻度到重度不等，可以观察到少数患者由于清除率增加（即 VWD 1C）或者分泌减少而出现重度表型。2 型 VWD 以质量缺陷为特征，可表现为中重度临床出血表型。3 型 VWD 以完全缺乏为特征，可表现为严重出血表型[10]。对 VWD 的最佳治疗方法取决于亚型[7, 11-13]。

出血症状

VWD 患者的出血症状通常出现在皮肤黏膜，包括容易有瘀伤、鼻出血、口腔出血、月经大量出血、产后出血以及拔牙或其他手术后出血。在表型较严重的患者中，症状可能类似于重度血友病（即深部组织出血，如关节积血）。由于大多数患者为轻度 VWD，所以许多患者在进行手术或分娩时发现凝血障碍，而平时可无症状。无论表型严重程度如何，年轻患者也可能因为无手术或创伤刺激等而无凝血障碍史[7, 14]。

口腔出血可依 VWD 的严重程度而有所不同，有较严重出血表型的患者可能出现与血友病患者相似的口腔出血表现（详见血友病部分）。

治疗

确定患者的特定 VWD 亚型对于提供最佳治疗干预至关重要。DDAVP（醋酸去氨加压素；Ferring Pharmaceuticals Inc., Parsippany, NJ, USA）可用于大多数 1 型 VWD 患者的凝血。醋酸去氨加压素是一种影响肾水保存的天然垂体激素 8-精氨酸加压素（抗利尿激素）的合成类似物。当通过静脉注射、皮下注射或滴鼻给药（Stimate；CSL Behring LLC, King of Prussia, PA, USA）时，存储于内皮细胞（Weibel-Palade 小体）的 VWF 释放出来，从而导致凝血因子Ⅷ和 VWF 活性增加。静脉注射或皮下给药后约 1 小时可达峰值水平，而滴鼻给药约 90 分钟后达到峰值。用于治疗尿崩症或遗尿症的小剂量 DDAVP 鼻腔喷雾剂对 VWD 相关出血无效，处方应写明品牌产品（Stimate）或规定浓度为 1.5 mg/ml 醋酸去氨加压素。

醋酸去氨加压素重复用药可能引起快速耐受，这是由于在贮存部位的消耗减少了连续给药的预期

表 27.1　血管性血友病的分类

类型	描述
1	VWF 部分数量缺乏
2	VWF 质量缺陷
2A	VWF 依赖性血小板黏附降低，并选择性缺乏高分子量 VWF 多聚体
2B	血小板糖蛋白Ⅰb 的亲和力增加
2M	VWF 依赖性血小板黏附降低，但没有选择性缺乏高分子量 VWF 多聚体
2N	对凝血因子Ⅷ的亲和力显著降低
3	几乎完全缺乏 VWF

VWF，血管性血友病因子。
Adopted from Sadler et al.[8]

反应。使用醋酸去氨加压素治疗出血性疾病还可能引起水潴留、低钠血症，以及罕见的癫痫发作；因此，在某些情况下，特别是在手术情况下，可能需要监测电解质水平[15-16]。

当醋酸去氨加压素首次于皮下或鼻腔给药时，应在医疗监督下给予试验剂量，以证明有足够的凝血反应。如果患者能够耐受试验剂量，并且观察到足够的凝血反应（即因子水平的峰值在正常水平或之上），醋酸去氨加压素可用于不同的临床环境：皮下注射仅可在医疗监督下进行，而鼻内制剂 Stimate 可由患者在家中使用。基于体重估计剂量：体重 20 kg 到 < 50 kg 的患者吸 1 次；对于 > 50 kg 的患者，可吸 2 次；每次约为 0.1 ml 溶液（150 mcg）。通常不建议 Stimate 在 24 小时后仍持续给药；如需给药，应获得血液科医师的批准，并进行密切的临床和实验室监测。初次使用前，应准备好 2.5 ml 喷雾泵瓶，以确保正确给药。

对于不太常见的 VWD 亚型患者、对 DDAVP 治疗反应欠佳的患者、有 DDAVP 禁忌证的患者以及正经历出血的患者（属于 DDAVP 的禁忌证时），可能需要其他治疗方法（包括使用 VWF 浓缩物的替代治疗）。应在血友病治疗中心（HTC）与经验丰富的血液科医师讨论干预措施和治疗方法[11-12, 17-18]。市面上有几种血浆来源的 VWF 浓缩物（表 27.2）和一种重组 VWF 浓缩物（Vonvendi；Baxalta US Inc., Lexington，MA，USA）于 2015 年被批准用于成人 VWD[19]。儿童患者血管性血友病的临床试验正在进行中。

血友病

血友病是一种继发性凝血障碍，由凝血因子Ⅷ（也称为抗血友病因子）或凝血因子Ⅸ（也称为血浆凝血活酶成分）缺乏或功能障碍引起。凝血因子Ⅷ缺乏被称为血友病 A 或经典血友病。因子Ⅸ缺乏被称为血友病 B 或 Christmas 病。

遗传学

血友病是一种遗传性出血性疾病，每 5000 名男性中约有 1 人患病[20]。血友病 A 是最常见的血友病形式，作为 X 连锁隐性性状遗传，男性为患者，女性为携带者，不存在男传男的可能性。如果正常男性和血友病女性携带者生育子女，则男性后代遗传血友病的概率为 50%，女性后代为携带者的概率为 50%。如果一个患血友病的男性与一个正常的女性生下孩子，那么所有的男性后代都是正常的，所有的女性后代都是携带者。血友病 B，也作为 X 连锁隐性性状遗传，其患病率为血友病 A 的 1/4[21]。约 1/3 的血友病患者无家族史。据推测，他们的疾病是由一种新的基因突变引起的。

分类

血友病 A 和 B 根据现有的促凝剂进行亚分类，

表 27.2 血管性血友病的全身性凝血疗法

产品	给药途径	VWF：Ⅷ比率	适应证
抗纤溶药*			○ 出血较少
○ ε-氨基己酸	IV, PO		○ 预防 VWD 手术出血的凝血治疗
○ 氨甲环酸	IV, PO		○ 预防极轻度 1 型 VWD 手术出血的凝血剂
醋酸去氨加压素			○ 较轻微的出血
○ DDAVP	SQ, IV		○ 预防 1 型 VWD（不包括严重 1 型 VWD）手术出血的凝血剂
○ Stimate	鼻内给药		○ 根据亚型和记录的凝血反应可用于 2 型 VWD
VWF 浓缩物	IV		○ 所有类型的 VWD
○ 血浆衍生物（例子）		1:3:1	○ 对去氨加压素治疗反应欠佳时
• Alphanate®		2:1	○ 由于潜在疾病、副作用、无法限制液体或存在低钠血症的其他风险，禁忌采用去氨加压素时
• Humate-P®		1:1	○ 需要长时间维持凝血 VWF 水平（例如大手术）
• Wallate®			
○ 重组体		只有 VWF	
• Vonvendi®			

IV, 静脉给药；PO, 口服给药；SQ, 皮下给药；VWD, 血管性血友病；VWF, 血管性血友病因子。
* 使用说明和推荐的给药方案在文本中描述。

正常水平为 50%～150%。
- 重度缺乏：小于 1%。
- 中度缺乏：1%～5%。
- 轻度缺乏：大于 5%，小于 50%。

对于将患者诊断为轻度缺乏的标准，即凝血因子Ⅷ或Ⅸ的活性水平上限界定为 40% 还是 50%，尚存争议。因此，对因子Ⅷ或Ⅸ的活性水平在 40%～50% 的个体进行分类，结果可能有所不同[22]。大多数临床医生继续使用 < 50% 作为临界值。

出血症状

重度缺乏的患者可能会经历频繁出血，通常每月 2～4 次。出血发作常常是自发性的，没有明确的损伤或外伤史。常见的出血部位包括关节、肌肉和皮肤。关节血肿（关节出血）较为常见，并伴有疼痛、强直和运动受限的症状。反复发作的关节血肿或肌肉出血可导致慢性肌肉骨骼病，包括肌肉萎缩和血友病关节病，这种退行性关节疾病最终导致疼痛性关节炎和残疾。通常受累的关节包括膝关节、肘关节、踝关节、髋关节和肩关节[21]。"靶关节"指的是容易频繁出血的受累关节。炎性假瘤（出血性囊肿）可能发生在包括下颌在内的几个部位，这种情况需要进行刮治术[23-24]。

中度缺乏的患者发生出血的次数较少（每年 4～6 次），然而，如果该类患者病情发展，就会出现靶关节反复的自发性出血。

轻度缺乏的患者很少出血，仅有手术或创伤出血。只有在术前评估中凝血筛查结果异常，或者出血与手术和创伤有关时，才能做出诊断。

口腔出血

口角撕裂伤是引起严重血友病患儿出血的常见原因。Sonis 和 Musselman[25] 评估了 132 例各种严重程度的血友病 A 患者，发现 18 例患者（13.6%）基于持续性口腔出血被诊断为血友病。约 29%（11/38）的轻度血友病患者因口腔出血被发现；仅 7%（7/94）的重度或中度血友病患者是在口腔出血后被确诊的。因口腔出血继而被诊断出血友病的患者中 78% 是上颌唇系带出血，其余 22% 是舌出血。因此，血友病的初步诊断，特别是轻中度血友病的诊断，与牙医直接相关[25]。图 27.3 至图 27.8 是出血性疾病患者的口腔出血并发症实例。

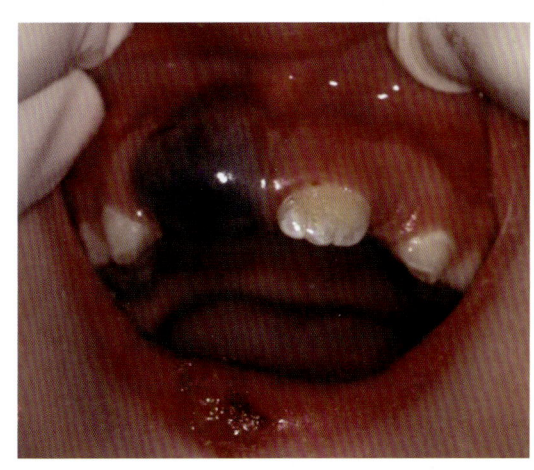

图 27.3　萌出性血肿

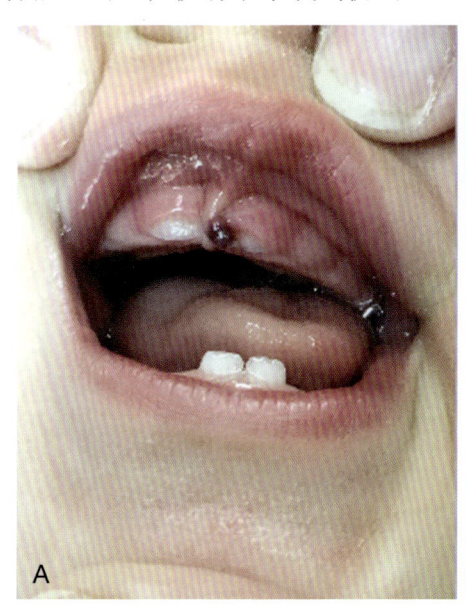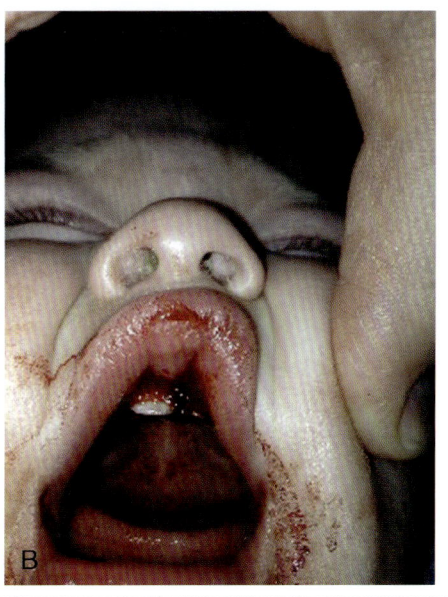

图 27.4　出血性疾病患者的系带损伤可能导致危及生命的出血。A. 一例 1 岁中度血友病 A 男性患者的系带损伤伴"肝凝块"（liver clot）形成；B. 一例 16 个月重度血友病男性患者的系带损伤

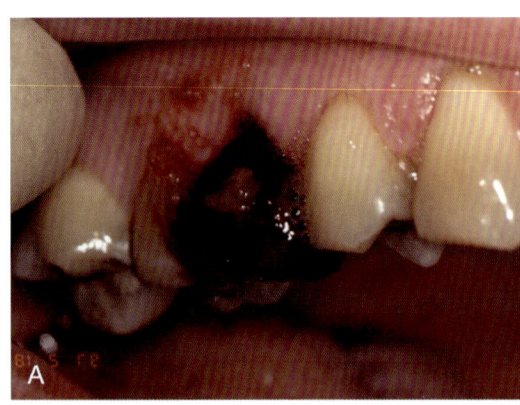
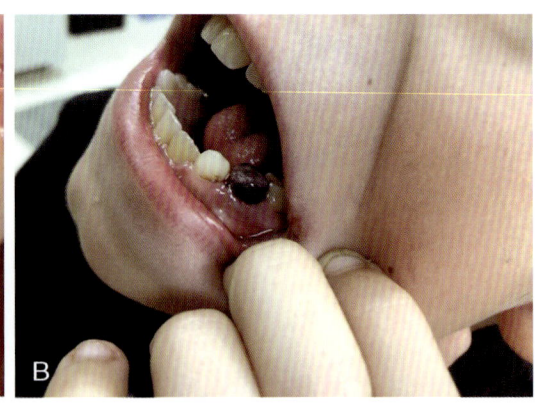

图 27.5　部分遵循推荐凝血方案的患者拔牙后出现"肝凝块"。A. 1 例 20 岁轻度血友病 A 男性患者；B. 1 例 9 岁轻度血友病 A 男性患者，拔除乳牙 8 天后出现肝凝块。与 A 中看起来新鲜且潮湿的肝凝块相比，该肝凝块是一种持续的干性凝块

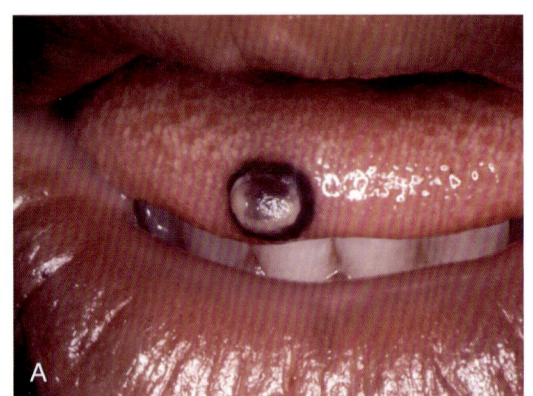
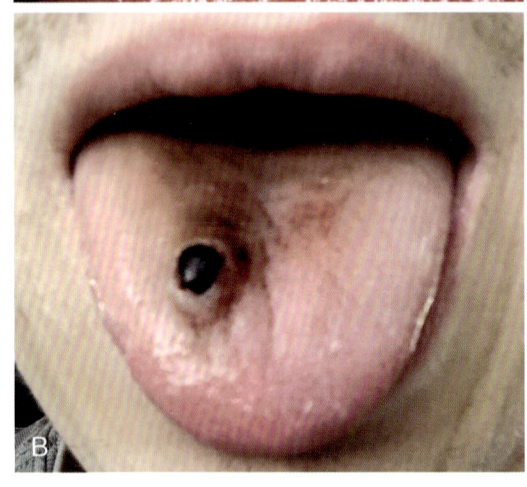

图 27.6　舌血肿。A. 中度血友病 A 男性患者舌外伤。B. 26 岁中度血友病 B 男性患者舌外伤

治疗

血友病患者的主要治疗方法是预防性和（或）按需使用纯化的浓缩物以替代缺乏的凝血因子，浓缩物可以通过基因重组技术制造或从血浆中获得。现在，基因工程产品是替代疗法的主要来源[26]。因子浓缩物具有易获得、易处理和易保存的优势，并且是病毒灭活的，可以产生持续的凝血效果。使用剂量、频率和治疗的持续时间取决于出血的位置和严重程度，所需的活性水平，促凝血物质的半衰期，以及围手术期护理的干预或手术步骤。对于常规出血情况（如早期的关节、软组织和口腔出血），40%～50% 水平的初始矫正值即可达到凝血和控制出血的效果[27]。然而，有些医务人员使用更大剂量进行初始治疗和后续治疗，特别是对有关节血肿的患者[28]。

每千克体重摄入 1 个国际单位（IU）的因子Ⅷ浓缩物可使因子Ⅷ活性提高 2%（例如，为了使重度血友病 A 患者的因子Ⅷ活性达到 50%，所需剂量为 25 IU/kg）。在血友病 B 患者中，达到这一水平所需的单位数不同，因为因子Ⅸ的分布体积大于因子Ⅷ（0.5）的分布体积，并且因产物不同而异。因子Ⅸ浓缩物剂量的计算是基于年龄、产品和个体患者的分布体积。为了记录凝血水平，可能需要测定活性水平[21, 26, 29]。

因子Ⅷ的半衰期约为 12 小时，而因子Ⅸ约为 18 小时[21, 30]。2014 年首次推出延长半衰期（extended half-life，EHL）因子浓缩物，可作为因子Ⅷ和因子Ⅸ的替代品。一般而言，EHL 因子Ⅸ产物的半衰期是天然凝血因子Ⅸ的 3～5 倍；而由于 VWF 血浆半衰期短，EHL 因子Ⅷ产物的半衰期约为天然蛋白质的 1.5 倍（VWF 具有保护因子Ⅷ在血浆中不被蛋白质降解的功能）[31-32]。因子浓缩物的半衰期不仅取决于产品，也取决于患者。年轻个体的清除率往往较高，同一年龄组内存在患者间差异。因此，建议对患者进行个体化治疗。表 27.3 列出了用于治疗血友病 A 和 B 的因子浓缩物的实例。

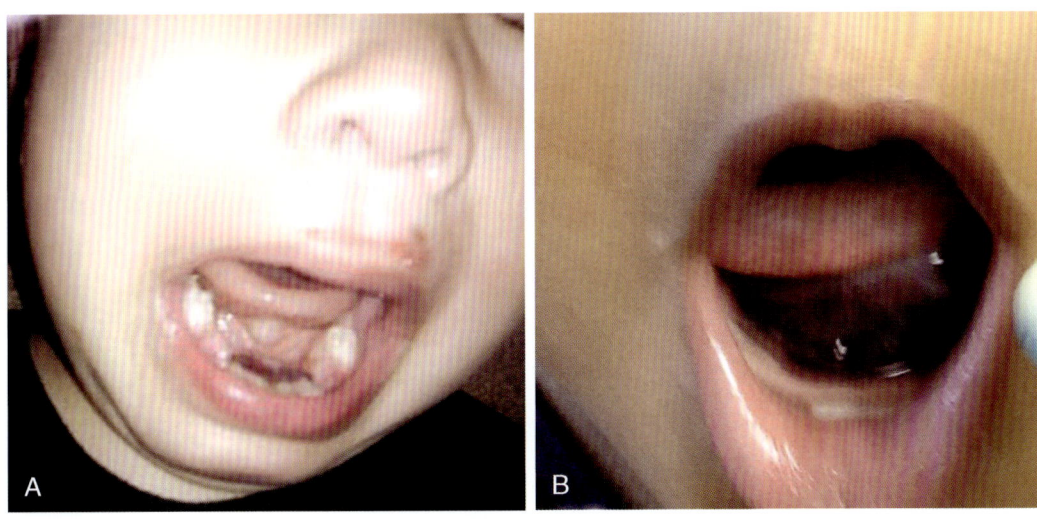

图 27.7 出血性疾病患者的口底和舌下血肿可能导致危及生命的气道阻塞。A. 一例 2 岁的 1 型血管性血友病（von Willebrand disease）女性患者创伤后口底血肿。B. 一例 10 月龄的重症血友病 A 男性患者创伤后口底血肿

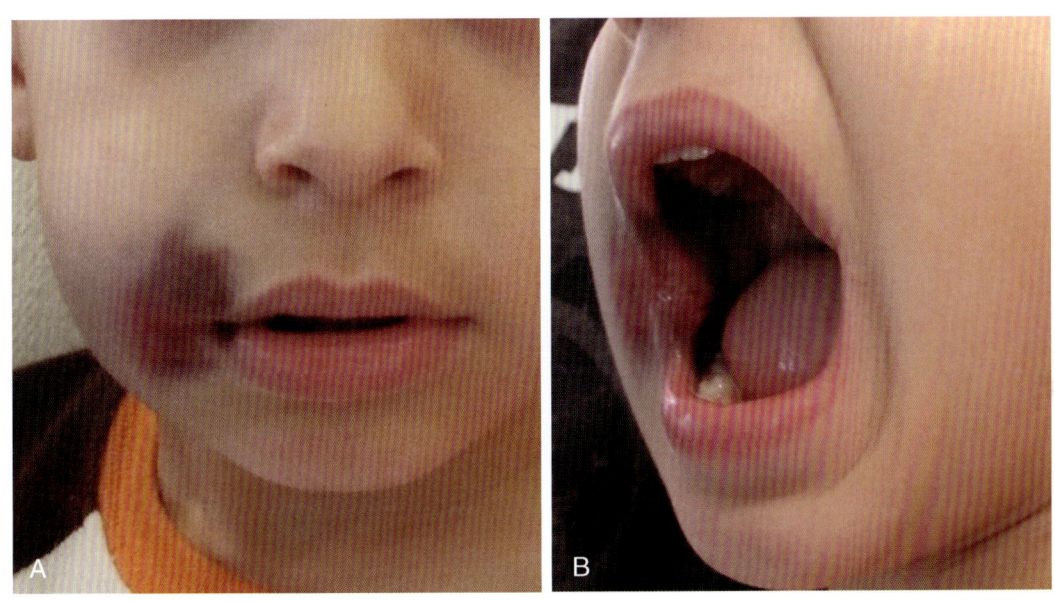

图 27.8 A 和 B 显示一例患中度血友病 B 的 5 岁男孩受伤后脸颊血肿

按需治疗方案与预防性治疗方案的比较 治疗方案可分为按需治疗（发生出血后给予替代治疗）和预防性治疗（定期给予浓缩因子以防止或减少出血发作）。治疗方案的实施应基于患者疾病的严重程度、年出血率、急性出血发作的严重程度、因子浓缩物半衰期和内科医生的建议。

预防性治疗又可细分为一级预防、二级预防和三级预防。一级预防是在没有关节疾病记录的情况下，或在第二次临床上明显的关节出血前，为防止关节疾病发生而进行的长期治疗；二级预防可以是长期的，也可以是短期的，是指在两次或两次以上关节出血发生后，但在关节疾病发生前进行的治疗；三级预防的定义是在关节疾病发生后开始的定期、连续的替代治疗[22]。一项前瞻性随机研究的结果显示，一级预防已成为重度血友病患者预防关节疾病最有效的方法，且已成为护理标准[33]。

血友病 A 的特异性治疗 醋酸去氨加压素（皮下注射 DDAVP 或 Stimate 鼻内给药）可用于治疗轻度血友病 A 患者的轻微出血，以达到凝血目的。由于不同个体对药物治疗的反应不同，任何患者在常规治疗前将因子Ⅷ的活性提升至适当凝血水平的用药情况均应记录。（关于醋酸去氨加压素应用的其

表 27.3　治疗血友病浓缩重组因子举例

血友病 A	血友病 B
标准半衰期	标准半衰期
Advate	BeneFIX
NovoEight	Rixubis
Xyntha	Ixinity
Kovaltry	
Nuwiq	
延长半衰期	延长半衰期
Eloctate	Alprolix
Adynovate	Idelvion
Afstyla	Rebinyn

他重要信息见前面关于 VWD 治疗的部分[15-16, 34]。)

艾美赛珠单抗（emicizumab；Hemlibra；Genentech, Inc., South San Francisco, CA, USA）是一种人单克隆双特异性抗体，模拟活化因子Ⅷ在凝血级联反应中的作用；它结合因子Ⅸa 和因子Ⅹ来促进凝血酶的生成。美国食品药品监督管理局分别于 2017 年和 2018 年批准 Hemlibra 作为有抑制物和无抑制物的血友病 A 患者的非因子预防药物（见后文抑制剂发展部分）。Hemlibra 为皮下给药，由于半衰期长（约 4 周），所以与传统因子浓缩物相比，需要的注射次数较少（每周给药，或者每 2 或 4 周给药 1 次）。对于有或无抑制物的患者，Hemlibra 是有效的预防药物，并因其药代动力学特征，可提供持续的凝血效果；它基本上将重度血友病 A 患者的出血表型改变为轻度血友病 A 患者的出血表型。因此，它有可能为小型手术提供凝血保障[35]。虽然 Hemlibra 是一种有效的预防药物，但不能用于治疗急性出血；同样，它也不能用于血友病 B 患者。

出血性疾病的并发症

血友病抑制物形成

凝血因子抑制物为抗体，通常是 IgG，可直接对抗及中和内源性凝血因子和（或）其替代物。凝血抑制是血友病患者最严重的并发症之一，可能发生在约 30% 的重度血友病 A 患者和 3%～5% 的重度血友病 B 患者中[36]。

抑制水平用 Bethesda 单位（BU）来衡量，它反映了该抗体中和特定量因子Ⅷ或因子Ⅸ的能力[36-37]。

成功治疗携带抑制物的患者需要准确了解抑制物的分类（高反应 vs. 低反应）和当前抑制水平。低反应者在任何时间的峰值水平 ≤ 5 BU，并可以继续使用高于正常剂量的因子浓缩物进行持续治疗；而高反应者的峰值水平 > 5 BU[22]，并且需要使用旁路制剂［活性凝血酶原复合物（aPCC；FEIBA；Baxalta US Inc., Lexington, MA, USA）或重组凝血因子Ⅶa（NovoSeven；Novo Nordisk, Bagsvaerd, Denmark）］。

将 Hemlibra 用于有抑制物的血友病 A 患者的预防时，由于其半衰期长，可显著降低年出血率，并提供持续的凝血效果。Hemlibra 也被证明可以显著改善患者的生活质量[38]。虽然采用旁路制剂的预防性治疗有效[39]，但已证明在此人群中应用 Hemlibra 的效果优于旁路制剂[40]。

目前，在有抑制物的血友病 A 患者中，旁路制剂仍然是急性出血发作和手术治疗的首选凝血药。它们是携带抑制物的血友病 B 患者唯一的治疗选择，因为 Hemlibra 在此患者人群中无效。有抑制物的血友病患者带来了相当大的治疗挑战，因此应在 HTC 与有经验的血液科医师合作开展治疗。这一患者人群通常难以实现和维持凝血，而且患者对旁路制剂治疗的反应可能有差异[41]。

血源性感染

在有效的病毒灭活技术出现之前，接受血液制品的血友病患者发生经输血传播的病毒感染风险很大。在疫苗接种和有效治疗之前，乙型肝炎病毒（hepatitis B virus，HBV）、丙型肝炎病毒（hepatitis C virus，HCV）是该类患者发病和死亡的重要原因[42-43]。1979—1985 年，人类免疫缺陷病毒（human immunodeficiency virus，HIV）的传播风险也很大，导致了相当高的发病率和死亡率（1985 年之前还没有测试 HIV 的抗体，在血浆衍生因子浓缩物的制造过程中也不能达到持续有效的病毒灭活）。在这一高风险阶段使用浓缩血浆的患者中，大约 90% 的血友病 A 重症患者和 30% 的血友病 B 重症患者可能被 HIV 感染。对这些患者来说，HIV 感染是一个敏感的问题，因为他们可能同时患有两种慢性疾病[44]。目前可用于治疗的因子浓缩物（通过重组技术或混合血浆制造）已经有效消除 HIV、HBV/HCV 的传播。虽然如此，对于所有接受因子浓缩物治疗的血友病患者，在治疗过程中均应进行综合预防。

妇女出血性疾病

A 型和 B 型血友病女性携带者的凝血因子Ⅷ和Ⅸ水平可能分别降低，但都在轻度缺乏范围内。建议对所有血友病携带者进行评估，了解不同类型血友病相应凝血因子的基线活动水平，以确定其出血风险。女性血友病携带者应视为潜在的轻度缺乏型患者，在特定牙科干预前，应联系血液病专家来确定基线因子活性水平和是否需要进行凝血干预[45-48]。

如前所述，VWD 具有常染色体显性遗传特性，男性和女性的患病概率相同。此外，一些罕见的出血性疾病（如凝血因子Ⅶ、Ⅸ和ⅩⅢ缺乏等）都是常染色体隐性遗传，女性和男性的发生概率相同。因此，女性出血性疾病并不少见。需采集个人史和家族史以确定女性是否受累[17, 47-48]。

其他罕见的先天性出血性疾病

与血友病 A 和 B 相比，缺乏凝血因子Ⅺ（血浆促凝血酶原激酶前体）在历史上曾被称为血友病 C 或罗森塔尔综合征，是一种常染色体隐性遗传性状，均等地影响男性和女性后代。这种疾病最常见于德系犹太人后裔，但也见于许多其他人群。

因子Ⅱ、Ⅴ和ⅩⅢ（每 100 万人中有 1 例）和因子Ⅶ（每 50 万人口中有 1 例）等其他因子缺乏症罕见，并为常染色体隐性遗传[49-50]。

血友病 A 和 B 是最早获得血浆源性因子浓缩物和重组因子浓缩物治疗的先天性出血性疾病。其他罕见的先天性因子缺乏症的治疗方案比血友病滞后多年，而血液制品（例如新鲜冰冻血浆，最好来自经溶剂/洗涤剂处理的混合人血浆）往往是唯一合适的凝血剂。目前在美国，许多罕见的出血性疾病都有特定的凝血因子浓缩物。表 27.4 总结了美国可用于治疗罕见出血性疾病的替代疗法。

出血性疾病患者的牙科护理

常规牙科保健（包括初级预防保健）对于保持口腔卫生至关重要，应向出血性疾病患者提供这一服务，因为它可能减少采用额外的医疗费用高昂的治疗。这一患者群体发生口腔健康问题的固有风险并不高；然而，先天性出血性疾病患者的口腔卫生和口腔健康状况通常不如一般人群（应注意的是，不同年龄组和不同国家的报告有所不同）[51-53]。由于担心每天刷牙和使用牙线会导致出血，以及难以获得有经验的牙科护理，这些将会增加慢性出血性疾病患者的心理担忧[54]。

为了给先天性出血性疾病患者提供综合护理（生理、心理、社会和经济），我们建立了HTC。牙科医生和口腔外科医生在保障先天性出血性疾病患者的整体健康中发挥着重要作用，口腔维护应由血液科医生与牙科医生或口腔外科医生共同管理。

最近对美国 102 家 HTC 进行的一项调查显示，患者可获得的口腔卫生服务水平并不一致。只有 29 家 HTC 有牙科工作人员，其余 73 家（71.6%）没有牙科工作人员（71.6%）；然而，这 73 家中心中的 57 家（78%）报告有牙医团队，他们会将患者

表 27.4 罕见出血性疾病在美国可用的疗法

缺乏的因子	重组浓缩物	PD 浓缩物	PCC	Cryo	S/D 混合血浆
纤维蛋白原（Ⅰ）（无纤维蛋白原血症和低纤维蛋白原血症）		RiaSTAP Fibryga		√	
凝血酶原（Ⅱ）			Profilnine Debulin		
因子 V					Octaplas
因子Ⅶ	NovoSeven				
因子 X		Coagadex	Profilnine Bebulin		
因子Ⅺ					Octaplas
因子ⅩⅢ				√	
—A 或 B 亚族		Corlfact		√	
—A 亚族	Tretten	Corlfact		√	

Cryo，冷沉淀物；PCC，凝血酶原复合浓缩物；PD，血浆源性；S/D，溶剂/洗涤剂处理。

转诊给牙医团队。88家（86.3%）HTC参与了口腔健康教育。60家HTC（59%）表示对患者的牙科护理满意或非常满意，30%为一般满意，11%表示不满意或非常不满意。HTC对牙科治疗的5个潜在障碍进行了排名：资金被确定为主要问题（58%），其次是缺乏专业的牙科护理（22%）和对治疗的恐惧/焦虑（11%）。该研究指出了患者面临的经济问题，即使是在由国家资助的医疗补助计划（Medicaid）覆盖的儿童中，此问题依然存在。作者估计，由HTC治疗的约4000例出血性疾病患者无法通过该中心获得牙科治疗[55]。

牙科管理

对于大多数出血性疾病的患者，均建议其接受定期的常规门诊牙科护理。安排预约时应尽量使每次就诊能完成较多的治疗项目，以尽量减少计划外因子输入及其导致的费用增加[56-58]。有凝血抑制物的患者最好在具有处理相关并发症经验的中心接受治疗。出血性疾病患者的牙科治疗与未患病者相比没有显著差异。必须向患者提供具体而详细的术后指导。

乳牙的脱落 正常的乳牙脱落通常不会导致出血或需要因子替代治疗。这些情况下的出血一般可以通过直接用手指和纱布按压并维持几分钟来控制，直接局部应用辅助剂也可能有助于局部凝血。如果出现持续缓慢出血，可开始抗纤溶治疗。在极少数情况下，最常见的是脱落过程中牙龈组织反复受到创伤，此时可能需要使用因子替代疗法；在这种情况下，应进行牙科评估，如果不能避免反复的创伤，应考虑拔除即将脱落的牙齿。

牙科疾病的预防 包括刷牙、使用牙线、适当地局部应用氟制剂和全身给予氟制剂，以及适当的饮食，同时定期接受专业检查，这是预防牙齿问题的有效方法。橡皮杯洁治和龈上刮治术是安全的治疗方法，不必预先进行因子替代治疗。对于轻微出血，通常可以采用局部处理的方法进行控制，如用湿的方纱布直接压迫止血。如果出血持续数分钟，局部应用重组凝血酶（RECOTHROM；Zymo Genetics, Inc. Seattle, WA, USA）①、胶原纤维（Avitene；Darvol Inc., subsidiary of C.R. Bard, Inc., Warwick, RI, USA）和局部纤维蛋白胶可以起到一定作用。

牙周治疗 有大块牙结石需要深度刮治的患者应先接受龈上洁治。组织需要7~14天的恢复期，在此期间，牙龈充血、水肿消退。后续治疗去除结石和刺激物时，组织的出血风险也能降低。如果治疗计划为龈下刮治，需根据预期的出血量和因子缺乏的严重程度考虑是否采用替代治疗。牙周病患者需进行适宜的预防维护，以便获得最佳的疗效[58-60]。

异常系带附着可能导致牙龈萎缩和牙周袋形成。早期治疗可防止牙龈继续萎缩和牙槽骨丧失。对出血性疾病患者来说，所有恰当的系带切除术在外科手术中都是可行的；在系带或其他牙周手术之前，必须进行因子浓缩物替代治疗和抗纤溶治疗。如果预估会大量出血，则这些治疗必须在有条件的医疗环境中进行。必须联系主治医生或血液病专家，以确定是否需要适当的因子矫正治疗及可能的后续住院或门诊治疗。

修复治疗 出血性疾病患者可考虑进行所有的修复治疗。通过局部浸润麻醉或牙周膜注射麻醉（periodontal ligament，PDL），大多数乳牙的修复治疗都可成功完成，并不需要因子浓缩物替代治疗。小的病损可在笑气-氧气吸入镇静下修复。对乙酰氨基酚和可待因一起使用可以减轻患儿的不适。

大多数成人手术可在局部麻醉下完成，通常不需要因子浓缩物替代治疗。如果预期进行下颌神经阻滞麻醉或上牙槽后神经注射，因子浓缩物替代治疗则需达到正常水平的40%，并在注射前进行抗纤溶治疗。

应使用橡皮障隔离术区，可以牵拉及保护颊、唇和舌。由于这些软组织的血运丰富，如果意外撕裂，可能会出现较严重后果。薄橡皮障是首选，因为可以减少扭转橡皮障固定夹时对牙龈组织的磨损。橡皮障固定夹应小心放置以确保稳固。如果滑脱，可能会导致牙龈乳头撕裂。应避免使用带有龈下伸展的橡皮障固定夹。

楔子和成型片可常规应用。在预备近中时，楔子可使牙龈乳头回缩，起到保护作用。适当放置的成型片不会引起出血。

---

①尽管未见有牙科文献报道，但已有牛凝血酶引发获得性凝血因子V缺乏（一种罕见的获得性凝血障碍）的报告，因此推荐使用重组凝血酶。

使用高速真空涡轮钻和吸唾器应谨慎，以防止出现舌下血肿。放置口内X线胶片时必须小心，特别是在血管丰富的舌下组织。

对于制作铸造冠的牙齿，龈方牙体预备时需要小心，放置排龈线和印模材料时也应注意。印模托盘边缘加蜡以预防托盘放置过程中可能发生的口腔软组织撕裂。在粘固或抛光牙冠时应避免创伤。

牙髓治疗 可保留乳牙和恒牙部分软化牙本质以避免露髓（有时在一次治疗中不完全去除龋坏牙本质）（间接牙髓治疗）。牙髓切断术或牙髓摘除术是比拔牙更好的治疗方法。给患有出血性疾病的个体拔牙，会涉及更复杂的治疗和较高的费用。大多数牙髓切断术、牙髓摘除术可以在局部浸润麻醉下成功完成。笑气-氧气吸入镇静也有助于缓解不适。如果活髓牙露髓，则可以采用髓腔注射来控制疼痛，这种方法是安全的。髓腔出血并不是一个严重的问题，棉纱布加压即可控制。如果牙髓组织坏死，通常不需要局部麻醉。

口腔外科

对出血性疾病患者进行拔牙术前评估和术后管理时，必须与血液病专家协商。牙科医生应该与血液病专家讨论手术治疗过程，包括麻醉技术、预期手术创伤程度和预期愈合所需时间。然后，血液病专家确定手术及术后管理所需因子浓缩物替代治疗的剂量和时间，以及所需的辅助治疗。目前已经可以在门诊为出血性疾病患者进行口腔手术[61-62]，但应满足以下条件：有一名经验丰富的牙科医生和血液病专家，在不能常规进行家庭输液时应能提供设备供患者使用，并有能够及时进行凝血评估的实验室。有凝血抑制物的患者应由有管理经验的人员在安全且设备适当的环境中进行治疗。

对于已萌恒牙和多根乳牙的简单拔除，（在牙科治疗前1小时内）要达到30%～40%的因子矫正水平。抗纤溶治疗应于治疗前后即刻开始，并应持续5～10天。患者应在第一个72小时内进流食。在接下来的1周，建议进食软食。在此期间，患者不应使用吸管、金属器皿、奶嘴或奶瓶。10天后，可以开始进食更常规的饮食。应给患者和家长提供具体的术后指导。

拔牙后，直接局部应用凝血剂，如凝血酶或微纤丝胶原（Avitene；Darvol Inc.），可以帮助局部凝血。拔牙窝应使用可吸收明胶海绵填塞（如Gelfoam；Pharmacia and Upjohn Co.，Kalamazoo，MI，USA）。微纤丝胶原或局部凝血酶或纤维蛋白胶原可以放置在伤口，然后用纱布直接按压该部位。

可将Stomahesive（ConvaTec Inc.，Skillman，NJ，USA），一种皮肤水胶体基屏障黏合剂，放置于伤口处，为其提供额外的保护，使其免受口腔环境的影响。在一般情况下，应避免使用缝线缝合，除非缝合可显著加快愈合。在这种情况下，推荐使用可吸收缝线。

拔除阻生、部分萌出或未萌出的牙齿时，由于手术创伤的可能性增加、愈合期延长，术前应针对性地使因子的活性达到较高水平。应与血液病专家讨论，也可以选择在术后给患者进行因子替代治疗。抗纤溶治疗在手术前后应立即开始，并持续7～10天。

对于单根乳牙（即切牙和尖牙）的简单拔除，必须评估目前牙根发育状态，以确定是否需要因子替代治疗。如果牙根发育完成，则因子替代治疗可能是必需的；但如果牙根只是部分形成，则抗纤溶治疗与局部凝血剂联合应用就可以了。

手术并发症 尽管采取了所有的预防措施，术后3～4天仍然有可能发生出血。出血时应采用全身和局部治疗。应给予足够的替代因子控制反复出血[63]。

保护松散的异常血块是不可取的。这种情况下典型的血块称为"肝凝块"（liver clot），呈暗红色，常突出于手术部位，覆盖多个牙齿表面。在进行充分的因子浓缩物替代治疗后（通常活性水平可以达到30%～40%），应清除异常血块，清洁术区以隔离出血源。填塞拔牙创，同时考虑使用抗纤溶药物。

抗生素预防

常规使用预防性因子输注方案的患者可放置中心静脉导管，以便频繁进行静脉输注[64]。如果血液科医生根据患者的特殊情况（例如口腔卫生状况和龋齿），推荐进行抗生素预防性用药以保护中心静脉通路装置则可以采纳。然而，美国疾病预防控制中心（Centers for Disease Control and Prevention）目前并不推荐预防性使用抗生素。

全关节置换术（通常是髋关节或膝关节）常用

于成人重度血友病患者以恢复其功能，减轻因复发性关节血肿导致的退行性关节炎引起的疼痛。美国牙科协会（American Dental Association）和美国骨科医师学会（American Academy of Orthopedic Surgeons）建议为有人工关节的患者进行有创牙科治疗前使用抗生素，但是支持这一建议的证据有限[65-66]。在这种情况下，牙科医生在牙科治疗前应咨询骨科医生。通常遵循美国心脏协会（American Heart Association）推荐的2007版细菌性心内膜炎的预防建议[67]。

如果患者由于感染HIV而免疫功能低下，可配合HIV方面的专家进行协调，预防性应用抗生素。

正畸治疗

正畸问题的早期识别非常重要，因为选择性诱导可以减少或消除复杂的正畸问题。如果需要，可以施行阻断性矫治和全带环矫治。但是，在调试和放置带环时必须小心，必须注意消除突出的尖锐边缘和金属丝，避免损伤口腔黏膜。预成正畸带环和托槽可以直接粘接到牙齿上，在放置时几乎可以完全消除正畸矫治器与牙龈的接触。使用长效弓丝和弹簧不需要对正畸矫治器进行频繁的调整。对于意外刮伤或牙龈轻微撕裂造成的出血，通常加压凝血5分钟后见效。

口腔卫生尤为重要，以避免牙龈组织发炎、水肿和出血。冲牙器可能有助于进行家庭口腔保健。

牙科急诊

口腔创伤是儿童时期的常见病。对出血性疾病患者的口腔内出血性损伤（包括血肿）进行治疗，可能需要结合因子替代疗法和抗纤溶治疗，以及应用局部凝血剂。口腔失血易被低估或高估。应检查患者的血红蛋白（Hb），以确保出血情况下并未发生贫血。

在进行任何额外的牙科评估（如扫描或手术室评估）之前，必须处理出血和（或）潜在的出血风险（如输入因子浓缩物）。

制订治疗计划

随着近年来的治疗进展，大多数出血性疾病患者都能接受常规牙科门诊护理。牙科医生在充分了解患者的凝血障碍后，与血液病专家协同，可为患者制订安全而恰当的治疗方案。

牙科医生必须了解安全治疗的步骤和可能出现的并发症。牙科医生应与患者的内科医生和血液病专家共同制订合适的治疗计划。牙科医生应该知道患者出血性疾病的具体类型、严重程度、出血发作的频率和治疗方法，以及患者的抑制物状态。许多血友病患者在家里自行管理输液药品，因此自己能够按需进行治疗。如果患者采用预防方案，则应在定期输注当日进行牙科评估和干预；如果患者采用按需治疗方案，则需要就替代治疗的必要性进行进一步讨论，特别是对于牙科干预。如果需要因子浓缩物替代治疗，那么最好在一次就诊中完成所有修复治疗或拔牙，以减少昂贵输入的次数。牙科医生应该与血液病专家讨论预期采用的麻醉类型、牙科治疗的创伤程度，预测出血量、口腔伤口愈合时间，以帮助制订适当的治疗计划，其中也包括因子替代治疗和辅助治疗的需求[58]。

除了使用因子替代治疗和（或）辅助治疗外，在进行简单的手术操作前预防性使用艾美赛珠单抗已经取得了良好的临床效果。在旨在评估艾美赛珠单抗对血友病A患者的预防疗效的HAVEN临床试验中，共进行了215次操作，其中64次（29.8%）为牙科操作。在这64例牙科操作中，42例在未采用其他治疗的情况下进行；29/42例（69%）无出血并发症，9/42例（21%）术后出血需要治疗，4/42例（10%）术后出血但不需要输注因子。总体而言，在接受牙科手术的患者中，约79%在用Hemlibra预防时不需要额外的凝血治疗[40, 68-71]。

应用抗纤溶药物

使用抗纤溶药物是出血性疾病患者在牙科治疗中的辅助手段，并且在预防和治疗口腔出血方面发挥重要作用。这些药物包括ε-氨基己酸（Amicar; Xanodyne Pharmaceuticals, Florence, KY, USA）和氨甲环酸（Lysteda; Ferring Pharmaceuticals, Parsippany, NJ, USA和Cyklokapron; Pfizer, New York, NY, USA）。

血友病患者形成的血栓疏松、易碎、易脱落并快速溶解，特别是在口腔，局部纤维蛋白溶解水平较高。在口腔内，抗纤溶药物可防凝血块溶解，常用于因子浓缩物的辅助治疗。在一些预期出血极少的牙科手术中，抗纤溶药物可能是唯一推荐使用的凝血剂。

给药剂量 对于儿童，牙科治疗前即刻口服初始负荷剂量为 200 mg/kg 的 ε- 氨基己酸（最大总剂量为 3 g）。之后每 6 小时口服一次，剂量为 50～100 mg/kg（最大总剂量为 3 g），连续服用 5～7 天。ε- 氨基己酸用于儿童的优点是有片剂和口服液两种剂型。另外，对于体型接近成人或体重超过 30 kg 的患儿，给药方案为每日口服 4 次，每次 3 g，不用给负荷剂量。

氨甲环酸的最大口服剂量为每 8 小时 25 mg/kg。据报道，依据出血的位置和严重程度，10～15 mg/kg 的剂量是有效的。每 8 小时服用一次，持续 5～7 天。在美国，氨甲环酸口服制剂（Lysteda；Ferring Pharmaceuticals）仅被准许用于周期性月经过多；推荐成人剂量为每 8 小时 1.3 g。医师已将该药物应用于超出说明书的口腔出血和牙科操作。此外，在美国有静脉注射制剂（Cyklokapron），如果需要也可以口服[56, 58]。

副作用 应用抗纤溶药物常见的副作用包括头痛、恶心和口干。这些副作用通常可耐受，其他不常见的副作用也有报道。为了预防血栓，当肾或尿道有出血现象，或者出现弥散性血管内凝血迹象时，不能使用抗纤溶药。同时，在抗纤溶治疗过程中，应该避免对有凝血抑制物的患者重复使用 aPCC（即 FEIBA），因为二者同时使用可能会导致血栓的发生。

疼痛控制

镇痛

如果患者明显焦虑，可以考虑镇静或笑气-氧气吸入镇痛。有证据证明催眠对某些患者也是有效的。由于有血肿形成的风险，禁止肌内注射催眠、镇静、镇痛制剂，尤其是对未进行替代治疗的患者或有凝血抑制物的患者。Hemlibra 预防性治疗可能提供足够的凝血效果，但建议谨慎使用并进行监测。

中等强度的急性疼痛常用对乙酰氨基酚治疗。含有阿司匹林（比如 Darvon Compound-65）或抗炎药（如布洛芬）的镇痛药可能会影响血小板功能，应避免使用。塞来昔布（如 Celebrex，Pfizer）是一种不影响血小板功能的环氧合酶 -2（COX-2）选择性抑制剂，也是一种 NSAID。一项系统综述和 meta 分析指出，使用该产品时，术中或术后出血或者失血的风险未显著增加[72]。COX-2 抑制剂已用于有急性和慢性疼痛的血友病成年患者。可能由于缺乏临床数据，它们在儿科急慢性疼痛中的应用程度较低[73-74]。虽然我们需要更多的儿科临床数据，但在出血性疾病患者的急性疼痛治疗中，应考虑将塞来昔布作为其他 NSAID 的替代方案。对于重度疼痛，可以使用麻醉性镇痛药，其对出血性疾病患者无禁忌。

局部麻醉

在没有采用因子替代治疗的情况下，可以进行 PDL 注射。麻醉时贴着牙齿的四个轴面进针至龈沟和牙周膜内。浸润麻醉一般不需要采用 ε- 氨基己酸或替代疗法进行预治疗。然而，如果浸润注射位于疏松结缔组织或高度血管化的区域，则需要采用因子浓缩物替代治疗以达到 30%～40% 的活性水平。

进行阻滞麻醉时必须谨慎。下牙槽神经注射与上牙槽后神经注射位点的组织是非纤维化和高度血管化的疏松结缔组织，容易产生夹层血肿，进而导致气道阻塞和危及生命的出血。因此，阻滞麻醉时因子矫正至少需达到正常水平 40%。牙医必须仔细回抽以确保针头未进入血管。如果回抽有血，需采取进一步的因子替代治疗，并在手术后马上通知血液病专家。对所有患者均应观察血肿的发展情况，一旦局部麻醉给药后出现血肿，应立即转诊治疗。

牙科工作人员的风险

几乎所有外科实习生都会经历至少一次针刺伤，护士则因频繁处理锐器而有发生多次针刺伤的高风险。意外针刺伤后，感染 HBV、HCV 或 HIV 的风险分别为 30%、3% 和 0.3%[75]。

Klein 等[76] 开展的一项研究显示了牙科专业人员感染 HCV 的量化职业风险，并且发现口腔外科医生的感染率比普通牙医更高。在口腔教学医院的调查报告显示，感染暴露可发生在清理患者治疗使用过的锐器时[75, 77]。这些数据支持牙科人员应接种疫苗以预防 HBV 感染，并在接诊患者过程中和之后采取适当的综合预防措施，尤其是在许多患者并不知道自己是否感染血液传播性疾病的情况下。

小结

先天性出血性疾病患者是一群需特殊关注的患

者人群，应由经过专门培训的牙医和口腔外科医生进行治疗。首选由 HTC 的血液科医生和牙医 / 口腔外科医生共同管理的多学科团队（包括门诊和医院的牙科护理）；其目标是提高口腔保健的可及性和覆盖面，提供常规的预防性口腔保健，并规划手术步骤，以消除与出血相关的并发症风险和降低与因子替代治疗相关的不必要费用。

镰状细胞病

背景

镰状细胞病（sickle cell disease，SCD）是最常见的遗传性血液疾病，影响多达 10 万美国人。SCD 导致伴有全身系统性疾病的常染色体隐性遗传性溶血症。SCD 患者产生纯合子的血红蛋白 S（HbS），代替正常血红蛋白 A。血红蛋白 S 的携氧能力下降。氧张力的下降使细胞呈镰状。促发因素包括酸中毒、缺氧、低温、低血压、低血容量、压力、脱水、月经、发热和感染。这些镰状细胞运动受限并阻塞血管内的血流。这会导致疼痛发作、严重或复发性感染、脾隔离症、肺部并发症和卒中，随后出现伴有发热的关节和腹部疼痛。随着时间的推移，心脏、肺和肾功能逐渐衰竭。

SCD 患者的血红蛋白水平为 6～9 g/dl（正常值为 12～18 g/dl）。SCD 患者常采用羟基脲（hydroxyurea，HU）治疗，以增加胎儿血红蛋白，防止 HbS 聚合物的形成。患者还可能从每月一次的红细胞替换疗法中获益，即去除含有 HbS 的镰状红细胞，并用健康供者红细胞替代。造血干细胞移植（hematopoietic stem cell transplantation，HSCT）是唯一可治愈的方法。

镰状细胞性状是 HbS 杂合状态的结果。与 SCD 不同，镰状细胞性状通常是良性的，可以接受常规医疗或牙科治疗。然而，如果镰状细胞性状与另一种 β 珠蛋白缺陷共同遗传，其临床病程可能与 SCD 的严重程度相似。

牙科管理

除了已经描述的急性和慢性表现外，SCD 还会导致牙列、颌面部的异常。牙科管理是镰状细胞病护理的重要组成部分。儿童牙科专业人员是儿童和青少年 SCD 多学科治疗的重要成员；然而，关于儿童和青少年 SCD 的口腔护理指南却很少。常见的牙科并发症包括龋齿、牙齿矿化不良、口面部疼痛、神经病变、面部肿胀、错𬌗、感染、牙髓坏死、皮质侵蚀、髓质增生和骨小梁间距异常[78]。牙髓坏死是由牙髓微循环血管闭塞导致的牙髓死亡。血色素沉积在牙本质中，导致患牙变色。

SCD 会引起相关影像学变化，尤其是对红细胞生成需求增加导致骨髓空间膨胀，进而产生广泛性透射影和骨硬板显著的骨质疏松。下颌骨生长发育受限，导致下颌后缩和牙齿矿化不良。SCD 患者错𬌗畸形的发病率很高。由于骨髓代偿性扩张，患者出现覆盖增大、下颌角升高，继发牙间隙的频率增加[79]。偶尔在 SCD 患者的颌骨内可发生血管梗阻，容易误诊为牙痛或骨髓炎。患者会有牙痛，但没有病理表现。

因此，积极预防口腔疾病非常重要。应以维持良好的口腔健康，减少口腔感染的可能性，改善患者舒适度，加强对患者、家属及医护团队的宣教为目标。

少量中等水平的证据显示[78, 80-81]，在镰状细胞危象期间不应进行牙科治疗。如果在危象期间需要紧急治疗，应只提供减轻患者痛苦的治疗。SCD 患者可能会有颌骨发育问题，此时正畸治疗是有效的。治疗须特别注意避免对组织的刺激，因为可能会引起菌血症，疾病的发展也可能会影响既定的治疗方案。当对 SCD 患者提出选择性正畸治疗建议时，必须进行严密监测。

许多 SCD 患者有脾功能缺陷或曾行脾切除术，从而导致免疫球蛋白生成减少和对外来抗原的吞噬能力受损，使他们更容易受到感染。大多数 SCD 患者每日服用小剂量的预防性抗生素，而对牙科治疗时额外使用抗生素是有争议的。一些文献作者建议所有牙科治疗均使用抗生素，而其他作者建议有明显的牙齿或牙周感染时再额外使用抗生素。抗生素的选择通常与伴有心脏发育缺陷的患者相似。

SCD 患者并非禁忌使用含血管收缩剂的局部麻醉剂。但一些教科书不推荐使用血管收缩剂，虽然没有证据支持这种做法。同样，这些患者对使用笑气没有禁忌。治疗 SCD 患者时必须谨慎，以避免牙科手术过程中产生的弥散性缺氧。

牙齿修复治疗，包括牙髓切断术，优于牙齿

拔除。若医生对患牙保持非感染状态有信心，可行死髓牙的牙髓摘除术。如果患牙可能继续作为感染源，则建议拔除。

牙科治疗时使用全身麻醉必须向血液病专家和麻醉师进行谨慎的咨询。对于 SCD 患者术前输血预防围手术期并发症一直存在争议。在此之前，标准诊疗程序是进行直接输血或交换输血（重复抽出少量的血液和供者血液置换，直到大部分患者的血液被交换），然后才能进行全身麻醉。输血的目的是使患者的血红蛋白水平升高到 10 g/dl 以上，并使 HbS 水平降低到 40% 以下。输血不能完全防止静脉并发症的发生，但可能暂时改善患者的病情，减少危害。

目前的观点是在麻醉诱导前对输血相关的风险进行权衡。已有指南对全身麻醉前预防性输血提出建议。血红蛋白水平低于 7 g/dl 和血细胞比容低于 20% 的患者可能需要输血。儿科患者较成人不易发生输血后并发症。频繁住院提示患者有更严重的贫血，这样的患者在手术前需要输血。简单术式可能并不需要输血[80]。

儿童癌症

恶性肿瘤是造成儿童死亡的第二大原因，仅次于伤害（非故意伤害和故意伤害）[82]。据估计，2018 年美国将有 15 590 名儿童和青少年被诊断出癌症，1780 名儿童和青少年将死于癌症[82]。美国儿童中最常见的癌症类型包括白血病、脑和中枢神经系统（central nervous system，CNS）肿瘤以及淋巴瘤，其次是软组织肉瘤、神经母细胞瘤、肾肿瘤、生殖细胞肿瘤和黑色素瘤。癌症的治疗包括化学治疗、手术切除、放射治疗、免疫治疗和（或）造血干细胞移植。牙科疾病和牙科相关治疗并发症的管理是癌症治疗和存活期间护理的重要组成部分。截至 2015 年 1 月 1 日（有数据的最新日期），美国约有 429 000 名儿童癌症幸存者。随着儿童癌症治疗方法的改进，这一数字将继续上升。儿童和青少年癌症患者的预后已显著改善。20 世纪 70 年代中期，58% 的儿童和 68% 的青少年癌症患者在诊断后生存期至少 5 年。随着情况的改善，2014 年有 83.4% 的儿童和 84.6% 的青少年在诊断后存活了 5 年[83]。近几十年来，最常见的儿童癌症——白血病的治疗取得了最为显著的进步。

白血病

白血病是造血系统恶性肿瘤，异常白细胞（白血病细胞）在骨髓增殖，取代正常细胞，并扩散到外周血，积聚在身体的其他组织和器官。

白血病是根据骨髓中异常白细胞的形态进行分类的（表 27.5）。根据病程、主要异常细胞的分化程度或成熟程度，这些类型可进一步分为急性或慢性。

急性白血病是儿童和青少年最常见的恶性肿瘤，在美国每年约有 4000 例新发病例。因此，急性白血病约占所有儿童恶性肿瘤的 1/3；其中，约 75% 是淋巴细胞白血病（急性淋巴细胞白血病；acute lymphocytic leukemia，ALL），25% 是急性髓细胞性白血病（acute myelogenous leukemia，AML）。儿童慢性白血病非常罕见，占比小于所有病例的 2%。儿童白血病发病高峰年龄为 2～5 岁。虽然白血病的病因未知，但与电离辐射、某些化学试剂、遗传因素可能都有关系。例如，有染色体异常的儿童（唐氏综合征和布卢姆综合征）、单卵双胞胎另一方患有白血病的儿童和免疫功能紊乱的儿童患白血病的风险增加[83]。

急性白血病的临床表现是由白血病细胞向组织和器官浸润所引起的。骨髓中的白血病细胞浸润和增殖导致贫血、血小板减少和粒细胞减少。由于血细胞的减少是逐渐发展的，所以疾病的发病常是隐匿的。通过病史可发现患者易怒、嗜睡、持续发热，有不明原因的骨疼痛，并容易出现瘀青。在最初的体格检查中，常见表现有脸色苍白、发热、心动过速、淋巴结肿大、肝脾肿大、瘀斑、皮肤擦伤、牙龈出血、感染。在大约 90% 的急性白血病病例中，外周血涂片显示贫血和血小板减少。大约 65% 的患者白细胞计数低或正常，但可能大于 50 000/mm^3。

患者确诊为白血病后应住院治疗，治疗的目的是稳定病情，输血制品以纠正贫血和控制出血，发现和消除感染，评价肾和肝功能，为患者化疗做准备。为明确白血病的确切类型，需采取一些干预措施，包括：骨髓穿刺以进行显微镜分析，特殊细胞化学染色，用流式细胞仪进行免疫分型，以及细胞遗传学分析。治疗的目的是诱导和维持完全的缓解状态，即白血病的各项体征（例如淋巴结肿大、肝

表 27.5 儿童白血病

类型	发病年龄和白细胞计数（WBC）	预后	治疗
急性淋巴细胞白血病（ALL）	高发年龄：3～6 岁	>95% 诱导缓解，随年龄和白细胞计数的不同而变化	长春新碱、门冬酰胺酶、泼尼松、地塞米松、6-硫鸟嘌呤、6-硫鸟嘌呤、甲氨蝶呤、柔红霉素、多柔比星、阿糖胞苷、环磷酰胺
标准风险	1～9 岁白细胞<50 000/mm³	60 个月无事故生存率为 80%～90%	
低危	>10 岁或任何年龄下白细胞>50 000/mm³	60 个月无事故生存率为 50%～60%	
婴儿	<1 岁，无论白细胞计数如何	60 个月无事故生存率为 20%～30%	
急性髓细胞性白血病（AML）		80% 诱导缓解，36 个月无事故生存率为 40%，年龄小于 2 岁的唐氏综合征患儿无事故生存率>95%	阿糖胞苷、柔红霉素、VP-16、米托蒽醌、6-硫鸟嘌呤、伊达比星、地塞米松；造血干细胞移植*
急性粒细胞白血病（AML）	大龄儿童和青少年	有利的细胞遗传学异常产生相对好的结果，~70% 存活；而不利的细胞学异常预示着预后不良（20%）	
单核细胞和粒细胞白血病（急性单核细胞白血病，急性粒-单核细胞白血病）	婴幼儿更常见	~70% 生存	
急性早幼粒细胞白血病	少见，见于大龄儿童	~70% 生存	对全反式维 A 酸和三氧化二砷有反应
红白血病	非常罕见	一般很差	
巨核细胞白血病	非常罕见	一般很差，年轻的唐氏综合征患者预后良好	
慢性粒细胞白血病（CML）			
费城染色体阳性的 CML	罕见	慢性期 2～4 年，然后死于原始细胞危象，通常是急性粒细胞白血病，且存在治疗抗药性；伊马替尼和达沙替尼治疗后有较大改善	达沙替尼、伊马替尼、羟基脲；干扰素 α；造血干细胞移植†
慢性淋巴细胞白血病	儿童未见		

EFS，event-free survival，无事故生存率。

* 同胞 HLA 匹配的造血干细胞移植（hematopoietic stem cell transplantation，HSCT）是大多数急性髓细胞性白血病（AML）亚型的治疗首选。每个同胞都有 1/4 的机会成为移植的最佳配型。患者骨髓移植前需进行标准化疗缓解病情。急性髓细胞性白血病患者在第一次缓解时进行移植，有证据显示 60% 的患者 2 年后没有发病。

† 造血干细胞移植已成为成人和青少年慢性粒细胞白血病的治疗首选。标准化疗的反应一般较差。达沙替尼和伊马替尼，酪氨酸激酶 ABL 基因断点簇区（慢性粒细胞白血病的病因）的选择性抑制剂，口服时对 CML 各个阶段非常有效并且耐受性良好。因为儿童长期口服伊马替尼效果良好，所以造血干细胞移植的时机和作用在儿童费城染色体阳性慢性粒细胞白血病的治疗中多少是有争议的。匹配同胞供体干细胞移植治疗成人慢性粒细胞白血病第一慢性期后，2 年无事故生存率为 60%。

Courtesy Dr. Kerry Hege，Dr. Randy Hock.

脾大和瘀斑）消失，骨髓中母细胞少于 5% 并且外周血计数恢复正常。完全分子学缓解是指使用非常敏感的实验室技术［如流式细胞术或聚合酶链反应（PCR）］检测，结果显示治疗后白血病细胞消失。这种对微小残留白血病（minimal residual disease，MRD）进行评估所获得的缓解指标是比以前定义的缓解指标更好的预后因素。MRD评估显示未缓解的患者更易出现白血病复发。目前的临床试验正在研究此类患者是否可以从更激进的疗法中获益。

治疗ALL的基本原则不同于治疗AML，其方案有很大差异。一般来说，AML的治疗为强化治疗，会导致严重的骨髓发育不良，但治疗持续时间通常很短（<1年）。ALL的治疗强度较低，但时间较长（2.5～3.5年）。

总体而言，在选择治疗方案上存在很大差异，主要取决于预后因素和联合治疗专家组（例如儿童肿瘤学组）纳入考量的因素。ALL治疗的初始阶段（诱导治疗）包括联合使用抗白血病药物进行为期4周的间断性治疗（表27.6）。这种联合用药将迅速消灭白血病细胞，但可保持骨髓内非恶性造血细胞的再生潜能。大约95%的ALL患者在治疗的第28天完全缓解。第二阶段为巩固治疗，试图巩固这种缓解的状态和强化中枢神经系统（central nervous system，CNS）的预防性治疗。为了预防中枢神经系统病变复发，采用鞘内注射化疗（甲氨蝶呤联合或不联合阿糖胞苷和氢化可的松）来破坏中枢神经系统内的白血病细胞。由于大多数化疗药物不易通过血脑屏障，甲氨蝶呤应直接注射进入腰椎脑脊液。对状态良好和中危的ALL患者，强化鞘内化疗已替代颅脑照射用于防止中枢神经系统疾病复发。然而，颅脑照射和鞘内化疗仍用于高危ALL患者中枢神经系统疾病复发的预防。第三阶段为中期维持，使用相对无毒、只需要每月到门诊就诊的联合药物。在大多数情况下，第四阶段（延期强化）在中期维持治疗之后。这有助于在短时间的低强度治疗后再次加强抗白血病治疗。强化的后期治疗大大提高了ALL患者的生存率。延期强化治疗后，间隔给予口服和静脉化疗药物维持疗效，女孩继续治疗2年，男孩3年。

在过去的几十年里，急性白血病儿童的预后有显著改善。大约35年前，白血病患儿的牙科治疗几乎没有被讨论过，因为这种疾病总是致命的——多数患者在确诊后6个月内死亡。今天，随着新的和更好的抗白血病药物的研发、靶向治疗的出现、强化联合药物治疗的应用、对某些患者进行选择性放疗以及诊断技术和全身支持治疗的改善等，ALL患儿的平均总生存率超过95%。

治疗前预后因素评估可用于鉴定出无论是接受标准治疗还是更大强度的治疗，都能从中获益的患儿。已知可鉴定出能够从中获益且毒性反应最小的患儿的指标包括：患儿年龄为1～10岁，白细胞计数低于$50\,000/mm^3$，淋巴母细胞形态良好，无特定的遗传性细胞异常。

所有ALL高危儿童都是诊断时年龄小于1岁或大于10岁的孩子，初始白细胞计数高，或存在上述所提到的细胞遗传学异常，或在诱导治疗后病情持续发展。这些患者需接受侵入性更强的治疗。

在过去几年里，儿童AML的预后已大大改善，儿童在化疗缓解后接受匹配同胞异体造血干细胞移植的比例更高。此治疗方案是侵入性的，并导致严重的骨髓抑制。这些患者长期存在严重的中性粒细胞减少症，需要长时间住院治疗。他们往往有严重的感染和严重的黏膜炎。

白血病的口腔表现

白血病患者经常发生口腔病理改变。据报道，多达75%的成年白血病患者和29%的儿童患者都曾出现提示白血病的口腔症状或体征。儿童口腔表现的低发病率可部分归因于早期诊断以及儿童患者中ALL的比例较高。ALL发病率在3岁时达峰值，此年龄相对较少发生炎症和退行性变。

口腔或口周异常可发生于所有类型的白血病和所有年龄组。这些异常可能是白血病细胞直接侵入组织的结果，也可能是骨髓中正常骨髓成分被白血病细胞替代而引起的贫血和血小板减少症的结果。白血病引起的最常见的口腔异常表现包括区域淋巴结肿大、黏膜瘀点、瘀斑、牙龈出血、牙龈肥大、苍白，以及非特异性溃疡。偶尔可有脑神经麻痹、下颌和唇感觉异常、牙痛、下颌疼痛、牙齿松动、牙齿突出和坏疽性口炎。区域淋巴结肿大最为

表27.6 有黏膜炎风险的主要化疗药物

甲氨蝶呤
柔红霉素
多柔比星
伊达比星
放线菌素D
阿糖胞苷（AraC）
氟尿嘧啶
美法仑

常见。牙龈异常（包括肥大、出血）多见于 AML 患者，而瘀点和瘀斑多见于 ALL 患者。

血小板严重减少的患者如果失去了维持血管完整性的能力，很有可能自发出血。临床表现为口腔黏膜的瘀点或瘀斑，或者龈沟明显出血（图 27.9 和图 27.10）。口腔卫生差的患者牙龈出血倾向大大增加，因为堆积的菌斑和食物残渣为明显的局部刺激物。

白血病细胞浸润后直接侵入组织可导致牙龈肥大。即使口腔卫生极佳，也会发生以上情况。白血病细胞沿血管浸润可导致牙髓组织坏死和自发性脓肿形成，这是临床及影像学检查均显示健康的牙齿，其牙髓发生感染或出现液化坏死灶后的结果。同样，PDL 坏死会导致牙齿快速松动。

白血病骨髓浸润引起的骨骼病变常见于儿童白血病患者。最常见的是由 Haversian 和 Volkmann 小管扩张引起的骨质疏松症。局部出血和坏死病灶区产生的溶骨性病变导致的松质骨丧失也很常见。

在高达 63% 的儿童急性白血病患者中，牙科 X 线片上可见到骨质改变的迹象。颌骨表现包括广泛的松质骨丧失，发育中牙齿的牙囊破坏，硬骨板丧失，PDL 间隙增宽，以及牙齿和牙胚移位（图 27.11）。

因为这些口腔病变不是白血病的特征性症状，而是与许多局部或全身疾病都有关系，所以白血病的诊断不能仅仅基于口腔表现。但这种变化可以提示临床医生有可能存在潜在的恶性肿瘤。

白血病患者的牙科管理

儿童牙科医生是儿童和青少年癌症患者多学科治疗的重要组成部分。美国儿童牙科学会（American Academy of Pediatric Dentistry）为牙医在治疗团队中发挥作用提供支持，并更新了接受化疗、HSCT 和（或）放疗儿童患者的牙科管理指南[84]。适当的牙科管理旨在降低由感染引起的发病和死亡，减少由出血引起的发病，改善患者的营养状况，提高患者的舒适度，并加强对患者、家属和医疗团队的教育，见框 27.1。在癌症治疗开始前进行牙科检查可以发现和治疗任何存在的牙科问题，并有机会向患者和家属宣讲进行基本口腔护理的重要性。预防策略包括口腔卫生清洁、非致龋饮食和使用氟化物。给予白血病儿童任何牙科治疗前，应咨询患儿的血液病专家/肿瘤专家或初级保健医生。应查明下列信息：

1. 主要医疗诊断
2. 预期临床病程及预后

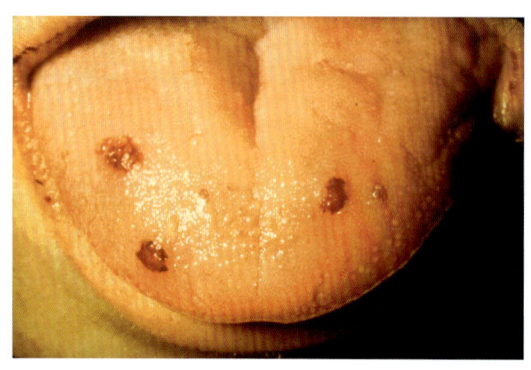

图 27.9　10 岁急性淋巴细胞白血病女孩舌背表面的几个小瘀斑（Courtesy Dr. Bruce W. Vash.）

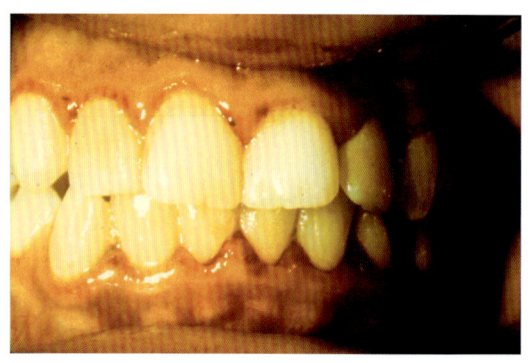

图 27.10　14 岁急性淋巴细胞白血病女孩的龈沟出血点（Courtesy Dr. Bruce W. Vash.）

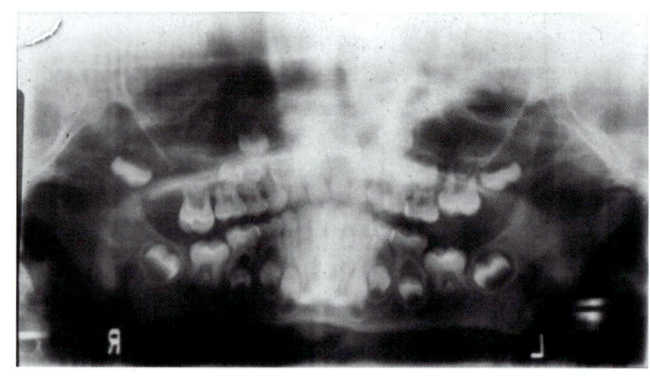

图 27.11　曲面体层片显示急性粒细胞白血病患者右上恒磨牙移位（Courtesy Dr. Bruce W. Vash.）

框 27.1　白血病儿童的牙科护理目标

— 降低感染引起的发病和死亡
— 降低出血引起的发病
— 改善患者的营养状况
— 提高患者的舒适度
— 加强对患者、家属和医疗保健团队的宣教

3. 现在和未来的治疗方式

4. 目前的健康状况

5. 现在的血液状况

同样重要的是,应通过咨询患者的内科医生,确定牙科治疗最佳时机,安排相应的就诊时间。

对于未达到首次缓解或复发的患儿,应推迟所有可择期进行的牙科治疗。但是,及时控制或根除口腔内的潜在全身感染源至关重要（例如直接拔除牙髓感染的龋坏乳牙）。

对完全缓解并仍在接受化疗的患者可以进行常规预防、修复和外科治疗。何时能够完成治疗且不易产生并发症,取决于特异性药物和给药时间。预约前（最好是在同一天）,应确认血细胞分布（全血细胞计数）和血小板计数,以确保患者不会意外出血或有感染风险。已完全缓解至少 2 年并且不再需要化疗的患者,可以按正常方式治疗。诊疗前不必进行血液检查。

乳牙牙髓治疗对有白血病史的患者而言通常是不建议的[85]。对于恒牙牙髓治疗,不建议用于有慢性、间歇性粒细胞抑制的白血病患者。即使是最严格的技术,在根管治疗牙齿的根尖区仍有可能存在慢性炎症组织。在健康患者中机体对低度慢性炎症通常有良好的耐受性,但在免疫抑制、中性粒细胞减少的患者中,同样的病变区域可能会成为一个无法控制的病灶,引起严重的后遗症。对于长期完全缓解的患者和未进行化疗的患者,必须由牙医和患儿的血液科/肿瘤科医生共同决定是否进行根管治疗。

血小板水平为 100 000/mm³ 时,适合进行大多数牙科治疗（表 27.7）。当血小板计数不低于 50 000/mm³ 时,可考虑进行常规预防性和修复性治疗,包括非神经阻滞注射。在口腔卫生不佳、牙周组织不健康和局部刺激物存在时,如血小板计数为 20 000～50 000/mm³,可能观察到龈沟出血。这种出血常见于机械刺激组织后,如在刷牙时。如果血小板计数低于 20 000/mm³,临床显示所有的口腔黏膜组织都可能出现自发性出血（例如瘀点、瘀斑或明显出血）。在未进行预防性血小板输注的情况下,不应进行牙科治疗。血小板计数在此水平时患者必须保持良好的口腔卫生,但有必要停止使用牙刷,改用湿纱布擦拭清洁,辅以频繁的生理盐水冲洗。

中性粒细胞绝对计数（absolute neutrophil count,ANC）是宿主抑制或消除感染能力的指标。按下列公式计算:

ANC ＝（多形核白细胞百分比＋杆状核白细胞百分比）× 白细胞总数 ÷100

ANC 的临床意义见表 27.8。如果 ANC 小于 1000/mm³,应暂缓非紧要的牙科治疗。ANC 较低的白血病患者在进行牙科治疗前须预防性使用广谱抗生素。应咨询患者的内科医生给予适当的药物和剂量。

感染和出血是白血病患儿除抗药性疾病和复发之外死亡的主要原因。因此,白血病患儿牙科治疗的首要目标应该是预防、控制和根除口腔炎症、出血及感染。

通常,出血或感染这两个初期口腔表现与牙周不健康有关。中性粒细胞减少或正接受糖皮质激素治疗的白血病患者,牙周炎症或感染的真实程度可能被掩盖,因为炎症的基本体征（如发红、肿胀或发热）可能不明显。当牙周组织不健康时,牙龈有

表 27.7 血小板计数的临床意义

计数（/mm³）	意义
150 000～400 000	正常
50 000～150 000	出血时间延长,但患者能耐受大多数常规检查
20 000～50 000	中度出血风险,推迟择期手术
＜ 20 000	出血风险极大,推迟择期牙科治疗

* 血小板输注的绝对指征为明显出血。如果计数＜ 20 000/mm³,患者应在牙科治疗前给予预防性血小板输注。滥用血小板治疗可导致抗血小板抗体形成。

Courtesy Dr. Thomas D. Coates.

表 27.8 白细胞计数的临床意义

ANC*	意义
＞ 1500	正常
500～1000	有感染风险,推迟可能引起显著短暂菌血症的择期手术
200～500	如果发热并且给予广谱抗生素,则患者必须住院;有中度败血症的风险;推迟所有择期牙科治疗
＜ 200	败血症风险显著

* 中性粒细胞绝对计数,计算如下:
ANC ＝（多形核白细胞百分比＋杆状核白细胞百分比）× 白细胞总数 ÷100

Courtesy Dr. Thomas D. Coates.

更大的出血倾向。当口腔卫生被忽视、局部刺激物存在时,如果患者有血小板减少,则可观察到龈沟自发性出血。

被诊断为白血病的患者必须加入良好的预防性牙科保健计划,在这里特别要强调的是综合口腔卫生计划的开始和维持。建议使用软尼龙牙刷去除牙菌斑,即使患者有血小板减少。只要牙龈保持在健康状态且刷牙时不会产生明显的出血,仅由于血小板水平的原因而停止使用牙刷是不可取的。牙线的使用则须因人而异。

清除明显的局部刺激物非常重要,包括正畸矫治器。并非对所有患者而言,洁治和龈下刮治术都应被视为择期牙科治疗。对于预期临床治疗可能增加患者出血和感染风险的情况,尤其如此。典型的白血病牙龈炎患者具有不同程度的不适。每天使用温盐水漱口数次,可能有助于减轻症状。

黏膜炎的预防和治疗

白血病患儿常见糜烂或溃疡性病损。病损往往与粒细胞减少症和某些化疗药物的使用有关(表27.6),特别是甲氨蝶呤,以及蒽环类抗生素柔红霉素和多柔比星。这些病变可能是药物毒性的早期指征。停药后 ANC 即恢复,病变常在几天内消失。治疗主要是缓解和预防继发感染,可能包括使用局部和(或)全身镇痛药。

一个专家小组最近回顾了文献,评估了预防和治疗癌症患者口腔黏膜炎的基本口腔护理干预措施和管理方法。制定的指南支持多模式的口腔基础护理。指南支持定期评估口腔,在癌症治疗期间持续刷牙,以及使用温和的冲洗液以增加口腔碎屑的清除,促进口腔卫生,并在癌症治疗期间改善舒适度。专家组还认为,对患者进行口腔护理宣教是患者整体护理的一个组成部分。然而,来自高质量研究的证据有限,专家组未能找到明确证据支持在接受头颈部放疗的患者中使用氯己定预防黏膜炎,或者支持使用抗菌剂和硫糖铝预防放疗或化疗引起的黏膜炎[86]。专家组也未对冷冻疗法的益处发表评论。然而,一些证据表明,在已知会引起口腔黏膜炎的化疗药物快速输入期间,使用冰片、冰棍和冷饮进行口服冷疗对血管收缩有益[87]。该专家组未能制定混合药物漱口水的使用指南(如玛丽神奇漱口水;表27.9)。然而,许多临床医生认为,使用这些定制的药物漱口水可以提供慰藉。每种漱口水的疗效因患者而异,在某些情况下,只有强效全身性镇痛药才能起到缓解作用。

念珠菌病在白血病患儿中很常见。他们特别容易受到真菌感染,因为:①总体身体状况虚弱;②免疫抑制;③长期应用抗生素治疗;④化疗;⑤口腔卫生不良。以下制霉菌素外用方法特别有效:

- 制菌霉素口服混悬液,100 000 U/ml
- 5 ml 含漱 5 分钟,然后吞下(新生儿和婴儿为 2 ml)
- 每 6 小时重复一次,在病变消失后持续 48 小时

对于口腔念珠菌病耐药的病例,氟康唑可能有效,口服或静脉注射,每日 1 次(对于年幼的儿

表 27.9 口腔疼痛的局部缓解药(Riley 医院儿科常用药物)

药物组成	使用方法	适应证
Benacort-Tetrastat(玛丽的神奇药水)		
氢化可的松 60 mg 四环素粉 1.5 g 制霉菌素混悬液 100 000 U/ml 60 ml 苯海拉明酏剂 qs 240 L	5~10 ml 含漱 1 分钟,然后吐掉	广泛性口炎和轻度不适
费城漱口水[*]		
苯海拉明酏剂 90 ml 氢氧化铝混悬液 90 ml 2% 黏性利多卡因 90 ml 蒸馏水 180 ml 樱桃或香草香精	5~10 ml 含漱 1 分钟,然后吐掉	广泛性口炎和轻度不适

[*] 使用时应注意预防利多卡因毒性。

童，第 1 天 6 mg/kg，之后 3 mg/kg；对于年龄较大的儿童和成人，第 1 天 200 mg，之后每天 100 mg）。

对于血小板减少患者，或因为化疗或疾病活跃期有血小板减少间歇性发作风险的患者，牙医应避免使用可能改变血小板功能的药物，如水杨酸（阿司匹林）和非甾体抗炎药。

造血干细胞移植

造血干细胞移植可以治疗多种疾病，包括再生障碍性贫血、地中海贫血、重症联合免疫缺陷病、代谢紊乱、免疫缺陷和免疫失调。造血干细胞移植对救治进行积极强化治疗的白血病患者是有效的，这种治疗常配合使用高剂量的化疗和全身放疗，会破坏所有的骨髓成分，包括正常的骨髓细胞。对儿童侵袭性恶性肿瘤患者（例如高危的神经母细胞瘤和尤因肉瘤）可试用高强度化疗、全身放疗和干细胞移植的治疗方案。

与任何器官移植一样，接受造血干细胞移植的患者必须有一个相匹配的供体。合适的干细胞捐献者可能包括 HLA 相容的同胞或者父母，或者相匹配的无关供者。在某些情况下，可以使用胎盘脐带血。而在某些病例，可行自体移植，即收集、存储患者自体骨髓或外周血造血干细胞，在患者经强化治疗达到缓解后回输给患者。

造血干细胞移植期间和之后，感染是引起严重疾病和死亡的最常见原因。尽管使用多种药物进行抗细菌、抗真菌和抗病毒治疗，内源性微生物的机会性感染仍然是危及造血干细胞移植患者生命的主要原因。这是因为患者的骨髓功能被消除，在供体的骨髓移植前，无法激发保护性的炎症反应和免疫反应。

骨髓移植的口腔并发症

骨髓移植的口腔并发症只在程度和持续时间上不同于恶性疾病常规治疗时出现的口腔并发症。口腔溃疡、黏膜炎和暂时性唾液腺功能障碍是口腔毒性化疗药物治疗和全身放疗的常见后果。萎缩性黏膜的轻微创伤常导致颊黏膜、唇和舌发生自发性溃疡。血小板减少性牙龈出血和口腔溃疡出血也经常出现。

输注血小板和静脉给予氨基己酸（Amicar）治疗口腔出血效果良好。局部应用胶原（牛真皮胶原蛋白盐酸盐）、粉状凝血酶及加压可有效控制局部出血，在患者输注血小板无效的情况下也可以依靠这些方法凝血。

移植物抗宿主病

异体骨髓移植的一个主要问题是发生移植物抗宿主病（graft-versus-host disease，GVHD）。这种疾病源于显示不同抗原的供体免疫细胞与受体细胞间的相互作用。急性病变累及淋巴系统、皮肤、肝和胃肠道。慢性移植物抗宿主病患者的皮肤和口腔黏膜常常受累，表现为疼痛明显的黏膜红斑、网状或苔藓样疹，或剥脱、溃疡。在慢性移植物抗宿主病黏膜严重受累的情况下，使用地塞米松漱口是有效的。黏膜受累时可伴有唾液腺功能障碍的口干症、吞咽困难和味觉障碍。

急性和慢性移植物抗宿主病的治疗旨在纠正、屏蔽或预防免疫调节紊乱。已尝试使用低剂量和高剂量类固醇（泼尼松、地塞米松）、抗胸腺细胞球蛋白、环孢素、硫唑嘌呤或甲氨蝶呤进行治疗，结果不一。虽然严重的急性移植物抗宿主病可迅速致命，但慢性移植物抗宿主病通常是暂时性的，通过系统治疗可得到控制。进行大量冲洗以治疗黏膜和唾液腺症状的目的是缓解和预防继发感染。值得注意的是，移植物抗宿主病的积极一面是移植物抗白血病的作用。在急性和慢性移植物抗宿主病中，移植物抗宿主病相关的免疫反应似乎影响了白血病细胞，因为移植物抗宿主病的严重程度与复发率之间呈反比关系。

移植前的准备

骨髓移植治疗计划中将移植前的口腔护理和日常口腔护理放在移植中心的优先位置。口腔卫生保健计划的主要目的是预防、减轻严重程度，或姑息性缓解接受肿瘤治疗患者的与口腔卫生相关的口腔问题。通过保持口腔结构即软、硬组织的干净、湿润和无感染，来保持口腔的完整性。口腔脓毒血症的减少降低了患者的发病率和死亡率，因为对这些患者来说，口腔是最常见的感染源。

骨髓移植前 4 周，在向肿瘤科医生咨询后，所有患者均应进行全面的口腔临床和影像学检查。最终的牙科治疗计划以及口腔卫生保健的主要目标，要与患者的肿瘤科医生、患者和家属一起讨论。也应告知每位患者骨髓移植及移植物抗宿主病的所有潜在的口腔并发症。

在进行专业的口腔预防保健的同时，每位患者均应接受日常口腔护理指导，包括刷牙和使用牙线。推荐日常局部应用氟化物凝胶和 Peridex 漱口水（每 12 小时 1 次）。根据需要，安排牙周、修复或口腔外科治疗，以消除和控制可能导致偶发问题的口腔感染或疾病。对于感染或出血的潜在病灶，如牙髓炎、牙周病、部分萌出的牙齿、松动乳牙及龋齿或有不良修复体的牙齿，必须在患者进入移植中心前完成治疗。建议治疗应在入院前至少 2 周完成，以使创伤组织愈合并重建最佳口腔卫生状况。

不幸的是，有时在所有的牙科治疗完成之前，患者的全身状况要求必须接受移植。因此，最低的入院要求是无急性口腔感染灶和机械刺激。每个患者必须接受龈上洁治、龈下刮治和预防性治疗，开放性龋损和接近牙髓的龋损必须治疗，有脓肿的牙齿、牙周严重受累的牙齿以及刺激牙龈的滞留乳牙必须拔除。

实体肿瘤

实体肿瘤约占儿童恶性肿瘤的一半。最常见的肿瘤包括脑瘤、淋巴瘤、神经母细胞瘤、肾母细胞瘤、骨肉瘤和横纹肌肉瘤。由于许多恶性肿瘤可能波及骨髓，进行的化疗和放疗会抑制骨髓功能，所以会在这些患者身上看到许多在急性白血病患儿身上可见的并发症。出血及感染倾向是最显著的并发症。在一般情况下，肿瘤患者的牙科管理与急性白血病患者相似。

儿童癌症幸存者的管理

随着早期诊断的改进、治疗的进步和支持性护理的改善，儿童癌症的生存率有了显著提高，并在继续提高。许多儿童癌症幸存者仍处于儿童时期。随着死亡率的降低，研究重点转向最大限度地减少治疗的毒性和不良反应。化疗、手术和放疗会导致许多儿童癌症幸存者的牙齿缺损。系统回顾儿童癌症幸存者化疗和放疗对牙齿结构远期影响的文献发现，治疗对牙根和牙冠均有影响，其中牙根缺损更为常见。该综述中最常见的牙冠缺损是过小牙。小牙畸形、V 形牙根畸形、牛牙症患者可在较低年龄诊断。辐射部位和剂量是影响牙体缺损发生率的唯一治疗相关因素[88]。治疗还可能导致牙/牙根发育不全、牙根变薄/钝化、牙釉质发育不良、牙发育不全、磨牙异位萌出、龋齿、牙周病、错𬌗畸形、口干、颞下颌关节功能障碍、颌骨放射性骨坏死或口腔癌。

图 27.12 A 和 B 显示了一名患高危神经母细胞瘤、牙根发育迟缓的儿童幸存者的全景和根尖周 X 线片，显示了化疗的迟发效应。图 27.13 A 和 B 显示了一名右下颌骨肿瘤患儿在肿瘤切除和用切除的肋骨置换下颌骨后的迟发效应。图 27.14 A 和 B 显示了横纹肌肉瘤治疗后伴随下颌骨发育不全的放疗迟发效应。

儿童肿瘤学组（Children's Oncology Group）就儿童癌症幸存者的长期随访和监测制定了循证和专家组共识指南。除了每 6 个月进行一次牙齿检查和清洁外，指南还建议每年进行一次彻底的口腔检查，定期给予牙科护理，包括应用氟化物，以及在开展任何牙科操作之前进行影像学检查，以评估牙根发育情况。患者在癌症治疗时处于未发育完成的年轻恒牙列阶段，或治疗时年龄较小，或接受了任何涉及口腔或唾液腺的放射治疗，以及发生移植

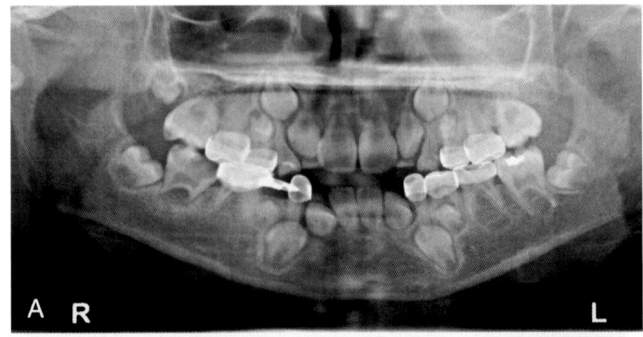

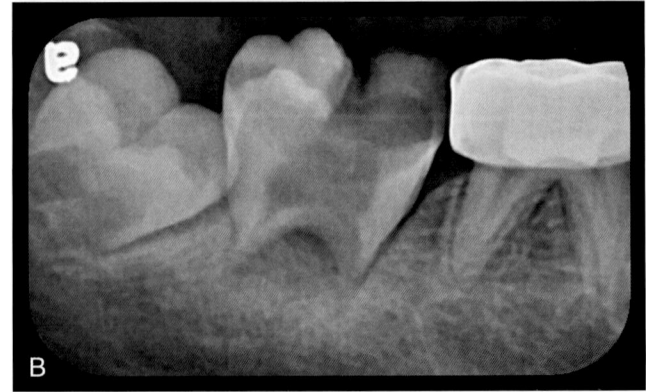

图 27.12 化疗的迟发效应。A. 一名高危神经母细胞瘤幸存者的全景 X 线片显示牙根阻滞、钝化。B. 同一患者的根尖 X 线片，显示钝化的牙根（Courtesy Dr. Terry Vik.）

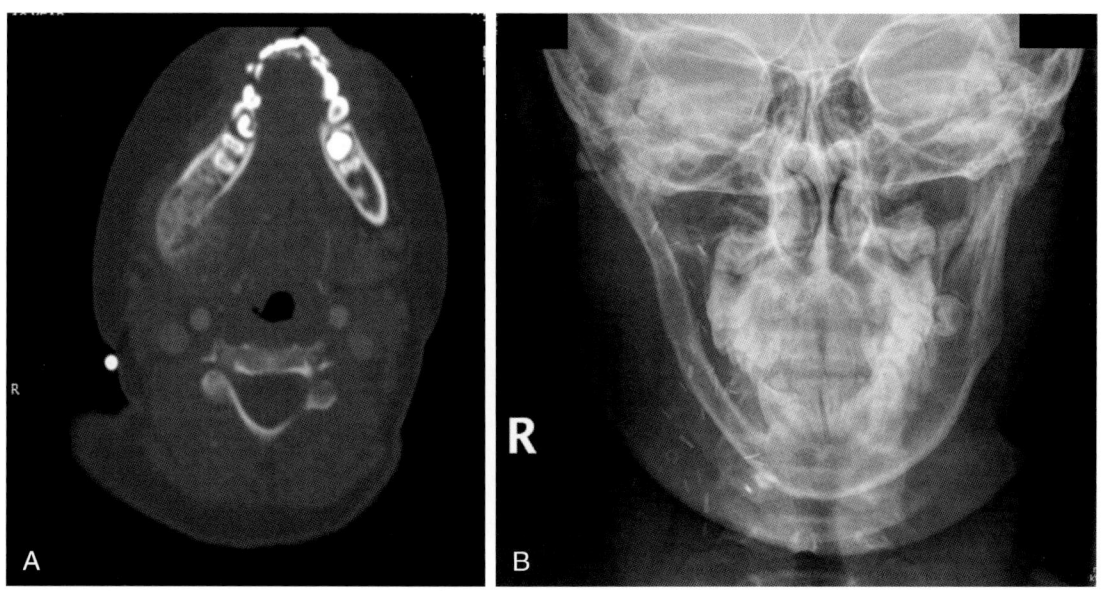

图 27.13 手术的迟发效应。A. 计算机断层扫描图像显示右下颌骨肿瘤。B. 同一患者肿瘤切除后用切除的肋骨进行下颌骨置换的 X 线片（Courtesy Dr. Terry Vik.）

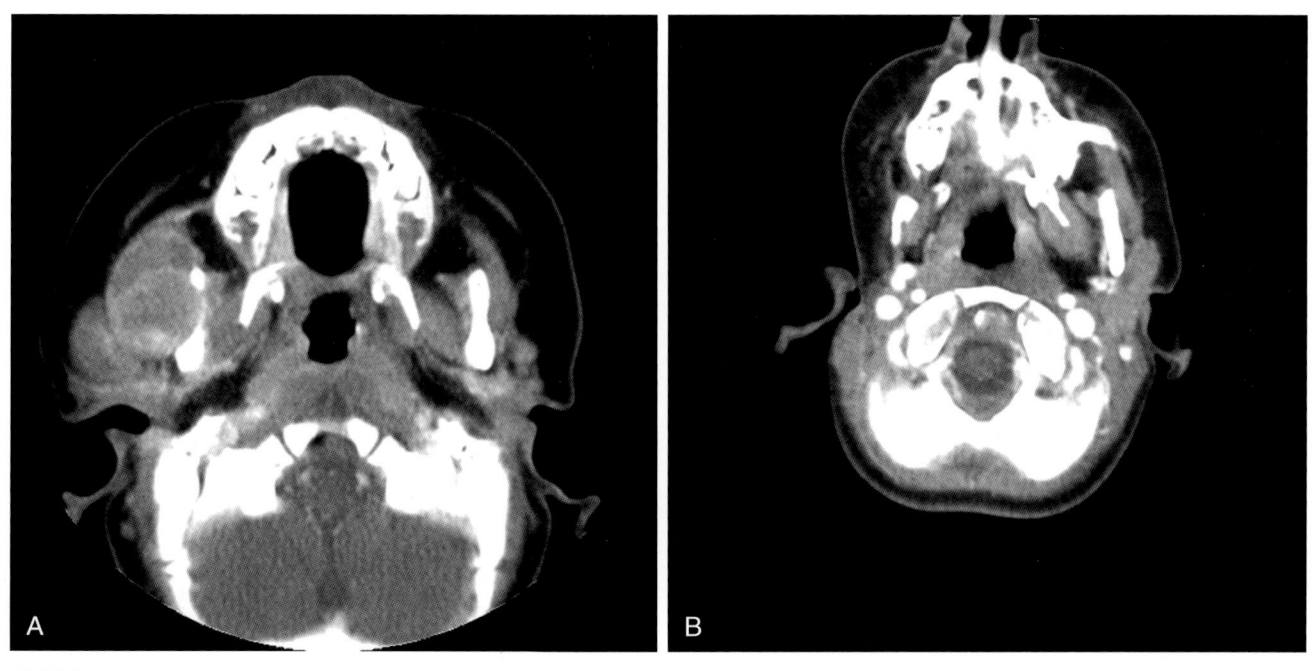

图 27.14 放疗的迟发效应。A. 计算机断层扫描（CT）图像显示右侧咬肌横纹肌肉瘤。B. 同一患者化疗和放疗后 3 年的 CT 图像显示右侧下颌骨发育不全（Courtesy Dr. Terry Vik.）

物抗宿主病的患者，发生牙齿损害的风险增加[89]。放射性骨坏死是接受大剂量辐射（>40 Gy，特别是>50 Gy）的患者发生骨愈合受损的独特并发症，尤其是下颌骨。放射性骨坏死不常见，但最常发生在涉及下颌骨的拔牙或其他手术后。这种情况可见于辐射暴露后数月至数年。辐射会减少骨骼的血液供应，导致骨骼愈合能力受损和坏死。症状可能包括颌骨疼痛、肿胀、张口困难或感染的迹象。影像学检查可协助作出诊断，可能需要活检以确认诊断。治疗主要是控制疼痛症状；如果存在感染，可能需要使用抗生素，高压氧治疗可增加向愈合组织的氧输送。表 27.10 列出了基于风险的、与暴露相关的临床实践指南，用于筛查和管理儿童恶性肿瘤幸存者的迟发效应。

表 27.10　基于风险的、与暴露相关的儿童肿瘤幸存者迟发效应筛查和管理临床实践指南（Adapted from Children's Oncology Group）[89]

治疗暴露	潜在迟发效应	阶段性评价	远期注意事项
任何化学治疗	牙/牙根发育不全 牙根薄弱/钝化 牙釉质发育不良 过小牙 磨牙异位萌出 龋齿	体格检查：口腔检查 每年检查：每6个月进行一次牙科检查及清洁	定期牙科护理，包括使用氟化物 牙科手术前拍摄全景片以评估牙根发育情况
放疗 头/大脑 颈部 脊柱（颈椎，全部） 全身照射（total body irradiation，TBI））	口腔干燥 唾液腺功能障碍	体格检查：口腔检查 每年检查：每6个月进行一次牙科检查及清洁	定期牙科护理，包括使用氟化物 用唾液替代品、润湿剂和促涎剂进行支持性护理
	牙/牙根发育不全 牙根变薄/钝化 牙釉质发育不良 过小牙 磨牙异位萌出 龋齿 牙周疾病 错𬌗 颞下颌关节功能障碍	体格检查：口腔检查 每年检查：每6个月进行一次牙科检查及清洁	定期牙科护理，包括使用氟化物 牙科手术前拍摄全景片以评估牙根发育情况 对于涉及辐照下颌骨的牙科手术应特别注意（见下文）
（本节不适用于单独接受TBI的患者）	颌骨放射性坏死	体格检查： 辐射剂量 > 40 Gy 牙科手术后的愈合受损 下颌疼痛或肿胀 破伤风	影像学检查可辅助诊断 可能需要活检确诊 下颌骨手术前后的高压氧治疗可以促进氧气输送和愈合
造血干细胞移植（特别是有慢性移植物抗宿主病病史的患者）	口腔干燥 唾液腺功能障碍 龋齿 牙周疾病 口腔癌（鳞状细胞癌）	体格检查：口腔检查 每年检查：每6个月进行一次牙科检查及清洁	定期牙科护理，包括使用氟化物以及对口腔内恶性肿瘤进行筛查 用唾液替代品、润湿剂和促涎剂进行支持性护理

病毒性肝炎

病毒性肝炎（viral hepatitis）的各型都会引起肝实质的炎症，可能导致坏死或肝硬化。急性肝炎的典型表现是嗜睡、食欲缺乏、恶心、呕吐、腹部疼痛，但可能直到最终发展为黄疸时才被识别。

急性病毒性肝炎可能由以下任何一种病毒引起：甲型肝炎病毒（hepatitis A virus，HAV）、HBV、HCV、丁型肝炎病毒（hepatitis delta virus，HDV）或戊型肝炎病毒（hepatitis E virus，HEV）。

HAV感染导致急性发热性疾病，伴有黄疸、厌食、恶心、不适。大多数HAV感染的婴幼儿和儿童会有轻微、无黄疸的非特异性症状。甲型肝炎是通过粪-口途径传播的，且在发展中地区流行。传播很容易发生在家庭和日间护理中心。在这些地方，疾病的传播主要发生在成年人与儿童的互动接触中。未携带HAV而免疫球蛋白G-抗HAV阳性，则表示过去曾经感染，并且终身免疫。甲型肝炎在牙科的传播风险较低。年龄大于1岁者均可接受间隔6个月的两剂疫苗序列接种。

HBV的传播是牙科医生关心的重点。牙科专业人员感染HBV的风险可能是一般人群的10倍[90]。另一个关注点是无症状但已感染HBV的携带者，他们具有将疾病传播给患者、牙科工作人员和家人的可能。HBV为人-人传播，传播途径包括肠外、经皮或黏膜传播。它可以通过经皮输液、使用某些血液制品或直接接触被含有HBV血液污染的分泌物来传播。感染也可能来源于黏膜接种，包括性传播。伤口分泌物含有HBV，开放伤口互相接触可传播感染。HBV也可以从受感染的母亲垂直传播给她的婴儿，这往往导致慢性感染。

根据病史确诊HBV感染患者是不可靠的，因为大约有80%的HBV感染者并未确诊。然而，病史对识别未确诊的高风险病毒携带者是有用的。需要进行血液透析的患者、需要频繁大量输血或使用凝血因子浓缩物的患者、精神残疾机构的住院患者和非法注射毒品人员为HBV感染的高危人群。

2016年，美国估计有2万人感染了HBV，并且估计有100万~200万慢性感染者生活在美国。总体而言，在美国，慢性HBV感染每年夺去近1700人的生命[91]。有超过25%的携带者患有慢性活动性肝炎，且常进展为肝硬化。此外，HBV携带者患原发性肝癌的风险比未感染个体高12~300倍。

对急性或慢性HBV感染的检测，最常用的是乙型肝炎表面抗原（HBsAg）的血清学试验。表面抗原抗体（抗HBs）具有保护作用，抗HBs的出现意味着曾经自然感染或疫苗接种成功。核心抗原抗体（抗HBc）出现表明暴露于自然的HBV，可能曾经被感染或为慢性感染。乙型肝炎e抗原（HBeAg）是感染的有用标志物。抗HBe和HBsAg阳性患者最容易传播疾病。6个月的急性HBV感染后，如果患者仍显示为HBsAg阳性，则认为是慢性感染。慢性感染患者在暴露于HBV时很可能年龄不大；因此，应在出生后不久即对儿童进行疫苗接种。

提供安全、有效的乙型肝炎疫苗可使牙医和员工拥有对抗HBV感染的额外防护。建议所有医护人员均接种乙型肝炎疫苗。这种疫苗来源于重组DNA，因此不具有传播疾病的潜力。采用三剂注射接种方案（0、1、6个月），重组DNA疫苗可在95%~100%的成年人中诱导产生保护性抗体（抗HBs）。

HDV感染可引发重型肝炎，但必须与HBV感染共存或同时感染HBV。HDV本身结构存在缺陷，它需要HBV的外膜蛋白（HBsAg）提供保护并进行复制。其传播类似于HBV，通过肠外、经皮或黏膜接种传播。

目前尚无HCV的免疫制剂，并且因其通过暴露于感染的体液传播，对牙医来说它有着和HBV相似的危险度。丙型肝炎高危人群包括在1992年之前接受输血或器官移植的患者、在1987年之前接受凝血因子的患者、长期透析的患者，而最常见的是非法静脉注射毒品者，与注射次数和多久之前注射无关。在美国，经静脉注射吸毒感染HCV的病例占新增病例的50%以上。感染者中慢性感染的发生率为70%~85%，慢性肝病发病率约为70%。虽然只有3%的感染者死于肝衰竭，但丙型肝炎仍是美国成人肝移植的主要原因[92]。

1989年，非肠道传播的非A非B型（non-A non-B，NANB）肝炎被定义为丙型肝炎。随后，确定了6种基因型。可通过检测血清中HCV的抗体进行诊断，也可通过放射免疫印迹试验确诊。PCR可做定性、定量检测，以明确诊断或评估患者对治疗的反应。传统治疗包括使用干扰素或聚乙二醇干扰素（可单独给药或与利巴韦林联合应用）；病毒的基因型不同，对治疗的应答率也不同。新的药物如NS3/4A蛋白酶抑制剂西美普瑞韦（simeprevir）和核苷酸类似物NS5B聚合酶抑制剂索非布韦（sofosbuvir）联合应用是有效的，并且对不适于干扰素治疗的HCV患者而言是一种替代治疗方法[93]。2014年美国疾病预防控制中心（Centers for Disease Control and Prevention）估计，在美国新增的HCV感染病例有30 000例，比20世纪80年代的每年240 000例有所下降[94]。在美国，有近400万人感染HCV（1.6%）。慢性感染者中，每年约有16 000例患者死亡。经肠道传播的NANA肝炎已被确定为HEV感染。传播是通过粪-口途径。其在世界各地均有大的爆发，也可以在回乡的旅行者中发现[95]。感染后的潜伏期为6~8周，携带状态的发生率较低。然而，妇女在妊娠末3个月内感染病毒可有较高的病死率（10%~20%）[96]。目前没有针对这种病原体的疫苗。

获得性免疫缺陷综合征

获得性免疫缺陷综合征（acquired immunodeficiency syndrome，AIDS）是由人类免疫缺陷病毒（human immunodeficiency virus，HIV）1型感染或极少见的HIV 2型感染引起的疾病。在2015年，据估计近110万美国人感染HIV，约有57%的个体并不知情[97]。

在许多成年人中，从HIV感染到艾滋病症状出现的时间大约是10年。因此，HIV感染者可以在不知不觉中把病毒传染给他们的性伴侣或注射吸毒的伙伴，或感染的母亲传染给她们的孩子。

HIV感染免疫系统的细胞，特别是淋巴细胞和巨噬细胞。这些白细胞含有最大数量的CD4细胞表面受体（糖蛋白），可以使病毒表面蛋白（GP120）黏附。在HIV pol基因的控制下，病毒产生反转录酶，它是病毒RNA整合到宿主细胞核DNA中的关键因子。病毒基因组整合到宿主细胞的基因组中，通过产生更多病毒，进一步杀死免疫系统的重要调节细胞CD4+淋巴细胞，导致渐进的和最终不可逆转的免疫抑制。随之而来的免疫缺陷导致各种机会性感染、恶性肿瘤（如卡波西肉瘤和淋巴瘤）以及自身免疫性疾病。可通过筛查血清中HIV抗体进行诊断，并通过另一种方法如Western blot分析或PCR技术给予验证。根据患者的CD4+细胞计数和PCR检测病毒载量以指导治疗。前者指示患者的免疫状态。而较高的病毒载量与疾病加速进展相关。目前的抗反转录病毒药物针对病毒的几个阶段：①病毒与趋化因子受体CCR5的黏附；②病毒与宿主细胞的融合（融合抑制剂）；③病毒基因进入靶细胞的整合（整合酶抑制剂）；④反转录酶将病毒RNA转录为DNA（核苷、非核苷和核苷酸反转录酶抑制剂）；⑤由病毒蛋白酶裂解病毒蛋白（蛋白酶抑制剂）。最有效的治疗策略是联合用药，在多个阶段抑制病毒。

在美国2017年确诊的新感染男性中，近82%通过同性性接触获得HIV，因非法药物使用感染者占新病例的4%，9%的感染是通过异性性接触获得的[98]。在美国的感染妇女中，80%通过异性接触感染HIV，19%通过静脉吸毒感染。几乎30%未经治疗的HIV感染母亲的新生儿会通过垂直传播感染HIV。然而，用抗反转录病毒药物治疗孕妇，包括采用齐夫多定（azidothymidine，AZT），可以使传播率降低70%。产前感染且未经治疗的患儿发病非常短暂。只有75%未经治疗的婴儿存活到5岁；存活者到5岁时，50%为重症。现在，艾滋病感染者接受高效抗反转录病毒疗法（highly active antiretroviral therapy，HAART），其针对病毒生命周期的不同阶段联合用药，从而使曾经的终极诊断变为可控性感染[99]。

婴儿和儿童艾滋病的临床表现类似于成人。未经治疗的HIV感染的早期症状包括体重减轻、生长迟缓、肝大或脾大、全身淋巴结肿大、慢性腹泻。与成人不同，复发和严重的细菌感染在未经治疗的HIV感染儿童中更常见，特别是耶氏肺孢子菌感染[①]。

人类免疫缺陷病毒（HIV）感染的口腔表现

HIV感染后出现的口腔病变可能是由真菌、病毒或细菌感染以及肿瘤和特异性反应引起的。HIV感染会诱发更严重的牙周问题。Fox等[100]对2500例HIV感染成年患者进行了回顾性研究，发现半数多的患者2年多没有接受过牙科护理，并且在牙科护理时，有近半数患者存在未得到满足的口腔健康需求，且尽管已与HIV专家保持联系，依然可以检测到病毒载量[60]。抗细菌治疗甚至更多的是抗真菌治疗可能有损HAART的疗效，所以若行上述治疗，须与HIV专家讨论[101-102]。

真菌感染

Pindborg认为最常见的HIV相关口腔感染由白念珠菌引起[103]。口腔念珠菌病经常出现，可能会导致食管或播散性念珠菌病。口腔念珠菌病主要有四种类型：①伪膜性念珠菌病；②增生性念珠菌病；③红斑（萎缩）型念珠菌病；④念珠菌性口角炎。

伪膜血性病变的特点是乳白色或黄色斑块，可以很容易地从黏膜上去除，留下红色出血创面。这些病变最常见的部位是腭、唇颊黏膜和舌背。

增生性病变以白色斑块为特征，不能轻易去除。最常见的部位是颊黏膜。红斑（萎缩）病变的特点是外观为红色。常见的位置是腭和舌背，也可点状出现在口腔黏膜。口角炎的特点是口角处辐射状裂缝，常伴有小的白色斑块。

白念珠菌感染的治疗可以是全身性的或局部的。局部治疗包括使用制霉菌素（Mycostatin）冲洗（100 000 U，每日3～5次），或克霉唑（Mycelex）片剂1～2周。全身治疗可用酮康唑（Nizoral）每日200或400 mg，与食物一起服用，或氟康唑（Diflucan）每日100 mg。两性霉素B及其乳剂、唑类药物如氟康唑（静脉注射）以及棘白菌素可用于全身性感染。

口咽部念珠菌感染很常见，且经常复发[104]。因此，患者可能需要长期服用抗真菌药物。Peridex

---

① 耶氏肺孢子菌是一种真菌类病原体，但原文如此。——译者注

（0.12%氯己定二葡萄糖酸盐；Zila Pharmaceuticals，Phoenix，AZ，USA）漱口水可作为一种辅助措施。在给予HAART药物的情况下出现慢性口腔念珠菌感染可能是一个预后不良的标志，可能提示患者处于艾滋病晚期免疫功能下降较快阶段。

病毒感染

与HIV感染引起免疫功能紊乱，进而导致真菌引起口腔疾病类似，一些病毒在口腔中定植或再活化后可产生病变。根据Greenspan所述，这些病毒包括疱疹病毒和乳头瘤病毒[104]。

HIV感染者中可见到以人乳头瘤病毒为病原体的口腔疣。有些疣外观呈菜花状凸起，而另一些疣边界清晰、表面平坦，且当黏膜伸展时几乎消失。

单纯疱疹病毒（herpes simplex virus，HSV）可引起反复发作的疼痛性溃疡，口内腭部最为常见。通常典型病变表现为水疱，水疱破裂后形成溃疡。但是也有不典型的病变，如沟纹舌或类似其他疾病的病变。诊断可以通过培养、PCR或荧光抗体检测作出。

疱疹性病变可口服阿昔洛韦、伐昔洛韦和泛昔洛韦治疗。对较严重的咽部病变或无法吞咽的患者，可静脉注射阿昔洛韦（750 mg/m^{2}分次给药，一日3次，直至病灶清除）。

带状疱疹（herpes zoster或shingles）是由水痘-带状疱疹病毒（varicella-zoster virus，VZV）引起的。VZV可导致口腔溃疡，通常伴随局限于一侧面部的皮肤病变。这些病变也可用阿昔洛韦治疗。

口腔毛状白斑（oral hairy leukoplakia，HL）是一种擦不掉的白色病变，位于舌侧边缘。表面可以是光滑的、带有纹理的或有明显皱褶的。HL只见于HIV感染患者。它是一种由Epstein-Barr病毒（Epstein-Barr virus，EBV）引起的病毒性病变。治疗方法包括使用大剂量的阿昔洛韦。然而，病变通常会复发。

细菌感染、牙龈炎和牙周炎

在HIV感染者中，进展性的和早期牙周病比较常见，甚至可能是HIV感染首先出现的表征。与一般牙周病不同，这些病变对标准牙周治疗无反应。轻度牙龈炎可能会在几个月内迅速进展到晚期牙周炎，表现为疼痛和持续数月的牙周自发性出血。治疗包括积极刮治，每日3次的Peridex（0.12%氯己定二葡萄糖酸盐）冲洗，并且可能需要抗生素治疗。

引起口腔病变的细菌包括结核分枝杆菌和肺炎克雷伯菌等。目前已详细描述的线性牙龈红斑（linear gingival erythema，LGE）和坏死性溃疡性牙周炎（necrotizing ulcerative periodontitis，NUP）可能由菌群失调造成。许多与HIV感染相关的口腔病变并非新的疾病；相反，它们是已知疾病，或者有不典型的病程，或者对治疗反应异常。相关肿瘤也常与之类似。

肿瘤

卡波西肉瘤，继发于人类疱疹病毒（human herpes virus，HHV）-8感染引起的转化，是AIDS患者最常见的恶性肿瘤。根据Silverman[106]的统计，其在成年AIDS患者中的发生率为15%~20%。口腔病变可单独发生，或与皮肤、内脏、淋巴结病变同时发生。卡波西肉瘤最早出现的病变常常发生在口腔。它们可能呈红色、蓝色或紫色，扁平或凸起，单发或多发。尽管口腔黏膜的任何部位都可发生病变，但最常见的部位是硬腭。对侵袭性病变的治疗包括放疗、激光手术或化疗。常规手术适用于治疗小病灶。

在AIDS患者中，发病率增长最快的恶性肿瘤是淋巴瘤，最为常见的是非霍奇金淋巴瘤。最早的表现可能是口内坚硬的无痛性肿胀。肿瘤活检可明确诊断。治疗包括多药联合化疗和放疗。不到20%的患者可存活2年，确诊后平均生存时间约为6个月。

HIV感染人群中口腔鳞状细胞癌也很常见。如果HIV感染者/AIDS患者发生恶性肿瘤，当特定肿瘤治疗不确定时，应选择适宜的HAART疗法[99]。

特发性病变

Greenspan描述了不明原因的口腔溃疡，据报道在HIV感染者中，这种疾病的发病率越来越高[105]。溃疡类似于阿弗他病变，表现为边界清楚的溃疡，边缘呈红色。患者有时表现出持续数周的非常大的痛性坏死性溃疡，这些溃疡在儿科患者中更为常见。如果采用PCR法对其血清和口腔分泌物进行人类疱疹病毒（EBV、HHV6和HHV7）鉴定，往往会呈阳性，但这并不意味着发现了未经治疗的联合感染，而更有可能是病毒的无症状排泌。对于正接受适当HAART治疗的患者，使用外用类固醇是合理和安全的。

在HIV感染的成人和儿童中，常可见到唾液腺肿大。肿胀的原因不明，可能是多种因素的叠加。

通常累及腮腺，同时伴有口干。对这些患者最好的诊断方法是细针穿刺，特别是有局灶性肿块时。

HIV 感染患者可发展为自身免疫性疾病的口腔表现，包括免疫性血小板减少性紫癜。口腔病变显示为小的充血性紫癜性病变或瘀斑。自发性牙龈出血也可能发生。

严重急性呼吸综合征冠状病毒 2（SARS-COV-2）感染和新型冠状病毒肺炎（COVID-19）

2019 年底，一种新型冠状病毒在中国武汉出现并迅速在全球传播，导致了一场"大流行"。它很容易感染人，并以高效和持续的方式在人与人之间传播。世界卫生组织将这种疾病命名为新型冠状病毒肺炎（corona virus disease 2019，COVID-19）。其症状可能在接触病毒后 2～14 天内出现，包括咳嗽、呼吸短促、发热、寒战、肌肉疼痛、咽喉痛和味觉或嗅觉丧失（2020 年 5 月 9 日访问的链接 https://www.cdc.gov/coronavirus/2019-ncov/symptoms-testing/symptoms.html）。该病毒通过感染者咳嗽、打喷嚏等时呼出气体中的飞沫在人群中传播。死亡率估计为 1%～7%，呼吸衰竭是主要死亡原因。儿童也有类似症状，但一般病情较轻。然而，一种常伴有循环衰竭和心肌炎的多系统炎症的川崎病样疾病显著增加，被称为儿童多系统炎症综合征（multisystem inflammatory syndrome in children）或 MIS-C。在牙科治疗中必须遵循全面预防的原则，同时加强环境、行政和呼吸系统的预防措施等[107]。这一点在进行产生气溶胶的操作时尤其重要，例如与使用高速手机相关的操作（2020 年 5 月 9 日访问的链接 https://www.osha.gov/Publications/OSHA3990.pdf），并建议通过佩戴 N95 口罩和面罩加强面部保护。

参考文献

1. van Ommen CH, Peters M: Clinical Practice: The bleeding child. Part I: primary hemostatic disorders, *Eur J Pediatr* 171(1):1–10, 2012.
2. van Herrewegen F, Meijers JCM, Peters M, et al.: Clinical practice: The bleeding child. Part II: disorders of secondary hemostasis and fibrinolysis, *Eur J Pediatr* 171(2):207–214, 2012.
3. Seligsohn U: Treatment of inherited platelet disorders, *Haemophilia* 18:161–165, 2012.
4. Curnow J, Pasalic L, Favaloro EJ: Why do patients bleed? *Surg J* 2(1):e29–e43, 2016.
5. Saes JL, Schols SE, Van Heerde WL, et al.: Hemorrhagic disorders of fibrinolysis: a clinical review, *J Thromb Haemost* 16(8):1498–1509, 2018.
6. Bowman M, Hopman WM, Rapson D, et al.: The prevalence of symptomatic von Willebrand disease in primary care practice, *J Thromb Haemost* 8(1):213–216, 2010.
7. Nichols WL, Hultin MB, James AH, et al.: von Willebrand disease (VWD): evidence-based diagnosis and management guidelines, the National Heart, Lung, and Blood Institute (NHLBI) Expert Panel report (USA), *Haemophilia* 14(2):171–232, 2008.
8. Sadler JE, Budde U, Eikenboom JC, et al.: Update on the pathophysiology and classification of von Willebrand disease: a report of the Subcommittee on von Willebrand Factor, *J Thromb Haemost* 4(10):2103–2114, 2006.
9. Keesler DA, Flood VH: Current issues in diagnosis and treatment of von Willebrand disease, *Res Pract Thromb Haemost* 2(1):34–41, 2018.
10. Sharma R, Flood VH: Advances in the diagnosis and treatment of von Willebrand disease, *Blood* 130(22):2386–2391, 2017.
11. Berntorp E, Peake I, Budde U, et al.: von Willebrand's disease: a report from a meeting in the Åland islands, *Haemophilia* 18:1–13, 2012.
12. Berntorp E, Fuchs B, Makris M, et al.: Third Åland islands conference on von Willebrand disease, 26-28 September 2012: meeting report, *Haemophilia* 19:1–18, 2013.
13. O'Brien SH: Saini S. von Willebrand disease in pediatrics: evaluation and management, *Hematol Oncol Clin North Am* 33(3):425–438, 2019.
14. Sanders YV, Fijnvandraat K, Boender J, et al.: Bleeding spectrum in children with moderate or severe von Willebrand disease: relevance of pediatric-specific bleeding, *Am J Hematol* 90(12):1142–1148, 2015.
15. Gill JC, Ottum M, Schwartz B: Evaluation of high concentration intranasal and intravenous desmopressin in pediatric patients with mild hemophilia A or mild-to-moderate type 1 von Willebrand disease, *J Pediatr* 140(5):595–599, 2002.
16. Rodeghiero F, Tosetto A, Castaman G: How to estimate bleeding risk in mild bleeding disorders, *J Thromb Haemost* 5:157–166, 2007.
17. Byams VR: Women with bleeding disorders, *J Womens Health* 16(9):1249–1251, 2007.
18. Federici AB, Mannucci PM: Management of inherited von Willebrand disease in 2007, *Ann Med* 39(5):346–358, 2007.
19. Franchini M, Mannucci PM: von Willebrand factor (Vonvendi®): the first recombinant product licensed for the treatment of von Willebrand disease, *Expert Rev Hematol* 9(9):825–830, 2016.
20. Soucie JM, Evatt B, Jackson D: Occurrence of hemophilia in the United States. The hemophilia surveillance system project investigators, *Am J Hematol* 59:288–294, 1998.
21. Berntorp E, Shapiro AD: Modern haemophilia care, *Lancet* 379(9824):1447–1456, 2012.
22. Blanchette VS, Key NS, Ljung LR, et al.: Definitions in hemophilia: communication from the SSC of the ISTH, *J Thromb Haemost* 12(11):1935–1939, 2014.
23. Srinivasan K, Gadodia A, Bhalla AS, et al.: Magnetic resonance imaging of mandibular hemophilic pseudotumor associated with factor IX deficiency: report of case with review of literature, *J Oral Maxillofac Surg* 69(6):1683–1690, 2011.
24. Throndson RR, Baker D, Kennedy P, et al.: Pseudotumor of hemophilia in the mandible of a patient with hemophilia A, *Oral Surg Oral Med Oral Pathol Oral Radiol* 113(2):229–233, 2012.
25. Sonis AL, Musselman RJ: Oral bleeding in classic hemophilia, *Oral Surg Oral Med Oral Pathol* 53(4):363–366, 1982.
26. Escobar MA: Advances in the treatment of inherited coagulation disorders, *Haemophilia* 19(5):648–659, 2013.
27. World Federation of Hemophilia: *WFH guidelines for the management of hemophilia*, ed 3, Table 7-1, 2020.
28. Simpson ML, Valentino LA, Soucie, et al.: Management of joint bleeding in hemophilia, *Expert Rev Hematol* 5(4):459–468, 2012.
29. Björkman S, Shapiro AD, Berntorp E: Pharmacokinetics of recombinant factor IX in relation to age of the patient: implications for dosing in prophylaxis, *Haemophilia* 7(2):133–139, 2001.
30. MASAC Document #253: MASAC recommendation concerning products for the treatment of hemophilia and other bleeding disorders; Table 1: Products licensed in the US to treat hemophilia; Revised September 2020.
31. Pipe SW: New therapies for hemophilia, *Hematology* 2016(1):650–656, 2016.
32. Weyand AC, Pipe SW: New therapies for hemophilia, *Blood* 133(5):389–398, 2019.
33. Manco-Johnson MJ, Abshire TC, Shapiro AD, et al.: Prophylaxis versus episodic treatment to prevent joint disease in boys with severe hemophilia, *N Engl J Med* 357(6):535–544, 2007.
34. Castaman G: Desmopressin for the treatment of haemophilia, *Haemophilia* 14:15–20, 2008.
35. Rodriguez–Merchan EC, Valentino LA: Emicizumab: review of the literature and critical appraisal, *Haemophilia* 25(1):11–20, 2019.
36. DiMichele DM: Inhibitor treatment in haemophilias A and B: inhibitor diagnosis, *Haemophilia* 12:37–41, 2006. discussion 41-2.
37. Astermark J: Overview of inhibitors. *Semin Hematol* 200;43(2 Suppl 4):S3–S7.

38. Oldenburg J, Mahlangu JN, Bujan W, et al.: The effect of emicizumab prophylaxis on health-related outcomes in persons with haemophilia A with inhibitors: HAVEN 1 Study, *Haemophilia* 25(1):33–44, 2019.
39. Carpenter SL, Khair K, Gringeri A, et al.: Prophylactic bypassing agent use before and during immune tolerance induction in patients with haemophilia A and inhibitors to FVIII, *Haemophilia* 24(4):570–577, 2018.
40. Oldenburg J, Levy GG: Emicizumab prophylaxis in hemophilia A with inhibitors, *N Engl J Med* 377(22):2194–2195, 2017.
41. Ljung RC: How I manage patients with inherited haemophilia A and B and factor inhibitors, *Br J Haematol* 180(4):501–510, 2018.
42. Goedert JJ, Brown DL, Hoots K, et al.: Human immunodeficiency and hepatitis virus infections and their associated conditions and treatments among people with haemophilia, *Haemophilia* 10:205–210, 2004.
43. Goedert JJ: Second Multicenter Hemophilia Cohort Study. Prevalence of conditions associated with human immunodeficiency and hepatitis virus infections among persons with haemophilia, 2001-2003, *Haemophilia* 11(5):516–528, 2005.
44. Evatt BL: The tragic history of AIDS in the hemophilia population, 1982-1984, *J Thromb Haemost* 4(11):2295–2301, 2006.
45. Plug I, Mauser-Bunschoten EP, Bröcker-Vriends AH, et al.: Bleeding in carriers of hemophilia, *Blood* 108(1):52–56, 2006.
46. Street AM, Ljung R, Lavery SA: Management of carriers and babies with haemophilia, *Haemophilia* 14:181–187, 2008.
47. Hermans C, Kulkarni R: Women with bleeding disorders, *Haemophilia* 24:29–36, 2018.
48. McLintock C: Women with bleeding disorders: clinical and psychological issues, *Haemophilia* 24:22–28, 2018.
49. Peyvandi F, Cattaneo M, Inbal A, et al.: Rare bleeding disorders, *Haemophilia* 14:202–210, 2008.
50. Duga S, Salomon O: Congenital factor XI deficiency: an update, *Semin Thromb Hemost* 39(6):621–631, 2013.
51. Žaliūnienė R, Aleksejūnienė J, Brukienė V, et al.: Do hemophiliacs have a higher risk for dental caries than the general population? *Medicina* 51(1):46–56, 2015.
52. Othman NA, Sockalingam SN, Mahyuddin A: Oral health status in children and adolescents with haemophilia, *Haemophilia* 21(5):605–611, 2015.
53. Yazicioglu I, Deveci C, Çiftçi V, et al.: Parent's report on oral health-related quality of life of children with haemophilia, *Haemophilia* 25(2):229–235, 2019.
54. Sartori MT, Saggiorato G, Pellati D, et al.: Contraceptive pills induce an improvement in congenital hypoplasminogenemia in two unrelated patients with ligneous conjunctivitis, *Thromb Haemost* 89(01):86–91, 2003.
55. Schaffer R, Duong ML, Wachter B, et al.: Access to dental care for people with bleeding disorders: survey results of hemophilia treatment centers in the U.S, *Spec Care Dentist* 36(6):295–299, 2016.
56. Lee AP, Boyle CA, Savidge GF, et al.: Effectiveness in controlling haemorrhage after dental scaling in people with haemophilia by using tranexamic acid mouthwash, *Br Dent J* 198(1):33–38, 2005, discussion 26.
57. Dalati MH, Kudsi Z, Koussayer LT, et al.: Bleeding disorders seen in the dental practice, *Dent Update* 39(4):266–268, 2012. 270.
58. Anderson JA, Brewer A, Creagh D, et al.: Guidance on the dental management of patients with haemophilia and congenital bleeding disorders, *Br Dent J* 215(10):497–504, 2013.
59. Azhar S, Yazdanie N, Muhammad N: Periodontal status and IOTN interventions among young hemophiliacs, *Haemophilia* 12(4):401–404, 2006.
60. Correa ME, Annicchino-Bizzacchi JM, Jorge Jr J, et al.: Clinical impact of oral health indexes in dental extraction of hemophilic patients, *J Oral Maxillofac Surg* 64(5):785–788, 2006.
61. Brewer AK: Advances in minor oral surgery in patients with congenital bleeding disorders, *Haemophilia* 14:119–121, 2008.
62. Piot B, Sigaud-Fiks M, Huet P, et al.: Management of dental extractions in patients with bleeding disorders, *Oral Surg Oral Med Oral Pathol Oral Radiol Endod* 93(3):247–250, 2002.
63. Reich W, Kriwalsky MS, Wolf HH, et al.: Bleeding complications after oral surgery in outpatients with compromised haemostasis: incidence and management, *Oral Maxillofac Surg* 13(2):73–77, 2009.
64. Wilson W, Taubert KA, Gewitz M, et al.: Prevention of infective endocarditis: guidelines from the American Heart Association: a guideline from the American Heart Association Rheumatic Fever, Endocarditis and Kawasaki Disease Committee, Council on Cardiovascular Disease in the Young, and the Council on Clinical Cardiology, Council on Cardiovascular Surgery and Anesthesia, and the Quality of Care and Outcomes Research Interdisciplinary Working Group, *J Am Dent Assoc* 139:S3–S24, 2008.
65. Association AD, American Academy of Orthopaedic Surgeons: Antibiotic prophylaxis for dental patients with total joint replacements, *J Am Dent Assoc* 134(7):895–899, 2003.
66. Olsen I, Snorrason F, Lingaas E: Should patients with hip joint prosthesis receive antibiotic prophylaxis before dental treatment? *J Oral Microbiol* 2(1), 2010.
67. Lockhart PB, Hanson NB, Ristic H, et al.: Acceptance among and impact on dental practitioners and patients of American Heart Association recommendations for antibiotic prophylaxis, *J Am Dent Assoc* 144(9):1030–1035, 2013.
68. Guy y, Liesner R, Chang T, et al.: A multicenter, open-labeled phase 3 study of emicizumab Prophylaxis in children with hemophilia with inhibitors, *Blood* 134(24):2127–2138, 2019.
69. Mahlangu J, Oldenburg J, Paz-Priel I, et al.: Emicizumab prophylaxis in patients who have hemophilia A without inhibitors, *N Engl J Med* 379(9):811–822, 2018.
70. Pipe SW, Shima M, Lehle M, et al.: Efficacy, safety, and pharmacokinetics of emicizumab prophylaxis given every 4 weeks in people with haemophilia A (HAVEN 4): a multicentre, open-label, non-randomised phase 3 study, *Lancet Haematol* 6(6):e295–e305, 2019.
71. Santagostino E, Oldenburg J, Chang T, et al. Surgical Experience from Four Phase III Studies (HAVEN 1-4) of Emicizumab in Persons with Haemophilia A (PwHA) With or Without FVIII Inhibitors. ISTH Presented at the International Society on Thrombosis and Haemostasis (ISTH) 2019 congress OC 60.1.
72. Teerawattananon C, Tantayakom P, Suwanawiboon B, et al.: Risk of perioperative bleeding related to highly selective cyclooxygenase-2 inhibitors: a systematic review and meta-analysis, *Semin Arthritis Rheum* 46(4):520–528, 2017.
73. Arachchillage DR, Makris M: Choosing and using non-steroidal anti-inflammatory drugs in haemophilia, *Haemophilia* 22(2):179–187, 2016.
74. Auerswald G, Dolan G, Duffy A, et al.: Pain and pain management in haemophilia, *Blood Coagul Fibrinolysis* 27(8):845–854, 2016.
75. Wicker S, Cinatl J, Berger A, et al.: Determination of risk of infection with blood-borne pathogens following a needlestick injury in hospital workers, *Ann Occup Hyg* 52(7):615–622, 2008.
76. Klein RS, Freeman K, Taylor PE, et al.: Occupational risk for hepatitis C virus infection among New York City dentists, *Lancet* 338(8782-8783):1539–1542, 1991.
77. Hughes A, Davies L, Hale R, et al.: Adverse incidents resulting in exposure to body fluids at a UK dental teaching hospital over a 6-year period, *Infect Drug Resist* 5:155–161, 2012.
78. Mulimani P, Ballas S, Abas A, et al.: Treatment of dental complications in sickle cell disease, *Cochrane Database Syst Rev* 4, 2016, https://doi.org/10.1002/14651858.CD011633.pub2
79. Alves e Luna AC, Godoy F, De Menezes VA: Malocclusion and treatment in children and adolescents with sickle cell disease, *Angle Orthod* 84(3):467–472, 2014.
80. Yawn BP, Buchanan GR, Afenyi-Annan AN, et al.: Management of sickle cell disease: summary of the 2014 evidence-based report by expert panel members, *JAMA* 312(10):1033–1048, 2014.
81. Chekroun M, Cherifi H, Fournier B, et al.: Oral Manifestations of sickle cell disease, *Br Dent J* 226(1):27–31, 2019.
82. National Vital Statistics System, National Center for Health Statistics, CDC. http://cdc.gov/injury/images/lc-charts/leading_causes_of_death_by_age_group_2017. Accessed July 15, 2019.
83. Noone AM, Howlader N, et al. SEER Cancer Statistics Review, 1975-2016, National Cancer Institute: Bethesda, MD. http://seer.cancer.gov.csr/1975-2016 (based on November 2016 SEER data submission, data released April 15, 2019.
84. American Academy of Pediatric Dentistry, Review Council: Guideline on dental management of pediatric patients receiving chemotherapy, hematopoietic stem cell transplantation, and/or radiation therapy, *Pediatric Dentistry* 38(6):334–342, 2016.
85. American Academy of Pediatric Dentistry. Dental management of pediatric patients receiving immunosuppressive therapy and or radiation therapy. In: *The Reference Manual of Pediatric Dentistry*. American Academy of Pediatric Dentistry: Chicago, IL, 422–430, 2019.
86. Hong CH, Gueiros LA, Fulton J, et al.: Support Care Cancer, 2019, https://doi.org/10.1007/s00520-019-04848-4 epub ahead of print. Accessed July 15, 2019.
87. Marchesi F, Tendas A, Giannarelli D, et al.: Cryotherapy reduces oral mucositis and febrile episodes in myeloma patients treated with high-dose melphalan and autologous stem cell transplant: a prospective, randomized study, *Bone Marrow Transplant* 52:154–156, 2017.
88. Seremidi K, Kloukos D, Polychronopoulou A, et al.: Late effects of chemo and radiation treatment on dental structures of childhood cancer survivors. A systematic review and meta-analysis, *Head Neck*, 2019, https://doi.org/10.1002/hed.25840 epub ahead of print,

Accessed July 15, 2019.
89. Children's Oncology Group: *Long term follow-up guidelines for survivors of childhood, adolescent and young adult cancers, Version 5.0*, Monrovia, CA, 2018, Children's Oncology Group. www.survivorshipguidelines.org. Accessed July 15, 2019.
90. Araujo MW, Andreana S: Risk and prevention of transmission of infectious diseases in dentistry, *Quintessence Int* 33(5):376–382, 2002.
91. Centers for Disease Control and Prevention: *Viral hepatitis: statistics & surveillance*, Centers for Disease Control and Prevention, 2018. http://www.cdc.gov/hepatitis/statistics/index.htm.
92. Razavi H, ElKhoury AC, Elbasha E, et al.: Chronic hepatitis C virus (HCV) disease burden and cost in the United States, *Hepatology* 57(6):2164–2170, 2013.
93. American Association for the Study of Liver Diseases and the Infectious Diseases Society of America: *HCV guidance: recommendations for testing, managing, and treating hepatitis C*, Author, 2020. http://hcvguidelines.org/.
94. Centers for Disease Control and Prevention: *The ABCs of hepatitis–for health professionals*, Author, 2020. http://www.cdc.gov/hepatitis/Resources/Professionals/PDFs/ABCTable.pdf.
95. Herrera JL: Hepatitis E as a cause of acute non-A, non-B hepatitis, *Arch Intern Med* 153(6):773–775, 1993.
96. Borkakoti J, Hazam RK, Mohammad A, et al.: Does viral load of hepatitis E virus influence the severity and prognosis of acute liver failure during pregnancy? *J Med Viral* 85(4):620–626, 2013.
97. Centers for Disease Control and Prevention: *HIV in the United States: at a glance*, Author, 2020. http://www.cdc.gov/hiv/statistics/basics/ataglance.html.
98. Centers for Disease Control and Prevention: *HIV: men*, Author, 2020. http://www.cdc.gov/hiv/group/gender/men/index.html.
99. Panel on Antiretroviral Guidelines for Adult and Adolescents: Guidelines for the use of antiretroviral agents in HIV-1-Infected adults and adolescents. Department of Health and Human Services. http://aidsinfo.nih.gov/contentfiles/Ivguigelines/AdultandAdolescentGI.pdf
100. Fox JE, Tobias CR, Bachman SS, et al.: Increasing access to oral health care for people living with HIV/AIDS in the U.S: baseline evaluation results of the Innovations in Oral Health Care Initiative, *Public Health Rep* 127(Suppl 2):5–16, 2012.
101. Iacovou E, Vlastarakos PV, Papacharalampous G, et al.: Diagnosis and treatment of HIV-associated manifestations in otolaryngology, *Infect Dis Rep* 4(1):e9, 2012.
102. Reznik DA: Oral manifestations of HIV disease, *Top HIV Med* 13(5):143–148, 2005.
103. Pindborg JJ. Oral candidiasis in HIV infection. In: Robertson PB, Greenspan JS (eds). Perspectives on oral manifestations of AIDS. Diagnosis and management of HIV-associated infections. PSG Publishing: Littleton, MA, USA.
104. Patton LL: Oral lesions associated with human immunodeficiency virus disease, *Dent Clin N Am* 57(4):673–698, 2013.
105. Greenspan D. Oral manifestations of HIV infection. In: Robertson PB, Greenspan JS (eds). Perspectives on oral manifestations of AIDS. Diagnosis and management of HIV-associated infections. PSG Publishing: Littleton, MA, USA.
106. Silverman S. AIDS. HIV infection and dentistry. Part I: Epidemiology, pathogenesis and transmission. Part II: Oral manifestations, diagnosis and management. In: Fairfax (VA), California, and American Dental Institutes for Continuing Education. Vol 7, 1991.
107. Mallineni SK, Innes NP, Raggio DP, Araujo MP, Robertson MD, Jayaraman J: Coronavirus disease (COVID-19): Characteristics in children and considerations for dentists providing their care, *Int J Paediatr Dent* 30(3):245–250, 2020, https://doi.org/10.1111/ipd.12653

28 牙齿及其支持组织外伤的治疗

James E. Jones，Kenneth J. Spolnik 和 Ghaeth H. Yassen
周琼　马文利　译

本章提要

病史和检查
　外伤史
　临床检查
　影像学检查
软组织外伤的急诊处理
冠折未露髓牙齿的急诊处理和过渡性修复
　断冠修复（断冠粘接）
　过渡性树脂粘接修复
冠折露髓的治疗
　直接盖髓术
　牙根形成术
　牙髓摘除术
诱导牙髓坏死的年轻恒牙牙根生长和根尖修复的治疗
　根尖诱导成形术
　再生性牙髓治疗
牙齿受外伤后的反应
　牙髓充血
　牙髓出血
　牙髓钙化变性（进行性根管钙化或营养不良性钙化）
　内吸收
　外周性根吸收（牙根外吸收）
　牙髓坏死
　牙固连
折断牙齿的修复
　美学树脂粘接修复
恒牙胚对外伤的反应
　釉质钙化不全和发育不全
　修复性牙本质形成
　弯曲牙
乳、恒前牙移位（脱位性损伤）
　牙齿挫入和牙齿脱出
　全脱位及牙齿再植
　根折的处理
　其他脱位性牙外伤的固定处理
口腔灼伤的处理
　损伤特点
　治疗
外伤的预防

儿童或成人牙外伤的诊断和治疗具有特异性。牙齿受打击之后，无论牙齿缺损程度如何，判断牙齿受伤程度都是非常困难的，而且经常是不确定的。牙齿受外伤后都会出现牙髓充血，而现有的诊断方法有时候不能明确牙髓充血的程度。牙髓充血和血流的变化可能足以引发不可逆的退行性改变，并且随时间的推移，会造成牙髓坏死。另外，根尖处的血管可能已经断裂或受损，干扰正常的修复性反应。冠折露髓或牙齿移位受累牙齿的预后常常不确定，其治疗尤其具有挑战性。

折断牙齿的治疗难度很大但极其重要，特别是对于年幼患者而言。牙医可能因为牙髓的预后还不确定而更倾向于将修复延后，但由于外伤牙丧失与邻牙的正常邻面接触，在数日内就有可能发生错𬌗畸形。邻牙向牙体组织缺损所产生的空隙倾斜。当后期要进行永久修复时，间隙丧失会成为问题。外伤牙预后不明确或牙齿非常年轻且髓腔粗大，或者还处于萌出活动期，这些常会影响理想的美学外形，至少最初充填修复的美观程度会打折扣。

无论是大面积的牙本质暴露后护髓，还是牙髓暴露后的治疗，治疗的成功率都常取决于牙齿受伤后是否及时治疗。一些因素是各类型前牙外伤所共有的，应将这些重要因素制成检查清单（检查表），以便牙医在诊断和制订外伤的诊疗计划时统一使用。

国际牙外伤协会（International Association of Dental Traumatology，IADT）报告，每两个孩子当中就会有一个出现牙外伤，其最好发于 8～12 岁。他们认为大部分的牙外伤经过快速和适当的治疗，可以减少对口腔和美观的影响。为了实现这个目标，国际牙外伤协会已经制定了评估和治疗牙外伤的指南（http://www.dentaltraumaguide.org/）。

病史和检查

在前牙外伤初次和后续检查中常规使用临床评价表单是很有帮助的（图28.1）。这个表单作为患者病历的一部分，可以用作医生和助手检查孩子时必须要询问和观察问题的清单。

外伤史

首先要确认外伤时间。遗憾的是，很多患者在发生牙外伤之后没有立即寻求专业的建议和治疗。有时外伤事故非常严重，此时需要优先处理其他更严重的外伤而不能立刻进行牙科治疗。Davis 和 Vogel[1]强调，能够造成牙齿折断、挫入或者脱出的力量也强大得足以造成颈椎或颅内损伤。牙医必须特别警惕是否存在这些潜在的问题，提前准备进行神经系统评估，在需要时进行及时的转诊。应评估患者是否存在恶心、呕吐，嗜睡者鼻子和耳朵是否存在脑脊液漏，这些都提示可能有颅骨骨折。另外，需要评估患者是否存在撕裂伤和面部骨折。在解决患者牙科问题之前，应先获得基线体温、脉搏、血压和呼吸频率等信息。最后，Davis[2]建议对脑神经进行快速评估，包括以下四个方面：

1. 眼外肌完整、功能正常，也就是患者的眼睛可以在视野范围内随着手指的垂直、水平运动而移动。

2. 两个瞳孔等大、等圆，对光有相同的反应。

3. 轻轻触摸面部不同区域，感觉功能测试正常。

4. 让患者皱眉、微笑、伸舌以及做几个肌肉的自主运动，来评价运动功能是否对称。

理论上，外伤牙齿的预后往往很大程度上取决于外伤发生后多久进行应急处理，尤其是需要进行直接盖髓或牙髓切断术的牙髓暴露病例。Rusmah[3]治疗了123颗外伤恒切牙，并随访了24个月。他发现牙外伤后就诊时间与外伤的严重程度以及患者对牙外伤的认识直接相关。而且，治疗不及时的外伤牙保持牙髓活性的可能性减少。牙外伤后早则3个月，晚则24个月，有些牙齿会丧失牙髓活力，这提示牙外伤后需要追踪随访很长时间。

考虑到实际和经济原因，Andreasen 等[4]尝试根据治疗是否及时所带来的影响，来划分牙齿外伤后牙髓和牙周的愈合方式。他们总结出3个主要的治疗时机：即刻治疗（也就是外伤后数小时内）、亚即刻治疗（也就是外伤后24小时内）和延迟治疗（也就是外伤24小时后）。遗憾的是，文献中关于延迟治疗影响外伤愈合的知识非常有限。

获取完整的牙科病史有助于牙医了解外伤牙齿的既往外伤情况。反复的牙外伤在前牙突出和爱运动的孩子身上并不少见。这些患者的预后可能会不太乐观。牙医必须排除掉既往外伤造成牙髓变性或牙周支持组织不良反应的可能性。

患者外伤后的主诉和感觉对于判断外伤程度和评估受伤牙髓及支持组织战胜外伤影响的能力很有价值。温度刺激后疼痛提示牙髓有明显炎症。正常的咬合位置存在咬合疼痛提示牙齿有移位。这种疼痛同时还提示牙周和支持组织受伤。如果首次检查时牙齿松动，最终牙髓坏死的可能性增大。松动度越大，牙髓坏死的可能性越大。

牙周支持组织损伤可能导致严重的炎症，激发牙根外吸收。例如在发生严重外伤时，牙齿可能因为病理性牙根吸收和牙髓变性而丧失。

临床检查

外伤牙的临床检查应该在仔细清洁牙齿上的软垢之后进行。当外伤造成牙冠折断时，牙医需要观察牙冠的缺损量及有无露髓。牙医必须借助良好的光线，仔细检查牙冠的断裂和裂纹，它们会直接影响牙齿永久修复的类型。应运用光线透射牙齿，仔细比较外伤牙齿和周围未受伤牙齿的颜色。受伤严重的牙齿经常显得稍发暗、发红，提示有牙髓充血，而不是真正的变色（图28.2）。这种表现提示再过一段时间可能会出现牙髓变性，最终牙髓坏死。

Diangelis等[5]建议对冠折进行以下分类，用于描述牙冠损伤的程度。

简单冠折：釉质折断或釉质-牙本质折断未累及牙髓。

复杂冠折：釉质-牙本质折断伴露髓。

急性外伤的评估		患者姓名：	
		出生日期：	
日期：	时间：	由谁转诊：	
病史	全身病史：		
	过敏史：	上一次破伤风疫苗的注射日期：	
	外伤发生的日期和时间：	外伤后距离现在的时间：	
	外伤发生的地点：		
	外伤如何发生：		
	检查以下情况是否存在并且进行描述		检查前的处理
	牙齿以外的外伤		由谁处理：
	意识丧失		描述：
	定位改变/精神状态改变		
	鼻/耳出血		
	头痛/恶心/呕吐		
	颈部疼痛		
	自发性牙痛		
	咀嚼痛		
	温度刺激反应		
	既往牙外伤		
	其他不适		
口外检查	检查以下症状是否存在并且进行描述		其他发现/描述：
	面部骨折		
	撕裂伤		
	挫伤		
	肿胀		
	擦伤		
	出血/渗出		
	异物		
	颞下颌关节偏移/不对称		
口内检查	检查以下部位是否受伤并且进行描述		外伤示意图 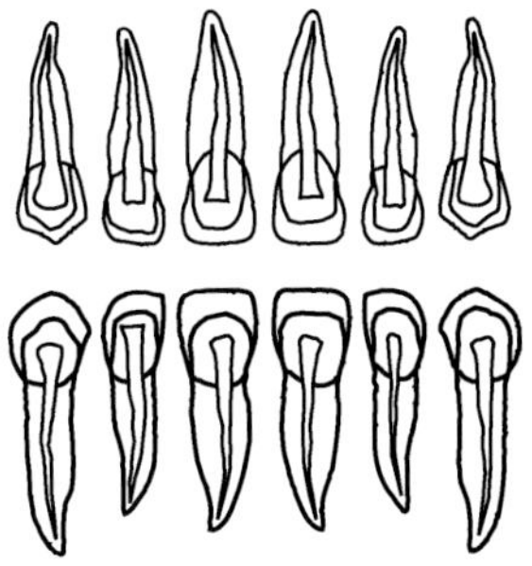
	嘴唇		
	系带		
	颊黏膜		
	牙龈		
	腭部		
	舌		
	口底		
	咬合情况		
	磨牙关系：	右_____ 左_____	
	尖牙关系：	右_____ 左_____	
	覆𬌗（%）_____		
	覆盖（mm）_____		
	反𬌗	是 否	
	中线偏移	是 否	
	𬌗干扰	是 否	

图28.1 急性牙外伤的评估表［Adapted from American Academy of Pediatric Dentistry. Pediatr Dent. 2002；24（7 suppl）：95-96.］

牙外伤	全脱位	牙位							
		离体时间							
		储存介质							
	釉质裂纹								
	冠折								
	露髓孔	大小							
		表现							
	颜色								
	松动度（mm）								
	叩诊								
	移位	方向							
		程度							
	牙髓测试	电活力测试							
		温度测试							
	龋齿/旧充填体								
影像学检查	牙髓腔大小								
	牙根发育状态								
	牙根折断								
	根周膜间隙								
	根尖周病变								
	牙槽骨骨折								
	异物								
	发育异常								
	其他								

治疗	检查以下处理是否操作并描述		指导和处置	检查以下项目是否讨论
	软组织处理			饮食
	药物治疗			口腔卫生
	牙髓治疗			疼痛
	复位			肿胀
	固定			感染
	牙体修复			处方药
	拔除			并发症：
	开具处方			损伤发育中的牙齿
	转诊			位置异常/固连
	其他			牙齿缺失
总结				外伤牙牙髓损伤
				其他
				随访
				其他

后续复诊1　　　　　　　　　　日期：_____
1. 牙髓反应　　　　7　8　9　10
2. 影像学检查　　　□□□□
3. 治疗和医嘱 _____　26 25 24 23

后续复诊2　　　　　　　　　　日期：_____
1. 牙髓反应　　　　7　8　9　10
2. 影像学检查　　　□□□□
3. 治疗和医嘱 _____　26 25 24 23

后续复诊3　　　　　　　　　　日期：_____
1. 牙髓反应　　　　7　8　9　10
2. 影像学检查　　　□□□□
3. 治疗和医嘱 _____　26 25 24 23

后续复诊4　　　　　　　　　　日期：_____
1. 牙髓反应　　　　7　8　9　10
2. 影像学检查　　　□□□□
3. 治疗和医嘱 _____　26 25 24 23

图 28.1（续）

应对外伤牙、邻近牙齿以及对殆牙进行活力测试。如果初诊检查时牙髓电活力测试显示有活力，这很可能预示着受伤牙齿会继续有活力。然而，反应阴性并不是牙髓坏死的可靠证据，因为有些牙齿受伤后短时间内会没有反应，随着时间的推移，牙髓活力会逐渐恢复。进行电活力测试时，牙医应首

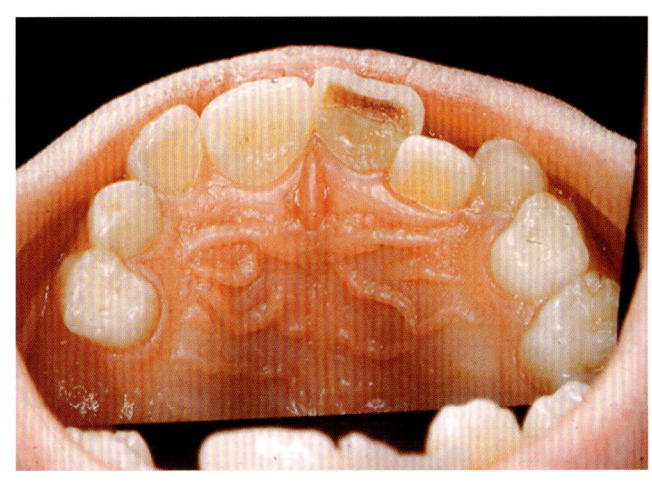

图 28.2 牙本质暴露呈现粉红色,这表示牙髓组织充血严重。预计牙髓保持活力的可能性很小

先测试口内对侧未受伤的牙齿,记录最低的数值作为正常值。如果外伤牙比正常牙需要更强的电流才有反应,说明牙髓可能正在发生退行性改变;如果弱电流即有反应,则提示牙髓有炎症。

很多执业医师对外伤后即刻是否需要进行牙髓电活力测试心存疑虑。因为电刺激对牙髓的激惹作用微乎其微,从这一点出发的话,电活力测试并不是禁忌证。然而,患者对测试的反应可能几乎没有意义。电活力测试的可靠性基于患者的有效反应。但是这种新式未知设备可能会让孩子焦虑,从而妨碍他们对测试做出准确的反应。因为非预约的牙外伤急诊治疗对孩子来说是很新鲜的经历,他们不知道下一步会经历什么。第一次急诊处理时应该向孩子介绍这个新仪器。由于后续复查时的检查结果更有意义,医生可借此机会让孩子熟悉检查设备,消除孩子对设备的焦虑。如果根尖孔没有完全闭合,则即使是正常牙齿的电活力测试,也经常不可靠。

温度测试对于判断外伤后牙髓受损程度有些许帮助。虽然温度测试存在一些困难,但是检查年幼患儿的乳前牙要比电活力测试更可靠。牙齿对热刺激没有反应提示牙髓坏死。如果与对照牙相比,外伤牙对热刺激更敏感,则提示牙髓炎症。正常牙齿放上冰块会有疼痛,拿开后疼痛会缓解。如果冰块造成的疼痛更严重,消失更缓慢,则提示牙髓有病理性改变,具体性质可以结合其他临床检查来确定。

最近受伤的牙齿对牙髓活力测试没有反应并不少见,这可能提示既往的外伤造成了牙髓坏死。但是,外伤牙也有可能处于牙髓休克状态,对可接受的牙髓活力测试没有反应。外伤后即刻对牙髓活力测试没有反应并不是进行牙髓治疗的指征。相反,应该完成急诊治疗,后续在复诊中重复检查牙髓活力。

影像学检查

如果没有对受伤的牙齿、邻牙以及对殆牙(有时候)进行影像学检查,就不是完善的检查。在找寻牙冠折断断片的时候,其至还需要对外伤位点周围的软组织进行影像学检查(图 28.3)。应仔细观

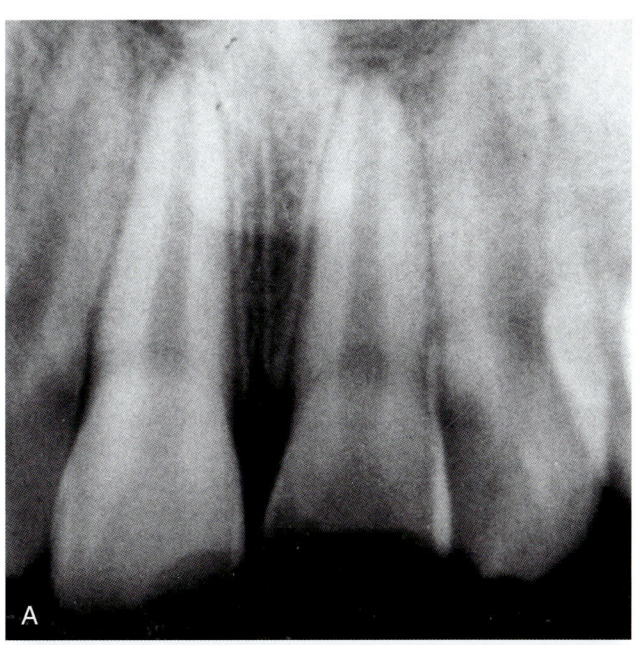

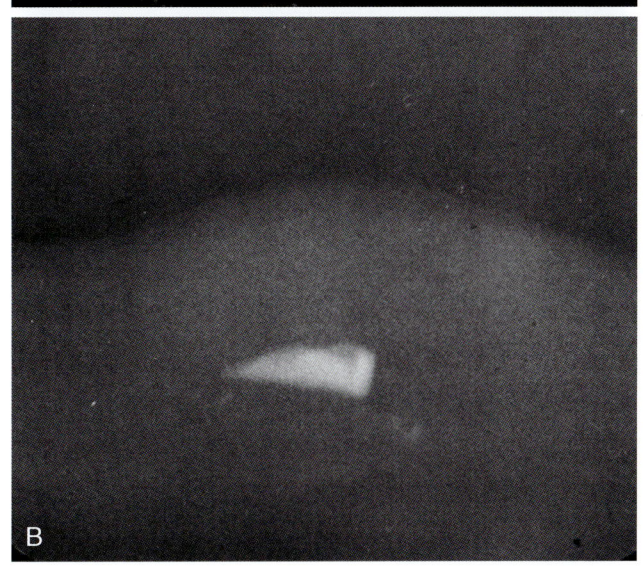

图 28.3 A.折断牙齿的 X 线片。B.曝光时间缩短后的 X 线片(通常时间的 25%),对于检查定位患者嘴唇内的断片很有效

察髓室和根管的相对大小。与正常邻牙相比，外伤牙髓室或者根管形态不规则或大小不一致可能是既往外伤的证据。这种观察在决定即刻治疗方案时非常重要。年轻患者中，根尖发育的状态经常决定治疗的方案，就好像髓腔的大小和冠折位置与髓腔的远近距离影响修复的类型一样。仔细阅读 X 线片，可以发现这次或既往外伤造成的根折。然而，根折尤其是折断线位于根尖 1/3 的根折，可能不会影响治疗方案的选择。这个位置根折的牙齿很少需要固定，通常会出现纤维化愈合或钙化物的沉积。如果牙齿出现了肉眼可识别的移位，无论有无根折，都可能需要拍摄 2～3 张不同角度的根尖片来明确问题所在，帮助医生确定治疗方案。

X 线片的另一个价值在于提供了牙齿受伤后即刻的记录。经常定期拍摄 X 线片可作为判断牙髓保持活力或判断牙髓/牙周支持组织逐渐发生病变的依据。如果年轻恒牙外伤后牙髓活力恢复，出现继发性牙本质的正常沉积，则髓腔和根管腔随之变窄。一段时间后，如果外伤牙髓腔与根管的大小或者形态与邻牙不一致，则提示可能有进行性的病变。

当发生更复杂的面部创伤或怀疑下颌骨骨折时，可能需要拍摄口外 X 线片以确定创伤的程度和位置。下颌侧斜位片和曲面体层片经常对诊断有帮助。

软组织外伤的急诊处理

儿童牙外伤常常伴随着口腔组织的开放性损伤、面部组织的擦伤，甚至有贯通伤。牙医必须认识到外伤后患破伤风的可能性，采取充分的急救措施。

现代主动免疫是通过系列注射破伤风类毒素，在血液循环里产生抗体来保护儿童的。初次免疫通常是 2 岁以内儿童医疗保健的一部分。然而，不可以主观臆断孩子已经接受过初次免疫接种，必须通过检查孩子的医疗记录来确认。

当接受过初次免疫接种的孩子受到污染物的伤害时，类毒素的加强接种可激发抗体形成机制。没有接受免疫接种的孩子，可以通过被动免疫或破伤风抗毒素（破伤风免疫球蛋白；tetanus immunoglobulin，TIG）的血清疗法来治疗。

孩子外伤后负责检查的牙医应该确定孩子的免疫状态，进行必要的清创，而且如果需要，将孩子转诊给家庭内科医生。破伤风常常是致命的，如果孩子存在没有接受充分免疫的可能，则必须采取预防措施。

软组织开放伤口的清创、缝合和（或）出血的控制需要遵照指南进行治疗。建议和一名口腔颌面外科大夫或者整形外科医生一起来完成。

冠折未露髓牙齿的急诊处理和过渡性修复

在治疗仅有少许釉质缺损的外伤牙时，应与治疗大面积牙冠缺损一样认真仔细。对于仅有釉质折断的轻微外伤，只需磨圆牙齿粗糙尖锐的部分，但同样需要进行如前所述的彻底检查。患者外伤后 2 周和 1 个月需要来复查。如果那时牙齿显示已经恢复，则应该在患者常规检查的时间进行观察。

如果突发的外伤导致牙齿结构大量丧失，牙本质暴露，则除了完善诊断步骤以外，需要即刻进行临时的充填修复或保护性的覆盖。对于这种类型的牙外伤，应减轻初始的牙髓充血和降低由压力、温度或化学刺激造成牙髓进一步损伤的可能性。另外，如果与邻牙或对颌牙齿的正常接触已经丧失，可设计临时的修复体或采用保护性的覆盖来维持整个牙弓的完整性。因为恰当的永久修复有赖于区域内牙齿排列和位置正常，这部分治疗与维持牙齿的牙髓活力一样重要。有多种简单易行的修复体符合上述要求。

断冠修复（断冠粘接）

有时牙医可能有机会将折断的牙齿使用树脂和粘接技术重新粘接回去。成功的断冠粘接已经被报道，效果稳定，是牙医可以考虑的一种治疗方法[6-7]。

这种治疗无创，看起来是修复折断牙冠的理想方法。通过简单的操作就可以封闭折断的牙齿，修复外形，恢复其自然的美观和色泽，对患者来说效果非常好。对于某些病例，过渡性修复质量良好，可以维持很长时间。

然而，外伤后折断的牙冠断片保持完整而且可以找到的情况并不多见。但如果断片完整，牙医就可以考虑断冠粘接。牙齿并不需要机械预备，因为通过釉质酸蚀和粘接技术就可获得固位。如果没有或仅有特别少量的牙本质暴露，则将折断牙齿和断冠酸蚀，通过粘接剂和材料来进行重新对位粘接。Farik 等[8]测试采用新的单瓶含或不含树脂的牙本质粘接剂进行断冠粘接。他们假设单瓶牙本质粘接剂中的树脂含量可能不足以保证良好的粘接。研究结果显示，当进行断冠粘接时，所测试的 7 种牙本质粘接剂中除了一种以外，其余均应和另外一种不含填料的树脂联合使用。

对于有大量牙本质暴露或需要直接盖髓的病例，哪种治疗是保存牙髓活力的最佳方法，目前尚存在争议。有些人认为使用粘接材料直接保护暴露的牙本质和牙髓（如果已经露髓）是最好的（如全酸蚀技术），然而还有些人认为应该在粘接步骤之前，在暴露的牙本质和牙髓上覆盖氢氧化钙。

图 28.4 展示了一个 6 岁男孩的右上中切牙简单冠折 1 小时后成功进行断冠粘接的实例。首先将断冠试戴入，确认严丝合缝之后，将暴露的牙本质覆盖一薄层硬化的氢氧化钙，其可以作为护髓剂存在于牙齿和断冠之间。断冠需要去除一部分牙本质来容纳氢氧化钙。将断冠泡在酸蚀剂中，将牙齿的断面也进行酸蚀，酸蚀的范围需要超出折断线。对所有酸蚀釉质进行彻底冲洗和干燥之后，在断冠和牙齿的酸蚀部分涂布光固化的封闭剂。虽然这里没有使用任何粘接剂，但现在还是建议使用。选择颜色合适的树脂填满断冠预备出的空槽，然后小心地将其对位，紧紧捏住避免移位，然后进行光固化。后续拍摄 X 线片，测试牙髓活力，验证了牙齿反应良好。Kanca[9]报道了断冠粘接中成功使用全酸蚀技术进行直接盖髓的病例。在文章发表时，修复已经超过 5 年（中间重新粘接过一次），仍然在位。

Ludlow 和 LaTurno[10]报道了 1 例 13 岁患者，中切牙临床冠几乎完全折断（Ⅳ类折断），采用断冠粘接成功地进行了修复。剩余牙齿首先进行根管治疗，之后利用根管和离体冠宽大的髓室制作内部固位形，以增强粘接断冠的固位。

过渡性树脂粘接修复

在酸蚀釉质表面应用的美学修复材料具有完美的边缘封闭和固位力，这为前牙折断的修复带来了历史性的变革。这些粘接技术非常成功，在很多涉及前牙外伤的情况中都适用。

外伤当日不建议对折断严重的牙进行永久的美学树脂修复，因为通常最好先进行诊断和急诊处理，这才是必要的。而且，这种急诊通常都是非预约的，治疗应该尽可能高效，避免给牙医预约门诊带来太大干扰。过渡性树脂修复很有效，通常是治疗的选择。

可采用粘接树脂材料，通过传统的粘接步骤对折断部位进行保护性覆盖。作为一个短期的修复体，不需要对其进行抛光，也不需要恢复外形。然而，充填体应该覆盖整个断面，维持外伤前的邻面接触（图 28.5）。在牙齿充分恢复期之后，可以完成美学树脂修复，通常不需要去除所有的临时树脂材料。但是，在添加新的树脂材料之前需要去除表层的临时树脂材料。新充填体的边缘应延伸到过渡性修复体的边缘外，覆盖新酸蚀的釉质。美学粘接修复会在本章后面进行讨论并配以图示。

冠折露髓的治疗

外伤导致年轻患者牙髓暴露给诊断和治疗带来的挑战，甚至比因龋露髓的挑战更大。除了处理露髓处的牙髓，牙医必须谨记，因为牙外伤的影响，牙髓或支持组织的反应常具有不可预测性。治疗的即刻目的在于选择合适的治疗措施，尽可能地保持牙髓活力。对牙髓暴露的处理至少有 3 种治疗方式可供选择：直接盖髓术、牙髓切断术和牙髓摘除术。

直接盖髓术

如果患者外伤后 1～2 小时内就诊，患牙露髓孔很小，剩余的牙冠足够过渡修复体固位，能够保持住盖髓剂，并防止口腔微渗漏，则可选择直接盖髓（图 28.6）。如果最终的修复体需要使用髓室或者根管辅助固位，可以选择牙髓切断术或牙髓摘除术。

即使露髓点已经暴露于口腔内液体一段时间，也应当使用橡皮障隔离牙齿，治疗应在与外科手术洁净级别相同的环境下完成。即使存在少量细菌，健康的牙髓也可能会幸存并修复小的创伤，这一点类似于其他的结缔组织。牙冠和实际露髓点应彻底清洁，去除软垢，在放入盖髓材料之前应保持牙髓湿润。

如第 14 章中所言，大量的盖髓材料已被研究。使用传统粘接材料进行直接盖髓已被很多人认可，

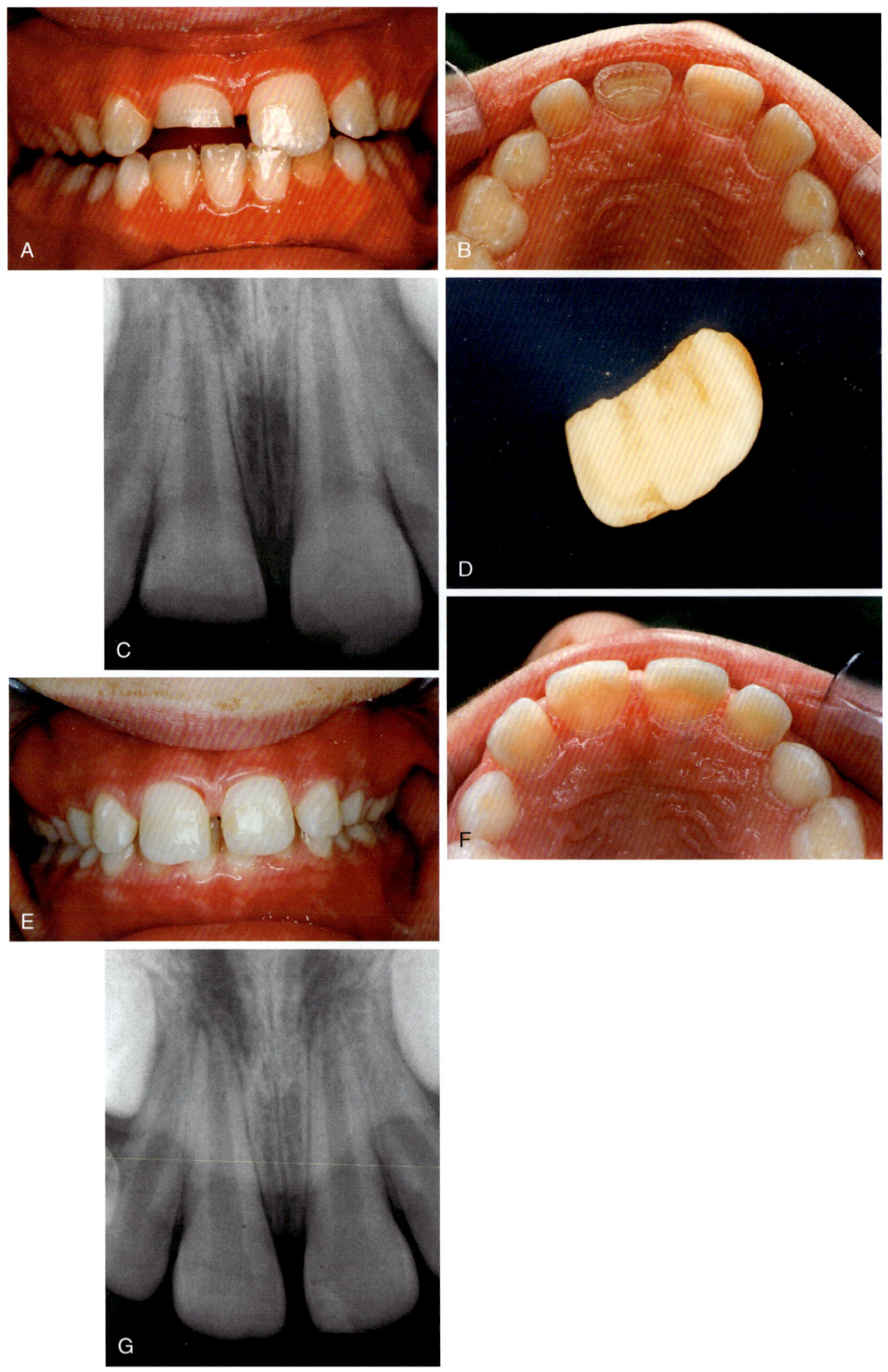

图 28.4 A. 右上中切牙明显的简单冠折（未累及牙髓）。B. 仔细检查折断牙本质以确保没有露髓孔，随后用硬化的氢氧化钙覆盖全部已暴露的牙本质，釉质折断面维持暴露状态。C. 折断切牙的 X 线片显示根尖发育状态，没有根折。D. 中切牙的折断部分。折断片去除部分牙本质，釉质没有处理。E. 外伤牙齿粘接后 12 个月的唇侧观。F. 外伤牙齿粘接后 12 个月的切端观。G. 外伤牙齿粘接后 12 个月的 X 线片

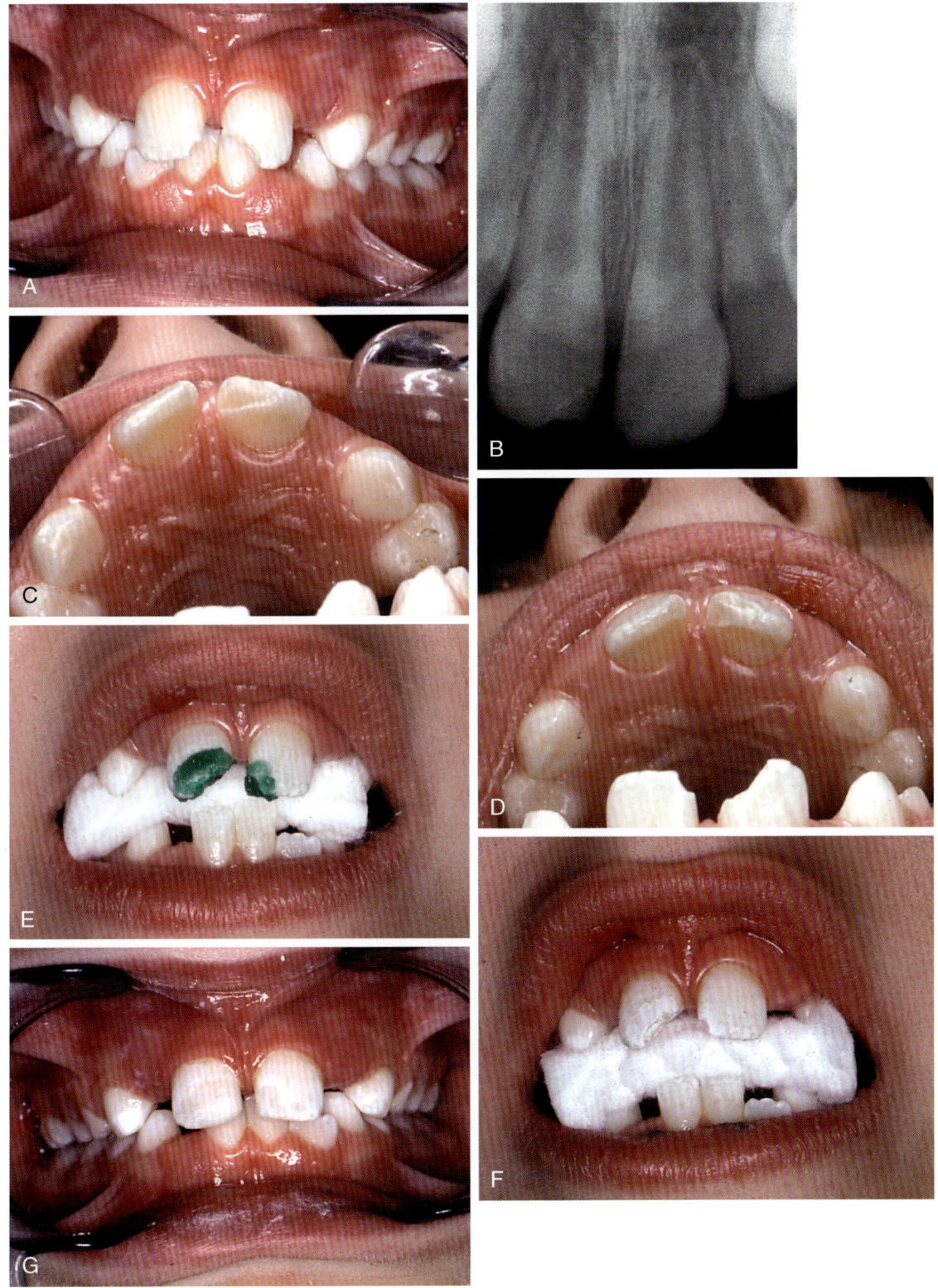

图 28.5 A. 右上中切牙和左上中切牙简单冠折（未露髓）。B. 外伤后拍摄的 X 线片。C. 外伤的中切牙上颌𬌗面观。左上中切牙少量备牙以进行临时的充填修复。注意没有露髓孔。D. 氢氧化钙覆盖所有牙本质断面。E. 根据厂家的说明书，对外伤牙进行酸蚀。F. 患牙酸蚀后，注意酸蚀后的釉质呈现"雪花状"的外观。G. 患牙进行过渡性修复后的情况。检查咬合，确保与对𬌗牙无咬合接触。观察适当时间后，完成更为美观的修复

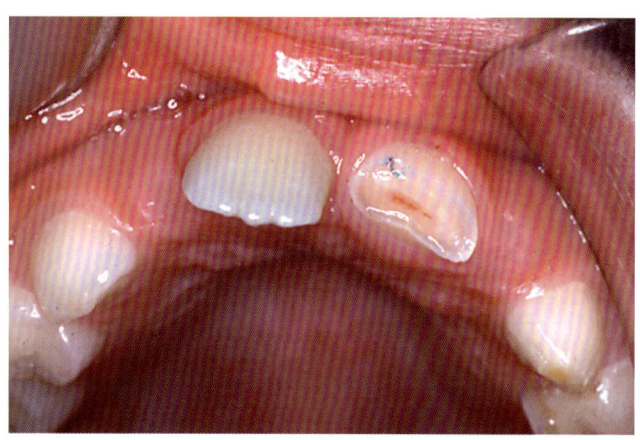

图 28.6 恒中切牙复杂冠折（牙髓暴露）。露髓孔很小，应该进行直接盖髓并行粘接修复

但是也有些人不认可。MTA 和骨形成蛋白可用于进行直接盖髓，也可广泛应用于活髓牙和死髓牙的根管治疗。

牙髓愈合的首要条件是充分封闭，与口腔内液体隔离。因此，应该即刻进行充填体修复，以保护盖髓剂直至牙髓很好地愈合。至少 2 个月后才会有一薄层的牙本质样结构覆盖牙髓组织。

如果外伤牙适合进行直接盖髓，那么采取这种治疗方法的优点是非常明显的。牙髓可以保持功能和修复能力，可以持续生成牙本质，牙齿可以在不丧失牙髓活力的情况下得到修复。

牙根形成术

牙根形成术可以保存牙髓，使牙根继续发育，根尖孔进一步闭合，尤其是遇到牙外伤的情况。如果外伤牙是年轻恒牙（根尖孔开放），牙髓暴露范围大，或者露髓孔比较小但是患者外伤后 48 小时内都没有得到治疗，或者如果剩余的牙冠量不足以进行临时修复，则即刻的治疗选择是进行浅层牙髓切断术，或者传统的牙髓切断术（图 28.7）。如果冠髓的炎症比较局限，也不需要扩大开髓洞形来获得冠方修复体的固位，则建议进行浅层或者部分牙髓切断术[11]。如果年轻恒牙露髓孔处的牙髓明显已坏死，下方的冠髓有炎症，也建议进行牙根形成术，但是需要进行传统或颈部牙髓切断术。牙髓切断术的另一个适应证是更成熟恒牙（根尖孔闭合）的外伤，露髓同时伴根折。另外，如果外伤后能很快得到完善的治疗，浅层牙髓切断术也可以应用于根尖孔闭合的复杂冠折牙（图 28.8）。

露髓点应保守性地扩大，一般需去除 1 ~ 2 mm 的冠髓做浅层牙髓切断术，或去除髓室内的全部牙髓行传统牙髓切断术。冠髓去除到预期的水平后，应用大量生理盐水对髓室进行彻底冲洗，然后用蘸有 1.5% 次氯酸钠的湿棉球擦拭牙本质以消毒。不能残留任何牙本质碎屑和牙髓碎块。如果剩余的牙髓是健康的，则用湿润的小棉球轻压牙髓断面就可以很容易地止血。牙髓也应该呈亮粉红色，且为凹面型（新月状）。如果怀疑牙髓不健康，则需要切得更深。将氢氧化钙制剂、MTA 或 Biodentine 轻柔地放置在牙髓断面上，使之被动地和牙髓接触。剩余的开髓洞形用具有良好边缘封闭性的光固化树脂强化玻璃离子进行封闭。然后，牙冠可用另外的粘接材料来进行修复。

一些专家建议所有做过氢氧化钙冠髓切断术的牙在根尖孔闭合后立刻进行传统的牙髓摘除和根管充填，他们认为氢氧化钙冠髓切断术作为过渡性治疗步骤，仅仅是为了获得牙根的继续发育和根尖孔的闭合。他们认为，为了防止弥漫性根管钙化所致的根管闭锁（病理性钙化或钙化变性），在根尖孔闭合之后进行牙髓摘除和根管充填是合理和必要的。

我们已经观察到这种钙化变性反应，并且一致认为在根尖孔闭合后如果可能的话，可以进行根管治疗。然而，也观察到行氢氧化钙冠髓切断术的患牙获得远期成功，没有钙化变性。如果根管内的牙髓是健康的，冠髓组织被去除干净，没有多余的组织牵拉和撕裂，并且氢氧化钙被轻轻地放置到牙髓组织上，没有施加不正确的压力，牙齿冠方封闭也非常好，则远期成功是很有可能实现的，而不需要做根管治疗[12-13]。

牙髓摘除术

对根尖孔未闭合的牙齿进行牙髓治疗以及后续的根管充填是最具挑战的牙髓治疗之一。年轻恒牙的根管腔在根尖孔最大，在根管口最小，被称为大喇叭口形根管。如果不进行根尖手术的话，采用传统的根管治疗技术获得根尖处的完全封闭通常是不可能的。这种手术方式对于年幼孩子来说创伤较大，应尽可能避免。

对于牙根未发育完全的活髓的年轻恒牙复杂冠折病例，牙髓切断术（如前所述）是治疗的选择。

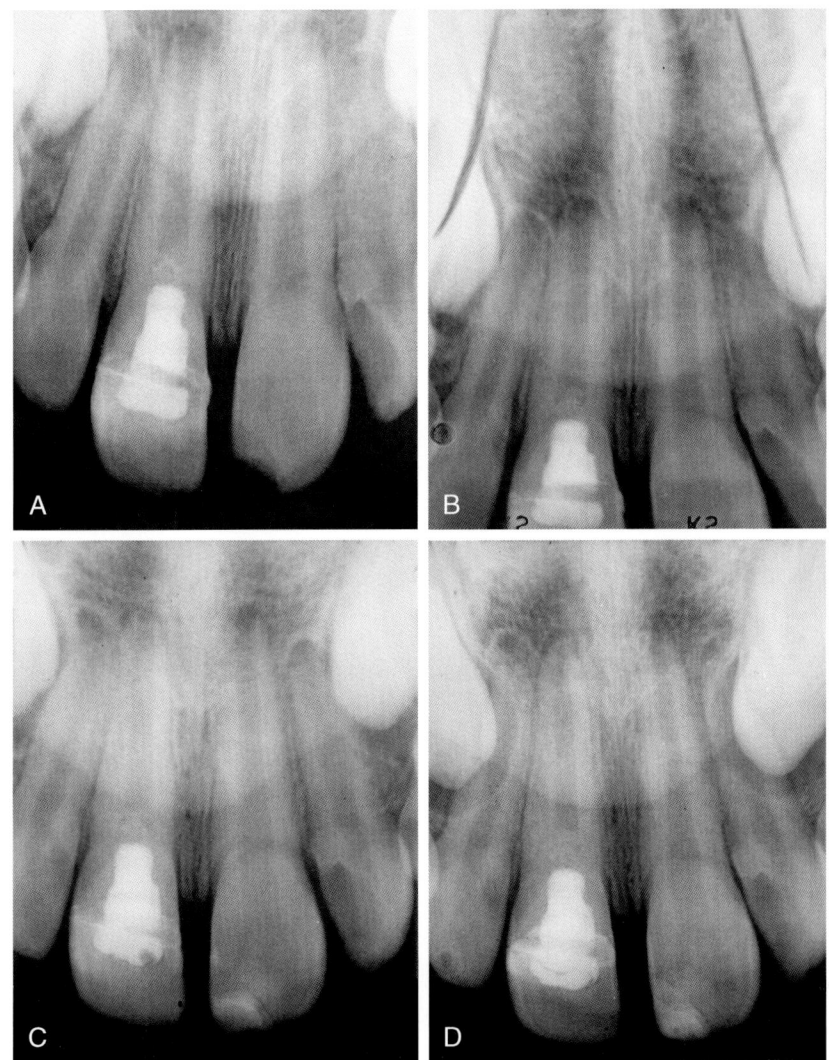

图 28.7 A. 右上中切牙复杂冠折，进行氢氧化钙牙髓切断术，术后10天进行充填后的X线片表现。这一次就诊同时进行了左上中切牙Ⅱ类折断的断冠粘接修复，不过是在拍摄完X线片之后。B. 这张X线片拍摄于牙髓切断术后7.5周，显示在牙髓切断处有明显的钙化桥形成。C. 初诊后8个月，显示两颗中切牙牙根发育均正常。D. 外伤后20个月，两颗上颌中切牙的根尖发育完成。根管呈现正常解剖外形。

成功的牙髓切断术使根髓保持活力并且根尖继续发育（牙根形成）。对于复杂冠折，永久修复体可能需要在根管内打桩。在进行该治疗前，可以打通牙髓切断术后形成的牙本质桥，对发育完全的患牙进行常规的根管治疗。

外伤牙偶尔会出现急性的根尖脓肿。外伤可能导致很小的露髓孔而被忽略，或者因为根尖血管的损伤或断裂导致牙髓坏死。牙髓坏死会使牙根发育终止，牙医就要面临治疗有粗大根尖孔的根管的问题。

如果有脓肿，必须先治疗脓肿。如果有急性疼痛，甚至软组织出现肿胀，则行根管引流会使孩子立刻得到缓解。应制备常规开髓洞形进入髓腔。如果开髓时的压力引起疼痛，则需要牙医手扶牙齿进行开髓。同时应给予抗生素治疗。

诱导牙髓坏死的年轻恒牙牙根生长和根尖修复的治疗

根尖诱导成形术

对于根尖孔未闭合的无髓前牙，传统治疗需要行根尖手术。很多年轻牙齿通过这种方式保留下来。然而，人们发现有一种创伤性小的牙髓治疗，即根尖诱导成形术，在治疗牙髓坏死的年轻恒牙时是有效的。在对不可逆牙髓炎症和根尖孔开放的牙

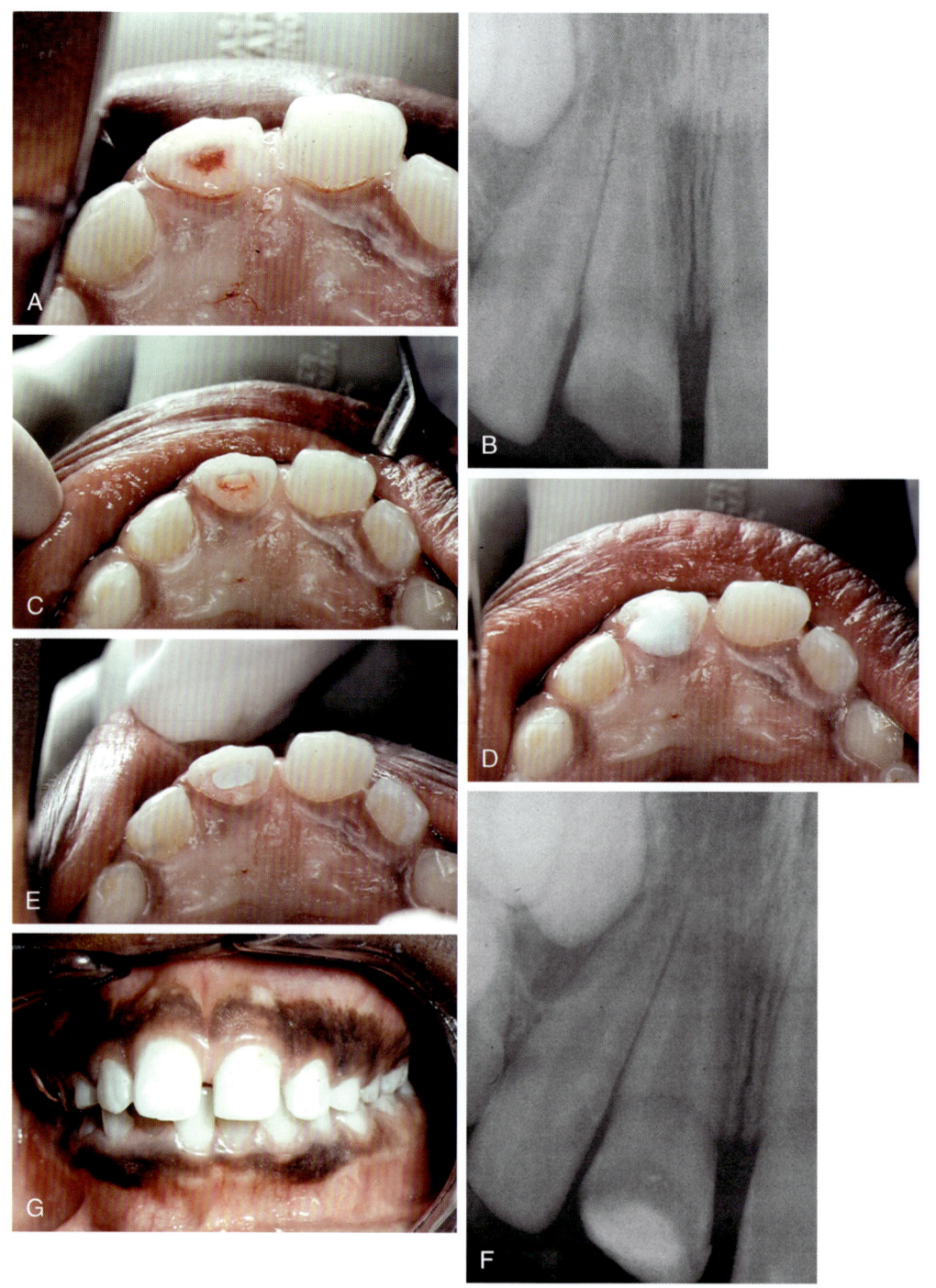

图 28.8 A. 右上中切牙严重的复杂冠折。外伤发生于 60 分钟前。B. 上颌外伤牙的根尖片。注意根尖孔闭合。C. 局部浸润麻醉（冠折露髓处牙髓未进行局部麻醉）之后，4 号金刚砂球钻去除折断处大约 2 mm 的牙髓，伴以轻柔的水冲洗。这相当于在牙齿里制造出一个倒凹，有利于氢氧化钙在后续过程中的固位。注意牙髓切断处的牙髓止血非常好。D. 将生理盐水浸润的小棉球放在牙髓表面 5 分钟。E. 用湿润小棉球确认止血良好之后，用氢氧化钙充填牙髓去除后留出来的位置。F. 放置氢氧化钙后的上颌根尖片。G. 中切牙外伤后 3 个月的临床照片。在 1、2 和 3 个月的观察期内，牙齿对电活力测试和冷测反应正常。计划进行永久充填修复

齿行传统的根管治疗之前，先进行根尖诱导成形术。

Frank[14] 根据牙根正常发育的生理模式提出了一项治疗技术，此技术可以使根尖继续发育，根尖发育完成后可用传统的根管充填技术来封闭根管。很多临床研究都证明这种治疗方法可有效刺激受牙髓坏死影响的根尖继续发育，然后使根尖孔闭合（图 28.9）。钙化屏障常在根尖孔的冠方形成。如果在根尖区域发现根尖孔闭合或出现钙化屏障，即可完成常

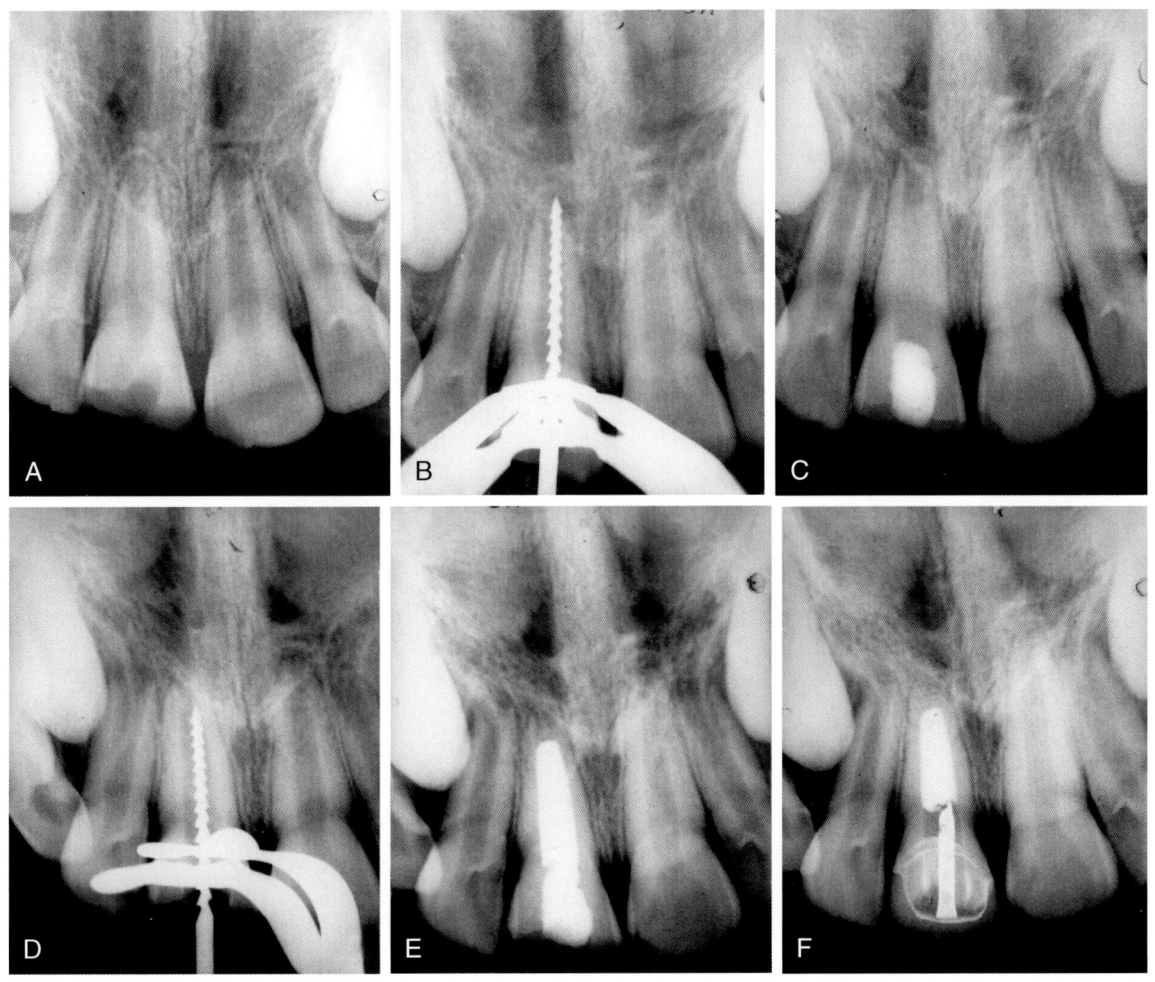

图 28.9 诱导死髓的年轻恒中切牙根尖发育治疗的一系列 X 线片。**A.** 数月前的外伤造成了牙髓暴露。治疗开始时出现急性脓肿，进行了开髓引流。**B.** 首诊治疗后 4 天，确定根管工作长度，根管锉清洁根管。根管清理和冲洗之后，氢氧化钙和樟脑对氯酚充填根管。**C.** 首诊治疗后 1 个月。**D.** 首诊治疗后 6 个月，根管锉探查时遇到明显的钙化止点。彻底清洁根管，牙胶尖充填根管。**E.** 牙胶尖根充后 5 个月。**F.** 术后 6 个月 X 线片。放置树脂核，甲冠恢复外形。现在，患者成年前更推荐使用美学粘接树脂来修复（或者如果可能的话，应用断冠粘接），作为临时修复（Courtesy Drs. Paul E. Starkey and Joe Camp.）

规的根管治疗步骤；这样就避免了根尖周病的复发。

这项技术包括以下步骤：

1. 用橡皮障隔离患牙，打开髓腔入路。

2. 将根管锉放在根管内拍摄 X 线片，精确确定根管长度。避免根备器械超出根尖孔，这一点很重要，因为会损伤上皮根鞘。

3. 拔髓针或锉去除残髓之后，使用过氧化氢大量冲洗，帮助去除碎屑。然后用次氯酸钠和生理盐水来冲洗。

4. 用大号纸尖和松棉捻擦干根管。

5. 将氢氧化钙糊剂送到根管内。可能需要垂直加压器将根充材料压到根尖处，但是不要把多余的材料推出根尖孔。

6. 在氢氧化钙上方放置一个棉球，然后用一层树脂强化的氧化锌丁香酚水门汀来完成冠方封闭。

Weine[15] 推荐根尖诱导治疗分两次完成。他建议第一次就诊进行机械预备、冲洗，根管干燥之后，在髓室里封一个消毒干燥的棉球，保持 1～2 周。第一次治疗可以选择根管内封氢氧化钙。第二次就诊时，需要重复之前的消毒过程，然后充填黏稠的氢氧化钙和樟脑对氯酚糊剂（camphoric p-monochlorophenol，CMCP），或者以甲基纤维素为溶剂的氢氧化钙糊剂。

根管充填是通过一次还是两次（或更多次）就诊完成，在很大程度上取决于临床体征和症状，而较少取决于操作者的便利。所有活动性的感染消除之后才能进行根充糊剂的充填。进行根充之前，叩诊无疼痛是一个特别重要的体征。通往根尖周组织的根尖孔往往很粗大，因此常不能保证根管内完全干燥。在2~3次治疗后，如果根管内持续有渗出，但是其他的感染迹象看起来已经得到控制，牙医就可以选择进行氢氧化钙糊剂的充填治疗。

根充糊剂通常能维持6个月。然后需要重新打开根管，用根管锉探查根尖区是否存在"钙化屏障"，以判断牙齿是否可以进行常规牙胶尖充填。经常通过X线片也能观察根尖孔是否闭合。Frank[14]总结出根尖诱导成形术的四种成功结果：①牙根根管和根尖继续闭合至呈现正常的形态；②根尖呈凸圆状闭合，根管仍保持原有的大喇叭口形态；③X线片没有明显的改变，但是能探查到根尖区有钙化屏障形成；④能探查到根尖区屏障，同时在X线片上能观察到在解剖上根尖孔冠方有钙化屏障形成。

如果6个月内根尖孔尚未闭合，则根管继续充填氢氧化钙糊剂。如果根管内渗出在根管充填之前没有得到很好的控制，则建议首次治疗后2或3个月进行再治疗。

理想情况下，术后的X线片应能显示根尖继续发育并闭合，与正常牙齿一样。然而，其他三种结果也可视为成功。根尖孔一旦闭合，就可用牙胶尖常规充填根管。

目前的趋势是不建议将抗菌药物，例如CMCP，与氢氧化钙糊剂联合使用。普遍认为氢氧化钙是诱导根尖孔钙化闭合的最主要成分，同时也是抗菌药物。CMCP可能没有促进修复的作用，但是它在这里的使用也没有坏处。当然，不止一种糊剂能获得成功。Giuliani等[16]通过3个临床病例证明，可以使用MTA诱导根尖屏障，应用在根尖诱导成形术中（图28.10）。用5%次氯酸钠冲洗因牙外伤而使牙根发育中断的中切牙。氢氧化钙根管封药1周。然后，根管的根尖部分（4mm）用MTA充填，剩余的根管腔用热牙胶充填。6个月和1年后随访，临床及X线片显示根尖周病变愈合。这些研究者认为MTA可以作为根尖诱导成形术的有效选择。因为死髓牙会变脆，并且牙根的牙本质管壁相对较薄，所以根尖诱导成形术治疗后的牙齿可能会出现折断。另外，氢氧化钙根尖诱导成形术的另一个重要问题是治疗很费时间，常常需要持续很多个月。

再生性牙髓治疗

再生性牙髓治疗（regenerative endodontic procedures，REPs）可以被定义为在生物学基础上，致力于替代受损的结构，包括牙本质、牙根结构和牙髓-牙本质复合体细胞的治疗方法[17]。这些治疗为引导牙根的继续发育提供了一种生物方法，可降低牙髓坏死的年轻恒牙经过传统的治疗如氢氧化钙或MTA的根尖诱导成形术后发生牙根折断的风险，因为传统治疗后的牙齿其根管壁薄且脆弱（图28.11）。牙髓再生最早于1961年被提出，当时Nygaard-Östby[18]评价了血凝块在牙髓治疗中的作用。1971年Nygaard-Östby和Hjørtdal[19]讨论了生长促进物质在部分根管充填之后促进愈合的作用。在这之后，牙髓再生被忽略了30年，直到2001年Iwaya等[20]发表了第一例现代REPs病例。最近20年，大量的临床病例报告和回顾性临床研究已经显示，牙髓坏死的年轻恒牙经过REPs治疗之后疗效得到了显著改善。这些改进包括根尖周病变愈合、根尖继续发育和根管壁增厚。

Nakashima和Akamine[21]提出了组织工程的三要素：干细胞、支架和生长因子。干细胞是未分化的细胞，可以持续分裂。从牙齿中已分离出多种多潜能成体干细胞，并推测这些细胞在牙髓再生中发挥重要作用，如根尖乳头干细胞、牙髓干细胞和牙周膜干细胞。第二个关键因素是支架，为细胞组合、增殖、分化和再血管化提供基质。现代REPs使用牙本质和血凝块提供根管内支架。然而，目前已开发出多种天然或合成材料支架，在根管内形成更为可控的三维支架[22]。第三个关键因素是生长因子，为生物信号蛋白，可以调节细胞增殖、分化和成熟。现在REPs主要依靠的是根管牙本质释放重要信号分子的能力，这些信号分子在牙髓再生中发挥重要作用。

大部分现代的REPs靠化学冲洗来进行根管的消毒清创，一般不进行或仅进行轻微的机械预备。化学清创的主要目的是从根管系统中清除微生物和坏死组织，这个步骤被认为是REPs成功的最关键因素。建议在REPs中使用次氯酸钠进行根管冲洗来消毒和清除根管内的坏死有机物质。然而，高浓度的次氯酸钠对牙髓干细胞的分化和存活有危害[23]。因此，推荐在REPs中使用1.5%次氯酸

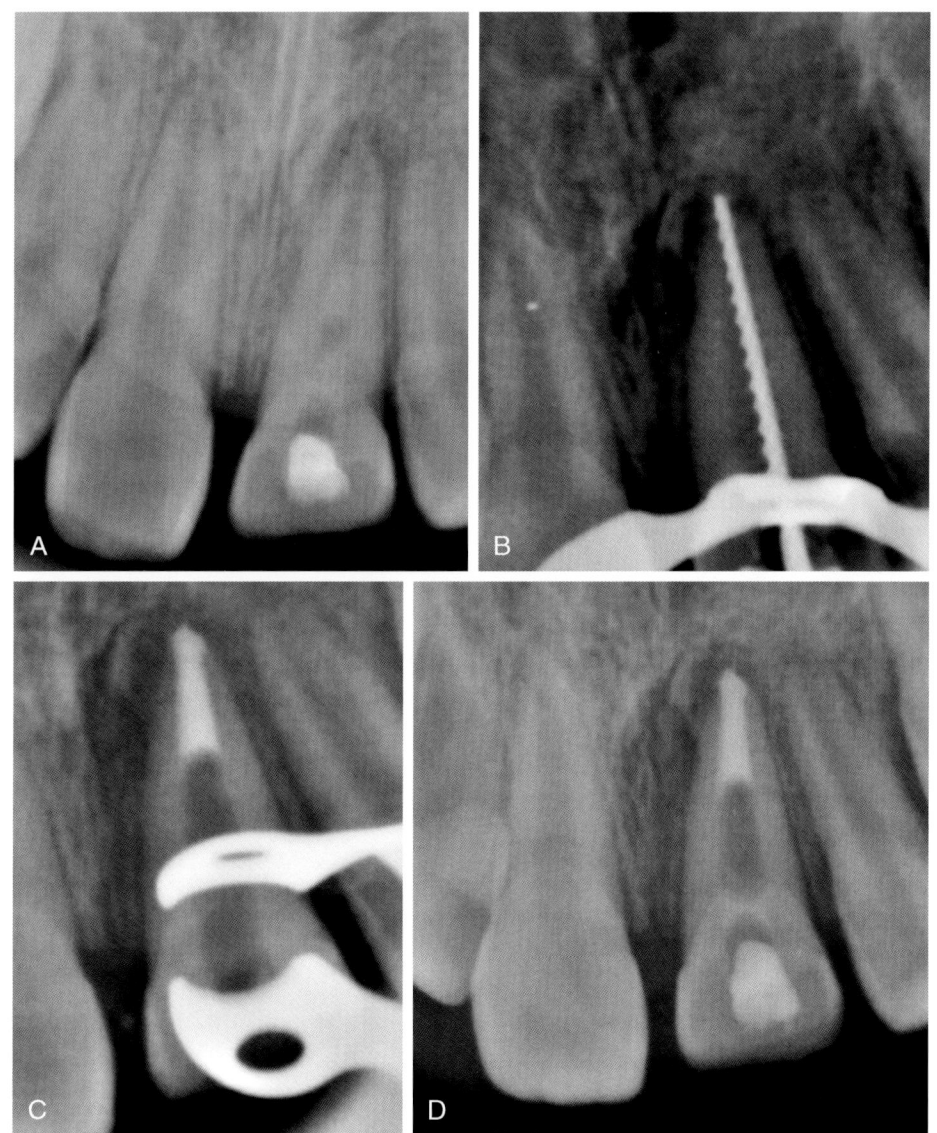

图 28.10　A. 右上中切牙因为外伤而继发根尖周病变。开髓，用 5% 次氯酸钠冲洗，干燥，氢氧化钙根充。B. 氢氧化钙初诊治疗后大概 7 天，在进一步治疗前，机械预备切牙以去除剩余组织。C. 在根尖 4～5 mm 区域用 MTA 充填。D. MTA 充填完成，用临时的修复体封闭根管开口。在 MTA 冠方充填牙胶尖之前最好能够观察几个月（Courtesy Dr. Joseph Legan.）

钠，因为它对牙髓干细胞的毒性作用很小。另一方面，也推荐使用 17% EDTA 做 REPs 最后一步根管冲洗。EDTA 可作用于根管壁表面，暴露牙本质蛋白质基质，促进牙髓干细胞的增殖。然而，REPs 使用的根管内药物如各种抗生素混合制剂和氢氧化钙，也被认为在暴露不同牙本质蛋白质中起到一定作用[24]。在所有推荐的 REPs 中，都采用根管内封药。使用最广泛的根管内封药是 Hoshino 等[25] 描述的三联抗生素糊剂，包括水和等量的甲硝唑、环丙沙星及米诺环素的混合物。然而，已经有文献报道糊剂中的米诺环素会使牙本质着色，从而造成三联抗生素糊剂封药后的牙齿明显变色。在使用三联抗生素糊剂之前，可使用流动树脂封闭髓室，使糊剂保持低于釉质牙骨质界，以使糊剂着色的副作用减到最小[26]。其他学者建议不使用米诺环素，抗生素糊剂中只包含甲硝唑和环丙沙星，或者使用其他抗生素比如克林霉素、头孢克洛或阿莫西林来替代米诺环素[23]。最近的体外研究提出，REPs 中不同的抗生素联合糊剂对牙髓干细胞可能存在细胞毒性。因此，已经建议使用这些抗生素的低浓度糊剂（0.1 mg/ml）来避免细胞毒性[27]。值得注意的是，氢氧化钙的短期使用已经在 REPs 中取得成功[28]。

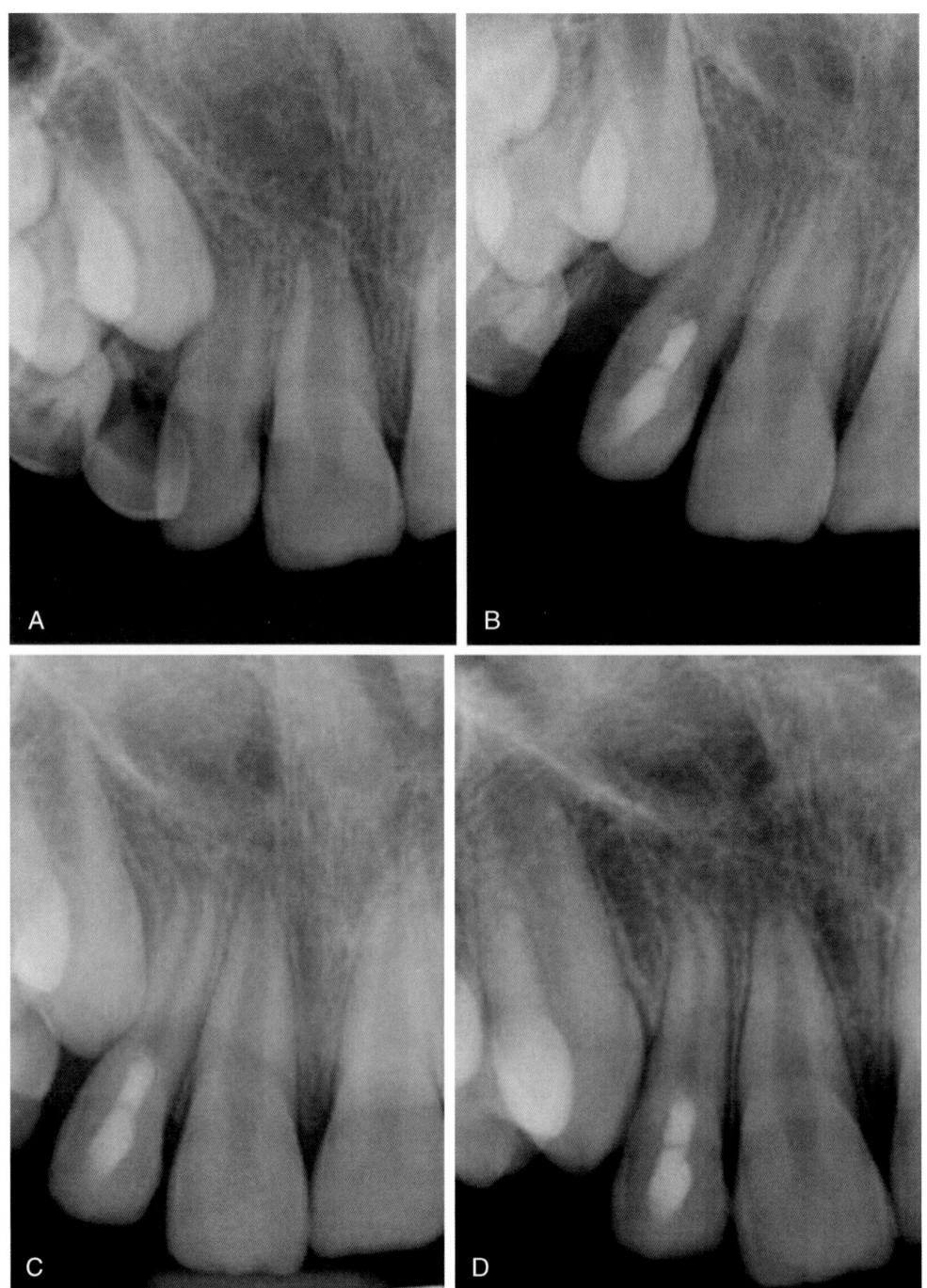

图 28.11 牙髓坏死的年轻恒牙根据最近的美国牙髓病学家协会指南进行再生性牙髓治疗的序列 X 线片。**A**. 右上侧切牙年轻恒牙，因牙外伤致牙髓坏死、根尖周脓肿。开髓，确定根管长度，脓液通过与强吸管连接的毛细管引流吸出。20 ml 1.5% 次氯酸钠冲洗根管，然后 20 ml 生理盐水冲洗根管，纸尖干燥。使用特殊的针管将克林霉素、环丙沙星和甲硝唑三联抗生素糊剂打入根管内。**B**. 初诊治疗后 4 周，临床体征和症状消失。进入根管，17% EDTA 冲洗，纸尖干燥。60 号根管锉刺破根尖乳头造成出血，引流入根管到达釉质牙骨质界。放置一小块 Colla Tape 在血凝块上面，将 3 mm 厚的 MTA 充填在上方封闭根管口，然后复合树脂进行永久修复。**C**. 6 个月后随访的 X 线片显示牙根长度增加，根尖开始成熟。**D**. 13 个月后复查 X 线片显示牙根完全发育，根管长度增加，根管壁增厚

确实，已经发现与不同类型的抗生素糊剂相比，氢氧化钙糊剂对根尖乳头干细胞的危害要小一些[27]。采用根管冲洗和根管内封药来有效去除根管内感染，并创造一个有利于牙髓干细胞增殖和分化的环境，这种生物相容性的抗感染方案对于改进 REPs 的结果是很重要的。

目前并没有标准化的REPs临床方案。而事实上，关于REPs已经有好几种版本被推荐使用。根据临床病例研究和临床前转化研究的最佳证据，美国牙髓病学家协会（American Association of Endodontists，AAE）推荐的治疗步骤如下（见框28.1，图28.11）[29]。

初诊

1. 充分局部麻醉，用橡皮障隔离患牙，开髓进入髓室。

2. 将根管锉置于距离根尖1 mm的位置，拍摄根尖片来精确确认根管长度。

3. 每个根管以20 ml 1.5%次氯酸钠缓缓冲洗5分钟，然后以20 ml生理盐水冲洗5分钟。REPs过程中始终需要使用末端闭合的针头或EndoVac负压冲洗系统来完成根管冲洗，这样可以使冲洗剂进入根尖周组织的可能性最小化。

4. 使用大号纸尖来干燥根管。

5. 使用螺旋输送器或Centrix注射器将抗生素或氢氧化钙糊剂封入根管内。抗生素糊剂由甲硝唑、环丙沙星及米诺环素三等份和无菌水混合而成。然而，更推荐使用低浓度的抗生素糊剂（0.1 mg/ml）。

6. 用3～4 mm的Cavit封闭根管，使用临时的充填材料，然后预约患者1～4周后复诊。

框28.1 美国牙髓病学家协会（AAE）推荐的牙髓再生治疗的临床方案总结表

初诊
- 局麻，上橡皮障
- 确认工作长度
- 依次用1.5%次氯酸钠和17% EDTA轻柔冲洗
- 干燥根管，用氢氧化钙或抗生素二联糊剂（1～5 mg/ml）封药
- 暂时充填修复，让患者1～4周后复诊

第二次就诊
- 如果存在持续感染的临床症状或体征，重复初诊的步骤
- 使用不含肾上腺素的麻醉药，上橡皮障
- 进入根管，用17% EDTA轻柔冲洗
- 使用根管锉超预备，引血入根管
- 在釉质牙骨质界下3 mm处止血，放置胶原基质
- 放置3～4 mm白MTA或其他的硅酸三钙水门汀
- 放置玻璃离子，然后永久冠方修复

第二次就诊

1. 评价患牙初诊治疗后的疗效。如果没有任何持续感染的临床症状或指征，就进行第二步治疗。如果仍有感染的证据（如窦道、叩诊疼痛），考虑用次氯酸钠冲洗和抗生素糊剂根管内封药，然后1～4周后复诊。

2. 3%甲哌卡因（不加肾上腺素）充分局麻后，用橡皮障使患牙隔湿。

3. 进入根管，依次使用20 ml 17% EDTA和生理盐水，利用末端闭合的针头或EndoVac负压冲洗系统轻柔冲洗来去除根管内糊剂。

4. 用大号纸尖干燥根管。

5. 使根管锉超出根尖孔来引血进入根管内。

6. 出血止于釉质牙骨质界下3 mm。

7. 在釉质牙骨质界下3 mm处放置胶原基质，例如CollaPlug。

8. 放置3～4 mm厚的白MTA，然后以增强型玻璃离子和永久的冠方充填体修复。如果考虑到牙冠变色对美观的影响，可将玻璃离子作为MTA的替代材料。

进行REPs治疗的牙齿需要在3个月和6个月时复诊，然后每年复诊，观察4年。目标是治疗后2年内病变的症状和体征消失，同时根尖片显示骨质愈合。然而，REPs治疗的临床期望值并没有被很好地定义。Geisler[30]建议可用以下标准评价REPs的治疗效果。初级目标是症状消失以及X线片显示根尖周病愈合。第二个但不是必不可少的目标是年轻恒牙的根管壁增厚和（或）根管长度增加。第三个目标也意味着更大的成功，包括牙齿拥有牙髓活力。REPs治疗后如出现肿胀、疼痛、根尖周低密度影像扩大等临床症状和指征，都提示REPs治疗失败，需要进行更传统的治疗，比如MTA根尖封闭术[31]。

牙齿受外伤后的反应

牙髓充血

牙医必须清楚现有方法对于确定牙髓对外伤的初始反应的局限性，以及预测牙髓和牙周支持组织对创伤的长期反应的难度。甚至所谓的微创伤也会

即刻伴随牙髓充血。

临床检查中常可见牙外伤后短时间的牙髓充血。如果将强光照射于牙齿的唇面，然后在口镜中观察舌侧面，牙冠部分与邻牙相比常常表现为粉红色。如果外伤后数周牙齿仍有变色，则常提示预后不佳。

牙髓出血

有时候牙医可以观察到牙外伤后会有短期的牙冠变色。出血和持续的压力升高会导致毛细血管破裂和红细胞流出，然后红细胞破裂并产生色素。溢出的血可能在到达牙本质小管内之前被吸收，如果是这种情况，牙冠即使变色也会很轻微，且持续时间很短暂（图28.12）。更严重的病例中，色素会沉积在牙本质小管内。外伤后2～3周内牙冠变色很明显，虽然这种反应从某种程度上说是可逆的，但外伤牙的牙冠变色可能会维持一段时间。这种类型的病例，牙髓可能会保持活力，但是牙冠变为深灰色的乳牙为活髓牙的可能性不大。Croll等[32]发现51颗变成灰黑色的外伤牙中有33颗（65%）为牙髓坏死。Holan和Fuks[33]开展了一项回顾性研究，纳入了88颗牙髓摘除的乳切牙，其中48颗符合他们后续研究的9项临床和影像学标准。简单地说，他们的标准包括牙髓摘除术之前的首要诊断指征是牙冠深灰色改变。其他的标准则提示情况正常或仅提示有一点牙髓问题。他们发现研究中47颗（98%）牙齿不是牙髓坏死（37颗，77%）就是部分坏死（10颗，21%）。因为所有这些牙齿已经被确定为需要进行牙髓摘除术，所以98%的确诊率也不奇怪。但是，现实是所有的牙齿均出现了深灰色改变，而鲜有其他症状或体征。但是如果外伤后数月或数年开始出现变色，那么肯定是牙髓坏死的证据。

牙髓钙化变性（进行性根管钙化或营养不良性钙化）

外伤后经常能观察到的反应是部分或完全的髓室和根管钙化闭锁（图28.13）。尽管X线片显示为完全闭锁，但是实际上可能还存在极细的根管及残髓。

出现这种反应的牙冠可能呈现出发黄、不透光的表现。钙化变性的乳牙通常可以有正常的根吸收，然而Peterson等[34]已经报道，观察到一名患者上颌乳中切牙钙化变性后出现严重的牙根内吸收。他们强调对于已经出现钙化变性的外伤牙齿，

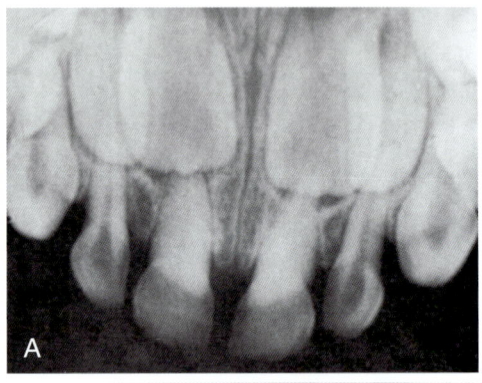

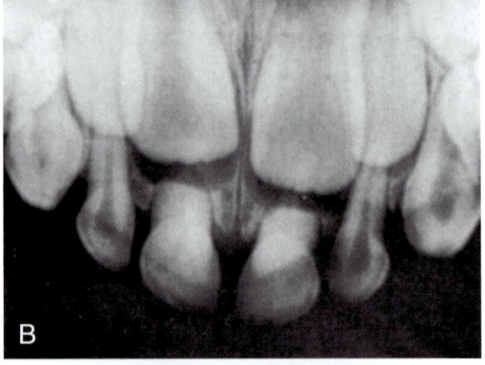

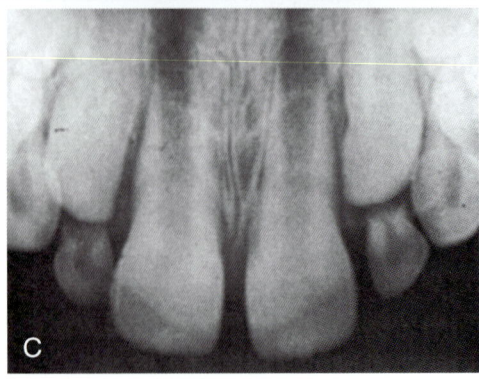

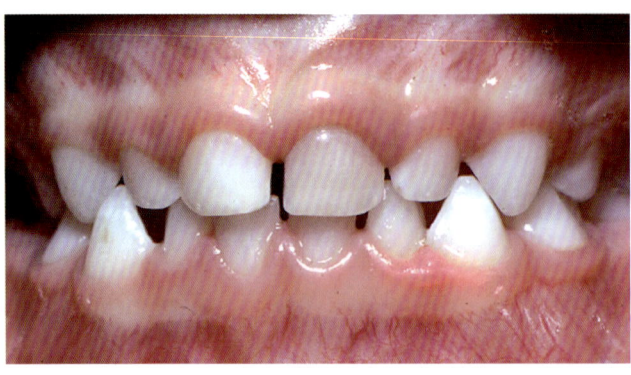

图28.12 左上乳中切牙牙外伤2周后变色。牙髓活力测试显示牙髓有活力

图28.13 A. X线片显示髓室和根管几乎完全闭锁。B. 乳中切牙出现正常的根吸收。C. 恒中切牙已经萌出

需要进行谨慎的监控。

恒牙的维持时间不确定。然而，因外伤而出现钙化变性的恒牙应被视作潜在的感染灶。小部分这类牙齿会在外伤很多年后出现根尖周病变（图28.14）。

内吸收

通常认为内吸收是破牙本质细胞反应造成的破坏性过程。可能于外伤后几周或几个月内在X线片上观察到髓室或根管的改变。这个破坏性过程可能进展得很慢，也可能很快。如果进展很快，可能在几周内导致牙冠或牙根穿孔（图28.15）。Mummery[35]将这种情况描述为"粉色点点"。因为一旦牙冠被累及，牙髓的血管组织就会从剩余菲薄的牙齿中透出颜色。他将穿孔的表现描述为"牙髓的穿孔性增生"。如果在广泛发展导致穿孔之前早期发现内吸收，牙齿也许可以通过牙髓治疗而保留下来。

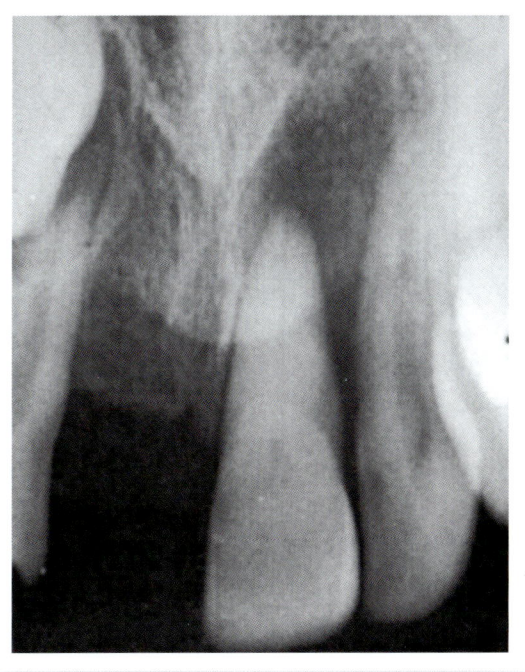

图28.14 左上中切牙外伤后10年出现急性症状。可以看见根尖周病变。右上中切牙外伤时缺失

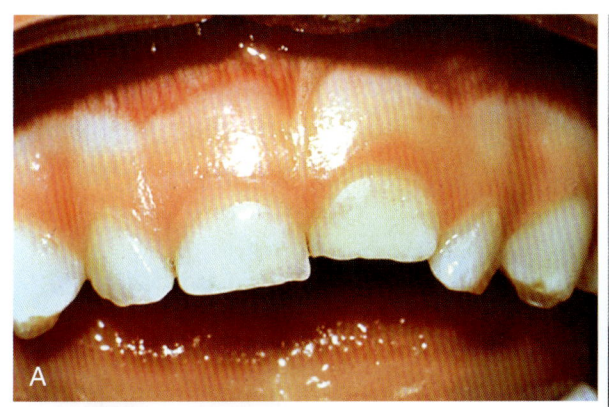

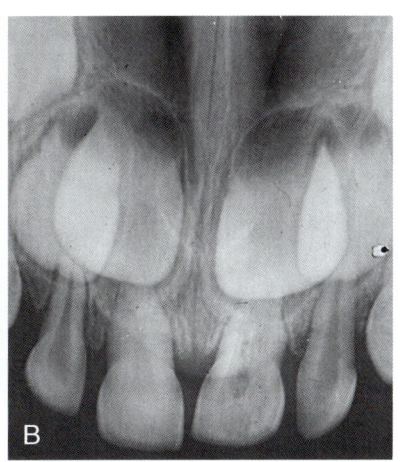

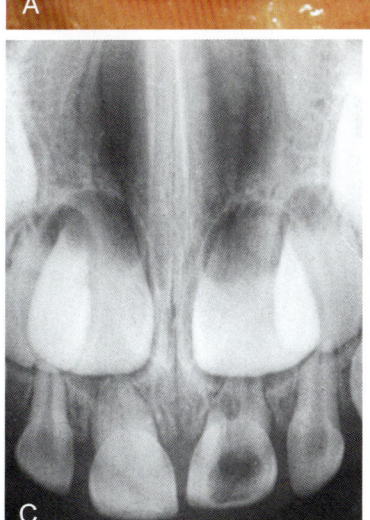

图28.15 左上乳中切牙的内吸收。**A**. 外伤后6个月的牙齿。与未受伤的右上乳中切牙相比，牙冠颜色轻微改变。**B**. 后来的X线片显示髓腔和根管内有内吸收和修复。**C**. 这张X线片显示吸收加重的程度。牙齿被拔除

外周性根吸收（牙根外吸收）

外伤造成根尖周组织损伤可能导致外周性根吸收（图28.16）。这种反应从根外开始，牙髓可能不受累。通常这种吸收会一直持续到牙根的大块区域被破坏。有些病例根吸收可能会静止，牙齿得以保存。外周性根吸收最常见于牙齿移位的严重牙外伤中。

牙髓坏死

牙外伤类型与牙髓及牙周支持组织反应之间似乎不存在什么关系。牙齿遭受重击后移位通常导致牙髓坏死。重击可能导致根尖血管断裂，这种情况下牙髓会出现自身溶解和坏死。对于不甚严重的外伤，牙髓组织的充血和血流变慢可能导致牙髓最终坏死。有些病例会在外伤后数月才出现牙髓坏死。

与牙齿受重击而牙冠不折断相比，外伤后牙冠折断的牙齿其牙髓预后可能会更好。牙冠折断可以分散打击的部分能量，而不是所有的能量都被牙齿支持组织所吸收。因此，外伤牙冠折断时，牙周和牙髓组织遭受的损伤较小，牙齿长期存留和牙髓维持活力的预后可能有所改善。然而，有些牙齿却没有从看起来比较轻微的外伤中恢复，因此，对所有外伤牙都应该密切观察。

牙外伤后出现牙髓坏死通常是没有症状的，而且X线片上的表现基本正常。但是，应该认识到这些牙齿很有可能已经被感染，而且较晚些时候会不可避免地出现感染的急性症状和临床表现。因此，只要有指征，牙髓坏死的牙齿就应该被拔除或者进行牙髓治疗。

乳前牙的牙髓坏死如果没有出现广泛的牙根吸收或骨丧失，可以获得成功治疗（图28.17）。治疗手段本质上和恒牙是一样的。然而，根管治疗中须避免对根尖周组织造成创伤。在这个病例中，从唇面获得通路到达根管，可使用非加强型氧化锌丁香酚糊剂或碘仿基质糊剂（如KIR）以及碘仿-氢氧化钙复合糊剂（如Vitapex、Endoflax）进行根管充填。首先用一薄层根管充填材料涂布根管壁，然后将更稠的混合物放置到髓腔中。上面再放一个小棉球，之后将材料用小号的银汞充填器推送到根管内。

牙固连

乳前牙或恒前牙受外伤后另一个常见的反应是牙根固连，是由牙周膜韧带受到创伤和后续炎症所导致的，往往与破骨细胞的侵入有关。结果就是牙根外表面出现不规则吸收区域。组织学切片中可以看到修复可能造成牙槽骨和牙根表面的机械性锁合或融合。固连的临床表现是固连牙齿与邻牙的切端平面出现差别，邻牙继续萌出，而固连牙齿固定在周围组织结构内。X线片可能显示牙周膜不连续，常见牙本质与牙槽骨融合。

固连的乳前牙如果已造成继承恒牙迟萌或异位萌出，则应被拔除。如果恒牙在萌出期内出现固连，最终这颗牙齿的位置和邻牙会有明显的差异。未受伤的牙齿会继续萌出，可能出现近中移位，导致牙弓长度丧失。因此，外科复位或拔除已经固连的恒牙往往是必须进行的处理，尤其是对于10岁出头或十几岁的青少年所出现的固连。

折断牙齿的修复

折断牙齿的修复与旨在帮助外伤后牙髓恢复的急诊处理同样重要。牙齿修复的方法有多种，牙科医生们在修复体种类及修复技术上有非常宽泛的选择，但对于具体的病例，修复方法的选择取决于其自身条件及周围环境。在临时性修复、过渡性修复

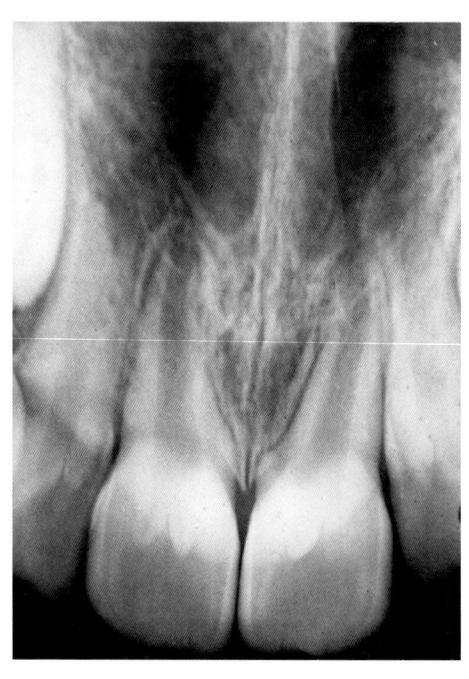

图28.16 X线片显示外周性根吸收。这些牙齿仍有牙髓活力，牙根吸收没有再继续

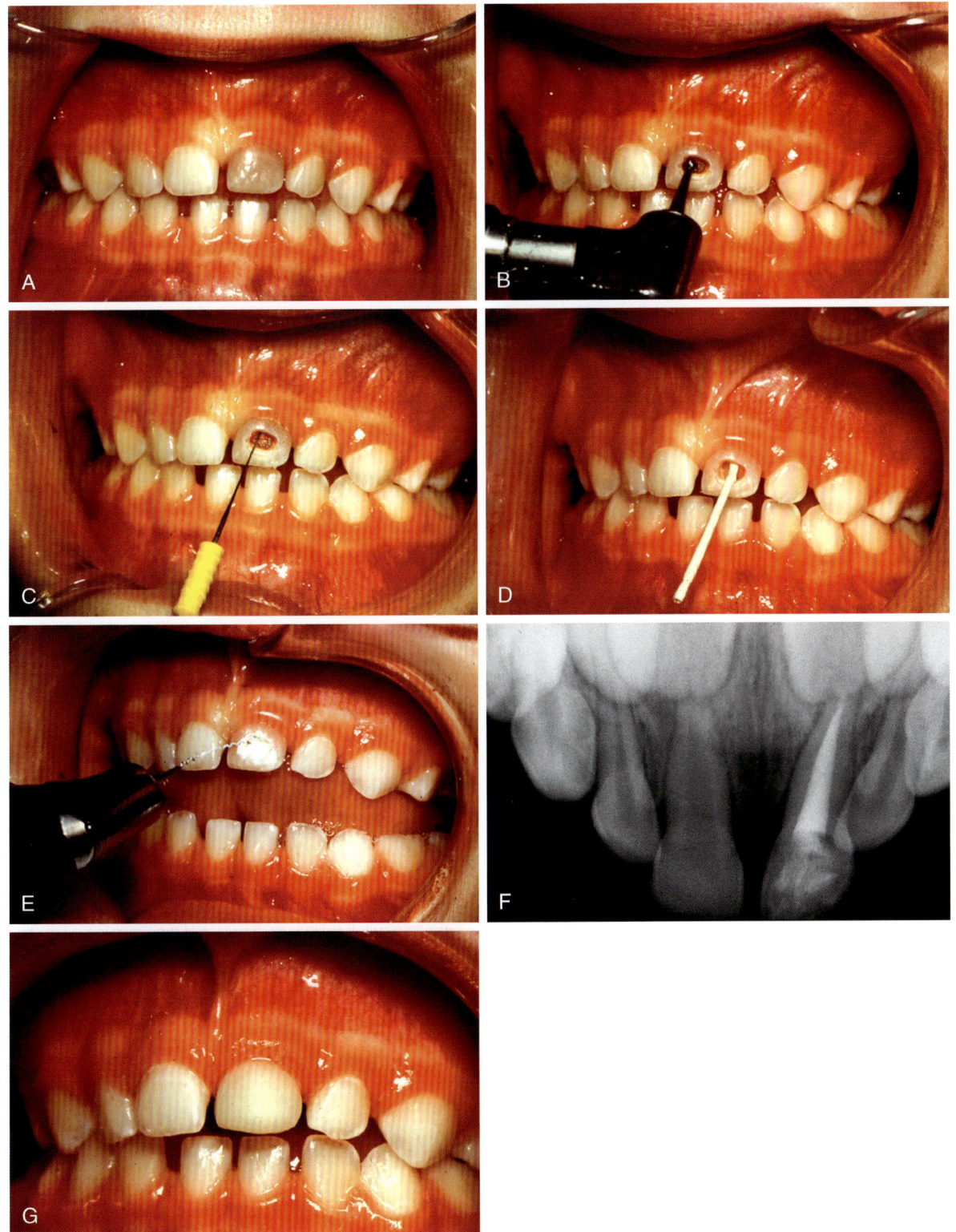

图 28.17 A. 左上中切牙牙冠发黑，说明可能出现牙髓坏死（pulpal necrosis）。牙髓测试显示牙髓无活力。B. 以保守的唇侧通路进入髓腔，这个开髓孔保留了牙齿的结构，有利于最后的牙体修复。C. 根管预备，清除所有坏死组织，特别需注意不要损伤根尖周组织。D. 使用纸尖彻底拭干根管，再放入充填材料。E. 用螺旋输送器将非加强型氧化锌丁香酚糊剂缓慢导入根管。F. 术后 X 线片显示根充完善，到达根尖。G. 牙髓处理完毕后充填开髓洞形。在此病例中，牙体修复使用的是复合树脂材料（Courtesy Dr. James Weddell.）

及永久性修复的设计中，需要综合考虑的因素有：牙髓的预后、存留牙体组织的量、外伤牙和邻牙萌出的程度、牙髓腔的大小和根尖发育程度、咬合状态以及患者的意愿等。对于年轻患者，通常需要等待牙齿持续萌出和牙髓活力状况的判断，这种观察往往一拖就是数周，足以导致邻牙倾斜、对殆牙过长，以及其他不良的殆关系改变。

美学树脂粘接修复

在一些情况下，无需进行机械性牙体预备的薄缘树脂粘接修复更为合适，但是需要轮廓边缘的扩展。其优势是：由于不做或仅对釉质进行微小的修整，因而对牙髓的刺激最小。在一些病例中，边缘扩展的意义相对不大；而在牙冠缺损50%及以上或折断线接近甚至低于龈缘的病例，边缘扩展就很有意义了。但要注意上前牙舌侧的边缘扩展可能会干扰正常咬合。

在较大范围缺损的修复中，洞斜面的制备可以减小边缘扩展的总面积并减少对咬合的干扰。牙科医生可能在唇侧的修复中选择薄缘技术（不预备），而在涉及邻面或（和）舌侧面的修复中选择斜面预备。在后续的讨论中，对两种技术均有描述。

当需要制备洞斜面时，可以在折断轮廓线全线或一部分进行（图28.18），斜面的宽度需达到1～2 mm，深度达到（或超过）该处釉质层的1/2。唇侧的釉质边缘需不规则，以使树脂与牙面粘接后呈现出更好的美学效果。如果医生使用一些最新代别的粘接系统，修复操作可能会有所改变。

因近期牙外伤暴露的牙本质应该用氢氧化钙洞衬剂覆盖。将稀磷酸（酸蚀剂或牙面处理剂）置于预备过的釉质表面20秒（乳牙酸蚀时间要延长）。随后用水彻底冲洗牙面，气枪吹干多余的水分。酸蚀过的区域呈现雾状混浊和白垩色。也可以使用全酸蚀技术。无论采用哪种方法，都要将粘接剂涂布于所有酸蚀过的牙齿结构。同样，选用最新代别的粘接系统时，上述过程也可能调整。

可将赛璐珞成型条置于牙齿相邻间隙，用楔子塞住使之与龈壁紧密贴合。对于较大的缺损，可以使用个别修剪过的赛璐珞成型冠辅助修复体成型。

通常情况下，使用薄缘技术时很少或者不进行折断切牙的机械预备，而允许树脂边缘盖过折断边缘，在颈方酸蚀过的完整釉质表面形成薄缘（图

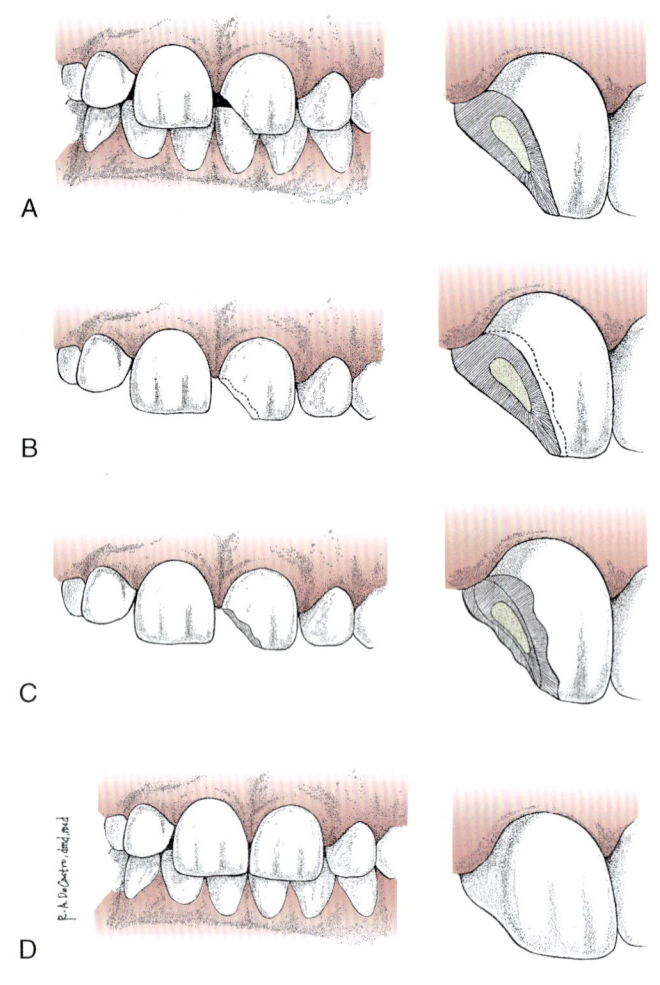

图28.18 A. 典型的恒切牙简单冠折。B. 虚线代表在唇面釉质边缘进行斜面预备时呈现出的不规则状态。C. 斜面预备完毕，准备酸蚀。D. 复合树脂材料恢复出轮廓、颜色自然的牙齿

28.19）。这个修复过程需要轻微的轮廓扩展，因此具有局限性。牙科医生需要注意边缘的处理不应影响牙龈健康，同时避免出现殆创伤。一般建议使用薄缘修复技术时，在折断的釉质边缘进行轻微的斜面预备，目的是去除松动的釉柱结构，暴露出新鲜的釉质表面以供酸蚀。暴露的牙本质表面可覆盖一层速硬氢氧化钙材料进行保护。酸蚀的范围要自折断处向外扩展2～3 mm，以便为充填树脂材料时形成薄缘提供充分的接触面积。粘接剂要覆盖酸蚀过的表面。许多制造商会提供包括酸蚀剂、粘接剂、修复材料以及色板的套装。

光固化复合树脂的优势是：允许操作者在修复体的堆建和雕刻过程中进行少量的增加，使修整抛光的操作时间最短。临床研究证实用光固化复合树脂可以制成完美、耐用的修复体。唇面和舌面外形

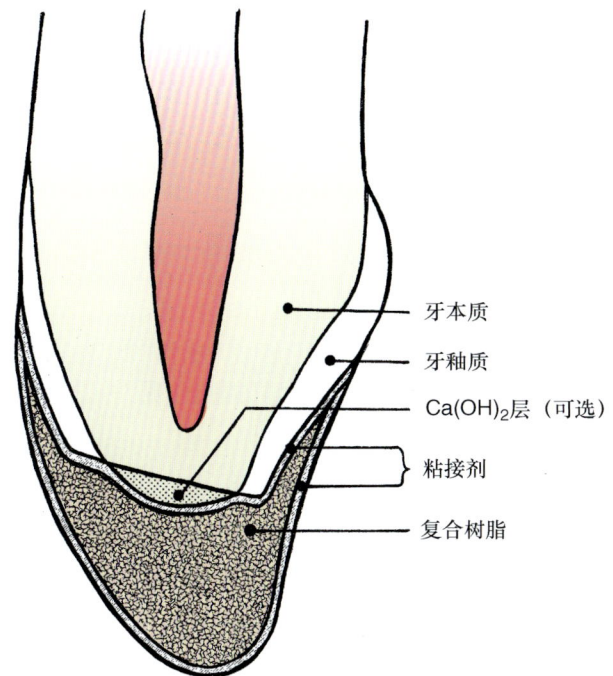

图28.19 这张矢状剖面图展示了折断切牙上薄缘修复技术的应用。一般不做或只进行少量的牙体预备，在暴露的牙本质上覆盖氢氧化钙制剂（可选择），然后进行酸蚀。建议在折断的釉质边缘稍稍制备斜面。图中还显示了薄缘修复体的颊舌侧边缘扩展

的修整可以使用抛光盘、较大的圆形磨光钻（精修钻）及金刚砂车针。

恒牙胚对外伤的反应

乳前牙外伤后，进行急诊处置的牙科医生一定要考虑到外伤可能会对继承恒牙造成损伤。

Andreasen等曾经报告过乳牙外伤对继承恒牙的影响[36]。在一篇涉及213颗牙的临床及X线影像学研究中，观察者发现：在出现恒牙异常改变的患者中，超过40%都可以追溯到乳牙列的外伤史。乳牙牙根与发育中的恒牙胚解剖关系非常接近，因此不难解释为何乳牙外伤会殃及恒牙列（图28.20）。

牙科医生和内科医生应该意识到乳牙外伤对恒牙胚的损害，这样才能告知患儿父母，孩子的恒牙可能会出现发育缺陷。一些颌面部的外伤最初可能没有被发现波及牙齿，问题往往在数月或数年后才突显出来（图28.21）。

釉质钙化不全和发育不全

Cutright用小型猪建立动物模型，获得了许多类

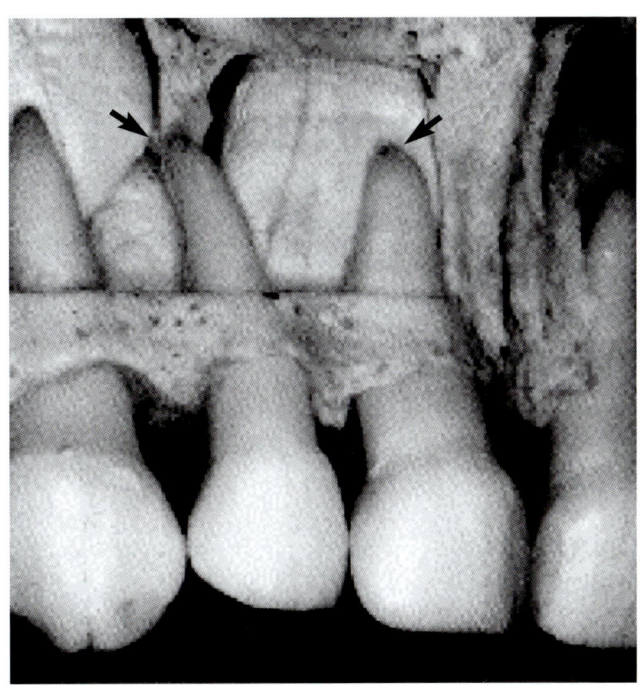

图28.20 5岁儿童的颅骨标本显示了乳中切牙和侧切牙的牙根与其继承恒牙牙冠的密切关系（注意箭头所指）

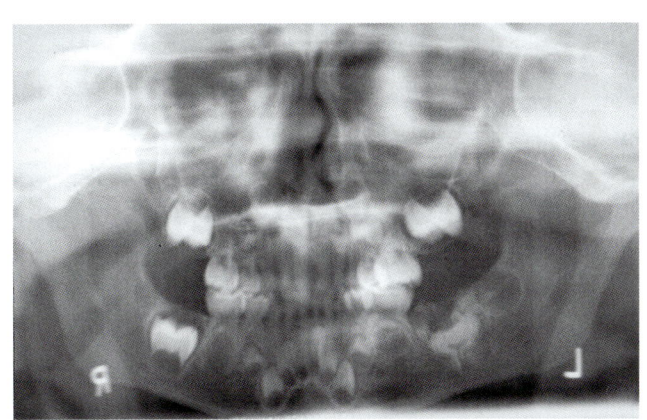

图28.21 4岁儿童的曲面体层片显示下颌左侧第一恒磨牙形成异常。该患儿在18月龄时曾遭到狗的恶意攻击，狗的尖牙咬穿了他的下颌左侧，当时并不知道伤及了恒磨牙牙胚。手术时去除了钙化病灶部分，在显微镜下观察发现其为发育中的牙胚，釉基质错位于牙囊组织。早期去除钙化病灶促进了正常发育中的第二恒磨牙的生长发育潜能，并最终替代了第一恒磨牙的位置

似于人牙在外伤、感染或二者共同作用下的病变[37]。他观察到小范围成釉细胞的破坏，以及外伤发生之前在一些点状区域已经沉积了薄层釉质。在其他一些牙齿上可见在釉质沉积前成釉细胞的破坏，导致了临床所见为深坑状的釉质形成不全。

这类损害在人类的恒牙上表现多样，包括明显

的牙冠畸形（图 28.22）。牙冠呈现釉质着色、发育不全的牙又被称作"特纳牙"。小范围釉质发育不全可以用树脂粘接技术进行修复。

修复性牙本质形成

如果外伤累及发育中的恒牙胚，严重的会导致表面的薄层釉质移位或造釉细胞破坏，其下方的成牙本质细胞形成修复性牙本质。不规则的牙本质弥合了没有釉质覆盖的裂隙，以保护牙髓免受进一步的伤害。

弯曲牙

当乳前牙发生挫入性或脱位性损伤时，偶尔可能造成继承恒牙出现"弯曲牙"畸形。恒牙已发育完成的部分弯曲、扭转，并且在这个新位置上继续发育。在有些病例中可以观察到整个或部分牙冠与根方的部分形成一个明显的折角（图 28.23）。Kilpatrick 等报告过一例 6 岁男孩的乳中切牙出现牙根弯曲的情况[38]。该牙牙髓坏死，牙根未吸收，根尖暴露于唇侧瘘管处。患儿无明确的牙外伤史，但其经常出意外事故。作者推测此罕见的弯曲牙可能是牙齿刚刚萌出阶段的外伤所致。

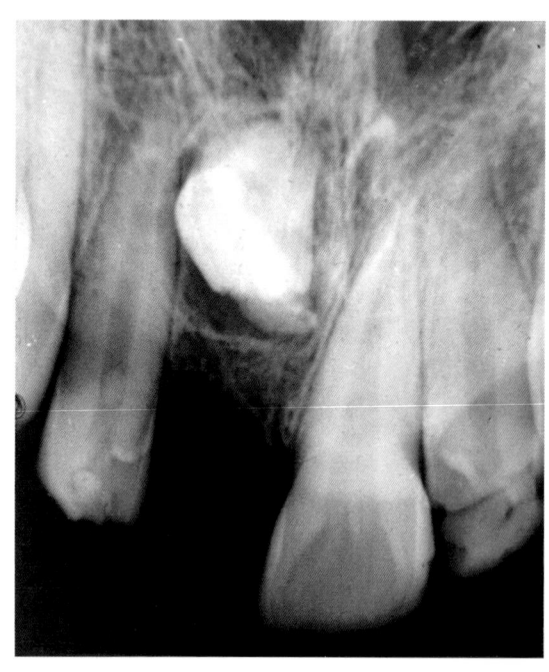

图 28.22　X 线片显示畸形的中切牙。此病例可追溯到严重的乳牙外伤史

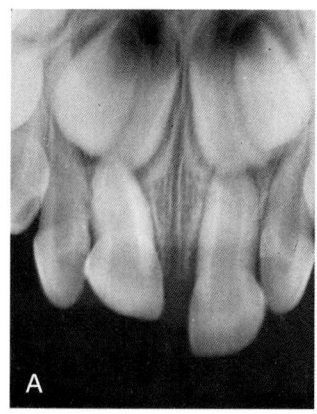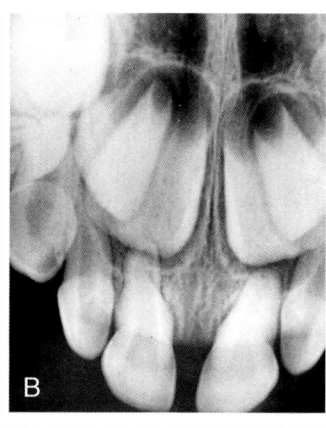

图 28.23　A. 乳牙挫入，对恒牙造成直接损伤的乳牙外伤通常为此类型。B. 外伤后 8 个月的 X 线片，显示挫入的牙齿再萌出。尽管根管出现部分闭锁，牙髓仍保持活力。相邻中切牙出现牙根外吸收

乳、恒前牙移位（脱位性损伤）

牙齿挫入和牙齿脱出

乳、恒前牙脱位性损伤的诊断和治疗对牙科医生而言都是挑战。这方面可作为治疗指南的研究相对较少。

乳牙

在 3 岁之前，上颌前牙挫入性外伤还是比较多见的。经常摔跤和牙齿碰到硬物可能导致牙齿进入牙槽突，严重的甚至整个临床冠都没入骨和软组织。尽管对此类外伤的治疗方案有不同意见，但一般共识是要即刻关注软组织损伤。对挫入的乳牙应进行观察；除了少数例外，通常无需对其进行复位。此类外伤的好发时期一般都是患儿不能配合的年龄阶段，因而极少进行复位或用夹板和其他装置进行固定。

正在发育中的恒牙胚一般位于乳中切牙的根尖舌侧，当挫入移位发生时，乳牙一般仍保持在恒牙胚的唇侧位置（图 28.24）。如果发现挫入的乳牙位于恒牙胚舌侧或者侵入恒牙胚，应该及时拔除乳牙。这种位置关系需要拍摄前牙区段的侧方 X 线片方能确定。

对患者进行规范的检查，需要拍摄 X 线片检查有无根折、牙槽突骨折以及对恒牙胚是否有损害。然而，除非 X 线片上能够明确反映出乳牙牙根侵入恒牙胚，否则要准确预测继承恒牙的生长发育是否受到影响非常困难。

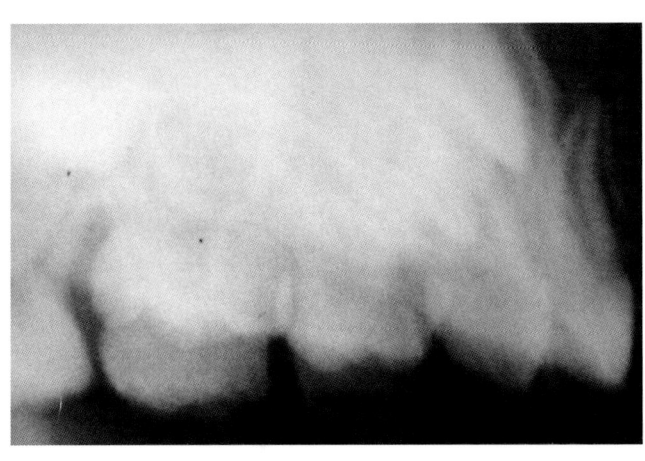

图 28.24 X 线片显示挫入的乳中切牙，其根尖位于恒中切牙（牙冠）唇侧

乳前牙受外伤挫入后，多数在 3～4 周内开始出现"再萌出"。Ravn 在一项涉及 248 例乳切牙外伤的研究中发现 88 例为挫入[39]。这些病例中，有 4 例在外伤后 2 周内由于感染而拔除。另外 4 例由于没有再萌出，在稍后的几个月内被拔除。剩余的 80 例在 6 个月内均完全再萌出。在一些病例中，观察到再萌出的启动开始于伤后 14 天。有些牙齿甚至保存了牙髓活力，后来经历了正常的吸收过程并依序被继承恒牙所替换。在外伤后的 6 个月，通常能观察到一项或多项本章前文提及的牙髓和牙周组织的反应，最常见的是牙髓坏死。在再萌出之后，即使牙齿看起来没有异常，牙根也无病理性吸收，坏死的牙髓也应进行处置。

当乳牙出现了非挫入性脱位损伤时，牙科医生和家长要及时帮助伤牙复位以防止出现殆干扰。松动严重的牙预后较差，往往动度难以减轻并出现迅速的牙根吸收。

Skieller 观察了 60 例因 1 颗或多颗乳牙外伤松动接受治疗的患儿[40]。松动牙被分为 3 组：单纯松动、挫入性脱位和脱出。他得到结论：如果外伤时牙根尚未发育完成，近期或远期的牙髓预后都相对乐观。在 3 个组别当中均有牙根吸收发生，挫入性脱位的牙更易出现牙根吸收。牙根发育完成的牙比未发育完成的牙更常出现牙根吸收。然而，一旦发生牙根吸收，牙根发育未完成的牙吸收的范围更广，进展速度更快。

恒牙

挫入的恒牙比同类外伤的乳牙预后更差，更倾向于出现迅速的牙根吸收、牙髓坏死或牙齿固连。

对于根尖孔闭合的牙齿，挫入不足 3 mm 的可以不加干预，观察牙齿自行萌出。如果外伤后 2～4 周仍无再萌出迹象，需在固连发生之前进行正畸牵引或外科复位。如果牙齿挫入达到 7 mm 及以上，需进行外科复位并用弹性夹板固定 4～8 周。在牙根发育完成的病例中多数会发生牙髓坏死，需在固定 2～3 周后开始进行根管治疗，用氢氧化钙制剂作为临时性根充材料[5]。

对于牙根未发育完成的挫入性外伤牙，可以观察等待其自行萌出。如果几周后还没有出现萌出迹象，则需开始正畸牵引复位。如果挫入的深度大于等于 7 mm，则需外科复位并用弹性夹板固定。多数病例需要牙髓治疗，应密切观察牙髓状况，以决定何时开始治疗[5]。

Alkhalifa 和 Alazemi 发表了一篇文献综述，内容是评估恒牙挫入性损伤治疗方法选择的影响因素[41]。只有队列研究对比了自行萌出和外科复位及正畸复位几种治疗方式。在 117 篇文献中，只有 3 篇能够纳入分析。这些研究由于方法学及临床方面的多样性，不能进行 meta 分析。作者得到结论：考虑到炎症可以通过牙髓治疗得到控制，对于发育未完成的年轻恒牙而言，无论其挫入程度如何，自行萌出是并发症最轻微的治疗方式。研究显示，外科复位和正畸复位两种方法所致的不良反应没有显著性差异。自行萌出失败的概率较低，只有 5%～12%。他们认为目前的治疗指南没有强有力的证据支持。

Wang 等[42]观察了 603 颗简单冠折的外伤牙，其中 104 颗同时伴有脱位，观察期是 6 个月或更长时间。结果发现：牙根发育完成的牙出现牙髓坏死的概率高于牙根发育未完成的牙。简单冠折伴有脱出和挫入与其他类型脱位性牙外伤相比，牙髓坏死率更高。3 个月内出现牙髓坏死的概率明显高于其他时间段。研究者得出结论：对于简单冠折的牙齿而言，伴有脱位及牙根发育完成是牙髓坏死的两个重要危险因素。

Tronstad 等[43]报告了一个 11 岁的病例，其牙根发育完成的上颌中切牙在严重挫入后发生了自行萌出。外伤后 10 天对患牙进行了腭侧龈切，以利于开髓的处理。但牙齿没有人工复位，仍保持挫入的状态。外伤后 8 周，该牙自然萌出，接近原来的位置。Shapira 等[44]也报告过进行了相似处理的牙齿严重挫入病例。外伤后 8～10 周，当在 X 线片上观察到根尖周骨质稀疏以及牙根吸收后，进行了腭侧龈切及牙髓处理。临床上观察到在龈切及根管内封入氢氧化钙之后，所有经过治疗的牙齿均呈现加速度地自行再萌出。挫入牙经上述处理后，在 2～3 个月内实现完全再萌出及根尖周和牙周组织的愈合。

对于严重挫入的病例，早期复位和等待自行萌出这两种方法均被证明可获得成功的结果。不论哪种方式，早期氢氧化钙牙髓治疗都是使患牙获益的治疗措施。是进行机械复位，还是期待其自行萌出？在临床决策中，这仍然是两难的选择，需要根据具体病例的相关条件而定。

恒牙的脱出通常会导致牙髓坏死。即刻处置包括仔细地复位固定，具体技术详见本章后面的描述。如果牙根发育完成的牙在复位固定后 2～3 周对牙髓活力测试仍无反应，就要着手在严重牙外伤后容易出现的牙根吸收之前进行牙髓治疗了。在牙根发育完成的牙显著脱出（大于 2 mm）的病例中，有牙髓治疗需求几乎是肯定的。对于牙根发育未完成的脱出病例，需要进行密切的临床观察，必要时进行牙髓治疗（见后文描述）[5]。

全脱位及牙齿再植

牙齿再植是将牙齿，通常是在一颗前牙意外脱落或移位后，再复位于牙槽窝的治疗技术。文献中关于再植牙成功存留时间的报道极少，并且不确定。

Barry 曾报道过 42 年前再植的牙仍具使用功能[45]。然而，即便是进行了精确细致的牙齿再植操作，牙根仍经常出现或快或慢的吸收。但恒牙再植治疗仍然是可行的、受到推荐的治疗方式。在许多再植病例中，特别是受伤后即刻进行再植的牙，都可以获得长期保留的效果。再植的牙相当于一个间隙保持器，在替牙期可诱导邻牙到达相应的位置。牙齿再植过程在心理学范畴具有价值。即便被告知牙齿最终还是可能早失，牙齿再植仍然给了遭遇不幸的儿童及其家长成功的希望。早期的结果往往令人满意，并且可以缓和事故对情绪造成的打击（图 28.25 和图 28.26）。

毫无疑问，再植成功与牙齿从离体到被植入牙槽窝的时间间隔长度相关。牙齿的状况，特别是存留于牙根面的牙周膜组织的状况，同样也是影响牙齿再植成功率的重要因素。参见框 29.2。有报告称恒牙的即刻再植有时能获得牙髓存活和牙齿长期保留的结果。然而，牙齿再植通常还是应该被定位于一种临时性的治疗方法。在比较好的情况下，许多再植牙可以存留 5～10 年，极少量可保留终生。而其余的病例，再植之后很快就失败了。

Camp[46]报道在乳、恒牙列，最易发生全脱位的牙位均为中切牙，而全脱位中最常累及的是单颗牙。儿童期的 7～9 岁，即恒切牙的萌出阶段，是全脱位最高发的年龄段；男孩的发生率比女孩高 3 倍。Andreasen[47]认为正在萌出的牙齿其根周膜的结构松弛，这是发生全脱位的危险因素。

牙齿全脱位后越快被植回牙槽窝，其预后越

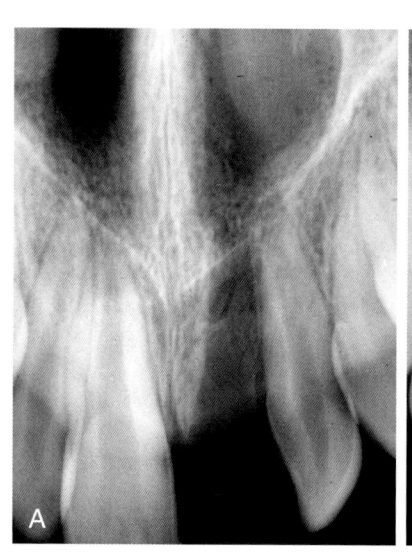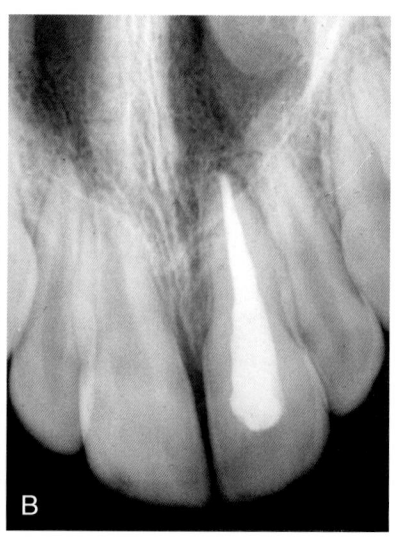

图 28.25 A. 患者中切牙脱落的 X 线片，其接受了再植治疗。B. 再植之后，牙根的近中侧出现了表浅根吸收

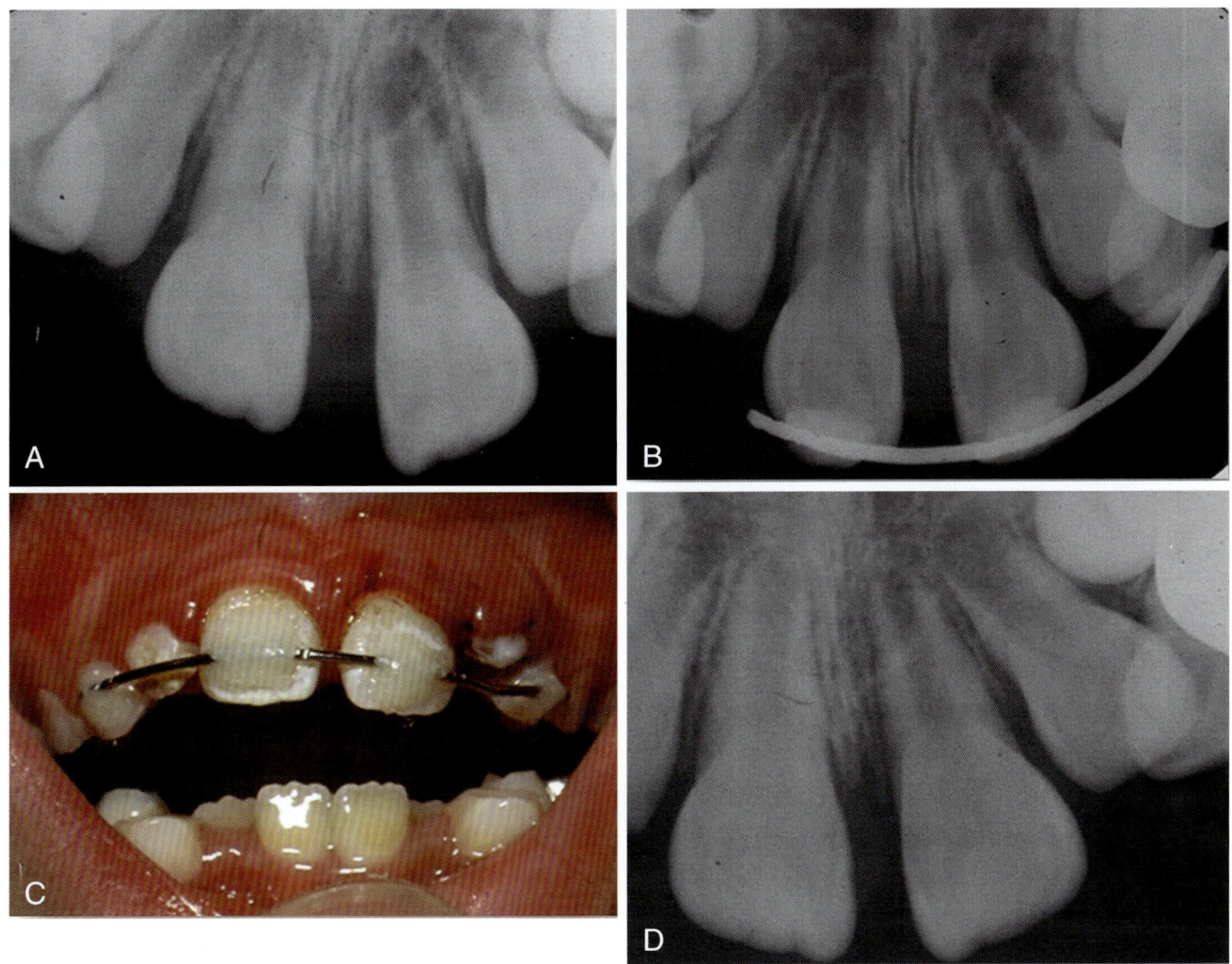

图 28.26 A. X线片显示上颌左侧中切牙全脱位,牙根发育未完成。当患者到达诊所时,立即将脱位牙植入牙槽窝,时间距离牙齿离体不到20分钟。注意牙根复位接近原始位置。再轻轻加压,使之到达理想位置。B. X线片显示牙根位于预期位置并以直径0.028英寸的钢丝进行固定。注意一边至少有一颗健康牙作为基牙。夹板固定至少7~10天。C.初诊完成复位固定之后。D. X线片显示钢丝夹板固定10天后拆除的情况,对切牙进行了冷测和电活力测试

好,越不容易发生牙根吸收。Andreasen和Hjørting-Hansen[48]的一项研究追踪观察了110例再植牙齿。在30分钟之内再植的牙齿中,90%在2年或更长时间之后还未发现牙根吸收的迹象。而在脱位2小时之后才再植的病例中,95%以上出现了牙根吸收。如果牙齿离体少于30分钟,预后要好得多。另外,如果外伤时牙根发育未完成,再植后牙髓恢复活力的机会要大得多。如果根尖孔已经闭合,即便牙齿离体时间短暂,也建议再植几天后进行牙髓摘除术。

如果患者父母打电话来报告孩子牙齿脱位,需要确定是否存在其他口腔、神经系统或需要优先考虑的并发症。牙科医生可以指导父母完成以下程序(乳牙无需再植)[5]:

1. 让患儿保持冷静。

2. 找到牙齿,捏住牙冠(白色部分)捡起,勿接触牙根。

3. 如果牙齿脏了,用流动的凉水冲洗(10秒),将其植回原位。试着鼓励患儿或家长去再植牙齿,之后让患儿咬住一块手绢以保持其位置。

4. 如果不能完成再植,将牙齿放入合适的储存介质中(详见后文)。

5. 马上去看牙科急诊,除非患儿被外力撞击昏迷。如果孩子出现了一段时间的意识丧失,首先要去急诊对脑震荡进行检查评估。

如果患者父母无法为孩子实施再植,在赶往牙科诊室的过程中必须使脱落的牙齿保持湿度。如果再植之前牙齿脱水,将不利于预后。Hanks平衡液、生理盐水、巴氏消毒牛奶都是良好的储存介质。自

框 28.2　全脱位牙齿治疗分类

1. 根尖孔闭合，在到达牙科诊室前完成再植
治疗
- 保留牙齿于原位。
- 用水枪、生理盐水或氯己定溶液冲洗、清洁受伤区域。
- 缝合牙龈撕裂伤（如果存在）。
- 行临床及 X 线检查，确认再植牙复位至正常位置。
- 弹性夹板固定，维持 2 周。
- 全身使用抗生素。四环素是首选，比如强力霉素，根据患者的年龄和体重决定服药剂量，一日 2 次，连服 7 天。对于低龄患者，要考虑到四环素导致牙齿染色的风险。（在许多国家，对 12 岁以下的儿童不建议使用四环素。）年轻患者可服用苯氧甲基青霉素（青霉素 V）和阿莫西林作为四环素的替代。
- 如果脱位牙齿沾到了泥土，而破伤风的免疫保护期不确定，建议到内科医生处注射破伤风抗毒素。
- 于再植后 7～10 天进行牙髓治疗，并应在固定夹板拆除前开始。

患者指导
- 避免参加对抗性体育运动。
- 至少在 2 周内吃软食。
- 进食后用软毛牙刷刷牙。
- 1 周内用 0.1% 的氯己定含漱液漱口，每日 2 次。

后续处理
- 2 周后拆除固定夹板，进行临床和 X 线检查评估。
- 再植后 7～10 天开始进行牙髓治疗。
- 外伤后 4 周、3 个月、6 个月、1 年进行临床和 X 线检查，以后每年复查一次。

2. 根尖孔闭合，离体干燥时间少于 60 分钟：牙齿保存于生理性储存介质及等渗的介质（牛奶、生理盐水、唾液或 Hanks 平衡盐溶液）中和（或）干燥保存少于 60 分钟
治疗
- 用水枪、生理盐水或氯己定溶液冲洗、清洁受伤区域。
- 将牙齿再植入牙槽窝。
- 缝合牙龈撕裂伤（如果存在）。
- 行临床及 X 线检查，确认再植牙复位至正常位置。
- 弹性夹板固定，维持 2 周。
- 全身使用抗生素（同前）。
- 如果脱位牙齿沾到了泥土，而破伤风的免疫保护期不确定，建议到内科医生处注射破伤风抗毒素。
- 于再植后 7～10 天进行牙髓治疗，并应在固定夹板拆除前开始。

患者指导（同前）
后续处理（同前）

3. 根尖孔闭合，离体干燥时间超过 60 分钟，提示细胞无活力： 延迟再植远期预后差。牙周膜细胞出现坏死，且不可能愈合。延迟再植是出于美学、功能和心理学方面的考虑，目的是保持牙槽骨的丰满度。然而，结局往往是出现固连及牙根吸收，直至最终牙齿早失。

治疗
- 用水枪、生理盐水或氯己定溶液冲洗、清洁受伤区域。
- 将牙齿再植入牙槽窝。
- 缝合牙龈撕裂伤（如果存在）。
- 行临床及 X 线检查，确认再植牙复位至正常位置。
- 弹性夹板固定，维持 2 周。
- 全身使用抗生素（同前）。
- 如果脱位牙齿沾到了泥土，而破伤风的免疫保护期不确定，建议到内科医生处注射破伤风抗毒素。
- 于再植后 7～10 天进行牙髓治疗，且应在固定夹板拆除前开始。
- 为了延缓骨替代性吸收的进程，建议再植之前对牙根表面进行氟化处理（2% NaF 溶液浸泡 20 分钟）。

患者指导（同前）
后续处理（同前）
- 延迟再植后的固连是不可避免的，这一点必须要考虑到。对于儿童和青少年，固连往往伴有牙齿"回缩"。需要密切观察，且应充分沟通以确保父母和监护人对预后充分了解。当观察到牙齿"回缩"超过 1 mm 时，可行牙冠截除术。更多详细资料，可参见相关教科书。

1. 根尖孔开放，在到达牙科诊室之前完成再植
治疗
- 保持牙齿于原位。
- 用水枪、生理盐水或氯己定溶液冲洗、清洁受伤区域。
- 缝合牙龈撕裂伤（如果存在）。
- 行临床及 X 线检查，确认再植牙复位至正常位置。
- 弹性夹板固定，维持 1～2 周。
- 全身使用抗生素（同前）。
- 如果脱位牙齿沾到了泥土，而破伤风的免疫保护期不确定，建议到内科医生处注射破伤风抗毒素。
- 对未发育完成的牙进行再植的目的之一是牙髓血运重建。如果不成功，建议行根管治疗术。

患者指导（同前）
后续处理（同前）

2. 根尖孔开放，离体干燥时间少于 60 分钟：牙齿保存于生理性储存介质及等渗的介质（牛奶、生理盐水、唾液或 Hanks 平衡盐溶液）中和（或）干燥保存少于 60 分钟
治疗
- 用生理盐水加压冲洗牙根表面及根尖孔区域。
- 局部使用抗生素有助于增加牙髓血运重建的成功概率。可能的话，用 1 mg 米诺环素（minocycline）或多西环素（doxycycline）溶于 20 ml 生理盐水浸泡脱位牙 5 分钟。
- 局部麻醉。
- 检查牙槽窝，如有牙槽窝壁骨折，用合适的器械复位。
- 用生理盐水冲洗牙槽窝。
- 将脱位牙缓慢再植入牙槽窝，手指轻轻加压。
- 缝合牙龈撕裂伤，特别是牙颈部。
- 行临床和 X 线检查，确认再植牙复位至正常的位置。
- 弹性夹板固定 2 周。
- 全身使用抗生素（同前）。

框 28.2　全脱位牙齿治疗分类（续框）

- 如果脱位牙齿沾到了泥土，而破伤风的免疫保护期不确定，建议到内科医生处注射破伤风抗毒素。

患者指导（同前）

后续处理（同前）

- 对于根管发育未完成的牙，治疗目的之一是实现牙髓血运重建。要权衡牙根炎症性吸收的风险和保留牙髓并等待牙髓血运重建的可行性。在儿童中，这种炎症性吸收是非常迅速的。如果牙髓血运重建失败，此时建议做根管治疗。

3. **根尖孔开放，离体干燥时间超过 60 分钟，提示细胞无活力**：延迟再植远期预后差。牙周膜细胞出现坏死，且不可能愈合。延迟再植是出于美学、功能和心理学方面的原因保留牙齿，也是为了保持牙槽骨的丰满度。然而，结局往往是出现固连及牙根吸收，直至最终牙齿早失。

治疗

- 用纱布去除牙根表面附着的无活力软组织。
- 可以在再植前或再植后进行根管治疗。

- 局部麻醉。
- 用生理盐水冲洗牙槽窝。
- 检查牙槽窝，如果有牙槽窝壁骨折，用合适的器械进行复位。
- 将脱位牙缓慢再植入牙槽窝，手指轻轻加压。
- 缝合牙龈撕裂伤（如果存在）。
- 行临床和 X 线检查，确认再植牙复位至正常的位置。
- 弹性夹板固定 4 周。
- 全身使用抗生素（同前）。
- 如果脱位牙齿沾到了泥土，而破伤风的免疫保护期不确定，建议到内科医生处注射破伤风抗毒素。
- 为了延缓骨替代性吸收的进程，建议再植之前对牙根表面进行氟化处理（2% NaF 溶液浸泡 20 分钟）。

患者指导（同前）

后续处理（同前）

- 延迟再植后的固连（同前）

Adapted from The Dental Trauma Guide：Avulsion-First Aid for Avulsed Teeth，International Association of Dental Traumatology，http://www.dentaltraumaguide.org

来水虽然也可以使用（总好于牙齿干燥脱水），但它的低张力会导致细胞迅速出现溶解，增加再植牙出现炎症的可能性。

患者到达牙科诊室后，应该立刻被接诊。如果牙齿尚未再植，牙科医生应尽一切可能抓紧时间，将其植回牙槽窝。应该迅速评估患者的全身状况，以排除较高优先级的严重外伤。

对牙槽窝周围的情况进行评估，如果未发现牙槽突骨折及严重的软组织损伤，且牙齿完整，离体时间不长，医生可以立即进行再植。在上述条件下，所有努力都围绕着保存牙周膜细胞的活力，以及避免或减少发生炎症的可能性。牙齿脱位有两方面的直接损害：一是牙周附着的损毁，二是牙髓感染。Trope 认为，治疗应避免或尽量减少由牙周附着损伤及牙髓感染导致的炎症[49]。为了节约时间，如果脱位牙是清洁的，可以不进行局部麻醉、不拍术前 X 线片而直接进行再植。牙齿植回牙槽窝后再用手指固定住去拍摄 X 线片。节约的几分钟时间对于提高再植治疗的成功率是有意义的。如果牙槽窝内有血凝块，牙齿复位时血凝块会被推开，因此一般不用器械进行牙槽窝搔刮。如果指压法复位时不能相对轻松地将牙齿复回原位，建议行局部麻醉并拍摄 X 线片进行检查。当有牙槽突骨折、移位时，需在局部麻醉下先行骨片复位，再进行牙齿再植。

软组织损伤的缝合可在牙齿植回牙槽窝之后进行。但应在使用牙弓夹板粘接固定前对软组织进行缝合以控制出血。夹板固定技术会在本章的下一节进行讨论。

Sherman 对再植牙在牙槽骨内的愈合机制进行了研究[50]。用狗和猴子动物模型进行了 25 例全脱位牙再植的研究，根管内严密充入牙胶，夹板固定 1 个月。随后在荧光和白炽灯下进行的显微观察显示有继发性牙骨质和新牙槽骨沉积，有牙周纤维包埋入内（图 28.27）。

完整、有活力的牙周韧带组织的存留是再植牙获得愈合、避免牙根吸收的主要因素。小心捡起牙齿，保存于湿度适宜的环境，迅速再植并适当固定，这些做法对于保存牙周韧带都是非常重要的。不良的牙周韧带反应可能导致牙根替代性吸收（固连）或炎症性吸收。这两种吸收如果不能有效地控制，最终都可能导致牙齿早失。釉基质衍生物（Emdogain；Biora，Chicago，IL，and Malmö，Sweden）的使用已经显示出能够增加牙周膜愈合的概率，具体方法是：再植之前将凝胶涂于牙根表面，或直接放入牙槽窝，也可以上述两种方法同时使用。釉基质衍生物有助于防止或延迟吸收和固连。

再植牙齿的固定

全脱位的牙齿再植之后，在最初 1 周的愈合期

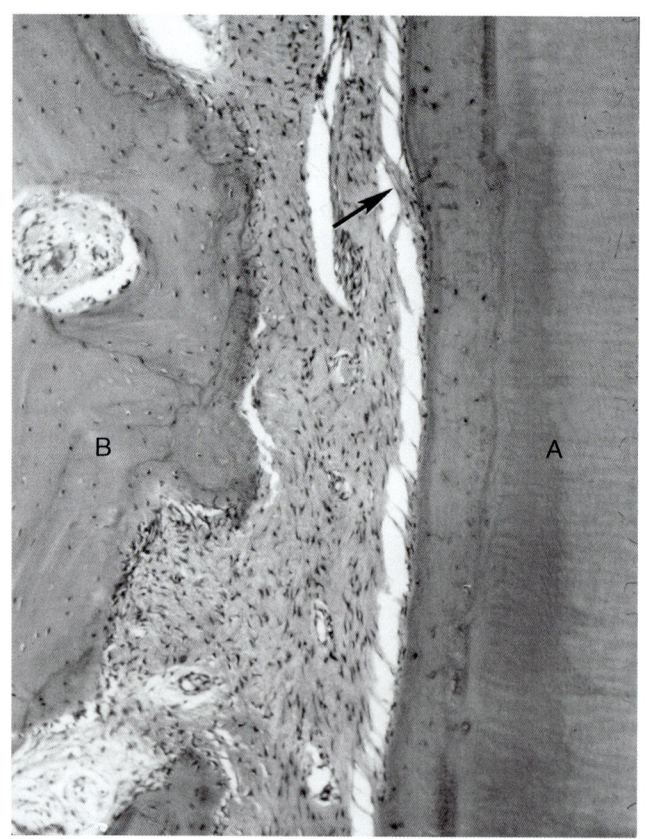

图 28.27 组织切片显示再植牙牙周韧带完整,在牙周间隙内有牙周纤维穿越说明再植之后出现了牙周纤维的再附着。A. 牙齿。B. 牙槽骨(Courtesy Dr. Philip Sherman Jr.)

需要有夹板固定。Camp 提出可以接受的固定夹板需符合以下条件[46]:

1. 在口内直接完成操作,无需技工室延时制作。
2. 能够与牙弓自然贴合,不使牙齿受力。
3. 不可接触牙龈,引起龈缘刺激。
4. 不能干扰正常咬合。
5. 便于落实口腔卫生措施,保持口腔清洁。
6. 不能对牙齿、牙龈造成损伤。
7. 不影响建立牙髓治疗的通路。
8. 易于去除。

固定夹板应该允许再植牙保持正常的活动度。坚固固定容易导致牙根的替代性吸收。Hurst 的研究证明,对再植牙行坚固固定不利于牙周韧带的愈合[51]。

树脂粘接钢丝夹板固定技术满足了上述的各项要求。在多数情况下,只要基牙条件许可,就能满足多数 1 颗或更多颗外伤牙的固定。用正畸的方丝或圆丝以计划固定的牙齿的唇侧中点为基准,弯制成贴合牙列形态的弓形。被固定牙两边至少要有一颗健康基牙用于夹板固定。对钢丝型号的要求并不苛刻,矩形方丝至少是 0.016 英寸 ×0.022 英寸,圆丝直径不低于 0.018 英寸。如果有 3 或 4 颗牙需要固定,就要选择硬一点的钢丝,比如直径 0.028 英寸的圆丝。如果使用圆丝,就要在两端弯制直角,以防止钢丝在树脂中发生旋转。拉力值 20～30 磅的单纤维尼龙线也可作为弓丝使用。

如果准备酸蚀的釉质表面有菌斑,需用浮石膏进行清洁、冲洗,彻底吹干,用纱卷隔湿。釉质表面用含磷酸的酸蚀剂进行酸蚀,凝胶状的更方便使用。釉质表面彻底冲洗、干燥。先将弓丝固定于基牙上,将树脂盖过弓丝粘在酸蚀过的釉质区域。树脂需要彻底包绕粘固范围内的这一小段弓丝,但注意不要进入邻间隙或影响与邻牙的接触点。当粘固再植牙时,需将其保持于正确的位置。树脂固化后,可以根据需要适当调磨。通常 7～10 天后,用钻针磨除钢丝表面的树脂,固定夹板即可很容易地被去除。剩余的树脂用常规的抛光器械去除。当下颌牙齿进行固定时,如果固定于唇侧可能干扰咬合的话,则需将弓丝固定于牙弓舌侧。由于舌侧固定在操作过程中极易受唾液的干扰,所以只要可能,一般都会选择唇侧固定。

固定也可选用正畸托槽直接粘固于牙面,然后弯制细丝唇弓以精确地适应牙弓的自然曲线,弓丝入槽,进行结扎固定。要求托槽精确地对应弓丝,先结扎基牙。再植的牙被置于理想的位置,在牙面与托槽背板之间的小间隙填加树脂材料以固定。如果操作得当,该技术可以得到性能非常好的夹板(图 28.28)。然而,相对于树脂钢丝夹板技术,该技术需要更加精确、严格的弓丝弯制,才能使牙齿不异常受力。

如果患者有智力障碍或心智不成熟,不能容忍口内的"异物",或者没有足够的基牙以供进行树

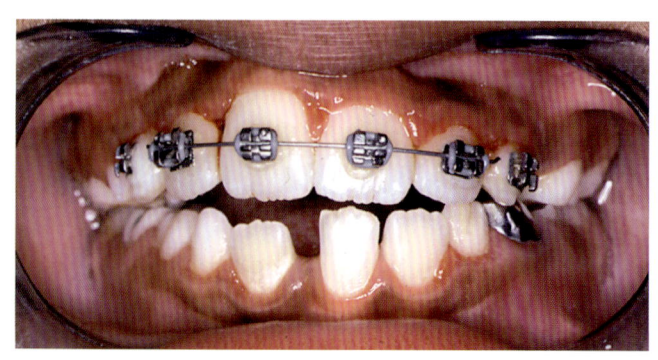

图 28.28 托槽和弓丝夹板

脂钢丝夹板固定，Camp[46]提出的缝线和树脂粘接固定法可以提供另一种选择（图28.29）。von Arx等发明的钛板固定和去除都十分方便，增加了患者的舒适度[52]。

通常情况下，没有其他并发症的再植牙固定时间为7～14天。如果第1周牙周膜纤维愈合良好，

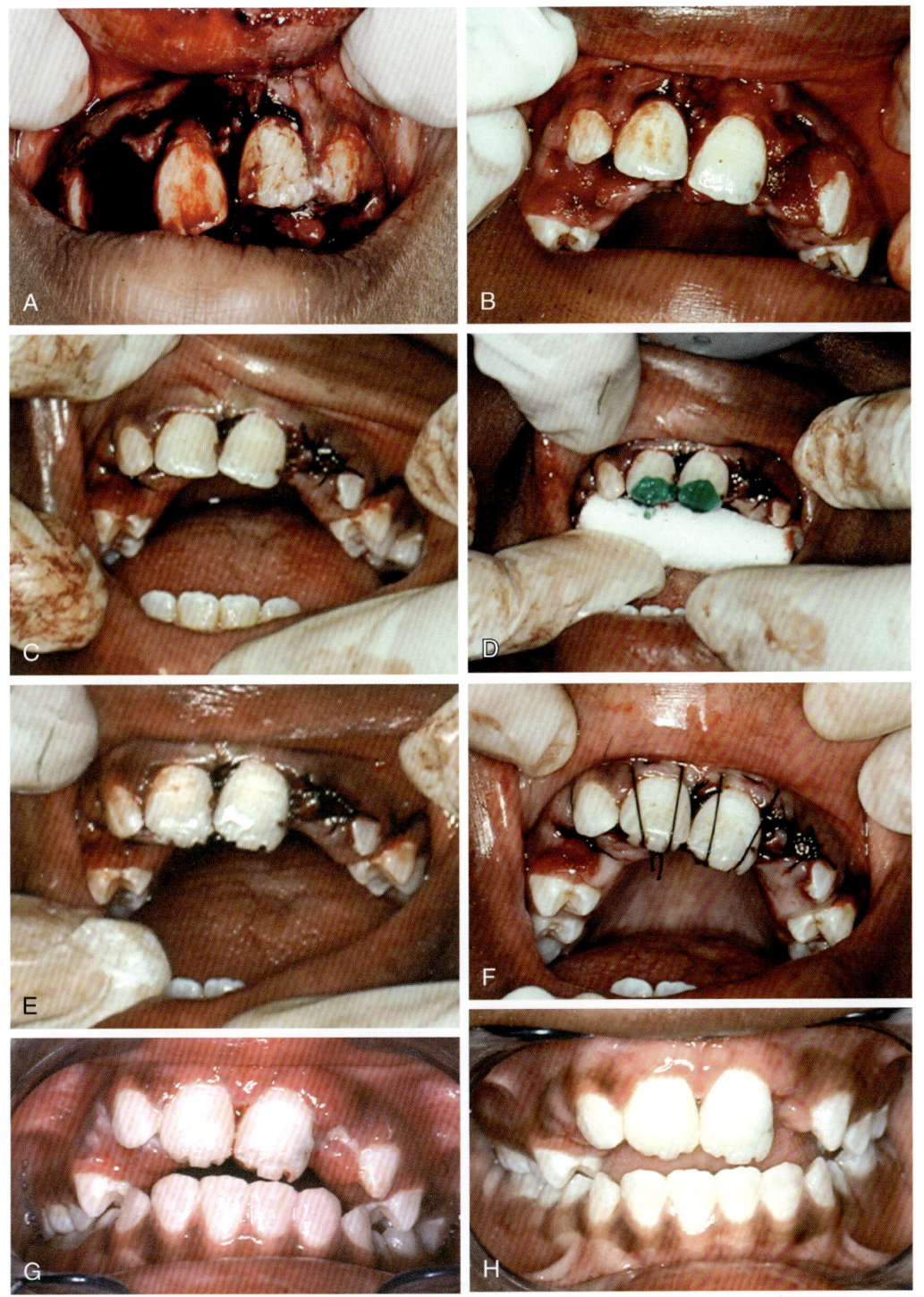

图28.29 缝线和树脂粘接固定。A．在诊室观察到的上颌中切牙外伤的初始状态。上颌左侧中切牙全脱位，在来诊所的路上由前台职员指导患儿父母将其植入牙槽窝（大约在脱位30分钟后）。B和C．受伤区域清创，对牙龈撕裂伤进行了缝合。邻近再植的上颌中切牙两侧缺乏足够的基牙。D．在堆置树脂前，根据产品说明书对切牙的切端进行了酸蚀。E．在中切牙切端堆置的树脂上制备固位沟。F．缝线从唇侧龈缘跨过切牙的切端连到舌侧龈缘，再次跨过切端，穿过唇侧龈缘，末端打结。确保伤牙与对殆牙无接触。G和H．再植后7天（拆线）和21天的临床表现。两颗牙齿分别在各自的牙槽窝内，均有轻微的动度，牙龈愈合良好。牙髓测试表明两颗上颌中切牙均出现牙髓坏死，根管治疗提上日程

就可以去除固定夹板，但伤后 3～4 周不能直接用患牙咬物，其使用功能需要逐渐恢复。在此期间，食物要切成小块，小心地用未受伤的牙齿咀嚼。患者需认真刷牙，使用牙线及氯己定漱口水保持良好的口腔卫生状况。

建议再植后立即开始全身使用抗生素，至少服用 1 周。如果牙齿根尖孔闭合，服用抗生素的时间最好延长至牙髓拔除后。Sae-Lim 等的研究表明，对于牙髓尚未拔除的病例，抗生素的使用有助于防止再植牙出现炎症性牙根外吸收[53]。这提示对于再植后保留牙髓以期恢复活力的年轻恒牙，进行抗生素治疗也应该是有帮助的。此领域需要进行更多的研究。

Krasner 和 Rankow 发表了根据再植牙牙周韧带细胞的生理状况、牙根发育程度和离体时间所制定的具体治疗建议[54]。内容包括对全脱位牙齿的 10 项分类，以及根据每项分类所给出的特定的具体治疗方法。框 28.2 为国际牙外伤协会关于全脱位恒牙的治疗指南的修订版本[55]。当然，在脱位牙再植时，牙科医生还需确认患者对破伤风梭菌的免疫情况。

再植牙的牙髓处理

不论离体时间长短，再植之后，所有牙根发育完成的再植恒牙均需进行牙髓摘除术。虽然有少量牙髓再存活的报道，但其机会还是比较渺茫的。事实上，退化的牙髓组织长时间留在根管里会导致不良反应。从患者的风险-获益比出发，支持拔除牙髓。

由于再植需要在外伤之后尽快完成，所以医生没有时间于再植之前完成拔髓的操作。拔髓应该在拆除固定夹板之前完成，最好是在外伤后 1 周之内。经过根管清理、冲洗，用灭菌干棉球或用干棉球蘸取 CMCP 并在消毒纱布上拭干后封入髓腔。根管充填在外伤后大约 2 周时进行，选用氢氧化钙糊剂。Trope[49] 建议外伤后急诊当次就拔除牙髓，封入四环素-皮质类固醇混合物（Ledermix；Sigma Pharmaceuticals Pty Ltd., Croydon, Victoria, Australia）。他认为这种混合物可以减轻牙齿再植后的炎症反应，使之获得更好的愈合。

根管治疗应该在牙齿再植之后 7～10 天启动。及早拔除牙髓有利于控制牙根炎症性吸收的早期发生[55]。根管内充入氢氧化钙糊剂也是为了控制甚至阻断牙根炎症性外吸收。然而，如果将氢氧化钙过早充入根管（在获得牙周膜愈合之前），可能会刺激牙根发生替代性吸收。Andreasen 建议再植后 2 周是充入氢氧化钙的理想时间[55]。将氢氧化钙作为根充材料在前面关于根尖诱导成形术的讨论中也曾提到。

如果再植的恒牙未发育完成，根尖孔呈开放状态，应该考虑到牙髓有成活的可能性，特别是脱位后 30 分钟以内完成再植的牙。如果离体牙保存得当，即使是在 1 小时内完成再植的牙，仍然有牙髓成活的可能性。然而，多数牙齿的牙髓难以成活。即便是那些在开始时出现过积极的牙髓反应的病例，最终可能还是需要做根管治疗。允许保留牙髓组织 1 周时间，此后以周为间隔定期评估牙齿的状况，直至出现良好的愈合征象且不伴有牙髓病态表现（牙髓活力测试并不可靠），或者直到做出摘除牙髓的决定。一旦发现牙髓退化的征象，就应该摘除牙髓。

当进行牙髓治疗时，应使用橡皮障隔离。通常情况下均可使用橡皮障，即便是在做牙髓摘除时几颗牙还被固定在一起的情况下。橡皮障上不分别打孔，而是用一个"裂缝"把夹板固定的一组牙都隔离出来。虽然不能提供理想的隔离，但比棉卷的隔湿效果还是要好。另外，橡皮障的使用可以防止治疗过程中异物的误吸或误吞。在没有橡皮障的情况下，小的根管器械可以拴上牙线，以便于其掉在患者口中时取出。

充入根管的氢氧化钙材料应该每 3～6 个月更换一次，直至换为牙胶根充。氢氧化钙治疗的最佳时长还没有定论，一般最少也要保持 6 个月，或者保持 1 年以上直至根尖孔闭合。对于邻牙尚未萌出的病例，建议氢氧化钙治疗一直持续到邻牙萌出[56]。牙齿萌出的过程会诱发或加速邻近再植牙的根吸收。

根折的处理

由于幼儿的牙槽骨硬度较小，乳牙更易发生脱位性损伤，而根折相对少见。当根折发生时，处理原则等同于恒牙。然而，预后会稍差。根折恒牙的牙髓能够恢复的概率更大一些。

发生于根尖 1/2 的根折更易被修复（图 28.30）。位于根尖 1/3 的根折经常不治自愈。实际上一些根折开始并未被发现，直至外伤之后的某个时候拍摄

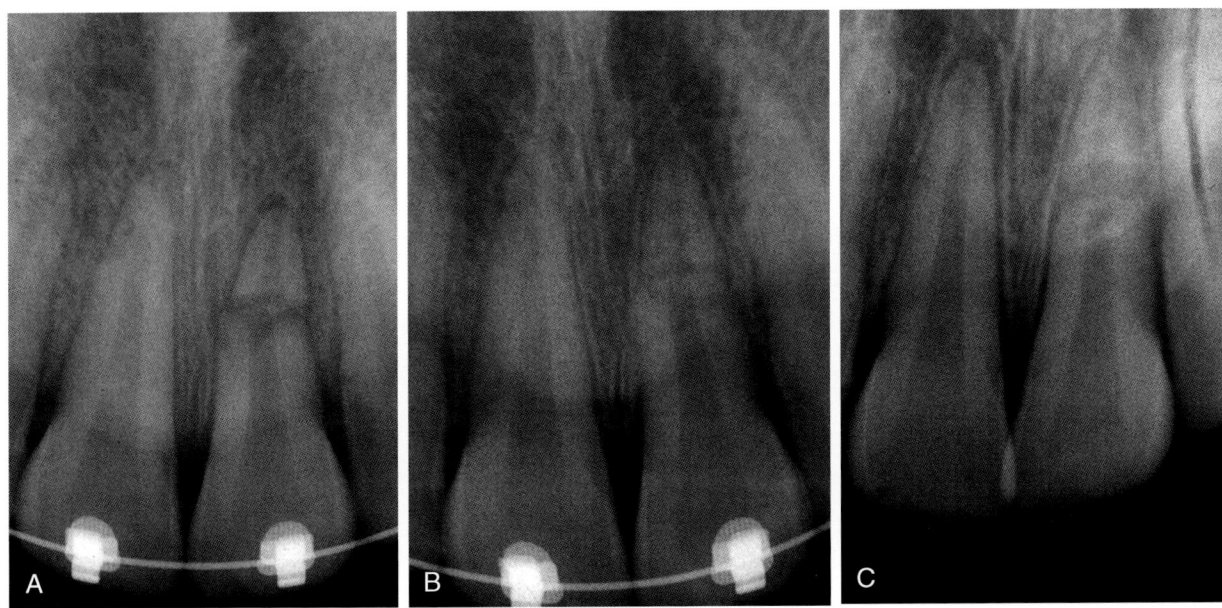

图 28.30　A. 左上中切牙根尖 1/3 处发生根折，外伤当日进行了夹板固定。患者自述两颗牙均受到创伤（棒球撞击），但检查发现仅上颌左侧中切牙出现根折。B. 固定后 1 个月，两颗中切牙牙髓活力测试均有反应。拆除了固定夹板。定期复查并进行牙周和牙髓状况的评估。C. 外伤后两年余，X 线片显示有根折的上颌左侧中切牙根周膜连续且正常。切牙的牙髓活力测试也正常。患者自述上颌右侧中切牙出现疼痛（注意根尖周病损），提示进行牙髓状况评估

X 线片观察到钙化修复时才被发现。

Andreasen[57]总结了根折后的四种组织反应：①钙化愈合，其特征是形成由牙本质、牙骨质和骨性牙本质构成的硬组织痂；②根折间隙的结缔组织愈合，牙根断面覆盖牙骨质，两断端之间有结缔组织纤维连接；③骨和结缔组织愈合，两断端之间是骨桥和结缔组织；④断端间形成肉芽组织。

最后一种的预后最差，折断线不能自行愈合。牙龈可能因根折冠方或连同根方牙髓坏死感染而出现瘘管。这些牙齿或进行后续的牙髓治疗，或者拔除。

牙根断片明显的分离一定会导致该区域的炎症，以及牙根断面的吸收。只有在断端对位的情况下才会发生愈合。因此，夹板固定是非常必要的，特别是在冠方部分活动时。

一般认为根折固定需要相对较长的时间（3 个月），但是 Cvek 等[58-59]对夹板固定的时长以及夹板类型对根折愈合的作用产生了怀疑。以往认为要达到良好的钙化愈合需要较长的固定时间，而 Cvek 等的研究对短期固定（少于 60 天）和长期固定（60～90 天）的效果进行了比较，结果显示差异无显著性。他们发现硬组织的愈合同样也能发生在未经夹板固定的牙齿上。一项固定和未固定牙齿的比较研究显示，根折愈合率无显著差别。研究认为，错位的断片回到最佳位置可明显提高愈合率，尤其是对于牙根发育完成的牙齿而言。他们发现，对于牙根未发育完成的牙，即便冠方部分复位不甚理想，并且固定后断端间隙持续存在，也能发生愈合。该研究的结论是在根折牙不松动或仅有轻微松动的情况下，或许无需夹板固定。

一般认为固定根折牙齿的夹板需要比脱位性损伤后用于固定的夹板更加坚固一些，其目的是增加钙化组织愈合的机会。因此，对于根折固定，建议用较粗的钢丝（0.032～0.036 英寸）。

为了避免折断的牙齿在行使正常的咀嚼功能时出现殆创伤，建议进行调殆。外伤后 6 个月内要比较频繁地复查，进行牙髓活力测试并拍摄 X 线片。

其他脱位性牙外伤的固定处理

对于程度较轻的脱位性损伤，在其恢复期，树脂-钢丝夹板固定治疗也是有益的。外伤的严重程度决定了固定时间的长短。短的 1～2 周，适用于有可辨别松动度的牙齿亚脱位；对于伴有牙槽突骨折的牙齿侧方移位，需固定 4～6 周。对于各种类型的前牙外伤，在受伤之后的前 6 个月频繁复查是非常必要的，因为如果病情恶化，牙医有机会早期

进行干预。此后，仍然需要定期复查。

几乎所有显著移位的牙根发育完成的牙，以及许多根尖孔开放的牙，均需要后续的牙髓治疗。如同其他许多讨论过的牙外伤，在初始的根管充填（2～4周）中，氢氧化钙是最常被推荐使用的药物。随后，在复查时如果症状和体征支持，还需周期性地清除旧的、充入新的氢氧化钙。必要时，可使用MTA等形成根尖屏障[60]，然后用牙胶充填剩余的根管空间。"至少在使用氢氧化钙1年后，恒牙方能改为牙胶充填"以及"氢氧化钙在此期间至少要替换一次"或许都是有些武断的决定。如果外伤牙在开始实施根管治疗时根尖孔还是开放的状态，那么氢氧化钙根充材料需持续使用直至完成根尖诱导成形术的治疗，或者至少使用1年，甚至更长时间。

口腔灼伤的处理

口周及口内组织灼伤后的损伤愈合和瘢痕挛缩，可能导致不同程度的小口畸形。最常见的口内灼伤是电灼伤。儿童最常见的电击伤是口腔的灼伤。这种灼伤通常发生于6月龄至3岁的儿童，男女比例基本一致。

口腔电灼伤可发生于：①儿童把通电的电话线端子放入口中；②将通电的电器（如电热板、剃须刀、便携式收音机）充电线端口放入口中；③吸吮或咀嚼裸露的或绝缘不良的电线。

灼伤是怎样发生的呢？一个貌似合理的解释是电源（例如电话线输出端子）和口腔组织之间形成电弧。富含电解质的唾液在电线端子及口腔之间造成短路，导致了电弧现象。这种灼伤的特点是剧烈产热导致组织凝固坏死。

损伤特点

电灼伤根据损伤程度不同而临床表现各异，主要取决于以下因素：①接触程度和接触时间；②电流来源和电流的大小；③电线接地的状态；④接触点的相对电阻。损伤可能非常表浅，仅限于单唇或双唇的唇红边界；也可能是损毁全层的3度灼伤。较为严重的灼伤往往累及上、下唇和口角结合处。更加严重的灼伤甚至会损伤舌、唇侧前庭、口底或颊黏膜。据报道，电灼伤还可能伤及硬组织，例如下颌骨和乳、恒牙。

3度电灼伤时皮下组织均可能被破坏，组织的损毁可能比初始表现范围要广泛得多。由于神经组织通常会受损，患者常感麻木和感觉异常，疼痛感反倒不特别明显。由于在损伤过程中血管被烧灼，所以出血也不是重要的指征。然而，自发性的动脉出血可能发生于损伤愈合开始后3周内的任何时间。出血的原因可能是电流通过时遭到削弱的血管壁发生破裂。出血也可能在新生肉芽组织表面的坏死组织脱落时发生。

电灼伤的临床表现一般为唇及口角处由强烈而局限的热能（或许能达到3000℃）造成的损伤。坏死表现的实质为高热引起蛋白质凝固、脂肪液化及组织液气化。

在事故发生的最初几天，损伤中心区略微凹陷，呈现灰黄色，周围组织略突出，呈狭窄的红斑样充血边缘（图28.31）。

受伤后几小时内会出现严重的水肿，损伤边缘模糊不清，唇肿大。患者由于失去知觉出现流口水现象。7～10天后，水肿方能减轻。中间坏死组织和周围有活力组织的分界线愈加明显。坏死组织也就是焦痂变得焦黑，或者表面呈壳状，开始与周围有活力的组织分离（图28.32）。灼伤发生后1～3周，焦痂开始脱落。肉芽组织的增生和成熟促使二期愈合的发生。在灼伤发生后的2或3个月，创面由于纤维组织形成而变硬。在接下来的6个月里，未成熟的纤维瘢痕组织将对唇、牙槽突及其他受累的结构产生约束。如果不进行治疗，瘢痕挛缩将会影响美观及功能，造成小口畸形。瘢痕在伤后9个

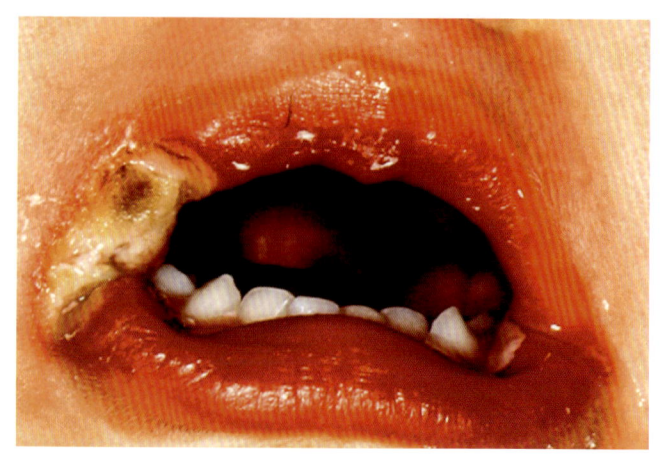

图28.31 电灼伤5天后，上唇及口角处损伤（Courtesy Dr. Theodore R. Lynch.）

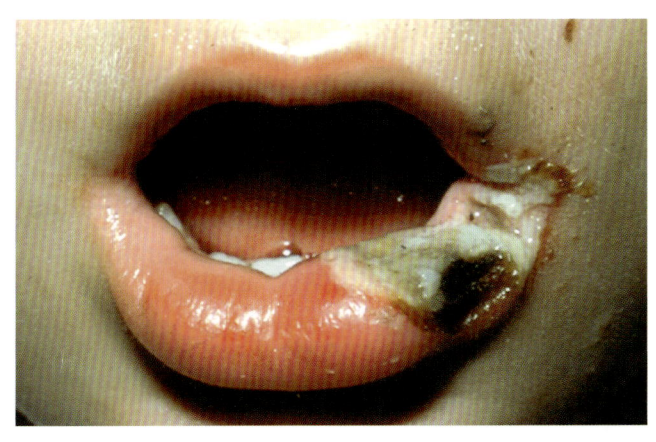

图 28.32 电灼伤 10 天后，下唇及口角受损，下唇黑色的区域为焦痂（Courtesy Dr. Theodore R. Lynch.）

月至 1 年会成熟软化，组织挛缩的可能性大大降低。愈合过程的时长及治疗时间的选择取决于组织挛缩的范围及程度。应根据灼伤的不同性质，决定对瘢痕是进行手术治疗还是矫治器治疗，抑或无需治疗。

治疗

对于口腔电灼伤的患儿，首先要注意评估其全身健康状况。然后，要对灼伤的范围认真检查，开始局部治疗，诸如控制少量出血或对坏死组织进行保守的清创。

需对患者机体的免疫状况进行确认。要适时进行破伤风类毒素或白百破三联疫苗的注射。许多内科医生可能会使用广谱抗生素预防感染的发生。然而，对没有感染的病例使用抗生素不是必要的，需谨慎使用。

需要告知患者父母受伤后 3 周内可能出现自发性动脉出血，指导他们在出血区域用纱布按压 10 分钟进行止血。如果持续出血，需带孩子到急诊治疗。除了损伤广泛而严重的病例，对于一般患者而言，出血不是特别显著的问题，无需进行预防性的住院治疗。

关于口腔电灼伤的外科处置，特别是应该何时进行手术，学术界是有争议的。在初始阶段，通常不需要手术干预。相反，多数会选择矫治器治疗。矫治器最基本的功能是防止组织愈合后出现挛缩，另外随着组织愈合，为口角处形成或保持正常的外观提供一个框架。许多在 James Whitcomb Riley 儿童医院就诊的患儿通过矫治器获得了成功的治疗。

一些使用矫治器依从性好的孩子甚至都不再需要外科治疗。

图 28.33 显示了灼伤矫治器的主要结构。当患儿吃饭、清洁牙齿及需要对矫治器的侧翼进行调整时，可摘下矫治器。矫治器基托带有向外伸展的翼，与两侧口角发生接触。为了在灼伤愈合过程中保持口唇的对称性，两侧翼与口角的接触点至中线的距离必须相等，并且施加同等的压力。

无论是预防伤口愈合过程中的收缩和瘢痕挛缩，还是按照健侧的形态对患侧进行塑形，矫治器侧翼的形状、位置都是非常重要的。侧翼外形为流线形，龈-𬌗向厚度以颊面最厚，逐渐变薄，与口角接触的位置尽可能薄（图 28.34）。侧翼的大小应满足恰恰撑起口角正常形态的要求。适当大小的侧翼会使患者戴上后呈现出高兴的样子，这就增强了患儿和家长的接受度及依从性。

使用丙烯酸树脂矫治器时，如果患者的依从性成问题，可以在口腔中设计一个改良固定矫治器并进行结扎。在上颌第二乳磨牙处做带环，取印模，带环上焊有颊面管。用 0.036 或 0.040 英寸的钢丝

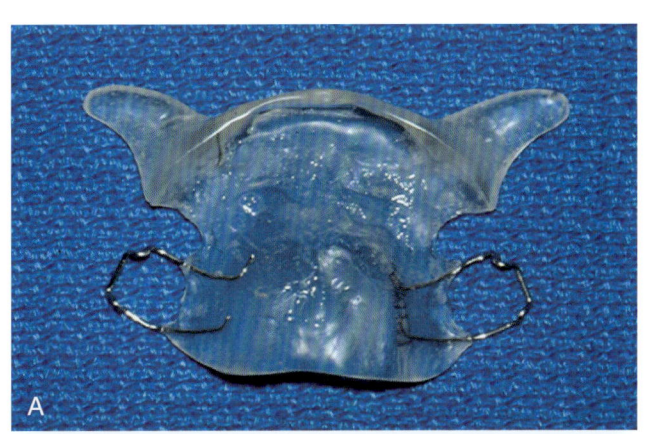

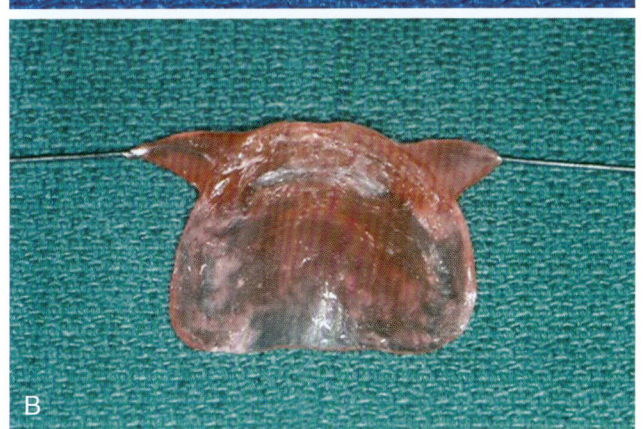

图 28.33 A. 口内固位灼伤矫治器。B. 口内、口外联合固位的灼伤矫治器，需配合使用头帽

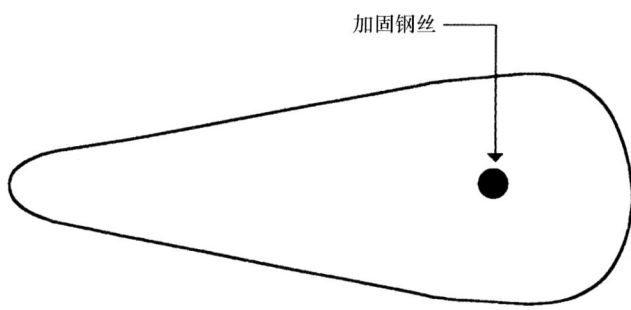

图28.34 灼伤矫治器口角翼的横截面

制作Nance弓矫治器。如果不做Nance托,钢丝沿着牙齿舌侧近颈部走行。

稳定框架制作完成后,就要制作矫治器的口外部分。用直径0.045英寸的钢丝弯制前部弓形。根据临床测量,水平环放置于接近口角的区域。钢丝向后延伸,在颊面管近中弯出Ω曲。调整矫治器一侧或两侧的Ω曲,使其刚好能插入颊面管,如同锚杆一样将矫治器固定于口内。在患者最初使用的1个月内需经常检查并进行必要的调整,此后,至少1个月复查一次。

比较理想的情况下,口腔电灼伤的患儿应该在受伤后5~10天到牙医处就诊。初诊时间往往是灼伤矫治器治疗成功与否的关键。父母的忧虑和负罪感都非常强烈,患儿和家长需要尽快重拾信任,建立信心。需要详细告知患儿能从这种矫治器上获得什么帮助,而医生又希望他们做到什么。给他们展示既往病例的照片,这不仅仅是为了说明矫治器的外观和能够达到何种治疗目的,更是为了让患儿和家长知道他们不是唯一遭受此种生理和心理创伤的案例。那些不使用矫治器或者不按指导使用矫治器的病例照片也要展示。这些病例资料会产生巨大的影响力。

与家长和患儿充分沟通之后,记录初始数据,拍照,用藻酸盐印模材料取印模,开始制作矫治器。矫治器通常在伤后10~14天开始佩戴。在初戴以及后面的复诊中,初次就诊时与患儿及家长沟通的内容还要不断强化。经常性的鼓励和正向强化是增强患者依从性的重要心理学手段。

矫治器交付使用后,在第1周如有不适应随诊,且至少要检查一次。戴用4周和8周时要各复诊一次,复查时要对翼部及其他部件进行调整,密切监控患儿的依从性。一旦矫治器调整合适,患儿能够按要求佩戴,复诊就可以调整为每4~6周一次。除吃饭和清洁时间外,要求矫治器一天24小时佩戴,使用9~12个月(图28.35)。

电灼伤矫治器或许不能替代手术治疗瘢痕挛缩,其使用目的是降低手术治疗的难度。手术的目标是恢复唇形和获得口角的定位,而获得和保持良好的治疗效果都是极其困难的。矫治器可以防止组织粘连和瘢痕挛缩导致的口角不对称,能够为愈合后的口角提供正常的形态。矫治器能否成功使用取决于患儿的依从性(图28.36)。

对于乳磨牙尚未萌出的婴幼儿,如果没有口外装置,是无法固定口内矫治器的。图28.37显示了口外固定装置的头帽类型。它是由耐用的布带,如内衬彩格布的牛仔布条缝制而成的,上面能够固定弹力皮筋,连接到灼伤矫治器的翼部。也可以使用合适的童帽作为头帽进行固定。

口部灼伤的患者如果没有接受矫治器治疗的机会,或者戴矫治器的依从性差,灼伤愈合后可能出现组织粘连、收缩和畸形愈合。这些患者可能需要口角连合部切开术,恢复口部原有的尺寸和对称性。不幸的是,口角连合部切开术后愈合时仍有收缩变形的趋势。因此,如果手术后不配合进行矫治器的治疗,患者可能还要遭受二次手术的痛苦。

口角连合部切开术后所用矫治器,其临床处置不同于灼伤后直接制作的矫治器。首先,矫治器要在术后拆线后马上交付使用。而手术后第2周,由于伤口的愈合,手术切口的侧方延伸已经缩小。其次,根据愈合的临床过程,使用矫治器的时间可能少于1年。同样,也是要求患者除了吃饭和清洁,一天24小时佩戴矫治器[61-62]。

外伤的预防

临床牙医足以自豪的是:我们从事的是以预防为导向的职业。预防在儿童口腔医学中尤为重要。我们努力预防龋病、牙周病、错𬌗畸形及牙科焦虑。如果疾病业已存在,我们的治疗便成为整体预防的一部分,即终止疾病的进程并预防其复发。预防计划只有在患儿及父母的配合下才可能获得成功。

然而,我们预防口腔组织外伤的能力非常有限。儿童的活跃和成长带来了发生外伤的高风险。

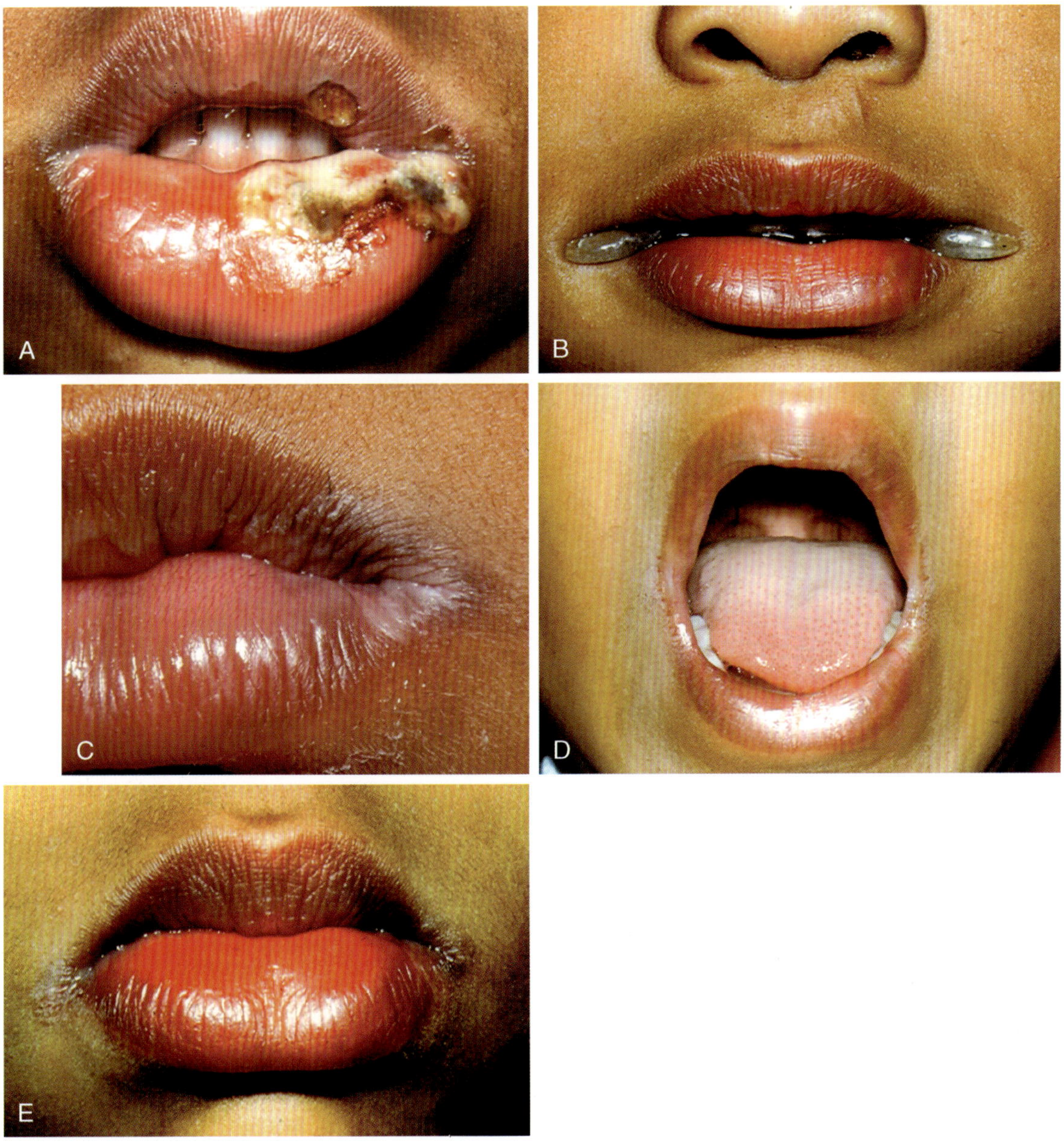

图 28.35 A. 患者在电灼伤当日的情况，下唇左侧有相当大的组织损伤并伴有水肿，损伤范围从中线到口角。B. 就位良好的矫治器（所采用的矫治器参见图 28.33 A）。C. 使用矫治器 6 个月之后，注意左侧口角的轮廓。D. 使用矫治器 9 个月之后，注意最大张口时口周形态对称，左侧口角无明显挛缩。E. 口腔电灼伤后 1 年，应用矫治器的完美病例

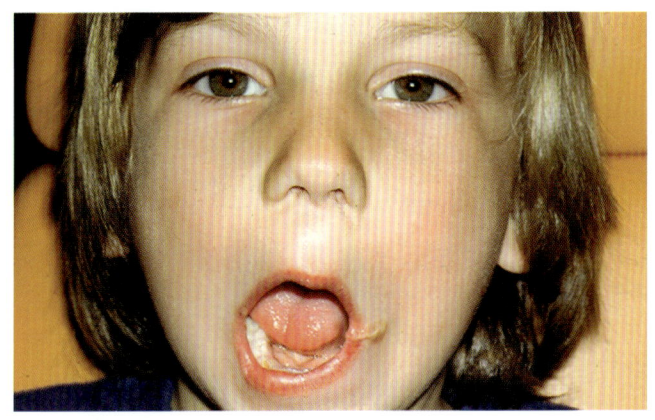

图 28.36 电灼伤后 10 个月，患儿没有按照要求佩戴矫治器。该患儿的手术矫正比较困难

幼儿不摔跤就学不会走路，很少有孩子长到 4 岁而从未碰伤过口部。我们无法完全预防外伤。而且，外伤的治疗比起其他类型的牙科治疗而言，其结果更加难以预测。

从比较积极的一面看，还是有预防方法能够减少一些特定环境条件下所发生的外伤的。例如，突出的前牙更易发生牙齿折断，牙医们会建议早期矫治以减轻牙齿前突，降低外伤的易感性。使用汽车安全座椅和束缚带可以使婴幼儿避免许多伤害。本书第 25 章中描述了防护牙托，在有组织的体育运动中，它已经无数次帮助年轻人避免或减轻了所受

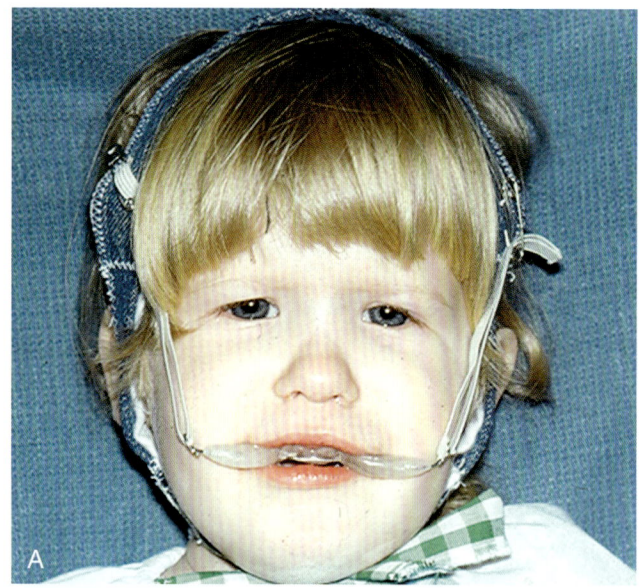
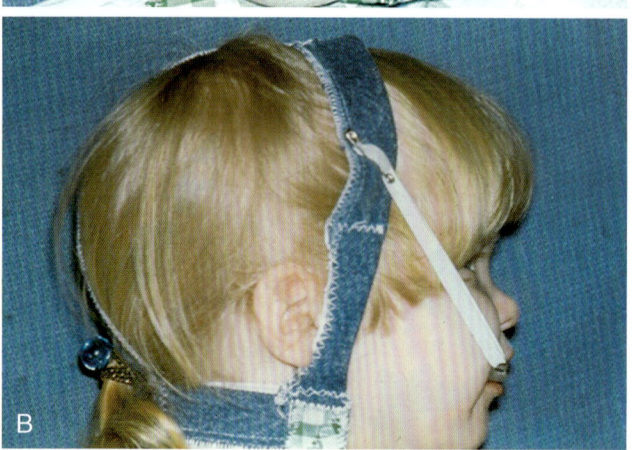
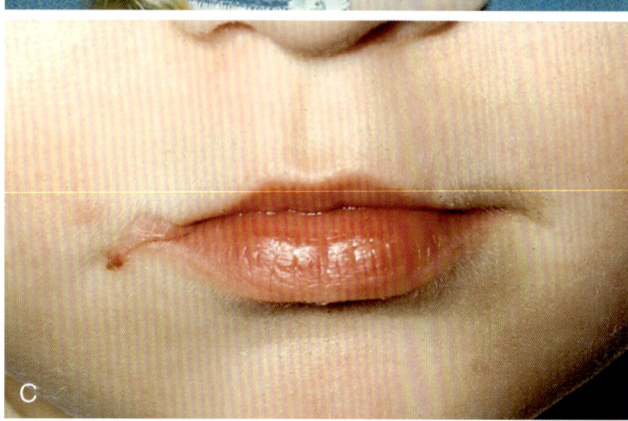

图 28.37　A 和 B. 佩戴良好的矫治器，使用头帽加强矫治器的稳定和固位。C. 使用矫治器 9 个月后

这方面进行先期辅导和教育是非常必要的。可能的问题包括在易感人群中导致瘢痕组织形成、牙列折断、过敏反应以及细菌性心内膜炎等。如果我们有机会从痛苦中解救孩子，那么相对于治疗而言，预防永远是事半功倍的。

的牙外伤。应当鼓励活跃的少年儿童在参加高危的、无人监管的体育活动时也使用防护牙托。

应该提醒父母们，孩子能够接近的"通电"电线对他们具有潜在威胁，特别是对于喜欢用嘴去探知环境的低龄儿童。另外，父母们应了解在口内或口周为佩戴饰物而穿洞对健康造成的负面影响，在

参考文献

1. Davis MJ, Vogel L: Neurological assessment of the child with head trauma, *J Dent Child* 62:93–96, 1995.
2. Davis MJ. Orofacial trauma management. Patient assessment and documentation. *N Y State Dent J*. 995;61(7):42–46.
3. Rusmah M: Traumatized anterior teeth in children: a 24-month follow-up study, *Aust Dent J* 35(5):430–433, 1990.
4. Andreasen JO, Andreasen FM, Skeie A, et al.: Effect of treatment delay upon pulp and periodontal healing of traumatic dental injuries—a review article, *Dent Traumatol* 18(3):116–128, 2002.
5. Diangelis AJ, Andreasen JO, Ebeleseder KA, et al.: International Association of Dental Traumatology guidelines for the management of traumatic injuries: 1. Fractures and luxations of permanent teeth, *Dent Traumatol* 28(1):2–12, 2012.
6. Vilela EA, Baratieri LN, Caldeira de Andrada MA, et al.: Tooth fragment reattachment: Fundamentals of technique and two case reports, *Quintessence Int* 34(2):99–107, 2003.
7. Macedo GV, Diaz PI, Carlos CA, et al.: Reattachment of anterior teeth fragments: A conservative approach, *J Esthet Restor Dent* 20(1):5–18, 2008.
8. Farik B, Munksgaard EC, Andreasen JO, et al.: Fractured teeth bonded with dentin adhesives with and without unfilled resin, *Dent Traumatol* 18(2):66–69, 2002.
9. Kanca III J: Replacement of a fractured incisor fragment over pulpal exposure: a long-term case report, *Quintessence Int* 27(12):829–832, 1996.
10. Ludlow JB, LaTurno SA: Traumatic fracture—one-visit endodontic treatment and dentinal bonding reattachment of coronal fragment: report of a case, *J Am Dent Assoc* 110(3):341–343, 1985.
11. Bimstein E, Rotstein I: Cvek pulpotomy-revisited, *Dent Traumatol* 32(6):438–442, 2016.
12. Fong CD, Davis MJ: Partial pulpotomy for immature permanent teeth, its present and future, *Pediatr Dent* 24(1):29–32, 2002.
13. American Academy of Pediatric Dentistry: Reference manual 2018-2019, Guidelines on Pulp Therapy for Primary and Immature Permanent Teeth, *Pediatr Dent* 40(6 suppl):343–351, 2018.
14. Frank AL: Therapy for the divergent pulpless tooth by continued apical formation, *J Am Dent Assoc* 72(1):87–93, 1966.
15. Weine FS: *Endodontic therapy*, ed 6, St. Louis, 2004, Mosby, pp 528–529.
16. Giuliani V, Baccetti T, Pace R, et al.: The use of MTA in teeth with necrotic pulps and open apices, *Dent Traumatol* 18(4):217–221, 2002.
17. Murray PE, Garcia-Godoy F, Hargreaves KM: Regenerative endodontics: a review of current status and a call for action, *J Endod* 33(4):377–390, 2007.
18. Nygaard-Östby B: The role of the blood clot in endodontic therapy. An experimental histologic study, *Acta Odontol Scand* 19(3-4):324–353, 1961.
19. Nygaard-Östby B, Hjortdal O: Tissue formation in the root canal following pulp removal, *Scand J Dent Res* 79(5):333–349, 1971.
20. Iwaya SI, Ikawa M, Kubota M: Revascularization of an immature permanent tooth with apical periodontitis and sinus tract, *Dent Traumatol* 17(4):185–187, 2001.
21. Nakashima M, Akamine A: The application of tissue engineering to regeneration of pulp and dentin in endodontics, *J Endod* 31(10):711–718, 2005.
22. Hargreaves K, Law A: Regenerative endodontics. In Hargreaves K, Cohen S, editors: *Cohen's pathways of the pulp*, ed 10, St. Louis, 2010, Mosby Elsevier, pp 602–620.
23. Diogenes A, Henry MA, Teixeira FB, et al.: An update on clinical regenerative endodontics, *Endodontic Topics* 28(1):2–23, 2013.
24. Yassen GH, Chu TM, Eckert G, et al.: Effect of medicaments used in endodontic regeneration technique on the chemical structure of human immature radicular dentin: an in vitro study, *J Endod* 39(2):269–273, 2013.
25. Hoshino E, Kurihara–Ando N, Sato I, et al.: In-vitro antibacterial susceptibility of bacteria taken from infected root dentine to a mixture of

26. Reynolds K, Johnson JD, Cohenca N: Pulp revascularization of necrotic bilateral bicuspids using a modified novel technique to eliminate potential coronal discolouration: a case report, *Int Endod J* 42(1):84–92, 2009.
27. Ruparel NB, Teixeira FB, Ferraz CC, et al.: Direct effect of intracanal medicaments on survival of stem cells of the apical papilla, *J Endod* 38(10):1372–1375, 2012.
28. Cehreli ZC, Isbitiren B, Sara S, et al.: Regenerative endodontic treatment (revascularization) of immature necrotic molars medicated with calcium hydroxide: a case series, *J Endod* 37(9):1327–1330, 2011.
29. American Association of Endodontists. Considerations for regenerative procedures. Available at:. https://www.aae.org/specialty/clinical-resources/regenerative-endodontics/ Accessed May 15, 2019.
30. Geisler TM: Clinical considerations for regenerative endodontic procedures, *Dent Clin North Am* 56(3):603–626, 2012.
31. Almutairi W, Yassen GH, Aminoshariae A, et al.: Regenerative endodontics: a systematic analysis of the failed cases, *J Endod* 45(5):567–577, 2019.
32. Croll TP, Pascon EA, Langeland K: Traumatically injured primary incisors: a clinical and histological study, *J Dent Child* 54(6):401–422, 1987.
33. Holan G, Fuks AB: The diagnostic value of coronal dark-gray discoloration in primary teeth following traumatic injuries, *Pediatr Dent* 18(3):224–227, 1996.
34. Peterson DS, Taylor MH, Marley JF: Calcific metamorphosis with internal resorption, *Oral Surg* 60(2):231–233, 1985.
35. Mummery JH: Some further cases of chronic perforating hyperplasia of the pulp, the so-called "pink spot", *Br Dent J* 47:801–811, 1926.
36. Andreasen JO, Sundström B, Ravn JJ: The effect of traumatic injuries to the primary teeth on their permanent successors, *Scand J Dent Res* 79(3):219–283, 1972.
37. Cutright DE: The reaction of permanent tooth buds to injury, *Oral Surg Oral Med Oral Pathol Oral Radiol* 32(5):832–839, 1971.
38. Kilpatrick NM, Hardman PJ, Welbury RR: Dilaceration of a primary tooth, *Int J Paediatr Dent* 1(3):151–153, 1991.
39. Ravn JJ: Sequelae of acute mechanical traumata in the primary dentition, *J Dent Child* 35:281–289, 1968.
40. Skieller V: The prognosis for young teeth loosened after mechanical injuries, *Acta Odontol Scand* 18(2):171–181, 1960.
41. Alkhalifa JD, Alazemi AA: Intrusive luxation of permanent teeth: a systematic review of factors important for treatment decision-making, *Dent Traumatol* 30(3):169–175, 2014.
42. Wang C, Qin M, Guan Y: Analysis of pulp prognosis in 603 permanent teeth with uncomplicated crown fracture with or without luxation, *Dent Traumatol* 30(5):333–337, 2014.
43. Tronstad L, Trope M, Bank M, et al.: Surgical access for endodontic treatment of intruded teeth, *Endod Dent Traumatol* 2(2):75–78, 1986.
44. Shapira J, Regev L, Liebfeld H: Reeruption of completely intruded immature permanent incisors, *Endod Dent Traumatol* 2(3):113–116, 1986.
45. Barry GN: Replanted teeth still functioning after 42 years: report of a case, *J Am Dent Assoc* 92(2):412–413, 1976.
46. Camp JH: Replantation of teeth following trauma. In McDonald RE, et al.: *Current therapy in dentistry*, Vol 7. St. Louis, 1980, Mosby.
47. Andreasen JO: Effect of extra-alveolar period and storage media upon periodontal and pulpal healing after replantation of mature permanent incisors in monkeys, *Int J Oral Surg* 1(10):43–53, 1981.
48. Andreasen JO, Hjørting-Hansen E: Replantation of teeth. I. Radiographic and clinical study of 110 human teeth replanted after accidental loss, *Acta Odontol Scand* 24(3):263–286, 1966.
49. Trope M: Clinical management of the avulsed tooth: present strategies and future directions, *Int Endod J* 18(1):1–11, 2002.
50. Sherman Jr P: A histologic study of intentional replantation of teeth in dogs and monkeys, *J Dent Res* 47(6):1066–1071, 1968.
51. Hurst RV: Regeneration of periodontal and transseptal fibers after autografts in rhesus monkeys: a qualitative approach, *J Dent Res* 51(5):1183–1192, 1972.
52. von Arx T, Filippi A, Buser D: Splinting of traumatized teeth with a new device: TTS (titanium trauma splint), *Dent Traumatol* 17:180–184, 2001.
53. Sae-Lim V, Wang CY, Trope M: Effect of systemic tetracycline and amoxicillin on inflammatory root resorption of replanted dogs' teeth, *Endod Dent Traumatol* 14(5):216–220, 1998.
54. Krasner P, Rankow HJ: New philosophy for the treatment of avulsed teeth, *Oral Surg Oral Med Oral Pathol Oral Radiol Endod* 9(5):616–623, 1995.
55. Andersson L, Andreasen JO, Day P, et al.: International Association of Dental Traumatology guidelines for the management of traumatic dental injuries: 2. Avulsion of permanent teeth, *Dent Traumatol* 28(2):88–96, 2012.
56. Waterhouse PJ, Whitworth JM, Camp JH, et al.: Pediatric endodontics: Endodontic treatment for the primary and young permanent dentition. In Cohen S, Hargreaves KM, editors: *Pathways of the pulp*, ed 10, St. Louis, 2010, Mosby, pp 808–857.
57. Andreasen FM, Andreasen JO, Cvek M: Root fractures. In Andreasen JO, Andreasen FM, Andersson L, editors: *Textbook and color atlas of traumatic injuries to the teeth*, ed 4, Oxford, 2007, Blackwell, pp 337–371.
58. Cvek M, Andreasen JO, Borum MK: Healing of 208 intra alveolar root fractures in patients age 7-17 years, *Dent Traumatol* 17(2):53–62, 2001.
59. Cvek M, Mejàre I, Andreasen JO: Healing and prognosis of teeth with intraalveolar fractures involving the cervical part of the root, *Dent Traumatol* 18(2):27–65, 2002.
60. Torabinejad M, Chivian N: Clinical applications of mineral trioxide aggregate, *J Emdod* 25(3):197–201, 1999.
61. Palin Jr WE, Sadove AM, Jones JE, et al.: Oral electrical burns in a pediatric population, *J Oral Med* 42(1):17–21, 1987.
62. Sadove AM, Jones JE, Lynch TR, et al.: Appliance therapy for perioral electrical burns: a conservative approach, *J Burn Care Rehabil* 9(4):391–395, 1988.

推荐阅读

Glendor U: Epidemiology of traumatic dental injuries, *Dent Traumatol* 24(6):603–611, 2008.

Jones JE, Cooper MD: Tooth avulsion: a protocol for improved success, *Contemp Oral Hygiene* 2(4):40–43, 2002.

Jones KB, Greenwell A, E Jones J: Intrusion and lateral luxation of permanent incisors in pediatric patient secondary to dental trauma: Case Report, *Adv Dent & Oral Health*. 4(1):555628, 2017, https://doi.org/10.19080/ADOH.2017.04.555628.

Martins-Júnior PA, Franco FA, De Barcelos RV, et al.: Replantation of avulsed primary teeth: a systematic review, *Int J Paediatr Dent* 24(2):77–83, 2014.

Taylor LB, Walker J: A review of selected microstomia prevention appliances, *Pediatr Dent* 19(6):413–418, 1997.

29 儿童口腔外科治疗

Carrie A. Klene，Elie M. Ferneini 和 Jeffrey D. Bennett
宋光泰 译

本章提要	简单牙拔除术	软组织手术
	阻生牙	黏液囊肿和舌下囊肿
	阻生第三磨牙	纤维瘤和化脓性肉芽肿
	除第三磨牙外的阻生牙	头颈部感染
	相关硬组织病变	下颌骨骨折
	儿童牙源性肿瘤	小结
	儿童牙源性囊肿	

　　门诊的儿童口腔外科手术包括牙槽手术（主要包括拔牙术）、口内软组织手术（如系带修整术）、牙源性感染的外科治疗和涉及牙槽嵴的外科手术（如牙瘤摘除术）。适用于这些外科诊疗的基本原则与儿童口腔医生处理其他口腔疾病时的原则基本一致。

　　管理患者的第一步是诊断，包括病史采集、体格检查和影像学检查。一旦做出实施手术的决定，医生应该在制订综合治疗计划时确定好手术的各个步骤、顺序，预估可能出现的并发症及其解决方案。

　　医生应当充分考虑儿科患者的合作能力，根据患者的年龄、全身健康情况、外科手术计划等考虑采用笑气吸入式镇静、口服镇静、肌内注射镇静、静脉注射镇静，或者以上方式的联合运用。不论采用何种给药途径或者选择何种药理疗效的药物，对儿科患者进行镇静时首先应考虑的是镇静的安全性和深度。儿童口腔诊室最常用的是口服镇静和笑气镇静。笑气的优点是可以进行剂量滴定，实现快速起效和快速恢复。医生必须了解当笑气与口服镇静药（例如苯二氮䓬）联合运用时，会增强口服镇静药的镇静效果，加深镇静深度，有时可达到全身麻醉的程度[1-3]。

　　儿童和成人患者共同适用的基本原则包括深度麻醉、无菌技术、可视性和手术区域的稳定性。实现深度麻醉有赖于医生对三叉神经第二、第三分支解剖学知识的了解。这些内容在第 16 章讨论。

　　大部分门诊的口腔外科手术并不要求严格的无菌技术，但是要求清洁技术。这要求牙医用无菌皂刷洗双手，可用非无菌性一次性毛巾擦干，然后佩戴手套。牙医无需穿无菌罩袍，但是应该罩住胳膊，佩戴面罩和眼部护具。穿戴罩袍、面罩和眼部护具不仅是为了保护医生，也是为了保护患者。口周区域和口腔无需用清洁技术进行消毒，但是术区创口只能用无菌水溶液或无菌盐水溶液冲洗。自冲洗的外科钻头应该能够适应无菌冲洗液的使用要求。最后，牙医应该为患者铺上消毒铺巾、戴上护目镜，以保持无菌手术野的无菌性，防止弄脏患者的衣服，以及保护患者不被碎屑或者缝针伤到眼睛。清洁技术力图达到无菌技术所提供的基本条件，即保护患者免受任何来自医务人员、其他患者、仪器或者装备的微生物的污染。

　　所有的牙科治疗都要求视野清楚。对于口腔外科手术，这取决于合适的入路、合适的光线以及合适的吸引器来保证干净且无碎屑的手术野。合适的入路需要足够的张口度，咬合块（图 29.1）或 Molt 开口器可帮助患者张口并保持张口度。使用咬合块时，张口度随着咬合块放置位置的不同而异。为了获得最大的张口度，咬合块应该放置得尽量靠后。可在咬合块上系一段牙线，应将绳结打紧以避免松脱。如果咬合块滑脱至咽部，其上附着的牙线可以帮助将其牵出口腔。Molt 开口器具有棘轮运动功能，可以帮助患者保持张口度，这对于管理不配合的患者大有帮助；但用力过大可能导致医源性损伤，例如牙齿移位或者颞下颌关节损伤。咬合块在外科手术过程中除了用于保持开口，还可以固定下颌骨。在拔除下颌牙时，咬合块可减小下颌动度，并避免由此产生的颞下颌关节受力过大。

获得合适的路径需要使用合适的拉钩。口腔外科手术常用的拉钩包括 Austin 拉钩（图 29.2）、Minnesota 拉钩（图 29.3）和 Weider 拉钩（图 29.4）。Austin 拉钩和 Minnesota 拉钩通常用于牵拉面颊部和外科皮瓣。Weider 拉钩是一种带锯齿边缘的心形拉钩，常用于牵拉舌部。用 Weider 拉钩牵拉舌部的最佳方法是将拉钩的侧缘稳固地靠在牙槽上。纱布和海绵敷料应放置在舌和拉钩中间，在手术区和咽部间形成屏障，防止牙齿、手术碎屑或冲洗液被吞咽、吸入或刺激咽部。如果舌被牵拉至中间，咽部屏障也移至中间，就打开了口腔和咽部间的通道，并可能引起咽反射。要特别注意不要将拉钩放置得过于靠后而靠近咽部，以免刺激咽反射。牵拉可由牙医用非惯用手或由助手实施。

良好的视野取决于无碎屑的手术野的建立，这需要一位能够良好运用高速外科吸引器的优秀助手。外科治疗盘应该配备一个 Fraser 吸引器头（图 29.5），它有各种尺寸可供选择。其手柄上有一个开口用来调整吸力。当吸引器放置在骨上需要最大吸力时，操作者将其拇指放在手柄的孔上；当需要较小的吸力时（例如软组织吸引），操作者将手柄上的孔松开，降低吸力。医生还应当配有一个 Yankauer 或扁桃体吸引器（图 29.6）。这种吸引器可吸走大量碎屑，其钝头还可以盲探伸至咽喉处。

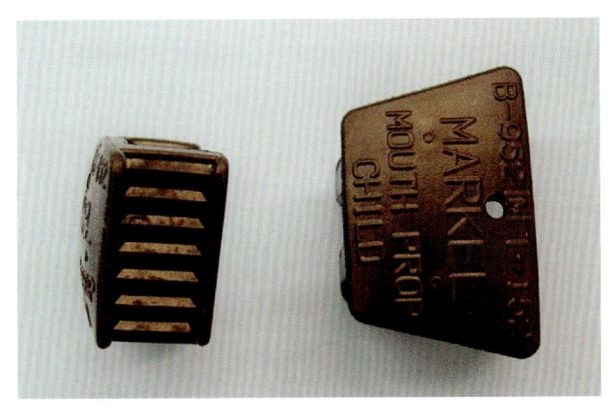

图 29.1 咬合块两面观

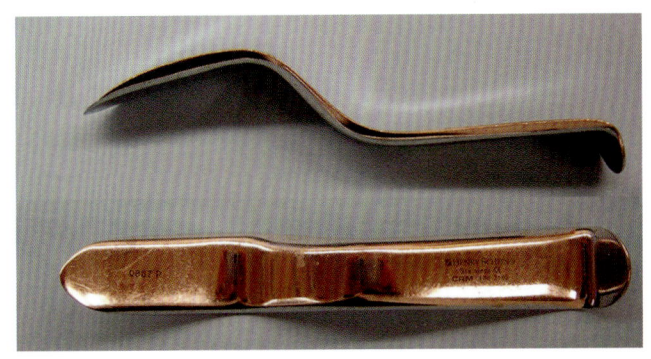

图 29.3 Minnesota 拉钩

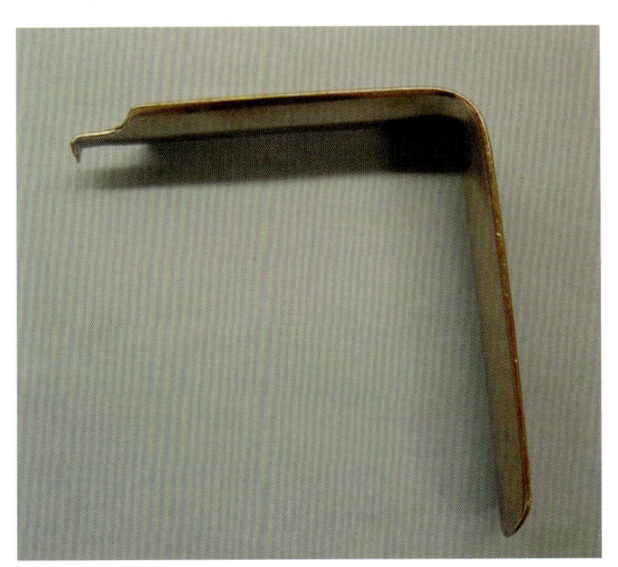

图 29.2 Austin 拉钩

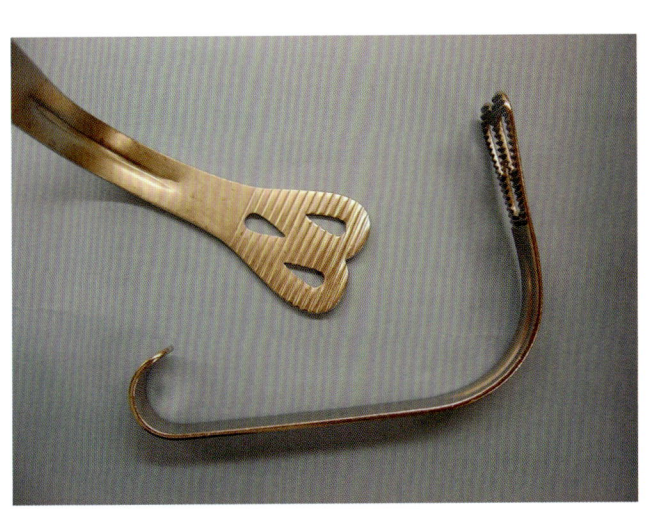

图 29.4 Weider"心形"拉钩

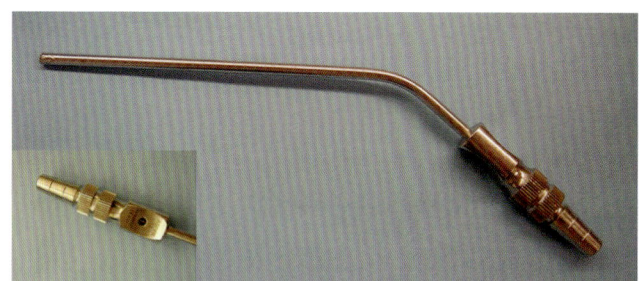

图 29.5　Fraser 吸引器头

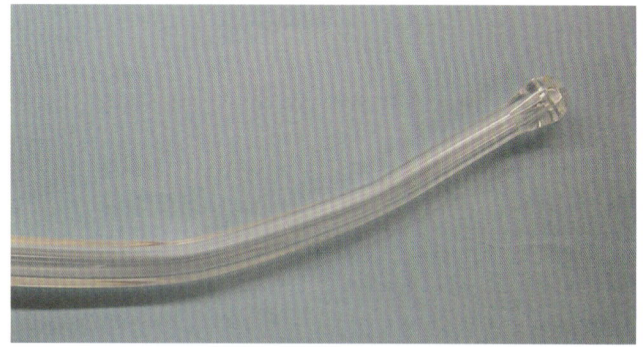

图 29.6　Yankauer 或扁桃体吸引器

简单牙拔除术

儿童和成人的拔牙适应证大体相同：无法修复的龋齿、根尖周病、冠根折、牙根吸收异常或牙固连所致的乳牙滞留、阻生牙和多生牙等。牙医必须了解儿童患者的生长发育状况来评估和诊断将会遇到的情况。例如，牙医应该了解乳牙和恒牙的萌出方式，迟萌尤其是不对称的迟萌往往是发育异常的表现。

所要拔除牙齿的影像学检查结果非常重要。牙医应当观察乳牙牙根的大小和外形，牙根吸收的量和类型，牙根与继承恒牙的关系，以及病变程度等（图 29.7）。

儿科患者的简单牙拔除术与成人有一些不同之处值得注意，包括以下几点：①医生必须了解乳牙和继承恒牙胚间的距离；②牙根未吸收的乳牙，其牙根通常细长且分叉度大。

外科手术过程中患者体位必须合适。拔除上颌牙时，患者上颌牙殆平面与地面成 60°～90° 角。

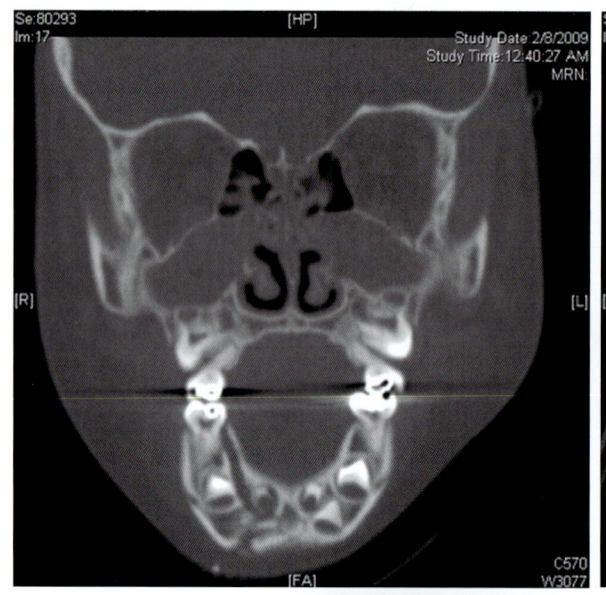
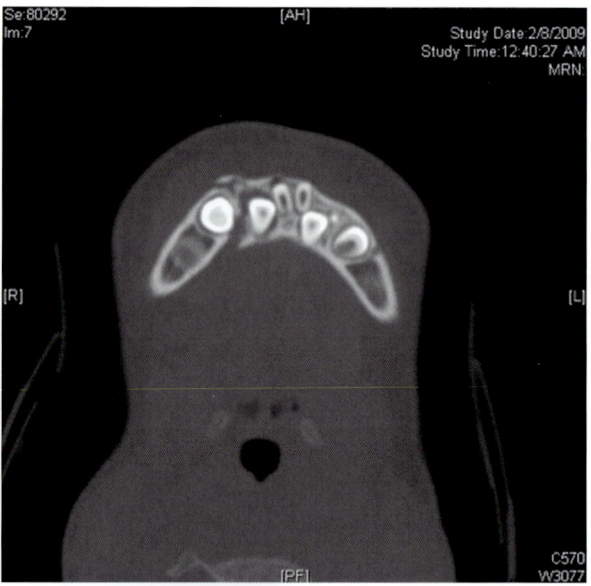
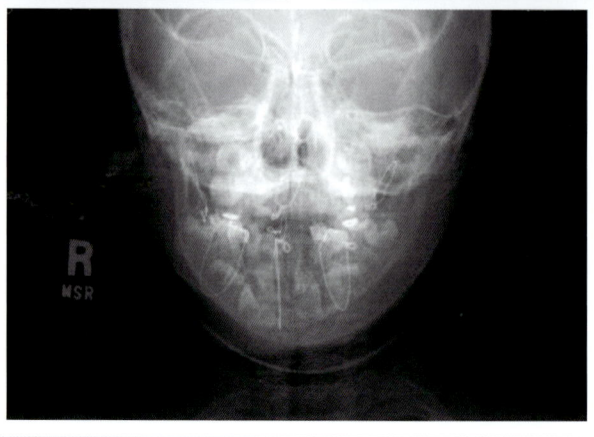

图 29.7　继承恒牙与乳牙牙根的邻近关系

拔除下颌牙时，患者下颌牙𬌗平面与地面平行。牙椅高度以患者口腔与牙医肘部在同一水平或略低为宜。术者惯用手臂的肘部应在其身体对侧。当在牙科诊室的牙椅上进行手术时（与手术室的手术台相比），患者通常是半仰卧位而非完全仰卧，拔除上颌牙时患者仰卧位角度更大。对于镇静的患者来说，更加直立而不是完全仰卧的体位是有利的。儿科患者的肋骨相对于脊椎的角度更加水平，辅助呼吸的肌肉尚未发育完全，因此胸廓扩张效率较低，更加依赖腹式呼吸。当患者仰卧时，腹式呼吸受限，因此保持更加直立的状态有助于呼吸，尤其是对于镇静患者而言。

第 7 版《当代口腔颌面外科学》（*Contemporary Oral and Maxillofacial Surgery*）对简单牙拔除术的基本细节进行了详细的阐述。拔牙第一步是分离牙颈部的软组织附着，通常使用 9 号 Molt 牙挺（图 29.8）。Molt 牙挺是一个双端器械，尖头一端放置于龈乳头近中邻面用于分离牙齿上附着的软组织，凹面面向牙齿。采用旋转的动作分离龈乳头。挺刃沿牙槽嵴滑过龈沟，从牙齿上完全分离附着的颊侧软组织。牙齿舌腭侧采用同样的方法。如果翻瓣，器械宽而圆钝的一端用于做推（器械凹面对着骨面）或拉的动作（器械更垂直于骨面，凹面向着移动方向）来翻开全厚黏骨膜瓣。

拔牙时应当以缓慢而谨慎的方式用适当力度扩展牙槽窝、撕裂牙周膜，以保证将牙齿从颌骨取出。拔牙第二步是用牙挺使牙齿脱位。最常用的是直挺（图 29.9），其凹面挺刃对着脱位牙放置。挺刃有各种尺寸，锯齿状的边缘可更好地抓持牙齿。先将龈乳头分离和翻开以便于放置牙挺，使其固定在牙槽骨上。牙挺先垂直于牙齿轴面插入，再与牙槽嵴平行或者挺刃在冠状平面与牙槽嵴成 45°角。然后旋转牙挺使挺刃的背部以牙槽骨为支点，向着被拔除的牙齿转动。这个动作可以扩大牙槽窝，撕裂牙周膜，增加牙根动度。牙挺的动度不宜过大。事实上，当有邻牙时，仅能实现很有限的动度。过度用力会将简单的、局限性拔牙转变为开放式拔牙，可能导致牙齿断裂，或者损坏相邻的牙齿或修复体。在某些情况下，直挺被当做楔子来使用。在牙槽骨周围骨质与牙齿间形成间隙后，牙挺向下"楔入"牙槽骨与牙齿间，扩大牙槽窝，辅助使用牙钳拔除患牙。另外，随着牙挺向根尖方向"楔入"牙槽骨与牙齿间的间隙，牙齿会冠向脱位。

拔牙最后一步是选择牙钳拔除患牙，必须选择合适的牙钳。有一些小尺寸的牙钳适用于儿科患者（图 29.10）。选择牙钳的基本原则如下：

1. 钳喙适合牙齿的牙根表面。

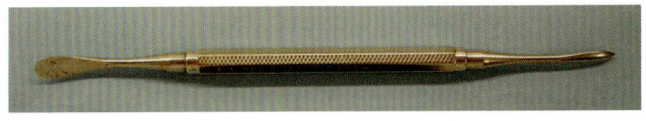

图 29.8　9 号 Molt 牙挺

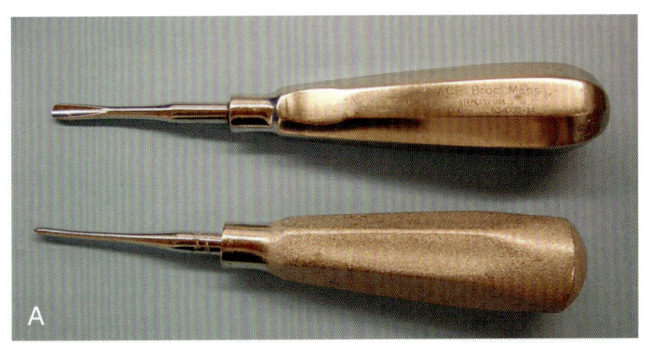

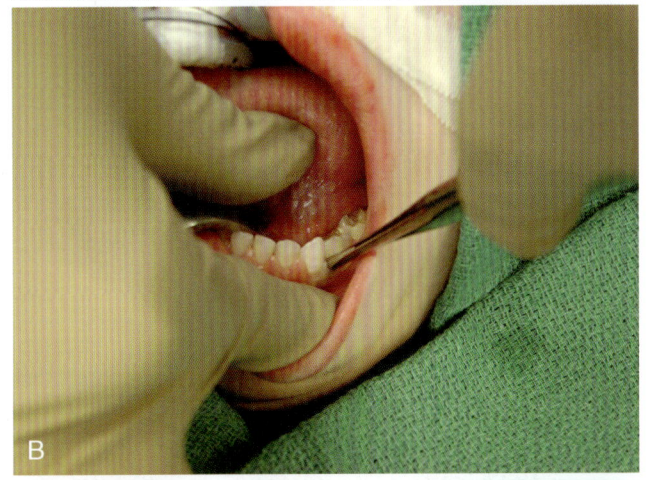

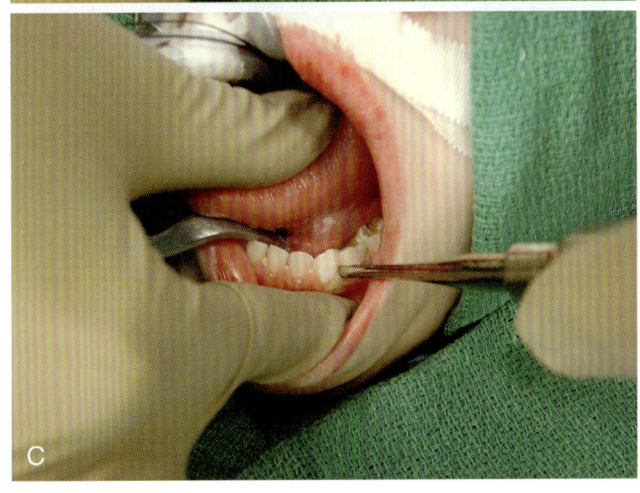

图 29.9　A. 直挺；B. 直挺可相对于𬌗平面成 45°角放置；C. 直挺也可平行于𬌗平面

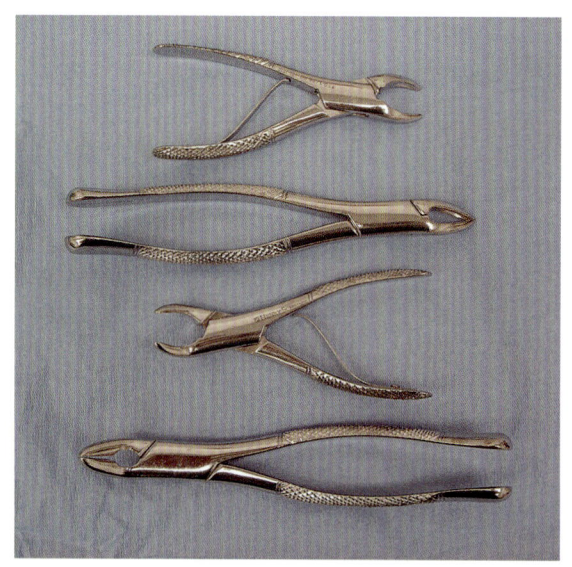

图 29.10 虽然所有的解剖结构形态都更小，但儿童患者的拔牙器械与成人的大体相同。一些专用于乳牙的牙钳使用时较为便利，但并非所有拔牙术都需要。大的成人牙钳，例如"牛角"钳，不适用于儿童

2. 钳喙就位夹紧牙齿时，应平行于牙长轴放置。

3. 钳喙应足够小，从而在患牙脱位的过程中不至于损伤邻牙。钳喙应插入分离翻转的软组织下夹紧患牙。

首先牙医应向根方推进牙钳，使旋转中心尽可能靠近根尖。旋转中心越靠近根尖，牙根根尖1/3平移越少，越不易折断。根尖向推进力也能撕裂牙周膜，在这种力的作用下，牙齿向颊侧或者舌腭侧摇动。摇动应当缓慢，先向一个方向摇动，然后停止，再向对侧摇动。每一次摇动都应谨慎，并且用力逐渐增大，以扩大牙槽窝。过快的、忽动忽停的移动是低效且不推荐的。对于某些圆锥形的根（前切牙、尖牙、下颌前磨牙和上颌第二前磨牙），可以使用旋转力。牙医对侧手的示指或拇指放置在牙槽骨的颊侧和（或）舌腭侧以便感受牙槽窝的扩大。最后，一旦牙槽窝足够扩大，牙周膜完全撕裂，很小的冠向牵引力就可以将牙齿拔除[4]。

通常，乳前牙应向唇侧脱位，因为继承恒牙胚位于舌侧，后牙应在颊侧和舌侧力下脱位。但是牙医应该了解最小阻力的方向，并根据个人情况牵引患牙。虽然非常罕见，但牙医必须了解乳牙牙根可能与继承恒牙发生固连，拔除时恒牙可能会随乳牙一起脱位。如果在影像学检查或者术中发现这种情况，应该在冲洗下用外科机头切分乳牙。

传统的牙钻不应用于外科手术。外科钻头必须能将气体排除出手术野。如果钻头将气体排向手术区域，非常有可能导致气肿或者气栓。气肿是气体进入骨膜瓣下组织面的结果，可能导致组织面分离，出现捻发音、肿胀，还可能导致气道问题。当牙医钻骨时，气体可能会进入骨的血管内，经过血流，导致远处的重要器官栓塞。

乳牙根尖可能会在手术过程中折断，牙医应当尽量尝试取出。恰当地使用牙挺可以使牙根松动，帮助取出根尖。但如果牙医认为试图取出根尖会有对邻牙和继承恒牙造成损伤的风险，则应将残余根尖留在骨内。通常这些根尖并不会导致不良后遗症，它们可能最终被吸收或者向着牙龈方向移动，随着恒牙的萌出暴露出来。牙医应进行术后影像学检查，并将结果告知患者父母。术前应当告知患者父母可能出现的并发症并获取知情同意书，以免并发症被认为是手术不当所造成的后遗症，将当次手术看作是"劣质"医疗。

乳牙可能会下沉或固连。固连乳牙可能会稍微低于𬌗平面（图29.11），或就诊时完全位于牙槽突内但曾显示其在口内出现过。下沉牙可能有未被吸收的分叉牙根，或者几乎所有的牙根都被吸收了。尽管牙根明显吸收，但牙齿可能在施加压力和杠杆力时没有松动表现，并且叩诊浊音。这些牙齿可能与周围骨质紧密结合。影像学和临床检查难以完全预测其固连程度和拔牙过程中可能遇到的困难。拔牙中处理这类问题的基本原则是：根分叉未吸收的牙齿根折风险较大，牵引路径不足，最好分牙后拔除。如果合适的牙钳无法使固连牙脱位，应采用外科手术方法使固连牙脱位并取出。

固连牙拔除技术包括：①用牙钻谨慎保守地去除牙周骨质直至牙齿松动或②用牙钻小心"钻开"

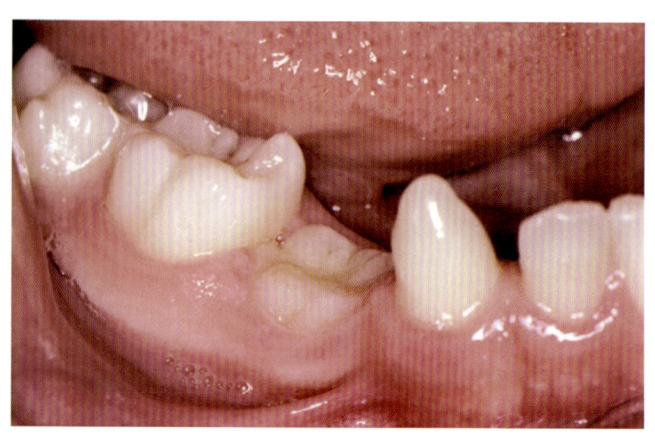

图 29.11　固连牙

牙齿。牙齿和骨的结构差异往往难以在临床确定，所以必须非常小心，以免去骨过多或者伤及其他牙齿或重要结构。应在术中或术后进行影像学检查来判断具体情况。牙医可能会决定将部分残余牙根留在骨内，这几乎不引起任何不良后遗症。

阻生牙

阻生牙是未能萌出的牙齿，可能是由于牙弓没有足够的空间（例如牙弓拥挤或牙齿发育畸形）、病理性损害所致机械性阻挡（例如牙瘤）、多生牙或牙胚异位等。牙齿萌出失败也可能与遗传畸形有关。

阻生第三磨牙

口腔外科手术中第三磨牙拔除最为常见。因此，对于儿童口腔医生来说，了解阻生第三磨牙的治疗标准尤为重要。根据美国口腔颌面外科医师协会发表的立场文件，拔除第三磨牙的原因很多，但是儿童口腔医生建议患者拔除阻生第三磨牙的主要原因是出现了病变。拔除第三磨牙的原因包括患有疾病（龋齿、牙周病或有病理学改变）、无功能牙齿、正畸需要，以及因计划进行正颌手术而需要拔除第三磨牙[5-6]。即使 Ash 等[7]早在50年前就提出了这个问题，然而是预防性拔除第三磨牙以预防疾病还是在出现病理变化后再拔除仍一直颇具争议。

但是年轻患者拔除第三磨牙并不一定被视为是预防性的。口腔颌面外科基金会和美国口腔颌面外科医师协会共同发起的"第三磨牙临床试验"证明，"没有症状并不意味着没有疾病或病理学改变"。这些研究的数据分析证明，"牙周病理学改变始于下颌第三磨牙"并扩散至口腔[5-6]。除此之外，萌出的第三磨牙的龋坏风险也随年龄增长而增加。最新著作证实了牙周病与系统性表现之间的联系，进一步支持了第三磨牙拔除的适应证。对于是否把下颌第三磨牙视为下颌前牙拥挤的影响因素仍存争议，尤其是在进行正畸治疗后，且争议双方都有很多研究支持。第三磨牙在牙列拥挤的病因学中可能扮演某种角色，也可能并没有临床意义[8-9]。

如果拔除第三磨牙是有利的，则手术应该在健康状态完善、潜在风险和并发症均最小化的情况下进行。25岁以下是相邻于第三磨牙的第二磨牙骨内缺损愈合的最佳时机[10]。25岁及以上的患者发生手术相关风险例如牙槽骨炎症、下牙槽神经损伤和上颌窦穿通的概率更高[11]。年轻患者的健康相关生活质量指数也更高[12]。

除第三磨牙外的阻生牙

最常见的阻生牙是第三磨牙，但所有牙齿都有阻生的可能。其他常见的阻生牙包括（按发生率排列）上颌尖牙、第二前磨牙、下颌第二磨牙和上颌切牙。乳牙很少阻生或萌出失败。后者通常与病理变化有关，例如牙瘤或多生牙。通常儿童口腔医生处理的阻生多生牙包括正中多生牙和多生的下颌前磨牙。

上颌尖牙的阻生发生率高达2%（图29.12），8%

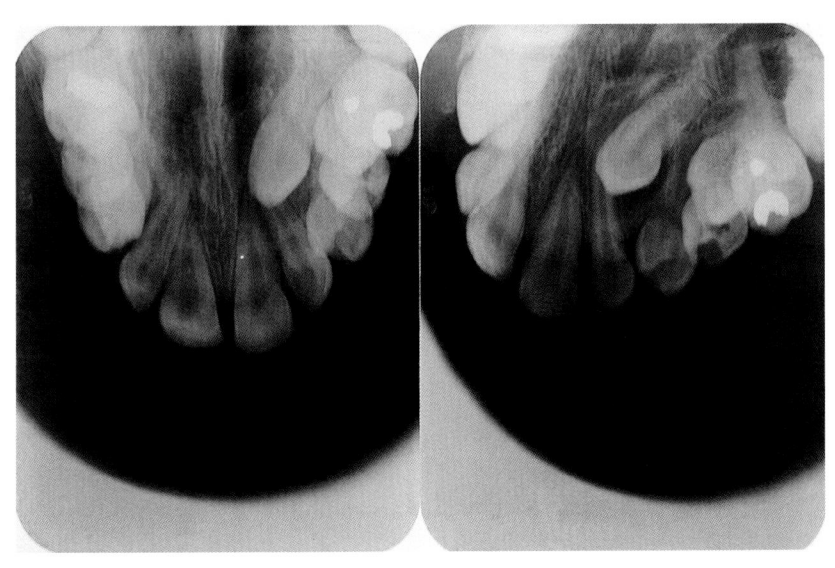

图 29.12 阻生尖牙

的阻生发生在双侧。女性和有家族史的人群发生率更高[13]。阻生的上颌尖牙15%位于唇侧，85%位于腭侧。牙弓长度不足可能导致上颌尖牙唇侧阻生，但并不是腭侧阻生尖牙的影响因素[14]。

第二前磨牙阻生的发生率仅次于上颌尖牙阻生，下颌前磨牙阻生较上颌更为常见。阻生下颌前磨牙通常位于舌侧或者牙槽嵴正中，上颌则通常位于腭侧。然而，Kaban和Troulis[15]认为上颌切牙阻生的发生率仅次于上颌尖牙阻生。他们认为上颌切牙阻生主要是由于外伤、感染和乳切牙的缺失。如果乳切牙早失，密集增生的纤维组织可能会覆盖在牙槽上，阻碍萌出，导致上颌恒切牙阻生。

理想情况下，早期发现萌出异常并进行乳牙的阻断性序列拔牙和（或）正畸治疗，可以帮助阻生牙萌出。但早期发现并不能完全阻止阻生牙的发生。一旦发现萌出异常，牙医应该立刻进行临床和影像学检查。触诊颊侧、舌侧或腭侧可能发现凸起部分，提示阻生牙可能的位置。当牙齿不能触及时，可以用放射学影像确定阻生牙位置。有多种影像学检查可用于阻生牙定位，这些在第2章进行讨论。

阻生牙的处理包括：①观察；②拔除阻生牙；③手术暴露及助萌；④外科直立；⑤自体牙移植。决定阻生牙的治疗方案应考虑多种因素，包括患者的年龄和健康状况、与阻生牙有关的病理变化、阻生牙的位置和角度、手术益处、手术风险、不进行手术干预的风险和后果、进行手术干预与不进行手术干预相比的经济成本，以及与这些决定相关的后续生活质量等。

本节不讨论如何决定是拔牙还是手术开窗或手术直立。如果决定开窗助萌，必须与其他口腔科医生进行合作。第一步是创造并确保有足够的空间容纳阻生齿的萌出，直到获得足够的空间，方可进行外科暴露。例如，如果拔除前磨牙为阻生尖牙暴露和萌出提供空间，则正畸器械应该在拔除前磨牙之前就位。虽然在前磨牙拔除前，正畸牙有可能尚未移动，但是在不可逆的前磨牙拔除术前，正畸器械的应用反映了患者对同意实施此治疗计划的承诺。

外科暴露

外科干预暴露阻生牙的理想时机是阻生牙的牙根几乎完全形成而根尖孔尚未闭合时。腭侧阻生牙的暴露通常行腭侧组织与牙齿间的龈沟切口和全厚黏骨膜瓣翻瓣术。黏骨膜瓣的前后范围取决于所需手术路径。通常，阻生牙冠部所在处凸起明显，其上附着的骨质往往薄且易被刮匙或骨膜剥离器去除。对于较厚的骨质，可用有钻头和可大量冲洗的外科手机或凿子去除，去除时要注意避免伤及牙齿。磨除骨质暴露足够的牙冠腭侧面以便正畸托槽可以附着助萌。根据阻生情况及萌出路径，多余的骨质可以被去除以助萌。暴露的牙囊可以用刮匙去除。必须小心地保证邻牙颈缘周围骨质的完整性。除此之外，阻生牙可能与邻牙的牙根邻近，必须小心，不要损伤邻牙牙根。黏骨膜瓣复位至初始位置，切除覆盖在阻生牙牙冠上的软组织，暴露牙冠和正畸托槽。附着在正畸托槽上的金属丝穿过软组织窗，通常用丝线固定在正畸弓丝上。腭侧黏骨膜瓣用可吸收线对位缝合。阻生牙牙冠上方的软组织窗可暴露，也可覆以牙周塞治剂大约4天。如果牙齿在腭侧阻生较深，可不切除覆盖的组织，金属丝在颈缘穿通软组织，通常与切口位置相一致。

暴露唇侧阻生尖牙时，保持已萌出的阻生牙颈部附着黏膜是至关重要的。有两种外科技术：①根向复位瓣术；②闭合技术。根向复位瓣术包括缺牙区的一个水平的颈部切口和缺牙区近远中两个垂直的松弛切口。翻瓣后暴露牙齿，必要时去除多余骨质直至颈缘。粘结托槽并将瓣膜重新定位到托槽的顶端，理想情况下位于牙齿的颈缘水平。根向复位瓣术的前提是随着牙齿的萌出，附着龈的肩领可冠向迁移（图29.13）。闭合技术包括一个颈缘龈沟切口，可能还有一个可形成全厚黏骨膜瓣的垂直的松弛切口。暴露牙齿，必要时去骨，粘固托槽。附着

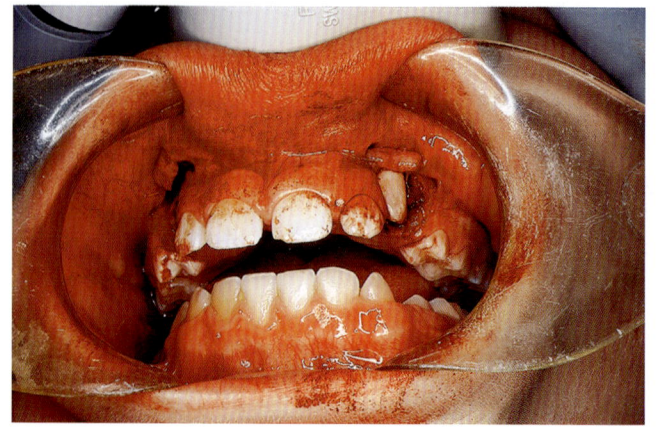

图29.13　根向复位瓣

在托槽上的金属丝通过丝线固定于正畸弓丝上，用可吸收线缝合瓣膜。金属丝通常通过牙槽嵴顶切口通向创口。闭合技术适用于所有唇侧阻生的尖牙，还适用于不适合采用根向复位瓣术的高位或近中阻生牙。根向复位瓣术有导致牙冠长度增加和复发的缺点[16]。这些基本原则适用于绝大多数阻生牙的开窗。

当尖牙手术暴露和正畸辅助萌出不可行时，自体牙移植是一种使阻生牙恢复咬合的替代方法。这项技术只能作为拔牙的替代方案用于儿科患者，而不能作为外科暴露和正畸辅助萌出的常规替代方案。自体牙移植技术也适用于第一磨牙不可修复，拔除后将第三磨牙移植到第一磨牙位置。这项技术首先需要创建一个能够适应移植的受牙区，然后无创地拔出阻生牙，必须避免对拔除的阻生牙牙周膜造成损伤。为了获得最佳预后，要求在几分钟内将移植的牙齿放入受牙区。牙齿一旦定位到受牙区，就用节段性正畸弓丝固定。在未来有指征时进行牙髓治疗[17]。据报道，移植牙的成功率很高[18-19]。

外科直立

外科直立常用于将阻生下颌第二磨牙牵至𬌗平面（图29.14）。手术最佳时机是在牙根形成2/3且根尖孔尚未闭合时。要获得最佳效果，牙齿近中倾斜不宜超过90°且不向唇侧或舌侧倾斜[20]。近中倾斜过大会增加牙齿血供阻断的风险，在这种情况下更适宜行自体移植而非外科直立。唇倾或舌倾过大与相应的牙槽骨表面骨吸收有关，导致牙齿稳定性

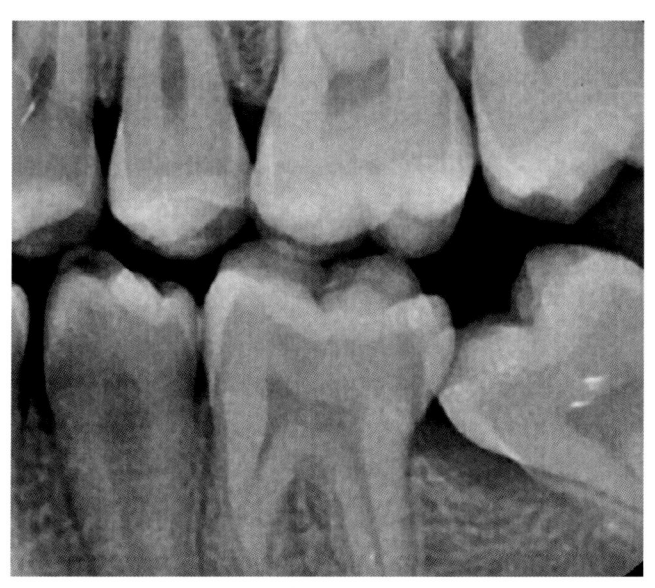

图29.14 近中阻生的下颌第二磨牙

和骨高度降低。

外科直立包括做从第一磨牙近中到第二磨牙远中的颊侧龈沟切口。切口沿牙槽嵴向远中延伸，转向沿外斜嵴的颊侧龈沟。翻全厚黏骨膜瓣。阻生第二磨牙远中必须有足够的空间，因此通常预防性拔除第三磨牙。医生往往需要在第二磨牙远中最大凹面的水平用牙钻去除骨质，以确保阻生第二磨牙有足够的移动空间。可用牙挺升高或复位牙齿，复位的牙齿应略低于𬌗平面。通常外科直立的牙齿在新位置上较为稳固，无需另行加固；如果牙有松动，则用正畸弓丝做夹板加固2周左右。黏骨膜瓣就位至可容纳直立牙齿，缝合。术后第1周服用抗生素。通常无需行预防性的牙髓治疗。

除第三磨牙外阻生牙拔除术

除第三磨牙外阻生牙拔除术包括许多与阻生牙暴露有关的技术，但一些要点可能略有不同。阻生多生牙和未萌出的继承恒牙阻生位置可能较深。拔牙并发症可能包括邻牙牙根和一些重要结构损伤，例如下牙槽神经。可采用锥形束CT（CBCT）定位深部阻生牙，其或许能提供更好的影像并提示牙齿的准确位置及其与邻牙牙根和重要结构的距离，还可能有利于确定需要暴露的牙齿位置。正中多生牙是多生牙中需要拔除的一个常见例子。正中多生牙拔除的适应证包括多生牙延迟或阻碍邻牙萌出、使邻牙萌出模式改变、邻牙移位、有相关的病理变化、需要正畸治疗或者自发萌出进入牙弓等。如未经治疗，可能会出现萌出延迟、囊肿形成、牙齿旋转和出现间隔、龋齿和牙周病，以及牙根吸收和牙列拥挤[21]。

拔除除第三磨牙外阻生牙时，可选择性地应用垂直、松弛切口形成全厚黏骨膜瓣。如果选择以垂直、松弛切口形成手术路径，则应远离拔除位置。通常需暴露牙冠。拔除阻生牙时应尽可能少去骨，可采用分牙的方式分别取出牙冠和牙根。

相关硬组织病变

儿童牙源性肿瘤

世界卫生组织（WHO）将牙源性肿瘤分为良性或恶性。在组织病理学上，它被分为上皮性、间

叶性或混合性。牙源性肿瘤占所有儿童颌面部肿瘤的1/3，最常见的是牙瘤和成釉细胞瘤。

牙瘤是儿科患者最常见的牙源性肿瘤（图29.15）。通常因求诊未萌牙和行常规影像学检查时发现。牙瘤有两种类型：组合性牙瘤和混合性牙瘤。组合性牙瘤表现为很多类牙结构，混合性牙瘤表现为外形不规则、没有牙齿解剖结构的釉质团块。治疗方案包括简单摘除术和刮除术。

在与家长讨论治疗方案之前，明确诊断是关键。首先进行穿刺以排除血管类疾病，然后进行切除或部分切取并行活组织检查。一般对于牙瘤，通过摘除牙瘤组织进行活检是最终的治疗方法。即使是在儿科患者中，也可以根据病变的大小和情况进行切取活组织检查。摘除术通常在口内进行，翻足够大小的黏骨膜瓣暴露肿瘤。如有必要，用球钻或锥形裂钻去除其上覆盖的骨质。牙瘤包膜完整，可从周围骨质中刮除，并送样本进行活检。手术区域用生理盐水冲洗，创口用可吸收线缝合。

儿童牙源性囊肿

根据世界卫生组织（WHO）的定义，这些牙源性囊肿表现出三个主要特征：存在上皮衬里、位于中心的囊腔及周围的结缔组织囊壁。它们被细分为发育性和炎症性。儿童牙源性囊肿主要包括根尖周囊肿、萌出囊肿、含牙囊肿和牙源性角化囊肿。

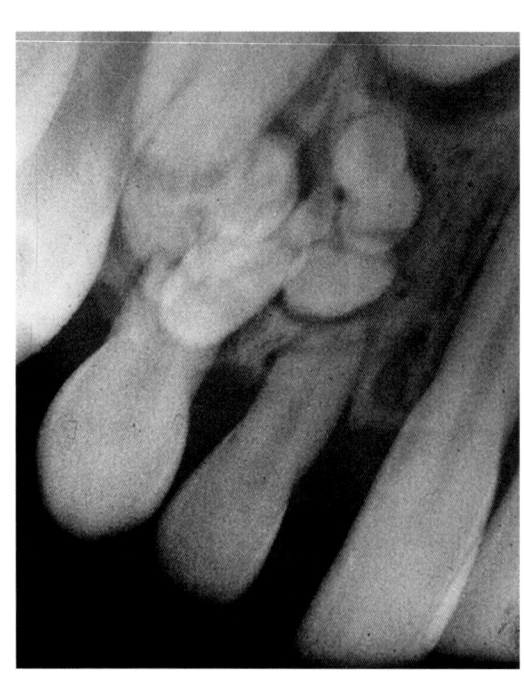

图29.15 牙瘤

儿科患者最常见的牙源性囊肿是含牙囊肿，通常与恒牙未萌或多生牙有关。最好在确定手术治疗前行组织活检。然而，如果牙医对诊断非常明确，并且处理病变时需要进行全身麻醉，则最好在进行最终手术的同时取样进行组织学分析，以保证患者只接受一次全麻手术。通常推荐在活组织检查前进行穿刺抽吸，以排除血管性病变。

穿刺抽吸是处理疑似囊肿病变的第一步。囊腔穿刺抽吸帮助医生作出诊断并排除血管性病变。治疗含牙囊肿时，建议彻底摘除囊肿及其上皮衬里。如果囊腔内含阻生第三磨牙，应当拔除。若囊腔内含有其他恒牙，则应尽量保留，以保证牙弓完整性。虽然含牙囊肿是鳞状上皮包绕的良性囊肿，但其上皮有肿瘤样变的可能（例如成釉细胞瘤）。术后直至恒牙萌出且完全愈合前应注意观察。

萌出囊肿是由乳牙或恒牙萌出创伤所致的囊肿样病变。其常见于磨牙萌出区域，当相关牙齿穿出龈组织时可自行消失。

软组织手术

儿童口腔医生常常需要处理许多口内软组织病损。本部分讨论常见的软组织病理改变，包括黏液囊肿、舌下囊肿、纤维瘤和化脓性肉芽肿。唇舌系带切除术分别在第3章和第15章讨论。

黏液囊肿和舌下囊肿

黏液囊肿或黏液潴留囊肿是因小唾液腺受损，唾液溢出所致的良性病损。溢出的液体聚集，周围包绕纤维囊壁，形成假性囊肿。其大小可变，取决于液体充盈程度。病损缩小通常与黏稠液体排出有关。病损无痛、柔软，呈面团状，触诊有波动感。其上覆盖的黏膜或与下唇颜色一致，或为浅蓝色。随病损持续时间延长，囊肿逐渐变坚硬或纤维化，难以与纤维瘤区分。黏液囊肿大多由无意识创伤所致，下唇是最好发部位。

切除黏液囊肿的基本前提是去除纤维囊壁和所有与之相关的小唾液腺。病损在唇内时，唇部通常是外翻伸长的，这使病损较为稳定。Kazanjian拉钩可用于隔离、稳定病损。在嘴唇上行垂直于口轮匝肌纤维的椭圆形切口（在病损范围内）。钝性、锐性分离相结合，将纤维囊壁从周围组织中去除。如果操作得当，黏液囊肿可完整无缺地取出。所有在病损周围及手术区域内的小唾液腺都要被去除，从而将复发风险降至最低。止血，用4-0可吸收线缝合。唇部是凸起区域，术区恢复过程中的一大挑战是要阻止年幼的患儿舔舐创口。因此，应将线结埋入，并且剪线时应保留一定的缝线长度以确保缝合的完整性，防止伤口开裂（图29.16）。

舌下囊肿是与舌下腺有关、位于口底的黏液潴留囊肿。年幼儿科患者的舌下囊肿需与淋巴管畸形相区分，可通过舌下腺造袋术或切除术来治疗。许多外科医生在进行最初手术干预时就采取舌下腺切除术。在手术治疗前，第一步是诊断并于同侧下颌下腺管行套管插入术，然后切除病损上覆盖的黏膜。采用造袋术时，假性囊肿囊腔衬里缝合于口底的被覆黏膜，放置Penrose引流以确保假性囊肿与口腔相交通。若要切除舌下腺，则需在切除被覆黏膜后钝性分离舌下腺。从口外抬升口底可以帮助进行操作，向前牵引腺体有助于分离。舌神经和下颌下腺管在舌下腺深处相距较近，应在切除前分离以减少医源性损害。创口行松弛缝合。

纤维瘤和化脓性肉芽肿

在儿科患者中还可见其他软组织病损，包括纤维瘤和化脓性肉芽肿。口腔病理学内容在本书其他部分讨论。若病损较小，可彻底切除，送活检。通常在病损周围的正常组织内做椭圆形切口，深度取决于病损外观和质地。基于不同诊断，可对此基本操作做微小的修改。例如，切除化脓性肉芽肿时可能应切除邻间组织并行牙齿刮治术，以确保彻底切除，使复发风险最小化。

头颈部感染

本节着眼于牙源性感染。头颈部感染可能是牙源性的，也有可能来自于窦道、唾液腺、皮肤或者中耳。如果没有去除病因并使用合适的抗生素，感染会持续存在并有恶化的可能。因此，确定病因对于治疗感染是至关重要的。儿科患者和成年患者都可能出现感染的迅速恶化，但是儿科患者更有可能由轻微感染迅速发展为脱水和全身疾病。

这里为儿科头颈部感染患者的治疗提供了一个流程。类似于心肺复苏/基础生命支持为做好气道、呼吸和循环管理提供了一整套工作步骤，本节为诊断和治疗此类患者提出了合理的流程。经验丰富者可以在对情况迅速做出判断的同时进行心肺复苏；同样，经验丰富的牙医可以同时进行诊断和干预。

处理头颈部感染的儿科患者的第一步是询问病史，包括现病史和既往内外科病史的详细情况。现病史必须包含：①发病情况；②进展速度；③既往牙源性疼痛、呼吸道感染、窦道疼痛和中耳炎病史；④气道狭窄情况（吞咽困难，呼吸困难，声音改变）；⑤牙关紧闭情况；⑥眼科疾病（例如畏光、视敏度改变）。当患者和家长均无法提供牙源性疼痛进展情况时，牙医很难获取年幼患儿的完整现病史。牙医必须获得完整的既往病史。处理感染患者时，确定其是否患有损害免疫系统的疾病（例如糖尿病）和损害应激能力的疾病（例如先天性心脏病）非常重要。后者尤为重要，因为严重感染会使患者产生严重的生理应激，而患者抗感染的能力取决于其系统应激能力。

第二步是对患者进行检查，包括视诊，确定以

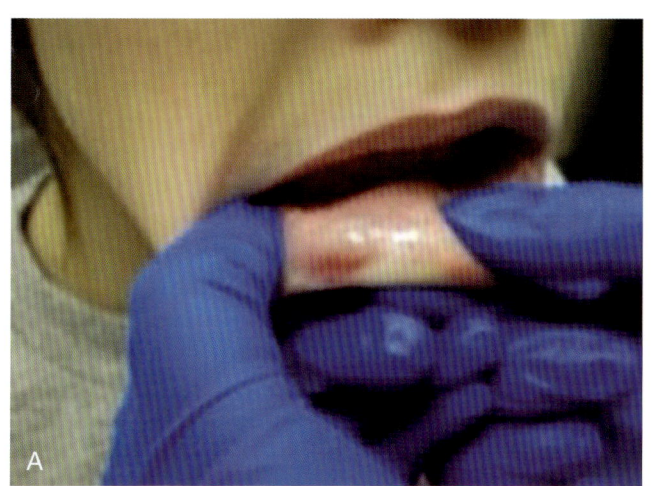
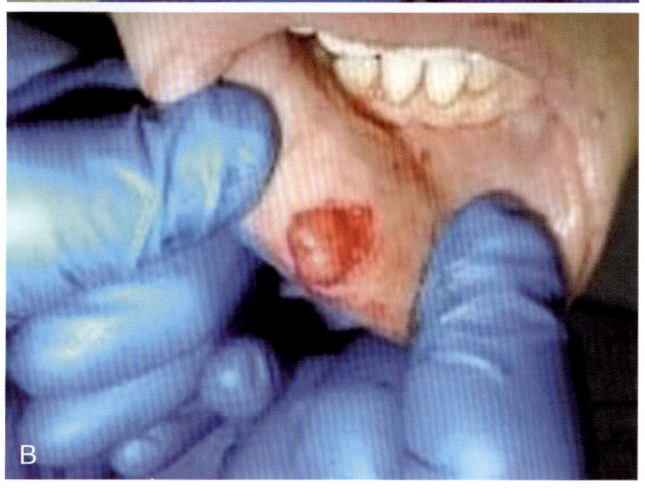

图29.16 黏液囊肿及其外科切除术。**A.** 椭圆形切口，钝性和锐性分离相结合。**B.** 黏液囊肿囊壁与周围黏膜相分离

下情况：①患者的呼吸道损伤情况，是否有呼吸窘迫；②肿胀及其严重程度；③触诊组织以了解其压痛和波动度（蜂窝织炎的或波动的）；④评估最大张口度；⑤检查牙列。影像学检查包括根尖片和曲面体层片，可在诊室拍摄，以评估感染是否为牙源性的。曲面体层片全景性较好，根尖片则能够提供更加精细的信息。但当患儿头颈部肿胀时，很难进行影像学检查。中到重度的面部感染需要进行CT增强扫描来确定感染的累及范围。根据病史和检查进行鉴别诊断。

牙医必须对头颈部的解剖结构和感染的扩散途径非常了解。感染的扩散途径取决于牙根对应的解剖学结构的位置，例如肌肉、上颌窦以及牙根相对于颌骨的角度。举个例子，前庭间隙感染是由上颌骨侧面或下颌骨感染穿通上、下颌骨颊侧骨质到达颊肌附着所致。上颌牙可致尖牙间隙感染，后者可扩散至眶周组织。上颌牙与上颌窦的邻近关系可致上颌窦炎。上颌感染向后扩散可致颞下间隙感染，并可通过眶下裂扩散至眶周组织。下颌磨牙感染可在下颌舌骨肌上方或下方扩散，分别导致舌下间隙或下颌下间隙感染。舌下间隙感染使舌向上向后移位。在后部，下颌骨感染可扩散至下颌支外侧或下颌支内侧，导致咬肌下间隙感染或翼下颌间隙感染和（或）咽旁间隙感染。咬肌下间隙、翼下颌间隙和颞下间隙构成嚼肌间隙。嚼肌间隙感染导致牙关紧闭。舌下、下颌下、颏下和嚼肌间隙的感染会损害气道的完整性。虽然非常罕见，但头颈部感染可能通过面部无静脉瓣的静脉发生血源性扩散，导致中枢神经系统感染。

第三步是制订干预计划。首先是评估气道状况。气道评估极其重要，它本身就是一个步骤。根据涉及的面部间隙、严重程度、患者症状和体征以及感染进程，可能需要行紧急气道干预。处理气道狭窄患者需外科医生（必要时可行气管切开术）和麻醉师共同组成的团队。镇静或者全身麻醉可能使已出现的气道狭窄进一步恶化，即使对于成年患者，这也是一个极其危险的状况。在已经出现气道狭窄的情况下，成年患者可在浅镇静下行气管插管。儿童患者会因恐惧而不能配合，因而需要更深的镇静状态，这可能会使气道管理更加具有挑战性，也更加危险。

一旦气道的情况得到了评估和控制，医生必须立即实施干预计划，包括：①确定感染是在门诊治疗还是入院治疗；②使用合适的抗生素；③实施手术（切开引流，去除病因）。儿科患者住院治疗的适应证包括发热（温度≥101.5°F[①]）、淋巴结肿大、白细胞计数升高、经口进食困难、脱水、涉及面部间隙、有相关症状（例如吞咽困难）和疾病表现（例如病容）。后者决不能被忽视，因为在这种情况下患者的外观有重要指导意义。

牙源性感染是多种微生物的感染。在过去几十年，微生物对抗生素的耐药性显著增强，尤其是产生β-内酰胺酶的微生物。用于治疗感染较为轻微的门诊患者的抗生素是青霉素V钾［25～50 mg/（kg·d），服药间隔6～8小时］或克林霉素［10～20 mg/（kg·d），服药间隔6小时］[22]。由于能产生β-内酰胺酶的微生物增多，用于治疗住院患者的一线抗生素是静脉注射用氨苄西林舒巴坦（优立欣）或静脉注射用克林霉素。住院治疗有利于支持治疗，例如补液、营养支持和发热治疗。

外科治疗包括切开引流和去除感染源（可能包括牙髓摘除术或拔牙术）。笔者认为，如果需要住院治疗，应拔除患牙。切开引流的基本原则如下：若患者不进行全身麻醉，手术区域必须行局部麻醉。感染区域应行局部阻滞麻醉，不推荐行浸润麻醉。对于所有面部间隙感染（不包括口腔前庭间隙感染）、有免疫缺陷的患者或多种抗生素治疗失败的感染，应行革兰氏染色、细菌培养和药敏试验（C&S）。理想情况下应在切开引流前进行革兰氏染色和C&S，即在感染区域切开前，将注射器针头插入创口，抽取内容物送检。前庭间隙感染通常在肿胀部位的正中切开，切口从黏膜向下切至骨膜。牙医必须熟悉解剖知识以免损伤重要结构，例如颏神经和面动脉。将钳喙闭合的小止血钳插入，行钝性分离。打开钳喙并撤走止血钳。当器械在创口内时，止血钳钳喙严禁盲目闭合，以免伤及重要结构。可将Penrose引流管放置在切开引流区，并用不可吸收线固定数天。引流可保持创口开放和通畅，便于冲洗（如果需要的话）和自发性引流，防止复发。可查阅外科教科书以了解更多关于面部间隙引流的知识[22]。

---

① 即38.6℃。——译者注

下颌骨骨折

儿童口腔医生可能会面对遭受软、硬组织外伤的患儿。这些损伤包括软组织撕裂，牙槽骨损伤，上颌骨、下颌骨、鼻骨、颧部骨折。儿科患者最常见牙槽骨损伤，包括牙齿的移位和脱出、冠根折以及牙槽骨骨折。对这些损伤的诊断和评估在其他出版物中有所阐述[23]。下颌骨骨折是儿科患者最常见的骨性损伤。儿童口腔医生常常是初诊的接诊者，必须对损伤做出判断并给予适当的转诊。

当对面部损伤的患者做评估时，医生必须意识到可能存在其他相关损伤。病史询问和详细的体格检查非常重要，必须完成。医生还应当意识到导致面部骨折的力是正对头颈部的，可能导致神经系统或颈椎损伤。了解损伤的机制可能有助于形成一些见解。医生应当询问是否有失去意识或提示神经系统损伤的症状（例如头晕、目眩、记忆缺失、恶心、呕吐）。对于清醒的成年患者，通常可通过临床检查以及患者叙述其是否有颈部疼痛来评估颈部创伤。但是年幼的患者难以叙述，此时应当行影像学检查。儿童口腔医生应当意识到患儿可能遭受颈椎损伤以及继发于其损伤机制的其他损伤，并应及时处理以尽可能降低产生不良后遗症的风险。比如，如果怀疑患者存在颈椎损伤，应固定患者颈椎并联系紧急医疗服务将患者运送至急诊中心。

对面部损伤患者进行诊疗的第一步是询问病史。年幼的患者可能难以给出可靠的回答。这些问题包括：

1. "哪里疼痛/受伤了？" "被什么弄伤的？"
2. "你现在能张口吗？"（患者是否存在任何程度的颌骨运动受限？咬合有无异常？）
3. "你有牙齿松动了吗？"
4. "你的嘴唇有没有感觉异常？" "你的嘴唇麻木吗？"

这些问题的答案可能提示患者的诊断。患者可能主诉颞下颌关节疼痛，这提示关节血肿或髁突骨折。临床检查可能发现患者有颏部擦伤或撕裂。导致颏部擦伤或撕裂等钝性损伤的力可能传递至髁突。因此，发现主诉颞下颌关节疼痛的患者有颏部擦伤或撕裂，可能提示有关节损伤。反过来，对于因钝性力致颏部擦伤或撕裂的患者，应当询问是否有关节疼痛，从而判断髁突有无骨折。

骨骼或肌肉损伤可导致疼痛、骨机械障碍、关节或软组织肿胀、肌肉炎症或应激，进而导致下颌活动受限。单侧髁突骨折可致下颌向同侧偏斜，同时对侧翼外肌运动导致开𬌗。

下颌骨骨折会导致错𬌗。单侧髁突骨折导致同侧咬合早接触，双侧髁突骨折导致双侧下颌支缩短、前牙开𬌗和下颌后缩。髁突血肿可能导致关节肿胀和下颌支向下移位，因而同侧后牙开𬌗。由于儿童下颌骨灵活性较大，骨折并不一定会导致移位和错𬌗畸形。医生应当仔细确认该区域有无压痛，这可能是受伤的指征。骨折伴随的周围组织出血可能导致颊舌侧前庭局部瘀斑。骨折可能导致牙龈撕裂。医生可能仅发现一些细微变化，如骨折周围的牙齿可能出现龈沟出血。邻近骨折区域的牙齿可能会松动。这必须与撕脱伤、牙槽骨骨折或者混合牙列中的正常吸收模式相区分。触诊下颌骨可能会发现下缘有台阶，双手触诊可能发现骨节段性动度或者引起患者不适。

下牙槽神经所在的骨性管道穿过下颌支和下颌体。下颌骨骨折可能导致血液流入下颌管而产生压迫性损伤，抑或神经产生挫伤、牵拉性损伤，或者部分或完全横断。神经损伤会导致感觉异常。在大多数情况下，骨折片移位不大，感觉异常是暂时的，会在几周或者几个月内恢复。儿科患者不太能自述出各种症状，并且可能无法表达出他们的感觉异常，应注意。

诊室内的影像学检查通常包括曲面体层片，其对于观测整个下颌骨，包括髁突、下颌支、下颌体、下颌角和正中联合部来说非常有用且可靠。理想情况下应在两个平面上行影像学检查。髁突或者髁突下的骨折不一定能通过曲面体层片表现。此外，曲面体层片也不能像Towne氏位片那样体现冠状平面上骨折片的内侧或外侧移位。曲面体层片上不清晰的骨折影像可以通过Towne氏位显示。正中联合部骨折可能不在曲面体层片的最佳视野内，无移位骨折和青枝骨折在曲面体层片上也可能看不清楚。当怀疑有下颌颏部骨折而未见于曲面体层片时，应当行与下颌骨成90°的下颌咬合片检查。如果怀疑患者有下颌骨骨折，应由外科医生进行会诊评估。对于急诊科患者来说，应采用非增强的CT影像检查。CT扫描可提供轴位、冠状位和矢状位的影像，并可进行三维重建。由于骨折可能仅仅在某一种影像学检查中体现出来，所以这些影像学检查都非常重要。

儿科患者诊疗的讨论重点集中于混合牙列患者。下颌骨骨折的治疗包括复位骨折段、咬合重建以及骨折段的固定。儿科患者的骨折可迅速愈合，理想的治疗应在受伤后数天内进行。如果因为医疗条件所限或其他外伤而未能及时在数天内治疗，骨折可能已经开始愈合，难以复位。对于混合牙列期的患儿，一个治疗优势在于，若出现轻微错𬌗畸形，可随生长发育自行矫正。

髁突骨折分为囊内骨折和囊外骨折。囊内骨折的患儿患关节强直和生长障碍的风险增加。根据错𬌗畸形的程度、张口度和颌骨功能确定治疗方案。如果咬合基本正常，可采取流食，必要时服用止痛药，给予观察。也许需要采用物理疗法确保张口对称。如果患儿存在错𬌗畸形和明显的疼痛，应进行1~2周的颌间固定术。双侧髁突骨折的患儿可能存在下颌支缩短和前牙开𬌗的风险，此时更应考虑采用颌间固定术。在解除颌间固定后使用为期1~2周的引导橡皮圈牵引有助于恢复张口对称。即使是髁突骨折移位的患儿，也很少行切开复位和固定。轻微错颌畸形可随生长发育自行矫正。

对于非移位的下颌体部骨折或正中联合部骨折，给予流质饮食和观察即可。颌间固定术（无论移位或非移位骨折）需持续约3周。治疗下颌体部或正中联合部骨折的另一种方案是放置舌弓夹板，其通过牙间固定或者下颌骨单颌固定的结扎弓丝固定到牙齿上。该治疗的优点是无需用弓丝结扎患者的上下颌骨，这有利于危重患者的呼吸治疗和营养支持。舌弓夹板的缺点是可能需要麻醉来制取印模。如果患者在术中需处理多处损伤，医生应在手术开始时制取上下颌印模，制作舌弓夹板，在麻醉终止前佩戴舌弓夹板。下颌角部骨折和后牙区骨折需行3周的颌间固定术。切开复位后内固定（open reduction and internal fixation，ORIF）也是一种治疗儿童患者的选择，尤其是在严重移位或粉碎性骨折（常见于高速损伤）中。治疗过程中要小心，不要伤及正在发育的继承恒牙。

传统的颌间固定术是将牙弓夹板通过牙颈部环绕结扎丝结扎在上下牙弓的牙齿上，从而将上下颌固定在一起的方法。乳牙的外形及其短小的牙冠使操作较为困难。带钩牙弓夹板（挂钩朝向根方）可用于挂弓丝，以实现牢固、无动度的上下颌固定，或套橡皮圈以实现有限的功能并引导患者的开口和咬合。若患者的牙齿状况不适宜使用牙间固定结扎弓丝，可单独使用骨间固定结扎弓丝或者与牙间固定结扎弓丝联合运用。骨间固定包括下颌骨间固定结扎弓丝、梨形弓丝和颧突弓丝。骨间固定结扎弓丝放置于下颌骨，用Keith针或锥子于口外插入。触诊下颌骨下缘，弓丝一端沿下颌骨舌侧在邻近下颌骨的舌侧前庭区进入口腔。必须小心沿下颌骨舌面延伸弓丝，若弓丝过于向近中延伸，可能伤及重要结构，例如Warthin管。弓丝另一端在下颌骨下缘的皮下穿过同一口外穿刺处，弓丝末端在邻近下颌骨颊面的颊侧前庭深处穿入口腔。分别扭紧两个弓丝的末端，来回移动弓丝直至弓丝圈下侧穿过软组织牢固地贴着下颌骨下缘。儿童下颌骨皮质较薄，受力过大可能导致弓丝穿过下颌骨，形成新的骨折。梨形弓丝和颧突弓丝通过相应部位的切口插入，用牙钻打孔供弓丝穿过。医生必须清楚正在发育的牙胚的位置。

本部分重点讨论了混合牙列期患儿下颌骨骨折的处理。恒牙列患儿的骨适应和重塑能力则较弱。

小结

本章对基础的口腔颌面外科手术的基本原则进行了大致阐述。其中很多原则可用于口腔诊疗实践的各个方面中。

参考文献

1. Litman RS, Kottra JA, Berkowitz RJ, et al.: Breathing patterns and levels of consciousness in children during administration of nitrous oxide after oral midazolam premedication, *J Oral Maxillofac Surg* 55(12):1372–1377, 1995.
2. Litman RS: Airway obstruction after oral midazolam, *Anesthesiology* 85(5):1217–1218, 1996.
3. Done V, Kotha R, Vasa AA, et al.: A comparison of the effectiveness of oral midazolam-N20 versus oral ketamine-N20 in pediatric patients—an in-vivo study, *J Clin Diagn Res* 10(4):ZC45–ZC48, 2016.
4. Kademani D, Tiwana P: *Atlas of oral and maxillofacial surgery*, ed 1, Philadelphia, 2015, Saunders, Elsevier.
5. AAOMS: *Management of third molar teeth*, 2016.
6. AAOMS: *White paper on third molar data*, 2007.
7. Ash MM, Costich ER, Hayward JR: A study of periodontal hazards of third molars, *J Periodont* 33(3):209–219, 1962.
8. Harradine NW, Pearson MH, Toth B: The effect of the extraction of third molars on later lower incisor crowding: a randomized controlled trial, *Br J Orthod* 25(2):117–122, 1998.
9. Zawawi KH, Melis M: The role of mandibular third molars on lower anterior teeth crowding and relapse after orthodontic treatment: a systematic review, *Sci World J* 615429, 2014.
10. Kugelberg CF, Ahlström U, Ericson S, et al.: Periodontal healing after impacted lower third molar surgery in adolescents and adults. A prospective study, *Int J Oral Maxillofac Surg* 20(1):18–24, 1991.
11. Chiapasco M, Crescentini M, Romanoni G: Germectomy or delayed removal of mandibular third molars: the relationship between age and incidence of complications, *J Oral Maxillofac Surg* 53(4):418–422, 1995.
12. Phillips C, White Jr RP, Shugars DA, et al.: Risk factors associated with

prolonged recovery and delayed healing after third molar surgery, *J Oral Maxillofac Surg* 61(12):1436–1448, 2003.
13. Bishara SE, Ortho D: Impacted maxillary canines: a review, *Am J Orthod Dentofacial Orthop* 101(2):159–171, 1992.
14. Jacoby H: The etiology of maxillary canine impaction, *Am J Orthod* 84(2):125–132, 1983.
15. Kaban LB, Troulis MJ: Dentoalveolar surgery. In Kaban LB, Troulis MJ, editors: *Pediatric oral and maxillofacial surgery*, Philadelphia, 2004, WB Saunders, p 131.
16. Kokich VG: Surgical and orthodontic management of impacted maxillary canines, *Am J Orthod Dentofac Orthop* 126(3):278–283, 2004.
17. Sagne S, Thilander B: Transalaveolar transplantation of maxillary canines. A follow up study, *Eur J Orthod* 12(2):140–147, 1990.
18. Pogrel MA: Evaluation of over 400 autogenous tooth transplants, *J Oral Maxillofac Surg* 45(3):205–211, 1987.
19. van Westerveld KJ, Verweij JP, Toxopeus EE, et al.: Long-term outcomes 1-20 years after autotransplantation of teeth: clinical and radiographic evaluation of 66 premolars and 8 molars, *Br J Oral Maxillofac Surg* 57(7):666–671, 2019.
20. Pogrel MA: The surgical uprighting of mandibular second molars, *Am J Orthod Dentofac Orthop* 108(2):180–183, 1995.
21. Bereket C, Çakır-Özkan N, Şener İ, et al.: Analyses of 1100 supernumerary teeth in a nonsyndromic Turkish population: a retrospective multicenter study, *Niger J Clin Pract* 18(6):731–738, 2015.
22. Topazian RG, Goldberg MH, Hupp JR: *Oral and maxillofacial infections*, ed 4, Philadelphia, 2002, WB Saunders.
23. Fonseca RJ, VW W, Bett NJ, Barber HD: *Oral and maxillofacial trauma*, ed 2, Philadelphia, 1997, WB Saunders.

30 儿童口腔健康和口腔医疗：从人口学到倡议运动

Burton L. Edelstein 和 Hannah L. Maxey

常蓓　郝新青　译

本章提要

- 美国儿童
- 儿童口腔疾病特征
- 儿童口腔医疗
- 儿童口腔医疗从业人员
- 儿童口腔医疗服务体系
- 儿童口腔医疗的付费和保险制度
- 儿童口腔医疗的利用
- 拥护儿童口腔健康的倡议运动

根据世界卫生组织的定义，"健康是指机体、精神和社会层面处于良好状态，而不仅仅是身体无疾病或虚弱等现象"。因此，口腔健康是指某一个体口腔组织完全健康，可以维持其多种口腔功能、外貌和自信的状态。与一般的健康类似，口腔健康也主要是通过常规的有益行为获得和维持的，这些行为受到社会、环境和遗传等健康决定因素以及卫生保健措施的影响。尤其对口腔健康而言，口腔医疗通过促进口腔健康知识的普及、鼓励健康行为、推行预防性措施以及必要时修复疾病/损伤等方式促进口腔健康。最重要的是，口腔专业人士应意识到口腔医疗在促进口腔健康中的局限性，至少是将其与个人日常口腔卫生和饮食习惯相比时。据估计，医疗（包括口腔医疗）对实现和维持健康的贡献不超过10%~15%。

近几十年来，美国卫生体系越来越认同口腔健康对患者和人群的整体健康至关重要。虽然当我们考虑自己或者患者的个体健康时，这似乎是不言自明的，但医疗体系的组织构架并未反映这一事实。随着医疗体系的发展，口腔医疗在学术、体制和临床层面从全身医疗中分离出来。由此滋生了一种认为口腔健康独立于全身健康之外，并常将其与口腔美学混为一谈的观念。我们正处于一个许多组织正在努力通过公共卫生、政策和宣传弥合这一历史鸿沟的新时期。

本章描述了美国儿童和青少年群体的特征，然后以公共卫生的视角讨论了美国儿童和青少年的主要口腔健康问题——牙齿龋病。随后本章通过考察口腔医疗的三个关键组成部分——口腔医疗从业人员、口腔诊疗服务的地点/组织以及付费制度，探讨了口腔医疗的获取途径，并阐述了当口腔医疗可获得时，影响美国家庭使用口腔医疗服务的因素。最后，呼吁进行儿童权益保护的倡议运动，详细描述了儿童牙医该如何积极推进全体儿童口腔健康和口腔医疗公平。

美国儿童

了解儿童这一人口亚群的特征有助于理解关于公共卫生、政策和倡议运动的讨论。儿童约占美国总人口的1/4，是口腔医疗的高消费群体。虽然自20世纪60年代起，儿童和青少年总数已增长到近7200万，但由于出生率下降和更长寿的"婴儿潮一代"人数增加，他们占美国总人口的比例由20世纪60年代的峰值36%降至2017年的23%。粗略估计，美国每年约有400万~450万新生儿诞生。

随着时间推移，美国儿童和青少年群体在种族和人种上日益多元化。图30.1很好地阐释了1980—2017年间种族/民族多样性的增长。同时，自身为移民（"一代移民"）或移民子女（"二代移

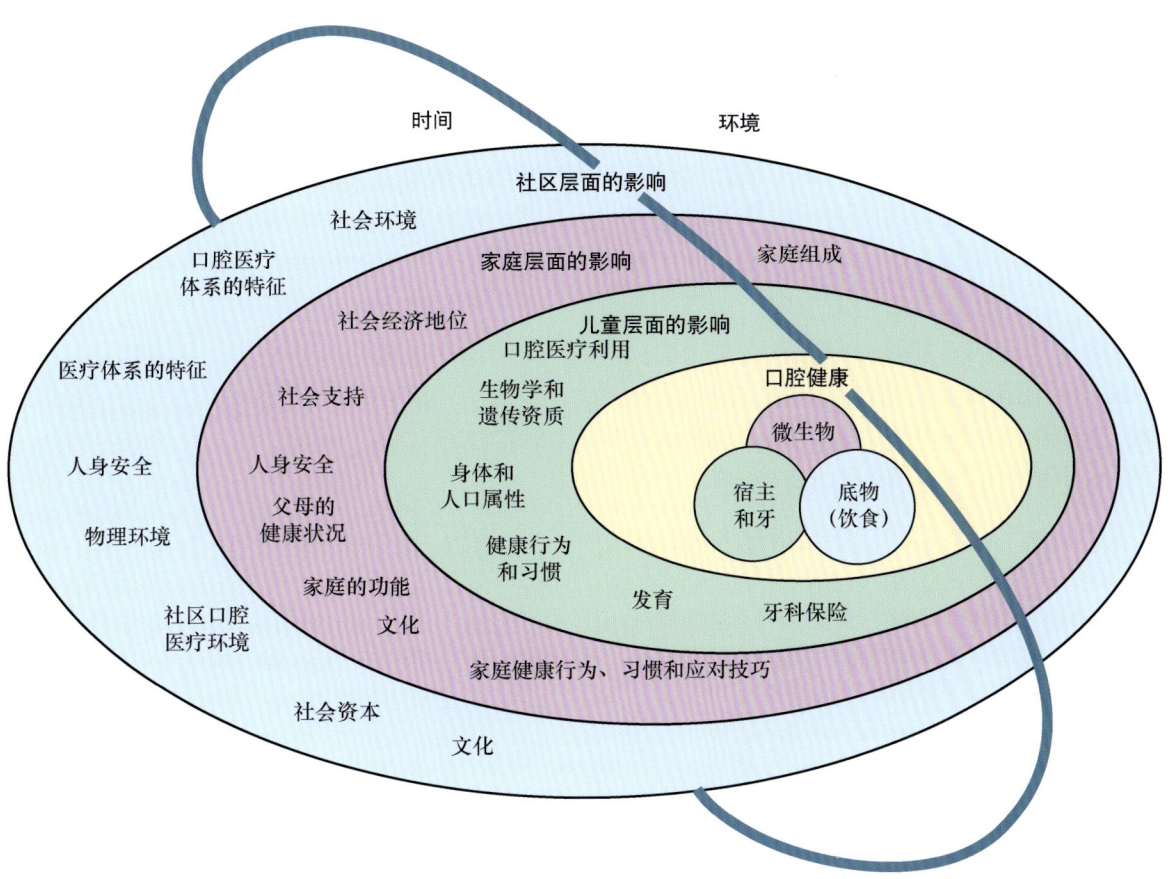

图 30.1 儿童的龋齿经历反映了儿童、家庭和社区层面中社会、环境、遗传和医疗等决定因素

民")的儿童和青少年比例也明显升高。从1994年至2017年,儿童移民增长了51%;到2017年,全美1/4的儿童为一代或二代移民[2]。尽管少数族裔和移民儿童的人数不断增加,但18岁以下儿童中贫困人口的比例已从1980年的38%稳步下降至2017年的31%[3]。

关于种族和族裔的术语也在演变。在2010年的人口普查中,"其他种族"是继"黑色人种"和"白色人种"之后的第三大类,也是美国历次人口普查中人数增长最快的"种族"类别。这意味着随着种族-人种混合家庭的增多,人们已经越来越难界定自己的类别。

儿童和青少年的多样性及经济状况对于其口腔健康和口腔医疗很重要,因为它们彼此密切相关[4],也与儿童健康[5](包括口腔健康)密切相关。

深入探究种族、人种和收入之间的复杂关系超出了本章的讨论范畴。然而,从口腔流行病学角度来说,值得注意的是,更高比例的少数族裔儿童居住在低收入社区、父母受教育程度较低,且享受政府资助的保险计划——医疗补助计划(Medicaid)和儿童健康保险计划(Children's Health Insurance Program,CHIP)。为了实现所有儿童的口腔健康,提高少数族裔儿童的地位至关重要,尤其是在美国儿童的面容和声音正在快速改变的情况下。由于少数族裔的高出生率和移民,美国正朝向"少数族裔为主体"的方向发展,预计口腔健康水平的差距会扩大。生活在非英语家庭的儿童比例正在增多,反映了这种人口转移和移民的影响。截至2016年,1/3的美国儿童生活在非英语家庭,其中西班牙语家庭最多[6]。

儿童口腔健康也与收入水平和儿童不良家庭事件经历密切相关。不同族裔的美国家庭间收入差异巨大,2016年白人中等和低收入家庭的资产是黑人家庭资产的4倍,是西班牙裔家庭资产的3倍[7]。不良童年经历(adverse childhood experiences,ACEs)也与收入和健康状况(包括口腔健康)相关[8]。随着ACE的增加,特别是家庭经济困难、离异、死亡、监禁、精神疾病、家庭/邻里暴力、毒品/酒精或种族歧视等,儿童口腔健康情况不佳的概率也增加。

联邦政府每年将收入和家庭规模相结合,用以确定联邦贫困线（federal poverty level，FPL）。若调整家庭规模后收入低于 FPL，将被认定为贫困；而收入位于 FPL 以上、2 倍 FPL 以下的家庭被认定为低收入或者贫困劳动者。收入在 2～4 倍 FPL 的家庭被认定为中等收入家庭，而收入高于 4 倍 FPL 的家庭被认定为富裕家庭。下表显示了每一收入阶层的收入水平，以及美国儿童按家庭收入划分的分布情况。这显示了相当一部分美国儿童在某个时间点上都曾属于贫困或贫困劳动者。由于家庭收入随时间变化，尤其是季节性工人家庭，所以在任一 12 个月的时间周期内，有更高比例（超过半数）的美国儿童曾在一段时间内被纳入 Medicaid 或 CHIP。

收入阶层	联邦贫困线（%）	2019 年四口之家的家庭收入（美元）	按收入阶层划分的美国儿童占比（%）[9]
贫困	<100	0～25 570	19
低收入	100～200	25 571～51 500	22
中产	200～400	51 501～103 000	30
富裕	>400	103 001 及以上	19

总体来说，近几十年来，美国儿童的经济状况已经得到了一定程度的改善，尽管这个国家中最年幼的儿童是最贫穷的。与 10 年前相比，如今生活贫困的儿童减少了，但收入不平等正在愈演愈烈。这直接影响了资源在人口中的分配情况，从而导致不平等现象持续存在。与优质食物的分配类似，包括口腔诊所在内的医疗卫生机构的分布也和社区收入直接相关。口腔诊所常聚集在高收入社区中，而低收入的城市地区和农村地区通常被认为是口腔专业人员短缺的地区[10]。除了在地理位置上更容易获得口腔诊疗服务外，居住在高收入社区的人们也更有可能拥有雇主资助的私人健康保险和可支配收入用来购买口腔诊疗服务，而生活在低收入社区的人们则多拥有公共保险或没有保险，且其可支配收入也有限。因此，在现今的服务方式和付费协议下，私人口腔诊所的价值定位不足以实现口腔医疗资源的均衡分配。

收入和社会地位通过多种机制"潜移默化"地影响健康状况。低收入与健康食物匮乏、医疗服务匮乏、受教育程度不足，以及其他许多影响健康的社会和环境因素密切相关。比如，低收入社区（其中贫困者和贫困劳动者比例较高）的居民通常难以享用可提供全方位服务的杂货店，新鲜水果和蔬菜的来源非常有限。在这些"食物荒漠"中，家庭成员要么依赖提供高糖、高脂食物的便利店或快餐店，要么通过远行来获得健康食物。远行也常因缺乏金钱、时间和物流资源而受限。

对于临床医生和公共卫生从业者来说，各种人口统计学描述和趋势表明，儿童龋病的负担很可能会增加，需要采取行动来促进公平的口腔健康和口腔医疗服务。

儿童口腔疾病特征

从本书涵盖主题的广度可以明显看出，儿童和青少年可能经历传染性、发育性、遗传性、特发性和生理性的诸多疾病和状况。美国儿童最主要的口腔问题仍是龋齿：龋坏所造成的牙体组织损伤。在美国和全球范围内，表现为龋洞的龋齿仍然是儿童患病率最高的慢性疾病。尽管在其损伤牙体组织前是可以预防的，病损发生后也是可以控制的，但大多数情况下龋病没能被预防，也没能被控制。大多数美国儿童只发生了轻度到中度的牙齿龋坏，然而极少数儿童发生了导致功能障碍、毁容、注意力分散和疼痛等结果的重度龋坏。虽然拥有龋坏经历是普遍性的，但严重龋坏和由其引起的较为严重的后果却更容易发生在处于社会弱势、穷困和低收入、少数族裔和移民的儿童中，从而进一步限制了他们最大限度地获得成长、发展以及经济成功的可能性。

因此，从公共卫生、公共政策和口腔健康宣传的角度来说，龋齿是需要重点且持续关注的儿童口腔健康问题。当这些非临床学科寻求解决各种疾病问题的方法时，它们首先以提问的方式界定疾病的本质，同时探求儿童、家庭和群体层面的干预措施。这些学科通过"逆流而上"的溯源方式辨明疾病的原因和差异，从而明确疾病预防和控制的方法。虽然这些学科通常涉及医疗卫生服务，但它们基于行为学、社会学、环境学，以及遗传和医疗卫生等全范围的健康决定因素进行评估（图 30.1）[10a]。

那么，儿童龋病发生的主要特征是什么？这些特征又是如何影响针对这一疾病的公共卫生策略的呢？龋病是一个患病率高、后果严重且分布不均匀的慢性疾病。它是一种微生态生物膜疾病，呈进行性发展但可被逆转，其具有饮食依赖性，且可采用氟化物干预。

患病率高和可能引起的后果 超过45%的2～19岁儿童发生过牙齿龋坏（接受或未接受过治疗），超过1/5的5～11岁儿童以及超过1/7的12～19岁儿童口内有未经治疗的龋齿。未经治疗的龋齿可能引起疼痛、感染，并导致进食、言语和学习方面的障碍[11]。从公共卫生的角度来看，这些特征说明儿童龋病具有足够的重要性和影响力，需要在现行政策和拟行计划中予以优先考虑。儿童龋病的患病率高出哮喘4倍，已对相当数量的儿童和家庭造成了不良影响。因此，需要从社区饮水加氟、公共教育运动到推进包括劳动力、诊疗服务系统和经济保障在内的口腔医疗政策等一系列的干预措施。

分布的差异性 相较于高收入家庭的儿童，贫困家庭的儿童患龋但未治疗的可能性要高出2倍多[11]；来自少数族裔的儿童，比如非西班牙裔的黑皮肤儿童，患龋未治疗的概率最高[12]。从公共卫生的角度来看，这一差异的存在表明有机会针对患病率最高的人口亚群实现资源的高效和有效分配。优先考虑处于社会弱势地位的儿童，包括那些来自贫困和低收入家庭、移民家庭、不幸家庭的儿童以及患有慢性疾病和发育障碍的儿童，会使花费的每一分钱都得到最大程度的健康收益。

慢性、进行性但可逆转 从公共卫生的角度来看，这些特征意味着应优先推行与幼龄儿童及其家庭成员沟通交流的各方所开发的早期干预措施，应利用最前沿的龋病学和行为学知识，制定可提升家庭成员自主管理龋病相关风险的方法。

饮食依赖和氟化物干预 从公共卫生的角度来看，这些特征意味着一级和二级预防需要保障健康食物获取（通过解决"食物荒漠"问题）、社区饮水加氟和提供包括含氟牙膏在内的口腔卫生用品的措施。

将龋病治疗理解为一个进行慢性疾病管理的艰巨任务而非急性的外科修复问题，这需要重新考虑儿童口腔医疗的所有方面。它要求：①儿童口腔医疗以龋病风险评估为基础；②临床干预措施根据每个儿童的特殊风险特质和风险暴露水平进行针对性治疗；③口腔诊疗的频率因需而异；④口腔从业人员通过与社会工作者、健康教育者和行为营养学家建立联系，关注社会、行为和环境层面的健康决定因素；⑤以疾病预防和阻断而非单纯修复为主要目标，进行医疗服务的组织工作并获得经济回报。

公共卫生策略和临床策略相结合，并与责任制医疗组织和以患者为中心的医疗之家等新兴的卫生体系协同作用，为推动群体口腔健康管理创造了机会。这些新兴医疗组织模式从整体上解决患者的问题，同时努力实现个性化和可量化的健康结果。这类组织（和其他尚未开发出来的组织）得到了根据医疗结果而非医疗服务给予经济回报这一替代支付机制（alternative payment mechanisms，APMs）越来越多的支持，以此实现医疗服务的合理公正。

儿童口腔医疗

为使儿童合理使用口腔医疗服务，必须具备足够多有能力的和可用的从业人员及诊疗场所，以及经济可行的付费机制。当这些都准备完善时，家庭就可以决定如何最好地利用医疗服务以满足其认为的需求并实现期望。本节详尽描述了支持儿童口腔医疗的从业人员、服务体系和付费机制，随后探讨了利用儿童口腔医疗服务的一系列影响因素。

儿童口腔医疗从业人员

口腔医疗服务需要有熟练的从业人员。美国口腔行业的从业人员主要包括牙医、牙科保健师、牙科助理和辅助人员。近几十年来，美国牙医的数量已经稳步增加（从2001年的16.3万人增至2018年的20万人），牙医与人口的比例也同期增多（从2001年的每10万人57名牙医增至2018年的每10万人70名牙医）。尽管包括儿童牙科在内的许多牙科专业医师都在增多，但全科牙医仍占牙医总数的80%。到2019年，儿童牙科（仅次于正畸专科）成为第二大口腔专科，在所有牙科专业中增长最快；儿童牙科专家从2001年的4213名增至2018年的8033名，大约翻了1倍。这一显著增长得益于联邦政府对儿童牙科专科博士后项目发展和维持中经济支持的增加。这同样也反映了通过CHIP和《平价医疗法案》（Affordable Care Act，ACA）等确立的为数百万儿童提供经济援助的公共保险覆盖范围的扩大。

牙科保健师被认为属于医务辅助人员。他们受到了副学士或学士学位水平的培训。美国近20万牙科保健师主要受雇于私人牙科诊所，其中超过1/6的人受雇于不止一家诊所。各州通过其牙医执照管理机构决定牙科专业人员的执业范围和监管要求。与牙医相比，牙科保健师在各州之间的监管要求差异更大。因此，牙科保健服务的范畴可局限也可广泛，从受执业医师直接监督到个人可独立操作。在过去的几十年间，越来越多的州已经通过对牙科保健师采取较少限制的监管方案来响应增加口腔医疗服务的号召。口腔保健诊所覆盖范围的增大与安全网中缺医少药人群可获得医疗资源的增多密切相关[13]。儿童权益倡导者还推广了新的服务模式，增加了直接获得口腔医疗服务的机会，在医疗和社区体系中安排了牙科保健师[14-15]，并将牙科保健师的执业范围从预防性操作拓展至修复性操作。

牙科治疗师，是以学校为基础形成的提供儿童口腔医疗服务的人员。这一模式在新西兰提出已久并被全球采用，最初由阿拉斯加州的美国印第安卫生服务部（Indian Health Service，IHS）以"牙科健康助理治疗师"（Dental Health Aide Therapists，DHATs）的名称引入北美洲。DHATs引入后极短时间内，IHS发生了从提供急诊牙科服务到提供基本预防和修复服务的重大转变，并扩展了DHATs参与儿童口腔医疗服务的范围[16]。作为中级医疗服务的提供者，牙科治疗师接受某些特殊口腔修复性的、曾仅由口腔医师操作的业务培训，并获得相应的许可证。他们也可向个人或群体提供预防服务。牙科治疗师可能最初是理疗师或牙科保健师，随后经过了口腔修复学的额外培训。与牙科保健师相似，治疗师的执业范围和监管要求也由批准其执业的各州政府独立决定。自2009年明尼苏达州开始后，到2019年，亚利桑那州、缅因州、佛蒙特州、俄勒冈州和华盛顿州等多州已采纳了牙科治疗师制度[17]，同时更多的州也在积极推进这一制度[18]。

作为一种职业，牙医助理更难以界定和量化。虽然牙医、牙科保健师和牙科治疗师是由各州政府经由执照颁发部门管理的，牙医助理的管理则随各州的政策及具体的服务范畴而异。美国超过30万个口腔助理岗位的工作人员中，有经过在岗培训、经验有限的人，也有3.7万名符合口腔助理国家委员会要求的口腔助理师。通过颁发牙医执照，州政府强制要求口腔助理师这一在美国境内差异巨大的职业发挥"更大的作用"[19]。

儿童口腔医疗服务体系

美国口腔医疗服务体系是从本身已支离破碎的卫生保健服务体系演化而来的。医疗专业人员的教育/培训结构、传统的诊所模式和保险报销都是造成"口腔-临床鸿沟"的原因。不幸的是，这种划分促成了临床医疗服务提供者基本放弃口腔健康护理的责任，认为其应由口腔医疗体系负责。口腔健康是全身健康的组成成分，因而口腔健康护理（或对某一患者口腔健康的护理）也是整体健康护理服务的一部分。口腔医疗服务是特化的健康护理操作，对保护、维持和（或）修复口腔健康极为重要。

在过去的几十年间，有无数公共卫生和倡议活动试图提高认识并弥合这一鸿沟。大多数运动试图将口腔医疗服务拓宽至口腔诊所之外。在联邦水平，医疗资源和服务部门已经资助了致力于整合口腔医疗和全身医疗的研究项目。在国家层面，社区医疗中心正在开发将口腔医疗服务对象拓宽至临床患者的对策[15, 20]。为了提升正在执业的临床医疗人员的口腔医疗服务技能，正在进行相关培训项目的开发工作，教育改革也试图为某些医疗专业人士提供跨课程的口腔医疗教学[21]。

除了孤立于整个卫生系统之外，口腔医疗服务系统自身也被细分为两个平行的系统——公立系统和私立系统，且二者独立运作。这些系统是由其提供服务的场所和付费组合方式划分的。体量明显较大的私立系统由私人拥有的口腔诊所组成，其服务对象为自付或有雇主资助医疗保险的患者。与之相对的是通常被称为"口腔医疗安全网"的公立系统，包括社区医疗中心、免费诊所、学校和医院的口腔教育和培训项目以及志愿者项目，也包括为大量公共保险患者提供服务的私人牙医。仅为Medicaid患者提供服务的私人口腔管理组织（dental management organizations，DMOs）的出现补充并加固了传统的口腔医疗安全网。因此，到2012年，大约1/5享受公共保险的儿童接受了DMOs的服务[22]。类似的，随着参加公共保险儿童的人数和比例的增加，受人口学变化和公共保险覆盖趋势的驱使，私人儿童牙医已经成为口腔医疗安全网的中流砥柱。连接私立和公立医疗服务系统的一个既定方法是由联邦认证的健康中心与私人牙医签约，在他们的私人诊所提供医疗服务。这一方式由联邦政府、美国牙医学会和国家社区医疗中心协会批准，允许私人牙医签订关于工作具体时长、服务对象和服务范围的协议。随着新的以价值为基础的整体交付系统的建立，比如以患者为中心的医疗之家、负责任的护理组织以及综合实践的不断发展，公立体系和私立体系可能会发生进一步融合。

儿童口腔医疗的付费和保险制度

儿童口腔医疗服务由雇主、政府和家庭这三者中的一或多个成员付费。绝大多数儿童拥有医疗保险，其中约50%拥有雇主资助的私人保险（employer-sponsored insurance，ESI），40%通过Medicaid或CHIP拥有政府资助的公共保险。小部分不能参加公共保险、也不能享用其父母的ESI的儿童可以通过ACA获得私人的牙科保险。随着公共保险覆盖范围的扩大，以及人口学特征的转变，越来越多的儿童可以获得公共医疗保险，未参保的儿童数大幅度降低，从2000年的1/4降至2015年的1/10。尽管保险覆盖率很高，但大约1/3的口腔医疗费用仍由家庭自付承担，这是因为私人保险与公共保险不同，它涉及到免赔额、共付额以及各种承保范围和限额。2015年，所有美国儿童（包括使用和未使用口腔医疗服务的儿童）的牙科平均花销为636美元。私人ESI保险大约支付其中半数费用，家庭自费支付其中1/3的费用，公共保险支付了其中1/6的费用[23]。

儿童是否符合公共保险的准入标准取决于其家庭收入、儿童年龄以及家庭所在州。因为准入标准是由各州政府而非联邦政府决定的，各州之间关于儿童申请Medicaid和CHIP的要求差异很大。例如，2017年，哥伦比亚特区和佛蒙特州规定，收入不超过80 000美金的中产家庭可申请加入Medicaid，而在其他9个州，只有近乎贫困的家庭才可申请。在大多数州，公共保险可全面覆盖儿童和青少年所需的口腔诊疗服务，并不需要家庭自付，但对成人来说不是这样。因此，许多参加公共保险的儿童的父母并不知晓其子女同时享有医疗和牙科保险。在知晓其子女享有Medicaid或CHIP医疗保险的家长中，仍有1/4错误地认为其子女不享有牙科保险[24]。

儿童占美国人口的1/4，但其医疗、牙科和行为方面的个人医疗消费总额不足全美医疗总支出的1/10（2017年全美医疗支出超过3.5万亿美元，约占美国国民生产总值的1/5）。儿童口腔医疗的单项支出（2014年为269亿美元）只占这一巨额医疗支出的不足1%。但在儿童医疗的整体范畴内，口腔医疗支出是第二大支出，仅次于新生儿健康护理的支出（2014年为279亿美元）。全美儿童口腔医疗支出（11.5%）是健康儿童医疗护理支出（3.6%）的3倍多。从患病类型的角度分析，口腔医疗支出同样也超过了注意缺陷多动障碍（8.8%）、哮喘（3.9%）、上呼吸道感染（3.6%）、跌落伤（3.3%）和先天性发育异常（3.2%）等其他常见儿童健康问题的支出[25]。

尽管儿童牙科保险的覆盖范围很广，但对许多家庭来说，支付能力不足仍是一大问题。越来越多的人反馈说相较于医疗、购药、配眼镜和精神健康护理，其为子女支付口腔医疗费用时经济难度更大；同时，相对于儿童来说，成年人接受医疗服务所面临的经济困难更多[26]。如果一位家长1年内没有使用过口腔医疗服务，他的孩子会有3倍的风险缺乏口腔检查。如果这位家长没有牙科保险，则即使他的孩子有机会获得牙科保险，其没有保险的可能性也超出7倍。如果一位家长因为费用问题推迟了口腔护理，他的孩子因为费用问题推迟口腔护理的可能性将高出近10倍[27]。

美国私人牙医根据其特定的收费标准或根据与保险商协定的比例按服务收费，这一点几乎没有例外。相比之下，联邦政府资助的医疗中心则是以每年商议好的价格-报销比例收费的，并以工资的方式向其医疗服务提供者支付报酬。按人付费制度是牙医根据服务的人口数和规定的人均定额标准获得相应收入，这在口腔行业影响甚微。这些传统的付费机制正在逐渐被以医疗结果（"价值"）而非医疗操作（"工作量"）作为回报标准的APMs补充或替代[28]。APMs建立在花钱更少、健康结果更好、群体医疗体验更好的"三重目标"上[29]。

尽管每种付费机制对医疗服务提供者和患者来说都有其固有的优点和风险，但APM旨在推动整体、全面和对患者结果负责的新型医疗服务模式。比如，一些APMs将医疗体系和医疗服务提供者置于经济风险之中，在其取得显著的治疗结果时给予回报。从公共卫生的角度来说，通过APMs促使医疗服务革新可为缩小口腔医疗差异、整合口腔医疗与全身医疗、整合口腔医疗与家庭和社区层面的健康促进措施，以及实现口腔医疗效率的最大化提供帮助。从工作量向工作价值的转变更好地整合了临床操作和公共卫生实践，因为口腔医师可以利用公共卫生的原则、干预措施和技巧，产出对患者和人群最有利的口腔医疗成果。

有组织的口腔医学行业通过建立开发绩效衡量标准的牙科质量联盟（dental quality alliance，DQA）和追踪医疗服务体系演化的卫生政策研究所（health policy institute，HPI），为落实APMs做好了准备。截止到2019年，DQA已确立了3项儿童牙科利用指标、8项儿童牙科质量指标和1项儿童牙科收费指标。HPI定期更新其网站，提供有关新服务系统的信息，比如报告口腔医疗在责任制医疗组织中的普及情况[30]。

新型医疗服务体系和APMs为重新考虑以健康结果为导向的儿童口腔医疗提供了新的机遇。例如，通过经济激励的手段鼓励牙医减缓高风险儿童的龋齿进展，在决定治疗的优先顺序时，牙医可能会优先考虑龋病可控的高风险儿童，而不是无龋病风险或龋坏较少的低风险儿童。这一收入报偿可以激励牙医在儿童家庭日常卫生行为的背景下，全面考虑儿童的龋齿风险。由于相较于社会工作者、行为营养学家和社区卫生工作者来说，口腔医师鼓励家庭采取有效口腔卫生行为的能力有限，儿童口腔医疗应该朝着吸纳这些专业人士的方向发展。

儿童口腔医疗的利用

口腔医疗的利用率与口腔医疗的可及性常被混淆和混为一谈，它们其实是截然不同的概念。医疗的可及性是指医疗可供使用的程度（提供方的考量），而利用率是指当医疗资源可用时，其被使用的程度（需求方的考量）。可及性考虑的是医疗服务的大门是否开放，而利用率考虑的则是人们是否选择走入这一敞开的大门。可及性需要具备上文讨论过的劳动力、服务体系和付费支持，而利用则需要在医疗资源可及时，家庭知晓这一消息并积极寻求医疗服务。

随着公共保险和私人保险覆盖范围的扩大，美国儿童对口腔医疗的利用率呈现了中等程度的增长（从42%增至48%），其中由公共保险覆盖的儿童对口腔医疗的利用率近乎翻倍（从28%增至50%）。这一大幅增长显著缩小了参加公共保险和参加私人保险的儿童在口腔医疗方面的差异，尽管参加Medicaid和CHIP的儿童使用的口腔医疗服务仍少于参加私人保险的儿童[31]。自1967年Medicaid涵盖口腔医疗后，直到2016年才有半数参加公共保险的儿童首次进行了一年一次的口腔诊查。尽管如此，口腔医疗的绝对利用率仍是公共卫生和专业人士需要解决的问题，因为仍有1/2参加公共保险和1/3参加私人保险的儿童未能实现一年一次的口腔诊查。参加私人保险和参加公共保险的儿童在口腔诊疗利用率上的差异也是一个持续存在的难题，因为相较于其高收入家庭、参加私人保险的同龄人来说，参加公共保险的儿童对口腔诊疗的需求更大，他们的诊疗利用率理应高于其拥有社会优势的同龄人。

自2000年以来，口腔诊疗利用率的显著提升反映了联邦政府全力增加穷困和低收入儿童口腔诊疗的结果。联邦的Medicaid和CHIP服务中心（Center for Medicaid and CHIP Services，CMCS）提出了"儿童口腔卫生运动"，促使各州将参加公共保险儿童的牙科就诊比例和接受窝沟封闭的比例各提高10个百分点[32]。这一运动衍生出了1份《口腔健康策略》文件[33]、1份牙科就诊指南[34]、多种社交媒体工具以及1个"寻找牙医"的小程序[35]，并为各州提供了全面的技术支持。同时，形成了提升儿童口腔健康状况的州计划、行动计划和1个"学习实验室"以共享最有益的举措[36]。同时，联邦医疗保险和医疗补助创新中心（Center for Medicare and Medicaid Innovation，CMMI）资助了南达科他州针对美国原住民、纽约州针对年轻拉丁裔移民和密歇根州针对初级医疗卫生服务提供者的示范项目。

州政府反过来又将对医疗利用的要求、奖励和惩处制度写进与口腔医疗服务供应商的合同中，鼓励或要求Medicaid管理的医疗机构提高口腔医疗的利用率和窝沟封闭的施行率，鼓励全科牙医增加针对儿童的医疗服务，联系未接受该服务的儿童父母，以进一步推进相关医疗服务。许多州也同样通过提高承担机构的收费标准、简化文书工作、提供病例管理和医疗协调服务（比如交通出行、翻译和预约辅助）以及系统重塑（比如通过减少口腔医师需要签订合同的供应商的数目）等方式进行了口腔医疗补助计划的改革。"儿童口腔健康倡议"主任表示，2018年在推进这些预防性服务的目标中，各州实现了将近8%的增长，2019年CMCS设置了第二批次的推行目标[37]。所有这些政府举措都得到了私立或公立体系中牙医的助力，而牙医主要与"开端计划"（Head Start）、"美国妇幼营养补助计划"（WIC）和"给儿童一个微笑计划"（Give Kids a Smile）等为贫困和低收入低龄儿童提供服务的项目合作。

口腔医疗利用率水平随儿童年龄变化而改变。1～5岁儿童的利用率最低，6～11岁最高，而后在年龄更大的儿童和青少年中利用率又降低[38]。最低龄儿童的利用率最低这一现象是存在问题的，因为这意味着他们错失了获得初级预防性干预的机会。青少年中利用率降低也是不利的，因为口腔问题会随着年龄增长而逐渐积累加重。参加Medicaid和CHIP的儿童到19岁和20岁时，为了治疗可预防性口腔疾病前往急诊科室就诊的比例最高。

口腔医疗的利用率也随地域位置不同而改变，因其与牙医的密度、牙医参加Medicaid/CHIP的比例以及Medicaid/CHIP的报销比例相关[39]。牙医的密度反映了乡村化程度、交通系统的可及性和充分性以及地域的经济繁荣程度。对参加私人保险[40]和公共保险[41]的儿童来说，乡村地区的医疗利用率低于城市地区和近郊地区。然而，当提供Medicaid/CHIP的机构和提供诊疗服务的口腔医师数目不足时，内城贫民区的医疗利用率也如乡村地区一样低。

口腔医疗利用率也随儿童的整体健康状况而异。有特殊医疗需求的儿童参保的比例较高，相比健康儿童，他们接受预防性口腔医疗服务的可能性也较大。然而，那些患有较重疾病的儿童多来自低收入家庭或为参加公共保险的儿童，他们的口腔医疗需求未被满足的比例也明显较高[42]。提高口腔医疗利用率和减少未得到满足的口腔诊疗需求的一种方法是通过医疗之家来协调所有的医疗服务[43]。有特殊需求的幼儿可以得到全面医疗，享受预防性医疗服务，也可以享受到更多的预防性口腔服务[44]。与儿童相似，有特殊需求的青少年口腔医疗利用率显著下降，并受种族、人种和收入水平等因素的显著影响[45]。

令人吃惊的是，儿童对口腔医疗的需求——包括由儿童或其家庭成员主观感受到的需求和由口腔医师客观评估出的需求——都与口腔医疗的利用率无关，尽管主观感受到的需求与不定期的口腔护理相关性更强[46]。这一发现提示，要么是现有的口腔医疗服务不足以满足所有儿童的需求，要么是受影响儿童的父母没有在需要时寻求口腔医疗服务。进一步提升口腔诊疗利用率不仅需要关注供应方维持和提升医疗服务可及性，也需要通过外展服务、教育和口腔健康知识普及等方式提高需求方的关注。口腔医疗体系的外围因素也可能影响医疗利用率，甚至是在主观能动性较高的家庭中。比如，2019年末的一项联邦政策规定，限制使用公共服务（包括Medicaid或CHIP）的合法移民获得公民身份，这一政策使得许多能够享受此医疗服务的家庭受到一定的限制。

口腔医疗利用率本身并不与口腔健康状况的改善直接相关。虽然口腔医疗服务对口腔健康至关重要，但它只是影响口腔健康状况的诸多因素之一。其他更具决定性的因素包括日常口腔卫生习惯以及社会和环境层面的影响。这些决定因素对口腔医生来说更具挑战性，因为仅依靠对患者进行口腔健康教育并不能改变其口腔卫生习惯[47]，而且口腔医疗的提供者也不具备社会学和行为学专家应对这些社会和环境方面的健康决定因素时的能力。即使参加公共保险的儿童获得和参加私人保险的儿童一样的医疗服务，他们的口腔健康状况也较差。由此提示，即使是等量的医疗服务，对他们来说仍然不足，或者提示未解决的行为学、社会学和环境层面的决定因素是导致口腔健康状况较差的主要因素[48]。

在一个责任制的、价值为本的服务体系高速发展的时代，医疗服务的提供者根据其患者的医疗结果而非医疗过程获取回报[49]。口腔医师和其他的医疗服务提供者需要根据儿童患病风险提供更具个性化的预防性医疗服务，并通过与非传统的专业人士比如社会工作者、饮食学家和社区医疗工作者携手合作，解决非临床性的决定因素[50]。基于风险的个性化医疗将鼓励口腔医师更好地根据每一名儿童的患病风险，把握其预防性诊疗的频率，并将为其提供的医疗服务转变为龋病预防和阻断，而不是使用一成不变的预防和修复方法。对于参加公共保险的儿童，2018年CMCS面向各州的政策公告进一步推进了这一基于风险的服务方式，呼吁拟定具有高度针对性和个性化的医疗计划，为龋坏高风险的儿童提供额外服务，并应均衡基于风险的医疗服务的收费标准[51]。对于参加私人保险的儿童，医疗服务的提供者正在实现这一转为根据结果付费的重大变革，而口腔行业也正在逐渐采纳这一方式[52]。

拥护儿童口腔健康的倡议运动

政策制定者决定如何做事情，制订计划，分配资源，监督并评估其行动的影响。对儿童口腔健康和医疗服务发挥重要作用的政策制定者的工作领域很广，包括州和联邦政府机构、州和地方的议员及立法人员、行业协会、口腔行业、口腔教育业、医疗保健系统和保险业。反过来，这些政策制定者也会被试图通过支持、调整或反对政策行动以争取自身及其代表群体的利益的倡议者所影响。政策制定者和倡议者间的动态推拉最终形成一个在政策改变前各方均可运转的稳态。在这一情境下，决策和倡议运动都是需要与其他维护儿童健康和权益的人联手合作、提供儿童诊疗服务的口腔医师主动参与的持续性活动。

政策的制定过程可以看作是序列发生、最终又会回到起点的一系列步骤。最开始，需要明确亟待解决的问题。对儿童口腔医疗服务来说，它可能是与之前讨论过的多种医疗可及性和利用率相关的问题。对儿童口腔健康来说，它可能是与健康常识、健康食物的供应或获取口腔卫生用品途径相关的问题。一旦政策制定者或倡议者提出了问题，利益冲突的各方就会随即提出多种解决方法。将这些方法协调成一个可行的措施需要利益冲突的各方牺牲各自的部分期望，只有这样才有可能达成一个可实现的政策方案。这一方案通常以一种随后被执行和评估的政策或项目的方式得到落实。政策评估经常会发现一些新问题，这就重新启动了决策过程[53]。

关怀儿童的口腔专业人士默认扮演倡议者的角色，代表儿童患者以及无法获得或利用口腔医疗服务的儿童和青少年的权益。采取系统性方法，2002年美国卫生局局长关于儿童和口腔健康的专题研讨会推进了8项改善儿童口腔健康和口腔医疗服务的措施（图30.2）。正如"专业人士"这一名称的核心概念是一个人利用其专业知识优先推进他人利益

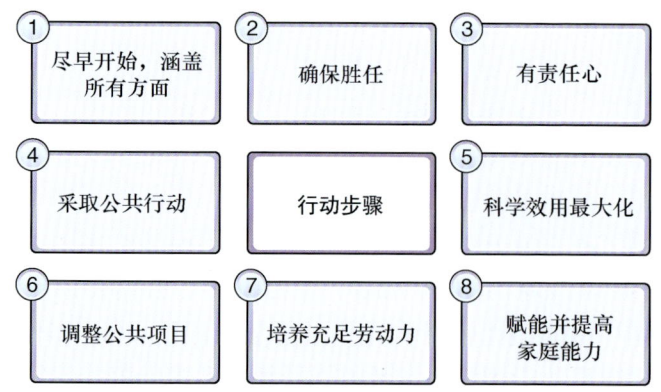

图30.2 2002年美国卫生局局长在儿童口腔健康专题研讨会中提出的改善儿童口腔健康和牙齿护理的系统性方法

而非自身利益一样，儿童权益的倡导者始终如一地促进儿童利益而非个人利益。然而，实际生活中，最行之有效的口腔医疗策略是那些既支持儿童权益，又有利于提供服务的牙医权益的策略。

牙医可以采用多种方式呼吁改善儿童权益，比如在自己的诊所内制定促进平等的政策，与政府的政策制定者建立联系，或者联合其他从社会正义的角度拥护儿童健康和权益的人士。与他人协作包括参与专业口腔协会的宣传工作，这些活动代表了儿童和家庭的最大利益。

口腔专业人士可以在临床实践中发挥儿童权益拥护者的作用，比如制定从诊疗对象到服务内容的一系列办公政策，以及制定在付费、设定工作岗位、设施、预约管理、安全、质量和可信度等方面的支持策略。他们可以通过以下方式表达自己对促进儿童健康和福利的承诺，比如：

- 推动使服务分配更均衡的、基于风险的医疗服务。
- 实施以诊所为单位的项目来评估医疗服务的质量，以患者口腔医疗结果和患者满意度为评价标准。
- 聘请健康教育家、营养学家等可以在患者教育和医疗促进方面提供帮助的非传统专业人士。
- 将服务与完善的支付体系相结合，如责任制的医疗组织和以患者为中心的医疗之家。
- 代表特殊儿童群体的健康和口腔健康权益，包括移民群体、有特殊医疗需求的儿童、在少年司法管制体系中的儿童和社会弱势群体。
- 尝试采用以价值为导向的APMs。

口腔专业人士可以在社区通过以下方式发挥儿

童权益倡导者的作用，比如：
- 影响所在区域的学校委员会，建立以学校为单位的医疗和口腔医疗服务，以及口腔健康教育项目。
- 发起或支持社区饮水加氟计划。
- 与儿童福利机构合作，将口腔医疗护理服务加入其福利政策。
- 与社区内符合联邦标准的医疗中心协作，采纳允许其将儿童转诊给当地牙医的政策；
- 协助地方性"开端计划"、"美国妇幼营养补助计划"和其他联邦政府资助的早期儿童项目，落实口腔健康的相关政策和要求。
- 以投入时间和（或）金钱的方式支持地区儿童权益保护团体。
- 加入地区牙医协会组织的倡议运动。

口腔专业人士可以与州和联邦政府建立密切联系来发挥儿童权益倡导者的作用，比如：
- 自学政策制定流程。
- 与政策制定者及其工作人员建立私人联系，从而成为反应敏捷的、权威的资源。
- 参与州立和国立儿童协会、卫生协会和口腔医疗协会所发起的倡议和游说运动。
- 与州选举和联邦选举产生的立法官员保持密切联系，向其介绍儿童口腔健康和口腔诊疗的相关知识，并解释政策对医疗和健康的影响。
- 与执行政策的州和联邦政府任命的行政官员接触，以促进对儿童及家庭有利的政策实施，并减少不利的政策实施。

口腔专业人士也可以在公共卫生团体内发挥儿童权益倡导者的作用，因为公共卫生涵盖所有人的需求。他们可以通过与市、郡和州内的卫生官员，尤其是州口腔协会负责人建立合作，了解并影响政府工作的优先顺序和机遇。口腔医师也可以与口腔学院中从事学术研究的口腔公共卫生专家协作，了解他们在改善公众口腔健康方面所做的努力。在一个卫生体系快速变革的环境中，关心和倡导儿童权益的牙医也可以积极参与到医疗和收费体系的发展及管理工作中，确保儿童权益得到认识并引起关注。

无论口腔专业人士在哪儿、以何种方式参与儿童权益倡议运动，其基本原则都是一致的。成功的儿童口腔健康倡议运动具有以下特点：

1. 将儿童和家庭权益置于利益冲突之上。
2. 将口腔健康与口腔医疗区分开来，首先通过纠正社会不均和环境约束，尝试促进口腔健康。
3. 认识到仅改善口腔医疗服务并不能改善所有儿童的口腔健康。
4. 灵活制定多种方案，以获得预期的结果。
5. 与目标一致的他人建立有效联盟，在合作和互信的基础上发展关系。
6. 保持信息灵敏，及时掌握关于儿童口腔健康的选择和机遇。
7. 向政策制定者提供完善和权威的信息，使其能够以事实为根据作出决策。
8. 坚定、执着、愿意妥协，并且当有所收获的时候给予保护。
9. 积极推进创新。
10. 利用公共卫生的原则解决所有儿童的问题，通过将稀缺资源分配到能产生最大影响力的地方实现资源利用的最大化，并实现大多数人权益的最大化。

倡议运动作为一项事业或一个政策的积极促进方式，既有回报，也有挫败。其结果是改善所有儿童的健康和福利，这与治疗个体儿童的重要性相当，但是处于更高的层面。它并不适合所有人。但对于那些选择加入的人，对其负有使命感的人，以及可以接受其步调、过程、进步和挫败的人来说，它会为倡导者和受益者带来深远的回报。

参考文献

1. Frey WH: *Less than half of US children under 15 are white, census shows*, Metropolitan Policy Program, 2019.
2. Trends C: *Immigrant children*, 2018. Available at: https://www.childtrends.org/?indicators=immigrant-children.
3. United States Census Bureau. Table 16. Distribution of the Poor, by Age and Race. In. Historical Poverty Tables: People and Families - 1959 to 2018, 2019.
4. Population Reference Bureau. Analysis of data from U.S. Census Bureau - 2005, 2008, 2010 and 2013 to 2017 American Community Survey. In: 2019.
5. Dubay L, Clemans-Cope L, Anderson N: *The link between income and the environments that promote child health*, 2015.
6. Child trends. Dual language learners, 2019. https://www.childtrends.org/indicators/dual-language-learners.
7. Kochhar R, Cilluffo A: *How wealth inequality has changed in the U.S. since the Great Recession, by race, ethnicity and income*, Pew Research Center, 2017 https://www.pewresearch.org/fact-tank/2017/11/01/how-wealth-inequality-has-changed-in-the-u-s-since-the-great-recession-by-race-ethnicity-and-income/. Accessed on October 29, 2020.
8. Halfon N, Larson K, Son J, et al.: Income inequality and the differential effect of adverse childhood experiences in US children, *Acad Pediatr* 17(7S):S70–S78, 2017.
9. Koball H, Jiang Y: *Basic Facts about low-income childrean: children under 18 years, 2016*, Colunbia University Mailman School of Public Health, 2018.
10. Voinea-Griffin A, Solomon ES: Dentist shortage: an analysis of dentists, practices, and populations in the underserved areas, *J Public Health Dent* 76(4):314–319, 2016.
10a. Fisher-Owens SA, Gansky SA, Platt LJ, et al.: Influences on children's

oral health: a conceptual model. *Pediatrics.* 120(3):e510–e520, 2007.
11. U.S. Department of Health and Human Services: *Oral health in America: a report of the Surgeon general*, Rockville, MD, 2000, U.S. Department of Health and Human Services, National Institute of Dental and Craniofacial Research, National Institutes of Health.
12. National health nutrition examination survey, 2015–2016. In Statistics NCH, editor: *Nhanes 2015–2016*, Centers for Disease Control and Prevention, 2018.
13. Maxey HL, Norwood CW, Liu Z: State policy environment and the dental safety net: a case study of professional practice environments' effect on dental service availability in Federally Qualified Health Centers, *J Public Health Dent* 76(4):295–302, 2016.
14. Braun PA, Cusick A: Collaboration between medical providers and dental hygienists in pediatric health care, *J Evid Based Dent Pract* 16(Suppl):59–67, 2016.
15. Maxey HL, Norwood CW, Weaver DL: Primary care physician roles in health centers with oral health care units, *J Am Board Fam Med* 30(4):491–504, 2017.
16. Lenaker D: The dental health Aide therapist program in Alaska: an example for the 21st century, *Am J Public Health* 107(S1):S24–S25, 2017.
17. Grant J: *Michigan becomes 8th state to authorize dental therapists*, 2018.
18. *Community Catalyst. Dental access project*, 2019. https://www.communitycatalyst.org/initiatives-and-issues/initiatives/dental-access-project.
19. Dental Assisting National Board: *Missouri state requirements*, 2019. https://www.danb.org/Meet-State-Requirements/State-Specific-Information/Missouri.aspx.
20. Maxey H: *Integration of oral health with primary care in health centers: Profiles of five innovative models*, 2015.
21. Dolce MC, Haber J, Shelley D: Oral health nursing education and practice program, *Nurs Res Pract* 2012:149673, 2012.
22. *Children's dental health project. Dental visits for Medicaid childrean: analysis and policy recommendations*, 2012.
23. Manski R, Rohde F: *Dental services: use, expenses, sources of payments, Coverage and Procedure Type*, 2017, pp 1996–2015.
24. Strane D, Kanter GP, Matone M, et al.: Growth of public coverage among working families in the private sector, *Health Aff* 38(7):1132–1139, 2019.
25. Bui AL, Dieleman JL, Hamavid H, et al.: Spending on children's personal health care in the United States, 1996-2013, *JAMA Pediatr* 171(2):181–189, 2017.
26. Vujicic M, Buchmueller T, Klein R: Dental care presents the highest level of financial barriers, compared to other types of health care services, *Health Aff* 35(12):2176–2182, 2016.
27. Edelstein B, Rubin M, Clouston S, et al.: *Children's dental experience reflects their parients' utlization, coverage, and affordability: a 2-Gen analysis for policymakers*. In: 2019.
28. Health Care Payment Learning & Action Network: *Alternative payment model: APM Framework*, 2017.
29. Institute for Healthcare Improvement: *The IHI triple aim. initiatives*, 2019. http://www.ihi.org/Engage/Initiatives/TripleAim/Pages/default.aspx.
30. Colla CH, Stachowski C, Kundu S, et al.: *Dental care within accountable care organization: challenges and opportunities*, American Dental Association Health Policy Institute, 2016.
31. Health Policy Institute: *Dental care use among children*, American Dental Association, 2016.
32. Mann C. Update of CSM oral health initiative and other oral health related Items. Center for Medicare & Medicaid Services, Cental for Medicaid & Chip Services2014.
33. Center for Medicare & Medicaid Services: *Improving access to and utilization of oral health SErvices for children in Medicaid and CHIP programs: CMS oral health Strategy*, 2011.
34. Center for Medicare & Medicaid Services, NORC: *Keep Kids Smiling: promoting oral health through the Medicaid benefit for children & adolescents*, 2013.
35. *InsureKidsNow.gov. Improving oral health. initiatives*, 2019. https://www.insurekidsnow.gov/initiatives/oral-health/index.html.
36. Medicaidgov: Dental care, *Benefits*, 2019. https://www.medicaid.gov/medicaid/benefits/dental/index.html.
37. Norris L: *Children's oral health intiative*. In Edelstein B, editor: 2019.
38. *Indicator 4.2: dentist visit, age 1-17 years*, Data Resource Center for Child & Adolescent Health, 2017. https://www.childhealthdata.org/browse/survey/results?q=5436&r=1&g=647.
39. Chalmers NI, Wislar JS, Hall M, et al.: Trends in pediatric dental care use, *Dent Clin North Am* 62(2):295–317. e212, 2018.
40. Bhagavatula P, Xiang Q, Szabo A, et al.: Rural-urban differences in dental service use among children enrolled in a private dental insurance plan in Wisconsin: analysis of administrative data, *BMC Oral Health* 12:58, 2012.
41. Byck GR, Walton SM, Cooksey JA: Access to dental care services for Medicaid children: variations by urban/rural categories in Illinois, *J Rural Health* 18(4):512–520, 2002.
42. Lewis CW: Dental care and children with special health care needs: a population-based perspective, *Acad Pediatr* 9(6):420–426, 2009.
43. Akobirshoev I, Parish S, Mitra M, et al.: Impact of medical home on health care of children with and without special health care needs: update from the 2016 National Survey of Children's Health, *Matern Child Health J*, 2019.
44. Craig MH, Scott JM, Slayton RL, et al.: Preventive dental care use for children with special health care needs in Washington's Access to Baby and Child Dentistry program, *J Am Dent Assoc* 150(1):42–48, 2019.
45. Parasuraman SR, Anglin TM, McLellan SE, et al.: Health care utilization and unmet need among youth with special health care needs, *J Adolesc Health* 63(4):435–444, 2018.
46. Vargas CM, Ronzio CR: Relationship between children's dental needs and dental care utilization: United States, 1988-1994, *Am J Public Health* 92(11):1816–1821, 2002.
47. Albino J, Tiwari T: Preventing childhood caries: a review of recent behavioral research, *J Dent Res* 95(1):35–42, 2016.
48. Shariff JA, Edelstein BL: Medicaid meets its equal access requirement for dental care, but oral health disparities remain, *Health Aff* 35(12):2259–2267, 2016.
49. Glassman P: *Oral health quality improvement in the era of accountability*, Authur A. Dugoni School of Dentistry, 2011.
50. Edelstein BL: Pediatric dental-focused Interprofessional interventions: rethinking early childhood oral health management, *Dent Clin North Am* 61(3):589–606, 2017.
51. Hill T: *Aligning dental payment policies and Periodicility schedules in the Medicaid and CHIP programs*, 2018.
52. Voinea-Griffin A, Fellows JL, Rindal DB, et al.: Pay for performance: will dentistry follow? *BMC Oral Health* 10:9, 2010.
53. Azline A, Khairul Anuar A, Iszaid I, et al.: Policy Arena of health policy-making process in developing Countries, *International Journal of Public Health and Clinical Sciences* 5(3):32–48, 2018.

31 诊所管理

Lilly Cortes-Pona 和 Julie Weir

蒋备战 李承皓 译

本章提要	成功建立牙科诊所（successful dental practice）的五个环节
	第一部分：医生对诊所的规划（doctor's vision for the practice）
	第二部分：职责说明（mission statement）——诊所和团队
	第三部分：财务管理（fiscal management）
	  商业计划（business plan）
	  监测目标数据（monitor goal numbers）
	  进程监测（monitoring schedule）
	  制定预算（budget setting）
	  应定期查看的报告（reports that should be monitored regularly）
	  收费（fees）
	  应付账款（accounts payable）
	  退休计划（retirement planning）
		第四部分：团队活力（team dynamics）
		  医生的领导力（doctor leadership）
		  员工管理（employee management）
		第五部分：管理体系
		  新患者预约
		  有效的日程安排（effective scheduling）
		  手术转诊
		  管理收费
		  管理保险（insurance management）
		  随访（treatment tracking）
		  内部和外部营销
		  牙科诊所相关技术（dental office technology）
		  依从性（compliance）标准
		  临床组织（clinical organization）
		  库存管理

对开业医生来说，全面了解如何成功运营一家私人儿童牙科诊所是至关重要的。除了出色的临床牙科操作技术和儿童行为管理能力外，强有力的领导能力、经营技能和诊所管理（practice management）知识也是必需的。由于竞争的加剧和管理式医疗保险报销比例的降低，牙科诊所的利润率日益下降。因此，牙科诊所现在比以往任何时候都更需要像企业一样运营。

开业医生应该有信心应对以下挑战：

- 在花费大部分工作时间治疗患者的同时，还需处理运营方面的多种问题。牙医还必须具备首席执行官（CEO）、首席财务官（CFO）、首席运营官（COO）、首席信息官（CIO）的能力，并管理人力资源部。
- 吸引、激励和引领团队成员认同诊所的发展目标，并帮助医生创建其所期望的诊所模式。
- 与家长和孩子建立长期互信的关系，使其能定期到诊所复诊。
- 成功地走进社区，结识其他医疗保健人员，建立稳定的合作关系。
- 及时与团队成员直接沟通、解决工作表现不佳的问题，保持诊所的高效、稳定运行。
- 为了团队和诊所的更大利益做出艰难的决定，尽管这个决定可能无法让所有团队成员都满意。

牙科学校仅仅讲授有限的领导能力和商业技能，普通牙科学生如果没有切身实践就难以理解这些知识。因此，牙医必须通过书籍、继续教育项目、行业杂志、通讯和优秀的顾问获得会计、法律、营销和诊所管理等方面的技能。渴望财富自由的明智的医生会尽早开始自学领导技能、经营原则和诊所管理体系，并与那些能帮助缩短学习曲线、助力诊所更快盈利的专家为伍。本章内容不是讲述诊所管理领域的详细步骤，而旨在使人们认识到成功建立诊所所需要的框架体系。

成功建立牙科诊所（successful dental practice）的五个环节

对牙医而言，最具挑战性的是了解成功建立一个诊所应该必备哪些条件。医生建立一个诊所就像建筑师搭建一栋房子。首先，建筑师必须制订一套计划，让别人知道这个建筑未来的样子，以及如何建造它。医生对诊所的规划和对诊所的任务描述就是诊所的"计划"。

所有的架构都需要建立在坚实的基础上。牙科诊所的基础建立在三大支柱之上：财务管理、团队活力和管理制度。如果一个医生成功地构建了诊所的五个环节并持之以恒，那么这个诊所将会欣欣向荣（图31.1）。

Jim Collins 在其所著的《从优秀到卓越》（Good to Great）一书中写道："事实证明，通往卓越的道路需要的是简单和勤奋。需要清晰的思路，而不是一时的灵感。它要求我们每个人都专注于重要的事情，并排除所有外来的干扰。"

第一部分：医生对诊所的规划（doctor's vision for the practice）

医生应该明确其内心期望创建什么样的诊所，然后与团队成员分享这个规划。规划只有与他人分享才可能被实现。当所有的团队成员都朝着一个共同的规划和目标努力时，成功的可能性就会大大增加，团队的力量才能协同增效。

第二部分：职责说明（mission statement）——诊所和团队

团队成员每天服务两类客户：家长/患者以及包括医生在内的团队成员。因此，团队有必要为他们服务的这两类客户分别制定职责说明：

1. 患者服务职责说明（为患者服务）
2. 团队服务职责说明（为彼此服务）

这两项职责说明体现了团队正在努力实现的目标，并可以作为领导问责制的工具。每项职责说明都为团队成员设定了绩效标准。

第三部分：财务管理（fiscal management）

财务管理涉及企业财务管理的方式，包括目标设定、应收账款（诊所应向消费者收取的款项）、应付账款（诊所对外的负债）、预算编制、费用结构和监管方法。

商业计划（business plan）

医生应该对诊所的业务量有一个深入的了解。每个诊所都应制订年度业务计划，其目标应满足诊所和医生的财务需求。每天和每月监测这些指标，就会发现是否有尚未实现的目标。这将为医生和团队行动指明方向，进而创造财务佳绩。这些目标数据还可以作为分管区域负责人的绩效和职责基准。有需要的话，诊所收支平衡点（break-even point, BEP）、目标和预算的计算工作可以外包。

商业计划应该明确以下数据：

- 收支平衡点（BEP）=应付日常管理费用、

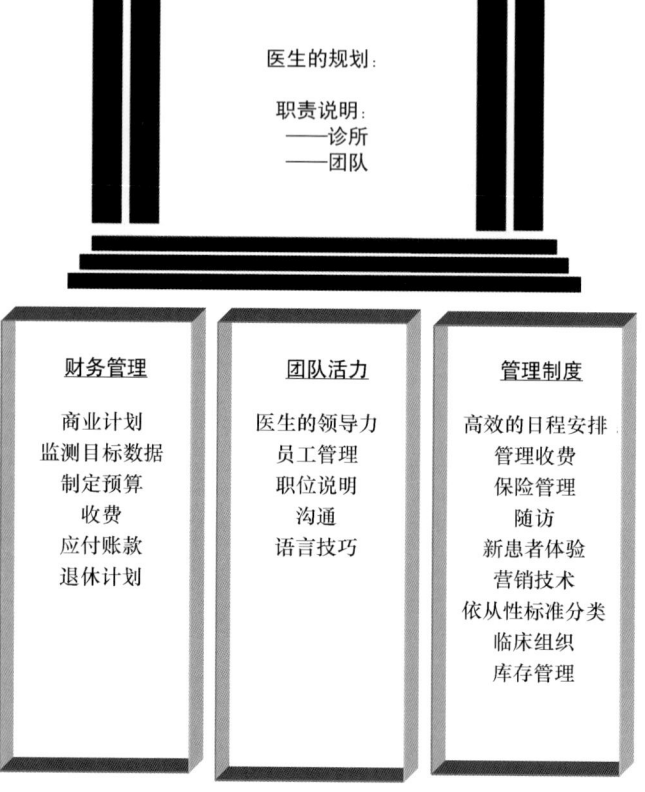

图31.1 成功建立牙科诊所：五个部分相结合（© Julie Weir & Associates Management Consulting. © LCP Dental Team Coaching）

资本增额、新设备、加薪、通货膨胀调整、贷款支付、医生薪酬和缴纳退休金所需的总金额。通常，开业医生会与会计师或诊所管理顾问一起计算BEP。

- 月收费目标＝总BEP÷12个月。
- 应收账款比率＝上一年度收入÷上一年度产量＝收费比率（%）
- 月生产目标＝月收费目标÷诊所收费比率
- 医生工作日/月目标：每月进行"修复"、"复诊"、"诊室全身麻醉（GA）或静脉镇静"和"住院"治疗的平均工作天数。儿童牙科的四个不同领域（修复、复诊、诊室镇静剂或全身麻醉，以及住院）应该分开监测。

    a）一个"医疗"工作日的日程安排通常分为两栏。

    b）一个"复诊"工作日的日程安排在一栏中。一个好的参考标准是，每个儿童牙医的"医疗"工作日应该至少安排两个"复诊"工作日（两栏）。每栏、每天至少完成13人次复诊预约。

    c）如果一名医生每周4天×每月4周（即每月16个医疗工作日）接诊患者，每天安排两栏复诊，则每月有32个复诊工作日。如果医生要安排住院、诊室静脉镇静或全麻下牙科治疗，则应分别确定每月相应工作日的平均天数。

- 每个医生的日工作量指标＝医生每天应完成的修复工作量，以及牙科卫生士/冠抛光助手在每个复诊栏中应完成的工作量。

    a）在诊所管理系统中，通过识别不同医生的代码，可以实现每个医生日常工作量的单独监测。

    b）医生［医疗、复诊、住院和（或）诊室静脉镇静/全麻］每月工作天数乘以医生的日工作量指标必须等于月工作量指标。

    c）诊所复诊工作量应该持续增长，直至达到诊所总工作量的50%～75%。该数字取决于患者人群的龋坏水平。

    d）对复诊患者或在复诊椅位上进行的所有操作都应包括在复诊工作总量中，以准确反映复诊患者接受的医疗行为种类：复诊检查、洁治、影像学检查、氟化物治疗和窝沟封闭。

- 每个医生的日计划目标＝医生的日生产目标÷95%。

诊所目标计算示例：

- 为了说明，框31.1中的示例显示了一个BEP为1 147 776美元的诊所案例的计算过程。
- 注意在这个示例中，当计算BEP时，诊所新的BEP需要比前一年的总收入增加17%。（1 147 776美元－975 000美元）÷975 000美元＝17%。
- 在这一点上，医生必须采取行动。可以通过营销手段吸引更多的新患者，填补预约表中的空缺，或通过提高目前的日程表、设施和员工的工作效率，从而产生17%的收费增长。
- 如果医生无法达到17%的收入增长，则必须通过减少开支或收入预期来调整诊所的财务需求。

监测目标数据（monitor goal numbers）

监测诊所目标数据是一项系统工作，应作为每个诊所工作的一部分。通用的商业法则是关注测量的数据。监测的目的是测量和改进。有些目标数据需每天监测，以便立即采取行动进行改进。其他非时间敏感的数据可以每月审查一次。市场上有许多目标监测工具，医生也可以在Excel电子表格中跟踪目标。

诊所目标的完成情况在一年中的每个月都会有变化。因此，应在年初至今的基础上追踪每月总

框31.1　设定诊所目标的计算示例

年收支平衡点1 147 776美元÷12＝每月收入目标95 648美元

前一年的年收入975 000美元÷前一年的年产量994 898美元＝收费比率98%

每月收费目标95 648美元÷诊所收费比率98%＝每月生产目标97 600美元

平均修复工作日/月16×每日修复生产目标2700美元＝每月修复生产目标43 200美元

平均复诊工作日/月32×每日复诊生产目标1550美元＝每月复诊生产目标49 600美元

平均住院工作日/月1×每日住院生产目标5000美元＝每月住院生产目标5000美元

上述3个月度生产目标之和应等于每月生产目标97 600美元*

*编者注：计算结果略有出处，但原文如此。

数。团队成员应每月讨论目标数据，如果没有达到目标，团队可以思考如何改进以达到特定目标。当使用目标监控系统时，团队能更专注于最终的结果，因此能更容易地将产出提高 10%。

进程监测（monitoring schedule）

除了牙科软件报告之外，市场上还有各种各样的监测工具，团队可以使用这些工具来监测诊所的重要数字和统计数据。

日监测

- 每个医生的产值与目标：
  - 每日平均修复产值——常规（usual and customary rate，UCR）费用 2500～6500 美元，取决于收费水平与助手的辅助治疗。
  - 每栏平均复诊产值——UCR 费用 1800～2200 美元，取决于收费水平。
- 每月初至今的产值与医生目标和诊所总目标的比较。
- 患者就诊率：履约患者数/登记预约患者数。
- 接受治疗率：接受治疗的患者数/就诊的患者数＝80%～90%。

月度监测

- 诊所总产值。
- 医生总产值（医疗、复诊、诊室IV级镇静或全麻，以及住院）。
- 日均产值。
- 医生工作日（医疗、复诊、诊室IV级镇静或全麻，以及住院）。
- 诊所总收入。
- 收费比率：可收费用的 96%～98%，具体取决于牙科义务治疗的数量。
- 患者就诊率：95% 为较好。
- 应收账款总额：每月生产量＝1∶1。
- 61 天以上应收账款总额：不超过 18%～25%。
- 服务时收款：35%～45%。
- 产量调整：2%～4%。
- 收费调整：保险/患者退款和资金支票不足＝低于 1%。
- 新患者：维持平均有一名儿童牙医的诊室正常运行需要每个月有 55～65 位新患者。新患者初次就诊只计算当前牙科术语（Current Dental Terminology，CDT）代码 D0150（全面口腔检查）和 CDT 代码 D0145（对 3 岁以下患者的口腔评估）的数量。
- 复诊患者比例：目标为 75%。

季度监测

- 营业损益表中日常支出费用对比预算金额。

年度监测

比较分析所有的目标数据，观察数据增减情况以及诊所是否处于正常发展状态。牙科诊所每年的增长率应该比国家通货膨胀率高出 2%～4%，这样才能保证收支平衡。只有高于此增长率，才能说诊所真正得到了发展。因为牙科材料和服务的成本要高于普通消费品的成本。

制定预算（budget setting）

在任何诊所中，都有两种方法可以提高盈利：增加收入或减少支出。控制支出（省钱）是提高盈利中最容易被忽视却最有价值的办法之一。多余的资金可以作为利润的本金。最有效的省钱方式是通过制定预算来控制支出。

年度日常开支费用预算为实际 BEP 乘以费用开支类别的百分比。然后，将此数字除以 12，得到各类别的每月预算金额。每个财政季度结束时确认预算，以确定支出是否与预算相符合，并及时做出调整。

- 杂项，4%～6%：广告，商业保险，财产税，其他杂项。
- 办公费用，3%：银行费用，信用卡费用，账单和收费，办公用品，邮费，印刷费用。
- 专业发展，1%：会费和订阅费，员工继续教育费用。
- 牙科材料：4%～6%（如果诊所中收费优惠的患者较少），7%～10%（如果诊所有大量收费优惠的患者）。
- 技工室，25%（如果有大量的正畸患者，则会更高）。
- 设施，8%～10%：租金，维修，清洁，洗衣，话费和水电费。

- 专业顾问，2%～4%：法律，咨询，会计，薪酬服务。
- 人工费，18%～24%。
- 员工福利，2%～3%。
- 员工工资税，2%。
- 经营者福利，1%～3%：工资税，汽车，继续教育，旅游，餐饮，退休，保险。
- 经营者收入，30%～48%。
- 设备、折旧和偿还债务，3%～10%。
- 助理医生工资，5%～10%。

应定期查看的报告（reports that should be monitored regularly）

牙科软件报告可以帮助诊所更高效地运行。以下是诊所经理（office manager，OM）/前台协调员应该完成的主要报告，主管医生应该对其进行审查。

- 每日报表：每天打印并检查，确保包括所有服务，并已准确记入患者的个人账目中。如果在患者交费前没有将附加治疗传达给前台工作人员，那么将会减少诊所收入。
- 每日存款报告：诊所应该在银行账户的每日存款单上存入相同的金额。通常，使用电子资金转账（electronic fund transfers，EFTs）很难随时记录存入诊所银行账户的钱是否录入了牙科软件的患者收费记录。要每天确保您的银行账户存款与之前的每日存款单上的金额相符。这意味着所有的 EFT、信用卡、支票、现金和医保卡支付都需要在收费当天输入到软件中。医生应该早上登陆网上银行账户，让员工知道哪些 EFT 的付款到账，以及存款金额是否与前一天晚上结算的信用卡金额相符。
- 未付索赔报告：应每周完成未付索赔报告，以确保及时获得理赔或在必要时重新提交索赔，并附上更正后的资料。一些诊所由于没有在付款期限内提交索赔，或者保险公司收到的信息不正确，导致保险公司拒绝理赔，每年诊所会因此损失数千美元。
- 不涉及保险索赔（insurance claims）的程序：本报告将显示无需提交给保险公司付款的程序。这份报告应该在每天结束时进行审查。这些程序应该立即提交以获得支付。
- 二次保险报告：许多诊所也因为没有提交二次索赔而损失收入。即使主保险公司支付了100%，你仍然应该提交二次保险。有时主保险（preferred provider organization，PPO）常常是首选的保险机构，而二次保险是一种传统的赔偿，这些服务有可能在 UCR 费用中增加额外赔付。
- 未安排的治疗计划、未按时复诊的患者、过期的复诊记录：不要让你的患者流失！这是未开发的潜在收入，有助于快速填补你的日程安排并创造产值。诊所应该每月打印这些报告，同时诊所经理应该安排一个团队成员负责完成这些报告并跟踪结果。
- 新患者推荐报告：每月与营销团队一起审查报告，并决定下个月采取何种适宜的营销活动。

收费（fees）

诊所应每年审查收费，如有必要，至少按通货膨胀率逐年提高收费标准，以获得足够的利润。大多数患者能理解、接受，甚至可能注意不到小幅度的收费调整。如果牙医几年不提高收费标准，当必须增加收费时，就会出现问题。当运营成本持续增加却不提高收费标准时，就会导致利润下降。如果继续允许这种模式，诊所可能会出现严重的财务困难，迫使一年内使收费增加 20%～30%，甚至更多。大多数患者会注意到并抱怨收费的大幅增加，所以最好是逐年提高收费标准，以适应通货膨胀和弥补支出的增加。

提高收费标准不必特意通知患者，只需要在某一天正式生效。对自己的护理和服务质量有信心的牙医和医疗团队很少会因收费增加感到不安，而这种信心会传递给患者和家长。大多数人愿意为他们信任的治疗和高质量的服务付费。当患者非常满意诊所提供的服务时，增加收费则不是问题。当服务达不到患者预期时，增加收费就会是个问题。想让患者接受提高的收费标准，卓越的服务质量至关重要。

应告知团队成员定期增加收费的必要性。由于员工没有日常开支的概念，他们可能认为所有增加的费用都直接进入了开业医生的钱包，这是不正确的。向员工解释增加的费用是为了匹配耗材、服务和更新设备的成本。

制定收费标准时，必须考虑以下因素：
- 参考该地区专业收费的标准，但是需要注意，联合其他牙科诊所进行定价是违法的。
- 诊所期望的收费水平（高、中、低）和医生期望治疗的患者类型。
- 治疗成本。
- 偿还债务后的利润。

如图 31.2 至图 31.4 所示，收费增加或减少对业务收入和利润有重大影响。

利润率	费用增加5%	费用增加10%	费用增加15%	费用增加20%
20%	25%	50%	75%	100%
25%	20%	40%	60%	80%
30%	16.6%	33%	50%	66.6%
35%	14.3%	28.6%	42.9%	57.2%
40%	12.5%	25%	37.5%	50%
45%	11.1%	22.2%	33.3%	44.4%
50%	10%	20%	30%	40%

图 31.2 与收费增加相关的净收入增加

利润率	收费增加	工作量减少
25%	5%	17%
25%	10%	29%
25%	20%	45%
30%	5%	14%
30%	10%	25%
30%	20%	40%
35%	5%	13%
35%	10%	22%
35%	20%	36%
40%	5%	11%
40%	10%	20%
40%	20%	33%

图 31.3 在利润率不变的情况下，增加收费可使工作量减少的比例

利润率	收费降低	工作量增加
25%	10%	67%
25%	20%	400%
25%	30%	不现实
30%	10%	50%
30%	20%	200%
30%	30%	不现实
35%	10%	40%
35%	20%	133%
35%	30%	600%
40%	10%	33%
40%	20%	100%
40%	30%	300%

图 31.4 在利润率不变的情况下，减少收费导致工作量增加的比例

应付账款（accounts payable）

应付账款是诊所购买货物和服务的付款总额。每个月支付账单不超过两次，且在核对完发票后支付。

发票是每次收货的货物清单，报表是当月所有发票的汇总。应该依据报表而不是发票付账，以避免出现错误，例如同一笔账单支付两次，并可以确保诊所保持良好的信用评级。

可以使用会计软件中的图表来记录消费类别和日常开支预算。

退休计划（retirement planning）

牙医从开业当天就应该开始计划退休的时间，因为他/她退休后唯一的经济收入就是存款和社会保障金。出售诊所的收入取决于销售的时间点和当时的经济状况，这是难以预测的。

财务顾问可以帮助牙医选择税收优惠项目，如个人退休账户（individual retirement account，IRA）、401K、养老金计划和（或）利润分享计划等。这些计划开始得越早，退休时积累的财富就越多，这在很大程度上源于复利。复利是将利息加入到本金继续累计的意思[2]。规则第 72 条说明了复利的增长潜力，它是一种有用的工具，可用来计算投资在价值翻倍之前所需的大致时间。读者可以在网上找到关于这个规则的范例[3]。

第四部分：团队活力（team dynamics）

医生的领导力（doctor leadership）

对于许多牙医来说，领导力是一个巨大的挑战，也是一项需要发展的技能。许多牙医不了解领导力对压力水平、工作满意度和利润产生的影响。良好的领导力可以带领一个更高效的团队，形成积极的诊所文化，并获得更高的员工满意度。要成为一名卓越的领导者，牙医必须持之以恒地履行以下领导职责：
- 确定诊所规划并与团队分享。
- 确定 3～5 个诊所核心价值观。
- 激励团队，为团队赋能。
- 有效沟通。
- 提供强有力的财务管理。
- 监测诊所目标和预算。

承担领导角色

所有团队都需要一个领导,否则团队成员将不知道努力的方向和工作的内容。医生可以分配部分领导任务,但不能放弃领导角色。在 Kouzes 和 Posner 所著的《领导力挑战》(The Leadership Challenge)一书中,领导力被定义为:
- 普通人激励自己和他人发挥最大潜力的过程。
- 大家全力以赴时,领导展现的一系列做法。
- 可以理解和普遍应用的过程。
- 作者还指出,成功取决于你领导他人的能力:
  - 设定一个清晰的方向并与他人沟通。
  - 激励他人。
  - 提供指导和反馈,以便他们成功实现目标。

保持良好的领导力是诊所成功的一个基本要素。

不断评估事情是否可以做得更好,不要安于现状

努力改善效率、管理制度和团队合作。持续更新,采用更好的技术和管理系统。

拥有优秀的顾问、导师和支持系统

- 顾问包括会计师、律师、银行家、保险顾问、诊所管理顾问、计算机/技术专家、投资顾问/退休规划师。
- 一个好的导师是无价的,且通常又是免费的。可以寻找愿意分享成功知识的专业人士。与同行建立一个互助系统,这样可以定期与他们共进午餐或打电话寻求建议。
- 美国牙科协会(American Dental Association,ADA,www.ada.org)有各种有关诊所管理的出版书目。其中热度最高的话题是"常见法律问题",相关内容可通过 ADA 会员服务获得[5]。
- 美国儿童牙科学会(American Academy of Pediatric Dentistry,AAPD;www.aapd.org)有一个领导力训练机构。

以身作则,营造健康的诊所文化

许多医生没有意识到诊所文化与员工敬业的重要性。优秀的诊所文化是用心营造的。优化诊所文化可以创造出更有价值感的工作环境,并给予患者及家长更好的就诊体验,从而增加产值和利润。医生的行为会奠定诊所文化的基调,因此,他/她必须保持高标准,并始终以模范的行为方式为团队树立榜样。

健康的诊所文化

- 在团队中分享并实践医生的价值理念。
- 团队成员感受到自身和他们的工作得到支持、鼓励和信任。
- 开诚布公,团队成员彼此有交流。
- 敢于表达不同意见。双方可以进行讨论,以形成解决方案或达成妥协。
- 员工不怕冒险,敢于尝试新事物。不害怕严厉的警告,而是愿意承担责任并从中学习。
- 员工之间相互表扬和支持。
- 禁止流言蜚语。
- 对问题员工及时追责,以改进其行为,否则他/她将被解雇。
- 将问题患者/家长从诊所剔除。
  - 每个州和(或)牙科委员会都有特定法律,管理拒诊或转诊的患者,包括对 X 线片和病历的收费。牙医必须权衡每个病例的利弊,必要时寻求法律建议。应该记录清楚诊疗的所有过程,因为万一涉及诉讼,病历上的任何文字都可能在法庭上被大声宣读。牙医或者工作人员不应该和患者或其家长争论甚至贬低他们。除了影响医患关系,这些行为会危害公众形象,很可能导致患者流失或者会引发诉讼。

做"伯乐":了解人们不同的行为特点和优势

有效管理团队成员、减轻工作压力是医生面临的最大挑战之一。

成为"伯乐"是强大的领导工具。理解以下内容可以帮助医生成为更好的领导者、经理和雇主:
- 人们拥有的不同行为特征,以及这些特征将如何影响他们的工作表现。
- 正确利用员工的优势以及规避其局限性。
- 找到每个人的工作动力,使其拥有更高的工作效率以及工作满意度。

经过广泛研究,专业评测能力程序(Professional DynaMetric Programs,PDP;www.pdpgglobal.com)[6]——全球顶尖的企业行为评估解决方案领导者,定

义了四种行为特征：支配（负责）、外向（群体）、缓慢（耐心）和一致（系统）。每个特征具有不同的行为强度。其中会有一个特征是最强大的，并决定他/她的自然行为和反应的50%～70%。这就像人们来自四个不同的"行星"，每个"行星"都有自己特定的行为和交流方式。

在了解了四大"行星"和工作风格之后，医生能更好地认识到员工为什么会有不同的工作方式。

高支配型（负责特质）
- 能够承担责任，乐于完成目标，并且不怕风险。
- 沟通风格简明扼要，往往被描述为直率。

低支配型
- 不想负责，寻找可以依靠的领导者。
- 容易相处。

高度外向（群体特质）
- 性格外向、热情、积极主动，喜欢与人交往，让别人感到亲切和舒适。
- 沟通风格有说服力，喜欢交谈。

低外向型
- 不介意单独工作。
- 在陌生人面前比较安静。

高步调型（耐心特质）
- 注重工作产出。喜欢例行公事，一次只做一件事，不喜欢改变。
- 沟通方式温暖友好，通常小心地避免冲突。

低步调型
- 喜欢变化和快节奏。
- 能轻松地同时处理多项任务。

高一致性型（系统特性）
- 喜欢结构严谨、标准化的操作程序，注重准确性。
- 沟通风格保守、谨慎、严格。

低一致性型
- 有全局观，不需要预先设定工作框架。
- 独立，按照自己喜欢的方式生活。

工作风格：

人们通常有三种工作风格。很多时候，医生不明白员工为什么只有听到指令才能做事。理解这三种工作风格，就能解释这个问题。明智的做法是雇佣一个具有推动力工作风格的人来担任领导。

推动力型
- 有推动工作快速完成的内在动力。
- 能够发起并完成一个项目或任务。

Ste-Nacity型
- PDP的新词，源于坚定和坚韧。
- 自我驱动，能够稳定而持久地完成工作。
- 能够发起并完成一个项目或任务。

忠诚型
- 指望外力（主管）告知需要做什么。
- 辅助完成项目或任务，很少主动工作。

保持员工的责任感

许多医生发现很难和员工谈论他们糟糕的工作表现，例如技能水平、态度、迟到、旷工和（或）团队合作。大多数医生要么避免使用这种必要的领导技能，要么做得很糟糕，因为这种方式会让人感到强势，而且他们没有可以效仿的模式，从而错过了培训员工的宝贵机会。

当医生无法让员工保持良好的工作表现和态度时，就会让员工士气低落，优秀的员工将不再尊重医生。团队士气和生产力下降后，最终优秀的员工会感到沮丧并寻找其他工作。这将会导致团队充斥着那些善于摆布他人、能力低下、态度恶劣、职业道德低下的员工，进而使每天的工作变成问题不断的噩梦。但当医生能够调动起员工积极性时，将会建成一个令人愉快而高效的团队，以实现诊所的规划，并且每个人都期待着每天的工作。

以表扬、欣赏和认可激励员工

- 鼓励员工发展和成长。了解每个员工的目标和动力，并努力在诊所创造让员工成长的机会。
- 让员工感觉到他们是团队的一部分，他们是重要的，并且能给诊所带来积极的影响。
- 每周至少有一次表扬和赞赏员工的出色工作。
- 在员工休息室放一个感恩罐，让团队成员写下他们在诊室看到的积极行为，并在每天的晨会上与团队分享。

解决冲突

冲突、消极态度和不良行为都会严重影响牙科治疗。未解决的冲突导致出现紧张、焦虑、低效的氛围，并影响患者的治疗。忽视冲突的时间越长，冲突就越难解决，所以在冲突升级之前应立即解决。最有效解决冲突的方法是尽早、直接地处理。为了有效处理冲突，医生可以采取下列措施：

- 确认出现了问题。医生通常是最后一个知道诊室出现问题的人。一旦医生得知问题，它很可能已经发生了一段时间。
- 与发生冲突的团队成员进行一对一谈话，解决问题。确定冲突是否导致了更大的问题，以及员工是否感到沮丧或不被重视。
- 解释他们的行为如何影响诊室的其他人，记录这次冲突，并口头教育他们改变这样的行为，最后将这些记录放在员工的档案中。
- 如果口头教育不能使其改变，则让他们提交一份书面检讨。根据不同情况，团队成员可能会改为试用；或者被告知，如果再次发生这种情况，下一步可能就是解雇。
- 禁止出现例如欺凌一类的极端行为，出现极端行为者应该立即被解雇。
- 积极、高效的团队可以打造一个发展良好、利润可观的诊所。团队积极的态度具有感染力，有助于打造充满活力的诊所。一开始就用最新的员工手册设定清晰的标准和指导方针。与团队成员保持开放的沟通，确保他们拥有获得成功所必需的培训和资源。

定期召开会议

清晰、一致的沟通是促进团队成员合作的唯一工具。因此，团队应该定期开会讨论诊所的现状——哪些工作有效，哪些工作无效，以及他们将如何解决出现的问题——从而提高生产力、减轻压力。

应该在办公室举行会议，而不是在餐厅吃午饭时进行。因为在公共场合讨论诊所的保密信息（产值和收费）或者解决员工问题更加困难。

举行会议的类别

- 晨会
  - 设定一天的产值基准和水平。
  - 根据当日的工作安排，交流当日重要的团队任务和患者信息，帮助团队在减轻压力和提高产量的情况下来完成一天的日程安排（图31.5）。
- 每月团队会议
  - 讨论部门和团队成员之间的工作模式。
  - 讨论诊所目标监测数据，以确定是否达到目标和解决问题。如果未达目标，讨论将采取什么新的措施。
  - 教给团队成员与诊所具体相关的各种新知识，也可以是与儿童牙科普遍相关的新知识。
- 季度部门会议
  - 儿童牙科诊所可以设四个部门：前台、临床部门、营销部门和管理部门（如果有一个诊所经理和多个医生）。各部门成员每季度与医生和诊所经理会面，讨论部门的具体问题、工作职责和系统变化，并解决问题。
- 每月市场营销会议
  - 评估市场营销工作并决定新的措施。

庆祝成功

认可团队的努力并庆祝阶段性成就和目标至关重要。庆祝活动可以是请客共进午餐、晚餐或惊喜的购物时刻（医生给每个人一个必须花完的现金数额，在结束时未花完的钱将被收回）。

员工管理（employee management）

个人需求（personnel needs）

一个优秀、专业的团队对于诊所的成功至关重要。牙医必须投入时间、精力和金钱来雇佣、培训和留住能够构建高效团队的优秀人才。由专注于患者和诊所的专业人士共同组成的团队，可以使诊所出类拔萃。因此，在任何诊所中聚焦团队发展都是合理的投资。

在成为雇主之前，牙医必须了解州和联邦有关招聘和雇佣政策的规定，包括职业安全和健康管理（Occupational Safety and Health Administration，OSHA）要求、维护和保留员工记录、员工纪律和解雇要求等。所有的就业申请、招聘过程中的表格和测试，以及在诊所手册中描述的就业政策，应交给熟悉州和联邦法律的律师进行审查。

最初，新开业的医生可能只需要招聘一到两名员工。如果最初只招聘一个人，当患者流量增加，

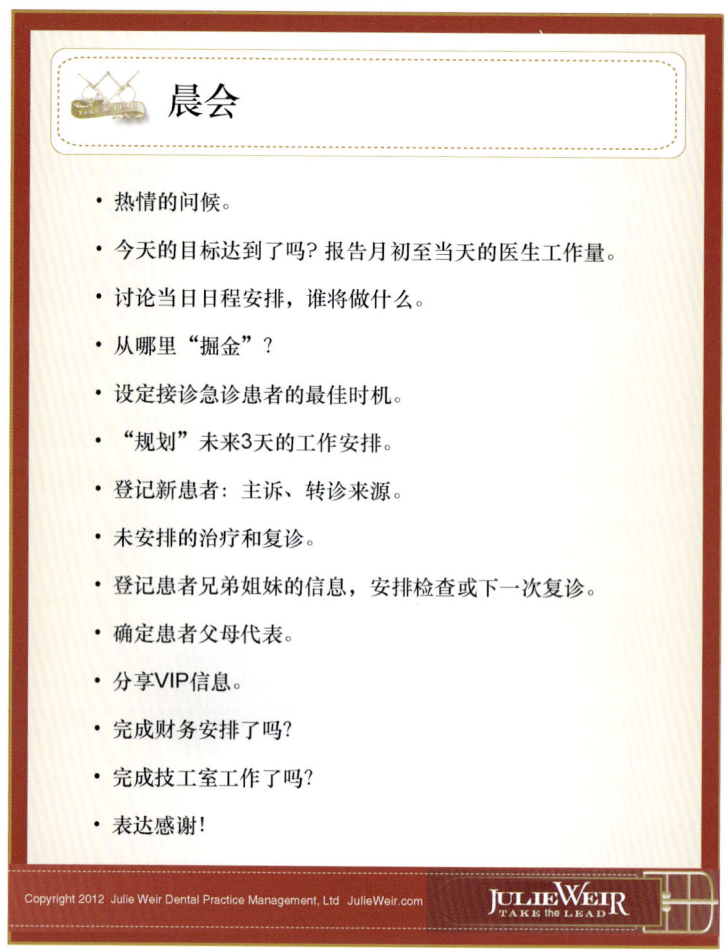

图31.5 晨会议程（© Julie Weir & Associates Management Consulting.）

此人不能兼顾椅旁助手和前台工作时（例如，收费、预约、在电话铃声响三声时接电话、及时准备和发送报表、市场营销，以及联系爽约患者），应该雇佣第二名员工。若牙医每周处理复诊的时间超过8小时，应根据各州现行做法，聘请一名牙科保健员或冠抛光助手。许多牙医最终会让第一个帮助诊所开业的人成为他们的办公室经理，但这是不明智的，因为这些人往往不具备管理成功的牙科诊所所必需的领导技能。因此，必须确保招聘的管理人员能处理好财务和人际关系。

公务手册（office manual）

在招聘员工之前，应该制定一份公务手册，以便员工清楚应该遵守的规则和将获得的利益。公务手册概述了员工和雇主的职责、义务以及相互的期望，并阐明了诊所政策、雇佣程序、福利、培训方法和办公室文书工作。每名员工应阅读手册并签署一份表格，证明其已阅读并同意有关政策，以免产生误解。这份文件应该放在员工的档案里。手册应该随着诊所的政策和福利变化而更新，同时还应该有员工已经阅读更新后的版本的证明。原版可以存为电子版，并且根据诊所和州劳动法进行修订。诊所的律师应该在手册内容实施之前对其进行审查。

人事档案（personnel records）

人事档案是重要的文件，它是雇主-雇员关系的记录，就像病历是医患关系的记录一样。如果员工出现问题（例如，合约到期时被指控非法解雇），档案可作为牙医正确履行雇主责任的证据。

所有雇员的人事档案外观应相同，以加密的文件形式保存，并在雇用期间以及员工离职后至少30年内长期保留。员工的医疗记录（见下文）必须保存在单独的加密文件中，与其他人事档案分开，保存期限为雇用年限外加30年，并包括所有相关数据。

一份全面的员工档案应包括以下内容：

- 员工姓名、地址、电话号码和社会保险号码。

- 招聘申请、简历和面试记录。
- 背景调查和资料调查的授权记录。
- 提供就业的证明。
- 招聘时的就业测试。
- 雇佣日期、工资和福利信息。
- 许可证或证书。
- 联邦和州所得税及就业资格的证明，W-4 和 I-9 形式。
- 配偶姓名、雇主和电话号码。
- 紧急联系人。
- 培训记录，包括培训日期、培训内容、OSHA 培训和心肺复苏培训员的名字及资格证。
- 不安全事件的日志。
- 雇员的医疗记录，包括外伤或接触有害物质的记录，以及接种肝炎疫苗的记录，或拒绝接种疫苗的记录（有签字和注明日期），必须保存在单独的加密文件中。
- 由牙医和员工一对一讨论，签名并注明日期的绩效考核表格和说明；要求改变工作方式的口头和书面申请。
- 旷工记录。
- 继续教育课程记录。
- 雇佣终止记录，包括最后的受雇日期，以及雇员的辞职信或解雇谈话记录（如果雇员被解雇）。

标准操作程序手册（standard operating procedures manual）

标准操作程序（standard operating procedures，SOP）手册规定了诊所的每项重要任务，包括是什么任务以及如何执行，以便其他人能够成功地重复完成该任务。如果一个团队成员离开但任务必须完成，这将成为培训新成员很好的工具或参考。

面试（interviewing）、招聘（hiring）和培训（training）

Jim Collins 的《从优秀到卓越》一书中有一句逻辑性很强的名言："让正确的人上车，让错误的人下车，让正确的人坐在正确的座位上。"成功的企业家通过有组织的系统招聘方法找到合适的人选。许多招聘失误是因为忽略了重要的步骤。统计数据显示，必须解雇员工时企业的成本至少是员工年薪的 1.5 倍。因此，做好招聘非常必要。

按照以下步骤操作可以增加招聘到合适人选的机会。

撰写工作说明
- 确定有效开展工作所需的具体工作职责和特点/优势。使用行为评估调查程序，选择最具优势的候选人，帮助合适的人选择正确的工作。

写一个有效的广告
- 要意识到最合适的员工可能已经在为别人工作了，但他们对当下的工作可能并不满意。所以不要像其他人一样展示标准的广告，而是为意向雇员类型撰写一个包含激励点的广告。

让应聘者用电子邮件将简历发到你的办公室
- 让应聘者用电子邮件发送他们的简历，以便预先筛选，并观察他们遵循指示的能力。

通过电话面试缩小应聘者的范围以节省时间
- 应聘者的简历可能看起来不错，但是他们可能缺乏人际交往和语言能力、礼貌等。
- 审查工作意愿以及应聘者的技能和工作经验。
- 讨论他们的薪水和福利要求、所在位置和可接受的工作时间，以明确他们是否合适。

面试（interviewing）
- 为了最大限度地提高效率，可以让一个训练有素的团队成员，最好是你的办公室经理进行初步面试。如果候选人有希望入选，那么第一次面试时就应该进行就业测试、办公室参观、其他团队成员介绍，并和开业医生进行简短交谈。
- 要求应聘者完成以下事项：
  - 应聘申请。
  - 行为评估调查（特质分析）。
  - 背景调查授权。
  - 核查相关资料的授权。
- 向其展示书面的工作说明，并讨论其职责。
- 准备一份面试问题清单。
  - 这些问题用于揭示以下特点：主动性、组织性、责任心、有效的沟通能力、与他人良好合作的能力、技术或商业培训和经验，以及将以往的培训和经验应用于工作的能力。如果能巧妙地提出问题，应聘者的回答将显示在这些领域的优势或弱点。
- 面试官发言时间应该少于面试时间的25%。面试的目的是了解应聘者及其工作潜力。面试官滔滔不绝的谈话会限制应聘者讲述个人能力及经验的时间和机会。
- 不要帮助应聘者回答问题。允许停顿。应聘者可能在沉默中思考，而面试官可以观察其反应速度和表现如何。
- 提出开放式的问题。不要问那些可以用"是"或"否"来回答的问题。如果应聘者回答"是"或"否"，要求其解释或详细说明答案。
- 永远不要和应聘者争论。保持镇定，记住面试时需要面试官来控制局面。

基于行为优势和特质进行招聘，而不仅仅是技能

这是雇佣新员工时最重要的指导方针之一。你可以培训一个新员工具体的工作技能，但是如果一个人的"个性"不适合这个职位，后续也很难做出改变并胜任这个工作。
- 对通过初次面试的应聘者进行行为评估调查，以确定他们是否具备在工作中取得成功所需的优势和特质。PDP 有很多调查和招聘工具（www.pdpglobal.com）。

核对资料
- 核对资料是绝对必要的。许多人知道如何"包装"自己来掩盖过去的问题。虽然前雇主可能只愿意证明雇佣日期，但你通常可以通过他们的语气和评论来判断他们对该员工的总体满意度。
- 如果应聘者在牙科诊所工作过，一定要和之前的医生谈谈。你要描述对应聘者的看法和观察，并确定这些看法是否正确。询问医生是否还有其他愿意分享的信息。向前任雇主提出的最有效的问题是："如果你的诊所有一个空缺职位，你会重新雇用这个人吗？"这几乎能判断雇主对员工的满意程度。
- 必须有签字许可才可以调查应聘者的资料。除非获得应聘者的同意，否则不要给应聘者的现任雇主打电话。这不仅会让应聘者丢掉工作，而且是违法的。

进行背景调查
- 如果应聘者的资料是正面的，一定要完成联邦犯罪背景调查。挪用公款者经常在诊所之间流窜。

进行工作面试
- 请应聘者进行为期半天的工作面试。如果应聘者未来可以兼顾接听电话、与患者交流和使用软件，那么你可以把他列为候选人。这包括填写 I-9 和 W-4 格式的雇佣文件，并且你需要支付适当的工资税。这并不适用于抱着试一试态度来的应聘者。
- 通过观察应聘者在诊所工作的表现，可以了解应聘者目前的技能、与他人合作的能力、遵循指示的能力、工作效率，以及对诊所特有工作环境的适应能力。

外出吃午饭并由医生支付
- 如果工作面试进展顺利，建议应聘者与将会密切共事的团队成员共进午餐，以便更好地了解彼此。医生应该支付这顿午餐的费用，但不参与其中。要求团队员工观察应聘者在诊室外的礼貌、举止和性格特点，并给予反馈。他们还应该评价应聘者对工作本身，而不仅仅是对薪水和员工福利的兴趣。

询问团队关于雇佣应聘者的意见
- 团队与这位应聘者相处是否舒适，以及是否愿意让其加入"牙科大家庭"？如果团队不支持应聘者，那么无论应聘者多么胜任职位，诊所工作都会出现问题，新员工最终都会辞职。

符合要求的证书
- 核查并确认招聘岗位所需的证书。有时牙医会雇佣声称自己持有影像医师资格证书的助手，但实际上他们并没有，这种状况时常发生。

为应聘者提供一个职位
- 如果要雇佣应聘者，则无论是口头上还是书面上，牙医都应该在提供工作时使用"全职"或"兼职"这些术语，并应避免使用"永久"一词。"永久"意味着在合同约定的条件下持续工作，而不考虑以后可能出现的问题。如果出现必须解雇的状况，员工可能会因为承诺为"永久"雇佣关系而要求索赔。
- 如果应聘者在第一次或第二次面试后没有被

录用，其应该在面试当时或者面试后 1 周内被告知。如果拒绝了应聘者，应保留所有申请材料、测试表格和其他文件至少 1 年，以防被拒绝的应聘者提出有关不公平招聘的投诉。

- 如果测试是申请和面试过程的一部分，那么测试必须标准化。也就是说，所有应聘者都必须接受相同的测试。

定位和培训（orientation and training） 在企业管理者长期喜欢的一本书《一分钟经理人》（*The One Minute Manager*）中，Blanchard 和 Johnson[7]写道："大多数公司把 50%～70% 的资金花在员工的薪水上，却只花费不到 1% 的预算来培训员工。并且事实上，相比用于员工培训和发展的花费，大多数公司在维护建筑和设备上付出了更多时间和金钱。"应该让新员工感受到自己是受欢迎的，是团队的一分子。入职第一天的工作情况介绍以及刚参加工作的 6～8 周内需要遵循的书面培训计划应该成为这个过程的一部分。

定位（orientation） 培训/无福利期大约在入职后的 60～90 天。在此期间，牙医要确定诊所的需求与新员工的技能和性格类型之间是否适合。使用术语"培训/无福利期"而不是"试用期"，表明新员工工作表现的重要性，强调在这个阶段新员工应勤奋工作，并尽最大可能努力学习。

- 要求新员工阅读诊所手册，并签署一份其已经阅读并同意诊所政策的声明。
- 检查薪资和福利待遇。
- 分享并讨论诊所的患者和团队任务，明白其含义，以及如何在诊所里"实现"它们。
- 交流你的"诊所文化"——谁负责什么，新员工向谁报告，态度和沟通（哪些是应该的，哪些不是），以及你的诊所理念和信条。
- 审核书面职位说明。
- 列出新员工必须熟练掌握的职责清单。当员工被证明已经具备该项能力后，可将相应的职责划去。
- 将新员工介绍给全体团队成员。

促进团队关系
- 安排每个将要与新员工密切合作的团队成员与新员工共进午餐。

培训方法：告知—演示—操作 培训新员工的大部分工作可以委托给现有的团队成员。一个训练有素的资深团队成员可以作为培训协调员，负责指导新员工、解答问题并检查进度。虽然一个人也可以有效地协调培训，但团队的其他成员和医生都应参与其中。

- 你对此了解多少？
- 你的强项和需要改进的地方是什么？
- 我怎样才能更好地教你？
- 你喜欢怎样学习新东西？
- 告诉他们各项职能的"重要性"以及这些职能是如何融入"大局"发挥作用的。
- 告诉他们各项工作职能可接受的绩效基准。
- 要求他们尽可能地进行"角色扮演"。只有对新的行为重复多次之后，才能真正掌握。

定期辅导 在最初两周，每天结束时与员工进行一次 5～10 分钟的总结（第 3 周和第 4 周隔天一次就足够了）。最后，主管应对过去的 30 天进行总结回顾。

- 告诉他/她以下内容：
  - 他/她当天做得好的地方。
  - 他/她需要做哪些其他事情以及如何做。
  - 他/她第二天的重点是什么。
- 询问他/她以下问题：
  - 你今天最大的困难是什么？
  - 你希望我明天帮助你做什么？
  - 你今天遇到的对你影响最大的事情是什么？有哪些收获？

工作描述（job descriptions）
- 诊所经理或业务协调员
- 前台协调员
- 临床协调员
- 前台工作人员
- 临床助理
- 流程协调员
- 消毒助理
- 牙科保健员
- 牙科保健助理

诊所经理或业务协调员 小型诊所的医生可以承担大部分员工管理工作，以及履行业务行政职责。一旦团队成员达到 5～6 名或更多，或诊所多于 1 处，医生应该考虑设立诊所经理这一职务。有时，一个人可以同时胜任诊所经理和前台业务协调员的职位。一个好的诊所经理应该具有这样的理念：他/她是医生的延伸，并且肩负诊所成功的重任。医生们应当认识到，他们已将诊所的财务安全和未来交到了诊所经理手中；因此，这个人必须强大，并且能够有效地帮助诊所高效地运行。以下大纲可以根据任何诊所的需要进行修改。图31.6为前台工作任务表。

一般职责
- 代表诊所和医生。
- 确保设施准备良好，均处于工作状态中。
- 帮助医生履行管理职责。
- 处理患者/家长的问题和投诉。
- 订购前台办公用品。
- 确保每天进行电脑备份。
- 监督账单的及时支付。
- 回答家长或患者关于诊所工作流程、财务等相关问题。
- 维护诊所日程表。
- 将牙医从管理细节中解放出来。
- 有需求时为牙医处理交接任务。

系统管理（systems management）
- 了解诊所的所有目标数据和监测方法。
- 努力实现产值目标，监督整个诊室和每位医生。
- 努力实现收费目标。
- 努力达到新患者目标。
- 监督每日和每月产值。
- 监督所有的前台系统，并让适当的前台团队成员负责运行每个系统。
- 监督临床主管。
- 必要时可作为前台团队成员。
- 每周与医生交流诊所的运营状况。

前台的工作任务

基本任务

接听电话	接待患者	确认患者的资格	审查患者的文件
监督诊所设备/用品	安排下一次预约	办理患者离开	录入患者保险
分拣邮件	清洁诊所	安排电话问候，以及在必要时更换语音信箱的信息	

每日任务

核对存款	发出索赔通知	录入保险支付费用	处理CareCredit
发出新患者信息包	向新患者发送感谢消息	给新患者的推荐人发送感谢消息	为网上的评论发送感谢消息
设置信用卡机	保险预授权	回复电子邮件	确认患者
相应调整日程安排	检查电子转账的支付情况	检查患者通讯软件报告/标记患者确认信息	每日监测
追踪已诊断的治疗			

每周任务

检查未付款的索赔	发出报表	电话催款	信件催款
处理未安排的治疗计划	打电话给逾期的复诊患者	检查用品	录入新患者的文件
扫描文件	诊室巡视检查		

每月任务

月末报告	更替杂志	发送护理卡片	清理患者
患者信用报告和信件	录入并更新主保险收费表	每月团队会议	

图31.6　前台工作任务（© Julie Weir & Associates Management Consulting.）

- 监督月末报告的执行情况并审查其准确性。
- 确保每个月诊所管理软件的事务均处理完毕。
- 打印年终报告。
- 监控每日存款情况。
- 监督内部/外部的营销工作。

员工管理（employee management）
- 确保员工有良好的工作面貌和表现。
- 管理员工的休假申请。
- 执行诊所条例。
- 维护每个员工的档案。
- 维护和更新人事/公务手册。
- 对员工进行口头表扬和赞赏。
- 鼓励员工成长和发展。
- 对员工进行及时的绩效评估。
- 保持适当的人员数量。
- 管理新招聘的员工和离职的员工。
- 管理员工的考勤卡和工资发放。
- 管理和解释员工的福利。

领导职责（leadership duties）
- 展现领导行为。
- 支持医生的领导。
- 展示职业行为。
- 为员工树立适当的榜样。
- 保持办公室的低压力工作氛围。
- 保持办公室的高昂工作斗志。
- 组织晨会，用简短的会议来计划一天的工作。

协调员 如果诊所足够大，也可以有一名临床协调员和一名前台协调员。协调员将由一位有经验的团队成员担任，需要有领导能力，并喜欢发挥自身主观能动性。以下大纲可以根据任何诊室的需要进行修改。

前台协调员职责
- 总的来说，协调前台工作；监督调度、收款、保险、客户服务、运行和工作报告。
- 定期与医生和诊所经理会面。
- 对营销的人员配备提出建议。
- 帮助评估营销人员的业绩。
- 帮助监测诊所统计数据。
- 监测每日存款。

临床协调员职责
- 总的来说，协调各临床领域工作。
- 定期与医生和诊所经理会面。
- 针对临床人员需求提出建议。
- 帮助评估临床团队的表现。
- 协调全院的职业安全和健康管理（occupational safety and health administration，OSHA）培训。
- 指导和维护临床团队工作的安排。
- 为临床团队成员分配相关职责。
- 帮助日程安排人员解决工作安排问题。
- 引导患者在临床区域的流动。
- 确保所有系统稳定运行，如数据录入、文书工作、技工室物资传递等。
- 协助制定和维持临床预算。
- 监督临床物资的库存和订购。

前台工作人员职责

患者管理
- 向患者问好，并称呼其姓名。
- 在第三次响铃前接听电话。
- 检查留言，回复电话。
- 通知患者复诊。
- 告诉患者，本诊所永远欢迎新患者的到来。
- 对外适当地宣传诊所。

就诊时间安排
- 合理安排时间，填补空缺，并保持日程安排的高产性。
- 提前2天确认所有患者的预约。
- 在预约前一天根据需要查看患者的病历[电子健康记录表（electronic health records，EHR）]。
- 打印第二天的日程表，并为晨会准备未来3天的日程表；在每张日程表上写好每个医生的总工作量。
- 参与治疗计划，与患者讨论，确保财务支持，签署知情同意书，并安排预约时间。

收费
- 收取全部预付款部分、自费部分和其余费用。
- 核实患者的保险赔偿额，可根据需要提前发送通知。
- 向保险公司提交索赔文件。
- 跟进未赔付的保险账目。
- 公布所有收到的款项。
- 处理报表。

复诊和未完成修复治疗的随访
- 管理患者通讯软件（patient communication software，PCS），如 Yapi、RevenueWell 等。
- 给到期复诊的儿童家长打电话，并更新逾期复诊报告。
- 确保 PCS 向那些已预约复诊但没有电子邮件地址的患者邮寄复诊明信片。
- 给尚未完成治疗计划的儿童父母打电话，并告知当前的治疗情况。

其他
- 确认患者就诊/离开。
- 在病历上注明患者的变化。
- 根据需要撤销病历。
- 保持前台、接待区和盥洗室的秩序。
- 结束前一天的工作（存款、日常报表和信用卡）。
- 开启计算机备份。

每月职责
- 生成结算表。
- 打印月末报告、月工作量/收费情况、转诊患者信息。
- 在计算机中结束本月进程。

临床助理职责
- 患者护理。
- 审查病历。
- 根据治疗操作布置诊室。
- 安排患者就位，并为治疗做准备。
- 在治疗过程中协助牙医。
- 进行患者教育并叮嘱术后注意事项。
- 将患者送到前台。
- 拍摄 X 线片。
- 遵循感染控制操作原则。
- 对器械进行基本的灭菌处理。
- 对使用后的诊室进行消毒。
- 补充诊室储备用品。
- 灌注和修整模型。
- 开展技工室工作。
- 维护设备。
- 协助其他团队成员。
- 告诉患者，本诊所永远欢迎新患者的到来。
- 对外适当地宣传诊所。

流程协调员职责 流程协调员作为临床助理，同样负责监管临床总体进度，并指导医生和其他助理按时完成计划。

消毒助理职责
- 调整椅位并对器械进行消毒。
- 为修复和牙科保健助理提供支持。

牙科保健员职责
- 提供患者护理：预防性治疗、拍片、涂氟、窝沟封闭、取印模。
- 阅读 X 线片，检查牙齿龋坏和软组织是否有异常情况，并将结果通知医生。
- 记录检查表。
- 复核检查表。
- 为治疗布置诊室。
- 为患者安排椅位并为治疗做准备。
- 在检查过程中协助牙医。
- 进行患者教育。
- 将患者送到前台。
- 遵循感染控制操作原则。
- 对器械进行基本的灭菌处理。
- 对使用后的诊室进行消毒。
- 补充诊室储备用品。
- 维护设备。
- 协助其他团队成员。
- 在时间允许的情况下，根据需要协助前台操作复诊系统。
- 告诉患者，本诊所永远欢迎新患者的到来。
- 对外适当地宣传诊所。

牙科保健助理职责 牙科保健助理协助牙科保健员和（或）冠抛光助理处理复诊患者的流程。每两列复诊栏可安排 30 分钟预约，牙科保健助理需要帮助按时完成计划。
- 迎接患者和家属。
- 确认病史和治疗。
- 拍摄 X 线片。
- 为患者安排椅位。
- 调整椅位和器械。
- 协助医生进行检查和记录。
- 进行患者教育。
- 护送家属/患者到前台。

绩效评估（performance review） 完善的绩效评估对医生来说是一个强有力的领导工具，对员工来说是一个很好的学习经历。团队成员必须知道他们被期望做什么，如何做，以及可接受的、更好的和杰出的工作表现的标准是什么。员工希望感觉到他们的存在是有价值的，并且做出的积极贡献得到认可。

以下步骤将使绩效评估成为积极的学习经验。
- 每年留出 1 天时间进行全年绩效评估，而不是试图对每位员工进行年度绩效评估。
- 像对待其他重要的商业会议一样对待这次审查。至少预留 45 分钟。不要重新安排审查时间，因为这是员工日程表上的一个重要事件。
- 提前为会议做准备。填写一份评估表，并由雇主准备以下谈话要点：
  - 雇员自上次评估以来取得的成绩。
  - 赞赏雇员的强项。
  - 新的职责和工作表现水平。
- 在评估日前两周，员工会得到一份评估表，可以对工作表现进行自我评估，然后提前一周将表格交还给医生。这种提前获取的信息让领导有时间了解每位员工对自身绩效水平的看法，并有助于准备讨论要点和指导改进的方向。
- 准备一个表格并要求员工确定下一年的目标和挑战也是很有帮助的。讨论团队成员对自身绩效水平的看法，这样做往往使评估更有意义。每项工作都应该有易于理解的绩效基准，并且基准必须被传达给员工。例如，负责收款的人应该收取 98% 以上的可收费用，应收账款与可收费用的比例为 1∶1，并且超过 90 天的应收账款不超过 18%～25%。如果其中有任何一项标准没有达到，那么员工应该知道他/她需要在哪些方面付诸努力且加以改进。也可以根据所设定的目标、复诊和未完成的修复治疗计划报告以及临床绩效制定相关标准。
- 工作技能和绩效的评估应与工资分开。将绩效评估与人员提升的消息同时放进谈话中讨论会干扰团队成员的注意力。员工可能对加薪的消息非常感兴趣，以至于忽略了设定目标以改进绩效。
- 应该明确告诉员工，年度加薪和（或）奖金是为了表彰其通过不断提升技能和积极的态度为对诊所带来更多价值，而不是因为他们在诊室里又工作了一年。
- 在经济困难时期，可以用季度奖金代替年度加薪，将其与员工前一年增长的业绩挂钩，或以每月奖金的形式 3 个月滚动发放。

改善工作表现的指导

1. 询问自己：作为雇主，我是否为员工提供了适当的培训、时间和工具，使他们能够充分地完成工作。如果没有，则在提供这些机会后再看看是否达到了预期的工作绩效。

2. 直接与员工交谈。不要向其他员工抱怨表现不佳的人。这些流言蜚语会给团队带来毁灭性的破坏。

3. 告诉员工他们工作中做得好的部分，或者你所欣赏且重视的地方。当人们感觉到评估者发现他们的优点而不是仅仅发现他们的不足时，他们会听得更仔细。在讨论需要改进的领域时，请用"成长空间"一词，而不要用"缺点"一词。

4. 具体告诉员工你希望他/她在哪些方面能做得有所不同。

5. 具体告诉员工你希望他/她在这些方面如何做到不同。
- 大多数人在被告知不超过 3～4 点改进意见的时候能做出最佳反应。

6. 询问他们："这件事你可以完成吗？"
- 如果他们回答说"不可以"，询问其原因。
- 雇主可以通过额外的培训或继续教育课程来帮助员工在某一领域有所提升，从而给员工支持感。

7. 询问他们："这是你想做的事情吗？"
- 如果他们回答不是，询问为什么。确定你是在处理不服从命令的问题，还是因为不了解任务的重要性而缺乏动力的问题。

8. 为改进设立一个时间框架，通常在 1～3 个月之间是合适的。在这期间，雇主和员工应经常会面，以评估改进情况。

9. 如果行为/工作表现欠佳（例如连续迟到、滥用病假、违反保密要求，或无法达到要求的技能水平），请告诉员工。
- 他/她需要知道他/她的工作岌岌可危，并且他/她在工作表现得到改善前需接受考查。
- 如果未按照要求做出改变，他/她将被解雇。

- 你的目标是帮助每个员工发挥其全部潜力，但前提是这个人选择在你的诊所取得成功。

10. 记录所有谈话，包括讨论工作表现的日期、时间，以及与员工在所有会议中交换的信息。这在员工被解雇的情况下是很重要的参考。

解雇

解雇员工（dismissal of employee）可能是牙医面临的最困难的任务之一。然而，有一些流程可以减轻解雇带来的压力。解雇通常是由于工作表现不称职或有不可接受的行为，如虐待患者、破坏、盗窃、骚扰或滥用药物。当一个员工对其职责失去兴趣，进而失去效力和（或）效率时，问题就会出现。这些行为和表现方面的问题必须得到解决，单纯地忽视这种情况不会使问题消失。雇主应该和其他员工讨论这些问题的解决方法。如果已尝试过前文"改善工作表现的指导"中提到的10个步骤，而该员工仍不愿或不能改善其行为或达到所需的技能水平，则有必要将其解雇。

- 准备一份文件，说明该员工被解雇及其原因。请咨询执业律师，以确保你遵守所在州的劳动法。在解释完文件后，雇员和雇主应在声明上签字同意并注明日期，该文件应保留在其个人的人事档案中。
- 如果雇员拒绝就讨论记录内容签字和注明日期，雇主应在文件上注明，并亲自在文件上签字和注明日期。这样的说明可作为已完成相关讨论的有效记录。
- 对牙医来说，避免员工对其提出非法解雇诉讼是很重要的，这就是为什么保存与员工的所有会议记录是很重要的。如果该员工属于以下受保护的人群之一，就更重要了。
  - 种族
  - 宗教信仰
  - 年龄（40岁及以上）
  - 孕妇
  - 残疾人
  - 性取向
- 如果不清楚处罚或解雇员工的适当方式，最好是向精通劳动关系的律师寻求建议。付给律师的费用要远远少于与心怀不满的员工打一场非法解雇官司的花销。

- 在大多数州，涉及违法行为如偷窃、虐待患者或故意损坏财产的解雇，是无需提前通知的。如果员工有上述行为并且有确切证明，该员工可以被立刻解雇。应该在办公室手册中明确指出，这种行为是不能容忍的，但凡涉及，会被立即解雇。
- 被解雇的员工在谈话结束后应立刻离开。雇主可以支付遣散费，但并非在所有州都有强制要求。（雇主应向律师了解本州的法律，并将相关政策写入办公室手册中。）被解雇的员工继续留在工作岗位上会造成不利影响。他们可能会破坏诊所运行，即使是无意识的，也可能因解雇的细节而令其他团队成员感到困惑。因此，如果让被解雇的员工继续工作直到找到另一份工作，雇主会因为自己的善心而付出代价。
- 被解雇的员工应该得到其最后一笔工资，归还诊所钥匙，并在诊所经理的陪同下整理个人物品。最保险的措施是更换锁和所有密码。

工资（wages）、加薪（raises）和福利（benefits）

为了避免员工对工作不满意，公平的工资和良好的福利是必要的；然而，工资和福利并非是员工在工作上表现更出色的必要动机。积极性高的员工往往是那些被委派了职责的人，他们个人和专业上的成长总能受到雇主的鼓励和认可。他们在受到赞赏的同时，也被告知他们对诊所、医生和患者来说是多么有价值。简而言之，积极的员工因其对诊所的贡献而得到认可，而金钱只是表示赞赏的一种表现形式。

在管理工资成本、与员工平等地分享诊所收入和利润以及谨慎控制费用支出之间必须保持平衡。团队成员应该明白，他们的行为对他们的工资和福利有直接影响。生产力的提高可以为医生创造更多可分享的利润，而生产力降低则会延缓加薪和减少福利。

- 计时工资应与社区工资水平相当。牙医应对本地区其他诊所的类似工作进行调查，以确定计时工资的最低和最高值范围。从财务上讲，按小时支付员工工资比支付工资更慎重。
- 应每年对工资和福利进行审核。加薪应建立在良好的业绩（积极的表现和提高的技能）、生活成本增加（通货膨胀）以及诊所的整体经济状况等基础之上。如果诊所的收益率提高了但忽视了加薪，那么优秀的员工可能会辞职。
- 每个职位包括商业职位（如前台接待员、日程安排协调员、患者账户协调员）和临床职位（如临床助理、牙科保健员、消毒 / 技工室助理）对于诊所的相对价值，可以根据以下问题的答案来确定。
  1. 找到一个可以替代的人需要多长时间？
  2. 这一职位是否有特殊的证书、教育或培训需求？
  3. 这个职位长期存在的价值是什么？
  4. 目前在职员工的熟练程度如何？

员工的工作能力越强、价值越高、越难以被替代，其得到的工资就应该越高。

员工得到的不仅仅是工资，实付工资只是总体薪酬的一部分。尽管较高的实得工资加上较少的福利可能会吸引一部分员工，但合理的工资和增加的福利通常有助于维持团队成员的稳定。每位员工都应该得到一份年度总体薪酬单，其中包括工资总额、雇主支付的税款以及福利折算出的价值，诸如假期、事假、保险、制服津贴以及免费或打折的牙科护理等。收到一份工资和福利的实际报表，可以让员工更为全面地认识到自己的价值。

员工保留（employee retention）

保留富有成效的员工是一个健康的牙科诊所最关键的基准之一。员工希望在工作中获得成就感，以及支持和鼓励个人和职业发展的机会，否则他们可能会另谋他路。为了留住优秀的员工，医生必须：
- 与工作团队分享工作愿景和价值观。形成一个共同的目标可以激励员工参与其中，并被一个更远大的目标所驱动。
- 建立信任和信心。团队希望能信任医生。能在医生的领导下并且了解医生的态度将为一天的工作奠定基调。
- 拥有高情商。领导者情商越高，团队就会越快乐以及越有成效，因为团队成员会感到被认可、被倾听、被赞赏。
- 欣赏、认可并给予反馈。为团队成员提供指导，并且通过告诉员工他们自身的价值和他们如何产生了积极的影响，从而立刻认可他们积极的行为。
- 创建激励 / 奖励机制。激励措施可以用来鼓励积极的行为。虽然每个人都喜欢收到金钱奖励，但仅靠金钱并不能留住员工。一些可奖励的措施包括：礼品卡、奖金、带薪休假、感谢信、提供午餐、给予晋升机会和继续教育。

员工流失有很高的经济成本。留住员工的必备要素是理解和重视每一个团队成员，帮助他们培养有助于成长的技能，从而使他们自己和诊所整体受益。对员工的投资对于建立一个愉快而繁荣的牙科诊所至关重要。

第五部分：管理体系

新患者预约

新患者预约（new-patient appointment）时的第一印象是与父母及患者建立长期关系的基础。诊所的网站和社交媒体通常是家长与诊所的第一接触平台，而电话是与团队成员的第一次接触。因此，至关重要的是网站要制作精良，社交媒体要及时发布相关内容，电话咨询要由富有亲和力、热心且善于快速建立良好人际关系的员工负责。应充分体现诊所的组织性和专业性。对医生和团队的高度评价能使家长对诊所逐步建立信任和信心，并给家长一种印象，即把孩子带到你的诊所进行牙科护理是一个正确的决定。要记住，家长们在同地区一众诊所中选择了你的诊所，若是他们没有得到很好的治疗，就会选择其他诊所。

首诊电话咨询（initial telephone call）
- 使用新患者信息记录表向家长收集信息（图31.7）。
- 指导家长到你的网站上了解更多关于诊所的信息，并嘱咐他们在预约后的 24 小时内完成新患者信息记录表。许多软件可以设定程序，将这些信息自动下载到诊所的软件中。
- 将新患者的预约安排在打电话咨询后的 1 周内，并在你的日程表中为新患者预留时间。

感谢您致电[诊所名称]。我是[你的名字]。有什么可以帮助您的吗?
患者父母表明想要预约就诊。请问您的姓名是……您孩子的姓名是……
我们上一次见到您的孩子是什么时候?

_____
父母姓名   今天的日期

_____
我们应该感谢哪位人士推荐您来我们诊所? 了解具体细节。

_____
患者姓名   年龄   出生日期

请简单介绍一下[孩子的名字]感兴趣的事情、运动、玩具、宠物或颜色等。
_____

有哪些健康或口腔问题吗?
_____

之前是否有过牙科就诊经历?
_____

_____
患者地址

_____
     家庭电话   工作电话   手机
电子邮件
为了您的方便,我们将通过短信、电子邮件或两者结合的方式来确认您的预约。您更希望是哪一种呢?
  短信   电子邮件   两者结合

是否需要我们帮您提交保险索赔?   是 否   在后面输入保险信息
  如果患者表明有牙齿问题, 询问下列五个问题:
    什么地方感觉不适?   _____
    不适的症状持续多久了?   _____
    是否有冷热刺激敏感或压力敏感? _____
    是否会影响晚上睡眠?   _____
    是否有肿胀?   _____
  你最后一次进行口腔清洁是什么时候? _____

　　现在我们已经收集了您的所有信息,让我们看看可以为[孩子的名字]预约的时间段。我们在[日期]的[时间]或[日期]的[时间]可以安排预约。如果患者父母存在异议,询问其顾虑,这样你才可以解决问题。我理解[父母的异议]。我们在[指明时间]为我们的新患者预留了时间,这让医生有适当的时间来充分评估您孩子的情况,而且我们发现孩子们一般在这个时候表现最好。我在[日期]的[时间]或在[日期]的[时间]是可以预约的。
　　[患者姓名]一定会喜欢[医生姓名]和我们整个团队的。我们的诊所装饰了[描述主题],我们有有趣的玩具和游戏。欢迎您提前到诊所,这样[患者姓名]就可以在他/她的预约时间之前先玩上一会儿。他/她会有一段愉快的体验。感谢您选择我们的诊所。我们会为[患者姓名]提供最优质的服务。
　　请访问我们的网站[网站]并完成注册表格。如果您能在接下来的24小时内完成,那将是最理想的。完成在线注册后,您到达诊所时无需再填写其他表格。一切都会准备就绪,我们可以立即为[患者]看诊。
　　我们期待在[日期]的[时间]与您和孩子姓名见面。您将会收到一份电子确认信息[短信、电子邮件]。只需点击"确认"选项就可以确认预约。如果您出于任何原因而需要更改预约,请至少提前2个工作日与我们联系。感谢您的体量,我们期待与您会面。还有什么我们能帮您的吗?

图 31.7　新患者信息记录表

- 向家长发送电子邮件，并附上网站链接和新患者信息记录文件。这是一个营销的机会，感谢他们的预约，并让他们知道你很期待与他们的孩子会面。建立一个包含医生欢迎家长和孩子的视频链接，这是提升亲和力和信任度的好方法。客户服务技巧：如果你能让某件事情变得容易做，家长就会更愿意去做这件事。

新患者预约（new-patient appointment）之前

- 必要时确认预约资格和牙科保险范围，并确保已经收到新患者信息记录表。

诊所的新患者预约

- 新患者的预约应准时进行。
- 从新患者进门的那一刻起，你的团队就应该以为客户提供最佳的服务为目标。团队成员应保持微笑并确保他们已与患者及其家长建立起了联系。请记住，人们只有知道你对他们有多少关心之后才会关心你知道多少。
- 接待员应该先起身向患者问好，然后向家长问好，并伸出手臂握手，做自我介绍。要让患者和家长知道你很高兴他们选择了你的诊所。
- 一个训练有素的团队成员应陪同新患者到会议室或诊室。此时员工应与家长一起核实儿童的健康史和当天预计要进行的治疗，并为牙医做相关记录。
- 由接待患者及其父母的员工来介绍牙医。在与患者进行简短交谈后，牙医应再次与父母核实患者的健康史，并阅读会见过程中员工所做的记录。这一惯例提供了两个机会，以确保患者的健康史已经完善，与家长核实的内容也被记录在案。如果首诊谈话是在会议室进行的，牙医应离开会议室，由团队成员带领儿童到诊室。这样一来，如果儿童感到不安，牙医就不会参与进来，因为他/她必须在后面的牙科检查期间获得儿童的充分合作。
- 交接儿童的过程要表现得非常积极和热情。在整个接触过程中，也应使用昵称。"Billy，我想让你见见 Ann。Billy，你太幸运了，你今天见到了我的朋友 Ann。而且你知道吗？她会把你的牙齿弄得闪闪发光！你会喜欢她的！"在结账时："哇，Ann 把你的牙齿清洁得真漂亮！"
- 在许多诊所，父母会陪同他们的孩子进入诊室。有时，这可能会分散孩子的注意力；然而，在如今这个方便诉讼的社会中，父母出现在手术室是许多儿童牙科诊所的现状。但是，明智的牙医应该限制陪同进入诊室的成年人的数量，并禁止他们使用手机。
- 在初诊时，助手或牙科保健员应采用"告知–演示–操作"（tell-show-do）的方法给予家庭口腔护理指导。此外，员工还应该传递相关建议，涉及对饮用非氟化水儿童的补氟建议、健康的零食、奶瓶习惯（如果适当的话）以及保持定期复查随访的重要性。
- 检查结束后，牙医应该把情况告知父母。他们通常想知道以下问题的答案：有什么问题？能治好吗？需要花多少钱？
  - 医生应该在提出治疗计划的同时回答"有什么问题？能治好吗？"这些问题，并使用家长能够理解的语言呈现治疗计划，而不要使用过多的临床术语，否则只会让家长感到恐惧和困惑。
  - 前台员工应回答"需要花费多少钱"的问题。
  - 在解释治疗方案时，一定要将治疗方法与完成后的益处、家长提及的促进因素以及不治疗可能产生的后果相联系。
  - 利用图片和举例的方式帮助家长理解推荐的治疗措施。
  - 医生可以通过这样的问题来结束对这个病例的解释："Jones 太太，如果您没有其他问题，我是否可以依照此治疗方案对 Johnny 完成治疗呢？"如果家长有疑问或异议，医生是消除家长疑虑的最佳人选，而不是将此重任交给前台员工。
  - 牙医可能希望与团队成员复盘病例，征求他们的批评和建议。
- 患者及其父母会被陪同至付款处，一般在付费前会安排下一次预约时间。
- 家长将得到一份书面治疗计划。

- 家长将被告知治疗总费用以及当次预约预缴的部分。
- 患者/家长应在电子签名板或打印的治疗计划上签字或姓名缩写。它会被扫描上传到文件中心，并发送给家长。
- 付款后，员工应向家长表示感谢。感谢他们选择了诊所，并让他们知道，如果他们有任何朋友也想体验这一过程，诊所始终欢迎新的患者。
- 儿童和家长在离开诊所时应感受到牙医和员工是十分体贴、周到、技术精湛且高效的。这种深刻的印象可以使家长和儿童对下一次就诊充满期待，并乐于向其他家庭成员和朋友推荐诊所。记住，第一印象是持久的印象。

表格

儿科患者的表格应综合考虑很多因素，包括多个父母、多个电子邮件地址、双重保险以及多个邮寄地址的情况。应考虑在新患者文件中添加一份同意书，列出授权可带患者前来就诊和授权治疗的人员名单。

许多公司有已设计好的表格可供牙科诊所购买使用。建议将表格交予责任保险律师审核，以确保符合联邦和各州法规。一些组织如美国儿童牙科学会（AAPD）、美国牙医学会（ADA）和你的责任保险公司，经常会向诊所提供个性化的表格样本。也有公司可以把表格整合到你的网站以供家长在线完成填写。

牙科诊所所需的患者表格清单：
- 病史；
- 患者的身份/信息表格；
- HIPAA遵从性标准表格；
- 授权人同意书；
- 永久有效的照片和患者审核；
- 财务政策表格；
- 预约政策；
- 治疗/笑气使用知情同意书；
- 口服镇静表格；
- 住院表格。

有效的日程安排（effective scheduling）

当以一种积极主动的方式，采用分块时间工具，并结合每天完成修复及复诊任务的目标来安排"理想工作日"时，诊所会更加高效和富有生产力。分块时间工具可以控制一天的工作节奏和生产力水平；与之相反，杂乱无章的预约安排会导致工作充满压力和混乱。

电话将患者与诊所联系在一起，必须以令人愉快且专业的方式回应患者的咨询。预约秘书接听电话可以给患者留下良好的印象，使预约过程变得愉快；抑或相反，导致预约失败。应仔细倾听每一位家长或患者的意见，在提出预约时间建议时应根据分块时间灵活安排。

由于大多数诊所都有多名人员负责安排患者就诊时间表，所以分块时间表要易于执行，并且要清楚地标明各时间段的预约类型。许多软件系统能够设立分块时间表并监测目标执行。

安排时间表时应考虑以下几点：
- 并非所有操作都需安排等长的时间。将各种治疗预约按简单和复杂分类，为每个类别安排特定的时间，在总的计划表中交替排列。
- 时间安排应符合医生的修复、复诊和住院/GA治疗目标。
- 监测每月医护人员的工作天数，以达到每月的产值目标。
- 上午预约更为复杂的治疗，以方便患者。
- 当采用镇静时，应安排在医生完整的时间段内。
- 为新患者留出足够的预约时间段。
- 较短的时间空档可安排检查、咨询和术后预约等。
- 当预约日程排满时，为突发事件留出时间空档。

如果患者未按预约就诊，团队成员应在5～7分钟内电话询问家长。如果未能取得联系，在24小时内再次拨打电话。如果无法通过电话联系到家长，可以通过电子邮件或普通邮件发送信息，通知其与诊所联系。如果不能重新安排预约，必须在计算机中列出或标记这位患者。每个月底，可以打印一份预约失败患者的名单，以便再次联系。

在安排参加低赔付计划的患者时应效率最大化，否则他们的治疗成本将会很高。应考虑以下几点：
- 在一天中最难安排预约的时间段安排这类预约（如果允许医生控制预约时间）。通常在每天上午 10 点到下午 2 点之间。
- 了解所需的总工作量。通常一项治疗需要 3～5 次或更多次就诊，才能获得与一次全额治疗等同的金额。
- 在州法律允许的前提下，尽可能将任务分配给诊所员工。
- 将低费用方案/PPO 新患者与自费患者区分开。必要的话可以通过年龄、患者数量/月对低费用方案/PPO 患者进行限制。
- 设立严格的"一旦爽约，短期取消"的政策。向患者解释如果爽约或短期取消再次出现，将会取消预约资格，并列入当日的电话名单。
- 让父母签署一份预约政策表格。这些政策可以有别于自费患者。

手术转诊

一些儿童口腔医生在诊所中设立了手术转诊（surgical referrals）部门，为需要口腔治疗并符合 AAPD 全身麻醉指南的患者提供治疗。程序主要是患者在全身麻醉下接受治疗，然后被送回转诊医生处，类似一些其他专科如口腔外科经常采用的方法。

这些患者一般由儿童口腔医生进行初步检查，在适当的环境下进行全身麻醉治疗。术后至少复诊一次，如果可以，转回转诊医生处。

管理收费

知情同意是成功收费的关键。给家长专业地呈现条理清晰的收费协议（图 31.8）并在诊所管理软件中正确录入保险信息，可以防止未收款项的出现。对于可以以保险来支付牙科费用的诊所来说，以一个月的总产值作为总收款的参考。当应收账款总额超过一个月的产值时，资金流就会受到影响，此时许多账款将无法收回。

收集投保患者责任范围准确的保险信息

- 保险公司的名称、电话号码和集团号码；
- 雇主的姓名、电话号码以及联系人；
- 免赔要求和额度；
- 每年最大年度赔付额和终身受益额；
- 预估需求；
- 不同治疗的保险可支付百分比或预定金额，包括预防和正畸治疗；
- 任何排除情况。

在提供服务时收取患者全额、免赔额和共付额

- 在安排孩子的下一次预约前提供准确的治疗计划，并告知家长预估的总费用，引导家长在治疗当天付清费用。
- 如果家长因为忘记带支票簿或信用卡而没有在治疗当天付款，应在结束就诊时交予家长一份声明以及一个可邮寄到诊所的贴有邮票的信封，并请家长在回家后附上一张支票并邮回。

存款管理（collection management）

每日存款应与软件系统生成的报告进行比较。为防止公款挪用，进行存款的员工应与系统入账的员工不同。此外，由医生把诊所的钱款存入银行。

发送结算报表

每个软件系统（software programs）都有能力直接发送结算报表，或者由供应商提供整合电子账单服务，这样做通常可以节省邮资、信封和劳动力的成本而更具有效益。曾经需要 2 个小时的工作可以在不到 5 分钟就完成并且可以自行付费。

- 在每天付款入账后再发送结算报表。选出那些有余额的账户以及在 21 天内没有发送过结算报表的账户。这也将涵盖保险付款过账后的所有欠款。这种方法比每次在保险索赔支付后出现欠款的结算单处理起来要容易得多。默认的付款到期日应该设置为 14 天。
- 超过 60 天没有付款的账户会被认为是逾期的。当患者对传统结算单无应答时，将在 30 天后发送电子邮件提醒。1 美元的价值会随着时间的推移而大大减少（图 31.9）。
- 如果担保人在 75 天内没有回应，应向担保人发送一封 10 天催缴函，要求其付款。
- 如果在 90 天内仍未应答或付款，那么在医生审查账户并批准后，可将账户转交外部收款。
- 各州有关收取逾期账款的方法和法律都有所不同。因此，牙医必须确保其财务协调员了解在该州收取逾期账款的法律问题。

收费协议

非常感谢您来到我们的诊所。我们的追求是为您提供最优质的口腔护理和愉快的就诊氛围。**我们的原则是在任何治疗开始前，与您确认好全部的财务安排**。以下是对我们付款程序的详细介绍。如果您有任何疑问，请随时和我们沟通。

1. 在提供服务时缴纳费用。我们接受现金、支票和信用卡支付。
2. 对于新患者的紧急就诊，我们要求在预约时全额付款。
3. 出于礼貌，我们将为您提供一份收费明细的复印件，以便您提交给您的保险公司进行报销，或者您可以在诊所付款，我们将为您向保险公司索要理赔。
4. 我们每次预约将为您向保险公司最多提出**两次**索赔申请。
5. 如果您的保险公司在60天内没有支付理赔，您将负责支付全部余额，后续进一步向保险公司索赔将由您自己负责。我们很乐意为您提供一份索赔表，以便您能亲自跟进保险索赔事宜。
6. 您必须向诊所提供带有保险公司正确邮寄地址的牙科保险卡，或雇主提供的牙科索赔表。如果在预约时缺少其中任何一份文件，您将有责任全额付款，我们将为您提供索赔表供您提交报销。
7. 如果保险收益已转交给医生，您将负责在服务时支付您的自付费用和共付费用。您有责任支付保险公司赔偿范围外的所有费用。您的保险福利是您和您的雇主之间的协议。您享受的保险金额将取决于您雇主购买的理赔方案，而不是医疗的费用。
8. 诊所欠款不能超过60天，无论保险理赔是否仍在进行中。如果超过60天没有付款，无论总额多少，每月都会加收5美元。
9. 超过60天后，我们将通过信件通知您逾期付款；如果仍未采取行动支付欠款，诊所将雇用一个收款服务公司来收款。责任方应同意支付所有合理的、相关的收款费用。
10. 所有被退回的支票将被额外收取30美元的服务费。
11. 陪同孩子初诊的父母或监护人承担付款的责任。离婚判决或监护权归属将不予考虑。赔偿必须在离婚的父母之间决定。我们不予以干预。

授权许可

我已阅读并接受上述收费协议，理解并同意有关付款的条款。

负责人签名：	日期：

图 31.8 收费协议（© Julie Weir & Associates Management Consulting.）

- 签字生效的收费协议允许你向患者收取所有法律费用、利息和收款代理费用。
- 考虑在雇用收款服务公司之前使用预收款服务，对每个账户收取少量费用。如果仍不能收回款项，就可以将其转给收款服务机构。收款服务机构通常收取待缴金额的50%作为其收款费用。
- 一旦账户被转至收款代理，账户余额将被注销，并将患者从诊所名单中去除。被注销的账户余额应附上代码，注明它被送到了收款服务机构。
- 向患者发出注销通知，包括提供30天的紧急护理，以避免患者以遗弃罪提起诉讼。

删除已剔除患者及其家庭成员的任何预约会诊，注销系统中这些患者。如果患者的治疗未完成，例如患者有矫治器或者修复装置，牙医应该封存患者的病例，并在将档案送往外部收款代理之前寻求法律顾问的帮助。律师可以在放弃患者方面提供最好的建议，以避免潜在的法律问题。

在试图收回坏账时，要遵守所有关于电话、书

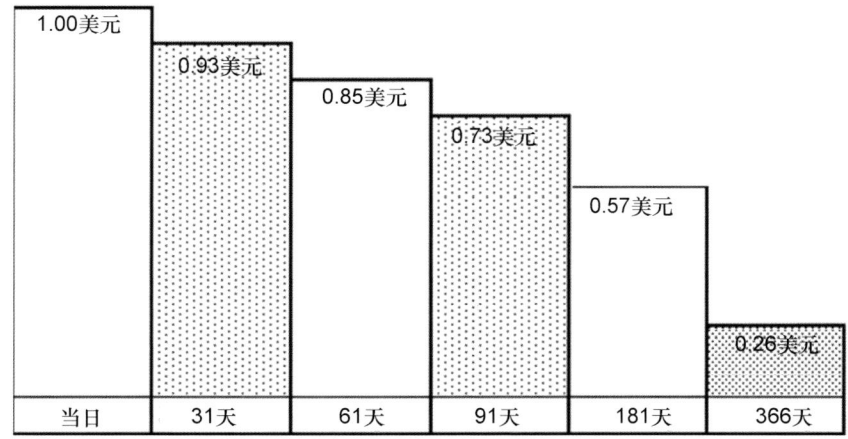

图 31.9　未能收到的 1 美元的价值变化

面沟通和电子邮件的州债务催收法律。必须记录所有的收款行动。确保每封信、每个电话和每封电子邮件都记录在牙科诊所的软件中。在将账户送至收款代理之前，需要能够证明已经采取了一切可能的措施来收取款项。

应收账款报告

- 每月打印并审查所有欠款超过 30 天的账户。
- 采取适当的方式来收取款项：
  - 重新向保险公司提出付费申请。
  - 向家长发送一份结算单。
  - 给家长发电子邮件，让他们通过自己的账户与办公室联系。
  - 给家长打电话。
  - 把账户转给收款代理。

管理保险（insurance management）

接受保险是很好的营销方式，可以吸引患者来到诊所。如果家长有额外的经济援助，他们会更愿意接受对孩子的治疗。然而，为了保持健康的应收账款，在患者来就诊之前，必须采取积极行动来了解患者的牙科保险受益范围。

有效保险管理的步骤

建立诊所管理软件程序，通过使用每个保险计划的承保范围表和支付表来计算患者的保险覆盖范围。其前提条件是前台团队能够正确地使用这些表。

承保范围表包含了保险计划的免赔额、最高赔付额以及预防、修复等的承保比例信息。支付表如果使用得当，可以在软件中建立一个历史记录以显示每项操作从保险机构收到的实际支付金额。这为家长创建了一个更准确的保险覆盖率估值，而不是仅仅依赖于保险方案所规定的各项目支付比例。利用这些表格还可以大大减少应收账款，增加现金流。

1. 注册保险公司的在线管理。大多数保险公司允许通过他们的网站核实患者的资格，查询索赔状态，并在线提交索赔。

2. 了解最新的 CDT 代码。可从 http://ebusiness.ada.org/ 查看美国牙科学会（ADA）现有关于 CDT 编码的手册[8]。定期查看保险公司的费用表以了解所涵盖的赔偿编码和赔付水平，以最大限度地增加编码和承保范围。

3. 在与新患者的电话沟通中收集保险相关信息，并在新患者到达诊所时复印一份牙科保险卡。

4. 联系牙科保险公司确认患者资格，并填写详细表格收集保险受益范围的信息（图 31.10）。

5. 在牙科诊所软件中输入患者的保险信息。赔付水平基于雇主/团体编号而定，而不是保险公司。（如果两个投保人都有 Delta 牙科保险，但他们在不同的公司工作，那么他们的赔付水平就可能会不一样。）

6. 在每个网络内计划（in-network plan）的承保范围表中附上收费表。这会提供准确的估值，并最大限度地减少调整、退款和账单结算的耗时。

保险确认单

患者姓名 _____	出生日期 _____ 与患者关系 _____
保险人姓名 _____	身份证号或SS（以卡上的显示为准） _____
雇主 _____	保险人的出生日期 _____ 分组信息 _____
保险公司的名称 _____	保险公司的电话号码 _____
保险公司地址 _____	
保险公司代理人 _____ 保险生效日期 _____	受益年-更新月 _____

每年最大值		最大利用		个人扣除		是否符合免赔条件	
预防（%）		基础（%）		重大（%）		家庭扣除	

操作	覆饴/覆盖		受益类别			频率/限制	期限？	备注
	是	否	预防	基本	重大			
综合检查D0150								
每次检查D0120								
婴儿口腔检查D0145								
儿童洁治D1120								
成人洁治D1110								
氟化物D1206								
2张殆翼片D0272								
4张殆翼片D0274								
曲面体层片F0330								
殆翼片/曲面体层片套餐D0210								
窝沟封闭D1351								
窝沟封闭D1352								
牙髓治疗D3000								
间隙保持器D1515								
夜间殆垫D994								
不锈钢预成冠								
正畸治疗								
术后综合检查D2391/2/3								
诊所内镇静D9240								
笑气D9230								
住院病例D9420								
等待时期								
不可重复？								

图 31.10 保险信息确认单（verification form）（© Julie Weir & Associates Management Consulting.）

7. 为仅加入主保险计划的雇主附加收费表。这份收费表将确保你的应收账款能反映你将从所提供的服务中获得的实际金额，它还将帮助创建准确的治疗计划和患者评估。

8. 无论治疗程序的保险覆盖范围如何，医生必须为所进行的所有治疗提交索赔单。在提交索赔时，一定要提交全额费用，这样保险公司就会有完整的程序费用记录。这也会体现在对赔付的解释上。

9. 治疗一旦完成，软件系统就应该生成保险索赔并分批处理。在医生审查并确认过当日治疗内容后，以电子形式批量发送索赔申请。保险公司将审核申请并赔付。可以通过大部分保险公司网站在线查询索赔进度。

10. 当收到保险理赔时，需要检查保险公司赔付的项目、患者应承担的部分以及患者需要支付的金额。不要在没有检查患者应付费用的情况下，仅根据理赔解释进行价格的调整。例如：患者的账单显示，洁治术 75 美元，初诊检查 75 美元，全口 X 线检查 100 美元，总共花费 250 美元。如果收到款项显示保险公司支付 200 美元，并说明该项索赔患者支付部分为 0 美元，那么你就知道不得不将总费用下调 50 美元。如果保险公司支付了 200 美元，并说明患者支付部分是 25 美元，则应下调 25 美元。

11. 根据操作步骤分项输入保险支付金额，而不是将全部索赔一次性输入合计保险金额。通过这种方式，软件能够"了解"准确的承保范围，然后支付表将包含承保范围表的相关信息，之后能够根据治疗计划更精确地估算出支付金额。每次输入完保险支付金额后，必须更新支付表。

12. 只有在保险公司要求或预计治疗费用超过 2000 美元时，才向保险公司申请牙科治疗预授权。

13. 每周生成一份未支付的保险索赔报告，以便追踪逾期索赔。保险协调人员应致电保险公司询问付款情况，并采取必要的行动收取款项。未支付的保险索赔应在服务日期后 14 天提出。

关键是要帮助家长理解是他们自己与保险公司有合同而不是医生，家长可以随时打电话给他们的保险公司讨论患者应该支付的部分。有时你必须礼貌地提醒他们是保险公司决定患者的支付金额，而不是牙科诊所。

保险受益协调

当患者有一个以上的有效牙科保险时，保险受益协调十分必要。必须确定哪个保险是主要的，哪个保险是次要的。医疗补助计划（Medicaid）几乎总是作为次要保险处理。

确认保险受益时，先询问该计划的保险受益协调情况。以下是一些选项：非重复性福利、生日规则和人群福利。总是在 UCR（诊所费用）发出索赔。如果医生不是第二保险公司的医生，那么诊所没有义务提交二次索赔。

牙科保险诈骗

保险诈骗会导致对牙医的刑事诉讼，即使他们不知道来自诊所的索赔是如何由员工提交的。你只能提交已完成的治疗以及患者的应付费用。

牙医不应对不是保险公司支付的费用部分（即患者承担的部分）给予折扣或忽视。这样做可能构成保险诈骗，因为牙医虚报了实际费用。例如，一项操作的费用是 100 美元，保险公司只支付 80 美元，如果牙医已接受 80 美元全额付款，则不能提交总额 100 美元费用的索赔。只有在家长需要支付未被保险覆盖的 20 美元的情况下，才提交 100 美元费用的索赔。

不同类型的牙科保险项目

大多数保险公司会提供一些预防性的和基本的承保范围，但具体的承保范围取决于雇主或个人购买的保险项目。

赔偿计划（indemnity plans）

- 赔偿计划是"服务费用"项目，其中包括大部分 UCR 费用。这些计划需要提交索赔，并且可能要求患者接受受益分配并直接从保险中获得付款，这意味着他们将全额支付在你诊所内的所有服务费用。赔偿计划的好处在于投保人一般不受牙科治疗项目的限制。
- 几乎所有的赔偿计划都有免赔额。

管理式医疗（managed care）

- 牙科福利机构属于管理式医疗。它是一个保险行业术语，指的是通过降低报销水平和将财务风险转移到服务提供者（在这里指牙医）来控制福利计划的支出。

- 在管理式医疗中，不同的是支付方式，而不是实际的牙科治疗方式。每个管理式医疗系统都有一个特定的治疗支付机制，通常伴随着某种形式的使用审核。在管理式医疗机构提供服务的牙医放弃了对加入管理式医疗机构的患者的费用控制权。
- 两种最广泛使用的牙科管理式医疗类型是首选提供者组织（PPO，EPO，DPOs）和按人次付费的合同牙科（capitation contract dentistry，CCD，HMO，DMO）。主保险（PPO）是一个由私人医生组成的网络，他们与该计划签约，以较低的费用为特定的患者群体提供特定的医疗服务。加入主保险（PPO）的患者必须从该组织的牙医名单中选择一位牙医。在按人次付费的合同牙科（CCD）计划中，无论注册患者是否真的预约和遵守预约，牙医都会与计划签订合同，为注册患者提供特定的医疗服务，以换取每月按人数计费的金额。换言之，牙科诊所每月根据登记的有资格在该诊所接受治疗的患者人数获得一次性付款。
- 牙医必须权衡关于管理式医疗的许多优劣问题、选择和财政问题。美国牙科学会（ADA）有一个综合资源数据库，以帮助牙医了解和分析管理式医疗的优势和劣势。所提供的服务包括合同分析，该服务可通过各州牙科协会从 ADA 获得。建议所有正在考虑与牙科福利机构签订合同的牙医向 ADA、律师、财务顾问和管理顾问咨询。
- 医生成为管理式医疗提供者将有助于吸引新患者来诊所就诊。然而，医生治疗这些患者的收费标准通常比医生全部费用低 20%～60%。这可能是吸引新患者和实现现金流动的好方法。在开业时，即使只能从 1 美元中赚到 50 美分，也总比没有要好，这可以帮助支付开业所需的管理费用。随着诊所的发展，医生可以减少管理式医疗的参与。主保险（PPO）计划的费用折扣可以看作吸引新患者的营销成本。

医疗补助（Medicaid）和联邦资助项目（federally funded programs）

- 这些费用通常是医生全部费用的 40%～60%。
- 开业的医生必须决定他们的诊所能为公共援助的患者提供多少牙科服务。这样做的好处是让大家知道你作为一名牙医照顾过社区中最需要帮助的患者，并履行了作为一个专业人员的道德和伦理义务，从而提升个人和职业满意度。这样做的弊端是，许多州的计划报销额度不足以覆盖为这些患者提供牙科治疗的实际费用。在这种情况下，牙医为其治疗的每一个公共援助患者提供服务都是赔钱的。一些儿童牙科医生为了解决这一难题，通过限制他们将治疗的患者的年龄、他们从诊所"毕业"的年龄以及每天接诊这类患者的数量来治疗有限数量的患者。
- 医疗补助计划（Medicaid，在一些州有其他的名称）是由各州管理的项目，每个州制定自己的关于资格和服务的指导方针，包括报销率。明智的开业医生在决定是否加入政府援助机构之前，会彻底调查所在州的项目。他们可能会开始在美国卫生与公众服务部提供的各种网站上寻找信息。

随访（treatment tracking）

治疗方案接受度

每天跟踪诊断后治疗有很多好处。今天就诊的患者将来应该会有复诊和（或）修复预约。如果患者没有预约就离开了，就必须花费额外的时间和金钱让患者回来。通过跟踪患者的接待人员以及协助者，医生可以确定是否存在造成患者接受或不接受治疗的模式。

一天结束时要追踪什么

- 当天就诊后安排下一次预约的患者人数。
- 已诊断的治疗计划数量。
- 已安排的治疗计划数量。
- 未安排的治疗计划数量，以及方案提出者和协助治疗人员。应提供提高治疗接受度的培训。

行动

- 指派一名团队成员与没有安排修复治疗的家长保持联系，使他们牢记完成治疗的重要性。
- 让医生了解没有安排修复治疗的患者，特别是当这是一个复杂的病例或疏于照看的患儿时。
- 确定方案接受度是否达到 75% 及以上。

未按时治疗

每个软件系统都有跟踪未按时治疗的报告。

1. 每个月用软件导出一份未按时治疗的报告。根据这份报告定期安排患者的就诊时间。
2. 浏览报告并删除任何不再需要或以前已经完成的治疗。通常，如果治疗在原来的方案上做了改动，旧的治疗方案可能会保留在报告中。
3. 联系家长说明持续治疗的重要性。告知不按时治疗的可能后果和完成治疗的好处。
4. 记录所有试图联系家长的行动。
5. 记录下所有与家长讨论关于孩子逾期治疗的谈话。
6. 一旦治疗诊断超过 6 个月，安排患者回来继续治疗。
7. 在 2 个月内通过电话或短信联系家长的次数不超过 3 次。如果家长没有回复并安排预约完成治疗，请致信解释不完成治疗或没有定期调整和检查矫治器或正畸疗效的后果。这些信件连同邮寄证明书（附表 3817）应邮寄到患者最后告知的地址。邮寄证明书可从美国邮政公司获得。牙科医生应在患者的病历内保存一份信件的副本，并附上邮寄证明书以证明该信件已寄出，以及牙医已履行其专业责任。邮寄证明书会增加一级邮资的名义成本。

复诊（recare system）

任何牙科诊所成功的基础都是复诊系统。复诊系统提供了稳定的复诊和修复预约患者的来源，从而保障儿童的口腔健康，并强调了牙医和团队非常关心孩子的事实。术语"复诊"一词比频繁使用的"复查"一词更可取。复诊指持续的、不间断的关注，而复查指的是偶尔检查问题（例如为了更换有缺陷的部件而召回汽车）。

尽可能保留患者的最有效和最高效的复诊系统一般会在本次就诊结束时提前 6 个月安排下一次复诊预约的时间。预约前 4 周应以电子邮件或短信提醒患者。牙科软件系统和患者个人通讯软件对于帮助管理这些信息至关重要。用你的软件系统每月查询一次未按时复诊报告。通过短信或电子邮件提醒没有预约的患者，提醒他们已经逾期、到期和即将到期的预约计划，并给那些没有回应的患者拨打提醒电话。

有两种预先指定的复诊系统：预选和预分配。在使用任何一种系统时，日程安排协调员都应向家长和患者强调，事先预约的复诊系统便于他们复诊，他们可以在 6 个月内选择喜欢的时间进行预约。

在预选系统中，家长在结账时选择下一次复诊时间。在 5 个月内，将生成包含天数、日期和时间的通知，并发送电子邮件或短信提醒。

在预分配系统中，患者可以自己决定下一次预约复诊的日期和时间。预约时间可以与本次就诊时间大致相同，也可以选择在上课期间或放学后。同样，5 个月后，预约提醒会通过电子邮件或短信发送。这种方法由于加快了结账过程，在繁忙的诊所中特别有用。

对于预选或预分配的系统，预约日期都要输入计算机中，以便在需要时生成通知。如果预约时间因任何原因而改变，例如牙医的行程表改变，应通过电话重新安排时间。

收到复诊卡后，如果家长发现时间不方便，通常会打电话重新安排时间。预约前两天应致电确认。前台工作人员打电话确认，如果家长要求更改，应准备重新调整预约时间。

预约系统可以灵活地适应由诊所发起的预约更改，可以在每月月底留出 1～2 天的空余时间。如果要更改的预约不需要花费很多时间，则可以提前 1～2 周安排定期修复预约、做新检查，并由患者重新安排预约。

检查复诊系统的有效性

复诊程序是所有诊所的生命支持系统。公认的最低目标是 10 名活跃患者中至少有 8 名按照规定的时间定期前往诊所复诊（即有效率为 80%）。诊所应至少每季度检查一次复诊系统的有效性。

检查的准确性取决于过去 18 个月就诊患者（活跃患者）人数的精确统计，但应除外可归类为单次急诊（CDT 代码 D0140）的患者和没有登记为定期治疗的患者。

下面的例子说明了一个快速、简单的用于检查复诊系统有效性的方法：

- 4000 名活跃患者 ÷ 6 个月（复诊频率）＝

每月 667 次复诊预约，这是一个 100% 有效的系统。
- 3 个月的实际平均复诊次数＝每月 300 次复诊预约。
- 300 次实际复诊预约 ÷667 潜在复诊预约＝45% 有效的系统。
- 目标＝80% 或以上的活跃患者前往诊所进行定期复诊预约。
- 4000 名活跃患者 ×0.80＝3200 名患者。
- 3200 名患者 ÷6 个月（复诊频率）＝每月 533 次复诊预约，这样可以达到 80% 的目标。
- 以每月 533 次复诊预约作为 80% 的目标－每月实际平均 300 次预约复诊＝每月 233 次额外复诊。
- 233× 平均治疗费用 155 美元（儿童拍摄或不拍摄𬌗翼片和氟化物治疗）＝每月增加产值 36 115 美元。
- 每月产值 36 115 美元 ×12 个月＝来自现有患者的 433 380 美元额外收入，以及对患者更好的护理和服务。

在确定当前的有效率后，牙医和工作团队可以朝着 80% 的活跃患者定期复诊的目标努力。工作团队应列出系统存在的问题并进行分析，同时制定改进系统的方法并加以实施。许多诊所医生发现 60% 及以上的修复和正畸治疗需求是在口腔卫生检查中被诊断出来的，这强调了诊所拥有有效复诊系统的重要性。

清除病历和再激活患者

至少每年清理一次患者的病历是很重要的，最好在 9 月或 10 月进行。美国牙科学会（ADA）定义有记录的活跃牙科患者应满足以下两种类型之一：第一类为有就诊记录、在过去 12 个月内曾接受过由牙医提供的牙科服务的患者；第二类为有就诊记录、在过去 24 个月内曾接受过由牙医提供的牙科服务，但在过去 12 个月内没有接受过由牙医提供的牙科服务的患者。非活跃患者是指虽然有就诊记录，但在过去 24 个月内并没有接受过任何由牙医提供的牙科服务的患者。

前台工作人员可以出一份关于当年未就诊患者的报告，并通过电话或电子邮件向家长强调定期进行口腔保健的重要性。应告知未完成治疗的儿童家长治疗尚未完成，以及完成治疗的重要性。应该提醒有牙科保险的家长，除非他们在年底前为孩子安排一次预约，否则将失去当年的福利。许多人会为了避免失去保险福利而安排预约。对于拒绝重新安排的患者，在将其病历放入非活跃文件之前，应再次联系并在患者病历中注明。吸引新患者的花费是留住现有患者花费的 5 倍。因此，诊所需要在保留患者和再激活患者方面投入一些时间和精力。

部分州的法律规定了在最后一次治疗完成后牙科记录必须被保留的最短时间。无论法定要求如何，最好尽可能长时间地保存记录，但自最后一次治疗时间起，成人患者的牙科记录保存不少于 10 年，儿童患者的牙科记录则保留至 28 岁。病历应作为医疗事故索赔的证据被保留，并用于回答日后可能出现的医疗或牙科问题。如果存储有困难，记录可以被扫描成电子文件。这样的记录在大多数州法院都是合法的。当然，如果诊所只有电子病历系统，则必须设立适当的备份系统来储存非活跃病历。

有关患者记录的更多信息，请访问 http://www.ada.org/sections/professionalResources/pdfs/dentalpractice_dental_records.pdf。重新激活患者的步骤包括：

- 打印一份 12 个月或 18 个月未就诊患者的名单。
- 记录所有为与家长联系而做出的努力。
- 在你认为电话可能被接听的时间拨打电话。
- 电话留言："本电话是关于您孩子的口腔健康问题。"
- 如果电话没有被回应，可以再发送电子邮件跟进电话信息。
- 只有在所有尝试都无效后，才通过美国邮政发送信件。
- 在这个过程中的任何时间，如果家长表示他们已经去其他诊所进行牙科治疗了，请询问你的诊所是否有需要改进的地方，因为你需要努力提供更优质的客户服务。在他们的档案中分类记录他们主动离开诊所的原因，并让患者知道你随时欢迎他们再次回到诊所。
- 如果患者超过 24 个月没有预约，或联系信息不再有效，则应将患者设置为非活跃状态。

内部和外部营销

父母在儿童牙科"商店"中"购买"三类"产品":帮助预防口腔疾病的治疗和信息,治疗口腔疾病的操作,以及牙科团队。这些产品有两种营销方式:内部营销和外部营销。外部营销(external marketing)开展的地点和方式取决于医生的意愿,以及综合全额费用、主保险(PPO)和医疗补助保险(Medicaid)患者的相关因素。

医生应该创建一个营销团队(2~4名成员),负责监督和落实全年的内部和外部营销工作,以确保有源源不断的新患者。这样做的目的是建立一个开展规律性重复活动的"营销机器",从而建立和维持与现有患者及其父母的关系,并提高对所有儿童在1岁前拥有牙科之家的重要性的认识。相比于全科牙医,这是儿科牙医为婴儿和儿童提供的专业服务。营销费用应该被列入预算中,一般占1%~5%,取决于工作日程中未预约的数量。新患者数量应该按照CDT编码D0150"综合检查"进行计算。一个每周出诊4天的医生应该争取每个月有55~75名新患者,这也取决于当地社区的患龋水平。

诊所品牌

- 诊所品牌应该体现诊所的特点。品牌塑造过程应该开始于商标并涵盖与诊所相关的所有事物:诊所装修、制服、名片、信纸、便条卡、推荐表格、新患者信息表、网站和社交媒体等。重要的是,该品牌应易于家长识别,并传达诊所能够为儿童提供专业的牙科服务的信息。

月营销会议

- 医生每月举行一次与负责营销活动的团队成员的营销会议。每月的营销会议有助于营造一种开放沟通、负责和协调一致的氛围。在会议中,医生和营销团队将制订营销行动计划列表。
- 每月打印一份新患者的推荐报告,检查并确定以下内容:
  - 推荐来源是什么:朋友或家人、口口相传,儿科医生,全科牙医,产科医生,谷歌,网站,社交媒体,在线评论或本地广告?
  - 该如何感谢那些推荐新患者的家长和诊所?
  - 哪些营销活动有效?哪些无效?
  - 下个月应该进行哪些新的营销活动?
- 感谢推荐人
  - 感谢所有推荐人。[时刻检查所在州的《牙科诊所法案》(Dental Practice Act),以确保您符合规定。有些州不允许赠送推荐礼物。]
  - 可以手写便条送给家长并赠予5美元的礼品卡以示感谢。
  - 可以为卫生医疗机构的员工准备零食或各种小礼物以示感谢。礼物可以每月、每两个月或每季度赠送,取决于推荐患者的数目。

内部营销

内部营销(internal marketing)包括在诊所内开展的活动。这些活动致力于超出家长和儿童的预期收获,并与他们建立相互信任的关系,从而使他们定期进行预防保健预约、接受治疗计划并把诊所推荐给朋友和家人。现有的患者家庭会因为你出色的客户服务而成为你最大的推荐来源。

口腔疾病预防

- 提供尽可能多的患者教育!家长/患者接受的患者教育的数量决定了他们对服务是"满意"还是"高度满意"。当家长觉得他们也接受了极佳的预防和术后教育时,会更加愿意为服务支付更多费用。
- 指导正确刷牙、使用牙线,以及如何健康饮食和摄入零食,提供氟化物的使用和预防性保健等知识,教育监护人预防和减少低龄儿童龋(ECC)的发生。
- 提供教育资料:
  - 给家长提供书面材料,强化龋齿预防、口腔卫生指导和术后指导。
  - 使用不同的牙科手术图片和模型,使家长更好地了解什么是最优的治疗方案,以及对孩子有何益处。
  - 利用网络技术教育监护人。婴儿口腔健康项目网站（http://www.babyoralhealthprogram.org/）对教育监护人、团队成员和孕妇如何预防 ECC 来说是非常好的资源。

牙科团队（dental team）

家长通常会选择儿童牙科诊所为孩子寻求治疗。大多数情况下，他们的选择是基于为孩子治疗的医生是谁。在"购买"治疗计划之前，家长必须信任（Trust）、喜欢（Like）团队，并对团队有信心（Confidence）；因此，牙科诊所最重要的"产品"是提供 TLC（Trust, Like, Confidence）的团队。每个团队成员都是和医生一样重要的"产品"。一位优秀的医生可能会因一个令人不快的前台团队成员或一个粗鲁而迟钝的临床团队成员而黯然失色。

- 团队的形象应该尽量专业，制服应该看起来干净利落。
- 员工的发型、衣着和饰品应该适当。
- 保持良好的眼神交流，微笑着与父母握手，并且介绍自己以及在诊所的职位。
- 向家长和孩子询问他们的口腔问题、兴趣爱好、喜欢的运动以及习惯。对他们表现出真诚的热情。
- 找到他们值得赞美的地方，这样能让他们自我感觉良好。
- 仔细倾听，不要打断，要有同理心、友好和礼貌。
- 和孩子一起开怀大笑，玩得开心。比起你说什么，人们更容易记住你给他们的感觉。
- 为孩子制作个人就诊记录，并在病历上标记日期，这样家长下次来访时，诊所里的任何人都可以和家长继续讨论这个话题。
- 在见孩子之前回顾一下患者个人就诊记录。
- 向患者赠送手写的便签或卡片，欢迎他们来诊所或称赞他们是很配合的患者。
- 向孩子传达愉快的和有教育意义的"等待"信息。
- 请求推荐。在家长表扬了诊所后，你可以说："谢谢你对我们工作的所有赞扬。我们时刻欢迎新的患者来诊所就诊。如果你知道任何家庭也需要这样的医疗服务，请把我们推荐给他们，我们很乐意帮助他们。"
- 提供更灵活的付款方式。
- 成为高比例保险支付项目青睐的优质医生。
- 增加新的医疗补助项目（Medicaid）的患者来填补未预约时间。

设施

- 设备的外观应体现出专业性。家长会根据他们所看到、触摸到和听到的一切来判断诊所是否优秀。如果诊所看起来过时、破旧，地毯污迹斑斑，墙壁上有油漆残留，那么父母就会认为诊所已经过时，水平低，并会担忧感染控制问题。
- 创建良好的登记和付款流程，避免出现流程上的瓶颈。通常有一个签到处和两个结账处，应相互分开以便进行私密的财务上的交流。
- 为家长创造一个舒适的区域，为年龄小的患者创造一个有电子游戏和特殊玩具的游乐区，为青少年患者创造一个单独的区域。
- 每 5 年重新装修一次，使设施保持崭新

外部营销

外部营销包括诊所之外的其他活动，用于建立对诊所服务的需求和认知。AAPD 已经为其成员创建了一些营销项目，这些项目可以在 AAPD 网站上找到。

面向卫生保健专业人员（health care professionals）的营销

- 儿科医生应该是你的主要推荐来源之一。其他保健专业人员有全科医生、全科牙医、产科医生和学校护士。
- 教育卫生保健专业人员和他们的团队，让他们了解孩子从 1 岁起拥有一个牙科之家的重要性，以及儿科牙医可以提供什么类型的服务。这可以通过在他们的办公室安排"午餐和学习"活动来实现。要意识到并非只有医生会推荐患者，家长们也会询问护士和前台工作人员应该带孩子去哪里做牙科护理。因此，向推荐机构团队的宣教和对医生的宣教同样重要。

口腔健康教育项目

口腔健康教育项目（dental health education

programs）是直接与孩子们交流口腔保健的好方法。教育项目可以安排在公立学校、私立学校、日托中心、假日圣经学校和夏令营。或者，你也可以邀请上述团队到你的诊所进行实地考察。请遵循下面的建议：

- 如果你的团队成员打扮成牙仙子、吉祥物、超级英雄或流行的科幻电影人物，项目会更令人难忘。你选择的角色应该成为诊所品牌的一部分。在诊所网站上和接待室里放一张吉祥物的照片。
- 让你的项目与孩子们互动起来。孩子们与你分享的信息越多，他们就会记住越多。
- 在孩子们的礼品袋里放一封给家长的信，里面应包含以下信息：你是谁，关于演讲的信息，他们的孩子学到了什么，关于ECC的信息，以及强调1岁前进行预防性诊疗和拥有牙科之家的重要性。
- 你的吉祥物也可以出现在健康博览会的展台上，尤其是为准妈妈和新生儿妈妈举办的健康博览会。

在线展示（online presence）

- 大多数家长会使用互联网或移动设备为孩子寻找儿童牙医。使诊所网站积极运行并拥有多个域名，家长可能会通过它们搜索到你或者你的诊所名称。
- 也可以借助声誉管理公司使你的搜索引擎优化提升，以帮助你保持竞争力。
- 设置你的"Google My Business Page"页面信息，使之与你网站上的名字、电话和地址完全一致。"Google My Business Page"是一个可以用来管理你在谷歌上数字足迹的免费工具。通过更新和优化的网站以及更新的社交媒体页面，创建诊所实力强大的在线形象。

网站（website）

- 你的诊所网站应该被创建或设置为移动响应式网站。与以前的用户友好型网站不同，移动响应式网站的设计旨在适应各种设备（台式机、手机和平板电脑）。
- 网站代表了品牌的整体形象，以及患者和家长在你诊所的体验。这通常是你给潜在的患者家长或新患者的第一印象。所以网站应该是保持更新的、专业的和有趣的。
- 认识牙医：发布医生自我介绍及其执业理念的短视频。展示医生擅长的临床技能以及阐述患者喜欢你的原因。
- 认识我们的团队：发布团队成员谈论诊所的视频，以及他们为什么喜欢在这个诊所工作。
- 感言：发布家长和患者满意的视频。
- 就诊过程：发布患者和家长与您的团队在诊所互动的视频。
- 顶部标题横幅：应该包括你的电话号码、诊所地址、所有的社交媒体图标，以及一个可以链接到可填写表格的交互按钮，用于请求预约或联系诊所。
- 提供诊所的位置，包括Google Map链接。
- 有关于牙科主题的页面。
- 包括可在线填写的新患者信息表。家长可以直接在你的网站上填写信息，也可以打印出来填写，为第一次看牙医做准备。

社交媒体

社交媒体（social media）平台是一种帮助你维持与现有患者关系的平价方式，也有助于加强患者的忠诚度；同时可以帮助你在社区中建立品牌知名度，极大程度地扩大诊所对新患者的影响。有许多社交媒体平台可以提高你的诊所知名度：

- 脸书（Facebook）——与不在你的诊所就诊的家庭发生"社交"联系。
- Instagram——"以视频和照片为中心"的理念，帮助创建您诊所的"在线杂志"。
- LinkedIn——与同行和其他商业伙伴的"专业"联系。
- 博客（Blogging）——"教育"连接，帮助你分享你的专业知识和对当前行业形势的想法。
- 推特（Twitter）——"实时"连接，持续进行实时讨论。
- 品趣志（Pinterest）——"社交书签"网站，用户可以收集和分享他们最喜欢的事件、兴趣和爱好的照片。
- 通过发布有趣和吸引人的内容与家长/患者互动，增加诊所粉丝并提高线上回复率等方法管理诊所线上声誉。如果有家长在社交媒体上对医生进行评价并发布，将它分享到你的诊所主页。如果有人评论你的社交媒体帖子，请礼貌回复。社交媒体让你有机会展示你的诊所和团队，并在患者家长来到诊所之前与他们建立线上关系。

- 在员工手册中制定与社交媒体相关的政策，涉及以下事项：
  - 诊所设备和机器的使用。
  - 机密和专利信息的保护。
  - 患者信息的保护。
  - 禁止利用互联网骚扰同事。
  - 禁止批评患者和供应商。
- 确保团队成员明白社交媒体网站上关于诊所的负面评论对他们的影响。互联网上几乎没有隐私。
- 团队应该为患者和家长创造良好的就医体验，这样他们才会有意愿进行积极的在线评价和建议。
- 通过在 www.Google.com/alert 页面建立一个 Google Alert 账户来监控医生评级。安排专门的团队成员和医生保持在线状态并监控在线评论。预先计划营销工作，留出时间收集内容（照片和视频），并在社交媒体平台持续发布。

牙科诊所相关技术（dental office technology）

牙科诊所越来越多地使用相关技术，因为其高效、方便，并且诊所管理软件系统对诊所运营至关重要，可以为医生和诊所经理提供良好的业务信息。

- 前台的基本配置包括：牙科诊所管理软件系统、患者通讯软件、扫描仪、打印机、多台计算机和多线电话系统。投资软件系统用于生成电子报表和提交电子索赔以及记录临床病历。
- 为防止数据丢失，定期进行云备份和镜像备份。
- 为避免更改设置，需要设置系统（system）中员工访问级别的限制。
- 无纸化诊所需要使用扫描仪和数字化摄影，其效率及成本效益更高。
- 临床团队的先进技术包括：绝缘材料、激光龋齿探测仪、数字化摄影、水激光等牙科治疗系统。

依从性（compliance）标准

儿童牙科诊所应将遵守依从性标准作为首要任务，必须向团队提供培训，以确保遵守标准，并由每位父母或监护人签署强制性表格。依从性标准的主要类别如下：

1. 感染控制——疾病预防控制中心：灭菌过程和常规芽孢检测。

http://www.cdc.gov/oralhealth/infectioncontrol/guidelines/index.htm [10]

2. HIPAA 依从性标准：HIPAA 隐私保护规则赋予患者对其牙科记录、账单分类和其他健康信息的某些权利。

http://www.ada.org/8753.aspx 和 http://hipaanews.org/checklist.htm [11]

3. 患者记录依从性标准：查看你所在州的牙科诊所执业法案，了解有关牙科患者记录保存的要求。

http://www.ada.org/sections/professionalResources/pdfs/dentalpractice_dental_records.pdf [9]

4. OSHA 依从性标准：遵守所有 OSHA 和州法规。留档所有培训记录和所有必要的文件记录，包括体能测试、锐器处理以及心肺复苏（CPR）培训。

https://www.osha.gov/Publications/OSHA3187/osha3187.html [12]

5. 许多州要求张贴劳动法。你所在的州可能要求专门为牙科诊所张贴附加的信息，如工资支付日期信息、在工作中受伤如何处理等。与你所在州的劳动委员会核对依从性标准要求。

6. 确保你遵守家长签署的治疗知情同意书内容。AAPD 网站 www.aapd.org 有关于知情同意准则的信息。

7. 保证你的证书是最新的。
- 包括保险公司的声明、CPR 卡、DEA 执照、牙科执照。这些证书都必须保持更新，如果过期了，会受到相应的处罚。

8. 遵守保险公司的合同。
- 保险公司经常发出更新文件的提醒。
- 立即更新任何医生资格认证的变化，以获得签约保险公司的认证。保险公司不会为无资格认证的医生所做的治疗支付费用。

临床组织（clinical organization）

- 为保证效率，每个房间的橱柜和推车中存放的临床用品应完全相同，以便快速找到材料。
- 维护和保养设备比更换设备要便宜。检查所有的维修手册，并遵循制造商的建议进行维修。当维修到期时，在时间表上记录，并在维护日志中记录所有的维修情况（图 31.11）。
- 确保按照说明书给手机上油和保养。

库存管理

一个有序的库存系统将防止必要的临床用品和材料断货，或库存过剩导致占用过多的现金。

- 列出诊所使用的所有材料以及它们的订购地点。诊所使用的所有物品应每年评估一次，登记并录入系统手册中。
- 与牙科材料供应公司合作，为回购物品创建一个条形码扫描仪或标签系统。

库存管理（inventory control）涉及所有团队成员之间的沟通，用品库存不足的上报不是某一个人的责任。

- 将牙科材料保存在最合适的环境中。未能按照制造商推荐的条件储存产品可能导致不得不扔掉材料和（或）治疗失败或重新治疗。
- 前台工作人员应负责前台用品，牙科助理应负责临床用品。

临床维护清单

每天	
☐ 压缩机打开（上午）和关闭（下午）	☐ 真空吸引器打开（上午）和关闭（下午）
☐ 水管打开（上午）和关闭（下午）	☐ 检查灭菌器的液位——每次循环前
☐ 打开笑气和氧气罐	☐ 在一天结束后给超声仪充水/排水
☐ 给所有设备的水瓶装满水	☐ 计算机硬盘备份
☐ 按需清洁/更换真空吸引器，并用真空系统清洁剂清洗所有管道	☐ 晚上结束后用空气吹干管道
每周	
☐ 消毒器芽孢检测	☐ 清洁消毒器的外部和内部
☐ 检查所有牙科设备的收集器	☐ 检查O形圈有无磨损并按需更换
☐ 润滑真空阀	☐ 清洁超声仪
☐ 擦拭反光镜和遮光板	☐ 检查油润滑压缩机的油位，并排空压缩机储油罐
☐ 清空并清洗所有设备的水瓶	☐ 清理蒸馏器的沸腾水箱
每月	
☐ 如果使用石膏收集器，请清洁并检查	☐ 检查自动体外除颤仪（automated external defibrillator, AED）电池和应急用品，例如急救包
☐ 润滑设备的接头	☐ 检查所有过滤器
每季度	
☐ 检查压缩机的过滤器	☐ 检查真空机的过滤器
☐ 检查和（或）更换压缩机油	☐ 检查设备和笑气的管道
☐ 清洁模型修整轮	☐ 检查模型修整器和排水管道上的收集器
☐ 检查牙椅的压力液	☐ 检查所有计算机上的电池备份系统
☐ 检查烟雾报警器	☐ 检查计算机备份
每年	
☐ 至少每年更换一次压缩机中的机油	☐ 更换灭菌器垫片
☐ 对员工进行OSHA培训	☐ 心肺复苏（cardiopulmonary resuscitation, CPR）培训[如果按照美国心脏协会（American Heart Association, AHA）的要求，每2年一次]
☐ 检查是否有磨损的电线	☐ 检查设备是否泄漏
☐ 组织应急演练	☐ 检查AED是否有过期的衬垫或电池
☐ 对X线设备进行检查、校准和认证	☐

日志

临床区域的日志样本应该包括：

☐ X线校准和更新设备证书的日志	☐ 灭火器补给和消防检查的日志
☐ 锐器和红色袋装污染物的处理日志	☐ 芽孢测试和维护消毒设备的日志
☐ 化学品安全技术说明书（MSDS）日志	☐ 放射量测定日志
☐ 员工培训日志	☐ 水管检查日志
☐ 压缩机换油日志	☐ 所在州规定的其他日志

图 31.11 临床维护清单

- 每个人都应在诊所的每月预算范围内工作，包括前台及临床用品。尽可能争取最佳交易并保留一份供应品订购记录。

参考文献

1. Collins J. *Good to great.* William Collins: New York, NY, 2001.
2. Parker JF. Do the right thing. Pearson Education Inc: Upper Saddle River, NJ, 2008.
3. *The Rule of 72: Double your money, reduce your debt.* Available at: http://www.investopedia.com/ask/answers/what-is-the-rule-72/ (Accessed October 28, 2020).
4. Kouzes JM, Posner BW. *The leadership challenge.* Jossey-Bass Inc: San Francisco, 1995.
5. American Dental Association. Member Services. Available at: http://www.ada.org/en/member-center by telephone 1-800-947-4746;or reference librarians at the ADA Library, 312-440-2653.
6. Professional DynaMetric Programs (PDP). www.pdpglobal.com. (Accessed October 28, 2020).
7. Blanchard K, Johnson S. *The one minute manager.* Harper Collins: New York, 2003.
8. CDT. Dental Procedure Codes. http://ebusiness.ada.org/. (Accessed October 28, 2020).
9. American Dental Association Council on Dental Practice. https://ebusiness.ada.org/productcatalog/3273/Center-for-Professional-Success/Dental-Practice-Dental-Records/CPSPR180 (Accessed October 28, 2020).
10. Centers for Disease Control and Prevention: http://www.cdc.gov/oralhealth/infectioncontrol/guidelines/index.htm. (Accessed October 28, 2020).
11. U.S. Department of Health and Human Services. HIPAA Privacy Regulations. Available at: http://www.hhs.gov.hipaa/index/html. (Accessed October 28, 2020).
12. Occupational Safety and Health Administration: https://www.osha.gov/Publications/OSHA3187/osha3187.html. (Accessed October 28, 2020).

中文名词索引及部分英文对照

13 三体　134
18 三体　134
1 型单纯疱疹病毒（type 1 herpes simplex virus, HSV-1）　300
1 型退缩（recession type 1, RT1）　318
21 三体　134
21 三体综合征（trisomy 21 syndrome）　422
2 型退缩（recession type 2, RT2）　318
3 型退缩（recession type 3, RT3）　318
Ⅰ类洞　237
Ⅱ类洞　238
Ⅲ类洞　240

A

Albright 遗传性骨营养不良症　430
A 组链球菌（group A streptococcus, GAS）　603
阿片类药物　373
阿替卡因（articaine）　336, 341
埃勒斯-当洛综合征（Ehlers-Danlos syndrome, Ⅳ型和Ⅷ型）　314
爱泼斯坦珠（Epstein pearls）　418
氨基苯甲酸乙酯（ethyl aminobenzoate）　334
按人次付费的合同牙科（capitation contract dentistry, CCD, HMO, DMO）　728

B

Bluegrass 矫治器（Bluegrass appliance）　501
Bohn 结节（Bohn nodules）　418
白色草莓舌（white strawberry tongue）　82
白细胞黏附缺陷（leukocyte adhesion deficiency, LAD）　144
伴放线聚集杆菌（*Aggregatibacter Actinomycetemcomitans*, Aa）　314
保持方法（retention scheme）　536
保护性固定　587
保险索赔（insurance claims）　705
暴食障碍　198
暴食症　196
苯丙酮尿症　137
苯二氮䓬类药物　371
苯妥英引发的牙龈过度生长（phenytoin-induced gingival overgrowth, PIGO）　309
鼻唇角（nasolabial angle）　462
鼻腭神经阻滞麻醉（nasopalatine nerve block）　339
鼻牙槽矫形装置（nasoalveolar molding, NAM）　550
比较基因组杂交（comparative genomic hybridization, CGH）　134
扁桃体吸引器　677
标准操作程序手册（standard operating procedures manual）　711
表观遗传学　140
表面麻醉（topical anesthesia）　333
表面麻醉药（topical anesthetics）　334
表现度　140
表型　129
丙胺卡因（prilocaine）　341
丙型肝炎病毒（hepatitis C virus, HCV）　614
并生牙（gemination）　44
玻璃离子水门汀（glass-ionomer cement）　224
卟啉病（porphyria）　76
补充注射技术（supplemental injection techniques）　339
不良童年经历（adverse childhood experiences, ACEs）　691
不锈钢预成冠　241
布洛芬（ibuprofen）　343
部分无牙症（partial anodontia）　72

C

Charters 法　174
Crouzon 综合征　140
财务管理（fiscal management）　702
测序费用　130
产前咨询　179
常规下颌神经阻滞麻醉（conventional mandibular nerve）　334
常染色体　133
常染色体显性遗传　136
常染色体隐性遗传　137
超额脂肪（discretionary fat）　187
超重　188, 191, 193-194
成功建立牙科诊所（successful dental practice）　702
成瘾　200
成釉细胞瘤（ameloblastoma）　117
成釉细胞纤维瘤（ameloblastic fibroma）　119
成釉细胞纤维牙瘤（ameloblastic fibro-odontoma, AFO）　120
诚信（truthfulness）　357
冲牙器　168, 174, 176
重组家庭（reconstituted families）　361
出血　277-279
处方药监测程序（Prescription Drug Monitoring Program, PDMP）　344
创伤（trauma）　60
垂体功能减退症　430
唇腭裂（cleft lip and palate）　60, 149, 541
唇腭裂多学科序列治疗　547
唇腭裂多学科治疗团队　542
唇裂　541
唇裂修复术（cheiloplasty）　551
唇突度（lip protrusion）　462
唇系带异常（abnormal labial frenum）　84
磁共振成像（magnetic resonance imaging, MRI）　19

刺激-反应（stimulus-response，S-R） 359
刺激泛化（stimulus generalization） 360
脆性 X 综合征 595
存款管理（collection management） 723
挫入 660-662
挫入性外伤 661
错𬌗畸形的遗传学 146

D

DNA 微复制 134
DNA 微缺失 134
大脑性瘫痪（cerebral palsy） 596
代理性孟乔森综合征 156
单倍型域 142
单纯疱疹病毒（herpes simplex virus，HSV） 633
单核苷酸多态性（single nucleotide polymorphisms，SNPs） 130
单基因性状 134
诞生牙 417
蛋白质缺乏型营养不良 190
等位基因 135
低磷酸血症性佝偻病（hypophosphatemic rickets） 54
低磷酸酯酶症（hypophosphatasia） 48
低磷血症（hypophosphatemia） 54
低龄儿童龋（early childhood caries，ECC） 13，205
低密度脂蛋白（low density lipoprotein，LDL） 199
地图舌（geographic tongue） 81
地中海式饮食 184
第二乳磨牙早失（early loss of second primary molars） 490
第一恒磨牙缺失（loss of first permanent molars） 494
第一恒磨牙异位萌出（ectopic eruption of first permanent molars） 516
第一乳磨牙早失（early loss of first primary molars） 487
电动牙刷 171
电荷耦合器件（charged coupled devices，CCDs） 24
电离辐射（ionizing radiation） 61
电凝牙髓切断术 286
电灼伤 670，673
蝶鞍点-鼻根点平面（sella-nasion plane，SN） 457
丁型肝炎病毒（hepatitis delta virus，HDV） 630
定量传递不平衡检验 142
定量光导荧光技术（quantitative light fluorescence，QLF） 219
定位（orientation） 713
定位和培训（orientation and training） 713
冻干骨 286
洞型预备 237
毒性 341
对乙酰氨基酚（acetaminophen） 343
多层螺旋 CT（multi-slice computed tomography，MSCT） 19
多感官交流（multisensory communication） 358
多基因性状 134
多颗乳磨牙早失（multiple primary molar loss） 494
多生牙（supernumerary teeth） 524
多因素遗传 140
多因素阈值模型 141

多灶上皮增生（multifocal epithelial hyperplasia） 100

E

Ehlers-Danlos 综合征（Ehlers-Danlos syndrome，EDS） 145
额骨干骺端发育异常 430
腭侧曲簧矫治器（palatal spring appliance） 508
腭侧组织麻醉 338
腭大神经（腭前神经）阻滞麻醉［greater（anterior）palatine injection］ 339
腭裂 541
腭裂修复术（palatoplasty） 553
腭栅矫治器（palatal crib appliance） 501
儿童病情伪造 156
儿童发育（child development） 347
儿童健康保险计划（Children's Health Insurance Program，CHIP） 691
儿童口腔修复指南 232
儿童口腔治疗三角（pediatric dentistry treatment triangle） 346
儿童虐待和忽视 155
儿童行为（child behavior） 355
儿童阻塞性睡眠呼吸暂停（obstructive sleep apnea） 527
耳聋（deafness） 600
二尖瓣脱垂（mitral valve prolapse，MPV） 595
二氧化碳分压监测仪 384

F

Frankfort 平面（Frankfort horizontal plane，FH） 457
Frankl 行为分级量表（Frankl Behavior Rating Scale） 353
Fraser 吸引器头 677
发声和多种运动联合抽动障碍（Tourette syndrome） 319
发育成熟的一致性 442
发育生物学 132
发育停滞 190
芳香化酶 148
防龋性能（cariostatic properties） 223
防龋疫苗 218
非传染性疾病 205
非综合征型多颗多生牙（nonsyndromic multiple supernumerary teeth，NSMST） 71
肥胖 187，193-195
风湿热（rheumatic fever） 603
风险评估 211
蜂窝织炎（cellulitis） 41
氟斑牙 218
氟化氨银（silver diamine fluoride，SDF） 216
氟化公共饮用水 213
氟化钠保护漆 215
氟化物（fluoride） 62，213
福利（benefits） 718
父母教育方式 354
复发性阿弗他口炎（recurrent aphthous stomatitis，RAS） 303
复发性阿弗他溃疡（recurrent aphthous ulcer，RAU） 303
复发性唇疱疹（recurrent herpes simplex labialis，RHL） 301-302

复诊（recare system） 729
覆盖义齿（overdenture） 572

G

改良 Stillman 法 174
改良Ⅲ类洞 240
钙 191
钙化不全 136
盖髓材料 277，279，284，286，289
盖髓剂 284
盖髓术 278，284，291
感染（infection） 60
感染性心内膜炎（infective endocarditis，IE） 603
高胆红素血症（hyperbilirubinemia） 75
高级生命支持 389
高频电凝牙髓切断术 286
高效抗反转录病毒疗法（highly active antiretroviral therapy，HAART） 632
高盐摄入 195
告知-演示-操作（tell-show-do） 354，359-360
戈谢病（Gaucher disease） 314
隔离系统 236
隔湿（isolation） 227
个别牙先天缺失（hypodontia） 72
个人需求（personnel needs） 709
根管治疗 278，281，284
根尖外吸收（external apical root resorption，EARR） 149
根尖周囊肿（radicular cyst，RC） 112
根折 668-669
工资（wages） 718
工作描述（job descriptions） 713
公务手册（office manual） 710
佝偻病 192-193
沟纹舌（fissured tongue） 81
孤独症谱系障碍（autism spectrum disorder，ASD） 595
谷蛋白 200
骨密度（bone mineral density，BMD） 192
骨膜上麻醉技术（supraperiosteal technique） 336
骨内注射（intraosseous injection） 341
骨肉瘤（osteogenic sarcoma，OS） 123
骨纤维性结构不良（fibrous dysplasia） 108
骨质疏松 191
骨质疏松症 191-192
固定 663-666
固定根折牙齿的夹板 669
固定局部义齿（fixed partial dentures） 566
固定式腭弓矫治器（fixed palatal wire） 508
固连恒牙（ankylosed permanent teeth） 422
固连乳磨牙（ankylosed primary molar） 422
雇主资助的私人保险（employer-sponsored insurance，ESI） 695
刮舌板 168，174
关注（attending） 359
冠折 661

管理保险（insurance management） 725
管理式医疗（managed care） 727
光导纤维透照（fiberoptic transillumination，FOTI） 219
光导纤维透照数字影像技术（digital imaging fiberoptic transillumination，DIFOTI） 219
光固化窝沟封闭剂（light-cured sealant） 227
光激发荧光板（photostimulable phosphor plates，PSPPs） 22
广泛型侵袭性牙周炎（generalized aggressive periodontitis，GAP） 312
广泛性发育障碍（pervasive development disorder，PDD） 595
国际标准化组织（International Organization for Standardization，ISO） 22
国际龋齿分类和管理系统（International Caries Classification and Management System，ICCMS） 210
过渡性修复治疗（interim therapeutic restoration，ITR） 243
过量饮食（objective overeating） 194

H

Haim-Munk 综合征 145
Hall 技术 252
Halterman 矫治器（Halterman appliance） 518
Hawley 矫治器（Hawley-type appliance） 501，508-509
Hyrax 矫治器（Hyrax appliance） 514，516
含氟漱口水 217
含氟牙膏 214
含牙囊肿（dentigerous cyst） 113
"好莱坞"桥（"Hollywood" bridge） 486，488
𬌗干扰（occlusal interferences） 228
𬌗型（pattern of occlusion） 444
合子 141
合作前阶段（precooperative stage） 347
颌骨发育不良综合征（gnathodiaphyseal dysplasia） 53
颌骨良性骨纤维病变（benign fibro-osseous lesions of the jaws） 108
颌间固定术 688
黑毛舌（black hairy tongue） 82
恒牙 279-280，291
恒牙胚 659-660
恒牙胚对外伤的反应 659
恒牙先天缺失（congenital absence of the permanent tooth） 484
横腭杆（transpalatal bars） 493
横纹肌肉瘤（rhabdomyosarcoma，RMS） 122
红外线激光荧光龋检测仪（DIAGNOdent） 219
后牙不锈钢预成冠 244
后牙反𬌗（posterior crossbite） 510
忽视 156
互补金属氧化物半导体（complementary metal oxide semiconductors，CMOSs） 24
化脓性肉芽肿（pyogenic granuloma） 102，684
化学固化窝沟封闭剂（chemically cured sealant） 227
化学菌斑控制剂 176-177
化学制剂 168
化学治疗（chemotherapy） 61
坏死性溃疡性牙周炎（necrotizing ulcerative periodontitis，NUP）

633
坏死性牙周炎（necrotizing periodontitis，NP） 304
坏死性龈炎（necrotizing gingivitis，NG） 304
混合牙列期间隙分析（mixed dentition space analysis） 447
活髓保存治疗 272，274-275，277，287-288
活髓牙露髓（vital pulp exposure） 277-278
获得性免疫缺陷综合征（acquired immunodeficiency syndrome，AIDS） 631
霍桑效应（Hawthorne effect） 171

J

机械法 168
肌球蛋白1H（myosin 1H） 147
积极的方式（positive approach） 356
基础生命支持 685
基因表达的差异 139
基因表达的调控 129
基因型 129
基因组 129
绩效评估（performance review） 716
激光（laser） 251，325
激光多普勒血流仪 274
急性淋巴细胞白血病（acute lymphoblastic leukemia，acute lymphocytic leukemia，ALL） 61，621
急性髓细胞性白血病（acute myelogenous leukemia，AML） 621
脊柱裂（spina bifida） 598
计算机辅助设计（computer-aided design，CAD） 572
计算机辅助制造（computer-aided manufacturing，CAM） 572
计算机控制下的局部麻醉传输系统（computer-controlled local anesthetic delivery system） 341
加薪（raises） 718
家长的焦虑（parental anxiety） 351
家长教育方式 352
家庭口腔卫生 167-168，179
家族遗传特征 134
颊长神经阻滞麻醉（long buccal nerve block） 335
颊分叉囊肿（buccal bifurcation cyst，BBC） 113
甲哌卡因（mepivacaine） 341
甲醛甲酚 280-281，284-286
甲醛甲酚活髓切断术 286
甲醛甲酚牙髓切断术 284-285
甲型肝炎病毒（hepatitis A virus，HAV） 630
尖锐湿疣（condyloma acuminatum） 100
尖牙腭侧异位（palatally displaced canines，PDCs） 73
间接牙髓治疗 276-277
间接牙髓治疗衬里 277
间隙保持（space maintenance） 480
监测目标数据（monitor goal numbers） 703
简单冠折 658
简单牙拔除术 678
建立交流（establish communication） 357
《健康公民2020》 184-185
奖励（tangible reinforcement） 361

矫治器 210
解雇员工（dismissal of employee） 718
解剖学特征 209
进程监测（monitoring schedule） 704
进食频率 188
进食障碍 196
浸润麻醉（infiltration anesthesia） 335
局部浸润（local infiltration） 336
局部麻醉 333
局限型侵袭性牙周炎（localized aggressive periodontitis，LAP） 312
局限型青少年牙周炎（localized juvenile periodontitis） 312
局限性牙龈肿胀（localized gingival swelling） 102
巨颌症（cherubism） 50，111
巨舌症（macroglossia） 80
菌斑附着干扰剂 177
菌斑控制剂 177
菌斑染色剂 168，173
菌斑形成 168

K

KRI糊剂 283
抗菌剂 177
颏神经阻滞麻醉（mental nerve block） 339
可待因（codeine） 343
可卡因（cocaine） 334
可摘局部义齿（removable partial denture，RPD） 571
可粘接性银汞合金 233
口内修复体 210
口腔保健 553
口腔电灼伤 670-672
口腔管理组织（dental management organizations，DMOs） 694
口腔健康教育项目（dental health education programs） 732
口腔健康危险因素 554
口腔毛状白斑（oral hairy leukoplakia，HL） 633
口腔卫生 167-168，181
口腔灼伤 670
库存管理（inventory control） 735
夸希奥科病（kwashiorkor） 190
眶下神经阻滞麻醉（infraorbital nerve block） 339

L

莱昂作用 138
莱施-奈恩综合征（Lesch-Nyhan syndrome） 320
朗格汉斯细胞组织细胞增生症（Langerhans cell histiocytosis，LCH） 124
酪蛋白磷酸肽（casein phosph-opeptide，CPP）-ACP 218
离院标准 378
理想的静息𬌗关系 445
理想的牙弓形态 446
理想面部侧貌 443
理想面型正面观 442
利多卡因（lidocaine） 341
联邦贫困线（federal poverty level，FPL） 692

联邦资助项目（federally funded programs） 728
镰状细胞病（sickle cell disease，SCD） 620
良性游走性舌炎（benign migratory glossitis） 81
粮食安全 189
亮色刷毛 168
临床附着丧失（clinical attachment loss，CAL） 295
临床组织（clinical organization） 735
淋巴管瘤（lymphangioma） 106
磷 190
磷酸钙陶瓷 286
鳞状乳头状瘤（squamous papilloma） 100
灵长间隙（primate spaces） 478
灵活性（flexibility） 357
领导职责（leadership duties） 715
硫酸布他卡因（butacaine sulfate） 334
硫酸铁（ferric sulfate） 280-281，285-287
硫酸铁牙髓切断术 285
硫酸亚铁 280
颅缝早闭综合征 140
颅骨锁骨发育不良（cleidocranial dysplasia，CCD） 427
颅面部生长 440
颅面部生长规律 438
颅面类型（craniofacial pattern） 441
路德维希咽峡炎（Ludwig's angina） 41
氯己定（chlorhexidine，CH） 218，304

M

Medicaid 和 CHIP 服务中心（Center for Medicaid and CHIP Services，CMCS） 696
Miller-Dieker 综合征 430
麻醉并发症 341
麻醉逆转 343
脉管畸形（vascular malformations） 105
毛发-牙-骨综合征（tricho-dento-osseous syndrome，TDO 综合征） 70
媒介泛化（mediated generalization） 358
酶 177
美国儿科学会 349
美国儿童牙科学会（American Academy of Pediatric Dentistry，AAPD） 707
美国儿童牙科医学委员会（American Board of Pediatric Dentistry） 354
美国辐射防护委员会（the National Commission of Radiation Protection，NCRP） 21
美国疾病预防控制中心（Centers for Disease Control and Prevention，CDC） 17
美国口腔颌面外科医师协会 681
美国麻醉师协会（ASA）的健康状况分级系统 381
美国食品药品监督管理局（Food and Drug Administration，FDA） 301
美国心脏协会（American Heart Association，AHA） 602
美国牙周病学学会（American Academy of Periodontology，AAP） 293

美国印第安卫生服务部（Indian Health Service，IHS） 694
美国正畸专家认证委员会（American Board of Orthodontics，ABO） 529
美容外科（cosmetic surgery） 561
美学树脂修复 241
美学树脂粘接修复 658
美学修复程序 249
萌出"引导"（eruption "guidance"） 516
萌出囊肿（eruption cyst） 114，416
萌出性死骨 417
萌出性血肿 416
萌出血肿（eruption hematoma） 114
萌出异常（eruption problems） 516
面部美观（facial aesthetics） 543，559
面试（interviewing） 711
面型（facial pattern） 442
敏感 273
磨牙-切牙矿化不全（molar-incisor hypomineralization，MIH） 62，209，242
磨牙近中移动（mesial molar shift） 478
磨牙症（bruxism） 498
木糖醇 218

N

Nance 弓式间隙保持器（Nance appliance） 493
奶瓶龋 205
奶瓶喂养 206
囊性纤维化（cystic fibrosis，CF） 77，599
内部营销（internal marketing） 731
内吸收 278，282，288-290
年轻恒前牙 249
年轻恒牙 274，277，283
黏液囊肿（mucocele） 104，684
颞下颌关节（temporomandibular joint，TMJ） 9
颞下颌关节紊乱症（temporomandibular joint disorder，TMD） 574
牛牙症（taurodontism） 64
脓肿 273

O

欧洲牙周病学联合会（the European Federation of Periodontology，EFP） 293

P

Papillon-Lefèvre 综合征 145
Peri-Press 注射器（Peri-Press syringe） 340
Pfeiffer 和 Apert 综合征 140
培训（training） 711
赔偿计划（indemnity plans） 727
喷射注射（jet injection） 334
劈障法 235
漂白 252
贫困 189，191

Q

气道管理 380
气道阻塞 551
恰当回应（appropriate response） 359
铅中毒（lead poisoning） 60
前牙反𬌗（anterior crossbite） 504
前牙脱位性损伤 660
浅镇静 364
嵌合体 136
强化（reinforcements） 359
桥体（pontics） 568
切开复位后内固定（open reduction and internal fixation，ORIF） 688
切牙-下颌平面角（incisor mandibular plane angle，IMPA） 460
侵袭性牙周炎 145
亲子分离（parent-child separation） 361
青少年骨化性纤维瘤（juvenile ossifying fibroma，JOF） 110
青少年甲状腺功能减退症（juvenile hypothyroidism） 430
青少年局限型海绵状牙龈增生（localized juvenile spongiotic gingival hyperplasia，LJSGH） 103
氢可酮（hydrocodone） 343
氢氧化钙 277-279，281，284-285
情感虐待 156
曲马多（tramadol） 343
龋病 142，273，276
龋病风险评估工具（caries risk assessment tool，CAT） 211
龋病管理 211，213
龋病早期检测 210
龋活跃性检测 219
全身麻醉 363，389
全脱位 662
缺铁性贫血 190

R

染色体 133
染色体单倍体 133
染色体核型 133
染色体微阵列（chromosomal microarray，CMA） 133-134
染色体异常 133
人口贩卖 157
人类基因组计划（Human Genome Project，HGP） 129
人类免疫缺陷病毒（human immunodeficiency virus，HIV） 614
人类疱疹病毒（human herpes virus，HHV）-8 633
人乳头瘤病毒（human papilloma virus，HPV） 100
人事档案（personnel records） 710
忍耐力（tolerance） 357
认知（awareness） 352
韧带样纤维瘤病（desmoid-type fibromatosis，DF） 121
溶骨症（Gorham Stout 综合征） 315
融合牙（fusion of teeth） 43
乳尖牙早失（early loss of primary canines） 486
乳胶过敏（latex allergy） 598
乳磨牙牙髓切断术 288
乳牙列末端平面 444
乳牙牙髓切断术 286
乳牙早失或滞留 291
软骨发育不全性侏儒症（achondroplastic dwarfism） 430
软骨颅 439
软骨内成骨（endochondral bone formation） 439
软骨外胚层发育不良症（Ellis-van Creveld 综合征） 430
软件系统（software programs） 723
软组织损伤 342

S

腮腺 208
三倍体 133
三氧化矿物凝聚体（mineral trioxide aggregate，MTA） 278，285
色素失调综合征（Bloch-Sulzberger 综合征） 430
杀菌剂 176
膳食模式 188
膳食脂肪 199
商业计划（business plan） 702
上、下颌第一恒磨牙初始𬌗关系 445
上颌第二乳磨牙（maxillary second molar） 96
上颌第一乳磨牙（maxillary first molar） 95
上颌恒磨牙（maxillary permanent molars） 338
上颌尖牙和前磨牙段萌出引导（eruption guidance in the maxillary canine and premolar segment） 522
上颌矫形治疗（maxillary orthopedics） 552
上颌扩弓（maxillary expansion） 513
上颌前牙间隙（maxillary anterior diastemas） 524
上颌切牙角（maxillary incisor angulation） 459
上颌乳侧切牙（maxillary lateral incisor） 95
上颌乳尖牙（maxillary canine） 95
上颌乳磨牙和前磨牙（maxillary primary molars and premolars） 337-338
上颌乳中切牙（maxillary central incisor） 94
上颌阻塞器 547，550
少牙症（oligodontia） 72
舌板/冰棒棍治疗（tongue blade/popsicle stick therapy） 507
舌钉（tongue piercing） 84
舌发育异常（tongue anomalies） 80
舌弓式保持器（lingual holding arch） 521
舌神经阻滞麻醉（lingual nerve block） 335
舌损伤（tongue trauma） 83
舌苔（coated tongue） 82
舌系带过短（ankyloglossia） 81
舌下囊肿 684
舌下腺 208
舌缘齿痕（indentation of the tongue margin） 83
社会表观遗传学（social epigenetics） 347
社会经济地位 209
社交媒体（social media） 733
麝香草酚 218
身体虐待 155
深度镇静 365

神经功能缺陷（neurologic defects） 59
神经管发育缺陷 150
神经纤维瘤（neurofibroma） 106
神经性贪食症（bulimia nervosa） 196-197
神经性厌食症（anorexia nervosa） 193，196
肾病综合征（nephritic syndrome） 59
肾钙盐沉着综合征 139
生长的本质（the nature of growth） 436
生理发育（physical development） 347
剩余间隙（leeway space） 447，479，519，521
失明（blindness） 601
时间因素 176
食物过敏 200
始基（primordium） 92
始基囊肿（primordial cyst） 112
视觉-运动技能 175
收费（fees） 705
手动牙刷 168，171
手术转诊（surgical referrals） 723
首诊电话咨询（initial telephone call） 719
受激辐射的光放大（light amplification by stimulated emission of radiation） 325
受虐儿童综合征 156
术后监护 385
术后疼痛控制 343
术前矫形治疗（presurgical orthopedics） 550
术前评估 381
术前饮食建议 382
术中监护 382
树脂冠 242
树脂粘接固位体（resin-bonded retainers） 567
双酚A-甲基丙烯酸缩水甘油酯（bisphenol A-diglycidyl dimethacrylate，bis-GMA） 223
双生牙（twinning） 44
水痘-带状疱疹病毒（varicella-zoster virus，VZV） 633
水门汀 291
水平颤动法 174
吮拇指（thumb sucking） 502
吮指（digit sucking） 498，500
四钙磷酸盐水门汀 286
四环素治疗（tetracycline therapy） 78
松动 273
酸蚀（etching） 227
随访（treatment tracking） 728
髓腔内注射（intrapulpal injection） 341
损伤特点 670

T

Tay-Sachs病 137
胎儿酒精综合征（fetal alcohol spectrum disorder，FASD） 595
贪食症 193，197
弹性分离（elastic separators） 517
唐氏综合征 133，594
糖尿病 144
糖替代物 177
特发性骨腔（idiopathic bone cavity） 108
特发性骨硬化（idiopathic bone sclerosis） 107
特纳牙（Turner tooth） 60，660
特纳综合征 133
特殊保健需要（special health care needs，SHCN） 581
体征 158
体重指数（body mass index，BMI） 188
替代或非创伤性修复治疗（alternative or atraumatic restorative treatment，ART） 248
替代性修复治疗 248
替代支付机制（alternative payment mechanisms，APMs） 693
铁 190
铁缺乏症 190-191
听力丧失（hearing loss） 600
同源常染色体 135
头影测量学 451
透射光体积描记 274
吐舌吞咽（tongue-thrust swallowing） 502，504
团队活力（team dynamics） 706
团队态度（team attitude） 356
退休计划（retirement planning） 706
脱出 661-662
脱位损伤 661
脱位性牙外伤 661，669
唾液 208
唾液量不足 208
唾液腺 208

V

Vineland适应行为量表（Vineland Adaptive Behavior Scales） 351

W

Weider拉钩 677
Wong-Baker面部疼痛量表（Wong-Baker Facial Pain Scale，Wong-Baker FPS） 336
W弓矫治器（W-arch appliance） 512，515
外部营销（external marketing） 731-732
外科暴露 682
外科术前矫形治疗 550
外科直立 683
外胚叶发育不全（ectodermal dysplasia） 74
外显率 139
外形修整 245
外周型骨化性纤维瘤（peripheral ossifying fibroma） 103
外周型巨细胞肉芽肿（peripheral giant cell granuloma） 102
弯曲牙 660
完全视力损伤（total visual impairment） 601
网站（website） 733
微打磨 252
微孔（microporosities） 227
微生物 168，204
微小残留白血病（minimal residual disease，MRD） 622

韦克斯勒成人智力量表（Wechsler Adult Intelligence Scale，WAIS） 351
韦克斯勒儿童智力量表（Wechsler Intelligence Scale for Children-Revised，WISC-R） 351
韦克斯勒学龄前及幼儿智力量表（Wechsler Preschool and Primary Scale of Intelligence，WPPSI） 351
韦克斯勒智力量表（Wechsler Intelligence Scales） 351
维护术区清洁 233
维生素 A 190
维生素 B_{12} 193
维生素 C 190
维生素 D 192
维生素 E 190
卫生保健专业人员（health care professionals） 732
卫生政策研究所（health policy institute，HPI） 696
未萌出恒牙上方覆盖骨量（amount of bone covering the nonerupted tooth） 484
委婉语（euphemisms） 359
胃食管反流 198
喂养器具 547-548
窝沟点隙 224
窝沟封闭 225
窝沟封闭剂（sealant） 223-224
"我的餐盘"饮食指南 185
无牙症（anodontia） 72
戊型肝炎病毒（hepatitis E virus，HEV） 630

X

X 连锁显性遗传 137
X 连锁隐性遗传 138
吸入性药物 369
吸收 282，284，289，291
系统（system） 734
系统管理（systems management） 714
细胞分化 132
细胞异常色素减退综合征（Chédiak-Higashi syndrome） 314
下颌传导麻醉（mandibular conduction anesthesia） 336
下颌第二乳磨牙（mandibular second molar） 97
下颌第一乳磨牙（mandibular first molar） 96
下颌骨骨折 687
下颌恒磨牙（mandibular permanent molars） 335
下颌尖牙和前磨牙段萌出引导（eruption guidance in the mandibular canine and premolar segment） 520
下颌平面（mandibular plane，MP） 457
下颌平面角（mandibular plane angle，FMA） 461
下颌切牙（mandibular incisors） 336
下颌切牙段萌出引导（eruption guidance in the lower incisor segment） 518
下颌乳侧切牙（mandibular lateral incisor） 95
下颌乳尖牙（mandibular canine） 95
下颌乳磨牙（mandibular primary molars） 335
下颌乳中切牙（mandibular central incisor） 95
下颌下腺 208
下颌斜面导板（lower inclined plane） 507

下牙槽神经阻滞麻醉（inferior alveolar nerve block） 334
先天缺牙（congenitally missing teeth） 525
先天性甲状腺功能减退症（congenital hypothyroidism） 429
先天性心脏病（congenital heart disease） 602
纤维瘤（fibroma） 101，684
纤维肉瘤（fibrosarcoma） 122
显示器校准屏幕（monitor calibration screen） 25
限制（limitations） 361
线性牙龈红斑（linear gingival erythema，LGE） 633
橡皮圈（elastics for crossbite） 510
橡皮障 233
橡皮障隔离 668
橡皮障夹 234
小颌畸形（micrognathia） 79
哮喘（asthma） 598
心肺复苏 389
心脏病（heart disease） 602
锌 191
锌缺乏症 191
新患者预约（new-patient appointment） 719，721
新生儿先天性牙龈瘤（congenital epulis） 103
新生儿牙龈囊肿（gingival cysts of the newborn） 104
新生牙 417
新型冠状病毒肺炎（corona virus disease 2019，COVID-19） 634
信息清晰（message clarity） 357
信息确认单（verification form） 726
行为管理（behavior management） 346
行为塑造（behavior shaping） 359
行为修正（behavior modification） 355
行为遗传学（behavior genetics） 347
行为诱导（behavior guidance） 346
行为指征 158
形态学考虑 236
性连锁遗传的 X 连锁遗传 137
性虐待 156
修复 282，284
修复材料 233
修复性牙本质形成 660
修复治疗 251
选磨平衡（selective equilibration） 513
选择性激光烧结（selective laser sintering，SLS） 572
学步期儿童 180
学龄期儿童 181
学龄前儿童 180，187
学习障碍 594
雪顶牙 138
血管瘤（hemangiomas） 105
血管性血友病因子（von Willebrand factor，VWF） 607
寻常疣（verruca vulgaris） 100

Y

Yankauer 吸引器 677
Y 染色体 137

牙板囊肿（dental lamina cysts）418
牙本质发育不良（dentin dysplasia）64
牙本质发育不全（dentiogenesis imperfecta）64，139
牙本质涎蛋白（dentin sialoprotein，DSP）64
牙槽骨丧失（bone loss，BL）294
牙槽间隔注射（interseptal injection）341
牙槽脓肿（alveolar abscess）40，291
牙槽突裂植骨术（bone grafting）553
牙齿/牙弓大小比值 446
牙齿发育不全（agenesis of teeth）72
牙齿固连（ankylosed teeth）419
牙齿全脱位 662
牙齿再植 662
牙齿早失（early exfoliation）47
牙齿着色（pigmentation of teeth）75
牙膏 172，176
牙根外吸收 656
牙根吸收 149
牙弓类型（dental arch pattern）446
牙骨质骨化性纤维瘤（cemento-ossifying fibroma）109
牙固连 656
牙冠型号 245
牙活髓保存治疗 284
牙间临床附着丧失（clinical attachment loss，CAL）294
牙菌斑 209
牙科健康助理治疗师（Dental Health Aide Therapists，DHATs）694
牙科恐惧/焦虑（dental fear/anxiety）351
牙科团队（dental team）732
牙科诊所局部用氟 215
牙科诊所相关技术（dental office technology）734
牙科质量联盟（dental quality alliance，DQA）696
牙瘤（odontoma）120，684
牙髓出血 277，279
牙髓处理 668
牙髓电活力测试 273-274
牙髓坏死（pulpal necrosis）281-282，291，656-657
牙髓切断术 272，277-281，283-285，287，289，291
牙髓摘除术 280-285，291
牙髓治疗 272，274-275，277-278，280，283-284，289，291
牙体预备 245
牙痛史 272
牙线 168，170-171，175-176
牙龈卟啉单胞菌（Porphyromonas Gingivalis，Pg）314
牙龈骨膜成形术（gingivoperiosteoplasty，GPP）550，553
牙源性角化囊肿（odontogenic keratocyst，OKC）114
牙源性囊肿（odontogenic cyst）112，684
牙源性黏液瘤（odontogenic myxoma）119
牙源性腺瘤样瘤（adenomatoid odontogenic tumor，AOT）118
牙源性肿瘤（odontogenic tumor）117
牙中牙（Dens in Dente）45
牙周膜麻醉（periodontal ligament injection）340
牙周韧带（periodontal ligament，PDL）297
牙周筛查和记录（periodontal screening and recording，PSR）11，325
牙周探诊深度（probing depths，PDs）294
眼神接触（eye contact）358
厌食症 197
氧化锌丁香酚（zinc oxide-eugenol）280，284
氧化锌丁香酚糊剂 283
氧化亚氮（笑气）369
咬合块 676
药物性行为管理 363
《一分钟经理人》（The One Minute Manager）713
医疗补助计划（Medicaid）691，728
医疗虐待 156
医生的领导力（doctor leadership）706
医生对诊所的规划（doctor's vision for the practice）702
依从性（compliance）734
移植物抗宿主病（graft-versus-host disease，GVHD）627
遗传率 134
遗传性乳光牙本质（hereditary opalescent dentin）64
遗传性牙本质缺陷（inherited defects of dentin）64
遗传性牙龈纤维瘤病（hereditary gingival fibromatosis，HGF）308
遗传性釉质发育不全（amelogenesis imperfecta，AI）68，135
遗传学 142
遗传因素 210
乙型肝炎病毒（hepatitis B virus，HBV）614
异位萌出 417
银改性非创伤性修复技术（silver modified atraumatic restorative technique，SMART）249
饮食摄入模式 185
饮食失调 196
应定期查看的报告（reports that should be monitored regularly）705
应付账款（accounts payable）706
婴儿黑色素神经外胚瘤（melanotic neuroectodermal tumor of infancy，MNTI）111
婴儿纤维肉瘤（infantile fibrosarcoma，IFS）122
营养不良（nutritional deficiencies）58，189
营养不足 189-190
营养过剩 189，193
影像学检查显示的骨缺失（radiographic bone loss，RBL）295
用药途径 367
尤因肉瘤（Ewing's sarcoma，ES）123
游离软组织自体移植术（free soft tissue autograft procedure，FSTA）322
有害压力（toxic stress）352
有效的日程安排（effective scheduling）722
釉质的发育生物学 136
釉质发育不全（enamel hypoplasia）57，136-137
釉质钙化不全和发育不全 659
釉质和牙本质发育不全（enamel and dentin aplasia）70
釉质矿化不全（hypocalcification）57
釉质微打磨（enamel microabrasion）63
釉质形成不全 659
与孩子的交流（communication with children）357

语音控制（voice control） 354，358
预防性树脂充填（preventive resin restoration） 228
预期寿命 184-185，194
预约安排（scheduling） 360
员工保留（employee retention） 719
员工管理（employee management） 709，715
原发性萌出障碍（primary failure of eruption，PFE） 422
原发性软骨组织（primary cartilage tissue） 438
圆弧形刷牙法 174
圆锯齿状舌缘（crenation） 83
远中导板式间隙保持器（distal shoe appliances） 491

Z

再评价 228
再训练（retraining） 360
再植 668
在线展示（online presence） 733
早老症（Hutchinson-Gilford 综合征） 430
早期表层下龋损 205
造血干细胞移植（hematopoietic stem cell transplantation，HSCT） 620
增加控制感（enhancing control） 359
粘接瓷贴面修复 249
粘接复合材料贴面修复 249
掌跖角化牙周病综合征（Papillon-Lefèvre syndrome，PLS） 314
招聘（hiring） 711
折断牙齿的修复 656
针头 334
诊所管理（practice management） 701
镇静 363
镇痛药（analgesics） 343-344
整体殆型的保持 445
整体面型的保持 443
整体牙弓形态的保持 448

正中菱形舌炎（median rhomboid glossitis） 83
正中舌乳头萎缩（central papillary atrophy of the tongue） 83
支气管肺部发育不良（bronchopulmonary dysplasia） 599
知情同意（informed consent） 350，361，382
肢端疼痛症（acrodynia） 54
直接盖髓术 277-278，288
职责说明（mission statement） 702
植骨术（bone grafting） 545
制定预算（budget setting） 704
智力残疾（intellectual disability） 351
智力发育（intellectual development） 350
智力缺陷 594
智商（intelligence quotient，IQ） 350
痣样基底细胞癌综合征（nevoid basal carcinoma syndrome） 116
中度镇静 364
中心性巨细胞肉芽肿（central giant cell granuloma，CGCG） 110
种植修复（implant prostheses） 572
重度低龄儿童龋（severe early childhood caries，S-ECC） 205-206
周期性中性粒细胞减少症（cyclic neutropenia） 57
主保险（preferred provider organization，PPO） 705
主导问题（problem ownership） 358
主动倾听（active listening） 359
注射器 340
锥形束计算机体层成像（cone beam computed tomography，CBCT） 19，454
自然流产 133
自体牙移植 682
综合性正畸治疗（comprehensive orthodontics） 529
阻塞器 552
组织分工（organization） 357

英文名词索引及部分中文对照

A

abnormal labial frenum（唇系带异常） 84
accounts payable（应付账款） 706
acetaminophen（对乙酰氨基酚） 343
achondroplastic dwarfism（软骨发育不全性侏儒症） 430
acquired immunodeficiency syndrome，AIDS（获得性免疫缺陷综合征） 631
acrodynia（肢端疼痛症） 54
active listening（主动倾听） 359
acute lymphoblastic leukemia，ALL（急性淋巴细胞白血病） 61
acute lymphocytic leukemia，ALL（急性淋巴细胞白血病） 621
acute myelogenous leukemia，AML（急性髓细胞性白血病） 621
adenomatoid odontogenic tumor，AOT（牙源性腺瘤样瘤） 118
adverse childhood experiences，ACEs（不良童年经历） 691
agenesis of teeth（牙齿发育不全） 72
Aggregatibacter Actinomycetemcomitans，Aa（伴放线聚集杆菌） 314
alternative or atraumatic restorative treatment，ART（替代或非创伤性修复治疗） 248
alternative payment mechanisms，APMs（替代支付机制） 693
alveolar abscess（牙槽脓肿） 40
ameloblastic fibro-odontoma，AFO（成釉细胞纤维牙瘤） 120
ameloblastic fibroma（成釉细胞纤维瘤） 119
ameloblastoma（成釉细胞瘤） 117
amelogenesis imperfecta，AI（遗传性釉质发育不全） 68，135
American Academy of Pediatric Dentistry，AAPD（美国儿童牙科学会） 707
American Academy of Periodontology，AAP（美国牙周病学学会） 293
American Board of Orthodontics，ABO（美国正畸专家认证委员会） 529
American Board of Pediatric Dentistry（美国儿童牙科医学委员会） 354
American Heart Association，AHA（美国心脏协会） 602
amount of bone covering the nonerupted tooth（未萌出恒牙上方覆盖骨量） 484
analgesics（镇痛药） 343
ANB 458
ankyloglossia（舌系带过短） 81
ankylosed permanent teeth（固连恒牙） 422
ankylosed primary molar（固连乳磨牙） 422
ankylosed teeth（牙齿固连） 419
anodontia（无牙症） 72
anorexia nervosa（神经性厌食症） 196
anterior crossbite（前牙反𬌗） 504
appropriate response（恰当回应） 359
articaine（阿替卡因） 336，341
asthma（哮喘） 598
attending（关注） 359
autism spectrum disorder，ASD（孤独症谱系障碍） 595
awareness（认知） 352

B

behavior genetics（行为遗传学） 347
behavior guidance（行为诱导） 346
behavior management（行为管理） 346
behavior modification（行为修正） 355
behavior shaping（行为塑造） 359
benefits（福利） 718
benign fibro-osseous lesions of the jaws（颌骨良性骨纤维病变） 108
benign migratory glossitis（良性游走性舌炎） 81
bisphenol A-diglycidyl dimethacrylate，bis-GMA（双酚A-甲基丙烯酸缩水甘油酯） 223
black hairy tongue（黑毛舌） 82
blindness（失明） 601
Bloch-Sulzberger 综合征（色素失调综合征） 430
Bluegrass appliance（Bluegrass 矫治器） 501
body mass index，BMI（体重指数） 188，193
Bohn nodules（Bohn 结节） 418
bone grafting（植骨术，牙槽突裂植骨术） 545，553
bone loss，BL（牙槽骨丧失） 294
bone mineral density，BMD（骨密度） 192
bronchopulmonary dysplasia（支气管肺部发育不良） 599
bruxism（磨牙症） 498
buccal bifurcation cyst，BBC（颊分叉囊肿） 113
budget setting（制定预算） 704
bulimia nervosa（神经性贪食症） 197
business plan（商业计划） 702
butacaine sulfate（硫酸布他卡因） 334

C

capitation contract dentistry，CCD，HMO，DMO（按人次付费的合同牙科） 728
caries risk assessment tool，CAT（龋病风险评估工具） 211
cariostatic properties（防龋性能） 223
casein phosphopeptide，CPP（酪蛋白磷酸肽） 218
CBCT（锥形束计算机体层成像） 454
cellulitis（蜂窝织炎） 41
cemento-ossifying fibroma（牙骨质骨化性纤维瘤） 109

Center for Medicaid and CHIP Services，CMCS（Medicaid 和 CHIP 服务中心） 696
Centers for Disease Control and Prevention，CDC（美国疾病预防控制中心） 17
central giant cell granuloma，CGCG（中心性巨细胞肉芽肿） 110
central papillary atrophy of the tongue（正中舌乳头萎缩） 83
cerebral palsy（大脑性瘫痪） 596
charged coupled devices，CCDs（电荷耦合器件） 24
cheiloplasty（唇裂修复术） 551
chemically cured sealant（化学固化窝沟封闭剂） 227
chemotherapy（化学治疗） 61
cherubism（巨颌症） 50，111
child behavior（儿童行为） 355
child development（儿童发育） 347
Children's Health Insurance Program，CHIP（儿童健康保险计划） 691
chlorhexidine，CH（氯己定） 304
chromosomal microarray，CMA（染色体微阵列） 134
Chédiak-Higashi syndrome（细胞异常色素减退综合征） 314
cleft lip and palate（唇腭裂） 60，541
cleidocranial dysplasia，CCD（颅骨锁骨发育不良） 427
clinical attachment loss，CAL（临床附着丧失） 294-295
clinical organization（临床组织） 735
coated tongue（舌苔） 82
cocaine（可卡因） 334
codeine（可待因） 343
collection management（存款管理） 723
communication with children（与孩子的交流） 357
comparative genomic hybridization，CGH（比较基因组杂交） 134
complementary metal oxide semiconductors，CMOSs（互补金属氧化物半导体） 24
compliance（依从性） 734
comprehensive orthodontics（综合性正畸治疗） 529
computer-aided design，CAD（计算机辅助设计） 572
computer-aided manufacturing，CAM（计算机辅助制造） 572
computer-controlled local anesthetic delivery system（计算机控制下的局部麻醉传输系统） 341
condyloma acuminatum（尖锐湿疣） 100
cone beam computed tomography，CBCT（锥形束 CT） 19
congenital absence of the permanent tooth（恒牙先天缺失） 484
congenital epulis（新生儿先天性牙龈瘤） 103
congenital heart disease（先天性心脏病） 602
congenital hypothyroidism（先天性甲状腺功能减退症） 429
congenitally missing teeth（先天缺牙） 525
conventional mandibular nerve（常规下颌神经阻滞麻醉） 334
corona virus disease 2019，COVID-19（新型冠状病毒肺炎） 634
cosmetic surgery（美容外科） 561
craniofacial pattern（颅面类型） 441
crenation（圆锯齿状舌缘） 83
cyclic neutropenia（周期性中性粒细胞减少症） 57
cystic fibrosis，CF（囊性纤维化） 77，599

D

deafness（耳聋） 600
Dens in Dente（牙中牙） 45
dental arch pattern（牙弓类型） 446
dental fear/anxiety（牙科恐惧/焦虑） 351
Dental Health Aide Therapists，DHATs（牙科健康助理治疗师） 694
dental health education programs（口腔健康教育项目） 732
dental lamina cysts（牙板囊肿） 418
dental management organizations，DMOs（口腔管理组织） 694
dental office technology（牙科诊所相关技术） 734
dental quality alliance，DQA（牙科质量联盟） 696
dental team（牙科团队） 732
dentigerous cyst（含牙囊肿） 113
dentin dysplasia（牙本质发育不良） 64
dentin sialoprotein，DSP（牙本质涎蛋白） 64
dentiogenesis imperfecta（牙本质发育不全） 64
desmoid-type fibromatosis，DF（韧带样纤维瘤病） 121
DIAGNOdent（红外线激光荧光龋检测仪） 219
digit sucking（吮指） 498
digital imaging fiberoptic transillumination，DIFOTI（光导纤维透照数字影像技术） 219
discretionary fat（超额脂肪） 187
dismissal of employee（解雇员工） 718
distal shoe appliances（远中导板式间隙保持器） 491
doctor leadership（医生的领导力） 706
doctor's vision for the practice（医生对诊所的规划） 702

E

early childhood caries，ECC（低龄儿童龋） 13，205
early exfoliation（牙齿早失） 47
early loss of first primary molars（第一乳磨牙早失） 487
early loss of primary canines（乳尖牙早失） 486
early loss of second primary molars（第二乳磨牙早失） 490
ectodermal dysplasia（外胚叶发育不全） 74
ectopic eruption of first permanent molars（第一恒磨牙异位萌出） 516
effective scheduling（有效的日程安排） 722
Ehlers-Danlos syndrome，EDS（Ehlers-Danlos 综合征，埃勒斯-当洛综合征） 145，314
elastic separators（弹性分离） 517
elastics for crossbite（橡皮圈） 510
employee management（员工管理） 709，715
employee retention（员工保留） 719
employer-sponsored insurance，ESI（雇主资助的私人保险） 695
enamel and dentin aplasia（釉质和牙本质发育不全） 70
enamel hypoplasia（釉质发育不全） 57
enamel microabrasion（釉质微打磨） 63
endochondral bone formation（软骨内成骨） 439
enhancing control（增加控制感） 359
Epstein pearls（爱泼斯坦珠） 418
eruption cyst（萌出囊肿） 114

eruption guidance in the lower incisor segment（下颌切牙段萌出引导） 518
eruption guidance in the mandibular canine and premolar segment（下颌尖牙和前磨牙段萌出引导） 520
eruption guidance in the maxillary canine and premolar segment（上颌尖牙和前磨牙段萌出引导） 522
eruption hematoma（萌出血肿） 114
eruption problems（萌出异常） 516
eruption "guidance"（萌出"引导"） 516
establish communication（建立交流） 357
etching（酸蚀） 227
ethyl aminobenzoate（氨基苯甲酸乙酯） 334
euphemisms（委婉语） 359
Ewing's sarcoma，ES（尤因肉瘤） 123
external apical root resorption，EARR（根尖外吸收） 149
external marketing（外部营销） 731-732
eye contact（眼神接触） 358

F

facial aesthetics（面部美观） 543，559
facial pattern（面型） 442
federal poverty level，FPL（联邦贫困线） 692
federally funded programs（联邦资助项目） 728
fees（收费） 705
feracrylum 286
ferric sulfate（硫酸铁） 285
fetal alcohol spectrum disorder，FASD（胎儿酒精综合征） 595
fiberoptic transillumination，FOTI（光导纤维透照） 219
fibroma（纤维瘤） 101
fibrosarcoma（纤维肉瘤） 122
fibrous dysplasia（骨纤维性结构不良） 108
fiscal management（财务管理） 702
fissured tongue（沟纹舌） 81
fixed palatal wire（固定式腭弓矫治器） 508
fixed partial dentures（固定局部义齿） 566
flexibility（灵活性） 357
fluoride（氟化物） 62
Food and Drug Administration，FDA（美国食品药品监督管理局） 301
Frankfort horizontal plane，FH（Frankfort 平面） 457
Frankl Behavior Rating Scale（Frankl 行为分级量表） 353
free soft tissue autograft procedure，FSTA（游离软组织自体移植术） 322
fusion of teeth（融合牙） 43

G

Gaucher disease（戈谢病） 314
gemination（并生牙） 44
generalized aggressive periodontitis，GAP（广泛型侵袭性牙周炎） 312
geographic tongue（地图舌） 81
gingival cysts of the newborn（新生儿牙龈囊肿） 104
gingivoperiosteoplasty，GPP（牙龈骨膜成形术） 550，553
glass-ionomer cement（玻璃离子水门汀） 224

gnathodiaphyseal dysplasia（颌骨发育不良综合征） 53
graft-versus-host disease，GVHD（移植物抗宿主病） 627
greater（anterior）palatine injection［腭大神经（腭前神经）阻滞麻醉］ 339
group A streptococcus，GAS（A 组链球菌） 603

H

Halterman appliance（Halterman 矫治器） 518
Hawley-type appliance（Hawley 矫治器） 501
Hawthorne effect（霍桑效应） 171
health care professionals（卫生保健专业人员） 732
health policy institute，HPI（卫生政策研究所） 696
hearing loss（听力丧失） 600
heart disease（心脏病） 602
hemangiomas（血管瘤） 105
hematopoietic stem cell transplantation，HSCT（造血干细胞移植） 620
hepatitis A virus，HAV（甲型肝炎病毒） 630
hepatitis B virus，HBV（乙型肝炎病毒） 614
hepatitis C virus，HCV（丙型肝炎病毒） 614
hepatitis delta virus，HDV（丁型肝炎病毒） 630
hepatitis E virus，HEV（戊型肝炎病毒） 630
hereditary gingival fibromatosis，HGF（遗传性牙龈纤维瘤病） 308
hereditary opalescent dentin（遗传性乳光牙本质） 64
herpes simplex virus，HSV（单纯疱疹病毒） 633
highly active antiretroviral therapy，HAART（高效抗反转录病毒疗法） 632
hiring（招聘） 711
"Hollywood" bridge（"好莱坞"桥） 486
Human Genome Project，HGP（人类基因组计划） 129
human herpes virus，HHV（人类疱疹病毒） 633
human immunodeficiency virus，HIV（人类免疫缺陷病毒） 614
human papilloma virus，HPV（人乳头瘤病毒） 100
hydrocodone（氢可酮） 343
hyperbilirubinemia（高胆红素血症） 75
hypocalcification（釉质矿化不全） 57
hypodontia（个别牙先天缺失） 72
hypophosphatasia（低磷酸酯酶症） 48
hypophosphatemia（低磷血症） 54
hypophosphatemic rickets（低磷酸血症性佝偻病） 54
Hyrax appliance（Hyrax 矫治器） 514

I

ibuprofen（布洛芬） 343
idiopathic bone cavity（特发性骨腔） 108
idiopathic bone sclerosis（特发性骨硬化） 107
implant prostheses（种植修复） 572
incisor mandibular plane angle，IMPA（切牙-下颌平面角） 460
indemnity plans（赔偿计划） 727
indentation of the tongue margin（舌缘齿痕） 83
Indian Health Service，IHS（美国印第安卫生服务部） 694

infantile fibrosarcoma，IFS（婴儿纤维肉瘤） 122
infection（感染） 60
infective endocarditis，IE（感染性心内膜炎） 603
inferior alveolar nerve block（下牙槽神经阻滞麻醉） 334
infiltration anesthesia（浸润麻醉） 335
informed consent（知情同意） 361
infraorbital nerve block（眶下神经阻滞麻醉） 339
inherited defects of dentin（遗传性牙本质缺陷） 64
initial telephone call（首诊电话咨询） 719
insurance claims（保险索赔） 705
insurance management（管理保险） 725
intellectual development（智力发育） 350
intellectual disability（智力残疾） 351
intelligence quotient，IQ（智商） 350
interim therapeutic restoration，ITR（过渡性修复治疗） 243
internal marketing（内部营销） 731
International Caries Classification and Management System，ICCMS（国际龋齿分类和管理系统） 210
International Organization for Standardization，ISO（国际标准化组织） 22
interseptal injection（牙槽间隔注射） 341
interviewing（面试） 711
intraosseous injection（骨内注射） 341
intrapulpal injection（髓腔内注射） 341
inventory control（库存管理） 735
ionizing radiation（电离辐射） 61
isolation（隔湿） 227

J

jet injection（喷射注射） 334
job descriptions（工作描述） 713
juvenile hypothyroidism（青少年甲状腺功能减退症） 430
juvenile ossifying fibroma，JOF（青少年骨化性纤维瘤） 110

K

kwashiorkor（蛋白质缺乏型营养不良，夸希奥科病） 190

L

Langerhans cell histiocytosis，LCH（朗格汉斯细胞组织细胞增生症） 124
laser（激光） 325
latex allergy（乳胶过敏） 598
lead poisoning（铅中毒） 60
leadership duties（领导职责） 715
Ledermix 668
leeway space（剩余间隙） 447
Lesch-Nyhan syndrome（莱施-奈恩综合征） 320
leukocyte adhesion deficiency，LAD（白细胞黏附缺陷） 144
lidocaine（利多卡因） 341
light amplification by stimulated emission of radiation（受激辐射的光放大） 325
light-cured sealant（光固化窝沟封闭剂） 227
limitations（限制） 361
linear gingival erythema，LGE（线性牙龈红斑） 633
lingual holding arch（舌弓式保持器） 521
lingual nerve block（舌神经阻滞麻醉） 335
lip protrusion（唇突度） 462
local infiltration（局部浸润） 336
localized aggressive periodontitis，LAP（局限型侵袭性牙周炎） 312
localized gingival swelling（局限性牙龈肿胀） 102
localized juvenile periodontitis（局限型青少年牙周炎） 312
localized juvenile spongiotic gingival hyperplasia，LJSGH（青少年局限型海绵状牙龈增生） 103
long buccal nerve block（颊长神经阻滞麻醉） 335
loss of first permanent molars（第一恒磨牙缺失） 494
low density lipoprotein，LDL（低密度脂蛋白） 199
lower inclined plane（下颌斜面导板） 507
Ludwig's angina（路德维希咽峡炎） 41
lymphangioma（淋巴管瘤） 106

M

macroglossia（巨舌症） 80
magnetic resonance imaging，MRI（磁共振成像） 19
managed care（管理式医疗） 727
mandibular canine（下颌乳尖牙） 95
mandibular central incisor（下颌乳中切牙） 95
mandibular conduction anesthesia（下颌传导麻醉） 336
mandibular first molar（下颌第一乳磨牙） 96
mandibular incisors（下颌切牙） 336
mandibular lateral incisor（下颌乳侧切牙） 95
mandibular permanent molars（下颌恒磨牙） 335
mandibular plane angle，FMA（下颌平面角） 461
mandibular plane，MP（下颌平面） 457
mandibular primary molars（下颌乳磨牙） 335
mandibular second molar（下颌第二乳磨牙） 97
maxillary anterior diastemas（上颌前牙间隙） 524
maxillary canine（上颌乳尖牙） 95
maxillary central incisor（上颌乳中切牙） 94
maxillary expansion（上颌扩弓） 513
maxillary first molar（上颌第一乳磨牙） 95
maxillary incisor angulation（上颌切牙角） 459
maxillary lateral incisor（上颌乳侧切牙） 95
maxillary orthopedics（上颌矫形治疗） 552
maxillary permanent molars（上颌恒磨牙） 338
maxillary primary molars and premolars（上颌乳磨牙和前磨牙） 337
maxillary second molar（上颌第二乳磨牙） 96
median rhomboid glossitis（正中菱形舌炎） 83
mediated generalization（媒介泛化） 358
Medicaid（医疗补助计划） 691，728
melanotic neuroectodermal tumor of infancy，MNTI（婴儿黑色素神经外胚瘤） 111
mental nerve block（颏神经阻滞麻醉） 339
mepivacaine（甲哌卡因） 341
mesial molar shift（磨牙近中移动） 478
message clarity（信息清晰） 357
micrognathia（小颌畸形） 79

microporosities（微孔）227
mineral trioxide aggregate，MTA（三氧化矿物凝聚体）278，285
minimal residual disease，MRD（微小残留白血病）622
mission statement（职责说明）702
mitral valve prolapse，MPV（二尖瓣脱垂）595
mixed dentition space analysis（混合牙列期间隙分析）447
molar-incisor hypomineralization，MIH（磨牙-切牙矿化不全）62，209，242
monitor calibration screen（显示器校准屏幕）25
monitor goal numbers（监测目标数据）703
monitoring schedule（进程监测）704
MTA 279-281，287
mucocele（黏液囊肿）104
multi-slice computed tomography，MSCT（多层螺旋CT）19
multifocal epithelial hyperplasia（多灶上皮增生）100
multiple primary molar loss（多颗乳磨牙早失）494
multisensory communication（多感官交流）358
myosin 1H（肌球蛋白1H）147

N

Nance appliance（Nance弓式间隙保持器）493
nasoalveolar molding，NAM（鼻牙槽矫形装置）550
nasolabial angle（鼻唇角）462
nasopalatine nerve block（鼻腭神经阻滞麻醉）339
necrotizing gingivitis，NG（坏死性龈炎）304
necrotizing periodontitis，NP（坏死性牙周炎）304
necrotizing ulcerative periodontitis，NUP（坏死性溃疡性牙周炎）633
nephritic syndrome（肾病综合征）59
neurofibroma（神经纤维瘤）106
neurologic defects（神经功能缺陷）59
nevoid basal carcinoma syndrome（痣样基底细胞癌综合征）116
new-patient appointment（新患者预约）719，721
nonsyndromic multiple supernumerary teeth，NSMST（非综合征型多颗多生牙）71
nutritional deficiencies（营养不良）58

O

objective overeating（过量饮食）194
obstructive sleep apnea（儿童阻塞性睡眠呼吸暂停）527
occlusal interferences（𬌗干扰）228
odontogenic cyst（牙源性囊肿）112
odontogenic keratocyst，OKC（牙源性角化囊肿）114
odontogenic myxoma（牙源性黏液瘤）119
odontogenic tumor（牙源性肿瘤）117
odontoma（牙瘤）120
office manual（公务手册）710
oligodontia（少牙症）72
online presence（在线展示）733
open reduction and internal fixation，ORIF（切开复位后内固定）688
oral hairy leukoplakia，HL（口腔毛状白斑）633
OraVerse 343
organization（组织分工）357
orientation and training（定位和培训）713
orientation（定位）713
osteogenic sarcoma，OS（骨肉瘤）123
overdenture（覆盖义齿）572

P

palatal crib appliance（腭栅矫治器）501
palatal spring appliance（腭侧曲簧矫治器）508
palatally displaced canines，PDCs（尖牙腭侧异位）73
palatoplasty（腭裂修复术）553
Papillon-Lefèvre syndrome，PLS（掌跖角化牙周病综合征）314
parent-child separation（亲子分离）361
parental anxiety（家长的焦虑）351
partial anodontia（部分无牙症）72
pattern of occlusion（𬌗型）444
pediatric dentistry treatment triangle（儿童口腔治疗三角）346
performance review（绩效评估）716
Peri-Press syringe（Peri-Press注射器）340
periodontal ligament injection（牙周膜麻醉）340
periodontal ligament，PDL（牙周韧带）297
periodontal screening and recording，PSR（牙周筛查和记录）11，325
peripheral giant cell granuloma（外周型巨细胞肉芽肿）102
peripheral ossifying fibroma（外周型骨化性纤维瘤）103
personnel needs（个人需求）709
personnel records（人事档案）710
pervasive development disorder，PDD（广泛性发育障碍）595
phenytoin-induced gingival overgrowth，PIGO（苯妥英引发的牙龈过度生长）309
photostimulable phosphor plates，PSPPs（光激发荧光板）22
physical development（生理发育）347
pigmentation of teeth（牙齿着色）75
pontics（桥体）568
porphyria（卟啉病）76
Porphyromonas Gingivalis，*Pg*（牙龈卟啉单胞菌）314
positive approach（积极的方式）356
posterior crossbite（后牙反𬌗）510
practice management（诊所管理）701
precooperative stage（合作前阶段）347
preferred provider organization，PPO（主保险）705
Prescription Drug Monitoring Program，PDMP（处方药监测程序）344
presurgical orthopedics（术前矫形治疗）550
preventive resin restoration（预防性树脂充填）228
prilocaine（丙胺卡因）341
primary cartilage tissue（原发性软骨组织）438
primary failure of eruption，PFE（原发性萌出障碍）422
primate spaces（灵长间隙）478
primordial cyst（始基囊肿）112
primordium（始基）92
probing depths，PDs（牙周探诊深度）294

problem ownership（主导问题）358
pulpal necrosis（牙髓坏死）657
pyogenic granuloma（化脓性肉芽肿）102

Q

quantitative light fluorescence，QLF（定量光导荧光技术）219

R

radicular cyst，RC（根尖周囊肿）112
radiographic bone loss，RBL（影像学检查显示的骨缺失）295
raises（加薪）718
recare system（复诊）729
recession type 1，RT1（1 型退缩）318
recession type 2，RT2（2 型退缩）318
recession type 3，RT3（3 型退缩）318
reconstituted families（重组家庭）361
recurrent aphthous stomatitis，RAS（复发性阿弗他口炎）303
recurrent aphthous ulcer，RAU（复发性阿弗他溃疡）303
recurrent herpes labialis，RHL（复发性唇疱疹）302
recurrent herpes simplex labialis，RHL（复发性唇疱疹）301
reinforcements（强化）359
removable partial denture，RPD（可摘局部义齿）571
reports that should be monitored regularly（应定期查看的报告）705
resin-bonded retainers（树脂粘接固位体）567
retention scheme（保持方法）536
retirement planning（退休计划）706
retraining（再训练）360
rhabdomyosarcoma，RMS（横纹肌肉瘤）122
rheumatic fever（风湿热）603

S

scheduling（预约安排）360
sealant（窝沟封闭剂）223-224
selective equilibration（选磨平衡）513
selective laser sintering，SLS（选择性激光烧结）572
sella-nasion plane，SN（蝶鞍点-鼻根点平面）457
severe early childhood caries，S-ECC（重度低龄儿童龋）206
sickle cell disease，SCD（镰状细胞病）620
silver diamine fluoride，SDF（氟化氨银）216
silver modified atraumatic restorative technique，SMART（银改性非创伤性修复技术）249
single nucleotide polymorphisms，SNPs（单核苷酸多态性）130
SNA　458
SNB　459
social epigenetics（社会表观遗传学）347
social media（社交媒体）733
software programs（软件系统）723
space maintenance（间隙保持）480
special health care needs，SHCN（特殊保健需要）581
spina bifida（脊柱裂）598
squamous papilloma（鳞状乳头状瘤）100
standard operating procedures manual（标准操作程序手册）711
stimulus generalization（刺激泛化）360

stimulus-response，S-R（刺激-反应）359
successful dental practice（成功建立牙科诊所）702
supernumerary teeth（多生牙）524
supplemental injection techniques（补充注射技术）339
supraperiosteal technique（骨膜上麻醉技术）336
surgical referrals（手术转诊）723
Syrijet Mark Ⅱ　334
system（系统）734
systems management（系统管理）714

T

tangible reinforcement（奖励）361
taurodontism（牛牙症）64
team attitude（团队态度）356
team dynamics（团队活力）706
tell-show-do（告知-演示-操作）354
temporomandibular joint disorder，TMD（颞下颌关节紊乱症）574
temporomandibular joint，TMJ（颞下颌关节）9
tetracycline therapy（四环素治疗）78
the European Federation of Periodontology，EFP（欧洲牙周病学联合会）293
the National Commission of Radiation Protection，NCRP（美国辐射防护委员会）21
the nature of growth（生长的本质）436
The One Minute Manager（《一分钟经理人》）713
thumb sucking（吮拇指）502
tolerance（忍耐力）357
tongue anomalies（舌发育异常）80
tongue blade/popsicle stick therapy（舌板/冰棒棍治疗）507
tongue piercing（舌钉）84
tongue trauma（舌损伤）83
tongue-thrust swallowing（吐舌吞咽）502
topical anesthesia（表面麻醉）333
topical anesthetics（表面麻醉药）334
Topicale　334
total visual impairment（完全视力损伤）601
Tourette syndrome（发声和多种运动联合抽动障碍）319
toxic stress（有害压力）352
training（培训）711
tramadol（曲马多）343
transpalatal bars（横腭杆）493
trauma（创伤）60
treatment tracking（随访）728
tricho-dento-osseous，TDO（毛发-牙-骨）70
trisomy 21 syndrome（21 三体综合征）422
truthfulness（诚信）357
Turner tooth（特纳牙）60
twinning（双生牙）44
type 1 herpes simplex virus，HSV-1（1 型单纯疱疹病毒）300

V

varicella-zoster virus，VZV（水痘-带状疱疹病毒）633
vascular malformations（脉管畸形）105

verification form（信息确认单） 726
verruca vulgaris（寻常疣） 100
Vineland Adaptive Behavior Scales（Vineland 适应行为量表） 351
vital pulp exposure（活髓牙露髓） 277
Vitapex 282-283
voice control（语音控制） 354，358
von Willebrand factor，VWF（血管性血友病因子） 607

W

W-arch appliance（W 弓矫治器） 512
wages（工资） 718
website（网站） 733

Wechsler Adult Intelligence Scale，WAIS（韦克斯勒成人智力量表） 351
Wechsler Intelligence Scale for Children-Revised，WISC-R（韦克斯勒儿童智力量表） 351
Wechsler Intelligence Scales（韦克斯勒智力量表） 351
Wechsler Preschool and Primary Scale of Intelligence，WPPSI（韦克斯勒学龄前及幼儿智力量表） 351
white strawberry tongue（白色草莓舌） 82
Wong-Baker Facial Pain Scale，Wong-Baker FPS（Wong-Baker 面部疼痛量表） 336

Z

zinc oxide-eugenol（氧化锌丁香酚） 284